第 3 版

实用中医风湿病学

名誉主编　路志正

主　编　王承德　沈丕安　赵岩　孙树椿　胡荫奇

副主编　董振华　冯兴华　马桂琴　娄玉钤

人民卫生出版社

·北京·

图书在版编目（CIP）数据

实用中医风湿病学 / 王承德，沈丕安，赵岩主编
. --3 版 . -- 北京：人民卫生出版社，2024.9
ISBN 978-7-117-36334-1

Ⅰ.①实… Ⅱ.①王…②沈…③赵… Ⅲ.①风湿病
—中医治疗法 Ⅳ.①R255.6

中国国家版本馆 CIP 数据核字（2024）第 096501 号

人卫智网	www.ipmph.com	医学教育、学术、考试、健康，购书智慧智能综合服务平台
人卫官网	www.pmph.com	人卫官方资讯发布平台

实用中医风湿病学
Shiyong Zhongyi Fengshibingxue
第 3 版

主　　编：王承德　沈丕安　赵　岩
出版发行：人民卫生出版社（中继线 010-59780011）
地　　址：北京市朝阳区潘家园南里 19 号
邮　　编：100021
E - mail：pmph @ pmph.com
购书热线：010-59787592　010-59787584　010-65264830
印　　刷：三河市宏达印刷有限公司
经　　销：新华书店
开　　本：787×1092　1/16　印张：78　插页：8
字　　数：1898 千字
版　　次：1996 年 5 月第 1 版　　2024 年 9 月第 3 版
印　　次：2024 年 10 月第 1 次印刷
标准书号：ISBN 978-7-117-36334-1
定　　价：298.00 元

打击盗版举报电话：010-59787491　E-mail：WQ @ pmph.com
质量问题联系电话：010-59787234　E-mail：zhiliang @ pmph.com
数字融合服务电话：4001118166　　E-mail：zengzhi @ pmph.com

《实用中医风湿病学》（第3版）
编 委 会

名誉主编　路志正　孙树椿　胡荫奇

主　　编　王承德　沈丕安　赵　岩

副主编　董振华　冯兴华　马桂琴　娄玉钤

编　委　(按姓氏笔画排序)

于　静	主任医师	辽宁中医药大学附属医院
于志谋	主任医师	北京市石景山区中医医院
万　磊	主任医师	安徽中医药大学第一附属医院
马　迪	主治医师	北京中医药大学第三附属医院
马桂琴	主任医师	中国中医科学院广安门医院
幺　远	主任医师	首都医科大学附属北京儿童医院
王　北	主任医师	首都医科大学附属北京中医医院
王义军	主任医师	中国中医科学院望京医院
王伟钢	主任医师	中日友好医院
王承德	主任医师	中国中医科学院广安门医院
王素芝	主任医师	西安市第五医院(陕西省中西医结合医院)
王海舰	副主任医师	北京市化工职业病防治院
王海隆	主任医师	北京中医药大学东直门医院
王德辉	临床助理教授	美国俄亥俄州立大学
方勇飞	主任医师	陆军军医大学第一附属医院
孔维萍	主任医师	中日友好医院
邓兆智	主任医师	广州中医药大学第二附属医院
史　群	教授	北京协和医院
冯兴华	教授	中国中医科学院广安门医院
母小真	主任医师	中国中医科学院广安门医院
吉海旺	主任医师	陕西省人民医院
朱建贵	主任医师	中国中医科学院广安门医院

朱跃兰	主任医师	北京中医药大学东方医院
朱婉华	主任医师	南通良春中医医院
刘 英	主任医师	山东中医药大学附属医院
刘 健	主任医师	安徽中医药大学第一附属医院
刘 维	主任医师	天津中医药大学第一附属医院
刘小平	主任医师	北京中医药大学东方医院
刘宏潇	主任医师	中国中医科学院广安门医院
齐 岩	主任医师	首都医科大学附属北京中医医院
孙学东	主任医师	中国中医科学院广安门医院
孙树椿	教授	中国中医科学院骨伤科研究所
孙素平	主任医师	山东中医药大学附属医院
苏 励	主任医师	上海中医药大学附属龙华医院
苏 晓	主任医师	上海市中医医院
杜甫云	副主任医师	日本东京医科大学附属医院
李 征	主任医师	中国中医科学院望京医院
李作强	主任医师	山东中医药大学附属医院
李泽光	主任医师	黑龙江中医药大学附属第一医院
李锡涛	主任医师	清华大学深圳国际研究生院
李满意	主任医师	河南风湿病医院
杨卫彬	主任医师	中国中医科学院研究生院
杨仓良	主任医师	宁夏秦杨中医医院
何东仪	主任医师	上海市光华中西医结合医院
何夏秀	主任医师	中国中医科学院广安门医院
汪 悦	教授	南京中医药大学
沙正华	主治医师	中国中医科学院广安门医院
沈丕安	主任医师	上海市中医医院
张 文	教授	北京协和医院
张华东	主任医师	中国中医科学院广安门医院
张卓莉	教授	北京大学第一医院
张国恩	主任医师	河北省中医药研究院
张鸣鹤	主任医师	山东中医药大学附属医院
张剑勇	主任医师	深圳市中医院
陈崑山	主任医师	江西中医药大学附属医院
陈湘君	主任医师	上海中医药大学附属龙华医院
范永升	教授	浙江中医药大学
周乃玉	主任医师	首都医科大学附属北京中医医院
周祖山	主任医师	湖北省洪湖市中医医院
周翠英	主任医师	山东中医药大学附属医院
郑福增	主任医师	河南中医药大学第二附属医院

房定亚	主任医师	中国中医科学院西苑医院
赵　岩	教授	北京协和医院
胡　艳	主任医师	首都医科大学附属北京儿童医院
胡荫奇	主任医师	中国中医科学院望京医院
胡朝军	教授	北京协和医院
钟秋生	主任医师	广东医科大学附属东莞松山湖中心医院
姜　泉	主任医师	中国中医科学院广安门医院
娄玉钤	主任医师	河南风湿病医院
娄高峰	主任医师	河南风湿病医院
宣　磊	副主任医师	北京协和医院
姚乃礼	主任医师	中国中医科学院广安门医院
莫爵飞	主任医师	中国中医科学院广安门医院
顾军花	主任医师	上海中医药大学附属龙华医院
徐　愿	主任医师	中日友好医院
殷海波	主任医师	中国中医科学院广安门医院
高明利	主任医师	辽宁中医药大学附属医院
高荣林	主任医师	中国中医科学院广安门医院
唐今扬	主任医师	中国中医科学院西苑医院
唐晓颇	主任医师	中国中医科学院广安门医院
陶庆文	主任医师	中日友好医院
黄兆甲	主任医师	北京顺天德中医医院
黄学民	主治医师	北京大学第一医院
黄雪琪	主任医师	中国中医科学院广安门医院
曹　炜	主任医师	中国中医科学院望京医院
阎小萍	主任医师	中日友好医院
彭江云	主任医师	云南省中医医院
董振华	主任医师	北京协和医院
蒋　恬	副主任医师	南通市良春中医药研究所
喻建平	主任医师	江西中医药大学附属医院
程　岚	副主任医师	北京市普仁医院
谢幼红	主任医师	首都医科大学附属北京中医医院
樊　冰	主任医师	山东中医药大学附属医院

编写人员（按姓氏笔画排序）

丁钰真　于　静　于子涵　于志谋　万　磊　马　丛　马　迪　马俊福
马桂琴　幺　远　王　北　王　立　王义军　王伟钢　王齐南　王宏莉
王建明　王承德　王素芝　王颂歌　王海舰　王海隆　王新贤　王德辉
方勇飞　孔维萍　邓兆智　左晓霞　石白　平凡　史群　冯博
冯兴华　母小真　吉海旺　朱大会　朱建贵　朱跃兰　朱婉华　刘　伟

主编简介

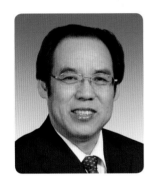

　　王承德，博士研究生导师，首都国医名师，中国中医科学院广安门医院主任医师，现任北京顺天德中医医院院长。第十一、第十二届全国政协委员，全国老中医药专家学术经验继承工作指导老师，全国名老中医药专家传承工作室专家，享受国务院政府特殊津贴专家，中华中医药学会常务理事，中华中医药学会风湿病分会名誉主任委员，中华中医药学会急诊分会原副主任委员兼秘书长，世界中医药学会联合会常务理事，世界中医药学会联合会风湿病专业委员会会长，世界中医药学会联合会骨伤科专业委员会、内科专业委员会副会长。国家药典委员会委员，国家医保专家库咨询专家，国家基本药物评审专家，国家中药品种保护评审委员，国家保健食品评审专家，中医药发展国际基金会副主席兼秘书长，担任《风湿病与关节炎》主编，《中国中医急症》常务副主编，《中医杂志》《世界中西医结合杂志》《中国中医药信息杂志》《中药材》杂志编委。主编《实用中医风湿病学》《风湿病诊断治疗学》《谢海洲验案精选》《中医心病诊断疗效标准与用药规范》《中医临床诊疗指南释义：风湿病分册》《中成药临床应用指南：风湿病分册》及"风湿病中医临床诊疗丛书"（共17分册）；参编《痹病论治学》《今日中医内科》《临床中医内科学》《实用中医脑病学》《中华人民共和国药典临床用药须知：中药成方制剂卷》；参与《谢海洲医学文集》《路志正医论集》整理工作；发表论文40余篇。获中华中医药学会一等奖、二等奖、三等奖共12项，获世界中医药学会联合会中医药国际贡献奖一等奖。

　　承担过国家"七五""八五"中医药治疗类风湿关节炎和中国中医科学院"中药治疗痛风"的科研课题。承担了风湿病系列药(湿热痹颗粒、寒湿痹颗粒、尪痹颗粒、瘀血痹颗粒)的研发工作。在路志正、焦树德二老的带领下，一直从事风湿病分会工作。牵头组织全国中医风湿病专家制定了中医风湿病(骨痹、脉痹、筋痹、肌痹、肉痹、顽痹、燥痹)的诊断与疗效评定标准，制定了病名、证候、诊断、治疗、疗效判定标准，为中医风湿病的诊疗向规范化、标准化方向发展起到了积极的推动作用。学术方面，在总结古今专家和老师经验的基础上，结合自己的临床体会，提出"痹从内发""痹必夹湿""痹多夹瘀"等观点，治疗重视扶正培本、强调脾胃、健脾化湿，倡导内外结合、综合治疗守法守方。从事中医内科、风湿病临床与科研工作近50年，学验俱丰，赞誉甚多，是我国中医风湿病学科带头人。

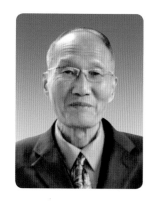

沈丕安，上海市名中医，主任医师、教授，享受国务院政府特殊津贴专家。曾任上海市中医医院肿瘤科主任、内科主任、风湿科主任、免疫病研究室主任、免疫病研究所名誉所长，上海中医药学会风湿病分会主任委员，中华中医药学会风湿病分会副主任委员，世界中医药学会联合会风湿病专业委员会副会长，上海药膳协会会长。

他为明代忠烈沈青霞后裔，又是民国南社诗人沈眉若嫡孙，其曾祖父沈咏楼先生是吴江名医，以"春壶"为号，留下著作《春壶残滴》，传至沈老已是第四代。1962年他毕业于上海中医学院，曾先后师承金新海、金明渊及张氏内科传人张志雄教授。他创立了上海市中医医院风湿科，是上海市医院最早成立的风湿科之一，提出现代免疫病"卫气戕伐自身"中医新思想和"7+1"病因病机新观点。主编专著20余部，曾获中华中医药学会科学技术奖二等奖和三等奖、中华中医药学会学术著作奖优秀奖、上海中医药科技奖著作奖一等奖和三等奖。获得国家发明专利5项。

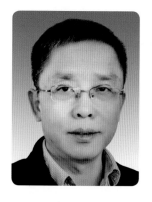

赵　岩，北京协和医院风湿免疫科主任医师，教授，博士研究生导师。1996年获中国协和医科大学（现北京协和医学院）博士学位，后在美国加州大学圣迭戈医学院从事免疫学博士后研究。中华医学会风湿病学分会主任委员，人卫标准临床专科知识库风湿免疫学主编，中国初级卫生保健基金会风湿免疫学专业委员会主任委员，中国医师协会风湿免疫科医师分会副会长，北京医学会风湿病学分会前主任委员，海峡两岸医药卫生交流协会风湿免疫病学专业委员会名誉主任委员。《中华临床免疫和变态反应杂志》副主编。

牵头并主要负责了多项国家级和省部级科研项目，其中包括国家自然科学基金项目3项、国家重点研发计划项目1项、国家科技重大专项项目1项、国家科技支撑计划项目2项，以及国际级科研项目（中国主要研究者）2项和市级科研项目2项。在科研项目的实施过程中，成功发表了300余篇中英文核心期刊文献，展示了科研领域的学术水平和影响力。同时，团队荣获教育部科学技术进步奖1项、北京市科学技术进步奖1项和中华医学科技奖1项。在任职中华医学会风湿病学分会主任委员期间，牵头更新了系统性红斑狼疮、干燥综合征、类风湿关节炎等风湿免疫病诊疗指南、专家共识30余个。

副主编简介

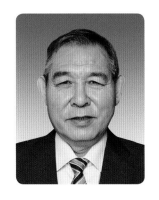

董振华，中国医学科学院、北京协和医学院、北京协和医院中医科主任医师、教授。著名中医专家祝谌予教授学术经验继承人，国家中医药管理局首批全国优秀中医临床人才，第五批全国老中医药专家学术经验继承工作指导老师，北京市首都名中医。兼任世界中医药学会联合会风湿病专业委员会副会长、中华中医药学会风湿病分会顾问。曾任中华中医药学会理事、中华中医药学会风湿病分会副主任委员、北京中医药学会风湿病专业委员会副主任委员、中华中医药学会内科分会常务委员、世界中医药学会联合会内科专业委员会常务理事等。

从事中医、中西医结合临床工作 40 余年，尤其侧重于对风湿免疫病的中医研究，擅长治疗干燥综合征、类风湿关节炎、系统性红斑狼疮、SAPHO 综合征、儿童硬皮病等疑难病证。主编《祝谌予经验集》和《祝谌予临证验案精选》等医学专著 5 部；发表专业论文百余篇。

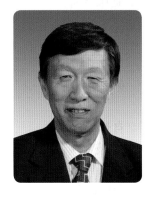

冯兴华，中国中医科学院广安门医院风湿病科主任医师，医学硕士，硕士研究生、博士研究生导师，博士后合作导师，第四、第六、第七批全国老中医药专家学术经验继承工作指导老师，全国中医药传承博士后合作导师，国家中医药管理局中医风湿病重点专科学术带头人，中国中医科学院首席研究员，首都国医名师，享受国务院政府特殊津贴。担任中华中医药学会风湿病分会顾问，世界中医药学会联合会风湿病专业委员会副主任委员。

从事中医临床工作近 60 年，主要从事中医风湿病的临床医疗与研究工作，提出"痹病从肝论治""治痹十法"等学术观点。主持了"十一五"国家科技支撑计划"重大疑难疾病中医防治研究"重大项目"中医药治疗强直性脊柱炎规范化及疗效评价研究"，参与了国家"十五"重点科技攻关课题及中国中医科学院科技创新工程（局级课题）等多项课题。参与多部著作编写，任《中医内科临床手册》主编、《实用中医风湿病学》（第 2 版）副主编。发表论文 60 余篇。

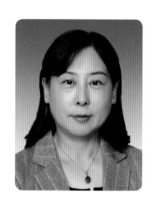

马桂琴，中国中医科学院广安门医院风湿病科主任医师，北京中医药大学副教授，从事临床、教学、科研工作30余年。师从国医大师、多位首都国医名师，擅长风湿病、脾胃病、皮肤病及内科疑难杂病诊治。

发表论文50余篇，主编著作1部，副主编及参与编写著作10余部，担任多项国家级、省部级课题主要负责人。主编的"风湿病中医临床诊疗丛书"《银屑病关节炎分册》获世界中医药学会联合会中医药国际贡献奖著作奖一等奖。2020年起任第二届北京市石景山区名医传承工作室指导老师。2023年、2024年连续入选"金扁鹊中医百强榜"。

任世界中医药学会联合会常务理事、风湿病专业委员会秘书长，中华中医药学会风湿病分会常务委员，北京中医药学会风湿病专业委员会、中西医结合学会风湿病专业委员会常务委员。《世界中西医结合杂志》《风湿病与关节炎》编委。任中华中医药学会科学技术奖励评审专家、中华中医药学会临床病案评审专家、国家中医药管理局重点专科评审专家等社会兼职。

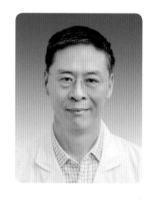

娄玉钤，主任医师，河南风湿病医院院长，中华中医药学会《风湿病与关节炎》杂志主编，河南中医药大学兼职教授。中华中医药学会风湿病分会顾问、中国中西医结合学会风湿病专业委员会顾问、世界中医药学会联合会风湿病专业委员会副会长、中国民族医药学会风湿病分会副会长、河南省中医药学会风湿病专业委员会名誉主任委员、河南省中西医结合学会风湿病专业委员会主任委员。全国老中医药专家学术经验继承工作指导老师娄多峰教授学术继承人，第七批全国老中医药专家学术经验继承工作指导老师。

主编《中国痹病大全》《中国风湿病学》《中医风湿病学》《河南娄氏风湿病学术流派研究》等专著10余部，发表学术论文100余篇。2012年，主持的"基于'虚邪瘀'理论的风湿病学科体系建立及相关研究"获2011年度中华中医药学会科学技术奖二等奖；2013年，主持研究的"一种双氯芬酸钠自乳化软膏"获发明专利证书；2018年，主持的"风湿病命名与分类规范化体系的建立"获河南省中医药科技成果奖。

王永炎序

风湿之病,由来已久,常见多发,缠顽难愈,为医者棘手之世界难题。中医对风湿病的认识远远早于西医,如《黄帝内经》著有"痹论"和"周痹"专篇,对风湿病的病因病机、疾病分类、临床表现、治则、转归预后等都有系统、全面、深刻的阐述;明确地提出五体(皮、肉、筋、脉、骨)痹和五脏(肺、脾、肝、心、肾)痹,详细论述了五体痹久治不愈、内舍其合而引起五脏痹,中医学早就认识到风湿病可引起的内脏损害,中医的痹病包括了现代西医的绝大部分疾病。汉代张仲景《金匮要略》首立风湿之病,历代医家各有发挥,如丹溪湿热论、叶天士温热论、吴鞠通湿温论、路志正燥痹论、焦树德尪痹论、谢海洲扶正治痹论、朱良春顽痹论等,他们各有发挥和论述,其医理之精湛、治法之多样、方药之专宏、内容之翔实,真是精彩纷呈,各领风骚。

中医风湿病学是中医药宝库中一朵秀丽的奇葩,也是最具本底特色和原创优势的学科之一。

承德是谢海洲老师的高足,也是路志正老师、焦树德老师的门生。我于承德,亦师亦友,多年来我很关心和培养他,许多学术活动让他谋划参加与组织,在我任中华中医药学会急诊分会主任委员时,聘他做秘书长,在我们的共同努力下,急诊分会从无到有,由小到大,从弱到强,队伍逐渐壮大,学术水平不断提高,影响越来越大,改变了中医慢郎中的形象。

多年来,承德跟随路老、焦老从事风湿病分会的工作,在二老的带领下,风湿病分会在学科建设、人才培养、学术研究、学术交流、国际交流等方面都取得了显著的成绩。承德又接路老的班,担任了风湿病分会主任委员。后又担任世界中医药学会联合会风湿病专业委员会会长,积极推动了国际中医风湿病学术的交流与合作。

承德组织全国中医风湿病著名专家学者编写了"风湿病中医临床诊疗丛书",涉及17个病种,各病独立成册,编写体例新颖,汇集中西医,突出辨证治疗和各种治法,总结古今名家治疗经验是该书的重点所在,曾邀我写序,于2020年出版面世。该丛书获得世界中医药学会联合会中医药国际贡献奖著作奖一等奖、中华中医药学会学术著作奖二等奖。

《实用中医风湿病学》出版发行近30载,第1版由路志正、焦树德二位中医大师主编,他们高屋建瓴、立意高远、把握精髓、敢于创新,本书一出版就受到社会的好评,并获评国家中医药管理局科技进步奖二等奖。承德和沈丕安、胡荫奇主编了第2版,多次印刷,并获中华中医药学会学术著作奖二等奖。为了适应当前风湿病学科的发展,提高风湿病诊疗水平,突出中医药的特色和优势,满足广大患者的需求,承德又组织世界中医药学会联合会风湿病专业委员会专家对《实用中医风湿病学》进行修订。该书在 2 版的基础上对症状学、证候、病种进行了修正和增加,补充了近十多年的新进展和新成果,西医部分,由我国著名的风湿病专家赵岩教授组织编写,介绍了最新前沿和动态。全书坚持传承精华,守正创新,中学为体,西学为用,中西医融合,辨病与辨证相结合,内治与外治相结合,治疗与调摄相结合,集古今风湿病诊疗之成就,必将有助于提高风湿病医务工作者的学术水平,有利于临床与科研的开展,有益于国际学术交流与传播。

该书的面世确系中医药事业之幸事、风湿病患者之福音。可喜可贺!谨致数语,乐观厥成。

中国工程院院士
中央文史研究馆馆员
中国中医科学院名誉院长
甲辰年春月　时年八十六岁

孙树椿序

风湿之病，历史悠久，与骨伤疾病关系密切。《素问》有云，"宗筋主束骨而利机关也"，风湿病初病，体在皮肉脉，循序而至筋骨，早期筋急筋紧，久则风湿入骨，骨伤则骨损骨痿。筋骨之病表现多端，虚实交错，实为难治。析其理，肝主筋，肾主骨，肝肾同居下焦。常见的风湿病如弥漫性结缔组织病，无论累及脊柱还是四肢关节，都有相对复杂的筋骨症状。这类疾病病程长，病情缠绵难愈，其临床诊疗之困难，给医生带来极大的挑战，必须对此类疾病的诊治作一系统整理和规范，风湿病专业学科的专家们担当了此重任。《实用中医风湿病学》从第1版路老、焦老任主编，到第2版王承德、沈丕安、胡荫奇任主编，现第3版即将面世，此立德立言，功在学术，利在民众之善举也。

承德是谢海洲老师的高足，也是路志正老、焦树德老的得意门生，其与我也有师生之谊，多年来情意甚笃，他胸怀"仁德"，心系民生，是一位有儒医风范的风湿病学科带头人。多年来，承德跟随路老、焦老从事风湿病分会的工作，在二老的带领下，风湿病分会在学科建设、人才培养、学术研究、国际交流等方面都取得了显著的成绩。承德又接班路老，担任了第二、三届风湿病分会主任委员，并创建了世中联风湿病专业委员会，担任了第一、二、三届会长，至今已数十年之久。风湿病学会与骨伤学会历来多有交集，互相支持，相得益彰，常为世人所称道也，谓之"筋脉相连，骨肉相亲"。

近几年来，承德领导世界中医药学会联合会风湿病专业委员会组织业内的中西医风湿病领域的最权威的学者和功底深厚的中医风湿病专家，集中力量，重修《中医实用风湿病学》，较第2版增加了新的内容和观点，洋洋160万字，蔚为壮观，堪称集大成者。

本书坚持中医为体，西医为用，传承精华，守正创新。其中有以类风湿关节炎、红斑狼疮、干燥综合征为代表的弥漫性结缔组织病，也有以强直性脊柱炎、银屑病关节炎为代表的脊柱关节病，也有代谢性疾病、骨关节病，每个病都从历史沿革、病因病机、诊断与鉴别诊断、辨证和治疗、西医治疗、常用中药和方剂、护理与调摄、医案医话、临床与实验研究等方面阐述，重点论述了中医病因病机和西医病理，特别突出中医辨证治疗和其他治疗方法，而每一疾病的侧重各不相同，充分体现了编著者多年的临床经验和心得体会。

本书内容翔实，易懂实用，深度与广度兼备，有实用性，又有指导性，不仅汇集了西医风湿病最新的前沿动态，还摘录了古代名医名家的经验用药，同时又有当代风湿病学大家、名家的经验总结，反映了国内中西医风湿病学界的最高水平，是中医、中西医风湿病临床与科研工作者的案头必备参考书,对骨病筋骨损伤的诊治亦大有教益,于此,推介给有志于从事风湿病、骨伤病的同道学人一览,相信大家会有受益匪浅之感。值此书付梓之际,爰为之序。

世界中医药学会联合会骨伤科专业委员会会长

全国名中医

2024 年 5 月 26 日

张奉春序

风湿病发病地域广,发病率高,病种繁多,病情复杂,为世界性顽难之病,历来受到全球中西医的广泛重视。中国悠久的医学史几千年前已有记载,所以风湿病称得上是古老的疾病;而西医风湿病学在中国正式建立学科,也就是四十余年的时间,所以又是一个年轻的学科。

中华医学会风湿病学分会、中华中医药学会风湿病分会和世界中医药学会联合会风湿病专业委员会有着长期的友好关系与深度的学术交流,同行间友谊深厚,学术往来密切,堪称中西医学科之间信任支持、交流促进、共同发展的典范。

风湿病学是当今发展最快的学科之一,它的发展建立在免疫学基础上,涉及了分子生物学、分子免疫学、遗传学、免疫组学和蛋白质组学等,正是基础医学和生物学研究成果夯实了风湿病学的基础,同时也带动了风湿性疾病在诊断和治疗方面的重大突破和进展。

中医对风湿病的认识有几千年的历史,积累了丰富的宝贵经验。风湿病之名中医自古有之,中医经典《金匮要略》对风湿的症状就有精当的描述:"病者一身尽疼,发热,日晡所剧者,名风湿。"《神农本草经》中载有 26 种治疗风湿病的药物,书中也明确提出:"风湿以风湿药,各随其所宜。"

为了规范病名,王承德教授首先提出把痹病改为风湿病的建议,经路志正和焦树德二老同意,学术大会讨论,一致同意将痹病改为风湿病,方便了中西医病名互参交流,同时也便于风湿病诊疗的中西医结合,满足了临床科研的需要。

王承德教授是谢海洲教授的高足,也是路志正、焦树德二位老前辈的得意门生,曾担任中华中医药学会第二、三届风湿病分会主任委员,现任世界中医药学会联合会风湿病专业委员会会长,在学术界有重要影响。

《实用中医风湿病学》第 1 版由路志正、焦树德二老主编,第 2 版由王承德、沈丕安、胡荫奇主编,发行量超过 2 万册,这是中医风湿病学科几代人的经验总结,已成为读者心目中的经典之作。为了满足临床和患者的需求,承德主任又组织全国风湿病中西医界知名专家集体进行再版修订工作,可谓与时俱进、踵事增华。

《实用中医风湿病学》第 3 版由王承德、沈丕安、赵岩任担任主编,主体内容包括风湿病总论、中医病证辨证论治、西医疾病治疗三部分。全书中医为体,西医为用,中西医结合,特色明显。风湿病总论共 14 节,其中专设西医风湿病概论一节,结合临床需要,对风湿病的实验室检查、常用影像学技术、西医治疗及围妊娠期用药等予以简要介绍。西医疾病治疗部分，详细阐述了各种疾病的病因、中医病机、诊断要点、中医治疗、西医治疗、中西医结合治疗思路与方法、调摄与护理、转归与预后、现代研究等。难能可贵的是，还特辟中西医结合治疗思路与方法专栏，为启迪中西医结合风湿病医生临床思维，惠及基层风湿病患者的非常有益的尝试。

本书紧跟风湿病的前沿动态，增加了新命名的风湿性疾病，如 IgG4 相关性疾病、ANCA 相关性血管炎、原发性胆汁性胆管炎等，这些疾病都是近年来风湿病学界的研究热点。本书涉及的西医内容由中华医学会风湿病学分会主任委员赵岩教授组织编写、审核。

本书汇集了西医风湿病最新前沿动态和古今名医名家的宝贵经验，历时四载，琢磨增删，反复推敲，成书实在不易。感慨之余，我欣然为之作序，并希望此书能够成为中医、西医、中西医结合风湿病科医生案头必备工具书，为他们提供重要的参考。

中医学和西医学对风湿病都有详细的研究和论述，我国风湿病学科的奠基者、著名的风湿病学家张乃峥教授，还有董怡、唐福林和于孟学教授等，都对中医同行给予了高度的认可和大力支持，积极推动了中西医结合风湿病的学术研究与探讨。我确信，现代医学、传统医学和中西医结合学科很有可能在风湿病学领域取得新的科研成果和重大突破。

我与承德主任相识已经四十余年了，在他的建议下，中华中医药学会风湿病分会聘我为顾问，世界中医药学会联合会风湿病专业委员会聘我为名誉会长，这是对我本人的极大信任和鼓励。过去我多次参加他主持的中医风湿病学术会议，并担任主讲嘉宾。我们常常在一起探讨风湿病学术的话题，相交颇深，感情深厚。我本人对中医有深厚的感情，我爱人的爷爷是非常有名的金针王乐亭，至今家中还保留着诸多古老的中医书籍手抄本，有时翻阅，其中很多论述对我仍有启发。

最后祝我国中医风湿病、中西医结合风湿病事业发扬光大，更上一层楼！

中华医学会风湿病学分会原主任委员
中国医师协会风湿免疫科医师分会原会长
北京协和医院风湿免疫科原主任
北京协和医院内科学系原主任

张奉春

甲辰年春月

自 序

岁月匆匆，光阴似箭，一晃吾已年逾古稀。回首六十年走过的行医路，艰辛而漫长，平坦而顺畅。我在 1976 年就读于北京中医学院（现北京中医药大学），实现了学中医的梦想。我毕业实习是在广安门医院，有幸跟随谢海洲、路志正老师侍诊学习。1982 年我报考了广安门医院由赵金铎、谢海洲、路志正三位导师招收的痹病专业硕士研究生，也是我国第一个中医风湿病专业的研究生，从此开始了我的风湿病的临床和研究工作。在跟谢老临证之外，我阅读了大量古今有关风湿病治疗的文献，总结了谢老治疗风湿病的经验和学术思想。我的毕业论文是《论扶正培本在痹病治疗中的重要意义》，后附 100 例病案分析。毕业论文获得1982 届研究生何时希奖学金一等奖。论文在总结谢老经验和学术思想的基础上提出了几个新的学术观点：

1. 从病因病机方面，强调正虚是发病之本，提出"痹从内发"。风湿病的发病，不仅是内外合邪，更是内外同病，正虚为本，此乃发病之关键。脾虚外湿易侵，阳虚外寒易袭，阴虚外热易犯，血虚外风易入。此外，外未受邪，脾虚生内湿，久生痰浊，血虚生内风，阴虚生内热，阳虚生内寒，气虚生瘀血，风、寒、湿、热、痰浊、瘀血从内而生，留于肌肤筋脉，停滞关节，闭阻气血，内侵五脏，痹从内生。

2. 提出"痹必夹湿"的观点。《说文解字》认为："痹，湿病也。"《素问·痹论》曰："风寒湿三气杂至，合而为痹也。"汉张仲景将该病放在《金匮要略·痉湿暍病脉证治》的湿病中论述，清吴鞠通将该病放在《温病条辨·中焦篇·湿温》中论述，足见历代医家对风湿病从湿论治的重视。此外，痹病的病因病机、临床表现、转归预后等都与湿有密不可分的关系。湿为阴邪，易伤阳气，其性重浊，黏滞隐袭，其性趋下，阻遏气机，病多缠绵难愈。湿邪在风湿病的发生发展、转归预后等方面有重要影响，大凡风湿病者，多肌肉重着酸痛，关节肿胀，肢体浮肿，周身困倦，纳呆乏味。湿为重浊之邪，必依附他物而为患，内蕴之湿，多可从化，非附寒热不能肆于人，感于寒则为寒湿，兼有热则为湿热，夹有风则为风湿。诸邪与湿相合，如油入面，胶着难化，难分难解，故风湿病一般病程较长，缠顽难愈。

3. 历代医家强调肝肾在风湿病中的地位，治疗重视肝肾，因肾主骨，肝主筋，风湿病主要责于肝肾。我强调脾胃在风湿病中的重要地位，基于"痹必夹湿"的认识，脾属土，主运化水湿，湿之源在脾，土旺则胜湿；脾又主四肢和肌肉，阳明主润宗筋，主束骨而利关节，气血之源又在脾，故脾胃在风湿病中占有非常重要的地位。

4. 在治疗方面,历代医家以祛邪为主,我提出扶正培本为基本大法。在扶正方面,滋阴以清热,温阳以散寒,养血以祛风,益气以化瘀,健脾以化湿。历代医家重视肝肾,我更强调脾胃,健脾益气、化湿通络是治疗风湿病的基本法则。因风湿病的病位多在中、下二焦,病邪弥漫于关节与筋膜之间,故用药宜重,药量宜大。因痹必夹湿,湿多与他邪裹挟、胶着难解,故证型不易变化,治疗要守法守方。

5. 风湿病是多病因、多病机、多病位、多靶点、多表现、多系统、多脏器的一类疾病,是世界公认的疑难顽疾,非常之病必用非常之药,顽难之疾需用特殊之品。有毒之药也称虎狼之品、霸道之药,其效快而猛烈,能斩关夺隘,攻克顽疾,非一般药可比。我治风湿病善用有毒和效猛之品,如附子、川乌、草乌、细辛、苍耳子、马钱子、雷公藤、狼毒、全蝎、蜈蚣、蚂蚁、水蛭、大黄、石膏等,只要辨证正确,配伍合理,是安全有效的。如雷公藤配附子之后,毒性大减,雷公藤性寒味苦,治热证不宜寒证,附子大热,治寒证为宜热证慎用,二者配伍,毒性大减。另附子大热,若配大黄、生石膏或知母、白芍之类,能够制其热,减毒性,使疗效明显提高。

经过近四十年的临床验证,我以上关于风湿病的学术观点越来越被证明是正确的,对指导风湿病的临床还是有价值的。

我多年跟随路志正和焦树德老师从事风湿病分会工作,先后担任秘书、副秘书长、秘书长、副主任委员、主任委员、名誉主任委员。2000年我被路老推荐并当选为第二届中华中医药学会风湿病分会主任委员,直至2015年卸任。几十年来,在路老和焦老的精心培养和正确指导下,风湿病分会从小到大、由弱到强,学术队伍从最初的二十余人发展至目前四百多人,发展迅速,学术水平逐年提高,规模逐年扩大,每年参会代表超过五百人,学术氛围浓厚。到目前为止,共举办全国性风湿病学术会议二十余次,召开国际中医风湿病学术研讨会十多次,举办全国中医风湿病高级研修班二十多期。2010年世界中医药学会联合会风湿病专业委员会成立,我担任会长至今,已在马来西亚、美国、俄罗斯、西班牙、葡萄牙、意大利、新加坡、新西兰、泰国、菲律宾、日本等国多次举办世界中医药学会联合会风湿病专业委员会的年会。

多年来,风湿病分会重视规范化、标准化研究。鉴于该类病病名混乱,在1983年学组刚成立时称为痹症学组;大家认为"症"是症状,不能称为痹症,于是更名为痹证专业委员会;大家又认为"证"是一个证候群,也代表不了疾病,于是又改为痹病专业委员会。西医学对此病的认识也在不断变化,20世纪60—70年代称胶原性疾病,70—80年代称混合结缔组织病,90年代称风湿类疾病。而风湿病之病名中医自古有之,我于1990年首先提出将痹病改为风湿病的建议,还风湿病的历史原貌。理由之一是历代中医文献里早有记载,理由之二是痹病的名称不能囊括所有风湿疾病,"痹"的含义广泛,既是病机,指闭塞不通;又是病名,如肺痹、胸痹,极易混淆。许多带"痹"的病并不是风湿病。从病因、病机、分类、临床表现、证候等方面看,风湿病病名较痹病更科学、合理,更具有中医特色,更符合临床实际。

我提出此建议后,也有反对者,但经多次讨论,路老、焦老同意,提交1993年第七届全国痹病学术研讨会讨论后,大家一致同意将痹病改为风湿病。这是我国中医风湿病学会对中医药学的一大贡献。学会还对五体(皮、肌、筋、脉、骨)痹和五脏(心、肝、脾、肺、肾)痹及尪痹、大偻、燥痹等二级病名的诊断标准和疗效评定进行了规范化和标准化研究。

《实用中医风湿病学》第1版于1996年出版,由中医药泰斗、一代宗师路志正和焦树德两位先生主编,他们高屋建瓴,立意高远,把握精髓,阐发岐黄,勇于创新,提出"尪痹""燥痹""大偻"等病名,为中医风湿病学科的发展做出了重大贡献。该书2010年获得国家中医药管理局科技进步奖二等奖、中华中医药学会学术著作奖二等奖。《实用中医风湿病学》第 2 版于 2009 年出版发行,由我和沈丕安、胡荫奇任主编。该书发行 28 年来,发行量超过 2 万册,深受社会各界的好评,成为中医风湿病的经典之作。

为了提高中医风湿病诊疗水平,突出中医药的特色和优势,总结中西医治疗风湿病的研究成果和宝贵经验,适应当前风湿病学科的发展,满足广大风湿病患者和临床工作者的需求,根据人民卫生出版社的要求,世界中医药学会联合会风湿病专业委员会组织全国中西医著名风湿病专家对《实用中医风湿病学》进行第 3 版修订,路志正、孙树椿、胡荫奇任名誉主编,我和沈丕安、赵岩任主编,新版沿用第 2 版的格式体例。风湿病总论章中将病因与病机分开阐述,以便能更好地指导临床辨证;在常见证候中增加了风热痹阻证和燥毒痹阻证;在症状学部分,冯兴华教授进行了补充和完善,如将"疼痛"细分为"关节疼痛""肌肉疼痛",将"皮肤红斑"改为"皮肤斑疹",将"口腔溃疡"改为"溃疡",为体现中医辨证的准确性,同时增加"乏力""肌肉萎缩""肢体沉重""目赤""手足厥冷"等症状。中医病证辨证论治部分增加了"阴阳毒""大偻"两病。全国名中医范永升教授根据《金匮要略》百合狐惑阴阳毒病脉证治篇对阴阳毒的论述提出了"阴阳毒"病,其病因病机及临床表现和现代系统性红斑狼疮一病相似;"大偻"是焦树德教授提出的,本书虽有"肾痹"篇,但"大偻"与强直性脊柱炎的临床表现更相似。随着风湿病学科的迅速发展,对风湿病认识的不断深入,一些新的病种得以确立,新版中,西医疾病治疗部分增加了"IgG4 相关性疾病""ANCA 相关性血管炎""原发性胆汁性胆管炎"三个疾病,以适应临床的需求。

本书编委会由我国中西医风湿病权威专家组成,有编委 93 人,编写人员 160 人,阵容强大,规格很高,大家坚持"中学为体,西学为用,中西医结合"的原则,通力合作,广撷博采,承前启后,传承精华,守正创新,多次召开编委会,反复修改稿件,付出了艰苦的努力,如我国骨伤泰斗、全国名中医孙树椿就不辞辛劳,亲自编写了腰椎间盘突出症、颈椎病、腰痹等节,西医部分则由我国著名风湿病专家赵岩教授组织编写审核。第 3 版编写历时四年,现终于要付梓面市,我们深感欣慰,这是我们中医药事业之幸事,将对中医、中西医结合风湿病同仁有所裨益,也为广大风湿病患者带来福音;我们也深深缅怀参与第 1 版、第 2 版编写工作的路志正、焦树德、谢海洲、朱良春、王为兰、陈之才、李济仁、娄多峰等中医大师,他们于中医风湿病的卓越贡献值得永远铭记。

感谢中国工程院王永炎院士、全国名中医孙树椿教授、张奉春教授百忙之中为本书作序。

在本书编写过程中,各位专家及编写办公室人员辛勤努力、积极工作,人民卫生出版社领导和编辑也给予了大力支持,在此一并表示衷心感谢!

因水平有限,本书难免有瑕疵和不足,恳请广大读者提出宝贵意见,以便再版时修订提高。

世界中医药学会联合会风湿病专业委员会会长
中华中医药学会风湿病分会名誉主任委员
2024 年 5 月 26 日

前　言

自《实用中医风湿病学》(第1版)问世已近30年,本书受到广大中医工作者的一致好评,得到了国际、国内风湿病同行的充分认同。是基层中医工作者案头必备之书,对风湿病的诊断治疗起到了十分具体的指导作用。此书凝聚了几代致力于中医风湿病学术专家和学者的心血。

第1版《实用中医风湿病学》主编路志正、焦树德是中医泰斗,一代宗师,他们高屋建瓴,立意高远,把握中医风湿病学的科学内涵,阐发岐黄真谛,创造性地提出"尪痹""大偻""燥痹""顽痹"等一系列古名新识,为中医风湿病学科发展做出了重大贡献,至今受到我们的敬仰和缅怀。第2版《实用中医风湿病学》主编由王承德、沈丕安、胡荫奇担任,他们深耕中医风湿病学数十年,师承有道,充分发挥才智和学术引领,继承前辈的学术思想,传承精华,守正创新。将古代典籍与现代科技紧密结合,使其内容更加丰富,更加适合基层临床的需求。第2版发行15年,共印刷8次。截至目前,《实用中医风湿病学》的发行总量高达2万余册,深受读者欢迎,在中医风湿病学界影响力很大,具有行业引领作用。

第3版《实用中医风湿病学》由世界中医药学会联合会风湿病专业委员会会长、首都国医名师王承德教授牵头组织风湿病专业委员会全体专家编写,名誉主编路志正、孙树椿、胡荫奇,主编王承德、沈丕安、赵岩。本书自2019年开启修订工作,历近5年方成,编写团队为之付出了艰苦努力。

本次再版沿用第2版的体例,全书分风湿病总论、中医病证辨证论治、西医疾病治疗及附篇四部分。中医风湿病学目前已经发展为比较成熟的学科,多种风湿病已被国家中医药管理局颁布为优势病种,中医风湿在病名、病因、病机、分类、症状辨证、证候、护理以及西医具体疾病的辨证都具有独特之处。第3版的风湿病总论和中医病证辨证论治章节结合风湿病学科的发展,将病因与病机分开阐述,更为具体、全面,且能更好地指导临床辨证。近20年临床发现关节炎为主要表现的疾病如类风湿关节炎、复发性风湿病、感染性关节炎、骨关节炎、痛风等中所常见急性期证候,以传统辨证不能辨明,故在风湿病常见证候中增加了风热痹阻证和燥毒痹阻证,是首次在证候里提出燥邪和毒邪相兼。国医大师路志正老提出燥邪可以致痹,"燥痹"病名由路老首创,随着近年来临床认识的深入,发现燥毒致痹有其不同于传统风湿病的证候特点,因此予以增加。这两个证候可以说是中医风湿病学科在发展过程中的创新。

在"风湿病的常见症状"一节,根据编委会专家的意见,由首都国医名师冯兴华教授在2版的基础上进行了补充和完善,如将疼痛细分为:关节疼痛、肌肉疼痛,进一步体现本书的实用性。再如将"皮肤红斑"改为"皮肤斑疹",补充了风湿病皮肤损害的内容。另外,把"口腔溃疡"改为"溃疡",分别描述了起于肢体各部位的溃疡;把"畏寒恶风"改为"畏寒"与"恶风"分别编写,体现了中医辨证的准确性;同时新增加的疾病症状有乏力、肌肉萎缩、肢体沉重、目赤、手足厥冷等,这些都是著者长期临床的宝贵经验总结。

随着人类生活方式的改变,疾病谱也发生了大的改变,有些古老的疾病名被重新认识,如"阴阳毒"就是如此,该病名首见于《诸病源候论·伤寒阴阳毒候》,编委会专家一致认为,有必要在中医学病名方面进行补充,以做到中西病名的相互参照,便于学习掌握和深度探讨,也满足临床及科研的需要。全国名中医范永升教授提出了"阴阳毒"范畴,其病因、病机、疾病发展与转归涵盖了系统性红斑狼疮一病,二者某种程度上能深度契合。"大偻"病名首见于《素问·生气通天论》,由著名中医药学家中医风湿病学界泰斗焦树德教授提出,虽然本书中已有"肾痹"篇,但临床中发现"大偻"一词不仅生动描述了强直性脊柱炎的特征性临床表现,而且揭示了强直性脊柱炎督脉阳虚、瘀滞不通的病机,可用来指导强直性脊柱炎、银屑病关节炎等脊柱关节病的辨证。"周痹"病名最早由《灵枢·周痹》提出,虽然学术界对"周痹"与"众痹"存在争论,全国名中医阎小萍教授在国家中医药管理局重点专科建设中,提出复发性风湿症的中医病名为周痹,中国中医科学院广安门医院风湿病科学者提出纤维肌痛综合征可以参照周痹辨证论治。本书将"阴阳毒""大偻""周痹"作为独立的中医疾病提出并加以详细论述,是中医风湿病学科的一大发展,希望给读者以启迪,也活跃了中医界之学术争鸣。

将西医风湿病的基础及动态前沿进行专著论述,分为风湿免疫疾病自身抗体谱、风湿病常用影像学技术、风湿病的西医治疗和风湿性疾病围妊娠期用药规范四部分,增加的围妊娠期用药规范尤其实用。第3章的西医疾病治疗,每病的诊断标准和西医治疗都是最新的学术观点。

随着风湿病学科的发展,西医对风湿病认识的深化,近年来逐步深化认识了IgG4相关性疾病、ANCA相关性血管炎,这两种疾病都是一组分类疾病,属于难治性疾病。原发性胆汁性胆管炎(primary biliary cholangitis,PBC)曾被诊断为原发性胆汁性肝硬化,进程隐匿,过去一经诊断便已是肝硬化不可逆期,现在随着对疾病认识的加深,血清学检测方法的发展,经早诊断早治疗,其预后较之前大大改善。中医药对这些疾病能充分发挥改善症状、提高生活质量,甚至截断病势、截断病情发展的作用,因此在第3章增加了这3个疾病的论治。另外,有些章节能代表中医特色、反映中医疗效,但病种归属于外科、骨科范畴,或者章节名虽是某一病的突出症状,但不属于西医风湿病的范畴,但由于中医疗效佳而仍予保留。

第3版较第2版增加了50万字左右,我们尽其所能,尽力使之更符合临床需要,可以相信,《实用中医风湿病学》(第3版)坚持"中学为体,西学为用,中西医结合",中西医比例为7∶3左右。本书编委会由我国中西医风湿病权威专家组成,中医部分编者均为在临床一线长期耕耘,学术造诣高、经验丰富的专家,著名的骨伤泰斗、全国名中医孙树椿不辞劳苦,亲自编写腰椎间盘突出症、颈椎病、腰痹等节;西医部分由我国著名风湿病专家赵岩教授组织编写。该书编委会成员93人,编写人员160人,阵容强大、规格很高,专家们勇于创新,广收博采,勇攀高峰,代表了我国中西医风湿病最高水平,将为中医风湿病事业的发展、中国医学的发扬光大作出更大的贡献。

　　由于编著人员水平学识有限,编著时间较短,书中难免存在谬误、疏漏和不足,望广大读者提出宝贵意见,以便第 4 版时予以修订。

《实用中医风湿病学》(第 3 版)编委会

2024 年 4 月 20 日

《实用中医风湿病学》(第2版)
编 委 会

(2009年)

编写人员

于孟学	于健宁	幺 远	马朋昌	马桂琴	王从清	王玉明	王伟钢
王自立	王再谟	王齐南	王志坦	王佳琪	王建明	王承德	王素芝
王新昌	王德辉	方勇飞	邓兆智	冯兴华	母小贞	吉海旺	朱大会
朱建贵	朱婉华	刘 洋	刘 健	刘 维	齐 岩	孙学东	孙树椿
孙素平	李 沛	李 薇	李玉彦	李申影	李卓怜	杜甫云	杨 莉
杨卫彬	杨德华	何东仪	何夏秀	邱 侠	邹淑芳	宋保欣	沈丕安
张 娜	张 哲	张 莹	张之澧	张月华	张立亭	张华东	张国恩
张英泽	张剑勇	张洪春	苏 励	苏 晓	肖 河	陈之才	陈冬冬
陈崑山	陈湘君	周乃玉	周祖山	周翠英	岳 敏	孟 娟	胡 艳
胡荫奇	赵川荣	郝伟欣	钟秋生	姜 泉	娄玉铃	姚乃礼	殷海波
秦克枫	莫成荣	莫爵飞	顾军花	郭德安	高荣林	徐云山	曹 炜
黄兆甲	黄迪君	黄雪琪	阎小萍	屠文霞	彭江云	董振华	董淑范
蒋 宁	蒋 熙	喻建平	程 岚	谢幼红	蒙木荣	廖志峰	樊 冰
戴余明	魏敏民						

编写办公室

主　任　姜　泉

副 主 任　马桂琴

工作人员　黄雪琪　秦克枫　张华东

《实用中医风湿病学》(第1版)
编 委 会

(1996 年)

朱建贵　副主任医师　　　中国中医研究院广安门医院
朱婉华　副主任医师　　　江苏省南通市良春中医药研究所

编写人员

马宝东	王从清	王齐南	王自立	王再谟	王连志	王志坦	王国三
王承德	王素芝	王淑贤	王德辉	邓兆智	韦湘林	齐　岩	刘玉洁
冯兴华	田迪君	任凤兰	朱大会	朱建贵	朱婉华	曲贤玲	许培昌
孙学东	孙志霞	杨　英	张之澧	张月华	张立亭	张洪春	张鸣鹤
杜甫云	李玉彦	李兰群	李申影	李有伟	李　沛	李锡涛	何夏秀
邹淑芳	陈之才	陈　伟	陈崑山	吴　坚	苏　晓	肖　河	沈丕安
周乃玉	周育智	金　友	赵川荣	赵　凯	荣远明	姜　泉	胡春林
胡荫奇	胡剑北	娄玉铃	娄高峰	殷海波	姚乃礼	高荣林	徐云山
崔淑丽	郭　靫	郭惠卿	黄迪君	阎小萍	蒋　宁	蒋　熙	董淑范
谢幼红	路喜素	廖志峰	戴余明	魏敏民			

编写办公室人员

胡荫奇　王承德　冯兴华　王德辉　曲贤玲　何夏秀　齐　岩

路序(第2版)

中医药学,源远流长,历数千年风雨而不衰,光华依然。究其典籍浩如烟海,览其药物成千上万,历代医家辈出不穷,沧桑岁月大浪淘沙,千锤百炼,去芜取精,形成了一整套独具特色的医学体系。其理论体系核心是"人与自然和谐统一"的"整体恒动观"。"以人为本""三因制宜""辨证论治"等观点处处闪耀着哲学思想的光辉。它对中华民族的繁衍昌盛、防病保健作出了巨大贡献,确是一个伟大的宝库。在党的中医政策的照耀下,它必将为人类战胜疾病、维护健康作出新的成绩。

风湿病学是古老而又年轻的学科。《黄帝内经》中有"痹论"专篇,《金匮要略》有"风湿"之名,历代医家多有发挥,如朱丹溪论湿热、叶天士论温热,各擅其长,独领风骚。更有针灸拔罐、民间单方草药、内治外治诸法,不胜枚举,中医风湿病学是中医学宝库中一朵绚丽的奇葩。

近代以来,西学东渐,西医发展迅速,中医学也在艰难中前进。自上个世纪80年代始,我们经历了痹症→痹病→风湿病的长期探索研究,继承、整理、发展、创新,随着学识的不断深化和体验的积累,按照标准化、规范化的思路,融合新知,不断完善了中医风湿病学的体系,以《实用中医风湿病学》的诞生为标志,我们的工作进入了一个全新的阶段。中医风湿病的专业队伍日益壮大,学术水平不断提高,该书曾获得国家中医药管理局基础理论研究二等奖。

光阴荏苒,转眼14年过去了。自王承德同志担任中华中医药学会风湿病分会第二届主任委员以来,我们的事业有了很大的发展,学术活动日趋活跃,临证与科研风气浓厚,大家开拓进取,与时俱进,并应广大基层医务人员的要求,把修订再版《实用中医风湿病学》的工作列入风湿病分会的议事日程。

承德同志受业于谢老海洲先生门下,尽得其传,对焦树德老、王为兰老和我的临证治验亦颇有心得,谦虚好学,勇于实践,精勤不倦。这次由他领衔主编,与中医风湿病分会的专家和全体委员广泛征集各方面的意见,突出风湿病领域的中医新观点、新认识、新进展、新技术、新成果,在第1版体例构架的基础上,对其中内容进行了全面调整和补充,学术内涵更加丰富,内容更加完善,更好地反映了当前中医风湿病的学术水平。

历时四载,稿经数易,终于杀青。值此版《实用中医风湿病学》付梓面世之时,我作为上一版的主编之一,特将它推荐给广大同道共享。这是我们中医事业进步的幸事,把它作为建国 60 周年的贺礼,奉献给我们伟大的祖国,奉献给关心中医事业的人们,奉献给为我们的事业发展作出贡献的人们,为广大风湿病患者造福。为此欣慰之至,乐为之序。

路志正

2009 年 7 月于北京

朱序(第2版)

　　风湿之为病,由来久矣。自《内经》以降,由仲景正名,历两千余年,经数百余家,各有高论,其精神一脉相承,其内容丰富多彩,卷帙浩繁,叹为观止。

　　十五年前,由路志正、焦树德二老首发,创编《实用中医风湿病学》,系统总结,全面归纳,奠定了中医风湿病学的理论体系,记录了历代医家的宝贵经验,体现了近代研究的最新成果,分门别类,中西医合参,使学者能遵于轨范,为临症有所指引,刊行之时誉满海内,此一大功德也。

　　时光如白驹过隙,转眼已历十数稔。第二届中华中医药学会风湿病分会主任委员王承德同志,受业于首批国家级名老中医、著名中医药学家谢海洲先生门下,深得心传,功力深厚,谢老曾赞其曰:勤勤恳恳,孜孜以求,对临床体会阐述深邃详尽,深得我心(《谢海洲验案精选》自序)。自其出任主任委员以来,更加关心中医事业发展,关注中医风湿病学的学术进步,与时俱进,率全体委员修订再版《实用中医风湿病学》,历时四载,团结一心,通力合作,广撷博采,承先启后,开学界之新风。今书已成,洋洋百万言,纵横捭阖,前后呼应,中西医贯通,一病一症,条分缕析,辨证处方,紧扣病机,现代研究,康复转归,一应俱全,其文通而概全,辞达且意深,将古今中外之繁杂纷呈者,去粗取精,束成一卷,付之剞劂,传而广之。此中医学之幸事,风湿病患之福音,可喜可贺。余试想西医之《实用内科学》已有十二版之新,昔日之《新编药物学》已续二十五编之巨,今吾辈岐黄后学集成之《实用中医风湿病学》,岂无二版三版至无穷哉。

　　九二叟朱良春,乐而为之序。

2009 年 7 月于南通

前言(第2版)

时光荏苒,自《实用中医风湿病学》第1版问世以来,已经过去了14年。

中华中医药学会风湿病分会成立于1983年,在路志正、焦树德教授的带领下,在学会的关怀和领导下,在全体委员的努力下,取得了长足的发展。分会从小到大、从弱到强、逐步发展,委员已达到160余人,遍布全国主要省市自治区,初步建立了覆盖全国的风湿病学术组织网络,形成了老、中、青相结合的风湿病人才梯队,学术迅速发展,队伍不断壮大,使得全国各地中医风湿病的整体医疗和科研水平大大提高。经过多年的努力,中医风湿病学已站在专业学科的前沿,中华中医药学会风湿病分会已成为有影响的学术团体,2004年被评为中华中医药学会先进专科分会。

风湿病分会自创会以来一直秉承"发展学术,培养人才"的办会宗旨,重视对风湿病理论研究的传承、创新与发展,第1版《实用中医风湿病学》中就进行了风湿病中医诊断的规范化和标准化研究的总结,确立了痹证→痹病→风湿病的一级风湿病病名;制定了风湿病五体痹(皮、肉、筋、脉、骨痹)等二级疾病的诊断与疗效评定标准。20多年的临床应用验证了这些标准的可行性,目前有些已被列入国家和行业标准,不仅提高了中医风湿病的诊疗水平,也促进了全国科研、医疗机构的研究水平,推进了学术水平的整体发展。在风湿病二级病名研究方面,路志正老、焦树德老、谢海洲老、朱良春老等几位国医大师、名老专家、老前辈在总结古人经验的基础上,总结一生研究风湿病的实践成果,开创了二级病名研究的新思路、新方法,如焦树德教授提出的"尪痹",路志正教授提出的"燥痹",朱良春教授提出的"顽痹"等,并从疾病命名、病因病机、证候分类、治则方药等方面进行了详细的论述,丰富了中医风湿病的理论内涵,而这些老专家的学术继承人,传承他们的学术思想,进一步将其发扬光大,应用到医学实践中,解除了广大风湿病患者的痛苦,减轻了社会负担。

自第二届风湿病分会委员会换届以后,大家更与时俱进,立足发展,开拓创新。策划并修订《实用中医风湿病学》,这正是风湿病学会学术发展、队伍壮大的明显标志,它凝结了学会老、中、青三代人的心血,体现了全体委员的集体智慧,从商讨筹备、制订大纲、调整目录、写出样稿、完成初稿、统稿校订,历时四个春秋,为了保证稿件的高质量,有些稿件数易其稿,字斟句酌,精雕细琢,力臻至善,可以说本书颇值得研读珍藏。

本书再版对其中的许多内容进行了调整,保留了第1版中内容较为成熟的部分;另就许多内容进行增删、修订甚至重撰,目的是使行文更加规范,内容更加丰富,研究更加深入。如

第1章的"风湿病的常见症状"一节中,增加了"皮肤斑疹"等6项内容,此乃近年对风湿病认识之深化使然;在第2章"中医病证辨证论治"中删去"三焦痹",添加了"膝痹",以方便与西医病变所指互参对照;将"漏肩风"改为"肩凝症",则其病名更加贴切,从而使中医风湿病在病名分类、证候诊断、综合治疗、预防康复等方面融为一体,基本涵盖了近、现代风湿病学所涉及的内容。

本书第1章中,较上一版增加了"西医风湿病概论"一节,该部分由西医风湿病权威专家撰稿,从免疫学检查、影像学检查及西医风湿病治疗三个方面分别加以阐述,使致力于中医风湿病医疗工作者能认识到掌握西医学知识在风湿病诊治中的重要性。在第3章"西医疾病治疗"中增加了抗磷脂综合征、风湿性多肌痛和巨细胞动脉炎、血栓性静脉炎、反应性关节炎、化脓性关节炎等8节,是按照中医"五体痹"的思想来认识西医风湿病,务求使我们研究的范围更加广泛,务求使知识更加系统。这些充分反映了"中医为主,西学中用"的思想,使读者一书在手,总揽全局,高屋建瓴,融会贯通,切实提高本书的实用性,也为研究者、检索者提供了便捷。

众所周知,中医是一门实践医学,几千年来其生生不息的关键在于临床疗效的客观性。本书的各位主编、副主编都是从事风湿病临床医疗工作多年的学术带头人,该书所载都是他们临床实践经验的总结,每有金玉良言和画龙点睛之妙。如第1章中新增的"风湿病常用中药药理的临床应用"和"风湿病的中西医结合治疗思路"两节,概括了著名中医专家沈丕安教授40年临床实践的精华,在中药的选择运用上确有独到之处。又如,冯兴华教授对风湿病症状从中医、西医两方面加以分析和认识,足以启发后学者的临床思路。再如"风湿病中医其他常用疗法"一节的内容,都经过了确切的临床验证。在"西医疾病治疗"一章中的每一个疾病的不同的中医证型下,都增加了临床体会,作者们将其辨治该病的心得融入其中,匠心独运,弥足珍贵。在此全体编著者诚挚希望拙作所呈能对从事中医风湿病的临床、科研同道们提高诊疗技术和科研水平有所裨益。

适逢中华人民共和国成立60周年,希望以本书的面世向伟大的祖国献上全体中医风湿病工作者浓厚的心意;也以此来缅怀纪念著名的中医药学家焦树德教授、谢海洲教授、王为兰教授、王再谟教授等先辈!

由于水平、学识、经验所限,本书仍存在着不少漏洞、瑕疵和不足,诚恳希望读者提出宝贵的建议和意见。我们衷心欢迎学术争鸣,欢迎切磋交流。

中华中医药学会风湿病分会主任委员　王承德

2009 年 7 月

目　录

第1章
风湿病总论

第1节　风湿病概述

一、从疾病命名的历史状况看将"痹病"改称为"风湿病"的必要性

辨病与辨证相结合的诊断模式是中医学的显著特点之一。早在汉代张仲景的《伤寒论》《金匮要略》就充分体现了这一学术特点,并为后世医学的发展奠定了基础。如"辨太阳病脉证并治""辨霍乱病脉证并治""痉湿暍病脉证治""疟病脉证并治""中风历节病脉证并治""血痹虚劳病脉证并治"等,开创了中医辨病与辨证相结合的先河。长期以来,凡属正确的病名,都是从总的方面不同程度地反映着人体的异常变化,它与具体证候纵横交织、自然结合,构成了比较清晰而完整的中医诊断概念,较为全面地反映着疾病的本质。辨明病类,可以提示这类疾病的总的治疗方向。例如"伤寒病"乃寒邪所致,寒为阴邪,可以抑阳,故初期治疗总以辛温解表为主。待寒邪入里化热之后,始用甘寒或苦寒之品以清邪热。若病入三阴时,则又宜温扶阳气或兼以育阴为治。"温病"则与其相反,因温为阳邪,可以伤阴。故总的治法皆宜辛凉解表,继予苦寒、甘寒、咸寒之品以清气凉血,且又时刻不忘甘寒养液以顾护阴津。因此,伤寒有"发表不远热,攻里不远寒"之说;温病有"泻阳热之有余,补阴液之不足"等看法。当然,伤寒病也有急下存阴之法,但均为邪热亢盛、里结已成之证而设。辨明具体疾病,又可以提示一些针对性很强的治疗手段。在中医古籍中已有不少专病专方的记载。如《黄帝内经》(简称《内经》)有鸡矢醴治臌胀、乌贼骨治血枯病、生铁落饮治怒狂病、半夏秫米汤治目不瞑、豕膏治猛疽等十二方。《金匮要略》则有更多的专方治疗专病,如百合病治用百合地黄汤;若误汗伤津,虚热亢盛,口渴心烦者,用百合知母汤;胸痹用瓜蒌薤白半夏汤;黄疸病用茵陈蒿汤等。后世对专病专方则有更大的发展,如五更泻用四神丸,痄腮用普济消毒饮,头痛用川芎茶调散,呃逆用丁香柿蒂汤或旋覆代赭汤等,不胜枚举。但治疗要遵循"三因制宜"的原则,辨病的同时又必须贯彻辨证论治的精神。正如已故医家金寿山所云:"强调辨病并不是不要辨证,而是说辨证更要深化。在辨证的时候,要有全局的观点,不能只着眼于当前的见症,而要进一步分析为什么会出现这个证,预测其可能发生的变化及后果,即所谓通常达变。"(见《新医药学杂志》1978年第9期)由此不难看出,在临床诊疗过程中,符合临床实际的中医病名并非可有可无或无足轻重。

我们知道,甲骨文中便已出现了"疾"字。有疾首、疾目、疾耳、疾腹,并已有了代表龋、

蛊、疟、疥等疾病的文字。《山海经》中涉及蛊、疫、疠、厥、痴、聋、疥、肿、痈、疽、疣、瘿、风、心痛等 20 多种疾病名称和 100 多种可以治病的药物。《周礼》则明确记载：四时皆有疠疾，春时有痟首疾，夏时有痒疥疾，秋时有疟寒疾，冬时有嗽上气疾等。长沙马王堆三号汉墓出土的帛书《五十二病方》，记载了诸伤（创伤、跌打损伤）、伤痉、婴儿瘈、蛭蚀、膏溺、牡痔、牝痔、痈病等 52 类疾病，包括内、外、妇、儿、五官各种疾病 103 种，现存医方 283 个，用药达 247 种之多。《黄帝内经》著录的病名 300 余种。《伤寒论》《金匮要略》记述了不少疾病的脉证并治。《诸病源候论》载病名 1 000 余个。可见古代医家对疾病的认识何等深刻而丰富，后经历代医家不断补充和发展。

至于疾病的命名，《素问·太阴阳明论》指出："阴阳异位，更虚更实，更逆更从，或从内，或从外，所从不同，故病异名也。"《灵枢·九针十二原》又指出："皮肉筋脉各有所处，病各有所宜，各不同形，各以任其所宜。"显示了疾病的多样性和复杂性。然而，随着医学的发展，历代医家仍从各自的学术观点出发，给予了疾病不同的命名。有的依病因命名，有的依病机命名，有的依临床表现命名，有的依时序命名，还有的依比喻命名，等等。因此在众多的病名中，其在某些方面类同疑似的也不少。例如以"风"命名的疾病就很多，内科疾病中有偏风、肠风、中风、劳风、脑风等几十种；妇科疾病中有血风、产后风等多种；外科疾病中有肾囊风、骨槽风、鱼口风等几十种；儿科杂病有脐风、急惊风、慢惊风等数种；皮科疾病有油风、鹅掌风、白屑风等十余种；五官科疾病有唇风、牙槽风、锁喉风、烂喉风等多种。这些以"风"命名的疾病遍及各科。造成这种情况的根源，大概与当时历史情况，大多医家都是家传师授，个人执业，没有今天众多医家聚集一堂、共同切磋研讨的条件，而自行命名，或者喜沿用民间俗称有关。再如"疝"病，以"疝"命名者不下 30 余种，然而疝的概念却不十分明确。有人谓"疝"乃下腹剧痛伴二便闭塞者，有的泛指外阴部及阴囊睾丸肿痛者，亦有与西医学的疝的概念近似者，其名同而实异。

但是，从历代文献记载分析看，多数病名又都是在《黄帝内经》《伤寒论》《金匮要略》《诸病源候论》等医籍记载的基础上发展而来的。其中有的病名经历了由肯定到否定再到肯定的过程，因而有的病名沿用至今，有的自然而然地趋于淘汰，从而使疾病的命名上升到一个更合理、更切合临床实际的新阶段。例如"痨瘵"病，最早在《肘后备急方》中被称为"尸注""鬼注"，认为其发病是由于尸体传注或鬼怪作祟所致；其后历代医书中有"劳极""传尸劳""传尸""殗殜""转注""伏连""飞尸"等病名；到了宋代《普济本事方》明确指出本病为"肺虫"所致；至陈无择《三因极一病证方论》始以"痨瘵"命名，此后沿用至今。

由此可见，中医疾病名称的确立，是随着医学科学的发展而发展，不断得到完善。中医风湿病作为一个病类的命名，也经历了一个不断发展，不断深化，命名更趋科学、合理、切合临床实用的历史过程。

关于中医风湿病包括的病种范围，按照风湿病概念的内涵和外延，参阅大量的历代文献，总的来看有下面三种情况：

第一，以《黄帝内经》中"痹论"篇的论述精神为主线，派生出多种"痹"的名称，其命名从不同角度出发，称谓各异，但立意的主旨大都围绕着"痹者，闭也""风寒湿三气杂至，合而为痹也"。认为风寒湿三气杂至，壅闭经络，气血不行而为痹。每以肢体关节肌肉疼痛、酸楚、麻木、重着以及功能障碍为主要症状；如果出现内在脏腑的阴阳失调的种种病证，又皆与外在疾病有着"内外相合"的连带关系。《黄帝内经》中的痹病名称,有按症状表现特点命名的,如行痹、着痹、热痹、痛痹等;有以病因病机命名的,如食痹、水瘕痹等;有以脏腑命名的,如心痹、肝痹、胞痹、肠痹等;有以五体命名的,如脉痹、筋痹等。《内经》命名具有由表入里病邪逐步深入、病情由轻到重的过程。尔后,唐、宋、元、明、清以后,沿袭下来而用其命名者居多,及至近代全国中医高等院校的中医内科教材,在编撰痹证一节时仍以痹证的临床症状表现作为命名的依据,足见其影响之深远。值得一提的是,由于有些痹的命名无临床实用价值,早已被弃,如按季节命名的如仲春痹等;有些"痹",虽然冠之以痹之名,但就其病因、病机、症状、转归演变等看,也确与"痹证"无涉,其名同而实异,当然也就不能归入此类病之中了,如胸痹、喉痹等,只好另立篇章加以论述。另外,还有一些"痹"的名称,自《内经》以来,历代医家是根据各自的经验和体会命名的,由于其内涵和外延不明确,命名也带有一定的随意性,如木痹、留痹、深痹、厥痹、挛痹、远痹等,临床诊疗中也很少启用此类名称,随着医学的发展也就自然被淘汰。

第二,虽然不像第一种情况那样,以"某痹"或"某某痹"称之,但其确是感受风寒湿等外邪后,引起的肌肤、经络、关节痛、肿、麻、胀、重着、屈伸不利等一系列症状,其病因、病机与痹相同,故仍属于风湿病的范畴。历代中医文献中明确提出过的名称有,"风湿""历节""历节风""白虎历节""白虎风""走注历节""风热历节""痛风""鹤膝风""鼓槌风""龟背风""背痛""身痛""腰痛""臂痛""走痉痛""脚痛"等,不一而足。

第三,指具有典型的经络、筋脉、肌肤、关节等类同痹病的临床表现的全身性疾病,如马缨丹等。还有近代医家通过对古典医籍的研究,结合临床经验体会提出的新病名,如燥痹、尪痹、热痹、皮痹、肌痹等。

以上仅就中医风湿病范围做了大致归类。1993 年中国科学技术出版社出版的《中国痹病大全》一书,可谓迄今搜集整理中医风湿病名最多的一部著作。作者遍查历代文献,搜集中医风湿病的病名达 340 余种,这也从另一侧面反映了本病命名繁杂与混乱的程度。

1983 年 9 月中华全国中医学会内科分会成立了全国痹证专业学组,旨在组织全国中医、中西结合专家致力于痹证的专题研究。经过几次研讨会的论证,与会专家对痹证的概念、证候分类、二级病名的命名及诊断等提出了很有学术价值的意见。在全国第三次学术会议上,以疾病诊断的规范化为主题进行了深入的探讨,认为病类—二级病名—证候(含症状、体征、舌脉、理化检查等)三级诊断模式的框架是符合中医临床实际的,并认为痹证以"证"作为命名,已不符合疾病诊断规范化要求。鉴于"痹病"名称古亦有之,遂一致同意把"痹证"命名改为"痹病",并于 1989 年成立了全国痹病专业委员会,并组织全国专业人员编著了《痹病论治学》一书。此举激发和调动了全国中医、中西结合专家对痹病研究的极大兴趣和潜力,推动了学术发展。

近年来,中医药学术蓬勃发展,国内中医、西医学术交流日益增多,中医界的国际学术交流方兴未艾。中医、中西医结合专家对于痹病的研究的新观点、新认识不断涌现。认为"痹病"的名称,虽较"痹证"命名更合理,但仍有不足之处。根据对历代中医文献的考证,"痹病"命名应更改为"中医风湿病",才能"名定而实辨","因名认病","因病识证,而治无差误"。其主要有以下几方面的原因:

其一,"痹证""痹病"之名虽沿用多年,但作为一个大的病类命名,仍不能囊括所有子病种。正如前面所述,痛风、鹤膝风、历节等就不称为"痹"或"某某痹",但这些病应属痹病范畴。与此相反,有些病虽名之为"痹",如胸痹、喉痹等,却是另一独立病种,不属于痹病范畴。之所以命名时也冠之以"某痹",是将广义"痹"的概念(按:泛指机体为病邪痹阻而致气血运行不利,或脏腑之气阻滞所发生的各种病证)与狭义"痹"的概念(按:即指痹证、痹病)混为一谈之故,这样,就给临床"辨病"带来了一定的困难。

其二,古医籍中对于那些应属于狭义"痹"范畴的病证,有些并未列在"痹证"项下加以论述,而是单独列出,如《诸病源候论》《丹溪心法》《丹溪手镜》等医籍,就把"痹""痛风""历节""腰痛""身痛""鹤膝风"等单独名篇,这样一来,无疑是把本来应属于同一病类的病种,人为地分出另作一类病证讨论,给"痹病"的研究造成了混乱。如果将其改为"风湿病",就可以把这些具有相似病因、病机、证候表现的疾病归纳成一类疾病,避免了"痹病"与"痹证"分类上的混乱。

其三,关于中医"风湿病"的名称,自古有之,并非受近代西医学的启迪而命名。在中医文献中,凡提到"风湿"的,其含义有二:一是指病因;二是作为疾病的名称。长沙出土的《五十二病方》中就有关于"风湿"的记载,《神农本草经》中记载"风湿"有26处之多;《黄帝内经》中除痹论篇外,以"风湿"单独出现者有17处;汉代张仲景《伤寒论》一书,更有特点,其398条中均未言"痹",而论及"风湿"者多处,《金匮要略》中更是极为明确地首先提出以"风湿"作为病名。如"病人一身尽疼,发热日晡所剧者,名风湿";"风湿,脉浮身重,汗出恶风者,防己黄芪汤主之"。《诸病源候论》一书,将"痹"隶属于"风候"项下,或散布其他诸候论中。如在"风候"项下列有"风痹候""历节风候""风身体疼痛候""风湿痹候"等,散在其他诸候论中的有"腰痛候""风湿腰痛候""脚气痹候""脚气痹挛候"等。在每候下,论及其病因,皆由风寒湿毒所致。及至《医门法律》则更以"风湿"作为专论,详尽论述风湿为患引起肌肉、关节病证的机理及处方,可谓独具匠心。由此可见,"风湿"一名,已有几千年历史,之所以在后世未作为病名提出,未能沿用仲景之说的"风湿"命名,我们分析,没有进行深入研讨可能是原因之一。

其四,痹病的发病,正气虚弱是内在原因,而风、寒、湿、热、毒侵袭是其主要的外在原因。关于疾病命名,《医衡》一书曾举例说:"风者以病因而为病名也,痹与痿以病形而为病名也。""夫风为六淫之长,痹则三气杂合,故有风痹同称者,因其病因之相似也。"风为百病之长,常与其他六淫之邪兼夹致病,又因湿邪重着黏腻,有病则迁延难愈,受风湿寒之邪又常为本病的原因,所以用"风湿"命名也符合本类疾病的特征。正如《医林绳墨》所言:"此是以病因为其病名也。"

综上所述,以中医"风湿病"之名替代"痹病"之名,是有理论和文献依据的,这种命名,不但没有淹没中医学术特点,而且可补"痹病"命名之不足,本书启用这一名称,既是对疾病命名的再提高,又是在疾病命名规范化研究中的一次有意义的学术性探索。

二、痹、痹症(证)、痹病、风湿病的概念

"痹"字,在中医文献中出现较早。据考证,原作"畀""膍"等。1973年底,长沙马王堆三号汉墓出土了大批帛书及部分竹木简。其中医书部分《足臂十一脉灸经》中,足厥阴脉的病有"疾畀"(痹)之称;帛书《导引图》虽仅44个图像,其"三十九,引畀(痹)痛"为一图像。《张家山汉简》中有:(病)在身,颜(原作"毅")然,蹻之,不知(原作"智")人,为痹(原作"蹻",根据所记症状,应系《素问·本病论》所说的"卒中""偏痹",即中风)〔中医杂志,1990

(5): 45]。现在所用的"痹"字,最早见于《黄帝内经》。

"痹"的含义较为丰富,在不同语句中,含义不尽相同,既可以表示病名、症状,也可以表示病机,如《说文解字》曰:"痹,湿病也。"宋王贶《全生指迷方》曰:"若始觉,肌肉不仁,久而变生他证,病名曰痹。"这里的"痹",是指病名而言。《灵枢·经脉》曰"喉痹,卒喑",指喉不能发声。清程国彭《医学心悟·喉痹》曰"痹者,痛也",指疼痛的症状。明朱橚《普济方·脚气》曰:"夫脚气痹弱者,荣卫俱虚也。《内经》云,荣气虚则不仁,卫气虚则不用,荣卫俱虚,故不仁不用,其状令人痹不知痛,弱不能举。"这里的"痹",是指麻木不仁的症状。《素问·痹论》曰:"痹在于骨则重,在于脉则血凝而不流,在于筋则屈不伸,在于肉则不仁,在于皮则寒。"《中藏经》亦曰:"五脏六腑感于邪气,乱于真气,闭而不仁,故曰痹。"《景岳全书·风痹》曰:"盖痹者,闭也,以血气为邪所闭,不得通行而病也。"这里的"痹",则是指病机。《中国痹病大全》一书作者认为,"痹"还指"体质"、指"服药后的感觉"、指"病程或心理状态"等。如果以"痹"作为疾病命名,广义的"痹",泛指机体为邪痹阻,而致气血运行不利,或脏腑气机不畅所引起的病证,如胸痹、喉痹、五脏痹、五体痹等,而狭义的痹,就指"痹证"或"痹病"。

痹证,原作"痹症"。如《玉机微义·痹症门》曰:"痹,感风寒湿之气则阴受之,为病多重痛沉重,患者易得难去。"清林珮琴《类证治裁·痹症》:"诸痹,风寒湿三气杂合,而犯其经络之阴也……或肌肉麻顽,或肢节挛急……或偏身走注疼痛。"近代均称为"痹证",以区别症状之"症"与证候之"证"的不同,认为以病证名之,应该用"证"字,此称目前仍比较通用,如《中医内科学》《痹证论》《痹证通论》《痹证治验》等书中均称"痹证"。

"痹病"之称,首见于宋窦材《扁鹊心书·痹病》,"风寒湿气合而为痹,走注疼痛,或臂腰足膝拘挛,两肘牵急,乃寒邪凑于分肉之间也。方书谓之白虎历节风……痹者,气血凝闭而不行,留滞于五脏之外,合而为病。"此称自宋代以后的医书中很少见到,而渐被"痹证"所代替。这种情况的产生,主要是由于在中医学术发展上,在宋代以后辨病被辨证所取代。其原因之一是由于长期战乱,人民生活极端困苦,疾病丛生,原有的病名已不能完全包括当时的疾病,单纯辨病已不能满足诊断的需要。在治疗上,"古方不能尽治今病"的见解,已成为多数医学家的共识。其原因之二是以金元四大家为代表的医学家均反对忽视辨证,反对机械地套用《局方》和滥用辛燥药物等不良风气,提倡革新思想,这些思想逐渐为医学界所接受,从而也促使中医病名诊断被忽视,故本应为"病"者,也冠之以"证"。近年来,中医界再度强调"辨病与辨证"相结合,中医病名诊断自古有之。因此,对中医病名的研究以及疾病诊断标准化的研究日益深入,并取得了很大成绩,促进了中医学术的发展。根据本病的临床特点,一些专家建议把"痹证"改称为"痹病",并且在全国第3次痹证学术研讨会上被确定下来。

以"风湿病"的命名取代"痹病"名称是在全国痹病学术研讨会上提出的。全国矢志研究痹病的中医、中西医结合专家经过反复论证,一致认为,风湿病的名称有利于中医学术的发展,有利于中、西医学术交流,有利于临床研究,有利于中医学知识的普及与推广。而且,"风湿"作为病名的提出,中医学已有2000多年的历史。"风湿"作为病名,既有较为严谨的内涵和外延,也符合中医疾病的命名原则。这一命名,避免了以"痹"为病名所引起的与其他病种交叉错杂的弊端。因此,从"痹证"到"痹病"到"风湿病"的命名,可以说是中医学术发展中,对同一类病在命名研究上的再提高。

　　中医风湿病的概念是根据1986年3月卫生部在北京召开的中医证候规范学术会议上,老中医专家和中西医结合专家提出的《疾病定义草案》确定的。与会者认为"疾病是在病因作用和正虚邪凑的条件下,体内出现的具有一定发展规律的邪正交争、阴阳失调的全部演变过程,具体表现为若干特定的症状和各阶段相应的证候"。中医风湿病(原称为"痹证"或"痹病")是人体营卫失调,感受风寒湿热之邪,合而为病;或日久正虚,内生痰浊、瘀血、毒热,正邪相搏,使经络、肌肤、血脉、筋骨,甚至脏腑的气血痹阻,失于濡养,而出现的以肢体关节、肌肉疼痛、肿胀、酸楚、麻木、重着、变形、僵直及活动受限等症状为特征,甚至累及脏腑的一类疾病的总称。根据这一概念我们不难看出,中医风湿病包括的疾病范围很广,更加符合实际。

　　由于中医和西医是两种不同的医学体系,尽管研究的对象是同一的,可是对疾病的病因、病理、分类、诊断、治疗、预后转归等方面的认识,中医与西医是大不相同的。西医学所指的风湿病,全称应是"风湿类疾病"(rheumatism)。凡侵犯关节、肌肉、韧带、肌腱、滑囊等,以疼痛为主要表现的疾病,无论其发病原因如何,均属风湿病范畴。"风湿"一词来自古希腊语"rheuma",是流动的意思,是冷湿黏液从头部流下至内脏、四肢发生病变,因此,当时风湿病是一种古典的病理概念。至17世纪,Baillou将风湿病概念转移至临床疾病和综合征,将风湿限定为运动系统疾病。至18世纪,Bouillaua明确了心脏病变是风湿的伴随现象,并开始重视起风湿病的病因学研究。至19世纪,一方面将其他慢性关节疾病从风湿病中分开,另一方面根据病理解剖的研究,将慢性关节疾病分为炎性和变性两类。随着细菌学的兴起,对风湿病的病因进一步研究。又有人提出了风湿的变态反应学说,以后又出现了病灶感染学说,认为菌体或毒素侵入血流,引起远端或周围风湿病变等。自提出变态反应学说以后,将结缔组织中发生类纤维素变性的各种疾病,也包括在风湿病范畴内。随着胶原病概念逐渐演变为结缔组织病概念的同时,风湿病的范畴大部分相当于广义的结缔组织病范畴。近30年来,在国际上传统或习用的风湿类疾病范畴内容不断增加,研究也逐渐深入到结缔组织和代谢方面。不难看出,风湿类疾病实际上是一组疾病,其病因既包括人们传统概念所指的受风、受冷、潮湿等环境因素,也包括感染性因素、免疫学因素、代谢性因素、内分泌性因素、退变性因素等;其病变范围可以是局限的,也可以是以关节痛等局部症状为其临床表现之一的全身性疾病。到目前为止,已知具有不同名称的风湿类疾病已达100多种。1983年,美国风湿病学会将这些疾病共分为10大类,已被世界卫生组织采纳。西医风湿类疾病属于中医风湿病(也即痹证或痹病)范畴,尽管两种医学的理论不同,对风湿病认识的概念不一,但都是研究"人体的同一类疾病",因此,我们相信,随着现代科学技术的发展,两种医学会找到更多的结合点,互相取长补短,共同发展和提高。

三、风湿病的历史沿革

　　在《黄帝内经》完成之前,先贤对风湿病就有了明确认识和防治经验。但对本病的系统概念、病因、病机、病位、症状、鉴别、预后等有较详尽的记载还应首推《黄帝内经》。《素问·痹论》指出:"风寒湿三气杂至,合而为痹也。其风气胜者为行痹,寒气胜者为痛痹,湿气胜者为著痹也……所谓痹者,各以其时重感于风寒湿之气也……食饮居处,为其病本。"《灵枢·寿夭刚柔》强调"病在阳者,命曰风,病在阴者,命曰痹"。病因方面,除强调与感受外邪和饮食、生活环境有关外,《素问·痹论》还指出:"荣卫之气亦令人痹乎?……逆其气则病,从其气则愈,不与风寒湿气合,故不为痹。"《灵枢·五变》亦说;"粗理而肉不坚者,善病痹。"可见,是否发病还与荣卫之气是否和谐及腠理致密与否有关。在病位、病机方面,又强调了"血凝于肤者为痹,凝于脉者为泣,凝于足者为厥"(《素问·五脏生成》),"五邪所乱……邪入于阴则痹"(《素问·宣明五气》)。对有关症状的出现,《内经》解释为:"其不痛不仁者,病久入深,荣卫之行涩,经络时疏,故不痛,皮肤不营,故为不仁。其寒者,阳气少,阴气多,与病相益,故寒也。其热者,阳气多,阴气少,病气胜,阳遭阴,故为痹热。其多汗而濡者,此其逢湿甚也,阳气少,阴气盛,两气相感,故汗出而濡也。"又说:"夫痹之为病,不痛何也?岐伯曰:痹在于骨则重,在于脉则血凝而不流,在于筋则屈不伸,在于肉则不仁,在于皮则寒,故具此五者则不痛也。"(《素问·痹论》)。关于病名和分类有行痹、痛痹、着痹、筋痹、骨痹、脉痹、肌痹、皮痹、心痹、肝痹、脾痹、肺痹、肾痹、周痹、众痹、血痹等记载。在疾病的演变、转归方面,《痹论》认为:"以冬遇此者为骨痹,以春遇此者为筋痹,以夏遇此者为脉痹,以至阴遇此者为肌痹,以秋遇此者为皮痹……五脏皆有合,病久而不去者,内舍于其合也。故骨痹不已,复感于邪,内舍于肾;筋痹不已,复感于邪,内舍于肝;脉痹不已,复感于邪,内舍于心;肌痹不已,复感于邪,内舍于脾;皮痹不已,复感于邪,内舍于肺。"在治疗上,提出了针刺和药熨疗法。关于预后,《素问·痹论》说:"其风气胜者,其人易已也……其入脏者死,其留连筋骨间者疼久,其留皮肤间者易已。"《灵枢·厥病》说:"风痹淫泺,病不可已者,足如履冰,时如入汤中,股胫淫泺,烦心头痛,时呕时悗,眩已汗出,久则目眩,悲以喜怒,短气不乐,不出三年死也。"这些论述是对大量临床经验的精辟总结。可见,秦汉以前中医对本病的认识已具有相当高的水平。

汉代张仲景在《黄帝内经》的论述基础上,提出了新的见解。他在《伤寒论》中论述了太阳风湿的辨证与治疗。指出"伤寒八九日,风湿相搏,身体疼烦,不能自转侧,不呕不渴,脉浮虚而涩者,桂枝附子汤主之。若其人大便硬,小便自利者,去桂加白术汤主之。""风湿相搏,骨节疼烦,掣痛不得屈伸,近之则痛剧,汗出短气,小便不利,恶风不欲去衣,或身微肿者,甘草附子汤主之。"此行文虽简洁,却能示人以辨证论治之法。在《金匮要略》中将"风湿"与"历节"分篇论述,首先提出"风湿"与"历节"的病名,并立专篇论"血痹"一病。《金匮要略·痉湿暍病脉证治》指出:"太阳病,关节疼痛而烦,脉沉而细者,此名湿痹。湿痹之候,小便不利,大便反快,但当利其小便。""病者一身尽疼,发热日晡所剧者,名风湿,此病伤于汗出当风,或久伤取冷所致也,可与麻黄杏仁薏苡甘草汤""风湿,脉浮身重,汗出恶风者,防己黄芪汤主之"。进一步描述了症状表现,提出了散风除湿、健脾化湿、温经散寒、固表祛湿诸法。仲景将"历节"列在《金匮要略·中风历节病脉证并治》中,指出:"寸口脉沉而弱,沉即主骨,弱即主筋,沉即为肾,弱即为肝,汗出入水中,如水伤心,历节黄汗出,故曰历节""盛人脉涩小,短气自汗出,历节疼,不可屈伸""荣气不通,卫不独行,荣卫俱微,三焦无所御,四属断绝,身体羸瘦,独足肿大,黄汗出,胫冷,假令发热,便为历节也"。说明肝肾亏损、气血不足为历节病之本,再感外邪,而为历节。治疗上:"诸肢节疼痛,身体尪羸,脚肿如脱,头眩短气,温温欲吐,桂枝芍药知母汤主之""病历节不可屈伸,疼痛,乌头汤主之"。仲景在《金匮要略·血痹虚劳病脉证并治》说:"血痹病从何得之?师曰:夫尊荣人骨弱肌肤盛,重因疲劳汗出,卧不时动摇,加被微风遂得之。""血痹,阴阳俱微,寸口关上微,尺中小紧,外证身体不仁,如风痹状,黄芪桂枝五物汤主之。"指出血痹是有一定社会地位的(非体力工作)人员,体弱不耐劳动,少劳则汗出,一遇微风,则使血滞于表不得畅行,出现麻痹不仁的症状。

治以益气温经,和荣通痹则病愈。仲景确立了许多治疗风湿病的大法,诸如散风除湿,微发其汗;益气固表,发汗祛湿;温经解表,祛风胜湿;扶阳补土,祛风胜湿;温经散寒,除湿止痛;祛风散寒、清热除湿等,其中许多处方,如甘草附子汤、乌头汤、桂枝芍药知母汤、黄芪桂枝五物汤等,至今仍为临床常用的有效方剂。

华佗《中藏经》补充了《内经》对内因发病阐发之不足,提出了本病与七情致病有关,并标新立异提出了暑邪致病和热痹、气痹之说。他说:"痹者,风寒暑湿之气中于人脏腑之为也,入腑则病浅易治,入脏则病深难治,而有风痹、有寒痹、有湿痹、有热痹、有气痹,又有筋、骨、血、肉、气之五痹也。""五脏六腑感于邪气,乱于真气,闭而不仁,故曰痹。""气痹者,愁忧思喜怒过多,则气结于上,久而不消则伤肺,肺伤则生气渐衰,而邪气愈胜,留于上则胸腹痹而不能食,注于下则腰脚重而不能行。""肉痹者,饮食不节,膏粱肥美之所为也。""筋痹者,由怒叫无时,行步奔急,淫邪伤肝,肝失其气,因而寒热所客,久而不去,流入筋会,则使人筋急而不能行步舒缓也,故曰筋痹。""骨痹者,乃嗜欲不节,伤于肾也。""血痹者,饮酒过多,怀热太盛,或寒折于经络,或湿犯于荣卫,因而血搏,遂成其咎。"但有人认为《中藏经》非出自华佗之手,故其中一些观点虽颇有新意,仍未被后人所重视。

隋代巢元方所著《诸病源候论》一书把本病分作"历节风候""风湿痹候""风痹候""风不仁候""血痹候""风身体疼痛候""风四肢拘挛不得屈伸候""腰痛候""风湿腰痛候""背偻候""脚气疼不仁候""脚气痹挛候""贼风候"等等。如卷一之风湿痹候云:"风湿痹病之状,或皮肤顽厚,或肌肉酸痛,风寒湿三气杂至,合而成痹。其风湿气多,而寒气少者,为风湿痹也;由血气虚则受风湿,而成此病。久不瘥,入于经络,搏于阳经,亦变令身体手足不随。"卷一之风痹候云:"由人体虚,腠理开,故受风邪也,病在阳曰风,病在阴曰痹。"对风湿病的病因病机、临床表现、预后有一定见解。同卷贼风候又云:"伤风冷则骨解深痛,按之乃应骨痛也。但觉身内索索冷,欲得热物熨痛处即小宽,时有汗。"对症状特点的描述更为生动。该书卷二之历节风候对历节风的论述也颇为精当:"历节风之状,短气自汗出,历节疼痛不可忍,屈伸不得是也。由饮酒腠理开,汗出当风所致也。亦有血气虚,受风邪而得之者。风历关节,与血气相搏交攻,故疼痛,血气虚则汗也,风冷搏于筋,则不可屈伸,为历节风也。"强调历节风由气血之虚为其病之本,饮酒腠理开,汗出当风所致,认识是极为深刻的。

《诸病源候论》的论述,对唐宋医家影响很大。唐《备急千金要方》《外台秘要》,宋《太平圣惠方》《圣济总录》等著作,都遵巢氏之说,不但把痹与历节加以分别,还把诸多风湿类疾病纳入"风"病类中加以论述。其病因病机,亦多以巢氏所论为宗。如唐孙思邈《备急千金要方》云:"诸痹由风寒湿三气并客于分肉之间,迫切而为沫,得寒则聚,聚则排分肉,肉裂则痛,痛则神归之,神归之则热,热则痛解,痛解则厥,厥则他痹发,发则如是,此内不在脏,而外未发于皮肤,居分肉之间,真气不能周,故为痹也。其风最多者,不仁则肿为行痹,走无常处,其寒多者则为痛痹,其湿多者则为著痹,冷汗濡但随血脉上下,不能左右去者,则为周痹也。痹在肌中更发更止,左以应左,右以应右者,为偏痹也。""夫历节风着人,久不治者,令人骨节蹉跌……古今以来,无问贵贱,往往苦之,此是风之毒害者也。"孙氏所谓"久不治者,令人骨节蹉跌",是对本病晚期病邪深入骨骱,使骨节变形的明确的记载;"风之毒害者也",给后世治疗本病用祛风解毒之药奠定了理论基础。此外,唐王焘《外台秘要》又另立白虎病之名:"白虎病者,大都是风寒暑湿之毒,因虚所致,将摄失理,受此风邪,经脉结滞,血气不行,蓄于骨节之间,或在四肢,肉色不变,其疾昼静而夜发,发即彻髓,酸疼乍歇,其病如虎之啮,故名曰白虎之病也。"于是,宋人著作如《太平圣惠方》《圣济总录》等书,其论多宗此说,惟所不同处是另立热痹一门,治法也本《备急千金要方》而有所扩充。

如果说唐宋以前的论述侧重病因病机的话,那么唐宋以后除理论上有创新之外,在治疗方法和方药方面就显得日臻完善。

在《备急千金要方》中收集了很多的方药和疗法,如汤、散、酒药、膏摩、针灸等。皇甫谧著有《针灸甲乙经》,收集了前人经验,记载了许多有关针灸治疗痹证的穴位和方法。宋代诸家在治疗方药上则有更大进展,以《太平圣惠方》和《圣济总录》为代表。如治疗热痹多用生地、升麻、羚羊角、麦冬、石膏、大黄之类苦寒甘寒之药。尤其是比前人更多地使用了虫类药物,如蜈蚣、乌梢蛇、白花蛇、全蝎、地龙之类。《太平圣惠方》收集了一些虫类药组成的方剂,如蚕蛾散、天雄丸等。据统计,《圣济总录》收集的治疗方药达 140 多个,是前所未有的。它对每一种"痹"都提出了系列处方,如根据肝痹的不同证候,就提出了应用薏苡仁汤、萆薢丸、补肝汤、细辛汤、防风汤、牛膝汤、茯神散等不同的方药。这些都是颇有特色的经验方药,均被后世所沿用。

金元时期,刘河间《宣明论方》根据《内经》风寒湿三气偏胜之说,分别拟定了防风汤、茯苓汤、茯苓川芎汤等方;热痹用升麻汤。张子和在《儒门事亲》中提出了"痹病以湿热为源,风寒为兼,三气合而为痹"的观点,主张在病之早期及时用汗、下、吐三法攻痹。朱丹溪在《格致余论》中立"痛风"一名,他说:"彼痛风者,大率因血受热已自沸腾。其后或涉冷水,或立湿地,或扇取凉,或卧当风,寒凉外搏,热血得寒,污浊凝涩,所以作痛。夜则痛甚,行于阴也。"他在《丹溪心法·痛风》中说,痛风为"四肢百节走痛是也,他方谓之白虎历节风证,大率有痰、风热、风湿、血虚",首先提出"痰"为病因的问题,治法用加减地仙丹、青龙丸、乳香丸等。朱丹溪之"热血得寒、污浊凝涩"之说给后世活血化瘀祛痰浊的治法以很大的启示。另外,《丹溪心法》还说:"肥人肢节痛,多是风湿与痰浊流注经络而痛……瘦人肢节痛,是血虚。"说明当时已注意到患者的体质与发病是有关系的。这对后世的研究也有一定影响。

由于金元时期,受"古方不能尽治今病"的影响,极力提倡辨证,反对机械地套用《局方》,因此,病名诊断则被淡化,证的称谓也越来越繁。

明代医家鉴于前贤所论,病证复杂,其说不一,所以多主张统一痹证、历节病、白虎病、痛风等病名。如孙一奎《医旨绪余》就对东垣、丹溪舍"痹"而言"痛风"提出异议,认为这是"因名迷实,为害已久";张璐《张氏医通》也说,"痛风一证,《灵枢》谓之贼风,《素问》谓之痹,《金匮》名曰历节,后世更名白虎历节",而其病因病机基本相同,"多由风寒湿气乘虚袭于经络,气血凝滞所致"。张介宾在《景岳全书》中认为:"风痹一证,即今人所谓痛风也,盖痹者闭也,以血气为邪所闭,不得通行而病也,如《痹论》曰风气胜者为行痹……历节风痛,以其痛无定所,即行痹之属也。"他还认为,痹证虽以风寒湿合痹为大则,但须分阴证、阳证,阳证即为热痹,"有火者宜从清凉,有寒者宜从温热……血虚血燥证也,非养血养气不可。"秦景明集前人之大成,在《症因脉治》中分列出风痹、湿痹、寒痹、热痹、肺痹、心痹、肝痹、肾痹、脾痹等名,对每一病证均有症、因、脉、治的描述。李士材《医宗必读》指出:行痹以散风为主,佐以祛寒理湿,又治风先活血,血行风自灭,更须参以补血之剂;治痛痹以散寒为主,佐以疏风燥湿,更参以补火之剂,大辛大温以释其凝寒之害;治着痹以利湿为主,而佐以祛风散寒,更须参以理脾补气,俾土强而能胜湿。李士材提出的临床用药章法,一直为后世所推崇。

清代医家论述见仁见智,各抒己见。喻嘉言《医门法律·中风门》说:"凡治痹证,不明其理,以风门诸通套药施之者,医之罪也。""古方多有用麻黄、白芷者,以麻黄能通阳气,白芷能行营卫,然已入在四物、四君等药之内,非专发表明矣。"他强调关节变形、僵硬者,应先养血气。还指出小儿鹤膝风"非必为风寒湿所痹,多因先天所禀肾气衰薄,阴寒凝聚于腰膝而不解。"林珮琴《类证治裁》对各种"痹"作了鉴别,并列举了有效处方,条理清晰,切合实用。强调补助真元,宣通脉络。使气血流畅自已。程国彭《医学心悟》则谓病由"三阴本亏,恶邪袭于经络"所致。此外,王清任《医林改错》提出"痹由瘀血致病"说,书中列身痛逐瘀汤等方,在治疗上别具一格。唐容川《血证论》,张锡纯《医学衷中参西录》等又继之而起,对痹病属于瘀血者颇多阐发。叶天士对于痹久不愈者,有"久病入络"之说,倡用活血化瘀及虫类药物,搜剔宣通络脉,更是独辟蹊径。他提出"新邪宜速散,宿邪宜缓攻""虚人久痹宜养肝肾气血"的治疗大法,对后世也有很大影响。

清代温病学派崛起,对热痹的探讨更加深入。吴鞠通《温病条辨》中说:"痹之因于寒者固多,痹之兼乎热者,亦复不少""误用辛温其害立见"。叶天士《临证指南医案》对热痹病因病机治法也有精辟论述:"从来痹症,每以风寒湿三气杂感主治。召恙之不同,由乎暑暍外加之湿热,水谷内蕴之湿热。外来之邪着于经络,内受之邪着于腑络,故辛解汗出,热痛不减。余以急清阳明而致小愈。"明确指出热痹与风寒湿痹各异,治法不同。顾松园《顾氏医镜》认为,热痹不仅可由感受湿热之邪引起,风寒湿痹"邪郁病久,风变为火,寒变为热,湿变为痰",亦为热痹。提出了通络活血、疏散邪滞、降火、清热、豁痰的治疗大法。另外,吴鞠通《温病条辨》的宣痹汤和《临证指南医案》中的有关方剂等都是治疗热痹的有效方剂。

综上所述,中医历代文献中有关风湿病的论述相当丰富,《黄帝内经》揭其纲要,历代医家又从临床实践中加以丰富和发展,使之从理法方药等方面愈加完备。

(胡荫奇)

第2节 风湿病的分类

风湿病也称痹证、痹病,是人体正气不足或脏腑功能失调,风寒湿热燥等邪为患,痰浊瘀血留滞,引起经脉气血不通不荣,出现以肢体关节疼痛、重着、麻木、肿胀、屈伸不利等,甚则关节变形、肢体痿废或累及脏腑为特征的一类疾病的总称。中医风湿病病种数百,多为慢性病、疑难病。风湿病学作为多学科交叉的新兴学科,是国内外学者研究的热门领域,中医药治疗有其特色和优势。自20世纪70年代末我国成立中医风湿病学术组织以来,每年都有大量的有关中医药报告,研究十分活跃。然而,风湿病病名繁多,分类不一,文献中所使用的病名、分类其概念不统一、不规范,严重影响了相互的交流、沟通及其之间的可比性,成为制约本学科发展的重要因素。因此,尽快建立一个好的风湿病命名与分类体系,是十分必要的。近些年来一些学者对风湿病的命名与分类进行了探讨和研究:在继承中医传统认识的基础上,采纳历代医家精华,借鉴现代研究成果,结合现代疾病分类学的观点和名老中医经验,从临床实用性出发,将现代中医风湿病从病因、部位、证候、特征四个角度进行了分类,见表1-2-1。

表 1-2-1　风湿病的命名及分类

分类依据(基点)	二级命名	三级命名				
Ⅰ.按病因分类	五淫痹	风痹　寒痹　湿痹　热痹　燥痹				
Ⅱ.按部位分类						
1.按五体分类	五体痹	皮痹　肌痹　脉痹　筋痹　骨痹				
2.按五脏分类	五脏痹	肺痹　脾痹　心痹　肝痹　肾痹				
3.按六腑分类	六腑痹	肠痹　胞痹　三焦痹　胃痹　胆痹				
4.按经络循行分类	十二经筋痹	手、足太阳经筋痹　手、足少阳经筋痹　手、足阳明经筋痹				
		手、足太阴经筋痹　手、足少阴经筋痹　手、足厥阴经筋痹				
5.按肢体部位分类	肢体痹	颈痹　肩痹　臂痹　肘痹　手痹　背痹　腰痹　骶痹　脊痹				
		髋痹　膝痹　足痹　腿痹　肋痹　面部痹　周身痹　……				
Ⅲ.按证候分类	三因三候痹	正虚痹　邪实痹　痰瘀痹(瘀血痹　痰浊痹　气郁痹)				
Ⅳ.按特征分类	特殊痹	周痹　众痹　血痹　偏痹　痿痹　历节风　狐惑　白虎风				
		痛风　顽痹　经行痹　胎前痹　产后痹　鹤膝风　痢后风				
		小儿痹　老人痹　妇人痹　麻木痹　尪痹　大偻　损伤痹				
		蝶疮流注……				

一、按病因分类——五淫痹

五淫痹是按病因分类的一组风湿病,包括风痹、寒痹、湿痹、热痹、燥痹五种;也是指以风、寒、湿、热、燥等五邪中某一淫邪为主所导致的一类风湿病。五淫痹由现代娄玉钤首次提出,是按外因进行分类的一组风湿病的统称;另外,由于脏腑功能失调,内生五邪致痹在临床上也不少见(虽为内生,但与外淫五邪相似)。因此,从病因学角度,淫邪致痹可分为风痹、寒痹、湿痹、热痹、燥痹等五种,称为五淫痹,又称五因痹,或五邪痹。其临床特征是某一病邪为主,累及部位较广,多见于风湿病的早中期。在五淫痹中,风痹较易治,预后较好;湿痹病程较长,缠绵难愈;寒痹痛重;热痹较急;燥痹复杂。

1. **风痹**　风痹又称行痹,是以风邪为主而导致的以肢体关节游走性疼痛为主要临床特征的风湿病。风痹、行痹首见于《内经》,临床多表现为关节疼痛"行而不定""游走不定""痛无定处"等。

2. **寒痹**　寒痹又称痛痹,是以寒邪为主而导致的以肢体关节冷痛、疼痛较剧、得热痛减为主要临床特征的风湿病。寒痹、痛痹首见于《内经》,临床多表现为关节疼痛痛有定处、疼痛苦楚、疼痛较甚、遇寒加重等。

3. **湿痹**　湿痹又称着痹、著痹,是以湿邪为主而导致的以肢体关节肌肉重着、肿胀、酸痛、麻木为主要临床特征的风湿病。湿痹首见于《神农本草经》,着痹首见于《内经》,临床多表现为肢体关节"重着不移"、肿胀、麻木不仁等。

4. **热痹**　热痹是以热邪为主而导致的以肢体关节热痛等具有热象为主要临床特征的风湿病。热痹首见于《内经》,临床多表现为肢体关节热痛、肌肉热极、皮肤色变等。

5. **燥痹**　燥痹是以燥邪为主而导致的以肢体关节枯削疼痛、孔窍干燥为主要临床特征的风湿病。燥痹首见于清高士宗《黄帝素问直解》;作为病名最早由现代路志正提出。临床多表现为口、眼等孔窍干燥,肢体关节疼痛等。

风、寒、湿、热、燥等外邪侵袭,很少独伤人,多兼夹而至。故上述风、寒、湿、热、燥诸痹,是以某一外邪为主致病,并非不兼夹他邪。

二、按部位分类

按部位分类包括以下五种类型:①按五体分类——五体痹;②按五脏分类——五脏痹;③按六腑分类——六腑痹;④按经络循行分类——十二经筋痹;⑤按肢体部位分类——肢体痹。

(一) 按五体分类——五体痹

五体痹,又称五痹、体痹,是按人体五体组织命名分类的一组风湿病;包括皮痹、肌痹、脉痹、筋痹、骨痹五种;也是指病位主要在皮、肌(肉)、脉、筋、骨等五体组织的一类风湿病。《内经》最早论有五体痹,称"五痹"。中华中医药学会风湿病分会制定了五体痹的诊疗标准。现代中医认为,西医学弥漫性结缔组织病中的系统性硬化病、多发性肌炎、某些血管炎等及其他风湿病如纤维肌痛综合征、骨关节炎等,应按五体痹论治。

1. **皮痹**　皮痹,病在皮,是以肤冷麻木、浮肿,甚则皮肤变硬、萎缩,关节屈伸不利为主要表现的风湿病。多由正虚邪侵,经脉痹阻,皮肤失荣所致。皮痹首见于《内经》,皮痹主要表现:皮肤寒冷、肿胀、变厚、发黑,皮肤感觉迟钝、麻木不仁,或肤紧发硬,兼有关节不利,可常见寒热瘾疹等。

2. **肌痹**　肌痹亦称肉痹,病在肌(肉),是以肌肉疼痛不仁、疲软无力,甚至肌肉萎缩为主要表现的风湿病。多由正气虚弱,外邪浸淫,痹阻脉络,肌肉失养所致。肌痹、肉痹首见于《内经》,肌痹主要表现:肌肉疼痛、顽麻不仁、四肢痿软甚或手足不遂、关节不利等。

3. **脉痹**　脉痹,病在脉,是以肢体疼痛、无力,脉搏微弱或无脉为主要表现的风湿病。多由正气不足,外邪侵袭,脉道痹阻所致。脉痹首见于《内经》,脉痹主要表现:肢体疼痛,皮肤不仁,肌肤变暗或苍白,脉搏微弱或无脉等症;重者脉搏细弱,亦有趺阳、寸口无脉者。最突出的表现是脉搏减弱或消失。

4. **筋痹**　筋痹,病在筋,是以筋急拘挛、抽掣疼痛、关节屈伸不利为主要表现的风湿病。多由正虚邪侵,气血痹阻,筋脉失养所致。筋痹首见于《内经》,筋痹主要症状:筋急挛痛、"屈而不能伸",肢节疼痛,步履艰难等。

5. **骨痹**　骨痹,病在骨,是以肢体关节沉重、痛剧,甚则强直畸形、拘挛屈曲为主要表现的风湿病。多由外邪侵扰,经脉气血痹阻,筋骨关节失养所致。骨痹首见于《内经》,骨痹主要症状:骨节沉重、肿胀、屈伸不利,"骨重不举",甚或关节僵直不用等。

(二) 按五脏分类——五脏痹

五脏痹,又称脏痹,是按人体五脏命名分类的一组风湿病,包括肺痹、脾痹、心痹、肝痹、肾痹五种;也是指病位主要在肺、脾、心、肝、肾等五脏的一类风湿病。中医认为五体合五脏,五体痹进一步发展深入可为"五脏痹"。《内经》最早论有五脏痹,但"五脏痹"病名首见于明王肯堂《证治准绳》。现代中医认为西医学弥漫性结缔组织病中的系统性硬化病、多发性肌炎、某些血管炎、系统性红斑狼疮等及其他风湿病如纤维肌痛综合征、强直性脊柱炎、赖特综合征、肠病性关节炎等出现或合并五脏痹表现时,应按五脏痹论治。

1. **肺痹**　肺痹多由皮痹日久不愈,复感外邪,内舍于肺而致;皮痹若见喘嗽气急,胸背疼痛,心胸烦闷,卧则喘促,甚则呕恶者为肺痹。肺痹首见于《内经》,肺痹主要表现除了皮肤麻木、硬如皮革,肢体肿痛等皮痹表现外,可见喘满烦呕,咳逆上气,喘息气促、胸闷气短,甚至气奔喘满以致昏塞;伴寒热,胸背痛等症。

2. **脾痹** 脾痹多由肌痹日久不愈,脾胃气虚,复感外邪,内舍于脾所致;肌痹若见脘腹胀满、呕恶清冷痰涎者为脾痹。脾痹首见于《内经》,脾痹主要表现除了四肢肌肉疼痛、无力,肌肤疼痛麻木,肢体怠惰缓弱,肌肉萎缩、不仁等肌痹表现外;可见脘痞腹胀,饮食不下、恶心呕吐痰涎等症。

3. **心痹** 心痹多由脉痹日久不愈,复感外邪,内舍于心而致;脉痹若见胸闷、心悸、短气者为心痹。心痹首见于《内经》,心痹主要表现除了发热,面色苍白,肌肉热极,四肢不利,关节红肿热痛等脉痹表现外,可见心悸惊恐,气逆喘促,心胸烦闷,甚则精神恍惚;咽干叹息、心中微痛兼有腹胀不能饮食等症。

4. **肝痹** 肝痹多由筋痹日久不愈,复感外邪,内舍于肝而致;筋痹若见胸胁满闷或疼痛,夜卧则惊,多饮,小便多,小腹胀满,筋挛节痛或阴缩者为肝痹。肝痹首见于《内经》,肝痹主要表现除了有肢体拘挛,筋挛节痛,关节疼痛,屈伸不利等筋痹表现外,还可见胸胁胀满,两肋疼痛,少腹疼痛,腰痛足冷,夜卧多惊,多饮小便数,或腹胀如鼓,有如怀物之状,腹水等症。

5. **肾痹** 肾痹多由骨痹日久不愈,加之肾虚,复感外邪,内舍于肾所致;骨痹若有关节疼痛,骨重难举,甚则关节肿大变形以及兼见脘腹胀满、肾虚证候者为肾痹。肾痹首见于《内经》,肾痹主要表现除了有骨重不可举,肋胁不得伸,骨髓酸痛等骨痹表现外,还可见到腰痛、僵直,骨节酸痛、屈伸不利,甚者出现"尻以代踵,脊以代头"的严重脊柱关节变形,步履艰难,尿少浮肿等症。

一般来说,五脏痹多继发于五体痹之后,是一种内外合痹,两者是一内一外的关系。五体痹在其发展过程中,只要出现了相应五脏病变的表现,即应按五脏痹论治。

(三)按六腑分类——六腑痹

六腑痹,又称腑痹,是按人体六腑命名分类的一组风湿病,包括肠(大、小肠)痹、胞痹、胃痹、胆痹、三焦痹;也是指病位主要在大小肠、膀胱、胃、胆、三焦等六腑的一类风湿病。《内经》最早对六腑痹有论述,但"六腑痹"病名在现代《痹病论治学》中才单独出现。中医认为五体合五脏六腑,五体痹进一步发展深入脏腑,不仅可形成"五脏痹",也可形成六腑痹。《汉书·艺文志》记载有"五脏六腑痹十二病方"。清高士宗《黄帝素问直解》也曰:"六腑有俞,五脏亦有俞;五脏有合,六腑亦有合。故有五脏六腑之痹。"

1. **肠痹** 肠痹多由外邪客于肠中,气机痹阻,受盛化物和传化失司所致,以多饮而小便不利、气喘、飧泄,并伴有肢体关节疼痛不适为主要表现的风湿病。肠痹首见于《内经》,肠痹主要症状:多饮,小便不利,腹痛,腹泻;可伴见肢体关节症状。

2. **胞痹** 胞痹,又称膀胱痹,多由肺肾气伤,外邪侵袭,膀胱气化失司所致;是以小腹胀满,疼痛拒按,小便艰涩不利,鼻流清涕,并伴有肢体关节疼痛不适为主要表现的风湿病。胞痹首见于《内经》,清秦景明《症因脉治》曰:"胞痹之症,即膀胱痹也。"胞痹主要症状:小腹胀满,疼痛拒按,小便艰涩不利,鼻流清涕等;伴有肢体关节的疼痛、麻木、困重、酸胀等症。

3. **三焦痹** 三焦痹多由正气虚弱,外邪杂至,瘀血阻络,三焦气化失司所致;是以头晕、短气、腹胀、温温欲吐、两腿水肿如泥、腹及阴部水肿,并伴有肢体关节疼痛不适为主要表现的风湿病。清喻昌《医门法律》首先提出上焦痹、中焦痹、下焦痹,张璐《张氏医通》将其统称为"三焦痹"。三焦痹主要症状:肢体关节疼痛,甚则变形,头晕气短,胸闷胸痛,心悸怔忡;小便短少,两腿浮肿如泥等。

4. 胃痹 胃痹多以胃本身的病变为主,但也涉及肢体关节;胃痹是风湿病患者的常见合并症,或是风湿病常见的伴随症状。胃痹首见于《神农本草经》,胃痹主要症状:腹中雷鸣,食不消,食即气满,胸膈饱闷,吞酸作痛等;可伴见两足疼痛等肢体关节症状。

5. 胆痹 胆痹多以胆本身的病变为主,但也涉及肢体关节;胆痹是风湿病患者的常见合并症,或是风湿病常见的伴随症状。胆痹首见于金张元素《医学启源》,胆痹主要症状:寒热往来,口苦,咽干,谋虑不决,"胆胀"等;可伴见肢体关节症状。

(四)按经络循行分类——经筋痹

经筋痹,全称十二经筋痹,是按人体十二经筋组织命名分类的一组风湿病;是因劳逸不当、外邪侵袭,经筋痹阻、筋脉失养而致,以十二经筋所属的某处筋骨、肌肉、关节等发生疼痛、活动不利为主要表现的风湿病。经筋痹的论述最早见于《内经》,在《灵枢·经筋》中以十二经筋对应一年中十二个月,每年分为四季,每季分为孟、仲、季三月,将十二经筋痹分别命名为"仲春痹""孟春痹""季春痹""孟秋痹""仲秋痹""季秋痹""仲夏痹""季夏痹""孟夏痹""仲冬痹""孟冬痹""季冬痹"等,具体来讲:"足太阳之筋……其病小指支,跟肿痛,腘挛……名曰仲春痹也;足少阳之筋……名曰孟春痹也;足阳明之筋……名曰季春痹也;足太阴之筋……命曰仲秋痹也;足少阴之筋……名曰孟秋痹也;足厥阴之筋……命曰季秋痹也;手太阳之筋……名曰仲夏痹也;手少阳之筋……名曰季夏痹也;手阳明之筋……名曰孟夏痹也;手太阴之筋……名曰仲冬痹也;手心主(厥阴)之筋……名曰孟冬痹也;手少阴之筋……名曰季冬痹也。"但"十二经筋痹"之名到明代才首次出现,见于张介宾《类经·十二经筋痹刺》。其根据十二经筋病变部位不同而分为十二经筋痹:手、足太阳经筋痹,手、足少阳经筋痹,手、足阳明经筋痹,手、足太阴经筋痹,手、足少阴经筋痹,手、足厥阴经筋痹。清沈金鳌《杂病源流犀烛》曰:"十二经筋之病,支转筋痛,皆曰痹。"十二经筋的实质,是沿十二条运动力线所涉及的肌学、韧带学生理病理的规律性总结。经筋类似于生理解剖中所指的肌肉(主要是肌腱和韧带)以及周围神经,这些软组织张力异常与经筋痹痛相关。经筋痹多属现代中医骨伤科的慢性筋伤,以推拿、针灸治疗效果为佳。

(五)按肢体部位分类——肢体痹

肢体痹是按人体肢体部位命名分类的风湿病;包括颈痹、肩痹、臂痹、手痹、背痹、腰痹、骶痹、脊痹、髋痹、膝痹、足痹、腿痹、肋痹、面部痹、周身痹等;也是指病位主要在颈、肩、臂、手、背、腰、骶、脊、髋、膝、足、腿、肋、面部、周身等肢体部位的一类风湿病。肢体痹最早作为症状散见于其他各科文献中,娄玉钤《风湿病诊断治疗学》首次把"按体表部位分类的风湿病"命名为"肢体痹"。这类风湿病一般表现为肢体某部位疼痛,如颈痛、肩痛、腰痛、腿痛等,因为是按肢体部位分类的痹病(风湿病),故可总称为肢体痹。这里所说的肢体痹是发生于四肢和躯体的痹病,多属于运动系统本身的疾病。肢体痹包括的范围很广,病种很多,而临床最常见的是"颈肩腰腿痛"。肢体痹与现代解剖学关系密切,不少肢体痹与损伤有关,表现为肢体某一病变部位疼痛,活动不利等。肢体痹与现代中医骨伤科及颈肩腰腿痛科关系密切,诊断应重视体格检查及影像学检查,治疗应重视针灸、推拿、外治、运动等疗法。

同时注意到,颈痹、腰痹等与经筋痹的关系密切,而且颈痹、腰痹往往伴有颈部经筋痹、腰部经筋痹,应注意鉴别。躯干部位的痹痛若既是肢体痹又是经筋痹者,为了尊重长期以来的临床习惯,归入肢体痹。

1. **颈痹**　颈痹是以颈部疼痛、麻木、僵硬甚则转侧不利,或连及肩臂为主要表现的风湿病。多因正虚邪侵,或损伤而致气血不畅,筋骨失养所致。现代娄多峰最早提出颈痹病名,颈痹主要症状:颈项强痛、刺痛、酸痛、僵硬,甚则转侧不利,可伴眩晕、耳鸣,肩臂放射样疼痛、麻木,功能受限等症状。

2. **肩痹**　肩痹是以肩关节及其周围的肌肉筋骨疼痛、酸沉和功能障碍等为主要表现的风湿病。多因正气亏虚,肩部感邪或损伤所致。宋王执中《针灸资生经》首次提出了肩痹之名,肩痹主要症状:肩部肌肉筋骨疼痛、酸沉和功能障碍等,可涉及背、臂等部位。

3. **臂痹**　臂痹是指肩以下腕以上的臂部疼痛、麻木、肿胀,甚则萎缩、无力抬举为主要表现的风湿病。多因外邪侵袭,痰饮留滞,血不荣筋所致。清尤怡《金匮翼》首次提出臂痹之名,臂痹主要症状:肩部肌肉筋脉关节疼痛、酸沉、麻木,甚则臂部筋肉萎缩无力、功能受限等;有些臂痹可涉及肩、手。

4. **肘痹**　肘痹是以肘部关节筋脉肌肉疼痛、肿胀,甚则挛缩、屈伸不利为主要表现的风湿病。娄多峰最早提出肘痹之名,肘痹主要症状:肘部关节筋脉肌肉疼痛、挛缩,酸沉和屈伸不利等;部分肘痹可连及臂、肩。

5. **手痹**　手痹是以手部麻木、肿痛挛急、屈伸不利为主要表现的风湿病。多因劳损邪侵,痰瘀阻络,筋脉失荣所致。《针灸资生经》首次提出手痹之名,手痹主要症状:手部疼痛、肿胀,十指麻木,屈伸不利或挛缩,甚或疼痛剧烈,难以忍受。疼痛多为刺痛、胀痛,或十指交替疼痛,或瞬时即过,或骨头里痛,或夜间痛甚;部分可涉及臂、肩等部位。

6. **背痹**　背痹是以背部疼痛、沉重,甚则转侧不利为主要表现的风湿病。多因正虚感邪,或损伤而致经络痹阻所致。背痹首见于明朱橚《普济方》,娄多峰将背痹作为病名提出。背痹主要症状:背部疼痛不适,强硬不利等,有些可连及颈项、肩胛、腰脊等部位。

7. **腰痹**　腰痹是以腰部疼痛、重着、麻木甚则屈伸不利或连及一侧或双侧下肢为主要表现的风湿病。多因肾虚腰府失养、外邪杂至或腰部受损,气血痹阻不通所致。腰痹首见于清董西园《医级》,腰痹主要症状:腰部疼痛、强硬、重着,甚则屈伸不利或连及一侧或双侧下肢等。

8. **骶痹**　骶痹是以骶部疼痛、酸沉为主要表现的风湿病。娄多峰最早提出骶痹之名,骶痹主要症状:腰骶臀部酸困、僵硬、疼痛,每于行走、站立或坐位时加重,可伴下肢疼痛麻痹乏力及少腹疼痛等症;另外,骶痹出现骶髂关节错缝,可表现为双下肢不等长(排除腰椎及下肢病变后);有些骶痹可连及腰、臀、腿。

9. **脊痹**　脊痹是以脊部疼痛、僵硬、沉重,甚至强直、畸形为主要表现的风湿病。多因肾虚不足,外邪深入而致气血痹阻,督脉失养所致。娄多峰提出脊痹之名,脊痹主要症状:脊部疼痛不适,僵硬不利,功能受限,疼痛常及颈项、腰背骶和下肢部位。

10. **髋痹**　髋痹是以髋部疼痛、麻木、酸困、屈伸不利,甚则强直等为主要表现的风湿病。娄多峰提出髋痹之名,髋痹主要症状:髋部疼痛、麻木、酸困、屈伸不利,甚则强直等;髋关节僵硬,活动受限;病程久者多伴患肢肌肉萎缩、肌力下降、感觉减退、走路跛行。

11. **膝痹**　膝痹是以膝部疼痛,或伴有沉重、酸软、肿胀、骨鸣、屈伸不利等为主要表现的风湿病。娄多峰提出膝痹之名,膝痹主要症状:单膝或两膝局部疼痛、肿胀,伴有沉重无力、麻木、不仁、骨鸣、屈伸不利等。

12. **足痹** 足痹是以足部疼痛、肿胀、麻木,甚则活动不利、畸形为主要表现的风湿病。多因正虚邪侵,或损伤而致经脉痹阻,筋骨关节失养所致。足痹首见于《内经》,足痹主要症状:足部疼痛、重着、肿胀、麻木,甚者功能障碍;部分可见前足变宽,横弓松弛下塌;或可触到发硬的梭形肿胀物,跖骨头肿大,或足部触觉减退、肿胀等。

13. **腿痹** 腿痹是以腿部疼痛、肿胀、酸困麻木,甚则肌萎畸形、不能行走为主要表现的风湿病。多因正虚邪侵,或劳损外伤而致瘀血阻络,筋骨失养所致。腿痹首见于宋陈言《三因极一病证方论》,娄多峰将腿痹作为病名提出。腿痹主要症状:从髋关节以下两腿肿痛或一侧腿肿痛,遇寒热或劳累后加重,甚者可见大腿皮色暗紫,下肢痿弱等;有些腿痹可连及髋、足。

14. **肋痹** 肋痹是以胁肋部筋骨经脉肌肉疼痛、肿胀,甚则活动不利为主要表现的风湿病。娄多峰最早提出肋痹之名,肋痹主要症状:胁肋部筋骨经脉肌肉疼痛、肿胀,活动不利等;部分肋痹可连及胸、背。

15. **面部痹** 面部痹又称面部疼痛(面痛),是指以部分或整个颜面部关节及其他组织疼痛、肿胀,甚或张口困难为主要表现的风湿病。娄玉铃最早提出面部痹之名,面部痹主要症状:面部疼痛、肿胀,甚或张口困难等;一侧或两侧面颊部位,反复发作性疼痛、肿胀等;临床上以半侧面部疼痛最为常见。与痄腮、骨槽风、齿痛、目疾、鼻疾引起的面部红肿胀痛明显不同。

16. **周身痹** 周身痹又称周身疼痛、身体疼痛(身痛),是以周身关节肌肉筋骨疼痛、重着、酸困、麻木、肿胀、屈伸不利,甚则关节畸形等为主要表现的风湿病。周身痹首见于隋巢元方《诸病源候论》,娄多峰、娄玉铃将周身痹作为病名提出。周身痹主要症状:周身关节、肌肉、筋骨疼痛、重着、酸困、麻木、肿胀、屈伸不利,甚则关节畸形等。

随着学科的发展、临床研究的深入,肢体痹还可以进一步细化,如面部痹中以颞颌关节疼痛为主的颌痹,足痹中以足跟疼痛为主的足跟痹,等等。还有些肢体痹看似重复,如背痹、腰痹与脊痹等,髋痹、膝痹与腿痹等,但均有不同的临床实用价值。

按部位分类包括五体痹、五脏痹、六腑痹、经筋痹、肢体痹五类,前三者是一外一内的关系,五体与五脏属于内外关系,而五脏和六腑又是表里关系;后两者是一横一纵的关系,经筋循行为纵,肢体部位为横。对于风湿病的部位分类,涉及了人体的内外纵横,已经是比较全面了。需要说明的是,这五类分法有交叉重叠之处,尤其是五体痹与五脏痹之间、经筋痹与肢体痹之间。五体痹与五脏痹、六腑痹的关系先贤早有精辟论述。经筋痹与肢体痹同为按病痛部位命名分类的风湿病,两者大体为一纵一横的关系。纵横就有交叉重叠,在关节部位多交叉,在躯干部位多重叠。关节部位是纵横的交汇处。整个关节或弥漫性关节痹痛为肢体痹;关节处某一、二较局限的痹痛且该痹痛点又在经筋走行上,就是经筋痹。

三、按证候分类——三因三候痹

三因三候痹,又称三候痹,是按证候分类的风湿病;包括正虚痹、邪实痹、痰瘀痹(瘀血痹、痰浊痹、气郁痹)。"三因"是指风湿病的三类病因:"正气亏虚""外邪侵袭""痰瘀气滞",简称"虚、邪、瘀"。"三候"是指风湿病的三类主要证候:"正虚候""邪实候""痰瘀候",也简称"虚、邪、瘀"。正虚、邪实、痰瘀三者既可以作为风湿病的病因病机,又可作为风湿病的证候分类,因此娄多峰、娄玉铃提出按"虚邪瘀"证候分类的风湿病称为"三因三候痹"。三因三候痹临床特征是:病位较广,病因病机是"虚、邪、瘀"三者中某一种较突出,另两者兼存,三者缺一不可,且关系密切,互为因果。三因三候痹适用于所有风湿病,但主要用于病程较长、病机复杂、证候错杂、辨证困难、按其他分类辨证效果不佳的疑难风湿病。一般来说,三因三候痹中邪实痹多见于风湿病的早中期或活动期,治疗相对较易;正虚痹、痰瘀痹多见于风湿病的中晚期,治疗较为困难。三因三候痹的提出,代表了现代中医对风湿病病因、病机、诊治方面认识的提高。

(一)正虚痹

正虚痹也称虚痹、痹病虚证,是以正气虚弱为主,肢体关节、筋脉失于荣养所引起的风湿病。多见于风湿病中晚期,或体质虚弱者。娄多峰、娄玉铃最早提出正虚痹,正虚痹主要症状:肢体关节筋骨肌肉疼痛、麻木、肿胀、酸困,屈伸不利,抬举无力,甚则关节畸形;疼痛有酸痛、烦痛、凉痛、隐痛等,夜间及劳累后痛甚,时作时止,对劳倦、气候因素敏感,休息后可减轻;有虚证症状,如神倦乏力,腰膝酸软,自汗,盗汗,面白或潮红,心悸,头晕,五心烦热,畏寒肢冷等;一般病程长久,反复发作,或发病前身体虚弱,或有产后、失血等病史。

(二)邪实痹

邪实痹也称实痹、痹病实证,是以病邪痹阻为主,肢体关节、经脉气血不通所导致的风湿病。多见于风湿病早中期,或体质壮实、正气未虚者。娄多峰、娄玉铃最早提出邪实痹,邪实痹主要症状:肢体关节肌肉疼痛拒按,肿胀、重着、麻木,屈伸不利,休息后症状不能减轻;初起伴外感表证,如恶寒发热,头身疼痛等;一般起病较急,发展迅速。

(三)痰瘀痹

痰瘀痹包括瘀血痹、痰浊痹、气郁痹。因为瘀血、痰浊、气郁三者性质相同,即都是人体内病理产物,再作用于人体而导致风湿病,故一起论述。与一般淫邪所致风湿病不同。

1. 瘀血痹 瘀血痹也称蓄血痹、痹病瘀血证,是以瘀血痹阻为主,导致肢体关节以刺痛、肌肤甲错、瘀斑等,甚则关节畸形为主要表现的风湿病。娄多峰、娄玉铃最早提出瘀血痹,瘀血痹主要症状:肢体关节、筋骨肌肉刺痛,痛处不移,夜间为甚;痛处拒按,局部肿胀,皮色紫黯,可有瘀斑或硬结,甚或关节畸形;可伴见面部黧黯,肌肤甲错或干燥无光泽,口干不欲饮;舌质暗或有瘀斑,脉涩或细涩。

2. 痰浊痹 痰浊痹也称痰痹、痹病痰浊证,是以痰浊痹阻为主,导致肢体关节以漫肿、顽麻、肌肤痰核、结节等,甚则关节畸形为主要表现的风湿病。娄多峰、娄玉铃最早提出痰浊痹,痰浊痹主要症状:肢体关节肌肉肿胀、重着、麻木、疼痛,局部痰核结节,甚则关节变形,肌肤漫肿顽厚麻木;可伴见头晕目眩,泛恶痰涎,咳嗽,痰多,体肥,嗜卧;舌苔腻,脉滑。

3. 气郁痹 气郁痹也称郁痹、痹病气郁证,是指以气机郁滞为主,导致肢体关节肌肉筋脉以胀痛、窜痛,游走不定,甚至活动不利等为主要表现的风湿病。娄玉铃最早提出气郁痹,气郁痹主要症状:肢体肌肉筋脉胀痛、窜痛,游走不定,甚则活动不利等。

三因三候痹中的"虚邪瘀"三因虽然和五淫痹中的"五淫"同属风湿病的病因,但其含义和内容是不同的。这里虚邪瘀作为病因,概括了风湿病的所有病因;而风寒湿热燥等五种淫邪只是作为五淫痹的主要病因。因此,作为病因的五淫之邪显然属于"虚、邪、瘀"三因中的"邪"的范畴;而三因三候痹中的邪,一般是指两种或两种以上淫邪均较突出者。

四、按特征分类——特殊痹

特殊痹是指在临床上有特殊的征象、表现或发生、发展、变化、表现及诊治规律的一类风湿病,如周痹、众痹、血痹、偏痹、痿痹、历节风、狐惑、白虎风、经行痹、胎产痹、产后痹、鹤膝风、痢后风、痛风、顽痹、尪痹、大偻、损伤痹、麻木痹、蝶疮流注等,各有自身特点和诊治规律,用已有的五淫痹、五体痹、五脏痹、六腑痹、经筋痹、肢体痹、三因三候痹又不能更好地反映其本质特征,将其归为一类,称为"特殊痹"。娄玉钤首次提出特殊痹之名。这类痹病虽然没有完全以"某痹"或"某某痹"称之,但其病因病机与痹病相同,而且表现为肢体关节疼痛、肿胀、屈伸不利、甚则变形等一系列症状,故也属于风湿病(痹病)范畴。此类痹病一般在临床上有自己特殊的临床特点,如产后痹、痢后风、损伤痹发病有特点,蝶疮流注发展有特点,偏痹、历节风、狐惑、鹤膝风、尪痹临床表现有特点等。其名称能较好地反映疾病的某些特征,而又不能用其他已有的病名更好地反映其本质特征,故将这类痹病总称为特殊痹。特殊痹在临床上均有各自特有的诊治规律,如产后痹多虚多瘀,治宜扶正活血等。有些特殊痹可考虑与西医的某些风湿病相对应,如狐惑与白塞综合征,蝶疮流注与系统性红斑狼疮等。

1. **周痹**　周痹是由于风寒湿等邪侵袭而导致肢体某部位的经脉"真气不能周",所引起的以相应部位反复发作性、放射性疼痛为主要临床表现的风湿病。周痹首见于《内经》,周痹主要症状:在于血脉之中,随脉以上,随脉以下,不能左右,各当其所;结合"内不在脏""外未发于皮",所以周痹无脏腑病证表现,病痛处的皮色、皮温等无异常;沿经筋路径上,可切寻到大络的血行有郁结不通(压痛、硬结),或因虚而脉络下于内(松软、陷下)的情况;并可见筋脉拘急、坚紧等现象。

2. **众痹**　众痹是因风寒湿等邪侵入皮肤、经络,导致以肢体疼痛,左右相移,随发随止,歇而复起为主要表现的风湿病。众痹首见于《内经》,众痹主要症状:此各在其处,更发更止,更居更起,以右应左,以左应右。

3. **血痹**　血痹是因气血不足,感受风寒,血行不畅,肌肤失养所引起的以肢体肌肤麻木不仁,甚则伴有轻度疼痛为主要表现的风湿病。血痹首见于《内经》,血痹主要症状:肌肤麻木不仁,或有蚁行感,或有肢体疼痛;可伴汗出恶风,周身酸楚,头晕目眩,或形寒肢冷,自汗气短,面色无华,神疲乏力;脉微涩,尺脉小紧等。

4. **偏痹**　偏痹是因偏身体虚,外邪侵袭所致,以偏身疼痛、酸沉、怕凉、麻木、不仁等为主要表现的风湿病。偏痹首见于《内经》,偏痹主要症状:偏身怕风怕凉,或偏身麻木,或偏身疼痛,或偏身酸沉;无运动障碍,可伴精神脆弱或抑郁。

5. **痿痹**　痿痹是指痹病日久,关节疼痛与肌肉萎缩、肢体失用并见的严重风湿病。痿痹首见于《内经》,痿痹主要症状:全身多关节肿痛伴肢体筋骨肌肉软弱无力,活动不利,甚至肌肉萎缩,弛纵瘫痪。

6. **历节风**　历节风是指以四肢关节相继出现疼痛、肿胀、活动不利,甚则僵硬变形等为主要表现的风湿病。历节首见于《神农本草经》,《金匮要略》最早把历节作为病名提出,《诸病源候论》首称历节风。历节风主要症状:具有四肢多个关节疼痛,游走不定,遍历关节,甚则疼痛剧烈,痛如虎咬,或关节肿胀、僵硬、重着、屈伸不利、畸形等表现。

7. **狐惑**　狐惑是因湿热毒邪内蕴,循经上攻下注或痹阻经络,日久脏腑亏虚,引起以口、咽、眼、外阴溃烂等为主要表现的风湿病。狐惑首见于《金匮要略》,狐惑主要症状:反复发作口腔溃疡,或外阴部溃疡,或出现目赤如鸠眼,畏光,肿痛等;常伴有发热或低热,头痛,乏力,默默欲眠,食欲不振,脘腹胀闷,隐痛,以及关节疼痛等,后期可致脏腑损害。

8. 白虎风 白虎风是指以四肢骨节疼痛较甚,昼静夜剧,痛如虎啮为主要特征的风湿病。晋葛洪《肘后方》载有白虎风。白虎风主要症状:肢体关节筋骨疼痛,昼静夜剧,疼痛剧烈,痛如虎咬,关节肿胀、僵硬、重着、屈伸不利、畸形等。

9. 痛风 痛风是指以四肢骨节走痛,疼痛剧烈,反复发作为主要特征的风湿病。痛风首见于南朝梁陶弘景《名医别录》,元朱丹溪《格致余论》最早把痛风作为病名提出。痛风主要症状:肢体关节肿胀疼痛,来去如风,疼痛剧烈,反复发作,屈伸不利,甚则身体块瘰、痰核(结节)及关节畸形等。

10. 顽痹 顽痹又称久痹,是指长期反复发作、久久不愈的顽固风湿病。顽痹首见于《诸病源候论》,顽痹主要症状:肢体关节筋骨肌肉疼痛、麻木,活动受限,甚则关节畸形;肌肤顽厚、发硬、无光泽,可见瘀斑、痰核或皮下结节;病程较长,经年难愈。

11. 经行痹 经行痹又称经行身痛,是指每次经行或经行前后的女性出现身体疼痛的风湿病。娄玉钤最早提出经行痹,经行痹主要症状:行经期间或经来前后,肢体疼痛酸楚或麻木不适,呈周期性发作;局部无红肿,关节无畸形。

12. 胎前痹 胎前痹是指女性妊娠期间出现以身体疼痛为主要表现的风湿病。娄玉钤最早提出胎前痹,胎前痹主要症状:妊娠期间肢体关节疼痛、酸楚不适等。

13. 产后痹 产后痹是指女性在产后百日内,调护不慎而出现以肢体关节、肌肉疼痛、麻木、酸沉、怕凉、怕风为主要表现的风湿病。现代单健民提出"产后痹证",路志正确立产后痹病名。产后痹主要表现:肢体关节肌肉疼痛、重着、酸楚、麻木,筋脉拘挛,屈伸不利,怕风、怕凉等;发病在产后、引产或人工流产后百日内。

14. 鹤膝风 鹤膝风是由于先天禀赋不足,或后天调摄失宜,外邪侵袭所致,以腿脚牵痛,肢体筋挛,久则膝、肘关节肿大变形,肌肉瘦薄,骨节显露,如鹤之膝为主要表现的风湿病。鹤膝风首见于宋代《圣济总录》,鹤膝风主要症状:多发于膝或肘,表现为关节肿胀疼痛,屈伸不利,肌肉瘦薄,骨节显露,如鹤之膝,甚或肿疡,肉腐成脓。

15. 痢后风 痢后风又名痢风,是由痢后下虚,调摄不当,或多行,或房劳,或感外邪所致,以腰膝酸软,下肢关节肿痛,甚则不能行走为主要表现的风湿病。痢风首见于宋代《太平惠民和剂局方》;痢后风首见于明戴思恭《证治要诀》。痢后风主要症状:发病前有泻痢病史;下肢关节疼痛、肿胀、酸软,屈伸不利甚至不能行走,或可见腰痛,甚则可见下肢肌肉瘦薄,骨节显露。

16. 小儿痹 小儿痹又称小儿痹病、儿童痹病,是指儿童时期,因感受风寒湿热等邪,使气血运行不利,经络阻滞,筋脉关节失于濡养,引起肢体关节疼痛、酸楚、重着、麻木,或关节红肿热痛、变形、屈伸不利等为表现的风湿病。金张从正《儒门事亲》最早明确记载有小儿痹病,现代秦卫民提出"小儿痹证",娄玉钤提出"儿童痹病"。小儿痹主要症状:肢体关节疼痛、肿胀,麻木不仁,屈伸不利,甚者肌肉瘦薄,骨节显露,如鹤之膝、畸形;可伴发热、自汗、心悸等。

17. 老人痹 老人痹即老年痹,又称老年痹病、老年痹证,是指年老之人因机体正气虚弱,感受风寒湿热等邪而导致以肢体关节、筋骨经脉肌肉疼痛肿胀、重着麻木、屈伸不利,甚则关节畸形等为主要表现的风湿病。现代王晖提出"老人痹",娄玉钤提出"老年痹"。老人痹主要症状:肢体关节疼痛、肿胀、酸楚、重着、麻木,局部活动障碍等;多在天气变化时症状明显加剧。

18. **妇人痹** 妇人痹又称妇人痹病、妇人痹证,是指女性因正气虚弱,感受风寒湿热等邪而导致以肢体关节、筋骨、肌肉疼痛、肿胀、重着、麻木、屈伸不利,甚则关节畸形等为主要表现的风湿病。现代李申影提出"妇人痹病",妇人痹主要症状:肢体关节筋骨肌肉疼痛、肿胀、重着、麻木,活动不利等;多在经期和情绪变化时症状加重。

19. **麻木痹** 麻木痹是指以肢体、肌肤、皮肉麻木为主要表现的风湿病。近现代《凌晓五医案》《痹痿专辑》提出"麻木痹"之名,麻木痹主要症状:肢体肌肤皮肉麻木不仁,感觉异常,活动不利。

20. **尪痹** 尪痹是指以关节变形、肿大、僵硬,不能屈伸,筋缩肉卷,身体羸瘦,骨质受损为主要表现的风湿病。现代焦树德提出尪痹之名,尪痹主要症状:关节变形、肿大、僵硬,不能屈伸,筋缩肉卷,身体羸瘦,臂臑枯细,骨质损害,膝踝肿大,肘不得伸,活动受限,甚则脊以代头,尻以代踵,生活不能自理。

21. **大偻** 大偻是指以病情深重、脊柱弯曲、背俯等为主要特点的风湿病。大偻首见于《内经》,焦树德将大偻作为病名提出。大偻主要症状:腰背脊柱僵硬疼痛,活动不利,颈项部及肩背部疼痛;腰骶臀部酸困僵痛,功能受限,甚则转侧不利,可伴见髋关节及下肢关节肿痛;严重者出现"尻以代踵,脊以代头"的脊柱变形。

22. **损伤痹** 损伤痹是指由于各种损伤,致血行不畅或血溢脉外,留滞局部,筋骨失养,或复感外邪,引起以皮肉、筋骨、关节刺痛或酸痛、麻木等,甚则活动受限为主要表现的风湿病。娄多峰最早提出损伤痹,损伤痹主要症状:皮肉、筋骨、关节刺痛或酸痛、麻木,甚则活动受限等;有损伤史,病情轻重多与损伤程度有关;寒冷、潮湿、劳累及天气变化症状可加重,病程一般较长。

23. **蝶疮流注** 蝶疮流注是因素体虚弱,真阴不足,热毒内盛,痹阻脉络而导致的以双颊部蝶形红斑为主要临床特征,伴有发热、脱发、关节疼痛等症状,严重者可出现五脏六腑俱损的风湿病。《中医临床诊疗术语》提出病名"蝶疮流注",蝶疮流注主要症状:鼻梁和双颊部红斑呈蝶形分布,光敏感,脱发,口疮舌糜,关节疼痛肿胀,掌指红紫斑片等;可伴有发热、皮肤瘀斑,或见面色少华,疲乏无力,手足指冷;腰酸膝软,腰以下浮肿,或见血尿、脓尿,或心悸、气短、恶心、呕吐、腹痛、腹泻,或见偏头痛、视觉障碍,甚者可见癫痫、抽搐等。

风湿病(痹病)是一大类疾病,所有痹病都有其自身临床特点,即所有痹病都特殊,因此特殊痹可包括所有风湿病,可将其称为广义的特殊痹。如果某些痹病从病因、部位、证候等角度进行分类辨治更简便易行,可归为五淫痹、五体痹、五脏痹、六腑痹、经筋痹、肢体痹、三因三候痹进行论治,所余痹病则可归属特殊痹,此为狭义的特殊痹。随着对风湿病认识的不断深入和医学的发展,新的特殊痹将不断增加。例如,女性更年期易患关节疼痛,可将此病命名为"更年痹"归入特殊痹;古代文献所描述的某些脚气,或者脚气的某些表现符合痹病(风湿病)范畴的,可以命名为"脚气痹"归入特殊痹;脱疽早期属于"痹病"之"脉痹"范畴,与脱疽相关的西医疾病多为周围血管疾病,也属于现代风湿性疾病范畴,因而脱疽也可归入特殊痹;另外,还有人提出银屑痹、红斑痹等,都可以归入特殊痹范畴。

总之,对于风湿病这样一大类疾病,从病因、部位、证候、特征四个角度进行分类,已经是比较全面的了。四大类之间的病名,其概念的内涵及外延有明显界限,易分辨;对于每类内病名的命名,力争做到概念清楚,减少相互重叠,避免造成混乱。这四类命名与分类方法,从不同角度反映了这一组疾病的本质。也就是说,每一类命名分类,反映的只是从某一角度对疾病的认识;因此,这四种分类之间的疾病有一些交叉重叠,是自然的。五淫痹侧重于反映风湿病的病因(以外因为主),以某一外邪为主所引起的风湿病且病位较广者,按病因命名分类,归入五淫痹。五体痹、五脏痹、六腑痹、经筋痹、肢体痹侧重于反映风湿病的病位,以某一部位(某一五体组织,或某一脏腑,或某一经脉的局部经筋,或肢体某部)病变的表现为主,即病位较局限的,按部位命名分类,归入五体痹或五脏痹或六腑痹或经筋痹或肢体痹。三因三候痹侧重于反映风湿病的病因病机,病位较广,且或正虚较明显,或邪实较突出(两种或两种以上外邪均较突出),或痰瘀较严重者,按证候命名分类,归入三因三候痹。特殊痹侧重于反映风湿病的临床特征,具有特殊的发生、发展、表现、诊疗规律,又不能用上述命名更好地反映其疾病本质特征者,按特征命名分类,归入特殊痹。每一类命名分类都有重要的临床价值,但任何一类命名分类都不可能很好地涵盖风湿病所有患者,都有一定的局限性。临证时,要综合考虑这四个方面,才能有利于提高诊疗水平。

另外,风湿病是包括很多病种的一大类疾病,其分类中还包含有不同级别或不同层次的分类,如"五体痹"一名之下,还分"皮痹、脉痹"等。如果将风湿病(痹病)作为一级病名来看待的话,五体痹就是二级病名,而皮痹、脉痹等就是三级病名。这种分类也是很有必要的。

(姚乃礼　娄玉铃　李满意)

第 3 节　风湿病的病因病机

中医对风湿病病因的认识,早在《内经》中即有记载。"风寒湿三气杂至,合而为痹"(《素问·痹论》)代表了古人对风湿病外因的认识,同时古人也意识到外因只是疾病发生发展的外部条件,内因则是疾病发生演化的根本因素。故《内经》指出"风雨寒热,不得虚,邪不能独伤人",又指出"不与风寒湿气合,故不为痹",体现了古代的唯物辩证思想。概括地说正气不足是风湿病发生的内因,是本;而风、寒、湿邪则是风湿病发生的外在因素,是标。现代流行病学的调查研究结果,也证明了中医对风湿病的病因认识是正确的。如吸烟作为一个环境因素,是包括类风湿关节炎、强直性脊柱炎、系统性红斑狼疮、硬皮病等在内的许多结缔组织病的危险因素,吸烟联合遗传背景,对类风湿关节炎的活动度、临床疗效以及远期预后都有一定的影响。因此,分析风湿病之病因,应从内、外因两方面考虑。内外合邪致病是风湿病的一个重要的致病机制。

现将风湿病的病因病机详析如下:

一、风湿病的病因

(一) 外感六淫及毒邪

六淫外邪是风湿病的外因。《内经》提出风寒湿三气杂至合而为痹论,并认为,虽然是三气杂至,但因受邪次序有先后,感邪程度有偏重和轻重,发病后的症状则不尽相同,即所谓风气胜者为行痹,寒气胜者为痛痹,湿气胜者为着痹。风寒湿邪,痹阻经络、关节,使气血运行不畅,不通则痛,故而引起肢节疼痛。风邪善行数变,故行痹表现为关节游走疼痛。寒为阴邪,其性凝滞,主收引,寒气胜者,气血凝滞不通,发为痛痹,表现为关节冷痛。湿为阴邪,重浊黏滞,阻碍气血运行,故着痹表现为肢体重着,痛处不移。以上所说的三痹,只是三气杂至一气偏胜的典型病证,如若三气之中两气偏盛,表现出的症状就复杂了。例如风邪与寒邪两邪偏重的情况下,表现为风寒痹阻证候,关节不仅呈游走性疼痛,同时伴有关节冷痛、屈伸不利。再如,寒邪与湿邪两邪偏盛,则表现为寒湿痹阻证候,即关节肢体不仅冷痛,同时伴重着、肿胀。当然也可能出现风、寒、湿三者邪气相当合而为病的情况,形成风寒湿痹阻证候,则具有关节冷痛、游走不定及沉重、肿胀三邪致病的表现。由风寒湿邪引起的风湿病,除见于行痹、痛痹、着痹外,多见于五体痹之肌痹、脉痹、骨痹中,历节风、尪痹等病中,也可见于五脏痹的肺痹、心痹、肾痹中。

清陈念祖在《时方妙用》中特别强调了寒与湿:深究其源,自当以寒与湿为主。盖风为阳邪,寒与湿为阴邪,阴主闭,闭则郁滞而为痛。是痹不外寒与湿,而寒与湿亦必假风以为帅,寒曰风寒,湿曰风湿,此三气杂之谈也。在寒与湿二者之中,更应强调的是湿邪。汉代的《说文解字》及《神农本草经》都说过"痹,湿病也"。湿邪是风湿病的主要病因,在这一点上古今的认识基本一致。

论湿邪有寒、热之别。古人论痹主要是以寒湿为主,这可能与痹以关节冷痛为主要表现有关。实际上,不仅寒湿可引起关节痛,湿热同样可以阻滞经脉,引发气血不通而致痹痛。仲景对湿热之邪致痹即有一定认识,其所论及的"湿家病身疼发热""湿家之为病,一身尽疼、发热""湿家身烦痛"以及对发热的描述为"日晡所剧"等,颇似湿热痹证,亦似今日西医之"炎性关节炎"症状。当然,湿热为痹的观点真正得以发挥还是在清代温病学派出现之后。

吴鞠通在《温病条辨》指出:湿聚热蒸,蕴于经络,寒战热炽,骨骱烦疼,舌色灰滞,面目萎黄,病名湿痹,宣痹汤主之。这是对湿热致痹的临床表现及治疗方法的具体描述和介绍,所以叶天士曾说:"从来痹症,每以风寒湿三气杂感主治。召恙之不同,由乎暑暍外加之湿热,水谷内蕴之湿热。外来之邪着于经络,内受之邪着于腑络……"(《临证指南医案·痹》)明确指出了寒湿与湿热的不同。

湿热阻痹,或由素体阳气偏盛,内有蕴热,或外受风湿之邪入里化热,或为风寒湿痹经久不愈,蕴而化热,或湿热之邪直中入里,均可使湿热交阻,气血瘀滞经脉关节,而现关节肌肉红肿灼痛,屈伸不利。热为阳邪,故可见发热,湿性黏滞,病程缠绵难解。历节风、骨痹、皮痹、肌痹、脉痹、寒热痹均可见湿热痹症状,而西医所称之类风湿热、类风湿关节炎、强直性脊柱炎、痛风、骨关节病等均有湿热痹阻的表现。

虽《内经》认为痹者外感风寒湿三气,主寒者多而主热者少。但随着人们对风湿病认识的不断深入,结合大量的临床观察,后世医家逐渐认识到,风湿病属寒者固多,而热者亦日益增多。特别是因风热之邪及火热毒邪致痹者。朱丹溪论痹证病因时,也提出过"风热"侵袭。

清顾松园在《顾氏医镜》指出:邪郁病久,风变为火,寒变为热。说明风湿病中,有一部分表现为火热之证,究其因,一是外感风热淫邪,由于机体反应状态的不同,可出现热证甚至毒热之证。

外感毒邪,或风毒致痹也是外邪致痹的原因。对于"热毒流于四肢,历节肿痛"使用犀角汤治疗,首次确立了清热解毒的治疗原则。明秦景明在《症因脉治》对热痹症状有过具体描述:热痹之证,肌肉热极,唇口燥,体上如走鼠样。唐王焘《外台秘要》也述其症状如虎咬,昼轻夜重,而称为"白虎病"。

唐孙思邈《备急千金要方·贼风》用毒邪的病理概念去认识历节病的发病规律,提出"风毒"的概念,"夫历节风着人,久不治者,令人骨节蹉跌……此是风之毒害者也"。清李用粹在《证治汇补》中记有:风流走不定,久则变成风毒,痛入骨髓,不移其处,或痛处肿热或浑身化热。

清沈金鳌在《杂病源流犀烛·诸痹源流》载曰:或由风毒攻注皮肤骨髓之间,痛无定处,午静夜剧,筋脉拘挛,屈伸不得,则必解结疏坚,宜定痛散。或由痰注百节,痛无一定,久乃变成风毒……则必搜邪去毒,宜虎骨散(注:虎骨一味现已禁用)。清尤在泾《金匮要略心典》认为:毒者,邪气,蕴蓄不解之谓。

外感六淫杂邪,均可出现五体痹、五脏痹。如风寒之邪或寒毒之邪外侵,病邪在表,则阻塞经脉,发热,畏寒,身痛肌酸,皮肤肿胀,甚则筋脉干涸失养,张口困难,五指难展,中医谓之皮痹。若素体阳盛之人,外感风热之邪,或风毒之邪,或外感热毒之邪,或外感燥毒之邪,或风热入里化火,火极生毒,热毒交炽,燔灼阴血,瘀阻脉络,伤于脏腑,蚀于筋骨,热毒伤及血络者,则血热外溢,凝于肌肤则见皮肤红斑、结节,凝聚于眼则见眼葡萄膜炎,热毒阻滞经络关节则关节红肿热痛,内攻犯脏者,则五脏六腑受累,心、肝、肾、脑受损。本证可见于系统性红斑狼疮、类风湿关节炎、风湿性关节炎及肌炎 / 皮肌炎、系统性硬化病、成人斯蒂尔病等疾病中。

"燥痹"之燥邪或外受,或内生。如风燥之邪由外而入,或风热之邪伤人后,燥热耗伤津液,津液干涸而经脉痹阻,其证可见关节疼痛、肿胀、僵硬,口干唇燥,口疮唇疡,或皮肤干燥,鳞屑层起,目干泪少,苔干脉细。以上两种病因所致的痹证,中医均谓之燥痹,与现代医学之干燥综合征及银屑病关节炎颇似。

(二)饮食致痹

《素问·痹论》"饮食自倍,肠胃乃伤",暴饮暴食,过量饮食,耗伤脾胃之气,脾虚则导致湿邪内生,气虚营卫化源不足,亦易致痹。《中藏经》说"肉痹者,饮食不节,膏粱肥美之所为也"。饮食贵在有节,元罗天益在《卫生宝鉴》说:食物无务于多,贵在能节,所以保冲和而遂颐养也。随着对现代疾病的病因及原理认识的深化,认识到部分风湿病属于现代医学所谓代谢性疾病,与饮食有着密切的关系,饮食太过精美肥甘从而内生热毒,正如《素问·生气通天论》"高粱之变,足生大丁"。其中还因饮食中各种化学添加剂的长期使用和摄入,农药残留等多种因素,使毒热之邪自内而生,流入四肢关节而发为热痹证。另外,素嗜烟草火热,人体感受热毒,也是热毒致痹的一个因素之一。

结合古人的认识,分析今日之风湿病,认为外感寒湿之邪之风湿病,风湿病缠绵难愈,久之,脏腑受损,易生寒热之变。加之邪气蕴蓄难解,久而成毒,必生热毒之痹。

(三)肝失疏泄

古代医家已认识到某些痹病发病是非因感受外邪所致,如《中藏经》说:"气痹者,愁忧思喜怒过多,则气结于上……宜节忧思以养气,慎喜怒以全真。"《医学入门》中说"痹者,气闭塞不通流也……周身掣痛麻者,谓之周痹,乃肝气不行也",说明肝气不行,气机不畅可致周身疼痛而发生痹病。所以冯兴华教授强调指出:痹病病因非独外感风寒湿热。

肝在生理上有疏泄的功能,肝的疏泄功能正常,则气机条达舒畅,气行则血行,血的运行就不会发生瘀滞。若情志失调,抑郁不疏致肝的疏泄功能失常,肝气抑郁,气机不畅,则血行受阻而发生瘀滞,表现在肢体上可出现以关节、肌肉疼痛为主要症状的病证。肝气郁结致痹在女性风湿病的发病和慢性风湿病病程中反复表现得尤为突出,肝郁致痹可见产后风,与纤维肌痛综合征相应。

(四)禀赋与体质

风湿病患者与先天禀赋不足、特殊的体质类型致病有着密切的关系。禀赋又称禀质、气禀、形质、气质等。体质是人体禀受于先天,受后天影响,在生长、发育过程中所形成的与自然、社会环境相适应的人体形态结构,生理功能和心理因素等多种因素稳定的固有的特征,具有个体差异。先天因素是禀赋形成的基础,也是人体体质强弱的前提条件。先天禀赋影响后天疾病的演变和预后。

禀赋为体质的发展提供了可能性,而体质的强弱与后天环境、营养和锻炼等多种因素密切相关。体质的强弱决定着正气的虚实,决定发病与否及发病情况。"正气存内,邪不可干",正气虚,则邪乘虚而入;正气实,则邪无从入。

现代认为类风湿性关节炎、系统性红斑狼疮、干燥综合征、肌炎/皮肌炎、系统性硬化病、脊柱关节病(强直性脊柱炎、银屑病关节炎)等均有明确的遗传学背景。

(五)伏邪致病

《灵枢·贼风》曰:"夫子言贼风邪气之伤人也,令人病焉,今有其不离屏蔽,不出室穴之中,卒然病者,非不离贼风邪气,其故何也?岐伯曰:此皆尝有所伤于湿气,藏于血脉之中,分肉之间,久留而不去;若有所堕坠,恶血在内而不去。卒然喜怒不节,饮食不适,寒温不时,腠理闭而不通。其开而遇风寒,则血气凝结,与故邪相袭,则为寒痹。"这里的故邪即是伏邪。外感后引动伏邪可发为痹病。

如银屑病关节炎,清陈士铎《外科秘录》:白壳疮,皆由毛窍受风湿之邪,皮肤无气血之润,毒乃伏之而生癣矣。说明本病可由外受风湿,邪毒伏于肌肤而发。叶天士认为痹病日久不愈,则"必有湿痰败血瘀滞经络",此又为痹病反复、缠绵难愈之根源。

清刘吉人对伏邪进行了较详细的阐释,《伏邪新书》中认为:感六淫而即发病者轻者谓之伤,重者谓之中。感六淫而不即病,过时方发者总谓之伏邪,已发者而治不得法,病情隐伏,亦谓之伏邪;有初感治不得法,正气内伤,邪气内陷,暂时假愈,后乃复作者亦谓之曰伏邪;有已发治愈而未能尽除病根,遗邪内伏后又复发亦谓之曰伏邪。感六淫不即病的原因在于先天肾精亏虚,肾气不足。《素问·生气通天论》曰:"阳气者,精则养神,柔则养筋。"阳气具有温养精神、筋脉的作用,亦对肌肤起着滋润、温煦作用。先天肾精不足,元阳亏虚,阳气卫外失常,皮肤腠理失固,阴寒毒邪侵肤,腠理气血凝滞,脉络受阻,血行不畅,阳气不得外达,蕴久化热,暗耗气血,日久化毒,伏而不发,为害不彰。此外,先天禀受父母之败精血毒,若外触邪气,引动内毒,致毒发于外,攻于皮肤、骨节亦可发病。

二、风湿病的病机

(一)内外合邪致痹

风寒湿三气之中两气偏盛,表现出的症状尤为复杂。湿热阻痹,或由素体阳气偏盛,内有蕴热,或外受风湿之邪入里。宋赵佶认为脏腑内热,复感外邪可致热痹,《圣济总录·诸痹门·热痹》云：盖腑脏壅热，复遇风寒湿三气至，客搏经络，留而不行，阳遭其阴，故痹熻然而热闷也。首次提出了外感邪气，从阳化热的从化学说。

清顾松园在《顾氏医镜》指出：邪郁病久，风变为火，寒变为热。说明风湿病火热之证，一是外感风热淫邪，二是阳盛之人，感受外邪后，由于机体反应状态的不同，可出现热证甚至毒热之证。

唐王焘《外台秘要》论述白虎风时指出："白虎病者，大都是风寒暑湿之毒，因虚所致，将摄失理，受此风邪，经脉结滞，血气不行，蓄于骨节之间，或在四肢，肉色不变，其疾昼静而夜发，发即彻髓，酸疼乍歇，其病如虎之啮，故名曰白虎之病也。"可见风湿病因虚而发，或久病风湿，脏腑受损，易生由寒而热之传变，或邪气蕴蓄难解，久而成毒，变生热毒之痹。

外感六淫杂邪，可出现五体痹、五脏痹。五体痹是痹病邪气深入的表现。邪气内攻犯脏者，则五脏六腑受累，心、肝、肾、脑受损，风湿病病程长，病程中容易反复，也是由于脏气损伤后容易复感外邪而致。

再如燥痹之发，内燥之生，或由肝肾虚损，气血生化之源不足，津液枯燥，经脉气血痹阻，口眼干燥，少泪少唾，少涕少汗，目红咽红，龈肿齿衄，干咳少痰，肌肉酸痛，或有脾虚湿痰内生，阻碍津液敷布，而出现口干、口黏腻、关节肌肉酸痛等症。

（二）营卫气血失调

营行脉中，卫行脉外，阴阳相贯，气调血畅，濡养四肢百骸、脏腑经络。营卫和调，卫外御邪，营卫不和，邪气乘虚而入，故营卫失调是风湿病发病的重要原因之一。《素问·痹论》指出："逆其气则病，从其气则愈。"若先天禀赋不足或素体营阴不足，卫气虚弱，或因起居不慎，寒温不适，或因劳倦内伤，生活失调，腠理失密，卫外不固，则外邪乘虚而入。外邪留著营卫，营卫失合，气血痹阻不通则发为痹痛。营卫不和失其固外开阖作用，可出现恶风、自汗，筋脉失养，则头痛、项背不舒。正如《类证治裁·痹证》所云：诸痹，良由营卫先虚，腠理不密，风寒湿乘虚内袭，正气为邪气所阻，不能宣行，因而留滞，气血凝涩，久而成痹。营卫之气在表，故风湿病初起，表现有寒热症状和肢节疼痛时，多认为是正邪相争，营卫奋起抗邪所致。秦景明《症因脉治》云：寒痹之因，营气不足，卫外之阳不固，皮毛空疏，腠理不充，或冲寒冒雨，露卧当风，则寒邪袭之，而寒痹作矣。如若湿热之邪外伤营卫，则表现为发热，烦而不安，溲黄，关节红肿灼热、重着而伸屈不利。此即西医风湿病中的风湿性关节炎、类风湿关节炎、皮肌炎、系统性红斑狼疮、斯蒂尔病等在早期出现的症状。

历节是风湿病中的一个主要疾病。历节的成因复杂，但初起亦多由外邪伤及营卫而致，正如张仲景在论述历节病时指出："荣气不通，卫不独行，荣卫俱微，三焦无所御，四属断绝，身体羸瘦，独足肿大，黄汗出，胫冷，假令发热，便为历节也。"（《金匮要略》）足见营卫失调在风湿病发病中的重要作用。

皮痹也是风湿病中的一个病种。风寒湿邪袭于皮表，发生皮寒，皮肤冷痛，皮肤发硬或麻木如虫行，或皮肤瘾疹，中医称此为皮痹，相当于西医风湿病中的硬皮病。隋巢元方《诸病源候论·风不仁候》云："风不仁者，由荣气虚，卫气实，风寒入于肌肉，使血气行不宣流，其状，搔之皮肤如隔衣是也。"硬皮病表现很复杂，有系统性与局限性之分，后者局限于皮肤某一部位，前者除皮损外，尚有内脏损害。中医认为本病初起营卫不和，气血失调，进而皮痹不已传入内脏，故病始起者易治，病久者难已。

营卫与气血在生理功能上相互依赖，但究其理却不尽相同。营卫之气具有的濡养、调节、卫外固表、抵御外邪的功能,只有在气血调和,正常循行的前提下才能充分发挥出来。所以气血失调也是风湿病发病的内在原因之一。风湿病是以肢体关节疼痛为主要症状的一类疾病的总称,中医认为"不通则痛",故肢体关节痛的原因尽管有虚实寒热之不同,但气血凝涩不通则是疼痛的直接病理机制。

气血不调有虚实之分。气血不足当属虚证,气滞血瘀应为实证。气血不足,或因素体血气两虚,或大病之后风寒湿热之邪乘虚而入,流注筋骨血脉,搏结于关节;或痹病日久,气血衰少,正虚邪恋,肌肤失充,筋骨失养,可致关节疼痛无力,并伴气短、食少、面黄、舌淡诸症。

由气血不足而致的风湿病,可见于脾痹、脉痹、骨痹等病之中,风湿病日久,在病程中均可见到气血不足或气血不调之证。

(三)脏腑阴阳内伤

脏腑内伤,是风湿病发生、发展的重要原因,同时也是风湿病经久不愈、内传入里的结果。

五脏各有所主。肺主皮毛,肺虚则皮腠失密,卫外不固;脾主肌肉,脾虚则肌肉不丰,四肢关节失养;肝主筋,肝虚则筋爪不荣,筋骨不韧;肾主骨,肾虚则骨髓失充;骨质不坚。五脏内伤,血脉失畅,营卫行涩,则风湿之邪乘虚入侵,发为风湿之病。

脏腑内伤,因肝主筋、肾主骨、脾主肌肉,故在风湿病中,主要表现为肝、脾、肾亏损。肾为先天之本,藏精生髓,在体为骨,为作强之官;肝为罢极之本,藏血主筋,统司筋骨关节;脾为后天之本,气血生化之源,主四肢肌肉。若因禀赋不足,或房劳过度、饮食劳倦、起居失常、情志刺激,或胎孕经产等,精血耗损,皆可致三脏亏损,遂使营卫气血俱虚,阴阳失调,外邪则乘虚袭人,而发风湿之病。若以肝肾之虚为主,则见关节疼痛,筋脉拘急,腰酸足软;若以脾虚为主,则见肌肉关节酸楚疼痛,肌肤麻木不仁,脘腹胀满食少便溏。

《内经》认为:"五脏皆有合,病久而不去者,内舍于其合也。"风湿病初起表现在筋脉皮骨,病久而不愈则可内传入脏,故古有脏腑痹之说。病邪入里一旦形成脏腑痹,则更伤五脏。五脏伤则肢体关节之症状随之加重,形成病理上的恶性循环。

肺主气,朝百脉,司皮毛。若皮痹不愈,肺卫不固,病邪循经入脏,致肺失宣降,气血郁闭,而成肺痹。肺痹者亦常因形寒饮冷,哀怒失节,房劳过度等,而伤及脾、肝、肾,致脾失转输,土不生金;肝气过盛,木火刑金;肾不摄纳,金水失调,均可加重肺气的损伤。西医风湿病中类风湿关节炎、干燥综合征、肌炎/皮肌炎、系统性硬化病、系统性红斑狼疮、血管炎等伴发的肺间质病变、肺间质纤维化,均可见肺痹表现。

心主血脉。若脉痹不已,复感于邪,内舍于心,则可形成心痹。即脉痹反复发作,重感风寒之邪,则肺病及心,心阴耗伤,心气亏损,心阳不振,则见心悸、怔忡,甚者可致心血瘀痹,心胸烦闷,心痛心悸,进而心阳虚衰,出现心痹重证,而见胸闷喘促、口唇青紫、脉结代等危候。西医风湿病中风湿热(现已少见)、强直性脊柱炎、白塞综合征合并心脏损害时,均可见心痹表现。

脾司运化,主肌肉。脾胃素虚之人,或因饮食失节,或因劳倦内伤,或外受寒湿之邪等,均可致脾虚湿困,运化失司,气机不利,而成脾痹。亦可由肌痹不已,脾气受损,复感寒湿之邪,中气壅塞不通而致脾痹,即"肌痹不已,复感于邪,内舍于脾"。脾痹的表现,一方面是脾胃生化不足,气血之源虚乏,出现四肢乏力,肌肉消瘦,甚则肢体痿弱不用;一方面表现为脾湿不运,胃失和降之证,如胃脘痞满、食少纳呆、大便溏泄等症。脾痹可见于西医风湿病中多种疾病导致的合并症,如多发肌炎、系统性硬皮病、强直性脊柱炎等等均可见到。

肝藏血,主筋。肝脏损伤是风湿病发病原因之一。肝主疏泄,喜条达,故肝气郁结是肝痹的主要病理表现。"筋痹不已,复感于邪,内舍于肝"。肢体痹证久不愈,反复为外邪所袭,肝气日衰,或由于情志所伤,肝气逆乱,气病及血,肝脉气血痹阻则可形成肝痹。肝痹者以两胁胀痛,甚则胁下痞块、腹胀如鼓、乏力疲倦等为主要表现。肝痹类似肝胆病变,主要出现于西医风湿病中的多种疾病的合并症,如系统性红斑狼疮肝损害,干燥综合征合并胆汁性肝硬化或原发性胆汁性胆管炎,等等。

肾主骨,生髓。因风湿病之主要病位在骨及关节,故肾脏受损是风湿病的主要病理表现。肾气亏损,是风湿病中多种疾病后期的主要病理形式。《内经》所谓"骨痹不已,复感于邪,内舍于肾",是指骨痹日久不愈,肾气受损,又反复感受外邪而致肾气亏损而成肾痹。实际上,不仅骨痹,其他五体痹反复不愈,最终均可出现肾痹。除五体痹不已内伤入肾而形成肾痹外,若劳倦过度,七情内伤,久病不愈,损及肾元,亦可出现肾痹之证,其表现主要为四肢关节和脊柱疼痛变形,筋肉萎缩,僵硬强直,活动受限,或伴面浮肢肿、眩晕耳鸣。西医风湿病的类风湿关节炎、强直性脊柱炎、骨质疏松等,可以见到骨痹表现。另外,一些风湿病血液系统损害,如系统性红斑狼疮、干燥综合征血液系统损害,另外,诸病导致的肾实质损害,均可归之于肾痹表现。

阴阳失调对风湿病的发病及转归有决定性的作用。首先是人体禀赋不同,阴阳各有偏盛偏衰,再加所感受的邪气有偏盛,因而风湿病有寒与热的不同表现。《素问·痹论》中说:"其寒者,阳气少,阴气多,与病相益,故寒也。其热者,阳气多,阴气少,病气胜,阳遭阴,故为痹热。"其次,肾主骨,肝主筋,故风湿病久而不愈多有伤及肝肾者。若伤及肝肾之阴,则会出现关节烦疼或骨蒸潮热,腰膝酸软,筋脉拘急,关节屈伸不利和/或肿胀变形。若伤及肝肾之阳,则表现为关节冷痛、肿胀变形,疼痛昼轻夜重,足跟疼痛,下肢无力,畏寒喜暖,手足不温。

(四)痰浊瘀血内生

痰浊与瘀血既是机体在病邪作用下的病理产物,也可以作为病因作用于人体。风湿病大多为慢性进行过程,疾病既久,则病邪由表入里,由轻而重,导致脏腑的功能失调,而脏腑功能失调的结果之一就是产生痰浊与瘀血。例如,风寒袭肺,肺气郁闭,则肺津凝聚成痰;寒湿困脾,脾失运化,湿聚成痰;痹证日久,伤及肾阳,水道不通,水湿上泛,聚而为痰,若伤肾阴,虚火灼津变成痰浊;肝气郁滞,气郁化火,炼津为痰。加之风湿痹阻心气,血脉瘀滞,气滞血凝。风湿病日久,五脏气机紊乱,升降无序,则气血痰浊交阻,痰瘀乃成。

痰瘀既成,则胶着于骨骱,痹阻经络,遂致关节肿大、变形、疼痛加剧,皮下结节,肢体僵硬,麻木不仁,其证多顽固难已。

痰瘀作为病因,或偏于痰重,或偏于瘀重,或痰瘀并重,临床表现亦不尽同。若以痰浊痹阻为主,因痰浊流注关节,则关节肿胀,肢体顽麻;痰浊上扰,则头晕目眩;痰浊壅滞中焦,气机升降失常则见胸脘满闷,纳差泛恶。若以瘀血为主,则血瘀停聚,脉道阻涩,气血运行不畅而痛,表现为肌肉、关节刺痛,痛处不移,久痛不已,痛处拒按,局部肿胀或有瘀斑。若痰瘀互结,痹阻经脉,痰瘀为有形之物,留于肌肤,则见痰核、硬结或瘀斑;留着关节、肌肉,则肌肉、关节肿胀疼痛;痰瘀深着筋骨,则骨痛肌痿,关节变形、屈伸不利。由此可知,痰瘀痹阻是风湿病中的一个重要证候。该证候多出现于中医风湿病之中晚期,可见于筋痹、脉痹、骨痹、心痹、肺痹中。西医风湿病中的类风湿关节炎、系统性红斑狼疮、皮肌炎、硬皮病、结节性多动脉炎、强直性脊柱炎等，均可见之。故清董西园论痹之病因曾谓"痹非三气，患在痰瘀"（《医级》），确是对《内经》痹病病因学的一个发展。

综上所述，风湿病之发生是内因与外因互相作用的结果，六淫杂感是外在的致病因素，而营卫气血失调和脏腑功能紊乱是风湿病形成的内在基础。六淫杂至，或风寒相合，或寒湿相兼，或风湿、湿热并见，或毒火、燥邪外侵，由于人体禀赋阴阳有偏盛偏衰之异，故感邪后有寒化、热化之别。风湿病日久，复感外邪，内舍脏腑，则脏腑内伤而出现各种脏腑证候，兼之痰瘀内生，留着骨骱关节，致风湿病缠绵难已。

风湿病的复杂性不仅表现为病性的多样，也表现在病位的传化演变上。风湿病是个慢性复杂过程，其病位的传变有多方面的表现。五体痹之间转变，五体痹转为五脏痹，五脏痹之间相互传变，总之，风湿病的传变是非常复杂的，其基本规律是由表入里，由实转虚，临床中表里相间，虚实错杂更为多见，临床多见复合证候，这与西医学认识也是一致的。

（马桂琴　孙学东）

第4节　风湿病的常见症状

一、关节疼痛

疼痛是患者自觉痛苦的症状，也是中医风湿病中最常见的症状。关节疼痛是风湿病中最常见的症状。几乎所有的风湿病均可发生疼痛，属中医风湿病范畴的风湿热、类风湿关节炎、强直性脊柱炎、骨性关节炎、皮肌炎、银屑病关节炎、痛风性关节炎、坐骨神经痛等西医学疾病，均以疼痛作为主症。

疼痛的病因虽有感受外邪、血瘀痰阻、阳虚内寒等不同，但其病机最终总与经络痹阻、气血不畅有关。疼痛的轻重程度有很大差异，轻者仅有压痛或肢体活动时出现疼痛，重者静止时亦疼痛剧烈，难以忍受。

根据疼痛的病因病机以及临床表现的不同，主要可分为以下几种。

（一）寒性疼痛

临床表现：关节冷痛，疼痛剧烈，局部自觉寒冷，触之冷而不温，畏惧风寒，遇寒痛重，遇热痛减，疼痛部位多固定不移，常伴有肢体关节肌肉拘急、屈伸不利。舌质淡，苔白，脉沉弦紧等。

症状分析：《素问·举痛论》说："寒气入经而稽迟，泣而不行，客于脉外则血少，客于脉中则气不通，故卒然而痛。"寒性凝滞，人体感受寒邪，经脉气血因而阻滞，运行不畅故疼痛。寒为阴邪，易伤阳气，寒邪入侵，人体阳气受损，失于温煦，故遇寒疼痛加重。寒性收引，肢体感寒，故可伴有肢体关节肌肉拘急、屈伸不利。舌质淡、苔白、脉沉弦紧等皆为寒性之征。

（二）热性疼痛

临床表现：关节疼痛，疼痛较重，甚者剧烈，局部红热，或自觉局部发热，或触之而热，或兼身热、汗出、口渴、斑疹。舌质红或绛，苔黄，脉滑数。

症状分析：人体感受热邪，邪热入里，或素体阳盛之人感受寒邪，邪从热化，邪热充斥内外，气血壅滞，致关节肌肉疼痛，或红或热。热盛于内故身热、汗出，热邪伤津故口渴，热入营血则可见斑疹。舌质红或绛、苔黄、脉滑数均为火热之象。

(三) 血瘀疼痛

临床表现：关节疼痛，痛如针刺，痛处不移，夜间痛甚，疼痛局部可见肤色紫黯，肌肤甲错，毛发不荣，可触及皮下结节。舌质暗，有瘀斑瘀点，脉细、涩等。

症状分析：风、寒、湿、热邪气痹阻经脉。或因气滞，痰浊阻滞，或气虚推动无力，或阳虚寒凝气血不畅，而致血瘀，血瘀又致经气不利故疼痛。血瘀为有形之邪，故痛有定处。夜间血行稽迟，故疼痛夜甚。肌肤甲错，毛发不荣，为血瘀内阻、气血不荣所致。肤色晦暗、舌质紫暗有瘀斑瘀点等，皆为血瘀之征。

(四) 痰湿疼痛

临床表现：关节疼痛而兼肿胀，痛处固定，缠绵难愈，肢节屈伸不利。亦可触及皮下结节。舌质淡，舌体胖，舌苔白厚或白腻，脉滑。

症状分析：湿胜则肿。湿邪痹阻，气血不畅，经脉不利，故见关节肌肉疼痛肿胀。湿邪痹阻，日久不化，聚而成痰，痰阻关节肌肉，亦见肿胀。湿(痰)性凝滞，故其疼痛肿胀缠绵难愈。痰湿痹阻于筋骨关节，故可见肢节屈伸不利。痰聚皮下可形成皮下结节。舌质淡、舌体胖、苔白厚腻、脉滑均为痰湿之征象。

(五) 阳虚疼痛

临床表现：肢节冷痛，痛处喜暖恶寒，身体畏寒，肢冷不温，精神不振，常喜蜷卧，大便溏稀，小便清长。舌质淡，苔白，脉沉无力。

症状分析：阳气虚衰，寒从内生，寒凝经脉，气血不畅故疼痛，喜暖恶寒。阳气不能敷布于肢体，故身体畏寒、肢冷不温、常喜蜷卧。阳虚神失所养，故精神不振。大便溏稀、小便清长、舌淡、苔白、脉沉无力皆系阳虚之征。

西医的多种风湿病均可见疼痛症状，临床应予鉴别。

风湿热：关节疼痛常无定处，伴有皮肤环形红斑、皮下结节、心脏炎症、抗链O增高等。

类风湿关节炎：关节疼痛伴有肿胀，多发于四肢关节，尤以手关节为多，手指近端关节肿胀呈梭形，晨僵，关节活动受限，晚期关节僵直、畸形，类风湿因子阳性，关节X线检查可见类风湿关节炎样改变。

强直性关节炎：开始多见腰骶疼痛或下肢关节疼痛，腰部活动受限，继之由腰椎向上发展至整个脊柱疼痛，活动受限甚至强直，足跟痛，类风湿因子阴性，HLA-B27阳性，骶髂关节及脊柱的X线检查呈强直性脊柱炎样的改变。

痛风性关节炎：急性痛风性关节炎常于夜间突然疼痛，伴有关节红肿、发热，多发于第一跖趾关节、趾间关节，亦可见于踝、膝及其他关节。疼痛一般持续数日至十余天，发作间隙如常人，耳轮或关节周围可见痛风石。血尿酸增高，受损关节X线检查呈痛风样改变。

骨关节炎：本病多见于40岁以上的中老年人，多见颈椎、腰椎以及膝关节疼痛，关节疼痛劳累后加重。颈椎病见颈椎疼痛，伴颈部僵硬不适、肩背、手臂麻木、头晕目眩。腰椎骨质增生伴椎间盘脱出者可见坐骨神经痛。膝关节骨关节炎伴滑膜炎者可见关节肿胀。X线检查可见骨质增生及关节间隙变窄等改变。

银屑病关节炎：关节疼痛、红肿，晚期关节畸形，伴皮肤银屑病，类风湿因子阴性。

二、关节肿胀

风湿病关节肿胀是指关节周围浮肿而胀的一种症状。肿胀之处膨隆,高出正常皮肤,皮肤皱纹变浅或消失,或有光泽,按之濡软或有凹陷。关节肿胀以四肢关节为多,上肢多见于肘、腕、掌指及指间关节,下肢多见于膝、踝、跖趾、趾间关节等处。其他如肩锁关节、胸锁关节、胸肋关节亦可发生肿胀。肿胀可见于一个关节或多个关节,亦可对称性出现。寒湿痹、湿热痹、尪痹、骨痹、痛风等病多见关节肿胀。西医风湿热、类风湿关节炎、强直性脊柱炎、银屑病关节炎、骨关节炎等多见关节肿胀。

湿邪、痰浊、瘀血留滞关节是肿胀主要原因。如感受外湿,或肺、脾、肾三脏功能失调,津液输布运化失常,水湿滞留关节而发肿胀。

根据肿胀的病因病机以及临床表现的不同,主要可分为以下几种。

（一）风湿肿胀

临床表现:多见于风湿病初起,关节肿胀部位不固定,时上时下,时左时右,此起彼消,一处肿胀数日逐渐消退时,其他部位肿胀又起,或见恶风、汗出等症。舌苔白,脉滑。

症状分析:此症为感受风湿邪气所致。风为阳邪,善行而数变,风湿侵袭人体,其肿胀亦可无定处。恶风、汗出为感受风邪所致。舌苔白、脉滑为湿盛之征。

（二）寒湿肿胀

临床表现:关节肿胀而冷痛,自觉肿胀之处冷而不温,触之凉,喜暖恶寒,遇寒加重,遇热减轻。舌质淡胖,苔白厚,脉弦滑或紧。

症状分析:此症主要为感受寒湿之邪所致。"寒胜则痛",寒凝经脉关节,气血瘀滞,不通则痛。湿盛则肿,湿邪留注关节故肿。寒为阴邪,易伤阳气,阳气失于温煦故关节冷而不温,喜暖恶寒。舌质淡胖、苔白厚,脉弦滑或紧为寒湿之象。

（三）湿热肿胀

临床表现:关节疼痛、肿胀而热,或肤色红,常兼身热、汗出、口渴、面赤、皮肤起红斑。舌质红,苔黄厚腻,脉滑数。

症状分析:湿热之邪阻于经脉关节,故可见关节红肿热痛。身热、汗出、面赤是热盛于里的全身表现。热邪伤津故口渴。湿热伤及皮肤血脉,故可见皮肤红斑。舌质红、苔黄厚腻、脉滑数均为湿热之象。

（四）痰瘀肿胀

临床表现:关节肿胀日久,不易消除,肿胀固定不移,按之如泥或硬如橡皮,肿胀之处皮肤紫黯,皮下结节,其痛如针刺,疼痛夜甚。舌质紫有瘀斑瘀点,脉滑或细涩。

症状分析:久病入络,聚湿成痰,痰瘀之肿胀其形成也渐,故其肿胀日久,不易消除。痰瘀为有形之邪,故其肿胀固定不移。痰瘀互结,死血凝痰阻于关节或皮下,故其肿胀按之如泥或硬如橡皮,可见皮下结节。痛如针刺、疼痛夜甚、舌质暗有瘀点瘀斑、脉细为瘀血之征,脉滑为痰阻之象。

（五）气虚肿胀

临床表现:肢节肿胀,按之凹陷,劳累后加重,恶风自汗,倦怠乏力,气短懒言。舌淡苔白,脉沉细无力。

症状分析:气虚津液失于运化,水湿留滞肢节故肿胀,按之凹陷;劳累后气愈虚故肿胀愈重；气虚卫表不固，则恶风自汗；倦怠乏力、气短懒言及舌脉之变化均为气虚之特征。

西医的多种风湿病可出现关节肿胀，常见的有类风湿关节炎、骨关节病、痛风、反应性关节炎，其他如硬皮病、银屑病关节炎、强直性脊柱炎等亦可见关节肿胀。

类风湿关节炎：多呈对称性关节肿胀，以手指近端指间关节、掌指、腕、肘、膝、踝等处多见，手指近端指间关节肿胀可呈梭形，晚期可出现关节僵直或畸形。

骨关节病：膝关节骨关节病合并关节积液时关节肿胀，伴有疼痛、活动后加重；手关节骨关节病以远端指间关节肿胀为多见，呈骨性肿胀；骨关节病 X 线检查可见骨质增生及关节间隙变窄等征象。

痛风：常于夜间忽然发生关节红肿疼痛，疼痛剧烈，痛不可触，肿胀消失后肤色转黯，可起皮屑，或见耳轮结石，多发生于踇趾后的跖趾关节或趾间关节，X 线检查可见穿凿样或虫蚀样损害。

反应性关节炎：关节红肿热痛，伴发热，近期多有肠道或泌尿系的感染。

三、肌肉疼痛

肌肉疼痛是风湿病中常见的一个临床症状，临床多见颈肩、腰背以及四肢的肌肉疼痛。肌肉疼痛的病因病机主要有外感邪气，经脉受阻，气血不畅；或情志失调，肝失疏泄，气滞血瘀，或久病过劳，气血亏虚，肌肉失荣等。治疗肌肉疼痛在辨证的基础上，分别使用祛风散寒、除湿通络，清热除湿、蠲痹止痛，疏肝理气、活血通络，益气养血、舒筋活络等。临床这些证候可单一出现，也常常虚实夹杂出现。肌肉疼痛临床常见于风湿性多肌痛、多发性肌炎、纤维肌痛综合征等西医疾病。

(一) 风寒痹阻

临床表现：颈肩疼痛，或见腰背肌疼痛，四肢肌肉疼痛，肌肉冷痛，遇寒加重，遇热痛减，活动不利。舌淡红，苔白，脉弦紧。

症状分析：寒为阴邪，其性凝滞，感受寒邪，气虚受阻，肌肉感受风寒之邪，见疼痛，经曰"有寒故痛也"。寒邪易伤人体阳气，阳主温煦，感寒阳气受损，肌肉失于温煦，故肌肉喜暖恶寒。"阳气者，精则养神，柔则养筋"，寒性收引，故见四肢屈伸、腰背俯仰不利。舌淡红，苔白，脉弦紧，系风寒之征象。

(二) 湿热痹阻

临床表现：四肢、腰背疼痛且沉重，肢体倦怠，或伴有四肢无力，自觉身热不扬，或有口渴不欲饮，脘腹胀满。舌红苔黄厚或腻，脉滑或滑数。

症状分析：湿热痹阻肌肉，经脉受阻，气血运行不畅，不通则痛；湿性重浊，故疼痛且有沉重感，湿热伤气，故见肢体倦怠，四肢无力；自觉身热不扬，或有口渴不欲饮，为湿热为患之特征；湿滞中焦，中焦气滞，故见脘腹胀满。舌红苔黄厚或腻，脉滑或滑数，系湿热之征象。

(三) 肝郁气滞

临床表现：周身肌肉疼痛，四肢、颈肩、腰背皆痛，夜晚痛重。伴有情志失调，抑郁不乐，胸闷憋气，善太息；或心烦易怒，不寐多梦，纳谷不香等。舌淡红或暗，苔薄黄，脉弦。

症状分析：肝主疏泄，调理气机。情志失调，肝气失于疏泄，气机不畅，引起周身肌肉疼痛；气为血之帅，气滞导致血瘀，故见疼痛夜甚；肝气郁结，故见抑郁不乐，胸闷憋气，善太息；气有余便是火，肝郁气滞，郁久化火，心肝火旺，神不守舍，故见心烦易怒，不寐多梦；肝气犯脾,脾失健运,故见纳谷不香。

(四) 气血亏虚

临床表现:周身肌肉酸痛,四肢倦怠乏力,气短懒言,头晕目眩,不寐心悸。舌淡红苔薄,脉沉细。

症状分析:气血亏虚,肌肉失荣,故见四肢肌肉酸痛,四肢倦怠乏力;气短懒言为肺气不足之表现,头晕目眩为脾气不足,清阳不升,或肝血不足,清窍失荣之表现;不寐心悸是气虚不足,心失所养,神不守舍之表现。舌淡红苔薄,脉沉细是气血亏虚之征象。

四、肌肉萎缩

肌肉萎缩是指患者以四肢及腰背肌肉消瘦为主的一个症状,常伴有四肢无力,或皮肤僵硬,或腰背疼痛等症状。肌肉萎缩多见于皮肌炎、硬皮病、类风湿关节炎、强直性脊柱炎等病程日久的患者。由病程日久正气虚损,邪气阻滞,肌肉失荣所致。临床常见脾胃气虚、气血两虚、瘀血阻滞、阳气不足等证。

(一) 脾胃气虚

临床表现:四肢肌肉萎缩,周身无力,重者伴有面色萎黄,食少纳呆,腹满便溏等。

症状分析:脾主肌肉、主四肢,脾气虚弱,四肢失于荣养,则表现四肢无力,日久出现肌肉消瘦的症状,严重者会出现双肩不能抬举,双下肢行走无力;脾主黄,脾气虚萎黄无华;脾气运化升清,脾不能升清,水湿下行,则见便溏;脾虚推动无力,则见腹部胀满;胃主收纳,胃气虚则见食少纳呆。

(二) 气血两虚

临床表现:四肢肌肉消瘦无力,气短懒言,心悸不寐,头晕目眩,动则汗出,爪甲不荣,肌肤甲错,面色不华,妇女月经量少等。

症状分析:肺主气,脾主四肢,肺脾气虚故见周身乏力,气短懒言;气虚失于固涩则见多汗;心主血藏神,脾主藏意,气血不足,心脾两虚,心不能藏神,脾不能藏意,故见心悸、不寐;气血不足,上不能荣养头目则见面色不华,头晕目眩;皮肤及面部长期失养,则见皮肤甲错,面色不华;下不能达血海,则见妇女月经量少等。

(三) 瘀血阻滞

临床表现:手足、四肢、胸腹部或面部局部皮肤肌肉萎缩、变硬,皮肤颜色变暗,或见皮肤颜色变白,手指或四肢屈伸不利,甚者僵直。

症状分析:人体的皮肤肌肉有赖经脉的通畅,气血的流通及不断地荣养,肌肉皮肤才能滋润丰满,关节活动自如。一旦经脉不畅,瘀血阻滞,日久不消,则会出现上述症状。

(四) 阳气不足

临床表现:四肢或腰背肌肉消瘦,伴有四肢无力,腰背酸软或僵硬、喜暖畏寒,四肢腰背疼痛,精神疲惫,男子遗精早泄,女子月经不调等。

症状分析:阳气有温煦的作用,温养四肢的肌肉筋脉。阳气虚往往是气虚发展的结果,阳虚则会伴有气虚,故阳气不足日久会出现四肢肌肉的消瘦无力,伴有喜暖畏寒;阳虚不能养神则见精神疲惫;腰为肾之府,督脉主一身之阳,肾阳亏虚日久则见腰背消瘦、疼痛。肾主生殖发育,肾阳虚则见男子遗精早泄,女子月经不调。

五、发热

发热是风湿病的常见症状之一。风湿病发热的形式是多样的,如寒热往来、壮热、长期低热或持续高热等,其临床证候有风寒外袭、风热束表、湿热痹阻、邪阻少阳、热盛气分、热入营血、阴虚潮热等。发热可见于多种风湿病,但以热痹、湿热痹最为多见。发热的病因病机多由感受外邪或脏腑阴阳失调所致。西医诊断的多种风湿病如风湿热、类风湿关节炎、系统性红斑狼疮、皮肌炎、强直性脊柱炎、急性痛风性关节炎等均可见发热。

(一) 风寒发热

临床表现:多见于风湿病早期,症见恶寒发热,恶寒重,发热轻,头痛身痛,无汗。舌苔薄白,脉浮紧等。

症状分析:外感风寒之邪,寒邪束表,故恶寒重,发热轻,无汗。邪正交争故发热。寒邪外袭,经络被阻,故头痛身痛。舌苔薄白、脉浮紧为风寒束表之征。

(二) 风热发热

临床表现:多见于风湿病早期,症见发热,微恶风寒,咽喉疼痛,口渴。舌边尖红,苔薄黄,脉浮数。

症状分析:外感风热,卫阳被郁,故发热、微恶风寒。热为阳邪,故发热重、恶寒轻。热邪袭肺,则咽喉疼痛。热伤津液故口渴。舌边尖红、苔薄黄、脉浮数为风热之征。

(三) 少阳发热

临床表现:往来寒热,口苦咽干,肢节疼痛,不欲饮食。舌质红,苔薄黄,脉弦数。

症状分析:患者气血虚弱,邪气入侵,邪正交争于表里之间,枢机不利,故往来寒热如疟状。少阳郁热循经上炎,故咽干口苦。气机不利,疏泄失常,胃气不和,故不欲饮食。脉弦为少阳病之征。

(四) 热炽气分发热

临床表现:壮热不退,面赤口渴,多汗心烦,或见关节红肿热痛。舌质红,苔黄燥,脉洪大、滑数有力。

症状分析:邪热入里,热盛于内,充斥于外,故见壮热不退、面赤。热伤津液故口渴,热邪迫津液外出故多汗,热扰心神故心烦,热郁关节故可见红肿热痛,舌红苔黄燥,脉洪大或滑数有力,均为热盛之征。

(五) 湿热痹阻发热

临床表现:发热日久不退,身热不扬,发热或轻或重,汗出不解,肢节沉重,渴不欲饮。舌红,苔黄厚腻,脉滑数。

症状分析:湿性黏滞,湿热互结,病程缠绵,故其发热日久不退,汗出热不解。湿中蕴热,故身热不扬。湿邪内阻,故渴不欲饮。湿邪重浊,留滞肢节,故肢体沉重。舌红、苔黄腻、脉滑数为湿热之征。

(六) 热入营血发热

临床表现:发热较重,或壮热不退,身热夜甚,心烦躁扰,皮肤斑疹,口干不欲饮。舌质红绛,少苔,脉细数。

症状分析:热入营血,热邪炽盛,故见壮热。邪热耗损营阴,则身热夜甚。热扰心神,则心烦躁扰。营阴不能上承,故口干不欲饮。舌红绛少苔、脉细数均为热入营血之征。

（七）阴虚潮热

临床表现：身热不甚但日久不退，午后潮热，五心烦热，盗汗口干。舌红，少苔，脉细数。

症状分析：风湿病日久，阴液耗伤，虚热内生，故身热不甚但久留不退、午后潮热。阴液不足，故口干。五心烦热、盗汗、舌红少苔、脉细数均为阴虚火旺之征。

六、乏力

乏力是指患者局部肢体无力或全身无力的一种症状，见于多种疾病的过程中。乏力轻者可以随着原发病的治疗缓解而缓解。也有些风湿病乏力是临床主要的症状，乏力症状轻重临床有很大的差异，乏力症状轻微者不影响正常的生活工作和学习，只是在劳累时发生；重症在休息时也有乏力的感觉，四肢无力，肩不能抬举，甚者呼吸困难等。以乏力为主要症状的风湿病有多发性皮肌炎、干燥综合征继发肾小管酸中毒、风湿性多肌痛等疾病，风湿病伴有白细胞减少、血小板减少、贫血的患者临床常见乏力的症状。乏力的主要病机是人体正气不足，临床常见有肺气亏虚、脾气不足、肝肾阴虚、肾阳不足、气血两虚等证型。至于邪气有余、耗伤正气所致乏力，不在此列。

（一）肺气不足

临床表现：周身乏力，气短懒言，动则加重，恶风多汗伴有咳嗽，或吐痰。

症状分析：肺主宣发肃降，肺气宣发肃降敷布周身，肺气虚失于宣发肃降，则周身乏力；肺主气，司呼吸，肺气虚则气短不足以息，肺气失于肃降、上逆而见咳嗽。肺主卫，肺气虚，卫表不固，故恶风多汗。

（二）脾气不足

临床表现：周身乏力，四肢尤重，活动减少，喜卧床休息，纳谷不香，大便溏稀，或有腹胀等。

症状分析：脾主肌肉、四肢，脾气虚不能敷布四肢，故见周身乏力，四肢尤重，活动减少，喜卧床休息；脾主运化水谷，脾气虚，失于健运，故纳谷不香，腹胀；脾气虚，清阳不升，水湿下行，清浊不分，故见大便溏稀。

（三）肝肾亏虚

临床表现：周身乏力，以腰膝酸软为主，伴有手足心热，盗汗，潮热，口咽干燥、眩晕、耳鸣等。

症状分析：肝主血、主筋，为罢极之本，肾主藏精、主骨，肝肾阴虚筋骨失荣，故见周身乏力；腰为肾之府，膝为筋之府，肝肾阴虚故见腰膝酸软无力。脑为髓之海，肾精不足，髓海不足，故眩晕耳鸣。手足心热、盗汗潮热、口咽干燥系阴虚火旺之表现。

（四）肾阳亏虚

临床表现：周身乏力，精神疲惫，腰膝无力，畏寒身冷，手足不温，阳痿遗精等。

症状分析：阳气者精则养神，柔则养筋。阳气不足，精神失养则精神疲惫，阳虚不能养筋则腰膝无力；阳主温煦，阳虚肢体失于温煦，故见畏寒身冷、手足不温；肾主二阴、主生殖，肾阳虚则会出现阳痿遗精等。

（五）气血不足

临床表现：周身乏力，气短懒言，头晕目眩，心悸多汗，不寐健忘，面色不华，妇女月经量少等。

症状分析:肺主气,脾主四肢,肺脾气虚故见周身乏力,气短懒言;气虚失于固涩则见多汗;气血不足,心脾两虚,心不能藏神,脾不能藏意,故见心悸、不寐健忘;气血不足,上不能荣养头目,则见面色不华,头晕目眩;下不能达血海,则见妇女月经量少等。

七、手足厥冷

手足厥冷,又称为四逆,临床表现手足不温,喜暖恶寒。或因身体受凉,或因劳累,或因情志失调等造成。临床表现手足逆冷,甚者手足皮肤颜色变紫、变白,移时皮肤颜色渐渐恢复正常,手足逆冷缓解,多见于双手手指,或仅几个手指,亦可发生于脚趾。此症状即西医所说的雷诺现象。临床多种风湿病都可以出现雷诺现象,如系统性红斑狼疮、类风湿关节炎、干燥综合征、系统性硬化病、混合性结缔组织病、血管炎类疾病等,其中以系统性硬化病最为多见。手足厥冷主要由于外感寒湿、素体阳虚、情志失调等原因导致,临床常见寒湿痹阻、阳气亏虚、瘀血阻滞、肝失疏泄等证。

(一) 寒湿痹阻

临床表现:手足不温,喜暖恶寒,遇寒加重,遇热减轻,或伴有肢节冷痛,身体沉重等。

症状分析:寒为阴邪,易伤阳气,阳主温煦,感受寒邪,阳气不能敷达手足,手足失于温煦,则见手足不温,遇寒阳气愈虚故遇寒加重,遇热寒气暂消,故遇热减轻;寒湿外袭肢节,故见肢节冷痛;湿性重着,故见肢痛沉重。或伴有雷诺现象。

(二) 阳气亏虚

临床表现:手足逆冷,喜暖畏寒,精神疲惫,或见手指皮肤变硬,手指变细、屈伸不利,甚或见手足指端角化溃疡。常伴有雷诺现象。

症状分析:阳气有温煦的作用,阳虚,手足失于温煦,阴寒内盛,故见手足逆冷,喜暖畏寒。阳气虚,精神失养,故见精神疲惫,手足及皮肤失于温煦,经脉不畅,气血不荣,故见手指皮肤变硬,手指变细、屈伸不利,甚则出现手足指端角化溃疡。

(三) 瘀血阻滞

临床表现:手足不温,或见手指皮肤变硬,手指变细、屈伸不利,或伴有疼痛,头痛、身体疼痛,爪甲色暗,手指晨僵等。或伴有雷诺现象。

症状分析:气为血之帅,血为气之母。气主温煦,血瘀则气滞,气滞手足失于温煦,故见手足不温;经脉瘀滞,气血不荣,故见手指皮肤变硬,手指变细、屈伸不利;不通则痛,血脉瘀滞,经脉不畅,故见头痛、身体疼痛、手指晨僵;爪甲色暗为血瘀之外征。

(四) 肝失疏泄

临床表现:手足不温,常因情志波动而发生,尤其精神紧张、发怒更易发生,移时即可缓解。或伴有雷诺现象。

症状分析:肝主疏泄,调理全身气机,情志失调,肝气瘀滞,气机不畅,阳气不能敷达四末,手足失于温煦,故见手足不温。

八、肢体沉重

肢体沉重是自觉身体沉重,如负重物的一种症状,甚者可见肢体的肿胀。肢体沉重可以表现为周身沉重,也可以仅仅表现为身体的某一部位沉重,如肩、腰、下肢的沉重。湿性重着,所以肢体沉重总与湿邪有关。湿邪有外湿与内湿之别。外湿为感受自然界的湿邪所致;内湿为脏腑功能失调如脾气虚弱、失于运化,肾阳不足、气化不利,或者瘀血阻滞、脉络不畅所致等。临床常见湿邪外袭、脾虚失运、阳虚湿停、瘀阻脉络等证。

(一) 湿邪外袭

临床表现:肢体沉重,可见全身沉重,也可见肢体局部如肩、背、腰、下肢沉重,肩沉重则抬举困难;腰沉重则俯仰转侧不利(状如肾着);下肢沉重则行动缓慢。外湿有寒湿和湿热之别,寒湿证则见肢体局部不温,恶风寒,或肢体疼痛;湿热证肢体沉重局部自觉有热,往往伴有身热、口干等全身热象。

症状分析:湿为有形之邪,如雾之弥漫,故湿性重着。湿邪外袭,稽留肢体,经脉不利,气血不畅,则见肢体的沉重,影响肢体的活动而表现为肩不能举、腰不能转侧、下肢行动缓慢。寒伤阳气,故寒湿证则见肢体局部不温,恶风寒,寒性收引,或肢体疼痛;热为阳邪,易伤津液,故湿热证见肢体沉重局部自觉有热,往往伴有身热、口干等全身热象。

(二) 脾虚失运

临床表现:肢体沉重,常见全身沉重,伴有纳谷不香,倦怠乏力,腹部胀满、大便溏稀等。

症状分析:脾主运化水谷、主四肢,脾气虚弱,运化无力,水湿易于停留,则见肢体沉重,常见全身沉重。纳谷不香,倦怠乏力,腹部胀满、大便溏稀等,皆为脾虚运化无力之表现。

(三) 阳虚湿停

临床表现:肢体沉重,精神疲惫,肢冷畏寒,腰酸无力,大便稀溏,肢体浮肿,阳痿遗精,头晕耳鸣等。

症状分析:肾者主水,主气化,肾阳亏虚,气化不利,水湿易于稽留肢体,故见肢体沉重,甚则肢体浮肿;阳气有温煦的功能,阳虚失于温煦,故见肢冷畏寒;腰为肾之府,故见腰酸无力;阳气者,精则养神,人之精神有赖阳气温养,阳虚故见精神疲惫,头目失养,故见头晕耳鸣;肾主二便,肾阳虚,清阳不升,失于固涩,故见大便稀溏,阳痿遗精。

(四) 瘀阻脉络

临床表现:肢体沉重,多见于下肢,甚者肢体浮肿,常伴有肢体的疼痛,皮肤脉络浮而显现。

症状分析:血与水湿在脉中并行,血行则水湿行,血瘀容易造成水湿的运行不利,以致水湿停留。湿性重着,稽留肢体,故见肢体沉重;水为湿之渐,湿邪甚则可见肢体浮肿;伤于湿者,下先受之,故肢体沉重多见于下肢;血脉瘀滞,不通则痛,故可伴有肢体疼痛;皮肤脉络浮而显现为血瘀在体外的表现。

九、肢节屈伸不利

肢节屈伸不利是指四肢关节、脊柱等活动受限或困难的一种症状。肢节屈伸不利可以发生于某一个关节,也可发生于多个关节。不同的疾病肢节屈伸不利的轻重及预后也不同,轻者可以完全恢复如常,重者可发展为关节僵直、畸形而致残。该症在风寒湿痹、热痹、湿热痹、尪痹、痛风、骨痹、皮痹等多种疾病过程中均可出现。其证候概括起来主要有寒湿痹阻、湿热痹阻、痰瘀痹阻、气血不足、肝肾亏虚等。在西医风湿病中以类风湿关节炎及强直性脊柱炎最多见此症,骨关节病、痛风、银屑病关节炎等也可见之。

（一）寒湿痹阻

临床表现：肢节屈伸不利，或伴冷痛、肿胀，遇寒加重，遇热减轻，肢冷不温。舌质淡，苔白，脉弦滑。

症状分析：寒湿外侵肌肉、筋骨、关节，寒性收引，感寒则肌肉筋脉收引拘急，故见屈伸不利。寒邪易伤阳气，阳气亏虚，筋失所养，亦致肢节屈伸不利。肢节冷痛肿胀、舌质淡、苔白、脉弦滑乃寒湿之征。

（二）湿热痹阻

临床表现：肢节屈伸不利，或伴关节红肿热痛，身热，汗出。舌质红，苔黄厚腻，脉滑数。

症状分析：湿热之邪痹阻肌肉、筋骨、经络、关节，使之受损，故见肢节屈伸不利。关节红肿热痛、身热、舌质红、苔黄腻、脉滑数均为湿热之征。

（三）痰瘀痹阻

临床表现：关节屈伸不利，或疼痛肿胀日久，昼轻夜重，肤色黯滞，皮下结节。舌质暗，有瘀斑瘀点，脉细滑等。

症状分析：痰浊瘀血留滞于肢节，气血不畅，筋骨不利，故致肢节屈伸不利，关节疼痛肿胀。痰浊互结，结于皮下，可形成皮下硬结；血行瘀滞，则肤色黯滞不泽。舌质暗、脉细滑为痰瘀之征。

（四）气血不足

临床表现：肢节屈伸不利，四肢无力，甚则肌肉萎缩，肢体酸痛，面色不华，心悸不寐，毛发稀疏，爪甲不荣，妇女月经量少。舌质淡，脉沉细无力。

症状分析：风湿病日久，气血暗耗，肌肤、筋骨、关节失于滋润荣养，故致肢节屈伸不利，肢体酸痛，四肢无力，肌肉日渐萎缩。血虚不荣于面，则面色不华。血不养心，故心悸不寐。妇女月经量少、舌质淡、脉沉细均为气血不足之征。

（五）肝肾亏虚

临床表现：肢节屈伸不利，神疲乏力，腰膝酸软，头晕耳鸣，或见肢冷不温，畏寒蜷卧；或见五心烦热，盗汗咽干。舌质淡或红，少苔，脉沉无力或细数。

症状分析：屈而不能伸，其病在筋，伸而不能屈，其病在骨。肝主筋，肾主骨，肝肾亏虚，筋骨失荣，故屈伸不利。精气不足，则见神疲乏力，腰膝酸软，头晕耳鸣。阳虚失于温煦，则见肢冷不温，畏寒蜷卧；阴虚火旺，则见五心烦热、盗汗咽干等。

十、多汗

多汗是指较正常人出汗过多的一种症状。风湿病中多汗一症并不少见，其严重者，汗出不断，衣襟常湿。多汗有自汗与盗汗的不同。自汗是指人体不因劳累，不因天热及穿衣过暖和服用发散药物等因素而汗出较多。盗汗是指睡眠时汗出，醒来即止。多汗一症有虚实之别，虚则多由气虚、阳虚、阴虚所致，实则多由营卫不和、风湿外侵、湿热内蕴、热炽气分所致。

（一）风湿汗出

临床表现：多见于风湿病初起，时自汗出，汗出不多，恶风，肢体困重。舌苔薄白，脉浮滑。

症状分析：风湿病初起，感受风湿之邪，卫气受伤，卫阳不固，故时自汗出。外感风湿，故恶风。湿性重浊，湿滞肢体，故肢体困重。舌苔薄白、脉浮滑是风湿之征。

(二) 营卫不和汗出

临床表现:风湿病初起,汗出恶风,周身酸楚,时发热。舌苔薄白,脉缓。

症状分析:风湿病初起,感受风邪,卫气不固,腠理开泄,营阴不能内守,故汗出。伤于风故恶风。邪正交争,故发热。邪滞经络,则见身体酸楚。舌苔薄白、脉缓为伤风之征。

(三) 湿热内蕴汗出

临床表现:汗出较多,常湿衣襟,日久不愈,伴关节肿热,肢体沉重,屈伸不利,口干不欲饮。舌苔黄厚腻,脉滑数。

症状分析:湿热阻于气机,宣降失常,故汗出较多。湿性黏滞,故汗出日久不愈。湿性重浊,故肢体沉重。湿热留滞肢节,故屈伸不利,关节肿热。湿阻津不上承,故口干不欲饮。舌苔黄厚腻、脉滑数为湿热之征。

(四) 热归气分汗出

临床表现:身壮热,汗出较多,口渴欲饮。舌红,苔黄燥,脉洪大、数实。

症状分析:热盛于里,故身壮热。热邪迫津液外出,故汗出较多。热邪伤津,故口渴欲饮。舌质红、苔黄燥、脉洪大数实为热盛气分之征。

(五) 气虚汗出

临床表现:常自汗出,动则益甚,时恶风寒,倦怠乏力,气短声怯,易患感冒。舌质淡,苔薄白,脉虚。

症状分析:此症由风湿病日久,或身体素弱,复感外邪,邪伤正气所致。气虚失于固摄,故常自汗出。动则耗气,故动则汗出益甚。表虚不耐邪侵,故恶风寒、易患感冒。倦怠乏力、气短声怯、脉虚等是气虚之征。

(六) 阳虚汗出

临床表现:常自汗出,肢冷畏寒,汗出后加重,神疲倦怠,大便溏薄,小便清长。舌质淡,苔白,脉沉细无力。

症状分析:风湿病日久,阳气损伤,阳虚不能卫外,故汗出;阳失温煦,故肢冷不温。阳虚神失所养,故神疲无力。大便溏薄、小便清长、舌质淡、苔白、脉沉细无力是阳虚之征。

(七) 阴虚盗汗

临床表现:睡眠时出汗,醒后汗止,口干咽痛,五心烦热,潮热,颧红。舌红少苔,脉细数。

症状分析:风湿病日久,阴液耗伤,阴虚火旺,虚热迫津外出故盗汗。阴虚津液不能上承,故口干咽痛。五心烦热、潮热、颧红、舌红少苔、脉细数均系阴虚火旺之征。

十一、皮肤硬化

皮肤硬化是指皮肤变硬,不能捏起,皮肤皱纹变浅或消失的一种症状。皮肤硬化轻者可于四肢见点片状硬化,重者四肢、躯干、面部呈弥漫性硬化,皮肤坚硬,表面有蜡样光泽。不能捏起,面无表情,张口不利等。此症属于中医皮痹,见于西医学的硬皮病。本症主要有湿热痹阻、痰阻血瘀、气血不足、脾肾阳虚等证。

(一) 湿热痹阻

临床表现:皮肤紧张而肿,肤色略红或紫红,触之微热,身热口渴,大便干,小便短赤。舌红,苔黄厚腻,脉滑数有力。

症状分析:素体阳盛,外感寒湿,邪从热化,或湿热侵袭皮肤,邪阻皮肤,气血瘀滞,故皮肤紧张而肿热。肤色紫红为郁热之征；热邪入里故发热。热伤津液故口渴。舌红、苔黄厚腻、脉滑数为湿热之征。

(二) 痰阻血瘀

临床表现：皮肤坚硬如革，不能捏起，肤色黯滞，妇女月经不调。舌质暗，有瘀斑瘀点，苔厚，脉滑或细。

症状分析：痰阻血瘀，阻于皮肤，皮肤失去柔和之性故坚硬如革，捏之不起。肤色黯滞、妇女月经不调、舌质暗有瘀斑瘀点、苔厚、脉滑细为痰阻血瘀之征。

(三) 气血不足

临床表现：皮肤紧硬，肤色淡黄，局部毛发脱落、稀疏，皮肤萎缩而变薄，肌肉削瘦，周身乏力，头晕目眩，面色不华，唇薄色淡。舌淡，脉沉细无力。

症状分析：气血亏虚，皮肤失荣，故皮肤紧硬，皮肤萎缩，肤色淡黄。发为血之余，血虚不荣则见毛发稀疏、脱落。周身乏力、面色不华，头晕目眩、舌淡、脉沉细无力等是气血不足之全身症状。

(四) 脾肾阳虚

临床表现：皮肤紧硬，皮薄如纸，肌肉削瘦，肤冷肢寒，面色㿠白，精神疲惫，腰膝酸软，腹痛泄泻。舌质淡，苔白，脉沉无力。

症状分析：阳虚寒凝，气血不行，皮肤不荣，故皮肤紧硬。阳虚不能温养四肢头面，故肤冷肢寒，面色㿠白。精神疲惫、腰膝酸软、腹痛泄泻、舌质淡、苔白、脉沉无力是脾肾阳虚的全身表现。

十二、皮下结节

皮下结节是在患者皮下出现小硬结的一种体征。皮下结节多发生在关节隆突部位，如上肢肘关节鹰嘴突、腕部，下肢的踝部及手背、足弓等部位。其大小不一，小者仅有小米粒样大小，大者如大枣样大。皮下结节可附着在肌腱、骨膜上，可有轻度压痛。皮下结节的出现是邪气盛的表现，其病因病机主要有湿热痹阻、寒湿痹阻以及痰瘀互结。皮下结节一旦出现则不易消除。皮下结节多见于湿热痹、寒湿痹、尪痹以及西医诊断的风湿热、类风湿关节炎、痛风性关节炎等。

(一) 湿热痹阻

临床表现：皮下结节，或伴关节疼痛、肿胀而热，或见全身发热，口渴，汗出。舌质红，苔黄厚腻，脉滑数。

症状分析：湿热痹阻，湿热互结，郁结皮下，气滞血瘀，形成结节。湿热阻于经络关节，故关节肿痛或兼红热。发热、口渴、汗出、舌质红、苔黄厚腻、脉滑数为湿热之征。

(二) 寒湿痹阻

临床表现：皮下结节，关节冷痛、肿胀，遇寒加重，遇热减轻，肢冷恶寒。舌淡，苔白，脉弦紧。

症状分析：寒湿痹阻，寒湿互结，郁结皮下，气滞血瘀，形成结节。寒湿痹阻于经络关节，故关节冷痛肿胀。寒湿伤阳，肢体失于温煦，故肢冷恶寒。舌淡苔白，脉弦紧为寒湿之征。

(三) 痰瘀互结

临床表现：皮下结节日久，关节疼痛肿胀，甚则僵直、畸形，或见皮肤少泽、色晦暗。舌质暗,苔厚,脉滑、细涩。

症状分析:湿热或寒湿等邪气痹阻日久,气血、津液运行被阻,瘀血痰浊形成,互结于皮下而成结节。痰瘀痹于关节日久,故可见关节僵直、畸形。痰瘀互结,气血瘀阻,皮肤不荣,故可见皮肤少泽或色晦暗。舌质暗、苔厚、脉滑细涩为痰瘀之征。

风湿热和类风湿关节炎均可见皮下结节,临床需予鉴别。

风湿热:皮下结节,有甲族乙型溶血性链球菌感染史,伴有关节炎,关节红肿热痛,关节疼痛无定处,不会出现关节畸形,可有环形红斑、心肌炎等,实验室检查抗链O增高。

类风湿关节炎:皮下结节,多见手腕、掌指关节、近端指间关节以及膝、踝等关节的肿胀、疼痛,关节肿胀多呈对称性,关节晨僵,晚期可出现关节畸形,实验室检查类风湿因子阳性。

十三、晨僵

晨僵是患者早晨醒来后自觉关节僵硬、屈伸不利的一种症状。晨僵持续的时间有长有短,短者活动数分钟后即可缓解,重者需到午后方能缓解。晨僵的主要病机有寒湿痹阻、湿热痹阻、痰瘀痹阻、肾阳亏虚等。晨僵主要见于尪痹、脊痹、骨痹等病。西医类风湿关节炎、强直性脊柱炎、骨性关节炎多见晨僵。

(一) 寒湿痹阻

临床表现:晨僵,伴有关节冷痛肿胀,遇寒加重,遇热减轻。舌质淡,苔白,脉弦滑。

症状分析:寒湿痹阻,气血不畅,关节不利,故见晨僵。寒湿为阴邪,易伤阳气,寒湿阻滞,故见关节冷痛肿胀,遇寒加重,遇热减轻。舌质淡、苔白、脉弦滑为寒湿痹阻之征。

(二) 湿热痹阻

临床表现:晨僵,伴有关节肿热疼痛,发热,口渴。舌红,苔黄厚,脉滑数。

症状分析:湿热痹阻,气血不畅,关节不利,故见晨僵。热为阳邪,湿热阻滞,故见关节肿热疼痛。热邪充斥于外,故见发热。热伤津液,故见口渴。舌红、苔黄厚、脉滑数为湿热痹阻之征。

(三) 痰瘀互阻

临床表现:晨僵,伴关节疼痛肿胀日久,刺痛,疼痛夜重,痛有定处,或见关节周围皮肤色黯。舌质暗,苔厚,或有瘀点瘀斑,脉细滑。

症状分析:痰瘀痹阻,气血不畅,关节不利,故见晨僵。刺痛,疼痛夜重,痛有定处,或见关节周围皮肤色暗,为血瘀之象。舌质暗、苔厚,或有瘀斑瘀点、脉细滑,为痰瘀互阻之征。

(四) 肾阳亏虚

临床表现:晨僵,伴关节冷痛,手足不温,精神疲惫,腰膝酸软。舌淡,苔薄白,脉沉细。

症状分析:阳虚寒凝,关节失于温煦,故见晨僵、关节冷痛。阳气虚不能敷达四肢,故见手足不温。阳气虚,精神失养,故精神疲惫。阳虚腰膝失其所荣,故见腰膝酸软。舌淡、苔薄白、脉沉细为阳虚之征。

类风湿关节炎、强直性脊柱炎、骨关节炎均可见晨僵,临床需予鉴别。

类风湿关节炎:晨僵时间比较长,伴有手腕、掌指关节、近端指间关节以及膝、踝等关节的肿胀、疼痛,关节肿胀多呈对称性,晚期可出现关节畸形,实验室检查类风湿因子阳性。

强直性脊柱炎:晨僵,腰骶疼痛,腰部活动受限,晚期脊柱强直。X线检查可见骶髂关节面破坏,实验室检查HLA-B27阳性。

骨关节炎：晨僵时间比较短，多见于中老年人，以负重的关节如膝、腰、颈椎以及手指关节多见，X 线检查可见骨质增生，关节间隙变窄。

十四、麻木

麻木是指患者肌肤感觉异常或知觉障碍的一种症状。"麻"是指自觉肌肉之内如虫乱行，按之不止，"木"是指皮肤不知痒痛，按之不知，掐之不觉，一般通称"麻木"，实为两种症状，但因其病因病机相似，故一并论述。风湿病麻木多见于四肢、手足，多由气血不足、寒湿痹阻、痰瘀痹阻所致，病机总由气血不能荣养肌肤所致，可见于寒湿痹、颈痹、脉痹、皮痹等。本症在西医风湿病多见于多发性神经炎、颈椎病、坐骨神经痛等病。

(一) 寒湿痹阻

临床表现：四肢肌肤麻木，肢冷不温，遇寒加重，遇热或活动后暂时减轻，或伴肢节冷痛。舌质淡，苔白滑，脉弦或滑。

症状分析：寒湿之邪外侵肌肤，气血不和，经脉不畅，故见麻木。寒湿伤阳，阳失温煦，故肢冷不温，遇寒加重。寒湿阻络，经气不通，故肢节冷痛。遇热或活动后气血得以流通，故可暂时缓解。舌质淡、苔白滑、脉弦滑为寒湿之征。

(二) 痰瘀痹阻

临床表现：四肢肌肤麻木日久；皮肤不荣甚或甲错，肢体困重。舌紫暗，或有瘀斑瘀点，苔腻，脉细滑。

症状分析：痰瘀痹阻肌肤，气血不畅，皮肤失养，故见皮肤不荣甚或甲错。痰湿阻滞，故肢体困重。舌暗有瘀斑瘀点，脉细滑为瘀血、痰浊之征。

(三) 气血不足

临床表现：四肢肌肤麻木，休息后则减轻，面色不华，倦怠乏力，心悸气短，不寐健忘。舌质淡，脉细无力。

症状分析：此症由风湿病日久，气血耗伤，四肢肌肤失荣所致。劳则气血益损，故疲劳则加重；休息后气血渐复故减缓。倦怠乏力、气短为气虚所致。心悸、不寐、健忘为血虚不能养心所致。舌淡、脉细是气血不足之征。

十五、畏恶风寒

畏恶风寒是风湿病中常见的症状。畏恶风寒既可以表现为全身的症状，亦可表现为肢体关节局部的症状。畏恶风寒实际包括了恶风、恶寒、畏寒三种不同的症状。恶寒是患者感觉怕冷，甚则加衣被，近火取暖，仍觉寒冷。畏寒是患者怕冷，但加衣被或近火取暖可有所缓解。恶风是遇风吹时觉怕冷。一般恶寒者皆有恶风，恶风者也多兼有恶寒。故以畏恶风寒概括之。畏恶风寒在风湿病多见于风寒痹阻、气虚、阳虚证候者。畏恶风寒可见于多种风湿病的过程中。

(一) 风寒痹阻恶风寒

临床表现：风湿病初起，恶风寒，发热，身体疼痛，无汗，口淡不渴。舌苔薄白，脉浮紧。

症状分析：风湿病初起，风寒外束，卫表受伤，故见恶风寒。邪正交争故发热。风寒束表，经脉不利，故身体疼痛。寒邪外束皮毛，腠理闭塞故无汗。感受寒邪，津液未伤故口淡不渴。舌苔薄白、脉浮紧为风寒表证之征。

(二) 气虚恶风

临床表现:恶风,常自汗出,倦怠乏力,气短懒言。脉沉细无力。

症状分析:气虚卫外不固,故见恶风,常自汗出。脾气虚,故倦怠乏力,肺气虚,故气短懒言。脉沉细无力为气虚之征。

(三) 阳虚畏寒

临床表现:肢体关节冷痛,畏寒,常需加衣被、近火取暖方能缓解,手足不温,精神疲惫。自汗出,汗出后畏寒加重,便溏,小便清长。舌淡,苔白,脉沉细无力。

症状分析:风湿病日久,阳气耗伤,不能温煦肢体关节故畏寒。阳气不能达于四末,故手足不温。阳虚精神失养,故见精神疲惫。阳虚卫表不固,故可自汗出,汗出之后,阳气随之耗伤而畏寒加重。脾阳不足,运化失职,气化失常,故见便溏、小便清长。舌淡、苔白、脉沉细无力为阳虚之征。

十六、皮肤斑疹

皮肤斑疹是指皮肤局部颜色、形态异常改变的一种体征。中医一般认为:斑点大成片,一般不高出皮肤,抚之不碍手,压之不退色;疹点小,形如粟米,高出皮肤,抚之碍手。皮肤损害是风湿性疾病中常见的一种表现。临床常见有红斑、丘疹、紫癜及其他多形性的皮肤损害,其形态不限于中医斑疹的范畴。中医认为这些皮肤损害的病机主要有热毒内盛、热入营血、湿热瘀滞、血脉瘀滞、风热外袭等。西医学的系统性红斑狼疮、皮肌炎、风湿热、过敏性血管炎、成人斯蒂尔病以及某些血管炎性疾病多见有皮肤的损害。

(一) 热毒内盛斑疹

临床表现:皮肤红斑,甚者融合成片,斑色鲜红,多见于面部和躯干;或见皮肤多形性皮疹,散在或遍及全身,发热即起,热退即消;起病较急,伴有高热,口渴引饮,汗出,烦躁不安,关节、肌肉疼痛,小便黄赤,大便干。舌红,苔黄,脉洪大而数。

症状分析:毒热之邪,郁于阳明气分,气分热盛,内迫营血,发于肌肤,故见皮肤红斑、皮疹。毒热内盛,充斥于外,故见高热;邪热迫津外出则多汗;热伤津液则口渴引饮;热扰心神则烦躁不安;邪热侵及关节肌肉,气血不畅,则见关节肌肉疼痛。舌红、苔黄、脉洪大而数系气分热盛之征。

(二) 热入营血红斑

临床表现:皮肤红斑,肤色鲜红或暗红,略高出皮肤,多见于面部和躯干,伴有发热,或身热夜甚,咽干,口不甚渴,心烦心悸,关节疼痛。舌质红或绛,苔黄,脉数。

症状分析:热邪入营血,故见发热;营血郁热,发于肌肤,故见皮肤红斑,身热夜甚;热耗营阴,津不上承,故见咽干、口不甚渴;营气通于心,邪热入营,心神被扰,故见心烦心悸;邪热侵及关节肌肉,气血不畅,则见关节肌肉疼痛。舌质红或绛、苔黄、脉数系热入营血之征。

(三) 热郁血脉斑疹

临床表现:皮肤红斑、皮疹,呈点状或成片,多见于手指、下肢的伸侧,触之稍热,下肢成片状者局部可见肿胀。舌红,苔黄,脉弦滑。

症状分析:热伤皮肤血脉,故见皮肤红斑、皮疹,触之稍热;热伤血脉,脉络瘀滞,水行不畅,故见局部皮肤肿胀。舌红、苔黄、脉弦滑为热证之象。

（四）血脉瘀滞斑疹

临床表现：皮肤斑疹日久不退，斑疹色暗，肢节疼痛。舌质暗或有瘀斑、瘀点，舌苔薄，脉弦细或细涩。

症状分析：皮肤血脉瘀滞，故见皮肤斑疹；皮肤斑疹日久不退，故斑疹色暗；瘀血阻滞，经脉不畅，故见肢节疼痛。舌质暗或有瘀斑、瘀点，脉弦细或细涩，系血瘀之征。

（五）湿热瘀滞斑疹

临床表现：皮肤斑疹，伴有皮肤肿胀、发热，胸脘满闷，肢体沉重。舌质红，苔黄厚或腻，脉滑数或弦滑。

症状分析：湿热伤于营血，发于皮肤，故见皮肤斑疹，皮肤肿胀；湿热内蕴，故见发热；湿热中阻，气机不畅，故胸膈满闷；湿热阻于肢节，故见肢体沉重。舌质红、苔黄厚或腻、脉滑数或弦滑是湿热痹阻之征。

（六）风热外袭斑疹

临床表现：皮肤斑疹，皮疹形态各异，时发时止，发无定处，或见恶风发热，汗出，咽干口渴。舌质红，苔薄黄，脉浮数。

症状分析：风热外袭，窜入营分，外现皮肤，故见皮肤斑疹；风邪善行数变，故皮疹形态各异，时发时止，发无定处；风热外袭，邪正交争，故见发热；风热外袭，营卫不和，故见多汗；热伤津液，故见咽干口渴。舌质红、苔薄黄，脉浮数系风热袭表之征。

西医学的系统性红斑狼疮、皮肌炎、成人斯蒂尔病、过敏性紫癜、干燥综合征等疾病均可见皮肤斑疹，临床需予以鉴别。

系统性红斑狼疮：有 80%~85% 的患者有皮肤损害，以水肿性红斑常见，好发于颧部两侧，融合成蝶翼状，亦可见于指（趾）甲周、甲床远端、掌跖部等。指掌部红斑有时表现为斑丘疹、毛囊性丘疹、水疱或血疱。红斑皮疹可因日晒或暴露而加重。

皮肌炎：多见上眼睑紫色斑伴眶周水肿；指、肘、膝、踝等关节伸面红色隆起性鳞状斑，并可伴中心部萎缩及色素减退。有时面部、颊部、眼眶周围、肩部及上臂部有污红色红斑。

成人斯蒂尔病：高热时常伴有一过性皮疹，热退时常消失。皮疹具有多形性，一般以散在的点状红疹多见，有时为斑丘疹或结节性红斑。

过敏性紫癜：初起为淡红色斑丘疹，继而颜色加深呈鲜红、紫褐色且中心有点状出血，即成紫癜。紫癜稍高出皮肤，用手可触知，大小不同，有时融合成片，最后颜色渐变成棕色而消退。

干燥综合征：为高球蛋白血症引起的非血小板减少性紫癜，多为下肢的米粒大小的出血性皮疹，自行消退后留有色素沉着。亦可见有结节红斑样皮疹。

十七、口眼干燥

口眼干燥是风湿病中常见的症状。以口干少津、眼干少泪为主要表现，口干、眼干可以同时存在，也可以单独存在。口眼干燥常见燥热伤阴、阴虚火旺、湿热内阻证。西医学的原发性干燥综合征及类风湿关节炎、系统性红斑狼疮等风湿病继发的干燥综合征常见此症。

（一）燥热伤阴

临床表现：口干少津，眼干少泪，或见咽干鼻干，干咳少痰，发热，关节疼痛。舌质红，苔薄黄少津，脉弦细或细数。

症状分析：燥热伤津，津液不足，津不上承，口、眼、鼻诸窍失于滋润，故见口干少津、眼干少泪及咽干、鼻干等症；燥热伤肺，故见干咳少痰；燥为阳邪，阳邪内盛，故见发热；热伤津液，关节失荣，故见关节疼痛。舌质红、苔薄黄少津或有剥脱、脉弦细或细数为燥邪伤阴之表现。

(二) 阴虚火旺

临床表现：口干少津，眼干少泪，眼干涩，甚则视物模糊，咽干口疮，手足心热，心烦不寐，或有潮热盗汗，耳鸣眩晕，腰膝酸软。舌质红或有裂纹，苔少或有剥脱、甚或光剥无苔，脉细数。

症状分析：肝肾阴虚，阴液不足，口眼失于滋润，故见口干少津，眼干少泪，眼干涩，甚则视物模糊；阴液不足，虚热上扰，故见咽干口疮，耳鸣眩晕；虚火扰心，神不守舍，故见心烦不寐；手足心热、潮热盗汗均为阴虚火旺所致；腰为肾之府，肝主筋，膝为筋之府，肝肾阴虚，腰膝失荣，故见腰膝酸软。舌质红或有裂纹，苔少或有剥脱、甚或光剥无苔，脉细数，均系阴虚火旺之征。

(三) 湿热内阻

临床表现：口眼干燥，口黏不爽，口干不欲饮，脘腹痞满，纳谷不香，关节肿痛。舌质红，苔白厚腻或黄厚腻，脉滑数。

症状分析：湿热内阻，津不上承，故见口眼干燥，口黏不爽，口干不欲饮；湿热中阻，脾失健运，气机不畅，故见脘腹痞满，纳谷不香；湿热痹阻经络关节，故见关节肿痛；舌质红、苔白厚腻或黄厚腻、脉滑数系湿热之表现。

口眼干燥主要见于西医原发性和继发性干燥综合征，临床需予以鉴别。

原发性干燥综合征：口干需频频饮水，猖獗齿；眼干涩，有异物感，眼易疲劳；腮腺或颌下腺一过性或慢性肿大；或有脏器的损害等。实验室检查 RF、ANA、SSA、SSB 等可出现阳性。

继发性干燥综合征：在系统性红斑狼疮、类风湿关节炎或其他风湿的基础上出现。

十八、目赤

目赤，又称白睛红赤，是指眼睛白睛变红的一种症状，或伴有眼睛疼痛、作痒、干涩，或多泪，眼眵多、视物模糊等，可见于一只眼睛，也可见于两只眼睛。目赤的发生有诸多因素，有外感风热、天行时邪、肝胆火盛、肝肾阴虚等。在风湿病中多见外感风热、肝胆火盛和肝肾阴虚。在白塞综合征、强直性脊柱炎和干燥综合征的疾病过程中常见目赤的症状。

(一) 外感风热

临床表现：白睛暴赤，目热疼痛，畏光作痒。或伴发热恶风，头痛鼻塞等。

症状分析：风热客表，上攻于目，发病急速，故见白睛暴赤；热邪灼伤脉络，故见目热疼痛；眼睛受光等刺激会疼痛加重，故畏光作痒。发热恶风，头痛鼻塞等均为风热客表的现象。

(二) 肝胆火盛

临床表现：目赤热痛，两目发胀，眼眵多，或伴有口苦咽干、头痛耳鸣，睡眠多梦。

症状分析：肝开窍于目，肝胆互为表里，肝胆火盛，上攻于目则见目赤热痛；目络因热而充盈则见两目发胀；肝移热与胆，胆热上蒸则口苦；热伤津液则见咽干、眼眵多；火性炎上，上扰清窍，则见头痛耳鸣；火热扰心，心神不宁，则见睡眠多梦。

（三）肝肾阴虚

临床表现：目赤日久，眼干泪少，甚或无泪，眼涩有异物感或灼热感，视物模糊，常伴有口干唾液少，舌红苔少。

症状分析：肝开窍于目，肝阴血不足，不能上承于目，故见眼干诸症；乙癸同源，肝属木，肾属水，肝木赖肾水涵养，肾阴亏虚，水不涵目，阴精无以上承，亦见眼干诸症。脾胃阴亏，化源不足，阴虚内燥，燥热伤阴，则见口干唾液少。

十九、溃疡

溃疡包括口腔溃疡和皮肤溃疡。口腔溃疡是指口腔黏膜出现的局限性糜烂的一种临床表现。口腔溃疡在中医一般称为"口疮"。口腔溃疡可以出现在口唇黏膜、牙龈以及舌体上，大小不一，局部红、稍有肿胀，表面有黄白色的分泌物，常反复发作。口腔溃疡临床上常见邪热内盛、心火亢盛、湿热内蕴、阴虚火旺等证。西医学的系统性红斑狼疮、白塞综合征、赖特综合征、干燥综合征、复发性口疮等病常见此症。皮肤溃疡多见于类风湿关节炎、干燥综合征、多发性肌炎、系统性硬化病等。

（一）邪热内盛口腔溃疡

临床表现：口腔溃疡，溃疡面大，溃疡数多，红肿疼痛较重，口干渴，口中热，或伴有发热，头痛，烦躁，小便黄赤，大便干。舌质红，苔黄，脉滑数。

症状分析：邪热内盛，火性炎上，灼伤于口，故见口腔溃疡、头痛、口中热；因邪热盛，故溃疡面大，溃疡数多，红肿疼痛较重；邪热内盛，故见发热；热邪伤阴，阴液不足，故见口干渴；热扰心神，故见烦躁。小便黄赤、大便干、舌质红、苔黄、脉滑数系邪热内盛之征。

（二）心火亢盛口腔溃疡

临床表现：口舌生疮、疼痛，口干口渴，心烦不寐，面色红。舌质红，苔黄，脉数。

症状分析：心开窍于舌，其华在面，心火亢盛，故见口舌生疮、疼痛、面色红；热伤津液，故见口干口渴；心主藏神，心火亢盛，心神被扰，故见心烦；心火亢盛，不能下交肾水，心肾不交，故见不寐。舌质红、苔黄、脉数系火热之表现。

（三）湿热内蕴口腔溃疡

临床表现：口腔溃疡，伴有脘腹胀满，纳谷不香，关节疼痛。舌质淡红或红，苔黄厚或白厚，脉滑数。

症状分析：湿热内蒸，故见口腔溃疡；湿热中阻，气机不畅，脾失健运，故见脘腹痞满，纳谷不香；湿热痹阻经络，气血不畅，故见关节疼痛。舌质淡红或红、苔黄厚或白厚、脉滑数，均系湿热之征。

（四）阴虚火旺口腔溃疡

临床表现：口腔溃疡，咽干口渴，心烦不寐，手足心热，潮热盗汗，腰膝酸软，头晕目眩。舌质红或有裂纹，少苔或无苔，脉细数。

症状分析：阴虚火旺，虚火上炎，故见口腔溃疡，虚火扰心，心神不宁，故见心烦不寐；阴虚火旺，虚热外透，故见手足心热、潮热盗汗；肝肾不足，精不上承，清窍失养，故见头晕目眩；肝肾不足，腰膝不荣，故见腰膝酸软。舌质红或有裂纹、少苔或无苔、脉细数系阴虚火旺之征。

（五）热伤血脉小腿皮肤溃疡

临床表现：初起小腿皮肤成片状红肿疼痛，继之红肿处皮肤溃破，可深及肌肉形成溃疡。常伴有关节肿胀、畸形，或有口干、眼干，或有全身发热等症状。舌质红，苔黄，脉滑数。

症状分析：热毒或湿热毒邪下注，流注下肢，损伤血脉，故见下肢皮肤红肿疼痛，血热瘀滞，皮肤溃破，发生溃疡。热邪充斥全身故见全身发热；邪热伤阴，津液不足，故见口干、眼干；热邪侵袭关节，故见关节肿痛；舌质红、苔黄、脉滑数为邪热炽盛之征。

（六）寒凝血脉指端溃疡

临床表现：手指（或足趾）皮肤硬化，指凉不温，手指远端皮肤溃破疼痛，伴有手指屈伸不利，雷诺现象，或前臂或面部皮肤硬化等。舌淡暗，苔薄白，脉沉细。

症状分析：寒凝皮肤，阳气亏虚，血脉不畅，肌肤失于温煦荣养，故见手指皮肤硬化，指凉不温，手指远端肌肤失于温煦荣养尤为严重，故见手指端皮肤溃破。手指屈伸不利，雷诺现象，或前臂或面部皮肤硬化等均为寒凝阳虚，肌肤失荣所致。舌淡暗、苔薄白、脉沉细为寒凝血脉之征。

（七）血脉瘀滞肌肤溃破

临床表现：初起身体四肢肌肉疼痛无力，抬肩、蹲起困难，或伴有皮疹，继之身体某局部肌肉变硬，久而久之，局部可出现溃疡。舌质淡暗，苔薄，脉沉细。

症状分析：外邪侵袭肌肤，气血不畅，四肢肌肉失于荣养，故见四肢肌肉疼痛无力，抬肩及蹲起困难；如热邪伤及血脉，发于皮肤，故见皮疹；病程日久，血瘀于局部不得消散，致使局部肌肉硬化，瘀而化热，灼伤肌肤，发生溃疡。舌质淡暗、苔薄、脉沉细为血脉瘀滞之征。

口腔溃疡常见于系统性红斑狼疮、白塞综合征、赖特综合征、复发性口疮等，临床需予以鉴别。

系统性红斑狼疮：口腔溃疡，伴有脱发、面部红斑、关节炎，实验室检查见蛋白尿，ANA、抗 dsDNA、抗 Sm 等抗体阳性，补体低等。

白塞综合征：几乎 100% 有口腔溃疡，直径 2~10mm，中央渗出，边缘呈红色，疼痛明显，一般几天或几周后自行愈合，极少留下瘢痕，可反复发作。伴有生殖器溃疡、葡萄膜炎、视网膜血管炎、假性毛囊炎、针刺反应阳性、关节炎等。

赖特综合征：口腔溃疡，多见于男性，伴有尿道炎，龟头、冠状沟至包皮处的溃疡，关节炎，附着点炎。溢脓性皮肤角化病和漩涡状龟头炎是本病特征性病变。

复发性口疮：口腔溃疡，反复发作，有自限性，没有全身系统性损害。

小腿皮肤溃疡，多为类风湿关节炎、干燥综合征血管炎的表现。

指（趾）端皮肤溃疡，也称为角化性溃疡，常见于系统性硬化病。

肌肉硬化溃疡可见于多发性肌炎。

二十、脱发

脱发是指头发脱落较正常情况增多的一种临床表现。风湿病中出现脱发的病机有血热内蕴、精血亏虚、瘀血阻络等。脱发主要见于系统性红斑狼疮、风湿病患者使用免疫抑制剂后和严重贫血时。

（一）血热内蕴

临床表现：头发脱落、稀疏，或伴有皮肤斑疹，心烦不寐。舌红，苔薄黄，脉数。

症状分析：发为血之余，热扰血分，故见头发脱落、稀疏；血热内蕴，发于皮肤，故见皮疹；心主血、藏神，热入血分，心神被扰，故见心烦不寐。舌红、苔薄黄、脉数系血热内蕴之征。

（二）精血亏虚

临床表现：头发脱落，甚者眉毛、腋毛等体毛也有脱落，伴有精神疲惫，面色不华，头晕目眩，腰膝酸软，妇女月经色淡量少，甚或闭经。舌质淡，舌苔薄，脉沉细无力。

症状分析：肾主藏精，其华在发，发为血之余，精血不足，毛发失荣，故见毛发脱落；心主血，其华在面，血虚不荣，故见面色不华；精血不足，清窍失养，故见精神疲惫、头晕目眩；心主血、藏神，血虚，心神失养，心不藏神，故见心悸不寐；肾精不足，腰膝失荣，故见腰膝酸软；血虚，故见月经色淡量少，甚或闭经。舌质淡、苔薄、脉沉细无力系精血亏虚之征。

（三）瘀血阻络

临床表现：头发脱落、稀疏，伴有头痛，胸痛，关节疼痛，皮肤粗糙甚或甲错。舌质暗或有瘀斑、瘀点，苔薄，脉细或细涩。

症状分析：瘀血阻滞，血脉不畅，毛发不荣，故见头发脱落；瘀血阻滞，不通则痛，故见头痛、胸痛、关节疼痛；瘀血阻滞，经脉不畅，皮肤失荣，故见皮肤粗糙甚或甲错。舌质暗或有瘀斑瘀点、苔薄、脉细或细涩系瘀血阻滞之征。

（冯兴华）

第 5 节　风湿病常见证候

一、风寒痹阻证

【临床表现】

肢体关节冷痛，游走不定，遇寒则痛剧，得热则痛减，局部皮色不红，触之不热，关节屈伸不利，恶风畏寒，舌质淡红或暗红，舌苔薄白，脉弦紧或弦缓或浮。

【病机分析】

寒为阴邪，其性凝滞，主收引；风性善行而数变，故风寒之邪侵袭肌体，痹阻经络关节，凝滞气血，阻遏经脉，使气血运行不畅，而见肢体关节冷痛，屈利不利，痛无定处；寒既属阴，消伐阳气，故局部皮色不红，触之不热，恶风畏寒；遇寒则血益凝涩，故痛更剧，得热则气血流畅，故其痛减；舌苔薄白亦属寒，舌质淡红或暗红，脉弦紧或弦缓为属痛属寒之征，脉浮为邪气外侵之象。

【诊断要点】

主症：肢体关节冷痛，屈伸不利，痛无定处。

次症：①恶风畏寒，四末不温；②遇寒痛剧，得热痛减。

舌脉：舌质淡红，舌苔薄白，脉浮或弦紧或弦缓。

具备主症,或兼次症1项及舌、脉表现者即可诊断。

【本证辨析】

本证常见于风湿病中的行痹、痛痹、历节等,由于各自病因病机不尽相同,临床表现各具特点:如行痹,由风邪偏盛为患,以痹痛游走不定,多发于上肢肩背,时兼恶寒发热的表证为特点;痛痹为寒邪偏盛而成,以痹痛剧烈,部位多固定,于下肢、腰膝多见,遇冷加重,得热则舒等症为特点;历节风则为肝肾不足,气血亏损,复感外邪而得,以关节疼痛剧烈,痛如虎啮,遍历关节,或关节肿痛甚则肿大变形等症为特点,不难鉴别。

本证与风湿病中常见的风湿痹阻证、寒湿痹阻证、风寒湿痹阻证等均可见肢体关节疼痛、屈伸不利等,但风湿痹阻证为风、湿外邪所伤,以肢体关节痛无定处、重着肿胀为主症;寒湿痹阻证系寒、湿外邪而致,以肢体关节冷痛重着,痛有定处为主;风寒湿痹阻证是由风、寒、湿为患,风湿、寒湿、风寒三证的症状均可兼而有之,以肢体关节冷痛,重着肿胀,痛处游走不定为特点;而本证为风、寒外邪所致,以肢体关节冷痛,痛处游走不定为突出表现,临证之时,以此为辨。

【治疗方法】

祛风散寒,温经通络。

【代表方剂】

1. 防风汤(《宣明论方》)　防风、麻黄祛风散寒;肉桂温经散寒;当归、秦艽、葛根活血通络,解肌止疼;当归并有"治风先治血,血行风自灭"之意;茯苓健脾渗湿;姜、枣、甘草和中调营。诸药共奏祛风散寒、活血通络之功。

2. 乌头汤(《金匮要略》)　方中以乌头、麻黄温经散寒,两药配合能搜剔入骨之风寒,为方中主药;黄芪益气固表,并能利血通痹;芍药、甘草、蜂蜜缓急止痛解毒。诸药合用而成温经散寒、逐痹止痛之方剂。

3. 风湿骨痛丸(《中华人民共和国卫生部药品标准》中药成方制剂)　方中川乌、草乌辛热燥烈,其性善走,可散在表之风邪,逐在里之寒邪,能祛寒通痹止痛;麻黄助乌头通阳发汗以散寒;木瓜、乌梅、甘草三药合用,舒筋缓急,酸甘化阴,以防乌、麻之燥;细辛、红花辛散温通,活血通络,消肿止痛。诸药合用,能祛风散寒,活血定痛,舒筋缓急。

4. 祛风舒筋丸(《中华人民共和国药典》)　方中以桂枝、麻黄、制川乌、制草乌温经散寒,通络止痛;以防风、威灵仙、木瓜、秦艽、海风藤、青风藤、穿山龙、老鹳草、茄根祛风湿,通经络;苍术、茯苓健脾化湿;骨碎补、牛膝强筋壮骨;甘草调和诸药。全方共用,具有祛风散寒、舒筋活络之效。

以上诸方临床使用时,可随症加减:如疼痛以肩肘等上肢关节为主者,可选加羌活、白芷、威灵仙、姜黄、川芎祛风通络止痛;疼痛以膝踝等下肢关节为主者,可选加独活、牛膝通经活络;疼痛以腰背关节为主者,多与肾气不足有关,酌加杜仲、桑寄生、淫羊藿、巴戟天、续断等温补肾气。

(王德辉)

二、寒湿痹阻证

【临床表现】

肢体关节冷痛、重着,痛有定处,屈伸不利,昼轻夜重,遇寒痛剧,得热痛减,或痛处肿胀,舌质胖淡,舌苔白腻,脉弦紧、弦缓或沉紧。

【病机分析】

本证因人体营卫气血失调,寒湿外邪杂至而成。寒为阴邪,其性凝滞,主收引。血气受寒,则凝而留聚,经脉不通,故见肢体关节冷痛,屈伸不利。遇寒或天气转冷,则凝滞加重,故遇寒痛剧;遇热则寒凝渐散,气血得以运行,故得热痛减。湿亦属阴,其性重浊黏滞,易阻碍气机,故肢体重着,痛处不移。寒湿风盛,留于关节,故关节肿胀。舌质胖淡,舌苔白腻,脉弦紧、弦缓等为寒湿之象。

【诊断要点】

主症:肢体关节冷痛、重着。

次症:①痛有定处,昼轻夜重;②常于天寒雨湿季节发作,得热则减,遇冷则增。

舌脉:舌质胖淡,舌苔白腻,脉弦紧、弦缓或沉紧。

具备主症和舌脉表现,或主症加次症 1 项即可诊断。

【本证辨析】

本证常见于风湿病中的痛痹、着痹、漏肩风、肌痹、筋痹、骨痹、鹤膝风、历节风等。由于病因病机病位不同,主症各异,容易鉴别:痛痹者,因寒邪偏胜为患,以肢体关节冷痛剧烈为主;着痹者,因湿邪偏胜所致,以肢体关节肿胀、疼痛、重着或麻木不仁为主;漏肩风者,一般风寒重于湿,固定于肩部,好发于中老年人;肌痹者,为风寒湿热毒邪,侵袭肌肤,消烁肌肉,阻闭经脉而成,以肌肉尽疼、麻木不仁、肢体怠惰、四肢痿软为主;筋痹者,因风寒湿热之邪客于筋,或外伤于筋,或痰湿流注于筋而致,以筋急拘挛、抽掣疼痛、关节屈伸不利、腰背强直、步履艰难为主;鹤膝风者,以寒湿痹阻于膝,见膝肿大,膝上肌肉轻度瘦削等症为主;历节风者,以肝肾亏虚,气血不足,复感外邪所致,见疼痛剧烈,痛如虎啮,遍历关节,早期游走,中晚期固定不移,甚则关节肿大畸形为主。

本证与风湿病中的风湿痹阻证、风寒湿痹阻证、湿热痹阻证等,皆可见肌肉关节酸楚、重着肿胀等湿邪为患的共性表现,但风湿痹阻证和风寒湿痹阻证,因夹风邪致病,故有疼痛游走、痛无定处的特点,与本证的痛处固定显然有别;湿热痹阻证多因素体阳盛,内有蕴热、外感风寒湿热之邪,或风寒湿邪郁而化热而致,以关节或肌肉局部红肿疼痛、灼热等症突出;本证为寒湿痹阻,疼痛得热则减,皮色不红,更无其他任何热象,不难辨别。又,本证与风寒痹阻证,虽均可见肢体关节冷痛等症,但风寒痹阻证者,类风邪为病,痹痛游走不定,且无湿邪为患之肢体关节重着等症;本证寒湿为患,痹痛固定,肢体关节重着,以此为辨。

【治疗方法】

温经散寒,祛湿通络。

【代表方剂】

1. **附子汤**(《金匮要略》) 方中重用附子温经通阳,散寒祛湿,通络止痛;人参、白术、茯苓益气健脾渗湿;参、附同用,温补元阳,以祛寒湿;芍药、附子同用,温经和营止痛。全方共奏温经散寒、祛湿止痛之功。

2. **乌头汤**(《世医得效方》) 适用于寒湿之重症。方中用乌头、附子、肉桂、细辛、川椒大辛大热之剂,乃离照当空,阴霾自除之意;再配独活、秦艽、白芍、甘草以和血脉,通经络,引药直达病所。

3. **舒经汤**(《普济方》) 适用于寒湿之轻证。方中用姜黄、羌活温经通络,散寒除湿;海桐皮、白术除湿而护脾;当归、赤芍活血通络;甘草调和诸药。病在上肢者,可加桑枝、桂枝;病在下肢者,可加独活、牛膝。

4. **桂附姜术汤(《痹证防治》)**　方中以桂枝、附子、干姜温经散寒;党参、白术健脾渗湿;片姜黄、海桐皮祛湿通络;白芍、甘草和血通络,缓急止疼;大枣、甘草调和诸药。湿盛者,加苍术、云苓;夹风者,加荆芥、防风。

（王德辉　张华东）

三、风湿痹阻证

【临床表现】

肢体关节肌肉疼痛、重着,痛处游走不定,或有肿胀,随天气变化而作,恶风不欲去衣被,汗出,头痛,发热,肌肤麻木不仁,或身体微肿,肢体沉重,小便不利,困倦乏力,舌质淡红,舌苔薄白或腻,脉浮缓或濡缓。

【病机分析】

由于素体虚弱,或饮食起居失宜,或冒风淋雨涉水,或汗出当风,风湿之邪侵入肌体,痹阻经络、关节而致本证。《注解伤寒论·辨太阳病脉证并治》:风则伤卫,湿流关节,风湿相搏,两邪乱经,故骨节疼烦、掣痛,不得屈伸;风胜则卫气不固,汗出,短气,恶风不欲去衣,为风在表;湿胜则水气不行,小便不利或身微肿,为湿外搏也。风者善行而数变,湿本黏腻不善走,有风邪领路则痛无定处;湿性重着、黏滞,故湿邪侵袭则肿胀重着,肢体沉重;湿困脾土而见困倦乏力;风湿相搏,痹阻气血,经络失和,故肌肤麻木不仁;舌苔薄白、脉浮缓为风邪之征;舌苔腻、脉濡缓为湿邪之象。

【诊断要点】

主症:①肢体关节肌肉疼痛、重着,痛处游走不定;②肢体关节肌肉疼痛、肿胀,屈伸不利,恶风。

次症:①发热,或头痛,或汗出;②肌肤麻木不仁;③身微肿,或小便不利,困倦乏力。

舌脉:舌质淡红,舌苔薄白或薄腻,脉浮缓或濡缓。

具备主症1项,或兼次症1项及舌、脉表现者,即可诊断。

【本证辨析】

本证多常见于风湿病中的行痹、着痹、皮痹、肌痹、历节、周痹等。这些病种由于病机不同,主症各异,不难鉴别。行痹者,因人体卫阳不固,腠理空疏,风邪乘虚而入皮肤、肌肉、经络、关节所致,风者善行,以关节肌肉疼痛,游走不定,多见于上肢肩背,初起多兼表证为主;着痹者,因素体脾虚失运,加之居处潮湿、涉水冒雨、贪凉饮冷等,致水湿之邪侵入肌肤、经络、关节所致,湿者黏腻不易祛,以肢体关节肌肉肿胀、疼痛、重着或麻木不仁为主;皮痹者,因阳气虚弱,卫外不固,外邪侵袭,皮络瘀闭,津液为痰,痰瘀与外邪互结皮络所致,以皮肤肿胀、麻木变硬为主,或感湿热邪气、寒郁化热、素有湿热,使热迫血行,以皮肤红疹、斑疹为主;肌痹者,为风寒湿热毒邪浸淫肌肤,消烁肌肉,阻闭经脉所致,以肌肉尽痛,麻木不仁,肢体怠惰,四肢痿软无力,或恶风头痛,多汗呕恶为特征;筋痹者,因风寒湿热之邪客于筋,或外伤于筋,或痰湿流注于筋脉所致,以筋急拘挛,筋腱肿痛,关节屈伸不利,腰背强直,步履艰难,胁满易惊为主;历节者,为肝肾亏虚,气血不足,复感外邪所致,以关节疼痛剧烈,痛如虎啮,遍历关节,甚则肿大变形为主;周痹者,为痹邪入侵血脉,随脉上下,以周身皆痛,痛无歇止,不能左右,身体瘦瘦,步履艰难为特点。

本证与风湿病中常见的风寒痹阻证、寒湿痹阻证、风寒湿痹阻证等宜加以辨析。虽然这些证候均可见关节肌肉疼痛、屈伸不利等,但风寒、寒湿、风寒湿等痹阻证均具有寒邪致病特点,如关节冷痛,畏寒喜暖,疼痛遇寒加剧,得热则舒等,本证则不见寒邪致病的特点,而为风湿之邪入侵肌肉、经络、关节所致,其肌肉、关节疼痛,多见肿胀、重着为主。又,本证与营卫不和证,虽皆可见恶风、发热、汗出、头痛等表卫症状,但本证痹痛较甚,表证可有可无,有亦较轻;营卫不和证,恶心、汗出、头痛、项强、发热等症突出,而本证却不甚,以此为辨。

【治疗方法】

祛风除湿,通络止痛。

【代表方剂】

1. **羌活胜湿汤**(《内外伤辨惑论》) 方中以羌活、独活为主药,羌活善祛上部风湿;独活善祛下部风湿,两者相合,能散周身风湿,舒利关节而通痹;防风、藁本发汗止痛,而祛肌表风湿,为辅药;佐以川芎活血祛风止痛,合蔓荆子升散在上的风湿而止头痛;使以炙甘草调和诸药。诸药合用,主治风湿痹阻证。

2. **苏羌达表汤**(《重订通俗伤寒论》) 本方适用于风湿俱盛者。方中以苏叶、防风、羌活、白芷祛风胜湿;以杏仁、生姜、茯苓皮、橘红祛湿化痰。若肿胀沉重甚者,加苍术、防己、蚕沙、薏苡仁;若痛甚,舌暗红者,可加川芎、乳香、没药等活血理气之品;若麻木者,可加天麻、蕲蛇。

3. **蠲痹汤**(《医学心悟》) 方中以羌活、独活、桂枝、秦艽、海风藤、桑枝祛风除湿通络;辅以当归、川芎、木香、乳香理气、活血、止痛,并以甘草调和诸药。诸药合用,祛风湿,止痹痛。偏风胜者,可加防风;偏湿胜者,可加防己、苍术、薏苡仁;兼寒者,加制附子;痛在上肢者,可加威灵仙、姜黄;痛在下肢者,可加牛膝、续断。

(王德辉 张华东)

四、湿热痹阻证

【临床表现】

关节或肌肉局部红肿、疼痛、重着,触之灼热或有热感,口渴不欲饮,烦闷不安,或有发热,舌质红,苔黄腻,脉濡数或滑数。

【病机分析】

湿热痹阻证多因素体阳气偏盛,内有蕴热,感受风寒湿热之邪,或有风寒湿痹,经久不愈,邪流经络,蕴化为热所致。热为阳邪,阳盛则热,故见发热、烦闷不安、溲黄、舌红之象。湿为阴邪,重着黏腻,湿胜则肿,湿热交阻于经络、关节、肌肉等处,故见关节肌肉呈局部红肿、灼热之象,且有重着感。气血阻滞不通,不通则痛,故关节疼痛、骨节屈伸不利。湿热交阻于内,故虽口渴而不欲饮。舌苔黄腻,脉濡数或滑数均为湿热所致。由于湿热蕴结,胶固难解,其病常呈缠绵之势。

【诊断要点】

主症:关节或肌肉局部红肿、灼热,疼痛、有重着感。

次症:发热,口渴不欲饮,步履艰难,溲黄,烦闷不安。

舌脉：舌质红,苔黄腻,脉濡数或滑数。

具备主症加舌、脉或再兼次症,即可确诊本证。

【本证辨析】

湿热痹阻证在热痹、脉痹、尪痹等病中都可出现。在以上病种中,均可出现关节肌肉局部的疼痛、肿胀、灼热,口渴不欲饮,或发热等湿热痹阻为患的表现,但其病因病机有别,据其临床表现可予辨析:热痹之病,由素体阳盛,感受热邪,或风寒入里化热而成,表现为痛处喜凉,遇热痛增,得凉痛减,周身发热明显,或见红斑、结节等主症;脉痹一病,系外邪痹阻,留滞经脉,瘀滞不通为患,以肢体痹痛、局部皮色暗紫、舌暗脉涩等为突出;尪痹其病,则是痹邪伤及筋骨,内舍肝肾逐渐形成,多见于尪痹早期或病情稳定后而又复感外邪之时,须有形体消瘦、关节僵硬变形、午后发热、五心烦热、盗汗、腰膝关节酸痛等肝肾阴虚证征,其特点为湿热痹阻与肝肾阴虚证同时出现。

本证与热毒痹阻证、寒热错杂证、肝肾阴虚证等都见有热象,但病机不同,主症有别,应予辨识:热毒痹阻证,因热邪而生毒,热毒壅盛,痹阻经络,以壮热烦渴、甚或神昏谵语、关节红紫等为主症,而本证无全身或局部热毒的证候;寒热错杂证,乃寒热之邪交错,痹阻经络,以肢体关节红肿热痛、遇寒痛甚或局部冷痛、触之反热为特点,而本证无寒象见症;肝肾阴虚证,乃虚热证候,而本证属实热证,临床不难鉴别。

【治疗方法】

清热除湿,宣痹通络。

【代表方剂】

1. **白虎加苍术汤**(《类证活人书》) 方用知母、石膏清热;苍术苦温燥湿;佐粳米、甘草养胃和中。本方具有清热燥湿之功效。临床可加黄柏、秦艽、忍冬藤、威灵仙等以加强清热通络止痛之功效。

2. **二妙散加减**(《丹溪心法》) 二妙散以黄柏苦寒,清热燥湿;配苍术辛温,加强燥湿之力。加萆薢、防己清热利湿,通络止痛;防风、威灵仙、桑枝、地龙祛风通络;用当归、牛膝养血活血;忍冬藤、连翘、秦艽清热解毒通络。诸药合用,共奏清热除湿、通络止痛之功,为治疗湿热痹阻证之常用方剂。

3. **宣痹汤**(《温病条辨》) 方中以防己清热利湿,通络止痛;蚕沙、薏苡仁、赤小豆祛除水湿,疏利经脉;连翘、栀子、滑石增强清热利湿之效。本方具有清热利湿、通络止痛之功,多用于湿热痹阻证中湿偏盛的证候。

4. **当归拈痛汤**(《兰室秘藏》) 方用防风、苦参、黄芩祛风燥湿清热为主;配羌活祛风胜湿;猪苓、茵陈、泽泻清热利湿;苍术、白术燥湿健脾;知母清热;以升麻、葛根清热解肌,当归活血止痛,人参补脾益气为佐;甘草调和诸药为使。

5. **加减木防己汤**(《温病条辨》) 本方以木防己为主祛风除湿,配石膏清热;薏苡仁、通草、滑石清热利湿;杏仁开肺气以宣散湿邪;佐桂枝温经通络,助气化以行水湿。全方具辛开苦降、清化宣利之功效。临床加减:热重于湿者,去桂枝,加知母,重用石膏;湿胜于热者,可加苍术、萆薢;风胜加羌活、防风、海桐皮;亦可酌加秦艽、桑枝、牛膝、威灵仙等以通络止痛。

(殷海波 王新贤)

五、瘀血痹阻证

【临床表现】

肌肉、关节刺痛,痛处固定不移且拒按,日轻夜重,局部肿胀或有硬结、瘀斑,面色黧黑,肌肤甲错、干燥无光泽,口干不欲饮,舌质紫暗或有瘀斑,舌苔薄白或薄黄,脉沉涩或细涩。

【病因分析】

外邪痹阻肌肤、关节、经络等处,气血运行不畅,而致瘀血停滞,或疾病日久,正虚血瘀,不通则痛,故肌肤、关节剧烈刺痛而部位相对固定不移;血瘀实邪聚集不散,故局部拒按;经脉痹阻,水停湿蕴,血瘀阻络,津液不能上承,故口干不欲饮;血行不畅,气血不能外达,肌肤失荣,故见皮肤干燥无光泽或肌肤甲错;瘀血阻络日久,溢于脉道之外,故见面色黧黑、舌紫、脉涩等;血瘀郁热,故见舌苔薄黄。

【诊断要点】

主症:肌肉、关节刺痛,痛外固定不移,久痛不已。

次症:痛处拒按或日轻夜重,局部肿胀,可有瘀斑或硬结,或面部黧黑,肌肤甲错或干燥无光泽,口干不欲饮。

舌脉:舌质紫暗或有瘀斑,脉细涩或沉涩。

具备上述主症,或兼见某项次症及舌、脉表现者,即可诊断。

【本证辨析】

瘀血痹阻证在脉痹、筋痹、骨痹、心痹等病中最为多见。因瘀血痹阻部位不同,它们的主症有别。脉痹者,邪痹于脉,以肢体疼痛,伴有皮肤不仁,皮色紫黯,脉搏减弱或无脉为主;筋痹者,邪痹于筋膜,以筋脉拘急,腰背不伸为主症;骨痹者,邪痹于骨,而以腰膝酸痛,骨重不举的症状为突出;心痹者,邪痹于心,而见心下烦则鼓暴上气而喘,或疼痛,或咽干善噫,易恐等心经症状。

本证候与气虚血瘀证、痰瘀痹阻证、瘀热痹阻证等,临床都可出现肌肉关节刺痛、部位固定不移、舌紫暗、脉涩等瘀血之共性表现,但因病的虚实性质不同,兼夹症状有异,而证候表现各具特点;气虚血瘀证可见气短乏力、汗出易感冒、头晕等症,属虚实夹杂证候;痰瘀痹阻证,为痰瘀并见,可兼见肢体关节肿胀或皮下痰核结节、胸脘满闷、纳呆、泛吐痰涎、舌苔腻等症;瘀热痹阻证则另兼有热象,如关节肌肉发热,或周身发热,入夜尤甚,溲赤苔黄,或舌质暗红等,临床应予鉴别。

【治疗方法】

活血化瘀,舒筋通络。

【代表方剂】

1. **身痛逐瘀汤**(《医林改错》) 本方治疗瘀血痹阻证较宜。方中秦艽、羌活祛风除湿;桃仁、红花、当归、川芎活血祛瘀;没药、五灵脂、香附行血止痛;牛膝、地龙疏通经络以利关节;甘草调和诸药。全方具有活血祛瘀、通经止痛、祛风除湿的作用。

2. **活络效灵丹**(《医学衷中参西录》) 本方以活血祛瘀、通经止痛为功效。方中当归活血补血,丹参活血通脉,乳香、没药活血祛瘀止痛,对于各种血瘀作痛颇有疗效。对由于寒凝气滞所致血瘀可加桂枝、附片、姜黄;气虚血虚所致瘀血,可加鸡血藤、首乌、黄芪、人参等;痰瘀并见加半夏、胆南星,或与二陈汤并用;阴虚血瘀加生地、玄参、知母、地骨皮等。

3. **桃红四物汤**(《医宗金鉴》) 本方以桃仁、红花、熟地、当归、川芎、白芍组成养血活血、化瘀通络之剂,使瘀血消散,脉络通畅,疼痛可止。由于外邪侵袭所致的瘀血痹阻证候,宜再加威灵仙、秦艽、豨莶草、羌活、薏苡仁等祛风湿、通经络之品,则疗效更佳。

(殷海波 王新贤 罗成贵)

六、痰瘀阻络证

【临床表现】

肢体关节肌肉疼痛,关节常为刺痛,痛处不移,甚至关节变形,屈伸不利或僵硬,关节、肌肤色紫暗、肿胀,按之稍硬,有痰核硬结和瘀斑,肢体顽麻,面色暗黧,眼睑浮肿,或胸闷痰多,舌质紫暗或有瘀斑,舌苔白腻,脉象弦涩。

【病因分析】

痰瘀是指痰湿和瘀血两种病理产物而言。津液不行,水湿内停,则聚而生痰,痰湿内阻,血流不畅,滞而为瘀。痰浊水湿与瘀血互结则为痰瘀。痰浊瘀阻乃有形之邪,留阻于经络、关节、肌肉,瘀阻脉络,故肌肉关节肿胀刺痛;痰瘀流于肌肤,则见痰核、硬结或瘀斑。邪气深入,痹阻筋骨,而致关节僵硬变形,难以屈伸;痰瘀阻滞经脉,肌肤失于气血荣养,故肢体肌肤顽麻不仁;面色黧黑、舌质紫暗或有瘀斑、脉弦涩为血瘀之象;而眼睑浮肿、胸闷痰多、舌苔腻等,乃痰湿为患之征。

【诊断要点】

主症:①肢体肌肉关节刺痛,固定不移。②关节疼痛,肌肤局部紫暗、肿胀,按之稍硬,肢体顽麻或重着。

次症:关节疼痛僵硬变形,屈伸不利,有硬结或瘀斑,面色暗黧,眼睑浮肿,或胸闷多痰。

舌脉:舌质紫暗或瘀斑,舌苔白腻,脉象弦涩。

具备主症之一,兼次症及舌、脉者,即可诊断。

【本证特点】

痰瘀痹阻证常见于肌痹、脉痹、心痹等病。由于痰瘀痹阻之部位不同,可据其临床表现特征予以区别:肌痹者,邪痹肌腠,以肌肤疼痛、肢体倦怠或痿弱最为突出;脉痹者,邪痹于脉,以痹痛、局部皮色暗紫、脉搏减弱或无脉为主;心痹则由脉痹不已复感于邪转变而成,邪痹在心,其症以心下鼓暴或疼痛为主。

本证与瘀血痹阻证、瘀热痹阻证、气虚血瘀证等都可出现瘀血留滞经络而致的肢体刺痛、痛处不移、局部肿胀、舌紫脉涩等症,惟病因病机不同,而各有其不同的主症或兼症,临床可以鉴别:瘀血痹阻证单纯以瘀血痹阻的症状为主;瘀热痹阻则以瘀血征兼有热象为特点,如口渴但欲漱口不欲咽,发热夜甚,舌质暗红等;气虚血瘀证可见气短乏力、心悸自汗等气虚症状,属虚实夹杂证候;而本证则是以瘀血及痰浊并见为特点。

【治疗方法】

活血化瘀,化痰通络。

【代表方剂】

1. **阳和汤**(《外科全生集》)和**桃红四物汤**(《医宗金鉴》) 本方对痰凝血滞之证,有养血温阳、宣通血脉、祛痰化瘀之功能。方中用熟地大补阴血,鹿角胶乃有形精血之属以赞助之,并配合肉桂、炮姜温阳散寒而通血脉;麻黄、白芥子助姜、桂以散寒而化痰滞;桃仁、红花、当归、赤芍、川芎以活血通络,祛瘀止痛。二方合用为痰瘀痹阻之良剂。因本证易与风寒湿外邪相合,留注关节肌肉,可以酌加威灵仙、独活、木瓜以加强祛风湿功能。亦可易肉桂为桂枝,其温通血脉、和营通滞之力更优于肉桂,以助本方效能。对痰瘀互结顽恋病所者,可用破血散瘀搜风之品,如炮山甲、土鳖虫、蜈蚣、乌梢蛇等。

2. **双合散(《杂病源流犀烛》)** 方中桃红四物汤活血化瘀,二陈汤合白芥子、竹沥、姜汁涤痰通络,名曰双合,实乃祛痰化瘀熔为一炉,为痰瘀并患的常用良方。

3. **身痛逐瘀汤(《医林改错》)合二陈汤(《和剂局方》)** 本方具有活血行气、祛瘀通络、宣痹止痛之功效。其中桃仁、红花、川芎、当归活血化瘀,兼以养血;二陈汤以燥湿化痰;没药、五灵脂、地龙、香附具有祛瘀通络、理气活血的功能;秦艽、羌活则祛风湿强筋骨,通经络利关节,止周身疼痛,羌活又善治上半身筋骨关节病变;牛膝可活血通络,引血下行,使瘀血祛,新血生,并补益肝肾,使骨健筋舒;甘草调和诸药而守中宫。两方合用,宜治痹久不愈,痰瘀互结、疼痛不已者。若痰留关节,皮下结节,可酌加制南星、白芥子以豁痰利气;如痰瘀不已,酌加炮山甲、白花蛇、蜈蚣、土鳖虫以搜风散结,通络止痛;痰瘀痹阻多损伤正气,若神疲乏力,面色不华,可加黄芪;肢凉畏风者,加桂枝、附子、细辛、防风以温经通痹;若久病不已,有痰瘀化热之象,可酌加忍冬藤、黄柏、连翘、丹皮等以清热通络。

4. **桃红饮加味(《类证治裁》)** 方中桃仁、红花活血化瘀,当归、川芎养血活血,威灵仙通行十二经,善于通行经络,祛风除湿,而又能消痰饮积聚,服用时冲入麝香少许,更可活血散结,开经络之壅遏以止痹痛。临证可酌加白芥子、僵蚕、地龙、南星等以化痰蠲痹。

(殷海波 石 白)

七、热毒痹阻证

【临床表现】

关节疼痛,灼热红肿,痛不可触,触之发热,得冷则舒,关节屈伸不利,或肌肤出现紫红色斑疹及皮下结节,或伴有高热烦渴,心悸,面赤咽痛,溲赤便秘,甚则神昏谵语,舌红或绛,苔黄,脉滑数或弦数。

【病机分析】

本证主要由素体阳盛,感受风寒湿邪,留滞经络,郁久化热,或平日恣食膏粱厚味,而致热蕴于内,热为阳邪,热盛化火,火热炽盛,聚而成毒,热毒交炽,致关节、经络、肌肤痹阻不通,气血运行不畅而出现关节红肿热痛,疼痛剧烈;热灼经脉,故关节屈伸不利;热毒入营血,故见高热烦渴,肌肤出现紫红色斑疹及皮下结节;热扰心神,故见心悸,甚或神昏谵语;面赤咽痛,溲赤便秘,舌红苔黄,脉滑数或弦数,皆为热毒炽盛之象。

【诊断要点】

主症:关节红肿,疼痛剧烈,触之发热,得冷则舒,高热烦渴。

次症:关节屈伸不利,或肌肤出现紫红色斑疹及皮下结节,心悸,面赤咽痛,溲赤便秘,甚则神昏谵语。

舌脉:舌红或红绛,苔黄,脉滑数或弦数。

具备上述主症 2 项,或有 1 项主症、1 项次症及舌、脉者,即可诊断。

【本证辨析】

本证可见于痹病中的热痹、心痹、脉痹等病,如红斑狼疮、痛风、多发性肌炎等疾病。本病多见于上述病中的急性期或发作期,均可见关节红肿热痛、高热烦渴、舌红苔黄等热毒主症,然病种的不同,又各有其特征性的表现:热痹可见紫红色的斑疹或皮下结节;脉痹必有四肢或躯干部的脉络灼热疼痛或有条索状物,按之则痛;心痹则可有心悸,甚则神昏谵语等心经症状。

本证主要与风湿病中常见的湿热痹阻、瘀热痹阻、阴虚内热、寒热错杂等证相鉴别。虽然都可以出现关节肌肉疼痛,且伴有热象,但因病机不同,又都具有各自的特点:本证有高热烦渴,甚至神昏谵语,紫红色斑疹等热毒之象;湿热痹阻虽然可见关节红肿热痛,但无全身或局部热毒的证候;瘀热痹阻伴有瘀血之象,如关节肌肉刺痛,固定不移,手足肌肤有瘀点累累,舌紫暗或有瘀斑;阴虚内热为虚热证候,不难与实热相鉴别;寒热错杂可见身热畏寒,关节肌肉疼痛但触之不热等特征表现。

【治疗方法】

清热解毒,凉血通络。

【代表方剂】

1. 犀角地黄汤(《备急千金要方》) 本方清热解毒,凉血化瘀。方用水牛角为主药代替原方犀角,重在清热解毒凉血,配以生地养阴清热,壮水制火,佐以牡丹皮、赤芍旨在加强清热凉血化瘀之功。诸药合用,实为治疗热毒入营血之主方。若有毒盛发斑,加玄参、金银花、大青叶等则疗效更佳。

2. 清瘟败毒饮(《疫疹一得》) 此方系由白虎汤、黄连解毒汤、清热地黄汤三方加减而成,具清热解毒、凉血滋阴之力。此方重用石膏以退热,佐水牛角、黄连、黄芩泄上焦之火,丹皮、栀子、赤芍泄肝经之火,生地、知母、玄参滋阴抑火。诸药配用,奏清热解毒之功。

(姜 泉 张之澧 母小真)

八、瘀热痹阻证

【临床表现】

关节肿热、疼痛,刺痛拒按;肌肤散在暗红色瘀点、斑疹,或皮下结节,或伴溃疡,甚或出现坏疽;口舌生疮,低热,烦躁不安,小便短赤;舌暗红有瘀斑,苔薄黄,脉细弦数。

【病机分析】

素体阴虚内热,外感六淫之邪易从热化,邪热壅于血分,郁蒸血液,血流瘀滞;或情志过极,肝气不达,气滞血瘀,郁而化热,瘀热互结;或嗜食辛辣厚腻之品,脾胃积热,湿热蕴结阻碍气机,血行瘀滞,瘀热郁积。瘀热搏结可致低热,阻塞于关节,可见关节肿热疼痛,痛如针刺;瘀热迫血妄行,络伤血溢,发于肌肤,则为瘀点、斑疹、皮下结节;壅滞于血脉,燔灼气血,热盛肉腐而致溃疡甚或坏疽;烦躁、小便短赤,舌暗红有瘀斑,苔薄黄,脉细弦数,皆为瘀热痹阻之象。

【诊断要点】

主症:关节肿热疼痛、刺痛拒按,肌肤见暗红色瘀点、斑疹,或皮下结节。

次症:溃疡,甚或出现坏疽,口舌生疮,烦躁不安,小便短赤。

舌脉:舌暗红有瘀斑,苔薄黄,脉细弦数。

具备上述主症 2 项,或有 1 项主症、1 项次症及舌、脉者,即可诊断。

【本证辨析】

本证可见于热痹、脉痹、肌痹等病,如系统性红斑狼疮、系统性血管炎、结节性红斑、皮肌炎等疾病。本证在上述疾病中的急性期和发作期均可见关节肿热疼痛、暗红色瘀斑、身热、舌暗红苔薄黄等瘀热痹阻的主症表现,但因病种和邪犯部位的不同,又各有不同的特征表现:热痹可见高热烦渴,肢体赤肿焮热,疼痛剧烈;脉痹则有皮色紫黯、溃疡,脉搏减弱或无脉;肌痹可有肌肉疼痛无力,眼睑周围和胸前部紫红色皮疹,指端斑点累累。

本病需与风湿病中的瘀血痹阻、痰瘀痹阻、热毒痹阻等证相鉴别。各证均可出现瘀血留滞脉络关节而致的肢体关节疼痛、肿胀,皮疹瘀斑等表现,但因病机不同,又各有其证候特点:本证有关节肿热疼痛、刺痛拒按,肌肤见暗红色瘀斑结节,舌暗红苔薄黄等瘀热之象;瘀血痹阻可见肌肉关节刺痛、痛处固定,伴瘀斑,夜间加重,舌质紫暗,舌下络脉紫暗,却无邪热入血所致发热、烦躁、局部肿热之象;痰瘀痹阻有关节僵硬变形,肢体顽麻,皮下痰核硬结,胸闷多痰,脉滑的特点;热毒痹阻有高热烦渴,甚至神昏谵语,紫红色斑疹,舌红苔黄,脉滑数或弦数等热毒的特征表现。

【治疗方法】

清热凉血,活血散瘀。

【代表方剂】

1. **四妙勇安汤**(《验方新编》)　本方用大剂量玄参、金银花以清热解毒,玄参兼有滋阴清热之功,加当归活血和营,甘草既可清热,又可调和诸药,共奏清热解毒、活血和营之功。临床上最适用于脉痹关节热肿疼痛,溃烂流脓,热毒炽盛而阴血耗伤者。

2. **仙方活命饮**(《校注妇人良方》)　本方重用金银花清热解毒为君,当归、赤芍、乳香、没药、陈皮行气活血通络、消肿止痛,共为臣;白芷、防风透毒外出,贝母、天花粉清热散结;山甲、皂角刺通行经络、透脓溃坚,甘草清热解毒、调和诸药;煎药加酒者,助药力直达病所。诸药合用,共奏清热解毒、活血止痛、消肿溃坚之功。临床上适用于脉痹关节肿热疼痛,痈疡初起,脓肿未溃。

(姜　泉　张之澧　母小真)

九、气血两虚证

【临床表现】

关节肌肉酸痛无力,活动后加剧,或肢体麻木,筋惕肉瞤,肌肉萎缩,关节变形;少气乏力,自汗,心悸,头晕目眩,面黄少华,舌淡苔薄白,脉细弱。

【病机分析】

素体虚弱,劳倦思虑过度,或风湿病日久不愈,脏腑功能衰退,风寒湿之邪乘虚而入,痹阻经络、关节而发痹证,气血衰少,正虚邪恋,四肢百骸失养,而致关节肌肉酸痛无力,或肢体麻木、筋惕肉瞤、肌肉萎缩等;气虚可见少气乏力,心悸自汗;血虚可见头晕目眩、面黄少华;舌淡苔薄白,脉细弱为气血两虚之象。

【诊断要点】

主症:关节肌肉酸痛无力,活动后加剧,少气乏力,心悸。

次症:头晕目眩,面黄少华,肢体麻木,筋惕肉瞤,或肌肉萎缩,或关节变形。

舌脉:舌淡苔薄白,脉细弱。

凡具备上述主症和舌、脉及次症1项者即可诊断。

【本证辨析】

本证多见于风湿病中晚期,如历节风、尪痹、皮痹、脉痹、脾痹、类风湿关节炎、皮肌炎、硬皮病、红斑狼疮等病,如在类风湿关节炎、皮肌炎、红斑狼疮等久病患者中均能见到。本证在上述病种出现时,皆有关节肌肉酸痛无力、少气乏力、心悸、头晕、面黄少华等气血两虚表现,但因病变部位不同,又各有其特点:历节风者,以四肢小关节、多关节疼痛为主,痛剧,有时如虎啮;尪痹者,以关节肿大僵直、变形,甚则脊以代头、尻以代踵等骨质改变症状为特点,是历节风的晚期表现;皮痹者,以局部或周身皮肤紧绷变硬,皮肤不仁为特点;脉痹者,以患肢疼痛麻木,皮色苍白,或脉搏减弱为特点;脾痹者,以肌肤尽痛,麻木不仁,脘腹胀满,四肢倦怠,肌肉萎缩为特点。因有以上特征性表现,故辨病并不困难。

本证要与风湿病中气阴两虚、气虚血瘀、脾肾阳虚等证候相鉴别。均属于风湿病日久不愈,正气受损,脏腑功能衰退,故临床皆有正虚表现,但因病机的不同,各具证候特点:本证为痹病日久,气血亏虚,故临床主要表现为肌肉关节酸痛无力、少气乏力、心悸头晕等气血不足之象;气阴两虚者,可见骨节疼痛、僵硬变形、形体瘦弱、低热等气虚兼阴虚发热之症;气虚血瘀则是因气虚不能鼓动血脉,血行瘀滞,故除有气虚表现外,还可见到血瘀的表现,如肌肉关节刺痛,或局部有硬节、瘀斑;脾肾阳虚者,不能温养肢体,故可见畏寒肢冷、皮肤不仁等表现。

【治疗方法】

益气养血,活络祛邪。

【代表方剂】

1. **独活寄生汤(《备急千金要方》)**　本方用党参、茯苓、甘草、地黄、川芎、当归、白芍寓八珍汤之意,益气补血以扶正;独活、秦艽、防风祛风湿止痹痛;配以杜仲、牛膝、桑寄生既能补肝肾以壮气血生化之源,又可壮筋骨以除顽痹;细辛、桂心发散风寒,通经活络。诸药合用,共奏益气养血、补益肝肾、扶正祛邪之功。

2. **三痹汤(《校注妇人良方》)**　为独活寄生汤去桑寄生,加黄芪、续断、大枣,本方作用与独活寄生汤相似,但加黄芪、大枣,更加强了益气补血之力,以达到扶正祛邪之目的。

3. **黄芪桂枝五物汤(《金匮要略》)加当归**　《时方妙用》称此方为治虚痹之总方。方中用黄芪以益气固表,配当归有当归补血汤之意,二药合用,益气补血,正气盛则外邪自除;桂枝祛寒温经通络,芍药可佐诸药温燥之性,诸药合用,扶正祛邪。

(张之澧　姜泉)

十、气阴两虚证

【临床表现】

关节肌肉酸沉疼痛,麻木不仁,抬举无力,局部肿胀、僵硬、变形,甚则筋肉挛缩,屈伸不利,皮肤不仁或呈板样无泽,伴形体瘦弱,头晕目眩,倦怠乏力,气短汗出,动则加重;口鼻干燥,面色潮红,舌胖质红或淡红,有裂纹,苔少或无苔,脉沉细无力或细数无力。

【病机分析】

风湿病久治不愈,迁延日久,易致气阴两虚之证;或是年老体弱、脏腑机能减退,素体气阴两虚而感受风寒湿邪者。气阴两虚则肌肤筋骨关节失于濡养,病邪留恋,痹阻经脉,深伏关节,故关节疼痛、麻木、肿胀;气阴亏损愈盛,邪气稽留愈深,以致关节变形、僵硬,甚则筋肉挛缩,屈伸不利;气虚则气短乏力、汗出心悸,动则加重;气虚失运,生化乏源,气阴更亏,则见形体瘦弱,头晕目眩,倦怠,肌肤酸楚或不仁,口鼻干燥等症;气阴两虚,无以制阳,面色潮红,五心烦热。舌胖质红或淡红,有裂纹,苔少或无苔,脉沉细无力或细数无力,均为气阴两虚之征。

【诊断要点】

主症:①关节疼痛、肿胀、僵硬、变形,甚则筋肉挛缩;②肌肉酸沉疼痛,麻木不仁,抬举无力,活动后加重;③形体瘦弱,气短乏力,潮热汗出。

次症:神疲倦怠,心悸,口鼻干燥,皮肤不仁或呈板样无泽。

舌脉:舌胖质红或淡红,有裂纹,舌苔少或无苔,脉象沉细无力或脉细数无力。

凡具备主症①③或②③,兼次症某项及舌、脉者,即可诊断。

【本证辨析】

气阴两虚证在风湿病中,可见于因筋痹、脉痹、骨痹久治不愈,复感外邪,内舍于脏腑所致的肝痹、心痹、肾痹,更常见于燥痹中。本证在上述脏腑痹病中出现时,皆可有气短、乏力、易汗出、形瘦体弱、舌胖质红、苔少或无苔等气阴两虚的证候,但邪痹部位不同,主症各异,较易区别:肝痹者,邪痹于肝,以筋脉挛急、两胁作痛、易惊等症为主;心痹者,邪痹于心,则见"烦则心下鼓,暴上气而喘"或心中疼痛等主症;肾痹者,邪痹于肾,肾主骨,而以腰背酸痛、步履艰难,甚或脊以代头、尻以代踵等症为特点;至于燥痹,则以口无津液之滋润,泪涩无水液来源而口干、眼干,关节疼痛,清窍无以濡养为主要特征。

本证同风湿病中的气血两虚、阴阳两虚等证,均有正气虚衰的临床表现,但因风湿病所伤气血阴阳之病机不同,主症有别:本证气阴两虚,以关节隐痛、麻木、肿胀、僵硬、变形、抬举无力、形体瘦弱、气短乏力、多汗为特点;而气血两虚证以肌肉关节酸痛无力、活动后加重,头晕眼花,心悸失眠,面色苍白,唇甲无华为特点;而阴阳两虚证,则以痹邪损伤筋骨,内舍肝肾,骨节冷痛或关节僵硬、肿大、变形,伴形体羸弱,精神委顿,少气懒言,形寒肢冷、头晕耳鸣等症为特征。三证均常在风湿病日久时出现,一般气阴两虚较气血两虚证为重,而阴阳两虚病情更复杂,更严重,预后亦更差。

【治疗方法】

益气养阴,活血通络。

【代表方剂】

1. **四神煎**(《验方新编》)　方中君药生黄芪,性温微寒,补气祛邪,补益脾土而使中焦健运,水湿自除;金银花、石斛为臣,金银花性寒味甘,清热解毒、疏散风热,石斛味甘淡微寒,归胃、肾经,益胃生津,滋阴清热。远志,牛膝共为佐使,远志祛痰利窍,《本草正义》云其用于寒凝气滞、痰湿入络发为痈肿等证,效甚捷;牛膝活血祛瘀,补益肝肾,强壮筋骨,引药下行。五药合用,药少量重,立专效宏,共奏扶正养阴祛邪、清热解毒、活血通络之功。

2. **三才汤**(《温病条辨》)　方中人参为君药,甘温不燥,益气生津以补肺,入手太阴经,能通行十二经,大补元气,寓"四季脾旺不受邪"之意。补阳以生阴,崇土以制火。天冬为臣药,入手太阴、足少阴经,清金降火,滋阴润燥,除虚劳骨蒸。干地黄,气寒,味苦甘,入手少阴及手太阴,其功专于补肾水真阴,又善凉血止血。人参补益肺气,干地黄滋补肾阴及胃阴,一动一静,相伍则有金水相生之妙。

（刘宏潇）

十一、阴虚内热证

【临床表现】

骨节烦痛,昼轻夜重或活动后加重,局部轻微红肿、变形,屈伸不利,筋肉挛缩,局部皮肤潮红或暗红,触之微热而痛,伴形体消瘦,长期低热,潮热颧红,五心烦热,盗汗,咽痛,口干喜冷饮,头晕耳鸣,双目干涩或目赤齿衄,虚烦不寐,大便干结,舌质红或红绛,舌体瘦小有裂纹少津,苔少或苔薄黄,脉细数。

【病机分析】

患者感受热邪,邪热痹阻关节、经络,热灼伤津,津液暗耗,日久而致阴虚内热;或久治不愈,迁延日久之顽痹,长期过用辛温燥烈之品,阴津耗损,虚热内生;或年老体弱,肝肾阴虚,复感外邪,郁而化热;或由于各种内伤疾病,脏腑积热,耗精伤阴,导致肝肾阴亏,阴虚火旺。阴虚则肌肤筋骨失于濡养,加之病邪稽留不去,痹阻经脉,深伏关节,郁而化热,而致骨节烦痛,局部轻微红肿,甚则不红不肿,变形,屈伸不利,筋肉挛缩;阴津耗损过度,或年老肝肾阴虚,阴不制阳,虚热内生,而出现形体消瘦,长期低热,潮热颧红,五心烦热;阴虚内热,逼津外泄而盗汗;虚火上炎则口眼干燥,咽痛喜冷饮,或目赤齿衄;阴虚不能养心,虚热上扰神明而虚烦不寐;阴虚内热,津亏肠燥,故大便干结。其肺阴虚内热者,则见干咳或咳则痰少而黏,或痰中带血,颧红,潮热盗汗,手足心热,口干咽燥,渴而喜饮,大便干结;脾阴虚内热者,则见肌肉消瘦,饥不思食,食入不化,或进食干噎,嘈杂胃痛,口干而渴;其肝肾阴虚内热者,则见视物昏花,筋脉拘急,麻木,抽搐,爪甲枯脆,眩晕耳鸣,腰膝酸软,齿摇发脱,遗精,形体消瘦,咽干口燥,五心烦热,午后潮热,颧红盗汗,虚烦不寐,尿黄便干。舌质红或红绛,舌体瘦小有裂纹,苔光或薄黄,脉细数均乃阴虚内热之象。

【诊断要点】

主症:①关节剧痛、烦热,屈伸不利,筋肉挛缩;②局部轻微红肿,甚则不红不肿;③长期潮热盗汗,五心烦热,口干咽痛喜冷饮。

次症:头晕,耳鸣,目干涩,虚烦不寐,大便干结,形体瘦弱。

舌脉:舌质红或红绛,舌体瘦小有裂纹,苔少或苔薄黄,脉细数。

凡具备①②或②③,兼次症某项及舌、脉者,即可诊断。

【本证辨析】

阴虚内热证在风湿病中,常见于肾痹、筋痹、历节风等病。本证在上述痹病中出现时,皆可见形体瘦弱、长期低热、潮热盗汗、五心烦热等阴虚内热证候表现。但因病机、病位有别,不难鉴别。肾痹者,主要由骨痹不已,久致肾亏,肾阴亏损,筋骨失于濡养,而致关节疼痛,四肢拘挛,骨重不举,偻曲不伸,步履艰难;筋痹者,以筋脉挛急,关节疼痛,不得屈伸,两胁胀痛,喜叹息为特征;历节风则以关节剧痛,压痛明显,局部皮温升高,痛如虎啮,活动受限,甚则关节肿大变形为特点。

本证应同风湿病中的热痹证、湿热痹阻证、热毒痹阻证相区别。尽管皆可由热邪郁闭、灼伤经络而出现关节剧痛,但其病机虚实性质不同,不难鉴别。本证乃阴虚不能制阳,虚热内盛而致关节烦痛,昼轻夜重,伴潮热、盗汗、五心烦热等,属虚证。热痹证、湿热痹证则因患者素体阳气偏盛,内有蕴热,感受湿热之邪或风寒湿邪,经久不愈,邪留经络,郁而化热所致,均属实证,其热重于湿,则表现为热痹,湿重于热,湿热并重则表现为湿热痹阻证。热痹则见关节红肿热痛,局部皮肤灼热,伴发热、口干喜饮、汗出、溲黄等症,湿热痹阻证则关节热痛、肿胀,有重着感,触之灼热或有热感,可伴口渴不喜饮,烦闷不安等。热毒痹阻证主要是热毒壅盛,热入营血,内犯脏腑而致关节赤肿焮热,疼痛剧烈,咽喉肿痛,壮热,烦渴,或见肌肤鲜红斑疹,甚或神昏谵语等症。

【治疗方法】

滋阴清热,活血通络。

【代表方剂】

1. 青蒿鳖甲汤(《温病条辨》)　本方为清虚热的代表方,用于热病后期,邪热未尽,深伏阴分,阴液已伤。方中鳖甲咸寒滋阴,直入阴分,以退虚热,青蒿芳香,清热透络,引邪外出,共为主药;生地、知母益阴清热,协助鳖甲以退虚热,丹皮凉血透热,协助青蒿以透泄阴分之伏热,共为佐使药;另加入活血通络的桑寄生、当归、络石藤。合而用之,共奏滋阴清热、活血通络之功。

2. 知柏地黄汤(《医宗金鉴》)　本方具有滋阴降火之功,用于治疗肝肾阴虚,虚火上炎之证。方中熟地滋肾填精为主;辅以山萸肉养肝肾而涩精,山药补益脾阴而固精,三药合用,以达到肾、肝、脾三阴并补之功,又配茯苓淡渗脾湿,以助山药之益脾,泽泻清泄肾火,并防熟地之滋腻;丹皮清泄肝火,并制山萸肉之温,共为佐使药,三补三泻,相辅相成,更入黄柏苦寒清热,知母养阴清热。各药合用,使之滋补而不留邪,降泄而不伤正。

(何夏秀)

十二、气虚血瘀证

【临床表现】

肌肉关节刺痛,痛处固定,拒按,往往持久不愈,或局部有硬结、瘀斑,或关节肿大畸形,肌肤麻木,甚或肌萎着骨,肌肤无泽,面色黧黑或有斑块,气短乏力,头晕汗出,口干不欲饮,妇女可见闭经、痛经,舌质暗淡有瘀斑或瘀点,脉沉涩或沉细无力。

【病机分析】

多见于久病或年老等导致机体脏腑功能衰退,元气不足,无力推动血液运行,血流不畅,瘀阻脉络而成痹证。气为血帅,血为气母,气行则血行,气虚不足以推血,则血必瘀。气虚血运不畅而致血瘀,瘀阻脉道,不通则痛,而出现关节肌肉刺痛、关节肿大变形,痛处不移且拒按,甚则局部出现硬结、瘀斑;肌肉筋脉失于濡养,则肌肤麻木,甚则肌萎着骨;气短乏力,头晕汗出为气虚之证;面色黧黑,口干不欲饮,妇女或见闭经痛经,舌质暗淡有瘀斑,脉涩无力均乃瘀血停留之征。

【诊断要点】

主症:①肌肉关节刺痛,痛处固定不移,或有硬结、瘀斑,或关节肿大畸形,面色黧黑;②气短乏力,头晕汗出,肌肤麻木。

次症:肌肤干燥无泽,肌萎着骨,口干不欲饮,妇女闭经、痛经。

舌脉：舌质暗淡有瘀斑或有瘀点，脉象沉涩或沉细无力。

凡具备主症①②，或兼次症某项及舌、脉者，即可诊断。

【本证辨析】

气虚血瘀证在风湿病中，多见于心痹、脉痹、皮痹、肾痹等病。本证在上述疾病中出现时，除具有气短、乏力、自汗等气虚症状外，还因血瘀痹阻病位不同，在临床上表现出相应部位的疼痛或痹阻症状。心痹者，邪痹心胸，以烦则心下鼓，暴上气而喘，胸痛胸闷、嗌干善噫为主症；脉痹者，邪痹血脉，则以肢麻不仁，下肢出现瘀斑硬结，青筋暴露，甚则局部坏疽等症为主；皮痹者，邪痹肤络，故以皮肤不仁、干燥无光泽或皮下瘀点等症为特点；肾痹者，邪痹于肾，肾主骨，故以骨关节肿大变形为突出。此外，其气虚证候，亦随痹阻脏腑器官的不同，临床表现各异：心痹之气虚证，多以心气虚与宗气不足并存，表现为精神疲惫，心悸胸闷，乏力，呼吸气短，语声低微，少气懒言，或见面色㿠白、头晕目眩等症状；脉痹之气虚证，心主血脉，以心气不足为主，表现为心悸胸闷、气短乏力、活动后尤甚，兼见手足指趾端变白、变紫、变红的雷诺现象，手足末端发凉，自汗、面色㿠白等症；皮痹之气虚证，肺合皮毛，则以肺气虚为突出，表现为喘咳气短、声音低怯、自汗畏风、容易感冒、面色萎黄，皮肤麻木不仁，爪甲不荣；肾痹之气虚证，又以肾气虚为重点，表现为腰膝酸软疼痛、形寒肢冷、头晕耳鸣、听力减退、夜间多尿，女子则见月经淋漓不尽，甚则崩漏，或痛经闭经、小产、滑胎；男子则见遗精、滑精、早泄等症。

本证应与风湿病中常见的气虚痰浊证、血虚血瘀证相鉴别。本证与气虚痰浊证，虽均可见气虚证候，然而因邪痹性质不同，其痹痛亦各有特点：气虚痰浊证之痹痛，见关节肿胀、疼痛、变形或屈伸不利，其关节肿胀更明显。而本证则见肌肉关节刺痛或局部瘀斑，其关节疼痛及夜间痛更明显。本证与血虚血瘀证的区别，虽皆有瘀血痹阻的肌肉关节刺痛，部位固定不移，局部肿胀、硬结、瘀斑等症状，但本证必见气短乏力、面色㿠白等气虚证候，而后者当有头晕目眩、面色无华、失眠健忘等血虚证候，较易鉴别。

【治疗方法】

益气活血通络。

【代表方剂】

1. 补阳还五汤（《医林改错》）　本方用于风湿病正气亏虚、脉络瘀阻、筋脉肌肉失养。方中黄芪用量独重，以大补元气，使气旺血行，祛瘀不伤正，为方中主药；辅以当归尾、川芎、赤芍、桃仁、红花、地龙活血通络。合而为剂，可使气旺血行，瘀去络通，诸症自可渐愈。若脾胃虚弱者，可加党参、白术以补气健脾；若偏寒者，加炙附子以温阳散寒。

2. 圣愈汤（《兰室秘藏》）加桃仁、红花　本方补气养血，是治气虚血瘀痹之效方。方中党参、黄芪补气，当归、赤芍、地黄、川芎以养血活血。加桃仁、红花，意在增强化瘀之力。若病在上肢加羌活、防风；病在下肢加牛膝、地龙、苍术、黄柏。

3. 黄芪桂枝五物汤（《金匮要略》）　本方治血痹之肌肤麻木不仁，是一首益气温经、和血通痹的方剂。血痹证常见病机多因正气不足，营卫不和，感受风寒外邪，使血气运行不畅，痹于肌肤经络。方中黄芪益气固表为主药，辅以桂枝温经通阳，助黄芪达表而运行气血；佐以芍药养血和营，使以生姜之辛散；姜、枣同用以调和营卫。合而为剂，可使气行血畅，则血痹之证自愈。若兼血虚加当归、鸡血藤以补血；气虚重者，则倍黄芪，加党参以补气；筋骨痿软加杜仲、牛膝以强壮筋骨；久病入络，筋挛麻痹较甚者加地龙、蕲蛇等以通络散风；瘀痛重者,加桃仁、红花、丹参以活血消瘀,如下肢疼加牛膝,上肢痛加羌活;腰痛重者,加狗脊;若以本方治产后腰痛,重用黄芪、桂枝效果显著。

4. 黄芪桃红汤(《医林改错》) 方中黄芪补气,桃仁、红花活血化瘀。三药相配而补气活血,可治气虚血瘀所致之周身痹痛。若气虚明显,兼多汗心悸者,可加生脉散以益气敛汗,养阴生津;腰背疼加牛膝、续断;下肢重痛加独活、生薏苡仁、苍术。本方加川芎、归尾、威灵仙为《类证治裁》桃红饮,治痹证有血瘀者。

(何夏秀)

十三、肝肾阳虚证

【临床表现】

筋骨关节冷痛、肿胀、酸僵麻木,昼轻夜重,下肢筋脉挛短,屈伸不利,腰膝酸软无力,足跟疼痛,形寒肢冷,畏寒喜暖,手足不温,面色㿠白,口淡不渴,毛发脱落或早白,齿松或脱落,或面浮肢肿,或小便频数,男子阳痿,女子月经愆期量少,舌质白滑,脉沉弦无力。

【病机分析】

肝肾亏虚是人体自然衰老过程中的必然趋势。若肝肾阳虚,则真气衰弱,髓不能满,筋骨失养,血气不行,痹阻经络,渐至关节冷痛、肿胀、酸僵麻木。入夜阳气渐微,阴气自盛,气血凝滞,不通则痛,故见昼轻夜重。腰为肾之府,膝为筋之府,肝肾阳虚则见腰膝酸冷无力,下肢筋脉挛短,屈伸不利。足少阴肾经循足跟,肾虚经脉失养,故见足跟酸痛。寒滞肝脉,阳气不充,故形寒肢冷;肾阳不足,温煦失职,而致畏寒喜暖,手足不温,面色㿠白。痹者闭也,肾藏精,肝藏血,肝肾阳虚,精血失于温养,故男子阳痿,女子月经愆期量少。齿乃骨之余,肾主骨,发为血之余,肝藏血,肝肾阳虚,则可见发脱齿摇。肾阳虚衰,膀胱失约,气化不利,故见小便频数,阳虚水邪泛滥,则见面浮肢肿。舌淡体胖苔白滑、脉沉弦,均为阳虚鼓动无力之象。

【诊断要点】

主症:①筋骨关节冷痛、肿胀、酸僵麻木,昼轻夜重;②下肢筋脉挛短,屈伸不利,腰膝酸软,足跟疼痛,下肢无力。

次症:形寒肢冷,畏寒喜暖,手足不温或面色㿠白,口淡不渴,头发早白或脱落,齿松脱,或面浮肢肿,或女子月经量少愆期,或小便频数。

舌脉:舌质淡或胖嫩,苔白滑,脉沉弦无力。

凡具备上述主症加舌、脉,或具备主症之一和2~3个次症加舌、脉,均可诊断。

【本证辨析】

肝肾阳虚证在风湿病中,常见于肾痹、历节风、尪痹(肾虚寒盛证)、肝痹、筋痹等病中,病程日久者更易多见。本证在上述风湿病中,虽出现畏寒肢冷、腰膝酸软、男子阳痿、女子月经愆期量少等肝肾阳虚证候,但因邪痹部位不同,主症相异,可供鉴别:肾痹者,邪痹阻于肾,以足跟痛,骨关节畸形,甚则尻以代踵、脊以代头等症为主;历节风者,邪痹阻于关节筋骨,见关节筋骨剧痛,痛如虎啮,遍历关节,甚则肿大变形为主症;尪痹(肾虚寒盛证)者,以骨质受损,关节肿痛、变形僵硬,筋脉挛缩为其特点;肝痹者,邪痹于肝,以两胁坠痛、夜卧善惊、阴囊收缩等症突出;筋痹者,邪痹阻于筋,以筋挛节痛、肢体麻木为主症。

本证同风湿病中常见的寒湿痹阻证、阴阳两虚证等均可出现关节冷痛、喜暖畏寒、遇冷加重、得热痛减等症,但因病有虚实之分,主症不同,较易鉴别:本证有腰膝酸软、足跟疼痛、阳痿滑精、关节变形等肾虚之候;而寒湿痹阻证属实证,无虚象表现,以关节冷痛、肢体重着为特点;阴阳两虚证除见肝肾阳虚证候外,还有骨蒸潮热、盗汗梦遗、舌红无苔等肝肾阴虚见症,这点与无阴虚见症的本证明显有别。

【治疗方法】

温补肝肾,祛寒除湿,散风通络。

【代表方剂】

1. 独活寄生汤(《备急千金要方》) 本方具有祛风湿、止痹痛、益肝肾、补气血之功。主治风寒湿三气痹着日久,而致肝肾不足,气血两虚者。方中以独活、细辛专入足少阴肾经,搜风寒,通血脉;配以秦艽、防风疏经升阳,以祛风化湿;桑寄生补肝肾、益气血、祛风冷;又配合杜仲、牛膝壮肾健骨,强筋固下;更用当归、芍药、川芎、地黄活血补阴;以人参、桂心、茯苓、甘草益气补阳。全方主旨是用辛温以散之,甘温以补之,使肝肾强,气血足,风湿除,筋骨壮,而腰膝痹痛自愈。

2. 附子汤(《宣明论方》) 本方具有温和益肾、散风祛湿散寒、活血通络之效。主治因肾阳不足,风寒湿之邪深侵而致的骨痹。方中附子大辛大热,温阳散寒疗痹痛为主药;防风、独活、细辛、草薢祛风散寒除湿,山茱萸、牛膝、肉桂益肾温阳,共为辅药;川芎、当归活血通络,黄芪、白术、枳壳补气行气,石菖蒲芳香性温、祛湿通窍治耳聋,菊花清利头目,天麻祛风通络,共为佐药;生姜辛温发散,散寒通络为使药。

3. 补肝汤(《奇效良方》) 本方具有补肝肾、温阳祛寒、舒筋脉缓挛急之功。主治肝痹,方中乌头散寒止痛为主药;独活祛风湿,止痹痛,薏苡仁、甘草、白茯苓健脾祛湿,防风、细辛祛风散寒,柏子仁养血安神明目,共为辅药,大枣缓和诸药。

(蒋 宁 曹 炜 袁 博)

十四、肝肾阴虚证

【临床表现】

筋肉关节烦疼,入夜尤甚,肌肤麻木不仁,步履艰难,筋脉拘急,屈伸不利,腰膝酸软无力,日久则关节变形,形体消瘦,或头晕目眩,咽干口燥,口舌生疮,耳鸣如蝉,脱发,或失眠多梦,健忘,盗汗,五心烦热,两颧潮红。男子遗精,女子月经量少。舌红少苔,脉细数或弦细数。

【病机分析】

阴虚痹痛之证,多缘于素体阴虚或阳盛阴虚,邪从燥化伤阴;或诸邪稽留不去,久郁化热伤阴;或过服风燥之药,邪从热化而伤阴等。素体阳盛阴虚之人,感受风寒湿邪,久则亦可郁而化热、化燥,表现为热性证候、阴虚证候。素体阴虚者,即使痹病初起,亦可出现阴虚有热症状。如临床上西医确诊为风湿热患者,在发生关节疼痛,或红肿,或不甚红肿,低热,脉数,血沉、抗"O"正常或异常的同时,有咽部干痛,舌质红绛或光绛无苔,脉数或沉细数,即属此证。痹病失治或反复发作,日久不愈,风寒湿痹阻于经络关节,与湿痰浊血结聚,易郁而化热、化燥,以致伤津耗液;若湿热稽留于经络,久恋不去,亦使阴液渐耗。二者化燥伤阴,可致肝肾精血日乏,形成虚实夹杂的阴虚络阻之证。

无论是痹病初起过量服用风燥之药,还是本属阴虚(湿)热痹误用风门通套之药,均可使邪从热化、燥化,使阴液更伤。痹病初起,常治以发散风寒、温经利湿之法,过服则易化燥伤阴。祛风之药,诚能表散风痹之邪;辛热之剂,固可缓解寒痹之痛;燥湿之品,确有祛除湿痹之效,但久服则皆难免化燥伤阴。如风寒湿痹之初,医家不问人之形体、脏之受病的阴阳偏失,只泥于风、寒、湿三气杂至之说,非表散风寒,则温经利湿。若为阳脏受病者,则愈服愈热;如属阴液本虚者,用此攻耗之药,必使脏气空虚,真阴欲竭;若误用热药,则阴液更耗,使虚者更虚。如由肝肾为病所致的痛痹,其红肿疼痛的原因,是筋脉失于濡养,虚火乘于经络所致,其证初起恶寒发热,类于伤寒,多肿痛于四肢经络之间,或左右移动,或上下游行,如果医家囿于风、寒、湿三气杂至之说,概以外邪施治,将使病势渐增,阴液渐耗,其虚虚之祸,不可胜言。另外,阴虚湿热痹证,误用表散辛温之药,将使虚燥转甚;风自内动,湿热内生者,属阴虚有火,若误用发表、清热之法,则证变虚损者居多。阴虚则生内热,热邪灼伤阴津,二者互为因果,内之虚火热邪与外之热毒时邪往往相合,乘虚而发病。

肾在体主骨,藏真阴而寓元阳,为先天之本。肝在体为筋,体阴而用阳,司全身筋骨关节之屈伸。肝肾同源,肝阴与肾阴互相资生,盛则同盛,衰则同衰,肾阴不足,水不生木,肝阴亦虚,肝阴不足,子盗母气,亦耗伤肾阴。痹久伤阴,导致肾水亏虚,水不涵木,筋骨关节脉络失养,久病入络,气血不行则见关节酸楚疼痛,气血不行而成瘀,瘀血不去郁而化热,昼轻而夜重者,正是阴虚瘀热之象也。肌肤麻木不仁者,乃久病入络,血虚络涩也;筋脉拘急,屈伸不利,关节变形,行动困难者,此血虚、血燥或肝气热也(肝气热则筋膜干,筋膜干则筋急而挛);腰为肾之府,肾阴不足,则见腰酸软无力。肝肾阴虚,虚火上扰,头目失于阴精滋养,故头晕目眩、健忘、脱发、耳鸣;阴液不能上承,故咽干口燥,口舌生疮。肝肾阴虚则生内热,故五心烦热,盗汗颧红,火扰心神则失眠多梦,火动精室则遗精;冲任隶属肝肾,肝肾不足则冲任空虚,故月经量少。舌红少苔或无苔,脉细数或弦细数,均为阴虚有热之象。

【诊断要点】

主症:①关节烦疼或骨蒸潮热;②筋脉拘急,腰膝酸软,夜重日轻。

次症:头晕目眩,形体消瘦,咽干耳鸣,脱发、口舌生疮,失眠盗汗,关节屈伸不利,关节变形,精神不振,男子遗精,女子月经量少等。

舌脉:舌红少苔或无苔,脉细数或弦细数。

凡具备上述主症加舌、脉,或具备主症之一和 2~3 个次症加舌、脉,均可诊断。

【本证辨析】

肝肾阴虚证,可见于风湿病中的骨痹、肾痹、筋痹、肝痹、脉痹、心痹等病。本证在上述病种出现时,皆可有头晕目眩、骨蒸潮热、形体消瘦、失眠盗汗等肝肾阴虚证表现。但因邪痹部位不同,各有其不同主症,不难鉴别:骨痹者,邪痹于骨,多发于冬季,以骨重不举,变形僵直,屈伸不利,步履艰难为主;肾痹者,为骨痹不已,内舍于肾而成,以腰膝酸痛,偻曲不伸,甚则脊以代头、尻以代踵为主症;筋痹,邪痹于筋,多发于春季,以筋屈不伸、筋挛节痛、腰背强直等症突出;肝痹者,为筋痹不已,内舍于肝而产生,见肢体麻木、胸闷胁胀、卧则多惊等症;脉痹者,邪痹于脉,多发于夏季,出现脉涩而细,或无脉,或下肢硬结、红斑,或脉络曲张等症;心痹,为脉痹不已,内舍于心所致,以心悸怔忡、心下暴痛等症为主。

本证同风湿病中常见的气阴两虚证、阴阳两虚证略有相似,虽都有骨蒸潮热、失眠盗汗、舌红无苔等阴虚表现,但因病机不同,临床主症各异,可供辨别:气阴两虚证还有气短、自汗、浮肿、便溏等心脾肺气虚的症状;阴阳两虚证除阴虚症状外尚见关节冷痛、形寒肢冷、五更泄泻等肾阳虚损、命门火衰的表现;而本证却无气虚或阳虚的临床见症,故不难区分。

在临床中,肝肾阴虚证多见于系统性红斑狼疮及干燥综合征等疾病。在系统性红斑狼疮缓解期,免疫功能低下,多以正虚为主,表现为肝肾阴虚、脾肾阳虚。由于病程较长,邪热羁留日久,耗损阴液,且经激素治疗,常表现出心烦咽干、脱发耳鸣、腰酸等肝肾阴虚或阴虚内热证候。

关于肝肾阴虚痹证的治疗,《临证指南医案》中极为推崇张景岳补阴通络的治疗法则,认为:"张景岳云治痹之法,只宜峻补真阴,宣通脉络,使气血得以流行,不得过用风燥等药以再伤阴气,亦见道之言也。"可见,由于肝肾阴虚,痹证既有阴虚的一面,又有痹阻络塞的一面,所以,治疗上应柔润养阴,宣痹通络。

【治疗方法】

滋补肝肾,强壮筋骨。

【代表方剂】

1. 大造丸(《景岳全书》) 本方适用于风湿病日久,出现五心烦热、口干咽痛、齿龃肌衄、形羸肌瘦、舌红脉细等肝肾俱损、阴虚水亏诸症。方中用紫河车大补先天亏损;以龟甲、熟地、天冬、麦冬补水以配火,黄柏直折肾中阴火,使水火以平衡;杜仲、牛膝壮筋骨以通脉络,治腰膝酸软。

2. 左归丸(《景岳全书》) 本方具有养阴补肾、填精益髓之功。主治眩晕耳鸣、腰膝酸软、五心烦热、潮热盗汗,口干咽痛、遗精。本方由六味地黄丸演变而来,但方中不用丹皮清肝火、泽泻清肾火、茯苓渗脾湿,而增加了菟丝子、枸杞子滋补肝肾,龟甲胶育阴潜阳,鹿角胶峻补精血,怀牛膝强筋健骨。故本品补肝肾、益精血的作用较六味地黄丸强。

(蒋 宁 曹 炜 袁 博)

十五、寒热错杂证

【临床表现】

寒热错杂证即寒热并存,指同一患者身上寒和热的征象同时存在。临床最常见的大致有以下几种表现:肢体关节肿胀、疼痛,活动欠利,触之灼热,可涉及一个或多个关节,全身却感肢冷畏风寒,面色㿠白,舌苔黄白相间,脉象紧数;关节红肿热痛,或伴见结节红斑,但局部畏寒喜暖,遇冷痛不减,苔黄或白润,脉迟弦或紧或数;肌肉关节疼痛、麻木不仁、屈伸不利、得温则减,又伴见面赤口苦、烦躁、便秘,舌质红,苔白或淡黄,脉弦或数;肢体关节肿痛、变形,逢寒更甚,伴见午后潮热、夜卧盗汗、心烦;关节冷痛、重着,局部喜暖,但身热不扬,口渴不欲饮,舌淡红,苔黄或黄白相兼而厚腻。

【病机分析】

寒热错杂痹证的发生,取决于人体内在体质的阴阳偏盛与所感病邪之属性,同时也可由其他痹证演变而来。寒热错杂证,根据部位可有上下寒热错杂和表里寒热错杂,针对痹证而言,主要体现在表与里、局部与全身的寒热错杂表现,即关节局部症状与整体的寒热属性不同。

素体阳气不足,阴气偏盛,故平日即有面色㿠白、畏寒、肢冷、喜暖等里寒之象,当肌肤、经脉外感湿热之邪时,外邪痹阻筋脉,留滞关节,则出现局部关节红肿热痛等热痹症状,形成寒热错杂证;素体阳气偏盛,阳盛则热,平常即有面赤口苦、烦躁、便秘等实热之象,当外受寒湿之邪,外邪凝滞经络,痹阻关节,又有肌肉关节疼痛、麻木不仁、屈伸不利、得温则减的寒湿痹症,形成寒热错杂证;若素体阴虚,内有虚热,外感风寒,亦成寒热错杂证;素体湿热之人,外受寒湿之邪,既有身热不扬,口渴不欲饮,又有关节肿痛、沉重,从而出现寒热错杂之证。

寒热错杂证亦可由其他证候在疾病进展和治疗过程中寒热属性发生转变而成。如外感风寒湿邪之行痹、痛痹、着痹失治或治疗不当,日久不愈,蕴于肌肤筋骨,郁而化热伤阴,又现热痹症状,但风寒湿邪仍留而未尽,形成寒热错杂证;痛痹、着痹过用辛温燥热药物,耗伤阴津,又有化热之象,形成寒热错杂证;或热痹初期未能治愈,渐伤阳气,兼见寒象等,亦可出现寒热错杂之证。

【诊断要点】

因本证特点为寒热并存,故临床表现寒、热痹症状同时存在,即可诊为本证,但应分清孰轻孰重或寒热病重,以及辨明局部症状与整体的寒热属性不同。如症见关节红肿热痛,却畏寒肢冷;或关节冷痛,而伴潮热、烦躁。其舌质可淡、可红,舌苔可黄、可白,或黄白相兼。

【本证辨析】

寒热错杂证,可于多种风湿病中出现,较多见于尪痹、骨痹、历节及皮痹等。可见肌肉关节冷痛,皮肤红斑,或肌肉关节热痛、遇寒加重等寒热错杂证候,但因其病位、病机的各不相同,以及主要症状的差异,可相互鉴别。骨痹多见于痹病之晚期,痹邪已深入至骨,表现为肝肾不足之虚损,以关节僵硬、变形、强直,肌肉消瘦,肢体活动受限,不能伸屈为主症,甚或"尻以代踵、脊以代头";历节,又称白虎历节,痹邪与气血相搏,遍历周身关节,以关节疼痛剧烈,痛如虎啮,且痛无定处,周身游走为特点;皮痹者,邪痹皮腠,以四肢皮肤肿胀、硬化,甚至局部肌肉萎缩变薄,肤色发暗,肌肤不仁为其主要特点。

本证当临床表现为热重寒轻时,应与风湿病中常见的湿热痹阻证及热毒痹阻证鉴别。湿热痹阻证及热毒痹阻证,多见于素体阳盛,内有蕴热,或阴虚阳亢之人,感受外邪,湿热邪毒流注于关节肌肉,症见关节红肿热痛,不能屈伸,或结节红斑,或伴发热,局部喜冷恶热等湿热或实热表现,而无寒象,并且起病急、进展较快。湿热痹阻证多兼有身热、汗出、口渴等;热毒痹阻证之热邪更盛,关节肌肉痛如火灼,不可触按,热扰心神则见高热、神昏谵语等表现。二者皆见舌红苔黄,热毒痹阻证又可见舌绛红、深黄或黑苔,以上足以鉴别。

当寒重于热时,因寒象表现明显,则应与寒湿痹阻证相鉴别。寒、湿均为阴邪,其性凝滞、重着,经脉阻塞,故有肢体关节肌肉疼痛剧烈,痛有定处,逢寒痛增,有如针刺,日轻夜重,伸屈困难,痛处皮色不变,肌肤麻木不仁,肢体沉重乏力,舌苔白腻,一派阴寒之征而无邪热之象,可作鉴别。

本证寒热并重时,应与气阴两虚证辨别。气阴两虚证,多因久痹缠绵不愈,致使正气虚弱、阴津耗伤,外受邪气侵袭、内又失其所养,故虽有关节肌肉疼痛酸楚、结节红斑、局部怕冷等表现,又见心悸、气短、周身乏力、自汗盗汗、舌胖色红、苔白或无苔等特点,而寒热错杂证则无此症状,是以鉴别。

【治疗方法】

温经散寒,清热除湿,通络止痛。

【代表方剂】

1. 桂枝芍药知母汤(《金匮要略》)　方中桂枝、麻黄发散风寒,白术健脾除湿,附子助麻黄温经散寒止痛,防风佐桂枝祛风通络,知母除热于中,芍药、生姜、甘草调中和营卫。全方功用,温经散寒、清热通络。用于寒重热轻之寒热错杂痹病。

2. **白虎加桂枝汤**(《金匮要略》) 系白虎汤加桂枝而成。方中石膏清热解肌,知母滋阴清热而生津,桂枝温经通络而止痛,甘草、粳米益胃和中,共成清热泻火、温通经脉之剂。多用于热重于寒之寒热错杂痹病。也可加用防己、地龙、僵蚕、桑枝等清热通络止痛之药。

3. **大秦艽汤**(《素问病机气宜保命集》) 秦艽苦辛、平,为通痹之良药,攻一身之风,因其性平,故外邪阻滞经络,不论寒热,均可用其祛风通络、舒筋止痛;羌活、独活、防风、细辛、白芷祛风散寒通络;黄芩、石膏、生地清热凉血;当归、熟地、白芍、川芎养血柔筋而活血,并制风药之燥,正所谓"治风先治血,血行风自灭";白术、茯苓、甘草健脾除湿和中。本方寒热并用,祛风散寒,清热通络,佐以养血柔筋。适用于痹病寒热错杂证表现为寒热并重时。

(王齐南 母小真)

十六、营卫不和证

【临床表现】

肌肉、筋骨、关节疼痛,肌肤麻木不仁,关节局部肿胀变形不明显,恶风,恶寒,头痛,项背酸痛不适,汗出或无汗,身热,或有发热,咳嗽痰白,舌质淡红,苔薄白,脉浮缓或浮紧。

【病机分析】

风湿病营卫不和证主要包括卫闭营郁、卫强营弱两个类型。卫闭营郁指风寒外袭,寒邪较重,人体正气不虚,抗邪有力,导致卫阳郁闭,营阴郁滞不通,故致多关节疼痛;卫阳被遏,正邪交争,则恶寒、发热;膀胱经受邪,故有头痛、项背不舒;营卫闭郁,汗孔闭而不开,故无汗,脉浮紧;卫气通于肺,又可见咳嗽气喘等肺气不宣之症。卫强营弱是指素体偏弱之人,外感风寒之邪客于肌表,卫阳浮越于外,与邪抗争(此即卫强),而有发热;风邪偏重,风性疏泄,腠理不固,营阴不得内守而外泄(此即营弱),故有自汗出、恶风;风性上行,则有头痛;邪滞肌腠,筋脉失养,故项背不舒,肌肉关节疼痛;营阴不足,皮肤不荣,则有麻木不仁;汗出伤阴而营弱,肌腠疏松,故脉浮而缓。

【诊断要点】

主症:①肌肉关节疼痛;②肌肤麻木不仁;③畏风恶寒。

次症:头痛,项背不舒,身热,或有发热,汗出或无汗,咳嗽。

舌脉:舌质淡红,苔薄白,脉浮缓或浮紧。

凡具备主症①③或①②,兼次症某项及舌、脉者,即可诊断。

【本证辨析】

营卫不和证在风湿病中,可见于行痹、痛痹、着痹、皮痹、脉痹等。本证在上述病种中出现时,虽均有恶风寒、发热、头痛、项背不舒等营卫不和证表现,须以病因、病位、主症等加以辨别:行痹者,风邪偏盛,以肌肉关节疼痛,部位游走不定为特点;着痹,湿邪偏重,以关节肌肉肿胀、疼痛、重着、晨僵、痛处固定为主;痛痹,寒邪偏重,痛处固定不移,疼痛较为剧烈;皮痹,邪痹皮腠所致,以四肢皮肤肿胀、硬化,甚至局部肌肉萎缩变薄,肤色发暗,肌肤不仁为主要症状;脉痹者,则以脉来减弱,似有似无,或无脉,皮色紫暗,伴有肢体疼痛、皮肤麻木不仁等症为主,此由邪气过盛,血脉瘀阻甚至完全闭塞所致。

营卫不和证与风湿病中常见的气虚痰阻证、风湿痹阻证、气血两虚证,均可见关节作痛、肌肤麻木不仁、畏寒、舌淡苔白等症,故应依其病因、病机、病位及主症之不同,加以鉴别:本证为风寒袭表,致使营卫不和,表证未除,邪未及里,多见于痹病之初起,伴有发热、恶风寒、鼻塞等外感风寒症状;风湿痹阻证,由于风湿之邪痹阻经络关节,其主症表现出风、湿两邪之特性,风性善行数变,故关节疼痛游走无定处,湿性黏滞重着,则有关节肿胀、沉重之感;气血两虚证,多因饮食劳倦内伤、化源不足,或气虚日久、累及血虚,或失血过多、气随血耗,或久病失养,致使气血不足,风寒湿邪乘虚而入,素体气虚血亏,肌肤筋脉本已充养不足,加以外邪阻滞经脉,则关节肌肉更加失却濡养,故麻木不仁、乏力酸痛尤为明显,并伴面色㿠白、气短神疲、心悸汗出、倦怠乏力等气血亏虚症状,本证病程较长,正虚邪恋,无明显表证;气虚痰阻证患者,素已脾气不足,脾为生痰之源,脾气虚弱,运化不足,痰湿内生,脾气虚,卫气不固,又易感外湿,内外合邪,阻滞关节肌肉,故主症表现为关节肿胀疼痛明显,身体沉重,四肢乏力,浮肿便溏,足以鉴别。

【治疗方法】

调和营卫,解肌通络,祛邪止痛。

【代表方剂】

1. **麻黄加术汤(《金匮要略》)**　为麻黄汤原方加白术而成。主治"湿家,身烦疼",即素体多湿,又受风寒。以麻黄汤发汗解表,散寒祛湿,解除身体烦疼;白术既可健脾祛湿,又可实肌表,入原方后,祛湿之力增强。全方功用发汗解表,散寒祛湿,适用于身烦疼而有恶寒、发热、无汗者。

2. **桂枝汤(《伤寒论》)**　方中桂枝辛甘,解肌发表,温通卫阳,用之以治风;芍药,酸以收之,益阴敛营,防发汗太过,桂治卫强,芍治营弱,二药相合,调和营卫。生姜辛温,助桂枝解肌;大枣甘温,佐芍药益气养血和中;甘草,调和表里,且调和诸药;生姜、大枣、甘草相合,补益营卫,有助正气祛邪;全方共成调和营卫、解肌通络、滋阴和阳之剂。

3. **桂枝加葛根汤(《伤寒论》)**　本方是桂枝汤加葛根而成。葛根性平,能祛风邪,解肌表,为治项背强的专药,佐桂枝汤之用,增强了全方解肌、舒筋的功效,主治太阳病,项背强,汗出恶风。适用于以颈项强痛不舒为主症者。

4. **黄芪桂枝五物汤(《金匮要略》)**　此方即桂枝汤加益气固表之黄芪,扶正祛邪之力大增,功效益气和经,祛风通痹。主治阳虚汗出,四肢疼痛,麻木不仁。

(王齐南　唐晓颇)

十七、风热痹阻证

【临床表现】

四肢关节肌肉疼痛,游走不定,局部红肿,触之灼热或有热感,往往伴有皮下红斑,时隐时现,四肢皮肤麻木瘙痒,恶风、恶热,或有汗出,时伴发热头痛,口干口渴,或有鼻塞流浊或流黄涕、咽喉疼痛,舌质红或舌尖红,舌苔薄白或薄黄,脉浮数。

【病机分析】

多因素体阳气偏盛,内有蕴热,复又外感风邪或热邪,侵袭人体,郁而化热,痹阻经络,影响气血运行,导致关节、肌肉疼痛。风为百病之长,其性轻扬,善行而数变,风邪为患,则发病迅速,游走不定;热为阳邪,阳胜则热,易与风邪、湿邪相合,变生他症。风热两种阳邪相合,变化最速,甚至化为毒邪,传变更加凶险。

风热邪气交阻于经络、关节、肌肉等处,可见关节、肌肉局部红肿,触之灼热或有热感;风热外袭,伤及脉络,发于皮肤,可见皮下红斑;风性善行数变,故皮肤红斑时隐时现;风邪袭于肌腠,营卫失调,故有四肢皮肤麻木;风郁皮肤,则见皮肤瘙痒;外感风热,风邪袭表,伤人卫气,腠理疏松,卫气不固,故恶风恶热,或有汗出;清窍被风热邪气所扰,故头痛;风、热均为阳邪,风性开泄,热性上扬,故腠理疏松,玄府开张,津液外泄,故有汗出;热邪伤阴,津液被伤,故口干口渴;风邪袭肺,肺气失宣,鼻窍、咽喉、气管均属肺系,故鼻塞流浊或流黄涕、咽喉疼痛。舌质红或舌尖红,苔黄,脉浮数为风热邪气所致。

风热痹阻证多见于风湿病初期,如未经及时治疗可能传变较快,常见其转化为湿热痹阻证及热毒痹阻证。

【诊断要点】

主症:肢体关节肌肉疼痛,痛处游走不定,局部红肿,触之灼热或有热感。

次症:皮下红斑,四肢皮肤麻木,皮肤瘙痒,畏寒恶风,发热,头痛,汗出,口干,口渴,或有鼻塞流浊或流黄涕、咽喉疼痛。

舌脉:舌质红或舌尖红,舌苔薄白或薄黄,脉浮数。

具备上述主症,或兼次症加舌、脉表现者,即可诊断。

【本证辨析】

风热痹阻证可见于行痹、热痹、肌痹、脉痹、尪痹等病,及现代医学中的类风湿关节炎、系统性红斑狼疮、干燥综合征、系统性硬化病、脊柱关节炎、银屑病关节炎、炎性肌病、白塞综合征、成人斯蒂尔病、结节性红斑等疾病。多见于上述病种的早期、急性期、发作期或缓解后复发。由于各个病种病因病机不同,它们的主症有别。行痹以感受风邪为主,侵犯肌肤、关节、经络,以其性走窜,疼痛游走不定为症状特点,因风为阳邪,上先受之,故多发于上肢、肩背等处,卫阳不固,腠理空疏,以时兼恶寒发热的表证为特点。热痹为感受热邪,或风寒邪气入里化热,以肌肉关节红肿热痛,伴有身热、汗出、口渴、舌苔黄、脉数为特点,因风热均为阳邪,易化热毒而痹阻经脉,耗伤阴津,故红肿明显,得冷则舒,常兼有红斑,结节,口渴,便干。肌痹以肌肉酸痛或肢体红肿,手足紫冷,肢体倦怠乏力,活动困难,甚至肌肉萎缩为主要特点,肌痹早期可见风热痹阻之肌肉疼痛、恶风、恶热等症。脉痹以肢体痹痛,局部皮色暗紫,舌暗、脉涩等表现更突出,早期亦可见风热痹阻症候。尪痹多在早期或病情稳定后而又复感外邪时,可见风热痹阻的部分症候。

本证主要与风寒痹阻证、湿热痹阻证、热毒痹阻证、寒热错杂证、肝肾阴虚证等相鉴别。虽然都可出现关节肌肉疼痛,且伴有热象,但因病因病机不同,各有侧重。风寒痹阻证以关节冷痛、遇冷加重、得热痛减为主要表现,亦有恶寒发热,但多为恶寒重,发热轻。湿热痹阻证以关节肌肉局部红肿疼痛重着为主要表现,无恶寒、脉浮等表证,舌苔多黄腻,病程较长,反复发作,病势缠绵。热毒痹阻证,热邪化毒,热毒壅盛,痹阻经络,以壮热烦渴、甚或神昏谵语、关节红紫等为主症,而风热痹阻证则无全身或局部热毒的表现。寒热错杂证,乃寒热之邪交错,痹阻经络,以肢体关节红肿热痛、周身怕冷、遇寒痛甚或局部冷痛为特点,而风热痹阻证则无寒象。肝肾阴虚证,乃虚热证候,而风热痹阻证属实证。

【治疗方法】

祛风清热,通络止痛。

【代表方剂】

1. **银翘散**(《温病条辨》)　辛凉透表,清热解毒。连翘、金银花为君药,有辛凉解表、清热解毒作用,薄荷、牛蒡子疏散风热,清利头目,解毒利咽;荆芥穗、淡豆豉发散解表,助君药发散表邪,透热外出,为臣药。竹叶清热除烦,清上焦之热,且可生津,芦根功在清热生津,桔梗可宣肺止咳,为佐药。甘草和诸药。

2. **白虎加桂枝汤加减**(《金匮要略》)　清热通络止痛。方用知母清热除烦,滋阴润燥,和利关节;石膏清透肌肤骨节郁热;桂枝解肌调和营卫,走关节利机关,通利血脉;粳米补中益气,顾护正气以祛邪;炙甘草补中益气。

3. **大秦艽汤**(《素问病机气宜保命集》)　祛风散邪。秦艽祛风通络为君药;羌活、独活、防风、白芷、细辛等辛散之品,祛风散邪,加强君药祛风之力,并为臣药;加熟地、当归、白芍、川芎养血活血,使血足而筋自荣,络通而风易散,白术、茯苓益气健脾,以化生气血;生地、石膏、黄芩清热为佐药,甘草调和诸药,兼为使药。

4. **消风散**(《外科正宗》)　祛风清热。荆芥、防风、牛蒡子、蝉蜕辛散透达,疏风散邪,共为君药;苍术祛风燥湿,苦参清热燥湿,木通渗利湿热,石膏、知母清热泻火,为臣药;当归、生地、胡麻仁养血活血为佐药;甘草清热解毒,和中调药,为佐使药。

(王　北　马　丛)

十八、燥毒痹阻证

【临床表现】

两目干涩,口干咽燥,关节疼痛,屈伸不利,燥渴欲饮,或鼻干声哑,唇干皲揭或干燥破溃,反复不愈,干咳少痰,痰不易咳,皮毛干燥,皮肤甲错;或心烦少寐,多梦易醒或精神烦躁;或频频饮水,进干食困难,胃脘嘈杂,呃逆干呕,大便干结;或头痛眩晕,胁肋隐痛,五心烦热,潮热盗汗;或头晕目眩,腰膝酸软,形体消瘦,耳鸣乏力。舌质干红或暗,或有裂纹、瘀斑,少苔或无苔,脉细数或弦细数,或细涩。

【病机分析】

本证主要为素体阴虚,内有郁热,易从燥化,阴津不足,复感燥热邪气,内外合邪,燥伤经络;或燥盛不已,蕴久成毒,燥毒胶结,煎灼气血津液,体液受燥毒之蒸而外泄,耗气伤阴,导致阴血亏虚,津枯液涸,口眼清窍失养,经脉气血痹阻,故现两目干涩,口干咽燥,关节疼痛,屈伸不利,燥伤津液,治节无权,则见燥渴欲饮;燥伤肺阴,津伤失布,皮毛无主,肺失宣肃,故见鼻干唇皲,干咳少痰,皮毛干燥,皮肤甲错;燥甚伤及心阴,心君失养故见心烦少寐,多梦易醒;燥毒伤津耗液或过食辛辣香燥之品,损伤脾胃阴津,胃失和降,则见中州嘈杂,干呕呃逆;肝阴被劫,木失滋荣则见头痛眩晕,胁肋隐痛,燥毒伤阴则五心烦热,潮热盗汗;肝肾阴精不足,精不生髓,故见头晕目眩,腰膝酸软,形体消瘦,耳鸣乏力。舌质干红或暗,或有裂纹、瘀斑,少苔或无苔,脉细数或弦细数,或细涩,均为燥毒炽盛之象。

【诊断要点】

主症:两目干涩,口干咽燥,关节疼痛,屈伸不利,燥渴欲饮。

次症:①鼻干声哑,唇干皲揭,干咳少痰,痰不易咳;②心烦少寐,多梦易醒;③胃脘嘈杂,呃逆干呕,大便干结;④头痛眩晕,五心烦热,潮热盗汗;⑤头晕目眩,腰膝酸软,形体消瘦。

舌脉:舌质干红或暗,或有裂纹、瘀斑,少苔或无苔,脉细数或弦细数,或细涩。

凡具备上述主症和舌、脉表现,并结合次症1项者,即可诊断。

【本证辨析】

本证常见于风湿病中的燥痹、热痹等。多见于上述病种的急性期或发作期,均可见关节肿痛,口干欲饮,双目干涩少泪,舌红等燥毒主症,然因病种不同,又各有其特征性的表现:热痹热毒症状较盛可见高热烦渴,神昏谵语,肌肤现紫红色斑疹及皮下结节等;燥痹两目干涩,口干咽燥症状更甚。

本证与热毒痹阻证、阴虚内热证等,临床都可出现关节疼痛、屈伸不利且伴舌红等热象证候,但因病机虚实性质不同,又各具特点:本证燥毒寓于燥邪,又猛于燥邪,极易耗灼津液,败坏形体,可见口鼻干燥、破溃,反复不愈;或两目干涩,燥渴欲饮;热毒痹阻证主要为热毒壅盛,热入营血,表现为高热烦渴甚至神昏谵语,皮肤现紫红色斑疹等热毒之象;阴虚内热证为阴虚不能制阳,阳气偏盛,而致关节烦痛,昼轻夜重并伴有潮热盗汗、五心烦热等症状,属虚证。

【治疗方法】

滋阴润燥,解毒通络。

【代表方剂】

1. **沙参麦冬汤**(《温病条辨》) 方用沙参、麦冬清养肺胃;玉竹、天花粉生津止渴;生扁豆、生甘草益气培中、甘缓和胃;以甘草配以桑叶,轻宣燥热。合而成方,共奏清养肺胃、生津润燥之功。

2. **清燥救肺汤**(《医门法律》) 此方清燥润肺。方中重用质轻性寒之桑叶,轻宣肺燥,透邪外出;温燥犯肺,温者属热宜清,燥胜则干宜润,故以辛甘而寒之石膏,清泄肺热,共为君药。麦冬润肺滋液;胡麻仁、阿胶助麦冬养阴润肺,肺得滋润,则治节有权,共为臣药。君臣相伍,宣中有清,清中有润,是清宣润肺的常用组合。人参益气生津,合甘草以培土生金;杏仁、枇杷叶苦降肺气,均为佐药。甘草兼能调和诸药,是为使药。诸药合用,共奏清热疏风、益气生津润燥之功。

(王义军)

第6节　西医风湿病概论

自身免疫病(autoimmune disease,AID)是指机体的自我耐受失控,自身免疫应答过高,产生直接或间接破坏自身组织的自身应答性T淋巴细胞和自身抗体,机体免疫系统攻击自身的一种或多种成分,引起相应器官组织的病变和功能障碍的一类疾病。

AID是一组异质性疾病,以患者血清出现多种自身抗体为主要特征。自身抗体是指各种原因造成机体B淋巴细胞产生针对自身组织、细胞及其成分的抗体。自身抗体可以是生理性的,也可以是病理性的。正常人群中生理性自身抗体的存在相当普遍,其作用之一就是清除体内衰老及死亡的细胞。一般说来,病理性自身抗体滴度高,与相应抗原的亲和力强,往往造成机体的病理性损害。

一、风湿免疫疾病自身抗体谱

血液中存在高滴度的自身抗体是风湿免疫病的重要特征之一,风湿免疫病多数伴有特征性的自身抗体(谱)。按自身抗体针对的抗原分布不同,AID 可分为器官特异性和非器官特异性两大类。器官特异性自身免疫病通常有明确的针对特有组织器官的特异性抗体,病变也严格局限于该器官,如桥本甲状腺炎、1 型糖尿病、萎缩性胃炎、溃疡性结肠炎、重症肌无力、自身免疫性溶血性贫血、特发性血小板减少性紫癜等;非器官特异性自身免疫病所针对的自身抗原则为细胞核或细胞质成分,病变常累及全身各组织器官,如多种风湿性疾病,包括系统性红斑狼疮(systemic lupus erythematosus,SLE)、类风湿关节炎(rheumatoid arthritis,RA)、干燥综合征(Sjögren syndrome,SS)、混合性结缔组织病(mixed connective tissue disease,MCTD)等,这类疾病通常没有明确的针对特有组织器官的特异性抗体。

AID 患者的血液中通常可检测到高滴度的自身抗体或与自身组织成分发生反应的致敏淋巴细胞,而正常人没有或极少有这类抗体,故自身抗体的检测已成为现代风湿病常规的诊断方法,可帮助对疾病的诊断与鉴别诊断、病情评估、治疗监测、病程转归预后判断及早期预警等。[1]同时,自身抗体的深入研究还促进对风湿免疫病发病机制的了解。目前临床实验室可开展的自身抗体检测项目已达百项以上,主要包括抗核抗体、抗中性粒细胞胞浆抗体、抗磷脂抗体、类风湿关节炎相关自身抗体、自身免疫性肝病相关自身抗体、特发性炎性肌病特异性自身抗体、系统性硬化病相关自身抗体等。

(一)自身抗体检测方法

1. **免疫荧光法**　间接免疫荧光法(indirect immunofluorescence method,IIF)是目前国内外临床实验室应用最广泛的抗核抗体的筛选方法,敏感性高,根据不同的荧光染色模型可筛选出针对不同细胞成分的自身抗体。

(1)原理:患者待测血清中存在抗细胞成分的抗体(第一抗体),可以特异地和实验基质中抗原成分结合,形成免疫复合物。先将不同稀释倍数的待测血清孵育底物细胞,再与荧光标记的抗人免疫球蛋白 G(第二抗体)结合,在荧光显微镜下观察相应部位出现的荧光染色。

(2)底物:可用来测定的底物包括啮齿类动物肝、肾组织切片、HEp-2 细胞等。

1)鼠肝或肾组织切片作抗原基质:最早应用,价格便宜;不发荧光,对阴性结果的区分更可靠,可识别抗肝组织的特异性抗原抗体等;但使用动物组织切片,存在种属差异、肝细胞核较小、细胞形态常不规则等问题,故敏感度和特异性较低。

2)HEp-2 细胞(人喉表皮样癌细胞)作抗原基质:目前 IIF 检测抗核抗体应用最多的实验基质。人源性更具有特异性,与肝、肾等组织基质比较,阳性率可增加 10%~20%;具有更大和更明显的细胞核,易于观察和分析不同的荧光模型;有丝分裂的比例明显增高,易识别抗有丝分裂结构的自身抗体,如抗着丝点抗体。

(3)荧光强度和荧光模型:免疫荧光的检测结果包括荧光染色强度和荧光模型。

抗核抗体的荧光染色被检测出来的最终稀释倍数为其效价。通常效价≥1:40,即被认为阳性。但目前有研究者认为这种检测方法存在主观性误差。目前已有一些实验室通过计算机依赖性荧光染色定量法来标准化检测结果。世界卫生组织(WHO)和疾病控制中心(CDC)等实验室也主张应用标准化血清来鉴定抗核抗体的效价,并采用标准化单位 IU/ml。但免疫荧光的实验室标准化结果还尚未广泛制订。

（4）评价：免疫荧光法广泛用于风湿性疾病的筛选检查，但必须通过其他特异检测方法来解释其临床意义。IIF 用来检测 ANA 的底物大多是 HEp-2 细胞，尽管其组织成分具有排除血液系统、异嗜白细胞抗体或过路病毒等抗体干扰的优势，培养的细胞系因高浓度的核、细胞质抗原而使底物标准化、检测敏感性增高，但其特异性很低。实验误差的其他来源包括实验结果的主观判读、试剂及荧光显微镜的质量。故美国病理学家专业委员会和国家临床实验室检测标准委员会建议：①用于测定的血清需保存在 4℃，不超过 72 小时，或者保存在 −20℃ 以下的温度；②用丙酮固定的 HEp-2 细胞，因为乙醇或甲醇固定可能会清除 SSA 抗原和其他器官细胞未发现的抗体，如抗着丝点抗体；③应用 IgG 特异性 FITC 和蛋白质比例接近 3.0 的抗 IgG 抗体 -FITC 结合物，抗体和蛋白质比值 ≥ 0.1，特定抗体容量为 30~60μg/ml，工作稀释倍数由已知荧光模型和终末点滴度的对照血清决定；④应用与 WHO 或 CDC 一致的对照血清。

2. 免疫扩散　免疫扩散（immunodiffusion, ID）是一种简单、直观的检测技术。该方法将待测血清、可溶性核抗原在室温下放置于铺设琼脂糖凝胶的湿盒内，经 24~48 小时，自身抗体和抗原各自向对方扩散，在最恰当的比例形成抗原抗体沉淀线。

免疫双扩散法可检测出所有可溶性核抗原（extractable nuclear antigens, ENAs）的自身抗体（如抗 RNP 抗体、抗 SSA 抗体、抗 SSB 抗体等）、从 DNA 缓冲液中分离出来的染色质成分（如抗 DNA 拓扑异构酶Ⅰ抗体、抗增殖细胞核抗原抗体、抗 Ku 抗体等）、可溶性核仁成分（如抗 PM-Scl 抗体等）。该方法检测结果稳定，临床符合率高，不需要特殊设备或者高纯度的抗原，因此在过去的临床研究中获得了较为广泛的认可。但免疫双扩散法耗时较长，敏感性低，需要较大数量的 IgG 和 IgM 来形成可见的沉淀线，并且不能检测针对少量或不稳定抗原的抗体，因此其应用范围受到了限制。

3. 对流免疫电泳　对流免疫电泳（counter immunoelectrophoresis, CIE）是加速的免疫扩散技术，其敏感性较 ID 高 10 倍。该检测技术的原理是酸性抗原（如 DNA、RNA）在碱性溶液中带负电荷，电泳时从负极向正极移动，抗体属球蛋白，分子量大，泳动慢，电泳时从正极向负极移动，按一定顺序加入后，抗原和抗体可在比例合适处形成沉淀线。

对流免疫电泳所需抗体较少，有一定的敏感性，故作为抗核抗体相关特异性自身抗体检测的补充手段，应用广泛。但该方法不能测定向负极内渗的蛋白质或抗体。

4. 酶联免疫吸附试验　酶联免疫吸附试验（enzyme linked immunosorbent assay, ELISA）用以检测抗核抗体等特异性自身抗体十分快捷、敏感。该检测技术方法和原理是待测血清与纯化的目标抗原混合、反应，与抗原结合的自身抗体可通过酶标记抗人免疫球蛋白抗体来检测，并用酶促底物的颜色来显色。

ELISA 可用于检测抗核抗体特异性自身抗体，特别是抗 Sm 抗体、抗 U1snRNP 抗体、抗 SSA 抗体、抗 SSB 抗体、抗 tRNA 合成酶抗体以及抗 DNA 拓扑异构酶Ⅰ抗体等。因此，ELISA 法已成为荧光免疫法检测抗核抗体阳性结果后，进行下一步其特异性自身抗体的常规检测方法。但该方法需要较高纯度的纯化或重组的靶抗原，可能会得到假阳性的检测结果，因此有时需采用其他方法进行重复检测。

5. 放射免疫沉淀法　放射免疫沉淀法（radioimmunoprecipitation assay, RIA）是一项检测特异性自身抗体的较为敏感、特异的实验方法。待测血清与放射性同位素标记的细胞提取物混合、反应，结合的自身抗体 - 自身抗原复合物通过不可溶解的沉淀物（如蛋白质 A 结合物琼脂糖)获得,再经电泳、放射自显影检测放射性同位素标记的蛋白质或抗体 - 抗原复合物。

放射免疫沉淀法运用了放射性同位素标记的提取物,增加了针对较小细胞组成成分的自身抗体检测的敏感性,并可检测到同时存在的各种特异性抗体。但该方法需要放射性元素,实验步骤较为复杂,故临床应用存在一定的限制。

6. 免疫印迹法 免疫印迹法(immunoblotting,IBT)特别适用于鉴定自身抗体识别的自身抗原成分。原理是将可溶性的纯化或天然抗原在聚丙烯酰胺凝胶电泳中按分子量大小分离,然后转印到硝酸纤维薄膜上,待测血清可与特异性抗原条带反应而使之显色。

免疫印迹法可同时检测到血清中同时存在的各种特异性抗体;但该方法敏感性较 ELISA 等其他方法为低,目前主要适用于研究,在特定情况下可用于检测或鉴定血清中的特异性抗体所对应的抗原成分。

7. 酶抑制方法 酶抑制方法(enzyme inhibition assay,EIA)特异性很高,不仅可检测血清中存在的自身抗体,还可检测自身抗体抑制天然蛋白质的功能。如肌炎中的抗合成酶抗体可抑制 tRNA 的合成酶活性,狼疮中的抗 snRNP 抗体可在体外抑制剪切。但酶抑制方法对实验技巧要求高,故仅限于进行特异性抗原生化研究的实验室。

8. 抗 DNA 抗体检测 抗变性的单链 DNA 抗体结合自由嘌呤和嘧啶依赖的序列,可出现在多种疾病中,包括系统性红斑狼疮、药物诱导性狼疮、慢性活动性肝炎、感染性单核细胞增多症、类风湿关节炎等。而系统性红斑狼疮的特异性抗体针对的是天然的双链 DNA,双链 DNA 与脱氧磷酸主链相结合,或者具有少见的 Z 型左手螺旋结构。由于天然 DNA 可能会发生自然变性,因此检测特异性的抗双链 DNA 抗体必须保证双链 DNA 底物的完整性。底物可通过 S_1 核酸酶的消化,以除去过多的单链 DNA 末端;也可经羟基磷石灰柱的层析作用,从双链 DNA 中分离出较大的单链片段。目前用于检测抗 dsDNA 抗体的方法有两种:

(1)Farr 放射免疫方法:与免疫沉淀法相类似,待测血清中的自身抗体与放射性同位素标记的 dsDNA 结合,形成氨基硫酸盐抗体 -DNA 复合物沉淀,测定其放射活性,从而得出 DNA 结合活性。Farr 方法通常被认为是抗 dsDNA 测定的金标准。

(2)绿蝇短膜虫免疫荧光法:用绿蝇短膜虫作为底物测定抗双链 DNA 抗体,因为绿蝇短膜虫的动基体内含大量的纯双链 DNA,无其他抗原干扰;在阳性结果时,可见鞭毛一端的动基体显示清晰的荧光。因此,该试验用于检测抗双 DNA 抗体具有特异性强和敏感性高的优点,已作为常规的检测手段。

(二)常见的自身抗体及其临床意义

1. 抗核抗体(antinuclear antibody,ANA) 抗核抗体是以真核细胞的各种成分为靶抗原的器官非特异性自身抗体的总称,属自身抗体中的一组。迄今已衍生出具有不同临床意义的几十种特异性自身抗体,形成了抗核抗体谱(antinuclear antibodies,ANAs)。ANA 作为自身免疫性疾病重要的生物学标志,常见于系统性红斑狼疮、干燥综合征、系统性硬化病(systemic sclerosis,SSc)、混合性结缔组织病及多发性肌炎(polymyositis,PM)/皮肌炎(dermatomyositis,DM)等系统性(非器官特异性)AID 患者。同时,ANA 可见于器官特异性 AID 患者,如自身免疫性肝病、自身免疫性甲状腺炎等。除此之外,ANA 也可见于慢性感染性疾病、肿瘤及健康人群中(表 1-6-1)。免疫荧光法作为 ANA 临床检测重要的筛选试验,阳性结果有助于提示进行进一步的 ANA 特异性抗体检测。[1-3]

表 1-6-1　抗核抗体（ANA）相关疾病

疾病	患者 ANA 阳性率	
ANA 检测有助于诊断的疾病		
系统性红斑狼疮	95%~100%	
系统性硬化病	70%~90%	
多发性肌炎 / 皮肌炎	40%~60%	
干燥综合征	60%~80%	
诊断时需要检测 ANA 的疾病		
药物诱导型狼疮	95%~100%	
混合性结缔组织病	95%~100%	
自身免疫性肝炎	约 75%	
检测 ANA 有可能辅助诊断的疾病		
幼年型类风湿关节炎	20%~40%	
抗磷脂抗体综合征	40%~50%	
雷诺病	20%~60%	
ANA 检测较典型但未必有助于诊断的某些疾病		
盘状狼疮	5%~25%	
纤维肌痛	15%~25%	
类风湿关节炎	30%~50%	
自身免疫性疾病的相关患者	5%~25%	
多发性肌炎	25%	
特发性血小板减少性紫癜	10%~30%	
甲状腺疾病	30%~50%	
硅树脂胸部植入的患者	15%~25%	
感染性疾病	变化范围较大	
恶性肿瘤	变化范围较大	
正常人	≥1:40	20%~30%
	≥1:80	10%~12%
	≥1:160	5%
	≥1:320	3%

（1）ANA 荧光染色模型：免疫荧光法常规检测 ANA，常见的荧光染色模型有下述 8 种：

1）均质型（homegeneous pattern，H）：又称弥散型。分裂间期细胞核质染色均匀一致，分裂期细胞染色质阳性又称核颗粒型、核斑块型。分裂间期细胞核质染色呈斑点状、斑块状，核仁阴性（亦呈均质型），核仁区阳性或阴性。此荧光模型与抗 DNP 抗体、抗 dsDNA 抗体、抗组蛋白抗体及抗核小体抗体等有关。

2）斑点型（speckled　pattern，S）：分裂期细胞染色质阴性。此荧光模型与抗可溶性核抗原(ENA)抗体等有关。

3)致密斑点型(dense fine speckled pattern,DFS):分裂间期细胞核浆呈现细颗粒型荧光染色;分裂期细胞浓缩的染色体区为强的荧光染色。抗 DFS-70 抗体的靶抗原分子量为70kDa,与 RNA 聚合酶Ⅱ作用过程相关的转录辅助激活蛋白。

4)核仁型(nucleolar pattern,N):分裂间期细胞核仁着染荧光,分裂期细胞染色质阴性。此荧光模型与系统性硬化病有关。核仁颗粒型,与抗 RNA 多聚酶抗体等相关;核仁均质型,与抗 PM-Scl(PM-1)抗体等相关;核仁点型(1~2 点),与抗核仁形成中心(NOR)抗体等相关。

5)核膜型(membranous　pattern,M):又称周边型。分裂间期细胞荧光染色在核膜周围,分裂期细胞染色质阴性。此荧光模型与抗核包膜蛋白抗体(抗板层素或抗 gp210 抗体)相关。另外,由于抗原底物片固定方法或制备过程中的影响,某些抗 dsDNA 抗体亦呈核膜型,分裂间期细胞荧光染色质阴性或呈周边型。

6)着丝点型(centromere pattern):又称散在斑点型(discrete speckled pattern)。分裂间期细胞核内均匀散布大小较一致的着染荧光细颗粒(40~60 个),无核膜结构,分裂期细胞的细胞染色质着丝点密集排列。如分裂期细胞呈典型阳性荧光染色,即可判断抗着丝点抗体阳性。

7)胞浆型(cytoplasmic pattern):分裂间期细胞胞浆荧光染色阳性。又可分为线粒体型(胞浆粗颗粒型)、核糖体型(胞浆细颗粒型或均质型,有时可见核仁阳性)、Jo-1 型(核、浆颗粒型)、细颗粒型(PL-7、PL-12)等。

8)混合型(mixed pattern):指两种或两种以上混合的荧光染色模型。有时一份血清内因含有多种抗体,可出现不同的染色模型(混合型),用不同稀释度的血清检测或注意观察不同分裂期细胞的荧光染色特点,有助于区分所含有的各种荧光染色模型。

抗核抗体免疫荧光模型,同一种自身抗体可以出现不同的荧光模型,不同自身抗体可以出现相同的荧光模型。荧光模型具有一定的提示作用,但仅根据荧光模型特点来推断自身抗体的特异性具有片面性。除了抗着丝点抗体、抗 PCNA 抗体及一些具有特殊荧光模型抗体外(如抗高尔基抗体、抗中心体抗体等),对 ANA 特异性的判断应根据特异性抗体检测方法(如 ELISA、免疫印迹法、对流电泳法、免疫扩散法等)来确定。此外,IIF 检测 ANA,结果判断时应注意有丝分裂期细胞,尤其是分裂中期细胞荧光染色特点,对荧光模型分析有重要帮助。有时同一份标本内因含有多种抗体,可出现不同的荧光模型(混合型),采用不同稀释度的血清检测,有助于区分所含有的各种荧光模型。

(2)ANA 特异性自身抗体临床意义

1)抗 DNA 抗体:主要包括抗双链 DNA(double stranded DNA,dsDNA)抗体和抗单链 DNA(single stranded DNA,ssDNA)抗体。抗 ssDNA 抗体的靶抗原为核糖及脱氧核糖,反应位点基本上是来自嘌呤及嘧啶碱基区。抗 ssDNA 抗体对疾病诊断缺乏特异性,虽然SLE 患者中其阳性率为 70% 以上,但也可以在多种风湿性疾病(如 DIL 60%~80%,MCTD 20%~50%,PM/DM 40%~50%,SSc 14%,SS 13%,RA 8% 等)或非风湿性疾病(如慢性活动性肝炎,细菌、病毒感染等)中出现,有些正常老年人也存在抗 ssDNA 抗体,故临床应用价值不大,常不用于临床常规检测。

抗 dsDNA 抗体的靶抗原为成双碱基对的 DNA 双螺旋结构,反应位点位于 DNA(外围区)脱氧核糖磷酸框架上。抗 dsDNA 抗体的检测方法有：间接免疫荧光法(IIF)，包括短膜虫法(CL-IIF)和马疫锥虫法(TE-IIF)两种方法；放射免疫分析法(RIA)，以 Farr 氏法为主；酶联免疫吸附试验(ELISA 法)；免疫印迹法(IB)等。临床常规检测抗 dsDNA 抗体，以 ELISA、IIF(CL-IIF 及 TE-IIF)、Farr 法为主。抗 dsDNA 抗体是目前公认的 SLE 高度特异性抗体，诊断特异性为 90%，敏感性为 70%，被列为 SLE 分类诊断标准之一。抗 dsDNA 抗体与 SLE 疾病活动性关系密切，其抗体滴度随疾病的活动或缓解而升降，常被作为 SLE 活动的指标，可用于监测 SLE 病情变化、SLE 疾病活动期判断、药物治疗效果观察等。血清抗 dsDNA 抗体水平升高时提示疾病复发。血清抗 dsDNA 抗体呈高滴度时伴低补体，提示发生狼疮性肾炎的危险性大。SLE 缓解期其血清抗 dsDNA 抗体水平降低甚至转阴。

2)抗组蛋白抗体(AHA)：靶抗原是细胞核染色质中的组蛋白，为一组与 DNA 结合的含大量阳性电荷氨基酸(富含赖氨酸与精氨酸)的小分子蛋白，无种属特异性及器官特异性，是染色质的基本结构核小体(nucleosomes)的重要部分。组蛋白分子量介于 11.2kDa 和 21.5kDa 之间，作用为稳定 DNA 双链，也可能在基因调控中起作用。组蛋白可分为五种：H1、H2A、H2B、H3、H4，这五种组蛋白亚单位及其复合物(H2A-H2B-DNA 复合物、H3-H4 复合物)都有各自对应的自身抗体。组蛋白通常以八聚体形式存在，其中心由 H3-H3-H4-H4 四聚体组成。H2A-H2B 二聚体位于其两侧，组蛋白部分被 DNA 双链围绕形成了高度结合的核小体。此核小体像一串珍珠一样结合在一起，在结合区，DNA(连接 DNA)与组蛋白 H1 相关联。临床常规检测抗组蛋白抗体包括 ELISA、IB 法等，以 ELISA 法检测总的抗组蛋白抗体为主，也包括抗组蛋白亚单位多肽抗体。

AHA 可以在多种结缔组织病中出现，不具有诊断特异性。如 SLE(30%~80%)、药物性狼疮(DIL，>95%)、RA(15%~75%)、JRA(30%~75%)、PBC(40%~60%)、SSc(30%)、局限性硬皮病(45%)、费尔蒂综合征(80%)、SS(<10%)、MCTD(<10%)等。此外，某些感染性疾病、肾脏疾病、神经性疾病等也存在一定意义的相关性。

AHA 在 DIL 患者中阳性率较高，如仅有 AHA 抗体而不伴有其他 ANA(抗 ssDNA 抗体除外)，则强烈支持 DIL 诊断。IgG 型 AHA 更有利于 DIL 诊断，IgM 型 AHA 可以向 IgG 型转化。可诱发 DIL 的常见药物有普鲁卡因酰胺、异烟肼、肼苯哒嗪、奎尼丁、尼酸、青霉胺及氯丙嗪等。不同的药可诱导出针对不同组蛋白亚单位的抗体，如肼苯哒嗪所致的 DIL 患者，以抗 H1 抗体和抗 H3-H4 抗体为主；以普鲁卡因酰胺诱发的 DIL 患者中，主要为抗 H2A-H2B 抗体。

3)抗核小体抗体：含有成对出现的四种核心组蛋白(histone)H2A、H2B、H3 和 H4，形成组蛋白八聚体，146 个双螺旋 DNA 碱基对环绕其两周。分别由两个 H3 和 H4 分子组成的四聚体复合物，构成核小体核心颗粒的内部。H2A-H2B 二聚体位于核小体的表面。H1 占据核小体顶部位置，通过联结 DNA 与相邻核小体连接，H1 参与螺旋 DNA 的聚合和解离。在电子显微镜下，核小体呈"串珠"状。是真核细胞染色质基本重复结构的亚单位，对于细胞核中 DNA 的组成非常重要。

抗核小体抗体在 SLE 诊断中的敏感性为 58%~71%，特异性可达 97%~99%。抗核小体抗体多见于活动性狼疮特别是狼疮肾炎，可能是 SLE 的特异性抗体，与抗双链 DNA 抗体、抗 DNP 抗体和抗 Sm 抗体等 SLE 的其他特异性抗体同时检测，可明显提高 SLE 临床诊断的敏感性和特异性。[3-5]

4）抗 ENA 抗体：抗可溶性核抗原抗体是针对细胞内多种可提取性核抗原（extractable nuclear antibody，ENA）的一种自身抗体。ENA 是细胞质、核内许多小分子 RNA 和多肽组成的非组蛋白的酸性核蛋白颗粒，主要包括 U1RNP、Sm、SSA、SSB、Scl-70、Jo-1、rRNP 等，多从动物的胸腺中提取。先将胸腺匀浆并破碎细胞，分离出细胞核；再经盐水或磷酸盐缓冲液处理后，很容易从胞核中提取出来。ENA 不含 DNA，对核糖核酸酶敏感。目前临床常规最常检测的抗 ENA 抗体包括抗 Sm 抗体、抗 SSA 抗体、抗 SSB 抗体、抗 rRNP 抗体、抗 Scl-70 抗体、抗 Jo-1 抗体及抗 PM-Scl 抗体等。

A. 抗 Sm 抗体：抗 Sm 抗体因在患者 Smith 的血中首次发现，便以其名字的前两个字母命名。Sm 抗原（Smith 抗原），又称小核核糖核蛋白（small nuclear ribonucleoproteins，snRNPs），为不含 DNA 的酸性核糖核蛋白，对 DNase 及 RNase 均不敏感，但经碘酸盐及胰蛋白酶处理后可被水解。Sm 抗原是剪接体复合体的一部分，由至少 9 种不同的多肽组成，分子量在 9~29.5kDa 之间，包括 B（B1，28kDa）、B′（B2，29kDa）、N（B3，29.5kDa）、D1（16kDa）、D2（16.5kDa）、D3（18kDa）、E（12kDa）、F（11kDa）和 G（9kDa）。Sm 抗原的几种不同多肽分别是 U1、U2、U4、U5、U6、U7、U11 和 U12 的核心蛋白。尽管不同的 Sm 多肽对抗 Sm 抗体都有抗原性，但主要的 Sm 靶抗原是 B 多肽和 D1 多肽[5-8]。1966 年首次在 SLE 患者血清中检测到抗 Sm 抗体，随后几十年的抗 Sm 抗体研究表明，抗 Sm 抗体是 SLE 特异性自身抗体，仅存在于 10%~30% 的 SLE 患者中，很少存在于其他风湿性疾病患者的血清中。抗 Sm 抗体对 SLE 的诊断具有较高特异性，是目前公认的 SLE 的血清标记抗体，在 SLE 中的阳性率为 20%~40%。抗 Sm 抗体阴性并不能排除 SLE 诊断。研究表明抗 Sm 抗体与 SLE 患者的急性混乱状态、狼疮肾炎和吞噬血细胞作用有关。

B. 抗 SSA 抗体：靶抗原 SSA/Ro 为核糖核蛋白复合物，由 RNA 成分与蛋白成分非共价组合而成，包括 60kDa 和 52kDa 两种（以下简称 Ro60 和 Ro52）。抗 SSA 抗体和抗 SSB 抗体是干燥综合征（SS）分类标准中重要的血清学诊断指标。在 SS 中抗 SSA 抗体的检出率约为 60%。部分患者可同时检出抗 SSB/La 抗体，两者同时检出时高度提示 pSS[9]。抗 SSA 抗体在其他风湿免疫病中亦可检出，在 SLE 中约为 30%，因而抗 SSA 抗体对 SS 而言并不特异。抗 SSA 抗体阳性的孕妇，可发生新生儿先天性心脏传导阻滞。当抗 SSA 抗体通过胎盘进入胎儿后，可引起新生儿狼疮综合征，此时新生儿抗 SSA 抗体的阳性率大于 90%。

C. 抗 SSB 抗体：抗 SSB 抗体亦为诊断 SS 的重要血清标志物。在 pSS 的检出率为 10%~52%，通常与抗 SSA 抗体同时出现。若抗 SSA、抗 SSB 抗体同时阳性高度提示 pSS。抗 SSB 抗体还可在少数 SLE 患者中出现，检出率为 10%~15%，这类患者多为 SLE 合并 SS。抗 SSB 抗体亦可引起新生儿狼疮综合征，造成先天性心脏传导阻滞。此外，抗 SSB 抗体与器官受累相关，可作为 pSS 预后评估的标志物之一。

D. 抗 rRNP 抗体：抗 rRNP 抗体为 SLE 的血清高度特异性抗体，阳性率在 10%~40%。抗 rRNP 抗体常在 SLE 活动期中存在，有时不会随病情的缓解立即消失，可持续 1~2 年后才转为阴性。抗 rRNP 抗体阳性患者可出现精神病变，如 SLE 患者的抑郁症。

E. 抗 Scl-70 抗体：抗原为 100kDa 的 DNA 拓扑异构酶 -1，参与超螺旋 DNA 的解螺旋，位于核仁和核仁组织区，常降解为 70kDa 的片段。抗 Scl-70 抗体作为系统性硬化病（SSc）的血清特异性抗体，阳性率为 25%~40%，对诊断 SSc 的特异性为 100%，敏感性为 40%。局灶型系统性硬化病患者此抗体通常为阴性。抗 Scl-70 抗体在其他疾病中极少阳性。

F. 抗Jo-1抗体：抗Jo-1抗体作为抗氨基酰tRNA合成酶抗体中最为常见的一种，已成为多发性肌炎（PM）/皮肌炎（DM）的血清标记性抗体，阳性率为20%~30%，且多数患者伴有间质性肺部疾病和多关节炎或关节痛等。抗Jo-1抗体对肌炎的诊断具有较高特异性（>95%），抗体的效价与疾病的活动性相关，与患者的肌酸激酶水平及肌炎活动的临床指标有关。PM患者中更多见抗Jo-1抗体，阳性率可达40%，在DM中约5%阳性。

G. 抗PM-Scl抗体：抗PM-Scl抗体常见于多发性肌炎/系统性硬化病重叠综合征患者中，抗PM-Scl抗体也可见于单独PM患者中，阳性率为8%，系统性硬化病患者中的阳性率为2%~5%。

H. 抗着丝点抗体（anticentromere antibody，ACA）：抗着丝点抗体是针对细胞分裂前期核内出现的染色体着丝点结构相关蛋白的自身抗体。有丝分裂早期，染色体经着丝点与微管结合而有序排列。靶抗原为紧密集合在着丝点上三种不同的DNA蛋白质，分子量为17kDa、80kDa、140kDa。SSc患者血清中，ACA的阳性率为22%~36%，与雷诺现象有密切关系。ACA是SSc的亚型CREST综合征的特异性抗体，阳性率可达80%~98%。ACA阳性往往是患者预后较好的一个指标。此外，ACA还见于PBC（阳性率10%~20%），偶见于SS肺动脉高压、其他结缔组织病等。

5）抗核仁抗体：靶抗原位于细胞核核仁结构区的ANA称为抗核仁抗体，主要包括抗Scl-70抗体、抗PM-Scl抗体、抗RNA多聚酶Ⅰ抗体、抗原纤维蛋白抗体、抗NOR-90抗体和抗Th/To抗体等，以上自身抗体主要见于系统性硬皮病患者。抗原纤维蛋白抗体，又称抗Scl-34抗体、抗U3RNP抗体，靶抗原为U3nRNP中34kDa的碱性蛋白，位于核仁的致密纤维成分中，是核仁snRNP及盘曲小体的重要成分，参与rRNA前体的成熟、核糖体亚单位的形成及核糖体的装配。抗原纤维蛋白抗体为SSc特异性抗体，多见于无关节炎症状，但有骨骼肌、小肠受累的年轻人。

6）抗其他细胞成分抗体：采用以HEp-2细胞为实验基质的免疫荧光法检测ANA，可检出抗细胞特殊结构或成分的自身抗体（包括抗细胞膜、细胞浆及细胞分裂周期等）。虽然目前某些抗细胞特殊结构或成分ANA的靶抗原性质及临床意义尚未十分清楚，特异性检测方法尚未应用于临床常规检测，现主要根据特征性荧光染色模型判断此类ANA的存在，但现已发现其中某些ANA为疾病特异性抗体，具有重要的临床意义，应引起高度重视。

2. **抗中性粒细胞胞浆抗体**（anti-neutrophil cytoplasmic antibodies，ANCA）　ANCA根据免疫荧光法呈现的荧光模型，可分为核周型ANCA（perinuclear ANCA，p-ANCA）、胞浆型ANCA（cytoplasmic ANCA，c-ANCA）和非典型ANCA（atypical ANCA，a-ANCA）[10]。ANCA靶抗原除常见的蛋白酶3（proteinase 3，PR3）、髓过氧化物酶（myeloperoxidase，MPO）外，还包括人白细胞弹性蛋白酶（human leukocyte elastase，HLE）、乳铁蛋白（lactoferrin，LF）、溶酶体（lysosome，LYS）、组织蛋白酶G（cathepsin G，Cath G）和杀菌/通透性增高蛋白（bactericidal/permeability increasing protein，BPI）等。ANCA作为小血管炎的实验室标志，主要存在于ANCA相关血管炎（ANCA-associated vasculitis，AAV）患者中，如显微镜下多血管炎（microscopic polyangiitis，MPA）、肉芽肿性多血管炎（granulomatosis with polyangiitis，GPA）及嗜酸性肉芽肿性多血管炎（eosinophilic granulomatosis with polyangiitis，EGPA）。也可存在于炎症性肠病、自身免疫性肝病、其他自身免疫病、恶性疾病、感染性疾病及药物使用后等。临床实验室检测ANCA及其特异性自身抗体，对疾病的诊断、鉴别诊断、分型、病情监测及预

后判断等具有重要的临床意义[11]。

抗髓过氧化物酶(MPO)抗体:髓过氧化物酶(MPO)作为 p-ANCA 的主要靶抗原,是一种主要位于中性粒细胞嗜天青颗粒中的高阳离子糖蛋白(PI 为 11.0),分子量为 133~155kDa。MPO 具有超氧化物酶活性,催化过氧化氢和氯离子反应产生次氯酸。次氯酸与细胞内吞噬小体与溶酶体融合后形成的吞噬体对细菌等微生物具有杀灭作用,次氯酸也可灭活蛋白酶抑制剂,从而使水解酶从中性粒细胞中释放,降解中性粒细胞周围的物质和外来物质。抗 MPO 抗体与 AAV 密切相关,约 60% 的 MPA 患者抗 MPO 抗体阳性,约 50% 的 EGPA 患者抗 MPO 抗体阳性,约 24% 的 GPA 患者抗 MPO 抗体阳性。抗 MPO 抗体滴度与疾病活动性一致,常作为判断疗效、估计复发的实验室指标,定期进行监测有助于指导临床治疗。

抗蛋白酶 3(PR3)抗体:抗蛋白酶 3(PR3)作为 c-ANCA 的主要靶抗原,是一种位于中性粒细胞嗜天青颗粒和单核细胞溶酶体中的丝氨酸蛋白酶。PR3 是由 228 个氨基酸多肽组成的弱阳离子蛋白,分子量为 29~30kDa,活性受 α_1- 胰蛋白酶抑制。PR3 与抗 PR3 抗体结合可抑制其与 α_1- 胰蛋白酶形成复合物,PR3 与抗 PR3 抗体复合物在炎症部位分解,PR3 发挥水解作用而导致血管内皮损伤。中性粒细胞的启动和凋亡导致膜表面结合的 PR3 表达增加,使其与 ANCA 发生结合,这些与 ANCA 结合的中性粒细胞会聚合在一起,形成大的聚合物。这种复合物通过血管内皮细胞间隙进入血管壁及周围组织,随中性粒细胞发生脱颗粒,释放氧自由基、发生呼吸爆发、促进中性粒细胞的吞噬功能。同时释放中性粒细胞趋化物质,使更多的中性粒细胞到达血管壁和周围组织,造成血管壁和周围组织的损伤。体外实验也显示细胞表面 ANCA 与 PR3 和 Fcγ-R 同时结合可启动中性粒细胞导致其脱颗粒和呼吸爆发。抗 PR3 抗体对 GPA 的诊断敏感性取决于疾病的活动性和病期阶段,在初发不活动的 GPA 中,阳性率约为 50%;而活动性典型的 GPA,阳性率可达 100%。抗 PR3 抗体滴度与疾病活动性一致,常作为判断疗效、估计复发的实验室指标,定期进行监测有助于指导临床治疗。

3. **抗磷脂抗体(antiphospholipid antibodies,aPLs)**　是一组以磷脂和/或磷脂结合蛋白为靶抗原的自身抗体总称。aPLs 主要存在于抗磷脂综合征(APS)等自身免疫病患者中,是 APS 最具特征的实验室指标[12-13]。aPLs 亦是血栓形成和病理妊娠的危险因素。同时,aPLs 可见于恶性肿瘤、感染性疾病、某些药物使用后,甚至部分健康人群中亦可出现。其中狼疮抗凝物(LA)、抗心磷脂抗体(aCL)、抗 β_2- 糖蛋白 I(β_2-GP I)抗体作为 APS 分类标准中的实验室指标,目前临床上广泛应用,亦成为临床实验室最为常见的自身抗体检测项目之一。

狼疮抗凝物(LA):LA 是可在体内自然产生或因自身免疫而产生的异质性免疫球蛋白,可与 β_2-GP I,凝血酶原或其他带负电荷的磷脂结合而使磷脂依赖性的凝血时间延长,是与血栓持续相关的独立危险因素。有 10% 的 SLE 患者 LA 阳性,这些患者的小血管受损时,凝血酶原片段和纤维蛋白肽 A 水平较 LA 阴性的 SLE 患者明显升高。此外,LA 可引起肺动脉高压的发生。

抗心磷脂抗体(aCL):在 APS 的患者中,aCL 的阳性率高达 97%,因而被视为原发性 APS 的筛选指标之一,但它的特异性只有 75%。aCL 可有 IgA、IgG 或 IgM 亚型,中、高滴度的 aCL IgG 和 IgM 抗体是临床诊断 APS 的重要指标。aCL 可见于 50% 的 SLE 患者和

5%~40% 的其他 CTD 患者。检出 aCL 的患者有发展为静脉和动脉血栓的危险。自发性流产、死胎和早产患者经常可检出 aCL，与是否存在风湿免疫病的症状无关。

抗 β_2- 糖蛋白Ⅰ抗体（β_2-GP1）：在 APS 患者中，IgG 和 / 或 IgM 型抗 β_2-GPⅠ抗体的阳性率为 30%~60%，无症状的人群中也可出现该自身抗体。抗 β_2-GPⅠ抗体的浓度与静脉血栓史具有明显的相关性，其中 IgM 型抗体与动脉血栓具有很好的相关性。抗 β_2-GPⅠ抗体只出现在风湿免疫病中，而 aCL 在 APS 和某些感染性疾病中可出现（如梅毒、AIDS、肝炎和结核等）。因此，抗 β_2-GPⅠ抗体可作为自身免疫性血栓形成的血清学标志，检测该抗体有助于区分自身免疫性和感染性的血栓。SLE 患者中血栓的严重程度与抗 β_2-GPⅠ抗体的滴度具有很好的相关性。抗 β_2-GPⅠ抗体对 APS 的特异性高于 aCL，为 98%；相反，抗 β_2-GPⅠ抗体对 APS 的敏感性仅为 54%，明显低于 aCL。

4. 类风湿关节炎（RA）相关自身抗体　类风湿关节炎作为一种常见的系统性自身免疫性疾病，患者血清中存在多种相关自身抗体，如类风湿因子（rheumatoid factor，RF）、抗角蛋白抗体（antikeratin antibody，AKA）、抗核周因子（antiperinuclear factor autoantibody，APF）、抗聚丝蛋白抗体（antifilaggrin antibody，AFA）、抗环瓜氨酸肽抗体（anticyclic citrullinated peptide antibody，anti-CCP antibody）、抗 Sa 抗体及抗 RA33 抗体等。通过 RA 相关自身抗体谱的临床检测，特别是抗瓜氨酸蛋白 / 肽抗体（ACPA），可实现 RA 的早期诊断[14-15]。

（1）类风湿因子（RF）：以变性 IgG 的 Fc 片段为靶抗原的一种自身抗体，类风湿因子类型可分为 IgA-RF、IgG-RF、IgM-RF 和 IgE-RF。其中 IgA-RF 和 IgM-RF 易于临床检测。而 IgG-RF 难于检测，约有 50% 的 IgG-RF 被漏检，是"隐匿性类风湿因子"的原因之一。RF 不仅与变性的 IgG 分子反应，也可与自身 IgG 或异体 IgG 分子反应，并且与其他抗原如核蛋白发生交叉反应。RF 产生于外周淋巴结、关节滑膜、扁桃体淋巴滤泡和骨髓等。B 淋巴细胞的激活，尤其 CD5$^+$B 淋巴细胞是产生 IgM-RF 的主要细胞。RF 对类风湿关节炎具有重要的临床价值。

RF 是 RA 诊断中最早使用的血清学指标，其诊断 RA 的敏感性和特异性分别为 60%~80% 和 80%~95%，阳性预测值较低而阴性预测值较高。RF 滴度越高与 RA 的相关性越大。持续高滴度的 RF，常提示 RA 的疾病活动且骨侵蚀发生率高。IgA-RF 滴度波动与 RA 疾病活动性相关，IgG-RF 滴度与血沉、握力相关，IgM-RF 滴度与 RA 病情活动度和关节外损伤（血管炎）有关。

RF 阳性也可见于其他自身免疫性疾病（SLE、PSS、PM/DM 等）、感染性疾病（细菌性、病毒性等）及其他疾病（弥漫性肺间质纤维化、肝硬化、结节病、巨球蛋白血症等）患者。此外，健康人群中也有一定比例的 RF 阳性者，如健康老年人 RF 阳性者可达 5%，且随年龄的增高，阳性率也可增高；年龄超过 75 岁的健康老年人，RF 阳性率为 2%~25%。

（2）抗角蛋白抗体（AKA）：1979 年 Young 等人发现 RA 患者血清中存在一种与大鼠食管角质层成分起反应的抗体，且发现 AKA 对 RA 诊断有较高特异性。AKA 主要采用间接免疫荧光法，以大鼠的食管中 1/3 段角质层为实验基质，角质层出现板层状或线状荧光沉积为阳性。AKA 为 RA 的特异性自身抗体，对 RA 的诊断敏感性为 36%~59%，特异性为 88%~99%。AKA 与 RA 患者的关节痛、晨僵及 CRP 有关，还与 RA 疾病严重程度和活动性相关。AKA 在 RA 早期甚至临床症状出现之前即可出现，因此，它是 RA 早期诊断和判断预后的指标之一。

(3)抗核周因子(APF):1964 年荷兰学者用颊黏膜细胞作为底物检测抗核抗体(ANA)时,发现细胞核周围均质型 4~7μm 的荧光颗粒,称之为抗核周因子,其靶抗原为聚丝蛋白或聚丝蛋白原。APF 包括 IgA、IgG、IgM 等几种类型。APF 采用间接免疫荧光法,以正常人脱落的颊黏膜上皮细胞为实验基质,细胞核周出现大小和数量可不一的均质圆形、椭圆形荧光颗粒为阳性细胞。由于 APF 检测的实验基质很难获取和保存,因此在一定程度上限制了它的推广。APF 为 RA 的特异性自身抗体,在 RA 患者中的阳性率为 62.5%,对 RA 诊断的特异性高达 90% 以上,是早期诊断 RA 的实验指标之一。此外,APF 与 RA 的多关节痛、晨僵及 X 线骨破坏呈明显相关性,而与发病年龄、病程长短、性别无关。

(4)抗聚丝蛋白抗体(AFA):是指能识别人的表皮角蛋白丝聚集素和各种上皮组织角蛋白丝相关蛋白的一类抗体的总称。AFA 可用于 RA 的早期诊断,特别是可出现于 RF 阴性的 RA 患者中。AFA、AKA 及 APF 三者的靶抗原虽然都是丝聚合蛋白,但三者检查结果并不完全重叠,三项临床检测可互相补充,以提高 RA 的诊断率。AFA 由 RA 患者滑膜组织的浆细胞分泌,AFA 与 RA 的发病机制、软骨和骨的破坏有一定的关系。该抗体在滑膜组织中积聚,主要作用于其中的两种蛋白质,即 p64-78 和 p55-61,引起自身免疫反应,参与 RA 的发病。AFA 可在 RA 的早期甚至临床症状出现之前出现,可作为 RA 早期诊断的指标,且该类患者病情进展较 AFA 阴性者快,骨破坏更严重。但由于 AFA 抗原提取多源于正常人乳房形成术切除的皮肤及婴儿包皮,因而限制了临床应用。

(5)抗环瓜氨酸肽抗体:APF、AKA、AFA 靶抗原表位都含有瓜氨酸,但共同抗原决定簇线性肽构象序列不稳定、被动吸附性差。为提高抗原活性,2000 年 Schellekens 等将一条由 19 个氨基酸残基组成的瓜氨酸肽链中的两个丝氨酸替换为半胱氨酸,形成与 β- 转角具有相似结构的二硫键,合成环瓜氨酸肽(CCP),并成功地在 RA 患者血清中检测出抗 -CCP 抗体,对 RA 的诊断具有高特异性,且也可用于 RA 早期诊断。以 CCP 为抗原用 ELISA 检测抗 -CCP 抗体是常用的检测方法,检测试剂已有第二代和第三代,与第一代试剂比较灵敏度和特异性更高。其他检测方法包括胶体金标记免疫法、化学发光免疫法。抗 -CCP 抗体对 RA 的诊断敏感度为 75%~87%,特异度更可达到 94%~99%,且在 70% 的发病一年内 RA 患者血清中可检测到抗 -CCP 抗体的存在。抗 -CCP 抗体在 RA 早期就可出现,它的临床应用将更有助于对早期 RA 的诊断和治疗。抗 -CCP 抗体与关节影像学改变密切相关,可以更好地预测 RA 的疾病进展、关节的影像学改变和肾功能损害。抗 -CCP 抗体已成为诊断 RA 的标记性抗体。

(6)抗 Sa 抗体:是以患者 Savoic 名字命名的一种自身抗体。Sa 抗原存在于正常人体组织中,最早在人脾中发现,后又发现 Sa 抗原可存在于人的胎盘及类风湿滑膜翳中,为一种分子量为 50/55kDa 且与核酸无关的非酰化多肽。抗 Sa 抗体是 RA 中的特异性抗体之一。在未经选择的 RA 患者中抗 Sa 抗体的阳性率为 42.7%,其特异性高达 98.9%。抗 Sa 抗体阳性组患者晨僵、关节受累明显重于阴性组,X 线分期中 Ⅱ、Ⅲ 期比例亦明显高于阴性组,且血沉增快,提示抗 Sa 抗体阳性者病程发展可能较阴性者快、症状较重,因此,抗 Sa 抗体对疾病的分型可能有一定意义。抗 Sa 抗体也可在关节滑液中存在,提示在滑膜可能发生原位免疫反应,抗 Sa 抗体在 RA 慢性损伤过程中起着潜在的作用。尤其对不典型的早期 RA,抗 Sa 抗体可成为诊断 RA 的特异性指标。抗 Sa 抗体滴度可随疾病活动度和治疗而波动,提示抗 Sa 抗体的测定对 RA 病情监测及指导治疗具有临床价值。

（7）抗 RA33 抗体：1989 年 Hassfeld 等首次报道抗 RA33 抗体，由于该抗体是诊断 RA 较为特异的抗体，且与分子量 33kDa 的核酸蛋白发生反应，因此称为抗 RA33 抗体。其靶抗原为 33kDa 的核酸结合蛋白，与 hnRNP 中的 A2 蛋白一致。抗 RA33 抗体为多克隆抗体，以 IgG 型为主。抗 RA33 抗体在 RA 中的阳性率约为 35.8%，可在 RA 早期出现。抗 RA33 抗体的滴度改变与 RA 病情、用药无关。此外，抗 RA33 抗体也可见于 SLE 和 MCTD 等自身免疫性疾病患者中。

（8）其他：①抗突变型瓜氨酸波形蛋白（MCV）抗体与抗 -CCP 抗体诊断 RA 的特异性和敏感性相当。此外，抗 MCV 抗体与 RA 疾病活动度评分（DAS-Score）有良好相关性。②葡萄糖 -6- 磷酸异构酶（glucose-6-phosphate isomerase，GPI）在 RA 患者中可明显升高，在强直性脊柱炎和骨关节炎中则无明显改变，有利于 RA 的鉴别诊断。GPI 与 RF 同时检测时，诊断的敏感性可达 80% 以上，诊断正确率可达 90%。GPI 还与 RA 关节肿胀及关节疼痛数正相关，可用于 RA 病情评估。

5. 自身免疫性肝病相关自身抗体　自身免疫性肝病主要包括三种与自身免疫密切相关的，以肝、胆损伤为主的疾病。包括自身免疫性肝炎（autoimmune hepatitis，AIH）、原发性胆汁性胆管炎（primary biliary cholangitis，PBC）和原发性硬化性胆管炎（primary sclerosing cholangitis，PSC）。每种自身免疫性肝病患者血清中存在相关自身抗体谱，如 ANA（包括抗 DNA 抗体、抗组蛋白抗体、抗核包膜蛋白抗体、抗核点抗体和抗着丝点抗体等）、抗平滑肌抗体、抗肝 - 肾微粒体抗体、抗肝细胞胞质Ⅰ型抗体、抗可溶性肝抗原 / 肝胰抗原抗体、抗去唾液酸糖蛋白受体抗体、抗线粒体抗体等。自身抗体检测对自身免疫性肝病的诊断、分型、鉴别诊断及病情判断具有重要意义[16-17]。

（1）抗平滑肌抗体（anti-smooth muscle antibody，ASMA）：ASMA 可见于自身免疫性疾病、感染性疾病等，不是疾病的特异性免疫学标志物。但 ASMA 对Ⅰ型 AIH 的诊断具有重要意义，血清 ASMA 在超过 80% 的Ⅰ型 AIH 患者体内检出，通常滴度高于 1∶80 且常伴有抗核抗体。此外，高滴度的 ASMA 还可见于 AIH 与 PBC 重叠综合征患者。

（2）抗肝 - 肾微粒体抗体（anti-liver/kidney microsomal antibodies，抗 LKM 抗体）：抗 LKM 抗体包括三种与微粒体酶细胞色素 P450 反应的亚型抗体，抗 LKM-1 抗体、抗 LKM-2 抗体、抗 LKM-3 抗体。抗 LKM-1 抗体为Ⅱ型 AIH 的血清学标志，在慢性丙型肝炎患者中约 2%~10% 可检测到抗 LKM-1 抗体。AIH 中抗 LKM-1 抗体阳性患者，较多具有典型自身免疫现象，多数为青年女性，自身抗体滴度较高，血清免疫球蛋白显著增高，病情比较严重，对激素治疗反应好。HCV 感染伴有抗 LKM-1 抗体阳性患者，大多年龄较大，女性并不多见，自身抗体滴度较低，血清免疫球蛋白不高，病情为慢性肝炎表现，对干扰素治疗有反应。抗 LKM-2 型抗体见于应用药物替尼酸治疗后诱发的肝炎患者。抗 LKM-3 抗体见于 10%~15% 慢性丁型肝炎患者，大约有 10% 的Ⅱ型 AIH 患者既有抗 LKM-1 抗体，也有抗 LKM-3 抗体。抗 LKM-3 抗体主要见于丁型肝炎病毒（HDV）感染患者，也见于少数Ⅱ型 AIH 患者，在Ⅱ型 AIH 患者中滴度较高，而在丁型肝炎患者中滴度较低。

（3）抗肝细胞溶胶Ⅰ型（LC-1）抗原抗体：抗 LC-1 抗体为Ⅱ型 AIH 的血清特异性抗体，阳性率为 56%~72%。在临床上，抗 LC-1 抗体多见于年龄小于 20 岁的年轻 AIH 患者，而少见于年龄大于 40 岁的 AIH 患者。抗 LC-1 抗体常与抗 LKM-1 抗体同时存在，因此抗 LC-1 抗体与抗 LKM-1 抗体有密切的关系。在 HCV 感染患者中，抗 LC-1 抗体靶抗原与 HCV

结构域没有交叉反应,因此,抗 LC-1 抗体对 AIH 的诊断特异性要优于抗 LKM-1 抗体。抗 LC-1 抗体与Ⅱ型 AIH 的疾病活动性具有相关性,被作为 AIH 中残留肝细胞炎症的一个有用标志物,也可作为 AIH 的疾病活动标志及预后指标。

(4)抗可溶性肝抗原/肝胰抗原(SLA/LP)抗体:抗肝胰抗体(抗 LP 抗体)与抗可溶性肝抗原抗体(抗 SLA 抗体),LP 和 SLA 的分子量、理化性质及相应自身抗体的临床意义有很多相似之处,因此,LP 和 SLA 被认为是同一抗原。AIH 患者体内存在多种自身抗体,但多数自身抗体并非 AIH 特异性抗体。抗 SLA/LP 抗体为公认的 AIH 高度特异性自身抗体,在 AIH 相关自身抗体中具有重要的诊断价值。抗 SLA/LP 抗体在 AIH 中的阳性率为 10%~30%,该抗体常出现在 ANA、SMA 和抗 LKM-1 抗体阴性的 AIH 患者血清中。抗 SLA/LP 抗体阳性患者多数为年轻女性,有高免疫球蛋白血症,为Ⅲ型 AIH 的血清学标志,临床上常用于 AIH 的诊断和鉴别诊断。约 30% 的Ⅲ型 AIH 患者仅为该抗体阳性,而缺乏其他 AIH 自身抗体标志。另外,抗 SLA/LP 抗体阳性患者对免疫抑制法治疗效果好。

(5)抗去唾液酸糖蛋白受体(asialoglycoprotein receptor,ASGPR)抗体:抗 ASGPR 抗体的靶抗原为肝脏特异性膜脂蛋白。抗 ASGPR 抗体对 AIH 具有很高的特异性,阳性率为 50%~88%,可与 ANA、SMA 或抗 LKM-1 抗体同时存在,可见于每一亚型的 AIH 患者中。抗 ASGPR 抗体阳性也可见于急慢性病毒性肝炎、酒精性肝病、PBC、PSC 和非肝病自身免疫性疾病等,但阳性率一般低于 15%,且抗体水平较低,多呈一过性阳性。抗 ASGPR 抗体最重要的特征及临床应用价值在于该自身抗体与肝脏炎症的活动程度密切相关。AIH 患者经过免疫抑制剂治疗后,当治疗有效疾病获得缓解时,患者抗 ASGPR 抗体降低或消失;而免疫抑制剂治疗无效的患者,该抗体无明显变化;停药后复发的患者,该抗体则明显升高。此外,在Ⅰ型 AIH 患者中,抗 ASGPR 抗体阳性患者较阴性患者更易复发。因此,抗 ASGPR 抗体除了可作为 AIH 诊断的特异性自身抗体外,还可将其作为判断疾病活动度、治疗监测及判断预后的指标。

(6)抗线粒体抗体(anti-mitochondrial antibody,AMA):AMA 是一组无种属和器官特异性的自身抗体,该抗体对原发性胆汁性肝硬化(PBC)具有较高的敏感性和特异性,阳性率可达 95%。但 AMA 也可出现于某些感染性疾病、结缔组织病、药物诱导性疾病及急性肝功能损伤等患者中。其中与 PBC 相关的包括 AMA-M2、AMA-M4、AMA-M8、AMA-M9,最具诊断意义的为 AMA-M2,在 PBC 中的阳性率可达 98%,高滴度时对 PBC 的诊断特异性为 97%。

(7)抗 gp210 抗体:抗 gp210 抗体被认为是 PBC 的高度特异性抗体。对诊断 PBC 特异性高达 99%,敏感性可达 10%~41%。该抗体在其他患者中如自身免疫性肝炎、风湿性疾病、多发性肌炎及干燥综合征中是很少见的。另外,10%~40% 的 PBC 患者中,抗 gp210 抗体可与 AMA 同时出现;抗 gp210 抗体也存在于 20%~47% AMA 阴性的 PBC 患者中。对于临床、生化和组织学表现疑诊 PBC 而 AMA 阴性的患者,或 AMA 阳性而临床症状不典型、存在重叠综合征(如与干燥综合征重叠)的患者,抗 gp210 抗体检测对诊断 PBC 具有重要价值。抗 gp210 抗体与 PBC 患者的肝外临床表现具有一定的相关性,抗体阳性较阴性患者易出现哮喘、关节痛等症状。抗 gp210 抗体的存在及抗体滴度一般不随患者诊断的时间及临床过程而变化,此外,抗 gp210 自身抗体出现在有明显的胆汁淤积和严重的肝功能损害患者中,提示其疾病的预后不良,因此,检测抗 gp210 抗体可作为 PBC 患者的预后指标。

(8)抗 sp100 抗体:抗 Sp100 抗体对 PBC 诊断具有较高的敏感性和特异性,在 PBC 患者中的阳性率为 10%~30%,其他肝病患者均为阴性。抗 sp100 抗体也可见于其他自身免疫性疾病患者,如原发性干燥综合征、硬皮病等,但阳性率常较低(<3%)。抗 sp100 抗体在 AMA 阴性 PBC 患者中的阳性率(60%)显著高于 AMA 阳性者(20%),该抗体对 AMA 阴性的 PBC 患者的诊断具有重要意义。出现抗 sp100 抗体的 PBC 患者病情进展快,常预后较差。但值得注意的是,抗 sp100 抗体对 PBC 的诊断还必须依赖临床的各项指标,并进行鉴别诊断。

6. 特发性炎性肌病特异性自身抗体 特发性炎性肌病(idiopathic inflammatory myopathy,IIM)是一组临床上以近端对称性肌无力和多器官所累为特征的异质性疾病。主要包括多发性肌炎(PM)、皮肌炎(DM)、免疫介导坏死性肌病(immune-mediated necrotizing myopathy,IMNM)、散发性包涵体肌炎(sporadic inclusion body myositis,sIBM)及幼年特发性肌炎等,其中临床上以 PM 和 DM 较为多见。

IIM 患者中(>50%)存在多种自身抗体,主要分为肌炎相关性自身抗体(MAAs)和肌炎特异性自身抗体(MSAs)。MAAs 除见于 IIM 外,还可见于其他自身免疫性疾病,如抗 PM-Scl 抗体、抗 Ku 抗体、抗 SSA 抗体、抗 SSB 抗体及抗 U1snRNP 抗体等。MSAs 主要见于 IIM,极少见于其他疾病中。包括抗氨基酰 tRNA 合成酶(ARS)抗体、抗 Mi-2 抗体、抗信号识别颗粒(SRP)抗体、抗黑色素瘤分化相关基因 5(MDA5)抗体、抗转录中介因子 1(TIF1)抗体、抗核基质蛋白 2(NXP2)抗体、抗小泛素样修饰物活化酶(SAE)抗体、抗 3- 羟基 -3- 甲基戊二酰辅酶 A 还原酶(HMGCR)抗体、抗核胞质 5' 核苷酸酶 1A(CN1A)抗体等。

(1)抗氨基酰 tRNA 合成酶(ARS)抗体:抗 ARS 抗体的靶抗原是氨基酰 tRNA 合成酶。目前已发现 8 种抗 ARS 抗体,包括:抗组氨酰 tRNA 合成酶(Jo-1)抗体、抗苏氨酰 tRNA 合成酶(PL-7)抗体、抗丙氨酰 tRNA 合成酶(PL-12)抗体、抗甘氨酰 tRNA 合成酶(EJ)抗体、抗异亮氨酰 tRNA 合成酶(OJ)抗体、抗天冬氨酰 tRNA 合成酶(KS)抗体、抗苯丙氨酰 tRNA 合成酶(Zo)抗体及抗酪氨酰 tRNA 合成酶(YRS)抗体。不同的抗 ARS 抗体阳性患者会出现类似的临床症状,临床表现有肌炎(PM 或 DM)、肺间质病变、关节炎、发热、雷诺现象、技工手等。

抗 Jo-1 抗体:抗 Jo-1 抗体作为抗 ARS 抗体中最为常见的一种自身抗体,可出现在 9%~24% 的 IIM 患者中。与其他抗 ARS 抗体比较,抗 Jo-1 抗体阳性患者更易出现肌炎、关节技工手等临床表现。另外研究发现,抗 Jo-1 抗体的滴度与血清肌酶、血沉及关节肌肉病变呈一定的相关性,抗 Jo-1 抗体滴度越高,疾病的活动性也越高;抗 Jo-1 抗体滴度改变可与疾病缓解相关,甚至,抗 Jo-1 抗体阳性患者的 5 年、10 年累计生存率比其他抗 ARS 抗体阳性者高。其他抗 ARS 抗体阳性者出现发热症状、ILD 的风险比抗 Jo-1 抗体阳性者更高。

(2)抗 Mi-2 抗体:抗 Mi-2 抗体常被认为是 DM 标志性抗体,在成年型 DM 患者中的阳性率为 11%~59%,幼年型 DM 患者中的阳性率为 4%~10%。抗 Mi-2 抗体阳性的肌炎患者病情相对较轻,与关节痛、雷诺现象、ILD、向阳疹、Gottron 丘疹、颈部“V 字征”、披肩征、角质过度增生、光敏感性等临床表现相关。另外,抗 Mi-2 抗体阳性者的治疗反应(如利妥昔单抗、激素)和预后相对较好。

(3)抗 SRP 抗体:抗 SRP 抗体主要见于 IMNM 患者中。有研究表明,抗 SRP 抗体阳性的患者更易出现严重的肢体肌无力、颈部无力、吞咽困难、呼吸功能不全及肌肉萎缩现象。抗 SRP 抗体阳性患者也常伴有心脏病变、严重的肌炎相关症状,对免疫抑制剂治疗反应差,死亡率较高等,但对此也有不同的研究报道,因此抗 SRP 抗体阳性患者确切的临床特点及预后尚需要进一步研究分析。

(4)抗 MDA5 抗体:抗 MDA5 抗体是 DM 的特异性自身抗体,阳性率约为 20%,主要存在于 CADM 患者血清中(阳性率>60%)。抗 MDA5 抗体与急性 / 亚急性肺间质病变(A/SILD)的发生密切相关,抗 MDA5 抗体阳性患者的 A/SILD 发生率(78.9%)显著高于该自身抗体阴性者(3.2%)。抗 MDA5 抗体对 DM 合并 A/SILD 的敏感性为 88%、特异性为 94%。

(5)抗 TIF1 抗体:抗 TIF1 抗体靶抗原是一种多蛋白质复合物,包括 TIF1-α、TIF1-β、TIF1-γ 3 种亚型。TIF1 家族蛋白参与肿瘤的发生,在不同的肿瘤组织中均可见到 TIF1 蛋白的过度表达,其中 TIF1-γ 是最为常见的靶抗原。抗 TIF1 抗体在成年型 PM/DM、JDM 中均可出现。抗 TIF1 抗体是 DM 患者发生肿瘤的强相关因子,是肿瘤相关性肌炎(CAM)的重要免疫学指标之一。抗 TIF1 抗体对肿瘤的阴性预测价值高,是 IIM 筛查肿瘤的重要生物学指标。在约 1/5 的 JDM 患者中检测到抗 TIF1 抗体,在 JDM 中抗 TIF1 抗体阳性与 Gottron 征、颊部皮疹、披肩疹、光过敏、表皮过度增生及血清低肌酸激酶等相关,而与肿瘤的发生无相关性,此也是与抗 TIF1 抗体阳性的成人 DM 患者的临床特征不同之处。

(6)抗 NXP2 抗体:抗 NXP2 抗体可存在于成年型 DM 和 JDM 中,但该自身抗体以 JDM 患者为主(23%~25%)。抗 NXP2 抗体阳性的 IIM 患者年龄明显低于该抗体阴性者,而且与患者的皮下钙质沉积的发生密切相关。另有研究证实,抗 NXP2 抗体阳性与男性 DM 患者肿瘤发生显著相关。因此,临床也应关注此自身抗体阳性者的肿瘤发生情况。

(7)抗 SAE 抗体:抗 SAE 抗体主要存在于 DM 患者中,也被认为是 DM 的标志性抗体之一。抗 SAE 抗体阳性的大部分患者会出现皮肤病变,随后也会发展为严重的吞咽困难。另外,抗 SAE 抗体与 ILD、肿瘤的相关性仍未有确切的临床结论。

(8)抗 HMGCR 抗体:HMGCR 是胆固醇生物合成过程中的限速酶,可以特异性被他汀类药物抑制。抗 HMGCR 抗体的产生与他汀类药物的使用相关,但也可在未使用他汀类药物的肌病患者中检测到。抗 HMGCR 抗体主要存在于 IMNM 患者中,是其标志性抗体之一,阳性率可达 60%。该自身抗体阳性者的主要临床特征包括肌无力和吞咽困难等。另外,对免疫抑制剂治疗的反应性和预后较好,但该抗体的检测值与疾病活动性未发现有相关性。

(9)抗 CN1A 抗体:抗 CN1A 抗体是 sIBM 的特征性血清标志物,在 sIBM 中的阳性率可达 37%,在 PM、DM、其他神经肌肉疾病中的阳性率均小于 5%。另外,在 SLE、SS 患者中也可检测到此自身抗体。抗 CN1A 抗体与 sIBM 的临床特征、治疗反应及预后判断仍未有确切相关。

7. 系统性硬化病相关自身抗体 系统性硬化病(SSc)是一种以皮肤增厚、多系统纤维化及血清自身抗体阳性为主要特征的自身免疫性疾病。根据皮肤受累程度,SSc 通常分为弥漫性 SSc 和局限性 SSc。SSc 存在多种自身抗体,包括 SSc 分类标准(2013 年 ACR/EULAR)中的抗着丝点抗体(ACA)或抗核抗体检测中见着丝点型、抗 DNA 拓扑异构酶Ⅰ(Scl-70)抗体及抗 RNA 聚合酶(RNP)Ⅲ抗体。目前,还发现 SSc 患者中存在其他自身抗体,如抗 Th/To 抗体、抗 U3RNP 抗体、抗 Ku 抗体、抗 PM-Scl 抗体等。SSc 相关的自身抗体可与疾病的不同亚型、皮肤受累程度、内脏器官受累程度及预后等相关。

(1)抗着丝点抗体(ACA):ACA 在 SSc 中的阳性率约为 30%,该自身抗体与雷诺现象有关。另外,ACA 可预测肺动脉高压(PAH),约 20% 的 ACA 阳性的 SSc 患者会发生 PAH。

ACA 作为局限性 SSc（CREST 综合征）的特异性自身抗体，阳性率可达到 80%~90%，弥漫性 SSc 中的阳性率仅为 8%。另外，ACA 也可见于原发性胆汁性胆管炎（PBC）患者中，阳性率为 10%~20%，以及其他的自身免疫性疾病患者，如 SS、RA、自身免疫性甲状腺炎等。

（2）抗 Scl-70 抗体：抗 Scl-70 抗体是弥漫性 SSc 的标志性抗体，敏感性可达 40%，特异性可达 99.5%。该自身抗体阳性与弥漫性皮肤病变、肺间质纤维化、肌肉骨骼受累、心脏受累、肾脏受累等有关，被认为是预后不良的生物学指标。另外，抗 Scl-70 抗体的量值可与弥漫性 SSc 的皮肤纤维化程度和内脏器官受累程度存在相关性，可作为疾病活动性的生物学指标。

（3）抗 RNP Ⅲ 抗体：抗 RNP Ⅲ 抗体的靶抗原为参与 RNA 转录的 RNA 聚合酶Ⅲ。抗 RNP Ⅲ 抗体作为 SSc 的特异性自身抗体，在亚洲 SSc 患者中的阳性率为 5%~12%。抗 RNP Ⅲ 抗体主要与 SSc 的肾危象、肿瘤发生存在一定的关系。因此，对于抗 RNP Ⅲ 抗体阳性的 SSc 患者需要进行肿瘤的筛查。

（4）其他自身抗体

1）抗 Th/To 抗体的靶抗原主要针对核糖核酸酶 MRP 和核糖核酸酶 P 复合物成分。抗 Th/To 抗体作为 SSc 的特异性自身抗体，在 SSc 患者中的阳性率为 2%~5%，主要见于局限性 SSc。抗 Th/To 抗体可与患者的手指浮肿、小肠累及、甲减、心包炎及 ILD 等相关，但确切的临床特征仍需进一步临床分析。

2）抗 U3RNP 抗体的靶抗原为分子量 34kDa 的纤维蛋白，该自身抗体作为 SSc 的特异性抗体，在 SSc 中的阳性率为 4%~10%，但也会存在于 SLE 患者中。抗 U3RNP 抗体阳性的 SSc 患者有指端溃疡、坏疽、弥漫性皮肤累及以及外周血管病变等临床特征的报道。

3）抗 Ku 抗体的靶抗原是一种参与 DNA 修复的 DNA 结合蛋白，并参与 DNA 复制和基因转录的调控。抗 Ku 抗体存在于约 2% 的 SSc 患者中，也可存在于 55% 以上的 PM/SSc 患者中。另外，抗 Ku 抗体可见于其他的自身免疫性疾病患者中（如 SS、PM、MCTD 等），抗 Ku 抗体阳性与患者的雷诺现象、关节痛、表皮增厚及食管反流等临床表现存在一定的相关。

4）抗 PM-Scl 抗体的靶抗原包括多个亚单位的核蛋白复合物，该自身抗体常见于 PM、SSc 重叠综合征患者中，也可见于单独的 PM、SSc 患者中。抗 PM-Scl 抗体阳性可能与关节炎、皮肤损害、钙化、技工手、湿疹等临床表现相关。

（赵　岩　胡朝军）

参 考 文 献

［1］胡朝军, 李永哲. 重视自身抗体检测质量管理和临床应用 [J]. 中华检验医学杂志, 2013, 36 (8): 673-676.

［2］HIROHATA S, SAKUMA Y, YANAGIDA T, et al. Association of cerebrospinal fluid anti-Sm antibodies with acute confusional state in systemic lupus erythematosus [J]. Arthritis Res Ther, 2014, 16 (5): 450.

［3］中国医师协会风湿免疫科医师分会自身抗体检测专业委员会. 抗核抗体检测的临床应用专家共识 [J]. 中华检验医学杂志, 2018, 41 (4): 275-280.

［4］ISHIZAKI J, SAITO K, NAWATA M, et al. Low complements and high titre of anti-Sm antibody as predictors of histopathologically proven silent lupus nephritis without abnormal urinalysis in patients with systemic lupus erythematosus [J]. Rheumatology (Oxford), 2015, 54 (3): 405-412.

［5］ OU Y, SUN D, SHARP G C, et al. Screening of SLE sera using purified recombinant Sm-D1 protein from a baculovirus expression system [J]. Clin Immunol Immunopathol, 1997, 83 (3): 310-317.

［6］ HU C, LI M, LIU J, et al. Anti-SmD1 antibodies are associated with renal disorder, seizures, and pulmonary arterial hypertension in Chinese patients with active SLE [J]. Sci Rep, 2017 (7): 7617.

［7］ 中国医师协会风湿免疫科医师分会自身抗体检测专业委员会. 抗中性粒细胞胞浆抗体检测的临床应用专家共识 [J]. 中华检验医学杂志, 2018, 41 (9): 644-650.

［8］ 周仁芳, 胡朝军. 抗中性粒细胞胞浆抗体的实验室检测进展 [J]. 中华检验医学杂志, 2018, 41 (12): 905-908.

［9］ GIANNAKOPOULOS B, KRILIS S A. The pathogenesis of the antiphospholipid syndrome [J]. N Engl J Med, 2013, 368: 1033-1044.

［10］ 中国医师协会风湿免疫科医师分会自身抗体检测专业委员会, 国家风湿病数据中心, 国家免疫疾病临床医学研究中心. 抗磷脂抗体检测的临床应用专家共识 [J]. 中华内科杂志, 2019, 58 (7): 496-500.

［11］ KUMAR Y, BHATIA A, MINZ R W. Antinuclear antibodies and their detection methods in diagnosis of connective tissue diseases: a journey revisited [J]. Diagn Pathol, 2009, 4: 1.

［12］ SHIBOSKI S C, SHIBOSKI C H, CRISWELL L, et al. American College of Rheumatology classification criteria for Sjögren's syndrome: a data-driven, expert consensus approach in the Sjögren's International Collaborative Clinical Alliance cohort [J]. Arthritis Care Res (Hoboken), 2012, 64 (4): 475-487.

［13］ PETRI M, ORBAI AM, ALARCÓN GS, et al. Derivation and validation of the Systemic Lupus International Collaborating Clinics classification criteria for systemic lupus erythematosus [J]. Arthritis Rheum, 2012, 64 (8): 2677-2686.

［14］ FUNOVITS J, ALETAHA D, BYKERK V, et al. The 2010 American College of Rheumatology/European League Against Rheumatism classification criteria for rheumatoid arthritis: methodological report phase I [J]. Ann Rheum Dis, 2010, 69 (9): 1589-1595.

［15］ 余晓萍, 黎村艳, 张蜀澜, 等. 抗突变型瓜氨酸波形蛋白抗体对类风湿关节炎诊断的补充价值 [J]. 中华检验医学杂志, 2019 (4): 287-292.

［16］ HEATHCOTE E J. Management of primary biliary cirrhosis. The American Association for the Study of Liver Diseases practice guidelines [J]. Hepatology, 2000, 31 (4): 1005-1013.

［17］ HU C, DENG C, SONG G, et al. Prevalence of autoimmune liver disease related autoantibodies in Chinese patients with primary biliary cirrhosis [J]. Dig Dis Sci, 2011, 56 (11): 3357-3363.

二、风湿病常用影像学技术

风湿性疾病是指一类累及关节、肌肉、骨骼及其周围软组织等的一种疾病,由于骨关节的病变通过体格检查所获得的信息有限,因此多数风湿性疾病的诊断和治疗需要依赖医生的"第三只眼"——影像学技术。目前常用的影像学技术包括 X 线、超声、CT、磁共振成像(MRI)、PET-CT 等,各种检查方法都有着各自的发展历史和应用价值,未来也有着不同的发展空间。

(一)X 线

1. 类风湿关节炎(RA)的 X 线表现　　RA 基本 X 线表现的病理基础是关节内滑膜渗出水肿、增厚、血管翳形成、骨质侵蚀。RA 可累及全身具有滑膜的关节,其中以双手腕、足趾等关节受累最为常见,且病变多为对称性。RA 基本 X 线征象早期为关节周围软组织肿胀、局限性骨质疏松、关节间隙狭窄和骨质侵蚀;晚期表现为关节脱位、畸形和强直。其中早期改变以关节边缘骨侵蚀最具有特异性。

美国风湿病学会对 RA 的 X 线表现制定了相关分期用于病情评估。Ⅰ期:正常或关节面下骨质疏松;Ⅱ期:关节面下骨质疏松,偶有关节面破坏或骨质侵蚀破坏;Ⅲ期:明显的关节面破坏或骨质破坏,关节间隙狭窄和半脱位畸形等改变;Ⅳ期:除Ⅱ、Ⅲ期病变外,并有纤维性或骨性强直。

需要指出的是,随着影像学发展,CT、MRI、超声等已用于 RA 患者检查,能显示常规 X 线所不能显示的骨质侵蚀改变及关节积液等,有利于 RA 的早期评估。

2. 脊柱关节病(spondyloarthropathies,SpA)的 X 线表现 在外周关节,SpA 的典型病理改变是肌腱端炎,也可出现滑膜炎。对于活动性炎症,X 线仅能观察到软组织肿胀,不能进一步分辨具体炎症的解剖结构和类型;随着炎症迁延,局部出现韧带骨化,X 线可以显现出韧带骨赘,此类改变常见于髌腱、跟腱、跖筋膜。以银屑病关节炎为代表的一些 SpA 还会造成骨质破坏或强直,X 线可以表现为骨侵蚀、关节间隙狭窄或骨性融合。

SpA 累及中轴时,主要 X 线表现包括骶髂关节炎和脊柱强直。在疾病的不同阶段,中轴型 SpA 的骶髂关节 X 线呈现出不同改变。在骶髂关节炎早期时,病变局限于骨内且尚未造成骨质破坏或间隙改变,X 线检查不能观察到异常。随着疾病发展,逐渐出现骨质破坏、关节间隙改变,到自然进程的终末,发生关节强直,X 线检查可以观察到关节面不规整、间隙变窄、假性增宽、关节融合等改变,其中假性增宽是由于局部出现巨大骨侵蚀所造成的假象。

强直性脊柱炎的骶髂关节 X 线可以分为 5 级,0 级:正常;1 级:可疑异常;2 级:轻度异常,关节间隙无改变,伴有局限性骨侵蚀或硬化;3 级:明确异常,提示中度或更严重的骶髂关节炎,可以观察到 1 处或多处侵蚀、硬化、关节间隙增宽或变窄,以及部分强直;4 级:关节完全强直。

脊柱受累 X 线改变主要包括:椎体方形变,由于椎体角炎症、侵蚀导致侧位椎体呈现方形改变;韧带骨赘形成、椎体强直,晚期强直性脊柱炎的典型 X 线改变为竹节样变。

X 线检查评价 SpA 的主要局限包括:敏感性不足,无法显示疾病早期改变;分辨率不高,成像质量受到软组织、肠道条件干扰,尤其在扫描胸椎和骶髂关节时受到较多上述因素干扰。

3. 痛风性关节炎的 X 线表现 骨关节是痛风患者常见的受累部位。痛风患者多在发病后数年才出现骨关节改变,如果没有前期病史,X 线对于急性痛风的诊断价值有限,仅仅可以证实软组织肿胀。但临床上近半数无肉眼可见皮下痛风石的慢性痛风患者可出现明显的 X 线改变。在慢性痛风患者中,跖趾关节、踝关节、指间关节、腕关节及其他部位可出现类似于类风湿关节炎的多发性骨侵蚀。

痛风典型的 X 线征象为:偏心性穿凿样骨质破坏及痛风石,骨缺损边缘呈"悬崖状骨缘"。由于 X 线的组织重叠,小的骨质破坏及并发的退行性关节病,可能对关节骨质破坏的评估并不可靠。X 线诊断痛风的特异性较高,但其特征性改变通常在疾病晚期,对早期病变的敏感性较低。

4. 骨关节炎(osteoarthritis,OA)的 X 线表现 OA 是最常见的一种关节病变,OA 的发生与年龄、关节损伤及过度使用、肥胖等因素相关。

影像学检查中,X 线仍为 OA 常规检查及追踪病变的金标准。OA 典型 X 线变化包括:①关节间隙不对称狭窄;②软骨下骨的骨质硬化和变形;③关节边缘骨赘;④软骨下囊性变,其边缘为分界清楚的硬化壁;⑤骨变形或半脱位。OA 的 X 线分析修订标准为:0 级,无改变;1 级,轻微骨赘;2 级,明显骨赘;3 级,关节间隙中度狭窄;4 级,关节间隙明显狭窄,伴软骨下骨硬化。

(二) CT

CT 是用 X 射线束对人体某部一定厚度的层面进行扫描,由探测器接收透过该层面的 X 射线,转变为可见光后,由光电转换变为电信号,再经模拟/数字转换器转为数字,输入计算机处理。经数字/模拟转换器把数字矩阵中的每个数字转为由黑到白不等灰度的小方块,即像素(pixel),并按矩阵排列,即构成 CT 图像[1-3]。目前临床所应用的 CT 大致分为三种:普通 CT、螺旋 CT、电子束 CT。

CT 与 X 线平片相比,可以获得断面图像,组织间的对比更加清晰,如果结合碘对比剂(口服、静脉注射)的应用可使其显示软组织的能力进一步提高。同时 CT 具有量化手段,可以通过测定 CT 值(CT values,Hounsfield unit)反映不同的组织,故其分辨率优于 X 线平片。能够更好地显示皮质骨和松质骨的细节,可以区分脂肪、肌肉、气体,可以显示 X 线平片不能显示的细微钙化、骨化。

CT 可以做轴位扫描,一些传统 X 线影像上分辨较困难的关节都能在 CT 图像上"原形毕露"。如由于骶髂关节的关节面生来就倾斜和弯曲,同时还有其他组织之重叠,尽管大多数病例的骶髂关节用 X 线片已可能达到要求,但有时 X 线检查发现骶髂关节炎比较困难,则对有问题的患者就可做 CT 检查。

CT 最大的缺陷是具有辐射损伤,其辐射剂量远高于 X 线平片,因此 CT 不能作为常规检查措施,也不作为疾病的筛查手段,其软组织对比远不如 MRI,但优于 X 线平片。

在 CT 诞生的初期,多作为 X 线平片的辅助检查手段,提供额外的信息,如提供横断面的图像协助判断疾病,如空洞内部的结构、显示血管壁的病变等。MDCT 实现了空间分辨率的各向同性,直接提高了图像的质量,而且成像像素可为立方体,数据任意方向重建均可获得较高的空间分辨率;扫描速度大大提高,对患者配合度的要求相对减弱,可以有效避免运动伪影、提高图像质量。对于软组织病变,CT 可以定位软组织中的钙化,如骨化性肌炎、骨样骨瘤、溶骨性骨肉瘤等。存在 MRI 检查禁忌证时,可以选用 CT 评价软组织情况。

对胸部疾病的诊断,CT 检查随着高分辨力 CT 的应用,日益显示出它的优越性。通常采用造影增强扫描以明确纵隔和肺门有无肿块或淋巴结增大、支气管有无狭窄或阻塞,对原发和转移性纵隔肿瘤、淋巴结结核、中心型肺癌等的诊断,有较大的帮助。肺内间质、实质性病变也可以得到较好的显示。CT 对平片检查较难显示的部分,例如同心、大血管重叠病变的显示,更具有优越性。对胸膜、膈、胸壁病变,也可清楚显示。对于肺间质病常用高分辨CT,可见小叶间隔增厚、磨玻璃密度影、胸膜下弧线、支气管血管束增粗、蜂窝肺、牵拉性细支气管扩张。病变主要分布在胸膜下区,以肺下叶后基底段多见。小叶内间质增生表现为细线、细网状影和放射状线影伴小叶核增大。小叶间隔增厚常不规则或扭曲变形[1]。

心及大血管的 CT 检查,尤其是后者,具有重要意义。心脏方面主要是心包病变的诊断,心腔及心壁的显示,由于扫描时间一般长于心动周期,影响图像的清晰度,诊断价值有限,但冠状动脉和心瓣膜的钙化、大血管壁的钙化及动脉瘤改变等,CT 检查可以很好显示。

2015 年欧洲风湿病学会首次针对大血管炎提出了临床影像学使用的建议,其中提出:血管造影可以显示血管炎导致的血管腔狭窄或阻塞,但存在造影剂过敏、出血、内源性栓塞及动脉损伤的风险,因此新型影像学技术几乎代替了血管造影的检查手段,除非需要进行血管介入性治疗。但是目前仍然存在在疾病的不同阶段如何选择影像学检查方法、随访期间如何选择影像学检查方法评价疾病的活动性以及损伤、预测疾病的预后等问题。疑似巨细胞动脉炎的患者,建议尽早进行血管影像学检查,而且检查不应延误治疗,证据等级 1 级。超声、PET-CT、MRI 和 / 或 CT 可以用于发现血管壁的炎症和 / 或颅外动脉的管腔改变,用于辅助诊断大血管炎,CT 与 MRI 相比,分辨率更高而且检查时间更短,但 CT 存在辐射。CTA 对于大血管炎的诊断敏感性为 73%,特异性为 78%[4]。MRI 对于大动脉炎的诊断敏感性和特异性可高达 100%,其无辐射的优势更适用于年轻患者[5]。大血管炎(GCA、大动脉炎)疑似复发的患者,影像学对于证实或排除复发有帮助,并不建议常规用于监测临床缓解和生化缓解,证据 5 级;大血管炎(GCA、大动脉炎)患者,CTA 和 / 或 MRA 可以用于长期监测结构破坏,尤其对于发现血管狭窄、闭塞、扩张和 / 或动脉瘤形成有价值。监测的频率和方法应遵循个体化原则,证据 5 级;对于颅内血管的病变更建议采用 MRI 和超声的检查方法[6]。2018 年对于 1 126 项临床影像学进行研究发现,超声对于大动脉炎诊断的敏感性低于MRA,pooled sensitivity(SN)分别为 81%(95%CI:69%~89%)及 92%(95%CI:88%~95%),而 CTA 的敏感性和特异性均大于 90%。CTA 及 MRA 血管壁的增厚及强化可以预测疾病的活动性[7]。

腹部及盆部疾病的 CT 检查,应用日益广泛,主要用于肝、胆、胰、脾、腹膜腔及腹膜后间隙,以及泌尿和生殖系统的疾病诊断。尤其是占位性病变、炎症性和外伤性病变等。胃肠病变向腔外侵犯以及邻近和远处转移等,CT 检查也有很大价值。当然,胃肠管腔内病变情况仍主要依赖钡剂造影、内镜检查及病理活检[1-2]。

骨关节疾病,多数情况可通过简便、经济的常规 X 线检查确诊,因此使用 CT 检查相对较少。对于中轴型脊柱关节炎患者,首选的影像学检查仍然是骶髂关节 X 线检查。如果普通 X 线检查正常,无法进行 MRI 检查的患者,更适合选择 CT,它可以提供 MRI 以外的结构破坏的信息,如椎体骨折等。MRI 可以更好地显示炎症性病变,逐渐替代了 CT 检查的地位[8]。

双能 CT 可以作为诊断痛风的有效方法,而且可以评价脊柱、关节旁组织、肌腱以及韧带。DECT 可以结合 MRI 以及 CT 的部分优势,在某些方面具有额外的优势。DECT 可以用于诊断关节炎,主要是用于诊断痛风——最常见的晶体性关节病,其特征是 MSU 晶体沉积。文献综述和荟萃分析显示,患者水平上 DECT 用于诊断痛风的敏感性为 0.81,特异性为0.91;而在关节水平上,DECT 用于诊断痛风的敏感性和特异性分别为 0.83 和 0.88。DECT对于新发的痛风诊断价值有限,而且对于慢性形成痛风石性疾病的痛风,影像学并不是必需的[9]。临床上也有将 DECT 用于监测尿酸结晶大小变化以及鉴别尿酸性肾结石、创伤、骨髓水肿等情况[10]。

（三）MRI

与传统的 X 线平片相比,MRI 具备三维成像的优势,与 CT 相比,MRI 有更好的软组织分辨率。

MRI 在风湿性疾病领域有广泛的应用价值,尤其在检测肌肉骨骼病变方面具有无可比拟的优势,在评估风湿性疾病导致的神经系统、内脏、心血管等系统病变方面,同样有重要作用。

MRI 可以评估关节及附属结构的异常:关节为主的病变包括滑膜炎、骨炎和骨侵蚀,关节附属结构病变包括肌腱炎、附着点炎等。滑膜炎是类风湿关节炎的典型表现,也是脊柱关节炎等炎性关节病的常见病变,通过 T_2 压脂像和 T_1 增强压脂像,在轴位切面可以清晰观察到滑膜炎症信号的强度与滑膜厚度。T_2 压脂像上,滑膜炎表现为在关节周围或骨间的均一高信号,在 T_1 增强压脂像上可以见到对应部位的强化(图 1-6-1)。平扫条件下,关节腔积液、结缔组织和纤维血管翳与滑膜较难区分,区别在于,其他病变在增强 MRI 中不会像滑膜组织一样被强化。

MRI 下的滑膜炎:T_2 压脂像下的桡腕关节滑膜炎(图 1-6-1a,箭头)及桡腕间滑膜炎(图 1-6-1b,箭头);T_1 增强压脂像下,桡腕关节滑膜炎(图 1-6-1c,箭头)。

骨炎,又称为骨水肿,是类风湿关节炎、脊柱关节炎等疾病的常见病理改变,类风湿关节炎在 MRI 下出现骨髓水肿预示着局部将发生骨侵蚀,脊柱关节炎中,骶髂关节骨水肿提示存在骶髂关节炎,是疾病诊断的重要依据。MRI 是唯一成熟的可以用于评价骨水肿的影像技术(双能 CT 也具备检测骨水肿信号的能力,但该技术并未在临床得到广泛运用)。T_2 压脂像及 STIR 像均可以非常敏感地反映骨水肿病变。骨水肿在 MRI 上表现为在小梁骨内出现边界模糊的水样信号(图 1-6-2)。

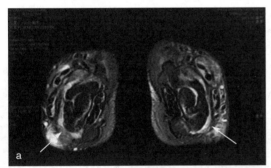
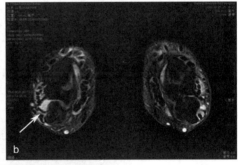
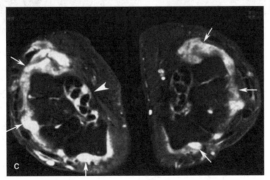

图 1-6-1　MRI 下的滑膜炎

MRI 下的骨水肿:T_2 压脂像的骨水肿,类风湿关节炎的尺骨骨水肿(图 1-6-2a,白色箭头);脊柱关节炎左侧骶髂关节骶骨面及髂骨面下骨水肿(图 1-6-2b)。

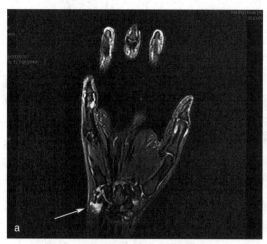
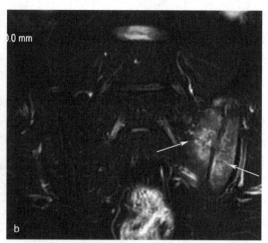

a. 类风湿关节炎的尺骨骨水肿；b. 脊柱关节炎左侧骶髂关节骶骨面及髂骨面下骨水肿

图 1-6-2　T₂ 压脂像的骨水肿下的骨水肿

骨侵蚀是持续活动性炎症的结局。传统 X 线检查可以发现骨侵蚀，但敏感性较低，MRI 的敏感性是 X 线的 9 倍。骨侵蚀位于关节软骨旁，在 T_1 平扫或 T_1 增强像上观察最为理想。在 T_1 相上，发生侵蚀部位的骨皮质失去正常的低信号，内部受侵蚀的松质骨呈现出边界清晰的低信号，在 RA 中，还经常可以见到生长于侵蚀部位的血管翳有明显强化（图 1-6-3）。

MRI 下的骨侵蚀：T_1 相显示腕骨、掌骨等多部位的骨侵蚀病变（图 1-6-3）。

此外，MRI 还可以观察软骨病变，软骨 MRI 异常早期骨关节炎的特异改变，通过一些特殊序列，如钠图、功能 MRI，能够评估软骨异常的情况，可用于骨关节炎的早期诊断、监测治疗反应。

除关节炎外，MRI 在评价其他系统疾病方面也有突出的优势。在炎性肌病中，MRI 可以清楚区分肌肉炎性与慢性病变：炎性病变的特点为 T_2 压脂像下肌肉内片状水肿信号，在轴位图像上最为清晰（图 1-6-4）；慢性病变特点为肌肉中片状脂肪信号。另外，MRI 可以用来发现血管壁炎症以及心脏的炎性病变。对于大动脉炎等累及大、中等血管的炎症性病变，T_2 压脂扫描使 MRI 可以在不注射造影剂的情况下，观察血管壁厚度以及有无炎性水肿信号：典型的活动性炎症表现为血管壁增厚并伴有水肿；而当炎症处于非活动期时，血管壁不伴水肿。增强扫描时，活动性炎症会出现早期强化，非活动性病变表现为延迟强

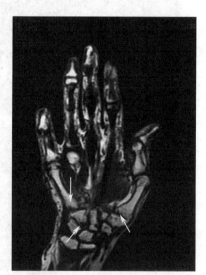

图 1-6-3　MRI 下的骨侵蚀

化，可用于区分动脉管壁或心肌的炎症性病变与纤维化病变，对于指导治疗十分重要。对于神经系统及其他内脏的病变，MRI 检查同样具有重要的价值。

炎性肌病的 MRI 表现：炎性肌病的腓肠肌轴位 T_2 压脂扫描，可见肌肉及皮下水肿（图 1-6-4）。

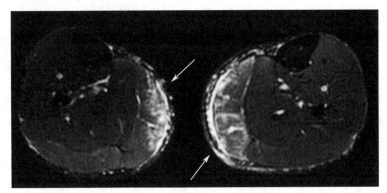

图 1-6-4　炎性肌病的 MRI 表现

MRI 检查在临床中应用广泛,在风湿病领域中发挥的价值也越来越大。一些新的检查技术、数据分析方法,如 MRI 的肺部扫描、动态增强 MRI 技术、计算机辅助图形分析 MRI 等技术正在逐渐向临床推广。MRI 技术在风湿性疾病诊断、治疗决策调整以及疗效评估方面发挥着重要作用。

（四）超声

超声是近年来最受关注和普及推广最快的技术,硬件和软件技术的进步使医用超声仪对软组织的分辨率几乎可与磁共振媲美,超声也是唯一可在短时间内完成多部位、亦可动态检查并对病灶进行实时定位和介入操作的技术。超声具备无辐射性、便捷、价廉的特点,而且临床医生经过短期培训即可掌握并亲自操作,使其同时受到患者和医生的欢迎。

灰阶超声对探查关节腔积液的敏感性可达 100%,对其他软组织病变的分辨率很高,如滑膜增生、腱鞘炎症、肌腱端炎、腺体病变等,也能发现骨和软骨的结构性改变,如软骨变性、晶体沉积、骨侵蚀、骨赘,能量或彩色多普勒能发现目标内的血流并计算速度、阻力等指标,因此在风湿科应用广泛。

超声可辅助多种风湿类疾病的诊断,尤其是关节炎性疾病。表 1-6-2 中列举了常见风湿病的超声下表现。超声还可用于疾病活动度的评价,间接反映治疗效果。不同学者提出了针对滑膜炎、肌腱端炎的多种分级和评分系统,以半定量评分为主,但尚未形成共识,且耗时较多,因此目前主要应用于临床研究中。超声能够实时显示操作的进程,因此可用于引导关节腔穿刺和组织活检,必要时还可进行关节腔内或肌腱的局部注射,准确性大大高于徒手操作。

表 1-6-2　风湿科疾病的超声表现

疾病	超声表现
类风湿关节炎	关节腔积液,滑膜炎,腱鞘炎,骨侵蚀
脊柱关节病	肌腱端炎,滑膜炎,骨侵蚀,骨赘
痛风	"双轨征",痛风石,骨侵蚀
骨关节炎	骨赘,软骨病变,滑膜炎
大血管炎	血管壁"晕"征,管腔狭窄或阻塞
干燥综合征	腺体回声不均,囊性变

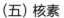

(五) 核素

与其他影像学技术如 X 线、CT、MRI、超声等比较,核医学能同时提供血流、功能、代谢和受体等多方面的信息,因此有助于疾病的早期诊断,在风湿病的诊断中也有其不可替代的作用。

骨显像:骨显像可用于骨肿瘤、代谢性骨病以及关节炎等多种疾病的辅助诊断。例如,在罕见病 SAPHO 综合征的诊断过程中,因疾病多出现胸锁关节、胸肋关节、胸骨受累,骨显像上多呈现特征性的"牛头征"表现。

唾液腺显像:唾液腺摄取功能正常时,可见腮腺和颌下腺显影清晰,轮廓完整,放射性分布均匀。在干燥综合征患者中,因唾液腺功能受损,因此,唾液腺显像表现为唾液腺和口腔黏膜显影不良,且经维生素 C 刺激后口腔放射性不增加,说明唾液腺摄取及排泌功能障碍。

(六) PET-CT

PET-CT 扫描范围广泛,可以在全身范围内筛查炎症部位,近年来在风湿性疾病领域的应用日益广泛,主要用于关节炎、血管炎等多种疾病的诊断及活动性评估。

有研究表明,在大动脉炎中,PET-CT 可以清晰显示血管炎的病灶部位,治疗后 ^{18}F-FDG 的摄取明显减低,SUVmax 与血清急性期反应物(ESR、CRP)呈正相关,对评价大动脉炎有较好的价值[11],对诊断其他大血管炎,如巨细胞动脉炎,也有很好的敏感性,可以较好地评价血管壁的增厚情况[12]。但也有研究提出不同结论[13],因此,PET-CT 在大动脉炎中的诊断价值还需进一步评价。

风湿性多肌痛常由于缺乏特异性的诊断指标而漏诊或误诊,PET-CT 在包括肩关节、肩锁关节、胸锁关节、髋关节、大转子、髂耻囊、耻骨联合附着点、坐骨粗隆、棘间韧带等特征性部位的阳性发现,有助于本病的诊断[14]。在有些患者中,还可以同时发现主动脉壁 ^{18}F-FDG 的摄取增高,提示同时合并巨细胞动脉炎[15]。PET-CT 对风湿性多肌痛患者排除肿瘤也可起到重要作用。

有人发现 PET-CT 有助于诊断 RA 患者的亚临床心肌炎。研究对 119 例 RA 患者进行 PET-CT 扫描,发现 18% 的患者心肌 SUVmax 高于正常[16]。提示 PET-CT 对于早期筛查 RA 合并心肌受累、早期治疗、预防心衰等终末期心脏病的发生,也许有积极意义。

PET-CT 在腹膜后纤维化的诊断及治疗中有很高的指导价值。对于评价已缓解的腹膜后纤维化的残余肿物的代谢活性具有很高的敏感性,可以协助评价疗效及疾病复发的诊断[17]。对于指导药物的减量或停用,拔除输尿管支架的时机也能起到很重要的指导作用。但是,PET-CT 在区分病变的良恶性方面缺乏特异性。所以,它并不用来作为腹主动脉周围炎的诊断方法。

对于关节炎,PET-CT 的应用也有其独到之处。早期的研究发现 PET-CT 可以反映关节炎患者的滑膜炎程度[18]。最近的研究又发现,成骨活性高的部位 ^{18}F-FDG 摄取量多,因此 PET-CT 对新骨形成有更高的敏感性,从而间接反映脊柱关节炎及类风湿关节炎的炎症程度[19]。这在很大程度上可以预测关节强直,从而尽早干预。

在存在炎症的软组织和软骨(包括耳郭、鼻腔、气管、支气管树、肋软骨等),也可有 ^{18}F-FDG 的摄取。因此,对于一些少见疾病,如血清阴性滑膜炎伴凹陷性水肿综合征(RS3PE)及复发性多软骨炎,PET-CT 也有一定的诊断价值[20]。

另外,风湿性疾病合并心脏受累并不少见,但往往诊断困难。一项结合了 PET 和 MRI

的新的影像学手段——PET-MRI，对于心肌的炎症、灌注、肿瘤、淀粉样物质沉积，都能起到很好的显示作用。

（张卓莉）

参 考 文 献

［1］王霄英, 严福华, 周诚. 多排螺旋 CT 临床手册 [M]. 北京: 人民卫生出版社, 2013.

［2］韩萍, 于春水. 医学影像诊断学 [M]. 4 版. 北京: 人民卫生出版社, 2017.

［3］程志伟, 胡亚飞. 实用医学影像学诊断 [M]. 长春: 吉林大学出版社, 2016.

［4］LARIVIERE D, BENALI K, COUSTET B, et al. Positron emission tomography and computed tomography angiography for the diagnosis of giant cell arteritis: A real-life prospective study [J]. Medicine, 2016, 95: e4146.

［5］YAMADA I, NAKAGAWA T, HIMENO Y, et al. Takayasu arteritis: diagnosis with breathhold contrast-enhanced three-dimensional MR angiography [J]. J Magn Reson Imaging, 2000 (11): 481-487.

［6］BARRA L, KANJI T, MALETTE J, et al. Imaging modalities for the diagnosis and disease activity assessment of Takayasu's arteritis: A systematic review and meta-analysis [J]. Autoimmun Rev, 2018, 17 (2): 175-187.

［7］DEJACO C, RAMIRO S, DUFTNER C, et al. EULAR recommendations for the use of imaging in large vessel vasculitis in clinical practice [J]. Ann Rheum Dis, 2018, 77 (5): 636-643.

［8］MANDL P, NAVARRO-COMPÁN V, TERSLEV L, et al. EULAR recommendations for the use of imaging in the diagnosis and management of spondyloarthritis in clinical practice [J]. Ann Rheum Dis, 2015, 74 (7): 1327-1339.

［9］GAMALA M, JACOBS J W G, VAN LAAR J M. The diagnostic performance of dual energy CT for diagnosing gout: a systematic literature review and meta-analysis [J]. Rheumatology (Oxford), 2019 (12): 2117-2121.

［10］CAROTTI M, SALAFFI F, BECI G, et al. The application of dual-energy computed tomography in the diagnosis of musculoskeletal disorders: a review of current concepts and applications [J/OL]. Radiol Med, 2019. DOI: 10. 1007/s11547-019-01015-x.

［11］LEE K H, CHO A, CHOI Y J, et al. The role of ^{18}F-fluorodeoxyglucose-positron emission tomography in the assessment of disease activity in patients with Takayasu arteritis [J]. Arthritis Rheum, 2012, 64 (3): 866-875.

［12］VAIDYANATHAN S, CHATTOPADHYAY A, MACKIE S L, et al. Comparative effectiveness of ^{18}F-FDG PET-CT and contrast-enhanced CT in the diagnosis of suspected large-vessel vasculitis [J]. Br J Radiol, 2018, 91 (1089): 20180247.

［13］ARNAUD L, HAROCHE J, MALEK Z, et al. Is ^{18}F-fluorodeoxyglucose positron emission tomography scanning a reliable way to assess disease activity in Takayasu arteritis？[J]. Arthritis Rheum, 2009, 60 (4): 1193-1200.

［14］MAESTRI BRITTAIN J, GORMSEN L C, VON BENZON E, et al. Concomitant Polymyalgia Rheumatica and Large-Vessel Vasculitis Visualized on ^{18}F-FDG PET/CT [J]. Diagnostics (Basel), 2018, 8 (2): 1-4.

［15］REHAK Z, SPRLAKOVA-PUKOVA A, KAZDA T, et al. ^{18}F-FDG PET/CT in polymyalgia rheumatica-a pictorial review [J]. Br J Radiol, 2017, 90 (1076): 20170198.

［16］ CHUNG S J, YOUN H, JEONG E J, et al. In vivo imaging of activated macrophages by ^{18}F-FEDAC, a TSPO targeting PET ligand, in the use of biologic disease-modifying anti-rheumatic drugs (bDMARDs)[J]. Biochem Biophys Res Commun, 2018, 506 (1): 216-222.

［17］ VAGLIO A, GRECO P, VERSARI A, et al. Post-treatment residual tissue in idiopathic retroperitoneal fibrosis: active residual disease or silent 'scar'? A study using ^{18}F-fluorode-oxyglucose positron emission tomography [J]. Clin Exp Rheumatol, 2005, 23 (2): 231-234.

［18］ BRUIJNEN S T G., VAN DER WEIJDEN M A C., KLEIN J P, et al. Bone formation rather than inflammation reflects Ankylosing Spondylitis activity on PET-CT: a pilot study [J]. Arthritis Res Ther, 2012, 14 (2): 71.

［19］ CZEGLEY C, GILLMANN C, SCHAUER C, et al. A model of chronic enthesitis and new bone formation characterized by multimodal imaging [J]. Dis Model Mech, 2018, 11 (9).

［20］ WANG J, PU C, WANG Z, et al. Remitting Seronegative Symmetrical Synovitis With Pitting Edema: Appearance on FDG PET/CT [J]. Clin Nucl Med, 2017, 42 (6): 492-495.

三、风湿病的西医治疗

(一) 非甾体抗炎药

非甾体抗炎药(nonsteroidal anti-inflammatory drugs,NSAIDs)是具有解热、镇痛、抗炎作用的一大类药物的总称。这类药物种类繁多,且新品种不断增加,目前,NSAIDs 是全球处方量最大的药物之一,也是临床上应用最广泛的药物之一,在风湿病的治疗中占有很重要的地位。

1. **NSAIDs 的分类** 目前市场上可见多种非甾体抗炎药,按其化学结构的不同可分为以下 8 类。①水杨酸类:如阿司匹林等;②吲哚乙酸类:如吲哚美新、舒林酸等;③苯乙酸类:如双氯芬酸、醋氯芬酸等;④苯丙酸类:如布洛芬、萘普生、洛索洛芬钠等;⑤昔康类:如吡罗昔康、美洛昔康等;⑥吡唑酮类:如保泰松、羟基保泰松等;⑦昔布类:如塞来昔布、依托考昔等;⑧非酸类:如尼美舒利、萘丁美酮等。

2. **NSAIDs 的作用机制**[1-2] 前列腺素作为关节炎症中的重要炎症因子,是广泛分布于机体组织和体液的生物活性物质,参与多种生理病理过程的调节,促进白细胞趋化,增加血管通透性,促进组织红肿,此外,前列腺素还可以使痛觉神经末梢增敏,产生疼痛。临床出现的发热、炎症、疼痛、凝血、胃酸分泌以及血管、肠、支气管、子宫等平滑肌的舒缩都有前列腺素的参与。

NSAIDs 主要是通过抑制环氧合酶,阻断前列腺素 PG_S 和血栓素 TXA_2 的产生,从而产生抗炎、镇痛、退热、抗血小板聚集等作用。到目前为止,已发现 3 种环氧合酶[3-4],即 COX-1、COX-2、COX-3。以前认为 COX-1 在各种组织中广泛表达,主要起维持正常生理功能的作用,而 COX-2 在大多数正常组织中无表达,COX-2 主要表达在炎症部位巨噬细胞、成纤维细胞、上皮细胞、内皮细胞等部位。然而,随着对环氧合酶研究的进展,越来越多的证据显示两种环氧合酶生理和病理功能上有很大重叠,COX-1 和 COX-2 基因敲除动物实验及大量其他实验结果都表明,COX-1 和 COX-2 不仅都参与炎症反应,还都参与许多重要的生理过程。一般认为,NSAIDs 通过抑制 COX-2 产生抗炎、镇痛等治疗作用,而通过抑制 COX-1 产生胃肠道和肾脏等部位的不良反应,选择性 COX-2 抑制剂镇痛抗炎作用和非选择性 COX-2 抑制剂无显著差别,但胃肠道不良反应较少。对血小板活性影响较小。目前对 COX-3 的功能还不是非常清楚。

3. NSAIDs 的不良反应及对策[5-9]

(1)胃肠损害:其发生率较高,主要表现为恶心、呕吐、上腹部疼痛、反流性食管炎、消化性溃疡、出血、穿孔和胰腺炎等。

1)发生机制:①药物直接损伤作用:实验发现,NSAIDs 直接对胃壁和肠黏膜的刺激作用,损伤线粒体,引起氧化磷酸化脱偶联,使细胞内 ATP 减少,破坏了细胞间紧密连接的完整性,从而使黏膜通透性增加。②抑制 PGs 的合成作用:它们通过抑制前列环素(PGI_2)、环氧合酶 -1(COX-1)和环氧合酶 -2(COX-2)而产生消炎镇痛作用,其不良反应与药物对环氧合酶的选择性有关。因为 PGI_2 有调节胃血流、保护胃黏膜细胞的作用,故 PGs 减少可致胃肠损害。③中性粒细胞的黏附、活化:NSAIDs 使中性粒细胞对内皮细胞黏附增加,使之活化,而释放氧自由基和蛋白酶,造成黏膜损伤。④抗血小板凝集效应:NSAIDs 抑制血小板凝集,导致十二指肠溃疡出血。⑤其他机制:可能与白细胞功能和淋巴细胞的免疫调节有关。

2)易出现胃肠道副反应的危险因素:①既往有复合性溃疡史,尤其近期有溃疡史,幽门螺杆菌感染者;②饮酒,吸烟,饮咖啡和酸性饮料;③同时使用肾上腺糖皮质激素或用华法林抗凝者;④儿童、孕妇及大于 60 岁的老人;⑤大剂量或长期使用 NSAIDs 者;⑥对 NSAIDs 不耐受者;⑦近期出现上腹痛;⑧合并有心血管、肾、肝等组织慢性病及高血压者。

3)治疗对策:①使用前应告知患者药物的潜在毒性,并进行相关监测(全血细胞计数、肾功能、肝功能和血压等)。②剂量个体化:老年人最好选用半衰期短的药物。③选用对胃壁刺激作用小的药剂:如肠溶剂、缓释剂、栓剂、霜剂。选用前体药物:这些药物作为非活性的药物经胃肠吸收后,在体内再转化为有活性的药物而发挥作用;选择性 PGs 合成抑制剂:即在炎症部位抑制 PGs 合成作用强,而对胃肠和肾脏损害小,如丙酸类。④采用 COX-2 特异性抑制剂:一般认为,传统 NSAIDs 抑制 COX-1 产生消化道不良反应,抑制 COX-2 产生治疗作用,COX-2 特异性抑制剂减少了消化道不良反应。⑤并用抗溃疡药物:服用 NSAIDs 同时服用米索前列醇可以减少 71% 患者的内镜下溃疡;同时服用质子泵抑制剂(proton pump inhibitor,PPI)可以减少 77% 患者的内镜下胃、十二指肠溃疡;与组胺 H_2 受体拮抗剂并用分别减少胃溃疡 56%、十二指肠溃疡 74% 的危险。存在 2~3 个胃肠道危险因素时,建议加用预防溃疡病的药物,首选抑酸作用强的 PPI。⑥选用一种 NSAIDs 药,逐渐加量,足量治疗 2~3 周后无效可更改另一种,有效后逐渐减量。不推荐两种 NSAIDs 同时使用,因疗效不增加,而副作用增加。

(2)肾损害:主要有间质性肾炎、水肿和肾乳头坏死等。

1)发生机制:主要是由于在肾脏抑制 PGs 的合成,导致肾血流量减少和肾小管重吸收增加,出现水钠潴留。生理条件下 PGs 有调节肾血流量、肾小球滤过率和血压等的作用;而在大失血后、心功能不全、肝硬化、肾病变、大量利尿剂和低电解质等导致肾血流量减少时,肾素血管紧张素系统活动亢进,PGs 调节肾功能有限,如使用 NSAIDs 则可加重肾损害。它与利尿剂、激素合用可使肾损害发生率增高。

2)发生肾损害的危险因素:①年龄大于 60 岁;②动脉硬化,或同时服用利尿剂者;③血肌酐>177.8μmol/L,肾功能下降者;④肾低灌注状态:如低钠、低血压、肝硬化、肾病综合征、充血性心力衰竭、使用利尿剂等。

3)治疗对策:①首选半衰期短的药物,几乎不经肾脏排泄或较少经肾脏排泄,并以非活性状态排泄的药物,如舒林酸等;②次选对肾脏 PGs 抑制较弱的丙酸类药物;③禁用半衰期长的药物。对已经存在肾功能不全的患者,建议避免应用选择性与非选择性 NSAIDs。

(3)肝损害:NSAIDs 都可能引起不同程度的肝损害,阿司匹林易导致 GPT、GOT 升高,但很少发生严重的肝损害和黄疸,而吲哚美辛偶有发生严重肝损害的报道。

治疗对策:①尽可能选用构造简单的药物或不含氮的药物,如萘普生和酮洛芬等;②选用栓剂或霜剂;③避免使用阿司匹林和吲哚美辛。

(4)心血管系统不良反应:NSAIDs 造成心血管损伤是比较受关注的问题,包括高血压、充血性心力衰竭、心肌梗死及卒中。NSAIDs 诱发高血压的危险因素包括高龄和服药前存在高血压。因此,开始长期服用 NSAIDs 治疗的患者都应该监测血压,对原有高血压者应特别谨慎;NSAIDs 使慢性充血性心力衰竭恶化的危险因素包括日剂量偏大和使用长半衰期的药物。心力衰竭的患者应该避免使用 NSAIDs。有心力衰竭病史者服用 NSAIDs 必须严密监测体液情况、血压和肾功能;目前大量证据提示小剂量阿司匹林在预防和处理急性冠脉综合征和卒中的重要性,如患者有中高度发生心血管事件的风险而正在服用小剂量阿司匹林,在缓解关节疼痛的治疗方面,建议给予对乙酰氨基酚,因为选择性 NSAIDs 和其他非选择性 NSAIDs 都可能增加心血管风险。

4. NSAIDs 的使用原则[9]

(1)剂量个体化:要根据患者的不同情况选用合适的剂量。一个患者对哪一种非甾体抗炎药效果好,最大剂量是多少,是否发生不良反应,都只能在实践中摸索,因人而异。老年人宜用半衰期短的药物。使用 NSAIDs 前应对患者进行风险评估,包括胃肠道损伤风险评估和心血管危险评估,之后再决定选择何种药物以及是否需要胃黏膜保护策略。合并幽门螺杆菌的 NSAIDs 相关溃疡,应积极根除幽门螺杆菌感染,是溃疡愈合及预防复发的有效防治措施。

(2)中、小剂量的非甾体抗炎药只有退热止痛作用,大剂量才有抗炎作用。

(3)通常选用一种非甾体抗炎药,在足量使用 2~3 周后无效才更换另一种,待有效后再逐渐减量,过于频繁地换药是无益的。

(4)不推荐同时使用两种非甾体抗炎药,因为疗效不增加,而不良反应会增加。

(5)有 2~3 种胃肠道危险因素存在时,应加用预防上消化道溃疡的药物。

(6)具有一种肾脏危险因素时,选用对肾脏不良反应小的非甾体抗炎药如舒林酸,有两种以上肾脏危险因素时,应避免使用非甾体抗炎药。总之,凡是明确有肾脏病的患者,最好避免使用非甾体抗炎药。

(7)用非甾体抗炎药时,应该注意与其他药物的相互作用,如 β 受体拮抗剂(如普萘洛尔、倍他乐克等)可降低非甾体抗炎药药效;应用抗凝剂时,避免同时服用阿司匹林;与洋地黄制剂(如地高辛、去乙酰毛花苷等)合用时,应注意防止洋地黄中毒。

(8)必须明确,非甾体抗炎药虽常作为治疗类风湿关节炎的一线药物,能减轻临床症状,但不能防止组织损伤、关节的破坏和畸形。

(二)肾上腺糖皮质激素[10-13]

1. 糖皮质激素的作用机制 糖皮质激素(glucocorticoid,GC)系内源性正常生理物质,而糖皮质激素类药物(corticosteroids,CS)是外源性化学合成品,一般也简称为糖皮质激素。CS 是目前最强有力的抗炎药物。

GC 于肾上腺皮质合成。在促肾上腺皮质激素作用下,由胆固醇转变为孕烯醇酮,经一系列羟化酶及氧化酶的酶促反应,分别形成糖皮质激素及部分性激素,GC 对蛋白质、糖、脂肪及水、盐代谢均有重要作用,包括:①增加糖原生成,抑制外周组织摄取和利用葡萄糖;②抑制骨成熟,促进骨吸收,促进性成熟;③调节促肾上腺皮质激素(adrenocorticotropic hormone,ACTH)分泌,影响皮质功能;④有较弱的盐皮质激素作用,能储钠排钾等。

1)生物利用度:大多数的糖皮质激素口服后容易被吸收。以泼尼松为例,口服后可吸收 80%~90%,而且不受进食的干扰。泼尼松龙的吸收更好。

2)分布:血液中内源性的糖皮质激素大多与一种球蛋白结合形成高亲和力的复合物。少量与血浆白蛋白结合,其亲和力虽低,但其总的结合容量很大,因而在体内的糖皮质激素调节中起着缓冲贮池的作用。只有极少部分糖皮质激素在循环中游离存在,而只有这部分激素能发挥生物活性。结合的糖皮质激素不发挥生物活性亦不被代谢。

人工合成的外源性糖皮质激素(泼尼松龙除外)与球蛋白的亲和力均较低,大部分与白蛋白结合。因此,血浆中的白蛋白水平就决定着结合与游离两种状态药物的比例,从而直接影响疗效及不良反应的大小。

3)代谢与清除:糖皮质激素在肝内代谢,并与葡糖醛酸或硫酸根结合,变成水溶性代谢产物,使之失活。95% 的结合产物自肾排出,其余的则从肠道排出。血中糖皮质激素类药物的代谢率与其作用强度关系密切。通常用血浆半衰期来表示其清除率。然而由于各种糖皮质激素类药物的分布和清除率有较大差异,因此仅靠半衰期常无法精确表示清除的全部情况。由于泼尼松龙和地塞米松比氢化可的松的清除慢,所以它们有更强的作用。延长清除时间固然可以增加疗效,但也增加了产生不良反应的可能。其他药物或疾病状态都可能影响糖皮质激素的清除率。苯妥英钠、苯巴比妥、利福平等促进糖皮质激素代谢清除;雌激素或含有雌激素的避孕药则可能降低其清除率。肝病时糖皮质激素的代谢受影响不大,但有人建议,在慢性肝病时最好使用泼尼松龙,而不要使用泼尼松,因为后者要在肝脏中转变为前者才能生效。最有效的合成糖皮质激素药物之一为地塞米松,但由于它的长半衰期不常用于抗炎。

4)常用糖皮质激素类药物药代动力学与药效学比较(表 1-6-3):

表 1-6-3　常用糖皮质激素类药物的药代动力学与药效学比较

	药物	与受体的亲和力	水盐代谢	糖代谢	抗炎作用	等效剂量/mg	半衰期/min	半效期/h
短效	氢化可的松	1	1.0	1.0	1.0	20	90	8~12
	可的松	0.01	0.8	0.8	0.8	25	90	8~12
中效	泼尼松	0.05	0.6	3.5	3.5	5	>200	12~36
	泼尼松龙	2.2	0.6	4.0	4.0	5	>200	12~36
	甲泼尼松	11.9	0.5	5.0	5.0	4	>200	12~36
	曲安西龙	1.9	0	5.0	5.0	4	>200	12~36
长效	地塞米松	7.1	0	30.0	30.0	0.75	>300	36~54
	倍他米松	5.4	0	30.0	25.0~35.0	0.60	>300	36~54

2. 糖皮质激素的临床应用

(1)糖皮质激素的冲击治疗:一般使用甲泼尼龙 1g,加入 5% 葡萄糖注射液 100ml 中,静脉滴注(40~60min),每日 1 次,连续 1~3 次。此方案适用于系统性红斑狼疮脑危象、严重狼疮性肾炎等危重型狼疮、快速进展的系统性血管炎以及部分严重的类风湿关节炎等。甲泼尼龙是短时效类固醇制剂,冲击给药 1~3 次,不至引起或加重下丘脑 - 垂体 - 肾上腺轴(HPA)反应,但也可有口腔金属异味、面部潮红、乏力不适、关节酸痛及胃肠道出血等毒副反应。冲击疗法是一种激素量非常高的疗法,亦有可能出现严重不良事件,是风湿病危及生命时的抢救疗法。

(2)糖皮质激素的口服治疗:应用大剂量糖皮质激素,即相当于泼尼 1~1.5mg/(kg·d)。在病情得到控制后(一般 6~8 周),应逐渐减少激素用量。在维持疾病不复发的基础上,每 3~4 周递减 5%~10%,即 2.5~5mg,当减少至 10mg/d 以下时,可根据病情维持一段时间,之后依据病情仍可逐步减少用量。一般情况下,激素的服用应模拟激素正常分泌的生物节律,早 6—8 时一次顿服。但病情活动期时尤其是初始治疗或者是发热的时候,每日分次给药有助于控制症状,当病情稳定后,调整为每日晨起一次顿服,当激素减到小剂量时可改为隔日口服即隔日晨起一次口服,这种疗法可减少对 HPA 轴的抑制作用。

(3)糖皮质激素的关节内给药:关节腔局部给药是治疗关节炎症及减少全身用药所致不良反应的手段之一。关节腔内注射糖皮质激素,一般均使用中长效制剂,如曲安西龙、倍他米松或利美达松(为地塞米松棕榈酸酯乳糜微粒)等。关节腔内给药对缓解关节的严重疼痛,保持关节的生理功能,缓解关节的早期挛缩,减少关节腔积液等有一定帮助。临床试验表明这种局部注射药物有如下一些优点:较小的局部注射剂量取得的疗效与较大的全身剂量相当;很少影响机体本身激素水平的正常调节,也较少出现全身不良反应。但关节内给药应注意注射间隔不宜太近,次数不宜太多,同一关节在 3 个月内只能注射一次,如果需要重复注射的次数过多或需要注射多个关节时,说明治疗方案需要调整了。

(4)糖皮质激素在妊娠期的应用:对 SLE 孕妇和非妊娠患者一样,糖皮质激素是防止病情活动和恶化的主要药物。即使对缓解已久的 SLE 患者,合并妊娠时也应服用小剂量泼尼松(<10mg/d)以防止 SLE 复发。泼尼松、泼尼松龙、甲泼尼龙通过胎盘时大部分被胎盘代谢失活,在胎儿体内的浓度很低,仅相当于母体剂量的 10%,故对胎儿影响不大。泼尼松龙(泼尼松的活性形式)在母体和脐带血中的血药浓度之比为 10:1。因此,妊娠时选用泼尼松和泼尼松龙较为适当。地塞米松和倍他米松不能被此种胎盘酶所氧化,可以通过胎盘,在母体和胎儿中的血药浓度相近,故不宜在妊娠时应用,但可用于治疗胎儿疾患如肺成熟障碍。激素可由乳汁微量分泌,乳汁浓度是血浆浓度的 5%~25%,经乳汁摄入的药量<0.1% 的母体剂量,不足婴儿内源性激素分泌量的 10%。因此,服用小剂量激素治疗的妇女哺乳是安全的。服用激素 4 小时后哺乳,可使婴儿摄入乳汁中激素含量降至最低,减少婴儿激素摄入量。

(5)糖皮质激素在 RA 中的应用:糖皮质激素具有高效抗炎和免疫抑制作用,目前小剂量激素是治疗 RA 的改善病情药已经得到公认,对中 / 高疾病活动度的 RA 患者,在使用传统合成改善病情抗风湿药(DMARDs)的基础上联合小剂量糖皮质激素(泼尼松 ≤10mg/d 或等效的其他药物)可快速控制症状,协助传统合成 DMARDs 发挥作用。RA 患者关节肿痛症状体征在晨起时比较明显,可出现明显的晨僵,因此小剂量激素最好每天晨起服用。

治疗过程中应该密切监测不良反应。不推荐单用或长期大剂量使用糖皮质激素。对于类风湿血管炎或出现系统损害可视病情需要适当增加激素剂量,甚至可以短期冲击治疗。对顽固的个别关节,关节腔内注射 1~2 次激素有利于减轻症状。

3. 糖皮质激素的不良反应及对策

(1)骨质疏松:糖皮质激素通过抑制卵巢、睾丸合成、分泌性激素,以及影响肾上腺性激素的分泌合成,诱导骨质疏松;它还抑制钙在小肠的吸收,促使继发性甲状旁腺功能亢进,使破骨细胞活化、成骨细胞抑制。目前临床上常用的糖皮质激素均促使骨质疏松发生,椎体压缩性骨折为常见的破坏性并发症。骨质疏松的发生与治疗的最大剂量、用药时间密切相关。但不论治疗剂量多大,治疗时间长了,骨质疏松总要发生。男性和绝经女性最易受累,患者所患疾病本身可导致骨质丢失,如 RA 患者骨质疏松的危险性较高。因此,在糖皮质激素治疗期间需补充钙剂和维生素 D。

(2)诱发和加重感染:糖皮质激素的使用可使机体的炎症反应及免疫反应受到损害,增加感染的发生机会和严重性(如破坏宿主的防御功能),感染的发生决定于糖皮质激素治疗的最大剂量、治疗总时间。泼尼松 2~10mg/d 很少有感染并发症,而剂量在 20~60mg/d 时则对机体的防御机制有确定的抑制作用,用药 14 天后感染危险逐渐增加;总剂量大于 700mg,感染危险性明显增高。主要危险是细胞内微生物感染,如分枝杆菌、卡氏肺囊虫及真菌感染。还应注意大剂量糖皮质激素可掩盖感染性疾病的症状(如脓肿和肠穿孔)。

(3)肾上腺衰竭:应用糖皮质激素严重影响内源性 HPA 轴功能,可产生继发性肾上腺功能衰竭。糖皮质激素 20~30mg/d 仅连续 5 天就可发生此不良反应,但停药后垂体 - 肾上腺功能很快恢复。相反,如果糖皮质激素治疗时间很长,HPA 轴功能恢复到正常约需 12 个月的时间。患者的糖皮质激素用量大于 20mg/d,时间在 1 个月以上,HPA 轴功能均有某些程度的衰竭。患者的危险性是在激素减量期,应注意肾上腺衰竭症状,最主要的问题是在全麻、手术、创伤或急性感染性疾病发生急性肾上腺功能减退,在这种情况下患者可能需要激素替代疗法。

(4)激素撤停综合征:典型糖皮质激素缺乏存在于艾迪生病危象,表现为发热、恶心、呕吐、低血压、低血糖、高血钾、低血钠,最严重的是患者基础炎症性疾病加重。撤停综合征需要增加糖皮质激素的用药剂量,且在几周几月时间内小心慢慢减量。如果激素小于 20mg/d 尤其是剂量小于 5mg/d,常易出现撤停综合征,因为剂量的变化是在糖皮质激素的生理范围内。比如很快地将泼尼松从 5mg/d 降至 2.5mg/d,表示激素就是下降 50%,常常会出现撤停综合征。

(5)类肾上腺皮质功能亢进症:表现为向心性肥胖、满月脸、痤疮、多毛、低血钾、水肿、高血压、糖尿病等,一般停药后可消失,糖尿病需注意调整饮食。

(6)诱发和加重溃疡:消化道溃疡是常见的不良反应之一。由于糖皮质激素可增加胃蛋白酶的分泌,抑制胃黏液的分泌,因而减弱了胃黏膜的抵抗力。同时,在糖皮质激素抑制了生理性 PGs 的分泌等因素作用下,易发生消化道溃疡。

(7)行为与精神异常:无论有精神异常病史或无精神病史者都可因糖皮质激素诱发精神异常,表现为多方面,如神经质、失眠、情绪异常,乃至抑郁、躁狂或精神分裂及自杀倾向。

(8)无菌性骨坏死:多发生于长期大剂量糖皮质激素治疗后,主要累及的部位包括股骨头及其他大关节。

(9)肌病:是一种严重的不良反应,通常出现于大剂量糖皮质激素治疗时,表现为近端肢带肌无力,出现肌病后激素应减量或停药。

治疗对策:临床上造成不良反应的原因有两个,一是长期、大量用药,二是不适当的减药及停药。长期应用糖皮质激素如停药过快,就会造成一系列急性肾上腺皮质功能不全的表现。其原因是长期用外源性糖皮质激素治疗抑制了 ACTH 的分泌,从而使内源性糖皮质激素分泌减少。预防的方法是合理地逐渐撤药或给予一定量的 ACTH。不良反应的产生取决于糖皮质激素的类别、剂量、用药时间、用药者个体差异。需要强调的是,糖皮质激素不仅是强的抗炎药物,更是维持多种生理功能稳定的基本激素。所以,无论糖皮质激素缺乏还是过量均有病理结果。减轻糖皮质激素不良反应的关键在于严格掌握应用原则以及合理规律用药。

在辨证论治的基础上配合中药,也可明显减轻糖皮质激素的不良反应。

4. 糖皮质激素(简称激素)的应用原则

(1)激素需要用大量时,应毫不迟疑地大量使用,甚至冲击治疗。如果此时顾虑激素的不良反应,即有可能延误病情。

(2)激素不需要用大量时,即用小量。

(3)激素能短期使用者,尽量不长期使用。

(4)需要长期使用激素者,多数开始用大量,以后逐渐减量至维持量。

(5)需要长期使用激素者,应注意是否要与其他药物联合应用,如狼疮性肾炎、系统性血管炎、多发性肌炎等,多需要与细胞毒性免疫抑制药并用。这样可以减少激素用量,巩固治疗效果。

(6)关节内注射激素多用于关节炎只限于少数几个关节时,且注射间隔不宜太近,次数不宜太多。

(7)长期小剂量或大剂量应用激素治疗时,应给予"建骨"治疗。如补充钙剂(如乳酸钙、葡萄糖酸钙、碳酸钙等)和维生素 D。

(8)地塞米松比泼尼松无特别优越性,但似乎更容易发生骨缺血性坏死(有报告短期使用也可发生),不宜广泛采用。

(三)改善病情抗风湿药(disease-modifying anti-rheumatic drugs,DMARDs) [13-15]

1. 甲氨蝶呤(methotrexate,MTX) 本药是叶酸合成拮抗剂,对二氢叶酸还原酶有较强的抑制作用,对二氢叶酸还原酶的亲和力较二氢叶酸强 106 倍,使体内二氢叶酸不能正常地转化为四氢叶酸,从而干扰胸腺嘧啶核苷酸和嘌呤核苷酸的生成,阻断 DNA 和 RNA 的合成。MTX 是周期特异性免疫抑制剂,主要作用于 S 期。其药理作用为:①对二氢叶酸还原酶有较强的抑制作用;②对原发和继发的抗体反应均有抑制作用;③抑制某些炎症介质释放,有较强的抗炎作用。

MTX 是当前治疗 RA 起效快、不良反应轻的改变病情药之一,无论是单独或是联合应用于类风湿关节炎的疗效已得到国内外风湿专家的认可。口服和静脉给药 7.5~20mg/w,其初始剂量的选择因病情及个体而异,临床疗效一定程度上存在剂量依赖性,故疗效不好时可适当加量。MTX 一般 4~6 个月起效,最大疗效出现在 6 个月之后,疗效肯定且无不良反应可长期使用(3~5 年)。MTX 对强直性脊柱炎主要用于伴有外周关节炎和虹膜炎的治疗,亦可用于难治性银屑病、银屑病关节炎的治疗。与糖皮质激素合用可减少激素的剂量,减轻激素撤药困难,可用于系统性红斑狼疮(SLE)、皮肌炎(DM)、成人斯蒂尔病和系统性血管炎等多种结缔组织病的治疗。

常见的不良反应有恶心、呕吐、口腔溃疡、腹痛、脱发、皮疹、肝功能受损,少数出现骨髓抑制、机会性感染、听力损害和肺间质病变,也可引起流产、畸胎或影响生育力。其中恶心等胃肠道症状最常见,只要肝功能正常且患者能耐受,应让其坚持用药。上述不良反应与剂量呈正相关。在伴有已知危险因素或既往肝损害患者(如酗酒者,病毒性肝炎、肥胖、糖尿病患者)尤应注意。10% 的患者被报道有 MTX 相关性肺病(包括感染性及非感染性原因)。补充叶酸可以减轻或预防 MTX 引起的黏膜损害、胃肠道反应和全血细胞减少,口服 5mg/w 叶酸即可减轻 MTX 的毒性而不影响疗效,因亚叶酸会降低 MTX 疗效,因此叶酸应在 MTX 服后 24h 再服用。

2. **柳氮磺吡啶(sulfasalazine,SASP)** 是由 5- 氨基水杨酸(5-aminosalicylic acid,5-ASA)和磺胺吡啶(sulfapyridine,SP)通过偶氮键结合而成的。口服后在肠道中被细菌的偶氮还原酶裂解,释放出 5-ASA 和 SP。既有水杨酸类的抗风湿作用,又有磺胺类的抗炎作用。20 世纪 30 年代由 Svartrs 合成,专用来治疗 RA,20 世纪 40 年代遭否定后临床上仅作为慢性肠道炎症的抗炎药,直到 1978 年才肯定了它在 RA 治疗中的作用。SASP 口服吸收较少,在肠道微生物作用下,裂解为 5-ASA 和 SP,从而发挥药理作用。

SASP 治疗 RA 能缓解症状、减缓病情已被证实,最初用于治疗溃疡性结肠炎。作为抗风湿药目前是治疗类风湿关节炎、强直性脊柱炎及其他血清阴性脊柱关节病的最常用药物,也用于幼年型慢性关节炎。从小剂量逐渐加量有助于减少不良反应。可以从每日 0.5g 分 2次服用开始,以后每周递增至全量,即每日 2.0~3.0g 分 2~3 次口服。一般 2~6 个月起效。如果连用 6 个月无效,需及时换药。

柳氮磺吡啶不良反应一般可分为两大类:一类为可以预期的,与剂量有关,如恶心、呕吐、上腹不适、头痛、乏力、溶血性贫血、血红蛋白尿;另一类为不可预期的、变态反应性的,如皮疹、再生障碍性贫血、自身免疫性溶血等。这些不可预期的不良反应多发生于用药后的早期,因此,用药后最初几周的密切监护、追随检查非常重要。

3. **抗疟药** 1951 年发现抗疟药可治疗 SLE 和 RA。一般认为,氯喹和羟氯喹(HCQ)在减轻症状方面几无区别,但是有文献证明,羟氯喹疗效较氯喹佳,而且不良反应更少。其共同的作用机制有如下几方面:

(1)亚细胞水平的作用机制:氯喹能降低包括在风湿病中起重要作用的磷脂酶 A 在内的多种酶的活性、降低 PG 的合成和减少白三烯从肺脏的释放,且有稳定溶酶体膜和抑制溶酶体酶释放的作用。抗疟药还影响细胞核内的某些反应,例如氯喹通过其喹啉环与 DNA 上磷酸基团和核苷酸碱基相结合,影响氯喹 -DNA 复合体,从而稳定 DNA,阻碍 DNA 的复制。

(2)抗炎:抗疟药可影响炎症的某些基本过程如抑制中性粒细胞的趋化性和吞噬功能。抗疟药的光保护作用可解释狼疮皮损改善的原因。紫外线吸收可使皮肤内的 DNA 变性,产生具有较强抗原性的胸腺嘧啶二聚体,刺激机体产生抗 DNA 抗体,继而引起皮肤和内脏的炎症病变。抗疟药对这种紫外线照射引起的组织异常反应有阻断作用。

(3)免疫抑制:抗疟药影响免疫过程的多个环节,在动物体内不直接抑制抗体的产生,在 RA 患者可使类风湿因子(RF)滴度下降,反映 RA 好转。用氯喹治疗的患者可发现免疫复合物降低,还可直接干扰吞噬细胞和淋巴细胞的功能。

(4)抗传染因子:抗疟药除有抗疟原虫的作用外,还有抗其他传染因子的作用,氯喹能抑制某些细菌繁殖和保护培养的组织细胞免受病毒感染等。

(5)其他作用:抗疟药能抑制血小板凝集和黏附,有抗血小板作用;还能够阻断细胞内蛋白的合成与加工,干扰细胞膜的流动性和脂蛋白的分泌,可以降低血清胆固醇、甘油三酯和低密度脂蛋白的水平。

抗疟药对盘状红斑狼疮(DLE)的疗效显著,尤其对糖皮质激素治疗失败的患者。一般在治疗 4~8 周开始有效,数月后 95% 的患者可获临床缓解,但停药后可以复发。另外,对干燥综合征、类风湿关节炎及系统性红斑狼疮的关节、肌肉与皮肤损害也有一定疗效。

抗疟药的不良反应和毒性反应是由每日用药剂量决定的,羟氯喹的毒性是氯喹的一半。不良反应有视网膜病变、心肌和骨骼的损伤、血液系统异常、耳毒性反应、皮肤黏膜色素沉着及胃肠反应等,其中最严重的是眼毒性反应,是由于药物及其代谢产物可在角膜、虹膜、睫状体以及视网膜等部位沉积的特性所导致;表现为角膜色素沉着、眼肌失调和视网膜病变。其中又以视网膜病变后果最为严重,视网膜病变可分为黄斑前期和真性视网膜病变期,后者为不可逆性病变。有报道 HCQ 相关视网膜病变的发生率为 0.4%[16],氯喹由于其排出较慢,药物色素易沉着于眼组织,故其视网膜毒性高于 HCQ。因此临床上推荐使用 HCQ,剂量尽量不要超过 400mg/d 或 6.5mg/(kg·d)。

4. 环磷酰胺(cyclophosphamide,CTX) 是 1958 年人工合成的双功能烷化剂,对多种肿瘤具有明显的体内抗肿瘤作用,对风湿病等免疫性疾病也有明显疗效。CTX 为细胞周期非特异性药,主要阻断 G_2 期细胞。其体内活性代谢产物与核酸发生交联,损伤 DNA,发生细胞毒作用。CTX 在胃肠道易于吸收,但不完全。口服或静脉注射后,1 小时达血浓度高峰,半衰期 2~10 小时,大约 5% 与血浆蛋白结合。CTX 在肝细胞内代谢产生活性物质从而发挥细胞毒作用。约 30%CTX 以活性型由尿排出,2~4 小时尿中浓度最高,这可解释其对尿道的刺激作用。

CTX 用于治疗多种风湿免疫病。它对 SLE、系统性血管炎及结缔组织病合并间质性肺病等均有效。口服 CTX 常用量为 50~150mg/d[0.7~3mg/(kg·d)],然而在许多临床情况下,可应用大剂量一次性静脉冲击治疗方案(0.5~1g/m^2 体表面积),每 3~4 周 1 次。亦可小剂量静脉注射 0.2~0.4g,每周 1 次。目前 CTX 的剂量及给药方式尚未统一,无论大剂量或小剂量,无论口服或静脉给药都各有优点和不足,需要依据病情和机体耐受情况而定。

常见不良反应有:①胃肠道反应,如恶心呕吐等,发生于用药后 6~18 小时,一般 3 天可恢复,严重者可用止吐药。②骨髓抑制,CTX 对骨髓直接作用的结果与剂量相关,血浆中性粒细胞数量变化可作为骨髓抑制的指标;骨髓抑制可增加淋巴瘤等恶性肿瘤的机会(这可在停药很长一段时间后出现)。③脱发,与剂量和个体耐受有关,随着药物的减量到停用,头发可再生。④性腺抑制,使男性精子数量和功能降低,女性月经紊乱,提前闭经,影响生育,致畸胎。⑤膀胱毒性,可发生出血性膀胱炎,此有引发膀胱癌的可能性,多见于大剂量和每日服药的患者,为停药指征,但国内少见。⑥感染,长期使用可致病毒(如带状疱疹、EB 病毒)或条件致病菌感染。

5. 来氟米特(leflunomide,LEF) 通过活性代谢产物 M_1 在体内发挥作用。其作用机制:①抑制嘧啶的从头合成途径,来氟米特抑制尿嘧啶单核苷酸从头合成的关键酶二氢乳清酸脱氢酶的活性,从而减少活化淋巴细胞的 RNA 和 DNA 的合成。②大剂量时可以抑制酪氨酸激酶和细胞黏附,抑制抗体的产生和分泌。该药主要抑制淋巴细胞的增殖,而对白细胞及血小板影响较小。来氟米特主要作用于细胞分裂的早 G_1 期,而甲氨蝶呤则在晚 G_1 期起效,因此二药有协同治疗作用,并已在类风湿关节炎的治疗中得到证明。

目前来氟米特主要用于类风湿关节炎的治疗,并取得了较好的疗效。一般 20mg/d,起效相对较快,约 1~3 个月。除单独用于类风湿关节炎外,也是 RA 联合治疗中可供选择的另一较好的药物。LEF 亦可用于治疗 SLE 和 LN[17],其剂量大于 RA,负荷剂量为 50mg/d,共 3d,以后改为维持剂量 20~40mg/d,治疗 3 个月以上,有确切的治疗效果。在治疗剂量下,严重不良反应发生率低。LEF 动物实验有致畸作用,禁用于妊娠妇女。

常见的不良反应有:①血液系统,有白细胞增多、血小板增多或全血细胞减少的报道;②心血管系统,可出现高血压、胸痛;③中枢神经系统,可出现头痛和头晕;④胃肠道,如恶心、腹泻、腹痛等;⑤肝脏,如血清转氨酶升高,有引起肝硬化、肝衰竭的报道;⑥皮肤,可出现皮疹,罕见多形性红斑、中毒性皮肤坏死松解;⑦肌肉骨骼,少数患者出现骨痛、肌肉痉挛、肌肉疼痛;⑧其他:有体重减轻、发热及间歇用药出现过敏反应的报道。

6. 环孢素 A(cyclosporin A,CsA) 环孢素 A 是一种非细胞毒的新型免疫抑制剂。它通过神经钙调蛋白,可逆性抑制 T 细胞增殖,主要靶细胞是 Th 细胞,还可特异性抑制 T 淋巴细胞 IL-2 的产生,发挥选择性的细胞免疫,对细胞免疫和胸腺依赖性抗原的体液免疫反应也有较强的抑制作用,但对已激活的 T 杀伤细胞影响较小。

CsA 首先应用于器官移植后的免疫抑制,在自身免疫性疾病中的应用也很广泛,包括弥漫性结缔组织病如 SLE、SSc、RA、PM/DM、SS、血管炎等及自身免疫相关肾炎如膜性肾病、局灶节段性肾小球硬化(FSGS)、IgA 肾病等。治疗上述疾病时 CsA 剂量为 3~5mg/(kg·d),病情好转维持用药阶段可减量至 2~3mg/(kg·d),并应监测血药浓度。一般作为二线的免疫抑制剂,或与其他免疫抑制剂组成联合治疗方案。

常见的不良反应为:①肾毒性,随着剂量的增大,肾小球滤过率下降,血肌酐上升。据统计,用药 1 年后平均血肌酐上升 25%,但停药后多数可以逐渐恢复。②高血压是另一常见的不良反应,发生率为 33%,必要时加用降压药控制血压。③其他不良反应如胃肠道反应、肝毒性、骨髓抑制、易感染,久服出现多毛、牙龈增生等。

7. 吗替麦考酚酯(mycophenolated mofetill,MMF) 是一种选择性、非竞争性、可逆性的次黄嘌呤单核苷酸脱氢酶抑制剂,可抑制嘌呤从头合成途径,从而抑制淋巴细胞活化,诱导 T 细胞凋亡,直接抑制 B 细胞增殖,抑制抗体产生,阻断细胞表面黏附分子合成。它对肾小球系膜细胞、血管平滑肌的增生也有抑制作用,还能显著抑制血管内皮细胞的增生和迁移。

MMF 是一种强效、新型的免疫抑制剂。20 世纪 90 年代中期以后,该药逐渐用于治疗多种肾脏疾病、系统性红斑狼疮及狼疮性肾炎、系统性血管炎等多种自身免疫病或免疫介导性疾病,并显示出较好的临床疗效和安全性。初始剂量 1.5~2.0g/d,分 2~3 次口服,3~6 个月后改为维持治疗剂量(1.0g/d)。

此药因其治疗弥漫增殖性狼疮肾炎(Ⅳ型狼疮肾炎)的独特作用而受到特别青睐。可用于诱导缓解及巩固治疗;在抗中性粒细胞浆抗体(ANCA)阳性的血管炎肾损害、原发性肾小球肾炎的顽固性或复发性肾病综合征的治疗中,MMF 均占有一定地位。在这些与免疫损伤相关的肾病中,MMF 能显著减少细胞浸润及免疫复合物的沉积,从而减少尿蛋白,改善肾功能,而且逆转血管病变的作用更加显著。在其他非肾脏损伤的自身免疫性疾病如系统性硬化病、关节炎、肌炎及血管炎中也应用广泛,在这些疾病长期维持治疗阶段运用 MMF 和小剂量糖皮质激素,不仅能控制病情,而且能明显降低血清免疫学指标如免疫球蛋白和类风湿因子滴度等,且不良反应发生率低。还有研究表明在自身免疫性肝病(ALD)中硫唑嘌呤不耐受患者 MMF 治疗有效率达 67%,而硫唑嘌呤无效组 MMF 治疗有效率仅为 13%。

不良反应为:①血液系统,白细胞减少和贫血,部分患者可发生血小板减少;②心血管系统:高血压,也可见心律失常、心包积液、心功能衰竭;③中枢神经系统:头痛、失眠、眩晕、焦虑、震颤均可出现;④胃肠道反应:腹泻、腹痛、便秘、恶心、呕吐、食欲差、消化不良都常见;⑤肌肉骨骼系统:腿痛性痉挛、腿痛、骨痛、肌肉痛和手痛性痉挛偶可见到;⑥其他:发生淋巴瘤和其他恶性肿瘤(特别是皮肤癌)的危险性增加,发生感染的概率增加。

8. 他克莫司[18-20] 是一种新型钙调磷酸酶抑制剂,可以明显抑制 T 淋巴细胞的活化及 B 淋巴细胞的增生作用,以及 T 细胞依赖的 B 细胞产生免疫球蛋白的能力,抑制免疫反应过程中淋巴细胞分泌的多种细胞因子如 IL-2、IL-3、1L-4、TNF-α 等。其免疫抑制特性类同于环孢素 A,但效力更强。

他克莫司目前可用于多种结缔组织病,尤其是在狼疮性肾炎、血小板减少、结缔组织病合并间质性肺病等,取得较好疗效。推荐起始剂量为:0.05~0.1mg/(kg·d),每日服药 2 次,他克莫司(单药或联合激素)诱导治疗的有效血药浓度(治疗窗)范围为 5~10ng/ml,维持期以最低有效血药浓度维持。

不良反应:主要为肾毒性反应。也可见头痛、失眠、震颤、肌痛、乏力等神经毒性,及腹泻、恶心、高血压、高血钾、低血镁、高尿酸血症及高血糖等。

9. 硫唑嘌呤(azathioprine,AZP)[21-22] 系嘌呤类似物,主要作用于细胞周期的 S 期,是细胞周期特异性的抗代谢药。它通过阻断次黄嘌呤转变为腺嘌呤核苷酸及鸟嘌呤核苷酸,抑制 DNA、RNA 和蛋白质合成。AZP 对 T、B 淋巴细胞有抑制作用,其中对 T 细胞作用更强;同时,它可阻止淋巴细胞释放巨噬细胞刺激因子起抗炎作用。亦可直接作用于 B 细胞抑制其功能,抑制免疫球蛋白合成。

AZP 可作为多种风湿病的辅助治疗或与糖皮质激素联合用药,AZP 对 SLE 的诱导缓解作用较 CTX 弱,一般不作为狼疮性肾炎(LN)的首选用药,而多用于 SLE 患者 CTX 治疗后的巩固治疗。AZP 对传统 DMARDs 治疗无效的 RA 的疗效明显优于安慰剂,但较 MTX 差,与青霉胺(D-PEN)、CTX、氯喹环孢素(CSA)相似。还可用于银屑病关节炎、强直性脊柱炎、赖特综合征等的治疗,也可用于 DM/PM 及多种血管炎的治疗,对白塞综合征的葡萄膜炎、视网膜血管炎、溃疡皆有效。AZP 一般起始剂量为 50mg,每日 1 次,如能耐受,可逐渐增加至 2.5mg/(kg·d),一般 100mg/d,维持量为 50mg/d。AZP 起效慢,需 4~8 周,长期应用仍可有效。

骨髓抑制是最常见的不良反应,主要为白细胞减少,严重时可在用药第一个月发生粒细胞缺乏,并且这一严重不良反应在亚洲人群发生率最高,有研究表明 *NUDT15* R139C 突变与服用硫唑嘌呤导致白细胞减少显著相关。因此《中国炎症性肠病治疗药物监测专家共识意见》中推荐患者用药前进行 *NUDT15* 基因多态性检测,以预测用药后骨髓抑制的风险。亦可出现血小板减少、贫血,因此用药后密切监测血象。其次可有胃肠道反应,包括恶心、呕吐等;有时引起药物性肝炎、脱发、视网膜出血、胰腺炎等。

10. **青霉胺** 是青霉素的代谢产物,临床上使用的是其右旋体青霉胺(D-penicillamine,DPA)。DPA 是一种很有效的螯合剂,故临床上最早用于治疗肝豆状核变性。青霉胺对胶原分子间交联有抑制作用,目前主要用于治疗硬皮病。可以抑制细胞间胶原蛋白的存留,改善硬皮的情况。青霉胺都是口服制剂,一般饭后 1.5 小时服用以减少其与食物的作用,利于吸收。开始剂量 250mg/d,1~3 个月如无不良反应且疗效显著时,药量加至 500mg/d,3~4 个月后可加至 750mg/d。儿童或营养状况较差的患者可同时服用维生素 B_6 及少量金属元素。

青霉胺不良反应发生率为 20%~30%。具体有:①皮肤黏膜病变,皮疹、黏膜溃疡最为常见。DPA 可能损伤弹性纤维,会造成弹性假脂肪纤维瘤。②胃肠道反应,味觉缺失或感金属异味,食欲不振,厌食,恶心呕吐。③肾毒性:长期应用可出现肾损害,如蛋白尿、血尿、肾病综合征,偶有因过敏致急性肾衰竭者。因此,肾脏病患者、青霉素过敏者禁用 DPA,补铁患者慎用,DPA 不宜与保泰松、金制剂、抗疟药、AZP 及左旋咪唑合用。④骨髓毒性:此毒性不常见,却是最严重的不良反应,甚至可导致患者死亡。白细胞减少、血小板减少,甚至再生障碍性贫血可发生于治疗的任何阶段,故用药期间应注意外周血象的变化。⑤出现自身抗体:如抗着丝点抗体、抗组蛋白抗体、抗 SS-A 抗体,甚至可以出现抗乙酰胆碱受体的抗体。⑥还可引起淋巴结肿大、肝功能损伤,偶可引起自身免疫病,如重症肌无力、多发性肌炎等。

11. **沙利度胺** 沙利度胺的免疫调节机制是通过加速降解 TNF-α 的 mRNA,从而减少其致炎活性。另外,沙利度胺还可抑制血管增生。由于沙利度胺是 TNF-α 特异性调节药物,能够显著地下调 TNF-α 的水平,同时调节其他细胞因子的水平和机体的免疫状态,有较强的抗炎作用,因此,在临床上应用于多种与 TNF-α 相关的疾病,如关节炎、白塞综合征、难治性克罗恩病、溃疡性结肠炎、肿瘤和移植物抗宿主反应等,均可取得良好的治疗效果。一般口服 100~300mg/d。

不良反应为:①神经系统,镇静、眩晕、情绪变化、头痛、周围神经病;②皮肤,痒症、剥脱性皮炎、红皮病、脆指甲;③胃肠道,便秘、恶心、食欲增加;④其他:体重增加、脸面或肢体水肿、甲状腺素分泌降低、低血压、口腔干燥。

此外,沙利度胺因其致畸不良反应而受到关注,故有生育能力的女性在用此药期间需采取严格的避孕措施。

12. **艾拉莫德**[23-24] 艾拉莫德可抑制 T 细胞介导的细胞免疫,抑制 Th1 和 Th17、促进 Treg 的表达。区别于其他的免疫抑制剂,艾拉莫德作为免疫调节剂,主要作用于 B 淋巴细胞,抑制 B 细胞分泌免疫球蛋白,但不抑制 B 细胞增殖,只调控细胞功能,细胞毒性低,临床上可用于其他与 B 细胞相关疾病的治疗。此外,艾拉莫德可以促进成骨细胞分化,抑制破骨细胞,增加患者骨含量,提供关节保护,且具有轻中度的 NSAID 样镇痛作用,可从多个角度达到缓解并控制患者病情的目的,临床用于类风湿关节炎的治疗。有研究显示,艾拉莫德与甲氨蝶呤联用能改善活动期类风湿关节炎患者的临床症状。此外,2015 年 APLAR 指南提出可使用艾拉莫德治疗活动期类风湿关节炎患者。

不良反应有:①消化系统,常见转氨酶增高、恶心呕吐等;②血液系统,可见血细胞减少;③皮肤,瘙痒、皮疹、脱发等;④其他,视物模糊、心电图异常、月经失调等。

(四)植物药制剂

用于治疗自身免疫病的植物药制剂是我国特有的一类传统 DMARDs,该类药具有抗炎及免疫调节作用。常见的具有调节免疫功能的中药活性成分包括苷类、多糖、生物碱及黄酮类,如白芍总苷、雷公藤总苷、三七总皂苷等,生物碱类如青藤碱、川乌总碱、雷公藤新碱等。

1. 雷公藤多苷[25] 中医文献记载:雷公藤味苦,大毒,能杀虫,具消炎、解毒、祛风湿之功效。近年研究表明它可抑制外周血单核细胞及滑膜细胞产生的干扰素(IFN)、IL-1 及 1L-6 三种重要的促炎症细胞因子,也可抑制炎症介质前列腺素 E_2(PGE$_2$)。临床上雷公藤具有免疫调节、抗炎、抗肿瘤、抗生育等多种药理作用。临床应用:

(1)类风湿关节炎治疗:可消肿止痛、改善关节功能,而且能降低血沉、CRP,降低 RF 滴度,近两年的研究显示,对无生育要求的类风湿关节炎患者,雷公藤多苷单用或与甲氨蝶呤联用,均具有一定的疗效,而且不良反应的发生率与单用甲氨蝶呤无显著差异,在使用的过程中,须密切监测与评估其毒副作用。

(2)系统性红斑狼疮和狼疮肾炎的治疗:总有效率 70%~91.2%,症状轻的可单用雷公藤多苷片,重者可合用糖皮质激素。

(3)肾病综合征、原发性肾小球肾炎、紫癜性肾炎、慢性肾炎、难治肾病等的治疗。

(4)对其他结缔组织病如肌炎、白塞综合征、干燥综合征、系统性坏死性血管炎等及脊柱关节炎和各种皮肤病如银屑病、带状疱疹等,用之均可取得一定疗效。

不良反应:①生殖系统,在女性可见月经紊乱、闭经,但停药后约 70% 的患者月经能恢复正常,服用时间越久闭经率越高,年过 40 岁者或年轻妇女服药 3 年以上者可发生永久性闭经,且可伴有性欲减退。在男性可见精子减少,男性患者以常规剂量服药 1 个月后精子数目会减少,一般停药 2~3 个月后可逐渐恢复。②胃肠系统:可引起食欲不振、恶心、呕吐、腹痛、腹泻等症状,偶见消化道出血,大多数症状在治疗过程中可自行缓解。③血液系统:本药有骨髓抑制的副作用,表现为贫血、白细胞及血小板减少等。④肝肾功能:可出现可逆性转氨酶升高和肌酐清除率下降,严重者可发生急性肾衰竭,甚至死亡。⑤皮肤黏膜:40% 患者出现皮肤黏膜损害,如皮疹、皮肤瘙痒、色素沉着、痤疮、口腔溃疡、指甲变软等。⑥其他不良反应:包括头晕、头痛、胸闷、心悸、气短、耳鸣、脱发、口干、乏力、失眠等。

2. 青藤碱 青风藤的主要成分为青藤碱等生物碱类。中医文献屡屡记载青风藤可治疗风湿病。现代药理研究结果表明青风藤具有镇痛、抗炎、免疫抑制等作用。临床上可用于类风湿关节炎、强直性脊柱炎、骨性关节炎、慢性肾炎等的治疗。

3. 白芍总苷 商品名为帕夫林。帕夫林是白芍总苷,由芍药苷、羟基芍药苷、芍药花苷、芍药内酯苷、苯甲酰芍药苷等组成。属于国家西药Ⅰ类新药。帕夫林的主要成分是从植物白芍中提取的白芍总苷,是最安全的抗风湿药物。由于白芍总苷抑制启动体内淋巴细胞活化增殖的信号转导系统,因而产生免疫调节作用,有利于自身免疫病的治疗。

帕夫林临床主要用于:①轻症早期类风湿关节炎(RA)患者和其他结缔组织病患者;②RA 活动期,联合用药,提高疗效,减少其他治疗药物的用量及不良反应发生率,如与 MTX、SASP、糖皮质激素合用;③RA 缓解期,维持用药,可以延缓病程,降低复发频率;④用于特殊人群,如儿童、女性、老人、肝功能不良者,确保这些群体的用药安全性。

(五) 生物制剂

生物制剂自 20 世纪末开始用于治疗风湿免疫性疾病,自此风湿免疫性疾病进入了靶向治疗时代。生物制剂是通过基因重组工程产生,针对特定的致病性分子、细胞单克隆抗体或可溶性受体抗体来阻断疾病的炎症进程,从而发挥控制和改善病情作用。

根据作用的靶点不同,生物制剂主要分为 4 类:①针对细胞因子、受体及信号分子的生物制剂；②针对 B 淋巴细胞的生物制剂；③针对 T 淋巴细胞的生物制剂；④抑制细胞内信号转导通路的生物制剂。

1. 针对细胞因子、受体及信号分子抑制剂[26-30]

（1）TNF-α 抑制剂：包括依那西普、英夫利西单抗、阿达木单抗、戈利木单抗等。依他西普是国内最早开始应用的生物制剂，主要作用机制是竞争性地和血 TNF-α 结合，阻断 TNF-α 和细胞表面 TNF 受体结合，降低 TNF-α 的活性。国内多中心、随机、双盲对照临床研究表明，依他西普在用药 2 周内与 MTX 已经具有统计学差异。英夫利西单抗为人鼠嵌合的抗 TNF-α 单克隆抗体，可特异性结合可溶性及膜结合型 TNF-α，阻抑 TNF-α 作用由此产生效果。阿达木单抗是第一个人抗 TNF-α 单抗，为完全人源性高亲合力重组抗 TNF 单抗，因此免疫原性低。戈利木单抗也是全人源化抗 TNF-α 单克隆抗体。目前 TNF-α 抑制剂广泛用在类风湿关节炎、强直性脊柱炎和银屑病关节炎的治疗中，疗效确切。

TNF-α 抑制剂主要不良反应是注射部位反应、神经系统损害、感染、肿瘤等风险。其中感染是比较严重的不良反应，尤其是患结核病的风险增高，关于肿瘤的发生，目前还有争议；有研究认为不良反应的发生与剂量和疗程相关，因此长时间比较大剂量使用时需注意监测。

（2）IL-6 抑制剂：托珠单抗是抗 IL-6 受体单克隆抗体，通过结合 IL-6 跨膜受体来抑制 IL-6 介导的信号转导，抑制自身抗体，如类风湿因子（rheumatoid factor，RF）和抗瓜氨酸蛋白抗体（anti-citrullinated protein antibody，ACPA）产生。研究表明托珠单抗联合 DMARDs 治疗 DMARDs 疗效不佳的活动性中重度 RA 的疗效明显优于单用 DMARDS，在 24 周内能快速并显著降低疾病活动度，纠正贫血并提高生活质量，其有效率随用药时间的延长而增加，患者的安全性与耐受性良好。主要不良反应有输液反应，但导致停药的严重输液反应发生率为 0.3%。感染是生物治疗制剂治疗 RA 需要重点关注的问题，托珠单抗治疗中常见的为上呼吸道感染，鼻咽炎，大部分为轻中度，出现结核及结核复发的危险性较低，其他还有肝转氨酶升高、中性粒细胞减少、肿瘤发生风险、消化道溃疡、血脂检查异常等。

（3）IL-17A 抑制剂：强直性脊柱炎（AS）是由多种因素共同作用导致的炎症性疾病，以附着点炎和新骨形成为关键病理特征，IL-17A 在 AS 发生发展中发挥重要作用，是驱动炎症的主要效应因子，参与 AS 中附着点炎的信号放大、骨破坏和骨形成。因此，IL-17A 也是 AS 治疗的靶点之一。IL-17A 抑制剂，可多层面调控 AS 的病理进程，抑制炎症和骨破坏，且起效可能更快，对正常自身免疫反应的影响较小。MEASURE 研究显示 IL-17A 抑制剂可快速改善症状、疗效稳定，并可抑制新骨形成，且耐受性良好。

（4）阿那白滞素：是一种重组的非糖基化人白介素 -1 受体拮抗剂。美国食品药品监督管理局于 2001 年 11 月批准其用于经 DMARDs 治疗无效的成人重度 RA，可单独应用，也可与非 TNF 抑制剂的 DMARDs 联合应用。

2. 针对 B 淋巴细胞的生物制剂[31-33]

（1）抗 CD20 单抗：利妥昔单抗是靶向 B 细胞 CD20 的嵌合鼠 / 人单克隆抗体，该抗体与 CD20 特异性结合，通过补体依赖性细胞毒性和抗体依赖性细胞介导的细胞毒性，诱导 B 细胞凋亡。2001 年 Edwards 等报道的一项多中心随机双盲对照试验结果，利妥昔单抗单独使用或者和 DMARDs（MTX/CTX）联合使用疗效明显优于 MTX 单独治疗。2005 年，该药获得批准用于治疗 TNF-α 拮抗剂疗效不佳的 RA 患者，与 MTX 联用适用于治疗成年中、重度活动性 RA。还可改善 SLE 患者蛋白尿、血清白蛋白，并可减少维持阶段激素的剂量，对活动期 LN 诱导治疗,缓解率升高,对不能耐受或传统疗效不佳或严重脏器受累的难治性 SLE 亦有较好疗效。不良反应表现为 1 000mg 首次治疗,30% 患者出现皮疹、滴注部位反应、原有心脏病加重、轻微和可逆性出血以及真菌、细菌、病毒感染等。严重或活动性感染禁用,因其可导致 B 细胞耗竭。

(2)BAFF 抑制剂:贝利尤单抗是抗可溶性 BAFF 人源化 IgG$_1$ 型单克隆抗体。是近 50 多年来获批用于治疗 SLE 的首个生物制剂,2011 年获得美国和欧盟批准,用于自身抗体阳性的成年 SLE 治疗。贝利尤单抗能抑制 BAFF 的生物活性,从而降低 SLE 抗体水平,控制病情发展,可降低 SLE 治疗对激素的依赖性,抑制疾病活动性。2016 年,美国风湿病学会报道,75.6% 的患者可获得临床缓解,而且躯体疼痛、总体健康、生理功能、生理职能、社会功能、生命活力 6 项健康相关生活质量功能评分均明显改善。在激素和免疫抑制剂基础上加用贝利尤单抗,能够降低 LN 的复发率。贝利尤单抗适用于治疗活动性、自身抗体阳性的正在接受标准治疗的 SLE 成年患者。贝利尤单抗常见不良反应包括恶心、腹泻、发热、鼻咽炎、支气管炎、失眠、肢体疼痛、抑郁、偏头痛等。

3. 针对 T 淋巴细胞的生物制剂[34-35] 阿巴西普是人 CTLA-4(CD152)分子的细胞外结构域与人 IgG 的 Fc 段的融合蛋白(CTLA-4-Ig),通过与抗原递呈细胞上的 CD80 和 CD86 结合,抑制 T 细胞激活,从而抑制炎性因子如 TNF-α、IFN-γ 和 IL-2 的产生。阿巴西普可降低血清 IL-6、RF、CRP、MMP-3 及 TNF-α 水平,延缓组织结构性破坏进程,减轻症状和体征。临床用于传统 DMARDs 应答不足的中、重度活动性 RA 患者,对于 TNF 抑制剂效果不显著的患者也有效,2005 年 12 月美国批准该药用于 RA 的治疗。也可用于 JIA。不良反应为上呼吸道和泌尿道感染、恶性肿瘤等。另外,阿巴西普治疗干燥综合征(SS)目前处于Ⅲ期临床试验阶段。阿巴西普能够明显降低 SS 疾病活动度,改善疼痛和疲劳等症状。

4. 抑制细胞内信号转导通路的生物制剂(JAK 抑制剂)[36-38] JAKs(Janus kinases)为一类非受体型酪氨酸激酶,包括 JAK1、JAK2、TYK2(tyrosine kinase 2)和 JAK3,是许多下游炎性细胞因子必需的信号转导介质。这些促炎症细胞因子信号通过不同途径,激活 JAK/STAT 信号通路,JAK/STAT 进一步介导下游信号,参与自身免疫病细胞增殖、活化、抗体和细胞因子产生等病理过程。JAK 抑制剂特异性抑制 JAK/STAT 信号通路,从而抑制细胞因子和生长因子的信号转导,进而抑制免疫细胞功能,包括 T 细胞、B 细胞、巨噬细胞、树突细胞等。

(1)托法替尼:能够选择性抑制细胞内 JAK3 信号转导通路,抑制 CD4+ T 细胞增殖,进一步阻断 IL-17、干扰素 γ 等细胞因子合成和分泌,从而抑制类风湿关节炎患者滑膜成纤维细胞增殖及已损伤的软骨组织进一步被破坏,于 2017 年 3 月被正式批准用于对甲氨蝶呤疗效不足或对其治疗无法耐受的中、重度活动性 RA 成年患者的治疗,可与甲氨蝶呤或其他 DMARDs 联合使用,对 TNF 单抗耐药或不应答的患者亦可产生良好应答,可以缓解和降低疾病活动性。

托法替尼的不良反应有感染、恶性肿瘤和淋巴瘤,也经常与低密度和高密度脂蛋白胆固醇水平以及中性粒细胞计数减少有关。最严重的不良反应是感染,以上呼吸道感染和鼻咽炎较为常见。新的安全数据表明,用托法替尼治疗的 RA 患者的感染和死亡率的总体风险与其他用生物制剂治疗的 RA 患者相似。

(2)巴瑞替尼:是 JAK1/2 选择性抑制剂,具有轻度抗酪氨酸激酶 2(TYK2)活性和极少抗 JAK3 活性,治疗对传统 DMARs 无应答或不耐受的中、重度成人 RA,可降低健康问卷评分和关节 X 线进程。治疗银屑病、糖尿病肾病、过敏性皮炎正在临床试验阶段。不良反应有感染、胃肠道反应、肿瘤、淋巴组织增生性疾病、血栓形成及实验室检查异常等，绝大多数不良反应为轻至中度，严重不反应的发生率很低。

（六）静脉注射免疫球蛋白

静脉注射免疫球蛋白（intravenous immunoglobulin，IVIg）治疗原发性和继发性免疫球蛋白缺陷，其近期和远期的安全性已得到肯定。先后被应用在吉兰 - 巴雷综合征、慢性炎性脱髓鞘性多发性神经病、重症肌无力、激素抵抗性皮肌炎、川崎病、系统性血管炎、系统性红斑狼疮和预防接受自体骨髓移植的移植物抗宿主病等。免疫球蛋白 Ig 在其他自身免疫病中也有效。

免疫球蛋白的作用方式很复杂，包括调节 Fc 受体表达和功能，与补体和细胞因子网络相互作用，提供抗独特型抗体，作用于 T 细胞和 B 细胞激活、分化和效应功能。如此广泛的活性反映出免疫球蛋白在健康人体的免疫自稳中发挥着重要的作用。

IVIg 应用包括替代疗法（一般应用剂量为每月 0.4g/kg）和大剂量 IVIg（每月 2g/kg），分别用于治疗不同疾病。替代疗法主要用于抗体缺乏或原发性免疫缺陷病，获得性免疫缺陷病，感染性疾病辅助治疗。大剂量 IVIg 主要用于血液系统疾病，如特发性血小板减少性紫癜（ITP）、再生障碍性贫血、自身免疫性溶血性贫血、免疫性粒细胞减少症等；神经系统疾病，如重症肌无力、急性感染性多发性神经炎、急慢性脱髓鞘性神经病等；自身免疫性疾病，如 SLE、狼疮性肾炎、皮肌炎等；皮肤病，如大疱性类天疱疮、慢性荨麻疹等；支气管哮喘；还可用于器官移植术后。

IVIg 在自身免疫性疾病中用于治疗重型系统性红斑狼疮及狼疮性肾炎，其次为皮肌炎、类风湿关节炎及系统性硬化病，国外有人以大剂量静滴（每月 2g/kg）治疗难治性多发性肌炎，减量（每月至 0.8mg/kg）维持，取得了良好的效果。具体用法为每日 400mg/kg，连续 3~5 天，近年研究表明，大剂量 IVIg（每月 2g/kg）对机体具有明显的免疫调节作用，成功地用于多种自身免疫性疾病的治疗。应指出的是，IVIg 必须同时联合激素及免疫抑制剂治疗才有利于疾病的持续缓解。

（七）血液净化疗法[39-42]

血液净化疗法是随着高分子材料和生物医学工程技术的迅猛发展，才得以广泛应用于临床各学科，从而成为许多自身免疫性疾病、血液系统疾病、心脑血管疾病、重症肝病、重症感染、药物中毒等的有效治疗手段。血液净化疗法治疗的疾病多达 200 种以上，遗憾的是，大多缺乏循证医学的证据。目前主要应用于多种自身免疫性疾病，如血栓性血小板减少性紫癜（TTP）、溶血性尿毒综合征（HUS）、肺出血肾炎综合征、冷球蛋白血症、吉兰 - 巴雷综合征、重症肌无力、重症类风湿关节炎、重症 SLE 等；家族性高胆固醇血症、多发性神经病变等。与风湿病相关的血液净化疗法主要有以下几种：

1. 血浆置换（plasma exchange，PE）　血浆置换早在 20 世纪 60 年代即应用于临床，是一种血液净化疗法，将患者血液引至体外，经血浆置换分离器将全血分离成血浆和细胞成分，弃去患者血浆，而把细胞成分、用于替代的健康人血浆或血浆代用品如白蛋白及置换液等回输体内，以清除体内致病物质，包括自身抗体、免疫复合物、胆红素、胆固醇、药物和毒物等，从而治疗一般疗法无效的多种疾病。治疗的病种包括重症肌无力、血栓性血小板减少性紫癜、系统性红斑狼疮、家族性高胆固醇血症、吉兰 - 巴雷综合征、慢性多发性神经病变、溃疡性结肠炎、难治性类风湿关节炎、多发性骨髓瘤、溶血性尿毒综合征、重症肝病、系统性血管炎、抗肾小球基底膜病等。血浆置换主要采用离心式分离或膜式分离技术。目前上述两种技术都较前有飞跃式的发展,前者已发展到连续离心分离,对红细胞的损伤极小;后者血浆分离器膜的生物相容性大为提高,目前主要膜材料是聚砜膜、多聚乙烯膜和多聚丙烯膜。血浆获得率非常高,筛选系数接近1。

2. **双重血浆滤过** 是将血浆置换分离的血浆,加用不同型号的血浆成分分离器进行二次分离,将血浆中的白蛋白保留,回输体内。仅丢弃含球蛋白的血浆,从而达到排除致病因子的目标。其膜孔径 $0.013 \sim 0.037 \mu m$,能相应清除相对分子质量 150 000~2 000 000 的不同物质,涵盖从 IgG、循环免疫复合物(CIC)到大分子脂蛋白的各类致病因子,若同时在血浆成分分离器前降低血浆温度(4℃)或升高血浆温度(40℃),分别称为冷凝滤过和热滤过,则能更高效地清除某些温度依赖的特异蛋白。双重滤过的最大优点是可以从滤液中保存白蛋白,然后将其回输到患者体内,因而明显减少在置换液中对白蛋白的需要量,甚至可以不需要回输白蛋白和新鲜冷冻血浆,因而较标准的血浆置换更为节约。

3. **吸附疗法** 是指将患者的血液引出体外,经过吸附剂的吸附作用清除各种致病因子,达到治疗疾病的目的。按照吸附原理可将吸附剂分为两类,一类是依靠吸附剂携带的电荷和孔隙,非选择性吸附电荷和分子大小与之对应的物质,如活性炭、树脂、炭化树脂和阳离子型吸附剂等;另一类是利用高度特异性的抗原 - 抗体或有特定物理化学亲和力的物质(配基)结合在吸附材料(载体)上,用于清除血浆或全血中特定物质的治疗方法,统称为免疫吸附。按吸附疗法的技术特点,分为以下 3 类:

(1)全血灌注吸附:也称血液灌流,它是通过将患者的血液从体内引出进行体外循环,利用体外循环灌流器中吸附剂的吸附作用清除相应致病因子,从而达到净化血液的目的。采用的材料主要有活性炭、吸附树脂、炭化树脂、阳离子吸附剂如多黏菌素 B 纤维柱等。主要用于清除过量药物、内毒素、脂蛋白脂肪酶(LPL)、β_2 微球蛋白等。

(2)血浆吸附:即从全血中分离出血浆,经吸附后回输体内,能有效避免细胞成分损伤、微栓塞等并发症。血浆吸附常用的吸附剂包括金黄色葡萄球菌蛋白 A、抗人免疫球蛋白、补体 C1q、疏水性氨基酸、硫酸葡聚糖等。吸附剂通常被交联在载体上,常见的载体材料包括琼脂糖、聚乙烯醇、纤维素、聚丙烯酰胺等。不同的吸附剂由于同被吸附物之间的作用原理不同,所吸附的物质是有差异的。如硫酸葡聚糖主要吸附抗 dsDNA 抗体、脂质、纤维蛋白原、免疫球蛋白、抗心磷脂抗体;疏水氨基酸(色氨酸、苯丙氨酸)特异性吸附 CIC、抗 dsDNA 抗体以及重症肌无力和吉兰 - 巴雷综合征的相关自身抗体等;金黄色葡萄球菌蛋白 A 吸附柱和 C1q 吸附柱清除免疫球蛋白、CIC 等;利用抗原抗体结合原理清除体内相应的致病因子,如抗乙酰胆碱受体多肽,只特异性吸附抗乙酰胆碱受体的抗体。

(3)血细胞吸附:全血细胞吸附目前主要有两种技术,一是细胞成分的分离,如红细胞分离、血小板分离、白细胞分离;二是特异性抗 CD4 单克隆抗体的吸附柱,用于清除 CD4 T 细胞。

随着新材料新技术的不断涌现,血液净化疗法在临床上拥有了更广泛的适应证。对风湿病而言,某些致病因子明确的疾病,可考虑高选择性的吸附柱,而对某些致病因子尚不明确或可能有多种免疫抗体的疾病,可选择非特异性的净化疗法,以提高疗效。但应注意的是,无论哪种血液净化疗法,只能祛除已产生的致病因子,并不能从根本上解决问题,必须联合应用激素和 / 或免疫抑制剂才有助于病情的持续缓解。

(八) 干细胞移植[43-44]

干细胞是一类具有高度自我更新能力和多向分化潜能且具有强大的损伤组织修复功能和免疫抑制能力的细胞,可以向多种组织及基质细胞增殖分化,而且免疫原性弱,是组织工程理想的种子细胞来源。干细胞移植疗法主要指造血干细胞移植和间充质干细胞移植。前者用于自身免疫性疾病的治疗,在短期内显示出一定的疗效,但该方法费用高,且患者经历化疗药物预处理后不良反应大,长期随访复发率高,目前临床已不推荐使用该疗法。间充质干细胞移植则由于低免疫原性、无免疫排斥、多向分化潜能、免疫调节、造血支持等优点,已作为新治疗方法应用于难治性和重症自身免疫性疾病的治疗。间充质干细胞移植主要通过作用于 T 淋巴细胞、B 淋巴细胞、自然杀伤细胞和树突状细胞抑制免疫细胞,减轻自身免疫反应带来的损害,另外,间充质干细胞移植还抑制免疫球蛋白 IgM、IgG 和 IgA 的生成,影响 B 细胞的趋化性。目前,国内外关于间充质干细胞移植治疗自身免疫性疾病的研究主要集中在多发性硬化症,其次是 RA、SLE 和狼疮性肾炎。临床结果显示,在各疾病采用一线治疗后加用间充质干细胞移植疗法,安全且有效,治疗后患者复发率低。

(九) 风湿病的康复治疗[45]

1. 休息　休息是风湿病的治疗方式之一。依部位的大小可分为全身性休息和部分性休息,前者是指卧床让全身的关节及肌肉得以休息,后者是指利用石膏等方式,使部分关节休息。两者均可达到减轻炎症,缓解疼痛的目的。

2. 运动

(1)运动形式:主要有牵张关节运动、肌力强化运动、有氧耐力运动 3 种运动形式。

1)牵张关节运动:指的是关节在活动允许的最大范围内主动或被动做各种动作,如旋转、屈伸等。目的是缓解晨僵,减轻疼痛,维持关节的灵活性,改善关节的功能。

2)肌力强化运动:不仅可以增强肌肉的力量,而且可以减轻肌肉的疲劳感,起到稳固关节的作用。肌力强化运动包括等长运动和等张运动。等长运动就是关节不活动时用力,比如伸直胳膊,攥紧拳头,最大限度地拉紧肌肉。也就是说,仅有肌肉的收缩和舒张,并不涉及关节的活动;等张运动指关节活动时用力,如手握哑铃肘关节固定不动,屈伸前臂,即是肱二头肌的等张运动。应特别强调的是,对类风湿关节炎的患者不提倡进行等张运动练习,因为关节负重练习会加重关节的炎症。

3)有氧耐力运动:主要是指有氧运动。所谓有氧运动,就是一些低强度、持续时间较长的连续性运动,包括散步、慢跑、游泳、体操、骑车等。有氧运动在增加关节活动度、增强肌力及增进体能方面都比等长运动的效果好。

(2)运动的注意事项

1)练习之前一定要做关节的热身运动,至少 5~10min。

2)开始练习时,要预估目标心率,可用公式(220- 年龄)× 0.7 计算。如果脉搏数超过目标心率,必须减少运动量。

3)运动时注意运动量应该逐渐增加,整个运动期间应安排多个短的休息间歇进行调整,这样有利于保持充沛的精力。

4)为了从健身锻炼中获得最大益处,必须注意:将心率提高到目标心率;维持目标心率15~30min。

5)运动期间,如果出现胸痛、心慌、困倦、呼吸急促、极度疲乏、关节疼痛加重等不适,一定要立刻停止练习。

6）如果运动后两个小时仍感到关节疼痛，或在第二天发现关节肿胀，表明运动过量，应该注意减少运动量。

7）在结束锻炼前至少进行 5min 的恢复练习，使心率和呼吸恢复至平静时的水平。

8）锻炼要持之以恒并有规律。

3. 物理疗法 物理治疗方式包括热疗、蜡疗、超音波、短波、冷疗、电刺激以及针灸、推拿等。使用理疗的目的是减轻患者肢体的疼痛，降低肌肉痉挛，改善软组织的延展性，增进关节活动度及功能。但大多数的学者认为上述理疗方式并无法改变疾病的自然过程。患者应在专科医生的指导下，根据具体情况选择相应的治疗方式。

4. 矫正装具 矫正装具包括功能夹板、支架、硬背架、软背架、颈圈及各种足踝装具等。目的是减轻关节或软组织的负荷与疼痛，增进关节的稳定度，使关节维持在生物力学上最佳的位置，以发挥其最大的功能。一般而言，矫正装具无法预防关节变形。

（十）风湿病的骨科治疗[7,41]

在以下情况下类风湿关节炎的患者需要接受外科手术：

①肌腱断裂或有断裂的危险；②神经压迫或有压迫的危险；③类风湿结节伴有疼痛；④颈椎不稳、半脱位，伴有神经系统体征；⑤严重畸形引起日常活动困难，如髋关节过度内收畸形；⑥牙齿咬合困难需行下颌关节髁状突切除术；⑦持续性滑膜炎、长期慢性疼痛、关节僵硬而影响日常生活及关节畸形，经内科正规药物治疗半年无效，X 线检查未见关节软骨破坏或轻度破坏者。

在风湿病中常用的手术方式简要介绍如下：

1. 滑膜切除术 滑膜切除术可以消除关节肿胀，减轻疼痛，降低关节腔张力，阻断进行性关节破坏的恶性循环，避免关节畸形的发生。同时，消除了增殖滑膜对关节活动的机械性阻碍，手术使关节功能得到明显改善。

适应证：①关节病变在半年以上，虽经系统的、充分的药物治疗，关节肿胀和疼痛仍比较严重者；②病变局限于少数关节，或经系统治疗后已局限在少数关节者；③关节肿胀主要因滑膜肥厚者；④一般情况较好，无发热，贫血已被纠正，无心、肺、肝肾功能障碍者。

2. 人工关节置换术 对于关节严重破坏导致关节疼痛、畸形、僵硬、丧失功能的 RA 患者，应行人工关节置换术，可达到减轻疼痛、纠正畸形、恢复关节功能的目的，使 RA 患者恢复站立、行走及生活自理的能力，提高生活质量。对于幼年 RA 患者，其骨骼发育不成熟，应待骨骼闭合、骨骼变粗且能配合术后康复时再手术。

3. 其他软组织手术 主要包括肌腱的修复和重建术、软组织松解术、滑囊及囊肿切除术、类风湿结节切除术等。

关节镜治疗，指通过关节镜行部分或全部滑膜切除术，并可对关节软骨病损进行修整。关节镜下全滑膜切除是用刨刀将滑膜绞碎、吸出，工作量大且费时，但较切开手术有手术创伤小、术后功能恢复快等优点；对肥大或嵌夹于关节间的滑膜，如髌股关节卡压综合征、股胫关节嵌顿或滑膜皱襞综合征等，行部分滑膜切除，能使关节活动得到恢复，疼痛消失，常可获非常满意的效果。对关节软骨病损进行清创、磨平、钻孔，有利于软骨愈合，往往能减少关节的酸痛不适。

（史 群）

参 考 文 献

［1］ VANE J R. Inhibition of prostaglandin synthesis as a mechanism of action for aspirin-like drugs [J]. Nat New Biol, 1971, 231: 232-235.

［2］ Smith T J. Cyclooxygenases as the principal targets for the actions of NSAIDs [J]. Rheum Dis C lin North Am, 1998, 24: 501.

［3］ Crofford L J. COX-1 and COX-2 tissue expression: implications and predictions [J]. J Rheumatol, 1997, 24: 15-19.

［4］ MAMDANI M, ROCHON P A, JUURLINK D N, et al. Observational study of upper gastrointestinal haemorrhage in elderly patients given selective cyclo-oxygenase-2 inhibitors or conventional non-steroidal anti-inflammatory drugs [J]. BMJ, 2002, 325 (7365): 624-627.

［5］ SINGH G, TRIADAFILOPOULOS G. Epidemiology of NSAID induced gastrointestinal complications [J]. J Rheumatol, 1999, 29 (S56): 18-24.

［6］ ROSTOM A, DUBE C, WELLS G, et al. Prevention of NSAID-induced gastroduodenal ulcers [J]. Cochrane Database Syst Rev, 2002, 4: CD002296.

［7］ BOMBARDIER C, LAINE A, EICIN A, et al. Comparison of upper gastrointestinal toxicity of rofecoxib and naproxen in patients with rheumatoid arthritis, VIGOR Study group [J]. New Eng J Med, 2000, 343: 1520-1528.

［8］ 张乃铮. 临床风湿病学 [M]. 上海: 上海科学技术出版社, 1999: 406-425.

［9］ 国家风湿病数据中心, 中国系统性红斑狼疮研究协作组. 非甾体消炎药相关消化道溃疡与溃疡并发症的预防与治疗规范建议 [J]. 中华内科杂志, 2017,(56) 1: 81-85.

［10］ 陈新谦, 金有豫, 汤光. 新编药物学 [M]. 15 版. 北京: 人民卫生出版社, 2005: 698-706.

［11］ 吴东海. 临床风湿病学 [M]. 北京: 人民卫生出版社, 2008: 168-174.

［12］ 中华医学会风湿病学分会. 2018 中国类风湿关节炎诊疗指南 [J]. 中华内科杂志, 2018,(57) 4: 242-251.

［13］ 侯勇, 于孟学, 韩淑玲. 类风湿关节炎的改善病情抗风湿药治疗 [J]. 北京医学, 2005, 27 (6): 367-370.

［14］ 吴华香. 改变病情的抗风湿药在风湿病中应用 [J]. 现代实用医学, 2008,20 (10): 754-775.

［15］ American College of Rheumatology Subcommittee on Rheumatoid Arthritis. Guidelines for the management of rheumatoid arthritis (2002 update)[J]. Arthritis Rheum, 2002 (6): 328-346.

［16］ 董怡, 张奉春. 干燥综合征 [M]. 北京: 人民卫生出版社, 2015: 242-243.

［17］ SMOLEN J S, LANDEWÉ R, BIJLSMA J, et al. EULAR recommendations for the management of rheumatoid arthritis with synthetic and biological disease-modifying antirheumatic drugs: 2016 update [J]. Ann Rheum Dis, 2017, 76 (6): 960-977.

［18］ WANG S, LI X, QU L, et al. Tacrolimus versus cyclophosphamide as treatment for diffuse proliferative or membranous lupus nephritis: a non-randomized prospective cohort study [J]. Lupus, 2012, 21 (9): 1025-1035.

［19］ LI Y, FENG X. Efficacy and safety of tacrolimus in systemic lupus erythematosus patients with refractory thrombocytopenia: a retrospective study [J]. Lupus, 2018 (1): 1-6.

［20］ WITT L, DEMCHUK C, CURRAN J, et al. Benefit of adjunctive tacrolimus in connective tissue disease-interstitial lung disease [J]. Pulmonary Pharmacology & Therapeutics, 2016, 36: 46-52.

［21］ FEI X, SHU Q, ZHU H, et al. *NUDT15* R139C variants increase the risk of azathioprine-induced leukopenia in Chinese autoimmune patients [J]. Front Pharmacol, 2018, 9: 460.

［22］ 中华医学会消化病学分会炎症性肠病学组. 中国炎症性肠病治疗药物监测专家共识意见 [J]. 中华炎症性肠病杂志, 2018, 2 (4): 253-259.

［23］ LI J, MAO H, LIANG Y, et al. Efficacy and safety of iguratimod for the treatment of rheumatoid arthritis [J]. Clin Dev Immunol, 2013, 2013 (7): 31062-31068.

［24］ LAU C S, CHIA F, HARRISON A, et al. APLAR rheumatoidarthritis treatment recommendations [J]. Int J Rheum Dis, 2015, 18 (7): 685-713.

［25］ LV Q W, ZHANG W, SHI Q, et al. Comparison of Tripterygium wilfordii Hook F with methotrexate in the treatment of active rheumatoid arthritis (TRIFRA): a randomised, controlled clinical trial [J]. Ann Rheum Dis, 2015, 74 (6): 1078-1086.

［26］ 胡大伟, 鲍春德, 陈顺乐, 等. 重组人Ⅱ型肿瘤坏死因子受体- 抗体融合蛋白治疗类风湿关节炎双盲随机多中心对照临床研究 [J]. 中华风湿病学杂志, 2005, 9 (11): 664-668.

［27］ SMOLEN J S, LANDEWÉ R, BIJLSMA J, et al. EULAR recommendations for the management of rheumatoid arthritis with synthetic and biological disease-modifying antirheumatic drugs: 2016 update [J]. Ann Rheum Dis, 2017, 76 (6): 960-977.

［28］ LEOM BRUNO J P, EINARSON T R, KEY STONE E C. The safety of anti-tumour necrosis factor treatments in rheumatoid arthritis: meta and exposure-adjusted pooled analyses of serious adverse events [J]. Ann Rheum Dis, 2009, 68 (7): 1136-1145.

［29］ 史群, 赵岩, 鲍春德, 等. 托珠单抗联合改善病情抗风湿药治疗类风湿关节炎的多中心、随机、双盲、安慰剂对照临床研究 [J]. 中华内科杂志, 2013, 52 (4): 323-329.

［30］ BUCKLEY F, FINCKH A, HUIZINGA T W, et al. Comparative efficacy of novel DMARDS as monotherapy and in combination with methotrexate in rheumatoid arthritis patients with inadequate response to conventional DMARDs: a network meta-analysis [J]. J Manag Care Spec Pharm, 2015, 21 (5): 409-423.

［31］ KEYS TONE E, FLEISEHMANN R, EMERY P. Safety and efficacy of additional courses of rituximab in patients with active rheumatoid arthritis: an open-label extension analysis [J]. Arthritis Rheum, 2007, 56 (12): 3896-3908.

［32］ MOTA P, REDDY V, ISENBERG D. Improving B-cell depletion in systemic lupus erythematosus and rheumatoid arthritis [J]. Expert Rev Clin Immunol, 2017, 13 (7): 667-676.

［33］ TRENTIN F, GATTO M, ZEN M, et al. Effectiveness, tolerability, and safety of belimumab in patients with refractory SLE: a review of observational clinical-practice-based studies [J]. Clin Rev Allergy Immunol, 2018, 54 (2): 331-343.

［34］ PHAM T, CLAUDEPIERRE P, CONS TANTIN A, et al. Abatacept therapy and safety management [J]. Joint Bone Spine, 2009, 76 (S1): 3-5.

［35］ BLAIR H A, DEEKS E D. Abatacept: a review in rheumatoid arthritis [J]. Drugs, 2017, 77 (11): 1221-1233.

［36］ FLEISCHMANN R, KREMER J, CUSH J, et al. Placebo-controlled trial of tofacitinib monotherapy in rheumatoid arthritis [J]. N Engl J Med, 2012, 367 (6): 495-507.

［37］ BERGRATH E, GERBER R A, GRUBEN D, et al. Tofacitinib versus Biologic Treatments in moderate-to-severe rheumatoid arthritis patients who have had an inadequate response to nonbiologic DMARDs: systematic literature review and network meta-analysis [J]. Int J Rheumatol, 2017, 2017: 8417249.

［38］ 张舒, 王其琼, 胡咏川, 等. 选择性 JAK 抑制剂——巴瑞替尼 [J]. 临床药物治疗杂志, 2019, 17 (8): 5-8.

［39］ 王质刚. 血液净化学 [M]. 2 版. 北京: 北京科学技术出版社, 2003: 289-304.

［40］ MALCHESKY P S, KOO A P, ROBERSON G A, et al. Apheresis technologies and clinical applications: the 2002 international apheresis registry [J]. The Apher Dial, 2004, 8 (2): 124-136.

［41］ MATICG, WINKLER R E, TIESS M, et al. Selective apheresis time for a change [J]. Artif Organs, 2001, 24 (1): 4-7.

［42］ BRAUN N, BOSCH T. Immunoadsorption current status and future developments [J]. Exp Opin Invest Drug, 2000, 9 (9): 2017-2038.

［43］ TYNDALL A, GRATWOHL A. Haemopoietic stem and progenitor cells in the treatment of severe autoimmune diseases [J]. Ann Rheum Dis, 1996, 55 (3): 149-151.

［44］ NAJAR M, RAICEVIC G, FAYYAD-KAZAN H, et al. Immune-relatedantigens, surface molecules and regulatory factors in human-derivedmesenchymal stromal cells: the expression and impact of inflammatory priming [J]. Stem Cell Rev, 2012, 8 (4): 1188-1198.

［45］ 蒋明, DAVID YU, 林孝义, 等. 中华风湿病学 [M]. 北京: 华夏出版社, 2004: 2008-2014.

四、风湿性疾病围妊娠期用药规范

部分风湿性疾病（rheumatic diseases, RDs）发病高峰阶段为育龄期,常需长期用药维持疾病稳定,在妊娠期常难以避免使用相关药物。此外,女性 RDs 患者妊娠期间可能面临病情波动或恶化的风险,风湿免疫科医生接诊育龄期患者时,需与其沟通妊娠计划、告知妊娠期注意事项及药物使用的母婴安全性问题。在疾病稳定的前提下,患者应在风湿免疫科、妇产科、新生儿科等专科医生共同指导下合理规划生育事宜。围妊娠期药物的使用需兼顾维持母体病情稳定和保证胎儿安全两方面问题,根据妊娠不同阶段、母体病情、药物安全性及药物是否通过胎盘屏障等多方面因素,及时调整治疗方案。本文将提供 RDs 患者备孕期、妊娠期及哺乳期常用药物的安全性建议,但具体治疗方案应依据个体化和多学科协作制定。

（一）女性风湿性疾病患者围妊娠期药物使用

1. 避免使用的药物　围妊娠期应避免使用可能导致胎儿畸形的药物,风湿免疫科医生需根据 RDs 患者的病情和妊娠计划,合理规划用药。表 1-6-4 列出 RDs 患者备孕期和妊娠期应该避免使用的药物及计划妊娠前建议停药的时间。

表 1-6-4　女性风湿性疾病患者备孕期和妊娠期避免使用的药物

药物	计划妊娠前停药时间
沙利度胺	4~12 周
甲氨蝶呤	4~12 周
吗替麦考酚酯	6~12 周
雷公藤	6 个月
环磷酰胺	3~6 个月
来氟米特	2 年以上,或使用螯合剂将血药浓度降至 <0.02mg/L

2. 可选择药物

（1）糖皮质激素:糖皮质激素是治疗 RDs 的主要药物之一,其与妊娠不良事件的相关性报道不一[1]。建议在疾病稳定、无重要脏器累及的前提下,泼尼松 ≤10mg/d（或等效的其他不含氟的糖皮质激素,见表 1-6-5）时考虑妊娠。如果在妊娠期出现疾病活动,经过风湿免疫科专科医生评估,与患者及家属共同决定继续妊娠时,可增加糖皮质激素剂量,并适当加用妊娠期相对安全的免疫抑制剂。当胎儿因母体存在抗 Ro/SSA 和 / 或抗 La/SSB 抗体而出现一度或二度心脏传导阻滞时,可考虑使用地塞米松 4mg/d,根据疗效在数周内短期使用[2-3]。在妊娠后期,为促进胎儿肺成熟,也可选用地塞米松。在终止妊娠时,酌情调整激素剂量。对于自然分娩的患者,在原使用糖皮质激素的基础上,在产程启动时静脉输注氢化可的松 25mg,次日恢复原口服剂量。对于剖宫产手术的患者,在原使用糖皮质激素的基础上,在术中静脉输注氢化可的松 50~75mg,术后第 1 天使用氢化可的松 20mg,每 8 小时 1 次,术后第 2 天恢复原口服剂量[4]。医生可根据具体情况在围手术期选择其他糖皮质激素剂量调整方案。为控制疾病活动,部分 RDs 患者需要在分娩后继续使用糖皮质激素。在使用糖皮质激素时,可以进行哺乳,但如果泼尼松 ≥20mg/d,应丢弃服药后 4 小时内所产生的乳汁。此外,使用糖皮质激素治疗的过程中,建议补充钙和维生素 D。

表 1-6-5　常用糖皮质激素的剂量换算

糖皮质激素	等效剂量 /mg
氢化可的松	20
泼尼松	5
甲泼尼龙	4
地塞米松(含氟)	0.75

(2)羟氯喹:多项研究支持了羟氯喹(HCQ)对 RDs 患者妊娠的益处,包括可能降低 SLE 孕妇的早产率、减少狼疮复发、降低胎儿不良结局的发生风险等[5-6]。有妊娠计划的患者可使用 HCQ 治疗 SLE、RA、SS 等 RDs,建议妊娠期持续用药。抗 Ro/SSA 和 / 或抗 La/SSB 抗体阳性的女性患者在妊娠期间使用 HCQ(0.2~0.4g/d,分 2 次服用),可能降低胎儿先天性心脏传导阻滞的风险[7]。HCQ 可分泌进入乳汁,但远低于安全阈值,因此哺乳期可以使用 HCQ。眼科并发症是 HCQ 的主要不良反应,如患者在用药期间诉有视力、视野、色觉等变化,应及时进行眼科评估。长期用药患者宜定期进行眼科检查。

(3)钙调磷酸酶抑制剂:RDs 患者主要使用的钙调磷酸酶抑制剂包括环孢素(CsA)和他克莫司(TAC),用于治疗 SLE、IIM、SS、难治性 RA 等疾病。妊娠期使用 CsA 3~5mg/(kg·d)或 TAC 2~3mg/d 可能不增加胎儿畸形的风险,但可能增加妊娠期高血压、子痫和妊娠期糖尿病的发生率[8]。长期稳定服用 CsA 或 TAC 的患者在围妊娠期不需要转换为其他药物,并酌情进行母乳喂养[3]。使用 CsA 和 TAC 的过程中,需监测血压、肾功能和血钾水平,并注意与合并用药之间的相互作用,必要时监测血药浓度。

(4)硫唑嘌呤:硫唑嘌呤(AZP)是 RDs 患者围妊娠期相对安全的免疫抑制剂,常用剂量为 1.5~2.0mg/(kg·d)[9-10]。哺乳期尽量避免服用 AZP,但其代谢产物 6- 巯基嘌呤在母乳中的含量低于母亲体重调整剂量的 1%,因此,如病情需要必须不能停药,则可以酌情继续使用,建议丢弃服药后 4 小时内所产的乳汁。患者在使用 AZP 后宜密切监测血常规,以早期发现可能的骨髓抑制副作用。

(5)柳氮磺吡啶:柳氮磺吡啶(SSZ)主要用于治疗 RA 和伴有外周关节炎的脊柱关节炎。SSZ 可通过胎盘屏障,但可能不增加流产、低出生体重儿或先天性畸形的风险[11-12]。最大剂量可用至 2g/d[13]。如果用量>2g/d,新生儿发生中性粒细胞减少症或再生障碍性贫血的概率可能增加[14-15]。SSZ 可抑制二氢叶酸还原酶,使用该药的妊娠患者需补充叶酸(妊娠期常规补充的剂量即可)以降低胎儿唇裂、心血管畸形及尿道畸形等风险[16]。哺乳期患者使用 SSZ,对健康的足月新生儿可正常哺乳,但对早产儿、葡萄糖 -6- 磷酸脱氢酶缺乏症患儿以及高胆红素患儿哺乳需谨慎[13]。如服用大剂量 SSZ(3g/d)并母乳喂养,婴儿可能出现出血性腹泻[17]。当母乳喂养的婴儿出现顽固性腹泻或出血性腹泻时,母亲应暂停哺乳或停用 SSZ。

(6)秋水仙碱:秋水仙碱是一种抑制有丝分裂的生物碱类药物,具有抗炎、抗纤维化作用,在 RDs 中常用于治疗痛风、家族性地中海热、白塞综合征、SSc 等。秋水仙碱可以通过胎盘,并作用于有丝分裂过程,曾被认为可能致畸。然而,多个家族性地中海热患者的队列研究表明,在妊娠期间服用秋水仙碱不会显著增加胎儿畸形或流产的发生率[18]。RDs 女性患者在备孕期和整个妊娠期都可以使用秋水仙碱[3]。秋水仙碱在乳汁中浓度较低,在哺乳期使用相对安全[3,19]。为谨慎起见,也可以在服用秋水仙碱 12 小时后开始母乳喂养[19]。

(7)非甾体抗炎药:非甾体抗炎药(NSAIDs)在 RDs 中应用广泛,如 RA、脊柱关节炎等,通过抑制环氧合酶(COX)的活性而阻断前列腺素的产生,其主要作用为解热、镇痛和抗炎。NSAIDs 与不良妊娠的关系尚无定论。有研究表明育龄期女性使用 NSAIDs 可能出现短暂性不孕,因而对于受孕困难的女性,备孕期间应尽量避免使用[20]。在孕早期,使用 NSAIDs 可能造成羊水产生过少以及自然流产的风险增加,此阶段应尽量避免使用 NSAIDs[21]。在孕中期,使用 NSAIDs 相对安全,首选非选择性 COX 抑制剂。在此阶段使用 NSAIDs 仍存在胎儿肾功能障碍、羊水过少的风险,通常在用药数日至数周后出现,大部分情况下停用 NSAIDs 可恢复[22]。因此,如孕中期必须使用 NSAIDs,应尽可能采用最小有效剂量和最短使用时间。进入妊娠晚期后,使用 NSAIDs 可显著增高胎儿动脉导管早闭的风险,应避免使用[23]。当布洛芬使用剂量不超过 1 600mg/d 时其乳汁分泌量低,为哺乳期首选的 NSAIDs[3]。哺乳期应用 NSAIDs 的安全性数据相对有限,少量资料显示大部分 NSAIDs 很少通过乳汁分泌。

(8)肿瘤坏死因子(TNF)抑制剂:TNF 抑制剂常用于治疗 RA 和脊柱关节炎。妊娠期使用 TNF 抑制剂不增加不良妊娠事件和新生儿缺陷的发生率[24],且不增加新生儿发生严重感染的风险[25],因此 TNF 抑制剂对于妊娠期是相对安全的药物。另外,妊娠期停用 TNF 抑制剂可能增加围产期或产后疾病复发加重的风险[26],在备孕期和妊娠期可根据病情继续使用 TNF 抑制剂。妊娠期首选的 TNF 抑制剂为培塞利珠单抗,由于培塞利珠单抗不含 Fc 段,所以它在妊娠期极少通过胎盘转运,该药可以在整个妊娠期使用,不需要调整剂量。而其他 TNF 抑制剂(包括依那西普、注射用重组人 Ⅱ 型肿瘤坏死因子受体 - 抗体融合蛋白、英夫利西单抗、阿达木单抗、戈利木单抗等)含 IgG_1 Fc 段,在妊娠期(特别是在妊娠晚期)的胎盘转运率较高,因此,含 Fc 段的 TNF 抑制剂需在妊娠晚期停药,以减少药物进入胎儿循环对胎儿所造成的潜在风险,具体停药时间依据药物半衰期的不同而有所差异。对于妊娠期有 TNF 抑制剂暴露的新生儿,在出生后的 6 个月内应避免接种减毒活疫苗,以免继发感染。对于哺乳期女性,使用所有类型的 TNF 抑制剂均可进行哺乳[3]。

(9)阿司匹林:阿司匹林在妊娠期 RDs 患者中通常使用的剂量为小剂量(50~100mg/d),单用或者与低分子肝素联用,具体剂量需根据患者的药物耐受性、有无阴道出血及体重等情况进行调整。在 RDs 中,单用阿司匹林可用于抗磷脂抗体阳性且未满足产科或血栓性抗磷脂综合征(APS)标准的孕妇,整个妊娠期都需要使用,也可用于 SLE 患者以降低妊娠期高血压的发生风险[27]。对于产科 APS 的患者,在妊娠期间应使用小剂量阿司匹林和低分子肝素联合治疗[28]。孕 36 周或计划分娩前 1 周停用阿司匹林,避免因继续使用阿司匹林而引起的分娩过程中及产后出血[29]。

(10)肝素/低分子肝素:对于原发和继发性 APS 患者,妊娠期常需使用低分子肝素/肝素或与小剂量阿司匹林联用,根据病情选择预防剂量(每日 1 次)或治疗剂量(每日 2 次)低分子肝素[30]。确定妊娠后尽早开始给药,部分反复流产的 APS 患者可在计划受孕当月月经干净后开始给予预防剂量,且全妊娠期使用,分娩前 24~48h 停药,分娩后 12~24h 继续给药[31]。对于产科 APS 患者,全妊娠期使用小剂量阿司匹林和预防剂量低分子肝素联合治疗,产后继续使用预防剂量低分子肝素 2~12 周。对于血栓性 APS 的孕妇,全妊娠期间以及产后 6~12 周使用小剂量阿司匹林和治疗剂量低分子肝素,孕前使用抗凝药物者产后 6~12 周恢复原长期抗凝方案[32-33]。对于不满足产科 APS 标准的仅抗磷脂抗体阳性患者,不需要使用预防剂量低分子肝素。低分子肝素具体剂量如下:预防剂量如那屈肝素钙注射液 2 850IU(0.3ml)皮下注射、日 1 次,或达肝素钠注射液 5 000IU(0.5ml)皮下注射、日 1 次,或依诺肝素钠注射液 4 000IU(0.4ml)皮下注射、日 1 次;治疗剂量如那屈肝素钙注射液 0.01ml/kg(95IU/kg)皮下注射、日 2 次,或达肝素钠注射液 100IU/kg 皮下注射、日 2 次,或依诺肝素钠注射液 100IU/kg 皮下注射、日 2 次[32]。

(11)静脉注射免疫球蛋白:RDs 患者围妊娠期可安全应用静脉注射免疫球蛋白(IVIg)。IVIg 具有调节淋巴细胞免疫功能、抑制 B 细胞和抗体功能、封闭 Fc 受体、抑制补体功能、抑制 NK 细胞的活性等作用。IVIg 在 RDs 患者妊娠期病情活动或难治性 APS 可以使用[34],剂量及疗程目前尚无统一方案,多数应用为 0.4g/(kg·d),持续 3~5 天,间隔 3~4 周 1 次[35]。

3. 安全性尚不明确的药物

(1)生物制剂

1)白介素 6 受体拮抗剂:托珠单抗是重组人源化抗人白介素 6(IL-6)受体的单克隆抗体,主要用于治疗 RA 和全身型幼年特发性关节炎。目前托珠单抗在 RDs 妊娠患者中应用的安全性数据尚不充分,不建议妊娠期患者使用托珠单抗。对于备孕期患者,建议停用托珠单抗 3 个月后再妊娠。对于正在使用托珠单抗的意外妊娠者,建议停用托珠单抗[9]。由于托珠单抗分子量较大,预计乳汁中浓度较低,但尚不明确其在哺乳期应用的安全性[3]。

2)白介素 17 抑制剂:司库奇尤单抗是一种全人源化 IL-17A 拮抗剂,主要用于强直性脊柱炎、银屑病和银屑病关节炎患者。动物研究没有发现司库奇尤单抗对妊娠、胚胎发育、分娩或产后发育有直接或间接的有害影响,但目前缺乏妊娠期和哺乳期妇女使用司库奇尤单抗的相关数据,妊娠期和哺乳期女性应避免使用司库奇尤单抗[36]。司库奇尤单抗的药物半衰期为 27 天,有生育能力的女性应在治疗期间和治疗后至少 20 周内采用有效的避孕方法。用药期间如发现妊娠,应停用该药。

3)利妥昔单抗(RTX):利妥昔单抗是一种抗 CD20 的人鼠嵌合性单克隆抗体,临床用于治疗难治性重症 SLE、难治性 RA、肉芽肿性多血管炎、显微镜下多血管炎等自身免疫性疾病。有限的研究数据未显示药物增加新生儿畸形的风险,但在孕中期和孕晚期用药可能导致新生儿 B 细胞减少和全血细胞减少。建议在计划受孕前 6 个月停止 RTX 治疗[9],仅当 RTX 对妊娠期 RDs 患者的潜在益处大于风险时考虑使用该药物,尤其在孕中期和晚期尽量避免使用[3,13]。关于使用 RTX 治疗期间是否哺乳的问题存在争议,尚无文献报道母乳中是否可检测出 RTX,部分专家不建议用药期间母乳喂养[13]。但 RTX 是一种大分子药物,随乳汁分泌的可能性较小,也有专家建议可酌情考虑母乳喂养[37]。

4) 贝利尤单抗:贝利尤单抗是一种针对可溶性人 B 淋巴细胞刺激因子的特异性人源化单克隆抗体,主要用于治疗 SLE。由于贝利尤单抗在围妊娠期使用的安全性尚无定论,育龄期女性在治疗期间和治疗结束后至少 4 个月内应采取有效避孕措施。目前缺乏该药物通过乳汁分泌的研究数据,使用贝利尤单抗的患者建议暂停哺乳[13]。

5) 阿巴西普:阿巴西普主要用于治疗 RA。虽然前期动物实验未显示该药生殖毒性的证据,但由于缺乏妊娠期和哺乳期的安全性用药数据,不建议在妊娠期和哺乳期使用该药[36]。育龄期女性自开始使用阿巴西普至最后一次给药结束后 14 周内,应当采取有效的避孕措施。接受阿巴西普治疗期间应停止哺乳,如需哺乳,应与末次给药至少间隔 14 周。

(2) 小分子靶向药物:以 JAK 抑制剂(托法替布、巴瑞替尼)为代表的小分子靶向药物已获批治疗 RA。该类药物通过抑制 JAK 磷酸化,阻断 JAK-STAT 信号通路,直接或间接抑制 IL-6、IL-21、TNF-α 等炎性细胞因子的产生和免疫细胞的活化。由于 JAK-STAT 信号通路在细胞黏附和细胞极化过程中发挥重要生理作用,该类药物可能影响胚胎早期发育过程。且此类药物为小分子化合物,故而推测药物可能通过胎盘转运和乳汁分泌。在 RA、银屑病关节炎、溃疡性结肠炎等疾病的大规模临床药物观察中,少部分患者发生药物妊娠期暴露,随访妊娠结局,妊娠不良事件和新生儿缺陷发生率较低。但现有数据不足以确立药物相关的重大出生缺陷、流产或其他母体及胎儿不良结局风险[38],因此不建议在妊娠期使用该类药物[3],育龄期女性在接受治疗时和结束治疗后至少 4 周内应采用有效避孕手段。因无法排除其对新生儿和婴儿可能造成的风险,如严重感染,不应在哺乳期使用该类药物。

(二) 男性风湿性疾病患者生育准备期的药物使用

男性 RDs 患者在生育准备期可以继续使用的药物包括 AZP、秋水仙碱、HCQ 和各种 TNF 抑制剂。SSZ 可能导致男性可逆性精子缺乏,如发生受孕困难需在备孕前 3 个月停用。甲氨蝶呤、来氟米特、吗替麦考酚酯等药物的安全性尚不明确。不能使用的药物包括环磷酰胺和沙利度胺,环磷酰胺在备孕前至少停用 12 周,沙利度胺在备孕前至少停用 4 周。除 TNF 抑制剂外的多种生物靶向药物在男性生殖方面安全数据有限,目前尚不推荐应用[3]。

(三) 总结

部分 RDs 患者妊娠属于高危妊娠。对于有妊娠计划的 RDs 患者,风湿免疫科医生一方面需仔细评估患者目前病情、用药等情况是否具备妊娠的条件,另一方面应就妊娠本身及用药可能对患者和胎儿的影响与患者及家属进行充分沟通;同时,风湿免疫科医生需与妇产科、生殖科、新生儿科等相关学科针对患者的个体情况密切合作、制定个体化病情监测及治疗方案,以期获得最佳妊娠结局。本书基于目前已有的循证医学证据为 RDs 患者的妊娠期用药提供了一般性建议,可能随着后续循证医学证据的更新发生变化,临床医生应根据具体情况酌情调整治疗方案。

要点：①风湿性疾病患者须在病情稳定的前提下计划妊娠，并与专科医生充分沟通，共同决定治疗方案。②女性患者在备孕期需停用沙利度胺、甲氨蝶呤、吗替麦考酚酯、雷公藤、环磷酰胺和来氟米特等药物，可酌情选用糖皮质激素、羟氯喹、钙调磷酸酶抑制剂、硫唑嘌呤、柳氮磺吡啶、秋水仙碱、非甾体抗炎药、TNF 抑制剂、阿司匹林、肝素和静脉注射免疫球蛋白。③男性风湿性疾病患者在生育准备期不能应用环磷酰胺和沙利度胺，可以继续使用的药物包括硫唑嘌呤、秋水仙碱、羟氯喹和 TNF 抑制剂。

（张 文 李懿莎 刘冬舟 李 娟 苏 娟 王 立 张卓莉 左晓霞 赵 岩）

参 考 文 献

［1］ BANDOLI G, PALMSTEN K, FORBESS SMITH C J, et al. A review of systemic corticosteroid use in pregnancy and the risk of select pregnancy and birth outcomes [J]. Rheum Dis Clin North Am, 2017, 43 (3): 489-502.

［2］ 中国系统性红斑狼疮研究协作组专家组. 中国系统性红斑狼疮患者围产期管理建议 [J]. 中华医学杂志, 2015, 95 (14): 1056-1060.

［3］ SAMMARITANO L R, BERMAS B L, CHAKRAVARTY E E, et al. 2020 American College Of Rheumatology Guideline for the management of reproductive health in rheumatic and musculoskeletal diseases [J]. Arthritis Rheumatol, 2020, 72 (4): 529-556.

［4］ SALEM M, J R RET, BROMBERG J, et al. Perioperative glucocorticoid coverage. A reassessment 42 years after emergence of a problem [J]. Ann Surg, 1994, 219 (4): 416-425.

［5］ Kroese S J, de Hair M J H, Limper M, et al. Hydroxychloroquine use in lupus patients during pregnancy is associated with longer pregnancy duration in preterm births [J]. J Immunol Res, 2017, 2017: 2810202.

［6］ LIU E, LIU Z, ZHOU Y. Feasibility of hydroxychloroquine adjuvant therapy in pregnant women with systemic lupus erythematosus [J]. Biomedical Research, 2018, 29 (5): 980-983.

［7］ IZMIRLY P M, COSTEDOAT-CHALUMEAU N, PISONI C N, et al. Maternal use of hydroxychloroquine is associated with a reduced risk of recurrent anti-ssa/ro-antibody-associated cardiac manifestations of neonatal lupus [J]. Circulation, 2012, 126 (1): 76-82.

［8］ CHEN W, TANG X, LIU Q, et al. Short-term outcomes of induction therapy with tacrolimus versus cyclophosphamide for active lupus nephritis: A multicenter randomized clinical trial [J]. Am J Kidney Dis, 2011, 57 (2): 235-244.

［9］ FLINT J, PANCHAL S, HURRELL A, et al. Bsr and bhpr guideline on prescribing drugs in pregnancy and breastfeeding-part i: Standard and biologic disease modifying anti-rheumatic drugs and corticosteroids [J]. Rheumatology (Oxford), 2016, 55 (9): 1693-1697.

［10］ 复发性流产合并风湿免疫病免疫抑制剂应用中国专家共识编写组. 复发性流产合并风湿免疫病免疫抑制剂应用中国专家共识 [J]. 中华生殖与避孕杂志, 2020, 40 (7): 527-534.

［11］ VIKTIL K K, ENGELAND A, FURU K. Outcomes after anti-rheumatic drug use before and during pregnancy: A cohort study among 150 000 pregnant women and expectant fathers [J]. Scandinavian Journal of Rheumatology, 2012, 41 (3): 196-201.

［12］ RAHIMI R, NIKFAR S, REZAIE A, et al. Pregnancy outcome in women with inflammatory bowel disease following exposure to 5-aminosalicylic acid drugs: A meta-analysis [J]. Reprod Toxicol, 2008, 25 (2):

271-275.

［13］ GOTESTAM SKORPEN C, HOELTZENBEIN M, TINCANI A, et al. The eular points to consider for use of antirheumatic drugs before pregnancy, and during pregnancy and lactation [J]. Ann Rheum Dis, 2016, 75 (5): 795-810.

［14］ LEVI S, LIBERMAN M, LEVI AJ, et al. Reversible congenital neutropenia associated with maternal sulphasalazine therapy [J]. Eur J Pediatr, 1988, 148 (2): 174-175.

［15］ ZWI L J, BECROFT D M. Intrauterine aplastic anemia and fetal hydrops: A case report [J]. Pediatr Pathol, 1986, 5 (2): 199-205.

［16］ CAHILL A G, PORTER T F. Immune modulating therapies in pregnancy and lactation [J]. Obstet Gynecol, 2019, 133 (4): 287-295.

［17］ BRANSKI D, KEREM E, GROSS-KIESELSTEIN E, et al. Bloody diarrhea—a possible complication of sulfasalazine transferred through human breast milk [J]. J Pediatr Gastroenterol Nutr, 1986, 5 (2): 316-317.

［18］ INDRARATNA P L, VIRK S, GURRAM D, et al. Use of colchicine in pregnancy: A systematic review and meta-analysis [J]. Rheumatology (Oxford), 2018, 57 (2): 382-387.

［19］ BEN CHETRIT E, SCHERRMANN J M, LEVY M. Colchicine in breast milk of patients with familial mediterranean fever [J]. Arthritis Rheum, 1996, 39 (7): 1213-1217.

［20］ MENDONÇA L L, KHAMASHTA M A, NELSON-PIERCY C, et al. Non-steroidal anti-inflammatory drugs as a possible cause for reversible infertility [J]. Rheumatology (Oxford), 2000, 39 (8): 880-882.

［21］ LI D K, FERBER J R, ODOULI R, et al. Use of nonsteroidal antiinflammatory drugs during pregnancy and the risk of miscarriage [J]. Am J Obstet Gynecol, 2018, 219 (3): 1-8.

［22］ PERUZZI L, GIANOGLIO B, PORCELLINI M G, et al. Neonatal end-stage renal failure associated with maternal ingestion of cyclo-oxygenase-type-1 selective inhibitor nimesulide as tocolytic [J]. The Lancet, 1999, 354 (9190): 1615.

［23］ KOREN G, FLORESCU A, COSTEI A M, et al. Nonsteroidal antiinflammatory drugs during third trimester and the risk of premature closure of the ductus arteriosus: A meta-analysis [J]. Ann Pharmacother, 2006, 40 (5): 824-829.

［24］ DIAV-CITRIN O, OTCHERETIANSKI-VOLODARSKY A, SHECHTMAN S, et al. Pregnancy outcome following gestational exposure to TNF-alpha-inhibitors: A prospective, comparative, observational study [J]. Reprod Toxicol, 2014, 43: 78-84.

［25］ VINET E, DE MOURA C, PINEAU C A, et al. Serious infections in rheumatoid arthritis offspring exposed to tumor necrosis factor inhibitors: A cohort study [J]. Arthritis Rheumatol, 2018, 70 (10): 1565-1571.

［26］ GENEST G, SPITZER K A, LASKIN C A. Maternal and fetal outcomes in a cohort of patients exposed to tumor necrosis factor inhibitors throughout pregnancy [J]. J Rheumatol, 2018, 45 (8): 1109-1115.

［27］ HOFFMAN M K, GOUDAR S S, KODKANY B S, et al. Low-dose aspirin for the prevention of preterm delivery in nulliparous women with a singleton pregnancy (aspirin): A randomised, double-blind, placebo-controlled trial [J]. The Lancet, 2020, 395 (10220): 285-293.

［28］ UTHMAN I, NOURELDINE M H A, RUIZ-IRASTORZA G, et al. Management of antiphospholipid syndrome [J]. Annals of the Rheumatic Diseases, 2019, 78 (2): 155-161.

［29］ YELNIK C M, LAMBERT M, DRUMEZ E, et al. Bleeding complications and antithrombotic treatment in 264 pregnancies in antiphospholipid syndrome [J]. Lupus, 2018, 27 (10): 1679-1686.

［30］ VAN HOORN M E, HAGUE W M, VAN PAMPUS M G, et al. Low-molecular-weight heparin and aspirin in the prevention of recurrent early-onset pre-eclampsia in women with antiphospholipid antibodies: The

FRUIT-RCT [J]. Eur J Obstet Gynecol Reprod Biol, 2016, 197: 168-173.

［31］低分子肝素防治自然流产中国专家共识编写组. 低分子肝素防治自然流产中国专家共识 [J]. 中华生殖与避孕杂志, 2018, 38 (9): 701-708.

［32］ACOG. ACOG practice bulletin NO. 196 thromboembolism in pregnancy [J]. Obstet Gynecol, 2018, 132 (1): 1-17.

［33］ABHEIDEN C N H, BLOMJOUS B S, KROESE S J, et al. Low-molecular-weight heparin and aspirin use in relation to pregnancy outcome in women with systemic lupus erythematosus and antiphospholipid syndrome: A cohort study [J]. Hypertension in Pregnancy, 2016, 36 (1): 8-15.

［34］SHIMONI Z, BULVIK S, FROOM P. Intravenous immune globulin in autoimmune and inflammatory diseases [J]. New England Journal of Medicine, 2013, 368 (8): 776-777.

［35］D'Mello R J, Hsu C D, Chaiworapongsa P, et al. Update on the use of intravenous immunoglobulin in pregnancy [J]. Neoreviews, 2021, 22 (1): 7-24.

［36］GEROSA M, ARGOLINI LM, ARTUSI C, et al. The use of biologics and small molecules in pregnant patients with rheumatic diseases [J]. Expert Rev Clin Pharmacol, 2018, 11 (10): 987-998.

［37］BRAGNES Y, BOSHUIZEN R, DE VRIES A, et al. Low level of rituximab in human breast milk in a patient treated during lactation [J]. Rheumatology (Oxford), 2017, 56 (6): 1047-1048.

［38］GISBERT J P, CHAPARRO M. Safety of new biologics (vedolizumab and ustekinumab) and small molecules (tofacitinib) during pregnancy: A review [J]. Drugs, 2020, 80 (11): 1085-1100.

第 7 节　风湿病的中医治疗原则及治法

一、风湿病的中医治疗原则

风湿病的中医治疗原则,是根据四诊所收集的客观的临床表现,以中医的整体观念为指导,运用辨证论治的方法,在对风湿病综合分析和判断的基础上提出来的临证治疗法则。它包括了扶正祛邪、标本缓急、正治反治、三因制宜、宣散疏通、同病异治与异病同治、守方与变方、知常达变与既病防变、杂合以治等内容。

(一) 扶正祛邪

"正"指正气,即人体对疾病的防御能力、抵抗能力、自然修复能力以及人体对内、外环境的适应能力。"邪"指邪气,是指各种致病因素,以及由这些致病因素导致脏腑功能失调而产生的病理产物,也即继发性的致病因素。疾病的过程,是正气和邪气矛盾双方斗争的过程。因此,在治疗原则上,其首要大法离不开"祛邪""扶正"。

扶正,就是运用补益正气的药物或其他方法以扶助正气、增强体质、提高机体的抗病能力,达到祛除病邪、恢复健康的目的。如对风湿病见有气虚、血虚、阴虚、阳虚、脾胃虚弱、肝肾不足等表现者,可相应地运用补气、补血、滋阴、助阳、补脾益胃、补益肝肾等法。扶正法适用于以正虚为主的病证。

祛邪,就是运用宣散攻逐邪气的药物或其他治疗方法(如针灸、推拿、药熨等)以祛除病邪,从而达到邪去正安的目的。祛邪法适用于以邪盛为主的病证。根据邪气性质不同及其所侵犯人体部位的不同,选用相应的方法。如风邪盛,以祛风为主;寒邪盛,以散寒为主;热邪盛,以清热为主;湿邪盛,以祛湿为主;痰浊者,以化浊涤痰为主;瘀血者,以活血化瘀为主;等等。

运用扶正祛邪的法则,必须根据邪正盛衰消长的情况,分清主次先后,分别采取以扶正为主兼顾祛邪,或以祛邪为主兼顾扶正,或祛邪扶正同用的方法。例如热痹,实热内盛并伤及阴液,既出现关节红肿热痛、筋脉拘急、昼轻夜重的症状,又可出现烦渴、舌红少津、脉细数等症。对此,如单纯用清热养阴法则嫌不足,故须以祛邪为主,兼顾正气,将清热解毒逐痹之药与养阴清热之品合用更为妥帖。又如症见筋脉牵扯拘急,骨节疼痛,伴见形瘦乏力、烦躁盗汗、头晕耳鸣、面色红赤、腰膝酸软、关节红肿热痛或变形、关节不可屈伸等,此为肝肾不足或长期妄用温燥而损伤肝肾之阴,筋骨失于濡养,血虚生风之故,当治以滋肾养肝为主,而兼佐活血通络之品。再如痹久者气血衰少,重感风寒湿之邪,原病势必加重,而为正虚邪实之证。这时,先扶正后祛邪,还是先祛邪后扶正,则需根据临床具体症候表现,灵活掌握。

另外,有些风湿病往往反复发作。一般而言,在发作期以祛邪为主,静止期以扶正为主。祛邪不可过缓,扶正不可峻补。

(二) 标本缓急

所谓"本"是相对"标"而言。任何疾病的发生、发展过程都存在着主要矛盾和次要矛盾。"本"即是病变的主要矛盾和矛盾的主要方面,起着主导的决定的作用;"标"是病变的次要矛盾和矛盾的次要方面,处于次要的从属的地位。因此,标本是一个相对的概念,可用以说明多种矛盾间及矛盾双方间的主次关系。例如:从邪正关系来说,正气为本,邪气为标;从病因与症状来说,病因是本,症状是标;从病变部位来说,内脏病证是本,体表病证是标;从疾病发生的先后来说,旧病是本,新病是标,原发病是本,继发病是标;等等。由于标本所指不同,因此在临床上,用分清标本的方法,来决定治疗方法针对病证的先后缓急,就有了"治病求本"和"急则治其标,缓则治其本"等治疗原则。

"治病求本",就是指首先要了解导致疾病的根本所在而求之。病之"本"能除,"标"也就随之而解,如肢体关节红肿热痛,得凉则舒,屈伸不利,或见壮热烦渴,舌红苔黄,脉滑数者,证属热痹。病因病机是热毒之邪侵袭肢体关节,为其"本",关节红肿热痛的症状则为"标",治疗只能用清热解毒、凉血通络以治其本,而其症状之"标"可随之自然缓解。又如,关节肌肉酸痛,在实证中可由风邪、寒邪、湿邪、热邪等阻滞经络所致;在虚证中可由气血阴阳不足等引起。治疗时,就必须找到其病因病机所在,对实证分别用祛风、散寒、逐湿及清热解毒等治法,对虚证分别用调补气血、滋肾养肝、温阳益气等治法。这种针对病因病机的治疗,就是"治病求本"。正如清李用粹《证治汇补·痹症》云:"治当辨其所感,注于何部,分其表里,须从偏胜者为主。风宜疏散,寒宜温经,湿宜清燥,审虚实标本治之。"拔其本,诸症尽除矣。

"急则治标,缓则治本",指在标象很急的情况下,如不先予以治标,可能会危及生命,或影响该病的预后,或加重病理的改变,或影响本病的治疗,故要首先治其标。一般情况下,风湿病势缓而不急者,皆从本论治。但如病之时日已久,气血已虚,正气不足,复感外邪而出现急性发作期症状,可根据"急则治标"的原则,先以祛风散寒等祛邪之法逐其表邪,待其发作期症状缓解后,再予补气养血等扶正法以治其本。可见,"急则治标"多为权宜之计,待危象消除,还应缓图其本,以祛除病根。

标本同治之法也是风湿病常用的一个治疗法则。例如,产后感受外邪而见肌肤肢体麻木,酸楚疼痛,或见经脉挛急不舒,面色苍白无华,唇色淡白,舌淡,脉细,这时治疗可用补血之药如熟地、当归、白芍等治其本,同时用舒筋活络之品如鸡血藤、豨莶草、片姜黄、海桐皮、威灵仙等以治其标,就是标本同治之法。这种标本同治,有助于提高疗效,缩短病程,故为临床所常用。

(三) 正治反治

《素问·至真要大论》提出了"逆者正治,从者反治"两种治疗法则。就其本质而言,仍然是治病求本这一根本法则的具体运用。

所谓"正治",就是通过分析临床症状和体征,辨明其病变本质的寒热虚实,然后分别采用"寒者热之"等不同的方法来解决。因其属于逆证候而治的一种正常的治疗方法,所以"正治"也称为"逆治"。由于临床上大多数疾病的征象与疾病的性质相符,如寒病见寒象,热病见热象,虚病见虚象,实病见实象,所以正治法是临床上最常用的一种治疗方法。通过正治,用药物的温清补泻之偏,达到补偏救弊、阴阳调和的目的。如寒者温之,寒痹用散寒温阳法;热者清之,热痹用清热法;虚者补之,气血不足、肝肾亏虚者用补气养血、滋补肝肾法;留者去之,湿痹用祛湿通痹法,痰瘀阻滞者用化痰祛瘀法等。

"反治"用于疾病的证候本质与临床表现不相一致的病证,属顺从疾病的假象而治的一种法则,也称为"从治"。究其实质,仍然是治病求本。一般来说,疾病的本质与现象是一致的,但如果病势严重,也可以出现本质与现象不相一致的情况;有些个别情况,虽然病势并非严重,但由于病机变化中,阴阳之气出现逆乱,如"寒包火"或"阳气闭郁",也能出现病证不一致的现象。"反治"的具体临床应用有"寒因寒用""热因热用""通因通用""塞因塞用"等。举热痹为例,热痹其本质是热,但在阳热亢盛时,或因内热闭郁、阳气不得外达时,有时出现恶寒战栗、四肢逆冷的假寒现象。如果辨明了这是内真热、外假寒,而治以寒凉之药以清热宣痹,这就是"寒因寒用"。总之,临床上要知常达变,灵活运用正治法与反治法。

(四) 三因制宜

疾病的发生、发展、转归与自然环境和人体的体质情况密切相关。因此,临床治疗必须根据不同季节、不同地区和不同体质的特点,具体分析,区别对待。

1. 因时制宜 根据不同季节气候的特点来考虑治疗用药的原则称之为"因时制宜"。如春夏季节,气候由温渐热,阳气升发,人体腠理疏松开泄,易多汗出,这时虽患风寒湿痹,但在应用辛散温热之药时,药量不宜过大,以防阳气耗散或汗多伤阴;秋冬季节,气候由凉转寒,阴盛阳衰,人体腠理致密,阳气敛藏于内,这时可根据病情,适当加大温热、宣通之品用量,以增强祛风、散寒、利湿、通络的作用,慎用寒凉之药,即使治疗热痹,在大队清热、通络药味中,也应少佐辛散宣通之品,以增强透发的作用。

2. 因地制宜 根据不同地区的地理环境特点,来考虑治疗用药的原则,即是"因地制宜"。不同地区,由于地势高低、气候条件及生活习惯等的不同,人的生理活动和病变的特点也不尽相同,所以治疗用药也有所变化。如我国西北地区,地势高而气候寒冷,人体腠理往往开少而闭多;南方地区,地势低而气候温热潮湿,人体腠理开多而闭少。西北地区则罹患风寒痹者较多,治疗时慎用寒凉药;南方地区则罹患湿热痹者较多,治疗时慎用温热药。正如《素问·六元正纪大论》所云:"用凉远凉,用热远热,用寒远寒,用温远温。"

3. 因人制宜 根据患者的年龄、性别、体质、生活习惯等不同特点,来考虑治疗用药的原则,叫"因人制宜"。在同一季节、同一地理环境,虽感受同一种邪气,但其发病情况往往因人而异。

年龄不同、生理状况不同、气血盈亏不同,治疗用药应有所区别。如小儿生机旺盛,但气血未充,脏腑娇嫩,易寒易热,易虚易实,病情变化较快,因此,治疗中忌用峻剂,少用补剂,而且用药量宜轻,对马钱子、川乌、草乌、附子、蜈蚣等有毒峻烈类药物,尽量少用或不用;老年人气血亏虚,生理机能减退,故患病多虚或正虚邪实证,治疗宜顾其正气为本,虚证宜补,邪实须攻时宜慎重,而且祛邪药物剂量较青壮年宜轻,以免损伤正气。《温疫论·老少异治》说:"凡年高之人,最忌剥削。误投承气,以一当十;误投参术,十不抵一。盖老年荣卫枯涩,几微之元气易耗而难复也……所以老年慎泻,少年慎补,何况误用也。"总之,一般用药剂量,亦须根据年龄加以区别,药量太小则不足以祛病,药量太大则反伤正气,不得不注意。

男女性别不同,生理特点有异。妇女有经带胎产的情况,治疗用药应加以考虑。适逢月经期、妊娠期、产褥期,对于峻下、活血化瘀、辛热攻伐、滑利走窜之品,应当禁用或慎用。

由于每个人的先天禀赋和后天调养不同,个人素质不但有强弱,而且有偏寒偏热的差异。一般来说,阳盛或阴虚之体,慎用温热之剂;阳虚或阴盛之体,慎用寒凉之剂,所以,体质不同的人患风湿病,治疗用药应有所区别。

另外,患者的职业、工作条件及性情、精神状态等,对风湿病的发生、发展都有一定影响,诊治时亦应有所注意。

(五) 宣散疏通

宣散疏通,即是宣散邪气,疏通经络,这是风湿病最常用的治疗法则。风湿病最基本的病机是"气血痹阻不通",不通则痛。通过宣散,使邪气散除,营卫复常,经络通畅,风湿病方能逐渐痊愈。在治疗中,必须根据"不通"的具体的病因病机,选用不同的宣通治法。如行痹者宜辛散祛风、活络宣通;痛痹者宜辛温散寒温通;着痹者宜燥湿利湿通利;热痹者宜清热通络;气虚者宜益气通络;血虚者宜养血通络;阴虚者宜滋阴通络;阳虚者宜温阳通络;痰瘀相兼者宜燥湿化痰、活血化瘀通络。在运用宣散疏通法则时还必须结合病邪痹阻部位、深浅及病程的久暂等情况。如初病邪阻肌表经络,病位浅者,宜祛邪宣通为主;久病邪气侵入筋骨,病位深者,宜搜风通络;初病多实,慎用补药;久病多虚,慎用攻伐药。明李梴说:"痹病初起,骤用参芪归地,则气郁滞,邪不散,只以行湿流气之药主之;久而不愈,宜峻补真阴,使气血流行,则病邪随去。"在应用宣散疏通治则时,配以"引经药"、理气活血药、温经通络药,效将更佳。

(六) 同病异治与异病同治

同病异治与异病同治,是根据辨证论治的理论而制定的治疗法则。同一种疾病在病程变化中可出现多种证候,治疗时根据不同的证候,选用不同的治法方药,这叫同病异治。不同种类疾病,在病程变化中可能出现相同的证候,如肌痹、脉痹、筋痹都可见气虚血瘀证候,治疗时均采用益气活血通络的治法,这叫异病同治。另外,中医风湿病是一大类疾病的总称,既包括同类病的多个子病种,又包括多种西医风湿病,如风湿热、风湿性关节炎、强直性脊柱炎、类风湿关节炎等。对于这些西医疾病,用中医辨证论治去诊治,在某一病程阶段上可能会出现相同的中医证候,那么将采用同一治法,这也是异病同治。由此可见,同病异治与异病同治是中医学辨证论治在临床应用上的具体体现。

(七) 知常达变与既病防变

《素问·四气调神大论》曰:"不治已病治未病,不治已乱治未乱……夫病已成而后药之,乱已成而后治之,譬犹渴而穿井,斗而铸锥,不亦晚乎?"《素问·阴阳应象大论》亦说:"故邪风之至,疾如风雨,故善治者治皮毛,其次治肌肤,其次治筋脉,其次治六腑,其次治五脏。治五脏者,半死半生也。"中医学"治未病"的精神,是"未病先防",防止疾病发生、发展与转变的一个重要法则。因此,应首先掌握其发生、发展的一般规律,此谓"知其常";然后,分析认识其在病理变化过程中出现的多种复杂的变化,此谓"达其变"。根据其病变发展、转变的规律,提前治疗,防止其发展和转变,使其"截断",这就是"既病防变"。中医风湿病是一类很复杂的疾病,如发病后不及时诊治,病邪有可能由表入里,步步深入,以致侵犯内脏,从而使病情愈来愈深重,治疗也愈加困难。因此,掌握其发生发展规律及传变途径,进行有效的治疗,控制其传变,就显得十分重要。《灵枢·周痹》中说:"周痹者在于血脉之中,随脉以上,随脉以下,不能左右,各当其所……痛从上下者,先刺其下以过之,后刺其上以脱之;痛从下上者,先刺其上以过之,后刺其下以脱之。"意思是说,周痹邪在血脉里面,随着血脉或上或下,不能左右流走,分别在病邪所在的部位作痛。它的针刺方法是,其痛如从上而下的,先刺其下以阻止病势发展,然后刺其上以除其根;若疼痛是从下而上的,应先刺其上以阻止病势的发展,再刺其下以除其根。以上是举针刺为例,说明既病防变的治疗法则。内服药物治疗也应如此。例如,五体痹在初发病时,就应及时救治以防其传变为五脏痹。如脉痹不已,内舍于心,而成心痹;皮痹不已,内舍于肺,而成肺痹,那么,用药时就要先用少量的补心、益肺之品,先安未受邪之地,而达到既病防变的目的。

(八) 守方与变方

守方是指谨守病机,效不更方,坚持长期服药。变方是指随机应变,用药随证的变化而灵活加减变化。

临床上,方贵乎常守,守方最难。一般在辨证准确无误的情况下,是"守"是"变",一是要了解本病的病程及病势的特点,二是要正确认识服药后出现的治疗反应。中医风湿病,除新得急性发作外,多慢性缠绵难以速愈之疾,服几剂药,多只能减轻症状,治愈较困难,尤其久病,药证相符,初投几剂也未必见效。服药后,常可出现三种反应:一是药后症减,此种情况下,守方较易;二是药后平平,守方较难,往往求效心切而变方;三是药后症状加剧,守方更难,往往遇此而迷茫不解,杂药乱投而失去章法。对药后症减者,宜守方继进,但应根据症状消退情况,进行个别药物取舍变化;对药后平平者,往往是症重药轻,要遵守原方,且需加大主药用量,宜重其剂而用之;药后症剧者,除了药不对症,辨证不准确的可能外,还可能是正邪相搏,药达病所的佳象,邪气欲透达外出之故,若确属这种情况,可守方继进,以待佳效,不可轻易改弦易辙,使前功尽弃。守方必须以辨证准确为前提,如病机变,证候变,治法也应变,处方相应要变。正如张景岳所说:"凡治病之道,必确知为寒,则竟散其寒;确知为热,则竟清其热。一拔其本,诸证尽除矣。"

(九) 杂合以治

杂合以治的原则,就是采用不同的治疗方法进行综合治疗。《素问·异法方宜论》曰:"圣人杂合以治,各得其所宜……得病之情,知治之大体也。"《类经·论治论》注释文亦曰:"杂合五方之治,而随机应变,则各得其宜矣。"后世医家也多提倡内服药、外用药、摩膏、针灸等相结合的治疗方法。由于中医风湿病的范畴广,致病因素多样,病变部位深浅不一,病理属性复杂,采用"杂合以治"的原则,对提高疗效将起到重要作用。

二、风湿病的常用中医治疗方法

治疗原则与具体的治疗方法不同。治疗原则是针对临床病证的总的治疗法则,是用以指导治疗方法的总则。治法则是针对某一具体病证(或某一类型的病证)所采用的具体治疗方法,是治疗原则的具体化。因此,任何具体的治疗方法,总是从属于一定的治疗原则的。例如,各种病证的本质都是正邪相争,从而表现为阴阳消长盛衰的变化。因此,扶正祛邪是总的治疗原则,而在此总的治疗原则指导下所采取的益气、滋阴、养血、补阳等治法,就是扶正的具体方法;而发汗、涌吐、攻下、清解等治法,就是祛邪的具体方法。可见,治疗原则与治法既有严格的区分,又不能混为一谈,但又有着密切的内在联系。

因风、寒、湿、热之邪通常是引起本病的外在因素,所以散寒、祛风、除湿、清热等是风湿病常用的祛邪之法。由于正气虚弱是引起本病的内在因素,因此,和营卫、健脾胃、养气血、补肝肾等是本病的常用扶正之法。罹病日久,气血周流不畅,而致血停为瘀、湿凝为痰,痰瘀互结,阻闭经络,深入骨骱,胶结难愈,因而化痰软坚、活血化瘀也是常用之法。总之,由于邪气有偏盛,部位有深浅,体质有强弱,阴阳有盛衰,以及邪入人体后其从化各异,故临床见证,有表里俱病、营卫失和、寒热错杂、虚实并见、痰瘀相兼等不同情况,形成多种证候,临床上就需抓主症用多种治法分别治之。本书依据目前通行的风湿病三级病名的子病种,将其中常用的治法分述如下:

(一)散风宣痹法

指用疏散风邪的方药,治疗由于风邪外袭,邪留肌表、经络所致的行痹。代表方剂有防风汤、蠲痹汤等。常用药物如羌活、防风、独活、荆芥等。

(二)散寒通痹法

指用辛温散寒的方药,治疗由于寒邪外袭,或素体阳虚、寒邪乘虚深入所致的痛痹。代表方剂有乌头汤、麻黄附子细辛汤、桂枝附子汤等。常用药物有桂枝、附子、乌头、细辛、巴戟天、淫羊藿等。

(三)除湿蠲痹法

指用具有祛湿作用的方药,治疗湿邪为主所致的着痹。代表方剂有薏苡仁汤、麻黄杏仁薏苡甘草汤等。常用药物如薏苡仁、防己、苍术、威灵仙、萆薢、蚕沙、木瓜等。

(四)清热通痹法

指用具有清热燥湿、清热利湿、清热凉血等作用的方药,治疗以热邪为主所致的热痹。当其他病证邪郁化热时也可配合使用。代表方剂有白虎加桂枝汤、四妙散、宣痹汤、黄连解毒汤等。常用药物如生石膏、知母、栀子、黄柏、防己、薏苡仁、忍冬藤、生地、赤芍、丹皮等。

(五)寒温并用法

指用寒温辛苦之方药,治疗风寒湿邪虽已化热但尚未祛除的寒热错杂证。代表方有桂枝芍药知母汤等。常用药物如桂枝、白芍、知母、麻黄、附子、防风、白术等。

(六)清热凉血法

指用清热凉血药治疗邪热入营血所致的发热、结节红斑等症的方法。代表方有银翘散去荆芥、豆豉加生地、丹皮、大青叶、玄参方。常用药物如丹皮、赤芍、生侧柏、生地、大青叶、蒲公英、玄参、紫草等。

（七）活血祛瘀法

指用有活血祛瘀作用的方药来行血、散瘀、通络、消肿、定痛以治疗风湿病兼有瘀血证的一种方法。代表方有活络效灵丹、桃红四物汤、身痛逐瘀汤等。常用药物如桃仁、红花、乳香、没药、香附、地龙、当归、赤芍等。

（八）通经活络法

指用具有通经活络作用的方药，作为除针对病因辨证论治外的一种治疗方法，不论哪一证型的风湿病均有经络痹阻不通的病理表现，故均应辅以本法。常用药物如豨莶草、络石藤、海风藤、忍冬藤、青风藤、鸡血藤、桑枝、海桐皮、伸筋草、千年健、透骨草、寻骨风、松节、木瓜、穿山龙等。另外，根据不同的部位可选用引经药。上肢用羌活、川芎、桂枝、桑枝、片姜黄；下肢用牛膝、木瓜、防己、独活、萆薢；颈项用葛根、蔓荆子；腰脊用桑寄生、川续断、杜仲、狗脊；全身用防风、威灵仙、鸡血藤、天麻、忍冬藤等。

（九）化痰法

指用具有祛痰或消痰作用的方药，治疗因痰湿流注经络、关节、四肢之证，可见结节、硬斑、囊肿及瘰块等症。凡风湿病日久出现上述症状辨证有痰湿作祟时均可应用此法。代表方有二陈汤、温胆汤、导痰汤等。常用药物如半夏、茯苓、陈皮、制南星、白芥子、象贝、白附子、僵蚕等。

（十）软坚散结法

指用具有行气、化痰、散结、活血、软坚作用的药物为主组成方剂，治疗痰瘀互结，筋膜粘连，关节僵硬，屈伸不利，或皮下瘀血，郁积成块，硬结不散的方法。代表方如小金丹、大黄䗪虫丸等。常用药物如大黄、土鳖虫、炙鳖甲、土贝母、乳香、没药、牡蛎、僵蚕、血竭等。

（十一）逐水法

指用具有攻逐水湿作用的方药，治疗痰湿水饮停聚关节的一种治法。代表方有己椒苈黄丸加味或用商陆末局部外敷。常用药物如防己、茯苓、车前子、泽兰、椒目、葶苈子、商陆等。

（十二）温阳法

指用具有温阳补气作用的方药，治疗阳虚寒凝证。代表方有阳和汤。常用药物如熟地、鹿角胶、炮姜、肉桂、麻黄、白芥子等。

（十三）解肌止痛法

适用于营卫不和所致肌肉酸痛不适，如颈部肌肉酸痛、颈背强而不适之证。代表方有葛根汤、葛根解肌汤等。常用药物如葛根、柴胡、桂枝、白芍、羌活等。

（十四）行气止痛法

指用理气的方药，治疗风湿病兼有气滞引起疼痛的一种方法。代表方有柴胡疏肝散、天台乌药散等。常用药物如柴胡、香附、延胡索、青皮、枳壳、沉香、乌药、檀香等。

（十五）养血法

指用养血方药为主，治疗风湿病之血虚兼证的方法。代表方剂有当归补血汤、四物汤等。常用药物如当归、鸡血藤、何首乌、白芍、生地、熟地、川芎等。

（十六）益气法

指用补气药为主，治疗风湿病气虚兼证的方法。代表方剂有四君子汤、补中益气汤等。常用药物如党参、白术、黄芪、山药、茯苓、人参等。

(十七) 滋阴法

指用滋阴药为主,治疗风湿病阴虚兼证的方法。代表方剂有六味地黄汤、麦门冬汤、二至丸等。常用药物如地黄、麦冬、山萸肉、石斛、枸杞、旱莲草、女贞子、沙参、玄参等。

(十八) 通阳法

指用宣通阳气的方药,治疗风湿病兼有阳气痹阻证的方法。代表方剂有瓜蒌薤白桂枝汤等。常用药物如桂枝、薤白、葱白、瓜蒌等。

(十九) 通下法

指用攻下药为主,治疗风湿病腑气不通的方法。代表方剂有大、小承气汤等。常用药物如大黄、芒硝、枳实、厚朴、瓜蒌、番泻叶等。

(二十) 止痛法

通则不痛,痛则不通。此法为风湿病中急则治标的权变之法,凡痛势较剧者,可用此法先缓解症状。常用具有止痛作用的药物如制马钱子、地龙、细辛、延胡索、白芍、全蝎、蜈蚣、乌蛇、白花蛇、香附、川芎、冰片等。因毒性药品较多,临床使用需严格按照《药典》剂量,并且不宜久服。

(二十一) 健脾养胃法

指用具有健脾养胃作用的方药,治疗风湿病中见有脾胃虚弱、中气不足证候的方法。辨病为着痹者,也常配合本法以治其本。代表方剂有六君子汤、人参健脾丸等。常用药物如党参、黄芪、白术、黄精、玉竹、扁豆、山药、麦冬、石斛、生地等。

(二十二) 滋肾养肝法

指用具有滋肾阴、养肝阴、养肝血作用的方药,治疗风湿病久病阴虚,肝肾不足,或长期过用温燥损伤肝肾之阴,使筋骨失于濡养的肝肾阴虚证候的方法。代表方剂如六味地黄汤、一贯煎加味。常用药物如熟地、丹皮、当归、白芍、山萸肉、桑寄生、枸杞、杜仲、怀牛膝等。

(二十三) 温补肝肾法

指用具有温补肝肾、强壮筋骨作用的方药,治疗风湿病肝肾阳虚证的方法,起到益肾壮督蠲痹的作用,也适用于久病不愈"骨变筋缩"的顽疾。代表方剂如金匮肾气丸、右归丸、尪痹颗粒、益肾蠲痹丸等。常用药物如地黄、补骨脂、骨碎补、淫羊藿、狗脊、续断、桑寄生、肉苁蓉等。

(二十四) 益气固表法

指用具有补气固表作用的方药,治疗表虚自汗的方法。这种类型的病证均具有不同程度的恶寒怕冷或自汗恶风,并每因天气变化而加剧的特点。代表方剂如玉屏风散。常用药物如生黄芪、防风、白术、茯苓、人参等。

(二十五) 搜风剔络法

指用虫蚁搜剔之品,治疗风湿病日久,病邪壅滞经络、关节,气血为邪气阻遏,痰瘀交阻,凝塞不通所致的病证。常用药物如全蝎、蜈蚣、地龙、土鳖虫、露蜂房、僵蚕、蛴螬、蕲蛇、乌梢蛇、白花蛇等。

风湿病是一类疾病的总称,症状复杂,病程缠绵,是疑难性疾病,故临床辨证往往是多证复合,治法也是多种治法配合使用,比如常见的风寒湿痹证,治疗以祛风散寒、利湿通络为主;风湿热痹证治疗以清热利湿、祛风通络为主;痰瘀痹阻证治疗以化痰散瘀为主;气阴两虚、湿热痹阻证,治疗以益气养阴、清热利湿通络为主。依据辨证综合使用多种治法,扶正治本,祛邪除标,达到临床缓解症状的目的。

(王宏莉　胡荫奇)

第8节　风湿病的常用中药

1. 麻黄

【性味归经】辛、苦,温。归肺、膀胱经。

【功能主治】发汗、平喘、利尿。

治疗六经之太阳伤寒证,症见头痛身痛,骨节痛,恶寒恶风者,配伍桂枝、杏仁等,方如麻黄汤(《伤寒论》)[1]。治疗风湿在表,关节、肌肉疼痛者可配伍薏苡仁、苍术等,通过解表发汗祛湿而消除疼痛,如麻黄加术汤(《金匮要略》)[2]、麻杏苡甘汤(《金匮要略》)[2]。寒疝腹中绞痛,贼风入攻五脏,关节疼痛不可屈伸,遇冷加剧可配伍芍药、黄芪、川乌,方如乌头汤(《金匮要略》)[2]。也可用于治疗水肿伴有表证者。治疗伤寒少阴证,反发热脉沉身体疼痛者,配伍细辛、附子,如麻黄细辛附子汤(《伤寒论》)[1]。若见表虚中风证,症见筋急拘挛,筋脉拘急,口眼㖞斜,语言謇涩等出现的瘀滞经络不通等可配伍养血、活血、温阳、散寒之品,如配伍人参、附子、川芎、白芍等,方如小续命汤(《太平惠民和剂局方》)[3]。

【用量用法】水煎服,6~9g。本品发汗力较强,故表虚自汗及阴虚盗汗均应忌服。

【古籍摘要】《日华子本草辑注》: 通九窍,调血脉,开毛孔皮肤,逐风,破癥癖积聚,逐五脏邪气,退热,御山岚瘴气[4]。

【现代研究】本品为麻黄科植物草麻黄、中麻黄或木贼麻黄的干燥草质茎。本品的主要成分有麻黄碱,其次为伪麻黄碱及微量的去甲基伪麻黄碱、麻黄多糖等。

(1)基础研究: 麻黄多糖可升高免疫功能低下小鼠胸腺指数,从而保护免疫功能低下的小鼠[5],能通过抑制脾细胞增殖来发挥免疫抑制作用,对自身免疫性疾病和遗传性过敏症有治疗潜力[6],抑制 TLR4 信号通路减少炎症因子和细胞因子的释放,从而达到治疗类风湿关节炎的作用[7]。

(2)临床研究: 杨氏观察麻黄附子细辛汤加减治疗阳虚寒凝型类风湿关节炎,治疗组 38 例较对照组(口服甲氨蝶呤及柳氮磺吡啶)38 例,总有效率有显著性差异($P<0.05$)[8]。

2. 桂枝

【性味归经】辛、甘,温。归心、肺、膀胱经。

【功能主治】发汗解肌,温通经脉,助阳化气。

用于寒凝血滞诸痛症。本品辛散温通,具有温通经脉、散寒止痛之效。用于治疗以关节病变为表现的风湿病,若风寒湿痹,肩臂疼痛,可与附子同用,以祛风散寒、通痹止痛,方如桂枝附子汤(《伤寒论》)[1]。配伍麻黄、芍药、知母、防风、炒白术等治疗尪痹,诸肢节疼痛,身体魁羸,脚肿如脱,头眩短气,方如桂枝芍药知母汤(《金匮要略》)[2]。虚者配黄芪、当归等,治疗血痹虚劳,如黄芪桂枝五物汤(《金匮要略》)[2]。本品辛通走散,周身关节痛均可使用,如治疗上肢肩臂肢节疼痛,如蠲痹汤(《医学心悟》)[9]。治疗肾气虚弱,为风湿所乘,流注腰膝,不得屈伸,行步无力,可与独活、桑寄生、细辛、牛膝等配伍,方如独活寄生汤《备急千金要方》[10]。治疗产后身痛可重用黄芪、桂枝,如桂枝新加汤(《伤寒论》)[1]。配伍当归、白芍、细辛、通草等治疗厥阴病血虚寒厥,脉细欲绝证,见手足厥逆或见雷诺现象者,如当归四逆汤(《伤寒论》)[1]。

【用法用量】水煎服,3~9g。本品辛温助热,易伤阴动血,凡外感热病、阴虚火旺、血热妄行等证,均当忌用。孕妇及月经过多者慎用。

【古籍摘要】《本草汇》:入手太阴、足太阳经。主伤风头痛,调营散邪;无汗能发,有汗能止;散皮肤之风,理心胁之痛;横行,为手臂之引经;直行,为奔豚之向导[11]。

【现代研究】本品为樟科植物肉桂的干燥嫩枝。本品含挥发油,其主要成分为桂皮醛等。另外,尚含有酚类、有机酸鞣质等。

(1)基础研究:桂枝的桂皮酸具有解热作用[12],桂皮醛能抑制前列腺素 E_2(PGE_2)分泌,进而发挥解热、抗炎作用[13],桂枝挥发油具有良好的抗炎、免疫及促软骨细胞增殖等药理活性[14]。桂枝去油水煎液有抗过敏作用[15]。

(2)临床研究:朱氏选取 108 例风湿病患者,对照组采取西医常规治疗,治疗组加用桂枝芍药知母汤,治疗组晨僵时间、关节压痛及关节肿胀个数等指标改善均优于对照组,且前者治疗后血沉及 C 反应蛋白水平更佳[16]。

3. 羌活

【性味归经】辛、苦,温。归膀胱、肝、肾经。

【功能主治】祛风散寒,胜湿止痛。

用于治疗风湿痹痛。善治伏风头痛,两足湿痹,腰膝酸重疼痛等症。凡有关节肌肉风湿,都可应用,因善入足太阳膀胱经,尤其适用于外感寒湿引起的上半身肌肉疼痛。风寒湿痹、肩背肢节疼痛者,常与独活、秦艽、海风藤、当归等药同用,方如蠲痹汤(《医学心悟》)[9]。风湿在表,头痛、身痛,腰脊痛,转侧不利,常配独活、防风、川芎等药物,方如羌活胜湿汤(《内外伤辨惑论》)[17]。

本品辛温能行能散,亦可配伍用治湿热造成的肩背痛,遍身肢节烦疼,脚气肿痛,肩背沉重,常与茵陈、当归、秦艽、苍术、白术、猪苓等同用,如当归拈痛汤(《医学启源》)[18]。

【用量用法】水煎服,3~6g,大剂量可用 10~30g。血虚痹痛忌服。

【古籍摘要】《日华子本草辑注》:治一切风并气,筋骨拳挛,四肢羸劣,头旋,明目[4]。

【现代研究】本品为伞形科植物羌活或宽叶羌活的干燥根茎及根。含有紫花油,香豆素等化学成分。

①抗炎镇痛:羌活水提物,乙酸乙酯、正丁醇提取物均能抑制醋酸引起的小鼠扭体次数,具有显著的镇痛作用,且能明显抑制酵母引起的足肿胀[19]。②调节免疫:羌活水提物能促进关节炎大鼠全血白细胞吞噬功能和全血淋巴细胞转化率,并提高其红细胞免疫功能[20]。

4. 防风

【性味归经】辛、甘,温。归膀胱、肺、脾经。

【功能主治】解表祛风,胜湿止痉。

本品辛温,功能祛风散寒,胜湿止痛,善祛经络及筋骨中的风湿,是治疗痹痛常用之药。凡诸痹,肌肉关节疼痛,风邪偏胜者,可配羌活、秦艽、桂枝、苍术等除痹止痛,方如羌活愈风汤(《医宗金鉴》)[21]。疼痛剧烈,游走不定,手足屈伸不利者,可配川乌、草乌或附子等以加强祛风散寒、除痹止痛之功,方如乌头汤(《金匮要略》)[2]。治疗风寒湿痹,肢节疼痛、筋脉拘急者,可配伍羌活、独活、桂枝、姜黄等祛风湿、止痹痛药,如蠲痹汤(《医学心悟》)[9]。防风属血中润剂,若风寒湿邪郁而化热,或感受风湿热邪,关节红肿热痛,成为热痹者,可与羌活、升麻、葛根、苍术、白术、知母等药同用利湿清热、疏风止痛,方如当归拈痛汤(《医学启源》)[18]。治疗诸虚风冷,腰膝筋骨疼痛,常与熟地、防风、黄芪、白芍、牛膝等配伍益气养血、滋补肝肾,方如大防风汤(《普济方》)[22]。

【用法用量】水煎服,4.5~9g。本品主要用于外风,凡血虚发痉及阴虚火旺者慎用。

【古籍摘要】《本草备要》:搜肝泻肺,散头目滞气,经络留湿。主上部见血。上焦风邪,头痛目眩,脊痛项强,周身尽痛,太阳经症[23]。

【现代研究】本品为伞形科植物防风的根。主要含少量挥发油、色原酮、香豆素及多糖类及有机酸等。

①镇痛抗炎:防风提取物对热刺激、化学刺激的疼痛小鼠均有明显的镇痛作用[24],对醋酸引起的炎症也有明显抑制作用[25]。②调节免疫:防风能提高自然杀伤细胞(NK)的杀伤活性,促进白介素-2(IL-2)对自然杀伤细胞的激活,增强诱导淋巴因子激活的杀伤细胞(LAK)的杀伤活性,同时也增强淋巴细胞的杀伤活性[26-29]。

5. 柴胡

【性味归经】苦、辛,微寒。归肝、胆经。

【功能主治】解表退热,疏肝解郁,升举阳气。

用于表证发热及少阳证。对于外感表证发热,无论风热、风寒表证,皆可使用。治疗三阳合病、并病,头痛发热、恶寒无汗、心烦不眠,常与石膏、羌活、白芷、葛根等药配伍,如柴葛解肌汤(《医宗金鉴》)[21]。治疗风热感冒、发热、头痛等症,可与菊花、薄荷、升麻等辛凉解表药同用。若伤寒邪在少阳,寒热往来、胸胁苦满、口苦咽干、目眩,本品用之最宜,为治少阳证之要药,常与黄芩同用,以清半表半里之热,共收和解少阳之功,如小柴胡汤(《伤寒论》)[1]。治颐毒表散未尽,身热不解,红肿坚硬作痛者,柴胡多与天花粉、干葛、黄芩、桔梗、连翘、牛蒡子、石膏等同用,方如柴胡葛根汤(《外科正宗》)[30]。

【用法用量】水煎服,3~15g。解表退热宜生用,且用量宜稍重;疏肝解郁宜醋炙,升阳可生用或酒炙,其用量均宜稍轻。

【古籍摘要】《本草正义》:用其性凉,亦平肝热,入肝、胆、心包,善解往来寒热、伤寒、疟疾、邪热为患、少阳头痛、肝经郁逆、邪入血室[31]。

【现代研究】伞形科柴胡植物柴胡(北柴胡)、狭叶柴胡(南柴胡)的根。柴胡根含α-菠菜甾醇、春福寿草醇及柴胡皂苷、挥发油等。

①抗炎镇痛:柴胡皂苷对多种致炎剂所致踝关节水肿和结缔组织增生性炎症均有抑制作用,能抑制大鼠棉球肉芽肿及炎症组织组胺释放及白细胞游走[32-33],能使痛阈明显提高[34]。②解热:柴胡挥发油能使动物正常体温下降[35]。

6. 防己

【性味归经】苦,寒。归膀胱、肾、脾、肺经。

【功能主治】祛风止痛,利水消肿。

防己有木防己和汉防己之分,一般认为木防己长于祛风止痛,汉防己长于利水消肿,特别擅长祛除皮部、肌肉部、膈部及心下之水,又有一定的下气作用。

用于祛风湿，清热通络止痛。若风寒湿痹，关节疼痛，可以《金匮要略》防己黄芪汤[2]（防己、黄芪、白术、甘草）为基础，随证加减治疗风湿疼痛。用于湿热偏盛而致面目萎黄、骨节烦痛、屈伸不利者，常与薏苡仁、滑石、蚕沙、赤小豆、连翘等配伍，如《温病条辨》宣痹汤方[36]。用于湿热脚气，足胫肿痛，憎寒壮热，常与白术、木通、槟榔、川芎、甘草梢、苍术（盐炒）、黄柏等同用，方如防己饮（《丹溪心法》）[37]。

【用量用法】 水煎服，4.5~9g。本品大苦大寒易伤胃气，阴虚而无湿热者慎服。

【古籍摘要】《神农本草经疏》：主风寒温疟、热气诸痫，除邪，利大小便，疗水肿风肿，去膀胱热，伤寒寒热邪气，中风手脚挛急，止泄，散痈肿恶结[38]。

【现代研究】 防己，又名粉防己、汉防己，本品为防己科植物粉防己的干燥根，主要含生物碱、酚类、挥发油等。木防己为马兜铃科木防己，含有马兜铃酸，会导致近端肾小管功能受损。

(1) 基础研究：粉防己碱可以调节细胞因子变化，推测是治疗类风湿关节炎的机制之一[39]，还可有效地抑制模型小鼠的骨质疏松[40]。

(2) 临床研究：杨氏等运用防己黄芪汤与非布司他对脾虚湿阻型痛风性关节炎进行比较，治疗组总有效率（91.67%），治疗后，对照组与治疗组中医证候积分、血尿酸、C反应蛋白比较差异有统计学意义（$P<0.01$）[41]。殷氏运用加味木防己汤联合甲氨蝶呤片治疗类风湿关节炎急性发作，两组均予以甲氨蝶呤片治疗，试验组加用加味木防己汤治疗，治疗后试验组症状体征评分、血沉（ESR）、C反应蛋白与类风湿因子（RF）指标均优于对照组（$P<0.05$）[42]。

7. 秦艽

【性味归经】 苦、辛，平。归胃、肝、胆经。

【功能主治】 祛风湿，通络止痛，除黄疸，清虚热。

用于风湿痹痛、肢节疼痛、拘挛等症。本品辛散苦泄，质偏润而不燥，为风药中之润剂。风湿痹痛，筋脉拘挛，骨节酸痛，无问寒热新久均可配伍应用。风热血燥，筋骨作痛，多配生地黄、白芍、防风、升麻、羌活等药物，方如秦艽地黄汤（《景岳全书》）[43]。若配天麻、羌活、当归、川芎等，可治风寒湿痹，如秦艽天麻汤（《医学心悟》）[9]。治疗肝肾虚弱，风中经络之半身不遂、手足麻木、筋骨无力等症，常配伍羌活、甘草、防风、黄芪、川芎等药物，方如羌活愈风汤（《医宗金鉴》）[21]。若是中风半身不遂，血气凝滞，有手足拘挛等表现者，可配当归、白芍、黄芪、党参等药物，方如三痹汤（《景岳全书》）[43]。风邪中于经络，舌强不能言语，手足不能运动，则与川芎、当归、白芍、细辛、羌活、防风等配伍，方如大秦艽汤（《丹溪心法》）[37]。

【用量用法】 水煎服，3~12g，大剂量可用15~18g。久痛虚羸，溲多、便滑者忌服。

【古籍摘要】《本草纲目》：寒热邪气，寒湿风痹，肢节痛，下水利小便[44]。

【现代研究】 为龙胆科龙胆属多年生草本植物秦艽、麻花秦艽、粗茎秦艽或小秦艽的干燥根。化学成分有环烯醚萜苷类、黄酮类及三萜类、木脂素等。

(1) 基础研究：秦艽乙醇提取物能够抑制二甲苯致小鼠耳郭肿胀及醋酸致小鼠腹腔毛细血管通透性增加（炎症早期）、大鼠气囊滑膜炎（炎症中期）、小鼠棉球肉芽肿（炎症后期）[45]，改善大鼠关节肿胀[46]，其抗炎作用与泼尼松相当[47]，还可抑制小公牛主动脉内皮细胞模型中环氧合酶-1（COX-1）和巨噬细胞环氧合酶-2（COX-2）模型中COX-2的活性[48]。

(2) 临床研究：孙氏等运用大秦艽汤治疗类风湿关节炎，观察组给予大秦艽汤加减治疗，对照组给予西药治疗,治疗 1 个月后,观察组总有效率 96.8%,对照组总有效率 70.0%[49]。

8. 独活

【性味归经】辛、苦,微温。归肾、膀胱经。

【功能主治】祛风除湿,通痹止痛。

用于风湿痹痛,尤其项背肌肉风湿和下半身关节风湿痛,腰背或髋膝酸痛,两足麻木,常配防风、秦艽、杜仲、桑寄生等,方如独活寄生汤《备急千金要方》[10]。腰痛如折,沉重如山,可与羌活、炙甘草、防风、泽泻、肉桂、当归、连翘、防己等配伍,方如独活汤(《兰室秘藏》)[50]。痹病日久耗伤气血,血气凝滞,出现手足拘挛,或肢节屈伸不利,可与续断、杜仲、白芍、甘草、黄芪、人参等配伍,方如三痹汤(《医门法律》)[51]。如风湿痹痛,诸药不效,可用当归、白术、川芎、羌活、甘草等配伍,方如活络饮(《景岳全书》)[43]。《杨氏家藏方》单用本品,不计多少,治疗产后一切中风,角弓反张[52]。

【用量用法】水煎服,3~15g。独活辛温燥散,高热而不恶寒,或阴虚有热者,忌用。

【古籍摘要】《神农本草经疏》:主风寒所击,金疮止痛,奔豚,痫痉。女子疝瘕,疗诸贼风,百节痛风,无新久者。久服轻身耐老[38]。

【现代研究】本品为伞形科植物重齿毛当归的干燥根,含挥发油,挥发油中已确定的有枞油烯、辛烷等 23 种成分。

(1)基础研究:独活有明显的镇痛、镇静、催眠作用[53],短毛独活有较好的抗炎作用[54],能增强超氧化物歧化酶(SOD)活性,降低丙二醛(MDA)含量,不同程度减轻过氧化氢(H_2O_2)对人神经母细胞瘤细胞(SH-SY5Y)细胞损伤[55]。

(2)临床研究:邓氏等观察独活寄生汤加减治疗腰椎间盘突出症患者椎间孔镜髓核摘除术后残余痛,对照组予术后常规康复治疗,总有效率 80.0%,治疗组在对照组基础上加用独活寄生汤,总有效率 96.7%[56]。鲍氏等观察独活寄生汤联合西药治疗膝关节骨性关节炎合并骨质疏松的临床疗效,结果:治疗组总有效率 96.67%,高于对照组的 81.67%,可改善患者的骨代谢指标,缓解关节疼痛,提高生活质量[57]。

9. 威灵仙

【性味归经】辛、微苦,温。归膀胱经。

【功能主治】祛风除湿,通络止痛。

用于治疗痹病偏于寒者。能通经络、祛风湿,止痛作用较强,凡风湿痹痛、肢体麻木、筋脉拘挛、关节屈伸不利者均可应用,对风湿病四肢关节疼痛,在上者可配羌活、桂枝;在下者可配牛膝、防己、黄柏[37]。治疗腰腿湿痛,可配伍龟甲、黄柏、苍术[37]。治疗中风瘫痪、口眼㖞斜、四肢不遂,可配伍白芷、川芎、防风、五味子、党参等药物,方如换骨丹(《医宗金鉴》)[21]。治疗妇人腰脚疼,大肠不利,配伍牵牛子、木香、枳壳,方如威灵仙散(《太平圣惠方》)[58]。

【用量用法】水煎服,6~12g,久服易伤正气,体弱者慎用。

【古籍摘要】《本草汇》:搜逐诸风,宣通五脏;外而身表,去久客之风邪;内而胸腹,治冷滞之痰气;外而身表,走腰足而为之先;内而胸腹,入大肠而为之最;治肾脏风壅,及腰膝沉重;驱筋骨毒痛,并手足麻痹[11]。

【现代研究】本品为毛茛科植物威灵仙、棉团铁线莲或东北铁线莲的干燥根或根茎。根含威灵仙总皂苷、原白头翁素、白头翁内酯、有机酸等。

（1）基础研究：威灵仙总皂苷具有显著的镇痛抗炎作用[59]，能抑制小鼠单核巨噬细胞和腹腔巨噬细胞的吞噬作用，从而降低机体非特异性免疫力[60]。

（2）临床研究：敖氏等运用温针灸配合外敷自制威灵仙浸膏治疗膝骨性关节炎疗效可靠，并可以提高显效率和总有效率[61]。代氏将威灵仙水提液导入治疗膝关节骨性关节炎，结果100例患者中，总有效率达98.0%[62]。

10. 牛膝

【**性味归经**】苦、酸，平。归肝、肾经。

【**功能主治**】活血通经，补肝肾，强筋骨，利水通淋，引火（血）下行。

本品有川牛膝、怀牛膝之分。怀牛膝长于补益肝肾，强筋健骨，兼能祛除风湿，故可用于肝肾亏虚之腰腿疼痛、腰膝酸软、行步无力，可配伍熟地、山药、山茱萸、杜仲、肉苁蓉等药物，方如丹溪滋阴大补丸（《景岳全书》）[43]。治疗肾痹，肾受风毒攻袭，复感寒湿，腰痛不可忍者，配伍秦艽、川芎、白茯苓、防己、官桂、独活、五加皮等，方如牛膝酒（《医门法律》）[51]。治疗风湿热痹，关节红肿热痛者，常配苍术、黄柏、薏苡仁，如四妙丸《成方便读》[63]。又可用于痹痛日久，腰膝酸痛，常配伍独活、桑寄生等，方如独活寄生汤《备急千金要方》[10]。若与玄参、熟地黄、麦冬同用，可治足膝痿软，不能起立，方如润阴坚骨汤（《石室秘录》）[64]。本品有补益作用，若气血亏虚，常与鹿角胶、鹿角霜、当归、菟丝子、杜仲、龟甲等药物配伍治疗血气亏虚，两足痿弱，不能行动，久卧床褥者，方如鹿角胶丸（《景岳全书》）[43]。若肾阴不足，筋骨痿软，不能步履，则与龟甲、黄柏、知母、熟地等配伍，方如虎潜丸（《医宗金鉴》）[21]。如宣通关节常用川牛膝，偏于活血化瘀，实际应用时并无太严格的区分。

【**用法用量**】水煎服，6~15g。孕妇慎用。

【**古籍摘要**】《本草纲目》：主治寒湿痿痹，四肢拘挛，膝痛不可屈伸，逐血气，伤热火烂，堕胎。久服轻身耐老[44]。

【**现代研究**】怀牛膝为苋科植物牛膝的干燥根，川牛膝包括麻牛膝及甜牛膝的根。含有糖类、皂苷类、植物甾酮类、黄酮类等多种化学成分。

（1）基础研究：牛膝总皂苷能显著减轻二甲苯所致小鼠耳肿胀、蛋清所致的大鼠足肿胀等急性炎性反应，有明显抗炎作用。另外，牛膝总皂苷能抑制破骨细胞的活性，抑制骨吸收[65]，且能够抑制白介素-4（IL-4）的表达[66]，增强单核细胞的吞噬作用，增加单核细胞胞质内溶酶体量，显著诱导单核细胞表达肿瘤坏死因子-α（TNF-α）和白介素-6（IL-6），从而对单核细胞具有激活作用[67]。

（2）临床研究：覃氏运用三妙丸合宣痹汤，对照组用甲氨蝶呤（MTX）、柳氮磺吡啶（SASP）口服治疗，治疗组在对照组的基础上加用中药三妙丸合宣痹汤水煎内服，治疗组C反应蛋白（CRP）、血沉（ESR）、关节压痛数、关节肿胀数、疼痛标尺值等指标明显改善（$P<0.01$），比单纯MTX加SASP效果好[68]。

11. 杜仲

【**性味归经**】甘、辛，温。归肾、肝经。

【**功能主治**】补肝肾，强筋骨，安胎。

杜仲是腰膝酸痛的常用药，因肝主筋，肾主骨，肾充则骨强，肝充则筋健，与菟丝子、鹿角胶、枸杞子、淫羊藿等配伍，温补命门之阳，方如右归丸（《景岳全书》）[43]。与当归、白芍、熟地、牛膝、补骨脂等配伍，方如补阴汤（《增补万病回春》）[69]。治疗肾虚腰痛，单用本品研末,同时放入雄猪腰中,慢火煨熟,酒下,配伍肉桂、乌药、地黄、赤芍、丹皮等,治疗一切腰脊伤痛(《伤科补要》)[70]。与熟地、附子、五味子、续断、牛膝等配伍,治疗产后腰间疼痛,四肢少力,不能饮食,如杜仲汤(《太平圣惠方》)[58]。亦可用于肾虚腰痛,虚痛不止(《方症会要》)[71]。炒杜仲常用于补肾壮骨、安胎,生杜仲常用于祛风除湿,临床中可根据患者病情酌情选择,亦可同时应用。

【用量用法】水煎服,6~15g,浸酒或入丸、散。阴虚火旺者慎服。

【古籍摘要】《本草正》:补中强志,壮肾添精,腰痛殊功,足疼立效。除阴囊寒湿,止小水梦遗,因其性温,故暖子宫;因其性固,故安胎气[72]。

【现代研究】为杜仲科植物杜仲属植物落叶乔木杜仲的干燥树皮。本品含杜仲胶、桃叶珊瑚苷、鞣质、黄酮类化合物等。

(1)基础研究:杜仲叶、杜仲皮对小鼠耳郭肿胀有抑制作用,有一定的抗炎作用[73],能增强对环磷酰胺(CTX)所致免疫低下小鼠模型的巨噬细胞吞噬能力,增强小鼠的免疫功能[74]。抑制炎症细胞因子白介素 -1β(IL-1β)、核因子 κB(NF-κB)的表达,减轻膝关节炎症[75],抑制尾悬吊引起的骨质减少,保护股骨骨小梁的微结构,改善大鼠股骨生物力学性能[76]。李氏等发现杜仲壮骨丸明显降低右后足跖肿胀度、肿胀率,降低血清白介素 -1β(IL-1β)含量,升高血浆皮质醇(PTC)含量,减轻大鼠佐剂继发性病变[77]。

(2)临床研究:刘氏等运用复方杜仲健骨颗粒联合硫酸氨基葡萄糖治疗膝骨关节炎,可改善患者膝关节功能,降低机体超敏 -C 反应蛋白(hs-CRP)、软骨寡聚基质蛋白(COMP)、白介素 -17(IL-17)、基质金属蛋白酶 -3(MMP-3)、环氧合酶 -2(COX-2)水平[78]。

12. 千年健

【性味归经】辛,温。归肝、肾经。

【功能主治】祛风湿,强筋骨,止痛消肿。

用于治疗风湿痹痛。治风寒湿邪,痹阻经络,可与桂枝、干姜、川芎等配伍。治疗腰脊僵硬疼痛,屈伸不利者,可与川牛膝、海风藤、宣木瓜、桑枝、杜仲、秦艽等配伍。也可与钻地风、海桐皮、老鹳草等祛风止痛药配伍,可增强疗效。千年健辛能散,温能补,故有强筋壮骨的作用,多与熟地、当归、枸杞子、五加皮、党参、白术配伍,以调补气血,蠲痹止痛,标本兼顾。用于治疗瘫痪,半身不遂,手足腰肢疼痛,可配伍降香、钻地风、百草霜、生川乌、生草乌等药物熏蒸(《验方新编》)[79]。

【用量用法】水煎服,5~10g。阴虚内热者慎用。

【古籍摘要】《本草纲目拾遗》:壮筋骨,浸酒;止胃痛,酒磨服[80]。

【现代研究】为天南星科植物千年健的干燥根茎,主要含芳樟醇、β- 胡萝卜苷、十五碳酸、葡萄糖等。

①抗炎镇痛:千年健水提和醇提物能明显降低小鼠耳郭的耳肿胀度以及减少冰醋酸致小鼠的扭体反应次数[81]。②抗骨质疏松:千年健不仅能抑制骨吸收,同时能抑制骨形成,可以增加成骨细胞(OB)和骨髓基质细胞(MSC)、护骨素(OPG)蛋白及其信使 RNA(mRNA)表达,还能抑制细胞核因子 κB 受体活化因子配基(RANKL)蛋白及其 mRNA 的表达从而达到治疗骨质疏松症的目的[82]。

13. 桑枝

【性味归经】苦,平。归肝、肺经。

【功能主治】祛风湿,通经络,利关节,行水气。

用于风湿痹病。本品性平,祛风湿而善达四肢经络,通利关节,痹证新久、寒热均可应用,尤宜于风湿热痹,肩臂、关节酸痛麻木者。《慈禧光绪医方选议》用本品和独活、秦艽、防己、木瓜等,治疗筋骨疼痛,腰胯酸痛[83]。《景岳全书》一味桑枝煎治风痹,痹痛脚气,四肢拘挛,上气眩晕,久服可以利小便[84]。治男子、妇人外伤内损,手足伤折,一切疼痛,可配伍皂角刺、大黑豆、蓖麻仁、乳香等药物,方如太岳活血丹(《太平惠民和剂局方》)[3]。用于风毒攻手足疼痛,皮肤不仁,可配伍柳枝、杉枝、槐枝等,方如五枝汤(《遵生八笺》)[85]。本品多随寒热新久之不同,配伍其他药物,偏寒者,配桂枝、威灵仙等;偏热者,配伍络石藤、忍冬藤等;偏气虚者,配伍黄芪、鸡血藤、当归等。

【用法用量】水煎服,9~15g。外用,适量,煎水熏洗。

【古籍摘要】《汤液本草经雅正》:主伤中,五劳六极,羸瘦,崩中,绝脉,补虚益气[86]。

【现代研究】为桑科植物桑的嫩枝。主要含多糖类化合物、生物碱类化合物、黄酮类化合物等。

①抗炎:桑枝中提取的黄酮类化合物具有较强的抗菌抗炎作用,对细菌、真菌具有较强的抑制作用,对由巴豆油致小鼠耳肿胀、角叉菜胶致足浮肿均具有良好的抑制作用[87]。②免疫调节:桑枝多糖能显著抑制迟发型超敏反应小鼠的耳肿胀程度[88]。

14. 片姜黄

【性味归经】辛、苦,温。归肝、脾经。

【功能主治】破血行气,通经止痛。

用于风湿痹痛。本品辛散温通,能外散风寒,内行气血,治疗风寒湿邪客留肌体,手足缓弱,麻痹不仁,常与羌活、白术、防己、甘草等同用,方如五痹汤(《太平惠民和剂局方》)[3]。用于风湿痹痛或肩背、手臂冷痛,可与羌活、独活、桂枝等配伍。用于脊背腰痛,可与炒杜仲、续断、狗脊等同用。治跌打损伤、瘀肿疼痛,可与苏木、乳香、没药等同用。

【用法用量】水煎服,3~9g。外用适量,以麻油或菜油调匀成膏,外敷。血虚而无气滞血瘀者及孕妇忌服。

【古籍摘要】《日华子本草辑注》:热、无毒,治癥瘕、血块、痈肿,通月经,治仆损瘀血,消肿毒,止暴风痛冷气,下食[4]。

【现代研究】为姜科植物温郁金的根茎。片姜黄与姜黄功效基本相同,在浙江地区即作姜黄使用。

(1)基础研究:姜黄素通过酪氨酸蛋白激酶-2/转录激活子-3(JAK-2/STAT-3)信号通路发挥骨性关节炎软骨细胞保护作用[89]。调控炎症反应主要通过下调环氧合酶-2(COX-2)、脂肪氧化酶、诱导型一氧化氮合酶的活性,抑制炎症细胞因子的产生,下调丝裂原活化蛋白激酶和Janus激酶(JAK1)的表达[90]。

(2)临床研究:林氏等研究姜黄素联合甲氨蝶呤治疗类风湿关节炎骨破坏,对照组口服甲氨蝶呤,治疗组在服甲氨蝶呤基础上加用姜黄素口服治疗,疗程12周,治疗后类风湿关节炎患者病情(DAS28)评分、血小板计数(PLT)、肿瘤坏死因子-α(TNF-α)、受体活化因子配体(RANKL)、受体活化因子配体/护骨素(RANKL/OPG)比值均较治疗前显著下降($P<0.05$),且治疗组比对照组下降更明显,血红蛋白(HGB)、护骨素(OPG)较治疗前明显升高($P<0.05$)[91]。

15. 土茯苓

【**性味归经**】甘、淡,平。归肝、胃经。

【**功能主治**】解毒,除湿,通利关节。

用治风湿病肢体拘挛。重用土茯苓,再根据不同证型配合相应药物,治疗风湿病的各种肿痛有疗效。可单用本品水煎服,如仙遗粮汤(土茯苓汤,《景岳全书》),治一切杨梅疮[84],也可与金银花、白鲜皮、威灵仙、甘草同用;治时疮肢节筋挛,可配伍姜黄、独活、白术、当归等,方如蠲痹消毒散(《景岳全书》)[84]。本品是治疗银屑病关节炎的要药,因其甘、淡、平,无论血热、血燥、湿热、血虚,诸关节肿痛均为适宜。

【**用法用量**】水煎服,15~60g,外用适量。肝肾阴虚者慎服。服药时忌茶。

【**古籍摘要**】《本草正》:能健脾胃,强筋骨,祛风湿,利关节,分水道,止泻痢,治拘挛骨痛,疗痈肿喉痹,除周身寒湿恶疮,尤解杨梅疮毒,及轻粉留毒、溃烂疼痛诸证[72]。

【**现代研究**】本品为百合科植物光叶菝葜的干燥块茎。本品含落新妇苷、异黄杞苷、胡萝卜苷等皂苷、鞣质、黄酮、树脂类等。

(1)基础研究:土茯苓提取物落新妇苷能抑制永生化人皮肤角质形成细胞(HaCaT)增殖、诱导细胞凋亡[92-94]。有研究报道落新妇苷能明显抑制小白鼠冰醋酸扭体反应次数,延长小鼠热板引起的痛反应潜伏期,表明落新妇苷具有明显的镇痛作用[95]。

(2)临床研究:陈氏运用以本药为主的通痹土茯苓汤观察治疗急性痛风性关节炎的临床疗效,并与秋水仙碱对照,结果发现通痹土茯苓汤总有效率为97.5%,优于对照组的92.5%[96]。

16. 海桐皮

【**性味归经**】苦、辛,平。归肝、脾、肾经。

【**功能主治**】祛风除湿,通经止痛,杀虫止痒。

用于风湿痹痛、腰膝疼痛、四肢拘挛等症。本品治疗风湿痹痛,无论寒湿、湿热均可应用。治风湿引起的脚痹、腰膝痛不可忍者,与薏苡仁、牛膝、五加皮、独活、防风等用酒浸,方如薏仁酒(《景岳全书》)[43]。治疗杨梅风毒、腰痛,常与牛膝、羌活、五加皮、杜仲等药物酒浸,方如牛膝酒(《景岳全书》)[43]。用本品加生地、泽泻、丹皮、茯苓、姜黄等药配伍,治疗肾虚、风湿侵袭引起的关节疼痛,如益阴化湿利节丸(《慈禧光绪医方选议》)[83]。本品还有祛风活血、强壮筋骨之功,《医宗金鉴》海桐皮汤(铁线透骨草、乳香、没药、当归、川芎等)[21],外洗治一切跌打损伤,筋翻骨错,疼痛不止。

【**用量用法**】入煎剂6~12g,入散剂1~3g,外用适量。血虚者不宜服。

【**古籍摘要**】《本草汇》:入足太阴、阳明经。除腰脚不遂,血脉顽痹;疗疳蜃、疥癣、牙虫风蜃[11]。

【**现代研究**】海桐皮为豆科植物刺桐或乔木刺桐的干燥树皮,树皮中主要含刺桐文碱、水苏碱、刺桐二烯桐碱等特殊的四环叔胺类生物碱成分。

(1)基础研究:海桐皮药液可抑制二甲苯致小鼠耳郭肿胀度,提示对急性炎症具有抑制作用[97]。

(2)临床研究:周氏治疗老年性膝骨关节炎,采用海桐皮汤熏洗治疗膝骨关节炎,和洛索洛芬钠片口服进行比较,5周后VAS评分、WOMAC骨关节炎指数评分观察组优于口服洛索洛芬钠片组,结果显示海桐皮汤熏洗有明显的止痛作用[98]。

17. 豨莶草

【**性味归经**】苦,寒。归肝、肾经。

【**功能主治**】祛风湿,强筋骨。

豨莶草能祛风湿、通经络,用于治疗四肢风湿痹痛,骨节疼痛、四肢麻木、脚弱无力及中风手足不遂等,对腰膝冷痛者效果较佳。治疗骨痛膝弱,四肢麻痹,风湿诸疮,可单用本品制成丸剂,如《医门法律》的豨莶丸[51]。用于风湿热痹,腰眼生疽,疼痛呼号,无论阳证、阴证,常配伍白术、当归、杜仲、金银花、防己,方如两治汤(《洞天奥旨》)[99]。风湿性关节炎、腰腿疼痛等,常与祛风除湿、活血通络的老鹳草、鸡血藤等同用。

【**用量用法**】水煎服,6~30g。治风湿痹病宜制用,阴血不足者忌服。

【**古籍摘要**】《本经逢原》:豨莶苦寒,略兼微辛,故有小毒,为祛风除湿,而兼活血之要药[100]。

【**现代研究**】本品为菊科植物腺梗豨莶或毛梗豨莶的干燥地上部分,主要成分含豨莶苷及其苷元、内酯化合物、β-谷甾醇等。

(1)基础研究:豨莶草(浸泡后煎煮成汤剂)抗痛风的作用机制可能是抑制炎症介质释放、降低炎症反应,进而保护关节[101]。

(2)临床研究:张氏等运用豨莶草白虎汤加味治疗痛风性关节炎,对照组采用双氯芬酸钠治疗,总有效率治疗组为90.00%,优于对照组的82.50%;治疗后治疗组血沉、C反应蛋白、尿酸水平较对照组降低[102]。

18. 海风藤

【**性味归经**】辛、苦,微温。归肝经。

【**功能主治**】祛风除湿,通经活络。

用于风湿痹痛,关节不利,筋脉拘挛及跌打损伤疼痛。本品辛温通经,苦温燥湿,肝藏血而主筋,故能祛风湿、活血脉、通经络、止疼痛。配三七、土鳖虫、红花等同用,可用于跌打损伤,瘀肿疼痛者。配秦艽、当归、桂枝、桑枝等,治疗偏于风寒湿痹所致的腰膝、骨节疼痛,四肢屈伸不利,筋脉拘挛者。如《医学心悟》[9]之蠲痹汤和松枝酒二方剂中,均用海风藤治疗痹病和白虎历节。用于产后身疼或关节红肿灼痛,可配伍金银藤、威灵仙、青风藤、络石藤、防己、桑枝、追地风同用,清热散湿,疏风活血,方如清热除痹汤(《刘奉五妇科经验》)[103]。

【**用法用量**】水煎服,5~30g,或浸酒,外敷。

【**古籍摘要**】《汤液本草经雅正》:治风湿流注,历节鹤膝,麻痹瘙痒,风湿痹痛,一切风疾[86]。

【**现代研究**】为胡椒科植物海风藤的干燥藤茎,茎、叶含生物碱,近代自藤茎中分离出海风藤酮、挥发油、β-甜没药烯和愈创木烯等。

基础研究:①抗炎镇痛:高剂量海风藤正丁醇提取物能有效抑制角叉菜胶所致足肿胀,且有较好抗炎镇痛效果[104]。②抗血小板聚集:海风藤二氯甲烷提取物,对血小板活化因子(PAF)诱导的兔血小板聚集抑制率大于70%[105]。③降尿酸:可降低高尿酸血症小鼠血清尿酸水平,防治大鼠痛风性炎症[106]。

19. 鸡血藤

【**性味归经**】苦、微甘,温。归肝、肾经。

【**功能主治**】行血补血,调经,舒筋活络。

用于风湿痹痛,肢体麻木,腰膝酸软,疼痛之症。为治疗经脉不畅、络脉不和证的常用药,多配伍补血药和祛风湿药,如桑寄生、防己、海风藤等,方如当归鸡血藤汤(《中医伤科用药方法与常用方》)[107]。肝肾不足,血瘀气滞,脉络痹阻,可与狗脊、淫羊藿、独活、骨碎补、续断、补骨脂等配伍;治中风手足麻木,肢体瘫痪,常配伍益气活血通络药,如黄芪、丹参、地龙等;治血虚不养筋之肢体麻木及血虚萎黄,多配益气补血之黄芪、当归等。

【用量用法】水煎服,15~30g,亦可浸酒服。

【古籍摘要】《本草纲目拾遗》:其藤最活血,暖腰膝,已风瘫。壮筋骨,已酸痛,和酒服,于老人最宜[80]。

【现代研究】鸡血藤为豆科植物密花豆的干燥藤茎。主要含黄酮类、萜类、甾醇类、蒽醌类等化合物。

(1)基础研究:鸡血藤乙醇提取物(除去多酚类化合物)对除环氧合酶 -2(COX-2)以外的与抗炎作用有关的酶均具有抑制作用[108],且有很强的抗氧化活性[109]。鸡血藤提取物具有促进正常小鼠淋巴细胞产生白介素 -2(IL-2)的作用,同时对硫唑嘌呤免疫超常模型组的白介素 -2(IL-2)增多具有拮抗作用,对环磷酰胺(CY)免疫抑制模型组的白介素 -2(IL-2)减少具有促进作用,表现出双向调节作用[110]。

(2)临床研究:李氏等运用加味当归鸡血藤汤治疗肩周炎,对照组采用针灸加火罐,观察组在对照组治疗的基础上增加加味当归鸡血藤汤,结果观察组治疗有效率为95.35%,高于对照组的 74.42%($P<0.05$)[111]。

20. 青风藤

【性味归经】辛、苦,微温。归肝、脾经。

【功能主治】祛风除湿,通络止痛。

用于风湿痹病。本品辛散苦燥,有较强的祛风湿、通经络作用。治风湿痹痛,关节肿胀或风湿麻木,单用亦有效。亦常与防己配伍,加酒煮饮,或与红藤、防风、桂枝等同用。《慈禧光绪医方选议》[83]用本品配伍宣木瓜、松节、赤芍、透骨草、乳香、红花、当归、天仙藤治疗筋骨病外洗。肩臂痛可配伍片姜黄、羌活等;腰膝痛可配伍独活、牛膝等。用于跌打瘀肿,内服外敷,有助于消肿散瘀。本品通经络,又能利小便。治疗脚气湿肿,可与独活、牛膝等配伍。

【用量用法】水煎服,10~15g,外用适量。

【古籍摘要】《本经逢原》:青风藤入肝经气分,治风湿流注,历节鹤膝,麻痹瘙痒[100]。

【现代研究】为防己科植物青藤及毛青藤的干燥藤茎。根茎含青藤碱、青风藤碱、木兰花碱、千金藤碱等。青风藤根部在四川、河南作汉防己用;湖北以华防己和木防己藤茎作青风藤;广西用清风藤科清风藤藤茎;福建以茜草科植物鸡矢藤藤茎作青风藤。日本称青藤为汉防己,实际上与我国正品汉防己并不相同。上述复杂品种,仅华防己藤与青藤近似,但均不是正品,与青藤显著不同,应加以鉴别。

(1)基础研究:青藤碱能够降低血清炎症因子含量,抑制核因子 κB(NF-κB)等炎症通路,起到抗炎作用,同时还能够调节辅助性 T 细胞 17(Th17)与白介素 -17(IL-17),诱导滑膜细胞凋亡,从而治疗类风湿关节炎,抑制骨破坏[112]。

(2)临床研究:王氏运用青风藤汤观察类风湿关节炎患者滤泡辅助性 T 细胞及抗环瓜氨酸肽抗体的影响,观察组口服青风藤汤 + 甲氨蝶呤(MTX),对照组口服 MTX,观察组治疗12 周时的血沉及类风湿关节炎病情(DAS28)评分低于对照组($P<0.05$),能显著降低类风湿关节炎患者体内的滤泡辅助性 T 细胞及白介素 -21 水平[113]。陈氏等运用青风藤方结合西

药治疗类风湿关节炎,对照组单纯予以甲氨蝶呤片治疗,观察组予以青风藤方结合甲氨蝶呤片治疗,观察组总有效率为 82.42%,显著高于对照组的 64.84%($P<0.05$),可明显改善症状及体征,调节各实验指标[114]。

21. 络石藤

【**性味归经**】苦,微寒。归心、肝、肾经。

【**功能主治**】祛风通络,凉血消肿。

用于风湿热痹、筋脉拘挛。本品善祛风通络,苦能燥湿,微寒清热,尤宜于风湿热痹,筋脉拘挛,腰膝酸痛者,每与忍冬藤、秦艽、地龙等配伍。治疗风湿证,风胜于湿者,症见头痛发热、微寒恶寒、骨节烦疼等,可与防风、紫苏叶、生姜皮、淡豆豉、秦艽、鲜葱白、嫩桑枝配伍,方如七味葱白汤(《重订通俗伤寒论》)[115]。

本品又善清热凉血通络,故对伴有皮肤损害的关节肿胀疼痛有效。另外,属于风胜者亦可单用本品以酒浸服。

【**用法用量**】水煎服,6~30g。外用,适量,鲜品捣敷。阳虚畏寒,大便溏薄者忌服。

【**古籍摘要**】《本草汇》:入足阳明,手足少阴,足厥阴、少阳经。治喉痹肿闭欲绝,疗风热死肌痛痛;除口干舌焦,坚筋骨腰足[11]。

【**现代研究**】本品为夹竹桃科植物络石的干燥带叶藤茎。主要化学成分有木质素、黄酮、三萜类化合物、生物碱、紫罗兰酮衍生物等。

(1)基础研究:络石藤浸膏有一定的镇痛作用,其腹腔毛细血管通透性实验具有一定的抗炎效果[116],能减少醋酸诱导的小鼠扭体试验的次数,可降低一氧化氮合酶表达,降低一氧化氮和肿瘤坏死因子-α(TNF-α)水平[117]。

(2)临床研究:靳氏应用络石藤饮治疗痛风性关节炎,10 天为 1 个疗程,治疗 1~3 个疗程后,结果总有效率 100%[118]。

22. 石楠藤

【**性味归经**】辛、苦,平。归肝经。

【**功能主治**】祛风止痛,强腰膝。

用于治疗风寒湿之邪痹阻经络、肌骨之间。本品辛散可通络止痛,性平,既可用于热痹,亦可用于寒痹,味苦能清热,故亦可用于湿热痹,治疗关节痛可配伍骨碎补、乳香、没药、血竭等药。

【**用法用量**】水煎服,10~30g。外用,适量。

【**古籍摘要**】《全国中草药汇编》:石楠藤,性味辛、温。祛风湿,强腰膝,止痛,止咳。主治风湿痹痛,扭挫伤,腰膝无力,痛经,风寒感冒,咳嗽气喘[119]。

【**现代研究**】石楠藤为胡椒属胡椒科,其化学成分主要有木脂素、新木脂素类、酰胺生物碱类等。

(1)基础研究:孙氏用小鼠扭体法和热板法研究石楠藤发现其具有轻微的镇痛作用[120]。王氏发现石楠藤注射液具有镇痛和镇静作用[121]。王氏观察石藤胶囊(石藤胶囊由石楠藤、雷公藤、三七、怀牛膝和莱菔子等组成)可以明显降低佐剂性关节炎(AA)大鼠的足爪肿胀度,降低关节炎指数,减轻滑膜的病理改变[122]。

(2)临床研究:杜氏等用五藤饮(宽筋藤、天仙藤、血枫藤、石楠藤、络石藤、沙柳草)配合西医疗法治疗 89 例肩周炎患者,效果良好[123]。

23. 金刚藤（菝葜）

【性味归经】甘、酸，平。归肝、肾经。

【功能主治】祛风除湿，解毒消痈。

本品性平，入肝肾经，功善祛风除湿，可用于治疗寒湿痹，如见关节游走窜痛，或关节肿胀，屈伸不利，喜暖恶寒，阴雨天加重，伴有腰背酸痛者，可选用中成药疏风活络丸（制马钱子、麻黄、虎杖、菝葜、桂枝、甘草、防风、秦艽等）（《中华人民共和国药典》）[124]；还可单用浸酒，亦可用于湿热痹病，与老鹳草、虎杖等配伍，补肝肾，祛风除湿，解毒通络。

本品用于各种关节炎，关节红肿热痛或疼痛肿胀者，善治类风湿关节炎、银屑病关节炎等。

【用法用量】水煎服，10~15g，大剂量可用30~90g。

【古籍摘要】《本草品汇精要》：菝葜，主腰背寒痛，风痹，益血气，止小便利[125]。

【现代研究】金刚藤（菝葜）为百合科菝葜属菝葜的根茎，本品含菝葜皂苷A、B、C等成分。

（1）基础研究：菝葜醇提物可拮抗大鼠角叉菜胶性小鼠足趾肿胀作用[126]。陈氏等发现口服金刚藤片能抑制二甲苯致小鼠耳肿胀及角叉菜胶致大鼠足趾肿胀且口服给药能抑制小鼠扭体反应，说明金刚藤片具有抗炎和镇痛作用[127]。郑氏等采用微晶型尿酸钠（MSU）致兔急性痛风性关节炎模型研究金刚藤醇提物抗痛风作用，结果显示金刚藤醇提物对关节滑膜组织的血管充血、滑膜肿胀、炎性细胞浸润和组织坏死等病理改变均有明显的改善作用[128]。

（2）临床研究：以本品为君药的复方具有治疗银屑病作用[129-130]。

24. 红藤

【性味归经】苦，平。归大肠、肝经。

【功能主治】祛风止痛，活血，清热解毒。

又名大血藤，应用于风湿痹痛，腰腿疼痛，关节不利，一般热痹用之为多，常与独活、牛膝、防风等药同用。用来治疗肠痈腹痛，热毒疮疡，可选用《中医方剂临床手册》红黄蒲朴汤（上海龙华医院验方）[131]，组成：大血藤、五加皮、蒲公英、大黄、厚朴，以活血通络，败毒散瘀。

【用法用量】水煎服，9~15g。外用适量。

【古籍摘要】《全国中草药汇编》：大血藤，性味苦、涩，平。活血通经，祛风除湿，驱虫。主治阑尾炎，经闭腹痛，风湿筋骨酸痛，四肢麻木拘挛，钩虫病，蛔虫病[119]。

【现代研究】本品为木通科大血藤属植物大血藤的干燥藤茎，又称红藤。主要含蒽醌、三萜、甾醇及木脂素类化合物。

红藤可抑制佐剂关节炎（AA）大鼠肿瘤坏死因子-α（TNF-a）、白介素-6（IL-6）的异常分泌，阻止关节炎症发展[132]；能够抑制AA大鼠滑膜细胞分泌基质金属蛋白酶2（MMP-2）、基质金属蛋白酶9（MMP-9），减轻其参与或介导的对滑膜组织造成的损害，控制滑膜炎症的发生，从而阻止关节软骨及骨的损坏[133]。红藤延长醋酸致疼痛模型小鼠痛阈潜伏期减少扭体次数，抑制二甲苯引起的小鼠耳郭肿胀，减轻肿胀度和肿胀率；抑制小鼠肉芽组织增生[134]。

25. 穿山龙

【性味归经】甘、苦，温。归肝、肺、肾经。

【功能主治】祛风湿，活血通络，清肺化痰。

临证治热痹为多,可配伍杏仁、石见穿、百部、黄药子等(《北京市老中医经验选编》王大经医生临床经验)[135],以祛热通络、利关节。如与石膏、知母、忍冬藤等配伍,则清热通络,适用于热痹或寒痹化热者;与麻黄、桂枝配伍,则散寒通络、开痹止痛,适用于寒痹疼痛明显者;与羌活、苍术配伍,则除湿通络,尤宜于痹证身体酸软疼痛者;与山药、熟地、桑寄生配伍,则补中有走、走中带补,共奏补虚通络之功,适用于痹证日久兼有体虚者,取其通经作用,如国医大师朱良春教授治疗顽痹通常加用穿山龙 30~60g 以增加疗效[136]。

【用法用量】水煎服,15~30g。

【古籍摘要】《全国中草药汇编》:穿山龙,性味苦、平。舒筋活络,祛风止痛。主治风湿热,风湿关节痛,筋骨麻木,大骨节病,跌打损伤,支气管炎[119]。

【现代研究】穿山龙为薯蓣属薯蓣科植物穿龙薯蓣的根茎,其总皂苷类成分有调节免疫、抗炎镇痛等药理作用。

抗炎、降尿酸作用:吕氏等穿山龙治疗急性痛风性关节炎,穿山龙各组的大鼠关节肿胀程度与模型组相比均有下降(P<0.05)[137]。唐氏等研究福建穿山龙抗炎镇痛作用,发现穿山龙不仅可以对早期的炎症进行预防,还可以对晚期的炎症进行治疗,具有明显的抗炎镇痛功效[138]。周氏等在穿山龙提取物的降血尿酸作用及醇提工艺研究中发现,穿山龙提取物有降低血尿酸的作用[139]。周氏等研究穿山龙总皂苷对高尿酸血症的降尿酸及细胞抗炎作用,发现穿山龙高、中、低剂量组均可降低血清尿酸值[140]。

26. 追地风

【性味归经】微辛、涩,温,有小毒。

【功能主治】祛风除湿,消肿止痛。

用于风湿痹痛、跌打损伤。症见关节肌肉疼痛,遇寒加重,屈伸不利,四肢麻木,腰膝酸软,如疏风定痛丸(马钱子、追地风、乳香、没药、麻黄、防风、羌活、独活、桂枝、木瓜、自然铜、千年健等,《中华人民共和国药典》)[124])。可配伍伸筋草、鹿衔草、全蝎等药,如《中医方剂临床手册》着痹验方[131]。

【用法用量】水煎服,6~9g。

【古籍摘要】《植物名实图考》:钻地风,长沙山中有之……治筋骨,行脚气[141]。

【现代研究】又名地枫皮、钻地风。追地风为木兰科八角属常绿灌木根部根皮。

抗炎、镇痛作用:刘氏等研究表明,地枫皮、假地枫皮、大八角 3 个样品对大鼠角叉菜胶引起的踝关节肿胀有不同程度的抑制作用[142]。

27. 徐长卿

【性味归经】辛,温。归心、肝、胃经。

【功能主治】祛风止痛,温经通络,解毒消肿。

用于关节痛、腰痛。徐长卿辛能发汗解表,理气散结,温能散寒止痛,故能祛风湿通经络而止痛,可用徐长卿根 24~30g,烧酒 250g,浸泡 7 天,每天服药酒 60g,如《全国中草药汇编》[119],治疗风寒湿痹,症见关节疼痛、历节疼痛、肌肉窜痛,或遍身麻木、关节肿胀。亦可用于跌打损伤等症,有明显止痛功效。

【用法用量】入煎剂,根 6~12g,全草 15~30g;入丸散 3~9g。外用适量。

【古籍摘要】《本草纲目》:主治鬼物百精蛊毒,疫疾邪恶气,温疟。久服强悍轻身。益气延年[44]。

【现代研究】徐长卿为萝藦科鹅绒藤属植物徐长卿的干燥根及根茎,含有丹皮酚、乙酸、黄酮苷、徐长卿多糖等成分。

(1)基础研究:徐长卿中的多糖成分、丹皮酚成分能对抗免疫分子,对抗炎症介质[143]。朱氏等研究表明徐长卿多糖(CPBB)有明显对抗 ^{60}Co 辐射引起的小鼠胸腺、脾缩小和骨髓 DNA 降低的作用[144]。

(2)临床研究:徐长卿对风湿性关节痛、肾绞痛、胃痛、牙痛、蝶鞍部肿瘤疼痛的止痛效果为最佳,而对脉管炎、骨髓炎引起的疼痛无效[145]。有研究表明,丹皮酚注射液肌内注射或穴位注射治疗术后疼痛、肌肉痛、神经痛、痛经及风寒痹证有一定疗效[146]。

28. 石楠叶

【性味归经】辛、苦,平,有毒。

【功能主治】祛风湿,通经络,益肾气。

用于风湿痹病。本品祛风湿、通经络兼有补肾之功。治疗热痹,肌肉热极,可配伍升麻、黄芪、石膏、山茱萸等药,如《证治准绳》石楠散[147]。本品功善补肾祛风湿,可配海桐皮、五加皮、骨碎补、续断等加强补肝肾之力。

【用法用量】水煎服,10~15g。

【古籍摘要】《青囊药性赋》:石楠叶,味辛苦平,有毒。利皮毛、筋骨病[148]。

【现代研究】石楠叶为蔷薇科石楠种石楠的叶子,含有黄酮类化合物。

石楠叶中分离的熊果酸,可认为是石楠叶的镇痛活性成分[149]。还有研究表明其中的有效成分熊果酸和齐墩果酸具有显著的抗炎、抗癌、促进免疫、保肝、强心等药理作用[150]。

29. 石见穿

【性味归经】苦、辛,寒。归胃、肝、肺经。

【功能主治】清热解毒,活血理气止痛。

又名紫参,治疗热痹者,如《北京市老中医经验选编》金匮风引汤加减[135],方用生石膏、石见穿、芒硝、白鲜皮、片姜黄、蛇床子、桂枝、百部、干姜、酒大黄等,以清热通痹。治疗肝胆湿热型慢性肝炎、脂肪肝等,配伍茵陈、醋柴胡、龙胆草、小蓟、赤芍、丹皮等,如《古今名方》清热平肝汤[151],以清热平肝、凉血解毒。

【用法用量】水煎服,0.5~1g。

【古籍摘要】《植物名实图考》:通行十二经络,治风寒、湿痹、手足麻木、筋骨疼痛、半身不遂,活络强筋,功效甚多,宜温酒服[141]。

【现代研究】石见穿为唇形科鼠尾草属华鼠尾草的干燥地上部分,主要化学成分包括糖类、萜类、甾醇类等。

陈氏等研究石见穿总酚酸对受四氯化碳损伤的小鼠肝脏保护作用及其可能机制,结果表明对小鼠四氯化碳急性肝损伤具有一定的保护作用,作用机制可能与其抗氧化作用有关,石见穿总酚酸可增强组织抗氧化能力,降低四氯化碳引起的脂类过氧化,保护细胞膜免受损伤[152]。

30. 祖师麻

【性味归经】辛,温,有小毒。

【功能主治】祛风除湿,散瘀止痛。

用于治疗风寒湿痹阻之关节痛、类风湿关节炎,症状表现为关节痛、腰腿痛、四肢麻木、跌打损伤,常与防风、土青木香、羌活、独活、透骨消、乳香、小茴香、甘草等配伍,黄酒煎服,效果较佳。还可配伍独活、牛膝水煎服,治腰腿疼痛。

【用法用量】水煎服,3~10g。

【古籍摘要】《全国中草药汇编》:祖师麻,性味苦、辛,温,有小毒。祛风通络,祛瘀止痛。主治头痛,牙痛,风湿关节痛,跌打损伤,胃痛,肝区痛[119]。

【现代研究】祖师麻为瑞香科瑞香属植物黄瑞香、陕甘瑞香及凹叶瑞香的茎皮和根皮,主要包括香豆素类、木质素类、黄酮类等多种化学成分。

(1)基础研究:祖师麻甲素有良好的镇痛抗炎作用。经多种实验表明,灌服和注射祖师麻甲素具有显著的镇痛效果,并且呈一定依赖性[153]。

(2)临床研究:相关临床研究表明,祖师麻片剂具有明显的镇痛抗炎以及消肿作用,用于治疗风湿免疫系统疾病时,效果更佳[154]。另外,祖师麻注射液对晨僵也有较好的改善作用。当复方当归注射液与祖师麻注射液联用时,在双侧三阴交、双侧足三里、双侧内关及大椎进行穴位注射,能有效治疗类风湿关节炎[155]。

31. 老鹳草

【性味归经】辛、苦,平。归肝、肾、脾经。

【功能主治】祛风湿,通经络,清热毒,止泻痢。

治疗风寒湿痹,关节疼痛、重着,屈伸不利,麻木拘挛,筋骨酸痛,每遇阴雨增剧。老鹳草辛能行散,苦而能燥,性善疏通,有较好的祛风散寒、除湿舒筋的作用,可配伍桑枝、丁公藤、豨莶草等药,如《中医方剂临床手册》风湿骨痛药(药酒)[131],祛风湿、止痹痛。或配独活、红花等祛风通络活血之品。

【用法用量】水煎服,9~15g;或熬膏、酒浸服。外用适量。

【古籍摘要】《中华本草》:老鹳草,味苦、微辛,性平。祛风通络,活血,清热利湿。主治风湿痹痛,肌肤麻木,筋骨酸楚,跌打损伤,泄泻,痢疾,疮毒[156]。

【现代研究】老鹳草为牻牛儿苗科老鹳草属多年生草本植物,主要化学成分为黄酮类、鞣质类、挥发油类和有机酸类等成分。

(1)基础研究:相氏等对老鹳草总鞣质的抗炎、抑制免疫和镇痛作用的研究显示,老鹳草可明显抑制大鼠蛋清性关节炎足跖肿胀,可明显抑制大鼠佐剂性关节炎的原发病变和继发病变[157]。

(2)临床研究:老鹳草水提物对大鼠佐剂性关节炎有显著疗效[158]。

32. 骨碎补

【性味归经】苦,温。归肝、肾经。

【功能主治】补肾,活血,续伤,强骨。

本品能补肾坚骨,又能活血祛瘀,续折伤。治疗跌仆闪挫,瘀肿疼痛,筋骨折伤,或治风毒走注,疼痛不定者,可配伍没药、自然铜、赤芍、防风等药同用,如《证治准绳》虎骨散[147]。又可用于治疗肾虚腰痛。本品入肝肾经,善治久病关节疼痛畸形无力者,是治骨关节病要药。

【用法用量】内服:入汤剂 9~15g;亦可浸酒或入丸、散。阴虚内热及无瘀血者慎服。

【古籍摘要】《本草纲目》:骨碎补,破血止血,补伤折。主骨中毒气,风血疼痛,五劳六极,足手不收,上热下冷。空心食,治耳鸣,及肾虚久泄,牙疼[44]。

【现代研究】骨碎补为水龙骨科骨碎补属植物槲蕨的干燥根茎,其成分主要为黄酮类、木质素类、黄烷类等化合物。

(1)基础研究:骨碎补的主要成分为总黄酮,有促进骨形成、抑制骨吸收、增加骨密度、改善骨质量的作用,还可提高患者下肢肌肉的力量,减轻骨骼负荷,为骨碎补总黄酮治疗骨质疏松症骨痛提供了药理学依据[159]。

(2)临床研究:骨碎补能促进钙的吸收,提高血钙、血磷水平,具有改善软骨功能,推迟软骨细胞退行性变,减轻骨关节病变和镇痛、镇静的治疗作用,对肾虚腰膝疼痛疗效肯定[160]。

33. 雷公藤

【性味归经】苦、辛,寒;有大毒。归肝、肾经。

【功能主治】祛风湿,活血通络,消肿止痛,杀虫解毒。

本品有较强的祛风湿、活血通络之功,为治风湿顽痹要药,苦寒清热力强,消肿止痛功能显著,尤宜于关节红肿热痛、肿胀难消、晨僵与功能受限,甚至关节变形者。可单用内服或外用,能改善关节功能,减轻疼痛。本品毒性较强,治疗时宜配伍黄芪、党参、当归、鸡血藤、白芍、白术、茯苓等健脾益气养血药,以防克伐正气。用于风湿病治疗也常配伍其他祛风除湿药。

【用法用量】入汤剂成人可用 6~30g,文火煎 1~2 小时;生育期妇女忌用,小儿慎用。研粉,每日 1.5~4.5g。外用,适量。

口服雷公藤可出现消化道反应,如恶心、上腹部不适、轻度疼痛、胃纳减退、呕吐,个别有肠鸣、腹泻,其他不良反应有头晕、口干、心跳加速、流泪、口唇及口腔黏膜糜烂以至出血、喉痛、皮肤瘙痒、皮疹、两颊脱皮、色素沉着、月经紊乱乃至闭经、精子数减少、白细胞下降等,也有出现房室传导阻滞的报道,亦有用本品注射液引起过敏反应者。雷公藤提出物副作用相似。药物剂量大,年老体弱者反应多。这些反应一般于停药后 5~7 天可恢复。为了减少不良反应,须严格去净二层根皮,药用木质部分,煎剂宜煎熬 1 小时以上,饭后服用。用药过程中应定期检查血象。有心、肝、胃、肾、脾等脏器疾病的患者及生育期妇女慎用,孕妇忌用。

急性中毒与解救:本品毒性大,有服叶 2~3 片发生中毒者,服用嫩芽 7 个(约 12g)或根皮 30~60g 可以致死,甚至食用采食雷公藤花酿制的蜂蜜亦可引起中毒。一般内服后约 2 小时出现症状,如煎服同时饮酒者,症状出现更早、更重。中毒症状为剧烈呕吐、腹痛、腹泻、血便、胸闷、气短、心跳无力、脉搏细弱、血压下降、发绀、体温下降、休克及呼吸衰竭;二三日后发现脱发、浮肿、尿毒症以至急性肾衰竭。一般在中毒后 24 小时左右死亡,最多不超过 4 天。如中毒后能度过 5 天,预后较好。本品急性中毒可采用一般急性中毒解救措施,对症治疗,还应给予低盐饮食;民间常服鲜羊血 200~300ml。

【古籍摘要】《草药手册》:治风湿关节炎,雷公藤根、叶,捣烂外敷,半小时后即去,否则起疱[161]。

【现代研究】本品是卫矛科雷公藤属木质藤本植物,雷公藤红素、雷公藤内酯酮、雷公藤甲素和雷公藤乙素是其主要活性成分。

(1)基础研究:刘氏等研究发现雷公藤多苷可能通过促进成纤维样滑膜细胞 α7 N 型乙酰胆碱受体的表达,激活胆碱能抗炎通路,抑制核因子 κB(NF-κB)信号通路活化及炎症因子的生成,干预类风湿关节炎(RA)滑膜炎的发生[162]。雷公藤多苷可下调 NF-κB 表达及白介素 -8(IL-8)、细胞间黏附分子 -1(ICAM-1)含量(P<0.01),雷公藤可能通过影响 NF-κB 的

表达而发挥对银屑病的治疗作用[163]。

（2）临床研究：朱氏等对雷公藤多苷片治疗 RA 骨破坏进行系统评价。结果显示，在关节侵蚀和关节间隙狭窄方面，雷公藤多苷片组均优于对照组中阳性药物甲氨蝶呤和柳氮磺吡啶，且差异有统计学差异（P<0.01），雷公藤多苷片可以有效延缓类风湿关节炎的骨破坏[164]。雷公藤对寻常型、掌跖脓疱型银屑病和银屑病关节炎具有可靠疗效。雷公藤多苷片可通过调节血清中干扰素 -α（TNF-α）及白介素 -8（IL-8）水平而起到治疗银屑病作用。外用雷公藤内酯醇软膏治疗斑块型银屑病取得良好的效果[165-168]。吉氏等按随机数字表法将患者分为两组进行临床研究，结果显示雷公藤多苷治疗强直性脊柱炎可明显降低患者的血清 sIL-2R 水平，改善病情[169]。

34. 狗脊

【性味归经】苦、甘，温。归肝、肾经。

【功能主治】补肝肾，强腰膝，祛风湿。

用于风湿痹痛，腰痛脊强，不能俯仰，足膝软弱。本品善祛脊背之风湿而强腰膝。适用于肝肾不足引起的腰膝酸痛，步履乏力，常与苍术、香附、陈皮、没药等配用，如《证治准绳》活血定痛丸[147]。本品为治疗强直性脊柱炎腰痛俯仰屈伸不利者之要药，多配伍独活、桑寄生、防风、秦艽、威灵仙等药，如《医学心悟》[9]独活汤。

【用法用量】水煎服，10~15g。

【古籍摘要】《神农本草经疏》：狗脊禀地中冲阳之气，而兼感乎天之阳气，故其味苦，其气平。《别录》云：甘，微温，无毒，兼火化也。主腰背强，机关缓急，周痹，寒湿膝痛，颇利老人，疗失溺不节，男子脚弱腰痛，风邪淋露，少气，目暗，坚脊，利俯仰，女子伤中，关节重[38]。

【现代研究】狗脊为狗脊属蚌壳蕨科植物金毛狗脊的干燥根茎，其含有十六酸、水溶性酚酸类等成分。

（1）基础研究：狗脊中的活性成分十六酸具有抗炎作用，十八碳二烯酸具有降血脂作用。水溶性酚酸类成分原儿茶酸和咖啡酸还具有抗炎、抗风湿作用[170]。研究亦表明，狗脊具有抗血小板聚集、活血镇痛作用[171]。

（2）临床研究：用狗脊治疗寒湿腰痛 60 例，疗效满意。治疗方法：狗脊 18g，先用冷水 500ml 浸泡 30min，然后加热至沸，改用微火煎 30min，过滤取汁，药渣再加开水 500ml，煎 30min。二煎药汁混合，分 2 次服[172]。

35. 桑寄生

【性味归经】苦，平。归肝、肾经。

【功能主治】补肝肾，祛风湿，养血安胎。

用于风湿痹病兼有肝肾虚损和血虚表现，症见腰膝酸痛、筋骨痿弱者，本品能祛风湿、养血脉、利关节、止疼痛，又能补肝肾、强筋骨。常配伍独活、杜仲、牛膝、当归、防风、秦艽、党参等药，方如《备急千金要方》独活寄生汤[10]。还可用于肝肾虚损、冲任不固之胎动不安，胎漏、妊娠下血，可配伍阿胶、续断、菟丝子，如《医学衷中参西录》寿胎丸[173]。本品为治疗产后风湿证及妇人风湿之要药。

【用法用量】水煎服，9~15g。

【古籍摘要】《本草汇》：桑寄生，感桑之精气而成，不寒不热，比桑尤胜，除风湿，益血脉之剂也。故《本草》称其主腰痛，去风痹，健筋骨，固胎气，小儿背强痛肿之证[11]。

【现代研究】桑寄生为钝果寄生属桑寄生科植物桑寄生的干燥带叶茎枝,其含有黄酮类、挥发油等成分。

(1)基础研究:桑寄生可缓解小鼠因二甲苯致耳肿程度,其作用效果与阿司匹林较为相近。同时对疼痛的抑制率超过50%,说明桑寄生同时具有抗炎及镇痛效果[174-175]。

(2)临床研究:陈氏研究桑寄生汤治疗肝肾亏虚型腰椎间盘突出症,对照组采用独活寄生汤治疗,随访1年,在住院时间、治疗费用、腰痛评分及1年内复发率等方面均远优于对照组($P<0.05$)[176]。

36. 秦皮

【性味归经】苦、涩,寒。归肝、胆、大肠经。

【功能主治】清热解毒,清肝明目,祛湿止痛。

用于风湿肌肉疼痛。能解热止痛,可配伍苍术、木瓜等药;或可仅用秦皮一味水煎饮。用于肝热上冲的目赤肿痛、目生翳障、睑腺炎等症。配伍车前子、谷精草、淫羊藿、藁本等,如《仁斋直指方论精要》八珍饮[177],主治热眼肿痛。本品可用治免疫性眼炎。

【用法用量】水煎服,3~15g。

【古籍摘要】《青囊药性赋》:秦皮,味苦,性寒,无毒。沉也,阴也。其用有四:风寒邪合湿成痹,青白色幻翳遮睛;女子崩中带下,小儿风热痫惊[148]。

【现代研究】秦皮为木犀科植物苦枥白蜡树、白蜡树、尖叶白蜡树或宿柱白蜡树的干燥枝皮或干皮。主要含有香豆素类、木脂素类、裂环烯醚萜类等化学成分。

抗炎、降尿酸作用:赵氏等证实秦皮总香豆素在抑制大鼠急性足爪肿胀和家兔急性痛风性关节炎肿胀的同时还具有降低血尿酸的作用[178]。曹氏等通过实验证明了秦皮总香豆素能显著降低高尿酸血症小鼠的血尿酸水平,具有治疗高尿酸血症的作用。秦皮总香豆素的作用机制可能与其抑制黄嘌呤氧化酶的活性并能调控相关蛋白的表达有关[179-181]。实验证明秦皮对骨关节炎能起预防和治疗作用[182],秦皮总香豆素具有一定的抗炎作用,其作用机制可能是通过防止蛋白多糖水解以及抑制血清中炎症因子的释放达到抗炎的目的[183-184]。

37. 钩藤

【性味归经】甘、苦,微寒。归心包经。

【功能主治】清热平肝,息风止痉。

治疗风湿痹病,气血流通不畅,症见关节肌肉疼痛、麻木,屈伸不利。常见于治疗关节炎、骨质增生、痛风,可配伍鸡血藤、海风藤、络石藤、威灵仙等药,如"中国百年百名中医临床家丛书"《祝谌予》四藤一仙汤[185],也可治疗结缔组织病,如董振华教授常用四藤一仙汤治疗结缔组织病伴雷诺现象[186]。治疗温热病热极生风,痉挛抽搐,多与羚羊角、白芍、菊花、生地黄等同用,如《增订通俗伤寒论》羚角钩藤汤[187]。本品还可用以治疗弥漫性结缔组织病脑损害。

【用法用量】水煎服,3~15g。入煎剂宜后下。

【古籍摘要】《本草汇》:钩藤,祛肝风而不燥,中和之品也。主小儿惊啼瘈疭,胎风热壅,治大人头旋目眩,下气宽中,除心热,发斑疹[11]。

【现代研究】钩藤为茜草科钩藤属常绿藤本植物,其主要药理活性成分为生物碱。

抗炎、镇痛作用:小鼠热板法和扭体法镇痛实验表明,钩藤的醇提液具有明显的镇痛作用;二甲苯致小鼠耳郭肿胀实验表明,大剂量的钩藤醇提液能够降低毛细血管通透性,并减轻耳郭肿胀模型小鼠的耳郭肿胀,具有抗炎作用,其抗炎机制可能与钩藤醇提液能抑制转录因子 NF-κB 有关[188]。

38. 夜交藤

【性味归经】 甘,平。归心、肝经。

【功能主治】 养心安神,通络祛风。

用于血虚身痛,风湿痹痛。本品养血祛风,通经活络止痛,用治血虚身痛,常与鸡血藤、当归、川芎等配伍;用治风湿痹痛,常与羌活、独活、桑寄生、秦艽等祛风湿、止痹痛药同用。治疗关节炎、骨质增生、痛风,可配伍鸡血藤、海风藤、络石藤、威灵仙等药,如四藤一仙汤[185]。

【用法用量】 水煎服,15~30g。

【古籍摘要】 《本草纲目》:主治瘰疬,消痈肿,疗头面风疮。久服长筋骨,益精髓,延年不老[44]。

【现代研究】 夜交藤为何首乌属蓼科植物何首乌的藤茎或带叶的藤茎。主要含有蒽醌类、二苯乙烯苷类、黄酮类等成分。

抗炎作用:有研究发现夜交藤甲醇提取物能抑制炎性细胞因子如肿瘤坏死因子 -α (TNF-α)和白介素 -6(IL-6)的水平,并通过下调脂多糖刺激的小鼠腹腔巨噬细胞诱导型一氧化氮合酶(iNOS)表达,从而抑制一氧化氮的产生,控制炎症反应进程[189]。

39. 蚕沙

【性味归经】 辛、甘,温。归肝、脾、胃经。

【功能主治】 祛风除湿,活血通经。

用于风湿痹痛,如湿热蕴于经络,寒战热炽,关节红肿烦疼,常与秦艽、苍术、羌活、草薢等清热除湿药配伍,如《张氏医通》换骨丹[190],还可配伍防己、杏仁、滑石、连翘、赤小豆等,如《温病条辨》宣痹汤[36],以宣络止痛。对类风湿关节炎,病久关节变形,僵硬不遂,用本品与乌蛇、全蝎、透骨草等相配以搜风止痛。

【用法用量】 水煎服,10~15g。

【古籍摘要】 《神农本草经疏》:其味辛甘,气温无毒。蚕属火,其性燥,燥能胜湿祛风,故其沙主疗风湿之病。如陈藏器以之炒黄,袋盛浸酒,祛风缓诸节不遂,皮肤顽痹,腹内宿冷,瘀血腰脚冷疼,炒热熨偏风筋骨瘫缓,手足不遂等证[38]。

【现代研究】 蚕沙为蚕蛾科昆虫家蚕的干燥粪便,其化学成分包括生物碱、黄酮类、木质素类等化合物。

(1)基础研究:施氏等研究显示蚕沙能抑制二甲苯所致的小鼠耳郭肿胀和角叉菜胶所致的足跖肿胀,显著减轻由醋酸引起的疼痛,提高热板实验中小鼠的痛阈值[191]。李氏等将大鼠分为 3 组,采用蚕沙联合光动力治疗类风湿关节炎大鼠,结果显示较模型组比较,治疗组可以明显降低血液学中与炎症相关的白细胞、血沉、C 反应蛋白含量并可以降低血清中的类风湿因子[192]。

(2)临床研究:杜氏等采用自拟蚕沙四妙汤加味治疗痛风 36 例。自拟方组成:蚕沙 10g,黄柏 10g,苍术 10g,薏苡仁 30g,川牛膝 15g,地龙 15g,知母 10g,草薢 15g,威灵仙 15g,泽泻 10g,丝瓜络 15g。36 例痛风患者中,临床治愈 24 例,好转 12 例,治愈率达 66%[193]。

40. 乌头

【性味归经】 辛,大热;有大毒。归心、肝、脾经。

【功能主治】乌头有川乌、草乌之分。川乌用于风寒湿邪、瘀血留滞经络、肢体筋脉挛痛,关节屈伸不利,痛无定处,或腿臂间痛,日久不愈者,可与草乌、地龙、乳香、没药等配伍,如《太平惠民和剂局方》活络丹[3]。配伍秦艽、肉桂、川椒等治疗风寒冷湿留痹。筋脉拘挛,不得转侧,可配用麻黄、黄芪、芍药,如《证治准绳》乌头汤[147]。治疗手足麻痹,或瘫痪疼痛,或损伤瘀痛等症,用以配伍威灵仙、五灵脂为末,酒糊丸服。

草乌辛热气锐,其性悍烈,善于通经络,引导诸药直抵病所,用于治风湿为病,血脉凝滞,腰腿重疼,身体麻木,头面虚肿,下注脚膝重痛,行履艰难,常与狗脊、苍术、香附、没药等配伍,如《卫生宝鉴》活血应痛丸[194]。用于祛风、祛痰、止痛,又善治头风头痛,另外,草乌还具有显著的麻醉镇痛作用。

【用法用量】川乌:内服煎汤3~6g,或入丸、散,外用研末调敷。草乌:内服煎汤2~4.5g,本品毒大力猛,内服宜慎,且须炮制后用,并需先煎1小时许,以减低毒性。阴虚阳盛、热证疼痛者及孕妇忌服,反半夏、瓜蒌、天花粉、贝母、白蔹、白及。

草乌与川乌鉴别:患者在出现川乌或草乌中毒后所表现出来的临床症状比较相似,都会出现恶心、呕吐、发麻、神志不清、面色苍白以及瞳孔明显增大等症状。草乌大多是野生,而川乌大多是人工栽培,草乌的毒性明显强于川乌,两者相比,草乌生物碱含量明显少于川乌,而具有的有毒生物碱类型明显多于川乌[195]。

【古籍摘要】《长沙药解》:乌头,温燥下行,其性疏利迅速,开通关腠,驱逐寒湿之力甚捷,凡历节、脚气、寒疝、冷积、心腹疼痛之类并有良功[196]。

【现代研究】川乌为毛茛科植物乌头的干燥母根,与同一科属的附子、草乌等所含有的化学成分相似,其主要化学成分为二萜生物碱,以乌头碱、新乌头碱、次乌头碱为主要成分。

抗炎、镇痛作用:乌头类生物碱具有明显抗炎活性,能明显对抗角叉菜胶引起的大鼠和小鼠后踝关节肿,抑制组胺引起的皮肤渗透性增加,减少受精鸡胚浆膜囊上肉芽组织形成[197-198]。刘氏通过采用小鼠热板法和大鼠甩尾法测定动物的痛阈,研究甘肃定西松潘乌头的镇痛机制,结果显示静脉注射乌头总碱后能明显提高小鼠、大鼠的痛阈[199]。

41. 附子

【性味归经】辛、甘,大热;有毒。归十二经。

【功能主治】回阳救逆,补火助阳,逐风寒湿邪。

制用:附子走而不守,用于风寒湿痹,尤其寒气偏盛的关节炎,疼痛显著,遇寒即发,得温则解,并常伴畏寒、肢冷、苔白、脉弦细等,可用附子配桂枝,如《金匮要略》桂枝附子汤[2]。若风湿相搏,骨节疼烦,掣痛不得屈伸,近之则痛剧,汗出短气,小便不利,可用附子配甘草、白术,如《金匮要略》甘草附子汤[2],以暖肌补中,益精气。治疗少阴病,手足厥逆,脉微欲绝,可用附子配甘草、干姜,如《伤寒论》通脉四逆汤[1],以破阴回阳、通达内外。

生用:用于亡阳厥逆,肌肤冰冷,呼吸气微,脉微细或沉伏,即休克虚脱。

【用法用量】熟附片常用量为3~9g,水煎服。附子用量不宜过重,以免中毒。如作药引加强补药作用时,用1.5~4.5g便可;用于强心,温中散寒止痛,用4.5~9g;救治虚脱休克,可用生附子18~20g,甚至30g,但须由有经验的医生用药,先煎至少1~2小时,尝服以不麻舌尖为度;又有些地区惯服附子的人,药用制附子30~90g(但务须煎透),这可能与个体对附子的耐受性不同有关,绝对不能作为常规用量。

【中毒表现及禁忌证】

(1)阴虚和热证者忌用。凡有下列情况之一者,均不宜用附子:①脉实数或洪大;②大便热结;③发高热;④内热外寒,真热假寒。以上 4 种情况属热证,如妄投附子,恰如火上添油,越烧越烈,会出现口鼻出血,甚至抽搐等反应。另,心脏病而见房室传导阻滞,也不宜用附子。至于有一般心肌疾患和肝功能障碍者,则应慎用附子。孕妇禁用。

(2)附子宜熟用。生附子易中毒不宜用。附子经煮沸 1 小时以上,以不麻舌尖为度,其对心脏的毒性作用即已降低,但强心作用仍保存。因此,含有附子的汤药务必久煎 1 小时以上,若附子生用过量,可引起心肺及呼吸麻痹而死亡,故临床多用炙附子。

(3)附子中毒的症状为四肢麻木(从手指开始),眩晕和衰弱感,出汗,流涎,恶心,更严重者为心悸,心律不齐,血压下降,抽搐、昏迷。救治方法:轻者作一般处理,如洗胃、保暖等,较重者需注射阿托品。中药用生姜 120g、甘草 15g,水煎服,或绿豆 90~120g 浓煎服用,对轻症中毒患者,有一定解毒作用。

(4)十八反:附子忌与贝母、瓜蒌、白及、半夏、白蔹等药同用。

【古籍摘要】《青囊药性赋》:附子,主心腹冷痛,攻咳逆,破癥结,堕胎,止痢,除风寒湿痹[148]。

【现代研究】附子为毛茛科植物乌头的子根的加工品,主要含二萜生物碱类、黄酮类、甾体皂苷类等成分。

(1)基础研究:热板法测定,次乌头碱和乌头碱对小鼠也有镇痛和镇静作用[119]。静脉注射附子水溶部分 7.5mg/kg、15mg/kg 和 30mg/kg,可使麻醉犬股动脉血流量分别增加 30%、70% 和 129%,其作用维持 10min,由此可以解释患者服用、注射附子或含有附子的制剂后四肢变暖的原因[200]。

(2)临床研究:以乌附汤(制川乌、乌附片、北细辛、嫩桂枝、淡干姜)送服制马钱子、淡全蝎治坐骨神经痛效果较好[201]。

42. 夏天无

【性味归经】苦、微辛,温。归肝经。

【功能主治】活血通络,行气止痛,祛风除湿。

治疗风湿痹痛,关节拘挛。本品既能舒筋通络,又能祛风除湿,还可行血止痛。主治风湿关节肿痛、肢体麻木、屈伸不利、步履维艰等,可用夏天无片(《中华人民共和国药典》)[124],其组成为:夏天无、制草乌、威灵仙、五加皮、羌活、蕲蛇、马钱子、牛膝、麝香、冰片等。

【用法用量】水煎服,5~15g。或研末服,1~3g。

【古籍摘要】《全国中草药汇编》:祛风湿,降血压。主治风湿性关节炎,腰肌劳损,高血压病,脑血管意外引起的偏瘫[119]。

【现代研究】夏天无为罂粟科植物伏生紫堇的干燥块茎,主要含有生物碱等成分。

(1)基础研究:夏天无针对二甲苯所致的小鼠耳壳炎症反应的多种环节,降低了炎症反应;对急性慢性炎症均呈现抑制作用[202]。复方夏天无片多靶点抑制骨关节炎的无菌性炎症,可缓解疼痛、肿胀症状,改善关节周围组织代偿性肌肉痉挛和缺血性疼痛。药理学研究发现复方夏天无片可发挥抗炎镇痛作用,调节及抑制免疫细胞、T 淋巴细胞亚群分布,降低血清白介素 -1(IL-1)和干扰素(TFN)水平,保护膝关节功能,还可作用于脊髓水平及以上高级中枢来发挥其镇痛作用[203]。

(2)临床研究:复方夏天无片具有抗炎作用,采用夏天无片剂治疗类风湿关节炎 43 例,有效率 95.3%[204]。

43. 肿节风

【性味归经】辛、苦,平。归心、肝经。

【功能主治】祛风除湿,活血散瘀,清热解毒。

本品味苦能燥湿,性平,既可用于风寒湿痹,又可用于湿热痹。且有清热解毒之力,亦适合热毒致痹。用于风湿痹痛,筋骨拘挛,肢体麻木,常与威灵仙、海风藤、防己等药物配伍祛风除湿、舒筋止痛,还可配伍泽兰、牛大力、徐长卿、两面针、山白芷、宽筋藤等药物涂擦患处,亦可单用本品浸酒服用。用于跌打损伤,骨折,瘀阻疼痛,可用本品捣烂外敷,也可配土鳖虫、红花等药物内服,以加强活血止痛、愈伤等作用。

【用法用量】水煎服,5~15g。或浸酒,外用适量,捣敷或研磨调敷,或煎水熏洗。

【古籍摘要】《全国中草药汇编》:主治疮疡肿毒,骨折,跌打损伤,风湿关节痛[119]。

【现代研究】本品为金粟兰科植物草珊瑚的干燥全草。含有酚类、鞣质、黄酮苷、香豆素和内酯。

(1)基础研究:肿节风对巴豆油所致的小鼠耳郭炎症、角叉菜胶所致大鼠足跖炎症以及小鼠棉球肉芽肿有显著的抑制作用[205],有研究发现肿节风片还具有明显的抗恶性肿瘤和增强非特异性免疫作用[206]。

(2)临床研究:申氏运用肿节风胶囊治疗急性痛风,1 周后症状消失,其中 2 例全身性关节疼痛的患者 10 天后症状明显减轻,总有效率 98%[207]。

44. 白鲜皮

【性味归经】苦,寒。归脾、胃、膀胱经。

【功能主治】清热燥湿,祛风解毒。

治疗风湿所搏,瘀结不散。本品善清热燥湿,可治诸黄,皮肉如金色,小便赤黑,口干烦渴,常配茵陈、黄连、柴胡、芒硝等药同用,如《圣济总录》白鲜皮散[208],既能清热燥湿,又能祛风通痹。周乃玉教授认为,类风湿关节炎的病因病机多为本虚标实,正虚邪实,本虚主要在于肝脾肾功能失调及气血亏损,标实有寒湿、湿热、湿毒、痰浊、血瘀等,常用药物有白鲜皮、防己、全蝎、当归、补骨脂等[209]。

【用法用量】水煎服,5~10g。

【古籍摘要】《本草备要》:白鲜皮,气寒善行,味苦性燥。入脾胃除湿热,兼入膀胱、小肠。行水道,通关节,利九窍,为诸黄、风痹之要药。兼治风疮疥癣,女子阴中肿痛[23]。

【现代研究】本品为芸香科植物白鲜的干燥根皮,含生物碱、柠檬苦素、黄酮等,以生物碱和柠檬苦素为主。

(1)基础研究:王氏等证实白鲜皮提取物具有较强抗炎作用[210]。能够抑制二甲苯致小鼠耳肿胀和蛋清致小鼠足跖肿胀,其抗炎机制是能够抑制多种炎症介质的释放[211-212]。

(2)临床研究:刘氏采用随机对照试验评价壮膝祛湿汤治疗老年性膝关节骨性关节炎的临床疗效。治疗组采用壮膝祛湿汤,其组成为:白鲜皮 12g,生黄芪 20g,炙土鳖虫 9g,防己 15g,五加皮 15g,羌活 15g,海桐皮 12g,老鹳草 12g 等。结果显示:临床疗效治疗组总有效率显著高于对照组(P<0.05)[213]。

45. 木瓜

【性味归经】酸,温。归肝、脾经。

【功能主治】舒筋活络,和胃化湿。

治疗风湿痹痛,为治疗湿邪引起的筋病要药,能温化湿邪,尤对关节不利、筋脉挛急有效。治疗脚气之病,皮肤红肿疼痛,可配伍茵陈、防己、炒栀子、泽泻等,如《辨证录》消跗散[214],以清热利湿消肿。治疗痰湿阻络、手足肿胀、小便不利,血虚水湿下注,筋软不能行步,兼痛者,常与当归、白术、桑寄生、杜仲等药配伍,如《万病回春》滋荣舒筋健步丸[215]。

【用法用量】水煎服,6~15g。

【古籍摘要】《本草备要》:木瓜,入脾肺血分。敛肺和胃,理脾伐肝,化食,止渴。气脱能收,气滞能和,调营卫,利筋骨,去湿热,消水胀。泄痢脚气,腰足无力[23]。

【现代研究】本品为蔷薇科植物贴梗海棠的干燥近成熟果实。主要含三萜类、苯丙素类、黄酮及其苷类等。

(1)基础研究:木瓜三萜(50mg/kg 和 100mg/kg)灌胃给药能显著抑制佐剂性关节炎大鼠足爪肿胀、降低关节炎评分及改善关节滑膜组织病理变化,降低滑膜组织病理评分,降低关节滑膜组织中 TNF-α 及 IL-1β、增强 NF-κB p65 蛋白表达水平,抑制 Akt/NF-κB 信号通路激活及促炎因子生成可能是其发挥抗炎作用的重要机制之一[216]。

(2)临床研究:徐氏采用白芍木瓜汤治疗骨质增生症,重用白芍、木瓜配伍鸡血藤、威灵仙等加减,临床疗效总有效率 89.6%[217]。张氏自拟舒筋汤(白芍 15g,炙甘草 5g,木瓜 9g,吴茱萸 3g,蚕沙 9g,伸筋草 30g)治疗转筋 32 例,总有效率 96.19%[218]。

46. 细辛

【性味归经】辛,温。归心、肺、肾经。

【功能主治】散风祛寒,通窍止痛,下气祛痰。

用于治疗风寒湿痹所引起的关节疼痛,可与当归、桂枝、通草等配伍以温经散寒、养血通脉,如《伤寒论》当归四逆汤[1]。治疗腰膝疼痛,肢节屈伸不利,或麻木不仁,畏寒喜温等,可配伍独活、桑寄生、杜仲等,如《备急千金要方》独活寄生汤[10],以使风寒湿邪俱除,气血充足,肝肾强健,痹痛得以缓解。

【用法用量】水煎服,6~10g。散剂每次服 1~3g。外用适量。本品性味辛烈,用量宜少。忌与藜芦同服。

【古法摘要】《青囊药性赋》:细辛,无毒。主拘挛风痹,明目破瘀,治妇人血闭[148]。

【现代研究】本品为马兜铃科植物北细辛、汉城细辛或华细辛的干燥根和根茎。前二种习称"辽细辛"。细辛含挥发油、左旋细辛素及消旋去甲乌药碱等,其主要毒性成分为黄樟醚与马兜铃酸。

(1)基础研究:通过采用小鼠热板法和扭体法,发现附子细辛合用抗炎镇痛作用比单用附子的作用更强[219]。

(2)临床研究:张鸣鹤教授临证治疗类风湿关节炎擅用细辛,且有独到的经验,他认为细辛枝叶纤细轻柔但性味芳香辛烈,是祛除上焦风寒的要药,若腰以下关节风寒冷痛,细辛用之蹩脚,效亦逊色。对于细辛的用量,张教授则认为水煎入药不必拘泥于"细辛不过钱"的说法,常用细辛入汤剂剂量 6~15g[220]。

47. 马钱子

【性味归经】苦,寒;有大毒。归肝、脾经。

【功能主治】通络止痛,散结消肿。

用于治疗各种风湿病,包括类风湿关节炎、骨关节炎等,症见风湿顽痹、拘挛疼痛、麻木瘫痪,如中成药痹祺胶囊(《中华人民共和国药典》)[124],其组成为:白术、马钱子粉、茯苓、地龙、党参、三七、甘草、丹参、川芎、牛膝等,可益气养血、祛风除湿、活血止痛[221-222]。

【用法用量】治疗量和中毒剂量接近,安全用量为成人每日 0.3~0.9g,超过 0.9g 会出现毒性反应,宜炮制后入丸散用。因其有毒成分能被皮肤吸收,故外用时不宜大面积涂敷,须研末调涂。马钱子有大毒,不宜生用,应注意炮制;孕妇禁用;中毒表现为口干、头痛、头晕、胃肠道刺激症状、心慌、恐惧、肢体活动不灵、癫痫样发作等;严重者可致肌肉抽搐、强直性惊厥反复[223]。服用时应从小剂量逐渐加量,以单次服药后无舌体麻木、口唇发紧、面肌抽搐为最佳剂量。

【古籍摘要】《中华本草》:通络,强筋,散结,止痛,消肿,解毒。主治风湿痹痛,肌肤麻木,肢体瘫痪,跌打损伤,骨折肿痛,痈疽疮毒,喉痹,牙痛,疬风,顽痹,恶性肿瘤[156]。

【现代研究】马钱子为马钱科植物马钱、长籽马钱的种子,主要含有生物碱类、萜类、甾体等化学成分。

(1)基础研究:马钱子药理活性广泛,包括兴奋中枢神经、抗类风湿、镇痛、抗炎、抗肿瘤、抗血栓、抗心律失常、改善血液微循环等[224]。研究提示,马钱子碱是马钱子发挥镇痛抗炎药理活性的主要成分,士的宁镇痛抗炎作用弱[225]。

(2)临床研究:张氏等运用马钱子木瓜丸和木瓜风湿丸治疗湿热型复发性风湿病,对照组口服洛索洛芬钠,结果治疗组患者临床症状轻微,发作频率明显减少($P<0.01$)[226]。

48. 猪苓

【性味归经】甘、淡,平。归肾、膀胱经。

【功能主治】利水渗湿。

用于小便不利、水肿、泄泻、淋浊、带下等。猪苓甘淡渗泄,利水作用较茯苓为强,凡水湿滞留者均可应用。治疗水湿所致腰痛而不能下俯者,常配伍防己、柴胡、泽泻、肉桂、白术等同用,方如解湿仙丹(《石室秘录》)[64],如治小便不利、水肿,每与茯苓、泽泻等利湿药同用,如四苓散(《丹溪心法》)[37]。阴虚者配阿胶、滑石等,方如猪苓汤(《伤寒论》)[1]。

【用法用量】水煎服,5~10g。无水湿者忌服,以免伤阴。

【古籍摘要】《本草汇》:入足太阳、少阴经。泻膀胱,分消水肿;开腠理,除湿治淋;利白浊带下,解结秘暑温[11]。

【现代研究】本品为多孔菌科真菌猪苓的干燥菌核,含麦角甾醇、生物素、猪苓多糖、粗蛋白及粗纤维、钾盐等成分。

①抗炎:猪苓在 0.05~50μg/ml 时抑制脂多糖(LPS)诱导的巨噬细胞(J774)、白介素 -6(IL-6)、诱导型一氧化氮合酶(iNOS)的表达,并呈浓度依赖性,起到了抑制炎症的作用[227]。②调节免疫:猪苓多糖可增加小鼠脾脏淋巴细胞的杀伤能力,促进小鼠 B 细胞和 T 细胞的增殖,同时抑制大肠杆菌和金黄色葡萄球菌,具有免疫作用[228]。③利尿:猪苓能降低肾脏髓质加压素受体 -2、水通道蛋白 -2 表达,产生利尿活性[229]。

49. 茯苓

【性味归经】甘、淡、平。归心、脾、肾经。

【功能主治】利水渗湿,健脾,安神。

用于小便不利,水肿及停饮等水湿证。茯苓利水而不伤气,药性平和,为利水渗湿的要药。凡水湿、停饮均适用。常与猪苓、泽泻同用以加强利湿渗湿作用,并随湿热、寒湿等不同性质,配伍有关药物。湿热成痿,腰以下痿软,瘫痪不能动,可配伍黄芪、苍术、白术、泽泻等药物,方如清燥汤(《丹溪心法》)[37]。治疗身重而痛,倦怠嗜卧,遇阴寒则发,常配伍苍术、白术、厚朴、半夏、羌活等药物,方如湿郁汤(《景岳全书》)[43]。治疗肾虚卧冷,寒湿腰痛,可配伍杜仲、细辛、桑寄生、牛膝等药物,方如独活寄生汤(《备急千金要方》)[10]。治疗肾虚身重,腰冷如在水中,可与白术、炙甘草、干姜配伍,方如甘草干姜茯苓白术汤(《金匮要略》)[2]。治疗瘰疬流注,郁结肿块,或走注疼痛,或面目四肢浮肿,可配伍当归、川芎、芍药、黄芪等药物,方如方脉流气饮(《景岳全书》)[43]。

【用法用量】水煎服,10~15g。虚寒滑精、气虚下陷者忌服。

【古籍摘要】《日华子本草辑注》: 补五劳七伤,安胎,暖腰膝,开心益智,止健忘[4]。

【现代研究】本品为多孔菌科真菌茯苓的干燥菌核。主要含有多聚糖类,茯苓聚糖,其次为多糖,还含有茯苓酸、块苓菌等。

(1)基础研究: 茯苓有抑制急慢性炎症反应的功效[230],促进免疫球蛋白 IgA、IgG 和 IgM 的合成,改善机体免疫力[231]。

(2)临床研究: 周氏等运用穴位敷贴联合指迷茯苓丸治疗狭窄性腱鞘炎,显示实验组干预后疼痛的治愈率、有效率,以及手腕部活动度的治愈率和有效率均高于对照组 ($P<0.05$)[232]。

50. 泽泻

【性味归经】甘、淡、寒。归肾、膀胱经。

【功能主治】利水渗湿、泻热。

用于小便不利、水肿、泄泻、淋浊、带下、痰饮等。泽泻甘淡渗湿,治疗水肿胀满、小便不利,常与茯苓、猪苓、白术相配治疗水湿证,且性寒能泻肾及膀胱之热,下焦湿热尤为适宜。治疗遍身肢节烦疼,肩背沉重,可配伍当归、苍术、白术、防己、猪苓等药物,利湿清热,疏风止痛,方如当归拈痛汤(《医学启源》)[18]。治疗湿热浮肿,肢节疼痛,小水不利,还可配伍黄柏、黄连、茯苓、苍术等药物,方如清热渗湿汤(《景岳全书》)[43]。

【用法用量】水煎服,10~15g。肾虚精滑者忌服。

【古籍摘要】《本草疏证》: 主风寒湿痹,乳难,消水,养五脏,益气力,肥健[233]。

【现代研究】本品为泽泻科多年生沼泽植物泽泻的块茎,含有的化学成分以萜类化合物为主,其他含有 β- 谷甾醇、硬脂酸等。

(1)基础研究: 泽泻水提物可显著增加大鼠尿量,增加大鼠 Na^+、尿 K^+ 和尿 Cl^- 水平,具有显著利尿活性,其利尿活性可能为通过调节降低肾脏髓质水通道蛋白 2 表达产生[234]。

(2)临床研究: 马氏重用泽泻辨证治疗急性痛风性关节炎,治疗时间 5~28 天,平均 10 天,均得到 2 年以上随访,总有效率 96.7%[235]。

51. 薏苡仁

【性味归经】甘、淡,微寒。归脾、胃、肺、大肠经。

【功能主治】利水渗湿,清热除痹,健脾补肺。

用于湿热痹痛、四肢拘挛、关节肿胀等症,薏苡仁可缓解肌肉挛缩疼痛,无论热证、寒证都可应用。如足膝红肿热痛者,可配苍术、黄柏、牛膝,如《成方便读》四妙丸[63],以清热利湿;湿重者配苍术、当归、麻黄、桂枝等,如《张氏医通》薏苡仁汤[190],以清热燥湿等。寒重者,配麻黄,方如《金匮要略》麻杏薏甘汤[2]。

【用法用量】水煎服,15~30g,大剂量可用60~90g。孕妇忌服。

【古籍摘要】《神农本草经疏》:薏苡仁正得地之燥气,兼禀乎天之秋气以生,故味甘淡,微寒无毒。此药性燥,能除湿,味甘能入脾补脾,兼淡能渗泄,故主筋急拘挛不可屈伸,及风湿痹。除筋骨邪气不仁,利肠胃,消水肿,令人能食,久服轻身[38]。

【现代研究】薏苡仁为禾本科植物薏苡的干燥成熟种仁,其成分主要为脂肪酸及其脂类、糖类、甾醇类等化合物。

程氏等应用薏苡仁60~90g、制附子(先煎)10~30g、赤芍20~40g、炙甘草10~30g、党参15~30g、当归10~20g、鸡血藤12g、秦艽12~18g、海风藤10g、川牛膝10g,每日1剂,水煎分早晚服,治疗坐骨神经痛23例,临床痊愈15例;显效7例,无效1例[236]。

52. 白术

【性味归经】甘、苦,温。归脾、胃经。

【功能主治】健脾益气,燥湿利水,和胃止呕,止泻止汗,安胎。

用于风湿病,如关节风湿症,《本经》谓白术"主风寒湿痹"。如其人身体重,腰中冷,如坐水中,形如水状,反不渴,小便自利,常配伍甘草、干姜、茯苓等,如《金匮要略》甘草干姜茯苓白术汤[2],以温阳散寒祛湿。治疗汗出恶风,身重浮肿,常配伍防己、黄芪、甘草,如《金匮要略》[2]防己黄芪汤;若治寒湿在表,身体疼烦者,可配伍麻黄、桂枝、杏仁、甘草,如《金匮要略》[2]麻黄加术汤。

【用法用量】水煎服,10~30g。

【古籍摘要】《本草汇》:白术得中宫中和之气,有强胃去湿之功,为除风痹之上药,安脾胃之神品。但其性本燥,《本草》言其生津者,盖脾恶湿,湿胜则气不得施化,津何由生,故膀胱津液之府,气化则出[11]。

【现代研究】白术为菊科苍术属多年生草本植物,主要有挥发油,如苍术酮,白术内酯Ⅰ、Ⅱ、Ⅲ及双白术内酯等主要成分。

(1)基础研究:研究发现,白术内酯Ⅰ能有效抑制乙酸所致小鼠血管通透性增加,并能抗肉芽肿组织增殖,证明白术对急慢性炎症都有治疗作用[237]。石氏等研究探讨白术汤对类风湿关节炎的免疫调节作用。结果显示白术汤能纠正免疫失调,通过抑制体液免疫反应,减轻其对关节、滑膜的破坏,清除抗原、抑制抗体的产生,减少免疫复合物的形成,调节免疫系统失衡而发挥临床疗效[238]。

(2)临床研究:高氏等应用自拟二术二皮汤治疗滑膜炎63例,自拟方组成为苍术、白术、牛膝、茯苓皮、五加皮等药。治疗结果显示:临床治愈37例,显效19例,有效7例,无效0例。总有效率100%[239]。左氏等运用参苓白术散治疗中晚期强直性脊柱炎52例,其治疗结果显示,治疗组52例,显效10例(19.23%),好转39例(75.00%),无效3例(5.77%),总有效率为94.23%[240]。

53. 苍术

【性味归经】辛、苦,温。归脾、胃、肝经。

【功能主治】燥湿健脾,祛风散寒,明目。

用于风湿痹痛。苍术为祛湿要药,不论内湿、外湿都可应用。前人认为"治外湿以苍术最为有效"。治手足流注作痛,麻木不仁,难以屈伸。常配薏苡仁、当归、麻黄、甘草等药,如《简明医彀》苍术薏苡汤[241]。若治风寒湿火相乘,遍身筋骨走痛,白虎历节诸风痛,可配伍当归、秦艽、黄芩、茵陈等药,如《简明医彀》痛宁酒[241],以清热化湿止痛。用于治疗一切痛风,肢节疼痛者,配羌活、黄芩、当归、香附等药,如《万病回春》羌活汤[215],以化湿止痛。

【用法用量】水煎服,10~15g。

【古籍摘要】《本草正义》:苍术,苦、辛、微甘,温燥,气味俱厚,阳也。发汗逐湿,除心腹胀疼,辟山岚瘴秽,调胃宽中,寒湿泻痢,诸湿疮疡,用其温经、燥湿、散邪[31]。

【现代研究】本品为菊科植物茅苍术或北苍术的干燥根茎,主要含倍半萜类、烯炔类、三萜等化学成分。

(1)基础研究:毛苍术挥发油对中枢神经系统有镇静作用[242]。有研究指出,β-桉叶醇和苍术醇是苍术镇痛作用的有效成分,并且 β-桉叶醇还有降低骨骼肌乙酰胆碱受体敏感性的作用[243]。

(2)临床研究:朱良春老善用痛风方泄化浊瘀治疗痛风性关节炎,苍术配伍土茯苓、萆薢、威灵仙等用以泄化瘀毒、消肿止痛,其中苍术用量为 12~15g[244]。朱良春老用苍术配伍熟地黄、桑枝、薏苡仁等蠲痹通络、清热利湿治疗湿瘀互结型类风湿关节炎,其中炒苍术用量为 15g。仝小林院士用苍术配伍半夏、黄连、黄芩等辛开苦降、平调寒热治疗糖尿病胃肠病,其中苍术健脾化浊,用量为 15g[245]。

54. 车前子

【性味归经】甘,寒。归肝、肾、肺、小肠经。

【功能主治】清热利尿通淋,渗湿止泻,明目,祛痰。

用于治疗小便不利,水肿,淋证。车前子甘寒滑利,善通利水道,清膀胱热结。治疗小便赤涩,或癃闭不通,及热淋、血淋,常与木通、栀子、滑石、瞿麦等清热利湿的药物同用,如《太平惠民和剂局方》八正散[3];治疗水湿停滞水肿,小便不利,可与猪苓、茯苓、泽泻同用。用于治疗泄泻,车前子能利水湿、分清浊而止泻,亦即利小便以实大便。除下焦留热,小便不通,淋沥作痛,常配槟榔、木通、赤芍、石韦等药,如《杨氏家藏方》车前散[52]。

【用法用量】水煎服,9~15g,包煎。

【古籍摘要】《青囊药性赋》:车前子,味甘咸寒,无毒。能滑胎,止泻利[148]。

【现代研究】本品为车前科植物车前或平车前的干燥成熟种子,主要含有大量黏液质(多糖类化合物)及车前子酸、胆碱等成分。

基础研究:唐氏等通过研究车前子多糖影响树突状细胞(DCs)表型和吞噬功能,探讨了车前子的免疫调节机制[246]。冯氏等研究了不同质量浓度的车前子多糖(PSP)对小鼠各期炎症模型的影响,表明 PSP 能够抑制二甲苯致小鼠耳郭肿胀,并能抑制醋酸致小鼠毛细血管通透性的增加,对小鼠棉球肉芽肿的形成也具有抑制作用。结果提示,PSP 对各期炎症的形成均具有抑制和减轻作用[247]。费氏等以尿酸钠诱导建立小鼠急性痛风性关节炎模型,观察车前子的抗关节肿胀作用,结果显示车前子组较模型组、治疗组关节肿胀度均下降,说明车前子可改善小鼠关节炎症反应,对小鼠急性痛风性关节肿胀作用效果明显[248]。

55. 生地

【**性味归经**】甘、苦,寒。归心、肝、肾经。

【**功能主治**】清热凉血,养阴生津。

用于肢节痹痛。干生地甘寒,逐血痹而不燥,配桃仁、红花、赤芍、柴胡、桔梗等,方如血府逐瘀汤(《医林改错》)[249],适用于瘀血致胸痛、胸痹,久痹邪瘀之胸痹;配羌活、地龙、桃仁、红花、没药等,方如身痛逐瘀汤(《医林改错》)[249],适用于瘀血致痹。

本品苦寒入营血分,为清热、凉血、止血之要药,故常用治温热病热入营血,壮热烦渴、神昏舌绛者,多配玄参、连翘、丹参等药同用,方如清营汤(《温病条辨》)[36]。若见热毒斑疹,常以生地黄与丹皮、赤芍、水牛角等配伍,如犀角地黄汤(《丹溪心法》)[37]。伴有皮肤损害的关节炎以血热、血燥、血虚为多,多以生地入药。尤其伴有皮疹者更宜用生地。

【**用法用量**】水煎服,10~30g。鲜品用量加倍,或以鲜品捣汁入药。

【**古籍摘要**】《本草备要》:消瘀通经,平诸血逆,治吐衄崩中。多服损胃[23]。

【**现代研究**】为玄参科植物地黄的新鲜或干燥块根。主要化学成分为烯类、糖类及氨基酸。

(1)基础研究:生地提取物具有抑制永生化人皮肤角质形成细胞增殖作用,且与药物浓度具有一定相关性[250]。地黄苷 A 为生地黄中单体化学成分,有提高网状内皮吞噬系统功能的趋势[251],有明显升白作用[252]。能抑制模型小鼠巨噬细胞免疫应答抗原(Ia)的高水平表达,提示地黄具有一定的免疫抑制作用[253]。

(2)临床研究:大剂量生地凉血汤(生地 80~120g)能明显改善脓疱型血热证银屑病的临床症状,通过降低血清 TNF-α 水平,起到治疗银屑病的作用[254]。

56. 玄参

【**性味归经**】甘、苦、咸,微寒。归肺、胃、肾经。

【**功能主治**】清热凉血,泻火解毒,滋阴。

本品咸寒入血分而能清热凉血。治温病热入营分,身热夜甚、心烦口渴、舌绛脉数者,常配生地黄、丹参、连翘等药,方如清营汤(《温病条辨》)[36]。治温热病,气血两燔,发斑疹,可配石膏、知母等药,如化斑汤(《温病条辨》)[36]。治疗脱疽,可配金银花、当归、甘草用,如四妙勇安汤(《验方新编》)[79]。治瘟毒热盛、咽喉肿痛、白喉,可配黄芩、连翘、板蓝根等药,方如普济消毒饮(《医宗金鉴》)[21];本品咸寒,有泻火解毒、软坚散结之功,配浙贝母、牡蛎,可治痰火郁结之瘰疬,如消瘰丸(《医学心悟》)[9]。本品亦可治疗各种类型银屑病及银屑病关节炎关节紫暗红肿者。

【**用法用量**】水煎服,10~15g。脾胃虚寒,食少便溏者不宜服用。反藜芦。

【**古籍摘要**】《本草从新》:泻无根之火,补阴。入肺肾二经,除烦止渴,降火滋阴,明目解毒,利咽喉,通二便,下水气[255]。

【**现代研究**】为玄参科植物玄参的干燥根。成分以环烯醚萜类包括哈帕苷及其衍生物和苯丙素苷类为主。

基础研究:①镇痛:玄参色素提取物能提高热板致病小鼠的痛阈值及减少冰醋酸刺激致痛小鼠的扭体次数[256]。②抗氧化:玄参环烯醚萜类成分能显著地清除羟自由基及超氧阴离子,可抑制过氧化氢(H_2O_2)诱导的小鼠血红细胞氧化溶血[257]。③降尿酸:玄参中苯丙素苷能显著地降低高尿酸血症小鼠尿酸水平,是较强的黄嘌呤氧化酶抑制剂[258]。

57. 当归

【**性味归经**】甘、辛,温。归肝、心、脾经。

【**功能主治**】补血调经,活血止痛,润肠通便。

用于痹痛、跌打损伤。本品养血活血止痛,与柴胡、穿山甲、桃仁、红花等同用,治疗跌打损伤瘀血作痛,方如复元活血汤(《医学发明》)[259]。配合羌活、甘草、茵陈、防风、苍术、知母、猪苓、泽泻、升麻等,方如拈痛汤(《兰室秘藏》)[50],治疗湿热相搏,外受风邪,症见遍身肢节烦痛,或肩背沉重,或脚气肿痛,脚膝生疮。

本品辛行温通,为活血行气之要药。可与金银花、玄参、甘草同用,治疗脱疽溃烂,阴血伤败,热毒壅盛,方如四妙勇安汤(《验方新编》)[79]。治疗脚腿生疽,或忽然肿起不痛者,可配伍黄芪、人参、荆芥、天花粉、附子、甘草、牛膝、金银花等药物,方如加味参芪汤(《洞天奥旨》)[99]。还可用于血虚诸症。本品甘温质润,长于补血,为补血之圣药。

【**用法用量**】水煎服,5~15g。湿盛中满、大便泄泻者忌服。

【**古籍摘要**】《本草正》:其味甘而重,故专能补血;其气轻而辛,故又能行血。补中有动,行中有补,诚血中之气药,亦血中之圣药也[72]。

【**现代研究**】为伞形科植物当归的根。当归主要含挥发油如苯酞类、当归双藁苯内酯 A 等,有机酸常见的有阿魏酸和多糖。

(1)基础研究:当归多糖对普萘洛尔诱发的豚鼠耳背银屑病样模型有治疗作用[260]。阿魏酸是当归发挥免疫作用的主要活性成分,对特异性免疫和非特异性免疫均有较强的促进作用[261]。当归提取物具有镇痛、抗炎作用,能明显提高小鼠对热刺激致痛的痛阈,抑制小鼠对化学刺激致痛的扭体反应[262]。

(2)临床研究:朱氏运用当归四逆汤联合西药治疗类风湿关节炎,观察组总有效率高于对照组,观察组晨僵时间、压痛关节数和肿胀关节数均低于对照组,差异有统计学意义($P<0.05$)[263]。

58. 川芎

【**性味归经**】辛,温,无毒。归肝、胆、心包经。

【**功能主治**】祛风止痛,活血行气。

用于风湿痹痛、筋挛缓急等症。《本经》认为川芎主中风入脑,头痛,寒痹,筋挛缓急。用于风痹,手足不仁,可配伍羌活、防己、防风、薏苡仁等药物,方如羌活散(《景岳全书》)[43]。用于四肢骨节疼痛、瘫痪脚气,遍体顽麻,可配伍乌药、白芷、僵蚕、干姜等药物,方如乌药顺气散(《景岳全书》)[43]。用于血瘀气滞诸痛症,全身痹痛、日久入络,常配秦艽、桃仁、红花、羌活等,方如身痛逐瘀汤(《医林改错》)[249]。

【**用法用量**】水煎服,10~15g,或入丸散,外用适量。阴虚火旺、气虚、出血者均应慎用。

【**古籍摘要**】《本草汇》:助清阳而开气郁,活滞血而养新血;疗血虚脑风头痛,去首面湿气游风;上行头目,下行血海;治一切风、一切气、一切血[11]。

【**现代研究**】为伞形科植物川芎的干燥根茎,根茎含有挥发油、生物碱、酚性物质等。

(1)基础研究:川芎挥发油可提高热板法小鼠痛阈值、减少醋酸致小鼠扭体反应的扭体发生次数[264]。

(2)临床研究:用生理盐水 250ml 配入川芎嗪注射液 240~360mg,每日静脉滴注 1 次,治疗类风湿关节炎 12 例,风湿性关节炎 16 例,骨性关节炎 8 例,痛风性关节炎 2 例,总有效率

$92.1\%^{[265]}$。

59. 土鳖虫

【性味归经】 咸,寒,有毒。归心、肝、脾三经。

【功能主治】 逐瘀,破积,通络,理伤。

用于癥瘕积聚、跌仆损伤、风湿筋骨痛等症,对关节畸形有较好疗效。叶天士认为虫类迅速飞达,其药功善,有使"血无凝者,气可宣通"之功用[266]。用于久痹顽痹。本品活血疗伤,续筋接骨,为伤科常用药,治骨折伤痛,配自然铜、乳香、没药、降香节、赤石脂等药,如《伤科汇纂》接骨紫金丹[267],以祛瘀接骨止痛,达到促进骨折愈合和强筋骨的目的。

【用法用量】 内服:入汤剂 3~9g;研末服 1~1.5g,以黄酒送服为佳;或入丸、散。

【古籍摘要】《神农本草经疏》:䗪虫,今人以之治跌打仆损,续筋骨有奇效,乃足厥阴经药也。咸寒能入血软坚,故主心腹血积,癥瘕血闭诸证。血和而荣卫通畅,寒热自除,经脉调匀,又治疟母为必用之药[38]。

【现代研究】 土鳖虫为鳖蠊科昆虫地鳖或冀地鳖的雌虫干燥体,主要含氨基酸等成分。

(1)基础研究:丁氏等通过对土鳖虫酶解物镇痛作用的研究测定大鼠压力痛阈值。结果表明,土鳖虫酶解提取物能显著减少醋酸所致小鼠扭体反应次数,与剂量呈一定的依赖关系,超高、高剂量能显著提高大鼠压力痛阈,说明土鳖虫酶解物具有镇痛作用[268]。

(2)临床作用:孙氏等运用土鳖虫在骨科临床遣方,利用含土鳖虫的外用方和内服方治疗左踝扭伤疼痛患者,治疗 3 天,肿痛明显减轻;用药 1 周后,基本痊愈。说明土鳖虫具有促进骨骼愈合的作用,值得临床推广使用[269]。

60. 鬼箭羽

【性味归经】 苦,寒。归肝经。

【功能主治】 破血消肿,通经活络,解毒杀虫。

用于治疗癥瘕积聚,心腹疼痛,风湿痹痛,妇科月经病,产后病,外科疮疡肿毒,跌打损伤,水火烫伤等。适用于病理为血管炎的弥漫性结缔组织病,如类风湿、系统性红斑狼疮、ANCA 相关血管炎等表现,微循环不佳,血黏度增高,朱良春老常选用鬼箭羽配伍丹参、赤芍、当归、水蛭等改善症状[270]。沈丕安老验方紫斑汤可治疗狼疮性肾炎,紫斑汤主要由鬼箭羽、槐花、藕节、水牛角组成,以凉血活血、散瘀止血[271]。治疗风疹可配用白蒺藜、防风、蝉蜕、僵蚕水煎服,如《宁夏中药志》[272]。

用于治疗急慢性肾炎,肾病综合征,糖尿病肾病,慢性肾功能衰竭,泌尿系感染,前列腺炎等病。

【用法用量】 水煎服,4~9g。或泡酒或入丸、散。

【古籍摘要】《本草纲目》:卫矛,释名鬼箭,神箭。主治女子崩中下血,腹满汗出,除邪,杀鬼毒蛊疰。中恶腹痛,去白虫,消皮肤风毒肿,令阴中解[44]。

【现代研究】 鬼箭羽为卫矛科植物卫矛的具翅状物的枝条或翅状附属物,含有黄酮和黄酮苷、强心苷、五环三萜等成分。

(1)基础研究:齐氏等用鬼箭羽配车前草、益母草、黄芪、山茱萸制成复方鬼箭羽合剂,共治疗 36 例慢性肾炎,结果临床痊愈 17 例,好转 16 例,无效 3 例,总有效率 $91.7\%^{[273]}$。

(2)临床研究:朱氏等利用复杂网络分析方法总结国医大师周仲瑛治疗类风湿关节炎的临证用药规律。分析得出周仲瑛教授治疗类风湿关节炎的核心药物有青风藤、地黄、黄芪、鬼箭羽等[274]。

61. 积雪草

【性味归经】苦、辛,寒。归肝、脾、肾经。

【功能主治】清热利湿,解毒消肿。

本品有清热利湿、解毒消肿之功,用于治疗狼疮性肾炎蛋白尿,可配伍接骨木、六月雪、苦参、赤小豆,如沈丕安教授经验方[275]清肾汤,以清肾活血、利水消肿。治疗硬皮病,常配伍化瘀通络药如丹参、牛膝、赤芍、川芎等,如范永升教授经验用药[276]。也可配伍熟地、当归、川芎、橘络等药,如陈崑山教授经验方自拟软皮固本汤[277],以补益肝肾、通络散结。

【用法用量】水煎服,9~15g。外用适量。

【古籍摘要】《全国中草药汇编》:积雪草,主治感冒,中暑,扁桃体炎,咽喉炎,泌尿系感染、结石;外用治毒蛇咬伤,疔疮肿毒,带状疱疹,外伤出血[119]。

【现代研究】积雪草为伞形科积雪草属积雪草的全草,其主要成分为三萜及其苷类、多炔类、挥发油、黄酮类、生物碱等。

(1)基础研究:胡氏等研究积雪草水提液治疗高尿酸血症的可能作用机制。结果显示,积雪草水提液可降低高尿酸血症模型大鼠血尿酸、尿尿酸浓度及 24h 尿酸总量,对尿酸代谢作用的影响是其治疗高尿酸血症的可能作用机制[278]。

(2)临床研究:胡氏等将 92 例局限性硬皮病患者随机分为两组,观察积雪草苷联合曲尼司特治疗局限性硬皮病的临床疗效。结果显示,实验组的总有效率显著高于对照组($P<0.05$)。积雪草苷辅助治疗局限性硬皮病明显改善机体免疫功能,改善相关症状,且安全可靠[279]。

62. 乳香

【性味归经】辛、苦,温。归肝、心、脾经。

【功能主治】活血行气止痛,消肿生肌。

用于风湿痹痛、跌打损伤。乳香能祛风活血,通络伸筋,有广泛的镇痛作用,既可内服,又可外敷。治疗风湿滞留关节,肢体疼痛,筋脉拘挛,可与乳香、没药、地龙等同用,如《太平惠民和剂局方》活络丹[3],以祛风除湿,益气养血,活络止痛。也可于外敷药中加入本品以止痛、舒筋。

治疗跌打损伤,常与没药、血竭、麝香、冰片等为末内服,如《良方集腋》七厘散[280];治诸损肿痛,可配伍当归、川芎、赤芍、没药等药,如《伤科汇纂》定痛当归散[267]。外用可配伍蓖麻子、川乌,上以猪脂研成膏,烘热涂患处,以手心摩之,如《张氏医通》摩风膏[190]治疗风毒攻注,筋骨疼痛。

【用法用量】水煎服,3~9g;或入丸、散剂;内服宜炒去油。外用适量,生用或炒用,研末调敷或外搽。孕妇忌用。

【古籍摘要】《本草汇言》:乳香,活血祛风,舒筋止痛之药也。又跌仆斗打,折伤筋骨,又产后气血攻刺,心腹疼痛,恒用此,咸取其香辛走散,散血排脓,通气化滞为专功也[281]。

【现代研究】乳香为乳香属橄榄科植物乳香树及同属植物树皮渗出的树脂,主要成分为树脂、树胶及挥发油等。

抗炎、脱水作用:张氏等将 29 例神经胶质瘤患者分成高、中、低剂量乳香提取物治疗组。治疗 7 天后行 CT 检查,结果表明,高剂量组患者病灶周围的水肿减轻;中剂量组患者病灶

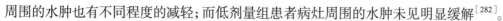

周围的水肿也有不同程度的减轻;而低剂量组患者病灶周围的水肿未见明显缓解[282]。

63. 没药

【性味归经】苦、辛,平。归心、肝、脾经。

【功能主治】活血止痛,消肿生肌。

用于瘀血肿痛,骨折筋损,肢体痹痛。本品能活血化瘀,消肿止痛,内服外用皆宜。常与乳香相须为用,通称乳没,治瘀血湿痰蓄于肢节之间而作痛者,常配伍乳香、地龙、香附、桃仁等药,如《医方考》赶痛汤[283];治气血郁滞,肢体疼痛有奇效,可配伍当归、丹参、乳香,方如《医学衷中参西录》活络效灵丹[173];若加秦艽、桃仁、红花、五灵脂等,如《医林改错》身痛逐瘀汤[249],以活血祛瘀,通经止痛。若加五加皮、自然铜等,治风毒邪气乘虚攻注经络之间,筋脉拘挛,不得屈伸,如《太平惠民和剂局方》虎骨散[3]。

【用法用量】水煎服,3~10g;或入丸、散剂;内服宜制过用。外用适量,生用或炒用,研末调敷或外搽。孕妇忌用。

【古籍摘要】《本草汇》:没药,禀金水之气,血肉受病,经络壅滞者,分散有功,血行气畅,瘀肿自消,堪与乳香功用联璧也[11]。

【现代研究】没药为没药属橄榄科植物地丁树或哈地丁树的干燥树脂,其主要化学成分有树脂、树胶、挥发油、盐类、酸类等。

(1)基础研究:动物实验证实活络效灵丹(组成:当归、丹参、生乳香、生没药)加减治疗骨关节炎有较好的抗炎镇痛作用,可减轻滑膜细胞增生、滑膜组织充血水肿及减少浸润炎性细胞数量,血管增生和血管翳形成显著减少[284]。

(2)临床研究:高氏等通过分析治疗膝骨关节炎的中成药的组方规律发现,整理的190种治疗膝骨关节炎的中成药共涉及中药289味,按出现频次排列,前4名分别是当归(75次)、乳香(55次)、红花(53次)、没药(51次)[285]。

64. 丹参

【性味归经】苦,微寒。归心、心包、肝经。

【功能主治】活血调经,祛瘀止痛,凉血消痈,除烦安神。

用于治疗风湿痹病。本品性寒,既能凉血活血,又能清热消痈,可用于热毒瘀阻证,常配伍清热解毒药同用,如王为兰医生临床常配伍金银花、桑枝、红花、地龙等药[135],以清热解毒、通经化瘀。

本品善能通行血脉,祛瘀止痛,广泛应用于各种瘀血病证。治跌打损伤,肢体瘀血作痛,常与当归、乳香、没药等同用,如《医学衷中参西录》活络效灵丹[173]。

【用法用量】水煎服,5~15g。反藜芦。

【古籍摘要】《青囊药性赋》:丹参,味苦微寒,无毒,除积聚,破癥瘕,益气去烦满。一名赤参[148]。

【现代研究】本品为唇形科植物丹参的干燥根和根茎,主要含丹酚酸类、丹参酮类、挥发油类及无机元素等化学成分。

(1)基础研究:张氏等研究发现丹参注射液能够降低大鼠血清及膝关节液中炎症细胞因子的水平起到治疗膝关节骨性关节炎的作用[286]。

(2)临床研究:叶氏等利用丹参川芎嗪联合西药规范治疗痰瘀阻络型类风湿关节炎,结果显示,治疗组总有效率显著优于对照组[287]。

65. 水蛭

【**性味归经**】咸、苦,平;有小毒。归肝经。

【**功能主治**】破血通经,逐瘀消癥。

治疗血瘀经闭,癥瘕积聚。本品咸苦入血,破血逐瘀力强,主要用于血滞经闭、癥瘕积聚等症。常与虻虫相须为用,也常配三棱、莪术、桃仁、红花等药同用,如《伤寒论》抵当汤[1]。治风虚走注疼痛,可配威灵仙、地龙、五灵脂、川乌等药,如《证治准绳》定痛丸[147]。

【**用法用量**】水煎服,3~5g;研末服,0.3~0.5g。以入丸、散或研末服为宜。或以鲜品适量放置于瘀肿局部吸血消瘀。

【**古籍摘要**】《本草汇》:水蛭,治蓄血瘀血,破血癥血劳。入坚结利若锋针,逐恶血快如砭石[11]。

【**现代研究**】水蛭为水蛭科动物蚂蟥、水蛭或柳叶蚂蟥的干燥全体,主要含蛋白质、氨基酸等成分。

(1)基础研究:由于水蛭的唾液含有不同的止疼剂、麻醉剂和类似于组胺的化合物,这些有效物质具有消炎散肿定痛、清除毒素的作用,因此被用于骨关节炎的治疗,具有明显减轻痛觉的效果,并且与经典的双氯芬酸止痛相比基本无副作用[288]。

(2)临床研究:张炳厚教授常用制水蛭6g入煎剂,配伍当归、川芎、忍冬藤、穿山甲、白花蛇舌草等活血祛风、通络除痹治疗痹病[289-290]。

66. 穿山甲

【**性味归经**】咸,微寒。归肝、胃经。

【**功能主治**】活血消癥,通经下乳,消肿排脓,搜风通络。

用于风湿痹痛日久入络之肢体拘挛、关节畸形、强直等症,穿山甲能通经透络,常与疏风活络药同用。用于癥瘕痞块、瘰疬积聚等症。穿山甲能通经络而达病所,以行血散结。偏于瘀滞,常配莪术、三棱、丹参、鳖甲等同用;若属气滞痰凝,则应配伍行气软坚药同用,常用来治疗风湿病伴有皮下结节,如脂膜炎、结节性红斑后期、皮肤血管炎等。用于痈疽肿毒,跌打损伤,可配伍芒硝、荆芥、槟榔、草乌等药外用,如《验方新编》消风散毒散[79]。

【**用法用量**】水煎服,5~10g。一般炮制后用,不宜过服。外用适量。

【**古籍摘要**】《本草备要》:穿山甲,专能行散,通经络,达病所。治风湿冷痹,通经下乳,消肿溃痈,止痛排脓,和伤发痘。风疟疮科为要药[23]。

【**现代研究**】穿山甲为是鳞甲目穿山甲科哺乳动物的鳞甲,含有多种氨基酸和微量元素等成分。

基础研究:吴氏等在研究穿山甲水提物对小鼠疼痛模型的影响作用时发现,其甲片的水提物可延长小鼠受热板刺激的痛阈值,且对于痛阈值的影响强度与灌胃小鼠水提物的剂量呈一定的量效关系[291]。表明穿山甲片具有缓解疼痛的功效,其镇痛作用的机制可能与神经递质和疼痛介质前列腺素 E_2 的含量变化有关[292]。

67. 黄芩

【**性味归经**】苦,寒。归肺、胆、脾、胃、大肠、小肠经。

【**功能主治**】清热燥湿,泻火解毒,止血,安胎。

用于痈肿疮毒。本品有清热泻火、清解热毒的作用,可用治火毒炽盛之痈肿疮毒,常与黄连、黄柏、栀子配伍,如黄连解毒汤(《丹溪心法》)[37]。治恶疮发背、疔疮,常与金银花、当归、大黄等药物配伍,方如托里散(《洞天奥旨》)[99]。治脏毒初起,湿热流注肛门,结肿疼痛,可与黄连、川芎、防风、苍术等配伍,方如黄连除湿汤(《徐评外科正宗》)[293]。治疗遍身瘙痒,癣疥疮疡,常与苦参、玄参、黄连、独活、防风、栀子等药物同用,方如陈氏苦参丸(《景岳全书》)[43]。

用于湿温、暑湿、胸闷呕恶,湿热痞满。本品性味苦寒,功能清热燥湿,尤长于清中上焦湿热。治湿温、暑湿证,湿热阻遏气机而致胸闷恶心呕吐、身热不扬、舌苔黄腻者,常配滑石、白豆蔻、通草、猪苓等药,如黄芩滑石汤(《温病条辨》)[36]。若配黄连、干姜、半夏等,可治湿热中阻,痞满呕吐,如半夏泻心汤(《伤寒论》)[1]。

肺主皮毛,本品苦寒可清皮肤热毒,适用于银屑病关节炎湿热,血分热毒者,又擅治中上焦湿热,对银屑病上肢关节肿者疗效较佳。

【用法用量】 水煎服,3~15g。清热多生用,清上焦热可酒炙用,止血可炒炭用。本品苦寒伤胃,脾胃虚寒者不宜使用。

【古籍摘要】 《本草正》:枯者清上焦之火,消痰利气,定喘咳,止失血,退往来寒热,风热湿热,头痛,解瘟疫,清咽,疗肺痿肺痈、乳痈发背,尤祛肌表之热,故治斑疹鼠瘘、疮疡赤眼。实者凉下焦之热,能除赤痢,热蓄膀胱,五淋涩痛,大肠闭结,便血,漏血[72]。

【现代研究】 本品为唇形科植物黄芩的干燥根。含黄芩苷元、黄芩苷、汉黄芩素等。

①抗炎作用:黄芩苷可抑制人软骨细胞对白介素-1β刺激的炎症反应,能显著抑制诱导型一氧化氮合酶、基质金属蛋白酶-3和基质金属蛋白酶-13的转录水平[294]。②黄芩苷治疗银屑病的研究:黄芩显著促进鼠尾鳞片表皮颗粒层形成[295],黄芩苷对成纤维细胞显示有一定的抑制作用,并呈时间和剂量依赖关系,推测黄芩苷可通过阻滞成纤维细胞周期发挥抑制增殖作用,进而影响表皮角质形成细胞生长[296]。

68. 黄柏

【性味归经】 苦,寒。归肾、膀胱、大肠经。

【功能主治】 清热燥湿,泻火除蒸,解毒疗疮。

用于湿热下注,关节肿痛,脚气,痿证。取本品清泄下焦湿热之功,用治湿热下注所致脚气肿痛、痿证,常配苍术、牛膝用,如三妙丸(《医学正传》)[297]。治湿热下注,腿脚生疮,赤肿生痛,或腰脚酸痛,或下肢偏身重痛,可与羌活、当归、防风、茵陈等配伍,方如当归拈痛汤(《医学启源》)[18]。治痈疽、发背、诸般疔肿、跌仆损伤、湿痰流毒,可与天花粉、大黄、姜黄等配伍外用,方如如意金黄散(《徐评外科正宗》)[293]。本品性苦寒能坚肾阴,若配知母、熟地、龟甲等药用,降阴火,补肾水,可治阴虚火旺之痿证,如大补阴丸(《丹溪心法》)[37]。

【用法用量】 水煎服,3~12g。外用适量。脾虚泄泻,胃弱食少者忌服。

【古籍摘录】 《本草从新》:苦寒微辛,沉阴下降,泻膀胱相火,除湿清热,疗下焦虚,骨蒸劳热,诸痿瘫痪[255]。

【现代研究】 为芸香科植物黄皮树或黄檗的干燥树皮,含生物碱、柠檬苦素、木脂素和酚酸类等。

(1)基础研究:经黄柏组方的二妙胶囊给药后,大鼠皮肤通透性降低,可改善大鼠足趾肿胀[298]。黄柏生品和盐制品均有抗痛风作用,可降低高尿酸血症小鼠血清尿酸水平,降低肝脏黄嘌呤氧化酶活性[299]。四妙丸(以盐黄柏为主要成分)给予膝骨关节炎模型兔灌胃治疗,研究证实其可以抑制膝骨关节炎软骨细胞的凋亡,减缓软骨病变[300]。

（2）临床研究：黄柏骨伤散外用治疗膝关节炎，治疗组给予醋氯芬酸分散片口服加黄柏骨伤散外用，对照组给予醋氯芬酸分散片口服，治疗组患者的血清肿瘤坏死因子 -α、血清白介素 -1、临床疼痛症状积分及膝关节功能的 WOMAC 骨关节炎指数评分、局部皮肤刺激性反应评分均优于对照组[301]。

69. 金银花

【**性味归经**】甘，寒。归肺、心、胃经。

【**功能主治**】清热解毒，疏散风热。

本品甘寒入心，善于清热解毒，用于热毒炽盛之脱疽，症见患肢红肿灼热，溃烂腐臭，疼痛剧烈，可配伍当归、玄参、生甘草，方如四妙勇安汤（《验方新编》）[79]。冯兴华教授治疗火热炽盛型系统性红斑狼疮常加入金银花、连翘等药物，内以清热解毒，外以清宣透热[302]。《景岳全书》解毒汤，用本品加黄连、连翘，治疗热痹关节红肿[43]。治疗鹤膝风，常与生黄芪、远志、石斛、牛膝配伍，方如四神煎（《验方新编》）[79]。

【**用法用量**】水煎服，6~30g。疏散风热、清泄里热以生品为佳；炒炭宜用于热毒血痢；露剂多用于暑热烦渴。脾胃虚寒及气虚疮疡脓清者忌用。

【**古籍摘要**】《汤液本草经雅正》：宣通经脉，调和血气，有治痢、治胀、治疟、治疮、散热、解毒、凉血之功，而又能清络中风火湿热，解瘟疫秽浊之邪[86]。

【**现代研究**】为忍冬科植物忍冬、红腺忍冬、山银花或毛花柱忍冬的干燥花蕾或带初开的花。本品主要有有机酸类、黄酮类、三萜皂苷类、挥发油类等。

（1）基础研究：忍冬总皂苷能抑制蛋清、角叉菜胶等所致大鼠脚爪水肿，抑制大鼠巴豆油性肉芽囊的炎性渗出和炎性增生[303]，促进白细胞和炎性细胞吞噬作用，降低中性粒细胞体外分泌，恢复巨噬细胞功能，调理淋巴细胞作用，显著增加白介素 -2 的产生[304]。

（2）临床研究：高氏等运用四妙勇安汤配合西药治疗 2 型糖尿病并合痛风，总有效率 96.43%，能有效降低患者的血尿酸、尿尿酸水平，有效预防或减少痛风急性发作，有助于恢复关节功能[305]。

70. 苦参

【**性味归经**】苦、寒。归心、肝、胃、大肠、膀胱经。

【**功能主治**】清热燥湿，祛风杀虫，利尿。

治湿热痹痛，常与丹参、沙参、五加皮、蒺藜等药配伍，如《证治准绳》苦参丸[147]，以清热利湿，疏风止痛。治疗湿热脚气，肢节疼烦，肩背沉重，下注足胫肿痛，脚膝生疮赤肿，常配伍羌活、升麻、苍术、黄芩、知母等，如《医学启源》当归拈痛汤[18]。

用于湿热所致的黄疸、泻痢、带下、小便不利等症，可配伍黄连、瓜蒂、大黄、葶苈子等，如《医学正传》葶苈苦参散[297]，以清热燥湿利水。本品还可用来治疗弥漫性结缔组织病引起的肝损害。

【**用法用量**】水煎服 3~10g，外用适量。本品苦寒伤胃、伤阴，脾胃虚寒及阴虚津伤者无热象忌用或慎用。反藜芦。

【**古籍摘要**】《神农本草经疏》：苦参，主心腹结气，癥瘕积聚，黄疸，溺有余沥，逐水除痈肿。补中，明目止泪，养肝胆气，安五脏，定志，益精，利九窍，除伏热肠澼，止渴醒酒，小便黄赤，疗恶疮，平胃气，令嗜食，轻身[38]。

【**现代研究**】苦参为槐属豆科植物苦参的干燥根，主要成分为黄酮类及生物碱类物质。

临床研究：吴氏等观察来氟米特联合甲氨蝶呤、复方苦参注射液治疗类风湿关节炎，结果显示，观察组缓解率高于对照组（$P<0.01$）。对照组 BASDAI、BASMI 评分同期比较观察组改善明显（$P<0.01$）[306]。银屑病常用口服中成药消银颗粒（土茯苓、草河车、槐花、白花蛇舌草、紫草、水牛角、白茅根等）中含有苦参，具有清热解毒、凉血消斑的功效。消银颗粒配合窄谱中波紫外线（NB-UVB）治疗寻常型银屑病，对照单纯使用窄谱中波紫外线治疗方法，可明显降低患者 PASI 评分及血清中 TNF-α 及 IL-17、IL-23 炎性细胞因子水平，还可明显降低不良反应发生率和复发率[307]。

71. 升麻

【性味归经】辛、微甘，微寒。归肺、脾、胃、大肠经。

【功能主治】解表透疹，清热解毒，升举阳气。

本品能辛散发表，清热解毒，可用治热毒所致的多种病症。治热毒流入四肢，历节肿痛，常配伍水牛角、羚羊角、前胡、栀子、大黄等药物，方如千金犀角散（《张氏医通》）[190]。用于时气瘟疫，头痛发热，肢体烦疼，及疮疹已发或未发，常配伍白芍、炙甘草、葛根等同用，方如升麻葛根汤（《太平惠民和剂局方》）[3]。用于热毒所致温毒发斑，咽喉肿痛，常配伍玄参、炙甘草，方如玄参升麻汤（《类证活人书》）[308]。本品可用来治疗系统性红斑狼疮，肌炎或皮肌炎，银屑病等皮肤损害。

【用法用量】水煎服，3~10g。发表透疹、清热解毒宜生用，升阳举陷宜炙用，麻疹已透，阴虚火旺，以及阴虚阳亢者，均当忌用。

【古籍摘要】《名医别录》：主中恶腹痛，时气毒病，头痛寒热，风肿诸毒，喉痛口疮[309]。

【现代研究】本品为毛茛科植物大三叶升麻、兴安升麻或升麻的干燥根茎。含 9,19- 环羊毛脂烷型三萜及其苷类、苯丙素类等化合物。

（1）基础研究：升麻苷能够抑制内皮细胞对 IL-6 和 TNF-α 的分泌，具有显著的抗炎活性[310]。类叶升麻苷可以促进淋巴细胞增殖反应、腹腔巨噬细胞吞噬功能及增加外周血中 IL-2 的含量，提高机体非特异性细胞免疫，从而增强免疫功能[311]，还对肿瘤细胞的转移具有抑制作用[312]，其有效成分还具有抑制破骨细胞的形成和抑制破骨细胞发挥骨吸收作用的能力，有效保护去势小鼠的骨密度[313]。

（2）临床研究：盛氏等运用升麻透疹方治疗银屑病血热证 86 例，4 周为 1 个疗程，2 个疗程后观察，总有效率 93%[314]。

72. 金雀根

【性味归经】甘、辛、微苦，性平。归肺、脾经。

【功能主治】补肺健脾，活血祛风。

用于风寒湿痹。汪履秋教授治疗风寒湿痹，用本品加当归、白芍、南星、牛膝等药物制成贴膏外用[315]；治疗系统性红斑狼疮，沈丕安教授常在应用凉血活血药物的同时，加金雀根、虎杖等调节免疫[316]，治疗干燥综合征用生芦润燥汤，由本品配伍生地黄、生石膏、芦根、黄连、黄芩等药物，共奏养阴生津、清热通络作用[317]。

【用法用量】水煎服，15~30g。外用适量或捣敷。

【古籍摘要】《本草纲目拾遗》：治跌打损伤，暖筋骨，疗痛风，性能追风活血，兼通血脉，消结毒[80]。

【现代研究】金雀根为豆科锦鸡儿的根或根皮，含二苯乙烯类、异黄酮类化合物等成分。

（1）基础研究：金雀根具有免疫调节治疗类风湿关节炎的作用，可降低小鼠脾细胞基质金属蛋白酶 -2（MMP-2）表达，升高小鼠脾细胞基质金属蛋白酶组织抑制因子 -2（TIMP-2）表达[318]，金雀根的醋酸乙酯部位具有较强的刺激成骨细胞增殖的活性[319]。

（2）临床研究：孟氏等运用金雀根联合督灸治疗强直性脊柱炎肾阳虚证，对照组口服柳氮磺吡啶肠溶片和白芍总苷胶囊，疗程共 12 周后发现金雀根配合督灸对于强直性脊柱炎肾阳虚证患者疼痛评分及功能活动均有明显的改善作用（P＜0.05）[320]。唐华燕等用金雀根汤治疗狼疮性肾炎，对照组口服泼尼松片，同时给予注射用环磷酰胺 1.0g 每月，静脉滴注 1 次，治疗组口服泼尼松片每日 10mg 或以下，同时给予金雀根汤，治疗 6 个月后治疗组总有效率为 74%，对照组为 82%（P＜0.05）[321]。

73. 五爪龙

【性味归经】甘、微苦，性平。

【功能主治】祛风除湿，祛瘀止痛。

又名五指毛桃、土黄芪。用于风湿痹病，路志正教授常用本品配伍桑枝、秦艽、威灵仙、桂枝等祛风除湿散寒之药[322]。治疗重症肌无力邓铁涛教授常选五爪龙、牛大力、千斤拔[323]，又自拟强肌健力饮，由本品配伍黄芪、党参、白术、当归等药物组成[324]，治疗气血虚弱型肌肉萎缩邓老善用本品加鸡血藤[323]。

【用法用量】水煎服 30~60g，或浸酒。外用适量，煎水洗，或研末调敷。

【古籍摘要】《全国中草药汇编》：祛风利湿，活血祛瘀。主治风湿骨痛，闭经，产后瘀血腹痛，睾丸炎，跌打损伤[119]。

【现代研究】为桑科植物粗叶榕的根或枝条。根中含有机酸、黄酮、氨基酸、三萜、生物碱等成分。

基础研究：①抗氧化：从五指毛桃中提取的黄酮、多酚及氨基酸，经抗氧化试验发现具有较强的清除自由基能力[325]。②调节免疫功能：五指毛桃水提物能够明显提高被环磷酰胺抑制的小鼠巨噬细胞吞噬功能，有良好的促免疫作用[326]。五指毛桃水提液能明显减少醋酸所致的小鼠扭体次数，提高小鼠痛阈，具有良好的抗炎镇痛作用[327]。

74. 香附

【性味归经】辛、甘、微苦、平。归肝、三焦经。

【功能主治】疏肝理气，调经止痛。

用于肝气郁滞所致胁肋作痛、脘腹胀痛及疝气痛等症。治疗肝气不疏，气滞血瘀引起的四肢关节疼痛，活动不利，常与秦艽、川芎、桃仁、红花等药物配伍，方如身痛逐瘀汤（《医林改错》）[249]，冯兴华教授认为应以行肝气法治疗气滞血瘀证，因肝主疏泄，主全身的气机条畅，故身痛逐瘀汤用香附理气，香附入肝经，行肝气。本品还可配伍狗脊、苍术、陈皮、没药、威灵仙等药物，治疗风湿客于肾，血脉凝滞，腰腿重疼，不能转侧，皮肤不仁，遍身麻木等症，方如活血应痛圆（《太平惠民和剂局方》）[3]。

【用法用量】水煎服，6~12g。凡气虚无滞、阴虚血热者忌服。

【古籍摘要】《本草备要》：乃血中气药，通行十二经、八脉气分，主一切气。利三焦，解六郁。止诸痛[23]。

【现代研究】本品为沙草科植物莎草的干燥根茎，含挥发油，油中主要成分为 α- 香附酮、三萜类、黄酮类及生物碱等。

（1）基础研究：香附的不同炮制品对由二甲苯诱导引起的小鼠耳肿胀急性非特异性炎症具有明显的抑制作用[328]。香附油滴丸能够显著减轻小鼠足跖及耳郭肿胀，降低小鼠腹腔毛细血管通透性，提高疼痛痛阈[329]。

（2）临床研究：观察红花香附汤对弹性髓内针固定术治疗儿童长骨骨干骨折术后恢复的情况，对照组术后常规治疗，观察组在对照组基础上给予红花香附汤，发现观察组骨折愈合总有效率显著高于对照组，并发症发生率低于对照组，同时，观察组术后1月肿胀及VAS评分均明显低于对照组[330]。

75. 干姜

【性味归经】辛，温。归心、肺、脾、胃经。

【功能主治】温中散寒，回阳通脉。

用于寒湿痹痛，前人认为"干姜能走能守"，回阳通脉作用较强。可治疗寒湿偏胜的风湿痹病，症见腰痛，腰及下肢凉冷，腰沉重如坐水中的肾着证，如《金匮要略》甘姜苓术汤[2]。也可配伍麻黄、陈皮、乌药、白僵蚕等，如《太平惠民和剂局方》乌药顺气散[3]，以治疗男子、妇人一切风气专攻四肢，骨节疼痛，筋脉拘挛等。"干姜无附子不热"，而附子得干姜其毒性亦稍减，治疗少阴病，脉沉，四肢厥逆者，亡阳者，可配伍甘草、附子，如《伤寒论》四逆汤[1]，以回阳救逆。

【用法用量】水煎服，3~9g，稍大量可用12~15g。阴虚内热而咽喉疼痛，或多汗者，均不宜用干姜。孕妇慎用。干姜对胃有刺激，故入补剂时常配甘草、大枣以缓和其刺激性。

【古籍摘要】《神农本草经疏》：主胸满，咳逆上气，温中止血，出汗，逐风湿痹，肠澼下痢，寒冷腹痛，中恶霍乱胀满，风邪诸毒，皮肤间结气，止唾血。生者尤良。干姜禀天地之阳气，故味辛而气温，虽热而无毒[38]。

【现代研究】干姜为姜科植物姜的干燥根茎，其主要成分为挥发油、二苯基庚烷、姜辣素等。

赵氏等研究采用古方五积散治疗类风湿关节炎的临床疗效，其五积散组成为：干姜、苍术、厚朴、茯苓、白芍、川芎等。结果显示，经过1~3个疗程的治疗，总有效率为91.7%[331]。

76. 白芥子

【性味归经】辛，温。归肺、胃经。

【功能主治】温肺化痰，利气散结，通络止痛。

治疗阴疽流注，肢体麻木，关节肿痛。本品温通经络，善除"皮里膜外"之痰，又能消肿散结止痛，可配伍南星、半夏、白芷、苍术等药，如《万病回春》清湿化痰汤[215]，以行气活血，通络止痛，搜痰。也可治痰湿流注所致的阴疽肿毒，常配鹿角胶、肉桂、熟地等药，以温阳化滞，消痰散结，如《外科证治全生集》阳和汤[332]。

治疗寒痰喘咳，悬饮。本品辛温，能散肺寒，利气机，通经络，化寒痰，逐水饮。治寒痰壅肺，咳喘胸闷，痰多难咳，配紫苏子、莱菔子，如《韩氏医通》三子养亲汤[333]。

【用法用量】水煎服，3~10g。外用适量，研末调敷。

【古籍摘要】《本草汇》：白芥子，大辛烈之物也，辛能入肺，温能发散，故豁痰利气有功。法在所忌[11]。

【现代研究】白芥子为十字花科植物白芥的种子。白芥子含白芥子苷、芥子碱、芥子酶等成分。

(1)基础研究:李氏等研究表明,白芥子醇提物能明显抑制二甲苯所致的小鼠耳肿胀和醋酸所致的小鼠毛细血管通透性增加;并能延长小鼠痛反应时间,减少扭体次数,证实白芥子具有较强的抗炎镇痛作用[334]。

(2)临床研究:现代研究表明,氧自由基代谢紊乱是膝骨性关节炎的发病机制之一,白芥子散(以白芥子为君药)可纠正氧自由基代谢紊乱,治疗膝骨性关节炎,试验疗效优于美洛昔康[335-336]。

77. 露蜂房

【**性味归经**】甘,平;有毒。归肝、胃经。

【**功能主治**】祛风止痛,攻毒消肿,杀虫止痒。

用于治疗痛风历节、久痹关节疼痛强直畸形,痰瘀互结之证。常与僵蚕、当归尾、五加皮等配用,如《医学心悟》普救万全膏[9]。用于外感邪毒所致风湿痹病。

【**用法用量**】水煎服,3~5g。

【**古籍摘要**】《本草汇》:蜂房,即黄蜂之窠也,性有毒,以其得火气之甚也。外科方多用之者,皆取其以毒攻毒,兼杀虫之义耳。若病属气血虚,与夫痈疽溃后,元气乏竭者,皆不宜服[11]。

【**现代研究**】露蜂房为胡蜂科昆虫大黄蜂或同属近缘昆虫的巢,化学成分以酚酸类、二苯基庚烷类和萜类为主。

抗炎、镇痛作用:细辛与蜂房同用对小关节疼痛、肿胀的类风湿关节炎疗效明显[337]。

78. 南星

【**性味归经**】苦,辛,温;有毒。归肺、肝、脾经。

【**功能主治**】燥湿化痰,祛风解痉;外用散结消肿。

用于风痰眩晕,中风,癫痫,破伤风。本品归肝经,走经络,善祛风痰而止痉厥。治诸风痰盛,头痛恶心,呕吐痰涎,常用本品配伍牛黄、白附子、白僵蚕、半夏等药物,方如辰砂圆(《太平惠民和剂局方》)[3]。治风痰留滞经络,半身不遂,手足顽麻,口眼㖞斜等,则配半夏、川乌、白附子等,如《太平惠民和剂局方》青州白丸子[3]。

用于痈疽肿痛,外用能消肿散结止痛。治疗痈疽、发背、诸般疔肿、跌仆损伤、湿痰流毒、流毒、大头时肿、漆疮、火丹、肌肤赤肿、干湿脚气、妇女乳痈、小儿丹毒,凡外科一切诸般顽恶肿毒,可与天花粉、大黄、黄柏、白芷、苍术等茶汤同蜜调敷,以清热解毒消肿,方如《徐评外科正宗》如意金黄散[293]。若痈疽肿硬难溃,厚如牛领之皮,不做脓腐者,可与草乌头、半夏、狼毒各等分研磨,用猪脑同捣,遍敷疮上,以温阳散结消肿,方如《徐评外科正宗》四虎散[293]。治跌仆伤损,及金疮、刀箭、兵刃所伤,断筋损骨,疼痛不止,新肉不生者,常与乳香、没药、苏木、龙骨等配伍,研末外用,方如花蕊石散(《徐评外科正宗》)[293]。

【**用法用量**】天南星煎服,3~10g,多制用,外用适量。胆南星煎服 3~6g,或入丸散。阴虚燥咳,热极、血虚动风及孕妇禁服。

【**古籍摘要**】《本经逢原》:天南星,苦辛温,有毒,治风痰生用。然南星专走经络,故中风麻痹以之为向导[100]。

【**现代研究**】天南星为天南星属天南星科草本植物。胆南星是由天南星与猪、牛、羊胆汁混合,经发酵制成,药性由温转凉,功效由温化寒痰转变为清化热痰。胆南星的原料药天南星是毒性中药,经过胆汁制得的胆南星却无毒,胆汁并不是只起辅助作用的附加物料,而是从根本上影响主药的理化性质,改变了主药的性味。

(1)基础研究:侯氏等观察南星骨痛膏对兔膝骨关节炎关节形态及血清白介素 -1(IL-1)、干扰素 -α(TNF-α)、基质金属蛋白酶 -13(MMP-13)、基质金属蛋白酶组织抑制因子 1(TIMP-1)表达的影响,探讨南星骨痛膏治疗兔膝骨关节炎可能的作用机制,结果显示:南星骨痛膏能减轻兔膝关节骨关节炎病变程度,对关节软骨有保护作用[338]。崔氏等研究胆南星和阿司匹林抗炎镇痛体内药效学。结果显示:胆南星能提高小鼠痛阈值,明显抑制二甲苯所致小鼠耳郭肿胀。从药效学方面说明胆南星抗炎和镇痛两方面均有明显的作用[339]。

(2)临床研究:李氏等随机将 60 例患者分为两组,观察复方南星止痛膏联合双醋瑞因治疗膝骨性关节炎的临床疗效。复方南星止痛膏由天南星、生川乌、肉桂、白芷、细辛、没药、乳香组成,结果显示:复方南星止痛膏联合双醋瑞因治疗膝骨性关节炎疗效显著,安全性高,不良反应少[340]。

79. 半夏

【性味归经】辛,温;有毒。归脾、胃、肺经。

【功能主治】燥湿化痰,降逆止呕,消痞散结。姜半夏温中化痰,降逆止呕为主;清半夏以燥湿化痰为主;法半夏治疗寒痰、湿痰为主,同时兼具调和脾胃的作用。

用于咳喘痰多,半夏味辛,性温燥,长于燥湿化痰,治湿痰壅滞,痰饮为患,呕吐恶心或中脘不快,常配伍橘红、茯苓、炙甘草,方如二陈汤(《太平惠民和剂局方》)[3]。寒饮伏肺,咳嗽气喘,形寒背冷,感寒易发者,常与麻黄、桂枝、干姜、细辛等同用,方如《伤寒论》小青龙汤[1]。中脘留伏痰饮,臂痛难举,手足不能转移,背上凛凛恶寒,常配伍茯苓、枳壳等药物,方如指迷茯苓丸(《张氏医通》)[190]。用于梅核气,因气滞痰凝,咽中似有物阻,吐之不出,咽之不下,常配伍厚朴、紫苏叶、茯苓等,方如半夏厚朴汤(《金匮要略》)[2]。本品还能和胃降逆止呕,为治呕吐之要药,若胃中有寒,干呕、吐涎沫,可与干姜同用,方如半夏干姜散(《金匮要略》)[2]。

用于瘿瘤、痰核、痈疽肿毒,治疗痈疽发背、乳花、百种无名毒疮、一切歹疮,常配金银花、贝母、天花粉、醋山甲等药物,方如内消散(《徐评外科正宗》)[293]。

【用法用量】水煎服,3~15g,或入丸、散,外用适量,生品研末,水调敷或用酒醋调敷。阴虚燥咳,津伤口渴,血证及燥痰者禁用,孕妇慎用。

【古籍摘要】《本经逢原》:主伤寒寒热,心下坚,胸胀,咳逆,头眩,咽喉肿痛,肠鸣下气,止汗[100]。

【现代研究】半夏为天南星科植物半夏的干燥块茎,含有生物碱、半夏淀粉、甾醇类、氨基酸、挥发油及多种微量元素等化学成分。

(1)基础研究:半夏总生物碱对多种炎症动物模型均有明显的对抗效果,其所含葡糖醛酸衍生物对士的宁和乙酰胆碱有解毒作用,且 5% 的半夏水浸液有抗皮肤真菌的作用[341]。

(2)临床研究:邱氏等运用制乌头合制半夏、浙贝治疗痰浊阻滞型慢性痛风性关节炎 33 例,15 天为 1 个疗程,治疗 2 个疗程,患者关节肿胀、疼痛消失,血尿酸值正常者占 75.76%[342]。

80. 山慈菇

【性味归经】辛、寒;有小毒。归肝、胃经。

【功能主治】清热解毒,消痈散结。

用于痈肿发背、疔肿恶疮、无名肿毒,常与千金子、雄黄、五倍子、朱砂等解毒疗疮之品相配外敷,方如紫金丹(《医学心悟》)[9]。治疗瘿瘤瘰疬,常与海藻、昆布、夏枯草、浙贝相伍。山慈菇近年来还常用于治疗痛风,天津中医药大学附院自制痛风胶囊[343],用本品加土茯苓、萆薢、延胡索组成。

【用法用量】水煎服,3~6g。外用适量,正虚体弱患者慎服。

【古籍摘要】《本经逢原》:山慈菇攻坚解毒,治痈肿疮瘘,瘰疬结核等证[100]。

【现代研究】为兰科植物杜鹃兰、独蒜兰或云南独蒜兰的干燥假鳞茎。主要成分包含杜鹃兰素Ⅰ、杜鹃兰素Ⅱ、丁二酸、天麻苷等。

(1)基础研究:杜鹃兰最低抑菌浓度为 6.25~25mg/ml,在 25mg/ml 的浓度下,山慈菇对短帚霉菌、总状共头霉菌、互隔交链孢霉、腊叶芽枝霉、柔毛葡柄霉、葡萄孢霉等 16 株霉菌均有抗菌活性[344],山慈菇多糖能通过提高荷瘤小鼠体内白介素 -2 的活性、降低肿瘤坏死因子的活性从而提高肝癌小鼠的免疫力[345]。

(2)临床研究:林氏自拟慈茯萆苡汤(山慈菇 20g,土茯苓 30g,萆薢 30g,薏苡仁 20g,威灵仙 15g,秦艽 15g,牛膝 15g,全蝎 3g,蜈蚣 2 条,甘草 5g)治疗痛风性关节炎,1 个月为 1 个疗程,1 个疗程后总有效率 90.4%[346]。

81. 白附子

【性味归经】辛,温;有毒。归胃、肝经。

【功能主治】祛风痰,定惊,解毒散结,止痛。

用于中风痰壅,口眼㖞斜,手足麻木,常与天南星、半夏、僵蚕等配伍,治疗头面部受风寒湿侵袭所致的口眼㖞斜,可配全蝎、僵蚕,方如牵正散(《杨氏家藏方》)[52]。治疗痰厥头痛,可配伍南星、半夏,方如严氏三生丸(《景岳全书》)[43]。治疗臁疮、骨节疼痛,多与地龙、草乌、五灵脂配伍,方如四生丸(《医宗金鉴》)[21]。本品有定惊作用,配伍黄芪、藁本、羌活、白芷、防风、天麻等药物,可以治疗诸风神志不定、恍惚去来及风虚眩冒,卒中急风,不省人事,方如娄金圆(《太平惠民和剂局方》)[3]。

【用法用量】水煎服,3~6g。一般炮制后应用,外用生品适量捣烂,敷膏或研末以酒调敷患处。血虚生风、内热生惊及孕妇禁用,小儿慢惊不宜服。

【古籍摘要】《本草汇》:入足阳明经。驱风湿而除血痹,行药势而消风痰[11]。

【现代研究】本品为天南星科植物独角莲的干燥块茎,块茎中含琥珀酸、棕榈酸、胆碱、尿嘧啶、谷氨酸等。

(1)基础研究:白附子水浸液可明显减少小鼠扭体反应次数,且生、制白附子之间无明显差异性[347]。白附子的衍生品混悬液及煎剂可抑制炎症末期的棉球肉芽肿增生及渗出,并对鼠的酵母性、蛋清性及甲醛性关节肿具有一定的抑制作用[348]。

(2)临床研究:高氏等治疗类风湿关节炎,治疗组应用化痰通络散(白附子、制南星、白芷、独活、防风等),对照组选用吲哚美辛口服 1 个疗程后,对照组总有效率 60%,治疗组总有效率 80%[349]。

82. 全蝎

【性味归经】辛,平;有毒。归肝经。

【功能主治】息风镇痉,通络止痛,攻毒散结。

用于风湿顽痹。对风寒湿痹久治不愈,筋脉拘挛,甚则关节变形之顽痹,作用颇佳。治血风疮,并湿热生霉,常配伍连翘、黄芩、栀子、黄柏等药物,方如追风解毒汤(《古今医鉴精要》)[350]。治急风卒中半身不遂,腰脚软弱,历节疼痛,手足拘挛,及脚气风肿疼痛,可配伍蝉蜕、附子、五味子、防风、麻黄等药物,方如蝉蜕丸方(《圣济总录》)[208]。国医大师张志远教授治疗肢体筋脉关节的疼痛麻木、活动不灵,明确指出治疗应加虫类药物,即用全蝎、蜣螂虫、地龙、穿山甲等药物[351]。旷惠桃教授遇有风湿痹证急性发作、疼痛剧烈、肿胀明显者,往往以全蝎、蜈蚣为对药加入方中,既能通经络以止疼痛,又可攻瘀毒以散顽结[352]。严世芸教授认为类风湿关节炎是本虚标实,本虚是气血不足,肾气虚弱,标实为湿邪、络瘀血痹,瘀毒交结、痹阻脉络贯穿疾病的过程,常加入虫类药物,如全蝎等性善走窜、搜剔通络止痛之品,使气血流通,营卫复常,络脉通利,使风湿顽痹所致关节拘挛、肿胀变形得以明显缓解[353]。

【用法用量】3~6g,入药同煎。若研粉吞服,用量酌减,一般每次 0.6~1g,最大用量 1.2~3g。本品有毒,用量不可过大。在常量下服用,虽无明显副作用和毒性,但仍属窜散之品,血虚生风者忌用,孕妇禁用。传统认为蝎子药力在尾,尤其治破伤风、急惊风之抽搐、痉挛,用蝎尾较好,治中风后半身不遂用全蝎较好。但不一定拘泥细分,目前许多地方为头身尾全用。

【古籍摘要】《本经逢原》:治厥阴诸风掉眩,及小儿胎惊发搐,最为要药。左半身不遂,口眼㖞斜,语言謇涩,手足抽掣,疟疾寒热,耳聋无闻,疝气带下,无不用之[100]。

【现代研究】本品为钳蝎科动物东亚钳蝎的干燥体。含有蝎毒、牛磺酸、棕榈酸、卵磷脂、软硬脂酸等蛋白质及非蛋白质成分。

(1)基础研究:研究表明全蝎具有很好的镇痛效果,全蝎的提取物可明显抑制小鼠热板反应,减少醋酸诱发的扭体次数,延长其舔足潜伏期[354]。

(2)临床研究:李氏运用不同剂量昆明山海棠配伍续断、全蝎治疗活动期类风湿关节炎,结果不同剂量的昆明山海棠配合固定剂量的续断全蝎汤均可减轻活动期类风湿关节炎患者的临床症状;高剂量治疗组在减少肿痛关节数、改善关节功能、降低炎症活动、HAQ 指数等方面优于中、低剂量组,且起效速度快[355]。

83. 蜈蚣

【性味归经】辛,温;有毒。归肝经。

【功能主治】息风镇痉,攻毒散结,通络止痛。

用于痉挛抽搐。本品性温,性善走窜,通达内外,用于风湿顽痹,有良好的通络止痛功效,而与全蝎相似,故二药常与防风、独活、威灵仙等祛风、除湿、通络药物同用,以治风湿痹痛、游走不定、痛势剧烈者。《医学衷中参西录》[173]所载振颓丸,用本品加人参、当归、乳香、没药等治疗偏枯及痹木诸症。现代医家也常用本品治疗痹病,对于血瘀、痰瘀所致膝关节肿胀、拘挛,朱良春教授常用蜈蚣、水蛭、僵蚕消肿散结、专走经络、善治骨痛的虫类药[356]。谢海洲教授认为久病入络宜活血搜剔,在治疗时加入虫类药效果为好,常用蜈蚣、僵蚕、地龙、穿山甲等药物[357]。冯兴华教授治湿热痹阻型的痹证,关节疼痛较重者,常用四妙丸配伍蜈蚣、僵蚕、细辛等药物[358]。

【用法用量】水煎服,3~5g。研末冲服,每次 0.6~1g。外用适量。本品有毒,用量不宜过大。孕妇忌用。蜈蚣用量过大可引起中毒,表现为:恶心、呕吐、腹痛、腹泻、不省人事、心跳缓慢、呼吸困难、体温下降、血压下降等。出现溶血反应时,尿呈酱油色、排黑便、并出现溶血性贫血症状。出现过敏者,全身起过敏性皮疹,严重者出现过敏性休克。另有服用蜈蚣粉致肝功能损害及急性肾衰竭者。蜈蚣中毒原因:一是用量过大,二是过敏体质者出现过敏反应。故应严格掌握用量,注意体质差异,过敏体质者勿用。蜈蚣中毒一般疗法为:早期催吐、洗胃;心动过缓者,可肌内注射阿托品等;呼吸循环衰竭者,可用中枢兴奋剂、强心及升压药。过敏者,给予抗过敏治疗。

【古籍摘要】《本经逢原》:主鬼疰蛊毒,啖诸蛇虫鱼毒,杀鬼物老精,除温疟,去三虫[100]。

【现代研究】本品含有两种类似蜂毒成分,即组胺样物质及溶血性蛋白质。含有脂肪油、胆甾醇、蚁酸及组氨酸、精氨酸、亮氨酸等多种氨基酸。

(1)基础研究:蜈蚣粗提物和多肽单体可能是通过抑制花生四烯酸和环氧合酶产生、阻断前列腺素的生物合成或抑制 5- 脂氧化酶而达到消炎、解热、镇痛作用[359]。

(2)临床研究:黄氏等运用热痹通片、蜈蚣胶囊治疗类风湿关节炎,两组均口服双氯芬酸钠缓释片,在此基础上治疗组加服热痹通片、蜈蚣胶囊,结果治疗组总有效率为 85.71%,对照组总有效率为 65.00%($P<0.05$)[360]。张氏等自拟全蝎蜈蚣汤加减治疗腰椎间盘突出症,对照组使用基础西医治疗,塞来昔布胶囊、甲钴胺片,研究组用自拟全蝎蜈蚣汤(全蝎 3g、蜈蚣 1 条、牛膝 12g、续断 15g、杜仲 15g、千斤拔 30g、独活 12g、威灵仙 15g、秦艽 15g、香附10g、田七 6g、炒麦芽 30g)治疗,结果研究组治疗总有效率明显高于对照组($P<0.05$)[361]。

84. 乌梢蛇

【性味归经】甘,平。归肝经。

【功能主治】祛风,通络,止痉。

用于风湿顽痹,中风半身不遂。本品性走窜,能搜风邪,透关节,通经络,治一切中风瘫痪,痿痹痰厥,拘挛疼痛,痛疽流注,跌仆损伤,常配伍白花蛇、威灵仙、天麻、羌活、乌药等药物,方如《徐评外科正宗》大活络丹[293]。治疗手足缓弱,麻木拘挛,不能伸举,常配全蝎、天南星、防风等治风痹,如乌蛇丸(《太平圣惠方》)[58]。

【用法用量】水煎服,6~12g。研末,每次 2~3g。或入丸剂、酒浸服。外用,适量。

【古籍摘要】《本经逢原》:蛇性主风,而黑色属水,故治诸风顽痹,皮肤不仁,风瘙瘾疹,疥癣热毒,眉须脱落等[100]。

【现代研究】本品为游蛇科动物乌梢蛇的干燥体。本品含赖氨酸、亮氨酸,并含果糖 -1、6- 二磷酸酶、原肌球蛋白等。

(1)基础研究:乌梢蛇的提取物水溶性部位具有一定的抗炎、镇痛作用[362]。

(2)临床研究:马氏运用自拟强筋祛瘀汤(伸筋草、鸡血藤、三棱、莪术、透骨草、桑寄生各30g,骨碎补、白芍各 20g,乌梢蛇、川乌、草乌、木瓜、威灵仙、防风、川牛膝各 15g,乳香、没药各 10g,蜈蚣 2 条)熏洗治疗膝骨性关节炎,对照组应用特定电磁波谱(TDP)治疗仪对患膝进行照射治疗,2 个疗程后,治疗组总有效率为 88.4%,对照组总有效率为 60.25%,两组间差别有统计学意义($P<0.05$)[363]。

85. 白花蛇

【性味归经】甘咸,温;有毒。归肝经。

【功能主治】祛风,通络,定惊止痉。

用于风湿顽痹,中风半身不遂。白花蛇善走窜,能内走脏腑,外达肌表而透骨搜风,为治内外风之要药,能治各种风湿痹病,尤善治病深日久之风湿顽痹,麻木拘挛,以及中风口眼㖞斜,半身不遂,常与防风、萆薢、补骨脂、海桐皮等配伍,如《圣济总录》白附子丸[208]。

【用法用量】水煎服,3~9g。研末吞服,每次 1~1.5g,每日 2~3 次。或浸酒、熬膏、入丸散服。白花蛇、金钱白花蛇属于银环蛇,是我国主要的剧毒性蛇类之一,其蛇毒为剧烈的神经毒素,银环蛇一次排毒量为 4.6mg,人致死量为 1mg[364]。

【古籍摘要】《本草汇》:白花蛇,治一切风症。力倍诸蛇。癫麻风,白癜风,髭眉脱落,鼻柱塌坏者,急须求之;鹤膝风,鸡距风,筋爪拘挛,肌肉消蚀者,速为觅用[11]。

【现代研究】白花蛇是蝰蛇科动物尖吻蝮(五步蛇)的干燥全体,主要含蛋白质、氨基酸等成分。

蛇头毒腺分泌的蛇毒主要为蛋白质和多肽,包括 α- 银环蛇毒素(α-bungarotoxin,α-BGT)、β- 银环蛇毒素(β-BGT)、κ- 银环蛇毒素(κ-BGT)、γ- 银环蛇毒素(γ-BGT)和一些磷脂酶 A、凝血酶因子等酶类,其中 α-BGT 和 β-BGT 为蛇毒素的主要成分,主要作用于神经系统[365]。

实验结果证明其对大鼠蛋清性足肿胀及二甲苯所致小鼠耳郭肿胀度的抑制效果,与文献报道[366]基本一致,还能显著提高小鼠热板法痛阈,减少小鼠对醋酸刺激的扭体反应次数。初步显示了白花蛇抗风湿、抗炎镇痛功效及对早期的炎性渗出和水肿的明显抑制作用。

86. 地龙

【性味归经】咸,寒。归肝、脾、膀胱经。

【功能主治】通络,清热定惊,平喘,利尿。

用于治疗痹病。地龙善于通络止痛,适用于多种原因导致的经络阻滞、血脉不畅、肢节不利。其性寒清热,尤宜于关节红肿疼痛、屈伸不利之热痹,常与川乌、黑豆、全蝎、麝香配伍,如《袖珍方》蠲痹汤[367],以清热利湿、通络止痛;若用治风寒湿痹,肢体关节麻木、疼痛、屈伸不利等症,则应与川乌、草乌、南星、乳香等祛风散寒、通络止痛药配伍,如《太平惠民和剂局方》活络丹[3]。

【用法用量】水煎服,4.5~9g。

【古籍摘要】《本草备要》:蚓,味性咸寒,故能清热。治温病大热狂言,大腹黄疸,肾风脚气[23]。

【现代研究】地龙为环节动物门钜蚓科动物参环毛蚓、通俗环毛蚓、威廉环毛蚓或栉盲环毛蚓的干燥体,主要含有不饱和脂肪酸、脂类、蛋白质等成分。

(1)基础研究:地龙醇提物在醋酸致小鼠扭体反应和热板法小鼠舔足实验中,可观察到明显的镇痛效果[368]。

(2)临床研究:崔氏等自拟地龙通痹汤(地龙 30g,威灵仙 15g,海风藤 15g,忍冬藤 15g,杜仲 15g 等)治疗类风湿关节炎 200 例,总有效率 90%[369]。

87. 黄芪

【性味归经】甘,微温。归肺、脾经。

【功能主治】补气固表,利尿托毒,排脓,敛疮生肌。生黄芪长于益气固表、利水消肿、托毒、生肌,炙黄芪长于补气生血。

用于治疗风湿痹病,经络痹阻证。如风湿痹病由于气血虚弱,凝滞不通,出现肢体经络循行部位的疼痛或麻痹,《金匮要略》[2]称为"血痹",以黄芪桂枝五物汤治之。若疼痛症状较明显,则配桂枝、姜黄、当归等益气和营祛风止痛,如蠲痹汤(《是斋百一选方》)[370]。配白术、防己、炙甘草等方名防己黄芪汤(《金匮要略》)[2],治疗风湿脉浮身重,汗出恶风者。治疗寒痹,肢体疼痛不可屈伸者,配麻黄、乌头、芍药、甘草,方如为乌头汤(《金匮要略》)[2]。

治疗鹤膝风,膝肿粗大,大腿细,形似鹤膝,顽痹关节肿痛、畸形,步履维艰,配金银花、石斛、远志、牛膝,方如四神煎(《验方新编》)[79]。治疗虚风羸瘦,筋脉拘挛,疼痛少睡,可与人参、熟地、山茱萸、酸枣仁、羌活等配伍,方如黄芪丸(《景岳全书》)[43]。据"气行则血行,治风先治气",主治气虚血瘀证如风湿痹病、周围神经麻痹、脑血管意外、中风后遗症时,须配伍桃仁、红花、川芎、地龙等活血搜风药,如《医林改错》的补阳还五汤[249],方内重用黄芪为主药。

【用量用法】水煎服,一般9~15g。治严重的痹病风湿用量要大,可用至30~90g。阴虚阳亢者忌服。

【古籍摘要】《日华子本草辑注》:助气,壮筋骨,长肉,补血,破癥癖、瘰疬、瘿赘,肠风,血崩,带下,赤白痢,产前后一起病,月候不匀,消渴,痰嗽,并治头风、热毒赤目等[4]。

【现代研究】本品为豆科多年生草本植物膜荚黄芪、蒙古黄芪、多序岩黄芪的干燥根。含黄芪多糖、黄芪皂苷、黄芪黄酮类成分等。

(1)基础研究:黄芪多糖可以显著提高巨噬细胞产生粒细胞-巨噬细胞集落刺激因子(GM-CSF)、肿瘤坏死因子-α(TNF-α)等细胞因子,增加核因子-κB(NF-κB)蛋白水平[371-372],通过抑制NF-κB活性以及黏附分子的表达发挥抗炎作用[373]。黄芪煎剂和黄芪注射液均抑制小鼠阴道上皮细胞增殖,抑制增殖细胞核抗原表达[374]。

(2)临床研究:黄芪桂枝五物汤联合塞来昔布治疗膝骨性关节炎,对照组给予塞来昔布胶囊口服治疗,观察组在对照组治疗基础上给予黄芪桂枝五物汤加减治疗,观察组总有效率为92.31%,对照组总有效率为76.92%,可明显改善膝骨性关节炎患者的临床症状,降低血清IL-1β、MMP-3、TNF-α水平[375]。

88. 白芍

【性味归经】苦、酸,微寒。归肝、脾经。

【功能主治】养血敛阴,柔肝止痛,平抑肝阳。

本品能缓急止痛,常用来治疗风湿痹病之四肢挛急疼痛。若阴血虚筋脉失养而致手足挛急作痛,常配甘草缓急止痛,即芍药甘草汤(《伤寒论》)[1]。本品又能酸敛肝阴,养血柔肝而止痛,治疗血虚劳倦、肢体疼痛、五心烦热,常配柴胡、当归、白芍等,方如逍遥散(《太平惠民和剂局方》)[3]。用于治疗关节肿痛之尪痹,与麻黄、桂枝、知母、防风、炒白术、制附子等配伍,方如桂枝芍药知母汤(《金匮要略》)[2]。治疗疮疡寒覆皮毛,郁遏经络,恶寒发热,或痛引肢体,常与麻黄、升麻、防风、白芷、当归等药物配伍,方如托里温经汤(《景岳全书》)[43]。本品还可用以治疗纤维肌痛综合征,产后风湿病及其他良性关节炎。

【用法用量】水煎服,5~15g,大剂量15~30g。阳衰虚寒之证不宜用,反藜芦。

【古籍摘要】《本草分经》:入肝、脾血分,为肺之行经药。泻肝火,和血脉,收阴气,敛逆气,缓中退热[376]。

【现代研究】白芍为毛茛科多年生草本植物芍药的干燥根,主要含有芍药苷、羟基芍药苷、苯甲酰芍药苷,白芍总苷是这些苷类的总称。

(1)基础研究:白芍总苷针对白介素-2起到一定的抑制作用,很有可能是镇痛机制[377]。对角叉菜胶诱导的大鼠急性炎症具有抑制作用,对弗氏完全佐剂(CFA)诱导的大鼠原发性炎症及佐剂性关节炎(AA)大鼠的继发性炎症均具有明显的抑制作用[378]。

(2)临床研究:段氏运用白芍总苷治疗类风湿关节炎合并肺间质疾病,对照组给予甲氨蝶呤、来氟米特治疗,观察组采用白芍总苷联合甲氨蝶呤、来氟米特治疗,治疗后3个月,关节压痛、肿胀、晨僵和关节功能障碍,血沉、C反应蛋白、类风湿因子、血小板血清学指标均有明显改善,观察组总有效率94.74%,高于对照组71.05%[379]。来氟米特和白芍总苷联合甲氨蝶呤治疗类风湿关节炎,对照组采用来氟米特联合甲氨蝶呤治疗,观察组在对照组治疗的基础上加白芍总苷治疗,观察组治疗的总有效率高于对照组,观察组不良反应的发生率要低于对照组,差异具有统计学意义($P<0.05$)[380]。

89. 巴戟天

【性味归经】 辛、甘,微温。归肾经。

【功能主治】 补肾助阳,祛风除湿。

用于腰膝疼痛,软弱无力。本品既可补肾阳,又可祛风湿,故可用于肾阳不足,兼有风湿之证,常与牛膝、附子、菟丝子、肉苁蓉等配伍,方如仁寿圆(《杨氏家藏方》)[52]。治疗肾气虚衰,脚膝痿缓,精神困倦,可配伍菟丝子、泽泻、肉桂、炮附子、牛膝、续断等药物,方如菟丝子圆(《太平惠民和剂局方》)[3]。治疗冷痹,脚膝疼痛,行履不得,可用本品配伍五加皮、附子(炮)、牛膝、石斛、萆薢、甘草(炙)、防风、白茯苓,方如巴戟天饮(《圣济总录》)[208]。

【用法用量】 水煎服,10~15g,或入丸散。阴虚火旺及大便秘结者不宜服用。

【古籍摘要】 《本草汇》:内涩肾间之精血,外散表分之风湿;强筋骨,起阴痿;止遗泄,补血海;疗水胀而理脚气,益风劳伤而安五脏[11]。

【现代研究】 本品为茜草科植物巴戟天的干燥根,主要含糖类、黄酮、甾体三萜、树脂和环烯醚萜苷等。

(1)基础研究:巴戟天多糖能够有效改善去卵巢骨质疏松大鼠的骨密度,预防或减缓骨质疏松的发生及病情进展,发挥抗骨质疏松作用[381-382]。巴戟天对羟自由基OH⁻及超氧阴离子自由基O_2^-均有良好的清除作用,具有一定的抗氧化作用[383],且巴戟天提取物能促进骨髓基质细胞增殖[384]。

(2)临床研究:巴戟天汤治疗肾阳亏虚、风寒湿痹型膝骨关节炎,治疗后及治疗后2周,VAS、中医证候评分均低于治疗前($P<0.05$),膝关节(HSS)评分高于治疗前($P<0.05$);治疗后2周进行中医证候疗效评价,优良率为65.96%(31/47),总有效率为100%(47/47)[385]。

90. 龟甲

【性味归经】 甘、咸,寒。归肝、肾、心经。

【功能主治】 滋阴潜阳,益肾健骨,养血补心。

本品有益肾健骨的作用。用于肾虚引起的腰脚痿弱、筋骨不健、步履维艰、小儿行迟,常与黄柏、锁阳、知母、熟地等药物配伍,方如虎潜丸(《丹溪心法》)[37]。治疗手足不遂,筋脉挛急,可配伍海桐皮、羌活、丹参、牛膝、独活等药物,方如龟甲汤(《圣济总录》)[208]。用于阴虚发热证,阴虚火旺、骨蒸劳热、盗汗遗精,常与熟地、知母、黄柏配伍,方如大补阴丸(《丹溪心法》)[37]。治疗两足湿痹,疼痛如火燎,或麻痹痿软,可与当归、川牛膝、防己、苍术、黄柏等配伍,方如加味二妙丸(《景岳全书》)[43]。

【用法用量】 先煎,10~30g,脾胃虚寒及孕妇忌服。

【古籍摘要】 《本草汇》:入足少阴经,专补阴衰,借性气引达诸药;善滋肾损,仗功力复足真元;续筋治劳,四肢无力者有验;腰背酸痛,手足重弱者殊功[11]。

【现代研究】 本品为龟科动物乌龟的背甲及腹甲。主要成分含胶质、脂肪、钙盐、氨基酸、无机物(钙、锌、铁、铝)等。

(1) 基础研究:龟甲提取液对清洁级昆明种雌性健康小鼠连续灌胃 30d 后,可使其免疫功能增强[386]。有增强去势大鼠抗骨折能力的作用,对去势造成的骨质疏松症有一定的治疗作用[387]。

(2) 临床研究:于氏运用鹿角、龟甲治疗膝骨关节炎,中药组口服鹿角、龟甲散剂;玻璃酸钠组膝关节腔注射玻璃酸钠,治疗 12 周时两组国际骨关节炎评分标准(Lequesne 指数) 有明显的统计学差异($P<0.05$),治疗 12 周后中药组有效率明显优于玻璃酸钠组($P<0.05$)[388]。刘氏等用健步虎潜丸联合小针刀治疗膝关节骨性关节炎,对照组单用健步虎潜丸治疗,治疗组采用健步虎潜丸联合小针刀治疗,总有效率治疗组为 90.0%,对照组为66.7%,差异有统计学意义($P<0.05$)[389]。

91. 鹿角霜

【性味归经】咸、涩,温。归肝、肾经。

【功能主治】补肾助阳,收敛止血。

临床多用于治疗疮疡肿毒,乳痈,产后瘀血腹痛,腰痛等。治疗两足痿软,不能行动,久卧床褥之症,可配伍黄芪、续断、肉苁蓉、补骨脂等,如《万病回春》鹿角霜丸[215]。若老年腰膝久痛,牵引少腹两足,不堪步履,可用《临证指南医案》中以鹿角霜配伍当归、肉苁蓉、薄桂、小茴香、柏子仁为方,以补肝肾强筋骨[266]。

【用法用量】水煎服,5~15g。或研末服。

【古籍摘要】《本草备要》:鹿角:咸,温。生用则散热行血,消肿,醋磨,涂肿毒。为末酒服,治折伤。炼霜熬膏,则专于滋补[23]。

【现代研究】鹿角霜为提制鹿角胶后剩下的残渣,主要成分为蛋白质、多肽、氨基酸等成分。

(1) 基础研究:牛氏等认为鹿角脱盘胶原蛋白治疗后,大鼠骨密度显著增加、血清中碱性磷酸酶(ALP)活性降低、尿羟脯氨酸(Hyp)含量升高,骨组织形态计量学参数及骨力学指标显著改善,体重和脏器系数无显著影响,认为对去卵巢所致的骨质疏松大鼠有一定的治疗作用[390]。

(2) 临床研究:于氏等通过随机数字表法将膝骨关节炎患者分为 2 组,1 组口服鹿角、龟甲散剂,1 组进行玻璃酸钠膝关节腔注射。结果显示,鹿角、龟甲治疗膝骨关节炎初期效果与玻璃酸钠相似,持续治疗对疼痛减轻及功能改善效果显著[388]。

92. 鹿角

【性味归经】咸,温。归肝、肾经。

【功能主治】补肾阳,益精血,强筋骨,行血消肿。

治疗精血内损,无以营养筋骨,筋纵而痛,腰脊伛偻,可配伍当归、麝香、川乌等药,如《临证指南医案》香茸丸[266]。

【用法用量】水煎服,5~10g。研末,每次 1~3g。或入丸、散。外用适量。

【古籍摘要】《名医别录》:鹿角,味咸,无毒。除少腹血痛,腰痛折伤恶血,益气[309]。

【现代研究】为梅花鹿和各种雄鹿已骨化的角,主要含胶质、磷酸钙、碳酸钙等。

梁氏等研究鹿角壮骨胶囊对膝骨关节炎兔血清及软骨白介素 -6(IL-6)、基质金属蛋白酶 -3(MMP-3)的影响。结果显示,鹿角壮骨胶囊可通过抑制 IL-6、MMP-3 等致炎因子的表达起到防治膝骨关节炎的作用[391]。

93. 鹿角胶

【性味归经】甘、咸,温。归肝、肾经。

【功能主治】补益精血。

治疗血气虚弱,两足痿软,不能行动,久卧床褥之证,可配伍熟地黄、川牛膝、茯苓、菟丝子、当归身、杜仲等,如《医学正传》鹿角胶丸[297]。

【用法用量】内服:开水或黄酒烊化,每次 3g,每日 9g。或入丸、散、膏剂。

【古籍摘要】《本草求真》:鹿胶,补阳益阴,强精活血。总不出通督脉补命门之用。但其性力缓味甘。胶非借桂同用以通其阳则不能除寒热惊痫。胶非假龟胶同用不能达任而治羸瘦腰痛。胶非假地黄当归同投不得引入冲脉而治妇人血闭胎漏。[392]

【现代研究】鹿角胶为鹿科动物梅花鹿或马鹿的角煎熬而制成的胶块,成分与鹿角相似。

李氏等研究了鹿角胶对环磷酰胺致血虚小鼠的影响,结果与模型组比较,鹿角胶能够明显升高凝血酶原时间(PT)及活化凝血活酶时间(APTT)($P<0.05$,$P<0.01$)。PT 和 APTT 是反映机体凝血功能的重要指标。提示鹿角胶能够通过抗凝血来实现化瘀的作用[393]。

94. 石斛

【性味归经】甘,微寒。归胃、肾经。

【功能主治】养胃生津,滋阴清热,润肺益肾,明目强腰。

本品有强腰益肾之功,用于腰脚软弱。治疗肾虚,下注脚膝,或当风取凉,沉重少力,移步迟缓,筋脉挛痛不能屈伸,可配伍当归、附子、牛膝、苍术等药物,方如换脚丸(《古今医鉴精要》)[350]。治冷痹脚膝疼痛,行步艰难,常配伍巴戟天、附子、五加皮、牛膝等药物,方如巴戟天汤(《张氏医通》)[190]。治疗两膝疼痛,膝肿粗大,大腿细,形似鹤膝,步履维艰,日久则破溃,可配伍黄芪、远志、牛膝、金银花,方如四神煎(《验方新编》)[79]。治下元虚衰,肾气不上交于心,舌暗足痱,常配伍熟地、巴戟天、肉苁蓉等药,方如地黄饮子(《张氏医通》)[190]。治风虚面青黑土色,不见日月光,脚气痹弱,常配伍菊花、人参、附子、甘草等药物,方如千金八风散(《张氏医通》)[190]。

【用法用量】水煎服,6~15g。鲜品加倍,或入丸、散。温热病早期阴未伤者、湿温病未化燥及脾胃虚寒者禁用。

【古籍摘要】《名医别录》:无毒,主益精,补内绝不足,平胃气,长肌肉,逐皮肤邪热,脚膝疼冷痹弱,久服定志,除惊[309]。

【现代研究】本品为兰科植物金钗石斛,美花石斛,铁皮石斛,束花石斛,马鞭石斛的茎。含有多糖、生物碱、黄酮、甾醇等类化合物。

(1)基础研究:金钗石斛叶中总黄酮具有较好的抗氧化、抑制 Aβ42 蛋白聚集及螯合金属离子的能力,具一定的体外抗阿尔茨海默病活性[394],还能抑制一氧化氮(NO)和促炎因子的大量产生[395]。石斛多糖 DHP-4A 通过激活应激活化蛋白激酶(JNK)、细胞外调节蛋白激酶(ERK)、核转录因子 -κB(NF-κB)信号通路,促进巨噬细胞分泌 NO、TNF-α、IL-6、IL-10,从而发挥免疫调节作用[396]。

(2)临床研究:房定亚教授应用四神煎治疗多种膝关节炎,以四神煎治疗膝关节肿胀疼痛,64 例患者,显效 34 例,有效 28 例,总有效率为 96.87%[397]。

95. 天麻

【性味归经】甘、辛,平。归肝经。

【**功能主治**】息风止痉,平肝阳,祛风通络。

用于风湿痹痛,手足不遂。治湿痹一身如从水中出,可与附子、川乌、桂枝、川椒等配伍,方如附子丸(《张氏医通》)[190]。治一切风,半身不遂,筋脉拘挛,遍身麻痹,百节疼痛,脚膝缓弱,常配伍地榆、浮萍草、川乌等药物,方如龙脑天麻煎(《太平惠民和剂局方》)[3]。治风寒湿三气袭于足三阴经,腰以下至足冷如冰,不能自举,常与独活、藁本、当归等同用,方如通痹散(《张氏医通》)[190]。治肝肾虚寒,而挟风湿,足膝疼痛,常与木瓜、牛膝、肉苁蓉等配伍,方如虎骨四金丸(《张氏医通》)[190]。

【**古籍摘要**】《本草约言》:疗大人风热头眩,治小儿风痫惊悸,祛诸风麻痹不仁,主瘫痪语言不遂[398]。

【**用法用量**】水煎服,3~10g。或入丸、散,研末吞服,每次 1~1.5g。

【**现代研究**】天麻为兰科植物天麻的干燥块茎,化学成分主要有酚类及苷类、多糖类、有机酸类、甾醇类等。

(1)基础研究:天麻水煎液通过扭体法灌胃给药能延长小鼠扭体潜伏期并减少其扭体次数,具有良好的镇痛作用[399]。

(2)临床研究:吴氏运用天麻祛风药酒治疗未分化关节炎寒痹证患者,通过 8 周的临床观察,中医证候疗效总有效率为 98.15%,关节症状疗效总有效率为 81.48%,能有效改善未分化关节炎患者的临床症状及生活质量[400]。

96. 冬虫夏草

【**性味归经**】甘,温。归肾、肺经。

【**功能主治**】补肾益肺,止血化痰。

用于治疗腰膝酸痛,阳痿遗精。本品补肾益精,有兴阳起痿之功。治肾阳不足、精血亏虚之阳痿遗精、腰膝酸痛,可与菟丝子、潼蒺藜、巴戟天等同用,如《中华本草》[156],可增强补肾秘精之效。

用于乌须黑发,治疗久咳虚喘,劳嗽痰血。本品甘平,为治虚痨病上热下寒之圣药。功能补肾益肺、止血化痰、止咳平喘,尤以劳嗽痰血多用。多与沙参、川贝母、阿胶、生地等同用。若肺肾两虚,摄纳无权,气虚作喘者,可与人参、黄芪、胡桃肉等同用。本品常用来治疗结缔组织病肺损害,肾损害。

【**用法用量**】水煎服,5~15g。也可入丸、散。

【**古籍摘要**】《本草从新》:冬虫夏草,甘、平。保肺益肾止血,化痰止劳嗽。[255]

【**现代研究**】冬虫夏草为麦角菌科真菌冬虫夏草菌的子座及其寄生蝙蝠蛾科昆虫虫草蝙蝠蛾等幼虫体(菌核)的复合体,含有虫草多糖、多胺类、氨基酸及微量元素等多种活性成分。

(1)基础研究:胡氏等研究冬虫夏草素通过调节基质金属蛋白酶 -3(MMP-3)和基质金属蛋白酶组织抑制因子 -1(TIMP-1)之间的平衡,以及炎症细胞因子白介素 -1β(IL-1β)和抗炎细胞因子白介素 -10(IL-10)之间的平衡发挥免疫调节作用,可以抑制机体对 Ⅱ 型胶原的免疫反应,使小鼠足爪关节炎症程度减轻[401]。肖氏等对冬虫夏草进行了深入的研究,发现其具有双向调节免疫力、辅助抗肿瘤、抗氧化、防衰老等多种活性[402]。

(2)临床研究:崔氏等评价人工冬虫夏草治疗慢性阻塞性肺疾病(COPD)、间质性肺疾病(ILDs)随机和半随机对照试验的质量研究,结果显示:所纳入对照研究中药方剂与发酵的虫草粉疗效的研究 8 篇(COPD 4 篇、ILDs 4 篇),均显示中药方剂疗效更优,其中 1 篇显示发酵的虫草粉无效(ILDs);单独采用发酵的虫草粉治疗(未采用西药治疗)5 篇、预防性治疗 1 篇,纳入患者均为 ILDs,结果均显示应用发酵的虫草粉疗效更优;其他均评价联合西药或与西医治疗对照的研究,结果均显示联合应用发酵的虫草粉疗效更优[403]。

(马桂琴　王海舰　马 迪　黄莉敏)

参 考 文 献

［1］熊曼琪. 伤寒学 [M]. 北京: 中国中医药出版社, 2003.

［2］范永升. 金匮要略 [M]. 北京: 中国中医药出版社, 2003.

［3］刘景源. 太平惠民和剂局方 [M]. 北京: 人民卫生出版社, 2017.

［4］常敏毅. 日华子本草辑注 [M]. 北京: 中国医药科技出版社, 2016.

［5］孟达理. 麻黄多糖治疗自身免疫性甲状腺炎的实验研究 [D]. 南京: 南京中医药大学, 2007.

［6］KUANG H X, XIA Y G, LIANG J, et al. Structural characteristics of a hyperbranched acidic polysaccharide from the stems of Ephedra sinica and its effect on T-cell subsets and their cytokines in DTH mice [J]. Carbohydrate Polymers, 2011, 86 (4): 1705-1711.

［7］WANG Q, SHU Z, XING N, et al. A pure polysaccharide from Ephedra sinica treating on arthritis and inhibiting cytokines expression [J]. Int J Biol Macromol, 2016, 86 (5): 177-188.

［8］杨如意. 麻黄附子细辛汤治疗类风湿性关节炎临证体会 [J]. 青海医药杂志, 2010, 40 (4): 62-63.

［9］程国彭. 医学心悟 [M]. 古典医籍编辑部, 主编. 北京: 中国中医药出版社, 2019.

［10］孙思邈. 备急千金要方 [M]. 沈阳: 辽宁科学技术出版社, 2009.

［11］郭佩兰. 本草汇 [M]. 郭君双, 杨俊杰, 陈婷, 等校注. 北京: 中国中医药出版社, 2015.

［12］刘新华, 张宁, 马越鸣, 等. 桂枝特征化学成分与解热效应相关性研究 [J]. 中华中医药学刊, 2012, 30 (1): 199-201.

［13］张畅斌, 李沧海, 隋峰, 等. 桂枝汤苯丙烯类化合物对环氧合酶-2 及前列腺素抑制的作用 [J]. 中国实验方剂学杂志, 2012, 18 (9): 157-161.

［14］张立国, 马东升, 程佳佳, 等. 中药挥发油/ 水提物的细胞抗炎、免疫及骨细胞修复活性的比较 [J]. 中药新药与临床药理, 2015, 26 (1): 34-39.

［15］武志强, 何敏, 阚昌田, 等. 桂枝不同萃取部位抗过敏作用的研究 [J]. 中药药理与临床, 2014, 30 (5): 74-77.

［16］朱秀. 桂枝芍药知母汤治疗风湿免疫疾病的临床分析 [J]. 世界最新医学信息文摘, 2019, 19 (62): 233-234.

［17］李杲. 内外伤辨惑论 [M]. 杨金萍, 点校. 天津: 天津科学技术出版社, 2005.

［18］张元素. 医学启源 [M]. 郑洪新, 校注. 北京: 中国中医药出版社, 2007.

［19］李云霞, 高春华, 沙明. 中药羌活化学成分及药理作用研究进展 [J]. 辽宁中医学院学报, 2014, 6 (1): 22-23.

［20］秦彩玲, 张毅, 刘婷, 等. 中药羌活有效成分的筛选试验 [J]. 中国中药杂志, 2000, 25 (10): 239.

［21］吴谦. 医宗金鉴 [M]. 郑金生, 整理. 北京: 人民卫生出版社, 2017.

［22］朱橚. 普济方 [M]. 北京: 人民卫生出版社, 1982.

［23］汪昂. 本草备要 [M]. 郑金生, 整理. 北京: 中国医药科技出版社, 2019.

［24］曹玲, 杨波, 王喜军. 防风 CO_2 超临界萃取物的药效学研究 [J]. 中医药学报, 2006, 34 (1) 14-15.

［25］黎健斌, 刘丽萍, 邱振文, 等. 生防风油抗炎止血作用的药理研究 [J]. 新中医, 2007, 39 (8): 105-108.

［26］窦红霞, 高玉兰. 防风的化学成分和药理作用研究进展 [J]. 中医药信息, 2009, 26 (2): 15-17.

［27］麦军利. 中药防风草中大环二萜的生物活性 Ⅱ. 卵防风二内脂衍生物及其细胞毒性 [J]. 国外医学: 药学分册, 1987 (3): 184.

［28］薛宝云, 李文, 李丽, 等. 防风色原酮甙类成分的药理活性研究 [J]. 中国中药杂志, 2000, 25 (5): 297-299.

［29］俞秀莲, 龚传美, 刘喜玉, 等. 防风通圣丸醇提液的抑菌作用及对小鼠免疫功能的影响 [J]. 微生物学杂志, 1991 (2): 57-59.

［30］陈实功. 外科正宗 [M]. 北京: 中国医药科技出版社, 2018.

［31］张德裕. 本草正义 [M]. 程守祯, 刘娟, 校注. 北京: 中国中医药出版社, 2015.

［32］罗峰, 肖梦飞. 柴胡的药理分析及应用 [J]. 中医学报, 2012, 20 (7): 863-864.

［33］李振宇, 李振旭, 韩华, 等. 北柴胡根及其地上部分抗炎药理作用的比较研究 [J]. 中医药信息, 2009, 26 (6): 34-35.

［34］梅全喜. 现代中药药理与临床应用手册 [M]. 北京: 中国中医药出版社, 2016.

［35］任广来. 柴胡功用浅说 [J]. 山东中医杂志, 2001, 20 (5): 371-373.

［36］吴瑭. 温病条辨 [M]. 杨进, 整理. 北京: 人民卫生出版社, 2017.

［37］朱震亨. 丹溪心法 [M]. 王英, 竹剑平, 江凌圳, 整理. 北京: 人民卫生出版社, 2017.

［38］缪希雍. 神农本草经疏 [M]. 北京: 中医古籍出版社, 2017.

［39］潘昉, 祝丽华, 王倩, 等. 汉防己甲素对胶原诱导的关节炎大鼠关节腔液中与外周血清中 IL-1β、IL-6、TNF-α 的调节 [J]. 临床和实验医学杂志, 2012 (21): 1689-1691.

［40］TAKAHASHI T, TONAMI Y, TACHIBANA M, et al. Tetrandrine prevents bone loss in sciatic-neurecto-mized mice and inhibits receptor activator of nuclear factor κB ligand-induced osteoclast differentiation [J]. Biol Pharm Bull, 2012, 35 (10): 1765-1774.

［41］杨晓凌, 刘欢, 陈亮, 等. 防己黄芪汤与非布司他对脾虚湿阻型痛风性关节炎的疗效 [J]. 中国继续医学教育, 2018, 10 (25): 142-144.

［42］殷建保. 加味木防己汤联合甲氨蝶呤片治疗类风湿关节炎急性发作效果观察 [J]. 实用中医药杂志, 2019, 35 (4): 459-460.

［43］张景岳. 景岳全书 [M]. 北京: 中国医药科技出版社, 2017.

［44］李时珍. 本草纲目: 全图附方 [M]. 李若溪, 大车, 编. 重庆: 重庆大学出版社, 1996.

［45］牛筛龙, 孙富增, 张兴耐, 等. 秦艽总环烯醚萜苷的抗炎作用及其机制 [J]. 药学实践杂志, 2013, 31 (30): 198-200.

［46］高祥祥, 王海峰, 张红, 等. 秦艽对尿酸钠痛风模型大鼠的保护作用 [J]. 中药药理与临床, 2015, 31 (4): 141-144.

［47］YU F R, YU F H, LI R D, et al. Inhibitory effects of the *Gentiana macrophylla* (Gentianaceae) extract on rheumatoid arthritis of rats [J]. J Ethnopharmacol, 2004, 95 (1): 77-81.

［48］龙启才, 邱建波. 威灵仙、秦艽、桑寄生醇提物体外对淋巴细胞和环氧酶的影响 [J]. 中药药理与临床, 2004, 20 (4): 26-27.

［49］孙翠英, 刘建玲, 顾文. 大秦艽汤治疗类风湿关节炎临床研究 [J]. 新中医, 2019, 51 (9): 87-89.

［50］李杲. 兰室秘藏 [M]. 古典医籍编辑部, 主编. 北京: 中国中医药出版社, 2019.

［51］喻昌. 医门法律 [M]. 丁侃, 校注. 北京: 中国医药科技出版社, 2019.

［52］杨倓. 杨氏家藏方 [M]. 陈仁寿, 杨亚龙, 校注. 上海: 上海科学技术出版社, 2014.

［53］冯高闳. 独活的药理研究 [J]. 江西医药, 1961 (6): 26-27.

［54］赵琦, 张军武. 短毛独活抗风湿性关节炎的药效学研究 [J]. 吉林中医药, 2010, 30 (9): 816-818.

［55］ 胡昱, 赵丹, 张晓丹, 等. 独活不同提取部位抑制 H_2O_2 诱导的 SH-SY5Y 细胞损伤 [J]. 中国实验方剂学杂志, 2013, 19 (24): 184-188.

［56］ 邓小磊, 侯德才. 独活寄生汤加减治疗腰椎间盘突出症患者椎间孔镜髓核摘除术后残余痛的临床研究 [J]. 河北中医, 2019, 41 (8): 1213-1217.

［57］ 鲍明吉, 徐毅. 独活寄生汤联合西药治疗膝关节骨性关节炎合并骨质疏松临床研究 [J]. 新中医, 2019, 51 (10): 54-56.

［58］ 王怀隐. 太平圣惠方 (下册)[M]. 郑金生, 汪惟刚, 董志珍, 校点. 北京: 人民卫生出版社, 2016.

［59］ 徐先祥, 夏伦祝, 戴敏, 等. 威灵仙总皂苷抗炎镇痛作用研究 [J]. 中药药理与临床, 2005 (4): 34-35.

［60］ 石强. 粘鱼须威灵仙棉团铁线莲对非特异性免疫的影响比较 [J]. 医药导报, 2011, 30 (7): 872-874.

［61］ 敖金波, 郭俐宏, 吴松. 温针灸疗配合外敷自制威灵仙浸膏治疗膝骨性关节炎临床研究 [J]. 针灸临床杂志, 2017, 33 (6): 25-29.

［62］ 代铁柱. 威灵仙水提液导入治疗膝关节骨性关节炎 100 例 [J]. 世界最新医学信息文摘, 2017, 17 (11): 137.

［63］ 张秉成. 成方便读 [M]. 上海: 科技卫生出版社, 1958.

［64］ 陈士铎. 石室秘录 [M]. 古典医籍编辑部, 主编. 北京: 中国中医药出版社, 2019.

［65］ 田硕, 苗明三. 牛膝的化学药理及应用特点探讨 [J]. 中医学报, 2014, 29 (8): 1185-1188.

［66］ 季敬璋, 彭颖, 吕建新. 牛膝多糖体外诱导人 T 细胞表达 IFN-γ 和 IL-4 蛋白的机制探讨 [J]. 中国免疫学杂志, 2003, 19 (9): 611-613.

［67］ 宁勇, 姚彩萍, 王宇学. 牛膝多糖对外周血单核细胞的激活作用 [J]. 华中科技大学学报 (医学版), 2005, 34 (4): 413-415.

［68］ 覃海. 三妙丸合宣痹汤辅治类风湿性关节炎 30 例 [J]. 右江民族医学院学报, 2010, 32 (1): 87-89.

［69］ 龚廷贤. 增补万病回春 [M]. 台北: 弘扬图书有限公司, 2011.

［70］ 钱文彦. 伤科补要 [M]. 盛维忠, 校注. 北京: 中国中医药出版社, 2003.

［71］ 吴玉楷, 吴迈. 方症会要 [M]. 陆翔, 郜峦, 卜菲菲, 校注. 北京: 人民卫生出版社, 2018.

［72］ 张景岳. 本草正 [M]. 北京: 中国医药科技出版社, 2017.

［73］ 吕锦芳, 李东风, 司武松, 等. 不同炮制法杜仲叶与杜仲皮对小鼠耳廓肿胀抑制作用的实验研究 [J]. 中国中医药科技, 2006, 13 (6): 399-400.

［74］ 邱果, 包旭, 李颖, 等. 杜仲叶醇提取物对小鼠免疫功能的影响 [J]. 中药药理与临床, 2008, 24 (4): 41-43.

［75］ 王昭. 杜仲对早期大鼠 OA 模型 NF-κB 和 IL-1β 表达相关性的研究 [D]. 咸阳: 陕西中医药大学, 2016.

［76］ PAN Y L, NIU Y B, LI C R, et al. Du-zhong (*Eucommia ulmoides*) prevents disuse-induced osteoporosis in hind limb suspension rats [J]. Am J Chin Med, 2014, 42 (1): 143.

［77］ 李开斌, 隋艳华, 张英丰, 等. 杜仲壮骨丸对大鼠佐剂性关节炎的影响 [J]. 贵阳中医学院学报, 2006 (1): 58-61.

［78］ 刘磊, 张舒, 周悦悦. 复方杜仲健骨颗粒联合硫酸氨基葡萄糖治疗膝骨关节炎的临床研究 [J]. 现代药物与临床, 2019, 34 (11): 3343-3346.

［79］ 鲍相璈. 验方新编 [M]. 王宏利, 校注. 北京: 中国医药科技出版社, 2011.

［80］ 赵学敏. 本草纲目拾遗 [M]. 刘从明, 校注. 北京: 中医古籍出版社, 2017.

［81］ 谢丽莎, 蒙田秀, 欧阳炜, 等. 千年健镇痛抗炎药理研究 [J]. 宁夏农林科技, 2012, 53 (9): 159-160.

［82］ 张颖, 于峥, 赵文艳, 等. 杜仲、千年健对去卵巢大鼠骨质疏松症的治疗作用及其机理探讨 [J]. 中国中医基础医学杂志, 2011 (9): 960-962.

［83］ 陈可冀. 慈禧光绪医方选议 [M]. 北京: 北京大学医学出版社, 2010.

［84］张介宾. 景岳全书 [M]. 王大淳, 马嘉陵, 王晓竹, 等点校. 杭州: 浙江古籍出版社, 2017.

［85］高濂. 遵生八笺 [M]. 王大淳, 李继明, 戴文娟, 等整理. 北京: 人民卫生出版社, 2017.

［86］钱雅乐, 钱敏捷, 钱质和. 汤液本草经雅正 [M]. 朱继峰, 黄晓华, 王枫, 校注. 北京: 中国中医药出版社, 2015.

［87］MAHMOOD T, ANWAR F, ABBAS M, et al. Effect of maturity on phenolics (phenolic acids and flavo-noids) profile of strawberry cultivars and mulberry species from Pakistan [J]. Int J Mol Sci, 2012, 13 (4): 4591-607.

［88］游元元, 万德光, 杨文宇, 等. 四种桑类药材对小鼠免疫功能的影响 [J]. 中药药理与临床, 2008, 24 (3): 83-84.

［89］ZHANG X X, WU J, YE B, et al. Protective effect of curcumin on TNBS-induced intestinal inflammation is mediated through the JAK/STAT pathway [J]. BMC Complementary Altern Med, 2016, 16 (1): 299.

［90］JURENKA J S. Anti-inflammatory properties of curcumin, a major constit-uent of Curcuma longa: a review of preclinical and clinical research [J]. Altern Med Rev, 2009, 14 (2): 141-153.

［91］林静, 于慧敏, 王涛. 姜黄素联合甲氨蝶呤治疗类风湿关节炎骨破坏的疗效观察 [J]. 天津中医药, 2019, 36 (3): 238-241.

［92］王建平, 张海燕, 傅旭春. 土茯苓的化学成分和药理作用研究进展 [J]. 海峡药学, 2013, 25 (1): 42-44.

［93］张春红, 张春敏, 杜锡贤, 等. 祛银汤联合紫外线治疗银屑病的疗效观察及对外周血骨桥蛋白与血管内皮生长因子的影响 [J]. 中华物理医学与康复杂志, 2010, 32 (4): 289-292.

［94］张春红, 杜锡贤, 张春敏. 祛银汤治疗血热证银屑病临床观察及其对外周血 OPN 和 VEGF 表达的影响 [J]. 中国皮肤性病学杂志, 2011, 25 (3): 228-230.

［95］孙兆军, 李延, 吴艳, 等. 骨桥蛋白及膜型基质金属蛋白酶-1 在寻常性银屑病的表达 [J]. 中华皮肤科杂志, 2009, 42 (10): 715-716.

［96］陈红明. 通痹土茯苓汤治疗急性痛风性关节炎 80 例观察研究 [J]. 实用中医杂志, 2010, 26 (8): 528-529.

［97］田月琴. 海桐皮质量标准及药效学研究 [D]. 太原: 山西医科大学, 2014.

［98］周杰. 海桐皮汤熏洗治疗老年膝骨性关节炎的疗效及安全性 [J]. 中医临床研究, 2017, 9 (27): 85-87.

［99］陈士铎. 洞天奥旨 [M]. 柳璇, 宋白杨, 校注. 北京: 中国医药科技出版社, 2019.

［100］张璐. 本经逢原 [M]. 刘从明, 校注. 北京: 中医古籍出版社, 2017.

［101］徐轶尔, 孙贵才, 郑春雨, 等. 豨莶草对尿酸钠引起痛风性关节炎 IL-1β、TNF-α、NF-κB 表达的影响 [J]. 风湿病与关节炎, 2015, 4 (1): 9-13.

［102］张俊, 谢秋芳, 张意侗. 豨莶草白虎汤加味治疗痛风性关节炎 40 例临床观察 [J]. 湖南中医杂志, 2018, 34 (3): 68-70.

［103］北京中医医院, 北京市中医学校. 刘奉五妇科经验 [M]. 北京: 人民卫生出版社, 2006.

［104］秦晴, 阙金花, 张玉琴, 等. 海风藤正丁醇提取物抗类风湿作用药效学研究 [J]. 亚太传统医药, 2015, 11 (4): 13-15.

［105］李长龄, 韩桂秋, 马建, 等. 百余种中草药抗血小板活化因子作用的初步研究 [J]. 中国药理学通报, 1987, 3 (5): 298.

［106］张柯媛, 熊灏, 曹斌, 等. 海风藤提取物灌胃对高尿酸血症小鼠血清尿酸水平影响及对痛风大鼠足跖肿胀的防治作用 [J]. 山东医药, 2017, 57 (27): 37-39.

［107］李吉茂, 李欣. 中医伤科用药方法与常用方 [M]. 北京: 人民军医出版社, 1994.

［108］LI R W, LIN G D, MYERS S P, et al. Anti-inflammatory activity of Chinese medicinal vine plants [J]. J Ethnopharmacol, 2003, 85 (1): 61-67.

［109］谢学明, 钟远声, 李熙灿, 等. 22 种华南产药材的抗氧化活性研究 [J]. 中药药理与临床, 2006, 22 (1):

48-50.

［110］ 熊晓玲, 李文. 部分扶正固本中药对小鼠脾细胞 IL-2 产生的双向调节作用 [J]. 中国实验临床免疫学杂志, 1991, 3 (4): 37-40.

［111］ 李云鹤, 王晓梅. 加味当归鸡血藤汤治疗肩周炎的临床效果体会 [J]. 中国继续医学教育, 2016, 8 (22): 185-186.

［112］ JIANG C, TONG Y L, ZHANG D, et al. Sinomenine prevents the development of cardiomyopathy in diabetic rats by inhibiting inflammatory responses and blocking activation of NF-κB [J]. Gen Physiol Biophys, 2017, 36 (1): 65-74.

［113］ 王国芬. 青风藤汤对类风湿关节炎患者 Tfh、IL-21 及抗 CCP 抗体的影响 [J]. 现代实用医学, 2019, 31 (8): 1005-1007.

［114］ 陈汉玉, 兰培敏. 青风藤方结合西药治疗类风湿关节炎的疗效观察 [J]. 河北医药, 2017, 39 (22): 3473-3475.

［115］ 俞根初. 重订通俗伤寒论 [M]. 徐荣斋, 重订. 北京: 中国中医药出版社, 2011.

［116］ 官清, 张珩. 祛风湿单味中药抗炎和镇痛作用分析 [J]. 临床合理用药杂志, 2012, 5 (19): 6-7.

［117］ LEE M H, LEE J M, JUN S H, et al. In-vitro and in-vivo anti-inflammatory action of the ethanol extract of Trachelospermi caulis [J]. J Pharm Pharmacol, 2007, 59 (1): 123-130.

［118］ 靳文德. 络石藤饮治疗痛风性关节炎 36 例 [J]. 实用中医药杂志, 2013, 29 (10): 831-832.

［119］ 全国中草药汇编编写组. 全国中草药汇编 [M]. 北京: 人民卫生出版社, 1996.

［120］ 孙绍美, 於兰, 刘俭, 等. 海风藤及其代用品药理作用的比较研究 [J]. 中草药, 1998 (10): 677-679.

［121］ 王厚生, 赖敬. 毛茛有效成分药理作用的初步评价 [J]. 中草药, 1983, 14 (8): 29-31, 46.

［122］ 王振亮, 姚乃礼. 石藤胶囊对佐剂性关节炎大鼠关节病变的影响 [J]. 中医研究, 2011, 24 (6): 24-27.

［123］ 杜秋雁, 彭丹梅. 中西医结合治疗肩关节周围炎 89 例 [J]. 现代中西医结合杂志, 2002, 11 (19): 1904.

［124］ 国家药典委员会. 中华人民共和国药典: 2015 年版 [M]. 北京: 中国医药科技出版社, 2015.

［125］ 刘文泰, 等. 御制本草品汇精要 [M]. 上海: 上海科学技术出版社, 2005.

［126］ 邹健, 阮金兰, 孙传勇, 等. 菝葜的化学成分、药理作用与临床应用 [J]. 中草药, 24 (6): 450-452.

［127］ 陈嘉钰, 唐琼, 朱玲, 等. 金刚藤片的抗炎与镇痛作用观察 [J]. 四川生理科学杂志, 2000 (1): 16-19.

［128］ 郑作文, 邓家刚, 黄丽贞. 金刚藤醇提物对 MSU 所致急性痛风性关节炎影响的实验研究 [J]. 中药药理与临床, 2009, 25 (3): 53-54.

［129］ 丁大鹏. 菝葜地黄汤治疗点滴型银屑病 48 例 [J]. 陕西中医, 2015, 26 (2): 184-185.

［130］ 徐萍. 菝葜虎杖治银汤治疗寻常型银屑病临床研究 [J]. 国医论坛, 2003, 18 (3): 18-19.

［131］ 上海中医学院中医基础理论教研组. 中医方剂临床手册 [M]. 上海: 上海人民出版社, 1973.

［132］ 付钰. 中药大血藤对佐剂性关节炎大鼠血清 TNF-α、IL-6 的影响 [J]. 现代医院, 2007, 7 (9): 37-38.

［133］ 付钰, 王光义. 中药大血藤对佐剂性关节炎大鼠滑膜细胞 MMP-2、MMP-9 的影响 [J]. 贵州医药, 2009, 33 (12): 1097-1099.

［134］ 李华, 黄淑凤, 邓翀, 等. 大血藤镇痛作用和抗炎作用研究 [J]. 陕西中医, 2013, 34 (10): 1427-1428.

［135］ 《北京市老中医经验选编》编委会. 北京市老中医经验选编 [M]. 北京: 北京出版社, 1980.

［136］ 谢榆, 汪悦, 纪伟. 朱良春应用穿山龙经验 [J]. 山东中医杂志, 2013, 32 (6): 434-435.

［137］ 吕婧, 苗志敏, 阎胜利, 等. 穿山龙治疗急性痛风性关节炎的效果 [J]. 青岛大学医学院学报, 2009, 45 (4): 389-391, 394.

［138］ 唐丽香. 福建穿山龙抗炎镇痛作用的实验研究 [J]. 海峡药学, 2000 (3): 38-40.

［139］ 周忠东, 王建平, 钱莺, 等. 穿山龙提取物的降血尿酸作用及醇提工艺研究 [J]. 中国现代应用药学, 2014, 31 (6): 699-702.

［140］ 周琦, 张翀, 于栋华, 等. 穿山龙总皂苷对高尿酸血症的降尿酸及细胞抗炎作用研究 [J]. 中华中医药

杂志, 2013, 28 (5): 1444-1448.

［141］ 吴其濬. 植物名实图考 [M]. 上海: 商务印书馆, 1957.

［142］ 刘元, 韦焕英, 姚树汉, 等. 地枫皮类药理作用研究 [J]. 湖南中医药导报, 1997 (Z1): 72-75.

［143］ 冯鑫, 郑洋. 徐长卿抗过敏功效综述 [J]. 山西中医, 2006 (1): 45-46.

［144］ 朱世权, 蔡文秀, 薛玲, 等. 徐长卿多糖的分离纯化及其抗辐射和升高白细胞的作用 [J]. 中草药, 2010, 41 (1): 103-106.

［145］ 许青松, 张红英, 李迎军, 等. 徐长卿水煎剂抗炎及镇痛作用的研究 [J]. 时珍国医国药, 2007 (6): 1407-1408.

［146］ 张健萍, 李连珍, 赵红江, 等. 牡丹皮的化学成分、药理作用及临床应用研究概况 [J]. 中华中医药杂志, 2006 (5): 295-297.

［147］ 王肯堂. 证治准绳 [M]. 北京: 人民卫生出版社, 1991.

［148］ 罗必炜. 青囊药性赋 [M]. 曹宜, 樊晓峰, 校注. 北京: 中国中医药出版社, 2015.

［149］ 廖婵娟. 浅谈石楠叶中熊果酸的研究进展 [J]. 数字化用户, 2019, 25 (27): 191.

［150］ 田丽婷, 马龙, 堵年生. 齐墩果酸的药理作用研究概况 [J]. 中国中药杂志, 2002, 27 (12): 9-11, 26.

［151］ 杨蕴祥, 刘翠荣. 古今名方 [M]. 郑州: 河南科学技术出版社, 1983.

［152］ 陈朋, 崔誉蓉, 李德芳, 等. 石见穿总酚酸对小鼠四氯化碳急性肝损伤的保护作用 [J]. 安徽农业科学, 2010, 38 (9): 4607-4609.

［153］ 单进军. 祖师麻主要活性成分的口服吸收及代谢研究 [D]. 南京: 南京中医药大学, 2009.

［154］ 夏文青. 祖师麻片治疗风湿关节病临床观察 [J]. 中国中医药信息杂志, 1998, 5 (10): 57-59.

［155］ 郑典峰. 穴位注射治疗类风湿性关节炎 55 例 [J]. 现代中医药, 2011, 31 (6): 52-53.

［156］ 国家中医药管理局《中华本草》编委会. 中华本草 [M]. 上海: 上海科学技术出版社, 1999.

［157］ 相应征, 雷汉民, 姜孝文, 等. 老鹳草鞣质类化合物的抗炎、免疫和镇痛作用 [J]. 西北国防医学杂志, 1998 (3): 12-14.

［158］ 冯平安, 贾德云, 刘超, 等. 老鹳草抗炎作用的研究 [J]. 安徽中医临床杂志, 2003 (6): 511-512.

［159］ 王和鸣, 葛继荣, 田金洲, 等. 强骨胶囊 (骨碎补总黄酮) 治疗骨质疏松症骨痛的疗效观察 [J]. 中国中医骨伤科杂志, 2005 (6): 38-42.

［160］ 唐瑞平. 骨碎补汤治疗小儿生长性骨关节疼痛 [J]. 四川中医, 2002 (2): 55.

［161］ 江西药科学校革命委员会. 草药手册 [M]. 南昌: 江西新华印刷厂, 1970.

［162］ 刘巍, 张艳艳. 雷公藤多苷对类风湿关节炎患者成纤维样滑膜细胞 α7nAChR 及炎症因子的作用 [J]. 山东中医杂志, 2019, 38 (12): 1166-1170, 1197.

［163］ 高军, 任万明. 雷公藤多甙对银屑病患者 NF-κB 及细胞因子的影响 [J]. 西部中医药, 2013, 26 (9): 26-28.

［164］ 朱光昭, 韩晓晨, 王翰洲, 等. 雷公藤多苷片治疗类风湿关节炎骨破坏的系统评价和 Meta 分析 [J]. 中国中药杂志, 2019, 44 (15): 3358-3364.

［165］ 中华医学会皮肤性病学分会银屑病学组. 中国银屑病治疗指南 (2008 版)[J]. 中华皮肤科杂志, 2009, 42 (3): 213-214.

［166］ 谷雪虹, 苗钢, 龙振华, 等. 雷公藤多甙片治疗银屑病关节炎疗效分析 [J]. 中华皮肤科杂志, 2006, 39 (3): 173。

［167］ 王禾, 杨慧敏, 王萍, 等. 关节病性银屑病 34 例临床分析与中西医结合治疗 [J]. 中国中西医结合皮肤性病学杂志, 2005, 4 (4): 217-218.

［168］ 刘国银. 雷公藤多甙片对静止期银屑病患者血清 TNF-α 及 IL-8 的影响 [J]. 湖北中医杂志, 2013, 35 (9): 10-11.

［169］ 吉健华, 成洁. 雷公藤多苷治疗强直性脊柱炎的疗效及对患者可溶性白介素-2 受体的影响 [J]. 海南

医学, 2019, 30 (22): 2905-2908.

［170］ 胡彦武, 于俊林. 中药狗脊的化学成分及药理作用研究进展 [J]. 时珍国医国药, 2006 (2): 275-276.

［171］ 鞠成国, 曹翠香, 史琳, 等. 狗脊及其炮制品和狗脊毛的镇痛、止血作用研究 [J]. 中成药, 2005 (11): 1279-1281.

［172］ 石训义, 窦玉兴. 狗脊治疗腰痛 [J]. 中国民间疗法, 2003 (11): 38.

［173］ 张锡纯. 医学衷中参西录 [M]. 北京: 人民卫生出版社, 2006.

［174］ 龚斌, 巫鑫, 韦婷, 等. 广西柳树桑寄生内生真菌的分离鉴定与抗肿瘤活性菌株筛选 [J]. 广西植物, 2017, 37 (5): 634-641.

［175］ 李玲玲, 汪晶, 崔瑛, 等. 基于 "病证- 效应- 生物样本分析" 方法的桑寄生祛风湿功效物质及归经研究 [J]. 中国中药杂志, 2016, 41 (10): 1933-1939.

［176］ 陈光坤. 研究桑寄生汤治疗肝肾亏虚型腰椎间盘突出症的临床疗效 [J]. 世界最新医学信息文摘, 2019, 19 (73): 163, 166.

［177］ 杨士瀛. 仁斋直指方论精要 [M]. 贵阳: 贵州科技出版社, 2008.

［178］ 赵军宁, 邓治文, 戴瑛, 等. 秦皮总香豆素对实验性痛风性关节炎及尿酸代谢的影响 [J]. 中国药学杂志, 2009, 44 (10): 751-754.

［179］ 曹瑞竹, 张三印, 代勇, 等. 秦皮总香豆素降低小鼠急性高尿酸血症血尿酸水平及机理研究 [J]. 辽宁中医杂志, 2010, 37 (2): 362-363.

［180］ 张三印, 曹瑞竹, 代勇, 等. 秦皮总香豆素降低小鼠慢性高尿酸血症血尿酸水平及机理研究 [J]. 四川中医, 2010, 28 (9): 48-50.

［181］ LI J M, ZHANG X, WANG X, et al. Protective effects of cortex fraxini coumarines against oxonate-induced hyperuricemia and renal dysfunction in mice [J]. European Journal of Pharmacology, 2011, 666 (1): 196-204.

［182］ 刘世清, 贺翎, 彭昊, 等. 秦皮对兔实验性骨关节炎的基质金属蛋白酶-1 和一氧化氮及前列腺素 E_2 的作用 [J]. 中国临床康复, 2005 (6): 150-152, 280.

［183］ 曹世霞, 张三印, 赵云龙, 等. 秦皮总香豆素对急性痛风性关节炎大鼠模型 IL-1β、TNF-α 的影响 [J]. 中药药理与临床, 2010, 26 (5): 55-57.

［184］ 曹世霞, 祝捷, 张三印, 等. 秦皮总香豆素对急性痛风性关节炎大鼠模型 IL-1β、IL-8、TNF-α 的影响 [J]. 四川中医, 2011, 29 (3): 68-70.

［185］ 王道瑞. 祝谌予 [M]. 北京: 中国中医药出版社, 2006.

［186］ 王景, 宣磊, 董振华. 董振华治疗结缔组织病伴雷诺现象经验 [J]. 北京中医药, 2017, 36 (10): 875-877.

［187］ 何廉臣. 增订通俗伤寒论 [M]. 福州: 福建科学技术出版社, 2004.

［188］ AQUINO R, DE FEO V, DE SIMONE F, et al. Plant metabolites. New compounds and anti-inflammatory activity of Uncaria tomentosa [J]. J Nat Prod, 1991, 54 (2): 453.

［189］ DONGSEOK C, HOON J. Anti-inflammatory Effect of Meoh Extracts of the Stem of Polygonum Multiflorum in Lps-stimulated Mouse Peritoneal Macrophages [J]. Natural Product Sciences, 2009, 15 (2): 83-89.

［190］ 余瀛鳌, 卢祥之. 张氏医通精要 [M]. 贵阳: 贵州科技出版社, 2008.

［191］ 施文君, 杨云帆, 朱思然, 等. 蚕沙抗炎镇痛作用实验研究 [J]. 亚太传统医药, 2013, 9 (9): 44-46.

［192］ 李强, 石文军, 苗东滨, 等. 蚕沙联合光动力治疗大鼠类风湿关节炎的作用及机制 [J]. 中医临床研究, 2019, 11 (13): 21-23.

［193］ 杜明. 自拟蚕沙四妙汤治疗痛风 36 例临床观察 [J]. 云南中医中药杂志, 2011, 32 (12): 47.

［194］ 罗天益. 卫生宝鉴 [M]. 北京: 中国医药科技出版社, 2019.

［195］刘正兵. 中药川乌与草乌的鉴别比较及药理活性分析 [J]. 世界最新医学信息文摘, 2019, 19 (53): 213.

［196］黄元御. 长沙药解 [M]. 北京: 中国中医药出版社, 2016.

［197］陈信义, 李峨, 侯丽, 等. 乌头类生物碱研究进展与应用前景评述 [J]. 中国中医药信息杂志, 2004 (10): 922-923.

［198］ZHANG Y B, SHU Z H, YIN L, et al. Anti-inflammatory and antinociceptive activities of non-alkaloids fractions from Aconitum flavum in vivo [J]. Rev Bras Farmac, 2015, 25 (1): 47-52.

［199］刘铭佩. 松潘乌头总碱的镇痛作用 [J]. 中药药理与临床, 2007 (1): 36-37.

［200］周远鹏, 刘文化. 附子水溶部分对心血管系统的影响 [J]. 中草药, 1983, 14 (6): 29-32.

［201］刘炳焱. 乌附汤治疗坐骨神经痛 [J]. 湖南中医学院学报, 1986 (1): 40.

［202］何晓南, 周俐, 胡晓, 等. 夏天无注射液抗炎实验研究 [J]. 赣南医学院学报, 1998 (2): 8-10.

［203］于首元, 于兆安. 复方夏天无片治疗活动期类风湿性关节炎 120 例临床观察 [J]. 中国中药杂志, 2013, 38 (6): 899-901.

［204］于伟田, 李兆宏, 王景明. 复方夏天无片治疗风湿性关节炎 43 例临床观察 [J]. 中国中医药科技, 2007 (6): 449.

［205］蒋伟哲, 孙晓龙. 肿节风片的抗菌和抗炎作用研究 [J]. 广西中医学院学报, 2000, 17 (1): 50-52.

［206］蒋伟哲, 孙晓龙. 肿节风片对恶性肿瘤和免疫功能的影响 [J]. 广西医科大学学报, 2001, 18 (1): 39-41.

［207］申俊玲. 肿节风胶囊治疗急性痛风 50 例 [J]. 中医临床研究, 2014, 6 (23): 113-114.

［208］赵佶. 圣济总录 [M]. 北京: 人民卫生出版社, 1982.

［209］邵培培, 杨卫彬, 谢幼红, 等. 基于关联规则和复杂系统熵聚类的周乃玉教授治疗类风湿关节炎的用药规律 [J]. 风湿病与关节炎, 2018, 7 (5): 16-21.

［210］王殿东, 孙璐, 范佳红, 等. 白鲜皮提取物外用抗炎作用实验研究 [J]. 辽宁中医药大学学报, 2015, 17 (6): 50-53.

［211］艾丹. 白鲜皮抗炎有效部位的研究 [D]. 哈尔滨: 黑龙江中医药大学, 2010.

［212］艾丹, 杨桂明. 大孔吸附树脂分离白鲜皮抗炎有效组分的实验研究 [J]. 中医药信息, 2010, 27 (3): 113-115.

［213］刘秀剑. 壮膝祛湿汤治疗老年性膝关节骨性关节炎临床疗效观察 [J]. 辽宁中医药大学学报, 2018, 20 (5): 95-98.

［214］陈士铎. 辨证录 [M]. 北京: 中国中医药出版社, 2007.

［215］龚廷贤. 万病回春 [M]. 北京: 人民卫生出版社, 2007.

［216］王海燕, 覃慧林, 张永峰, 等. 木瓜三萜对佐剂性关节炎大鼠关节滑膜组织中 Akt, NF-κB 和促炎因子的表达影响 [J]. 中国实验方剂学杂志, 2017, 23 (5): 141-146.

［217］徐磊. 白芍木瓜汤治疗骨质增生症的体会 [J]. 医学动物防制, 2006 (7): 482-483.

［218］张孟列. 自拟舒筋汤治疗转筋 32 例 [J]. 辽宁中医杂志, 2003 (11): 916.

［219］梁泽华, 李范珠, 杨元宵, 等. 附子细辛、芍药甘草配伍前后对小鼠镇痛作用研究 [J]. 亚太传统医药, 2015, 11 (10): 13-15.

［220］张立亭, 傅新利, 王占奎. 张鸣鹤应用细辛的经验 [J]. 山东中医杂志, 2000 (8): 489-490.

［221］马登越, 葛群, 李晓彤, 等. 痹祺胶囊联合洛索洛芬钠治疗类风湿性关节炎的临床研究 [J]. 现代药物与临床, 2019, 34 (6): 1835-1838.

［222］李芳, 姚建华, 任秀英, 等. 骨关节炎不同中医分型的免疫学分析及痹祺胶囊的干预作用 [J]. 现代中西医结合杂志, 2019, 28 (16): 1719-1723.

［223］陆燕华, 高宁阳. 马钱子药理作用及减毒增效方法研究进展 [J]. 上海中医药杂志, 2019, 53 (5):

93-97.

［224］过振华, 马红梅, 张伯礼. 马钱子药理毒理研究回顾及安全性研究展望 [J]. 中西医结合学报, 2008 (6): 645-649.

［225］CHEN J, QU Y G, WANG D Y, et al. Pharmacological evaluation of total alkaloids from Nux Vomica: effect of reducing strychnine contents [J]. Molecules, 2014, 19: 4395-4408.

［226］张仕玉, 镇水清. 马钱子木瓜丸和木瓜风湿丸治疗湿热型复发性风湿病 32 例疗效观察 [J]. 时珍国医国药, 2016, 27 (8): 1933-1934.

［227］胡金萍, 江泽波. 猪苓对 LPS 诱导的 J774 细胞 IL-6 与 iNOS 表达的影响 [J]. 当代医学, 2013, 19 (6): 19-20.

［228］SUN Y, ZHOU X Y. Purification, initial characterization and immune activities of polysaccharides from the fungus, Polyporus umbellatus [J]. Food Science and Human Wellness, 2014, 3 (2): 73-78.

［229］张国伟. 猪苓质量控制及其利水功效在 BBN 诱导的大鼠膀胱癌治疗中机制研究 [D]. 广州: 广州中医药大学, 2010.

［230］游昕, 熊大国. 茯苓多种化学成分及药理作用的研究进展 [J]. 安徽农业科学, 2015, 43 (2): 106-109.

［231］罗辉, 周元科, 邓媛媛, 等. 茯苓酸性多糖调节免疫功能活性研究 [J]. 中药材, 2015, 38 (7): 1502-1504.

［232］周雯睿, 吴耀持, 陈闽佳. 穴位敷贴联合指迷茯苓丸治疗狭窄性腱鞘炎的临床研究 [J]. 世界最新医学信息文摘, 2019, 19 (64): 1-3.

［233］邹澍. 本草疏证 [M]. 北京: 中国中医药出版社, 2015.

［234］伍小燕, 陈朝, 张国伟. 泽泻水提物对正常大鼠利尿活性及肾脏髓质 AQP2 作用研究 [J]. 实用临床医药杂志, 2010, 14 (21): 5-7.

［235］马宝东. 重用泽泻辨证治疗急性痛风性关节炎 120 例 [J]. 辽宁中医杂志, 2007 (4): 480-481.

［236］程广里. 薏苡附子散合芍药甘草汤加味治疗坐骨神经痛 23 例 [J]. 中医杂志, 1982 (7): 45, 68.

［237］LI C Q, HE L C, DONG H Y, et al. Screening for the anti-inflammatory activity of fractions and compounds from Atractylodes macrocephala Koidz [J]. J Ethnopharmacol, 2007, 114 (2): 212-217.

［238］石义刚, 王效东, 顾卉, 等. 白术汤对类风湿性关节炎患者免疫功能影响的临床研究 [J]. 中国中医骨伤科杂志, 2002 (1): 26-29.

［239］高新洛. 二术二皮汤配合西医治疗膝关节滑膜炎 63 例 [J]. 陕西中医, 2008 (9): 1189-1190.

［240］左芳, 刘维, 王慧. 参苓白术散治疗中晚期强直性脊柱炎 52 例 [J]. 天津中医药, 2007 (3): 207.

［241］孙志宏. 简明医彀 [M]. 北京: 人民卫生出版社, 1984.

［242］山原条二, 沢田德之助, 黏忠人, 等. 生药的生物活性成分に关する研究. 尤の薬理学的品质评价 [J]. 药学杂志, 1977, 97 (8): 873.

［243］周德文, 周立勇, 尹玲瑑. 术类的药理和药效 [J]. 国外医药 (植物药分册), 1996 (3): 120-122.

［244］卢晓峰, 张迎峰. 朱良春痛风方加味治疗痛风性关节炎临床观察 [J]. 中医学报, 2010, 25 (6): 1080-1081.

［245］于晓彤, 曹洋, 逄冰. 仝小林大剂量应用半夏临床验证 4 则 [J]. 江苏中医药, 2015, 47 (2): 50-52.

［246］唐永富, 黄丹菲, 殷军艺, 等. 车前子多糖对骨髓来源树突状细胞表型和吞噬功能的影响 [J]. 食品科学, 2007 (10): 517-520.

［247］冯娜, 刘芳, 郭会彩, 等. 车前子多糖抗炎作用机制的实验研究 [J]. 天津医药, 2012, 40 (6): 598-601.

［248］费洪新, 韩玉生, 廖婷, 等. 车前子对小鼠急性痛风性关节炎的影响 [J]. 黑龙江科学, 2014, 5 (5): 9-11, 25.

［249］王清任. 医林改错 [M]. 北京: 中国医药科技出版社, 2018.

［250］郑明警, 马丽俐. 大青叶等清热药对 HaCaT 细胞增殖的影响 [J]. 浙江中西医结合杂志, 2013, 23 (4):

256-264.

［251］　于震, 王军, 李更生, 等. 地黄苷 A 对环磷酰胺致小鼠白细胞少症的影响 [J]. 中草药, 2001, 32 (11): 1002-1004.

［252］　李建军, 李静云, 王堂, 等. 地黄药用研究概述 [J]. 生物学教学, 2013, 3 (38): 4-6.

［253］　马健, 樊巧玲, 木村正康, 等. 生地黄对 "阴虚" 模型小鼠腹腔巨噬细胞 aI 抗原表达的影响 [J]. 中药药理与临床, 1998, 14 (2): 22-24.

［254］　叶静静, 陈宁刚. 大剂量生地凉血汤对脓疱型血热证银屑病疗效观察及对血清肿瘤坏死因子-α 的影响 [J]. 中国中西医结合皮肤性病学杂志, 2015, 14 (5): 295-297.

［255］　吴仪洛. 本草从新 [M]. 李艳丽, 徐长卿, 点校. 郑州: 河南科学技术出版社, 2017.

［256］　王珲, 陈平, 张丽萍, 等. 玄参总色素提取物抗炎镇痛活性的研究 [J]. 中国医院药学杂志, 2008, 28 (17): 1456-1458.

［257］　乐文君. 玄参环烯醚萜类成分的体外抗氧化活性研究 [J]. 浙江中医药大学学报, 2011, 35 (3): 412-414.

［258］　尚雁君, 李医明, 蒋山好, 等. 玄参中苯丙素苷 Acteoside 对小鼠高尿酸血症的影响 [J]. 解放军药学学报, 2006, 22 (1): 30.

［259］　李杲. 医学发明 [M]. 北京: 人民卫生出版社, 1959.

［260］　景海霞, 盛晚香. 当归多糖对豚鼠银屑病样皮损中角质形成细胞凋亡的影响 [J]. 武汉大学学报 (医学版), 2006, 27 (3): 377-379.

［261］　郭振军, 刘莉, 张维璐, 等. 大黄、当归多糖对巨噬细胞甘露受体作用的研究 [J]. 细胞与分子免疫学杂志, 2008, 24 (5): 514-516.

［262］　杨铁虹, 卢保华, 贾敏, 等. 当归多糖对小鼠免疫功能的影响 [J]. 中国药理学通报, 2003 (4): 448-451.

［263］　朱河文. 当归四逆汤联合西药治疗类风湿关节炎的效果观察 [J]. 实用中西医结合临床, 2019, 19 (8): 140-142.

［264］　PENG C, XIE X, WANG L, et al. Pharmacodynamic action and mechanism of volatile oil from Rhizoma Ligustici Chuanxiong Hort. on treating headache [J]. Phytomedicine, 2009, 16 (1): 25.

［265］　马学玉. 川芎嗪治疗关节炎 38 例疗效观察 [J]. 实用中医内科杂志, 2005, 19 (4): 269.

［266］　叶天士. 临证指南医案 [M]. 北京: 人民卫生出版社, 2006.

［267］　胡廷光. 伤科汇纂 [M]. 北京: 人民卫生出版社, 2006.

［268］　丁志军, 张后富, 罗美兰. 土鳖虫酶解物镇痛作用的研究 [J]. 实用中西医结合临床, 2014, 14 (11): 88-89.

［269］　孙权, 易生富. 土鳖虫在骨科的运用举隅 [J]. 实用医药杂志, 2006 (9): 1113.

［270］　吴坚, 高想, 朱金凤, 等. 国医大师朱良春教授痹证临诊三要诀 [J]. 中华中医药杂志, 2017, 32 (3): 1087-1089.

［271］　杨旭鸣, 沈丕安, 苏晓, 等. 沈丕安治疗狼疮性肾炎验方解析 [J]. 风湿病与关节炎, 2012, 1 (4): 46-48.

［272］　邢世瑞. 宁夏中药志 [M]. 2 版. 银川: 宁夏人民出版社, 2005.

［273］　齐志兰, 白明武, 白萍, 等. 复方鬼箭羽合剂治疗慢性肾炎的临床观察 [J]. 河南预防医学杂志, 2000 (1): 64.

［274］　朱亚梅, 李桓, 周学平. 基于复杂网络分析国医大师周仲瑛治疗类风湿关节炎的用药经验 [J]. 中国实验方剂学杂志, 2016, 22 (9): 198-202.

［275］　苏晓. 沈丕安教授治疗系统性红斑狼疮的经验 [J]. 新中医, 1998, 30 (8): 10-11.

［276］　吴德鸿, 李正富, 范永升. 范永升教授治疗硬皮病经验 [J]. 中华中医药杂志, 2015, 30 (6): 1990-1992.

［277］　戴琦, 徐卫东, 陈崑山. 陈崑山治疗硬皮病临证体会 [J]. 中华中医药杂志, 2013, 28 (10): 2953-2955.

［278］　胡向阳, 刘桃丽, 林春淑, 等. 积雪草水提液对高尿酸血症模型大鼠尿酸代谢的影响 [J]. 中医杂志,

2017, 58 (1): 60-63.

［279］ 胡南, 肖志平, 温云鹏, 等. 积雪草苷联合曲尼司特治疗局限性硬皮病的临床疗效观察 [J]. 皮肤病与性病, 2019, 41 (4): 469-471.

［280］ 谢元庆. 良方集腋 [M]. 北京: 人民卫生出版社, 1990.

［281］ 倪朱谟. 本草汇言 [M]. 北京: 中医古籍出版社, 2005.

［282］ 张晶, 刘建平. 乳香 [J]. 中西医结合学报, 2006 (3): 274.

［283］ 吴昆. 医方考 [M]. 北京: 人民卫生出版社, 1990.

［284］ 朱军璇, 王敏智, 刘彪, 等. 中国中医科活络效灵丹加减方治疗骨性关节炎的药效研究 [J]. 中国中医基础医学杂志, 2012, 18 (4): 389-391.

［285］ 高欢欢, 薛志鹏, 李泰贤, 等. 治疗膝骨关节炎的中成药的组方规律分析 [J]. 中国药房, 2019, 30 (15): 2096-2100.

［286］ 张文进, 孙志华, 李永吉, 等. 丹参注射液对膝骨性关节炎关节液及炎症血清细胞因子水平的影响 [J]. 西部中医药, 2019, 32 (2): 21-24.

［287］ 叶雪英, 吴意红, 彭剑虹. 丹参川芎嗪治疗痰瘀阻络型类风湿关节炎的临床研究 [J]. 中医临床研究, 2013, 5 (15): 1-3.

［288］ MICHALSEN A, KLOTZ S, LUDTKE R, et al. Effectiveness of leech therapy in osteoarthritis of the knee: a randomized, controlled trial [J]. Annals Internal Med, 2003, 139 (9): 724-730.

［289］ 孔繁飞, 沈毅, 钟柳娜, 等. 张炳厚教授治疗经验介绍 [J]. 中华中医药杂志, 2013, 28 (12): 3561-3564.

［290］ 赵文景, 孙明霞, 赵凯声, 等. 补肾地龟汤治疗脾肾气虚型慢性肾炎蛋白尿的临床观察 [J]. 北京中医药, 2009, 28 (11): 866-868.

［291］ 吴珊, 农彩丽, 何显科, 等. 穿山甲水提物镇痛作用的实验研究 [J]. 广西医学, 2012, 34 (1): 7-9.

［292］ 吴珊. 穿山甲鳞甲乙醇提取物镇痛抗炎作用及其机制的实验研究 [D]. 南宁: 广西医科大学, 2012.

［293］ 陈实功, 徐大椿. 徐评外科正宗 [M]. 北京: 中国中医药出版社, 2014.

［294］ XING D, GAO H. Baicalin inhibits inflammatory responses to interleukin-1β stimulation in human chondrocytes［J］.J Interferon Cytokine Res，2017，37（9）：398-405.

［295］ 刘晓明, 孙秀成, 齐坤, 等. 20 种中药灌胃对小鼠上皮细胞增殖和表皮细胞分化及血浆内皮素-1 的影响 [J]. 中华皮肤科杂志, 2001, 34 (4): 282-283.

［296］ 王砚宁, 毕新岭, 顾军, 等. 黄芩苷治疗银屑病的机制研究 [J]. 中国中西医结合皮肤性病学杂志, 2003, 2 (4): 209-211.

［297］ 虞抟. 医学正传 [M]. 北京: 中医古籍出版社, 2002.

［298］ 贾红慧, 王曙, 袁洁, 等. 比较两种黄柏组方二妙胶囊的抗炎作用 [J]. 华西药学杂志, 2007, 22 (6): 33.

［299］ 杨澄, 朱继孝, 王颖, 等. 盐制对黄柏抗痛风作用的影响 [J]. 中国中药杂志, 2005, 30 (2): 145.

［300］ 刘建. 四妙丸干预膝骨关节炎软骨细胞凋亡与增殖的实验研究 [D]. 济南: 山东中医药大学, 2006.

［301］ 曲震, 庞瑞明, 陈晓青, 等. 黄柏骨伤散外用治疗膝关节炎气滞血瘀型的临床研究 [J]. 中国当代医药, 2017, 24 (36): 117-119.

［302］ 王晓旭, 冯兴华. 冯兴华治疗风湿类疾病用药经验介绍 [J]. 中国中医药信息杂志, 2013, 20 (10): 85-86.

［303］ 何显忠, 兰荣德. 金银花的药理作用与临床应用 [J]. 时珍国医国药, 2004, 15 (12): 865.

［304］ 季雪峰. 金银花的药理作用 [J]. 安徽医药, 2003, 7 (4): 311-312.

［305］ 高妍, 李立彬, 贾兴泽. 四妙勇安汤配合西药治疗 2 型糖尿病并合痛风 56 例 [J]. 陕西中医, 2014, 35 (6): 689-690.

［306］ 吴文英. 复方苦参注射液联合治疗类风湿关节炎疗效观察 [J]. 世界最新医学信息文摘, 2018, 18 (70): 147, 149.

［307］ 朱小利. 窄谱中波紫外线联合消银颗粒治疗银屑病对患者血清 TNF-α、IL-17、IL-23 水平的影响 [J]. 现代中西医结合杂志, 2016, 25 (30): 3375-3377.

［308］ 朱肱. 类证活人书 [M]. 天津: 天津科学技术出版社, 2012.

［309］ 陶弘景. 名医别录 [M]. 北京: 人民卫生出版社, 1986.

［310］ 曹莹, 梁日欣, 王岚. 升麻甙与 5-O 甲基维斯阿米醇甙对血管内皮细胞分泌细胞因子的影响 [J]. 中药药理与临床, 2007, 23 (3): 13.

［311］ 张洪泉, 翁晓静, 陈莉莉, 等. 管花肉苁蓉麦角甾苷对衰老小鼠端粒酶活性和免疫功能的影响 [J]. 中国药理学与毒理学杂志, 2008, 22 (4): 270-273.

［312］ OHNO T, INOUE M, OGIHARA Y, et al. Antimetastatic activity of acteoside, aphenylethanoidglycoside [J]. Biological and Pharmaceutical Bulletin, 2002, 25 (5): 606-610.

［313］ LI J X, KADOTA S, LI H Y. Effects of Cimicifugae Rhizoma on serum calcium and phosphate levels in low calcium dietary rats and on bone mineral density in ovariectomized rats [J]. Phytomedicine, 1997, 3 (4): 379-385.

［314］ 盛平卫, 何巧飞, 薛陈晨, 等. 升麻透疹方治疗银屑病血热证 86 例 [J]. 实用中医药杂志, 2018, 34 (12): 1445-1446.

［315］ 汪悦, 吴淑玲, 夏卫军. 汪履秋治疗风湿病经验方介绍 [J]. 江苏中医药, 2012, 44 (8): 67.

［316］ 陈薇薇, 沈丕安, 苏晓. 沈丕安从痹辨治系统性红斑狼疮学术经验 [J]. 上海中医药杂志, 2018, 52 (4): 2-5.

［317］ 宣静. 沈丕安治疗干燥综合征经验 [J]. 上海中医药杂志, 2011, 45 (5): 3-4.

［318］ 乔丽君, 汪悦, 周腊梅, 等. 金雀根对类风湿性关节炎动物模型免疫调节作用的研究 [J]. 免疫学杂志, 2009, 25 (6): 646-649, 654.

［319］ TIAN C Y, HU C Q, XU G, et al. Assessment of estrogenic activi-ty of natural compounds using improved E screen assay [J]. Acta Pharmacol Sic, 2002, 23 (6): 5722.

［320］ 孟庆良, 周子朋, 刘传慧. 金雀根联合督灸治疗强直性脊柱炎肾阳虚证临床研究 [J]. 中医学报, 2015, 30 (9): 1363-1364, 1367.

［321］ 唐华燕, 苏晓, 杨旭鸣, 等. 金雀根汤治疗狼疮性肾炎 34 例临床观察 [J]. 中医杂志, 2014, 55 (20): 1754-1756.

［322］ 周计春, 路洁, 邢风举, 等. 浅述路志正教授五爪龙应用经验 [J]. 时珍国医国药, 2013, 24 (11): 2778-2779.

［323］ 邱仕君. 邓铁涛医案与研究 [M]. 北京: 人民卫生出版社, 2004.

［324］ 黄子天, 刘小斌. 国医大师邓铁涛强肌健力饮治疗重症肌无力的临床应用及学术传承 [J]. 广州中医药大学学报, 2018, 35 (1): 182-185.

［325］ 李南薇, 黄燕珍. 五指毛桃功能性成分抗氧化活性研究 [J]. 食品工业, 2013, 34 (6): 127-130.

［326］ 杨杰, 卫东锋, 王文潇, 等. 五指毛桃水提物对免疫抑制小鼠细胞免疫的影响 [J]. 中药药理与临床, 2015, 31 (6): 111-114.

［327］ 周添浓, 王艳, 唐立海, 等. 五指毛桃抗炎镇痛及对急性肝损伤的保护作用研究 [J]. 今日药学, 2008 (2): 55-58.

［328］ 郭慧玲, 王进诚, 胡律江, 等. 香附不同炮制品的抗炎镇痛作用比较 [J]. 江西中医药大学学报, 2017, 29 (1): 74-75.

［329］ 丁平, 田友清, 陈国胜, 等. 香附油滴丸抗炎镇痛作用及其物质基础研究 [J]. 中国实验方剂学杂志, 2013, 19 (20): 172-176.

［330］ 李俊杰, 李雄峰, 李建有. 红花香附汤对弹性髓内针固定术治疗儿童长骨骨干骨折术后恢复情况的影响 [J]. 新中医, 2015, 47 (11): 119-121.

［331］ 赵芳, 马周旺, 权刚, 于小芸. 五积散加味配合西药治疗类风湿关节炎 36 例 [J]. 中国医药指南, 2011, 9 (31): 389-390.

［332］ 王洪绪. 外科证治全生集 [M]. 北京: 中国中医药出版社, 2009.

［333］ 韩懋. 韩氏医通 [M]. 北京: 人民卫生出版社, 1989.

［334］ 李小莉, 张迎庆, 黄通华. 白芥子提取物的抗炎镇痛作用研究 [J]. 现代中药研究与实践, 2007 (6): 28-30.

［335］ 欧志峰. 白芥子散治疗膝骨性关节炎的临床研究 [J]. 广西医学, 2008 (6): 849-850.

［336］ 吴宗彬. 白芥子散治疗膝骨性关节炎的临床研究 [J]. 现代医院, 2007 (9): 79-80.

［337］ 曲环汝, 张立艳. 苏励教授治疗类风湿关节炎用药特色简释 [J]. 中医药学刊, 2002 (5): 588-613.

［338］ 侯文斌, 韦嵩. 南星骨痛凝胶贴膏对兔膝骨关节炎关节形态及血清 IL-1、TNF-α、MMP-13、TIMP-1 表达的影响 [J]. 辽宁中医杂志, 2020 (2): 184-187.

［339］ 崔小天, 殷东风. 胆南星抗炎镇痛体内药效学研究 [J]. 辽宁中医药大学学报, 2019, 21 (6): 54-57.

［340］ 李爽, 李振彬, 马琳, 等. 复方南星止痛膏联合双醋瑞因治疗膝骨关节炎临床研究 [J]. 中国中医骨伤科杂志, 2013, 21 (12): 40-42.

［341］ 刘亚平, 邢素芳. 半夏的药理作用研究 [J]. 基层医学论坛, 2014, 18 (32): 4446-4447.

［342］ 邱丽红, 林柏洪, 黄罡. 制乌头合制半夏、浙贝治疗痰浊阻滞型慢性痛风性关节炎 33 例 [J]. 福建中医药, 2014, 45 (3): 43-44.

［343］ 宋平. 痛风胶囊治疗急性痛风性关节炎 40 例疗效观察 [J]. 新中医, 2006 (2): 46-47.

［344］ 孙红祥. 一些中药及其挥发性成分抗霉菌活性研究 [J]. 中国中药杂志, 2001, 26 (2): 99.

［345］ 徐小娟. 山慈菇多糖、牛膝多糖对 H_{22} 小鼠肝癌抑制作用及其抗肿瘤机制研究 [D]. 长沙: 湖南农业大学, 2015.

［346］ 林永. 慈茯萆苡汤治疗痛风性关节炎 52 例 [J]. 光明中医, 2007 (1): 89.

［347］ 刘洁, 卢长庆, 王钥琦. 白附子炮制前后显微与化学比较 [J]. 中成药, 1990, 12 (2): 18.

［348］ 游维丽. 白附子的化学成分及药理作用分析 [J]. 中国医药指南, 2012, 10 (29): 274-275.

［349］ 高雪, 高文彬, 刘月华. 化痰通络散治疗类风湿关节炎 30 例 [J]. 陕西中医, 1998, 19 (9): 434.

［350］ 龚信. 古今医鉴精要 [M]. 贵阳: 贵州科技出版社, 2007.

［351］ 王淞, 潘琳琳, 刘桂荣. 国医大师张志远临床应用虫类药物经验举隅 [J]. 时珍国医国药, 2019, 30 (6): 1488-1490.

［352］ 杨柳, 吴彬才, 颜学桔, 等. 旷惠桃运用虫类药治疗痹证经验 [J]. 湖南中医杂志, 2017, 33 (5): 28-29, 41.

［353］ 廖志山. 严世芸教授运用虫类药治疗疑难病经验 [J]. 中国中医药现代远程教育, 2012, 10 (13): 95-96.

［354］ 孔成诚, 张传标, 方成武. 不同提取方法全蝎镇痛、镇静、抗惊厥作用的考察 [J]. 中国医药科学, 2012, 2 (4): 39-41.

［355］ 李季. 不同剂量昆明山海棠配伍川断全蝎治疗活动期类风湿关节炎的观察 [D]. 广州: 广州中医药大学, 2013.

［356］ 周松林, 丁婧, 张帅浩. 朱良春教授治疗膝骨性关节炎临床经验探析 [J]. 亚太传统医药, 2019, 15 (4): 109-110.

［357］ 左立春. 谢海洲痹证治验 [J]. 中国社区医师, 2008 (21): 35.

［358］ 马晓晶, 何夏秀, 冯兴华. 冯兴华教授治疗风湿病学术思想 [J]. 世界中西医结合杂志, 2011, 6 (8): 654-655.

［359］ 邹吉利. 蜈蚣多肽的提取分离及镇痛活性研究 [D]. 武汉: 湖北中医药大学, 2010.

［360］ 黄赛花, 郑宝林, 杨同广, 等. 热痹通片、蜈蚣胶囊治疗类风湿关节炎的疗效观察 [J]. 吉林医学, 2014,

35 (3): 457-458.

［361］ 张朗仪, 黄志华, 甘瑞发, 等. 自拟全蝎蜈蚣汤加减治疗腰椎间盘突出症的疗效观察 [J]. 内蒙古中医药, 2019, 38 (6): 42-43.

［362］ 马哲龙, 梁家红, 陈金印, 等. 乌梢蛇的抗炎镇痛作用 [J]. 中药药理与临床, 2011 (6): 58-60.

［363］ 马治国. 强筋祛痹汤熏洗治疗膝骨性关节炎疗效观察 [J]. 陕西中医, 2011, 32 (12): 1631-1632.

［364］ 包水明, 周亚平. 我国主要毒蛇及其毒性、排毒量和蛇伤救治 [J]. 江西教育学院学报 (自然科学), 1997, 23 (6): 51-52.

［365］ 邓海霞, 李其斌. 银环蛇咬伤中毒发病机制和治疗的研究进展 [J]. 蛇志, 2008, 20 (1): 35-46.

［366］ 鄢顺琴, 凤良元, 丁荣光. 金钱白花蛇抗炎作用的实验研究 [J]. 中药材, 1994 (12): 29-30, 53.

［367］ 李恒. 袖珍方 [M]. 北京: 中国中医药出版社, 2015.

［368］ 吕金胜, 吴畏, 孟德胜, 等. 地龙醇提物抗炎及镇痛作用的研究 [J]. 中国药师, 2003, 6 (1): 16-18.

［369］ 崔杜君, 崔建美. 自拟地龙通痹汤治疗类风湿关节炎 200 例分析 [J]. 中国药物与临床, 2002 (3): 199.

［370］ 王璆. 是斋百一选方 [M]. 上海: 上海科学技术出版社, 2003.

［371］ LEE K Y, JEON Y J. Macrophage activation by polysaccharide isolated from Astragalus membranaceus [J]. Int Immunopharmacol, 2005, 5 (7/8): 1225.

［372］ ZHAO L H, MA Z X, ZHU J, et al. Characterization of polysaccha-ride from Astragalus radix as the macrophage stimulator [J]. Cell Immunol, 2011, 271 (2): 329.

［373］ ZHANG W J, HUFNAG P, BINDER B R, et al. Antiinflammatory activity of astragaloside Ⅳ is mediated by inhibition of NF-κB activation and adhesion molecule expression [J]. Thromb Haemo-stasis, 2003, 90 (5): 904.

［374］ 刘晓明, 齐欣, 宋智琦, 等. 黄芪注射液治疗银屑病患者的临床观察和实验研究 [J]. 中华皮肤科杂志, 2001, 34 (2): 113-115.

［375］ 郭剑波, 梁勇, 李文新, 等. 黄芪桂枝五物汤联合塞来昔布治疗膝骨性关节炎的临床观察 [J]. 中国民间疗法, 2019, 27 (17): 69-71.

［376］ 姚澜. 本草分经 [M]. 北京: 中国中医药出版社, 2015.

［377］ 李乃谦. 探讨白芍的药理作用及现代研究进展 [J]. 中医临床研究, 2017, 9 (20): 137-138.

［378］ 郑辉. 白芍总苷的抗风湿药理作用 [J]. 浙江中西医结合杂志, 2008 (8): 520.

［379］ 段然, 吴沅皞, 刘维, 等. 白芍总苷治疗类风湿关节炎合并肺间质疾病的临床疗效及患者肺功能变化 [J]. 山东医药, 2019, 59 (22): 48-50.

［380］ 刘白鹭. 来氟米特和白芍总苷联合甲氨蝶呤治疗类风湿关节炎的治疗效果观察 [J]. 世界最新医学信息文摘, 2019, 19 (44): 134-136.

［381］ 朱猛勇, 王彩娇, 郝长胜. 巴戟天多糖对骨质疏松大鼠血清护骨素表达影响的研究 [J]. 现代实用医学, 2010, 22 (7): 748-749.

［382］ 朱猛勇, 郝长胜, 王彩娇. 巴戟天多糖对骨质疏松大鼠骨密度及血清微量元素的影响 [J]. 中草药, 2010, 41 (9): 1513-1515.

［383］ 李斐菲, 吴拥军, 屈凌波, 等. 中药巴戟天抗自由基活性的研究 [J]. 光谱实验室, 2005, 22 (3): 553-555.

［384］ 王力, 王和鸣, 李楠. 巴戟天醇提物对骨髓基质细胞增殖影响的血清药理学实验方法的建立 [J]. 江西中医学院学报, 2004, 16 (6): 39-41.

［385］ 黄江海, 王亚非, 柏立群, 等. 巴戟天汤治疗膝骨关节炎的临床疗效 [J]. 医学综述, 2018, 24 (4): 816-819.

［386］ 侯喜龙, 冯明明, 杜珂璠, 等. 龟甲粉对小鼠免疫功能的作用研究 [J]. 食品安全质量检测学报, 2017, 8 (2): 620-623.

［387］ 孙苏亚, 王锦, 刘铮, 等. 龟甲提取液对去势大鼠骨质疏松的作用 [J]. 中药药理与临床, 1998 (4): 21-23.

［388］ 于洋洋, 朴勇洙. 鹿角、龟甲治疗膝骨关节炎的临床观察 [J]. 世界最新医学信息文摘, 2016, 16 (A2): 111-112.

［389］ 刘天举, 吴芳, 申震, 等. 健步虎潜丸联合小针刀治疗膝关节骨性关节炎 30 例疗效观察 [J]. 湖南中医杂志, 2016, 32 (12): 78-80.

［390］ 牛放, 赵雨, 徐云凤, 等. 鹿角脱盘胶原蛋白对去卵巢所致骨质疏松大鼠的治疗作用 [J]. 中国现代应用药学, 2012, 29 (2): 93-97.

［391］ 梁子聪, 王恒, 胡先运, 等. 鹿角壮骨胶囊对膝骨关节炎兔血清及软骨 IL-6、MMP-3 的影响 [J]. 医学信息, 2020, 33 (1): 61-63.

［392］ 黄宫绣. 本草求真 [M]. 上海: 上海科学技术出版社, 1959.

［393］ 李晶, 李娜, 律广富, 等. 鹿角胶对环磷酰胺所致血虚模型小鼠的影响 [J]. 吉林中医药, 2014, 34 (10): 973-975.

［394］ 李艳萍, 李海燕, 纪晓婉, 等. 金钗石斛叶中总黄酮的提取分离及体外抗阿尔茨海默病活性研究 [J]. 中国药房, 2018, 29 (3): 330-333.

［395］ KIM J H, OH S Y, HAN S B, et al. Anti-inflammatory effects of Dendrobium nobile derived phenanthrenes in LPS-stimulated murine macrophages [J]. Arch Pharm Res, 2015, 38 (6): 1117-1126.

［396］ LI F, CUI S H, ZHA X Q, et al. Structure and bioactivity of a polysaccharide extracted from protocorm-like bodies of Dendrobium huoshanense [J]. Int J Biol Macromol, 2015, 72: 664-672.

［397］ 樊相军, 高永富. 房定亚教授应用四神煎治疗多种膝关节炎 [J]. 中医药研究, 2001 (4): 1.

［398］ 薛已. 本草约言 [M]. 北京: 中国中医药出版社, 2015.

［399］ 叶红, 沈映君, 汪鋆植, 等. 天麻种子、种麻及商品麻的药理作用比较（Ⅰ）[J]. 时珍国医国药, 2003, 14 (9): 3-4.

［400］ 吴佳丽. 天麻祛风药酒治疗未分化关节炎寒痹证的临床观察 [D]. 长沙: 湖南中医药大学, 2019.

［401］ 胡敏, 程震勇. 冬虫夏草素对小鼠胶原诱导性关节炎的治疗作用以及免疫调节机制研究 [J]. 时珍国医国药, 2019, 30 (9): 2125-2128.

［402］ 肖瑛, 胡雪峰, 陶盛昌, 等. 鲜冬虫夏草药理作用研究进展 [J]. 亚太传统医药, 2018, 14 (4): 80-85.

［403］ 崔瑷, 曹锐, 张慧, 等. 发酵的冬虫夏草菌粉治疗慢性阻塞性肺疾病和间质性肺疾病随机对照试验的质量评价 [J]. 首都医科大学学报, 2019, 40 (6): 927-937.

第9节 风湿病的常用方剂

中医治疗风湿病不仅积累了丰富的经验, 并且创造了数以千计的方剂。现将常用方剂汇编[①], 予以介绍, 以供临床参考。

一、祛寒通痹

1. 白术附子汤(《金匮要略》)

组成: 白术、炮附子、炙甘草、生姜、大枣。

---

① 均为常用方, 仅罗列方剂组成, 剂量、用法等从略。

功能:温阳通经,祛风除湿。

主治:风寒湿痹证。

方解:方中附子温阳通络,生姜散寒除湿,白术、炙甘草、大枣健脾运湿、调和营卫,因此本方具有很好的温阳通经、祛风除湿的功效,可用来治疗中阳虚寒引起的风湿痹痛,如同时兼有表阳虚恶寒者,则更为恰当。

2. 当归四逆汤(《伤寒论》)

组成:当归、桂枝、芍药、细辛、炙甘草、通草、大枣。

功能:温经散寒,养血通脉。

主治:血虚寒厥证。手足厥寒,或腰、股、腿、足、肩臂疼痛,口不渴,舌淡苔白,脉沉细或细而欲绝。本方应用于硬皮病寒凝血脉、肌肤失养之证,特别对于有雷诺病者。

方解:本方证由营血虚弱,寒凝经脉,血行不利所致。素体血虚而又经脉受寒,寒邪凝滞,血行不利,阳气不能达于四肢末端,营血不能充盈血脉,遂呈手足厥寒、脉细欲绝。此手足厥寒只是指掌至腕、踝不温,与四肢厥逆有别。治当温经散寒,养血通脉。本方以桂枝汤去生姜,倍大枣,加当归、通草、细辛组成。方中当归甘温,养血和血;桂枝辛温,温经散寒,温通血脉,为君药。细辛温经散寒,助桂枝温通血脉;白芍养血和营,助当归补益营血,共为臣药。通草通经脉,以畅血行;大枣、甘草,益气健脾养血,共为佐药。重用大枣,既合归、芍以补营血,又防桂枝、细辛燥烈太过,伤及阴血。甘草兼调药性而为使药。全方共奏温经散寒,养血通脉之效。本方的配伍特点是温阳与散寒并用,养血与通脉兼施,温而不燥,补而不滞。

3. 附子理中汤(《三因极一病证方论》)

组成:炮附子、人参、炮姜、炙甘草、白术。

功能:温阳祛寒,益气健脾。

主治:脾胃虚寒,腹痛食少,泄利呕逆,口噤肢厥,以及寒厥痼冷,霍乱脏毒,阴斑瘴毒,喉肿疮疡,口舌生疮,脉沉迟或沉细;并治阴盛格阳,发热烦躁等。对于白塞综合征口腔外阴溃疡由红肿渐转为灰白,伴畏寒,脘腹冷痛,腰膝酸困,双下肢浮肿且冷痛者,亦可用本方加减治疗。

方解:方中附子辛热,温中焦脾胃而祛里寒为君,干姜辅助附子为臣,佐以人参大补元气,炒白术健脾燥湿,甘草调和诸药,制约附子毒性,并与人参、白术合用提高正气。诸药合用,共奏温阳祛寒、益气健脾之效。

4. 附子汤(《伤寒论》)

组成:附子、茯苓、人参、白术、芍药。

功能:祛寒通痹。

主治:少阴病,身体痛,手足寒,骨节痛,脉沉者。

方解:方中重用炮附子温经壮阳,人参补益元气,茯苓、白术健脾化湿,芍药和营止痛。诸药合用,共奏温经助阳、祛寒除湿之功。

5. 甘草附子汤(《金匮要略》)

组成:甘草、白术、附子、桂枝。

功能:祛寒湿。

主治:风湿相搏,骨节疼烦,掣痛不得屈伸,近之则痛剧,汗出短气,小便不利,恶风不欲去衣,或身微肿者。

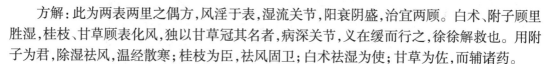

方解：此为两表两里之偶方，风淫于表，湿流关节，阳衰阴盛，治宜两顾。白术、附子顾里胜湿，桂枝、甘草顾表化风，独以甘草冠其名者，病深关节，义在缓而行之，徐徐解救也。用附子为君，除湿祛风，温经散寒；桂枝为臣，祛风固卫；白术祛湿为使；甘草为佐，而辅诸药。

6. 桂枝附子汤（《金匮要略》）

组成：桂枝、生姜、附子、甘草、大枣。

功能：祛风湿。

主治：伤寒八九日，风湿相搏，身体疼烦，不能自转侧，不呕不渴，脉浮虚而涩者。

方解：方中附子三枚，辛热以温经止痛，逐在经之湿；桂枝、甘草、生姜同用，辛甘发散，解在表之风而散水气；姜、枣又可和表行营卫。全方功能祛风温经，助阳化湿，用于"风湿相搏，身体烦疼，不能自转侧"，以周身关节疼痛为主症。

7. 麻黄附子细辛汤（《伤寒论》）

组成：麻黄、细辛、附子。

功能：温经解表。

主治：治伤寒少阴证，始得之，反发热，脉沉者。

方解：太阳证发热，脉当浮，今反沉；少阴证脉沉，当无热，故曰反也。热为邪在表，当汗，脉沉属阴，又当温，故以附子温少阴之经，以麻黄散太阳之寒而发汗，以细辛肾经表药，联属其间，是汗剂之重者。

8. 术附汤（《金匮要略》引《近效方》）

组成：白术、炮附子、炙甘草、生姜、大枣。

功能：祛寒湿。

主治：风虚头重眩，苦极，不知食味；伤寒八九日，风湿相搏，身体疼烦，不能自转侧，不呕不渴，大便硬，小便自利，脉浮虚而涩。

方解：肾气空虚之人，外风入肾，风挟肾中浊阴之气，厥逆上攻，其头间重眩之苦至极难耐，兼以胃气亦虚，不知食味。故方中全不用风门药，但用附子暖其水脏，白术、甘草、生姜暖其土脏，水土一暖，则阴浊之气尽陷于下，而头苦重眩及不知食味之症除矣。

9. 温经汤（《金匮要略》）

组成：吴茱萸、桂枝、当归、川芎、牡丹皮、芍药、人参、阿胶、麦冬、生姜、甘草、半夏。

功能：温经散寒，通脉养血。

主治：血寒血瘀证。

方解：吴茱萸、桂枝温经散寒，通利血脉为君药；当归、川芎活血化瘀，牡丹皮清血分虚热，共为臣药；阿胶养血润燥，白芍养血敛阴，麦冬养阴清热，人参益气健脾，半夏、生姜通降胃气，共为佐药；甘草调和诸药，为使药。

10. 乌头汤（《金匮要略》）

组成：麻黄、芍药、黄芪、甘草（炙）、川乌、白蜜。

功能：温经祛寒，除湿止痛。

主治：伤后寒湿痹痛，症见关节剧烈疼痛，痛有定处，不能屈伸，舌淡苔白，脉弦紧者。

方解：伤后风寒湿邪乘虚而入，留于关节，经脉痹阻，气血运行不畅，则关节疼痛。治当温经散寒，通络除湿。方中麻黄发汗宣痹；乌头祛寒止痛；芍药、甘草缓急舒筋；黄芪益气固卫，助麻黄、乌头温经止痛，又可防麻黄过于发散；白蜜甘缓，解乌头之毒。诸药配伍，能使寒湿之邪微汗而解,则病邪去而疼痛止。

11. 小活络丹(《太平惠民和剂局方》)

组成:川乌、地龙、天南星、乳香、没药。

功能:化痰祛瘀,通痹止痛。

主治:中风手足不仁,日久不愈,经络有湿痰死血,而见腿臂间有一二点作痛,及风寒湿邪留滞经络,肢体经脉挛痛,屈伸不利,或疼痛游走不定。

方解:方中制川乌、制草乌辛热峻烈,善祛风散寒,除湿通痹,止痛力宏,故用以为君。天南星辛温燥烈,祛风散寒,燥湿化痰,能除经络之风湿顽痰而通络,为臣药。乳香、没药行气活血止痛,以化经络中之瘀血;地龙善行走窜,功专通经活络,共为佐药。诸药合用,使经络之风寒湿得除,痰瘀得去,则经络通畅而诸症自解。

12. 小青龙汤(《伤寒论》)

组成:麻黄、芍药、细辛、炙甘草、干姜、桂枝、五味子、半夏。

功能:解表散寒,温肺化饮。

主治:外寒里饮证。症见恶寒发热,头身疼痛,无汗,喘咳,痰涎清稀而量多,胸痞,或干呕,或痰饮喘咳,不得平卧,或身体疼重,头面四肢浮肿,舌苔白滑,脉浮。

方解:本证由风寒束表,卫阳被遏,表寒引动内饮所致。治疗以解表散寒、温肺化饮为主。水寒相搏,内外相引,饮动不居,水寒射肺,肺失宣降,故咳喘痰多而稀;水停心下,阻滞气机,故胸痞;饮动则胃气上逆,故干呕;水饮溢于肌肤,故浮肿身重。舌苔白滑,脉浮为外寒里饮之佐证。对此外寒内饮之证,若不疏表而徒治其饮,则表邪难解;不化饮而专散表邪,则水饮不除。故治宜解表与化饮配合,一举而表里双解。方中麻黄、桂枝相须为君,发汗散寒以解表邪,且麻黄又能宣发肺气而平喘咳,桂枝化气行水以利里饮之化。干姜、细辛为臣,温肺化饮,兼助麻、桂解表祛邪。然而素有痰饮,脾肺本虚,若纯用辛温发散,恐耗伤肺气,故佐以五味子敛肺止咳,芍药和养营血;半夏燥湿化痰,和胃降逆,亦为佐药。炙甘草兼为佐使之药,既可益气和中,又能调和辛散酸收之品。

13. 阳和汤(《外科证治全生集》)

组成:熟地、肉桂、麻黄、鹿角胶、白芥子、姜炭、生甘草。

功能:温阳补血,散寒通滞。

主治:阴疽,寒凝肌肤证。如贴骨疽、脱疽、流注、痰核、鹤膝风等,患处漫肿无头,皮色不变,酸痛无热,口中不渴,舌淡苔白,脉沉细或迟细。

方解:方中重用熟地黄温补营血,填精补髓;鹿角胶温肾阳,益精血。二药合用,温阳补血,共为君药。肉桂、姜炭药性辛热,均入血分,温阳散寒,温通血脉,为臣药。白芥子辛温,可达皮里膜外,温化寒痰,通络散结;少量麻黄,辛温达卫,宣通毛窍,开肌腠,散寒凝,为佐药。方中鹿角胶、熟地黄得姜、桂、芥、麻之宣通,则补而不滞;麻、芥、姜、桂得熟地黄、鹿角胶之滋补,则温散而不伤正。生甘草为使,解毒而调诸药。综观本方,温阳与补血并用,祛痰与通络相伍,可使阳虚得补,营血得充,寒凝痰滞得除,治疗阴疽犹如仲春温暖和煦之气,普照大地,驱散阴霾,而布阳和,故以"阳和汤"名之。

14. 真武汤(《伤寒论》)

组成:茯苓、芍药、生姜、白术、附子。

功能:温阳利水。

主治：阳虚水泛证。症见面浮肢肿,按之凹陷,腰以下尤甚,或胸水、腹水,形寒肢冷,腰酸倦怠,舌淡胖、苔薄白,脉沉细弱或沉迟缓。

方解：方中附子温肾助阳使水有所主,兼温脾土。茯苓、白术健脾祛湿,使水气从小便而利。生姜既助附子温中散寒,又能温散水饮,配合茯苓、白术以行水气。芍药和里益阴,《神农本草经》谓其能"利小便"。全方温阳与利水并用且佐以敛阴之品,使之温热不伤阴,敛阴不助邪。后世医家推崇此方为温阳利水的代表方。

二、清热通痹

1. 白虎加桂枝汤（《金匮要略》）

组成：石膏、知母、炙甘草、粳米、桂枝。

功能：清热通脉。

主治：温疟,其脉如平,身无寒但热,骨节疼烦,时呕;及风湿热痹,壮热汗出,气粗烦躁,关节肿痛,口渴苔白,脉弦数。

方解：本方用石膏为君,取其辛甘大寒,以制阳明气分内盛之热。以知母苦寒质润为臣,一以助石膏清肺胃之热,一以借苦寒润燥以滋阴。用甘草、粳米既能益胃护津,又可防止大寒伤中之偏,共为佐使。四药共用,具有清热生津之功,使其烦除津生渴止,由邪热内盛所致诸症皆可相应顿挫。另,其外束之寒,取桂枝调和营卫。

2. 白虎汤（《伤寒论》）

组成：石膏、知母、炙甘草、粳米。

功能：清热生津。

主治：气分热盛证。

方解：方中君药生石膏,辛甘大寒,入肺胃二经,功善清解,透热出表以除阳明气分之热。臣药知母,苦寒质润,一以助石膏清肺胃之热,一以滋阴润燥救已伤之阴津。石膏与知母相须为用,可增强清热生津之功。佐以粳米、炙甘草益胃生津,亦可防止大寒伤中之弊。炙甘草兼以调和诸药为使。四药相配,共奏清热生津、止渴除烦之功。

3. 萆薢渗湿汤（《疡科心得集》）

组成：萆薢、薏苡仁、赤茯苓、黄柏、丹皮、泽泻、滑石、通草。

功能：清热利湿,解毒化浊。

主治：湿热下注之臁疮。

方解：本方重用萆薢为君,泄浊解毒、通利关节;臣以黄柏清热利湿,牡丹皮凉血解毒;配合薏苡仁、茯苓、泽泻、滑石、通草健脾利水渗湿为佐使。全方在清热利湿、凉血泄浊的同时,又兼顾了脾失健运的病机。

4. 萆薢丸（《圣济总录》）

组成：萆薢、金钱草、虎杖、玉米须、薏苡仁、菟丝子、牛膝、黄柏、制大黄、桂枝、山慈菇、三七粉。

功能：祛风渗湿,舒筋活络。

主治：风痹行走不定,血痹身体不仁,肢节疼痛,以下肢为主者,湿热留注日久,化痰留瘀之证。

方解：本方重用萆薢化湿泄浊,通利关节;佐以虎杖、山慈菇、金钱草、黄柏、玉米须、制大黄清热利湿,泄浊化痕,加强萆薢之功效;用三七化瘀消肿定痛;菟丝子、薏苡仁健脾渗湿,补而不腻,是清补利湿之品;桂枝通十二经脉,与怀牛膝既为引经之品,又可温化湿邪,升降气机,通利关节。诸药合用,共奏化湿泄浊、清热解毒、化瘀通络之功。

5. 当归拈痛汤(《兰室秘藏》)

组成:当归、茵陈、黄芩、葛根、苍术、白术、知母、防风、羌活、升麻、甘草、人参(一方无人参)、猪苓、泽泻、苦参。

功能:利湿清热,疏风止痛。

主治:湿热相搏,外受风邪证。因湿热内蕴,复感风邪,或风湿化热而致风湿热三邪合而为患者,但以湿邪偏重为其特点,表现为肢节烦痛,肩臂沉重,或遍体肿胀疼痛,膝踝关节漫肿作痛,皮下红斑,或长期发热不去,或全身性疮疡溃破,苔黄厚腻,脉弦滑或弦数。

方解:方中用羌活透关节,防风散风湿,为君药。升麻、葛根引清气上行,散肌肉间风湿;白术甘温、苍术辛温,可健脾燥湿,为臣药。湿热合邪,肢节烦痛,用苦寒之苦参、黄芩、知母、茵陈而泄之;血壅不流则痛,以当归辛温散之;人参、甘草补养正气,使苦寒不致伤脾胃,为佐药。治湿不利小便非其治也,配猪苓、泽泻甘淡咸平,导其湿浊,为之使也。立法依据:湿淫于内,治以苦热,佐以酸淡,以苦燥之,以淡泄之。

6. 导赤散(《小儿药证直诀》)

组成:生地黄、木通、生甘草梢、淡竹叶。

功能:清心导热。

主治:本方用于治疗心经与小肠有热之证,如心胸烦热,口渴面赤,口舌生疮等。

方解:方中生地凉血滋阴以制心火,木通上清心经之热,下则清利小肠,利水通淋。生甘草清热解毒,调和诸药。竹叶清心除烦。全方配伍大意,为清心与养阴两顾,利水并导热下行,所以本方具有导心火下行、泄心脾之热、滋阴降火之功效。

7. 二妙散(《丹溪心法》)

组成:黄柏、苍术。

功能:清热燥湿止痒。

主治:湿热下注证。症见筋骨疼痛,下肢痿软无力,足膝红肿疼痛,或湿热带下或下部湿疮等,小便短赤,舌苔黄腻者。

方解:本方为治疗湿热下注之基础方。湿热下注,流于下肢,使筋脉弛缓,则两足痿软无力,而成痿证。湿热痹阻筋脉,以致筋骨疼痛、足膝红肿,或为脚气;湿热下注于带脉与前阴,则为带下臭秽或下部湿疮。小便短赤,舌苔黄腻是为湿热之征,治宜清热燥湿。方中黄柏为君,取其苦以燥湿,寒以清热,其性沉降,长于清下焦湿热。臣以苍术,辛散苦燥,长于健脾燥湿。

8. 防风通圣散(《宣明论方》)

组成:防风、大黄、芒硝、荆芥、麻黄、栀子、赤芍、连翘、甘草、桔梗、川芎、当归、石膏、滑石、薄荷、茯苓、白术。

功能:发汗解表,疏风退热。

主治:风热郁结,气血蕴滞证。憎寒壮热无汗,口苦咽干,二便秘涩,舌苔黄腻,脉数。适用于邪在卫分,或气分热盛,及内有脏腑郁热,外有表证、关节红肿疼痛者。

方解:方用防风、荆芥、薄荷、麻黄疏风透表,使风邪从汗而解;大黄、芒硝通腑泄热;滑石、山栀泻火利湿,使里热从二便而解,更以石膏、黄芩、桔梗、连翘清解肺胃之热;再以白术健脾燥湿;当归、川芎、赤芍养血活血;甘草和中,调和药性,清下而不伤里。诸药汗下清利四法同用,有上下分消、表里同治之功。

9. 甘露消毒丹(《温热经纬》)

组成:飞滑石、黄芩、茵陈、石菖蒲、浙贝母、木通、藿香、连翘、白蔻仁、薄荷、射干。

功能:利湿化浊,清热解毒。

主治:湿温时疫,邪在气分证。发热倦怠,胸闷腹胀,肢酸咽肿,身目发黄,颐肿口渴,小便短赤,泄泻淋浊,舌苔厚腻或黄腻或干黄,脉濡数或滑数。或水土不服诸病。

方解:方中重用滑石、茵陈、黄芩,其中滑石利水渗湿,清热解暑,两擅其功;茵陈善清利湿热而退黄;黄芩清热燥湿、泻火解毒。三药相合,正合湿热并重之病机,共为君药。石菖蒲、藿香、白豆蔻行气化湿,悦脾和中,令气畅湿行;木通清热利湿通淋,导湿热从小便而出,以益其清热利湿之力。连翘、射干、贝母、薄荷,合以清热解毒、散结消肿而利咽止痛。

10. 蒿芩清胆汤(《重订通俗伤寒论》)

组成:青蒿脑、淡竹茹、仙半夏、赤茯苓、青子芩、生枳壳、陈广皮、碧玉散。

功能:清胆利湿,和胃化痰。

主治:用于湿热内阻证。症见寒热发作,寒轻热重,口干口苦,胸闷脘痞,或见恶心呕吐,纳呆,困倦,关节肌肉酸疼,或见尿少浮肿,舌红苔腻,脉弦数或滑数。

方解:本方以小柴胡汤、温胆汤、碧玉散三方化裁而成。小柴胡汤疏透与清泄并用,胆胃兼调,寓扶正于祛邪之中。小柴胡汤为和解少阳第一方,并且兼有扶正祛邪之功。温胆汤清胆与和胃并行,兼理气与化痰,治痰湿标本兼顾。本方主要通过清热利湿浊,和胃祛痰,使痰去热清,胆胃恢复清和宁静之性。叶天士在《温热论》中称温胆汤为“分消走泄”的代表方。碧玉散具有清热而不留湿、利水又不伤正的特点,是治疗暑邪夹湿、湿热下注的基础方。本方取青蒿、黄芩为君。青蒿脑性味苦寒而气味芳香,既能清透少阳邪热,领少阳之邪外出,又擅长化湿辟秽,与清少阳胆热之黄芩配伍,更切合病情。又用竹茹、半夏、陈皮、枳壳行气化痰,降逆止呕;碧玉散、赤茯苓清利湿热,使邪有去路。全方共奏清胆利湿、和胃化痰之功。

11. 化斑汤(《温病条辨》)

组成:石膏、知母、生甘草、玄参、水牛角、粳米。

功能:清热凉血,化瘀祛斑。

主治:气血两燔之发斑。症见高热持续不退,面部红斑或手有红斑,关节肌肉疼痛,尿短赤,舌红苔黄,脉滑数或弦数等。

方解:本方由白虎汤加水牛角、玄参而成。此热淫于内,治以咸寒,佐以苦甘法也,前人悉用白虎汤。作化斑汤者,以其为阳明证也,阳明主肌肉,斑家遍体皆赤,自内而外,故以石膏清肺胃之热,知母清金保肺,而治阳明独胜之热,甘草清热解毒和中,粳米清胃热而保胃液,白粳米阳明燥金之岁谷也。本论独加玄参、水牛角者,以斑色正赤,木火太过,其变最速,但用白虎燥金之品,清肃上焦,恐不胜任,故加玄参,启肾经之气,上交于肺,庶水天一气,上下循环,不致泉源暴绝也;水牛角禀水木火相生之气,取其咸寒,救肾水以济心火,托斑外出,而又败毒辟瘟也。再病至发斑,不独在气分矣,故加二味凉血之品。

12. 黄连解毒汤(《外台秘要》引崔氏方)

组成:黄连、黄芩、黄柏、栀子。

功能:泻火解毒。

主治:湿热蕴毒、瘀血阻络为证。病位侧重脾胃,见口腔及外阴多发溃疡,肿痛难安,皮肤红斑、结节,关节红肿热痛,活动不利,小便色黄,大便干结,或见黑便、血便,舌红苔黄腻,脉数等症。

方解:本方以黄连泻心火为君,兼泻中焦之火;黄芩清肺热,泻上焦之火为臣,黄柏泻下焦之火,栀子通泻三焦之火,导热下行,合为佐使,共以收泻火清热解毒之功。凡因于火毒上逆外越而生诸症,通过泻火泄热之剂,其火毒下降,则诸症自平。

13. 加减木防己汤(《温病条辨》)

组成:防己、桂枝、石膏、杏仁、滑石、白通草、薏苡仁。

功能:清热利湿,宣痹通络。

主治:暑湿痹者。

方解:方中生石膏清热为主,配以滑石、薏苡仁、杏仁、木防己、通草等大量清利三焦湿热之药,佐以少量桂枝温通卫气,外散风邪,全方共奏清热利湿、行气活络、通痹止痛之功。

14. 加味二妙散(《丹溪心法》)

组成:苍术、黄柏、牛膝、防己、当归、萆薢、龟甲、熟地。

功能:清热化湿,舒筋止痛。

主治:湿热下注,所致关节疼痛,两足感湿热,肿痛如火,渐至胯腹,或脚气常发。

方解:苍术辛苦而温,芳香而燥,直达中州,为燥湿健脾胃之主药;防己、萆薢清热利湿通络,畅达气机为辅;当归、牛膝养血活血;龟甲、熟地滋阴补肾,又龟甲血肉有情之品补肾滋阴,既防苦燥伤阴,又能直中病因。诸药合用,共奏清热化湿、舒筋止痛之功。

15. 凉膈散(《太平惠民和剂局方》)

组成:川大黄、芒硝、甘草、山栀子、薄荷、黄芩、连翘、竹叶、白蜜。

功能:泻火通便,清上泻下。

主治:上中二焦邪郁生热证。口腔溃疡反复发作,眼红肿,痒痛交作,怕热羞明,头痛口渴,心烦不安,口干口臭、大便燥结,舌红苔黄腻,脉浮数。

方解:方中重用连翘清热解毒,以清除上焦无形之邪热,功专量重,是为君药。配黄芩以清胸膈郁热;山栀通泻三焦,引火下行;大黄、芒硝泻火通便,以荡有形之热于中,共为臣药。薄荷、竹叶轻清疏散,以解上焦之热,体现"火郁发之"之意而为佐。使以甘草、白蜜,甘以缓之,既能缓和硝、黄峻泻之力,又能借其缓行之功彻底清上中二焦之火。综观全方,既有连翘、黄芩、栀子、薄荷、竹叶疏解清泄胸膈邪热于上;更用调胃承气汤,通便导滞,荡热于中,使上焦之热得以清解,中焦之实由下而去。是以清上与泻下并行,但泻下是为清泄胸膈郁积而设,所谓"以泻代清",其意在此。

16. 龙胆泻肝汤(《医方集解》)

组成:龙胆草、黄芩、栀子、泽泻、木通、车前子、当归、生地黄、柴胡、生甘草。

功能:清肝胆实火,利下焦湿热。

主治:肝胆实火上炎之头痛、胁痛、口苦、目赤、耳肿、耳聋,以及肝经湿热下注之小便淋浊,阴痒阴肿,妇女带下等。

方解:方中龙胆草大苦大寒,既能泻肝胆实火,又能利肝经湿热,泻火除湿为君药。黄芩、栀子苦寒泻火、燥湿清热,加强君药泻火除湿之力为臣,泽泻、木通、车前子导湿热从水道而去,当归、生地养血滋阴,使邪去而阴血不伤,以上皆为佐药。柴胡舒畅肝胆之气,能引诸药归于肝胆之经,甘草调和诸药,护胃安中。

17. 麻黄杏仁薏苡甘草汤(《金匮要略》)

组成:麻黄、杏仁、甘草、薏苡仁。

功能:发汗解表,祛风除湿。

主治:风湿在表,湿郁化热。一身尽疼,发热,日晡所剧者。各种急慢性风湿病,或无名热,急慢性肾炎,骨关节病。

方解:方中麻黄开表散邪,使在表及体内之邪气得以透达,麻黄、杏仁相配,为宣利气机、通痹止痛常用组合;薏苡仁清热除湿健脾兼止痹痛;甘草调和诸药,健脾补中。

18. 普济消毒饮(《东垣试效方》)

组成:黄芩、黄连、陈皮、甘草、玄参、柴胡、桔梗、连翘、板蓝根、马勃、牛蒡子、薄荷、僵蚕、升麻。

功能:清热解毒,疏风散邪。

主治:大头瘟。恶寒发热,头面红肿,目不能开,咽喉不利,舌燥口渴,舌红苔白兼黄,脉浮数有力。

方解:方中重用黄连、黄芩清热泻火,祛上焦头面热毒为君。以牛蒡子、连翘、薄荷、僵蚕辛凉疏散头面风热为臣。玄参、马勃、板蓝根有加强清热解毒之功;配甘草、玄参、桔梗以清利咽喉;陈皮理气疏壅,以散邪热瘀结,共为佐药,升麻、柴胡疏散风热,具"火郁发之"之意,升麻、柴胡又可引药上行,又配芩、连可防其升发太过,引诸药上达头面,功兼佐使之用。

19. 秦艽汤(《证治准绳》)

组成:秦艽、防风、黄芩、麻黄、甘草、玄参、水牛角、牛蒡子、枳壳、升麻。

功能:疏风凉血,清热解毒。

主治:风邪在表、热毒炽盛证。风热毒气,客于皮肤,遍身疙瘩,形如豆瓣,堆累成片,皮肤瘙痒。

方解:本方重用秦艽。防风、麻黄解表发汗,祛风除湿;黄芩、玄参、水牛角清热解毒,凉血消斑;牛蒡子、升麻疏风透热、宣肺透疹;枳壳、甘草理气宽中、调和诸药。

20. 青蒿鳖甲汤(《温病条辨》)

组成:青蒿、鳖甲、细生地、知母、丹皮。

功能:养阴透热。

主治:温病后期,邪伏阴分证。夜热早凉,热退无汗,舌红苔少,脉细数。

方解:方中鳖甲咸寒,直入阴分,滋阴退热,入络搜邪;青蒿苦辛而寒,其气芳香,清中有透散之力,清热透络,引邪外出。两药相配,滋阴清热,内清外透,使阴分伏热有外达之机,共为君药。即如吴瑭自释:此方有先入后出之妙,青蒿不能直入阴分,有鳖甲领之入也;鳖甲不能独出阳分,有青蒿领之出也。生地甘寒,滋阴凉血;知母苦寒质润,滋阴降火,共助鳖甲以养阴退虚热,为臣药。丹皮辛苦性凉,泄血中伏火,以助青蒿清透阴分伏热,为佐药。诸药合用,共奏养阴透热之功。

21. 清骨散(《证治准绳》)

组成:银柴胡、胡黄连、秦艽、鳖甲^{醋炙}、地骨皮、青蒿、知母、甘草。

功能:清虚热,退骨蒸。

主治：肝肾阴虚，虚火内扰证。

方解：银柴胡味甘苦性微寒，直入阴分而清热凉血，善退虚劳骨蒸之热而无苦燥之弊，为君药。知母泻火滋阴以退虚热；胡黄连入血分而清虚热；地骨皮凉血而退有汗之骨蒸，三药俱入阴退虚火，以助银柴胡清骨蒸劳热，共为臣药。秦艽、青蒿辛散透热之品，清虚热并透伏热使从外解；鳖甲咸寒，既滋阴潜阳，又引药入阴分，为治虚热之常用药，同为佐药。使以甘草，调和诸药，并防苦寒药物损伤肺气。

22. 清胃散（《脾胃论》）

组成：生地黄、当归身、牡丹皮、黄连、升麻。

功能：清胃凉血。

主治：胃经实火牙痛。牙痛牵引头疼，面颊发热，其齿喜冷恶热；或牙宣出血；或牙龈红肿溃烂；或唇舌颊腮肿痛；口气热臭，口干舌燥，舌红苔黄，脉滑数。白塞综合征伴见口干舌燥、口气热臭、大便燥结，口腔溃疡见于牙龈、口唇者。

方解：方中黄连苦寒泻火为君，以清胃中积热；生地、丹皮滋阴凉血清热，共为臣；并佐当归养血和血；升麻散火解毒，兼为阳明引经之药。五药配合，共奏清胃凉血之功，以使上攻火热从泻火而降，血热从甘凉滋润清除。

23. 清瘟败毒饮（《疫疹一得》）

组成：生石膏、生地、黄连、水牛角、栀子、黄芩、知母、赤芍、桔梗、玄参、丹皮、连翘、竹叶、甘草。

功能：清热解毒，凉血泻火。

主治：原方用于瘟疫热毒，充斥内外，气血两燔，症见壮热烦渴，大汗神昏，躁动谵语，阳毒血斑，吐、衄、便血，舌绛少苔，脉沉细而数或洪大。

方解：本方由白虎汤、黄连解毒汤、犀角地黄汤、凉膈散等方加减化裁而成，具有清胃经邪热、泄诸经火毒、凉血以透斑、滋水以折火等作用，集苦寒、辛寒、咸寒诸药于一方，融清热、败毒、滋阴诸法于一炉，故称"大寒解毒""抑阳扶阴"之剂。

24. 清营汤（《温病条辨》）

组成：水牛角、生地黄、玄参、竹叶心、麦冬、丹参、黄连、金银花、连翘。

功能：清营解毒，透热养阴。

主治：热入营分证。身热夜甚，神烦少寐，时有谵语，目常喜开或喜闭，口渴或不渴，斑疹隐隐，脉细数，舌绛而干。

方解：水牛角清解营分之热毒，为君药。生地黄凉血滋阴，麦冬清热养阴生津，玄参滋阴降火解毒，三药共用，既可养阴保津，又可助君药清营凉血解毒，共为臣药。金银花、连翘、竹叶清热解毒，轻清透泄，使营分热邪有外达之机，促其透出气分而解，此即"入营犹可透热转气"之具体应用。黄连苦寒，清心解毒；丹参清热凉血，并能活血散瘀，可防热与血结。上五味均为佐药。

25. 三妙散（《医学正传》）

组成：苍术、黄柏、牛膝。

功能：清热燥湿。

主治：湿热下注之痿痹。

方解：方中苍术燥湿健脾；黄柏清热燥湿；牛膝补肝肾，强筋骨，引药下行，用于湿热下注,足膝红肿热痛,下肢沉重,小便黄少。

26. 三仁汤(《温病条辨》)

组成:杏仁、半夏、飞滑石、生薏苡仁、白通草、白蔻仁、竹叶、厚朴。

功能:清利湿热,宣畅气机。

主治:湿温初起及暑温夹湿之湿重于热证。

方解:方中杏仁宣利上焦肺气,气行则湿化;白蔻仁芳香化湿,行气宽中,畅中焦之脾气;薏苡仁甘淡性寒,渗湿利水而健脾,使湿热从下焦而去,三仁合用,是为君药。滑石、通草、竹叶甘寒淡渗,加强君药利湿清热之功,是为臣药。半夏、厚朴行气化湿,散结除满,是为佐药。

27. 升降散(《万病回春》)

组成:僵蚕、蝉蜕、姜黄、大黄。

功能:升清降浊,散风清热。

主治:本方可辨证用于干燥综合征风湿痹阻偏热者。

方解:僵蚕辛苦气薄,轻浮升阳,祛风清热,化湿解郁为君药;蝉蜕甘寒,疏散风热为臣;片姜黄行气解郁,活血止痛为佐药;大黄上下通行,泻热于内,为使药。诸药合用,祛风清热,活血定痛。

28. 升麻鳖甲汤(《金匮要略》)

组成:升麻、当归、蜀椒、甘草、鳖甲、雄黄。

功能:清热解毒,活血化瘀。

主治:阳毒,热郁血分证。面赤斑斑如锦纹,咽喉痛,唾脓血。

方解:方中升麻辛凉宣散、升清解毒、透邪外出;生甘草与升麻同用,有加强清热解毒之功。蜀椒、雄黄辛温,解毒辟秽、有助散邪之效。鳖甲甘、寒、咸,养阴,可攻逐瘀滞之邪毒;当归温通走散,助鳖甲以行血脉。

29. 升阳益胃汤(《内外伤辨惑论》)

组成:黄芪、半夏、人参、甘草、独活、防风、白芍、羌活、橘皮、茯苓、柴胡、泽泻、白术、黄连。

功能:益气升阳,清热除湿。

主治:脾胃虚弱,湿热滞留中焦,怠惰嗜卧,四肢不收,体重节肿,口苦舌干,饮食无味,食不消化,大便不调,小便频数;兼见肺病,洒淅恶寒,惨惨不乐,面色恶而不和者。

方解:方中人参、黄芪、白术、甘草补益脾胃之气;柴胡、防风、羌活、独活升举清阳,祛风除湿;半夏、陈皮、茯苓、泽泻、黄连除湿清热。

30. 四妙散(丸)(《成方便读》)

组成:苍术、牛膝、黄柏、薏苡仁。

功能:清热利湿,通筋利痹。

主治:湿热下注,两足麻木,筋骨酸痛等。用于湿热下注,足膝红肿,筋骨疼痛。

方解:方中以黄柏为君药,取其寒以胜热,苦以燥湿,且善除下焦之湿热。苍术苦温,健脾燥湿除痹,共为臣药。牛膝活血通经络,补肝肾,强筋骨,且引药直达下焦,为佐药。四味合用,为治湿热痿证之妙剂。为二妙散加怀牛膝、薏苡仁而成。

31. 四妙勇安汤(《验方新编》)

组成:金银花、玄参、当归、甘草。

功能:清热解毒,活血止痛。

主治:热毒炽盛之脱疽。患肢暗红微肿灼热,溃烂腐臭,疼痛剧烈,或见发热口渴,舌红脉数。

方解:本证多由湿热之毒,瘀而化热,瘀阻营血,热腐肌肉所致,治疗以清热解毒、活血止痛为主。金银花甘寒入心,善于清热解毒,故重用为主药,当归活血散瘀,玄参泻火解毒,甘草清解百毒,配金银花以加强清热解毒之力,用量亦不轻,共为辅佐。四药合用,既能清热解毒,又能活血散瘀,是治疗脱疽的良方。

32. 四神煎(《验方新编》)

组成:生黄芪、远志肉、牛膝、石斛、金银花。

功能:扶正养阴祛邪,清热解毒,活血通利关节。

主治:鹤膝风。症见两膝疼痛,膝肿粗大,大腿细,形似鹤膝,步履维艰,日久则破溃;痛而无脓,颜色不变,成败症矣。

方解:本方黄芪一药重用,味甘性温,为补气圣药,又善祛大风,并可固表止汗,托疮排脓。气乃血帅,气行则血行,血行风自灭。正气充足,邪自易除,重用黄芪,用来扶助正气以统领诸药直达病所,蠲痹除滞,祛邪外出;牛膝味苦、酸,性平,益阴壮阳,强健筋骨,祛瘀止痛,善治膝关节屈伸不利;石斛味甘淡,性偏寒,养阴生津清热;远志味辛苦微温,补益心肾,以杜绝邪气内传之路,预安未受邪之地,又能祛痰消痈肿;金银花甘寒,清热解毒之功颇佳,此可消除因瘀而化热的关节肿痛,且可制约黄芪温热之性。总观诸药相伍,扶正之功甚强,祛邪之功亦具,真乃补而不滞,清而不寒,大汗而不虚,堪称妙方也。

33. 温清饮(《万病回春》)

组成:当归、白芍、地黄、川芎、黄连、黄芩、黄柏、栀子。

功能:凉血活血。

主治:妇人经行不住,或如豆汁,五色相杂,面色萎黄,脐腹刺痛,寒热往来,崩漏不止。本方适用于血分有热的银屑病患者。

方解:黄连、黄芩、黄柏、栀子清热泻火,解毒燥湿,清血中之热;方中地黄宜用生,白芍清热凉血,当归、川芎补血活血而润燥。全方温补清热共用,滋阴润燥并调,养血凉血相合,使清而不燥,补而不腻,补泻寒热一体,扶正祛邪兼施。

34. 五味消毒饮(《医宗金鉴》)

组成:金银花、野菊花、蒲公英、紫花地丁、紫背天葵子。

功能:清热解毒,利湿化浊。

主治:热毒内盛,湿浊壅结。症见发热恶热,皮肤黏膜溃疡较深,眼痛充血,遇风流泪,面部、胸背痤疮鲜红,瘙痒,双小腿结节红斑疼痛剧烈,局部红、肿、热,高出皮肤,不能触按,口干苦,手足心热,头晕昏沉,大便干,夜寐不安,烦躁易怒,舌红苔黄腻,脉滑数等。

方解:方中金银花、野菊花功擅清热解毒散结,金银花入肺胃,可解中、上焦之热结,野菊花入肝经,专清肝胆之火,二药相配,善清气分热结;蒲公英、紫花地丁均具清热解毒之功,为痈疮疔毒之要药,蒲公英能利水通淋,泻下焦之湿热,与紫花地丁相配,善清血分之热;紫背天葵子能入三焦,善除三焦之火。五药合用,气血同清,三焦同治,兼能开三焦热结,利湿消肿。

35. 犀角地黄汤(《备急千金要方》)

组成:水牛角、生地、芍药、丹皮。

功能:清热凉血解毒。

主治:热扰心神,身热谵语,舌绛起刺,脉细数;热伤血络,斑色紫黑、吐血、衄血、便血、尿血等,舌绛红,脉数;蓄血瘀热,喜忘如狂,漱水不欲咽,大便色黑易解等。

方解:方中水牛角凉血清心解毒,为君药。甘苦寒之生地,凉血滋阴生津,一助水牛角清热凉血止血,一以恢复已失之阴血。赤芍、丹皮清热凉血、活血散瘀,故为佐药。

36. 仙方活命饮(《外科证治全书》)

组成:穿山甲、甘草、防风、没药、赤芍、当归、乳香、贝母、天花粉、皂角刺、白芷、金银花、陈皮。

功能:清热解毒,消肿溃坚,活血止痛。

主治:阳证痈疡初起。局部红肿焮痛,或身热凛寒,舌苔薄白或黄,脉数有力。本方适用于银屑病初期热毒炽盛证。

方解:方中金银花性味甘寒,清热解毒疗疮,故重用为君。当归、赤芍、乳香、没药、陈皮行气活血通络,消肿止痛,共为臣药。疮疡初起,其邪多羁留于肌肤腠理之间,与白芷、防风相配,通滞散结,热毒外透;贝母、天花粉清热化痰散结,消未成之脓;山甲、皂角刺通行经络,透脓溃坚,可使脓成即溃,均为佐药。甘草清热解毒,并调和诸药;煎药加酒者,借其通瘀而行周身,助药力直达病所,共为使药。诸药合用,共奏清热解毒、消肿溃坚、活血止痛之功。

37. 消风散(《外科正宗》)

组成:当归、生地、防风、蝉蜕、知母、苦参、胡麻、荆芥、苍术、牛蒡子、石膏、甘草、木通。

功能:疏风清热,凉血润燥。

主治:风热郁肤,灼津血燥证。关节红肿发热,疼痛较为固定,得热痛剧,皮疹发展迅速,遍及躯干及四肢,且不断有新的皮损出现,伴低热,口渴心烦,大便干,小溲黄,脉弦滑或弦数,舌质红,舌苔白或厚腻。

方解:方中荆芥、防风、牛蒡子、蝉蜕之辛散透达,疏风散邪,使风去则痒止,共为君药。配伍苍术祛风燥湿,苦参清热燥湿,木通渗利湿热,是为湿邪而设;石膏、知母清热泻火,是为热邪而用,以上俱为臣药。然风热内郁,易耗伤阴血;湿热浸淫,易瘀阻血脉,故以当归、生地、胡麻仁养血活血,并寓"治风先治血,血行风自灭"之意为佐。甘草清热解毒,和中调药,为佐使。

三、活血通痹

1. 柴胡疏肝散(《医学统旨》)

组成:陈皮、柴胡、川芎、香附、枳壳、芍药、甘草。

功能:疏肝理气,活血止痛。

主治:肝气郁滞证。症见胁肋疼痛,胸闷善太息,情志抑郁易怒,或嗳气,脘腹胀满,脉弦。

方解:本方为四逆散去枳实,加陈皮、枳壳、川芎、香附,增强疏肝行气、活血止痛之效。方中以柴胡功善疏肝解郁,用以为君;香附理气疏肝而止痛,川芎活血行气以止痛,二药相合,助柴胡以解肝经之郁滞,并增行气活血止痛之效,共为臣药;陈皮、枳壳理气行滞,芍药、甘草养血柔肝,缓急止痛,均为佐药;甘草调和诸药,为使药。故服后肝气条达,血脉通畅,痛止而诸症亦除。

2. 补阳还五汤(《医林改错》)

组成:生黄芪、当归尾、赤芍、地龙、川芎、红花、桃仁。

功能:补气活血通络。

主治:中风之气虚血瘀证。证见半身不遂,口眼㖞斜,语言謇涩,小便频数或遗尿不禁,舌暗淡,苔白,脉缓无力。

方解:方中重用黄芪补益元气,意在气旺则血行,瘀去络通,为君药;当归尾活血通络不伤正,为臣药;赤芍、川芎、桃仁、红花协同当归尾以活血祛瘀;地龙通经活络,力专走散,周行全身,以行药力,亦为佐药。

3. 丹参饮(《时方歌括》)

组成:丹参、檀香、砂仁。

功能:活血化瘀,行气止痛。

主治:心胃诸痛。

方解:方中重用丹参为君,活血调经,祛瘀止痛,养血安神。檀香善行胸膈脾胃之气。砂仁行气调中,和胃醒脾。诸药合用,共奏活血化瘀、行气止痛之效。

4. 抵当汤(《伤寒论》)

组成:水蛭、虻虫、桃仁、大黄。

功能:破血祛瘀。

主治:本方可用于干燥综合征血瘀重症。

方解:方中水蛭味咸而苦,咸胜血,可破血通经,逐恶血,为君药;虻虫,苦泄性烈,助君药破血逐瘀为臣药;桃仁味苦甘平,缓急润燥散血,为佐;大黄直入下焦,荡血逐热,为使药。诸药合用,共行破血祛瘀之用。

5. 复元活血汤(《医学发明》)

组成:柴胡、瓜蒌根、当归、红花、甘草、穿山甲、酒大黄、桃仁。

功能:活血祛瘀,疏肝通络。

主治:跌打损伤,瘀血阻滞证。瘀阻胁下,痛不可忍。适用于关节肿胀疼痛,皮色紫暗,血瘀征象较明显者。

方解:方中重用酒制大黄,荡涤凝滞败血,导瘀下行,推陈致新;柴胡疏肝行气,并可引诸药入肝经。两药合用,一升一降,以攻散胁下之瘀滞,共为君药。桃仁、红花活血祛瘀、消肿止痛;穿山甲破瘀通络,消肿散结,共为臣药。当归补血活血;瓜蒌根既能入血分助诸药而消瘀散结,又可清热润燥,共为佐药。甘草缓急止痛,调和诸药,是为使药。

6. 桂枝茯苓丸(《伤寒论》)

组成:桂枝、桃仁、牡丹皮、茯苓、芍药。

功能:化瘀消结。

主治:本方可辨证用于干燥综合征瘀血留滞成结者。

方解:桂枝温通血脉为君药;桃仁助桂枝活血消结为臣药;牡丹皮清血分虚热并能活血,芍药缓急止痛又可化瘀,茯苓渗湿化痰,均为佐药;以蜜为丸,蜂蜜甘缓而润,缓诸药破泄之力为使药。诸药合用,共奏活血化瘀消结之功。

7. 活络效灵丹(《医学衷中参西录》)

组成:当归、丹参、乳香、没药。

功能：活血祛瘀，通络止痛。

主治：各种瘀血阻滞之痛症，尤适用于跌打损伤，或内伤瘀血，症见伤处疼痛，麻木酸胀，关节疼痛固定不移，关节紫红或暗红者，心腹疼痛，肢臂疼痛。

方解：方中乳香、没药为宣通脉腑，流通经络之要药；当归生血活血，又能宣通气分，生新兼能化瘀；辅以丹参流通气血，通行周身。诸药合用，共奏活血化瘀、通畅二焦水道之功，以达升清降浊、祛除湿浊溺毒的目的。

8. 身痛逐瘀汤（《医林改错》）

组成：秦艽、川芎、桃仁、红花、甘草、羌活、没药、当归、五灵脂、香附、牛膝、地龙。

功能：活血祛瘀，祛风除湿，通痹止痛。

主治：瘀血夹风湿，经络痹阻，肩痛、臂痛、腰腿痛，或周身疼痛，经久不愈者。

方解：本方以川芎、当归、桃仁、红花活血祛瘀；牛膝、五灵脂、地龙行血舒络，通痹止痛；秦艽、羌活祛风除湿；没药、香附行气活血；甘草调和诸药。共奏活血祛瘀、祛风除湿、蠲痹止痛之功。

9. 失笑散（《太平惠民和剂局方》）

组成：五灵脂、蒲黄。

功能：活血止痛。

主治：瘀血疼痛。

方解：方中五灵脂擅长通利血脉，化瘀定痛；蒲黄止血活血，二者相须为用，调以苦酒，可通血脉，行药力。诸药同用，共奏祛瘀止痛之功。

10. 四物汤（《太平惠民和剂局方》）

组成：当归、川芎、白芍、熟地黄。

功能：补血调血。

主治：营血亏虚，血行不畅。冲任虚损，脐腹疼痛，血瘕块硬，时发疼痛。症见头晕目眩，心悸失眠，面色无华，妇人月经不调，量少或经闭不行，脐腹作痛，甚或癥块硬结，舌淡，口唇、爪甲色淡，脉细弦或细涩。

方解：方中当归补血养肝，和血调经为君；熟地黄滋阴补血为臣；白芍养血柔肝和宫为佐；川芎活血行气，畅通气血为使。四味合用，补而不滞，滋而不腻，养血活血，可使营血调和。

11. 桃红四物汤（《医宗金鉴》）

组成：桃仁、红花、熟地黄、当归、赤芍、川芎。

功能：活血化瘀，养血润燥。

主治：血瘀证。病程较长，反复发作，经年不愈，皮损紫暗或色素沉着，鳞屑较厚，或伴有关节活动不利，苔薄舌有瘀斑，脉细涩。

方解：方中以桃仁、红花为主，活血化瘀；以甘温之熟地、当归滋阴补肝、养血调经；芍药养血和营，以增补血之力；川芎活血行气、调畅气血，以助活血之功。全方配伍得当，使瘀血祛、新血生、气机畅。

12. 桃红饮（《类证治裁》）

组成：桃仁、红花、当归尾、川芎、威灵仙。

功能：化瘀通痹。

主治：痹证，败血入络。

方解：本方以川芎行气活血、通络止痛；当归、桃仁、红花活血祛瘀；配以威灵仙祛风除痹，活血为主，血行风自灭为其配伍特点。临床应用以痹证瘀阻、肢节疼痛为其辨证要点。原方用麝香少许，以药汁冲服，但现今临床罕用。

13. 五灵散（《类证治裁》）

组成：五灵脂、川乌、没药、乳香。

功能：活血化瘀，消肿止痛。

主治：风冷气血凝闭，手足身体疼痛冷麻；痛痹，关节剧痛，屈伸不利者。

方解：本方用五灵脂活血化瘀，乳香、没药活血生肌，消肿止痛，川乌祛风除湿，温经止痛。注意川乌药性燥烈升散，宜小量并且配伍凉血润燥制品。

14. 血府逐瘀汤（《医林改错》）

组成：桃仁、红花、当归、地黄、川芎、赤芍、牛膝、桔梗、柴胡、枳壳、甘草。

功能：活血化瘀，行气止痛。

主治：胸中血瘀证。胸痛，头痛，日久不愈，痛如针刺而有定处或呃逆日久不止，或饮水即呛，干呕，或内热瞀闷，或心悸怔忡、失眠多梦，急躁易怒，入暮潮热，唇暗或两目暗黑，舌质暗红，舌有瘀斑或瘀点，脉涩或弦紧。

方解：方中桃仁破血行滞而润燥，红花活血祛瘀以止痛，共为君药。赤芍、川芎助君药活血祛瘀；牛膝活血通经，祛瘀止痛，引血下行，共为臣药。生地、当归养血益阴，清热活血；桔梗、枳壳，一升一降，宽胸行气；柴胡疏肝解郁，升达清阳，与桔梗、枳壳同用，尤善理气行滞，使气行则血行，以上均为佐药。桔梗并能载药上行，兼有使药之用；甘草调和诸药，亦为使药。合而用之，使血活瘀化气行，则诸症可愈。

四、补虚通痹

1. 百合固金汤（《慎斋遗书》）

组成：熟地、生地、当归身、白芍、甘草、桔梗、玄参、贝母、麦冬、百合。

功能：滋养肺肾，止咳化痰。

主治：可用于干燥综合征、系统性红斑狼疮、皮肌炎等病变累及肺脏，肺肾阴虚，虚火上炎者。

方解：本方百合润肺止咳，滋阴清热为君药；生地、熟地并用，麦冬、玄参协百合滋阴清热，共为臣药；当归主咳逆上气，伍白芍可补血行血，贝母止咳化痰为佐药；甘草调和诸药为使。本方可除虚火，养肺阴，止痰血。

2. 补中益气汤（《脾胃论》）

组成：黄芪、人参、白术、炙甘草、当归、陈皮、升麻、柴胡。

功能：补中益气，升阳举陷。

主治：脾胃气虚，少气懒言，四肢无力，困倦少食，饮食乏味，不耐劳累，动则气短；或气虚发热，气高而喘，身热而烦，渴喜热饮，其脉洪大，按之无力，皮肤不任风寒，而生寒热头痛；或气虚下陷，久泻脱肛。

方解：本方为甘温除热的代表方，以黄芪益气为君，人参、白术、炙甘草健脾益气为臣，共收补中益气之功。配陈皮理气，当归补血，均为佐药。升麻、柴胡升举下陷清阳，为补气方中的使药。综合全方配伍大意，一是补气健脾以治气虚之本；一是升提下陷阳气，以求浊降清升,于是脾胃和调,水谷精气生化有源,脾胃气虚诸症可以自愈。中气不虚,则升举有力,凡下脱、下垂诸症可以自复其位。

3. 参苓白术散(《太平惠民和剂局方》)

组成:人参、茯苓、白术、莲子肉、白扁豆、薏苡仁、砂仁、桔梗、甘草、山药。

功能:益气健脾。

主治:脾肺气虚。

方解:人参、白术、茯苓益气健脾为君;白扁豆、薏苡仁助君药健脾渗湿为臣;砂仁醒脾行气为臣;桔梗宣肺,引药上行,培土生金,甘草调和诸药,共为佐使;诸药共用,使脾气健运,并可培土生金,有保肺功效。

4. 趁痛散(《经效产宝》)

组成:牛膝、当归、官桂(去皮)、白术、黄芪、薤白、独活、生姜、炙甘草。

功能:益气补血,温经止痛。

主治:产后遍身疼痛者。

方解:方中当归养血和营,黄芪、白术、甘草温阳益气、助脾运化,以资气血生化之源。以独活、牛膝养肝补肾,则筋骨自健,关节络利。少用肉桂、薤白,取其温通之性,温阳益气,行血止痛。产后气血耗伤,故肉桂、薤白用量宜少,以免耗伤阴血,于湿盛之时,可以苍术易白术,于产后痹轻症,常以桂枝易肉桂,防肉桂大辛大热,耗伤阴血,用桂枝辛散温通,外行肌表而奏解表之效,内行血脉而有祛瘀之功。

5. 大补阴丸(《丹溪心法》)

组成:熟地黄、龟甲、黄柏、知母。

功能:滋阴降火。

主治:阴虚火旺证,骨蒸潮热,盗汗遗精,咳嗽咯血,心烦易怒,足膝疼热,或消渴易饥,舌红少苔,尺脉数而有力。

方解:熟地益髓填精;龟甲为血肉有情之品,擅补精血,又可潜阳,二药重用,意在大补真阴,壮水制火以培其本,共为君药。黄柏、知母清热泻火,滋阴凉金,相须为用,泻火保阴以治其标,并助君药滋润之功,同为臣药。再以猪脊髓、蜂蜜为丸,取其血肉甘润之质,助君药滋补精髓,兼制黄柏之苦燥,用为佐药。诸药合用,使水充而亢阳有制,火降则阴液渐复,共收滋阴填精、清热降火之功。

6. 大防风汤(《罗氏会约医镜》)

组成:人参、白术、防风、黄芪、熟地、杜仲、白芍、牛膝、羌活、炮附子、肉桂、甘草、川芎、当归、生姜。

功能:祛风湿,止痹痛,补肝肾,益气血。

主治:风湿阻络证,关节畸形,肿痛不甚者。

方解:方用防风、羌活祛风湿止痹痛;用牛膝、杜仲补益肝肾二经;以当归、熟地黄、白芍养血活血;参、芪、术、草益气健脾使正气旺而邪自除;再加以芍、附温经通脉,温阳化气。诸药协力,使风邪得祛,气血得充,肝肾得补,以扶正祛邪,标本同治。

7. 大黄附子汤(《金匮要略》)

组成:大黄、附子、细辛。

功能:温肾助阳,通泻浊毒。

主治:阳虚寒结,腹痛便秘,胁下偏痛,发热,手足厥冷,舌苔白腻,脉紧弦。

方解:方中三药寒热并用,相反相成,用治寒实内结,具有温阳散寒、泻下冷积之功,后世称其为温下剂的代表方。方中大黄性味苦寒,可通腑泻浊、推陈出新、活血解毒;附子性味辛热、温肾助阳利水,防大黄之苦寒;细辛性味辛温,可散寒止痛、温通脾肾。三者寒热并投、刚柔并用,既可温补脾肾之阳以培本,又可通泻浊毒以治标。

8. 大秦艽汤(《素问病机气宜保命集》)

组成:秦艽、甘草、川芎、当归、白芍、细辛、羌活、防风、黄芩、石膏、白芷、白术、生地、熟地、茯苓、独活。

功能:祛风清热,养血活血。

主治:口眼㖞斜,舌强不能言语,手足不能运动,风邪散见,关节游走作痛,不拘一经者。

方解:方中重用秦艽祛风通络为君药。更以羌活、独活、防风、白芷、细辛等辛散之品,祛风散邪,加强君药祛风之力,并为臣药。佐以熟地、当归、白芍、川芎养血活血,使血足而筋自荣,络通则风易散,配白术、茯苓、甘草益气健脾,以化生气血;生地、石膏、黄芩清热,是为风邪郁而化热者设,以上共为方中佐药。甘草调和诸药,兼使药之用。

9. 当归补血汤(《内外伤辨惑论》)

组成:黄芪、当归。

功能:补气生血。

主治:血虚阳浮发热证。肌热面红,烦渴欲饮,脉洪大而虚,重按无力。

方解:当归补血汤是补气生血的经典名方,黄芪补气升阳,益卫固表,利水消肿,托疮生肌。当归补血活血,调经止痛,润肠。二者合用,补气生血。由于有形之血生于无形之气,故方中重用黄芪大补脾肺之气以资气血生化之源,为君药。配伍当归甘辛而温,养血和营,为臣药。其黄芪、当归按5∶1组成。

10. 当归六黄汤(《兰室秘藏》)

组成:当归、生地黄、黄芩、黄柏、黄连、熟地黄、黄芪。

功能:滋阴泻火,固表止汗。

主治:阴虚火旺盗汗。

方解:当归养血增液,血充则心火可制;生地、熟地入肝肾而滋肾阴,三药合用,使阴血充则水能制火,共为君药。黄连清心泻火,黄芩、黄柏泻火以除烦,清热以坚阴,俱为臣药。倍用黄芪为佐,一以益气实卫以固表,一以固未定之阴,且可合当归熟地益气养血。

11. 当归饮子(《重订严氏济生方》)

组成:当归、生地、白芍、川芎、何首乌、荆芥、防风、白蒺藜、黄芪、生甘草。

功能:养血活血,润燥搜风止痒。

主治:心血凝滞,内蕴风热,皮肤疮疥,或肿或痒,或脓水浸淫,或发赤疹瘙瘤。适用于银屑病血燥风盛证。

方解:方中当归、生地、白芍、何首乌养血滋阴以治其本,黄芪益气固表,荆芥、防风疏散风邪,川芎行气活血,白蒺藜祛风止痒,甘草调和诸药。诸药配合,养血滋阴、益气固表而不留邪,疏散风邪而不伤正,有补有泻,标本兼顾。

12. 独活寄生汤(《备急千金要方》)

组成:独活、防风、秦艽、细辛、肉桂、桑寄生、杜仲、牛膝、当归、川芎、干地黄、白芍、人参、茯苓、甘草。

功能：补肝肾，祛风湿。

主治：本方可辨证用于干燥综合征见关节疼痛属肝肾亏虚证者。

方解：方中重用独活祛风除湿，为君药；臣以防风祛风、细辛除寒湿、秦艽祛风通络、肉桂补肾散寒；桑寄生、牛膝、杜仲补腰肾强筋骨，当归、地黄、白芍、川芎补血和血，人参健脾益气，茯苓淡渗利湿，共为佐药，甘草调和药性为使药。诸药同用，共奏补肝肾、祛风湿之功。

13. 二仙汤（《中医方剂临床手册》）

组成：仙茅、淫羊藿、当归、巴戟天、黄柏、知母。

功能：温肾阳，补肾精，泻肾火，调冲任。

主治：主女性月经将绝未绝，周期或前或后，经量或多或少，头眩耳鸣，腰酸乏力，两足欠温，时或怕冷，时或轰热，舌质淡，脉沉细者。现用于围绝经期综合征、高血压、闭经等慢性疾病见有肾阴、肾阳不足而虚火上炎者。

方解：仙茅、淫羊藿、巴戟天温肾阳，补肾精；黄柏、知母泻肾火，滋肾阴；当归温润养血，调理冲任。全方配伍特点是壮阳药与滋阴泻火药同用，以适应阴阳俱虚于下，而又有虚火上炎的复杂证候。由于方用仙茅、淫羊藿（仙灵脾）二药为主，故名"二仙汤"。

14. 二至丸（《医方集解》）

组成：女贞子、墨旱莲。

功能：肝肾阴虚。

主治：口苦咽干，头昏眼花，失眠多梦，腰膝酸软，下肢痿软，遗精，早年发白等。

方解：方中女贞子甘苦而凉，善能滋补肝肾之阴；旱莲草甘酸而寒，补养肝肾之阴，又凉血止血。二药性皆平和，补养肝肾而不滋腻，故成平补肝肾之剂。一方加桑椹干，则增益滋阴补血之力。合而用之，共成滋补肝肾、益阴止血之功。方名"二至"者，以女贞子冬至日采收为佳，旱莲草夏至日采收为上，故以"二至"名之。

15. 防己地黄汤（《金匮要略》）

组成：防己、黄芪、甘草、白术、大枣、生姜。

功能：益气祛风，健脾利水。

主治：表虚不固之风水或风湿证。汗出恶风，身体重着，或微有浮肿，肌肉、筋骨、肢节疼痛，舌淡苔白，脉浮。

方解：防己、黄芪共为君药，防己祛风行水，黄芪益气固表，兼可利水，两者相合，祛风除湿而不伤正，益气固表而不恋邪，使风湿俱去，表虚得固。臣以白术补气健脾祛湿，既助防己祛湿行水之功，又增黄芪益气固表之力。佐入姜、枣调和营卫。甘草和中，兼可调和诸药，是为佐使之用。

16. 甘草泻心汤（《金匮要略》）

组成：甘草、黄芩、半夏、大枣、黄连、干姜。

功能：补虚和中，泄热消痞。

主治：脾虚湿蕴证。平素畏寒，受凉后易腹泻，因溃疡疼痛不适不思饮食。口腔颊黏膜、舌体、生殖器溃疡，面部丘疹、结节和囊肿。或平素嗜食肥甘油腻辛辣刺激之品，或工作劳碌思虑，湿热内蕴，化热成毒，结于脏腑，阻于经络而发病。舌红体胖有齿印，苔白腻，脉弦滑。

方解：方中甘草以补中益脾胃，使脾胃之气复，既生化气血，又主持其功能。重用甘草,一可解毒;二者甘草本身含类固醇激素,有良好的调节免疫、抑制炎症作用;三者,可改善微循环,黄连、黄芩清热燥湿,使脾胃不为湿热所肆虐。半夏、干姜以宣畅中焦气机,使湿热之邪无内居之机。大枣补中益气,与甘草合用,以治病扶正祛邪,正气得复,不为邪虐,然则诸症罢,诸药相合,苦寒泻邪而不峻,辛温温通而不散正气,甘药补而有序以和中固本。

17. 归脾汤(《妇人良方》)

组成:白术、当归、白茯苓、黄芪、远志、龙眼肉、酸枣仁、人参、木香、炙甘草、生姜、大枣。

功能:益气补血,健脾养心。

主治:心脾气血两虚证。症见心悸怔忡,健忘失眠,盗汗,体倦食少,面色萎黄,舌淡,苔薄白,脉细弱。脾不统血证。症见便血,皮下紫癜,妇女崩漏,月经超前,量多色淡,或淋漓不止,舌淡,脉细弱。

方解:方中以参、芪、术、草大队甘温之品补脾益气以生血,使气旺而血生;当归、龙眼肉甘温补血养心;茯苓(多用茯神)、酸枣仁、远志宁心安神;木香辛香而散,理气醒脾,与大量益气健脾药配伍,复中焦运化之功,又能防大量益气补血药滋腻碍胃,使补而不滞,滋而不腻;姜、枣调和脾胃,以资化源。全方共奏益气补血、健脾养心之功,为治疗思虑过度、劳伤心脾、气血两虚之良方。

18. 龟鹿二仙胶(《医方考》)

组成:鹿角、龟甲、枸杞、人参。

功能:填阴补精,益气壮阳。

主治:肾中阴阳两虚,任、督精血不足,全身瘦弱,遗精阳痿,两目昏花,腰膝酸软。

方解:本方证为任、督俱虚,阴阳精血不足所致。因此,治疗此证,必须填精补髓,益气补血,阴阳并补。方中以鹿角通督脉而补阳,龟甲通任脉而补阴。阳生于阴,阴生于阳,阴阳并补,此精之所由生也。故龟鹿两味并进,二者为异类血肉有情之品,能峻补阴阳,以生气血精髓;人参大补元气;枸杞滋补肾阴。诸药合用,为气血阴阳交补之剂,共具填补精髓、益气壮阳之功。

19. 桂枝加术附汤(《金匮要略》)

组成:桂枝、白芍、炙甘草、生姜、大枣、苍(白)术、炮附子、茯苓、黄芪、大黄。

功能:调和营卫,扶阳固表,祛风湿,止痹痛。

主治:桂枝汤证兼见阳虚者、关节疼痛。

方解:桂枝汤解肌散邪,调和营卫,以外解表证;用附子温经扶阳温煦阳气,庶阳气得复,肌表自固,不仅外邪可解,漏汗亦止,而肢急、溲难,用苍术祛风除湿,利关节,此乃"治病求本"之例。

20. 虎潜丸(《丹溪心法》)

组成:黄柏(酒炒)、龟甲(酒炙)、知母(酒炒)、熟地黄、陈皮、白芍、锁阳、狗骨、干姜。

功能:滋阴降火,强壮筋骨。

主治:用于肝肾不足,阴虚内热之痿证。症见腰膝酸软,筋骨痿弱,腿足消瘦,步履之力,或眩晕,耳鸣,遗精,遗尿,舌红少苔,脉细弱。

方解:方中重用黄柏,配合知母以泻火清热;熟地黄、龟甲、白芍滋阴养血;狗骨强壮筋骨;锁阳温阳益精;干姜、陈皮温中健脾,理气和胃。诸药合用,共奏滋阴降火、强壮筋骨之功。

21. 黄芪桂枝五物汤(《金匮要略》)

组成：黄芪、芍药、桂枝、生姜、大枣。

功能：益气温经，和营通痹。

主治：治血痹之证，阴阳俱微，寸口关上微，尺中小紧，外证身体不仁，如风痹状。

方解：本方主治血痹证，其状以肌肉麻木不仁为主或兼有轻微的酸痛，脉微涩而紧，血行障碍，有如风痹之症状。本方是桂枝汤去甘草、倍生姜、加入黄芪而成。方中黄芪补气行血；桂枝既达肌腠，又入血分，既活血和营，又祛风通络。黄芪配伍桂枝，既益气活血，又能祛风除痹，相使为用；白芍酸寒，养血敛阴，配桂枝则活血通络，桂枝得白芍则祛风而不燥；生姜、大枣辛甘以鼓舞脾阳，滋气血生化之源。

22. 加味四物汤(《医学正传》)

组成：当归、麦冬、黄柏、苍术、熟地黄、白芍、川芎、杜仲、五味子、人参(太子参代)、黄连、知母、牛膝。

功能：补血活血，清利湿热，益气养阴。

主治：治白虎历节风证血虚湿盛、气阴两虚型。

方解：本方以四物汤补血为主补血调血，牛膝、杜仲以活血消肿止痛，黄连、黄柏、知母、苍术以清利湿热，佐以人参、麦冬、五味子益气养阴。诸药合用，共奏补血活血、清利湿热、益气养阴之效。

23. 金刚丸(《保命集》)

组成：菟丝子、杜仲、肉苁蓉、猪脊髓、萆薢。

功能：补肾填精，除湿通络。

主治：肝肾不足之痹证。

方解：方中杜仲、肉苁蓉补肝肾、强筋骨，配萆薢祛风湿，共为君药；臣以菟丝子、猪脊髓益肾壮阳，补虚生精。

24. 金匮肾气丸(《金匮要略》)

组成：干地黄、山药、山茱萸、牡丹皮、泽泻、茯苓、桂枝、附子。

功能：温补肾阳，化气行水。

主治：肾阳虚，命门之火不足。腰痛脚软，下半身常有冷感，少腹拘急，小便不利，或大便反多。尺脉沉细，舌质淡而胖，苔薄白不燥，以及脚气、痰饮、消渴等证。

方解：方中干地黄滋补肾阴，山茱萸、山药滋补肝脾，辅助滋补肾中之阴；并以少量桂枝、附子温补肾中之阳，意在微微生长少火以生肾气，"益火之源，以消阴翳"。方中泽泻、茯苓利水渗湿，丹皮清泻肝火，与温补肾阳药相配，意在补中寓泻，以使补而不腻。本方配伍方法属于"阴中求阳"之类，正如张景岳所说，"善补阳者，必于阴中求阳，则阳得阴助而生化无穷"。

25. 六味地黄丸(《小儿药证直诀》)

组成：干地黄、山茱萸、怀山药、泽泻、茯苓、丹皮。

功能：滋补肝肾。

主治：肝肾阴虚证。本方用于肾阴亏损，头晕耳鸣，腰膝酸软，骨蒸潮热，盗汗遗精等。

方解：方中熟地黄滋阴补肾，填精益髓，为君药；山萸肉补养肝肾，并能涩精，取"肝肾同源"之意；山药补益脾阴，亦能固肾，共为臣药。三药配合，肝脾肾三阴并补，是为"三补"。泽泻利湿而泻肾浊，并能减熟地之滋腻；茯苓淡渗脾湿，并助山药之健运，与泽泻共泄肾浊，助真阴得复其位;丹皮清泻虚热,并制山萸肉之温涩。三药称为"三泄",均为佐药。六味合用,三补三泻,以补为主。

26. 麦门冬汤(《金匮要略》)

组成:麦冬、半夏、人参、甘草、粳米、大枣。

功能:清养肺胃。

主治:久咳伤肺、咳唾涎沫、口渴咽干、纳少。

方解:本方重用麦冬,养肺胃之阴,清肺胃之热为君;人参补气生阴为臣;粳米、大枣益气和胃为佐,甘草补胃气、和药性为使。诸药共奏清养肺胃之功。

27. 青娥丸(《太平惠民和剂局方》)

组成:胡桃肉、补骨脂、杜仲、大蒜。

功能:温补肾阳,壮腰止痛。

主治:肾虚腰痛,肾阳不足证。症见腰痛如折,起坐艰难,俯仰不利,转侧不能,或伴有腰部不温,肢冷畏寒等。

方解:用于肾虚腰痛,起坐不利,膝软乏力。方中重用杜仲为君药,性味甘温,功能温补肝肾,强壮筋骨。臣以补骨脂、胡桃肉补肾助阳,强健腰膝。佐以大蒜祛寒除湿,健脾暖胃,行气化滞。四药合用,共奏补肾强腰之功。

28. 清燥救肺汤(《医门法律》)

组成:桑叶、石膏、甘草、人参、胡麻仁、阿胶、麦冬、杏仁、蜜炙枇杷叶。

功能:清燥润肺,养阴益气。

主治:阴虚肺燥诸症。温燥伤肺,气阴两伤,症见身热头痛,口干、眼干,干咳无痰,气逆而喘,咽喉干燥,鼻燥,心烦口渴,胸满胁痛,舌干少苔,脉虚大而数。

方解:方中重用桑叶质轻性寒,轻宣肺燥,透邪外出,为君药。温燥犯肺,温者属热宜清,燥胜则干宜润,故臣以石膏辛甘而寒,清泄肺热;麦冬甘寒,养阴润肺。石膏虽沉寒,但用量轻于桑叶,则不碍君药之轻宣;麦冬虽滋润,但用量不及桑叶之半,自不妨君药之外散。君臣相伍,宣中有清,清中有润,是为清宣润肺的常用组合。土为金之母,故用人参益气生津,合甘草以培土生金;胡麻仁、阿胶助麦冬养阴润肺,肺得滋润,用少量杏仁、枇杷叶苦降肺气,以上均为佐药。甘草兼能调和诸药,是为使药。

29. 三痹汤(《妇人大全良方》)

组成:独活、防风、人参、黄芪、茯苓、甘草、当归、川芎、白芍、生地黄、杜仲、川牛膝、续断、桂心、细辛、秦艽、生姜、大枣。

功能:祛风湿,止痹痛,益肝肾,补气血。

主治:气血凝滞,手足拘挛,风寒湿三痹。

方解:本方为独活寄生汤去桑寄生,加黄芪、续断而成。方中独活、细辛祛风胜湿,逐痹止痛;归、芎、芍、熟地黄补阴活血;杜仲、续断、牛膝强腰膝,壮筋骨;黄芪、人参、茯苓、甘草益气健脾;桂心祛寒止痛;秦艽、防风祛寒胜湿,是以气血充足,则邪自除矣。

30. 沙参麦冬汤(《温病条辨》)

组成:沙参、麦冬、玉竹、天花粉、冬桑叶、生扁豆、甘草。

功能:滋养阴液,生津润燥。

主治:肺胃阴虚,津液不足,口干舌燥喜饮,干咳少痰,胃脘嘈杂等症者。

方解：沙参、麦冬清胃润肺为君；玉竹、天花粉生津止渴为臣；佐以冬桑叶轻宣燥热、扁豆益气和中；甘草调和药性。

31. 生脉散（《医学启源》）

组成：人参、麦冬、五味子。

功能：补益气阴。

主治：气阴两虚证。体倦乏力、气短少气、咽干、脉虚者。

方解：方中人参补气生津是为君药；麦冬养阴润肺是为臣药；五味子酸以敛津，三药有补有润有敛，气复津生，脉气得充，故名"生脉"。

32. 十全大补汤（《太平惠民和剂局方》）

组成：党参、黄芪、白术、白芍、茯苓、肉桂、熟地黄、当归、川芎、甘草。

功能：温补气血。

主治：诸虚不足，五劳七伤，不进饮食；久病虚损，时发潮热，气攻骨脊，拘急疼痛，夜梦遗精，面色萎黄，脚膝无力；一切病后气不如旧，忧愁思虑伤动血气，喘嗽中满，脾肾气弱，五心烦闷；以及疮疡不敛，妇女崩漏等。

方解：本方是由四君子汤合四物汤再加黄芪、肉桂所组成。方中四君补气，四物补血，更与补气之黄芪和少量温热之肉桂组合，则补益气血之功更著。惟药性偏温，以气血两亏而偏于虚寒者为宜。

33. 天王补心丹（《校注妇人良方》）

组成：人参、茯苓、玄参、丹参、桔梗、远志、当归、五味子、麦冬、天冬、柏子仁、酸枣仁、生地黄。

功能：补心安神，滋阴清热。

主治：阴亏内热，心神不宁证。虚烦少寐，心悸神疲，梦遗健忘，大便干结，口舌生疮。

方解：方中生地滋肾阴、养心血，为君药；玄参助生地壮水以制火，天冬、麦冬养肺阴以滋水之上源，丹参、当归补心血，人参、茯苓益心气，柏子仁、远志宁心安神，共为臣药；五味子、酸枣仁敛心气，安心神，为佐药；桔梗载药上行，朱砂为衣，取其入心以安神，共为使药。诸药合用，共奏滋阴养血补心神之效。

34. 五加皮散（《太平圣惠方》）

组成：五加皮、羌活、川芎、黄芩、防风、酸枣仁、羚羊角、当归、威灵仙、赤茯苓。

功能：补肝清心凉血，壮筋骨。

主治：治肝脏风毒，流注脚膝，下肢疼痛，心神烦闷，筋脉拘急。

方解：本方以五加皮补肝肾、强筋骨、祛风湿为主，臣以羌活、防风、威灵仙祛风湿，赤茯苓健脾利湿，羚羊角清热，佐以酸枣仁养肝宁心。川芎、当归活血化瘀，取其治风先治血，血行风自灭也。全方共奏补肝清心凉血，壮筋骨之效。

35. 五味子汤（《三因极一病证方论》）

组成：五味子、地龙、淫羊藿、姜黄、制附片、巴戟天、杜仲、黄芪、熟地黄、桑寄生、枣皮、金毛狗脊。

功能：滋补肝肾，化瘀通络。

主治：气血亏虚证。病程较长，关节变形，乃至强硬。本方适用于寒湿阻络，伴有阴虚的患者。

方解：本方五味子、熟地滋阴生津，同时可制约附子燥热之性，淫羊藿、制附子、巴戟天、杜仲、桑寄生温阳补肾、强健筋骨，佐以姜黄、地龙、狗脊祛风湿、通经络。

36. 逍遥散(《太平惠民和剂局方》)

组成：柴胡、白芍、炙甘草、当归、茯苓、白术、煨姜、薄荷。

功能：疏肝解郁，健脾养血。

主治：肝郁血虚证。两胁作痛，寒热往来，头痛目眩、口燥咽干、神疲食少，月经不调，乳房作痛，舌淡红、脉弦而虚。

方解：方中柴胡疏肝解郁；当归、白芍养血柔肝，与柴胡合用，疏养并用，使肝气条达，肝血得养，气血调和；白术、茯苓益气健脾，以防肝木克犯脾土；再加薄荷少许，以助柴胡疏肝解郁之力，再用干姜和中益胃；甘草调和诸药。诸药合用，使肝气得疏，肝血得养，脾虚得补，则诸症自解。

37. 一贯煎(《续名医类案》)

组成：生地黄、枸杞、北沙参、麦冬、当归、川楝子。

功能：滋阴疏肝。

主治：肝气犯胃证。

方解：地黄滋阴补血为君药；当归、枸杞补滋肝肾之阴，沙参、麦冬养肺胃之阴，四者共为臣药；川楝子疏肝泻热为佐药。诸药合用，疏肝气，养阴液。

38. 益肾蠲痹丸(朱良春经验方)

组成：熟地黄、当归、淫羊藿、鹿衔草、炙全蝎、炙蜈蚣、炙乌梢蛇、炙蜂房、炙土鳖虫、骨碎补、延胡索、肉苁蓉、鸡血藤、蜂房、僵蚕、蜣螂虫、炮甲珠、广地龙、徐长卿、寻骨风、老鹳草、甘草、生地黄、虎杖。

功能：温补肾阳，益肾壮督，搜风剔邪，蠲痹通络。

主治：关节疼痛、肿大，阳虚寒痹，屈伸不利，肌肉疼痛、瘦削或僵硬，畸形。

方解：方中熟地黄滋补肾阴，填精益髓；骨碎补活血祛瘀，通经止痛；淫羊藿、肉苁蓉补肾助阳；鹿衔草祛风湿，强筋骨；延胡索活血行气止痛；当归、鸡血藤活血止痛；蜂房、僵蚕、徐长卿、寻骨风祛风止痛；乌梢蛇祛风通络；土鳖虫破血逐瘀，续筋接骨；蜣螂涤痰息风，破瘀散结止痛；炮甲珠活血通经；全蝎、蜈蚣、地龙通络止痛；老鹳草祛风湿，通络止痛；生地黄清热凉血养阴；虎杖清热除湿，祛瘀止痛；甘草调和诸药。

39. 右归丸(《景岳全书》)

组成：熟地黄、山药、山茱萸、枸杞子、菟丝子、鹿角胶、杜仲、制附子、肉桂、当归。

功能：温补肾阳，填精益髓。

主治：肾阳不足，命门火衰证。症见精神疲惫，畏寒肢冷，腰膝软弱冷痛，舌淡苔白，脉沉无力。

方解：本方以制附子、肉桂为君药，附子与肉桂合用，温补肾阳，益火散寒。鹿角胶、熟地黄、山药、山茱萸、枸杞子为臣，其中鹿角胶助君药以补阳；熟地黄、山药、山茱萸、枸杞子滋阴补肾，孤阴不生，独阳不长，取"阴中求阳"之义。佐以菟丝子、杜仲补益肝肾，强壮腰膝；精血同源，故加当归以补精血。诸药合用，共奏温补肾阳、益精填髓之效。

40. 增液汤(《温病条辨》)

组成：玄参、麦冬、生地。

功能：增液润燥。

主治：阴虚津枯，大便干燥。

方解：玄参滋阴润肠胃之燥为君；生地甘寒而润，清热生津，麦冬滋养肺胃，清润大肠与肺表里之气，共为臣药。三药增水行舟，润肠通便。

41. 知柏地黄丸(《医方考》)

组成：熟地黄、山萸肉、干山药、泽泻、牡丹皮、茯苓、知母、黄柏。

功能：滋阴降火。

主治：肝肾阴虚，虚火上炎证。头目昏眩，耳鸣耳聋，虚火牙痛，五心烦热，腰膝酸痛，血淋尿痛，遗精梦泄，骨蒸潮热，盗汗颧红，咽干口燥，舌质红，脉细数。

方解：六味地黄丸加知母、黄柏，熟地黄、山萸肉、山药、泽泻、丹皮、茯苓六味合用，三补三泻，其中补药用量重于"泻药"，是以补为主；肝、脾、肾三阴并补，以补肾阴为主。加知母、黄柏以加强清热降火之功。

42. 炙甘草汤(《伤寒论》)

组成：炙甘草、生地黄、阿胶、麦冬、麻仁、人参、桂枝、生姜、大枣。

功能：滋阴益气，通阳复脉。

主治：肺痿，阴阳两虚证。

方解：方中以大量炙甘草补气健脾生津，生地黄滋阴补血，二药共为君药；人参、大枣补益中气，以滋生化之源，麦冬、阿胶、麻仁滋阴养血，共为臣药；佐以桂枝、生姜辛温通阳；清酒温通血脉，以行药力，是为使药。

43. 左归丸(《景岳全书》)

组成：熟地黄、山药、枸杞子、山茱萸、川牛膝、菟丝子、鹿角胶、龟甲胶。

功能：滋阴补肾，填精益髓。

主治：肾水不足，精髓亏虚证。症见腰膝酸软，头晕目眩，自汗盗汗，口舌干燥，舌红苔少，脉细。

方解：方中重用熟地黄为君，滋肾填精，以补真阴。枸杞、山茱萸、菟丝子皆为滋阴补肾之品，助君药补肾填精。龟甲胶、鹿角胶、山药、川牛膝为佐，其中龟鹿二胶为血肉有情之品，善补精髓，龟甲胶偏于补阴，鹿角胶偏于补阳，取阳中求阴之义；山药补脾益肾；川牛膝补肝肾，壮筋骨。诸药合用，共奏滋阴补肾、填精益髓之效。

五、化湿通痹

1. 二陈汤(《太平惠民和剂局方》)

组成：半夏、橘红、白茯苓、甘草(炙)、生姜、乌梅。

功能：燥湿化痰，理气和中。

主治：主治湿痰证。

方解：方中半夏辛温性燥，善能燥湿化痰，又和胃降逆，为君药；橘红为臣，既可理气行滞，又能燥湿化痰；佐以茯苓健脾渗湿，渗湿以助化痰之力，健脾以杜生痰之源；加生姜既能制半夏之毒，又能协助半夏化痰降逆、和胃止呕；复用少许乌梅，收敛肺气，与半夏、橘红相伍，散中兼收，防其燥散伤正之虞，均为佐药。以甘草为佐使，健脾和中，调和诸药。

2. **起伛汤**(《辨证录》)

组成:薏苡仁、白术、黄芪、防风、附子。

功能:除湿通络,益气消肿。

主治:气虚湿停证。症见腰痛不可以俯仰,体倦乏力,肢体沉重,舌淡苔白,脉沉细或滑。

方解:本方重用薏苡仁除湿通痹,舒筋活络为君。黄芪益气利水除湿;白术健脾除湿,为臣。防风祛风胜湿;湿为阴邪,故方中稍加附子以温阳除湿。诸药合用,共奏除湿通络、益气消肿之效。

3. **羌活胜湿汤**(《内外伤辨惑论》)

组成:羌活、独活、藁本、防风、甘草(炙)、川芎、蔓荆子。

功能:祛风胜湿。

主治:风湿在表,头痛项强,腰背重痛,一身尽痛,难以转侧,恶寒发热,脉浮。

方解:方中羌活、独活祛风湿,利关节;防风、藁本祛风除湿,发汗止痛;川芎活血,祛风止痛;蔓荆子治头风疼痛;炙甘草调和诸药。合用具有祛风胜湿之效。

4. **上中下痛风通用汤**(《丹溪治法心要》)

组成:南星、川芎、白芷、桃仁、神曲、桂枝、防己、草龙胆、苍术、黄柏、红花、羌活、威灵仙。

功能:祛风除湿,清热化痰,活血行瘀,通络止痛。

主治:四肢百节走痛。症见四肢关节疼痛,游走不定,屈伸不利一如骨折脱位后期,或损伤日久,筋膜粘连,关节屈伸不利,或筋痹(关节炎、肌腱炎、肩周炎、骨化性肌炎),或风湿热痹。

方解:黄柏清热,苍术燥湿,龙胆泻火,防己行水,四者所以治湿与热也;天南星燥痰散风,桃仁、红花活血祛瘀,川芎为血中气药,四者所以治痰与血也;羌活祛百节之风,白芷祛头面之风,桂枝、威灵仙祛臂胫之风,四者所以治风也;加神曲者,所以消中州陈积之气也。疏风以宣于上,泻热利湿以泄于下,活血燥痰消滞以调其中,所以能兼治而通用也。

5. **双合汤**(《万病回春》)

组成:当归、半夏、川芎、白芍、生地、桃仁、红花、陈皮、白芥子、茯苓、甘草、生姜。

功能:化痰行瘀。

主治:气虚受风湿,遍身麻痹不仁。关节疼痛属痰瘀痹阻证者,可见关节疼痛僵硬变形,有硬结、瘀斑等症。

方解:方中当归补血活血、半夏辛温化痰,共为君药;白芍、生地、川芎、桃仁、红花入血分助当归和血,陈皮、白芥子化痰,四者同为臣药;佐以淡渗之茯苓健脾利湿,甘草调和药性为使。

6. **胃苓汤**(《丹溪心法》)

组成:白术、苍术、泽泻、猪苓、茯苓、厚朴、陈皮、桂枝、甘草。

功能:行气利水,祛湿和胃。

主治:脾虚湿盛,致成黄疸,或大便泄泻,不烦不渴。也可用于治疗白塞综合征湿热下注、脾胃虚弱证。

方解:本方由经方五苓散与时方平胃散相合而成,具有运脾祛湿、通阳化气之功。方中白术、苍术苦温性燥,运脾除湿;泽泻、猪苓、茯苓淡渗利湿;厚朴、陈皮理气消满、疏理气机;桂枝通阳化气;甘草甘缓和中。诸药合用,使湿祛水行,脾健胃和,泄泻自止。

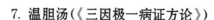

7. **温胆汤**(《三因极一病证方论》)

组成:半夏、竹茹、枳实、陈皮、炙甘草、茯苓、生姜、大枣。

功能:化痰和胃,养心安神。

主治:痰饮内阻,心神失养,惊恐失眠,头目眩晕。

方解:本方证多因素体胆气不足,复由情志不遂,胆失疏泄,气郁生痰,痰浊内扰,胆胃不和所致。胆为清净之府,性喜宁谧而恶烦扰。若胆为邪扰,失其宁谧,则胆怯易惊、心烦不眠、夜多异梦、惊悸不安;胆胃不和,胃失和降,则呕吐痰涎或呃逆、心悸;痰蒙清窍,则可发为眩晕,甚至癫痫。治宜理气化痰,和胃利胆。方中半夏辛温,燥湿化痰,和胃止呕,为君药。臣以竹茹,取其甘而微寒,清热化痰,除烦止呕。半夏与竹茹相伍,一温一凉,化痰和胃,止呕除烦之功备;陈皮辛苦温,理气行滞,燥湿化痰;枳实辛苦微寒,降气导滞,消痰除痞。陈皮与枳实相合,亦为一温一凉,而理气化痰之力增。佐以茯苓,健脾渗湿,以杜生痰之源;煎加生姜、大枣调和脾胃,且生姜兼制半夏毒性。以甘草为使,调和诸药。

8. **五苓散**(《伤寒论》)

组成:猪苓、白术、茯苓、泽泻、桂枝。

功能:利水渗湿,温阳化气。

主治:下焦蓄水证。

方解:方中重用泽泻为君,以其甘淡,直达肾与膀胱,利水渗湿。臣以茯苓、猪苓之淡渗,增强其利水渗湿之力。佐以白术、茯苓健脾以运化水湿。膀胱的气化有赖于阳气的蒸腾,故方中又佐以桂枝温阳化气以助利水,解表散邪以祛表邪,《伤寒论》示人服后当饮暖水,以助发汗,使表邪从汗而解。

9. **五皮散**(《华氏中藏经》)

组成:生姜皮、桑白皮、陈皮、大腹皮、茯苓皮。

功能:利湿消肿,理气健脾。

主治:脾虚湿盛,气滞水泛之皮水证,症见神疲乏力,四肢浮肿,腹胀,腰膝酸软,口干咽燥,尿少,舌淡、苔白,脉弦细数者。

方解:方中以茯苓皮渗湿健脾,于散泻之中,犹寓调补之意,大腹皮下气行水,生姜皮辛散助阳利水消肿,陈皮行气利水,桑白皮泻肺,利水消肿,皆用皮者,水溢皮肤,以皮行皮也,诸药合用,共奏行气化湿、利水消肿之效。

10. **薏苡仁汤**(《类证治裁》)

组成:薏苡仁、当归、川芎、生姜、桂枝、羌活、独活、防风、白术、甘草、川乌、麻黄。

功能:除湿通络,祛风散寒。

主治:主治痹证湿邪偏盛,关节疼痛肿胀重着。

方解:方中薏苡仁祛湿运脾,疏利经络;羌活、独活、防风祛风胜湿,通痹止痛;麻黄、桂枝温经通阳,燥湿止痛;川芎、当归活血通络,祛瘀止痛;甘草、生姜和中调药。合而用之,共奏祛湿通络之效。

(沙正华　朱建贵)

第 10 节　风湿病常用中药药理

当前中医药研究取得了很大成绩,笔者整理中药药理研究成果,并与风湿免疫病的临床相结合,选取关系密切的八大类中药予以介绍。

第一类,调节免疫、抑制抗体功能的中药。

生地、熟地、麦冬、天冬、玄参、北沙参、金雀根、土茯苓、苦参、郁金、莪术、丹皮、赤芍、川芎、虎杖、羊蹄根、决明子、大黄、青蒿、山豆根、黄连、五加皮、豨莶草、白鲜皮、忍冬藤与金银花、蒲黄、蝉蜕、垂盆草等。

其中大多数中药是笔者常用的,临床是有效的。有的具有调节免疫、抑制抗体作用,有的具有免疫抑制作用。少数中药有不良反应,但是可以克服的。只有个别剧毒中草药不宜随意使用。

第二类,免疫增强,促进抗体功能的中药。

人参、西洋参、党参、黄芪、灵芝、三七、阿胶、石斛、鳖甲、天花粉等。具有免疫增强作用的中药远不止这些,这些中药笔者在临床上既看到了免疫增强的疗效,也看到了激活抗体、加重病情的情况。

白术、茯苓、山药、当归、丹参、桑寄生等,虽然也有免疫增强作用,但作用较弱。如临床需要,可用常规剂量。

第三类,抗过敏、抗变态反应的中药。

黄芩、麻黄、地肤子、白鲜皮、当归、女贞子、秦皮、鱼腥草、连翘、龙葵、秦艽、合欢皮、升麻、荆芥、防己、蛇床子、桂枝等。

这些中药具有抗过敏、抗变态反应作用。其中有些中药是免疫性疾病的常用药;有许多是治疗过敏性皮肤病和哮喘的常用药;绝大多数为笔者临床所常用,并且常与第一类中药同用。

第四类,抗炎与镇痛的中药。

祛风湿类:羌活、独活、乌头、附子、白附子、防风、藁本、威灵仙、菝葜、白花蛇与乌梢蛇、伸筋草、络石藤、青风藤、柽柳、杨柳枝、寻骨风、桑寄生、桑枝、岗稔根、臭梧桐等。

祛风湿类的中药具有抗炎与镇痛作用,有的还有发汗退热作用,有的还有抗变态反应作用。大多数为笔者临床所常用。其抗炎镇痛的临床效果有的显著,有的较弱。

镇痛类:延胡索、姜黄、马钱子、木鳖子、蟾酥、干蟾皮、高良姜、丁香、花椒、白芷、麝香等。

镇痛类的中药只具有镇痛作用,不具有抗炎作用。其中部分中药为外敷镇痛所常用。但外敷容易引起皮肤过敏,发生药疹。

第五类,降温退热的中药。

生石膏、知母、薏苡仁、牛黄、羚羊角、寒水石、柴胡、薄荷、淡竹叶等。

这些中药具有抑制体温中枢,进而降温退热作用,作用有强有弱,同用可以增效,都是笔者临床常用的退热药。

第六类,抑制渗出与消肿的中药。

白芥子、葶苈子、桑白皮、车前子和车前草、姜黄、川椒目、槐米、海风藤、香薷等。

这些中药具有抑制水液渗出作用,从而有消除肿胀的效果。部分还有较弱的利尿作用。

第七类,生津与固涩的中药。

芦根、白茅根、乌梅、五味子、石榴皮、金樱子、覆盆子等。

生津类中药有三类,多用于干燥综合征中。固涩类中药有两类。

第八类,对内分泌作用的中药。

鹿茸、鹿角片、龟甲、龟甲胶、肉苁蓉、淫羊藿、仙茅、巴戟天、紫河车、坎炁、蛤蚧、杜仲、补骨脂、水牛角、僵蚕、黑大豆、冬虫夏草等。

这些中药具有内分泌增强作用,有的增强性腺功能,促进雌激素、雄激素分泌,有的增强肾上腺皮质功能,促进皮质激素分泌。

据药理报道与临床观察,中药具有免疫调节作用,可分四种情况:①只对特异性免疫功能具有抑制作用,而对非特异性免疫可能会有增强作用;②只对体液免疫和抗体具有抑制作用,而不影响细胞免疫功能;③对各种免疫功能全都增强;④对各种免疫功能全都抑制。因此,不像西医那样,笼统地分为免疫抑制剂和免疫增强剂,本书将此称为调节免疫抑制抗体功能或增强免疫促进抗体功能。

自身免疫病,其发病机制与自身抗体亢进,免疫复合物引起的血管炎和结缔组织炎有关。因此,西医采用了免疫抑制疗法,包括糖皮质激素与免疫抑制剂,能较快抑制免疫复合物的栓塞,控制血管炎症和坏死。

中医对免疫病的治疗,应该使用具有调节免疫、抑制抗体或免疫抑制作用的中药,而不应该使用具有免疫增强作用的中药。对于免疫功能低下的疾病,应该使用具有免疫增强作用的中药,而不应该使用具有免疫抑制作用的中药。

本书将具有免疫调节作用的中药分为两类进行介绍。调节免疫、抑制抗体或免疫抑制为主的一类中药,这方面多介绍一些;免疫增强为主的一类中药,这方面少介绍一些。

一、调节免疫抑制抗体功能的中药

(一) 生地

1. 主要成分　生地主要含地黄甾醇类、地黄黏多糖和糖苷类等成分。

2. 主要药理作用

(1)免疫作用:①免疫抑制作用,有认为生地具有免疫抑制作用,尤其是能抑制体液免疫;②免疫增强作用,有认为生地具有免疫增强作用,能使低下的细胞免疫功能明显提高,能配合免疫抑制剂和糖皮质激素,对其所致的免疫抑制起保护作用。综上,有认为生地既能抑制体液免疫,又能增强细胞免疫,或者是不影响细胞免疫功能。

(2)对内分泌功能促进作用:生地对肾上腺皮质功能具有保护作用,与类固醇激素同用,能防治肾上腺皮质的萎缩。

(3)对外分泌功能促进作用:生地黏多糖具有促进唾液腺、胃腺、肠腺分泌的作用。

(4)具有抗炎作用,能扩张血管,抑制血管内皮炎症,抑制血管通透性,以及抑制关节炎症。

(5)具有中枢性降低体温的作用。

(6)具有强心、利尿、保肝、降糖、补血、促凝血、抗衰老等作用。

3. **临床体会** 笔者长期临床中观察,对于风湿病免疫病的治疗,尤其是阴虚内热型,生地是最常用的主要药物,可以长期服用。

(1)能改善风湿病免疫病患者的临床症状与体质;具有降温和抗炎作用,这是生地养阴清热,清除内热、低热的机制,对于高热,则需与生石膏同用。

(2)生地能使免疫球蛋白、抗体等滴度下降,这是治疗红斑狼疮等风湿病免疫病的机制。而且,生地不影响淋巴细胞,也不影响 T 细胞功能。

(3)生地黏多糖具有促进唾液腺、胃腺、肠腺分泌的作用,这是生地有生津功效,治疗红斑狼疮、干燥综合征口干的机制,也是生地引起脾胃湿滞和滑肠便稀的机制。

(4)生地具有抑制血管炎症与关节炎症的作用,这是生地有凉血功效,治疗红斑狼疮、类风湿关节炎等风湿病的机制。

(5)生地甾醇类具有增强肾上腺皮质功能的作用,因此,对于红斑狼疮等免疫病患者长期服用类固醇激素,具有保护作用,患者血浆皮质醇不容易下降,故而也是笔者用于使患者泼尼松减量的重要中药之一。这是生地黄有补益肾阴功效的机制。

(6)生地、麦冬、天冬、玄参四药,均具有体液免疫抑制作用,并且对细胞免疫功能影响不明显。其中生地对各种风湿病免疫病适用的范围最为广泛,临床效果也以生地最为明显。诸药同用对自身免疫病能增效。

(7)生地对风湿病免疫病的常用剂量为 15~30g,更大可用 60g,水煎服。

4. **不良反应** 生地无毒,长期使用没有不良反应。剂量过大能滑肠,使大便稀薄、次数增多,可用炮姜炭、芡实等克服。

(二) 麦冬

1. **主要成分** 麦冬主要含麦冬皂苷类、异黄酮类与黏多糖类等成分。

2. **主要药理作用**

(1)免疫作用:①具有抑制抗体形成的作用,对体液免疫有明显的抑制作用。②可增强巨噬细胞的吞噬功能,并能对抗环磷酰胺引起的白细胞减少。

(2)具有抑制迟发型超敏反应的作用。

(3)具有抑制炎症反应的作用。

(4)具有促进胰岛功能而降糖的作用。

(5)具有强心、抗疲劳、祛痰镇咳等作用。

3. **临床体会**

(1)麦冬可与生地同用以增强疗效,治疗红斑狼疮、干燥综合征、白塞综合征、间质性肺炎、过敏性紫癜、过敏性皮炎等免疫病,并以阴虚内热型为好。

(2)麦冬黏多糖也具有促进腺体分泌的作用,改善干燥综合征口干,也能引起脾胃湿滞和滑肠便稀,但较生地为弱。

(3)麦冬还具有降糖作用,可治疗服用类固醇激素引起的血糖轻度升高。

(4)麦冬为传统的补心药,具有强心作用,可用于治疗狼疮性心肌炎、病毒性心肌炎后,心电图有改变者。

(5)麦冬对免疫病的常用剂量为 15~30g,水煎服。

4. **不良反应** 麦冬无毒,长期使用没有不良反应。剂量过大能滑肠,使大便稀薄、次数增多。

（三）天冬

1. **主要成分** 天冬主要含甾体皂苷类、多糖类及天门冬酰胺等成分。

2. **主要药理作用**

（1）免疫作用：天冬中甾体皂苷对 B 细胞具有抑制作用，能抑制抗体的形成。天门冬多糖具有增强单核巨噬细胞系统的功能。

（2）天冬具有促进腺体分泌的作用。

（3）天冬还具有强心、抗心肌缺血作用，镇咳平喘作用，抗癌作用等。

3. **临床体会**

（1）天冬具有免疫抑制作用与增液作用，对各种免疫病，阴虚内热型都可使用。尤其对红斑狼疮、干燥综合征口眼干燥的效果更好。

（2）天冬具有强心作用，可用于治疗狼疮性心肌炎、病毒性心肌炎后有心电图改变者。

（3）天冬与麦冬临床常同用，对免疫病治疗能增效。

（4）天冬对免疫病的常用剂量为 15~30g，水煎服。

4. **不良反应** 天冬无毒，长期使用没有不良反应。剂量过大有恶心，滑肠，大便稀薄、次数增多等胃肠道不适反应。

（四）玄参

1. **主要成分** 玄参主要含环烯醚萜类玄参素、多糖类、生物碱等成分。

2. **主要药理作用**

（1）免疫作用：①玄参单味药可延长抗体存在的时间；无促进巨噬细胞功能的作用。玄参的免疫药理作用研究尚不深入。②增液汤，生地、玄参、麦冬三药同用，有报道对 B 细胞抗体形成有抑制作用；具有免疫调节作用，既能抑制体液免疫，又能增强细胞免疫。

（2）玄参具有降温作用，抗炎作用，解除毒素作用。

（3）玄参还具有强心作用，扩张血管作用，以及镇静、抗惊厥作用。

3. **临床体会**

（1）玄参临床单用对免疫功能的影响较小，与生地同用对血管炎能增效。

（2）玄参可用于治疗免疫病淋巴结肿大、甲状腺肿大和扁桃体炎。

（3）玄参及增液汤可用于改善免疫病低热内热和口干的症状，其机制与抑制抗体作用和促进腺体分泌而增液的作用有关。

（4）玄参对免疫病的常用剂量为 15~30g，更大可用 60g，水煎服。

4. **不良反应** 玄参无毒，长期使用没有不良反应。剂量过大能滑肠，使大便稀薄、次数增多。

（五）北沙参

1. **主要成分** 北沙参主要含香豆素类欧前胡素，以及黏多糖类和糖苷等成分。

2. **主要药理作用**

（1）免疫抑制作用：①北沙参多糖有明显的免疫抑制活性。对细胞免疫、体液免疫均有明显的抑制作用，并随剂量增大而抑制作用增强。②北沙参多糖能显著抑制小鼠的迟发型超敏反应。③北沙参能抑制小鼠同种植皮排斥反应，使植皮存活率增加。④北沙参对小鼠胸腺无明显影响。⑤北沙参的免疫抑制作用与氢化可的松相似，不会使中央免疫器官萎缩。

（2）北沙参具有解热作用，抗炎作用。

（3）北沙参具有明显的祛痰作用,欧前胡素具有平喘作用。

（4）北沙参尚具有抗溃疡作用,抗突变作用。

3. 临床体会

（1）北沙参可与生地同用,治疗红斑狼疮、干燥综合征、白塞综合征、过敏性紫癜、过敏性皮炎等免疫病,以及免疫性间质性肺炎,并以阴虚内热型为好。

（2）北沙参还具有祛痰、平喘作用,可用于治疗间质性肺炎咳嗽、痰多。

（3）传统北沙参常与生地、麦冬同用以养阴生津。临床治疗免疫病的低热内热和口干能增效。其机制为免疫抑制作用,解热作用、抗炎作用,以及黏多糖促进腺体分泌作用,起到综合治疗的效果。

（4）北沙参对免疫病的常用剂量为 15~30g,更大可用 60g,水煎服。

4. 不良反应　北沙参无毒,长期使用没有不良反应。剂量过大能使大便稀薄,次数增多。

（六）金雀根

金雀根又名锦鸡儿根,为益气活血药。传统用于头晕乏力和风湿痹痛。

1. 主要成分　金雀根含生物碱、黄酮苷、甾醇、内酯等成分。

2. 主要药理作用　金雀根对小鼠 T 细胞、B 细胞均有明显的抑制作用。

3. 临床体会

（1）金雀根是一味免疫抑制药,临床广泛用于各种风湿病免疫病。经验方三根汤,金雀根与岗稔根、虎杖根或羊蹄根同用,治疗类风湿关节炎、强直性脊柱炎、银屑病关节炎、多发性肋软骨炎等各种关节肌肉酸痛症。

（2）经验方复方金雀根汤,金雀根与生地、接骨木、莪术等同用,治疗狼疮性肾炎和慢性肾炎。

（3）金雀根与生地、郁金、丹皮同用治疗白塞综合征、结节性红斑。

（4）金雀根与生地、黄芩、羊蹄根等同用治疗荨麻疹、过敏性皮炎。

（5）经验方三根汤可用于治疗关节置换术后的疼痛反应。一些骨科专家利用三根汤治疗类风湿关节炎有效、具有免疫抑制作用的机制,进行抗排异作用的研究。这与抗排异药来氟米特治疗类风湿关节炎有效的思维方法是一致的。

（6）四五十年前,曾一度有人建议使用黄芪代替金雀根,但金雀根与黄芪的药性和药理完全不同,不能代替,会影响病情。

（7）金雀根对风湿病免疫病的常用剂量为 15~30g,更大可用 60g,水煎服。

4. 不良反应　金雀根无毒,大剂量长期使用没有不良不适反应。

（七）土茯苓

1. 主要成分　土茯苓主要含落新妇苷、异黄杞苷等苷类,以及多糖等成分。

2. 主要药理作用

（1）土茯苓对细胞免疫有明显的抑制作用。

（2）土茯苓具有抑制炎症作用。

3. 临床体会

（1）土茯苓可用于治疗各种风湿病免疫病。

（2）土茯苓对黏膜溃疡的效果最好。经验方芩连土茯苓汤与金雀根、黄芩、徐长卿、黄连等同用,临床可治疗复发性口腔溃疡、白塞综合征口腔阴部溃疡、狼疮性口腔溃疡等,均有较好的疗效;对病毒性口腔溃疡也有疗效。

(3)土茯苓对干燥综合征腮腺炎,免疫性和病毒性均有疗效。

(4)经验方芩连土茯苓汤对皮肤免疫病,炎症、皮疹、疱疹、溃疡,如过敏性皮炎、银屑病、脂膜炎、湿疹、天疱疮、扁平苔藓等均有疗效。

(5)芩连土茯苓汤,可用于治疗溃疡性结肠炎、克罗恩病。

(6)芩连土茯苓汤可用于治疗免疫病葡萄膜炎。

(7)土茯苓对风湿病免疫病的常用剂量为 15~30g,更大可用 60g,水煎服。

4. 不良反应 土茯苓无毒,大剂量 30~60g,水煎服,长期使用没有不良反应,偶有滑肠反应。

(八) 苦参

1. 主要成分 苦参主要含多种生物碱,有 δ- 苦参碱、δ- 氧化苦参碱、L- 甲基金雀花碱,以及多种黄酮类等成分。

2. 主要药理作用

(1)苦参生物碱具有细胞毒作用,能抑制细胞有丝分裂。

(2)苦参具有免疫抑制作用。

(3)苦参具有利尿作用。

3. 临床体会

(1)苦参临床常用于治疗自身免疫病,如红斑狼疮、白塞综合征、皮肌炎、类风湿关节炎、免疫性肝炎等疾病,尤其是对于抗体的显著亢进有抑制的效果。

(2)苦参对狼疮性肾炎蛋白尿有抑制作用。

(3)可用于治疗顽固的皮肤免疫病,银屑病、过敏性皮炎、过敏性紫癜、脂膜炎、湿疹、天疱疮、扁平苔藓等。

(4)临床观察到苦参对各种抗体具有抑制作用和效果,如抗 dsDNA 抗体、抗 Sm 抗体、抗 RNP 抗体、抗心磷脂抗体、抗环瓜氨酸抗体、抗 TPO 抗体、抗 PA-Ig、抗 AMA-M2、抗中性粒细胞胞质抗体(ANCA)等的滴度均有抑制下降效果。经较长时间的治疗可以下降到正常的范围。

(5)苦参对免疫病的常用剂量为 10~15g,笔者抑制抗体的剂量为 30g,水煎服。

4. 不良反应 苦参无毒,长期使用没有不良反应。味极苦,大剂量有恶心、食欲减退等不适反应,可用甘草和红枣调味和胃。

(九) 郁金

1. 主要成分 郁金主要含挥发油姜烯、姜黄素,莰烯,以及多糖等成分。

2. 主要药理作用

(1)免疫抑制作用:①郁金对特异性细胞免疫和体液免疫均有明显的抑制作用。②郁金对 γ- 球蛋白具有抑制作用。③郁金可增强巨噬细胞的吞噬功能。④郁金能抑制第 I 型和第 IV 型变态反应,抑制组胺释放而有抗过敏作用。

(2)郁金具有抗炎作用。

(3)郁金具有抗凝血、抗血小板聚集和抗栓塞作用。

(4)郁金具有保肝利胆作用,促进肝细胞白蛋白合成作用,降脂作用。

(5)郁金尚具有解痉作用,镇痛作用,抗溃疡作用等。

3. 临床体会

(1)郁金具有凉血化瘀功效,用于治疗自身免疫病、过敏性疾病、血管炎疾病,临床有雷诺现象、红斑、皮疹、紫癜、紫癜、瘀点、瘀斑等表现者。既起到免疫抑制作用,抗变态反应抗过敏作用,还起到抗凝血抗栓塞作用。

(2)郁金用于治疗免疫性肝炎,肝区胀痛,转氨酶、胆红素升高,可起到保肝降酶、利胆除胀的效果。

(3)郁金可用于治疗风湿病免疫病合并肝胆胰腺病症。

(4)郁金可用于治疗心肌炎胸闷心慌,以及合并心血管疾病者。

(5)郁金可用于治疗抗磷脂综合征,对抑制抗心磷脂抗体有效。

(6)郁金治疗免疫病的常用剂量为 10~15g,更大可用 30g,水煎服。

4. 不良反应 郁金无毒,水煎服,长期使用没有不良反应。孕妇慎用。

(十) 莪术

1. 主要成分 莪术主要含挥发油,为倍半萜烯类之莪术酮、莪术双酮、莪术烯、莪术醇、β- 榄烯等,以及姜黄素、郁金多糖等成分。

2. 主要药理作用

(1)免疫作用:①莪术具有细胞毒作用,对癌细胞 DNA 具有直接的损伤破坏作用。②莪术油可通过免疫系统使宿主的特异性免疫功能增强,而获得明显的免疫保护效应。

(2)莪术具有抗凝血,抗血小板聚集,抗栓塞作用。

(3)莪术具有抗炎作用。

(4)莪术还具有保肝保肾作用,能促进肾血流,改善肾功能。

3. 临床体会

(1)莪术有化瘀散结功效,具有较强的抗栓塞作用,可用于治疗红斑狼疮血管炎、硬皮病、结节性红斑、结节性脂膜炎、结节病、脉管炎、大动脉炎、复发性多软骨炎、抗磷脂综合征、桥本甲状腺炎等。

(2)可用于治疗免疫病并发肺动脉高压,以及类风湿结节、甲状腺结节。

(3)莪术能 “破气中之血”。临床用于治疗肠道免疫病,克罗恩病和溃疡性结肠炎,既能破气,又能破瘀,是一味有效的药物。

(4)莪术有保肾作用,临床用于治疗狼疮性肾炎、肾病综合征顽固蛋白尿,以及肌酐、尿素氮升高。

(5)莪术有保肝作用,临床用于治疗免疫性肝病,转氨酶、胆红素升高。

(6)莪术对免疫病的常用剂量为 10~15g,更大可用 30g,水煎服。

4. 不良反应 莪术无毒,30g 以下水煎服,长期使用没有不良反应。孕妇慎用。莪术30g,服用时间稍长,临床偶尔发现有肝毒性,转氨酶升高。

(十一) 徐长卿

1. 主要成分 徐长卿主要含挥发油丹皮酚,较丹皮为多,以及黄酮等成分。

2. 主要药理作用

(1)免疫抑制作用:①挥发油丹皮酚具有明显的免疫抑制作用。②徐长卿具有明显的抗变态反应作用。

(2)徐长卿具有抗炎作用和镇痛作用。

(3)徐长卿对胃肠平滑肌具有解痉作用。

(4)徐长卿还具有扩冠作用,降脂作用,解痉作用。

3. 临床体会

(1)徐长卿用于治疗各种关节炎,类风湿关节炎、强直性脊柱炎、骨关节炎、痛风性关节炎、颈椎病酸痛、腰腿痛等。这些都与抗炎和镇痛作用有关。

(2)徐长卿用于治疗免疫病眼炎、口腔溃疡。既起到免疫抑制作用,又起到抗炎作用。

(3)徐长卿治疗各种免疫性皮肤病,过敏性皮炎、荨麻疹、湿疹、过敏性紫癜、脂膜炎、天疱疮、银屑病及银屑病关节炎等,与徐长卿具有抗变态反应作用有关。

(4)徐长卿有和胃功效,这与徐长卿挥发油对胃肠平滑肌痉挛具有解痉作用有关。因此,对风湿病免疫病既有关节痛又有胃痛的患者,用之可以一举两得。

(5)徐长卿对风湿病免疫病的常用剂量为 10~15g,更大可用 30g,水煎服,后下。

4. 不良反应 徐长卿无毒,30g 以下水煎服,长期使用没有不良反应。

(十二) 丹皮

1. 主要成分 丹皮主要含丹皮酚与芍药苷类等成分。丹皮酚含量较徐长卿少;芍药苷含量较芍药少。

2. 主要药理作用

(1)免疫抑制作用:丹皮酚及其糖苷具有免疫抑制作用。

(2)抗变态反应与抗炎作用:①丹皮对 Ⅰ、Ⅲ、Ⅳ 型变态反应有明显的抑制作用。②丹皮对皮肤血管炎及关节炎肿胀均有明显的抑制作用。

(3)促凝止血作用:丹皮具有明显的促进凝血而止血作用。

(4)抗血小板聚集与抗栓作用:丹皮的芍药苷类成分对血小板聚集具有明显的抑制作用。丹皮所含的丹皮酚与芍药苷类成分均具有显著的防止血栓形成作用。

3. 临床体会

(1)丹皮具有免疫抑制作用与抗血管炎作用,可用于治疗血管炎类疾病,红斑狼疮、结节性脂膜炎、结节病、肉芽肿病、肺动脉高压、大动脉炎、白塞综合征、皮肌炎、免疫性肝炎、结节性红斑、脉管炎等。

(2)丹皮具有抗变态反应作用,可治疗各种免疫性皮肤病,过敏性皮炎、荨麻疹、湿疹、过敏性紫癜、脂膜炎、天疱疮、银屑病及银屑病关节炎等。

(3)丹皮具有抑制关节炎作用,可治疗各种关节炎,类风湿关节炎、强直性脊柱炎、骨关节炎、痛风性关节炎等。

(4)丹皮既有促进凝血作用,又有抗血小板聚集作用,从而证实了中医传统认为丹皮既有凉血止血功效、又有消瘀化瘀功效的看法。对于止血和出血有双向调节作用。这对于皮下既有出血之紫癜紫癜,又有凝血之瘀点瘀斑,都有治疗的效果。这是古方犀角地黄汤中使用丹皮的机制。

(5)丹皮对风湿病免疫病的常用剂量为 10~15g,更大可用 30g,水煎服。药力较弱,常作为配伍药使用。

4. 不良反应 丹皮无毒,30g 以下水煎服,长期使用没有不良反应。

(十三) 赤芍

1. 主要成分 赤芍主要含芍药苷类与丹皮酚类等成分。

2. 主要药理作用

(1)免疫作用:①赤芍具有免疫抑制作用,既抑制体液免疫,也抑制 T 细胞功能。②赤芍具有显著增强网状内皮系统功能的作用。

(2)赤芍具有明显的抗炎作用,抗变态反应作用。

(3)赤芍具有抗血小板聚集、抗凝血、抗血栓形成的作用。

(4)赤芍具有降低肺动脉高压与门静脉高压的作用。

3. 临床体会

(1)治疗血管炎类疾病,作为配伍药常与生地、丹皮、郁金、水牛角等同用。

(2)治疗各种免疫性皮肤病,如过敏性皮炎,常与生地、丹皮、虎杖、地肤子等同用。

(3)治疗各种关节炎,作为配伍药使用。

(4)治疗肺动脉高压,赤芍 30g 以上的大剂量,临床对于免疫病血管炎引起的肺动脉高压有较好的疗效,并缓解胸闷症状,可与莪术、郁金等同用。

(5)赤芍对风湿病免疫病的常用剂量为 10~15g,更大可用 30g,水煎服。

4. 不良反应 赤芍无毒,30g 以下水煎服,长期使用没有不良反应。

(十四) 虎杖

1. 主要成分 虎杖主要含蒽醌类大黄素和芪类衍生物白藜芦醇等成分。

2. 主要药理作用

(1)免疫抑制作用:①虎杖蒽醌类具有细胞毒作用。②虎杖对环磷酰胺白细胞减少具有升高作用。

(2)虎杖具有抗炎和镇痛作用。

(3)虎杖白藜芦醇等具有抑制血小板聚集,以及保护血管内皮细胞的作用。

(4)虎杖具有保肝降酶作用。

3. 临床体会

(1)虎杖具有细胞毒和免疫抑制作用。对各种免疫病风湿病之关节炎,尤其对于血管内皮炎症,临床都有治疗效果。

(2)虎杖治疗免疫病血液细胞减少,对三系细胞均有升高效果,与熟地、山萸肉等同用。

(3)经验方三根汤治疗各种关节炎,类风湿关节炎、强直性脊柱炎、变应性关节炎、干燥综合征关节炎、腰椎间盘突出症、痛风急性发作、高尿酸血症等,均有治疗效果。

(4)虎杖对免疫性肝病,一方面能控制抗体,另一方面能保肝降酶。

(5)虎杖对既有免疫病,又有肝炎转氨酶升高的患者,既能对免疫病风湿病治疗有效,亦对肝炎降酶有效。

(6)虎杖所含白藜芦醇可能会引起光敏感性,虎杖对银屑病与银屑病关节炎,既能抑制免疫,又能帮助吸收紫外线,长期使用会有效。

(7)虎杖对红斑狼疮有治疗的一面,但其光敏感性可能会对面部红斑不利。因此,笔者临床对于红斑狼疮患者,一方面是常用药,另一方面对面部有光敏性红斑者谨慎使用。

(8)虎杖对风湿病免疫病的常用剂量为 9~30g,水煎服。

4. 不良反应 虎杖无毒,30g 以下水煎服,长期使用没有不良反应。虎杖含大黄素,对大便正常和便秘的患者有润肠通便功效,并且不会有腹痛反应。但对大便不成形的患者,能使人水泻。为了保肠,可用炮姜炭、石榴皮、芡实等药以改善便稀和便次多。

(十五) 羊蹄根

1. **主要成分** 羊蹄根主要含蒽醌类大黄素、大黄酚等,以及一种降血糖成分。

2. **主要药理作用**

(1)免疫抑制作用:羊蹄根所含蒽醌类,具有与虎杖相似的免疫抑制作用。

(2)具有促进骨髓制造血小板的作用。

(3)具有缩短凝血时间和促进毛细血管收缩而止血作用。

(4)具有降血糖作用。

3. **临床体会**

(1)羊蹄根治疗未分化结缔组织病、变应性关节炎、红斑狼疮、干燥综合征、皮肌炎、结节性红斑、白塞综合征、类风湿病关节炎等。对皮肤红斑、皮疹、瘀点、瘀斑、紫癜、紫癜、网状青紫、雷诺现象等各种血管炎表现,均有较好的疗效。其机制一是免疫抑制作用,二是可能有抗血管炎作用。但其药理作用的研究尚不完善。

(2)具有促进骨髓造血作用,对各种免疫病血液细胞减少,不论是骨髓抑制,还是自身抗体破坏者,对三系血液细胞均有提高效果。

(3)对复发性口腔溃疡、银屑病、荨麻疹、过敏性皮炎、湿疹、天疱疮、扁平苔藓等皮肤黏膜的免疫性过敏性疾病均有疗效。

(4)羊蹄根还能用以治疗皮肤真菌感染。

(5)羊蹄根又名土大黄,但各地称为土大黄的中药品种较多,容易混淆。

(6)羊蹄根对风湿病免疫病的常用剂量为 15~30g,水煎服。

4. **不良反应** 羊蹄根无毒,30g 以下水煎服,长期使用没有不良反应。有轻微的滑肠反应,其泻下的力度较虎杖为弱,一般不会腹泻,也比较容易克服。

(十六) 青蒿

1. **主要成分** 青蒿成分很复杂,主要含倍半萜类青蒿素、黄酮类、香豆素类、挥发油类四大类成分。

2. **主要药理作用**

(1)免疫作用:①蒿甲醚能使狗的 T 细胞、B 细胞的数量明显下降,能降低 IgG 的含量,因此,青蒿对细胞免疫、体液免疫均具有明显的抑制作用。②青蒿素能增强巨噬细胞的吞噬功能。

(2)青蒿水提物对大鼠的发热具有明显的退热降温作用,炎症抑制作用。

(3)青蒿素有细胞毒作用,有抗菌、抗病毒、抗疟疾、抗癌作用。

3. **临床体会**

(1)青蒿具有明显的退热降温作用,治疗发热,包括高热、低热、内热、表热、里热、暑热、湿热、实热、虚热等,都能使用,而且都有效果,不必受某些中药书中分类在清虚热药章节的限制。

(2)青蒿治疗免疫病风湿病发热,如红斑狼疮、脂膜炎、成人斯蒂尔病、儿童类风湿关节炎等的高热,既有退热效果,又能起到免疫抑制作用。

(3)青蒿具有抗疟作用。抗疟药氯喹具有抗光敏作用,但青蒿没有抗光敏作用,临床观察也没有效果。

(4)青蒿对风湿病免疫病的常用剂量为 15~60g,水煎服。

4. 不良反应　青蒿无毒,长期使用没有不良反应。

(十七) 山豆根

1. 主要成分　山豆根有两种,豆科广豆根的根茎与防己科蝙蝠葛的根茎,又名北豆根。上海与北方地区用的都是防己科的北豆根。广豆根主要含苦参碱、氧化苦参碱、槐果碱、金雀花碱等和黄酮类成分。北豆根主要含山豆根碱、蝙蝠葛碱、汉防己碱、木兰花碱等成分。

2. 主要药理作用

(1)免疫抑制作用:广豆根的生物碱具有细胞毒作用,苦参碱、氧化苦参碱、槐果碱、金雀花碱对小鼠均有免疫抑制作用,并以苦参碱的作用最强。

(2)抗过敏作用:苦参碱、氧化苦参碱、槐果碱能抑制 IgE 抗体的生成,具有抗过敏作用。

(3)广豆根苦参碱、氧化苦参碱、槐果碱具有抗炎、解热降温、镇静镇痛、保肝降酶等作用。

(4)北豆根蝙蝠葛碱为季铵化合物,有良好的肌肉松弛作用。

3. 临床体会

(1)多年来山豆根上海医院配方用的全部是北豆根。20 世纪 70 年代医院曾有广豆根配方。现除上海个别药店外,医院已没有广豆根了。

(2)山豆根传统治疗咽喉肿痛、扁桃体肿大是有效的药物。用于治疗干燥综合征腮腺炎肿大疼痛也是有效的药物。

(3)在治疗红斑狼疮患者咽喉肿痛时发现对蛋白尿有效。随后专项观察,发现用 15~30g 时,对部分狼疮性肾炎、肾病综合征患者顽固的蛋白尿具有意想不到的效果。

(4)北豆根有肌肉松弛作用。可用于治疗多发性硬化症四肢肌肉绷紧如裹的症状。

(5)北豆根对部分患者有胃肠道反应。用黄连、吴茱萸、佛手、陈皮、半夏、藿香、白豆蔻、高良姜、炮姜、生姜等,可减轻或消除。

(6)北豆根对风湿病免疫病的常用剂量为 9~30g,水煎服。

4. 不良反应　广豆根无毒,30g 以下水煎服,长期使用没有不良反应。北豆根有毒,12g 以上可能会有食欲减退反应,15g 以上可能会有恶心反应,30g 可能会有胃痛、呕吐、腹泻反应,如剂量更大,会出现更严重的胃肠道反应。

(十八) 黄连

1. 主要成分　黄连含大量生物碱,主要有小檗碱、黄连碱、甲基黄连碱、掌叶防己碱、非洲防己碱、药根碱、木兰花碱等成分。

2. 主要药理作用

(1)免疫作用:①黄连能抑制细胞分裂,与秋水仙碱有协同作用;并能抑制核酸合成。因此,黄连是一味细胞毒药,免疫抑制药。②黄连能增强白细胞的吞噬作用,能激活巨噬细胞,增强网状内皮系统的吞噬功能。

(2)黄连和小檗碱具有保泰松样的抗炎、解热作用。

(3)黄连生物碱尚有增加唾液分泌、降低眼压、刺激促肾上腺皮质激素分泌等作用。

(4)黄连和小檗碱对胃肠平滑肌有兴奋与抑制双向调节作用。低浓度对平滑肌有兴奋作用,高浓度有解痉作用。

(5)小檗碱有止泻作用,能显著对抗番泻叶等所致的小鼠腹泻。可能与消除炎症和消除肠壁水肿有关。

(6)黄连、小檗碱和黄连解毒汤对胃黏膜有显著的保护作用,能显著对抗大鼠实验性溃疡。

(7)小檗碱和药根碱有显著的抗心律失常作用。可显著缓解诱发的小鼠室性早搏,室性心动过速。

(8)小檗碱有显著的抑制血小板聚集作用,显著的降脂作用及降糖作用。

3. 临床体会

(1)黄连为不良反应较小的免疫抑制药,并且具有解热、抗炎作用。可广泛用于治疗各种风湿病免疫病,凡稍有热象的都可使用,不必拘泥于热毒才用。

(2)风湿病免疫病为慢性病,需长期治疗,不论中西药物,长期服用大多会影响胃肠功能,何况许多患者本身就有慢性胃肠病。因此,在处方中,必须长期保护胃肠功能,也就是中医传统保护胃气的意思。左金丸,黄连、吴茱萸二药即具有这种保护功能。

(3)许多凉性的中药,如生地、生石膏、虎杖、羊蹄根等,都能引起滑肠,致便稀次多,可用温中健脾克服,黄连理中汤、黄连、炮姜等是最佳的方药,能抑制肠黏膜分泌水液,再加用固涩药芡实、石榴皮等,可解决滑肠反应。

(4)黄连是古方天王补心丹、朱砂安神丸的重要药物,对心肌炎心律失常、早搏、心动过速,都有效果。

(5)黄连的临床应用与药理作用广泛,有促进唾液分泌作用,有降低眼压作用、抗聚作用、降脂作用、降糖作用等,临床都可结合使用。

(6)黄连的常用剂量为3~12g,水煎服。

4. 不良反应 黄连无毒,长期使用没有不良反应,剂量过大有胃不舒反应。

(十九) 忍冬藤和金银花

《本草纲目》中忍冬,花、叶、藤作为全草使用,至清初才分为金银花与忍冬藤两味药。金银花以清热解毒为主,忍冬藤以清热通络为主。

1. 主要成分 忍冬藤主要含忍冬苷,即木樨草素苷等多种黄酮类,绿原酸,生物碱等成分。金银花主要含绿原酸、黄酮类木樨草素、挥发油等成分。

2. 主要药理作用

(1)忍冬藤具有增强 CTX 对小鼠溶血素抗体的抑制作用,具有免疫抑制作用。

(2)忍冬藤具有抗过敏抗变态反应作用,抗炎作用。

(3)忍冬藤具有扩张血管、降压、降脂作用。

(4)金银花具有解热、解毒、抗炎、抗病毒、保肝、利胆、降脂、止血等作用。

3. 临床体会

(1)金银花清热解毒,传统治疗感染性疾病为主,忍冬藤清热通络,传统治疗风湿性疾病为主。

(2)药理已证实金银花具有抗菌、抗病毒,解除毒素,降温退热,消除炎症等作用,临床效果优于忍冬藤。

(3)忍冬藤具有抗过敏抗变态反应、抑制抗体、消除炎症等作用,临床效果优于金银花。因此,忍冬藤常用于治疗风湿病免疫病,为笔者红斑汤的基本用药。绿原酸动物腹腔注射具有致敏作用。忍冬藤服用后,绿原酸可被人体肠道的酶破坏,分解为没有致敏作用的其他成分。由于忍冬藤具有抗过敏作用,临床使用治疗过敏性皮炎、荨麻疹有效。

(4)忍冬藤性味甘寒,为少数凉性的祛风通络药,有清热功效,并且没有不良不适反应。但忍冬藤没有减痛效果。

(5)金银花、忍冬藤的常用剂量都为12~30g,水煎服。

4. **不良反应** 金银花、忍冬藤无毒,长期使用没有不良不适反应。个别有慢性便稀的患者,可能会使大便更稀,但可用炮姜炭克服。

(二十) 龙胆草

1. **主要成分** 龙胆草含苷类,主要为龙胆苦苷、獐牙菜苦苷、当药苦苷、苦龙苷,以及生物碱龙胆碱等成分。

2. **主要药理作用** 龙胆草具有保肝降酶、利胆、健胃作用;具有镇静、降压、利尿作用;具有抗菌抗炎作用;具有调节免疫、抑制抗体作用,以及松弛肌肉作用等。

3. **临床体会**

(1)龙胆草主要用于治疗各种肝炎,降低转氨酶;治疗慢性胆囊炎,治疗眼睛红赤,感染性眼炎、免疫性眼炎。

(2)龙胆草太苦,口苦苔厚者,小剂量3~9g服之尚能接受,虽说能够健胃,属于苦味健胃剂,但剂量稍大会引起恶心反胃、多尿,即传统所说的多服苦寒会损伤脾胃、损伤肾气。

(3)龙胆草常用剂量为3~9g,水煎服。

4. **不良反应** 龙胆草无毒,在常规剂量内使用,对于湿热口苦苔厚者没有不适不良反应。对于没有湿热的患者,常规剂量内即有恶心反胃、食欲减退、多尿反应;剂量稍大,会引起头晕头痛、面色潮红的反应。

二、免疫增强促进抗体功能的中药

具有免疫增强作用的中药很多。其中益气健脾与少部分滋阴类中药,尤其它们扶正托毒的机制,主要就是因为具有增强免疫功能并具有促进抗体功能的作用。

下述的增强免疫促进抗体功能的中药,虽然对免疫病不利,但由于中药药力较弱,起效较慢,因而对于自身免疫病,短期内常规剂量使用,一般尚不至于激活抗体,引起病情加重或发病。

本节对于许多虽然具有免疫增强作用,但中医作为保健之用,或者其主要功效在其他方面,临床观察尚不至于激活促进抗体,对免疫病并不忌用的中药,就不进行详细介绍,而是提一下药名。

(一) 人参

人参有野山参、生晒参、红参、高丽白参、高丽红参等多个品种。

1. **主要成分** 人参主要含三类人参皂苷,二醇类皂苷、三醇类皂苷和果酸类皂苷,还含人参多糖与多肽结合的糖肽,以及挥发油等成分。

2. **主要药理作用**

(1)人参对细胞免疫和体液免疫均有增强作用,对免疫功能正常的和低下的动物均有提高作用。对小鼠网状内皮系统吞噬功能有促进作用,增强 T 细胞和 B 细胞的功能,能促进 IL-2 的产生、补体生成和提高脾脏 NK 细胞的活性。

(2)人参对血管具有扩张与收缩的双向作用,具有降低血沉、抗血小板聚集、抗凝血、抗血栓形成的作用。

（3）人参还具有提高内分泌功能的作用，促进造血功能的作用，强心作用，降糖作用，促进核酸与蛋白合成的作用，抗疲劳、抗衰老、抗氧化、抗应激作用，增强大脑皮质兴奋与抑制的调节作用，以及抗肿瘤作用等。

3. 临床体会

（1）临床人参传统用于强身强心，补气补血，健脾益肾，延年益寿，扶正祛邪等。现药理作用均已得到了证实。

（2）人参能增强体液免疫，激活抗体。临床曾观察到服用人参或西洋参加重了免疫病的情况，如红斑狼疮、皮肌炎、干燥综合征、免疫性肝病、过敏性皮炎、过敏性紫癜等，能使有关抗体与免疫球蛋白的滴度明显提高。因此，笔者提出对于自身免疫病、风湿病、过敏性疾病，人参为禁忌之品。

（3）对免疫病风湿病，在使用免疫抑制剂冲击疗法时，可临时配合应用；对长期服用免疫抑制剂免疫功能明显低下的患者，也能临时配合使用。一俟免疫功能有所提高，应立即停药，决不可长期服用。

（4）原发性肾上腺皮质功能减退症，中医辨证为肾气肾阳虚损，宜采用补肾的治法，包括肾阴肾阳肾气肾精，长期使用中药能使肾上腺皮质功能慢慢上升而恢复正常。人参是一味主要的药物。

对于红斑狼疮等风湿病免疫病，使用类固醇激素引起的肾上腺皮质功能减退，血浆皮质醇低下的患者，人参则不宜使用。

（5）血液细胞减少的疾病很多，白血病、骨髓增生异常综合征及化疗后、大出血后、手术后，气血两虚，人参是适合的。

放疗后，白细胞、血小板减少，人参虽不是禁用，但中医辨证内热津亏，人参会加重内火、口渴症状，甚至会引起出血，因此，还是不宜使用。

自身免疫病，红斑狼疮、原发性血小板减少性紫癜、溶血性贫血，以及肝病脾亢，这些疾病的血液细胞减少，人参都不宜使用。

（6）长期服用人参的患者和正常中老年人，由于不断地增强免疫功能，因此，可以减少感冒、感染的概率。

（7）免疫功能抑制和缺陷的疾病，如肿瘤、AIDS病等，应长期服用人参。

（8）人参的常用剂量为3~9g，水煎服。

4. 不良反应　人参无毒，长期使用没有不良反应。一次过量会出现饱胀满闷，透不出气，便秘，上火，口疮，烦躁，失眠等不良反应。

（二）西洋参

1. 主要成分　西洋参主要含人参皂苷二醇类Rb组及人参多糖、黏液质、氨基酸、微量元素、挥发油等成分。

2. 主要药理作用

（1）西洋参能明显增强机体的免疫功能，对细胞免疫功能和体液免疫功能都具有显著的增强作用：①西洋参皂苷能增强小鼠T细胞功能，增强NK细胞的活性。②西洋参能使小鼠的抗体滴度、脾重、淋巴细胞转化率均明显提高。增强刀豆素A（ConA）诱导IL-2的产生。③西洋参总皂苷能增强小鼠腹腔巨噬细胞的吞噬功能。

（2）西洋参具有促进蛋白质的合成及脂质代谢的作用。

(3) 西洋参具有促进内分泌系统的作用。

(4) 西洋参具有强心与抗心律失常作用。

(5) 西洋参具有降脂和降糖作用,生津作用,益智和镇静作用。

(6) 西洋参具有抗疲劳作用,抗缺氧作用,抗衰老作用,以及抗肿瘤作用。

3. 临床体会

(1) 西洋参与人参同样含有人参皂苷,但西洋参主要含二醇类皂苷,其他二类皂苷含量极少或不含。西洋参还含黏多糖成分,黏多糖普遍存在于养阴药中。因此,西洋参既有人参的补气功效,又有养阴功效,但补气较人参弱,养阴较地黄弱。

(2) 西洋参传统和民间主要用于强身强心、补气养阴、延年益寿、扶正祛邪等多方面,临床与药理均已得到了证实。尤其对肿瘤术后调理,以及配合化疗治疗更为适宜。

(3) 西洋参能提高体液免疫,激活抗体。临床曾观察到患者每天自行服用西洋参 1~3 个月后,加重了免疫病的情况,如红斑狼疮、类风湿关节炎、干燥综合征、免疫性肝病、过敏性皮炎、过敏性紫癜等。因此,笔者提出对于自身免疫病、风湿病、过敏性疾病,西洋参不宜使用。

(4) 西洋参有生津作用,因此,常有人用于干燥综合征,短期内对口干有改善的感觉,时间稍长,发现病情有缓慢的变化,有的牙痛,有的腮肿。实际上,西洋参激活了抗体,病情在加重。

(5) 对心肌炎早搏、T 波改变,心衰,每日服西洋参 3~6g,或与生晒参 3~6g 同用,煎服,3 个月以上的长期服用,心功能和心肌损害会渐渐恢复。

4. 不良反应　西洋参无毒,3~9g,水煎服或研末吞服,长期使用没有明显不良反应。对于内火已经很旺的人,有可能增加内火,这是西洋参皂苷的作用。对于大便已经很稀的人,也有可能引起滑肠,这是黏液质的作用。

(三) 黄芪

1. 主要成分　黄芪主要含黄芪多糖、三萜皂苷等成分。

2. 主要药理作用

(1) 黄芪能全面增强人体的免疫功能。黄芪对细胞免疫和体液免疫均有明显的增强作用。能增加巨噬细胞、淋巴细胞、T 细胞的数量并增强其吞噬、杀伤能力。能促进脾脏抗体生成,提高血浆内 IgG、IgA、IgM、IgE 的水平。还能促进体内支气管黏膜分泌干扰素。

(2) 黄芪有促进造血功能的作用,强心作用,抗心肌缺血作用,促进核酸与蛋白合成的作用,抗疲劳、抗衰老、抗应激的作用。

(3) 黄芪具有扩张血管,抗血小板聚集,抗凝血,抗血栓形成的作用。

(4) 黄芪具有显著保肾作用,能减轻肾脏病变,减少尿蛋白量,减少肌酐、尿素等。

(5) 黄芪具有抗病毒、抗肿瘤作用。

3. 临床体会

(1) 黄芪有扶正托毒功效。临床对免疫功能低下的患者,经常容易感冒感染的正常人和患者、肿瘤患者、AIDS 患者、免疫病使用免疫抑制剂和皮质激素冲击疗法的患者,服用黄芪能保护和增强免疫功能,并能全面提高健康状况。

(2) 黄芪为补气补血药,具有促进造血功能的作用,对于血液细胞减少的疾病,如白血病及化疗后、大出血后、手术后气血两虚,黄芪是适合的。但白血病中医辨证为精血亏损,补益肾精较黄芪补益气血更为有效。

放疗后,虽然白细胞、血小板减少,黄芪并不禁用,但中医辨证内热津亏,黄芪会加重内火、口渴症状,还是谨慎使用为宜。

(3)自身免疫病,红斑狼疮、免疫性血小板减少性紫癜(ITP)、溶血性贫血,以及肝病脾亢,这些疾病的血液细胞减少,黄芪都不宜使用。

临床曾看到ITP患者,使用归脾汤加减,大剂量黄芪与党参、当归等,1个月后,血小板由 $20 \times 10^9/L$ 左右降至 $(3\sim5) \times 10^9/L$,抗血小板抗体滴度大幅度上升。

(4)黄芪可增强免疫功能,对免疫功能亢进的自身免疫病、过敏性疾病,尤其是活动期和阴虚内热型的患者,使用黄芪会激活抗体而加重病情。临床经常看到,使用黄芪30g(单方复方煎汤内服、静脉滴注),1~3个月后,病情加重,狼疮性肾炎患者,尿蛋白明显增多,抗dsDNA抗体滴度明显上升;类风湿关节炎患者,疼痛肿胀加重,血沉、类风湿因子、C反应蛋白滴度大幅度上升。

古方玉屏风散君药黄芪,用以增强卫气,即增强人体的防卫功能,以预防虚人感冒感染,这是正确的。《内经》提出卫气的另一方面,卫气滞留,戕伐自身,会引起痹痛和肿胀,因而,需要调节卫气,疏通经脉,而不是增强卫气。

(5)黄芪药理上有保肝作用,但对于免疫性肝病,还是不宜使用。临床曾看到患者用了黄芪以后,转氨酶、胆红素都降不下来,甚至有上升的情况。这是由于肝病宜疏泄,喜条达,而不宜郁结。黄芪补气,违反了中医传统理论,中医明确有补药滞邪留毒的说法,会使肝气肝毒更为郁积。

(6)黄芪配合化疗:笔者早在20世纪70年代为了减轻肿瘤化疗CTX+5FU冲击疗法的不良反应,曾使用较大剂量黄芪,每次30g,与半夏、茯苓等同用,水煎服。发现患者化疗后精神食欲欠佳,白细胞、血小板减少等不良反应,都较不服中药的患者轻多了。

笔者于20世纪80年代治疗狼疮性肾炎、蛋白尿,对使用CTX冲击疗法者,使用复方黄芪30g后,能够增效减毒,显著减轻CTX的不良反应,令尿蛋白下降更快。但西医只承认下降尿蛋白是CTX的效果,黄芪仅仅是减轻了CTX的不良反应。究竟如何,必须做动物试验。

(7)黄芪认识上的误区

1)对免疫病认识的误区:自身免疫病是由体内的自身抗体所引起的疾病,因此,西医是采用免疫抑制剂治疗,包括类固醇激素也是免疫抑制剂,将抗体的滴度降下来,并抑制炎症。

中医传统没有自身免疫的理论,有部分中医认为免疫病就是免疫功能减退引起的,主张增强免疫功能,最佳的中药就是黄芪。因而,有少数西医大夫在私下说中医不懂免疫,不会治疗免疫病。

2)对黄芪免疫功能认识的误区:有个别中医专家不断地宣教黄芪对免疫功能是双向调节的,能使免疫功能低下者提高、免疫功能亢进者下降,影响很大。不知他们的依据从哪儿来的? 这是个别中医专家随心所欲想象出来的,是受中医传统"医者意也""阴阳调节"理论的影响推理出来的。这是对中医理论不正确的理解,是张冠李戴。

黄芪具有全面增强免疫功能的作用:黄芪的主要成分是多糖,黄芪多糖药理上具有全面增强免疫功能的作用,包括非特异性免疫功能;对细胞免疫和体液免疫功能均有显著的增强作用。黄芪能促进脾脏抗体生成,提高血浆内IgG、IgA、IgM、IgE的水平。还能促进体内支气管黏膜分泌干扰素。

黄芪既能增强正常的免疫功能,对于免疫功能低下的慢性病患者,亦能使之免疫功能提高。也能使自身免疫病已经亢进的免疫功能更加亢进,抗体被激活,滴度上升,并能抵消免疫抑制剂的效果。

关于黄芪的另一成分:有报道,黄芪还含有一尚未命名的成分 F_2。其 F_2 单体具有免疫抑制作用,这样就有人提出这是黄芪双向调节的依据。

F_2 在黄芪饮片内的含量是微量的,与含量很大的黄芪多糖相比,少得微不足道。因此,临床使用时,黄芪只有增强效果,没有抑制效果。如果将 F_2 单体提取出来,那就是另外一码事了。

黄芪绝不具有双向调节免疫功能的作用,临床也绝对没有双向调节的效果。

(8)临床使用黄芪的误区:临床使用黄芪不当,加重了自身免疫病,目前尚没有引起中医界的重视。临床还是在普遍使用,而且剂量越来越大。

1)狼疮性肾炎(LN):笔者看到被中医或中西医结合医师使用大剂量黄芪,包括单方、复方水煎服,食疗,肌内注射、静脉滴注等方法治疗者,历年累计约有 30 多例,狼疮的病情都加重了。

狼疮性肾炎的辨证与治疗有一误区,即认为乏力、浮肿是脾气虚的表现,而大剂量使用黄芪,2~3 个月后,蛋白尿增多了,而且抗 dsDNA 的滴度明显上升,抗体被激活,狼疮病情加重。这实际上还是辨证有误。

有的中医在认识的深处,可能还是会受药理研究的影响,只知其一,不知其二,一知半解。

黄芪一方面具有抑制尿蛋白的作用,对慢性肾病的蛋白尿是有效的,就自然地借用到狼疮性肾炎治疗中来。惜乎丢掉了辨证论治的大方向。慢性肾病脾肾两虚为多,狼疮性肾炎肾虚瘀热为多。

慢性肾病是肾脏基底膜损害,狼疮性肾炎是肾小球栓塞性血管炎,虽然都属于免疫病范围,但病变部位不同,发病机制也不同。治疗上有相同之处,更有不同之处。狼疮性肾炎与肿瘤治疗也有相同之处,但更有不同之处。

2)类风湿关节炎(RA):临床看到类风湿关节炎使用黄芪病情加重的情况。类风湿关节炎患者大剂量黄芪使用 1 个月后疼痛加重,ESR、RF、CRP、抗环瓜氨酸抗体都上升了,MTX和止痛药片成倍加量。黄芪停用,并重新处方后,病情才渐渐减轻。

3)免疫性肝病:免疫性肝病患者,大剂量黄芪使用 3 个多月,转氨酶和胆红素逐渐上升,自觉症状也在加重,停用黄芪,重新处方后,病情才渐渐好转。

4)多肌炎(PM):患者长期使用黄芪,不但肌酶逐渐上升,而且乏力、肌酸等症状同时加重。

5)干燥综合征(SS):辨证上应与黄芪是无关的,但也有中医给患者使用黄芪,结果其口干加重,还并发了腮腺炎。

6)成人斯蒂尔病(AOSD):有患者停用黄芪 1 个多月热度就是降不下来,去掉黄芪,生石膏剂量加倍,热度第二天就下降了,第三天退清了。

7)原发性血小板减少症(ITP):以大剂量黄芪的归脾汤治疗,血小板从 $30 \times 10^9/L$ 下降至 $3 \times 10^9/L$。

8)白塞综合征:大剂量黄芪用了 1 个月不到,口腔溃疡增多,疼痛加重,并发了葡萄膜炎。

9)桥本甲状腺炎:该病应与黄芪关系不大,可也有中医给患者使用大剂量黄芪,其结果,甲状腺结节增大,TPOAb滴度上升至1 000多。

10)骨髓增生异常综合征(MDS):血液细胞三系均下降,其发病机制尚不清楚。西医治疗是用化疗与类固醇激素。有中医专家使用归脾汤,大剂量,其结果,1个月后三系血液细胞全面下降。

以上10个病种,都是临床上遇到的。可是也有人说,使用黄芪治好的免疫病也是有的,大家都在使用,就你一个人反对,这仅是一家之言,不足为凭。

笔者的观点:免疫病的处方用药是否符合中医辨证论治的大方向? 免疫病有正虚的一面,尤其是肾虚、阴虚更为明显;免疫病还有瘀热邪实的另一面。

中医既有扶正祛邪的方法,还有邪除正复的方法。免疫病有瘀热、风湿等邪毒内盛,必须首先祛邪。清热、化瘀是最重要的,同时益肾、滋阴以扶正。祛除了实邪,正气才能恢复。

免疫病在绝大多数情况下,没有黄芪的适应证。

滥用黄芪,这是少数临床中医师对中医传统理论与西医免疫病理论的一知半解造成的。

(9)黄芪的常用剂量为12~30g,水煎服。

4. 不良反应 黄芪无毒,30g以下水煎服,长期使用没有不良反应。阴虚内热患者,经常使用会出现饱胀闷气、上火、口疮等不适反应,较人参为轻。

(四)党参

1. 主要成分 党参主要含甾醇类和甾酮类,多糖及其苷类,挥发油类,氨基酸,微量元素类,皂苷等。

2. 主要药理作用

(1)免疫增强作用:①党参对正常小鼠的免疫增强作用并不显著,对环磷酰胺所致的小鼠免疫抑制状态,能明显增强淋巴细胞转化功能与促进IL-2的提高。②党参具有促进小鼠脾细胞分泌抗体的能力,提高血清抗体水平的作用。③党参对ConA刺激大鼠淋巴细胞产生IL-2具有促进作用。④党参能明显提高小鼠巨噬细胞的数量和吞噬功能。

(2)调节变态反应:党参高浓度能抑制人淋巴细胞的有丝分裂,而低浓度能促进有丝分裂。党参对药物诱发的正常鼠的迟发型超敏反应有抑制作用,对地塞米松诱发的正常鼠的迟发型超敏反应有恢复作用。

(3)党参还具有强心作用,生血作用,升糖作用,提高内分泌作用,调节肠道运动作用。

(4)党参还具有抗疲劳、抗衰老、抗缺氧、增加体重体温的作用。

3. 临床体会

(1)党参与人参在古代是同一味药,至清初才分为两味药。人参大补元气,党参健脾补气,在补气方面,党参不及人参、黄芪;在健脾方面,党参优于人参、黄芪。

笔者曾诊治一患者,大便稀已久,西医反复检查没有病变,说明这是肠功能紊乱。中西药物久治不愈。这就是中医所谓的脾虚泄泻,参苓白术散煎服,很快就解决了。

(2)党参具有免疫增强作用,对细胞免疫和体液免疫均有增强作用,尤其是对处于免疫低下状态者,其增强作用更能显示。因此,党参为古代扶正祛邪的主要中药,著名方剂小柴胡汤、补中益气汤都用其以扶正。

(3)党参与人参、黄芪同样不适宜用于风湿病免疫病,即使是血液细胞减少,如红斑狼疮等,也不宜使用。对于 CTX 冲击疗法后,也尽量不用。

(4)党参作为补气生血的代表药物,主要提高红细胞和血红蛋白;但药理报道,又能使白细胞下降。临床上党参主要用于治疗贫血,化疗后白细胞减少也是使用的,似乎是有效的。

(5)党参健脾,常作为脾虚慢性腹泻的主药,那么,溃疡性结肠炎与克罗恩病能用吗?这二病可能有慢性腹泻的症状,中医常规使用参苓白术散,但常常无效。其原因为这是自身免疫病,中医辨证有湿、热、瘀、气、毒,邪滞是主要的,脾虚是次要的。党参解决不了炎症、溃疡和息肉,去不了邪滞,服用后可能会加重胀气。

(6)党参的常用剂量为 9~30g,水煎服。

4. 不良反应 党参无毒,30g 以下水煎服,长期使用没有不良反应。对腹胀气和便秘者,不宜使用。

(五) 灵芝

1. 主要成分 灵芝的成分很复杂,有 10 大类,150 多种单体,主要有灵芝多糖类、灵芝酸类、灵芝蛋白质类、灵芝生物碱类、微量元素类等成分。

2. 主要药理作用

(1)免疫增强作用:灵芝对免疫功能有双重性调节,既有免疫增强作用,又有免疫抑制作用。灵芝对正常小鼠的免疫功能有明显的增强作用:①增强 T 细胞亚群功能、NK 细胞的杀伤功能;②促进白细胞介素(IL-2)的生成;③对免疫抑制剂和糖皮质激素所致的免疫低下有显著的拮抗和恢复作用;④能激活巨噬细胞,明显增强巨噬细胞的吞噬作用;⑤灵芝多糖能提高体液免疫,提高迟发型超敏反应,提高 IgG 含量。灵芝免疫增强作用与所含的灵芝多糖成分有关。

(2)免疫抑制作用:另一方面,灵芝对免疫又有抑制作用。①灵芝对淋巴细胞 DNA 合成,T 细胞、B 细胞转化有明显的抑制作用;②对小鼠脾抗体分泌细胞有抑制作用。灵芝的免疫抑制作用与所含的灵芝蛋白质成分有关。

(3)抗变态反应、抗过敏作用:灵芝能抑制牛血清白蛋白诱导的迟发型超敏反应和胸腺系数,并能阻止过敏反应介质 SRS-A 的释放,抑制组胺释放,具有抗过敏作用。抗过敏作用与灵芝蛋白质、三萜类灵芝酸有关。

(4)灵芝具有抑制免疫性肌炎的作用,使小鼠肌肉炎症减轻,肌中磷酸肌酸激酶(CPK)下降。对实验性肌强直症小鼠能明显降低醛缩酶的作用。

(5)灵芝还具有强心、促进血流、抗栓塞、保肝、降糖、降脂、促进蛋白质合成、促进内分泌功能、抗衰老、抗肿瘤等多方面的作用。

3. 临床体会

(1)灵芝传统和民间是作为保健品使用的,并且还带着神话色彩。成分复杂,作用多样。灵芝饮片煎服临床大多作为补益扶正中药调理使用,尤其是大病后、发热后、手术后、出血后,身体虚弱。其临床效果是较弱较慢的,可以长期使用。

(2)灵芝对肿瘤的治疗,理论上既有抗癌作用,又有免疫增强作用。但临床也只能作为调理使用,效果是微弱的、缓慢的,主要用来扶正强身。利用其增强免疫的一面,用于肿瘤患者配合化疗、手术后减毒增效、扶正抗癌,以及晚期患者延长生存期。

(3)对于风湿病免疫病,笔者不主张使用灵芝。但即使用了,也看不出有什么影响,似乎是一味无关紧要的药物。但大剂量长期使用,对疾病可能会有不良影响。灵芝孢子粉胶囊就不一样了,对自身免疫病的应用宜谨慎。临床观察到服用 3 个月以上,诱发和加重了红斑狼疮的病情。

(4)药理报道说灵芝能抑制小鼠肌肉炎症,降低磷酸肌酸激酶,临床曾对多肌炎、皮肌炎进行了观察,灵芝基本无效,既改善不了肌酸肌无力的症状,也降不了肌酶。对进行性肌营养不良症、进行性肌萎缩症、重症肌无力、进行性硬化症等,笔者是不用的,是否有效,尚不清楚。

(5)药理报道灵芝具有保肝降酶作用。曾对乙肝,E 抗原阳性(俗称大三阳)、转氨酶异常的患者作了临床观察,灵芝降不了转氨酶和胆红素,也不能使 E 抗原转阴。只有对于 HBV-DNA 阳性患者,在疏肝活血、清热化湿的中药复方中,加入灵芝后,对 DNA 滴度下降是有利的。

(6)灵芝的常用剂量为 15~60g,水煎服。

4. 不良反应　灵芝无毒,长期使用没有不良反应。

(六) 三七

1. 主要成分　三七主要含人参皂苷类、三七皂苷类、三七氨酸类、三七多糖类、三七黄酮类、挥发油类等成分。

2. 主要药理作用

(1)三七能明显增强巨噬细胞的吞噬作用,对低下的补体有改善恢复作用。

(2)三七总皂苷具有抗炎和镇痛作用。

(3)三七氨酸有止血促凝作用,三七总皂苷又有溶血抗凝作用。

(4)三七皂苷可促进骨髓增殖而有生血作用。

(5)三七具有强心、扩冠、扩血管、抗心律失常作用。

(6)三七具有促进核酸和蛋白质代谢和合成作用。

(7)生三七有降脂作用,熟三七有升脂作用。

(8)三七具有保肝作用,抗氧化、抗衰老作用。

3. 临床体会

(1)三七生用止血祛瘀疗伤,是骨伤科的常用药。这是三七氨酸、三七皂苷的综合作用的效果。三七熟用补益,是由于制熟后,三七氨酸受到破坏,三七皂苷又能转化为人参二醇类皂苷,因此起到补益强壮的效果,并且也减弱或失去了止血祛瘀的效果。

(2)三七生用熟用都有免疫增强作用。熟用由于人参皂苷,免疫增强作用更为明显。因此,对风湿病免疫病不宜作为常规药物来使用。特殊需要,可以临时使用。

(3)三七熟用治疗病毒性心肌炎后,对心电图异常,早搏、T 波改变等,均有效果。上海民间用于冠心病、血脂升高、颈动脉硬化增厚、胆固醇斑块沉积,长期服用三七粉后,有明显好转。

(4)三七是骨伤科的常用药,治疗急性损伤,既能促使血肿较快吸收,也能促进骨折愈合。笔者年轻时曾治 1 例长期没有愈合的舟状骨骨折,用三七粉后骨折愈合。三七用于治疗骨伤科的慢性风湿病,如骨关节炎、腰肌劳损、肩周炎、创伤性关节炎和腰椎间盘突出症,以及痛风,是一味效果较好的药物。

(5)三七可治疗外伤性或激素引起的股骨头坏死,对消肿止痛、改善牵拉性疼痛症状及股骨头血液供应是有益的。

(6)三七的常用剂量为 3g 以下,研末吞服;或 3~9g,水煎服。

4. 不良反应　三七无毒,长期使用没有不良反应,但可能会有内热上火反应。剂量过大或长期吞用,有可能会引起出血。

(七) 石斛

石斛的精品名枫斗、铁皮枫斗。

1. **主要成分** 石斛主要含石斛碱、黏多糖等成分。

2. **主要药理作用**

(1)免疫增强作用:①石斛具有显著增强 CTX 和可的松所致的免疫抑制作用,有显著的免疫激活作用,对 CTX 所致的白细胞下降有保护作用。②石斛具有显著增强巨噬细胞吞噬功能的作用。③石斛显著增强鼻咽癌患者 NK 细胞的活性。

(2)石斛黏多糖能促进腺体分泌,增进唾液、胃液、肠液的分泌,因而能改善口干、软化大便、增进食欲。

(3)石斛具有解热、强心等作用。

(4)石斛具有抗白内障作用。

3. **临床体会**

(1)石斛和铁皮枫斗具有免疫增强作用,能配合化疗、放疗,尤其是放疗后,既能增强免疫功能,升白细胞,又能改善口干。

(2)红斑狼疮、干燥综合征,有口干眼干的表现。曾观察石斛,但其效果有的患者反映说短期有点效,时间稍长就无效了;有的反映说非但无效,而且更加干了。总的说来,效果并不理想。究其原因,干燥综合征是唾液腺炎症,肿胀,堵塞,分泌减少,排泄不畅所造成的。石斛虽能促进分泌,但这是排泄障碍。石斛的免疫增强作用,是否会激活抗体,也是有可能的。

(3)石斛含大量的黏多糖,是生津药中含量最多的一味。能较快滋润口腔,改善口干,为传统治疗热病温病伤津脱液的最佳药物。现可在发热时或热退后,改善口干使用,对于内火大,口干多饮的正常人也可作为保健品。

(4)石斛有明目功效,古方石斛夜光丸是明目的名方,治疗睹物有黑花,内障淡白色。这显然是轻症白内障,可能还包括夜盲症。石斛已证实具有抗白内障作用,对于服用类固醇激素的患者,长期使用石斛能保护眼睛,减轻减缓玻璃体混浊。

(5)石斛明目宏观了一些,有人扩大使用范围,对所有的目糊都用了,对于大多数眼病用了问题不大。但石斛并不用于免疫病,治疗葡萄膜炎无效。

(6)石斛的常用剂量为 9~30g,水煎服。

4. **不良反应** 石斛无毒,长期使用没有不良反应。个别有慢性便稀的患者,可能会使大便更稀,可用石榴皮克服。

(八) 鳖甲

1. **主要成分** 鳖甲主要含胶原蛋白、氨基酸类、微量元素类等成分。

2. **主要药理作用**

(1)免疫增强作用:鳖甲具有促进免疫球蛋白形成,延长抗体存在时间的作用。

(2)鳖甲具有促进肝内蛋白合成,增加血浆白蛋白含量的作用;并对动物肝损伤具有保护作用。

(3)鳖甲具有抑制动物结缔组织增生的作用。

3. **临床体会**

(1)鳖甲传统用于治疗肿瘤与温病热病后阴虚内热的患者。这都是免疫功能低下或缺陷的疾病,用鳖甲来增强免疫功能是正确的。著名古方有鳖甲煎丸和青蒿鳖甲汤等。

(2)免疫病与肝脏病患者血清球蛋白与免疫球蛋白普遍都有亢进的情况,鳖甲和甲鱼能明显增强免疫球蛋白的作用,因此,鳖甲不宜使用。鳖甲所含为异性蛋白,具有抗原性,有可能会激活抗体和引起过敏反应。

(3)自身免疫病、结缔组织病纤维化是常见的,鳖甲虽有抑制纤维增生的作用,但效果很慢,临床观察,纤维化尚未抑制,免疫球蛋白却较快地上升了。因此,对免疫病是不利的。笔者曾观察系统性红斑狼疮患者长期食用甲鱼,病情很难缓解。

(4)药理上鳖甲具有保肝与抑制纤维增生的作用。可用于治疗肝硬化。临床对于免疫性肝病与乙型肝炎,转氨酶升高,球蛋白升高,鳖甲还是不宜使用。否则转氨酶和球蛋白难以下降、恢复正常。

(5)炙鳖甲的常用剂量为 12~30g,水煎服。

4. **不良反应** 鳖甲无毒,鳖甲和甲鱼的蛋白质不好消化,原有胃肠道疾病的患者服用后,可能会有食欲减退、腹胀、大便溏薄恶臭等表现。

(九) 天花粉

1. **主要成分** 天花粉主要含天花粉蛋白、氨基酸、多糖、酶抑制剂类等成分。

2. **主要药理作用**

(1)免疫增强作用:天花粉蛋白具有较强的抗原性,是一种非特异性免疫增强剂,能引起动物过敏反应,能使孕妇血清抗天花粉蛋白 IgG、IgE 抗体逐渐升高。

(2)天花粉提取液具有升糖作用,天花粉多糖具有降糖作用。

(3)天花粉蛋白具有致流产抗早孕作用;具有抗癌抗病毒作用。

3. **临床体会**

(1)天花粉传统治疗感染、肿瘤等免疫功能低下或缺陷的疾病,古方有仙方活命饮,天花粉与银花、白芷、乳没、皂角等清热化瘀解毒药同用,有祛瘀托毒的意思。其机制为天花粉具有免疫增强作用。

温病清热养阴的方剂中常有天花粉,这是正确的。因为温病是感染性疾病,需要清火与增强免疫功能,天花粉是合适的。

(2)天花粉中医临床常用于治疗口干,有的就用于治疗干燥综合征。这是一个误区。一是天花粉不含黏液质,没有促进唾液分泌的作用,二是天花粉具有较强的抗原性,能激活和升高抗体,因此,天花粉对干燥综合征口干非但无效,而且会加重病情。

(3)天花粉中医临床常用于治疗糖尿病,但药理天花粉具有升糖作用,对正常的、饥饿的、糖尿病 3 种情况都是升高。天花粉所含的聚糖具有降糖作用,但是次要的成分。因此,在临床上复方煎煮后,对糖尿病的疗效是不明显的。

(4)天花粉为过敏原,能升高 IgE 抗体,容易引起过敏反应,对于过敏性疾病和已经处于高敏状态的人,不宜使用。药疹更不宜使用。

(5)天花粉的常用剂量为 12~30g,水煎服。

4. **不良反应** 天花粉无毒,长期使用一般没有不良反应。剂量大有胃不舒,恶心反应。

(十) 冬虫夏草

1. **主要成分** 冬虫夏草主要含糖醇类之 D- 甘露醇多量,以及多糖、核苷类、氨基酸类、维生素类、微量元素类等成分。

2. 主要药理作用

(1)冬虫夏草具有免疫增强作用,这是主要的方面。能够增强巨噬细胞的吞噬活性,增强细胞免疫作用,增强 NK 细胞作用,以及增强体液免疫作用。

另有报道,人工培育的冬虫夏草具有抑制细胞免疫作用,其成分为氨基酸糖脂类物质。其作用相当于环孢素 A,而毒性小。

(2)冬虫夏草可促进骨髓造血干细胞而有生血作用,对于红系、粒系、巨核系,都有增生作用。

(3)其他尚具有增强肾上腺皮质功能,促进激素分泌作用,促进性腺功能;抗心肌缺血作用;抗衰老、抗癌作用等。

3. 临床体会

(1)长期服用冬虫夏草的人精神良好,很少感冒感染,这可能与增强免疫有关。至于是否能够不生癌症,其关系可能性不大。但对于癌症手术后康复,肯定有帮助。对于健康长寿也是有利的。

(2)笔者临床上曾遇到长期服用冬虫夏草的红斑狼疮患者、类风湿关节炎患者、白塞综合征患者,长期得不到好转缓解,中草药不能起效,西药用量越来越大。仔细询问,原来都是长期服用冬虫夏草,停用后,病情才得到控制好转。

(3)冬虫夏草仅作保健品使用。由于价格昂贵,民间每天以一条到数条,水煎服。

4. 不良反应　冬虫夏草无毒,长期使用没有不良不舒反应。

(十一) 其他

具有免疫增强作用的中药尚有很多。常用的有柴胡、太子参、黄精、白术、白芍、猪苓、茯苓、枸杞子、女贞子、当归、红花、西红花、丹参、五灵脂、白英、白花蛇舌草、野菊花、板蓝根、大青叶、败酱草、薏苡仁、淡竹叶、桑椹、蜈蚣、淫羊藿、续断、蛤蚧、紫苏、昆布、天麻、牡蛎、麝香、斑蝥、鸦胆子、肿节风、雄黄、扁豆、莲子、龙眼肉、山楂、大蒜、芦根、芦笋、蜂蜜、银耳等。

这些中药临床各有所用。观察下来,免疫作用不是很强,但如果大剂量长期使用也可能会有不利影响。如银耳长期食用对于免疫病还是有影响的。

三、抗过敏抗变态反应的中药

中医对于过敏性疾病的效果是很好的。其即刻的效果虽然不及西药,但在离开过敏原以后,服用一段时期的中药,不但能暂时止痒,而且可以将过敏性疾病治愈。

具有抗过敏抗变态反应作用的中药,如北沙参、麦冬、郁金、徐长卿、丹皮、赤芍、忍冬藤等,这些中药都已在免疫抑制一节中提及,就不再重复。

免疫抑制一节中还有部分中药,在药理上并没有证实,但在临床应用中,观察到对过敏和变态反应性疾病,也是有效的。如生地、金雀根、虎杖、羊蹄根、土茯苓、黄连、苦参、地肤子、秦皮等,都是笔者的常用药。

以下再写一些上面没有提及的中药。

(一) 黄芩

1. 主要成分　黄芩含 40 多种黄酮类成分,主要有黄芩苷及其苷元黄芩素等成分。

2. 主要药理作用

(1)抗过敏抗变态反应作用:黄芩对各型变态反应均有抑制作用,尤其是对 I 型变态反应的作用最强。能抑制肥大细胞酶激活系统对过敏介质 SRS-A 和组胺的释放,抑制过敏反应。黄芩与麻黄同用有协同作用。

(2)免疫抑制和抗炎作用与保护骨质作用:黄芩对 δ- 球蛋白变性具有显著的抑制作用。黄芩对关节炎症具有显著的抑制作用。黄芩对类风湿关节炎骨损害具有保护作用,能抑制骨质的退化和破坏。

(3)黄芩还具有解热降温,抗病毒,解毒,保肝,利胆,降脂,降压,解痉,利尿,抗血小板聚集,抗凝血,抗纤维化,抗氧化,抗白内障,抗癌等作用。

3. 临床体会

(1)黄芩是笔者治疗风湿病免疫病的常用药。药理已证实具有免疫球蛋白抑制作用,临床上还看到具有抑制抗体的效果。不但对阴虚内热型的红斑狼疮、干燥综合征有效,而且对类风湿关节炎也有效。

(2)过去曾有人问我,风、寒、湿三气为痹,需用温药治疗,为什么对类风湿关节炎使用生地、黄芩等凉性药?笔者认为,《内经》还有"邪入于阴则痹"的观点,古代使用凉药治疗风湿、历节、痹证也是经典的。现药理已证实黄芩治疗风湿病的机制有四:①具有免疫球蛋白抑制作用;②具有抗变态反应作用;③具有抗炎作用;④具有保护骨质作用。古方解表祛风湿的九味羌活汤中就有黄芩。

(3)黄芩是最佳的抗过敏中药:黄芩为中医治疗过敏性疾病最佳的中药,对荨麻疹、过敏性皮炎、湿疹、扁平苔藓、银屑病、银屑病关节炎等临床都有较好的疗效。对过敏性鼻炎、哮喘,黄芩也是有效中药。与麻黄同用,有增效减毒的协同效果。黄芩的剂量宜为麻黄的 3~5 倍,即麻黄 6~9g,黄芩为 30~45g。

(4)黄芩治疗感染性和免疫性疾病:黄芩为清热解毒药,传统治疗感染性疾病为主,但其抗菌作用较弱,抗病毒作用较强,解毒作用较好。对于感染性肝炎和免疫性肝炎,感染性肠炎和免疫性肠炎,感染性肺炎和免疫性肺炎,感染性心肌炎和免疫性心肌炎,感染性眼炎和免疫性眼炎,感染性口腔炎和免疫性口腔炎、口腔溃疡等均有疗效。当感染性和免疫性之炎症重叠一起,难以分清时,黄芩对两者都是适合的中药。

(5)黄芩治疗肝胆胰疾病:黄芩既有对免疫的作用,又有保肝降酶作用,抗病毒作用,为传统治疗肝胆疾病的重要中药。对乙型肝炎、急慢性胆囊炎、急慢性胰腺炎及免疫性肝炎,都是重要的治疗药物。

(6)黄芩的常用剂量为 12~30g,水煎服。

4. 不良反应 黄芩无毒,长期使用或大剂量使用没有不良不适反应。

(二)麻黄

1. 主要成分 麻黄主要含多种生物碱,麻黄碱、伪麻黄碱,以及黄酮、挥发油等成分。

2. 主要药理作用

(1)抗过敏与抗炎、镇痛作用:①麻黄能抑制过敏物质释放而具有抗过敏作用。麻杏石甘汤能抑制肥大细胞脱颗粒,抑制组胺释放而具有抗过敏抗变态反应作用。②麻黄对实验性关节炎有抑制作用。③麻黄碱有中枢性镇痛作用,并可显著增强吗啡的镇痛作用。

(2)解热、发汗、抗病毒作用:麻黄与桂枝同用,以及麻杏石甘汤,具有发汗而解热降温作用。单用麻黄则没有发汗降温作用。麻黄具有抗流感病毒作用。

(3)麻黄具有松弛支气管平滑肌而平喘作用。麻黄碱有中枢性镇咳作用,麻黄挥发油具有平喘和祛痰作用。

(4) 麻黄碱具有兴奋中枢,兴奋呼吸作用。麻黄碱为肌肉兴奋剂。

(5) 麻黄能增强膀胱括约肌张力,减少排尿次数。麻黄对人子宫平滑肌具有松弛作用而能缓解痛经。

(6) 麻黄生物碱具有增强心肌收缩,加快心率的作用;具有升高血压的作用。麻黄碱能使心、脑、肌肉的血管扩张,使肺、肾、脾、皮肤、黏膜的血管收缩,并能使肺动脉压升高。

(7) 麻黄有抗肾衰作用,能使大鼠血液中肌酐、尿素氮下降,血钙上升。

(8) 麻黄尚有利尿作用,减肥作用,利胆作用等。

3. 临床体会

(1) 麻黄是治疗肺支气管疾病的重要中药。尤其对感冒鼻塞、咽痒咳嗽,急慢性支气管炎,病毒性肺炎,咳痰不畅等,都是麻黄的适应证。中医称为解表宣肺,祛邪外出。

(2) 麻黄对风湿病免疫病间质性改变继发感染,间质性肺炎,甚至肺功能减退,通气功能障碍,也是重要的中药。能起到松弛支气管,降低敏感性,镇咳、祛痰、平喘,改善呼吸的效果。

(3) 麻黄治疗过敏性疾病是传统的,如荨麻疹、过敏性皮炎、过敏性鼻炎,临床都有疗效。支气管哮喘也是过敏性疾病,用麻黄既能扩管平喘,又能抗过敏,但临床使用很快发生耐药而效果逐渐减弱甚至失效。因此,麻黄治疗哮喘为了增效,增加持久性,宜复方使用,如与黄芩、白毛夏枯草等同用。

(4) 麻黄治疗痹证是传统的,对急性风湿病之关节炎,慢性类风湿关节炎、风湿性多肌痛等,麻黄是常用药。麻黄对骨关节炎、滑囊积液等也都有效果。

(5) 麻黄具有加快心率,升高血压的作用。现较少用于治疗心血管疾病。

麻黄具有升高肺动脉压的作用。因此,对风湿病免疫病临床有胸闷气短症状的患者,以及肺心病患者,即使患者有咳嗽等麻黄的适应证,也必须注意,先检查心脏超声,证实没有肺动脉高压后,才能使用。

(6) 麻黄治疗肾病是传统的。麻黄有弱的利尿效果,没有降低蛋白血尿的效果。麻黄能改善肾功能,降低血液中肌酐、尿素氮水平,但患者常有肾性高血压,麻黄升高血压后,会加重病情。因此,必须根据临床的具体情况而决定,不可随意使用。

(7) 对中老年妇女尿道综合征,难以治疗的尿频尿急症状,麻黄能增强膀胱括约肌张力,对改善尿频尿急症状是有效的。麻黄对小儿夜间遗尿也有效果。

(8) 黄芩与麻黄同用能增效减毒,这是《本草纲目》上提出来的,现已得到药理证实。二药都具有抗过敏作用,注意在使用麻黄时,必须与黄芩同用,并且黄芩的剂量为麻黄的 3~5 倍,以减少麻黄的不良反应,增加疗效。

(9) 麻黄的常用剂量为 3~12g,水煎服。

4. 不良反应　麻黄无毒,最大应用剂量为 12g,有效即停,不宜久服。剂量稍大或长期使用能使人心动过速和血压升高,兴奋不易入睡。超量使用能引起麻黄碱中毒。

(三) 地肤子

1. 主要成分　地肤子主要含三萜皂苷、生物碱等成分。

2. 主要药理作用　地肤子具有抑制真菌的作用。

3. 临床体会

(1) 地肤子有清热化湿功效,传统治疗皮肤病、湿疮瘙痒一类病症。现临床常用于治疗荨麻疹、过敏性皮炎、湿疹、扁平苔藓、银屑病等与免疫有关的皮肤病,都有疗效,但药力较弱,与白鲜皮同用能增效。

地肤子对于免疫病血管炎引起的皮肤丘疹、红斑无效。

(2)地肤子药理上尚没有报道具有抗过敏抗变态反应的作用。

(3)地肤子对真菌感染的癣一类疾病,内服外用也有效果。

(4)地肤子的常用剂量为12~30g,水煎服。

4. 不良反应 地肤子无毒,大剂量长期或大剂量使用没有不良不适反应。

(四) 秦皮

1. 主要成分 秦皮主要含香豆素类,有秦皮素、秦皮甲素、秦皮乙素、秦皮苷等成分。

2. 主要药理作用

(1)抗过敏作用:秦皮乙素对过敏反应释放的白三烯所致的血管收缩有显著的保护作用。

(2)抗炎作用和解痉作用:①秦皮甲素、秦皮乙素均具有明显的抗炎作用;②秦皮乙素对肠平滑肌和气管平滑肌的痉挛均有松弛作用。

(3)利尿作用和促进尿酸排泄作用:①秦皮苷和秦皮甲素均有显著的利尿作用;②秦皮甲素具有抑制肾脏对尿酸的重吸收,促进尿酸排泄的作用。

(4)秦皮甲素具有抗白内障作用和抗紫外线作用。

(5)秦皮甲素、秦皮乙素均具有明显的镇咳、祛痰、平喘作用。

(6)秦皮具有明显的镇静、镇痛、抗惊厥作用。

(7)秦皮甲素、秦皮乙素均具有抗血小板聚集和抗凝血作用。

(8)秦皮尚有抗菌、抗病毒作用。

3. 临床体会

(1)秦皮传统为清热解毒药,以治疗肠道感染性疾病和眼疾为主。可用以治疗溃疡性结肠炎、克罗恩病。

(2)笔者的临床经验,秦皮对皮肤过敏、血管过敏、光过敏,长期使用均有较好的疗效。药理已证实秦皮具有抑制血管过敏和紫外线过敏的作用。对于系统性红斑狼疮光过敏、蝴蝶状红斑和光敏性皮炎,长期使用有效。

(3)秦皮具有利尿作用和促进尿酸排泄作用。临床观察对于慢性肾衰的患者,血清肌酐、尿素氮、尿酸均有降低的效果,并且是治疗高尿酸血症、痛风的重要药物。

(4)秦皮治疗慢性支气管炎和间质性肺炎慢性咳嗽、痰多、气急,在复方中加入秦皮可以增效。

(5)秦皮有清肝明目功效,具有抗炎作用,抗变态反应与抗白内障作用。笔者常用于治疗原发性或免疫性眼炎、巩膜炎、葡萄膜炎,以及防治由于服用激素而引起的玻璃体混浊。

(6)秦皮的常用剂量为12~30g,水煎服。

4. 不良反应 秦皮无毒,长期使用或大剂量使用没有不良不适反应。个别有慢性便稀的患者,可能大便会更稀。

(五) 鱼腥草

1. 主要成分 鱼腥草主要含挥发油癸酰乙醛,黄酮类槲皮素、异槲皮素、芸香苷,以及马兜铃内酰胺A等成分。人工合成的癸酰乙醛名鱼腥草素。

2. **主要药理作用**

(1)抗过敏作用:鱼腥草挥发油具有显著的抗过敏作用。对过敏介质 SRS-A 的释放有显著的拮抗作用。可明显抑制豚鼠过敏性哮喘的发生。

(2)免疫增强作用:鱼腥草煎剂可明显促进白细胞对致病菌的吞噬能力,使慢性支气管炎患者血清备解素水平上升。

(3)抗菌抗病毒抗炎作用:鱼腥草挥发油对球菌、杆菌、真菌均有抑制作用。鱼腥草槲皮苷具有抗病毒作用,主要为流感病毒、ECHO 病毒。

鱼腥草对炎症、毛细血管通透性、渗出液具有抑制作用。

(4)鱼腥草有利尿作用;止咳、祛痰、平喘作用;尚有降压、降脂、扩冠、增加冠脉流量的作用。

(5)鱼腥草异槲皮素具有保肝、降低血清转氨酶等作用。

3. **临床体会**

(1)鱼腥草为清热解毒药,传统治疗上呼吸道、肺支气管感染性疾病。包括细菌和病毒感染。也用于治疗间质性肺炎继发感染。鱼腥草的抗菌抗病毒作用虽然弱了一些,但鱼腥草尚有止咳、祛痰、平喘作用,降低敏感性作用,免疫增强作用等,起着综合性的治疗效果。

(2)鱼腥草对哮喘虽然没有即刻的扩管平喘效果,但对于慢性支气管哮喘,并常有继发感染的患者,在复方中加入鱼腥草对于抗感染、抗过敏、减轻炎症,协助止咳、祛痰、平喘,长期使用能增加疗效。

(3)鱼腥草对于过敏性鼻炎及其继发感染,或感冒后鼻炎,黄涕,脓涕,白色稠涕,在复方中使用效果也是明显的。

(4)鱼腥草的常用剂量为 12~30g,水煎服。

4. **不良反应** 鱼腥草无毒,长期使用或大剂量使用没有不良不适反应。个别有慢性便稀的患者,可能会使大便更稀。

(六) 连翘

1. **主要成分** 连翘主要含木脂体类连翘苷,三萜类齐墩果酸,黄酮类芦丁,以及挥发油等成分。

2. **主要药理作用**

(1)抗过敏作用:连翘具有显著的抗过敏作用。

(2)解热和抗炎作用:连翘具有显著的解热降温作用,显著的抗炎作用。

(3)连翘具有显著的广泛的抗菌抗流感病毒作用,以及抗内毒素作用。

(4)连翘具有显著的保肝,降低转氨酶作用。

(5)连翘具有显著的镇吐作用。

3. **临床体会**

(1)连翘治疗过敏性疾病是传统的,如急慢性肾炎、过敏性紫癜、过敏性皮炎、荨麻疹、过敏性肺炎、过敏性鼻炎等。

(2)连翘传统为清热解表药,具有抗菌、抗病毒、抗炎、解热降温、解毒等作用。但连翘的这些作用药力不强,即使对于清除内热的效果也不强,可加在复方中作配伍药使用。

(3)连翘有保肝降酶作用,但作用较弱,可用于治疗各种肝炎,包括病毒性、免疫性、药物性、中毒性、脂肪性等,转氨酶升高者。

(4)连翘的常用剂量为 12~30g,水煎服。

4. 不良反应　连翘无毒,长期使用或大剂量使用没有不良不适反应。

(七) 秦艽

1. 主要成分　秦艽主要含秦艽生物碱,有秦艽碱甲、秦艽碱乙等成分。

2. 主要药理作用

(1)抗过敏作用:秦艽碱甲家兔腹腔注射能明显减轻过敏性休克的作用,明显减轻豚鼠组胺引起的哮喘和抽搐。

(2)解热、抗炎、镇痛作用:秦艽水煎剂具有解热降温作用,秦艽碱甲具有抗炎作用。秦艽对小鼠具有镇痛作用,与延胡索、乌头同用,镇痛有增效作用。

(3)其他:秦艽碱甲对肠管平滑肌收缩有解痉作用,以及升高血糖作用,抑制分泌作用等。

3. 临床体会

(1)秦艽有清热,祛风湿功效。传统治疗低热、内热,风湿痹痛等病症,有解热作用,但并不强,以治疗风湿病低热、内热为好。成人斯蒂尔病在复方中加入秦艽,有协助控制和防治再次发热的效果。

(2)秦艽是治疗关节炎的常用药,如反应性关节炎、类风湿关节炎、干燥综合征关节炎、狼疮性关节炎、骨关节炎、痛风性关节炎等。

(3)秦艽的抗炎、镇痛作用是有的,但并不强。剂量大了,有不适反应;剂量小了,效果不明显。因此,只能在复方中配伍使用。

(4)秦艽的常用剂量为 9~15g,水煎服。

4. 不良反应　秦艽无毒,药汁很苦,在常规剂量内即可能有胃不适反应。剂量过大有胃痛、恶心、腹泻反应。秦艽生物碱单体有肾毒性,因此,秦艽不宜用于肾病患者。

(八) 合欢皮

1. 主要成分　合欢皮主要含皂苷类木脂体糖苷与内酯类等成分。

2. 主要药理作用

(1)抗过敏作用:合欢皮水煎剂大鼠灌胃可抑制肥大细胞脱颗粒,明显抑制抗原对大鼠的致敏过程和抗体的产生过程。因而,合欢皮具有显著的抗过敏作用。

(2)合欢皮还具有镇静催眠作用、抗生育作用、抗肿瘤作用等。

3. 临床体会

(1)合欢皮有养心安神功效,治疗失眠是传统的。对于激素引起的失眠,在激素减量的基础上,复方中加入合欢皮、夜交藤等中药对睡眠是有帮助的。

(2)合欢皮尚有活血消肿功效,治疗肺痈痰多之症,在《景岳全书》上有记载。这方面常被临床忽略。

(3)笔者经验,治疗慢性支气管炎、哮喘、肺气肿,以及免疫病间质性肺炎长期的咳嗽、气喘,痰多,在复方中加入合欢皮 30g 能增效。合欢皮起着祛痰、平喘、抗过敏的效果。

(4)合欢皮的常用剂量为 12~30g,水煎服。

4. 不良反应　合欢皮无毒,长期使用或大剂量使用没有不良不适反应。

(九) 升麻

1. 主要成分　关升麻主要含三萜烯类化合物;北升麻主要含三萜类衍生物、酚酸类化合物等成分。

2. 主要药理作用

(1)升麻具有抗过敏作用。

(2)升麻具有解热降温作用,抗炎、镇痛作用,镇静、抗惊厥作用。

(3)升麻具有雌激素样作用。

(4)升麻对肠管平滑肌收缩有解痉作用,还具有降脂、保肝作用等。

3. 临床体会

(1)升麻传统有清热祛风、解表升阳功效,常用于治疗发热疾病。

(2)升麻为治疗皮肤过敏性疾病的常用药,如过敏性皮炎、荨麻疹等。现已证实具有抗过敏作用。

(3)升麻传统有升提功效。升麻单用有解痉作用,但与参、芪同用,对增强平滑肌张力有协同作用。升麻的升提功效还可能与具有雌激素样作用,久服有强壮效果有关。

(4)升麻的常用剂量为 9~30g,水煎服。

4. 不良反应 升麻无毒,常规剂量内水煎服,长期使用没有不良不适反应。剂量过大有恶心、头晕反应,即中医所谓升提失当的表现。

(十) 荆芥

1. 主要成分 荆芥主要含挥发油类薄荷酮和黄酮类、呋喃类等成分。挥发油含量以荆芥穗最多。

2. 主要药理作用

(1)抗过敏作用:荆芥所含的橙皮苷等黄酮类成分,对脂氧酶有抑制作用。脂氧酶为一种能引起变态反应的物质(SRS-A),因此,荆芥有抗过敏、抗哮喘的治疗效果。

(2)解热作用,抗炎作用与镇痛作用:①荆芥煎剂对发热兔口服有弱的解热降温作用。②荆芥水煎剂腹腔注射,具有明显抑制炎症作用。其消炎作用与荆芥所含的苯丙呋喃类有关,呋喃类衍生物对 3α- 羟基类固醇脱氢酶具有很强的抑制作用,可促使生成更多的皮质类固醇,而起到抗炎的作用。③荆芥煎剂腹腔注射有明显的镇痛作用。

(3)荆芥尚有止血作用,减少氧自由基的作用,明显的抑制肠肌收缩的作用,以及抗菌、抗癌作用等。

3. 临床体会

(1)关于抗过敏和治疗关节炎:荆芥因有祛风功效,古方消风散,以荆芥为君药,就是治疗皮肤过敏所引起皮疹瘙痒等病症。

药理证实荆芥具有抗过敏作用。临床可用以治疗过敏性疾病,如过敏性皮炎、过敏性哮喘、过敏性紫癜等,以及湿疹、银屑病等,在复方中加入荆芥能增效。但荆芥药力较弱。

(2)荆芥传统治疗风湿痹痛。《本经》:除湿痹。药理证实荆芥具有抗炎镇痛作用,但现临床用荆芥治疗关节炎的比较少,可能与荆芥的镇痛药力比较弱有关。

(3)荆芥一般分类在解表药中,可治疗冬天受寒后的伤风感冒轻症。

(4)荆芥治疗出血是传统的。荆芥有止血作用,治疗上消化道出血、肺支气管咯血、血尿、月经过多等。

(5)荆芥穗是花穗,含花粉,对于花粉过敏者会引起过敏。荆芥是全草,应与荆芥穗区别开,不含花粉,但临床遇到已经控制的荨麻疹患者,加入荆芥 9g 后,发生过敏现象,这可能与荆芥和荆芥穗饮片混用不分有关。

(6)荆芥的常用剂量为9~30g,水煎服。

4. 不良反应　荆芥无毒。长期水煎服没有明显不良反应。

四、抗炎与镇痛的中药

祛风化湿类的中草药,具有抗炎镇痛作用,有的还具有发汗解热、消除肿胀等作用。中药的抗炎镇痛作用虽然不及西药非甾体抗炎药的镇痛效果快而强,但在复方中使用一段时期后,疼痛肿胀会慢慢减轻而消除。

(一) 羌活

1. 主要成分　羌活主要含挥发油、香豆素类和有机酸类等成分。

2. 主要药理作用

(1)解热镇痛作用与抗炎作用:①羌活挥发油可使实验性发热大鼠体温明显降低。②羌活具有明显的镇痛作用。羌活胜湿汤水提物对家兔发热有明显的解热作用和镇痛作用。③羌活挥发油和羌活胜湿汤有显著的抗炎作用。

羌活挥发油和羌活胜湿汤对佐剂型大鼠早期关节肿胀呈现出明显抑制作用。

(2)抗变态反应作用与免疫作用:①羌活挥发油和羌活胜湿汤对迟发型超敏反应呈现显著的抑制作用。②羌活能明显增强大鼠关节炎模型的免疫功能,能促进大鼠全血白细胞吞噬能力,提高外周血淋巴细胞转化率。

(3)羌活还具有抗心律失常作用,对心肌缺血具有保护作用。

3. 临床体会

(1)对关节炎的治疗:羌活是治疗关节肌肉酸痛的常用药,对多种关节炎都有效果。古人认为羌活香气浓烈,能走窜全身。羌活对风湿热、反应性关节炎、类风湿关节炎、强直性脊柱炎等,以全身性多发性关节疼痛者为好。

实验证实羌活具有抗炎镇痛和退热发汗作用,其临床效果类似于吲哚美辛和阿司匹林,但没有这两药的作用强,也没有不良反应,是笔者治疗各种关节炎的主药。

(2)有的中医书上说羌活走上肢不走下肢,笔者的临床体会,这种认识是　片面的。羌活对于全身的关节疼痛都有疗效,并且临床上大多数免疫病性关节炎都具有多发性、游走性的特点,上肢下肢同时或先后累及。羌活上下肢关节炎都能治疗,不可泥于羌上独下之分。

(3)对于狼疮性关节炎、干燥综合征关节炎、痛风性关节炎,羌活辛温燥热,从辨证论治来讲是不合适的,临床使用疗效确实较差,患者普遍反映服用了很不舒服。

(4)羌活有辛温解表功效,传统治疗风邪头痛和太阳头痛,药理有退热作用。对于普通感冒和上呼吸道感染,并且有全身关节酸痛者,羌活是最适合的。

对于颅内神经性头痛和血管性头痛,羌活单味的效果并不好,从辨证上来讲,这是属于血瘀头痛,不是羌活的适应证。

(5)羌活的剂量和剂型:羌活的常规剂量书上一般都是很轻的,笔者临床上治疗关节炎的常用剂量是15~30g,水煎服。对于较重的关节炎,尤其是类风湿关节炎发作期,剧烈的疼痛,羌活可用至60~90g,是有可能当晚止痛的,并有出汗,患者会有汗出而解的轻松感觉,这符合中医祛邪外出的治疗方法。如果身体非常虚弱,出汗过多,有可能会引起血压下降者则不宜大剂量使用。

4. 不良反应 羌活无毒,长期使用或大剂量使用没有不良不适反应。每次用 30g 煎服,部分患者有上火和出汗反应。

(二) 独活

1. 主要成分 独活主要含挥发油类和香豆素类、有机酸类、皂苷等成分。

2. 主要药理作用

(1)抗炎作用与镇痛作用:①独活和独活寄生汤具有显著而持久的抗炎作用,对大鼠足肿胀性炎症,作用时间可维持 4 小时以上;②独活煎剂腹腔注射有明显的镇痛作用。

(2)抗变态反应与免疫作用:①独活寄生汤对小鼠迟发型超敏反应有明显的抑制作用;②独活能明显增加大鼠胸腺、脾脏的重量,明显增加小鼠单核巨噬细胞的吞噬指数。

(3)独活具有抑制血小板聚集,抗凝血作用,对血栓形成有非常显著的抑制作用。

(4)独活还具有降压作用、抗心律失常作用、扩冠作用,明显增加麻醉犬的脑血流量,减慢心率的作用,明显的镇静作用,以及对肠痉挛和子宫痉挛有解痉作用。

(5)光敏感作用:独活所含呋喃香豆精类佛手柑内酯、花椒毒素、欧芹属素乙等成分为光活性物质,对日光和紫外线敏感,能引起光敏性皮炎。

3. 临床体会

(1)关于羌活与独活:《本经》上记载"独活一名羌活",《本草纲目》记载"独活、羌活乃一类二种",故二书只有独活条目,没有羌活条目。羌活、独活分为二药后,又出现了羌上独下的说法。独活是否只用于腰以下呢? 这也是片面的看法。风湿病发病部位有如下几种情况:

1)类风湿关节炎、反应性关节炎是多发性的,是四肢上下关节都有肿痛的疾病。羌活、独活应该都可以使用,而不分上下。

2)仅有上半身酸痛的疾病有肩周炎、网球肘、颈椎病、手指骨关节炎等,这些都是局部性的风湿病,羌活、独活都可以使用,但效果都不是很好。

3)仅有下半身酸痛或足跟痛的疾病有腰肌劳损、腰椎骨质增生、坐骨神经痛、膝骨关节炎、股骨头坏死、骶髂关节炎、强直性脊柱炎早期、赖特综合征等,这些风湿病临床一般是使用独活的。骶髂关节炎、强直性脊柱炎、赖特综合征是免疫病,羌独活可同用;坐骨神经痛、股骨头坏死,羌活独活的效果都不是很好。

4)独活药理试验对肠道具有解痉作用,说明对肠炎性关节炎既能治疗关节炎,又能治疗腹痛腹泻,对溃疡性结肠炎伴有关节痛也是适合的。

5)结节性红斑好发于下肢,伴有四肢关节疼痛。辨证为风血相搏,应以清热凉血为主治疗。羌活、独活都可以使用,但也可以不用。

急性痛风发于足背上的为多,辨证是湿热下注,羌活、独活都不适宜使用。

(2)羌活与独活的剂量:在辨证适合的情况下,羌活、独活同用能增强抗炎镇痛的效果。笔者体会,祛风湿镇痛的效果羌活比独活的药力强,独活镇痛持续时间较羌活长。羌活能大剂量使用,独活只能常规剂量使用,因此,羌独活各 12g 不如用羌活 30g、独活 12g。

(3)独活具有光过敏性:独活含香豆精类补骨脂素衍生物,有光过敏性,能治疗白癜风、银屑病及银屑病关节炎这一类需要紫外线照射的疾病。对于光敏性皮炎、红斑狼疮关节炎、皮肌炎关节肌肉酸痛,独活就不宜使用。

民间流传长期服用中药,能使人面部皮肤变深变黑,主要是具有光敏性的中药,如独活、补骨脂、紫草等,长期服用是可能使人面部皮肤变深变黑的。绝大多数中药,对皮肤色素没有影响,有的还能增白。

(4)独活的常用剂量是9~12g,不宜大剂量使用,水煎服。

4. 不良反应 独活无毒。在常规剂量内水煎服没有不舒反应,剂量过大有胃不舒甚至有恶心反应。独活长期使用是否会引起肝脏慢性损害,目前临床上尚未发现。由于有光敏性,长期使用可能会使人暴露部位的皮肤色素增深。

(三)乌头

川乌头为种植品,草乌头为野生的。

1. 主要成分 乌头主要含生物碱乌头碱类、去甲乌药碱等成分。乌头碱有毒,经炮制后,乌头碱能水解为毒性较小的单酯型生物碱——苯甲酰乌头胺(乌头次碱)、苯甲酰中乌头胺。再进一步水解为毒性更小的醇胺型生物碱——乌头胺(原乌头碱)、中乌头胺、次乌头胺。

2. 主要药理作用

(1)抗变态反应作用和抗炎作用:①川乌总生物碱有抑制大鼠迟发型超敏反应及佐剂性关节炎等免疫性炎症的作用;②川乌总生物碱对各种致炎剂所致的大鼠、小鼠炎症均有显著的抑制作用,可使炎症渗出液内前列腺素(PG)含量明显降低。提示其抗炎机制不是通过肾上腺垂体系统,而与抑制PG水平有关。

(2)对肾上腺皮质作用:乌头汤能使大鼠肾上腺维生素C含量下降,胸腺萎缩,肾上腺重量增加,提示该汤具有促进肾上腺皮质样的作用。

(3)镇痛和局麻作用:川乌总生物碱有明显的镇痛作用,与哌替啶的镇痛作用无显著差异。川乌能刺激皮肤黏膜的感觉神经末梢呈兴奋现象,产生瘙痒和灼热感,继而麻痹,丧失知觉。草乌的镇痛机制与脑内5-羟色胺(5-HT)水平密切相关。生品经炮制后毒性降低,但镇痛作用的活性生品与制品相当。

(4)生川乌和制川乌尚有强心作用,降压作用,解热作用,降糖作用,抗癌作用等。

3. 临床体会

(1)对类风湿关节炎与各种痛痹的治疗:制乌头自古以来用于痛痹、历节之证。痛痹的特点是寒冷和疼痛,具有这两大特点的痹证有类风湿关节炎、肩周炎、膝骨关节炎、坐骨神经痛等,现临床普遍用制乌头治疗。尤其是对一些寒湿证的患者,其即刻疗效是非常显著的,这已经得到中医界的公认。

药理研究川乌、草乌具有较好的抗炎作用和较强的镇痛作用,抗变态反应作用,以及促肾上腺皮质样作用。这些都是治疗类风湿关节炎等风湿痹痛的机制。

制川乌、制草乌二药同用似能增效。制川乌、制草乌是镇痛效果最强的中药,是三方面综合的效果,一是抗炎性镇痛,二是中枢性镇痛,三是局部麻醉性镇痛。

(2)乌头抗炎镇痛可起到类似非甾体抗炎药的作用,并具有抗变态反应作用,这是非甾体抗炎药所不及的。类风湿关节炎的病理基础是免疫复合物和滑膜炎。对这两个环节,乌头尚不足以解决,尚不能阻止病情的发展。所以,临床采用复方治疗,加入作用更强的免疫抑制的中药。

(3)对胃癌的治疗:乌头有抗癌和止痛作用,对于晚期胃癌患者,在复方中用制川乌、制草乌可以抗癌和镇痛,剂量宜从常规开始,逐渐加量,要让患者有一个适应的过程。

(4)乌头还可治疗癫痫。

(5)制乌头的常用剂量 3~9g,水煎服。制乌头剂量不宜大于 15g。

4. 不良反应　乌头有毒。制川乌在常规剂量内,3~9g 及以下,水煎煮半小时以上,长期使用对多数患者没有不良反应,或仅有口麻、胃不舒、恶心等不适反应。

如果炮制加工不到位;或剂量使用过大,煎煮时间过短;或辨证错误,使用不当,就会发生中毒,主要是心毒性,能引起早搏和房颤,尤其是年老体弱之人和原有心脏病的患者更容易中毒。制草乌的毒性较制川乌大,为了安全,制草乌笔者已多年不用了。

生川乌、生草乌均有大毒,草乌比川乌的毒性更大。生乌头经炮制加工后的制乌头毒性大减。二药同用较单味虽不增加毒性,但要注意其总剂量的控制。

生乌头研末吞服的中毒概率大为增加,即使仅 0.5g 左右,吞服或煎服时间短了,也可能发生中毒。

(四) 附子

1. 主要成分　附子主要含二萜类生物碱,如乌头碱、中乌头碱、苯甲酰乌头胺、乌头原碱等;强心类生物碱,如去甲乌药碱、去甲猪毛菜碱、棍掌碱等,达 40 余种;还含乌头多糖 A,以及微量元素等成分。

2. 主要药理作用

(1)强心作用与抗心律失常作用、抗心肌缺血作用:①附子具有显著的强心作用,尤以心脏衰竭为强。附子的强心成分为水溶性物质,耐水煎,久煎其强心效果不减弱,而可使毒性减弱或消失。②去甲乌药碱对多种实验性心律过缓均有明显的防治效果。临床对病窦综合征患者,去甲乌药碱能增加窦房结自律性,改善窦房传导,增加心率。③附子注射液可显著提高小鼠耐缺氧能力,降低心肌耗氧量,增加缺血心肌的供血供氧。

(2)对血压和血管影响与抗休克作用:①附子对血压的影响报道不一。附子和附桂能明显增高肾性高血压大鼠的血压,但又能降低肾上腺皮质再生型高血压大鼠的血压。②去甲乌药碱对于肾性高血压犬的收缩压无明显影响,对舒张压则呈量效性降低;而对心衰动物的血压则先短暂下降,后持续升高。③棍掌碱具有明显的升压作用,准噶尔碱具有温和的降压效果,乌头原碱具有显著的降压作用。④附子及其复方对多种休克均具有明显的防治效果,对内毒性所致的猫休克可明显减慢血压下降的作用。

(3)抗炎作用与镇痛作用、麻醉作用:①附子具有显著的抗炎作用,还能显著抑制佐剂性关节炎。附子抗炎的有效成分为乌头碱、中乌头碱、次乌头碱,很低的剂量即有抗炎效果,并显著强于吲哚美辛。②附子具有显著的镇痛作用,其有效成分为乌头碱类生物碱,特别是乌头碱。镇痛作用为中枢性的,可能通过多巴胺起作用。③附子所含的乌头碱及其衍生物,具有局部麻醉作用,可使感觉减退。乌头碱具有抑制运动神经的作用,其作用部位在神经肌肉接头处或骨骼肌。

(4)免疫增强作用:附子对细胞免疫和体液免疫功能均有增强作用。①附子注射液可明显促进小鼠脾脏抗体的形成和血清抗体的生成。②附子可促进 T 细胞 RE 花环形成及淋巴母细胞的转化。③附子能明显提高豚鼠血清补体含量,抗炎镇痛。

(5)促进内分泌作用:①附子、肉桂、鹿角片、淫羊藿、补骨脂、肉苁蓉复方,能使大鼠用地塞米松降低的血浆皮质酮和雌激素受体均得到明显升高。但这是复方中许多药所起的综合作用,不能说明一定是附子的作用。②附子具有促进丘脑 - 垂体 - 肾上腺皮质 - 胸腺轴的功能。③附子粗提物或总甾醇对大鼠无同化作用,也无雄性激素样作用。

(6)附子还具有抗寒冷作用;抑制凝血功能和抗血栓的作用;兴奋肠道作用;抗氧化作用,促进葡萄糖氧化作用,促进蛋白质合成作用,平喘作用等。

3. 临床体会

(1)附子是中医治疗阳气虚寒的主要药。包括五脏虚寒和全身虚寒,但以治疗心肾阳虚最为主要。①某些风湿病免疫病出现泡沫痰、泡沫尿、泡沫便,是肺脾肾三脏虚寒的表现,是附子的适应证。如果有寒热错杂的情况,可与养阴清热药同用。②附子是温阳功效,不是壮阳功效,治疗肾阳虚寒,但并不用于阳痿。③雷诺现象,四肢清冷,似为阳虚,实为血热瘀滞,阳气不达,这不是附子的适应证。

(2)附子是治疗心血管疾病的重要药物,主要用于心动过缓,心功能衰弱,心衰和休克。风湿病免疫病之心肌炎,心动过速者玉竹为好,心动过缓者附子为好。心肌损害、心率正常者,玉竹与附子同用。

(3)关于治疗关节炎。历代对痹痛的治疗,用乌头的多,用附子的少。附子用于阳虚为多,乌头用于痹痛为多。二药逐渐分别对待了。临床治疗虚寒关节炎,主要是慢性类风湿关节炎和骨关节炎,乌头与附子的抗炎镇痛效果相似,而附子的不良反应似乎小一些。

乌头与附子对类风湿关节炎的治疗主要是起着抗炎镇痛和抗变态反应的作用,与西药NSAID相比,其即刻镇痛效果不如NSAID,但远期效果比NSAID好,治疗一段时期后,单用NSAID的患者很少能取得缓解的效果,但服用中药的患者有可能疼痛缓解。这可能与中药复方尚有免疫抑制作用有关,以及有些活血化瘀药保护了骨质有关。骨关节炎是局部的劳损性疾病,用附子一般有效。

(4)关于附子的剂量:附子的常用剂量是3~12g,水煎服。这一般是有效的剂量。现临床常有加大剂量的情况,有用15~30g者。对辨证为阳虚的患者,服用附子大多很适合,剂量加大一些效果会更好。

附子经炮制后,有毒成分乌头碱已经被大量破坏,毒性已经降得很低,但还是有一定的毒性。由于加工上的差异和患者自身的个体差异,临床上毒副反应还时有发生。为了医疗安全,除非特殊情况,一般还是以常规剂量为宜。尤其对有心血管疾病心律不齐的患者和年高体弱的老年人,不宜大剂量使用。我国西南地区民间有食用附子的习惯,剂量也较大,可以驱寒除湿,当地人民对此已经适应,多不会中毒。

4. 不良反应　①附子有毒。制附子毒性小,在常规剂量内罕有中毒者。大剂量使用如30g以上,引起全身发麻的情况还是有的。②附子性热,由于辨证不当,在常规剂量内服之,内热、口干、齿浮、鼻衄、痔疮出血、恶心、食欲减退的情况临床时有发生,适当处理可以解决。③生附子服用不当可引起乌头碱中毒。

(五) 白附子

白附子有两种,毛茛科的关白附与天南星科的禹白附。处方写白附子,上海中药房常配制关白附。

1. 主要成分　关白附主要含生物碱,次乌头碱、关附甲素、关附乙素、关附丙素、关附丁素、关附戊素等。禹白附主要含β-甾醇及其葡萄糖、肌醇、皂苷、有机酸等。

2. 主要药理作用

(1)抗炎镇痛作用:关附甲素具有明显抑制大鼠实验性关节炎的作用,以及镇痛作用。

(2)关附甲素有稳定细胞膜的作用。关附甲素皮下注射能显著降低大鼠毛细血管通透性。

(3) 关附甲素尚有抗大鼠心律失常的作用与减慢心率作用,以及提高耐缺氧作用。

(4) 禹白附具有镇静作用与抗结核杆菌作用。

3. 临床体会

(1) 从《名医别录》到《本草纲目》,白附子只有一种,至后世才分为关白附和禹白附两味药。

(2) 白附子传统用于面瘫、头痛、半身不遂、癫痫抽搐、风湿痹痛、痰核瘰疬等病症。这些病症应包括禹白附和关白附两药的适应证。

现知禹白附有类似天南星的功效,有镇静和抗结核作用,适合于治疗头痛、癫痫抽搐、淋巴结肿大等病症。

关白附药性温燥有类似于附子的功效,有抗炎镇痛作用,治疗关节酸痛的痹证方面与附子相似,如类风湿关节炎、强直性脊柱炎、肩周炎、坐骨神经痛、骨关节炎等各种关节酸痛症。制川乌与制草乌同用能增效,但增加了毒性反应,关白附的镇痛效果不及制川乌,但与制川乌同用也能增效,并且安全多了。对于狼疮性关节炎、类风湿关节炎、皮肌炎等辨证为瘀热的患者,在清热化瘀的基础上,少量加入关白附有助于缓解关节疼痛。关白附也可治疗风寒头痛,以及面瘫、中风后遗症。

(3) 关白附的常用剂量是 3~15g。笔者关白附经常用至 21g,有时用至 30g,水煎服。数年中大量患者,没有一例发生中毒反应。

4. 不良反应 白附子是否有毒,古代就有不同意见,《大明本草》言无毒;《海药本草》《本草纲目》言小毒;《本草新编》曰:无毒,云有小毒者非也。没有一本古代本草书上说有毒和大毒。在近代的中药著作上说有毒或大毒,可能编写者缺少临床经验,人云亦云,而又没有查阅古书。

生关白附有小毒,制关白附、制禹白附无毒。关白附不含乌头碱,含毒性很小的次乌头碱,炮制煎煮后含量更少。关白附在常规剂量内水煎服有内热生火,口干或胃不舒反应。临床和毒理都证实《本草纲目》小毒的记载是正确的,长期水煎服没有明显不良反应。对于口干之人和干燥综合征关节痛患者不宜使用。

生禹白附与南星、半夏相似,煎汤饮服无毒,药渣可能有毒。

(六) 防风

1. 主要成分 防风主要含挥发油烯类,有 66 种之多;以及多糖类等成分。

2. 主要药理作用

(1) 抗炎作用与免疫作用:①防风煎剂具有抑制炎症作用;②防风煎剂能提高小鼠巨噬细胞的吞噬百分率和吞噬指数。

(2) 防风具有明显的解热作用与镇痛作用。

(3) 防风脱糖素具有镇静和抗惊厥作用。

(4) 防风尚有保护胃黏膜作用,抗菌作用,抑制兔肠收缩而解痉作用,松弛支气管平滑肌而平喘作用。

3. 临床体会

(1) 防风治疗关节炎:古方有防风散、防风汤,以治疗骨节疼痛和白虎历节。现可用以治疗风湿性关节炎、类风湿关节炎、肩关节周围炎等关节酸痛。防风具有抗炎镇痛作用,但其药力临床与药理都比较弱。

(2)治疗抽搐、癫痫：防风有祛风镇痉功效,治疗抽搐、癫痫之症是传统的。防风可用于小儿发热抽搐,癫痫抽搐,以及风湿病免疫病脑损害抽搐。现已证实防风具有镇静作用和抗惊厥作用。由于药力不强,都是作为配伍药而使用。对癫痫抽搐,防风剂量宜大些,可用30g,水煎服。

(3)治疗大便脓血与肠炎性关节炎：对大便脓血之症,慢性菌痢、过敏性结肠炎、慢性溃疡性结肠炎、克罗恩病以及肠病性关节炎,防风都能使用,能发挥防风的解痉、抗菌、消炎、镇痛、止血等作用。古方有痛泻要方,就是用防风与白术、白芍配伍。

(4)荆芥、防风同用,治疗普通感冒之轻症。防风和玉屏风散传统用来预防感冒,具有增强免疫作用,而不是用来止汗。防风治疗自汗盗汗是一个误区。

(5)防风的常用剂量是9~15g。

4. **不良反应** 防风无毒。在常规剂量内水煎服没有不舒反应。长期服用或大剂量30g以下水煎服也没有明显不良反应。

(七) 威灵仙

1. **主要成分** 威灵仙含白头翁素、白头翁内酯、甾醇、皂苷、酚类、氨基酸、有机酸、糖类等成分。

2. **主要药理作用**

(1)镇痛作用：威灵仙腹腔注射能提高小鼠痛阈,有镇痛作用。

(2)对平滑肌作用：威灵仙煎剂可使动物食管蠕动节律增强,通过其抗组胺作用,使人之食管或咽部运动改变,局部松弛而使鲠骨松脱。狭叶铁线莲煎剂对小鼠离体肠管有明显的兴奋作用。威灵仙水煎剂有利胆作用。

(3)威灵仙煎剂尚有降压作用,显著的抗利尿作用,降糖作用,保护心肌作用,引产作用,抑制真菌作用等。

3. **临床体会**

(1)关于治疗关节炎：威灵仙是治疗关节炎的常用药,对反应性关节炎、类风湿关节炎、骨关节炎、坐骨神经痛、颈椎病酸痛均有一定的效果,但镇痛作用不是很强,可作配伍药使用。

(2)治疗食管癌开道：来自威灵仙治疗各种骨刺鲠喉的启发。笔者曾用威灵仙30g煎服,治疗晚期食管癌梗阻,有开道效果,能使泡沫痰减少,食管松弛,而可进食。虽然只有短暂的效果,但在综合治疗中,可作为改善症状、延长生存期的方法之一。

(3)威灵仙的常用剂量是9~15g。

4. **不良反应** 威灵仙无毒。在常规剂量内水煎服没有不舒反应,剂量过大有胃不舒、恶心反应。因此,威灵仙不宜大剂量使用和长期使用。威灵仙品种较多,少数地区将毛茛科的黄药子根(名铁脚威灵仙)作威灵仙使用,有肝毒性,并能引起腹痛腹泻,恶心呕吐,该药应淘汰。

(八) 岗稔根

1. **主要成分** 岗稔根为桃金娘科植物桃金娘的根,又名山稔根,含酚类、鞣质等成分。

2. **临床体会**

(1)岗稔根民间单方治疗风湿痛、肝炎和胃痛。岗稔根为笔者治疗风湿病的常用药,对变应性关节炎、狼疮性关节炎、类风湿关节炎、骨关节炎、坐骨神经痛、颈椎病、肩周炎酸痛均有一定的效果，是经验方三根汤(金雀根、虎杖根、岗稔根)的主药之一。

(2)笔者经验方三根汤治疗狼疮性关节炎、类风湿关节炎有效。弟子们悟出一个道理，西药来氟米特和吗替麦考酚酯原来用于器官移植之抗排异，后用于治疗类风湿关节炎和红斑狼疮等免疫病。对于免疫病有效的中药复方三根汤能否用于抗排异，也可进行研究，这已经立项。

(3)笔者治疗免疫性肝病、多肌炎，以及乙肝，在复方中对转氨酶、肌酶下降均有的一定的效果。

3. **不良反应** 岗稔根无毒。在常规剂量内水煎服没有不舒反应。长期服用或大剂量30g 以下水煎服，没有观察到不良不舒反应。不温不凉，不腻不燥，也不影响食欲和大便。

(九) 菝葜

1. **主要成分** 菝葜又名铁刺苓、金刚藤，主要含菝葜皂苷和菝葜素等成分。菝葜皂苷的苷元为薯蓣皂苷元。

2. **主要药理作用**

(1)抗炎镇痛作用：菝葜醇制剂对大白鼠蛋清性等多种试验的足跖肿胀有明显的抑制作用。多种试验方法提示其有明显的镇痛作用，还能降低炎症组织内前列腺素(PGE)的释放。

(2)利尿解毒作用：菝葜煎剂对犬急性利尿试验，不能使尿量增加，对大白鼠急性汞中毒虽无利尿作用，但能使尿中汞排出量增加。

(3)菝葜有抗肿瘤作用。

3. **临床体会**

(1)治疗各种关节炎：菝葜、粉萆薢、穿山龙在中药功效和传统应用方面，虽然不完全相同，但有一共同的特点——祛风湿，治疗风湿痹痛。《本草纲目》记载其与萆薢仿佛。民间有单方，菝葜浸酒，每日服用，能治疗各种关节炎。这三药临床都能治疗关节疼痛和腰背酸痛的病症，可能因所含之薯蓣皂苷元为体内合成皮质激素提供了原料，增强了皮质功能，因而起到了抗炎镇痛的效果。笔者临床常用于治疗风湿性关节炎、类风湿关节炎、强直性脊柱炎、骨关节炎及银屑病和银屑病关节炎。

(2)菝葜治疗消渴是传统的，在民间验方中也用于治疗糖尿病。笔者临床在复方中使用菝葜，对轻症糖尿病有一定的效果。

(3)近 30 多年以来，用大剂量菝葜煎汤，单方或复方治疗各种癌症，尤其是胃肠、食管、胰腺、肝脏等消化系统癌症，对改善症状、延长生存期是有效果的。

(4)菝葜的常用剂量是 15~30g，大剂量 60g，水煎服。

4. **不良反应** 菝葜无毒。在常规剂量内水煎服没有不舒反应。长期服用或大剂量30~60g 以下水煎服也没有明显不良反应，也未发现患者出现类似口服泼尼松样的反应。

(十) 伸筋草

1. **主要成分** 伸筋草主要含生物碱类石松碱和酸性物质类香荚兰酸、阿魏酸，以及三萜类等成分。

2. **主要药理作用**

(1)降温作用：石松水浸剂对家兔实验性发热有降温作用，其有效成分为石松碱、棒石松碱、棒石松毒。石松碱静脉注射对猫也有降温作用。

(2)利尿作用：石松有利尿和增进尿酸排泄作用，还有解除小儿之痉挛性尿潴留作用和通便作用。

(3)石松碱对大鼠小肠和子宫有兴奋作用。

(4)石松碱既有报道有升压作用，也有报道有降压作用。

3. 临床体会

(1)关于降温作用：具有降低体温作用的中药大多是清热药，但具有降温作用的温性中药也很多。伸筋草性温，中医传统没有清热降温功效，但药理报道其有效成分有降低体温作用，因此，可治疗风湿病发热。

(2)伸筋草为风湿痹痛的常用药、引经药，引药入四肢经脉筋骨。伸筋草对酸痛药理与临床都没有镇痛的效果。

(3)伸筋草有利尿和增进尿酸排泄作用，可治疗痛风和高尿酸血症。痛风也属于风湿痹痛的范畴。临床曾用单味伸筋草60g水煎服，半月后尿酸明显下降。

(4)伸筋草可治疗排尿不畅。

(5)伸筋草的常用剂量为12~30g，水煎服。

4. 不良反应　伸筋草无毒，长期服用没有明显不良不舒反应。石松碱为提取的单体，注射用有一定的神经毒性。伸筋草为中药饮片，水煎服在一定的剂量内没有这种神经反应，但更大的剂量则有可能产生神经系统毒副反应。

（十一）络石藤

1. 主要成分　络石藤含苷类，牛蒡苷、络石糖苷、降络石糖苷、罗汉松树脂酚苷等成分。

2. 主要药理作用　络石藤可引起血管扩张，血压下降，动物惊厥；大剂量可引起呼吸衰竭，使小鼠皮肤发红、腹泻。

3. 临床体会

(1)治疗四肢痹证：络石藤药性平和。中医传统用以治疗四肢风湿痹痛，筋骨活动不利，并常作为引经药，以浸酒服用为好。现用以治疗类风湿关节炎、骨关节炎、痛风性关节炎等，以及劳损性关节肌肉酸痛等。临床曾以大剂量30~60g，单味或加在复方中，治疗高尿酸血症和痛风发作，有较好的疗效，尿酸可明显下降。

(2)治疗中风后遗症：中风后遗症半侧肢体活动不利，用络石藤浸酒内服和外擦，可协助肢体康复。

(3)络石藤的常用剂量为12~30g，水煎服。

4. 不良反应　络石藤无毒。没有不良反应。剂量过大，有便稀等不舒反应。其单体牛蒡苷似有毒性，仅供参考。临床使用的是络石藤饮片，并未发现有明显的中毒和不良反应情况。

（十二）青风藤

1. 主要成分　青风藤主要含生物碱类青藤碱、双青藤碱、木兰花碱、尖防己碱、四氢表小檗碱等成分，近又发现青风藤含少量马兜铃酸。

2. 主要药理作用

(1)抗炎、镇痛、镇静作用：①青藤碱对大鼠关节炎有显著的消退作用。其机制与通过下丘脑 - 垂体 - 肾上腺系统有关；②青藤碱有中枢性镇痛作用，并有一定的镇静作用。

(2)降压作用：青藤总碱对犬有急性降压效果，作用迅速、显著而持久。但有快速耐受性。

（3）对胃肠作用：青藤碱能增加胃酸分泌,对在体兔肠有兴奋作用,与组胺释放有关。

（4）释放组胺作用：青藤碱是植物中最强的组胺释放剂之一。犬静脉注射青藤碱,血浆中组胺含量上升,血压下降,门脉压上升,促进淋巴生成。可为抗组胺药所抑制。

3. 临床体会

（1）关于治疗关节炎：青风藤是治疗关节炎的常用药,对反应性关节炎、类风湿关节炎、狼疮性关节炎、干燥综合征关节炎、骨关节炎、坐骨神经痛、颈椎病酸痛均有一定的效果。一般在复方中使用较好。

（2）青风藤含多种生物碱,抗炎镇痛的有效成分是青藤碱。已提取单体青藤碱片。青藤碱片具有抗炎镇痛作用,不发汗,有胃痛反应,少数患者出现过敏反应,皮疹瘙痒,尚有少量患者会出现白细胞减少。

（3）对痛风之疼痛,青风藤也有一定的镇痛效果。

（4）青风藤的常用剂量为 12~30g,水煎服。

4. 不良反应　青风藤无毒。青风藤 9~15g 水煎服一般没有不舒反应。30g 水煎服可能有胃不舒疼痛和过敏性皮炎、皮疹瘙痒反应,少数患者有白细胞减少和血小板减少反应。剂量再增大,出现各种毒副反应;长期服用肾毒性的概率会增加。

近 1 年中发现某省来沪治疗的类风湿关节炎服用青风藤的患者 2 例,7 天后出现黄疸,一查血清谷丙转氨酶达 1 000U/L,胆红素达 60μmol/L,并检查了血常规、抗线粒体抗体、Coombs、肝炎抗原抗体"三对半"、肝胆脾 B 超,排除了免疫性肝炎、病毒性肝炎、胆囊炎、溶血性黄疸、阻塞性黄疸,诊断为青风藤引起的中毒性肝炎,说明青风藤有肝毒性。以后又发现服用含有青风藤的中成药引起肝损害的患者 1 例,这是以前所没有发现的。由于青风藤效果一般,不良反应多,因而近 2 年来笔者临床已不使用。

（十三）海风藤

1. 主要成分　海风藤主要含风藤素类化合物和挥发油类等成分。

2. 主要药理作用

（1）抗炎与镇痛作用：①抗炎作用,海风藤所含胡椒酮有明显的消炎作用;②镇痛作用,海风藤提取物腹腔注射能提高小鼠痛阈,有镇痛作用。

（2）拮抗血小板激活因子（PAF）作用：海风藤提取物静脉注射可减轻 PAF 引起的大鼠低血压和肺水肿反应,其有效成分为风藤烯酮。风藤烯酮可拮抗 PAF 引起的人中性粒细胞聚集和脱颗粒反应,还可阻断 PAF、组胺、缓激肽所致的大鼠皮肤血管通透性增强反应。

（3）抗内毒素作用：海风藤提取物静脉注射可减轻大肠杆菌内毒素引起的大鼠低血压和肺水肿反应。

（4）海风藤尚有抗肿瘤作用。

3. 临床体会

（1）海风藤最早记载在清《本草再新》中：行经络,和血脉,宽中理气,下湿除风,理腰脚痛,治疝,安胎。

（2）治疗关节炎：海风藤有治疗关节炎的效果,对反应性关节炎、类风湿关节炎、狼疮性关节炎、干燥综合征关节炎、骨关节炎、坐骨神经痛、颈椎病酸痛等均有一定的效果。但其药力较弱,可作配伍药使用。

（3）海风藤能阻断皮肤血管通透性增强反应。可用于治疗类风湿关节炎、结缔组织病的肿胀指、肿胀关节,用以消肿。海风藤与三七同用,一消肿为主,一镇痛为主,治疗骨关节炎和痛风能增效。

(4)药理报道,海风藤所含风藤烯酮具有抑制肺水肿作用,可用于慢性支气管炎、肺气肿,有泡沫痰,临床有轻度肺水肿的患者。

(5)海风藤含多种挥发油,是宽中理气的有效成分。虽然临床一般并不用于治疗胃肠病,但是海风藤大剂量没有明显的消化道反应。

(6)海风藤的常用剂量为 12~30g,消肿宜用 60g,水煎服。

4. 不良反应　海风藤无毒,长期服用或大剂量服用没有不良不舒反应。

(十四) 杨柳枝

1. 主要成分　杨柳枝木质部含水杨苷。

2. 主要药理作用　水杨苷吸收后,部分变为水杨酸,而有解热抗炎镇痛作用。

3. 临床体会

(1)关于治疗关节炎:江南民间用带叶杨柳枝煎汤,内服和熏洗,治疗风湿痛。杨柳枝现作为草药,治疗关节炎,对反应性关节炎、类风湿关节炎、强直性脊柱炎、骨关节炎、坐骨神经痛、颈椎病等关节肌肉酸痛,均有一定的效果。单方复方,内服熏洗都可。其抗风湿病的机制可能与所含水杨苷有关。

(2)关于治疗冠心病:有报道用单方杨柳枝制剂治疗冠心病胸闷和心绞痛有效。对血液黏稠度增高的患者,可在复方中加入杨柳枝,既可改善冠心病症状,又可降低血黏度,这与所含之水杨苷有关。

(3)杨柳枝的常用剂量为 12~30g,水煎服。

4. 不良反应　杨柳枝无毒,长期服用没有明显不良反应。剂量过大有恶心、便稀等不舒反应。个别人有过敏性皮疹。

(十五) 桑寄生

1. 主要成分　桑寄生为寄生植物,寄生在别的树上,槲寄生、柿寄生也均作桑寄生使用。桑寄生主要含黄酮类槲皮素、萹蓄苷等成分。槲寄生主要含齐墩果酸和黄酮类等成分。

2. 主要药理作用

(1)降压、扩冠、抗凝作用:①桑寄生、槲寄生和柿寄生均有降压作用。桑寄生降压与所含萹蓄苷有关。②桑寄生尚有扩张冠状血管,改善心肌供血的作用。槲寄生所含之齐墩果酸与另一类似洋地黄的成分具有强心作用。③桑寄生能抑制血小板聚集,对抗血栓形成,起降低血脂的作用。

(2)桑寄生提取物能提高超氧化物歧化酶的活性,降低血清过氧化脂质的含量,因而具有抗衰老的作用。

(3)桑寄生、槲寄生有利尿作用。柿寄生有镇静作用。

(4)桑寄生有抗肠道病毒作用,如脊髓灰质炎病毒、ECHO 病毒、柯萨奇病毒等。

(5)桑寄生、槲寄生有抗癌作用,能抑制肿瘤转移。

3. 临床体会

(1)治疗风湿痛:桑寄生是治疗腰背酸痛的常用药,既能补肝肾,又能祛风湿。中医辨证为肾虚腰酸。这是腰肌劳损、腰椎增生的症状,以及慢性肾病引起的腰酸。独活寄生汤是治疗风湿病的名方,孙思邈用于治疗老人腰背酸痛,一般为腰肌劳损,退行性改变。独活寄生汤对于风湿性关节炎、类风湿关节炎、强直性脊柱炎、骨关节炎、坐骨神经痛、颈椎病均有一定的效果。但桑寄生基本上没有镇痛效果，祛风湿药力较弱，可作配伍药使用。

（2）关于治疗心血管疾病：桑寄生具有降压和扩冠、抗凝和降脂作用，以及抗氧化作用。对中老年人有高血压、冠心病、高血黏、高血脂者，可以经常服用。

（3）关于抗癌：曾有报道，桑寄生、槲寄生有增强免疫作用和抗癌作用，能抑制肿瘤转移，曾一度引起重视。现临床常用于治疗各种晚期肿瘤，可起到扶正抗癌的效果。

（4）桑寄生的常用剂量为 12~30g，水煎服。

4. 不良反应　桑寄生无毒，长期服用或大剂量服用没有不良不舒反应。

（十六）姜黄

1. 主要成分　姜黄主要含挥发油姜黄酮、姜黄素类、糖类等成分。

2. 主要药理作用

（1）利胆和保肝作用：姜黄煎剂和姜黄素能促进犬的胆囊收缩，增加胆汁分泌，胆盐、胆红素、胆固醇分泌量均增加，有利于胆结石的排出。姜黄煎剂还有增加食欲和保肝作用。

（2）抗炎和镇痛作用：姜黄传统分类在化瘀止痛药一类中。姜黄挥发油和姜黄素对大鼠、小鼠急性和亚急性炎症有显著的抗炎作用。姜黄煎剂有镇痛作用。

（3）降脂、降压和抗凝作用：姜黄醇提取液、姜黄挥发油和姜黄素都有明显的降低血清胆固醇、甘油三酯、β-脂蛋白的作用。姜黄醇提取液对麻醉犬有降低血压的作用。姜黄素有增加心肌营养性血流量的作用。姜黄挥发油和姜黄素可抑制血小板聚集，并有较强的抗凝作用。

（4）姜黄素尚有较强的抗氧化作用，抗突变、抗肿瘤作用，抗微生物作用，以及收缩子宫和终止妊娠作用。

3. 临床体会

（1）郁金、姜黄、莪术三药是同科同属植物，是块根和根茎的区别。临床体会三药的药性，姜黄最温，莪术温性次之，郁金性平。三药都有理气破血的功效，都能治疗气血瘀滞的腹胀腹痛之症。不同之处为郁金有凉血化瘀功效，能治心脑之症。姜黄尚有除风消肿功效，能治风寒湿痹之症。莪术尚有破瘀散结功效，治疗癥瘕积聚之症。临床使用，治疗瘀点瘀斑，郁金为好；治疗胁痛肩痛，姜黄为好；治疗瘀血腹块，莪术为好。

（2）关于风痹肩痛：古方五痹汤、姜黄散用姜黄治疗风寒湿手臂痛。引起肩臂痛的常见疾病有好几个，如颈椎病、肩周炎，以及许多风湿病，都有肩臂痛的症状。现已证实姜黄具有抗炎镇痛作用。对于类风湿关节炎疼痛，在复方中加入姜黄能增强解痛的效果，但单用效果不明显。

胆囊炎、胆石症、冠心病、心绞痛，都有放射性的肩臂痛的症状。古人所描述的肩臂痛，以上这些疾病可能都包括了，治疗这些疾病，姜黄也是有效的。

（3）关于利胆作用：现已证实姜黄和郁金都有利胆作用，由于肝胆湿热为多，疏肝解郁，清化湿热，临床用郁金为多。但是慢性肝胆疾病，临床辨证比较复杂，有时需温清同用，可考虑使用姜黄，或姜黄、郁金二药同用。

（4）使用养阴清热中药治疗免疫病常会引起滑肠便稀，加入姜黄后能使大便成形。

（5）姜黄的常用剂量为 12~30g，水煎服。

4. 不良反应　姜黄无毒。在常规剂量内水煎服没有不舒反应。长期服用或剂量过大、30g 以上可能会有内热上火的反应。

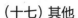

（十七）其他

1. 桑枝为传统的祛风湿药,具有较强的抗炎作用。为治疗各种关节炎的常用药,但临床药力较弱,镇痛效果不明显。常用剂量为 12~30g,长期服用没有不良不舒反应。桑枝、桑叶、桑椹为笔者治疗脱发的重要药物。

2. 白芷为传统的辛温解表药,具有解热、抗炎、镇痛作用。《本草纲目》记载能治疗"头面皮肤风痹燥痒""四肢麻痛,脚弱痿痹"等病症。白芷含多种香豆素成分,有较强的光敏性作用。因此,可用于治疗银屑病和银屑病关节炎,在复方中加入能增效。白芷在常规剂量内水煎服就可能有胃不舒反应;有光毒性,对光过敏者不宜使用。

3. 藁本为传统的辛温解表药,具有解热、抗炎、镇痛作用,可用于治疗关节炎疼痛。

4. 红藤有清热解毒、活血祛风功效,主治肠痈、乳痈和风湿痹痛等症。笔者用以治疗痛风急性发作,消除红肿热痛效果显著。常用剂量为 12~30g,剂量过大有胃不舒恶心反应。近有报道发现红藤可能含微量马兜铃酸,但尚待进一步证实。

5. 臭梧桐有祛风湿功效,具有镇静、镇痛和降压作用。臭梧桐药效一般,水煎服臭气不受患者欢迎,因此已淡出临床。

6. 寻骨风为传统的祛风湿药,药理有抗关节炎作用,含马兜铃酸,有肾毒性,已经淘汰出临床。

附：镇痛类中药

这类中药原来的分类比较复杂,中医传统一般并不分类在祛风湿药中。这些中药虽然不多,但涉及好几大类,包括理气、化瘀、软坚、解毒等。其机制主要是具有麻醉镇痛作用,部分中药还具有抗炎镇痛作用。内科加在复方中内服用于镇痛,其中许多中药常常是伤科外科外用膏药的原料。

（一）延胡索

1. 主要成分　延胡索主要含生物碱。延胡索含 10 多种生物碱,有紫堇碱(延胡索甲素)、dl- 四氢掌叶防己碱(延胡索乙素)、原阿片碱(延胡索丙素)等成分。

2. 主要药理作用

（1）镇痛、镇静作用:①止痛作用,延胡索总生物碱有显著的镇痛作用,其效力约为吗啡的 40%,其中以乙素最强,甲素次之,其他生物碱也有止痛作用。延胡索乙素有耐药现象,并与吗啡有交叉耐药现象。②镇静、安定、催眠作用,延胡索乙素对动物有明显的镇静、安定、催眠作用,并有耐药现象。其他生物碱也有此作用,但较弱。

（2）促进内分泌腺分泌:延胡索乙素能促进大鼠垂体分泌促肾上腺皮质激素,其作用部位可能在下丘脑;还能使甲状腺重量增加,能影响甲状腺功能;对小鼠动情周期有明显的抑制作用。

（3）延胡索具有抑制胃溃疡和抑制胃酸分泌作用。

（4）延胡索生物碱具有减慢心率的作用,抗心律失常和抑制心肌收缩力的作用。

3. 临床体会

（1）延胡索镇痛:延胡索既有活血功效,又有理气功效。《本草纲目》记载:延胡索专治一身上下诸痛。延胡索镇痛,临床医生都已知晓。延胡索生物碱有类似于吗啡的显著的镇痛作用,临床常用于治疗胃痛、肝区痛、头痛、腹痛、痛经、坐骨神经痛、肿瘤疼痛等。对神经痛效果较好,对平滑肌痉挛之疼痛效果较差。这符合药理作用,延胡索为中枢性镇痛药,而不是解痉止痛药。

(2)延胡索只有对急性疼痛镇痛效果较好,对于慢性疼痛,延胡索镇痛有明显的耐药性。对各种神经痛、头痛、肝区痛、肿瘤疼痛,开始时是有效的,服用时间稍长,效果就不明显了。

(3)延胡索不治疗风湿痹痛。在历代主要本草著作的中,有主治"暴腰痛"的记载。《本草纲目》15 个附方中,有治疗"冷气腰痛""肢体拘痛"的方剂,但没有治疗风湿痹痛的方剂。现药理报道,延胡索镇痛而不抗炎,与免疫功能关系不大。

(4)类风湿关节炎严重的疼痛,有的中医方剂中用了延胡索 30~60g,甚至更大,但减轻疼痛仅有很少几天时间,很快出现耐药性。对于类风湿关节炎患者的疼痛,寄希望于使用大剂量延胡索来减轻,是会失望的,对其他风湿病疼痛也是如此。

(5)延胡索的常用剂量为 12~30g,水煎服。

4. 不良反应　延胡索无毒,长期服用或大剂量服用没有明显不良反应。

(二) 马钱子

1. 主要成分　马钱子传统分类在软坚止痛药一类中,主要含番木鳖碱、马钱子碱等生物碱。

2. 主要药理作用

(1)对中枢神经作用:马钱子所含士的宁对整个中枢神经系统都有兴奋作用。①脊髓兴奋作用,脊髓对士的宁有高度敏感性,剂量稍大可出现强直性惊厥。②延髓兴奋作用,士的宁可提高血管运动中枢的兴奋性。士的宁具有兴奋迷走神经的作用,出现心率徐缓,也能使呼吸中枢兴奋性提高,呼吸加快加深。士的宁还可兴奋咳嗽中枢。③大脑兴奋作用,小剂量士的宁能加强大脑皮质的兴奋过程,促使处于抑制状态的患者苏醒。还能提高味觉、听觉、视觉、触觉等感觉器官的功能。

(2)对消化系统作用:士的宁具强烈苦味,可刺激味觉感受器,反射性增加胃液分泌,促进消化功能,提高食欲。实验提示,士的宁对胃肠平滑肌无兴奋作用。

(3)对呼吸系统作用:马钱子碱有明显的镇咳作用,其作用强度超过可待因。马钱子碱有明显的祛痰作用,强度与氯化铵无显著差别。平喘作用弱。当用药时间延长,能加强家兔抗组胺的作用。

(4)马钱子碱对感觉神经末梢具有麻痹作用。马钱子碱具有箭毒样的肌肉松弛作用。

(5)马钱子尚有抗癌作用与抗菌作用。马钱子在高浓度时能抑制人的淋巴细胞有丝分裂,低浓度时能促进人的淋巴细胞有丝分裂。

3. 临床体会

(1)马钱子炮制和使用:生马钱子非常坚硬,很难碎裂,其毛紧贴,不容易去除。其炮制的方法有油炸法,沙炒法,机制法等。

(2)关于治疗关节痛:1960 年左右,笔者曾开设关节炎专科,以类风湿关节炎为重点。研制了单味制马钱子末,名风痛散,后由中药厂加工为片剂,名风痛片,治疗类风湿关节炎和各种关节痛疾病。20 多年中全院医生用其治疗了上万的病例,曾进行了多次总结,具有较好的镇痛效果。在上海一家科研机构的协作下,除去生物碱,名风痛去碱片,进行临床观察,发现镇痛效果明显降低,说明马钱子的镇痛作用与生物碱有关。

近 10 多年中,将生马钱子在复方中煎煮,饮汤,治疗疼痛较重的类风湿关节炎,也有较好的镇痛效果。药末和药汤均有镇痛效果,说明煎煮后有部分成分能溶解于水。

(3)关于治疗肿瘤:马钱子《本草纲目》上有"消痞块"的记载,说明治疗肿瘤是传统的。临床上与生南星、生半夏同用,为一组中草药的联合化疗,虽然比较弱,但是有效的。在抗癌的同时还可改善症状。

(4)马钱子的常用剂量为1~3g,水煎服。制马钱子研末吞服为0.3~0.9g。

4. **不良反应** 马钱子应严格控制剂量,初次剂量宜小,粉剂吞服不超过0.3g,每晚临睡前服1次。剂量逐渐递增,每次递增0.3g,大部分患者0.9g为较适合的治疗剂量。可能有耐药情况,最大不超过1.5g。生马钱子水煎服一般用3g,多次使用后加量最大不超过6g。

剂量稍大,不论末剂和汤剂,都可能偶有抽搐反应。剂量过大,会有较重较多的抽搐反应。本院上万的病例,在严格控制剂量的情况下,无一例出现严重的中毒,也无一例发生死亡。长期服用3~5年者,曾做肝肾功能和心电图检查,全部在正常范围,无一例有异常情况。偶有抽搐反应者,饮用冷开水后即自行缓解,抽搐增多者可应用镇静剂。

对年老体弱,全身情况很差者还宜谨慎使用。曾有中医报道1次剂量过大造成中毒而即刻死亡的病例。

(三)木鳖子

1. **主要成分** 木鳖子又名土木鳖、方八,为葫芦科植物,传统分类在软坚止痛药中。木鳖子含甾醇、皂苷、齐墩果酸、木鳖子酸、海藻糖、多量油等成分。

2. **主要药理作用** 木鳖子皂苷有抗炎作用及降压和溶血作用。

3. **临床体会**

(1)治疗关节炎:木鳖子治疗类风湿关节炎、强直性脊柱炎等顽固的关节炎,但其镇痛效果不及番木鳖。在中医伤科、外科的许多膏药处方中都有木鳖子,可能起到增强抗炎镇痛的效果。

(2)治疗各种肿瘤:乳房肿块,甲状腺肿大;食管癌、胃癌、肠癌、胰腺癌、肝癌、骨肿瘤等,都可以使用木鳖子,也可与半夏、南星同用。

(3)木鳖子的常用剂量为1~3g,水煎服。制木鳖子研末吞服,为0.3~0.6g,不宜更大剂量。

4. **不良反应** 木鳖子是否有毒,古代是有不同认识的。《开宝本草》认为无毒;《本草纲目》认为有小毒;《本草正》认为有大毒。笔者临床最大剂量为3~9g,水煎服,治疗肿瘤和类风湿关节炎并没有发现明显的毒副反应。至于有的中草药书上认为有大毒,狗食一颗立即抽搐而死,这是将土木鳖与番木鳖混淆了,还是李时珍有小毒的认识较为正确。

(四)高良姜

1. **主要成分** 高良姜主要含挥发油桉油精与黄酮类槲皮素等成分。其辛辣成分为姜酚、二烯丙基庚酸。大高良姜含胡椒酚类衍生物。日本高良姜含倍半萜类。

2. **主要药理作用**

(1)抗炎镇痛作用:①抗炎作用,高良姜水提物小鼠灌服能抑制耳郭肿胀,足跖肿胀,毛细血管通透性的增高;②镇痛作用,高良姜水提物小鼠灌服能抑制扭体反应,延长对热痛刺激的反应。其抗炎镇痛作用可能与抑制前列腺素合成及释放有关。

(2)对消化系统作用:①调节胃功能,高良姜水煎剂能强烈抑制胃肠推进运动,但又可促进胃排空;②调节肠功能,高良姜水煎剂既有组胺样兴奋肠管的作用,又含抑制组胺所致肠收缩的物质,表现有类似阿托品样的作用;③抗胃溃疡作用,高良姜水提物能明显对抗应激性溃疡;④高良姜浸出液具有促进胃液分泌作用;⑤抗腹泻作用,高良姜水提物对番泻叶引起的腹泻有明显的对抗作用;⑥利胆作用:高良姜水提物有明显的利胆作用。

(3)对循环系统作用:①高良姜具有促进微循环作用,对心绞痛有快速的镇痛作用;对血管的扩张作用比川芎更为明显;②高良姜水提物具有抗凝血,抗血小板聚集,抑制血栓形成的作用;③高良姜水提物对心肌具有保护作用;④高良姜能明显降低血清和肝内甘油三酯的含量。

(4)高良姜尚具有提高耐缺氧能力的作用,抗肿瘤作用,抗菌、抗真菌作用。

3. **临床体会**

(1)治疗关节炎:高良姜具有抗炎镇痛作用,对于肠病性关节炎、类风湿关节炎、银屑病关节炎、强直性脊柱炎、肩周炎、颈椎病等风湿病疼痛,在复方中加入高良姜镇痛能增效。

(2)治疗慢性肠炎:慢性结肠炎,大便次多稀薄,或者服用苦寒、甘寒中药而滑肠的患者,为了使大便成形和次数减少,健脾理气是不够的,需用温凉反佐的方法。传统有黄连与干姜或炮姜同用,其效果比单纯的健脾理气要好。黄芩与良姜同用对腹痛腹泻能增效,黄芩与良姜反佐,具有抗腹泻和协助抑制渗出的作用,而能使大便成形。服用生地等中药滑肠,在复方中加入炮姜或高良姜能使大便成形。

(3)黄芩、高良姜同用为辛开苦泄的另一模式:高良姜是胃痛腹痛的常用药。药理具有抑制溃疡,抑制胃运动,降低胃张力,减少收缩幅度,抑制胃酸分泌的作用。这对于治疗慢性胃炎、胆汁反流性胃炎和溃疡病之胃痛、腹痛,有很好的疗效。

左金丸,黄连、吴茱萸,辛开苦泄,这称为寒热反佐。但在已经用了黄连、吴茱萸,胃痛并不减轻时,用药必须升级。高良姜解痉止痛的作用对胃寒型者强于吴茱萸。这时吴茱萸、高良姜同用,解痉止痛能增效。由于高良姜过于辛热,可与黄芩同用,也能起到辛开苦泄的效果。其剂量的比例也应是 1:(3~6),即良姜 3~9g,黄芩 15~30g。有的还需加用望江南或蒲公英,使寒热平衡。免疫病同时患有慢性胃病的很多,尤其服用类固醇激素的患者,更容易胃痛,必须同时治胃,在中药复方中加入吴茱萸、高良姜、黄连、黄芩是常有的。

(4)高良姜的常用剂量为 6~12g,水煎服。

4. **不良反应** 高良姜无毒,长期服用没有不良反应。可能有胃热内火的不舒感觉。

(五)丁香

1. **主要成分** 丁香主要含挥发油丁香油,其中主要为丁香油酚、乙酰丁香酚,以及水杨酸甲酯、桉叶油素等成分。

2. **主要药理作用**

(1)镇痛、麻醉、解热、抗炎作用:①镇痛作用,小鼠灌服丁香水煎剂具有镇痛作用。②麻醉作用,丁香酚可抑制大鼠迷走神经 A、B、C 纤维的复合动作电位,这可能是丁香止痛的机制之一。兔静脉注射丁香酚虽可产生麻醉作用和抗惊厥作用,但能抑制呼吸和降低血压。因此,临床上丁香酚只作局部麻醉使用,而不作全身麻醉使用。③解热作用,兔口服丁香酚有解热作用,并强于乙酰氨基酚。④抗炎作用,小鼠灌服丁香水提物有抑制肿胀和毛细血管通透性增高作用。丁香酚镇痛、解热、抗炎的机制可能与抗氧化,清除自由基,抑制环氧合酶和脂氧化酶的活性有关。

(2)对消化系统的作用:①抗胃溃疡作用,丁香可抑制大鼠实验性胃溃疡形成。丁香酚可能是抗溃疡的活性成分。②健胃作用,丁香可缓解腹部胀气,增强消化能力,减轻恶心呕吐。③丁香水煎剂具有抑制肠管兴奋作用。④丁香水提物和丁香酚能拮抗番泻叶引起的大肠性腹泻与肠腔积液,具有抗腹泻作用。

(3)抑制平滑肌作用:丁香油、丁香酚、乙酰丁香酚和丁香酚水溶液均能抑制血管平滑肌、肠平滑肌、豚鼠气管平滑肌、离体子宫平滑肌的收缩。

(4)丁香酚和乙酰丁香酚具有抗血小板聚集、抗凝血、抗血栓形成作用。

(5)抗菌作用:①丁香油和丁香酚有广谱的抗菌作用。②丁香中的鞣花单宁有抗单纯疱疹病毒作用。③丁香水煎剂或乙醇浸出液有广谱的拮抗或杀死真菌作用。④丁香油、丁香酚和乙酰丁香酚对阴道毛滴虫具有很强的杀死作用。

(6)其他:①丁香水提物能增强胰岛素活性。②丁香中的鞣花单宁能降低血液中的尿素浓度。③丁香酚为一种睾酮 -5α- 还原酶抑制剂,可用于防治脱发。

3. 临床体会

(1)关于镇痛:古方丁桂散,丁香与肉桂同用,可内服,可外敷,治疗寒湿腰痛,劳损腰痛,久伤腰痛,腰膝酸冷;外敷足底涌泉穴治疗坐骨神经痛,都有较好的效果。丁香是麻醉止痛比较好的中药。丁香的镇痛作用,以及抗凝抗栓作用,从传统理论理解,就应当还有活血化瘀功效,但在《本草纲目》等本草著作中都没有记载。

(2)关于治疗呃逆和胃不舒:丁香传统治疗呃逆。受冷刺激引起的膈肌痉挛而呃逆,大多是功能性的。丁香煮沸或沸水泡服,温中暖胃,大多有效。食管癌放疗后而呃逆也是功能性的,其轻症丁香、柿蒂等药是有效的。丁香对患有慢性胃炎、溃疡病,胃不舒、胃痛、食欲不香、闷胀、恶心、泛泛欲吐等症状,也有一定的效果,常与白豆蔻等同用。

对于有些有恶心反应的中药,如山豆根等,由于治疗需要又必须使用,在复方中应加入保护胃肠功能的中药,如二陈汤、藿香正气散,丁香也是一味效果较好的中药。

(3)丁香温肾何意?《本草纲目》记载:丁香疗肾气、奔豚气、阴痛、腹痛,壮阳,暖腰膝。这些应是温肾的功效。丁香具有抗氧化、清除自由基及防治脱发的作用,这方面的作用在当代抗衰老和抗脱发方面可以利用。狼疮性脱发能够自愈。丁香水外搽头皮,可能有助于加速长发。

(4)丁香的常用剂量为 1~6g,水煎服。

4. 不良反应　丁香无毒,长期服用没有明显不良反应。曾有报道丁香油、丁香酚局部使用,偶有个别发生过敏反应的情况。

(六) 花椒

1. 主要成分　花椒主要含挥发油牻牛儿醇、柠檬烯、花椒油素等成分。

2. 主要药理作用

(1)增强免疫和抗炎镇痛作用:①增强免疫作用,花椒可增强中性粒细胞的杀菌力,并能增强巨噬细胞的吞噬功能,提高 E- 花环形成率。②抗炎作用,花椒水提物小鼠灌服能抑制耳郭和足跖肿胀,抑制毛细血管通透性的增高。③镇痛作用,花椒水提物小鼠灌服能抑制扭体反应,延长对热痛刺激的反应。花椒的辣味成分具有很强的持续性镇痛作用。④局麻作用,花椒水浸液、挥发油能阻断蟾蜍离体坐骨神经冲动,降低兴奋性。有近似普鲁卡因的局麻作用。

(2)抑制平滑肌运动和抗胃溃疡、平喘作用:①花椒及其挥发油、牻牛儿醇均具有明显的抑制胃肠运动,对胃肠平滑肌具有解痉止痛的作用。②花椒油对气管平滑肌具有很强的解挛作用,强于氨茶碱,因而具有平喘效果。花椒油平喘作用还与抑制肺肥大细胞产生过敏介质 SRS-A 的释放有关。③花椒及其挥发油对子宫平滑肌痉挛具有很强的解痉作用。④花椒水提物对胃溃疡模型具有对抗溃疡的作用。

(3)花椒尚有降压作用,抗肝损作用,抗菌抗真菌作用,驱虫作用。

3. 临床体会

(1)治疗关节痛:花椒、辣椒治疗关节炎,包括类风湿关节炎、骨关节炎、肩周炎,这在民间早有应用。水煎、浸酒、外敷等多种使用方法,都有抗炎镇痛的效果。花椒治痛,推广较难。外敷局部皮肤容易过敏;浸酒又辣又醇,许多患者难以接受;放在复方中水煎服,容易上火,对寒湿型患者可用,但不及制川乌、关白附。

(2)治疗脘腹冷痛:花椒麻辣,西部地区民间作调味品以驱寒气和开胃增食。对于脾胃虚寒或服用寒药滑肠,大便泡沫状,腹冷腹痛者,在复方中,加入花椒、炮姜等温中散寒的热药,能明显改善腹痛、腹泻症状。有另外一种情况,慢性胃炎有时有胃冷而痛的感觉,用热药后反而不舒,疼痛加重。这种情况应该用辛开苦泄的方法治疗,即用热药来反佐寒药,决不可单用温中的方法。花椒应与清热药同用。

(3)关于治疗哮喘:煎药中可用花椒或椒目,用以温化痰饮,止咳平喘。有用椒目油丸治疗支气管哮喘和哮喘性支气管炎大量病例,有非常好的平喘效果,但疗效持续时间比较短,其化去泡沫状痰的效果也比较好。椒目油丸的成分是花椒油,具有缓解支气管痉挛和抗过敏作用。对老年慢性支气管炎、间质性肺炎、肺气肿、慢性肺心病和哮喘、咳嗽、气喘、痰多,有较好的疗效。除少数患者有头晕、恶心、热感外,没有明显的副反应。

(4)花椒的常用剂量为 2~6g,水煎服。研末入丸散吞服,浸酒服,外敷。

4. 不良反应 花椒在常规剂量内水煎服即可能有不舒反应。对非胃寒型者,可能会加重内热和胃痛。花椒所含之牻牛儿醇单体,剂量大时间长有可能会发生喘促、呼吸困难、麻痹而死亡。

(七) 其他

具有镇痛作用的中药尚有香薷、鸡屎藤、夏天无。

五、降温退热的中药

风湿病免疫病发热中医的效果是比较好的。本类中药的降温退热机制主要是抑制体温中枢,部分中药还具有发汗退热和抗炎作用。即使对于感染性发热,与抗生素同用,也能增强退热的效果。

(一) 生石膏

1. 主要成分 石膏主要含硫酸钙结晶和微量元素类等成分。

2. 主要药理作用

(1)退热作用:生石膏能抑制体温中枢,而具有显著的退热作用。生石膏的退热作用强、效果快,但不持久。知母退热作用弱、效果慢,但较持久。石膏与知母同用,两药能产生协同作用,起到退热快、作用强而持久的效果。生石膏可抑制汗腺分泌,故退热而不发汗。

(2)抗炎、解渴作用:生石膏内服经胃酸作用,可部分转变为可溶性钙盐,能减少血管通透性,具有消炎作用。生石膏煎液能明显减少脱水大鼠的饮水量,表明生石膏具有明显的解渴生津作用。

(3)降糖作用：白虎加人参汤有明显的降糖作用，人参和知母单用时均有降糖作用，加入生石膏后降糖作用能明显增强。生石膏在复方中起着促进作用。

(4)补钙作用、镇痉作用：生石膏为硫酸钙的结晶，在煎煮过程中，分解为硫酸根离子和钙离子。钙离子与其他中药的有机酸结合成为有机钙，容易吸收，在体内分布合理，成为最佳的钙剂。生石膏肠吸收后，增加了血钙浓度，具有中枢镇静作用和镇痉作用，并可抑制神经应激能，降低骨骼肌的兴奋性，缓解肌肉的痉挛。

(5)硫酸多糖化作用：生石膏与地黄、麦冬等含多糖的中药同用，在煎煮过程中，生石膏的硫酸根离子与多糖结合为硫酸多糖。这称为多糖硫酸化，能明显加强多糖的免疫调节作用。

(6)生石膏尚具有增强肺泡巨噬细胞吞噬活性的作用，促进凝血作用，利尿作用，利胆作用，调节子宫功能作用等。

3. 临床体会

(1)生石膏是最佳的降温退热药：生石膏治疗各种发热都有疗效。临床上用生石膏复方汤剂，笔者曾经退下免疫病的发热高热，有系统性红斑狼疮、系统性硬皮病、成人斯蒂尔病、白塞综合征、结节病、药疹性发热等。其他如病毒、肿瘤、烧伤、中暑等发热，亦有较好的退热效果。生石膏是中枢性退热，不发汗。生石膏的退热有时能一次性退下，有的每天减低1~2℃，3~5天后能使热度退净。有的比较顽固的发热，生石膏宜用至60~120g，分4次服用。生石膏只是退热，对于疾病本身有些还需综合性治疗。

(2)生石膏退热在于合理配伍：有些疾病只需单纯退热，生石膏不是必须与知母同用，如成人斯蒂尔病，中医辨证为气分热盛证，可与青蒿、金银花等配伍。红斑狼疮高热，辨证为气营两燔证，与生地、金银花、寒水石等同用。干燥综合征并发急性腮腺炎发热，生石膏可与板蓝根、大青叶等同用。儿童风湿病和类风湿关节炎高热，生石膏与羌活、黄芩、金银花等同用。白塞综合征发热，生石膏与土茯苓、黄连、黄芩等同用。类风湿关节炎继发肺支气管感染，生石膏与麻黄、黄芩、鱼腥草等同用。红斑狼疮继发单纯性胰腺炎高热，生石膏可与柴胡、黄芩、黄连、大黄等同用。药疹高热可与生地、黄芩、白鲜皮等同用。生石膏是清热退热药，清热而不解毒。对于免疫病继发感染发热，在用抗生素的同时，服用生石膏中药，能提高抗菌和退热的疗效。

(3)虚热内热也能使用生石膏：不要认为生石膏仅是高热、实火时使用的，临床上对高热、低热、内热，实火、虚火都能使用，只是配伍不同。景岳玉女煎，就是熟地与生石膏同用治疗肾阴虚损，虚热低热的。红斑狼疮之长期低热或内热，笔者之红斑汤，即生石膏与生地、黄芩等同用，能将许多自身免疫病的发热内清而退。生石膏还可治疗牙龈肿痛、咽痛、口干、口臭等内热症。

(4)生石膏是生津药：生石膏传统治疗口大渴的症状。现已证实生石膏有促进唾液分泌的作用。生石膏是治疗干燥综合征、红斑狼疮口干的主要中药。

(5)生石膏是很好的补钙药：生石膏的钙离子在高温煮沸状态下，与其他中药的有机酸结合成为有机钙盐，能被很好地吸收，提高了血钙浓度，因而能保护骨质。对于长期服用激素的自身免疫病，在复方中加入生石膏，长期服用，能够减轻减缓骨质疏松、骨坏死并发症的进展。我们在治疗红斑狼疮时，泼尼松与红斑汤同用，方中常有生地、石膏、续断等，不但使阴虚内热的病情得到改善，而且临床观察到骨坏死的患者比较少。这可能与石膏的补钙，续断的保护骨质有关。

(6) 生石膏的常用剂量为 30~90g，水煎服。笔者经验，生石膏的剂量，对于内热为 30g，低热为 60g，高热为 90~120g。《伤寒论》对于壮热生石膏的剂量为一斤，打个对折尚有半斤，可能为 250g。

4. 不良反应　生石膏无毒，长期服用或大剂量服用没有明显不良不舒反应。在低热、内热清退后，继续服用生石膏，会有食欲减退、恶心、大便稀薄，体温低下、非常怕冷，月经愆期等不舒反应，停用后不舒症状会自行消除，如用中药调理能加快恢复。

(二) 知母

1. 主要成分　知母主要含知母皂苷类和多糖类之知母聚糖，黄酮类之芒果苷等成分。

2. 主要药理作用

(1) 解热作用：知母有较弱的解热作用，能增强生石膏的退热效果，其有效成分为芒果苷。

(2) 对阴虚模型的影响：知母水煎液和菝葜皂苷元能调节阴虚动物模型向正常转化。菝葜皂苷元能使甲亢症状改善，并使大便干结、小便短黄等类似阴虚内热症状改善。

(3) 对皮质激素的影响：家兔灌服地塞米松的同时，服用单味或复方知母、生地、甘草，都可使血浆皮质酮含量明显上升，尤以知母和知母总皂苷作用为强。

(4) 对交感神经系统影响：知母和知柏复方能抑制大鼠交感神经 - 肾上腺系统，令心率减慢、肾上腺重量减轻，使血清、肾上腺内和脑内多巴胺 -β- 羟化酶（DβH）的活性降低，从而临床出现与寒证相似的表现。

(5) 降糖作用：知母对家兔糖尿病有降糖作用。在白虎汤中能使整方降糖作用增强。

(6) 异芒果苷有抗单纯疱疹病毒的作用，抗炎作用，利胆作用。异芒果苷有明显的镇咳、祛痰作用，强心、利尿作用，明显的镇静作用，抗溃疡作用，显著抑制血小板聚集的作用。

3. 临床体会

(1) 知母清热是配伍药：知母对高热、低热，实热、虚热，以及阴虚内热等各种发热性疾病，都能治疗。知母既有滋阴清热功效，又有清热解毒功效，是介于石膏、黄柏、生地之间的药。古人常将知母与这三药同用，并且都是作为配伍药，以加强这三药的功效——清热生津，清热解毒，清热滋阴。

(2) 治疗历节起协助功效：知母治疗历节是经典的。知母在经方桂枝芍药知母汤中，一是协助主药，以加强消炎作用；二是知母性寒，可对桂枝、附子等热性药起平衡的作用。

(3) 关于皮质激素减量：知母药理上没有直接增强肾上腺皮质分泌激素的作用。知母能促进地黄、龟甲等补肾药对肾上腺皮质的分泌作用。长期服用皮质激素的免疫性疾病患者，知母与生地、熟地、龟甲等滋阴药同用或与淫羊藿、鹿角片、附子等温阳药同用，对增强肾上腺皮质功能和激素减量是一味常用药，协助补肾药促进肾上腺皮质功能以增效。

(4) 知母的常用剂量为 9~12g，水煎服。作为配伍药，一般不宜大剂量使用。

4. 不良反应　知母无毒，长期服用没有明显不良反应。知母剂量过大，对消化系统正常的人影响不明显，对已经有胃痛和容易便溏的患者，知母会令症状加重，产生恶心、滑肠便稀反应。

(三) 薏苡仁

1. 主要成分　薏苡仁主要含三大营养素类和酯类薏苡素、薏苡酯、薏苡内酯等成分。

2. 主要药理作用

(1)解热镇静镇痛作用与抗利尿作用：①薏苡素对发热有较好的解热作用；②薏苡素有较弱的中枢抑制作用，对大鼠有镇静作用；③薏苡素对大鼠有镇痛作用，强度与氨基比林相似；④薏苡仁油有抗利尿作用。

(2)降低肌肉收缩的作用：薏苡仁油的饱和脂肪酸能阻止或降低横纹肌的收缩作用，能减少肌肉的挛缩，并缩短疲劳曲线。其作用点不在神经，而在肌肉部位。

(3)免疫增强作用：①薏苡仁酯灌服，能使巨噬细胞产生并分泌IL-1，并对腹腔IL-1有明显的增强作用；②薏苡仁酯对健康人血液单核细胞产生抗体的能力具有显著的增强作用。

(4)薏苡仁油具有扩张肺血管作用，抑制胰蛋白酶作用。薏苡仁油和薏苡素具有降糖作用；薏苡仁和薏苡仁酯具有抗癌作用。薏苡仁提取物具有诱发排卵作用等。

3. 临床体会

(1)关于治疗各种发热：经方白虎汤对发热确有很好的疗效。粳米并不退热，不知什么时候起用薏苡仁替代了粳米。药理证实薏苡仁对发热有较好的解热作用，退热作用虽然不如石膏、知母强，但在复方中能起到退热的协同增强效果。现临床对于各种发热，尤其是免疫病发热，在使用皮质激素治疗之前，用中药观察者，以白虎汤为主加减，薏苡仁可作为佐药，以加强生石膏的退热效果。对病毒、癌症、中暑、烧伤等非细菌感染性发热，薏苡仁也是常用药。

(2)关于化湿治疗关节肌肉酸痛：《神农本草经》和《金匮要略》记载，薏苡仁主要治疗风湿痹痛。现临床对于各种关节炎湿热，薏苡仁是常用药。有弱的镇痛作用，可加强主药的效果，并可减轻某些祛风湿药的胃不舒反应。由于对肌肉有松弛作用，可以治疗肌肉劳损，多肌炎引起的酸痛，以及多发性硬化症的肌肉绷紧感。

(3)薏苡仁利水不利尿：薏苡仁中药书上列在利水化湿药中，临床和药理都没有利尿作用，药理反而有抗利尿作用。这如何理解？中医利水、化湿和利尿是有内在联系而又有区别的。薏苡仁有健脾利水化湿功效，以及祛风湿、清湿热、化痰湿功效，这些都不是利尿功效。

薏苡仁化湿化饮、利水消肿的机制为消除炎症，改善血管通透性，使中焦积液重吸收；也可能是薏苡仁含丰富的营养成分，改善了体内蛋白质的吸收和合成，纠正了轻症低蛋白血症，从而使积液重吸收。

(4)薏苡仁的常用剂量为12~30g，水煎服。

4. 不良反应
薏苡仁无毒，长期服用或大剂量服用或长期煮粥食都没有不良不舒反应。

(四) 羚羊角

1. 主要成分
羚羊角主要含角蛋白，以及磷酸钙、胆固醇、多种微量元素等成分。

2. 主要药理作用

(1)解热作用：羚羊角有强的抑制体温中枢的降温作用。以三联菌苗发热的家兔，灌服羚羊角水煎剂4g/kg，2小时后体温开始下降，6小时后体温恢复正常。

(2)镇静、镇痛、抗惊厥作用：①羚羊角有明显的镇静作用。羚羊角与巴比妥钠有协同作用，水煎液能延长小鼠的睡眠时间。②羚羊角有显著的镇痛作用。羚羊角水提液能显著提高小鼠的痛阈。③羚羊角有抗惊厥、抗电休克作用。

(3)降压作用：羚羊角醇提液静脉注射或使麻醉狗、猫血压分别降低20%和40%，羚羊角水提液 1g/kg 静脉注射,或使麻醉大鼠血压明显下降,30 分钟时,血压仍低于给药前水平。

3. 临床体会

(1)关于治疗发热:羚羊角传统治疗发热,并以高热为主。古方中治疗壮热的方剂都是以石膏和犀角为君药,羚羊角的名方极少。清代叶天士、吴鞠通等温病学派对温病发热非常重视犀角,尚没有重视羚羊角的退热效果,而只重视其平肝息风的功效。现犀角已禁用,才重视羚羊角和紫雪散。笔者羚羊角临床常用于治疗红斑狼疮、硬皮病、成人斯蒂尔病及各种其他疾病引起的高热,常在生石膏、生地、青蒿等为主的复方中,加用羚羊角粉吞服,有很好的退热效果。

(2)关于治疗高血压:羚羊角传统以平肝息风功效为主。现羚羊角治疗高血压,头晕、头痛、烦躁,辨证为肝阳上亢、肝火上炎为最适宜,能改善症状,降低血压。羚羊角宜用在出现危象及改善肝阳、肝火症状时,短时服用为好。对于更年期综合征、神经官能症等有头晕、头痛、烦躁等症状的疾病,羚羊角也有很好的效果。羚羊角经常服用会耐药,药效会逐渐降低。高血压患者需长期治疗,应选择更适合的降压药,而不是依赖羚羊角。

(3)羚羊角的常用剂量为 0.3~0.6g,吞服,不入煎剂。

4. 不良反应 羚羊角无毒。没有不良不舒反应。经常服用会使人体温降低而怕冷和食欲减退。羚羊角药源非常稀少,有药物专家提出用山羊角替代,但山羊角的疗效远不及羚羊角。

(五) 寒水石

1. 主要成分 现代寒水石药材北方多为红石膏,南方多为方解石。寒水石主要含硫酸钙结晶。红石膏即石膏之带少量铁而呈淡红色者。方解石主要含碳酸钙结晶及少量杂质,有铁、镁、锰、锌等。

2. 临床体会

(1)寒水石治疗发热是传统的。笔者临床用寒水石与生石膏、滑石、生地等配伍,组成三石退热汤,治疗免疫病高热及各种疾病之发热持续不退者,寒水石能增强生石膏的退热效果。

(2)寒水石的常用剂量为 15~30g,水煎服。

3. 不良反应 寒水石无毒,长期使用没有不良反应。大剂量水煎服能滑肠,令大便稀薄。

(六) 柴胡

1. 主要成分 柴胡主要含柴胡皂苷类、黄酮类、挥发油类等成分。

2. 主要药理作用

(1)解热与抗炎作用:①柴胡有显著的中枢性解热降温作用,与所含的皂苷和挥发油有关;②北柴胡皂苷和挥发油、柴胡粗皂苷等成分,对小鼠实验性炎症、肿胀有明显的抑制作用。

(2)镇静镇痛与抗癫痫作用:①柴胡粗皂苷、皂苷元 A 具有明显的镇静作用,并能延长小鼠睡眠时间;②柴胡粗皂苷、皂苷元 A 对小鼠实验性疼痛具有明显的镇痛作用;③小柴胡汤有抗癫痫作用,具有抑制癫痫发作的作用。

(3)保肝利胆作用:柴胡制剂对动物实验性肝损伤有显著的抗肝损作用,能减轻肝细胞变性、坏死,使血清转氨酶活力显著下降;并能抑制纤维增生,促进纤维吸收,减少肝硬化的发生。柴胡黄酮能使狗的总胆汁排出量与胆盐成分增加。

(4)对胃肠的调节作用：柴胡粗皂苷有明显抑制胃液分泌的作用，胃蛋白酶活性降低，溃疡系数减少。如果将剂量由10mg/kg提高到50~100mg/kg,则出现溃疡恶化倾向，这可能是皂苷刺激胃黏膜引起的。柴胡皂苷浓度小剂量时能兴奋离体肠管，提高肠肌的张力；浓度加大时具有增强乙酰胆碱而引起肠管收缩作用。柴胡提取物对胰蛋白酶有明显的抑制作用。

(5)增强免疫功能：柴胡对T淋巴细胞、B淋巴细胞均有增强作用。①柴胡提取物和柴胡多糖具有免疫增强作用；②北柴胡能明显促进小鼠二次免疫后绵羊红细胞抗体形成；③柴胡多糖对ConA和PHA引起的小鼠淋巴增生具有显著增强作用；④柴胡能增强库普弗细胞和单核巨噬细胞的吞噬作用，小柴胡汤体外有激活巨噬细胞诱生IL-1的作用。

(6)其他：①柴胡皂苷和皂苷元有降低血清胆固醇和甘油三酯的作用；②柴胡粗皂苷能明显抑制血小板的聚集，有明显的抗凝作用；③柴胡皂苷对肾脏病变有保护作用，小剂量能抑制利尿，大剂量能促进利尿，柴胡粗皂苷还有降压作用；④柴胡皂苷能明显增加大鼠肝内蛋白质的合成，三岛柴胡能明显升高大鼠的血糖，肝糖原量也能明显上升；⑤柴胡对细菌、病毒、疟原虫有一定的抑制作用，柴胡皂苷还有抗癌作用。

3. 临床体会

(1)关于清热降温：柴胡有两大功效——清热降温和疏泄肝气。柴胡传统治疗发热，对于表热、里热、实热、虚热，各种发热都有效果，而不仅仅是表证发热。柴胡对病毒感染的发热效果最好，对免疫病发热、肿瘤发热也有效果。对于成人斯蒂尔病、红斑狼疮等免疫病的发热，使用柴胡会感到病重药轻，远不及生石膏的效果好。由于柴胡不宜大剂量使用，对高热还需与生石膏、知母、青蒿等同用。现退热临床都用柴胡注射液。

(2)关于疏泄肝气：柴胡的第二大功效是疏泄肝气。中医主张气血湿热不能郁结，需及时疏通，从二便中排泄。柴胡是疏泄肝气和郁热的最佳药物。与肝气郁结需要疏泄有关的病症有如下一些：

①肝胆疾病，有两胁胀痛的症状，柴胡是必用之药。这与柴胡具有保肝降酶和利胆作用有关。②胁痛、乳房胀痛、少腹胀痛、阴部疾病、眼病等，中医所谓的肝气经络病证。这与柴胡具有消炎镇痛的作用有关。③中医理论女子以肝为先天，女子不论是补益还是调经，都需要疏肝，柴胡是最常用的药。④内热与手足清冷：妇女在冬天有这样一种情况，一方面手足是清冷的，另一方面内火又很大，用了凉性的中药会更冷，用了热性的中药会上火。中医认为这是阴阳失调，阳气内郁，不达四肢，是要用疏泄方法治疗的，将阳气引入四肢，以达到内不热、外不寒、阴平阳秘、阴阳平和的状态。⑤免疫病雷诺现象与此有类似的情况，既有虚热内郁，又有手足清冷。这是由内有阴虚、外有瘀滞所引起的，阳气内郁，不达四肢，治疗需养阴与化瘀。这虽不是柴胡的适应证，但柴胡可作引经药使用。

(3)关于保肝降酶：柴胡是疏肝的代表药。柴胡疏肝包括理气、解郁、清热、利胆等功效。肝炎、胆囊炎、胰腺炎及免疫性肝病，中医属胁痛、胃脘痛和黄疸范畴。柴胡有保肝降酶和利胆作用，普遍用于肝、胆、胰腺疾病，是这些疾病的主药，也是免疫性肝病的主药。单用是有效的，复方能增效。

(4)柴胡的常用剂量为6~12g,水煎服。

4. 不良反应　柴胡无毒，长期服用没有不良反应，大剂量使用有胃不适反应。

（七）淡竹叶

1. 主要成分　淡竹叶主要含三萜化合物芦竹素,以及有机酸、氨基酸、多糖和酚性等成分。

2. 主要药理作用

(1)解热作用:淡竹叶 1~20g/kg 大鼠口服对人工发热有退热作用。

(2)淡竹叶多糖有增强免疫作用。

(3)淡竹叶还有增高血糖作用、弱的利尿作用等。

3. 临床体会

(1)竹叶有降低发热的效果,对于风湿病免疫病内热、低热以及感染发热,都可使用,但药力较弱。在复方中可增强生石膏的退热效果。

(2)竹叶传统有生津功效,如竹叶石膏汤,淡竹叶、鲜竹叶泡茶有改善口干的效果,但较弱,放入中药复方中治疗口干可增效。

(3)各种新鲜竹叶都可以制作药膳。

(4)淡竹叶的常用剂量为 12~30g,水煎服。鲜竹叶中药房无货,需临时采用,一把,煎汤或冲泡。

4. 不良反应　淡竹叶、鲜竹叶无毒,长期服用没有不良不舒反应。

（八）其他

具有抑制体温中枢,降温退热作用的中药还有:生地、玄参、石斛、菊花、青蒿、薄荷、地骨皮、白鲜皮、黄芩、黄连、升麻、葛根、羌活、防风、秦艽、杨柳枝、西河柳、石菖蒲、细辛、桂枝、鸭跖草、葎草。

六、抑制渗出与消肿的中药

中药消除肿胀有六条途径,第一种为抗栓塞,抑制血管通透性,抑制渗出而消肿,如活血化瘀药,郁金、赤芍、丹皮、川芎、莪术、徐长卿等。这些在免疫抑制药一节中介绍。第二种为抗炎而消肿,如祛风湿药,羌活、独活、秦艽、防己、乌头等。这些在抗炎镇痛药一节中介绍。第三种为清热燥湿,如黄连、黄芩、苦参等,这些中药主要为抑制感染性炎症渗出。这几类中药都不能消除积液。

化湿的中药还有芳香化湿、理气化湿、祛痰化湿、温阳化湿等类型,这几类中药虽然也有抑制渗出的作用,但都不是消除肿胀积液的中药。

本节讲第四种,主要是蠲饮利水药,可抑制渗出而消除积液。第五种途径是通过利尿作用,第六种途径是通过泻下作用,这两种途径也能消除肿胀积液,本节中则挑选个别有关的中药介绍。

（一）白芥子

1. 主要成分　白芥子主要含硫苷类白芥子苷等成分。

2. 主要药理作用

(1)抑制炎性渗出:白芥子具有抑制毛细血管通透性,抑制炎性渗出,使浆膜、滑膜、肺泡膜之炎性渗出液减少和重吸收。白芥子还具有镇咳作用。

(2)白芥子粉少量内服,可促使唾液、胃液和胰液分泌增加,大量可引起呕吐。

(3)白芥子油外敷,对皮肤黏膜有刺激作用,令局部红肿、发疱、发烫。

(4)白芥子具有抑制甲状腺功能的作用,使甲状腺碘吸收率明显降低。

3. 临床体会

(1)白芥子温化痰饮,具有抑制炎性渗出的作用,能使慢性支气管炎、肺气肿、肺水肿、间质性肺炎之泡沫痰逐渐减少和吸收。白芥子传统"能去皮里膜外之痰,有推墙倒壁之功",意思是能去除各种腔囊之间的痰饮水液。白芥子能使风湿病免疫病之胸腔积液、心包积液逐渐减少和吸收,也能使腹腔盆腔积液逐渐减少和吸收。白芥子能使类风湿关节炎和骨关节炎滑囊积液逐渐减少和吸收。白芥子也能抑制感染性炎症、肿瘤、结核病引起的各种积液。

(2)复方白芥子泥外敷,穴位敷贴治疗哮喘、慢性支气管炎,有较好的疗效,需在三伏天连续敷贴 3~5 年。

(3)传统三子养亲汤治疗痰饮、痰核,包括甲状腺疾病,三子中以白芥子效果最好。药理证实白芥子具有抑制甲状腺功能作用,临床可用以治疗桥本甲状腺炎,甲状腺肿大,功能亢进,但还需与具有抑制抗体作用的中药同用。

(4)白芥子的常用剂量为 6~12g,剂量不宜过大,水煎服。

4. 不良反应 白芥子无毒,长期使用没有不良不适反应。剂量过大会有胃不适,如恶心、呕吐反应。

(二) 葶苈子

1. 主要成分 南葶苈为播娘蒿的种子,又名甜葶苈;北葶苈为独行菜的种子,又名苦葶苈。两者均为十字花科植物。北葶苈主要含芥子苷、强心苷、脂肪油等成分。南葶苈主要含挥发油含硫苷类黑芥子苷、强心苷、脂肪油等成分。

2. 主要药理作用

(1)抑制炎性渗出作用:葶苈子与白芥子同样可抑制毛细血管通透性,抑制炎性渗出,使浆膜、滑膜、肺泡膜之炎性渗出液减少和重吸收。其有效成分为硫苷类芥子苷。葶苈子还具有镇咳作用。

(2)强心作用:北葶苈与南葶苈均具有强心作用。

3. 临床体会

(1)葶苈子与白芥子同样具有抑制炎性渗出的作用,能使慢性支气管炎、肺气肿、肺水肿、间质性肺炎之泡沫痰逐渐减少和吸收。葶苈子能使风湿病免疫病之胸腔积液、心包积液逐渐减少和吸收,也能使盆腔腹腔积液逐渐减少和吸收。葶苈子能使类风湿关节炎和骨关节炎滑囊积液逐渐减少和吸收。葶苈子也能抑制感染性炎症、肿瘤、结核病引起的各种积液。

(2)葶苈子甘寒,白芥子辛温。二药性味不同,蠲饮化痰的功效相同,长期同用能增效。

(3)葶苈子具有强心作用,尤其对慢性右心衰的效果更好,强心苷的含量很少,需长期服用才能有效,但也不会体内蓄积而引起中毒。

(4)葶苈子大剂量使用有降低肺动脉高压的效果,与赤芍、川芎同用能增效。

(5)葶苈子的常用剂量为 12~30g,水煎服。葶苈子不会造成上火,也不会引起恶心、呕吐反应,剂量可加大至 30~60g。

4. 不良反应 葶苈子无毒,长期使用或大剂量服用没有不良不适反应。含较多脂肪油,可能会使大便稀薄,次数增多。

（三）桑白皮

1. **主要成分**　桑白皮主要含黄酮类桑皮素与内酯类东莨菪素等成分。

2. **主要药理作用**

（1）桑白皮具有利尿作用和导泻作用,能增加尿量和钠、氯化物的排出量。

（2）桑白皮具有解热、抗炎、缓泻、镇静、镇痛、镇咳、降压等作用。

3. **临床体会**

（1）桑白皮为传统的清热利水药,能使大便小便均有所增多,因而有消退浮肿、积液的效果,但比较弱,可在复方中增效。

（2）桑白皮有降温退热与抗炎作用,对既有肿胀又有发热的风湿病免疫病可加入使用以增效;对呼吸道感染性疾病,在复方中加入使用也能增效。

（3）临床看到对于痛风高尿酸症,在复方中加入使用,有助于消退红肿和降尿酸。

（4）桑白皮的常用剂量为 12~30g,水煎服。

4. **不良反应**　桑白皮无毒,长期使用没有不良不适反应,大剂量使用有弱的滑肠作用,可能会使大便稀薄。

（四）车前子与车前草

1. **主要成分**　车前子主要含黏多糖、桃叶珊瑚苷等成分。

2. **主要药理作用**

（1）车前子具有利尿作用,能增加尿量和钠、氯化物、尿素、尿酸的排出。

（2）车前子、车前草具有抗炎作用,镇咳祛痰作用,缓泻作用等。

3. **临床体会**

（1）车前子、车前草都有利尿效果。传统车前子治疗浮肿积液为主,车前草治疗尿路感染为主。

（2）对于慢性肾衰,肌酐、尿素升高,以及痛风高尿酸症,车前子放在复方中加入使用都能增效。其机制可能与增加尿量有关,还可能有更进一步的机制,尚待研究。

（3）车前子、车前草的常用剂量为 12~30g,水煎服。车前子需包煎。

4. **不良反应**　车前子、车前草无毒,长期使用或大剂量使用没有不良不适反应。有弱的滑肠作用,可能会使大便稀薄。

（五）川椒目

1. **主要成分**　川椒目为花椒的种子。主要含挥发油类椒目油,主要为牻牛儿醇、柠檬烯、花椒油素等成分。

2. **主要药理作用**　参考花椒。

3. **临床体会**

（1）治疗痰饮病:经方己椒苈黄丸,椒目与防己、葶苈子、大黄同用,治疗"痰饮病,腹满,肠间有水气"。痰饮病相当于慢性支气管炎、肺气肿、肺心病、慢性呼吸衰竭一类的疾病,而且并发了腹水。己椒苈黄丸既治疗肺部的痰饮,又治疗腹水。

（2）《赤水玄珠》椒目散,川椒目为末,姜汤调下,治疗水泛于肺,喘不得卧,这可能是肺水肿的病情。椒目油丸治疗慢性支气管炎、哮喘,对咳、喘、痰、炎都有效果。

（3）椒目作为单味药并没有利尿的效果,治疗腹水和肺水肿的机制是什么? 与椒目油具有抑制炎症、抑制渗出的作用有关,这与白芥子的机制相类似。

(4)椒目的常用剂量为 0.5~1.5g,不宜大剂量使用,水煎服。

4. 不良反应　川椒目无毒,在常规剂量内水煎服没有不良不舒反应。

(六) 桂枝

1. 主要成分　桂枝主要含挥发油类桂皮醛等成分。

2. 主要药理作用

(1)抗炎作用:桂枝和桂枝汤具有抑制炎性肿胀与呼吸道炎症的作用。桂枝与芍药同用有协同增效作用。另一方面,也有报道桂皮醛具有释放组胺的作用,能引发皮疹。

(2)解热作用:桂枝水煎剂与桂皮醛具有解热降温作用。麻黄与桂枝同用能兴奋汗腺而有发汗作用。

(3)抗过敏与致过敏作用:桂枝药理报道具有较强的抗过敏作用。临床报道五苓散治疗过敏性肾炎有效,柴胡桂枝汤治疗过敏性皮炎有效。

(4)桂枝尚有祛痰止咳作用,芳香健胃作用,扩张血管作用,利尿作用,镇静镇痛和抗惊厥作用等。

3. 临床体会

(1)桂枝治疗风湿痹痛是传统的。桂枝药性温热,对类风湿关节炎、骨关节炎及其并发滑囊积液,以寒湿痛为宜。

(2)桂枝传统治疗痰饮病,包括慢性支气管炎、肺气肿、肺心病,以及类风湿关节炎、间质性肺炎合并慢性呼吸衰竭,表现为白痰和泡沫痰多,气喘,咳嗽。对于类风湿关节炎和骨关节炎所引起的肿胀指、肿胀关节、关节滑囊积液,加入复方中能增效,促进积液吸收。免疫病浆膜炎,胸腔积液、心包积液,以及间质性肺炎、肺水肿,必须使用桂枝才能有助于吸收,可与葶苈子、白芥子同用。

(3)桂枝与生石膏同用,二药一热一寒,中医称反佐。对于免疫病高热,有畏寒症状者,中医称寒包火,桂枝能加强生石膏的退热效果。

(4)桂枝具有扩张肾动脉,加速肾血流的作用,桂枝加入利水中药中,以治疗尿少和腹水,小便会有明显增多。

(5)桂枝既有抗过敏的一面,又有致过敏的一面。临床上确有两面性,较难掌握。过敏性皮炎、荨麻疹,中医辨证大多为血热有风,以清热凉血、祛风治疗为主,桂枝是不符合的,用后皮肤燥热难受。但也有少数慢性患者,反复发作,中医辨证寒热错杂,加入桂枝后,效果明显提高。因此,使用桂枝是需要辨证的。

(6)桂枝的常用剂量为 3~12g,水煎服。

4. 不良反应　桂枝无毒,3~12g 以下水煎服长期使用没有不良不适反应。桂枝药性温热,服后会较快上火,牙龈浮肿,出血,大便干结。一般不宜大剂量使用。

(七) 槐米

1. 主要成分　槐米和槐花主要含黄酮类芸香苷及其水解产物槲皮素,还含槐属苷、染料木素、山柰酚。槐花中并含有较多的鞣质。槐花炭鞣质含量为生槐花的 4 倍。

2. 主要药理作用

(1)保护血管作用:槐米芸香苷及其苷元槲皮素能增强毛细血管抵抗力,降低血管通透性,保护血管正常的弹性,抑制血管因脆性而出血,而起到止血的作用。

(2)抗炎作用:①槐米芸香苷和槲皮素对大鼠实验性足肿胀性炎症有显著的抑制作用;

②槐米黄酮能阻止结膜炎、肺水肿的发展,抑制渗出;③静脉注射芸香苷能抑制家兔皮肤和关节过敏性炎症。

(3)解痉、抗溃疡作用:①槐米槲皮素能降低肠、支气管平滑肌的张力,其解痉作用比芸香苷强 5 倍;②芸香苷能降低大鼠胃运动功能,能显著减少大鼠胃溃疡的病灶数目;③槐花液能刺激肠黏膜渗出增加,有轻泻作用。

(4)槐米还有扩冠、降压、降脂作用及抗早孕作用。

3. 临床体会

(1)治疗皮下紫癜出血:免疫病之皮下紫癜出血是由小血管炎引起的,保护小动脉弹性、降低血管通透性的中药以槐米最佳。笔者临床常以槐米、生藕节与郁金、丹皮同用,来治疗狼疮性血管炎紫癜、过敏性紫癜以及慢性溃疡性结肠炎,大便反复出血。

(2)关于消退肿胀和积液:槐米有抑制渗出,抗炎消肿作用。对于风湿病肿胀指、肿胀关节,类风湿关节炎、骨关节炎关节肿胀、滑囊积液及肺水肿的患者,加入槐米 15~30g,有助于消退肿胀和积液。

(3)关于保护血管,防治出血:所含芸香苷为槐米保护血管弹性的主要成分。鞣酸和芸香苷为槐米止血的主要成分。因此在临床应用方面,保护血管弹性用生槐米为好,止血用槐花炭为好。防治出血的效果槐米比槐花为好。这在《本草纲目》上已有记载。

(4)高血压、动脉硬化、高血脂,以及经常眼睛出血的患者,槐米泡茶冲饮或煎服,既可保护血管,防治出血,又可降低胆固醇。宜长期服用。

(5)槐米的常用剂量为 12~30g,水煎服。

4. 不良反应 槐米无毒。药太苦,剂量大了有胃不适反应,对大便正常的人无影响,对便溏的人能使大便增多、稀薄。有实验报道槐米对人血淋巴细胞有致突变作用,因此不宜长期服用。

七、生津与固涩的中药

生津,促进唾液分泌是中医所长。共有三类中药,第一类为养阴生津药:如生地、玄参、麦冬、天冬、南沙参、北沙参、玉竹、石斛、枸杞子、芦根、茅根、知母等,这类中药均含黏多糖成分,具有促进唾液分泌的作用。第二类为酸味生津药:如乌梅、五味子、金樱子、覆盆子、石榴皮,这类中药均含有机酸成分,生活经验酸味能促进唾液分泌,但药理尚未证实。第三类为清热生津药:如生石膏,白虎汤治疗身大热、口大渴,药理已证实生石膏与白虎汤具有促进唾液分泌的作用。

既有生津中药,也有抑津中药,许多燥湿中药就具有抑制唾液分泌的作用,有苍术、白术、厚朴、半夏、南星等,这些中药各有所用,但不宜用于干燥综合征。即使干燥综合征的患者有胃不舒症状,也不宜使用。温里中药也有燥湿功效,那是因其具有抑制肠液分泌的作用,能使大便干燥,如干姜、炮姜炭、高良姜、姜黄、桂枝、丁香等。

(一)芦根

1. 主要成分 芦根主要含黏多糖、木聚糖、木质素、多量纤维素以及营养素等成分。

2. 主要药理作用

(1)芦根黏多糖能促进腺体分泌,而增加唾液、胃液、肠液。

(2)芦根有增强免疫作用。

(3)芦根对鱼、蟹有解毒作用。

3. 临床体会

(1)芦根是很好的生津药:芦根传统分类在清热泻火药中。有清热功效,但泻火之力很弱。其养胃生津功效是明显的。古代没有输液条件,治疗发热病的方剂放入芦根,以帮助解决伤津脱液的问题。现代各种发热病通过输液已经纠正了水和电解质紊乱,患者仍然口干、纳少、舌红、少津,芦根养胃生津,煎汤代茶饮服,不但解决口干、食少的症状,更重要的是增强免疫功能,加速了身体康复。

(2)治疗口眼干燥:干燥综合征,口眼干燥,在复方中加入芦根有助于唾液分泌,改善口燥咽干的症状,比石斛更快更有效。鲜芦根较干芦根更好。芦根增强免疫的作用较弱,因而对于系统性红斑狼疮、干燥综合征,治疗口眼干燥影响抗体并不明显。

(3)干芦根的常规剂量为30~60g,或鲜芦根1支,水煎服。

4. 不良反应 芦根无毒,长期服用没有明显不良不舒反应。芦根所含黏液质对脾虚泄泻者,可能使人大便更稀。

(二)白茅根

1. 主要成分 白茅根含白茅素、芦竹素、羊齿烯醇、5-羟色胺(5-HT)、甘露醇、薏苡素及多量蔗糖和淀粉等成分。

2. 主要药理作用

(1)利尿作用:白茅根水煎剂对正常兔有利尿作用。给药5~7天时,最为明显。其利尿作用与神经系统和含钾有关。

(2)促凝血作用:白茅根能显著缩短家兔血浆复钙时间。白茅根煎剂家兔灌胃能降低毛细血管通透性。

(3)白茅根有抗菌作用,实验没有解热降温作用。

3. 临床体会

(1)关于生津:鲜茅根生津,常用于发热后伤津和秋天气候干燥而咽干口渴。笔者临床常用于红斑狼疮和干燥综合征引起的口干、咽干、眼干的症状,能增强生地、生石膏、芦根的效果。白茅根生津鲜品比干品的效果为好,但不及芦根、沙参。

(2)止血与利尿:白茅根传统是止血和利尿的。现知白茅根具有促进凝血作用和利尿作用,因此常用来治疗各种疾病引起的血尿,包括紫癜性肾炎和IgA肾炎之血尿,结石、炎症、过敏、肿瘤等引起的血尿,以及不明原因的血尿。白茅根临床也用于治疗口鼻出血和咯血。

(3)清热而不降温:中医有些书上将白茅根归类在清热药中。《本草纲目》记载能除伏热、利小便,这是清内热的意思,显然与降温退热之清热是不同的。药理上也证实没有退热的作用。

(4)白茅根的常用剂量为30~60g,水煎服。

4. 不良反应 白茅根无毒,长期服用没有明显不良不舒反应。剂量更大偶有恶心、大便增多的情况。

(三)乌梅

1. 主要成分 乌梅已知含80余种化合物,主要含柠檬酸、苹果酸等有机酸类,甾醇类,以及挥发油类,糖类,氨基酸类,脂类等成分。梅的香气主要源自乙醛、乙醇、乙酸甲酯等成分。

2. 主要药理作用

(1) 抑制平滑肌作用：①乌梅煎剂及其复方煎剂对离体兔肠有抑制作用；②乌梅丸对胆道口有松弛作用，具有缩小胆囊，增加胆汁分泌，并使胆汁趋于酸性的作用。乌梅剂量加大作用更明显，单味乌梅的作用不如复方乌梅丸强。

(2) 增强免疫作用：小鼠特异玫瑰花试验，乌梅能增强机体免疫功能。

(3) 乌梅丸溶液具有明显抑制蛔虫活动的作用。

(4) 乌梅有抗菌、抗真菌以及抗癌作用。

3. 临床体会

(1) 乌梅的主治：乌梅性味酸平偏温，传统主治"泻痢烦渴"，包括腹泻、痢疾、烦闷、口渴四个症状。①治疗口干，乌梅解渴，民间家喻户晓，可用以治疗干燥综合征；②慢性肠炎，慢性溃疡性肠炎，可在复方中加入乌梅，减少大便次数以增效；③一些中药滑肠，令大便次数增多，乌梅酸收，单用效果较弱，与石榴皮同用可增强效果；④慢性胆囊炎，乌梅利胆，在复方中使用可增强利胆效果。

(2) 关于乌梅丸治蛔：《伤寒论》乌梅丸治疗蛔厥，相当于胆道蛔虫病和肠道蛔虫病，是整方的综合效果。传统的方解是促使蛔虫酸静、辛伏、苦下。乌梅单味药和乌梅丸所有药都没有杀虫作用，因此大便解下来的蛔虫还是活的。

(3) 乌梅的常用剂量为 9~15g，水煎服。

4. 不良反应 乌梅无毒，长期服用没有不良不舒反应。

(四) 石榴皮

1. 主要成分 石榴皮主要含鞣酸、没食子酸等有机酸，以及树脂、树胶等成分。

2. 主要药理作用

(1) 抗菌作用：石榴皮煎剂对四种痢疾杆菌均有强的抑制作用，对多种常见致病菌以及皮肤真菌有较强的抑制作用。石榴皮煎剂对流感病毒有强的抑制作用。

(2) 驱虫作用：石榴皮煎剂、石榴皮碱、消旋石榴皮碱有强烈的杀绦虫作用。石榴皮碱对肝吸虫也有强的杀虫作用。

(3) 石榴根皮水煎剂能促进家兔血液凝固。

(4) 石榴皮总碱能兴奋子宫，并可减少大鼠、豚鼠的受孕率。

3. 临床体会

(1) 治疗腹泻：石榴皮是固涩药，主要含鞣酸和有机酸，其止泻作用是比较好的。只在急性肠炎水泻严重，毒已排清时，才用石榴皮等固涩药。

(2) 减少大便次数：有些中草药滑肠，使人便稀次多，但又是主药，不能去掉。在复方中加入石榴皮、芡实，可使大便次数减少；但石榴皮等尚不能使大便成形。

(3) 石榴皮的常用剂量为 6~12g，水煎服。

4. 不良反应 石榴皮无毒，在常规剂量内水煎服一般没有不舒反应。但可能使人大便不畅难解，故不宜大剂量服用，也不宜长期服用。石榴根皮和树皮所含的生物碱成分有毒。

(五) 金樱子

1. 主要成分 金樱子主要含柠檬酸、苹果酸、鞣质等有机酸，金樱子皂苷，丰富的糖类，树脂等成分。

2. **主要药理作用**

(1)对消化道作用:金樱子水煎剂能促进胃液分泌,有助消化;对腹泻大鼠灌胃能减少肠液分泌,有较好的涩肠止泻作用。

(2)降脂作用:动脉粥样硬化家兔,金樱子能明显降低血清胆固醇和 β-脂蛋白,对心脏、肝脏、动脉粥样硬化均有明显的改善。

(3)金樱子水煎剂对多种致病菌和多种流感病毒有很强抑制作用。

3. **临床体会**

(1)治疗口干:干燥综合征,金樱子有改善口干的效果。药理具有促进胃液分泌的作用,可能同时还具有促进唾液分泌的作用。

(2)酸收与涩收:固涩类中药的成分以有机酸和鞣酸为主。固涩收敛分酸收与涩收两类。酸收的成分是有机酸,酸味;涩收的成分是鞣酸,涩味。中药普遍含有有机酸和鞣酸,一般含量很少,就不是固涩药。乌梅的成分以有机酸为主,属于酸收。五倍子以鞣酸为主,属于涩收。改善口干的主要是有机酸;固涩大小便的主要是鞣酸。因此,乌梅对大小便的次数影响不大,五倍子没有改善口干的效果。金樱子、石榴皮既含有机酸,又含鞣酸,因此,生津与涩便,两方面的效果都有,但都较弱。

(3)治疗慢性尿路感染:小便常规和细菌培养均已转阴,但仍经常有膀胱刺激症状,尿频尿急,尿检有少量白细胞,这可能为慢性尿路感染或尿路综合征,在长期服用类固醇激素的患者中是常见的并发症。中医辨证为肾气不足,膀胱失于约束。治疗用补肾固涩、清热利尿的方法,用金樱子、覆盆子,以收涩小便,减少次数,用猪苓、车前子,以增多每次尿量,减少膀胱内残留尿。经验方乌蔹梅汤,就是按照此理设计的。

(4)关于涩精:金樱子有固涩精气的功效。对于前列腺肥大、小便淋沥和中年早泄,这需要从多方面用药,但都需要益精固涩,金樱子、覆盆子、芡实,既能涩尿,又能涩精,是常用的中药。这是传统方剂水陆二仙丹的主药。金樱子对于大便、白带的固涩效果也是比较好的。

(5)关于是否涩唾:有人问收涩药能收涩水液,收涩大便、小便和遗精,那么是否也收涩唾液?金樱子、石榴皮减少的是二便和遗精的次数,并不减少尿量精量,也不减少大便水分。能收涩大便水分,使大便成形的是温中燥湿药,如干姜、炮姜炭、高良姜、姜黄等。固涩药并不减少唾液,不加重口干,相反,味酸的中药能促进唾液分泌。乌梅、五味子、金樱子这些酸味中药都有改善口干的效果。那么涩味呢?橄榄很涩,但民间谁都知道橄榄是滋润生津的。

(6)金樱子的常用剂量为 6~12g,水煎服。

4. **不良反应** 金樱子无毒,长期服用没有明显不良不舒反应。

(六)覆盆子

1. **主要成分** 覆盆子主要含有机酸,如枸橼酸、苹果酸、水杨酸,以及挥发油、果胶、糖类、维生素 C、维生素 A 类物质等成分。

2. **主要药理作用** 覆盆子具有雌激素样作用。

3. **临床体会**

(1)改善口干:干燥综合征,覆盆子有改善口干的效果。这可能与所含成分有机酸有关。

(2)改善尿频尿急:笔者经验覆盆子与金樱子同用,治疗慢性尿路感染、尿路综合征、前列腺肥大,能收涩小便,改善尿频尿急症状。

(3)固肾涩精:覆盆子传统有滋养真阴、起阳治痿、固精涩溺功效,主治"男子肾精虚竭,女子食之有子"。这些可能与覆盆子具有雌激素样作用有关。临床与金樱子同用,治疗遗精、早泄;与补肾药同用,治疗阳痿;与调经药同用,治疗不孕症。

(4)固涩大便:中药滑肠与慢性腹泻需用固涩中药,覆盆子单用不够有力,宜在复方中加入使用。

(5)覆盆子的常用剂量为6~12g,水煎服。

4. 不良反应 覆盆子无毒,长期服用也没有不良不舒反应。

八、影响内分泌的中药

大部分的补肾药与少数养阴药、补气药、祛风湿药具有提高肾上腺皮质功能,促进皮质激素分泌,从而提高体内皮质激素的水平。有的是直接作用于肾上腺皮质,有的是通过下丘脑 - 垂体系统促进激素分泌。

(一)鹿茸、鹿角片

1. 主要成分 ①鹿茸:成分比较复杂,主要含鹿茸多胺多肽类。鹿茸含有 20 多种氨基酸;激素类有多种前列腺素,雌激素、雄激素;多糖类有鹿茸多糖,抗补体多糖;还有磷脂、脂肪酸、胆固醇类及微量元素类等成分。②鹿角片:主要含丰富的胶质成分,氨基酸、磷酸钙等成分。

2. 主要药理作用

(1)增强内分泌作用:鹿茸具有类似促肾上腺皮质激素的作用,并能直接刺激肾上腺皮质增强糖皮质激素的合成和分泌。鹿茸含雄激素和雌激素成分,能使雄鼠睾丸等性腺重量与血浆中睾丸酮含量增加;并能使幼鼠阴道开口,卵巢增大,卵泡形成,子宫增大,雌鼠发情。

(2)免疫增强作用和抗炎作用:①鹿茸对机体的细胞免疫和体液免疫功能均有增强作用;②鹿茸多糖能显著增强巨噬细胞的吞噬作用;③鹿茸多糖能增加小鼠胸腺重量,促进溶血素抗体的生成,增加 IgG 含量;④鹿茸多肽具有显著的抗炎作用。

(3)促进造血功能:鹿茸精能促进骨髓的造血功能,能使溶血性贫血小鼠的红细胞、血红蛋白、网织细胞、白细胞的数量明显升高。

(4)促进新陈代谢功能:①鹿茸精能增强有关酶的活性,促进糖酵解,增加氧耗量;②鹿茸多胺物质能显著增强 RNA 聚合酶的活性,促进小鼠肝组织蛋白和核酸的合成,显著提高血清中白蛋白的含量。

(5)鹿茸精具有强心作用,抗心肌缺血作用,促进创伤愈合、促进溃疡愈合作用。

(6)鹿茸还具有强壮作用,抗疲劳作用,增强耐低温能力作用,抗衰老作用,增强记忆能力作用,抗诱变作用,抗肿瘤作用等。

(7)鹿角片的药理作用大致上是相类似的,但其临床效果不如鹿茸。

3. 临床体会

(1)鹿茸、鹿角有温补肾精命督功效,具有促进垂体 - 肾上腺 - 性腺分泌功能。它既含雄性激素,又含雌性激素,临床长期少量服用,对肾上腺皮质功能、男性功能、女性功能,均有增强的效果;对由于服用皮质激素类药物引起的血浆皮质醇低下,也有提高的效果。

(2)鹿茸、鹿角有温补精血功效,具有促进骨髓造血功能的作用。临床曾用鹿角胶等中药,治疗增生不良性贫血、再生障碍性贫血、溶血性贫血、原发性血小板减少症(ITP)、系统性红斑狼疮(SLE)血液细胞减少症、骨髓增生异常综合征(MDS)等,对红细胞、血红蛋白、白细胞、血小板减少均有明显的疗效。鹿茸、鹿角对低蛋白血症,有提高血清中白蛋白的效果。

(3)鹿茸、鹿角有补督壮骨功效,具有促进创伤愈合、促进溃疡愈合的作用,并具有抗炎作用。临床治疗中晚期的类风湿关节炎、强直性脊柱炎、骨关节炎,鹿茸、鹿角为重要的中药,对于促进关节炎滑囊积液的重吸收也是重要中药。对于血管炎引起的不易愈合的皮肤溃疡,以及难愈合的骨折,鹿茸、鹿角具有促进愈合的效果。对于股骨头坏死,鹿茸、鹿角对疼痛症状和行走也有改善效果,并能阻止进一步坏死。

(4)鹿茸、鹿角长期服用对背脊酸冷有改善的效果,包括功能性、创伤性及脊柱增生、强直性脊柱炎等所引起。中医解释这是补督壮骨而散寒的功效,但其现代机制尚不清楚。

(5)鹿茸、鹿角具有强壮作用,免疫增强作用。对于自身免疫病是否使用,这需要依据临床的具体情况来定。免疫病阴虚内热多,当然是不符合使用的。但对严重的血液细胞减少、严重的低蛋白血症、严重的血浆皮质醇低下、反复的继发感染、免疫功能严重紊乱及背脊关节积液冷痛等情况,在复方中与具有免疫抑制作用的中药同用,对病情的改善是有利的。

(6)鹿茸、鹿角药性温热,需注意两个平衡,阴阳寒热平衡与免疫功能平衡。龟甲补肾阴,入任脉,但其凉性尚不能平衡鹿茸的热性,笔者常与龟甲、生地、生石膏同用。

(7)鹿茸、鹿角胶、鹿角霜、鹿角片,四药稍有区别。补益精血,以鹿茸、鹿角胶为主;消炎消肿以鹿角霜、鹿角片为主。鹿角的药性和应用类似鹿茸,但其药效药力远不及鹿茸。

(8)常用剂量,鹿茸为1~3g,水煎服,研末吞服,浸酒服;鹿角胶为6~12g,水煎服或熬膏服用;鹿角霜为12~30g,鹿角片为6~12g,都是水煎服,浸酒服。

4. 不良反应 鹿茸、鹿角无毒,长期使用没有不良不适反应。药性温,辨证不当会引起虚火上升,但较桂枝温和。

(二)龟甲、龟甲胶

1. 主要成分 龟甲主要含蛋白质和氨基酸组成的胶质,以及微量元素和较多的有机钙等成分。

2. 主要药理作用

(1)提高内分泌作用:①龟甲具有促进肾上腺皮质的束状带和球状带细胞体积增大的作用,提高肾上腺皮质功能;②提高雄激素,龟甲能使小鼠的睾丸、前列腺、精囊腺等的重量增加,促进雄小鼠生长发育;③提高雌激素:龟甲能使小鼠的子宫重量增加,兴奋、收缩加强,促进雌小鼠生长发育。

(2)免疫增强作用:①龟甲具有提高单核巨噬细胞系统的功能;②龟甲能对抗免疫抑制剂对细胞免疫的抑制作用,并能对白细胞下降起保护作用;③龟甲能增强免疫抑制状态下的脾和胸腺的重量和功能,并使IgG升高。

(3)龟甲能双向调节能量代谢,使亢进的核酸代谢降低,使低下的核酸代谢升高。

(4)龟甲尚有抗衰老作用,抗动脉硬化作用,抗肿瘤作用等。

3. 临床体会

(1)龟甲过去名龟板,现上甲下甲混用,并且必须经过炮炙的效果最好。中医讲精不足者补之以味,龟甲和鹿茸、龟甲胶和鹿角胶是代表性药物。龟甲有滋阴补肾、填精补血功效,为滋补肾阴的最佳中药。对肾阴肾阳能双向调节,对肾阴、肾阳、肾气、肾精亏损均有补益效果。

(2)关于治疗肾病:包括慢性肾炎、狼疮性肾炎、肾病综合征,龟甲对于腰酸、乏力症状的改善是明显的,长期使用对改善蛋白尿也是有效的。炙龟甲和龟甲胶对低蛋白血症,有提高血清中白蛋白的效果。

(3)关于治疗血液细胞减少症：炙龟甲可能具有促进骨髓造血功能的作用。临床曾用龟甲胶或与鹿角胶等中药同用,治疗增生不良性贫血、再生障碍性贫血、溶血性贫血、ITP、MDS等,对红细胞、血红蛋白、白细胞、血小板减少症均有疗效。

(4)龟甲具有提高内分泌功能的作用,尤其是提高肾上腺皮质功能,对于因使用类固醇激素药物引起的血浆皮质醇低下,有提高的效果。因此,对于泼尼松减量,炙龟甲是有帮助的。

(5)龟甲具有免疫增强作用,对于正常人长期服用使人不易感冒感染。对于风湿病免疫病患者笔者也是常用中药,不但能较快增强体质,改善乏力症状,而且并没有发现激活自身抗体的情况。

(6)关于治疗骨关节损害：对于中晚期的类风湿关节炎、强直性脊柱炎、骨关节炎,以及股骨头坏死,炙龟甲和龟甲胶为保护骨质重要的中药,与鹿茸、鹿角同用,则效果更好。中医解释鹿壮督脉,龟滋任脉,龟鹿二药均有补肾补骨功效。二药均有增强内分泌功能的作用,均有保护骨质的作用。二药都为治疗骨关节病和脊椎疾病的重要药物。笔者治疗免疫病,龟鹿二药是常用的,对于抗体并不禁忌。二药还是治疗男性性功能减退、阳痿的重要药物。

(7)常用剂量,炙龟甲为9~30g,水煎服,浸酒服;龟甲胶为6~15g,水煎服或熬膏服。

4. **不良反应**　炙龟甲和龟甲胶无毒,长期使用没有不良不适反应;滋阴不会怕冷,补肾不会上火,久服不会便稀。

(三) 肉苁蓉

1. **主要成分**　肉苁蓉主要含：①丙糖基苷类,肉苁蓉苷、苯乙醇苷等;②黏多糖,氨基酸类;③性激素,类似睾丸酮和雌二醇样的物质等成分。

2. **主要药理作用**

(1)提高内分泌作用：①肉苁蓉具有促进肾上腺皮质功能的作用;②增强雌激素作用,肉苁蓉能增强下丘脑 - 垂体 - 卵巢的促黄体功能;③增强雄激素作用,肉苁蓉苷能明显增强小鼠交配和射精等性行为的频率。

(2)免疫增强作用：①肉苁蓉能明显增强小鼠巨噬细胞的吞噬作用;②肉苁蓉能使胸腺、脾脏等免疫器官重量增加,促进小鼠胸腺淋巴细胞增殖;③肉苁蓉多糖显著提高小鼠脾淋巴细胞分泌 IL-2 的能力。

(3)促进代谢和增强体力：①肉苁蓉能增加糖原储备,减少运动后肌肉蛋白质的分解;②肉苁蓉能显著提高动物肝脾中 RNA 和 DNA 的合成水平,对阳虚证有明显的增强体力和抗疲劳作用;③肉苁蓉能使动物生殖器官重量增加,并能增加幼鼠体重。

(4)肉苁蓉还具有抗衰老抗氧化作用,保肝作用,抗心肌缺血作用,利尿和降低血清尿素作用,抗突变作用,促进唾液腺分泌作用,润肠通便作用等。

3. **临床体会**

(1)肉苁蓉具有增强内分泌功能的作用,尤其是增强肾上腺皮质功能,对使用类固醇激素药物引起的血浆皮质醇低下,有提高的效果。因此,对于泼尼松减量,肉苁蓉是重要的药物。

(2)肉苁蓉为中老年人常用的强壮药,其作用是多方面的。长期服用,增强免疫,令人不易感冒感染;增强体力,增强性功能;保肝、保心、保肾;令人不易衰老,是一味能使人健康长寿的中药。

(3)肉苁蓉黏多糖能促进腺体分泌,增加唾液和肠液的分泌量。但临床对于改善口干和便秘,肉苁蓉的疗效并不理想。其原因是多方面的,最主要可能是与黏多糖成分含量较少,腺体分泌量不足有关。

(4)肉苁蓉的常用剂量为6~12g,水煎服。

4. 不良反应　肉苁蓉无毒,长期使用没有不良不适反应。

(四) 淫羊藿

1. 主要成分　淫羊藿主要含黄酮苷类淫羊藿苷,以及多糖类、挥发油等成分。

2. 主要药理作用

(1)提高内分泌作用:①淫羊藿具有增强肾上腺皮质功能的作用;②淫羊藿具有增强雄性性功能的作用,促进犬精液分泌,并且无雌激素样作用。

(2)免疫增强作用和抗炎作用:①淫羊藿能促进小鼠的免疫功能,提高T细胞和淋巴细胞转化率的比值;②淫羊藿具有提高IgG、IgA数量的作用;③淫羊藿具有增强巨噬细胞吞噬功能的作用;④淫羊藿具有显著的抗炎作用。

(3)增强代谢作用和抗疲劳、抗衰老、抗缺氧作用:①淫羊藿煎剂对阳虚动物的核酸和蛋白质合成代谢具有显著的增强作用;②淫羊藿总黄酮具有显著的抗疲劳作用;③淫羊藿总黄酮具有显著的抗衰老作用;④淫羊藿煎剂对将要缺氧致死的小鼠有保护作用。

(4)扩管、扩冠、降脂、降糖、抗凝血作用:淫羊藿具有扩张血管、扩张冠脉、改善心肌缺血的作用,还具有降低血脂、降低血糖的作用,还具有抗凝血、抗血小板聚集作用等。

(5)镇咳祛痰平喘作用:淫羊藿具有中枢性镇咳作用及祛痰平喘作用。

3. 临床体会

(1)淫羊藿为补肾壮阳的名药,具有促进雄性激素分泌的作用,临床有增强男性性功能的效果,也有平衡女性雌雄激素的效果。

(2)淫羊藿具有增强肾上腺皮质功能的作用。因此,可用于治疗使用类固醇激素药物引起的血浆皮质醇低下,有提高的效果。对于泼尼松减量,与炙龟甲、肉苁蓉同用是有帮助的。

(3)淫羊藿传统有祛风湿功效,这可能与抗炎作用有关,临床治疗肾虚风湿,腰酸背痛,腰膝冷软,有较好的效果。但淫羊藿没有镇痛效果。

(4)风湿病免疫病间质性肺炎,淫羊藿长期使用不但对改善咳嗽、气喘、痰多有效,对增强体质也是有效的。

(5)淫羊藿的常用剂量为6~12g,水煎服。由于饮片为质地很轻的干燥叶子,而且有一股特殊的难闻的气味,因此,不宜大剂量使用。

4. 不良反应　淫羊藿无毒,长期使用没有不良不适反应。

(五) 仙茅

1. 主要成分　仙茅主要含仙茅苷等成分。

2. 主要药理作用

(1)提高内分泌作用:仙茅具有增强雄性激素样作用,能使大鼠精囊腺明显增加。

(2)免疫增强作用和抗炎作用:①仙茅对CTX免疫抑制小鼠的T细胞具有明显的升高作用;②仙茅能增强巨噬细胞的吞噬功能;③仙茅、淫羊藿组成的二仙胶囊可增加血清中IgG的含量和补体总量;④仙茅对肿胀性炎症具有明显的抑制作用。

(3)仙茅还具有抗缺氧作用,抗衰老作用,抗高温作用,镇静作用,抑制血栓形成作用等。

3. 临床体会

(1)仙茅为提高男性性功能的中药,尤其是治疗中老年人性功能减退有效;还可用于治疗更年期妇女雌雄激素失衡。

(2)仙茅传统有补肾祛风湿功效,这可能与抗炎作用有关,但仙茅镇痛效果不明显。临床治疗肾虚风湿,腰酸背痛,腰膝冷软,有较好的效果。

(3)仙茅、淫羊藿在补肾壮阳方面有相同之处,常同用,而在治疗慢性支气管炎和冠心病方面,是不用仙茅的。仙茅较淫羊藿的药性更温热,并有许多不适反应。

(4)仙茅的常用剂量为6~12g,水煎服。

4. 不良反应 仙茅有毒。毒性成分为石蒜碱,其他成分是否有毒尚不清楚。石蒜碱可引起恶心、呕吐,腹泻,出血,血液细胞减少,严重者可使人衰竭而亡。仙茅的石蒜碱含量较少,剂量过大会有胃肠反应。长期服用,可能会引起出血和血液细胞减少。仙茅9g以下水煎服,患者感到内热是普遍的,有的有恶心反应,因此,仙茅的剂量不宜过大。

(六) 巴戟天

1. 主要成分 巴戟天主要含大黄素甲醚,蒽酮类,甲基异茜草素等成分。

2. 主要药理作用

(1)增强内分泌作用:①巴戟天具有促肾上腺皮质激素样作用;②增强雌激素作用:巴戟天能增强下丘脑-垂体-卵巢的促黄体功能。

(2)免疫增强作用:巴戟天能升高白细胞数量,能抑制胸腺萎缩。

(3)强壮作用:①巴戟天能明显增加小鼠体重,延长游泳时间;②巴戟天具有增强小鼠应激能力的作用。

(4)巴戟天尚有降压作用和抗癌作用。

3. 临床体会

(1)巴戟天具有增强肾上腺皮质功能作用。因此,可用于治疗使用类固醇激素药物引起的血浆皮质醇低下,有提高的效果,对于泼尼松减量有帮助。

(2)巴戟天具有增强雌激素作用,并有降压作用,因此用于治疗妇女体内雌激素水平低下以及更年期综合征为主,并需与具有雄激素样作用的中药同用。对于雌激素水平正常的妇女不宜多用久服。

(3)巴戟天可在复方中与具有雄激素样作用的中药同用,如仙茅、淫羊藿,作为中老年人保健使用。

(4)巴戟天的常用剂量为6~12g,水煎服。

4. 不良反应 巴戟天无毒,水煎服,长期使用没有不良不适反应。

(七) 紫河车、坎炁

1. 主要成分 紫河车成分复杂,主要含多种甾体类激素,包括皮质激素类,促性腺激素类,各种雌激素类,促甲状腺素,前列腺素,催乳素,生长激素等;还含多种酶类;多种免疫类成分,如胎盘球蛋白,多种抗体,δ-球蛋白,干扰素等。

2. 主要药理作用

(1)提高内分泌作用:①紫河车含各种性激素和雌激素类成分,能促进雌性动物子宫、阴道、乳腺提前发育;也能促进雄性动物睾丸提前发育。②紫河车含各种性激素,能提高男女性功能。

(2)抗过敏作用:胎盘糖蛋白成分能抑制淋巴细胞 DNA 合成,具有抗组胺抗过敏作用。

(3)免疫增强与抗感染作用:胎盘球蛋白、δ- 球蛋白含有麻疹、流感等的多种抗体,以及白喉抗毒素,干扰素,因而胎盘具有防治病毒感染的作用。

(4)促凝血作用:人胎盘中含有尿激酶抑制物,能抑制尿激酶对纤维蛋白溶酶原的活化作用。人胎盘中还含有一种糖蛋白的第Ⅷ凝血因子,能稳定纤维蛋白凝块,促进创伤愈合。

(5)脐带也含促性腺激素类,各种雌激素类成分,具有促进雌性动物提前发育发情作用。

3. 临床体会

(1)紫河车和坎炁是治疗慢性哮喘的要药。长期使用不但能增强患者的体质,而且由于增强了免疫功能,减少了感冒感染的概率,更具有抗过敏作用,并且提高了体内的激素水平,因而能使患者的哮喘逐渐减轻减少,直至病情得到完全缓解。临床体会,与麻黄、黄芩同用对哮喘能增效和增加持久性。

(2)慢性支气管炎、肺气肿、免疫病间质性肺炎、慢性呼吸衰竭的患者,在复方中加入紫河车粉 3g 每日吞服或坎炁半条,煎服,长期使用患者的体质和病情会有明显的改善。

(3)对于各种疾病引起的血液细胞减少症,如白血病、肿瘤化疗后、MDS、ITP 等,紫河车和坎炁均有效果,但对于 SLE 由于含有雌激素,不宜经常使用。

(4)常用剂量,紫河车为 3~12g,水煎服;或 1~3g,研末吞服。坎炁为 0.5~1 条,水煎服;或 1~3g,研末吞服。

4. 不良反应　紫河车和坎炁无毒,药性温热,宜用于阳虚畏寒的患者,阴虚内热和年轻人服用少量即有虚火上升的反应。患者可以长期使用,没有明显不良反应。儿童不宜服用,会提前发育。紫河车和坎炁含有较多雌激素类成分,中老年人不论男女,长期服用体内雌激素成分增多,有可能会患乳腺病,甚至发生乳腺癌。

(八) 蛤蚧

1. 主要成分　蛤蚧主要含性激素类,雌激素或雄激素,以及氨基酸类,微量元素类等成分。

2. 主要药理作用

(1)提高内分泌作用:①蛤蚧具有雌激素样作用,能促进雌性动物延长动情期,并使子宫、卵巢重量增加,提前发育;也能促进雄性动物睾丸提前发育。②具有雄性激素样的作用,能使小鼠前列腺、精囊腺、肛提肌重量增加。但蛤蚧较淫羊藿效力为弱。

(2)免疫增强作用:①具有增强巨噬细胞吞噬功能的作用。②蛤蚧能对抗泼尼松的免疫抑制作用。③蛤蚧能增加脾重量。④蛤蚧对小鼠受高温、缺氧等应激刺激有明显的保护作用。⑤蛤蚧具有解痉平喘作用。

3. 临床体会

(1)蛤蚧是传统治疗老年慢性支气管炎气喘、哮喘的重要药物。既有解痉平喘作用,又有提高体内激素水平的作用,需长期使用才能慢慢有效。

(2)对类风湿关节炎间质性肺炎,慢性咳嗽、气喘,长期使用蛤蚧对关节炎肿痛和肺部症状均有治疗效果。

(3)蛤蚧对男女性功能减退症也有治疗效果。

(4)蛤蚧的常用剂量为 1~4 对,研末吞服。

4. 不良反应　蛤蚧无毒,长期使用没有不良不适反应。儿童不宜服用,会提前发育。

(九) 杜仲

1. 主要成分　杜仲主要含杜仲胶等成分。

2. 主要药理作用

(1)提高内分泌作用:①杜仲具有增强垂体 - 肾上腺皮质功能,提高肾上腺皮质激素的作用。②杜仲具有促性腺功能,提高性激素样的作用。

(2)免疫作用:①杜仲对细胞免疫功能有双向调节作用。②杜仲具有增强巨噬细胞吞噬功能的作用。

(3)扩管扩冠与降压利尿作用:杜仲能扩张四肢动脉、冠状动脉,而有显著的持久的降压作用。杜仲的降压成分为松脂醇二葡萄糖苷。杜仲具有扩张肾动脉作用和利尿作用。

(4)杜仲对环核苷酸代谢具有调节作用。

(5)杜仲还具有镇静镇痛,松弛子宫的作用。

3. 临床体会

(1)杜仲是治疗慢性腰酸的最好中药,对慢性腰肌劳损、腰椎骨质增生、椎间盘突出、强直性脊柱炎、慢性肾病、慢性尿路感染、慢性前列腺肥大炎症、盆腔疾病等的腰酸症状,都有改善的效果,对腰痛也有一定的效果。

(2)杜仲对各种慢性肾病,不但能利尿和改善腰酸腰痛症状,而且对蛋白尿长期使用也有一定的效果。

(3)杜仲对原发性、肾性、药物性高血压,均有一定的效果,对于难治性高血压,可以与降压药同用,以协助降压。

(4)杜仲的常用剂量为 9~15g,水煎服。杜仲为树皮,虽然有大量种植,但树皮有限,药源并不充分,宜节约使用。

4. 不良反应　杜仲无毒,长期使用没有不良不适反应。

(十) 水牛角

1. 主要成分　水牛角主要含甾醇类胆甾醇、胍基衍生物,以及氨基酸、肽类等成分。

2. 主要药理作用

(1)增强内分泌作用:水牛角具有增强肾上腺皮质功能的作用。

(2)免疫增强作用:①水牛角可使淋巴细胞增多,白细胞数量显著增多。②水牛角能显著拮抗 CTX 引起的白细胞下降。③水牛角可拮抗 CTX 引起的小鼠胸腺萎缩。

(3)水牛角具有抗炎作用,抗内毒素作用,并能增加血小板数量,促进凝血。

(4)水牛角还具有镇静作用。水牛角无解热降温作用。

3. 临床体会

(1)水牛角临床用于治疗血小板减少性紫癜、过敏性紫癜、系统性红斑狼疮、皮肌炎等疾病的红斑、皮疹、紫癜、紫癜、瘀斑、瘀点,以及面部红斑、皮疹。

(2)水牛角对免疫病发热,高热、低热,均没有降温退热效果;但能慢慢消退内热。

(3)水牛角必须先煎 2 小时以上才有效。煎煮时间越长效果越好,时间短了效果就不明显;研末吞服吸收较差,影响效果,有的还会引起恶心反应。水牛角浓缩颗粒煎煮时间长效果较好。

(4)水牛角的常用剂量为12~30g,水煎服。

4. 不良反应　水牛角无毒,长期使用或大剂量使用没有不良不适反应。

(十一) 僵蚕

1. 主要成分　僵蚕主要含生物甾体、酶类、白僵菌素等成分。

2. 主要药理作用

(1)增强内分泌作用:僵蚕含昆虫蜕皮激素类,僵蚕甾酮,能使昆虫蜕皮变态,产生新的表皮,促进了细胞生长,由蛹变为成虫。昆虫蜕皮激素是中药壮筋健骨、祛风湿与美容的重要成分。

(2)僵蚕具有镇静和抗惊厥作用。

(3)僵蚕还具有抗凝血和降糖作用。

3. 临床体会

(1)江南民间有食蚕蛹的习俗,其不但营养丰富,而且有壮筋健骨和美容的功效,能使人皮肤白嫩。这可能与僵蚕甾酮的作用有关。

(2)笔者临床常用僵蚕治疗各种风湿病免疫病的皮疹、红斑、色斑等,对于保护皮肤、消退斑疹是有效果的。

(3)僵蚕对于关节炎虽没有止痛效果,但长期使用对于消退炎症与泼尼松减量均有帮助。

(4)含有生物甾体成分的中药,还有川牛膝、怀牛膝、白毛夏枯草、桑叶、水龙骨等,均具有强壮和美容的功效。

(5)僵蚕的常用剂量为12~30g,水煎服。

4. 不良反应　僵蚕无毒,长期使用或大剂量使用没有不良不适反应。

(十二) 黑大豆

1. 主要成分　黑大豆主要含蛋白质、豆油、大豆黄酮等成分。

2. 主要药理作用

(1)增强内分泌作用:黑大豆异黄酮类,水解后为大豆黄酮和染料木素,二者皆有雌激素样作用。含量极少,长期使用也能产生生理影响。

(2)大豆黄酮对离体小肠有解痉作用。

3. 临床体会

(1)黑大豆中医传统入药,补肾之用。能令人长肌肤、填骨髓、加力气、到老不衰(《本草纲目》)。黑大豆补肾强身,与所含之大豆异黄酮类有关,并且能溶解于水,吸收良好。黑大豆长期服用能使人皮肤白嫩,健康长寿。

(2)黑大豆与雌激素药片不同,黑大豆具有雌激素样作用,但本身不是雌激素。长期服用有补益功效,但没有雌激素药片的不良反应。

(3)传统有解毒功效,某些中药有毒性反应,如斑蝥,在复方中同用,可以减少斑蝥的毒性反应。生活中遇到有毒性的食物和药物是常有的事,经常服用一些具有解毒功效的中药和食物,如绿豆、黑大豆、绿茶、骨碎补等,可能会减少中毒的概率和程度。

(4)黑大豆的常用剂量为12~30g,水煎服。

4. 不良反应　黑大豆无毒,长期使用或大剂量使用没有不良不适反应。

附：降低体内激素水平的中药

体内激素水平过高的疾病,如甲状腺功能亢进、肾上腺皮质功能亢进,需用一些中药来调节下降。如果体内激素水平正常或较低,这些中药就不宜使用。

(一) 黄精

黄精为健脾润肺药,含多糖、黏液质、蒽醌苷等成分。有抑制肾上腺皮质的作用,尚有降糖降脂作用。黄精能增强动物细胞免疫功能,促进淋巴细胞增殖反应,对免疫功能低下的患者能增强细胞免疫。黄精可治疗库欣综合征,皮质醇增多引起的脂肪、糖代谢紊乱。但对于免疫病使用皮质激素引起的药物性库欣综合征,以及在激素减量时,不宜使用。

(二) 紫草

紫草为清热凉血药,含紫草醌衍生物。紫草能抑制垂体前叶分泌促甲状腺素和促性腺激素,可治疗甲状腺功能亢进、银屑病;不宜用于治疗甲状腺功能减退和不育症。紫草能促进血管内栓塞和引起光敏感,并有肾毒性,不可用于红斑狼疮、皮肌炎,以及心脑血管疾病和肾病。

(三) 莱菔子

莱菔子为化痰药,含脂肪油芥酸、挥发油甲硫醇等成分。莱菔子能干扰甲状腺素的合成,能降低甲状腺中碘酪胺的含量。临床可用于甲状腺功能亢进。对于桥本甲状腺炎,甲亢甲减并存的患者,笔者曾在复方内使用莱菔子30g/d、白芥子12g/d,一段时期后复查,甲状腺功能全部恢复至正常范围。因而笔者怀疑莱菔子可能是调节甲状腺功能的。

(四) 白芥子

白芥子为豁痰化饮药,含白芥子苷等成分。白芥子能显著降低小鼠甲状腺^{131}I的吸收率。白芥子可治疗甲状腺功能亢进。对于桥本甲状腺炎,甲亢甲减并存的患者,笔者也用,临床有效,可能是调节甲状腺功能的。

(五) 棉花根

棉花根为补气药,含棉酚,能抗甲状腺功能,能使睾丸萎缩、精子消失,子宫缩小、卵巢抑制。其抑制生育的作用可作为男性避孕药来研究和开发。中医临床曾一度用棉花根代替黄芪使用,名密根。棉花根和棉酚有增强免疫作用,因此有类似黄芪的功效。

(六) 白花蛇舌草

白花蛇舌草为清热解毒药,能增强细胞免疫和体液免疫,能使精原细胞停止发育。临床用于肿瘤为多。

(七) 大黄

大黄为清热化瘀药,有细胞毒作用。能抑制生殖细胞,有生殖毒性,长期服用使性功能减弱,还能使肠黏膜黑变,但是可逆的。

(沈丕安)

第11节 风湿病的常用中成药

一、祛寒通痹类

(一)万通筋骨片

【药物组成】制川乌、制草乌、马钱子(制)、淫羊藿、牛膝、羌活、贯众、黄柏、乌梢蛇、鹿茸、续断、乌梅、细辛、麻黄、桂枝、红花、刺五加、金银花、地龙、桑寄生、甘草、骨碎补(烫)、地枫皮、没药(制)、红参。

【功能与主治】祛风散寒,通络止痛。用于痹证,肩周炎,颈椎病,腰腿痛,肌肉关节疼痛,屈伸不利,以及风湿性关节炎、类风湿关节炎见以上证候者。

【规格】基片重 0.28g。

【用法与用量】口服,一次 2 片,一日 2~3 次;或遵医嘱。

【注意事项】

1. 本品含制川乌、制草乌、制马钱子,当使用本品出现不良反应时,应停药并及时就医。

2. 应按照药品说明书规定的适应证及用法用量使用,不宜长期用药。

3. 哺乳期妇女、肝肾功能不全者慎用。脾胃虚弱者慎用。

4. 尚无儿童使用本品的安全性、有效性研究证据。

5. 本品不宜超量服用。定期复查肾功能。

6. 高血压、心脏病患者慎用,或在医生指导下服用。

7. 运动员慎用。

(二)小活络丸

【药物组成】制川乌、制草乌、胆南星、乳香(制)、没药(制)、地龙。

【功能与主治】祛风散寒,化痰除湿,活血止痛。用于风寒湿邪痹阻、痰瘀阻络所致的痹病,症见肢体关节疼痛,或冷痛,或刺痛,或疼痛夜甚,关节屈伸不利,麻木拘挛。

【规格】每丸重 3g。

【用法与用量】黄酒或温开水送服。一次 1 丸,一日 2 次。

【注意事项】

1. 本品湿热瘀阻或阴虚有热者慎用。

2. 本品脾胃虚弱者慎用。

3. 本品不可过量服用。

(三)大活络丸(胶囊)

【药物组成】蕲蛇、乌梢蛇、全蝎、地龙、天麻、威灵仙、制草乌、肉桂、细辛、麻黄、羌活、防风、松香、广藿香、豆蔻、僵蚕(炒)、天南星(制)、牛黄、乌药、木香、沉香、丁香、青皮、香附(醋制)、麝香、安息香、冰片、两头尖、赤芍、没药(制)、乳香(制)、血竭、黄连、黄芩、贯众、葛根、水牛角、大黄、玄参、红参、白术(麸炒)、甘草、熟地黄、当归、何首乌、骨碎补(烫、去毛)、龟甲(醋淬)、狗骨(油酥)。

【功能与主治】祛风散寒,除湿化痰,活络止痛。用于风痰瘀阻所致的中风,症见半身不遂、肢体麻木、足痿无力;或寒湿瘀阻之痹病、筋脉拘急、腰腿疼痛;亦用于跌打损伤、行走不利及胸痹心痛。

【规格】丸剂,每丸重 3.5g;胶囊剂,每粒装 0.25g。

【用法与用量】温黄酒或温开水送服。一次 1 丸,一日 1~2 次;胶囊剂,一次 4 粒,一日 3 次。

【注意事项】

1. 孕妇忌服;运动员慎用。

2. 本品阴虚火旺者慎用。

3. 缺血性中风急性期不宜单纯使用。

4. 服药期间,忌食油腻食物,戒酒。

5. 本品不可过量服用。

(四)天麻祛风丸

【药物组成】炒苍术、麻黄、羌活、防风、细辛、制川乌、川芎、石斛、天麻、当归、甘草、荆芥、何首乌、雄黄、制草乌、全蝎。

【功能与主治】祛风散寒,祛瘀通络止痛。用于风寒侵袭,瘀血阻滞而致的腰腿刺痛,或四肢麻木,筋节拘挛,畏风寒,唇舌紫暗,或有瘀斑,脉沉涩。

【规格】丸剂。每袋 5g。

【用法与用量】口服。一次 1~2 丸,一日 2 次。

【注意事项】避风寒。孕妇忌服。

(五)风湿骨痛片(胶囊、颗粒)

【药物组成】川乌、草乌、麻黄、红花、木瓜、乌梅、甘草。

【功能与主治】温经散寒,通络止痛。用于寒湿痹所致的手足四肢腰脊疼痛;风湿性关节炎见以上证候者。

【规格】片剂:每片重 0.37g。胶囊:每粒装 0.3g。颗粒:每袋装 2g。

【用法与用量】口服。片剂:一日 2 次,一次 2~4 片。胶囊:一次 2~4 粒,一日 2 次。颗粒:一次 1~2 袋,一日 2 次。

【注意事项】

1. 孕妇及哺乳期妇女禁服。严重心脏病,高血压,肝、肾疾病忌服。

2. 运动员慎用。

3. 本品含乌头碱,应严格在医生指导下按规定量服用。不得任意增加服用量及服用时间。

4. 服药后如果出现唇舌发麻、头痛头昏、腹痛腹泻、心烦欲呕、呼吸困难等情况,应立即停药并到医院救治。

5. 有文献报道提示酒能增加乌头类药物毒性而导致中毒。

(六)风寒双离拐片

【药物组成】地枫皮、千年健、制川乌、制草乌、红花、乳香(制)、没药(制)、制马钱子、防风、木耳。

【功能与主治】祛风散寒,活血通络。用于风寒痹阻、瘀血阻络所致的痹病,症见关节疼痛、腰腿疼痛、冷痛或刺痛、局部畏寒恶风、四肢麻木、屈伸不利。

【规格】每片重 0.31g。

【用法与用量】黄酒送服。一次 8 片,一日 2 次;或遵医嘱。

【注意事项】

1. 本品风湿热痹者慎用。

2. 本品不可过量服用。

3. 本品含马钱子,不可过服、久服。

4. 合并高血压、心脏病、肝肾功能不全、癫痫、破伤风、甲亢者慎用。

(七) 风寒双离拐丸

【药物组成】地枫、防风、红花、川乌(制)、马钱子(制)、千年健、乳香(炒)。

【功能与主治】祛风散寒,祛瘀通络止痛。用于风寒侵袭,瘀血阻滞而致的腰腿疼痛(刺痛)或四肢麻木,筋节拘挛,畏风寒,唇舌紫暗,或有瘀斑,脉沉涩。

【规格】丸剂。每丸 5g。

【用法与用量】口服。一次 1~2 丸,一日 2 次。

【注意事项】避风寒。孕妇忌服。

(八) 风寒疼痛丸

【药物组成】防风、当归、独活、续断、陈皮、红花、威灵仙、桑枝、枳壳、羌活、青皮、桃仁、秦艽、赤芍、丹参。

【功能与主治】祛风散寒,行气活血止痛。用于关节疼痛较剧,屈伸不利,畏风恶寒,疼痛部位固定,多呈刺痛,日轻夜重,舌苔薄白,舌质暗,脉细涩等风寒阻滞气血经络而致的症状。

【规格】水丸剂。16 粒重 1g。

【用法与用量】口服。一次 4g,一日 2 次。

【注意事项】避风寒保暖。孕妇忌服。

(九) 木瓜丸(片)

【药物组成】制川乌、制草乌、白芷、海风藤、威灵仙、木瓜、鸡血藤、川芎、当归、人参、狗脊(制)、牛膝。

【功能与主治】祛风散寒,除湿通络。用于风寒湿痹阻所致的痹病,症见关节疼痛、肿胀、屈伸不利、局部畏恶风寒、肢体麻木、腰膝酸软。

【用法与用量】口服。一次 30 丸,一日 2 次。

【注意事项】

1. 本品性味辛温,主治风湿寒痹,风湿热痹者忌服。

2. 本品含有毒及活血之品,孕妇忌服。

3. 本品含川乌、草乌有毒,应在医生指导下使用,不可过量服用。

(十) 关节克痹丸

【药物组成】川乌、虎杖、草乌、黄芩、独活、秦艽、片姜黄、苍术、麻黄、薏苡仁、牛膝、海桐皮、桑枝、桂枝、生姜。

【功能与主治】祛风散寒,活络止痛。用于关节炎、四肢酸痛、伸展不利。

【规格】每 6 粒重 1g。

【用法与用量】口服。一次 8 丸,一日 2 次。

【注意事项】孕妇忌服。

（十一）附桂骨痛片

【药物组成】附子(制)、制川乌、肉桂、党参、当归、炒白芍、淫羊藿、醋乳香。

【功能与主治】温阳散寒,益气活血,消肿止痛。用于阳虚寒湿型颈椎及膝关节增生性关节炎。症见:局部骨节疼痛、屈伸不利、麻木或肿胀,遇热则减,畏寒肢冷等。

【规格】片心重 0.33g。

【用法与用量】口服。一次 6 片,一日 3 次,饭后服。疗程 3 个月,如需继续治疗,必须停药 1 个月后遵医嘱服用。

【注意事项】

1. 极少数患者用后出现胃脘不舒,停药后可自行消除。

2. 服药期间应注意血压变化。

3. 高血压、严重消化道疾病患者慎用。请仔细阅读说明书并遵医嘱使用。

4. 孕妇及有出血倾向者,阴虚内热者禁用。

（十二）三乌胶(丸)

【药物组成】生草乌、生川乌、何首乌、附子(附片)、生白附子、乳香、冰糖、鲜猪蹄。

【功能与主治】祛寒除湿,祛风通络,活血止痛,强筋健骨。用于风寒湿邪、风痰、瘀血引起的风湿麻木、骨节肿痛、腰腿疼痛、四肢瘫痪、陈伤劳损、中风偏瘫、口眼㖞斜、失语,以及风湿性关节炎,类风湿关节炎,风湿性肌炎,骨质增生,坐骨神经痛,肩周炎,创伤性关节炎等。

【规格】胶:每块重 5g。丸:每 20 粒重 1g;每 6 粒重 1g。

【用法与用量】胶:用开水烊化兑酒服或鲜肉汤炖服,一次 5g,一日 2 次。丸:口服,一次 5g,一日 2 次。均饭后服。老人、少年酌减;重症、顽症酌加。

【注意事项】感冒发热患者及孕妇、儿童禁服。

（十三）追风丸

【药物组成】荆芥、防风、白芷、桂枝、川乌(制)、制草乌、续断、当归、川芎、白芍、制禹白附、炒僵蚕、胆南星、法半夏、地龙(肉)、雄黄、石膏、甘草。

【功能与主治】祛风散寒除湿,行瘀涤痰。主治风寒湿邪及痰瘀痹阻经络所致的肢体关节疼痛重着,关节屈伸不便,得热痛减,遇寒痛增,肌肤麻木不仁,舌质暗苔白,脉沉弦。

【规格】每丸重 9g。

【用法与用量】口服。一次 1 丸,一日 2 次。温黄酒或温开水送服。

【注意事项】孕妇禁用。

（十四）追风活络丸

【药物组成】乌梢蛇、荆芥、防风、土鳖虫、醋香附、独活、威灵仙、桂枝、羌活、地龙、制草乌、制川乌。

【功能与主治】祛风散寒,活血通络止痛。用于风寒之邪痹阻经络所致的关节疼痛、畏风恶寒、夜间或阴雨天则疼痛加重,舌苔薄白,脉沉细或弦紧。

【规格】每丸重 3.5g。

【用法与用量】口服,成人每服 1~2 丸,日服 2 次。

【注意事项】注意保暖,孕妇禁用。

（十五）追风透骨丸（片、胶囊）

【药物组成】制川乌、制草乌、麻黄、桂枝、细辛、白芷、秦艽、防风、羌活、天麻、地龙、当归、川芎、赤芍、乳香（制）、没药（制）、香附（制）、朱砂、茯苓、白术（炒）、制天南星、甘松、赤小豆、甘草。

【功能与主治】祛风除湿，通经活络，散寒止痛。用于风寒湿痹，症见肢节疼痛、局部畏寒、肢体麻木。

【规格】水蜜丸：每10丸重1g。

【用法与用量】水蜜丸：口服，一次6g，一日2次。片剂：口服，一次4片，一日2次。

【注意事项】孕妇禁用。

（十六）骨龙胶囊

【药物组成】狗腿骨、穿山龙。

【功能与主治】散寒止痛，活血祛风，强筋壮骨。用于肝肾两虚、寒湿瘀阻所致的痹病，症见筋骨痿软无力，肢体腰膝冷痛；风湿性关节炎、类风湿关节炎见上述证候者。

【规格】每粒装0.5g。

【用法与用量】口服。一次4~6粒，一日3次。

【注意事项】

1. 湿热痹者慎用。

2. 孕妇慎用。

3. 服药期间，忌食生冷、油腻食物。

（十七）骨刺丸

【药物组成】炙川乌、炙草乌、炙南星、白芷、萆薢、当归、红花、穿山龙、秦艽、徐长卿、炒薏苡仁、甘草。

【功能与主治】疏风胜湿，散寒通痹，活血通络，消肿止痛。主治风寒湿痹，症见关节疼痛，历节疼痛，身体沉重，肌肉窜痛，或遍身麻木，关节肿胀等症。

【规格】每丸重9g。

【用法与用量】口服。一次1丸，一日2次。

【注意事项】热痹关节红肿、骨刺属肝肾阴虚、精血不足者忌用。孕妇忌服。

（十八）换骨丹

【药物组成】麻黄、威灵仙、白芷、川芎、人参、何首乌等。

【功能与主治】祛风除湿，散寒止痛，活血通脉，蠲痹扶正。用于风寒湿痹引起的遍身肌肉筋骨疼痛、四肢麻木、四肢无力、步履艰难之症，尤其是久痹不已而兼虚象者最为相宜。

【规格】蜜丸，每丸重9g。

【用法与用量】口服。温黄酒或温开水送服，一日2次，一次1丸，可常服。

【注意事项】热痹慎用。

（十九）寒湿痹颗粒（片）

【药物组成】附子（制）、制川乌、黄芪、桂枝、麻黄、白术（炒）、当归、白芍、威灵仙、木瓜、细辛、甘草（制）。

【功能与主治】祛寒除湿，温通经络。用于肢体关节疼痛，疲困或肿胀，局部畏寒，风湿性关节炎。

【规格】颗粒：每袋装 3g(无糖型)；5g(减糖型)。片剂：每片重 0.25g。

【用法与用量】颗粒：开水冲服，一次 3g(无糖型)或 5g(减糖型)，一日 3 次。片剂：口服，一次 4 片，一日 3 次。

【注意事项】孕妇忌服，身热、高热者禁用。

二、清热通痹类

(一) 二妙丸

【药物组成】黄柏(炒)、苍术(炒)。

【功能与主治】燥湿清热。用于湿热下注，足膝红肿热痛，下肢丹毒，白带，阴囊湿痒。

【规格】水丸剂：每 60 粒重 3g，每瓶装 6g。

【用法与用量】口服。一次 6~9g，一日 2 次。

【注意事项】服药期间，忌食炙煿肥甘之品，阴虚者禁用。宜食用清淡易消化之品，忌食辛辣。

(二) 三妙丸

【药物组成】苍术、黄柏(酒炒)、牛膝。

【功能与主治】清热燥湿。用于湿热下注所致的痹病，症见足膝红肿热痛，下肢沉重，小便黄少。

【规格】水丸：每 3g 约 50 粒。

【用法与用量】口服。一次 6~9g，一日 2~3 次。

【注意事项】

1. 本品寒湿痹阻、脾胃虚寒者慎用。

2. 服药期间，宜食清淡食物，忌食辛辣之品。

(三) 风痛安胶囊

【药物组成】石膏、黄柏、汉防己、薏苡仁、连翘、木瓜、滑石、通草、桂枝、姜黄、忍冬藤、海桐皮。

【功能与主治】清热利湿，活血通络。用于湿热阻络所致的痹病，症见关节红肿热痛，肌肉酸楚；风湿性关节炎见上述证候者。

【规格】每粒装 0.3g。

【用法与用量】口服。一次 3~5 粒，一日 3 次。

【注意事项】

1. 本品寒湿痹阻、脾胃虚寒者慎用。

2. 本品年老体弱者慎用。

(四) 四妙丸

【药物组成】黄柏(盐炒)、苍术、薏苡仁、牛膝。

【功能与主治】清热利湿。用于湿热下注所致的痹病，症见足膝红肿，筋骨疼痛。

【用法与用量】口服。一次 6g，一日 2 次。

【规格】每 15 粒重 1g。

【注意事项】

1. 风寒湿痹，虚寒痿证慎用。

2. 服药期间饮食宜用清淡,忌饮酒,忌食鱼腥、辛辣食物。

3. 孕妇禁用。

（五）当归拈痛丸（颗粒）

【药物组成】苦参、防风、羌活、猪苓、茵陈、当归、黄芩、党参、粉甘草、升麻、肥知母、粉葛根、炒白术、炒苍术、建泽泻。

【功能与主治】除湿清热散风。用于湿热痹,表现为全身肢体筋骨疼痛,关节肿胀热痹,以下肢关节为甚,口苦口干,胸脘痞闷,小便短黄,舌苔黄腻,脉弦滑。

【规格】水丸剂。每50粒约3g。

【用法与用量】口服。成人每次服9g,日服2次,空腹温开水送下。7岁以上小儿服成人1/2量,3~7岁服1/3量。

【注意事项】忌食辛辣油腻之品。

（六）抗狼疮散

【药物组成】紫草、牡丹皮、地黄、羚羊角、红参、黄芪(蜜炙)、防风、山茱萸、茯苓、泽泻、水牛角、土茯苓、北沙参、野菊花、大黄(酒制)、甘草(蜜炙)。

【功能与主治】清热凉血,解毒散瘀,益气养阴,用于红斑狼疮。

【规格】6g/袋。

【用法与用量】口服,一次6g,一日1次,早饭后半小时温开水送服。

【注意事项】

1. 本品应在医生指导下使用。

2. 本品可与激素和其他抗感染、利尿等对症治疗的药物配合使用或病情允许的情况单独使用。

3. 凡属于热毒瘀结,气阴两虚证的患者,使用本品时无论已用激素或未用激素,一定要在医生指导下,视病情决定激素的加用或递减,切不可突然停用,以防止骤停激素引起反跳。

4. 在应用本品治疗期间,如出现病情波动应及时加用其他治疗措施。

5. 如欲停用本品,建议视病情逐渐减量。避免精神刺激、日晒、劳累、感冒和胃肠道感染。

（七）湿热痹颗粒（片、胶囊、颗粒）

【药物组成】苍术、忍冬藤、地龙、连翘、黄柏、薏苡仁、防风、川牛膝、粉萆薢、桑枝、防己、威灵仙。

【功能与主治】祛风除湿,清热消肿,通络定痛。本品用于湿热痹证,其症状为肌肉或关节红肿热痛,有沉重感,步履艰难,发热,口渴不欲饮,小便黄淡。

【规格】颗粒：每袋装5g。片剂：每片重0.25g。胶囊：每粒装0.37g。

【用法与用量】颗粒：开水冲服,一次1袋,一日3次。片剂：口服,一次6片,一日3次。胶囊：口服,一次4粒,一日3次,或遵医嘱。

【注意事项】忌辛辣油腻之物,孕妇慎用。

（八）痛风定胶囊（片）

【药物组成】秦艽、黄柏、川牛膝、延胡索、赤芍、泽泻、车前子、土茯苓。

【功能与主治】清热祛湿,活血通络定痛。用于湿热瘀阻所致的痹病,症见关节红肿热痛,伴有发热,汗出不解,口渴心烦,小便黄,舌红苔黄腻,脉滑数;痛风见上述证候者。

【规格】胶囊：每粒装0.4g。片：每片重0.4g。

【用法与用量】口服。胶囊:一次4粒,一日3次。片:一次4片,一日3次。

【注意事项】

1. 孕妇禁用。

2. 本品风寒湿痹慎用。

3. 服药期间宜食清淡食品,忌食肉类、鱼虾、豆类、辛辣之品;并应忌酒。服药后不宜立即饮茶。

（九）痛风舒片

【药物组成】大黄、车前子、泽泻、川牛膝、防己。

【功能与主治】清热,利湿,解毒。用于湿热瘀阻所致的痛风病。

【规格】每片重0.32g。

【用法与用量】口服。一次2~4片,一日3次,饭后服用。

【注意事项】

1. 忌白酒和啤酒。

2. 少吃海鲜、动物内脏等食品。请仔细阅读说明书并遵医嘱使用。

（十）滑膜炎片

【药物组成】夏枯草、防己、泽兰、豨莶草、女贞子、薏苡仁、丹参、功劳叶、土茯苓、当归、黄芪、丝瓜络、川牛膝。

【功能与主治】清热利湿,活血通络。用于湿热痹阻、瘀血阻络所致的痹病,症见关节肿胀疼痛、痛有定处、屈伸不利;急慢性滑膜炎及膝关节术后见上述证候者。

【规格】薄膜衣片,每片重0.5g。

【用法与用量】口服。一次3片,一日3次。

【注意事项】

1. 糖尿病患者忌服。

2. 孕妇慎用。

（十一）豨桐丸(胶囊)

【药物组成】豨莶草、臭梧桐叶。

【功能与主治】清热祛湿,散风止痛。用于风湿热痹,症见关节红肿热痛;风湿性关节炎见上述证候者。

【规格】丸剂:每10粒(浓缩丸)重1.6g;胶囊,每粒装0.25g。

【用法与用量】丸剂:口服,一次10粒,一日3次;胶囊:口服,一次2~3粒,一日3次。

【注意事项】

1. 本品寒湿痹病慎用。

2. 服药期间饮食宜清淡。忌食猪肝、羊肉、羊血、番薯和辛辣食物,并忌酒。

三、活血通痹类

（一）三七伤药片

【药物组成】三七、制草乌、雪上一枝蒿、骨碎补、红花、接骨木、赤芍、冰片。

【功能与主治】舒筋活血,散瘀止痛。用于跌打损伤,风湿瘀阻,关节痹痛;急慢性扭挫伤、神经痛见上述证候者。

【规格】糖衣片,片心重 0.3g。

【用法与用量】口服。一次 3 片,一日 3 次;或遵医嘱。

【注意事项】

1. 孕妇禁用。

2. 心血管疾病患者及过敏体质者慎用。

3. 本品药性强烈,应按规定量服用。

(二) 风湿马钱片

【药物组成】马钱子粉、僵蚕(炒)、全蝎、乳香(炒)、没药(炒)、牛膝、苍术、麻黄、甘草。

【功能与主治】祛风除湿,活血祛瘀,通络止痛。用于风湿痹阻、瘀血阻络所致的痹病,症见关节疼痛、刺痛或疼痛较甚;风湿性关节炎,类风湿关节炎,坐骨神经痛见上述证候者。

【规格】片剂:每片重 0.17g。

【用法与用量】口服。常用量一次 2~3 片,极量一次 4 片,一日 1 次。

【注意事项】

1. 孕妇、高血压、心肝肾病患者忌服,儿童、老弱者慎服。

2. 服本品后出现头晕、恶心、身软,可减量或暂停服,并多饮温开水或用甘草绿豆煮汤即缓解。

(三) 风湿祛痛胶囊

【药物组成】川黄柏、苍术、威灵仙、鸡血藤、蜂房、乌梢蛇、金钱白花蛇、蕲蛇、红花、土鳖虫、没药(炒)、乳香(炒)、独活、全蝎、蜈蚣、地龙、羌活、桂枝。

【功能与主治】燥湿祛风,活血化瘀,通络止痛。用于痹痛寒热错杂证,症见肌肉关节疼痛、肿胀,关节活动受限,晨僵,局部发热等。

【规格】每粒装 0.3g。

【用法与用量】口服。一次 5 粒,一日 3 次。

【注意事项】孕妇忌用。过敏性体质者慎用。

(四) 风湿镇痛片

【药物组成】丁公藤、黑老虎、桑寄生。

【功能与主治】祛风除湿,活血通络,补肾强筋。用于行痹、着痹、痛痹、尪痹、顽痹,肢体关节肌肉疼痛,反复发作,活动不利,肌肤麻木不仁,甚则出现关节僵硬变形,舌苔白,脉沉紧或沉弦。

【规格】片剂。

【用法与用量】口服。成人每次服 4~5 片,每日 3 次,空腹温开水送服。7 岁以上小孩服成人 1/3 量,3~7 岁服 1/3 量。

【注意事项】避风寒,预防感冒。

(五) 风痛片

【药物组成】制马钱子粉。

【功能与主治】祛风湿,通经络,止疼痛。用于四肢麻木不仁,手足拘挛,关节疼痛,屈伸不利,其疼痛固定而剧烈,或游走不定,或关节酸痛、重着,或肿胀,舌苔薄白或微腻,脉弦紧或浮或濡缓。尤其对行痹、痛痹,风湿顽痹,麻木拘挛,疼痛较剧者更宜。

【规格】片剂。每片内含士的宁为 0.95~1.05mg。

【用法与用量】口服。成人每次服 1 片，每日 2 次，温开水送服（一次极量 5mg 或遵医嘱）。

【注意事项】①据现代研究：马钱子中主要成分为士的宁，士的宁对脊髓有高度的选择性兴奋作用，能使脊髓反射的兴奋性提高，容易产生惊厥，故不可过量服用。②本品排泄缓慢，有蓄积作用，故使用时间不宜太长。如果出现强直性惊厥，可静脉注射戊巴比妥纳 0.3~0.4g 以对抗。如无适当的巴比妥类，可用较大量的水合氯醛灌肠。如呼吸麻痹，须进行人工呼吸，如口服中毒时间较短者，惊厥停止后，以 0.1% 高锰酸钾灌洗胃。③高血压、动脉硬化、肝肾功能不全、癫痫、破伤风、突眼性甲状腺肿大患者忌用。④孕妇忌服。

（六）四藤片

【药物组成】海风藤、石楠藤、忍冬藤、穿根藤。

【功能与主治】祛风除湿，通络止痛。用于各种痹证，适用于长期久服，无副作用。

【规格】片剂。每片 0.35g。

【用法与用量】口服。成人每次服 4~5 片，每日 3 次，空腹温开水送服；7 岁以上小儿服成人 1/2 量，3~7 岁服 1/3 量。

【注意事项】忌冒雨涉水和雾露之行。

（七）红药片

【药物组成】三七、当归、红花、白芷、川芎、土鳖虫。

【功能与主治】活血祛瘀，温经通络。用于气滞血瘀而致的皮痹，表现为皮肤顽麻，爪之不仁，紧贴骨面，不能捏起，皮色暗褐，舌淡或暗，脉象细涩。

【规格】片剂，每片 0.25g。

【用法与用量】口服。视病情轻重，成年人每服 4~6 片；7 岁以上小儿，每服 2~4 片；3~7 岁，每服 1~2 片。空腹温开水或黄酒送下，每日 2 次。外用可视疮面大小，将药片研碎，黄酒调成糊状，外涂患处，每日 1~2 片。

【注意事项】孕妇慎用或忌用。皮肉破损处，忌外用。

（八）华佗再造丸

【药物组成】当归、川芎、白芍、红花、红参、五味子、马钱子、南星、冰片等。

【功能与主治】活血化瘀，化痰通络，行气止痛。用于风寒湿邪杂至，痹阻经络，气血运行不畅所致的肌肉、筋骨、关节酸痛、麻木重着、屈伸不利等症。

【规格】①每瓶 8g，每盒 10 瓶；②每瓶 80g（瓶中附有药杯，每平杯装量 8g）。

【用法与用量】口服。每日 2~3 次，每次服 8g，连服 10 日，停药 1 日，30 日为 1 个疗程。可连服 2~3 个疗程，或遵医嘱。

【注意事项】孕妇忌服。服药期间如有燥热感，可用白菊花蜜糖水送服，或减半服用，必要时暂停服用 1~2 日。

（九）伤痛宁片

【药物组成】制乳香、制没药、延胡索、山奈、细辛、白芷、甘松、制香附。

【功能与主治】温经通脉，活血化瘀。用于气滞血瘀、寒邪痹阻经脉而致的关节疼痛如刺，遇寒尤甚，活动受限，喜温喜暖，甚则肿胀，舌淡，脉细。

【规格】片剂。每片 0.36g。

【用法与用量】口服。视病情轻重，成人每次服 6~8 片，7 岁以上小儿每服 2~4 片；3~7

岁,每服 1~2 片。每日 2~3 次,空腹温开水或黄酒送服。

【注意事项】忌气恼寒凉,孕妇慎用。

(十) 活络丹

【药物组成】蕲蛇、天麻、威灵仙、全蝎、当归、麝香、牛黄等。

【功能与主治】祛风除湿,活络蠲痹,开窍安神。用于风、寒、湿、痰、瘀、血阻痹经络,损伤关节筋脉所致肢体、关节、肌肉顽麻疼痛,筋脉拘急,活动失灵,脉象沉弦紧。

【规格】每丸重 3g。

【用法与用量】口服。温黄酒或开水送服。成人每次服 1 丸,每日 2 次。孩童服成人 1/3~1/2 量,每日 2 次。

【注意事项】孕妇忌服。

(十一) 活血止痛散(软胶囊、胶囊)

【药物组成】当归、三七、乳香、土鳖虫、自然铜、冰片。

【功能与主治】活血散瘀,消肿止痛。用于跌打损伤,瘀血肿痛。

【规格】散剂:3g,10 瓶。软胶囊:每粒装 0.65g。胶囊:每粒装 0.5g。

【用法与用量】散剂:用温黄酒或温开水送服,一次 1.5g,一日 2 次。软胶囊:口服,一次 2 粒,一日 3 次,温开水送服,疗程 7 日。胶囊:用温黄酒或温开水送服,一次 3 粒,一日 2 次。

【注意事项】孕妇禁用,肝功能不全者慎用。

(十二) 活血壮筋丸

【药物组成】制川乌、红花、血竭、乳香(去油)、没药(去油)、土鳖虫、地龙、全蝎、川牛膝、桂枝、人参。

【功能与主治】祛风活血,壮筋强腰。用于筋骨疼痛,周身麻木,半身不遂,口眼㖞斜。

【规格】每 10 丸重 1g。

【用法与用量】口服。一次 2 丸,一日 2 次;酒或温开水送下。或遵医嘱。

【注意事项】

1. 本方药性温热,风湿热痹、中风热闭神昏者忌服。

2. 本方含有毒药川乌及活血化瘀药物,孕妇忌服。

3. 本品含有乳香、没药,饭后服用可减轻胃肠反应。

(十三) 独一味胶囊(片)

【药物组成】独一味。

【功能与主治】活血止痛,化瘀止血。用于多种外科手术后的刀口疼痛、出血,外伤骨折,筋骨扭伤,风湿痹痛以及崩漏,痛经,牙龈肿痛,出血。

【规格】胶囊剂:每粒装 0.3g。薄膜片:每片重 0.28g;糖衣片:片芯重 0.26g。

【用法与用量】胶囊:口服,一次 3 粒,一日 3 次,7 日为 1 个疗程;或必要时服。片剂:一次 3 片,一日 3 次,7 日为 1 个疗程;或必要时服。

【注意事项】孕妇禁用。

(十四) 活血止痛胶囊

【药物组成】当归、三七、醋乳香、冰片、土鳖虫、煅自然铜。

【功能与主治】活血散瘀、消肿止痛。用于跌打损伤,瘀血肿痛。

【规格】每粒装 0.5g。

【用法与用量】用温黄酒或温开水送服。一次 3 粒,一日 2 次。

【注意事项】孕妇及 6 岁以下儿童禁用。肝肾功能异常者禁用。饮酒不适者可用温开水送服。

(十五) 通痹片(胶囊)

【药物组成】制马钱子、白花蛇、蜈蚣、全蝎、地龙、僵蚕、乌梢蛇、麻黄、桂枝、附子、制川乌、桃仁、红花、没药(制)、延胡索(制)、穿山甲(制)、王不留行、丹皮、阴行草、大黄、鸡血藤、川牛膝、续断、羌活、独活、苍术(炒)、防风、天麻、薏苡仁、路路通、木瓜、伸筋草、人参、黄芪、白术(炒)、砂仁、当归、香附(酒制)、广木香、枳壳、朱砂。

【功能与主治】祛风胜湿,活血通络,散寒止痛,调补气血。用于寒湿痹阻,瘀血阻络,气血两虚所致痹病,症见关节冷痛,屈伸不利;风湿性关节炎、类风湿关节炎见有上述证候者。

【规格】片剂: 0.3g(相当于原药材 0.156g)。胶囊: 每粒装 0.312g。

【用法与用量】片剂: 饭后口服,一次 2 片,一日 2~3 次,或遵医嘱。胶囊剂: 饭后口服,一次 1 粒,一日 2~3 次,或遵医嘱。

【注意事项】

1. 本品热痹者慎用。

2. 服药期间,忌食生冷油腻食品。

3. 本品不可过服、久服;如出现中毒症状时,应立即停药并采取相应急救措施。

(十六) 盘龙七片

【药物组成】盘龙七、当归、丹参、重楼、红花、乳香、没药、缬草、木香、过山龙、羊角七、八里麻、支柱蓼、老鼠七、青蛙七、珠子参、秦艽、络石藤、壮筋丹、伸筋草、白毛七、祖师麻、川乌、草乌、铁棒锤、五加皮、竹根七、杜仲、牛膝。

【功能与主治】活血化瘀,祛风除湿,消肿止痛。用于风湿性关节炎,腰肌劳损,骨折及软组织损伤。

【规格】薄膜衣片(每片重 0.3g)。

【用法与用量】口服。一次 3~4 片,一日 3 次。

【注意事项】

1. 孕妇及哺乳期妇女禁服。严重心脏病,高血压,肝、肾疾病忌服。

2. 本品含乌头碱,应严格在医师指导下按规定量服用。不得任意增加服用量和服用时间。服药后如果出现唇舌发麻、头痛头昏、腹痛腹泻、心烦欲呕、呼吸困难等情况,应立即到医院救治。

(十七) 活血舒筋酊

【药物组成】生川乌、生草乌、当归、川芎、红花、老鹳草、续断、香加皮、木瓜、茜草、牛膝、桂枝、威灵仙、千年健、秦艽、红曲。

【功能与主治】舒筋活络,祛寒散瘀。用于腰腿疼痛,手足麻木,风湿性关节炎。

【规格】每瓶装 180ml。

【用法与用量】口服。一次 10~15ml,每日早晚各服 1 次。

【注意事项】切忌服用过量;孕妇、心脏病患者忌服。

(十八) 瘀血痹颗粒(胶囊、片)

【药物组成】威灵仙、川牛膝、乳香(制)、没药(制)、红花、丹参、川芎、当归、姜黄、炙黄芪、香附(制)。

【功能与主治】活血化瘀,通络定痛。用于瘀血阻络所致的痹证,症见肌肉关节剧痛、痛处拒按、固定不移、可有硬结或瘀斑。

【规格】颗粒:每袋装10g。胶囊:每粒装0.4g。片:每片重0.5g。

【用法与用量】颗粒:开水冲服,一次1袋,一日3次。胶囊:口服,一次6粒,一日3次;或遵医嘱。片:口服,一次5片,一日3次;或遵医嘱。

【注意事项】孕妇禁用;脾胃虚弱者慎用。

四、补虚通痹类

(一) 人参再造丸

【药物组成】白花蛇、藿香、母丁香、细辛、玄参、香附、地龙、熟地、檀香、三七、乳香、青皮、肉豆蔻、防风、首乌、川芎、片姜黄、黄芪、甘草、桑寄生、茯苓、赤芍、黄连、大黄、葛根、麻黄、全蝎、附子、荜茇、龟甲、沉香、生姜、僵蚕、琥珀、白术、天麻、肉桂、当归、白芷、草豆蔻、没药、威灵仙、乌药、羌活、红参、神曲、橘红、血竭、天竺黄、朱砂、牛黄、冰片、麝香等。

【功能与主治】温阳补气,滋阴养血,疏风祛邪,舒筋活络。用于痹证偏于气血亏虚,经络痹阻,表现为关节疼痛,腰膝酸楚,四肢麻木者。

【规格】蜜丸。每丸重7.5g。

【用法与用量】口服。一次1丸,一日2次,黄酒为引,或温开水送下。

【注意事项】发热者慎用。

(二) 七味通痹口服液

【药物组成】蚂蚁、青风藤、鸡血藤、鹿衔草、石楠藤、千年健、威灵仙。

【功能与主治】补肾壮骨,祛风蠲痹。主治类风湿关节炎证属肝肾不足,风湿阻络证。症见关节疼痛、肿胀、屈伸不利,腰膝酸软,硬结,晨僵,步履艰难,遇寒痛增,舌质淡或暗、苔薄白等。

【规格】每支装10ml。

【用法与用量】口服,宜饭后服。一次1支,一日3次。

【注意事项】孕妇忌用。

(三) 天麻丸(片、胶囊)

【药物组成】天麻、羌活、独活、粉萆薢、杜仲(盐炒)、牛膝、附子(制)、地黄、玄参、当归。

【功能与主治】祛风除湿,通络止痛,补益肝肾。用于风湿瘀阻,肝肾不足所致的痹病,症见肢体拘挛,手足麻木,腰腿酸痛。

【规格】大蜜丸:每丸重9g;水蜜丸:每30粒重6g;片剂:每片(薄膜衣片)重0.31g。

【用法与用量】水蜜丸:一次6g;大蜜丸:一次1丸,一日2~3次。片剂:一次6片,一日2~3次。

【注意事项】

1. 孕妇禁用。

2. 本品湿热痹病慎用。

3. 服药期间,忌食生冷油腻。

(四) 风湿液

【药物组成】桑寄生、牛膝、鹿角胶、鳖甲胶、羌活、独活、秦艽、防风、木瓜、当归、白芍、川芎、红花、白术、红曲、甘草。

【功能与主治】补益肝肾,养血通络,祛风除湿。用于肝肾血亏、风寒湿邪所致的痹病,症见骨节疼痛、四肢麻木;风湿性关节炎、类风湿关节炎见上述证候者。

【规格】每瓶装 10ml、100ml、250ml、500ml。

【用法与用量】口服。一次 10~15ml,一日 2~3 次。

【注意事项】

1. 本品湿热痹病者慎用。

2. 服药期间,忌食生冷、油腻食物。

(五) 仙灵骨葆

【药物组成】淫羊藿、续断、补骨脂、地黄、丹参、知母。

【功能与主治】滋补肝肾,接骨续筋,强身健骨。用于骨质疏松和骨质疏松症,骨折,骨关节炎,骨无菌性坏死等。

【规格】每粒装 0.5g。

【用法与用量】口服。一次 3 粒,一日 2 次;4~6 周为 1 个疗程;或遵医嘱。

【注意事项】

1. 孕妇禁用;有肝病史或肝生化指标异常者禁用。

2. 对本品过敏者禁用,过敏体质者慎用。

3. 重症感冒期间不宜服用。

4. 用药期间应定期监测肝生化指标。

5. 出现肝生化指标异常或全身乏力、食欲不振、厌油、恶心、上腹胀痛、尿黄、目黄、皮肤黄染等可能与肝损伤有关的临床表现时,应立即停药并到医院就诊。

6. 本品应避免与有肝毒性的药物联合用药。

7. 有多种慢性病的老年患者,合并用药时应在医师指导下服用。

(六) 尪痹颗粒(片、胶囊)

【药物组成】生地黄、熟地黄、续断、骨碎补、狗脊、羊骨、附子(制)、淫羊藿、独活、桂枝、防风、威灵仙、红花、皂刺、伸筋草、知母、白芍。

【功能与主治】补肝肾,强筋骨,祛风湿,通经络。用于久痹体虚,关节疼痛,局部肿大、僵硬畸形,屈伸不利,类风湿关节炎见有上述证候者。

【规格】颗粒:6g/ 袋。片:0.5g/ 片。胶囊:0.55g/ 粒。

【用法与用量】颗粒:开水冲服,一次 6g,一日 3 次。片剂:口服,一次 4 片,一日 3 次。胶囊:一次 5 粒,一日 3 次。

【注意事项】湿热者慎用;孕妇忌服。

(七) 壮骨关节胶囊(丸)

【药物组成】熟地黄、淫羊藿、补骨脂、骨碎补、续断、桑寄生、狗脊、乳香(醋炙)、没药(醋炙)、鸡血藤、独活、木香。

【功能与主治】补益肝肾,养血活血,舒筋活络,理气止痛。用于肝肾不足、气滞血瘀、经络痹阻所致的退行性骨关节炎、腰肌劳损。

【规格】每瓶装 60g。

【用法与用量】口服。胶囊：一次 2 粒，一日 2 次；早晚饭后服用，疗程为 1 个月。丸剂：浓缩丸，一次 10 丸；水丸，一次 6g；一日 2 次，早晚饭后服用。

【注意事项】

1. 肝功能不良或特异体质者慎用，定期检查肝功能或遵医嘱。

2. 30 日为 1 个疗程，长期服用者每疗程之间应间隔 10~20 日。

3. 孕妇禁用。

(八) 金毛狗脊丸

【药物组成】金毛狗脊、杜仲、续断、川牛膝、秦艽、桑枝、海风藤、木瓜、松节。

【功能与主治】补肝肾，强筋骨，祛风湿，通经络。用于素体肝肾亏虚，每感风寒湿邪之痹证或痹证日久不愈，又出现肝肾损伤之症状者，如：筋骨、肌肉、关节疼痛、重着、屈伸不利或四肢麻木不仁，腰膝重痛，腿足无力，脉细弱。

【规格】大蜜丸。每丸重 9g。

【用法与用量】用黄酒送服。一次 1~2 丸，一日 2 次。

【注意事项】忌寒凉及过度劳累。孕妇慎用。

(九) 金乌骨通胶囊

【药物组成】金毛狗脊、淫羊藿、威灵仙、乌梢蛇、土牛膝、木瓜、葛根、姜黄、补骨脂、土党参。

【功能与主治】滋补肝肾，祛风除湿，活血通络。用于肝肾不足，风寒湿痹、骨质疏松、骨质增生引起的腰腿酸痛、肢体麻木等症。

【规格】每粒装 0.35g。

【用法与用量】口服。一次 3 粒，一日 3 次。

【注意事项】服药期间忌食生冷油腻；热痹者不适用；有高血压、冠心病、肝病、糖尿病、肾病等慢性病者，在医生指导下服用；服药 7 天无缓解，应去医院就诊；本品过敏者慎用。

(十) 金天格胶囊

【药物组成】人工虎骨粉。

【功能与主治】具有健骨作用。用于腰背疼痛，腰膝酸软，下肢痿弱，步履艰难等症状的改善。

【规格】每粒装 0.4g。

【用法与用量】口服。一次 3 粒，一日 3 次。1 个疗程为 3 个月。

【注意事项】服药期间多饮水。

(十一) 金刚丸

【药物组成】肉苁蓉、杜仲、菟丝子、萆薢、猪腰子。

【功能与主治】补肾生精，强壮筋骨。主痹证日久不愈，肌肉消瘦，腰腿酸痛无力，劳累后加重，休息后减轻，与天气变化无关，脉象沉微。

【规格】大蜜丸。每丸重 9g。

【用法与用量】口服。每服 1 丸，日服 2 次，温开水送服。

【注意事项】慎房事，痹证属风寒湿邪者忌服。

（十二）昆仙胶囊

【药物组成】昆明山海棠、淫羊藿、枸杞子、菟丝子。

【功能与主治】补肾通络,祛风除湿。主治类风湿关节炎属风湿痹阻兼肾虚证。症见关节肿胀疼痛,屈伸不利,晨僵,关节压痛,关节喜暖畏寒,腰膝酸软,舌质淡,苔白,脉沉细。

【规格】每粒装 0.3g。

【用法与用量】口服。一次 2 粒,一日 3 次,饭后服用。一般 12 周为 1 个疗程。

【注意事项】

1. 孕妇、哺乳期妇女或患有肝、肾功能不全以及严重全身性疾病者禁用。

2. 处于生长发育期的婴幼儿、青少年及生育年龄有生育要求者禁用。或全面权衡利弊后遵医嘱使用。

3. 患有骨髓造血障碍疾病者禁用。

4. 胃、十二指肠溃疡活动期禁用。

5. 心功能不全慎用,严重心律失常禁用。

6. 严重贫血、白细胞、血小板低下者禁用。

7. 服药期间禁饮烈酒。

8. 为观察本品可能出现的不良反应,服药过程中,定期随诊,检查、复查血、尿常规,心电图和肝肾功能。

9. 临床试验疗程为 12 周,目前没有超过临床试验疗程的安全性和有效性资料。

（十三）穿龙骨刺片

【药物组成】穿山龙、川牛膝、淫羊藿、狗脊、熟地黄、枸杞子。

【功能与主治】补肾健骨,活血止痛。用于骨质增生,骨刺疼痛。

【规格】片剂,每片重 0.5g。

【用法与用量】口服。一次 6~8 片,一日 3 次。

【注意事项】

1. 忌生冷、油腻食物。

2. 有高血压、心脏病、肝病、糖尿病、肾病等慢性病严重者应在医师指导下服用。

3. 孕妇慎用;儿童、经期及哺乳期妇女、年老体弱者应在医师指导下服用。

（十四）骨仙片

【药物组成】熟地黄、骨碎补、仙茅、菟丝子、枸杞子、女贞子、牛膝、黑豆、汉防己。

【功能与主治】补益肝肾,强壮筋骨,通络止痛。用于肝肾不足所致的痹病,症见腰膝关节疼痛,屈伸不利,手足麻木;骨质增生见上述证候者。

【规格】片剂:每片含干膏 0.28g。

【用法与用量】片剂:口服,一次 4~6 片,一日 3 次。

【注意事项】孕妇慎用。服药期间忌食生冷食物。

（十五）独活寄生丸(合剂)

【药物组成】独活、桑寄生、防风、秦艽、桂枝、细辛、川牛膝、杜仲(盐炙)、当归、白芍、熟地黄、川芎、党参、茯苓、甘草。

【功能与主治】养血舒筋,祛风除湿,补益肝肾。用于风寒湿痹阻,肝肾两亏,气血不足所致的痹病,症见腰膝冷痛,屈伸不利。

【规格】合剂:每瓶 100ml。蜜丸:每丸重 9g。

【用法与用量】合剂:口服,一次 15~20ml,一日 3 次;用时摇匀。丸剂:成人一次 1 丸,一日 2 次,温开水加黄酒少许空腹冲服。7 岁以上小孩服成人 1/2 量。

【注意事项】孕妇慎用。本品热痹慎用。严重心、肝、肾功能损害者慎用。

(十六) 祛风止痛胶囊

【药物组成】老鹳草、槲寄生、续断、威灵仙、独活、制草乌、红花。

【功能与主治】祛风寒,补肝肾,壮筋骨。用于风寒湿邪痹阻、肝肾亏虚所致的痹病,症见关节肿胀、腰膝疼痛、四肢麻木。

【规格】每粒装 0.3g。

【用法与用量】口服。一次 6 粒,一日 2 次。

【注意事项】孕妇忌服。

(十七) 蚁参蠲痹胶囊

【药物组成】蚂蚁、人参、丹参、鸡血藤、制川乌、桂枝、透骨草、伸筋草、川桐皮、麸炒苍术、关黄柏、薏苡仁、泽泻、蜈蚣、酒乌梢蛇。

【功能与主治】补肾健脾,祛风除湿,活血通络。用于类风湿关节炎脾肾两虚,寒湿瘀阻证。症见:关节肿胀疼痛,关节压痛,屈伸不利,晨僵,关节作冷,疼痛夜甚,手足不温,神疲乏力,阴雨天加重,舌质淡,苔白,脉沉细。

【规格】每粒装 0.5g。

【用法与用量】口服。一次 4 粒,一日 3 次。2 个月为 1 个疗程。

【注意事项】

1. 心血管疾病患者和肾脏病患者慎用。

2. 目前尚无妊娠期和哺乳期妇女使用本品的研究资料。

3. 过敏体质慎用。

(十八) 骨松宝颗粒

【药物组成】淫羊藿、续断、赤芍、川芎、知母、莪术、三棱、地黄、牡蛎(煅)。

【功能与主治】补肾活血,强筋壮骨。用于骨痿(骨质疏松)引起的骨折、骨痛、骨关节炎,以及预防更年期骨质疏松。

【规格】每袋 5g。

【用法与用量】口服。一次 1 袋;治疗骨折及骨关节炎,一日 3 次;预防骨质疏松,一日 2 次。30 日为 1 个疗程。

【注意事项】

1. 孕妇禁用。

2. 对本品过敏者慎用。

3. 偶可出现恶心、呕吐、腹胀、胃部不适、皮肤瘙痒、皮疹、胸闷等与治疗作用无关的症状,减量或停药后可自行消失。如情况未好转,请及时咨询医师。

(十九) 养血荣筋丸

【药物组成】当归,鸡血藤,何首乌(黑豆酒炙),赤芍,续断,桑寄生,铁丝威灵仙(酒炙),伸筋草,透骨草,油松节,盐补骨脂,党参,炒白术,陈皮,木香,赤小豆。

【功能与主治】养血荣筋,祛风通络。用于陈旧性跌打损伤,症见筋骨疼痛,肢体麻木,肌肉萎缩,关节不利。

【规格】大蜜丸,每丸重 9g。

【用法与用量】口服。一次 1~2 丸,一日 2 次。

【注意事项】孕妇慎用。

(二十)健步壮骨丸

【药物组成】龟甲(清炙)、知母、黄柏、熟地、枸杞子、补骨脂、附子(制)、菟丝子、锁阳、续断、杜仲(盐炒炭)、当归、白芍、人参、黄芪、茯苓、酸枣仁(炒)、远志(甘草制)、羌活、独活、秦艽、防风、木瓜、石菖蒲、牛膝等。

【功能与主治】补肾壮阳,强筋健骨,祛风散寒,除湿通络。用于腰酸腿软,腰脊冷痛,肢体倦怠,屈伸不利,关节疼痛反复发作,日久不愈,面色少华,舌淡苔白,脉细弱。

【规格】丸剂,每丸重 9g。

【用法与用量】每服 1 丸,日服 2 次。儿童酌减或遵医嘱。空腹温开水送服。

【注意事项】忌生冷寒凉。孕妇慎用。

(二十一)益肾蠲痹丸

【药物组成】熟地黄、淫羊藿、骨碎补、寻骨风、老鹳草、徐长卿、葎草、鹿衔草、虎杖、全蝎、僵蚕(麸炒)、蜈蚣、广地龙(酒制)、蜂房(清炒)、土鳖虫、炮山甲、乌梢蛇(酒制)、延胡索、生地黄、当归、鸡血藤。

【功能与主治】温补肾阳,益肾壮督,搜风剔邪,蠲痹通络,用于顽痹,症见手指晨僵,关节疼痛、红肿、屈伸不利,肌肉疼痛、瘦削或僵硬畸形;类风湿关节炎见上述证候者。

【规格】水丸剂:每袋装 8g。

【用法与用量】口服。一次 8g,疼痛剧烈可加至 12g,一日 3 次,饭后用温开水送下。

【注意事项】本品湿热痹痛慎用。孕妇禁服。肾功能不全者慎用。

(二十二)健步强身丸

【药物组成】龟甲(醋淬)、杜仲、续断、菟丝子、补骨脂(盐炙)、牛膝、豹骨(油制)、枸杞子、锁阳、附子(制)、羌活、独活、秦艽、防风、木瓜、黄芪(蜜炙)、人参、白术(麸炒)、茯苓、熟地黄、白芍、当归、黄柏、知母。

【功能与主治】补肾健骨,宣痹止痛。用于肝肾不足,风湿阻络所致的痹病,症见筋骨痿软,腰腿酸痛,足膝无力,行走艰难。

【规格】水蜜丸:每 100 粒重 10g;大蜜丸:每丸重 9g。

【用法与用量】口服。水蜜丸:一次 6g,一日 2 次;大蜜丸:一次 1 丸,一日 2 次,淡盐汤或温开水送服。

【注意事项】本品湿热痹证者慎用。服药期间,忌食生冷食物。孕妇禁用。

(二十三)痹祺胶囊

【药物组成】马钱子(调制粉)、党参、白术、茯苓、丹参、三七、川芎、牛膝、地龙、甘草。

【功能与主治】益气养血,祛风除湿,活血止痛。用于气血不足,风湿瘀阻,肌肉关节酸痛,关节肿大、僵硬变形或肌肉萎缩,气短乏力;风湿、类风湿关节炎,腰肌劳损,软组织挫伤属上述证候者。

【规格】胶囊剂:每粒重 0.3g。

【用法与用量】口服。一次 4 粒,每日 2~3 次。

【注意事项】

1. 风湿热痹慎用。

2. 本品不可过量服用和久服。

3. 如出现中毒症状时,应立即停药并采取相应急救措施。

五、其他

（一）白芍总苷胶囊

【药物组成】白芍总苷。

【功能与主治】抗炎免疫调节药,用于类风湿关节炎。

【规格】0.3g（含芍药苷不少于104mg）

【用法与用量】口服。一次0.6g（2粒）,一日2~3次,或遵医嘱。

【注意事项】可见软便或腹泻,多数可自行缓解。

（二）正清风痛宁片（胶囊）

【药物组成】盐酸青藤碱。

【功能与主治】祛风除湿,活血通络,消肿止痛。用于风寒湿痹证。症见肌肉酸痛,关节肿胀、疼痛、屈伸不利、麻木僵硬等及风湿与类风湿关节炎具有上述证候者。

【规格】片：20mg/片。胶囊：每粒装0.15g（含盐酸青藤碱20mg）。

【用法与用量】口服。片：一次1~4片,一日3次,2个月为1个疗程。胶囊：一次3粒,一日3次。饭前服或遵医嘱。

【注意事项】

1. 支气管哮喘、肝肾功能不全者禁用。

2. 出现皮疹或发生白细胞减少等副作用时,应立即停药。

3. 孕妇或哺乳期妇女忌用；有哮喘病史及对青藤碱过敏者忌用。

（三）正清风痛宁缓释片

【药物组成】盐酸青藤碱。

【功能与主治】祛风除湿,活血通络,利水消肿。用于风湿与类风湿关节炎属风寒湿痹证者,症见：肌肉酸痛,关节肿胀、疼痛、屈伸不利、麻木僵硬等。症见：反复浮肿,腰部酸痛,肢体困重,尿少,舌质紫暗或有瘀斑,苔腻等。

【规格】缓释片：60mg/片。

【用法与用量】口服。一次1~2片,一日2次,2个月为1个疗程。

【注意事项】

1. 定期复查血常规（建议每月检查1次）,并注意观察肝功能。

2. 有胃病史者应慎用。

3. 如出现皮疹可减量服用或停药；少数患者发生白细胞减少等副作用时,立即停药。

4. 使用本品期间服用黄葵、雷公藤、白芍总苷等制剂有增加不良反应的风险,

5. 孕妇或哺乳期妇女忌用；有哮喘病史及对青藤碱过敏者禁用。

（四）昆明山海棠片

【药物组成】昆明山海棠。

【功能与主治】祛风除湿,舒筋活络,清热解毒。用于类风湿关节炎,红斑狼疮。

【规格】每片重 0.18g。

【用法与用量】口服。一次 3~5 片,一日 3 次。

【注意事项】

1. 本品可引起女子月经紊乱或闭经、男子精子减少,影响生育;有孕育要求者不宜服用。

2. 婴幼儿、青少年不宜使用。

3. 肝肾功能不全者慎用。

4. 本品孕妇、哺乳期妇女、胃十二指肠溃疡活动期禁用。

5. 本品一般连续用药不宜超过 3 个月;不宜过量服用。

6. 使用本品若出现皮疹、皮肤色素沉着,以及恶心、呕吐、腹痛、腹泻等胃肠道反应,应立即停药。

7. 使用本品应注意检测周围血象。

(五) 虎力散(胶囊)

【药物组成】制草乌、三七、断节参、白云参。

【功能与主治】祛风除湿,舒筋活络,行瘀,消肿定痛。用于风湿麻木,筋骨疼痛,跌打损伤,创伤流血。

【规格】散剂:每瓶装 0.9g。胶囊:每粒装 0.3g。

【用法与用量】散剂:口服,一次 0.3g,一日 1~2 次,开水或温酒送服;外用,撒于伤口处。胶囊剂:口服,一次 0.3g,一日 1~2 次,开水或温酒送服。

【注意事项】

1. 本品宜饭后服用。

2. 本品性味辛温,属风湿热痹者禁用。

3. 本品含草乌及活血药,孕妇慎用。

4. 本品应在医生指导下使用,不可过量。

5. 不宜与贝母类、半夏、白及、白蔹、天花粉、瓜蒌类同用。

(六) 复方夏天无片

【药物组成】夏天无,夏天无总碱,制草乌,豨莶草,安痛藤,鸡血藤,鸡矢藤,威灵仙,广防己,五加皮,羌活,秦艽,蕲蛇,麻黄,独活,全蝎,僵蚕,马钱子(制),防风,苍术,乳香(制),没药(制),木香,川芎,丹参,当归,三七,冰片,牛膝。

【功能与主治】祛风逐湿,舒筋活络,行血止痛。主治风湿瘀血阻滞,经络不通引起的关节肿痛、肢体麻木、屈伸不利、步履艰难;风湿性关节炎、坐骨神经痛、脑血栓形成后遗症及小儿麻痹后遗症见上述证候者。

【规格】薄膜衣片,每片重 0.32g;糖衣片,片芯重 0.3g。

【用法与用量】口服。一次 2 片,一日 3 次。

【注意事项】孕妇禁用,运动员慎用。不宜久服。

(七) 复方小活络丸

【药物组成】川乌(甘草银花炙)、草乌(甘草银花炙)、当归、川芎、白芍、地龙、乳香(制)、没药(制)、香附(醋炙)、胆南星(酒炙)。

【功能与主治】舒筋活络,散风止痛。用于风寒湿邪引起的风寒湿痹,肢节疼痛,麻木拘挛,半身不遂,行步艰难。

【规格】每丸重 3g。

【用法与用量】温黄酒或温开水送服。一次 1~2 丸,一日 2 次。

【注意事项】

1. 本品含乌头碱,应严格在医生指导下按规定量服用。不得任意增加服用量和服用时间。服药后如果出现唇舌发麻、头痛头昏、腹痛腹泻、心烦欲呕、呼吸困难等情况,应立即停药并到医院救治。有文献报道饮酒能使乌头类药物易导致中毒。

2. 孕妇忌服。

（八）复方风湿宁片

【药物组成】两面针、野木瓜、宽筋藤、过岗龙、威灵仙、鸡骨香。

【功能与主治】祛风除湿,活血散瘀,舒筋止痛。

【规格】每片重 0.21g(薄膜衣片)。

【用法与用量】口服。一次 5 片,一日 3~4 次。

【注意事项】

1. 忌寒凉及油腻食物。忌与酸味食物同服。

2. 本品宜饭后服用。

3. 不宜在服药期间同时服用其他泻火及滋补性中药。

4. 热痹者不适用,主要表现为关节肿痛如灼、痛处发热,疼痛窜痛无定处,口干唇燥。

5. 有高血压、心脏病、糖尿病、肝病、肾病等慢性病严重者应在医师指导下服用。

6. 服药 7 天症状无缓解,应去医院就诊。

7. 严格按照用法用量服用,年老体弱者应在医师指导下服用。

8. 对本品过敏者禁用,过敏体质者慎用。

9. 如正在使用其他药品,使用本品前请咨询医师或药师。

（九）蛇胆追风丸

【药物组成】蛇胆汁、制草乌、胆南星、川芎(酒蒸)、橘红、钩藤、白芍、地龙(制)、姜半夏、防风(去毛)、桂枝、荆芥、当归(酒蒸)、独活、制川乌、制白附子、雄黄(水飞)、石膏、甘草。

【功能与主治】舒筋活络,散风化痰。用于风寒湿痹,表现为关节肌肉肿胀、麻木、疼痛,或见胸脘满闷,痰多血黏,苔白腻,脉弦沉滑。

【规格】水蜜丸。每丸重 0.3g。

【用法与用量】口服。每次服 20~30 丸,每日 2 次,饭后温开水送服。

【注意事项】忌气恼及油腻辛辣之品。

（十）散毒万灵丸

【药物组成】苍术(炒)、羌活、防风、荆芥、麻黄、川乌(制)、草乌(制)、细辛、当归、生首乌、川石斛、川芎、全蝎(漂)、雄黄(飞)、朱砂(飞)、甘草(炙)。

【功能与主治】祛风止痛,解毒散结。用于风寒湿痹所致关节疼痛,定处不移,或游行不定,每遇寒湿或风冷则加剧,步履艰难、活动受限。

【规格】蜜丸。每丸重 2.8g。

【用法与用量】口服,温开水送服。成人每次 2 丸,每日 2 次;7~14 岁儿童,每次 1 丸,每日 2 次;7 岁以下儿童慎用。

【注意事项】对汞过敏者及孕妇慎用。

（十一）寒热痹颗粒（胶囊）

【药物组成】麻黄、桂枝、附子、防风、白芍、知母、白术、干姜、地龙、甘草。

【功能与主治】散寒清热、和营定痛。本品用于肌肉关节疼痛，局部触之发热，但自觉怕冷畏寒，或触之不热，但自觉发热，全身热象不显，以及风湿和类风湿关节炎见上述证候者。

【规格】颗粒：每袋装 10g。胶囊：每粒装 0.4g。

【用法与用量】颗粒：用开水冲服，一次 10g，一日 3 次。胶囊：口服，一次 6 粒，一日 3 次，或遵医嘱。

【注意事项】孕妇慎用。

（十二）雷公藤多苷片

【药物组成】雷公藤多苷。

【功能与主治】祛风解毒、除湿消肿、舒筋通络。有抗炎及抑制细胞免疫和体液免疫等作用。用于风湿热瘀，毒邪阻滞所致的类风湿关节炎、肾病综合征、白塞综合征、麻风反应、自身免疫性肝炎。

【规格】每片 10mg。

【用法与用量】口服。按体重每 1kg 每日 1~1.5mg，分 3 次饭后服用，或遵医嘱。

【注意事项】

1. 服药期间可引起月经紊乱，精子活力及数目减少，白细胞和血小板减少，停药后可恢复。

2. 有严重心血管病和老年患者慎用。

3. 儿童、育龄期有孕育要求者、孕妇和哺乳期妇女禁用。

4. 心、肝、肾功能不全者禁用；严重贫血、白细胞和血小板降低者禁用。

5. 胃、十二指肠溃疡活动期患者禁用。

（十三）雷公藤片（浸膏片）

【药物组成】雷公藤提取物。

【功能与主治】具有抗炎及免疫抑制作用。用于治疗类风湿关节炎。

【规格】每片含雷公藤甲素 33μg。

【用法与用量】口服。一次 1~2 片，一日 2~3 次。

【注意事项】

1. 本品在医生指导下严格按照说明书规定剂量用药，不可超量使用。

2. 用药期间应注意定期随诊并检查血、尿常规及心电图和肝肾功能，必要时停药并给予相应处理。

3. 连续用药一般不宜超过 3 个月。如继续用药，应由医生根据患者病情及治疗需要决定。

4. 儿童、育龄期有孕育要求者、孕妇和哺乳期妇女禁用。

5. 心、肝、肾功能不全者禁用；严重贫血、白细胞和血小板降低者禁用；严重心律失常者禁用。

6. 胃、十二指肠溃疡活动期患者禁用。

（十四）麝香风湿片

【药物组成】乌梢蛇（去头酒洗）、制川乌、地龙（酒洗）、全蝎、蜂房（酒洗）、黑豆、麝香。

【功能与主治】祛风除湿,活络镇痛。用于风湿寒痹,关节疼痛,手足拘挛。

【规格】每片重 0.39g。

【用法与用量】口服。一次 4 片,一日 3 次;饭后温开水送服;或遵医嘱。

【注意事项】运动员慎用。孕妇忌服。

（十五）万灵筋骨膏

【药物组成】生川乌、麻黄、当归、土鳖虫、芫花、猪牙皂等。

【功能与主治】祛风除湿,活血舒筋,散瘀定痛。凡外受风寒湿邪或外伤劳损,致使躯体、四肢、肌肉、筋骨酸麻胀痛、行动艰难者均可选用。

【规格】膏剂。小张膏药油重 15g,大张膏药油重 30g。

【用法与用量】外用。先用生姜擦净患处,然后将膏药加温软化贴于患处或穴位上即可。

【注意事项】孕妇忌贴于脐腹部。

（十六）云南白药膏

【药物组成】略。

【功能与主治】活血化瘀通痹。适用于金创跌仆、风湿痹痛,其主要指征是跌打损伤,骨节、肌肤青紫红肿疼痛、肌肉酸楚等症状。

【规格】膏药。每张 6.5cm×10cm。

【用法与用量】外用。将膏药贴患处。

【注意事项】部分患者皮肤过敏或起小疱者应停止使用。

（十七）风湿百草膏

【药物组成】川乌、草乌、白花蛇、蕲蛇、乌梢蛇、麻黄、桂枝、羌活、独活、威灵仙、千年健等。

【功能与主治】祛风除湿,温经散寒,活血通络。用于不通则痛的各种痹证。表现为关节肌肉肢体疼痛,四肢酸软、屈伸不便,遇气候异常、冷暖交替,则病情加重。或痛有定处,遇寒更甚;或肢体沉重,疼痛较为固定,或疼痛游走不定等。

【规格】膏药。每张 9g、15g。

【用法与用量】使用时用火烤化、趁热贴于患部。

【注意事项】防寒及潮湿。

（十八）风湿舒筋膏

【药物组成】枳壳、香附、禹白附、青风藤、穿山甲、白蔹、僵蚕、川楝子、续断、天麻、肉桂、远志、蛇床子、青陈皮、乌药、大枫子、白术等。

【功能主治】散寒止痛,舒筋活血。用于多种瘀阻性疼痛病症。其主要适用指征是:筋骨疼痛,跌打损伤,四肢麻木,或腰背冷痛,腹胀腹痛。

【规格】膏药。每张 10g、20g。

【用法与用量】温热软化,贴于患处。每次 1 张,每张可用 3~5 日。

【注意事项】局部有出血倾向及溃损者勿用。

（十九）天麻追风膏

【药物组成】天麻、乌梢蛇、桂枝、松节、桑枝、麻黄、威灵仙、白附子、生川乌、生草乌、防风、萆薢、薄荷、独活、当归、牛膝、钩藤、荆芥、秦艽、川芎、续断、防己、干姜、红花、细辛、藁本、补骨脂、羌活、乳香、没药、公丁香、冰片、菜油、黄丹。

【功能与主治】祛风散寒,活血止痛。用于风寒湿痹。表现为关节局部疼痛,痛有定处,得热痛减,遇寒痛增,四肢麻木,腰膝冷痛。以寒气独盛为病机。

【规格】膏药。每张 15g、30g。

【用法与用量】温热软化后贴于患处。每次 1 张,每张可用 3~5 日。

【注意事项】皮损处勿用。

(二十) 天和追风膏

【药物组成】生草乌、麻黄、细辛、羌活、乌药、白芷、高良姜、独活、威灵仙、生川乌、肉桂、红花、桃仁、苏木、赤芍、乳香、没药、当归、蜈蚣、蛇蜕、海风藤、牛膝、续断、香加皮、红大戟、麝香酮、龙血竭、肉桂油、冰片、薄荷脑、辣椒浸膏、丁香罗勒油、樟脑、水杨酸甲酯。

【功能与主治】温经散寒,祛风除湿,活血止痛。用于风寒湿痹阻、瘀血阻络所致的痹病,症见关节疼痛,局部畏风寒,腰背痛,屈伸不利,四肢麻木。

【规格】7cm×10cm。

【用法与用量】外用。贴患处。

【注意事项】孕妇禁用。偶见皮肤过敏反应。皮肤过敏者慎用,皮肤破损处不宜贴用。

(二十一) 少林风湿跌打膏

【药物组成】生川乌、生草乌、乌药、白及、白芷、白蔹、土鳖虫、木瓜、三棱、莪术、当归、赤芍、肉桂、大黄、连翘、血竭、乳香(炒)、没药(炒)、三七、儿茶、薄荷脑、水杨酸甲酯、冰片。

【功能与主治】散瘀活血,舒筋止痛,祛风散寒。用于跌打损伤、风湿痹病,症见伤处瘀肿疼痛、腰肢酸麻。

【规格】橡皮膏。5cm×7cm;8cm×9.5cm。

【用法与用量】贴患处。

【注意事项】孕妇慎用或遵医嘱。

(二十二) 代温灸膏

【药物组成】辣椒、肉桂、生姜、肉桂油。

【功能与主治】温通经脉,散寒镇痛。用于风寒阻络所致的痹病,症见腰背、四肢关节冷痛;脘腹冷痛、虚寒泄泻;慢性风湿性关节炎、慢性胃肠炎见上述证候者。

【规格】橡皮膏。4cm×4cm。

【用法与用量】外用。根据病证,按穴位贴一张。

【注意事项】孕妇禁用。

(二十三) 伤湿止痛膏

【药物组成】川乌、草乌、骨碎补、山柰、干姜、荆芥、防风、白芷、五加皮、透骨草、老鹳草、红花、马钱子、白胶香、樟脑、冰片、黑老虎等。

【功能主治】祛风散寒,除湿通络,活血止痛。用于治疗关节痹痛、跌仆闪挫等病,由风寒湿邪痹阻,瘀血留滞经脉而致的关节疼痛,肌肤麻木,筋脉拘挛,闪腰岔气,跌打损伤而致患处皮肤青紫红肿。

【规格】橡胶贴膏。

【用法与用量】外用。先将皮肤用温水洗净擦干,撕去硬膏,贴于患处,用手掌按摩膏药,使其粘在皮肤。

【注意事项】凡对橡皮膏过敏,皮肤糜烂有渗液者及外伤合并化脓者,不宜贴用。

（二十四）伤湿祛痛膏

【药物组成】川乌、草乌、干姜、麻黄、白芷、苍术、山奈、当归、八角茴香、薄荷脑、冰片、樟脑、冬青油。

【功能与主治】祛风散寒，除湿通络，温经活血。用于各种痹证，表现为肢体关节肌肉疼痛，屈伸不便，或疼痛游走不定，或疼痛沉重固定，或痛有定处，逢寒加剧，往往气候改变，冷暖不适，则病情加重。

【规格】橡胶膏。每贴 5cm×6.5cm，含药胶量为 0.55g。

【用法与用量】贴于患处。视病变部位的大小和多少，选用一张或数张。

【注意事项】忌汗出当风。

（二十五）老鹳草膏

【药物组成】老鹳草等。

【功能与主治】祛风除湿，通络止痛。用于风寒湿痹而致的筋骨、肌肉、关节疼痛、酸楚、重着、麻木和关节肿大屈伸不利，阴冷天气诸症加重。

【规格】膏滋剂。大瓶装 60g，小瓶装 30g。

【用法与用量】口服。每次 15g，每日 2 次，温开水送服。7 岁以上小孩服成人 1/2 量。

【注意事项】忌食生冷。

（二十六）关节镇痛膏

【药物组成】辣椒、片姜黄、官桂、细辛、生白附、川乌、草乌、独活、桂枝、荆芥、防风、羌活、秦艽、当归、川芎、赤芍、红花、青木花、薄荷脑、冬绿油、冰片、樟脑等。

【功能与主治】祛风散寒，活血通络。用于风寒湿邪痹阻经络而致关节、肌肉疼痛，遇寒湿则加剧，或有刺痛，或久痛不已，或痛处不移，甚至关节肿胀不已，舌淡苔白，脉弦细或弦滑。

【规格】橡胶膏剂，5cm×7cm。

【用法与用量】外贴。将橡皮胶膏直接贴敷于患处，每 2 日更换 1 次。

【注意事项】阴虚患者慎用。有皮肤病或对橡皮过敏者不宜使用。

（二十七）金不换膏

【药物组成】苍术、柳枝、生草乌、桑枝、大风子、防风、桃枝、独活、羌活、威灵仙等。

【功能与主治】舒筋活络，强筋壮骨。用于气血运行不畅，血脉痹阻而致肌肉、筋骨、关节等部位的疼痛、肿胀、沉重、酸楚、麻木，甚则关节屈伸不利，肿大变形等症。

【规格】硬膏剂。小张膏药重 15g，大张膏药重 24g。

【用法与用量】外用。用生姜擦净患处，将膏药加热软化，贴于患处或穴位。每隔 5~7 日换药 1 次。

【注意事项】孕妇忌贴脐腹部。

（二十八）罗浮山风湿膏药

【药物组成】金钱白花蛇、七叶莲、过岗龙、宽筋藤、洋金花、骨碎补、威灵仙、山苍子、蓖麻根、白鲜皮、续断、粉草薢、半枫荷、漆树根、羊角拗、麻黄、三七、两面针、防风、防己、槲寄生、土加皮、五加皮、丁公藤、茜草、六棱菊、生草乌、木瓜、毛麝香、生川乌、小罗伞、益母草、鸡骨草、徐长卿、红花、当归、油松节、独活、荆芥、羌活、牛膝。

【功能与主治】祛风除湿，消肿止痛。用于风湿性关节炎，类风湿关节炎，坐骨神经痛，外伤肿痛。

【规格】每张净重 5g。

【用法与用量】外用。加温软化,贴于患处。

【注意事项】运动员慎用。

(二十九) 狗皮膏(改进型)

【药物组成】生川乌、羌活、高良姜、官桂、当归、防己、麻黄、红花、洋金花、白屈菜、花椒、蟾酥、白花菜籽、透骨草、没药、乳香、薄荷脑、冰片、樟脑、水杨酸甲酯、八角茴香油、盐酸苯海拉明。

【功能与主治】祛风散寒,舒筋活血,止痛。用于急性扭挫伤,风湿痛,关节和肌肉酸痛。

【规格】每张 8cm×4.5cm。

【用法与用量】贴患处。

【注意事项】孕妇禁用。

(三十) 狗皮膏(基药)

【药物组成】生川乌、生草乌、羌活、独活、青风藤、香加皮、防风、铁丝威灵仙、苍术、蛇床子、麻黄、高良姜、小茴香、官桂、当归、赤芍、木瓜、苏木、大黄、油松节、续断、川芎、白芷、乳香、没药、冰片、樟脑、丁香、肉桂。

【功能与主治】祛风散寒,活血止痛。用于风寒湿邪、气血瘀滞所致的痹病,症见四肢麻木、腰腿疼痛、筋脉拘挛,或跌打损伤、闪腰岔气、局部肿痛;或寒湿瘀滞所致的脘腹冷痛、行经腹痛、寒湿带下、积聚痞块。

【规格】每张净重 12g、15g、24g 或 30g。

【用法与用量】外用。用生姜擦净患处皮肤,将膏药加温软化,贴于患处或穴位。

【注意事项】孕妇忌贴腰部和腹部。

(三十一) 武力拔寒散

【药物组成】白花菜籽、花椒(青椒去目)。

【功能与主治】祛风散寒,活血通络。用于感受风寒,筋骨麻木,肩背酸痛,腰痛寒腿,饮食失调,胃寒作痛,肾寒精冷,子宫寒冷,行经腹痛,寒湿带下。

【规格】17g/ 袋。

【用法与用量】外用。取药粉适量,用鸡蛋清略加温开水调成糊状,分摊于蜡纸上,贴于穴位或患处。

【注意事项】忌食生冷;肚脐及脚心部位不可贴用;周身感受风寒者,先贴较重处。每次贴 2~3 小时后揭去,如贴之痛甚者,可提前揭下(感到疼痛时,立即揭下)。

(三十二) 威灵骨刺膏

【药物组成】铁丝威灵仙、香加皮、赤芍、当归、防风、骨碎补、白芷、生川乌、生草乌、羌活、独活、紫荆皮、乳香、沉香、芥子、磁石、细辛、花椒、穿山甲(炮)、阿胶。

【功能与主治】温经散寒,疏风除湿,蠲痹止痛。用于寒湿痹阻所致骨质增生,骨刺。症见疼痛、肿胀、麻木、屈伸不利。

【规格】本品为摊于布上的黑膏药。每贴净重 48g。

【用法与用量】外用。洗净局部皮肤,将膏药加温软化,贴于患处。根据疼痛部位及病变范围一次可同时贴用 12~48g,6~7 日换药一次。休息 1~3 日,再继续贴用。1 个月为 1 个疗程或遵医嘱。

【注意事项】孕妇禁用。贴用期间,若出现皮肤刺激现象,如发痒、红疹等,可停药 1~3

日,待刺激现象消失后,再继续贴用。

(三十三) 骨痛灵酊

【药物组成】雪上一枝蒿、干姜、龙血竭、乳香、没药、冰片。

【功能与主治】温经散寒,祛风活血,通络止痛。用于腰、颈椎骨质增生,骨性关节炎,肩周炎,风湿性关节炎。

【规格】每瓶装 30ml、60ml、70ml、100ml、250ml;每袋装 5ml、10ml。

【用法与用量】外用。一次 10ml,一日 1 次。将药液浸于敷带上贴敷患处 30~60 分钟;20 日为 1 个疗程。

【注意事项】孕妇及皮肤破损处禁用;本品只供外用,不可内服;用药后 3 小时内用药部位不得吹风,不接触冷水。

(三十四) 骨友灵搽剂

【药物组成】红花、制川乌、制何首乌、续断、威灵仙、醋延胡索、防风、鸡血藤、蝉蜕。

【功能与主治】活血化瘀,消肿止痛。用于瘀血阻络所致的骨性关节炎、软组织损伤,症见关节肿胀、疼痛、活动受限。

【规格】每瓶装 10ml、20ml、40ml、50ml、60ml、100ml。

【用法与用量】外用,涂于患处,热敷 20~30 分钟,一次 2~5ml,一日 2~3 次,14 日为 1 个疗程,间隔 1 周,一般用药 2 疗程或遵医嘱。

【注意事项】孕妇禁用;使用过程中皮肤出现发痒、发热及潮红时,应停用。

(三十五) 骨质宁搽剂

【药物组成】云母石、黄连、枯矾。

【功能与主治】活血化瘀、消肿止痛。用于瘀血阻络所致骨性关节炎、软组织损伤,症见肿胀、麻木、疼痛及活动功能障碍。

【规格】每瓶装 50ml;每瓶装 100ml。

【用法与用量】外用适量,涂于患处。一日 3~5 次。

【注意事项】如有擦破伤或溃疡不宜使用。

(三十六) 骨增生镇痛膏

【药物组成】生川乌、生草乌、羌活、独活、细辛、白芥子、生半夏、生南星、川芎、归尾、骨碎补、栀子、牙皂、姜黄、雄黄、桉油。

【功能与主治】祛风湿,通经络,止疼痛。用于风寒湿邪所致的痹证、腰腿疼痛等病。表现为肢体疼痛,腰脊乏力,步履艰难,舌淡脉弦。

【规格】橡皮膏剂。每张 7cm×10cm。

【用法与用量】外贴患处。隔日换药 1 次。

【注意事项】皮肤过敏及破溃者忌用。

(三十七) 追风膏

【药物组成】麻黄、羌活、独活、威灵仙、细辛、白芷、五加皮、海风藤、川乌、草乌、蛇蜕、蜈蚣、雄黄等。

【功能与主治】除痹止痛。用于风寒湿痹、尪痹、扭伤。表现为肢体关节疼痛,活动受限,得热则减,遇寒痛增,局部皮色不红,触之不热,舌苔白,脉弦紧。

【规格】黑膏药。每张 12g。

【用法与用量】外用。加温软化,贴于患处。

【注意事项】每日取下膏药,重新加温,再贴于患处。注意皮肤清洁,防止感染。

(三十八)祖师麻膏药 / 祖师麻关节止痛膏

【药物组成】祖师麻、樟脑、冰片、薄荷脑、二甲苯麝香、水杨酸甲酯、苯海拉明。

【功能与主治】补肾活血,蠲痹通络。用于瘀血痹阻证。腰骶疼痛,僵直,关节屈伸不利,活动受限,甚至僵直变形。肌肉拘挛、筋脉板滞、脊柱弯曲困难,舌暗有瘀点,苔白或微黄,脉弦涩。

【规格】橡胶膏:7cm×10cm。

【用法与用量】贴患处。12~24 小时更换 1 次。

【注意事项】湿热痹慎用。本品忌贴于皮肤破损处。贴后若出现水疱则应停贴,必要时以 1% 龙胆紫涂患处,愈后酌情使用。

(三十九)祛风骨痛巴布膏

【药物组成】川乌、红花、草乌、桃仁、天南星、细辛、皮子药、没药、当归、乳香、川芎、黄柏、石菖蒲、羌活、白芷、三棱、干姜、莪术、泽兰、独活、冰片、冬青油、薄荷脑。

【功能与主治】祛风散寒,舒筋活血,消肿止痛。用于风寒湿痹引起的疼痛。

【规格】每片 7cm×10cm; 10cm×14cm。

【用法与用量】贴患处,一次 1 贴,一日 1 次。

【注意事项】孕妇禁用。

(四十)复方南星止痛膏

【药物组成】生天南星、生川乌、丁香、肉桂、白芷、细辛、川芎、徐长卿、乳香(制)、没药(制)、樟脑、冰片。

【功能与主治】散寒除湿,活血止痛。用于寒湿瘀阻所致的关节疼痛,肿胀,活动不利,遇寒加重。

【规格】10cm×13cm。

【用法与用量】外贴。选最痛部位,最多贴 3 个部位,贴 24 小时,隔日 1 次,共贴 3 次。

【注意事项】

1. 孕妇、婴幼儿、皮肤病者禁用。皮肤破溃、皮损或感染处禁用。

2. 对本品及所含成分(包括辅料)过敏者禁用。

3. 对橡胶膏过敏者禁用。

(四十一)活血风湿膏

【药物组成】川乌、草乌、地黄、白蔹、白及、肉桂、白芷、大黄、当归、赤芍、羌活、苦参、木鳖子、乌药、甘草、独活、玄参、柳枝、薄荷脑、水杨酸甲酯。

【功能与主治】祛风散寒,活血止痛。用于骨关节炎,颈、膝关节疼痛及活动不利,属风寒痹阻、血行瘀滞证者。

【规格】10cm×15cm。

【用法与用量】贴敷患处,一次 1~2 贴,一日 2 次,一次贴 12 小时。

【注意事项】

1. 心脏病患者慎用。

2. 若出现恶心、呕吐、腹痛、腹泻、头昏眼花,口舌、四肢及全身发麻,畏寒,继之瞳孔散大,视觉模糊,呼吸困难,手足抽搐,躁动,大小便失禁即应停用,迅速去医院就诊。

3. 儿童、经期及哺乳期妇女、年老体弱者应在医师指导下使用。

4. 本品不宜长期或大面积使用,用药后皮肤过敏如出现瘙痒、皮疹等现象时,应停止使用,症状严重者应去医院就诊。

5. 用药 3 日症状无缓解,应去医院就诊。

6. 对本品过敏者禁用,过敏体质者慎用。

(四十二) 活血止痛膏

【药物组成】 干姜、山柰、白芷、甘松、大黄、生天南星、生半夏、没药、乳香、冰片、薄荷脑、樟脑、陈皮、当归、丁香、胡椒、香加皮、细辛、荆芥、桂枝、辛夷、川芎、独活、牡丹皮、辣椒、苍术、颠茄流浸膏、水杨酸甲酯。

【功能与主治】 活血止痛,舒筋通络。用于筋骨疼痛,肌肉麻痹,痰核流注,关节酸痛。

【规格】 5cm×6.5cm;7cm×10cm。

【用法与用量】 外用,贴患处。

【注意事项】

1. 皮肤破溃、皮损或感染处禁用。对本品及所含成分(包括辅料)过敏者、对橡胶膏过敏者禁用。

2. 青光眼、前列腺肥大患者应在医师指导下使用。

3. 经期及哺乳期妇女慎用。儿童、年老体弱者应在医师指导下使用。

4. 本品不宜长期或大面积使用,用药后皮肤过敏如出现瘙痒、皮疹等现象时,应停止使用,症状严重者应去医院就诊。

5. 用药 3 日症状无缓解,应去医院就诊。

(四十三) 通络祛痛膏

【药物组成】 当归、川芎、红花、山柰、花椒、胡椒、丁香、肉桂、荜茇、干姜、大黄、樟脑、冰片、薄荷脑。

【功能与主治】 活血通络,散寒除湿,消肿止痛。用于腰部、膝部骨性关节炎瘀血停滞、寒湿阻络证,症见关节刺痛或钝痛,关节僵硬,屈伸不利,畏寒肢冷。用于颈椎病(神经根型)瘀血停滞、寒湿阻络证,症见颈项疼痛、肩臂疼痛、颈项活动不利、肢体麻木、畏寒肢冷、肢体困重等。

【规格】 橡胶膏。7cm×10cm。

【用法与用量】 外用,贴患处。腰部、膝部骨性关节病,一次 1~2 贴,日 1 次,15 日为 1 个疗程;颈椎病(神经根型),一次 2 贴,日 1 次,21 日为 1 个疗程。

【注意事项】 偶见贴敷处皮肤瘙痒、潮红、红疹,过敏性皮炎。皮肤破损处忌用。对橡胶膏剂过敏者慎用。每次贴敷不宜超过 12 小时,防止贴敷处发生过敏。临床试验中 1 例出现心慌、心悸、恶心,无法判断和药物的关系。

(四十四) 雪山金罗汉止痛涂膜剂

【药物组成】 铁棒锤、延胡索、五灵脂、雪莲花、川芎、红景天、秦艽、桃仁、西红花、冰片、人工麝香。

【功能与主治】 活血,消肿,止痛。用于急慢性扭挫伤,风湿性关节炎、类风湿关节炎、痛风、肩周炎、骨质增生所致的肢体关节疼痛肿胀,以及神经性头痛。

【规格】每 1ml 相当于饮片 0.3g。

【用法与用量】涂在患处,一日 3 次。(将瓶身倒置,使走珠接触患处,轻轻挤压瓶体将药液涂抹均匀,形成药膜;如对皮肤按摩或热敷后再用药,效果更佳)

【注意事项】

1. 本品为外用药,禁止内服。

2. 切勿接触眼睛、口腔等黏膜处,本品不宜长期或大面积使用。

3. 对本品过敏者禁用,过敏体质者慎用。

(四十五)祛痛橡胶膏(嘎日迪 -5)

【药物组成】生草乌、水菖蒲、木香、枫香脂、决明子、苘麻子、薄荷油、樟脑。

【功能与主治】消肿,止痛,燥"协日乌素"。用于风湿性关节炎,游痛症,腰酸腿疼。

【规格】每片 5cm×6cm。

【用法与用量】外用,贴患处。

【注意事项】对橡胶膏过敏者、皮肤破裂糜烂者,不宜贴用。

(四十六)麝香海马追风膏

【药物组成】生马钱子、荆芥、当归、红花、怀牛膝、木瓜、防己、赤芍、防风、甘草、川芎、天麻、杜仲、没药、肉桂、乳香、海马、樟脑、人工麝香、冰片、水杨酸甲酯。

【功能与主治】祛风散寒,活血止痛。用于风寒麻木,腰腿疼痛,四肢不仁。

【规格】7cm×10cm。

【用法与用量】贴患处。

【注意事项】孕妇禁用。皮肤破溃处禁用。对橡胶膏过敏者、对本品过敏者禁用,过敏体质者慎用。运动员慎用。经期及哺乳期妇女慎用。本品不宜长期或大面积使用,用药后若出现皮肤发红、瘙痒或其他不适等过敏反应时应停用,症状严重者应去医院就诊。

(四十七)麝香追风膏

【药物组成】麝香、独活、香加皮、海风藤、苏木、海桐皮、延胡索、生川乌、生草乌、威灵仙、血竭、木香、乳香、没药、乌药、红花、当归、熟地黄、地黄、麻黄、牛膝、薄荷脑、冰片、樟脑、桉油、肉桂油、丁香罗勒油、水杨酸甲酯。

【功能与主治】祛风散寒,活血止痛。用于风湿痛、关节痛、筋骨痛、神经痛、腰背酸痛、四肢麻木、扭伤、挫伤。

【规格】每片重 7cm×10cm。

【用法与用量】外用,贴于患处。

【注意事项】

1. 皮肤破溃处禁用。

2. 经期及哺乳期妇女慎用;儿童、年老体弱者应在医师指导下使用。

3. 本品不宜长期或大面积使用,用药后皮肤过敏者应停止使用;症状严重者应去医院就诊。

4. 用药 3 日症状无缓解,或出现局部红肿、疼痛、活动受限等不适症状时应去医院就诊。

5. 对本品过敏者禁用,过敏体质者慎用。

(四十八)麝香追风止痛膏

【药物组成】麝香追风止痛流浸膏、樟脑、冰片、水杨酸甲酯、薄荷脑、芸香浸膏、颠茄流浸膏。

【功能与主治】祛风除湿,散寒止痛。用于寒湿痹阻所致关节、肌肉疼痛,扭伤疼痛。

【规格】每片 7cm×10cm。

【用法与用量】外用,一次 1 贴,一日 1 次。

【注意事项】孕妇、儿童禁用。皮肤破溃、皮损或感染处禁用。对本品及所含成分(包括辅料)过敏者、对橡胶膏过敏者禁用。

(四十九)丁公藤风湿药酒

【药物组成】丁公藤、桂枝、麻黄、羌活、当归、川芎、白芷、补骨脂、乳香、猪牙皂、陈皮、苍术等。

【功能与主治】祛风除湿,活血止痛。用于风寒湿痹、麻木、跌打损伤等病证。表现为腰腿酸痛痹着,手足麻木,或关节游走性疼痛,得热则痛缓,怕冷,大便溏,舌质淡,苔白腻,脉沉迟。

【规格】酒剂。每瓶 500ml。

【用法与用量】口服。成人每次 10~15ml,一日 2~3 次。亦可外用擦患处。

【注意事项】孕妇禁内服,外用时亦忌擦腹部。小儿慎用或不用。

(五十)五加皮酒

【药物组成】五加皮、姜黄、制川乌、制草乌、木瓜、白芷、海风藤、青风藤、威灵仙、白豆蔻、檀香、肉豆蔻、丁香、桂枝、木香、砂仁、红花、川芎、牛膝、党参、当归、白术、栀子、菊花、肉桂、冰糖、白酒。

【功能与主治】舒筋活血,除湿散风。用于风寒湿痹,手足拘挛,四肢麻木,腰膝作痛而痿软无力,肾囊湿冷等症。

【规格】酒剂。每瓶装 250ml 或 500ml。

【用法与用量】口服。成人每次服 10~15ml,一日 3 次。

【注意事项】内热炽盛者忌服;服此药的同时忌服有半夏、瓜蒌、贝母、白及、白蔹的药物。

(五十一)木瓜酒

【药物组成】木瓜、栀子、羌活、当归、秦艽、红花、玉竹、独活、陈皮、川芎、五加皮、川牛膝、千年健、桑寄生。

【功能与主治】舒筋活血,散风祛寒。用于风寒湿痹,关节疼痛,四肢麻木,手足拘挛,屈伸不利,舌质淡,苔薄,脉沉迟。

【规格】药酒剂。每瓶 250ml 或 500ml。

【用法与用量】口服。一次 10~15ml,一日 3 次。

【注意事项】湿热痹慎用。

(五十二)风湿止痛药酒

【药物组成】乌梢蛇、土鳖虫、全蝎、蜈蚣、蜂房、豨莶草、青风藤、石楠藤、络石藤、穿山龙、附子、川乌、牛膝、桑寄生、红花、桂枝、炙甘草。

【功能与主治】祛风通络,散寒除湿。用于风寒湿邪痹阻经络而致的关节疼痹,屈伸不利,或痛处不移,或游走不定,舌淡红,苔白或腻,脉弦或滑。

【规格】酒剂。每瓶 450ml。

【用法与用量】口服。成人一次 15~20ml，一日 2 次。

【注意事项】对酒精过敏者忌用。

（五十三）风湿痛药酒

【药物组成】石南藤、麻黄、枳壳、桂枝、蚕沙、黄精、陈皮、厚朴、苦杏仁、泽泻、山药、苍术、牡丹皮、川芎、白术等。

【功能与主治】祛风除湿，活络止痛。用于风湿骨痛，手足麻木。

【规格】每瓶装 250ml；每瓶装 500g。

【用法与用量】口服。一次 10~15ml，一日 2 次；一次 10~15g，一日 2 次。

【注意事项】孕妇忌服。儿童禁用。高血压、糖尿病及肝病患者慎用。运动员慎用。

（五十四）史国公药酒

【药物组成】羌活、独活、防风、木瓜、蚕沙、红曲、续断、牛膝、桑寄生、白术、当归、川芎、红花、玉竹、甘草、鹿角胶、鳖甲胶、白酒。

【功能与主治】祛风除湿，养血止痛。用于风寒湿痹日久，手足麻木，骨节疼痛，屈伸不利，舌苔白腻，脉弦滑或细滑。

【规格】酒剂。每瓶装 250ml、500ml。

【用法与用量】口服。一次 15~30g，一日 2~3 次。

【注意事项】孕妇忌服。注意切勿兑入其他酒类，不可就果菜饮用。高血压者及热证患者禁服。

（五十五）冯了性药酒

【药物组成】羌活、威灵仙、五加皮、丁公藤、桂枝、独活、青蒿子、麻黄、白芷、小茴香、当归、川芎、栀子、白酒、防己。

【功能与主治】祛风寒湿，舒筋通络，强筋壮骨。用于风寒湿痹，表现为筋骨、肌肉挛痛、重着、麻木，关节不利。

【规格】酒剂。大瓶 500ml、小瓶 250ml。

【用法与用量】口服。一次 15ml，一日 2 次，7 岁以上小儿服成人 1/2 量。

【注意事项】孕妇及肝肾功能较差者忌服。

（五十六）白花蛇药酒

【药物组成】白花蛇、乌梢蛇、马钱子、千年健、豨莶草、五加皮、陈皮、红花、川牛膝、肉桂、白酒、杜仲等。

【功能与主治】祛风活络，行气止痛。用于风寒湿邪痹阻经脉而致的四肢筋骨疼痛、肌肉挛痛、重着麻木、关节不利。

【规格】酒剂。每瓶装 250ml。

【用法与用量】口服。一次 4~6ml，一日 3 次。儿童酌减。

【注意事项】阴虚火旺者忌用，孕妇忌用。服药期间忌食生冷。

（五十七）壮骨酒

【药物组成】鹿茸、淫羊藿、杜仲、牛膝、枸杞子、薏苡仁、木瓜、五加皮等。

【功能与主治】补肾壮骨，祛风除湿。用于痹证日久，肝肾亏损，筋骨失养而致的筋脉拘挛，遇寒则甚，四肢麻木、重着或屈伸不利，腰膝无力或全身关节疼痛，甚至变形。

【规格】酒剂。瓶装 250ml。

【用法与用量】口服。成人每服 15~20ml，一日 2~3 次。

【注意事项】孕妇忌服。高血压者及热痹患者均禁服。

（五十八）壮骨木瓜酒

【药物组成】杜仲、五加皮、木瓜、牛膝、大枣、鹿筋、走马胎、黄精等。

【功能与主治】祛风除湿，舒筋活络。用于筋骨拘急，骨节疼痛，四肢麻木。

【规格】酒剂。每瓶装 250ml 或 500ml。

【用法与用量】口服。成人一次 10~15ml，一日 2 次。

【注意事项】阴虚内热及外感发热者忌用。

（五十九）壮骨追风酒

【药物组成】羌活、桂枝、杜仲、制川乌、木瓜、独活、麻黄、补骨脂、制草乌等。

【功能与主治】散风除湿、活血止痛。用于风寒湿痹，表现为关节疼痛或痛而游走，或痛处不移，或四肢关节肿痛麻木，腰膝无力，脉见弦濡。

【规格】酒剂。每瓶装 250ml 或 500ml。

【用法与用量】口服。成人一次 15ml，日服 2 次。

【注意事项】服此药时忌服含半夏、瓜蒌、贝母、白蔹、白及的药物。孕妇忌服。

（六十）国公酒

【药物组成】当归、羌活、牛膝、防风、独活、牡丹皮、广藿香、槟榔、麦冬、陈皮、五加皮、姜厚朴、红花、制天南星、枸杞子、白芷、白芍、紫草、盐补骨脂、醋青皮、炒白术、川芎、木瓜、栀子、麸炒苍术、麸炒枳壳、乌药、佛手、玉竹、红曲。

【功能与主治】散风祛湿，舒筋活络。用于风寒湿邪痹阻所致的痹病，症见关节疼痛、沉重、屈伸不利、手足麻木、腰腿疼痛；也用于经络不和所致的半身不遂、口眼喎斜、下肢痿软、行走无力。

【规格】每瓶装 328ml。

【用法与用量】口服。一次 10ml，一日 2 次。

【注意事项】孕妇忌服。

（六十一）参茸壮骨酒

【药物组成】别直参、钻地风、杜仲、制川乌、没药、首乌、续断、松节、玉竹、川牛膝、鹿茸等。

【功能与主治】益气养血，祛风通络。用于风寒湿痹日久，肝肾气血不足而致四肢关节肿痛，麻木不仁，屈伸不利，伴腰膝酸软、失眠健忘等症。

【规格】酒剂。每瓶 450ml 或 250ml。

【用法与用量】口服。成人一次服 10~15ml。

【注意事项】服此药忌食含半夏、瓜蒌、贝母、白蔹、白及等药物，关节红肿热痛者忌用。

（六十二）参茸木瓜药酒

【药物组成】麻黄、槲寄生、人参（去芦）、烫狗脊、独活、制川乌、羌活、桃仁、甘草、秦艽、鹿茸（去毛）等。

【功能与主治】散风祛寒，舒筋活血。用于肢体、关节、腰脊麻木或疼痛或酸困难受，或肘、膝关节屈伸不利，或关节肿大变形，舌淡暗，苔薄，脉沉弦。

【规格】酒剂。每瓶 450mg。

【用法与用量】口服。成人一次服 10~15mg,一日 3 次。小儿酌减量。

【注意事项】孕妇忌用。阴虚内热者慎用。

（六十三）参茸追风酒

【药物组成】人参、当归、红花、干姜、川乌(制)、薄荷、甘草、淡竹叶、陈皮、鹿茸、制草乌。

【功能与主治】祛风散寒,舒筋活络止痛。用于筋骨关节疼痛,得热则舒,遇寒则剧,伴肢体麻木不仁,手足拘挛,屈伸不利,伴腰酸重着,形寒肢凉,舌质淡,苔薄白,脉沉弦。

【规格】酒剂。每瓶 450ml、250ml。

【用法与用量】口服。成人一次服 10~15ml,一日 2~3 次,温服。

【注意事项】孕妇及小儿忌用。不可过量。遵嘱服用。

（六十四）狗骨胶药酒

【药物组成】狗骨胶、穿山龙、南酒、白酒。

【功能与主治】散寒镇痛,活血祛风,强筋壮骨。用于痛痹、尪痹。表现为四肢瘦削,关节肿大或变形,神疲乏力,腰酸腿软,形寒肢冷,舌淡胖,脉沉迟。

【规格】酒剂。每瓶 250ml 或 500ml。

【用法与用量】口服。成人一次服 10~15ml,一日 3 次。

【注意事项】湿热痰证忌用。

（六十五）金钱白花蛇药酒

【药物组成】白花蛇、乌梢蛇、马钱子(制)、五加皮、老鹳草、豨莶草、千年健、地枫皮、陈皮、红花、肉桂、杜仲、川牛膝、甘草。

【功能与主治】祛风除湿,散寒止疼,活血通络,舒筋强骨。用于由风、寒、湿邪引起的痹证、痿证。腰膝酸软,手足麻木,屈伸不利。

【规格】每瓶装 250ml、100ml。

【用法与用量】口服。一次 4~6ml,一日 3 次。

【注意事项】孕妇忌服。阴虚火旺及热痹患者慎用。本品含马钱子等,不可过服、久服。合并高血压、心脏病、肝肾功能不全、癫痫、破伤风、甲亢者慎用。

（六十六）祛风活血酒

【药物组成】红花、鸡血藤、当归、制乳香、制没药、玉竹、独活、桑枝、川芎、枸杞子、红曲、官桂、桑寄生、续断、川牛膝、油松节、木瓜、白酒。

【功能与主治】祛风活血,强筋壮骨,通络止痛。用于风湿痹阻气血不和而致的全身关节筋骨疼痛,或腰脊以下时有刺痛,伴手足拘挛,舌质暗或有瘀斑,脉沉涩。

【规格】酒剂。每瓶 500ml。

【用法与用量】口服。成人一次服 20ml,一日 3 次。小儿酌情减量。

【注意事项】忌寒凉。孕妇禁用。

（六十七）神农药酒

【药物组成】寻骨风、防风、杜仲、五加皮、老鹳草、络石藤、制草乌、独活、苍术、爬岩香、威灵仙、徐长卿、伸筋草、八棱麻、金荞麦、山姜、搜山虎、八角枫、川芎、丹参、当归、大血藤、木香、红花、柴胡、鸡血藤、三百棒、三七、八角莲、香茶菜、虎杖、蜘蛛抱蛋、雄黄连、算盘子根、牛藤、路路通、钩藤、莲蓬草、菊叶三七、老虎兜、木梳、射干、拳参。

【功能与主治】祛风散寒,活血化瘀,舒筋通络。用于风寒湿瘀阻所致的痹病,症见关节肌肉疼痛、酸楚、麻木、肿胀。

　　【规格】酒剂：每瓶装 500ml、250ml、125ml。

　　【用法与用量】口服。一次 25ml，一日 2 次。

　　【注意事项】风湿热痹及阴虚火旺者慎服。

　　（六十八）鹿筋八仙酒

　　【药物组成】鹿筋、鹿骨、制川乌、制草乌、炮姜、当归、陈皮、淡竹叶等。

　　【功能与主治】补肝肾，强筋骨，祛风散寒，除湿止痛。用于风寒湿痹或肝肾不足所致的腰膝冷痛、无力，筋骨关节疼痛，屈伸不利，肌肉麻木，脉弦濡。

　　【规格】酒剂。每瓶 450ml。

　　【用法与用量】口服。成人每次 15~20ml，饭前温服，日服 2 次。

　　【注意事项】服此药时忌服含半夏、瓜蒌、贝母、白蔹、白及等药物。孕妇忌服。高血压患者应遵医嘱使用。

　　（六十九）舒筋活络酒

　　【药物组成】木瓜、桑寄生、玉竹、续断、川牛膝、当归、川芎、红花、独活、羌活、防风、白术、蚕沙、红曲、甘草。

　　【功能与主治】祛风除湿，活血通络，养阴生津。用于风湿阻络、血脉瘀阻兼有阴虚所致的痹病，症见关节疼痛、屈伸不利、四肢麻木。

　　【规格】每支装 250ml。

　　【用法与用量】口服。一次 20~30ml，一日 2 次。

　　【注意事项】孕妇慎用。

　　（七十）塞隆风湿酒

　　【药物组成】塞隆骨。

　　【功能与主治】祛风散寒除湿，通络止痛，补益肝肾。用于风寒湿痹阻所致的痹病，症见肢体关节疼痛、肿胀、屈伸不利，肌肤麻木，腰膝酸软。

　　【规格】每瓶装 300ml。

　　【用法与用量】口服。一次 30ml，一日 3 次。疗程 1 个月，或遵医嘱。

　　【注意事项】风湿热痹、红肿热痛者慎用。服药期间忌食生冷食物。低温会出现少量沉淀，服用时先置水中加温。

　　（七十一）蕲蛇药酒

　　【药物组成】蕲蛇、羌活、红花、防风、天麻、秦艽、五加皮、当归等。

　　【功能与主治】疏风散寒，除湿通络。用于肢体关节疼痛，或游走不定，涉及肢体多个关节；或痛有定处，得热痛减，遇寒痛增；或关节疼痛重着，肌肤麻木不仁，手足活动不便，苔白，脉弦紧或濡缓。

　　【规格】酒剂。每瓶 500ml。

　　【用法与用量】口服。一次 30ml，日服 2 次。

　　【注意事项】湿热痹，阴虚火旺者慎用。

　　（七十二）正清风痛宁注射液

　　【药物组成】盐酸青藤碱。辅料为依地酸二钠、亚硫酸氢钠、注射用水。

　　【功能与主治】祛风除湿、活血通络，消肿止痛，用于风寒湿痹证，症见肌肉酸痛、关节肿胀,疼痛,屈伸不利,麻木僵硬及风湿与类风湿关节炎具有上述证候者。

【规格】2ml∶50mg。

【用法与用量】肌内注射。一次 1~2ml,一日 2 次,或遵医嘱。

【注意事项】

1. 孕妇或哺乳期妇女慎用。

2. 既往有药物过敏史者、过敏性哮喘或低血压患者慎用。

3. 首次注射剂量为 25mg(1ml),且务必要在医院使用。

4. 首次注射完成后嘱患者静坐 10 分钟,无特殊不适方可离去。

5. 支气管哮喘患者禁用。

(七十三) 黄瑞香注射液

【药物组成】黄瑞香,辅料为氢氧化钠、苯甲醇。

【功能与主治】祛风除湿,活血化瘀,散寒止痛。用于风寒湿邪侵袭而致的风湿性关节炎、类风湿关节炎引起的疼痛及坐骨神经痛等病症。

【规格】每支装 2ml。

【用法与用量】肌内或穴位注射。一次 2~4ml,一日 1~2 次,10 日为 1 个疗程。

【注意事项】孕妇禁用;风湿热痹者慎用;不得静脉给药。

(黄雪琪　沙正华　殷海波)

第 12 节　风湿病中医其他常用治疗方法

风湿病是一类范围广泛、致病因素多样、病变部位不一、病理属性复杂的疾病,临床上用单一的治疗方法很难取得满意的疗效。治疗疑难风湿病,应杂合以治(或称综合治疗),即从整体上把握其病因病机,将多种不同的治疗方法有机地联系起来,进行全面的综合治疗。杂合以治是风湿病的基本治疗原则。

《素问·异法方宜论篇》曰:"圣人杂合以治,各得其所宜……得病之情,知治之大体也。"明张介宾《类经·论治类》注解曰:"杂合五方之治,而随机应变,则各得其宜矣。"历代医家都很重视风湿病的杂合以治,并创制了很多简、便、廉、验的治疗方法。如现代娄玉钤《中国风湿病学》就收载了上百种治疗风湿病的方法。杂合以治并不是将所有治疗方法不加选择地应用或应用得越多越好,而是要针对每个患者各自不同的情况,合理选用几种治疗方法,以提高临床疗效。选用治疗方法时,应掌握标本结合、动静结合、内外结合、防治结合、医疗与自疗结合等原则。严格地讲,杂合以治这一基本原则,渗透到风湿病的预防、治疗、调护等各个环节中。

本节只介绍除内服药物之外的常用治疗方法。

一、针灸疗法

针灸疗法对风湿病有确切疗效。随着社会的进步,针具、针法和施灸材料都得到了发展,并派生出许多疗法。本书中所涉及的针灸疗法就有毫针疗法、灸法、拔罐疗法、刺血疗法、耳针疗法、离子导入法、梅花针疗法、电针疗法、头针疗法、水针疗法、芒针疗法、挑刺疗法、刮痧疗法、温针疗法、针刀疗法、穴位埋线疗法、穴位注射疗法等。限于篇幅,这里只介绍毫针疗法、灸法、拔罐疗法、耳针疗法、针刀疗法、穴位埋线疗法、穴位注射疗法7种。

(一) 毫针疗法

毫针,为古代九针之一,历代有关针灸文献中提到的刺法,多指毫针,是各种针法的基础。应用时,根据患者的体质、体型、年龄、病变部位的深浅及所取腧穴所在的部位等选定毫针。针刺时患者的体位选择,也是重要的环节,常采用的体位有:仰卧位、侧卧位、俯卧位、仰靠坐位、俯伏坐位、侧伏坐位等。选择体位的原则,应是既有利于腧穴的正确定位,又便于针灸的施术操作和较长时间的留针,而不致疲劳;还应注意尽可能用一种体位而能针刺处方所列的全部腧穴。

【适应证】

可用于各种风湿病的疼痛、功能障碍、感觉异常等症。

【选穴原则】

临证选穴属针灸处方的范畴,为针灸临床治病疗疾的重要环节,直接影响着治疗效果,故被历代针灸学家所重视。腧穴是处方的基本内容。各个腧穴的作用、主病范围之间存在共性,根据"经脉所通,主治所及"的理论,可以概括为两个方面,即局部治疗作用和远端治疗作用。有关腧穴的作用和主病,可参考有关文献。临床治疗风湿病常用的选穴原则有近部取穴、远端取穴、随症取穴、结合现代医学知识取穴等。

1. **近部取穴** 即根据腧穴的近治作用在病变局部及其邻近部位取穴,又称"局部取穴"。如肩痹一病可取肩关节周围的肩髃、臑俞、肩贞等;腰痹可取腰部的肾俞、腰阳关、气海俞等;小腿拘挛、转筋可取承山等。此法临床疗效确切,应用较为广泛,用穴不局限于某一经络。

此外,"以痛为腧"的选穴亦属本法范围,又称"压痛点"选穴。风湿病临床尤其常用,如《素问·缪刺论篇》曰:"凡痹往来行无常处者,在分肉间痛而刺之。"即是本法应用的凡例。

2. **远端取穴** 是基于腧穴的远治作用在病变远隔部位选取腧穴,又称"远道取穴"。本法在应用时,根据病症的异同,又可分为本经远端取穴和异经远端取穴。

(1)本经远端取穴:即经脉循行部位之病变,可取该经远隔部位的腧穴来治疗。如腰痛连及腹股沟及大腿前外侧、胫骨前缘,向足背放射者,为"太阳阳明腰痛",可选大肠俞、气冲、伏兔、足三里、解溪等穴。本经选穴的一般规律是"越远越远、越近越近"。即一条经脉的病变部位和取穴之间的关系,是中间向两头扩展,或是由两头向中间靠拢。如足太阳膀胱经:项部强痛,多选昆仑;背部疼痛,多选昆仑、承山;腰部疼痛,多选委中;腰骶疼痛,多选殷门。

(2)异经远端取穴:即根据病变部位及经络系统的互相络属关系,选取相关其他经络的腧穴进行治疗。常用的有表里经取穴、同名经取穴、相关经取穴、交叉取穴等。

1)表里经取穴:指某经或其所属脏腑发生病变,可取其相表里经的腧穴进行治疗。它基于表里经之间互相联结和络属的关系。如喉痹属手太阴肺经病变引起,治疗时可取大肠经的合谷等穴。

2)同名经取穴:指某经或其所属脏腑发生病变后,可取同名手经或足经的腧穴进行治疗。它基于同名经在生理上互相贯通交会。如项背痛属足太阳膀胱经病变,腧穴可取手太阳小肠经之后溪等腧穴治疗。

3) 相关经取穴:即依病位及病机的异同,选用相关经腧穴进行治疗。它基于人是一个有机的整体,生理上互相协调,病理上互相影响。如肺心痛取太渊、鱼际;肝心痛取行间、太冲等;肩痹痛取曲池、阳谷、关冲等。

4) 交叉取穴:即左右、上下交叉取穴,指肢体一侧有病,取其相对应的另一侧腧穴进行治疗。应用时又可分为按经取穴和按部位取穴。

①按经取穴:主要是取其同名经的腧穴,是循经取穴的一种变法。如左侧髋痛取右侧阳陵泉;左上肢肘关节拘痛不能伸,取右下肢的阴陵泉等。②按部位取穴:指取与病变部位相对应的腧穴。如右肩髃处痛,取左肩髃穴治疗;左商丘穴处痛,取右商丘穴治疗。亦可取与阿是穴对应的部位,应用针灸治疗。

3. 随症取穴 指针对某些症状或病因选择临床有特效的腧穴进行治疗。它基于某些腧穴的特殊治疗作用及医者的个人经验,故又被称为"经验取穴"。如背俞和腹募穴可主相应的脏腑痹;经脉循行部位之疼痛可取本经的郄穴和起止穴;因外风所致者取风池、风门;源于内风者取行间、太冲等。

4. 结合西医解剖学知识取穴 由于解剖学的发展,针灸与西医学的关系已日趋密切。在保持中医特色的基础上,依据病情,结合西医解剖学知识,有目的地选择穴位,能够提高临床疗效。

(1)按神经节段取穴:即根据病变所处部位,在其相应神经节段的神经根部选取穴位进行针灸治疗。本疗法所用腧穴主要为夹脊穴。如上肢桡侧疼痛可取颈 5~8 夹脊穴;而上肢尺侧疼痛则选取胸 1~2 夹脊穴;腰骶部痹痛可取胸 11~ 骶 2 夹脊穴;下肢痹痛可取腰 2~ 骶 2 夹脊穴。

(2)按神经干的走向和分布取穴:经络虽不能与神经等同看待,但经络与神经之间确有一定关系。因此,在辨证取穴的前提下,再结合神经干刺激法,对部分疾病,尤其是神经系统疾病,如颈椎病、坐骨神经痛等确有很好的治疗效果。如对于手臂疼痛麻木者,可取颈臂点(在锁骨内 1/3 与外 2/3 交界处上 1 寸,胸锁乳突肌后缘);环跳点可以治疗坐骨神经痛等。

【配穴方法】

配穴方法,是在选穴原则的指导下,依不同病情的需要,选配两个以上具有协调作用的穴位以治疗疾病的方法。历代配穴方法很多,现将风湿病常用的几种配穴方法介绍如下:

1. 远近配穴法 即局部取穴与远端取穴相结合的一种方法,在风湿病临床上极为常用。配穴的原则应根据病位、病情的异同,循经与辨证相结合。如热痹取犊鼻、阳陵泉、大椎、曲池等,其中犊鼻、阳陵泉两穴属局部取穴;大椎、曲池两穴属远端取穴,又为辨证取穴。

2. 上下配穴法 即腰部以上和腰部以下的腧穴配合运用的方法。其以交叉取穴原则为指导。如临床上肘关节拘挛疼痛,在取局部腧穴曲池、尺泽等的同时,还可配合选用下肢膝关节与之相应的腧穴如阳陵泉、足三里、阴陵泉等协调应用;下肢的痹痛拘急,根据病位的分经可取其本经的起止穴(位于头、足部)来治疗,如足阳明胃经下肢外侧前缘疼痛,可以取睛明和厉兑配合应用。

3. 轮换交替配穴法 即取患病局部的诸穴,上下、左右、前后轮番交替应用的配穴方法。本法风湿病最为常用。如上肢痹痛,肩髃、曲池、合谷和肩髎、手三里、外关等两组可交替运用；下肢痹痛，环跳、阳陵泉、悬钟和髀关、足三里、昆仑等两组可交替应用。

4. 三部配穴法　又称"天、地、人"配穴法，即局部、邻部、远部腧穴配合应用的方法。本法亦为风湿病临床所常用。如周痹之肢节窜痛酸楚者，上肢可取曲池、肩髃、肩髎、外关、合谷等；背腰部可取风门、肺俞、膈俞等；下肢可取环跳、阳陵泉、绝骨、环中、风市、昆仑等。

5. 一经连用和数经互用配穴法　"一经连用"即在同一经脉的上下连续取穴配合应用的方法。如上肢外侧前缘痛，依次取手阳明经的肩髎、曲池、合谷等；上肢外侧痛，依次取肩髎、天井、外关等手少阳三焦经腧穴。"数经互用"即取病变局部涉及经脉的腧穴配合应用的方法。如腕关节痛取中泉、大陵、阳溪、阳池等；髋关节痛取承扶、髀关、环跳等。

6. 辨证配穴法　即根据致病的原因及病机，辨证取穴配合应用的方法。如腰痛之肾阳亏损型可取肾俞、命门、志室、关元、气海、然谷等；风痹可取曲池、阳陵泉、腰阳关、环跳、膈俞、血海等。

总之，历代各家对风湿病的形成和发展已经有了全面、深刻的认识，积累了不少行之有效的施治经验。临证时，要因时、因地、因人制宜，师古而不泥于古，在牢固掌握前人经验的基础上，灵活运用辨证、治疗、选穴等各种原则，合理施针，努力提高风湿病治疗的临床效果。

【操作方法】

选定穴位并常规消毒后，右手持针，左手按压在所刺部位上，根据针具的长短，选用适当的进针法。短针可用指切进针法；针具稍长时可采用夹持进针法；若针刺部位皮肤松弛，可采用舒张进针法；皮肉浅薄可用提捏进针法。择其一种即可。另外，进针时还要选用适当的进针角度、方向和深度。一般来讲，对肌肉丰厚部位的腧穴宜直刺（即针身与皮肤表面夹角约 90°）；对皮薄肉少的部位或采用透穴刺法时可平刺（即针身与皮肤表面夹角约 15°）；对肌肉较浅薄或内有重要脏器不宜直刺、深刺的腧穴，可采用斜刺（即针身与皮肤表面夹角约 45°）。至于针刺的方向，一般根据经脉循行方向、腧穴分布部位和针感所要达到的组织结构等情况而定。有时为了使针感到达病所，也可将针尖指向病痛部位。关于针刺的深度，可根据患者的体质、年龄、病情及针刺部位而定。一般是：身体瘦弱、年老、幼少、初病患者及头面、胸背、皮薄肉少处的穴位，宜浅刺；对体强肥胖、青壮年、久病患者及四肢、臀、腹、肌肉丰厚处的穴位，宜深刺。

将针刺入穴位后，为了使患者针下得气，调节针感以及进行补泻还要实施各种操作手法，这一过程叫做行针，也叫运针。行针的基本手法包括提插法和捻转法。提插法：针刺入腧穴达一定深度后，使针在穴内进行上、下进退的操作方法，即将针从深层提到浅层、再由浅层下插到深层，如此反复地上提下插。这种行针手法，称为提插法。提插的幅度、频率，视病情和腧穴而异。捻转法：针刺入腧穴达一定深度后，以右手拇指和中、食二指持针柄，施以前后的旋转捻动，如此反复多次，这种行针手法，称为捻转法。捻转的角度一般应掌握在 180°~360°。捻转的角度大小、频率快慢也应根据病情和腧穴而定。这两种手法在临床上可单独使用，也可配合运用。即提插时配合捻转，以充分发挥其应有的作用。

通过运用行针手法，患者针下可出现酸、胀、麻、重等感觉，同时医者自觉针下徐和或沉紧，这即是经气感应，又称得气、针感。得气与否以及气至的迟速，直接关系着针刺疗效的高低。一般是：得气迅速，疗效就好；得气较慢，效果就差；若不得气，就可能没有疗效。

针刺得气后，针对患者病情的虚实，还要采用相应的补泻手法。针刺补泻手法，是古代针灸医家在长期的医疗实践中创造和总结出来的。现择其要者介绍如下：

1. **捻转补泻法**　针下得气后，以捻转角度小、频率慢、用力轻、操作时间短者为补法；反之，捻转角度大、频率快、用力重、操作时间长者为泻法。也有以左转（顺时针）时角度大、用力重者为补法；右转（逆时针）时角度大、用力重者为泻法。

2. **提插补泻法**　进针得气后，先浅后深、重插轻提为补法；反之，由深而浅、轻插重提为泻法。

3. **疾徐补泻法**　进针至皮下后，由浅而深徐徐刺入，少捻转疾速出针者为补法；反之，进针时疾速刺入，多捻转，由深而浅徐徐出针者为泻法。

4. **迎随补泻法**　进针时针尖随着经脉去的方向斜刺，并顺着经脉循行方向依次取穴为补法；若进针时针尖迎着经脉来的方向斜刺，并逆着经脉循行方向依次取穴为泻法。

5. **呼吸补泻法**　当患者呼气时进针，吸气时出针为补法；反之，吸气时进针，呼气时出针为泻法。

6. **开阖补泻法**　出针后迅速揉按针孔为补法；若出针时摇大针孔而不揉按为泻法。

7. **平补平泻法**　即进针得气后，均匀地提插、捻转后便可出针。

以上介绍的仅是单式补泻手法。在临床实际应用中还有复式补泻手法，如烧山火、透天凉等，可参阅有关文献。

【禁忌证】

患者在饥饿、疲劳、精神过度紧张时；孕妇腰骶部、下腹部以及可能引起子宫收缩的穴位，如合谷、三阴交、昆仑、至阴等；小儿囟门未合时头顶部穴位；自发性出血或损伤后出血不止的患者；皮肤有感染、溃疡、瘢痕或肿瘤的部位。以上情况均不宜针刺。

【注意事项】

1. 久病体弱、气虚血亏、年老体衰及初次受针者，取穴要少、手法宜轻，并尽量采用卧位。

2. 对于小儿，宜浅刺，轻刺；患儿不能配合时，不宜留针。

3. 防止刺伤重要脏器。对胸、胁、腰、背、脏腑所居之处的腧穴，不宜直刺、深刺，以免伤及内脏；项部的风府、哑门及脊椎部的穴位，刺时要掌握一定的角度、深度，不宜大幅度提插、捻转和长时间留针。

4. 晕针处理：在针刺操作过程中，若患者出现精神疲倦、头晕恶心、面色苍白、心慌多汗、四肢发冷、血压下降甚或神志昏迷、仆倒在地、二便失禁等症状，即为晕针。临床一旦发生晕针现象，应立即停止针刺，将针全部起出，让患者平卧，头部稍低，轻者静卧片刻，给予温开水或糖水后，即可恢复。对于较重的晕针患者，在上述处理的基础上，可刺水沟、素髎、内关、足三里，灸百会、气海、关元等穴即可恢复。个别严重者，经上述处理症状仍无改善，应及早采取急救措施。

5. 滞针处理：临床较常见的还有滞针，即在行针时或留针后，医者可感觉针下涩滞，捻转、提插、出针均感困难，若勉强捻转、提插患者则有剧痛感。对此，可在滞针腧穴附近进行循按或再刺一针，即可消除滞针。

（二）灸法

灸法是利用某些易燃材料或某些药物点燃后产生的温热等刺激，通过经络腧穴发生作用，达到防治疾病目的的一种外治法。古代称为"艾灸"。《灵枢·官能》载："针所不为，灸之所宜。"说明灸法可以弥补针刺之不足或与针刺结合，以提高疗效。它具有温经散寒、祛风活血、通痹止痛等作用,被广泛运用于临床各科。在此介绍常用的艾灸法。临床常见的有艾炷灸、艾条灸、艾熏灸、艾铺灸4种。

【适应证】

适用于寒湿型、正虚型风湿病患者。不同的艾灸法可有不同的适应证,具体见各种灸法。

【选穴原则】

参考此前"(一) 毫针疗法"的此项内容。

【常用艾灸法】

1. **艾炷灸**　用艾绒制成的圆锥形小体称艾炷。古代针灸著作中的灸法大多是指艾炷灸。艾炷分大、中、小三种:大艾炷高1cm,炷底直径0.8cm,重约0.1g,可燃烧3~5分钟。中艾炷为大艾炷的一半;小艾炷如麦粒样。每燃烧一炷,即为一壮。艾炷的大小、壮数的多少随病症、施灸部位及施灸方法不同而异。少者数壮,多者数百壮(分次累计数)。艾炷灸可分为直接灸和间接灸两类。

(1)直接灸:根据艾炷点燃后对皮肤不同又分为瘢痕灸和无瘢痕灸。

1)瘢痕灸:又称"化脓灸",是指用艾炷直接置于穴位上施灸,至皮肤起疱,局部化脓、结痂的一种灸法;因其脱落后留永久瘢痕故而得名。患者取舒适体位,选好穴位,并在穴位上涂敷蒜汁或凡士林,取艾炷黏附其上,用线香点燃施灸,当烧近皮肤而患者有灼痛感时,可在穴位周围用手轻轻拍打,借以缓解疼痛。灸完一壮后,用纱布蘸冷开水抹净。依前法连续施灸,每穴可灸7~9壮。灸毕在灸穴上外敷膏药,嘱患者多食牛、鸡、鸭、羊肉、豆腐等。一般约7天后灸处皮肤起疱,成无菌性化脓状态,称为发灸疮。古人视灸疮发否判断治疗成败。灸疮发后,每天换药1次,防止感染。约40天灸疮结痂脱落,局部留有瘢痕。现代为减轻施灸时的烧灼痛苦,可用0.2%盐酸普鲁卡因1~2ml注于穴位皮内,也可用小艾炷多次施灸。本法多用于慢性顽固性疾病,关节部位不宜使用本法。

2)无瘢痕灸:又称"非化脓灸"。用麦粒大小之艾炷,按上述程序施灸。烧至觉痛时,即去掉,换炷再灸,每穴一般灸3~5壮,灸至局部皮肤红晕而不起疱为度。有时灸后起小水疱,不须挑破。让其自然吸收,短期内留有色素沉着,不留瘢痕。若施灸过重,出现大水疱时,可用消毒针穿破放水。也可用大艾炷点燃施灸,当艾炷燃剩2/5或1/4,患者微感有灼痛时,易炷再灸。凡灸法之适应证,均可采用本法施灸。

(2)间接灸:又称"间隔灸""隔物灸",是指在艾炷与腧穴之间,隔垫上某种物品而施灸的一种灸法。根据其间隔物不同而用于多种不同病症。

1)隔姜灸:取约0.3cm厚的鲜生姜片,用针穿若干小孔,放于穴位上,置艾炷于姜片上点燃施灸,壮数以灸至局部皮肤潮红、汗出为度。在施灸过程中,若患者热痛难忍时,可提起姜片,稍停热减后再放回原处,或在姜片下垫纸片再灸。此法适用于风寒湿痹病及肾虚腰痛、关节酸痛等。

2)隔蒜灸:将独头大蒜切成0.3cm的蒜片,用针穿若干小孔,放在穴位或病变部位,再把艾炷置于蒜片上点燃施灸,当艾炷燃尽时换炷再灸。每灸4~5壮,需要换1次蒜片,一般每穴灸5~7壮即可。在施灸过程中,若患者感热痛时可提起蒜片,稍停片刻待热减后再放回原处,另换一炷再灸。此法具有消肿止痛、拔毒发散的作用。

3)隔盐灸:适用于神阙穴,故又称"神阙灸"。取干净白盐或经炒后的白盐将脐孔填平,上置艾炷施灸。也有用姜片或葱片敷盖盐上,再置艾炷施灸,以防食盐遇热而爆,发生烫伤。灸至觉痛时换炷再灸,一般施灸3~9壮。此法有祛寒定痛之功效。

4)隔胡椒灸:取白胡椒末适量,加面粉和水制成0.3cm厚钱币状圆饼,使中央呈凹陷形,放入用丁香、肉桂、麝香研制成的药末,上置艾炷施灸。一般灸5~7壮,以内部感到温热舒适为度。临床运用于风寒湿痹痛及局部麻木不仁等病症。

5)隔香附饼灸:取生香附研末,加入生姜汁调和,制成厚约0.5cm的圆饼,放于患处,上置艾炷灸之。本法适用于痹病。

6)隔川椒灸:取川椒适量,研为细末,用陈醋调如糊状,制成约0.3cm厚的药饼,敷于患处,上置艾炷灸之。如患者觉施灸处灼痛,可随即更换艾炷再灸。本法适用于跌仆扭伤所致的伤筋积血。

7)隔木香饼灸:木香末15g,生地黄30g,捣如膏。上两味药和匀制成饼状,将药饼放于患处,上置艾炷灸之。本法适用于气滞血瘀、跌仆闪挫等证。

8)隔徐长卿灸:取徐长卿鲜根适量捣烂如糊膏状,敷于患处或穴位上,厚约0.5cm,上置艾炷灸之。每穴每次灸5~15壮,如局部灼痛,随即更换艾炷。本法适用于跌打损伤、风湿骨痛。

9)隔核桃灸:凡肩背、腰胁、手臂、腿膝、环跳贴骨等处疼痛,用沉香、木香、丁香、乳香、麝香、山甲末裹核桃壳覆患处,正面作圈护住,上角用荷叶遮盖,以防火落。烧艾一二炷,觉热气入内即散(《理瀹骈文》)。本法适用于风湿骨痛等。

2. 艾条灸 又称"艾卷灸",是用纸包裹艾绒卷成圆柱形的艾条,一端点燃,在穴位或患处施灸的一种治疗方法。艾条分为普通艾条和加药艾条两种。

艾条的制作:取纯净细软的艾绒24g,平铺在26cm长、20cm宽的薄绵纸上,将其卷成直径约1.5cm、长约24cm的圆柱形艾条。艾条松紧要适度,太紧则不易燃,太松则易掉火星。外裹以质地柔软、疏松而又坚韧的桑皮纸,用胶水封口就是普通艾条。若在艾绒中掺入肉桂、干姜、丁香、独活、细辛、白芷、雄黄、苍术、没药、乳香、川椒各等份的细末6g,则成为"药艾条"。也可掺入麝香、沉香、松香、硫黄、穿山甲、皂角、桂枝、川芎、羌活、杜仲、枳壳、茵陈、巴豆、川乌、斑蝥、全蝎、桃树皮等。

艾条灸法可分为悬起灸和实按灸。

(1)悬起灸:是将点燃的艾条悬于施灸部位之上的一种灸法。由于操作形式不同,又分为温和灸、回旋灸和雀啄灸。

1)温和灸:点燃艾条,悬于施灸部位上约3cm处。固定不移,灸至皮肤稍有红晕即可。一般灸5~10分钟。本法能温通经脉、散寒祛邪,适用于灸治各种风湿病。

2)回旋灸:点燃艾条,悬于施灸部位上约3cm处。做画圈式或左右往返移动,使患者皮肤有温热感又不至灼痛,直到局部皮肤发红为止。本法适用于患病部位较大的风湿痹痛、软组织劳损及神经性麻痹等。

3)雀啄灸:点燃艾条,悬于施灸部位上约3cm处。上下移动艾条,如麻雀啄食样的熏灸,直到局部皮肤红润为止。适用于需要较强火力灸治的疾病。

(2)实按灸:是将艾条点燃的一端实按在施灸部位上的一种灸法。

1)雷火神针:简称"雷火针",首见于《本草纲目》,其后一些书籍陆续也有记载,但处方有所不同。现多取用艾绒60g,再取沉香、木香、乳香、茵陈、羌活、干姜、穿山甲各10g,麝香少许研为细末。先取艾绒 25g，均匀地铺在桑皮纸上，再取药末 6g 掺入艾绒内，然后卷紧如爆竹状。外用鸡蛋清涂抹，再糊上桑皮纸一层，两头留空纸 3cm 许，捻紧阴干即成。

使用时首先选定穴位，将药条一端点燃，上用七层棉布包裹，紧按在穴位上。若艾火熄灭可重新点燃，如此反复施灸 5~7 次。另外，也可在选好的穴位上覆盖 5~7 层棉布或绵纸，将艾火隔着纸或布紧按在穴位上 1~2 秒，使药气温热透入深部。每穴按灸 10 次左右，接着再灸其他穴位。若艾火熄灭则重新点燃，若患者感觉太烫，可将艾火略提起，稍停热减后，再按穴上施灸。若用两支艾药条交替施灸，则热力可持续深透，效果更佳。本法适用于风寒湿痹、顽麻、闪挫肿痛等症。

2）太乙神针：简称"太乙针"，是在"雷火针"的基础上发展而来。药物有艾绒 100g，硫黄 6g，麝香、乳香、没药、松香、桂枝、杜仲、枳壳、皂角、细辛、川芎、独活、穿山甲、雄黄、白芷、全蝎各 3g。其艾条制作、操作及治疗范围同"雷火针"。

3）三气合痹针：出自《种福堂公选良方》。药物有乳香、没药、牙皂、羌活、独活、川乌、草乌、白芷、细辛各五分，肉桂、苍术、雄黄、硫黄、山甲、樟冰各一钱，麝香三分，艾绒一两半作针。其艾条制作、操作及治疗范围同"雷火针"。

4）百发神针：出自《种福堂公选良方》。治偏正头风、漏肩、鹤膝、寒湿气、半身不遂、手足瘫痪、痞块、腰疼……俱可用。各按穴针之，乳香、没药、生川附子、血竭、川乌、草乌、檀香末、降香末、大贝母、麝香各三钱，母丁香四十九粒，净蕲艾绒一两或二两作针。由上可看出，本法与太乙针、雷火针仅用方不同而已。

5）艾火针衬垫灸：简称"衬垫灸"。取干姜片 15g 煎汁 300ml，与面粉调和成稀浆糊，涂敷在 5~6 层的干净白棉布上，制成硬衬。晒干后剪成 10cm² 左右的方块备用。施灸时将衬垫放在穴位上，再将药物艾条点燃的一端按在衬垫上，约 5 秒钟，待局部有灼热感即提起艾条，称为一壮。如此反复 5 次后更换穴位，以施灸处皮肤红晕为度。适用于关节痛、骨科痛症等。

3. 艾熏灸　将艾绒点燃或水煮，利用其烟或蒸气的热力熏蒸治病的一种方法。分为烟熏灸、蒸气灸、温灸器灸等。本灸法治疗腰痛、风寒湿痹病；适用于妇女、小儿及怕艾炷、艾条灸的患者。

（1）烟熏灸：把艾绒放在杯子内点燃，使热烟熏灸患处。

（2）蒸气灸：用水煮艾，边煮边使其蒸气熏灸或煮好后盛于盆中用蒸气熏灸患处。

（3）温灸器灸：是将艾绒放在温灸器内点燃后施灸的一种灸法。温灸器又称"灸疗器"，是一种特制的灸治器械，多为金属制成。其种类很多，但结构基本相同，均有内外两层。内层装艾绒，外层有小孔用于散热。操作时或平放于施灸部位，或在施灸部位来回温熨，使局部红晕发热为止。

4. 艾铺灸　是将艾绒铺在穴位上而施灸的一种灸法。

（1）熨灸：将艾绒平铺在穴位上或患处，再盖几层布用熨斗或热水杯在上面往返熨之，可发挥热熨及艾的双重作用。此法适用于风寒湿痹。

（2）日光灸：将艾绒平铺在穴位上或患处，在日光下暴晒（周围用物遮盖），或借助聚光镜聚焦而施灸（以患者有温热感为度）。每次 10~20 分钟。适用于风寒湿痹。

【禁忌证】

1. 对于内有实热、阴虚发热者不宜灸。

2. 对颜面、五官和有大血管的部位,不宜采用瘢痕灸。

3. 孕妇的腹部和腰骶部,不宜灸。

4. 皮肤破溃处一般不宜施灸;禁灸穴不施灸。

【灸后处理】

施灸后,局部会遗有不同程度的烫伤状态。轻度者局部仅有微红的灼热征象,这种情况无须处理。较重者皮肤上出现水疱,水疱小者,只要注意不使擦破,数日后可自行吸收而愈;如灸后局部水疱较大,可用消毒毫针刺破水疱使水液流出,或用消毒注射器抽去水液,再涂以甲紫,并以纱布包敷。如用瘢痕灸者,在灸疮化脓期要注意局部和敷料的清洁,待其自然愈合。

附:督脉灸

督脉灸又称铺灸、长蛇灸,是中医传统外治疗法之一。早在《素问·骨空论》就有督脉生病治督脉、治在骨上的理论。督灸疗法是依据经络学说中督脉循行理论,结合传统灸法的特点,创立的一种专治强直性脊柱炎及脊柱相关性疾病、类风湿关节炎等疾病,以及具有预防保健、增强抵抗力和抗衰老功效的特色灸疗法。

【适应证】

适用于督脉诸症、慢性虚寒性风湿病(类风湿关节炎、风湿性关节炎、强直性脊柱炎等虚寒证),以及慢性支气管炎、支气管哮喘、萎缩性胃炎、慢性肠炎、慢性腹泻等。

【操作方法】

1. 取穴:取督脉,从大椎穴至腰俞穴。

2. 敷料:灸粉组成,制马钱子、三七、细辛、藁本、王不留行、生川乌等。姜末成泥 1 500g,陈艾绒 300g。

3. 令患者俯卧,裸露背部。督脉穴(大椎穴至腰俞穴)上常规消毒后,涂以姜汁,在大椎至腰俞穴处敷上铺灸粉,然后置一张长约 80cm、宽约 15cm 的单层绵纸,再在绵纸上铺一条宽约 5cm、厚 2.5cm 的姜泥,姜泥条上再铺一条宽约 3cm、厚约 1.5cm 的圆柱状艾炷。点燃艾炷头、身、尾 3 处,让其自然烧灼施灸;燃尽后,再铺上艾炷灸治,灸 3 壮。

【注意事项】

1. 灸后一个月内饮食忌生冷辛辣、肥甘厚味及腥发物等。

2. 勿洗冷水澡,避风寒。

(三) 拔罐疗法

拔罐法古称"角法",近代又名"吸筒疗法"。这是一种以杯罐作工具,借用某种方法产生负压而使杯罐吸着于皮肤,造成局部刺激甚或皮肤瘀血,以治疗疾病的方法。由于此法简便易行,且有可靠疗效,现已发展成为针灸治疗中的一种重要疗法。临床多用的是竹罐、陶罐、玻璃罐、抽气罐等。

【适应证】

本法适应于风、寒、湿痹,尤其是颈项、腰背及四肢软组织较丰厚处的疼痛、麻木、功能障碍等。

【选穴原则】

参考"(一) 毫针疗法"的内容。

【操作方法】

1. 按排气方法分

(1)火罐法:借助火源燃烧产生负压而使杯罐吸着于皮肤。

(2)水罐法:又分煮罐法和火拔法。煮罐法一般是用竹罐。选毛竹,直径3~6cm,截成6~9cm长,一端留节为底,一端为罐,磨光口圈,在锅内加水煮沸。使用时将罐倒过来,用镊子夹出,甩去水液,乘热按拔在施治部位,即能吸住。此法留罐10~15分钟。火拔法即在陶罐或玻璃罐内装半罐温水,然后点燃纸片或酒精棉球,或用投火、闪火法迅速将罐扣在皮肤上。

(3)抽气法:操作时将特制的抽气罐扣在应拔部位上,用注射器抽去瓶内空气,产生负压,使小瓶吸在皮肤上。一般留罐10分钟。

2. 按拔罐形式分

(1)闪罐法:是将罐子拔上后,立即起下;再于原处拔上,再起下。反复吸拔多次,至局部皮肤起红晕为止。多用于局部皮肤麻木不仁,或功能减退的虚证患者。

(2)走罐法:多选用口径较大的玻璃罐,罐口必须平滑,并要在罐口上或皮肤上涂一些润滑油。操作时,先将罐拔上,以手握住罐底,稍倾斜,慢慢向前推动。这样在皮肤左右上下来回旋走,直到皮肤潮红为止。

(3)单罐法:每次只拔一个罐。

(4)多罐法:一次拔数罐。

(5)留罐法:将已拔在皮肤上的罐留置原处一段时间,一般要10~15分钟。

3. 按与其他方法配合运用分

(1)药罐法:又分煮药罐和贮药罐两种。煮药罐是将配制好的药物装入布袋扎口,放入清水内煮沸,使药液达到一定浓度后,再将竹罐投入药汁内煎煮15分钟,即可使用。用时按水罐法操作吸拔在选定的部位上。贮药罐是在抽气罐内事先盛贮一定的药液(约为罐子的1/2~2/3),用抽气法吸拔在皮肤上。

(2)针罐法:是拔罐法与针刺配合的治疗方法,包括留针拔罐法、针药罐、刺络拔罐法和煮针罐法几类。①留针拔罐法:即在毫针留针期间,在针刺部位再拔火罐的方法。②针药罐:即在毫针留针期间,在针刺部位再拔药罐的方法。③刺络拔罐法:又称放血拔罐法。操作前先用三棱针或粗毫针按病情需要和要求刺络放血,然后多以闪火法在刺血部位拔罐,从而加强刺络法的疗效。④煮针罐法:是将药罐与刺络拔罐配合应用的方法。由于此法所用药罐之配药处方不同于一般药罐,故单立一名。其配方为:川椒、桂枝、防风、当归、杜仲、牛膝、麻黄、桑寄生、川乌、红花等各30g。煮成适当浓度的药液,将竹罐投入此药液内,再煎煮15分钟。操作方法的前部分同刺络拔罐法,后部分同煮药罐法,留罐15分钟后起罐。每日1次或隔日1次,一般以5次为1个疗程。

【注意事项】

1. 操作时谨防烫伤皮肤。

2. 在用针罐时,避免将针撞压至深处并防止弯针和折针。

3. 应用走罐时,罐口要光滑,不宜吸拔过紧,不能在骨突出处推拉,以免损伤皮肤。

4. 留罐时间不宜过久,以免皮肤起疱。天气发热时尤应注意。

5. 有下列情况之一者,不宜采用拔罐法:

(1) 显露于体表的较大动脉血管处。

(2) 肌肉削瘦、骨露不平及毛发多的体表部位。

(3) 高热、惊风、抽搐的患者。

(4) 外伤骨折、血肿过重的患者。

(5) 皮肤病及皮肤溃疡较大的局部。

(6) 孕妇及经期妇女。

(四) 耳针疗法

耳针疗法是指用针刺或其他方法刺激耳郭上的穴位,以防治疾病的一种方法。关于耳穴治病,早在《内经》中就有记述。近年来经广大医务工作者及科研人员的反复实践和不断总结,使耳针疗法提高到了一个新的阶段。

【适应证】

耳针疗法适应证较为广泛,可用于治疗各种疼痛性病症,如肋间神经痛、坐骨神经痛、扭伤、挫伤等。对各种炎症性病症,如风湿性关节炎、末梢神经炎、咽喉炎、扁桃体炎等有一定的消炎止痛作用;而对腰腿痛、肩周炎、肢体麻木等慢性疾病,耳针可改善症状,减轻痛苦。

【选穴原则】

耳针治疗各种风湿病疼痛,主要是根据病变部位取穴。也可根据中医理论,如腰为肾之府,腰痛取肾区;肝居胁下,胁痛取肝区;心主血,而用于血栓闭塞性脉管炎等。或根据耳穴特殊作用取穴,如上屏尖有消炎止痛的作用;脑(皮质下)多用于疼痛性病症。常用穴耳区分布可参见有关书籍。

临床选穴时,可在相应的区内,用肉眼或借助放大镜直接观察耳郭的变化,如脱屑、水疱、丘疹、充血、硬结、疣赘、软骨增生、色素沉着以及血管的形状、颜色的变异等。可在这些部位选择穴位,也可采用压痛法,在相应的区内用弹簧探针、毫针柄、火柴棒等探压,用均等的压力寻找压痛点,并让患者注意感觉并比较各点之间的疼痛程度,所找出的压痛最明显的反应点(痛点),即是治疗部位。

【操作方法】

穴位选定后,常规消毒。

1. **针刺法**　选用 0.5~1 寸,26~30 号毫针,消毒后,采用直刺或斜刺;进针可采用速刺或慢刺法等。针刺深度以不穿透耳壳为度,一般刺入 2~3 分;若局部无针感,应适当调整毫针方向。留针 20~30 分钟,疼痛性疾病,可适当延长留针时间 1~2 小时。留针期间以捻转手法行针;留针期间也可接通电针治疗仪,以加强刺激。出针时宜缓慢;出针后,用消毒干棉球按压,以免出血。

2. **压籽法**　是在耳穴表面贴敷小颗粒状药物的一种简易机械刺激方法。所用材料有油菜籽、王不留行籽、莱菔子、绿豆等。使用前用沸水烫洗后晒干,贮瓶备用。治疗时将其中一种籽粒贴于小方块胶布中央,然后将胶布贴敷在耳穴上。令患者每天按压数次,3~5 天更换耳穴。对胶布过敏者可加用下屏尖穴或改用针刺法。

3. **耳穴注射法**　选用易于吸收、无刺激性的药物,小剂量稀释后,注入耳穴。每次注射 1~2 穴,用量为 0.1~0.3ml。注射针头宜细,深浅适度。其他有关事项见穴位注射疗法。

此外,还有温针法、艾灸法、割治及放血法、埋针法、耳穴敷药法、耳穴贴磁法等。

【注意事项】

除参考毫针疗法外,还应注意:

1. 耳郭暴露在外,结构特殊,血液循环较差,容易感染,且感染后易波及软骨。严重者可致软骨坏死、萎缩而导致耳郭畸变,故应重视预防。一旦感染,应立即采取相应措施,如局部红肿疼痛较轻,可涂 2.5% 碘酒,每日 2~3 次;重者局部涂擦四黄膏或消炎抗生素类的软膏,并口服抗生素。如局部化脓、恶寒发热、白细胞增高,发生软骨膜炎,当选用相应抗生素注射,并用 0.1%~0.2% 的庆大霉素冲洗患处;也可配合内服清热解毒剂,外敷中草药。

2. 耳郭上有湿疹、溃疡、冻疮破溃等,不宜用耳穴治疗。

3. 有习惯性流产的孕妇禁用耳针治疗;妇女妊娠期间也应慎用,尤其不宜用子宫、卵巢、内分泌、肾等耳穴。

4. 对肢体活动障碍及扭伤的患者,在耳针留针期间,应配合适量的肢体活动和功能锻炼,有助于提高疗效。

（五）针刀疗法

针刀疗法源于中医针灸,是在中国古代九针的基础上,结合现代医学外科用手术刀而发展形成的,是与软组织松解手术有机结合的产物。针刀疗法已有几十年的历史、近几年有进一步发展的趋势,在小针刀疗法创始人现代朱汉章的启发下相继出现了药针刀疗法、水针刀疗法等,逐渐形成一个来源于中西医又不同于中西医的新的针刀医学理论体系。

针刀疗法的作用:通过针具刺达病变部位,运用手法达到舒筋活络、解痉止痛、松解粘连、刮除瘢痕、活血化瘀、调畅气机的目的。针刀疗法有很多种,而在风湿病临床中最常用的是小针刀疗法,故主要介绍小针刀疗法。

【适应证】

本法适用于各种风湿病的躯干、四肢处顽固性痛点的治疗;西医学的颈腰椎退行性病变、滑膜炎、滑囊炎、腱端炎、各种狭窄性腱鞘炎等慢性、劳损性、退行性疾病均可使用。

【操作方法】

1. 体位的选择以医生操作时方便、患者被治疗时自我感觉舒适为原则。如颈部治疗,多采用坐位;头部可根据病位选择仰头位或低头位等。

2. 选好体位及治疗点后,确认进针部位,并做以标记。

3. 局部皮肤消毒后,戴无菌手套,对于身体大关节部位或操作较复杂的部位可铺无菌洞巾,以防止操作过程中的污染。

4. 用 2% 利多卡因注射液局部浸润麻醉,阻断神经痛觉传导;每个治疗点皮下注射1~2ml。

5. 常用的剥离、松解方式

（1）顺肌纤维或肌腱分布方向做铲剥——即针刀尖端紧贴着欲剥的组织做进退推进动作(不是上下提插),使横向粘连的组织纤维断离、松解。

（2）做横向或扇形的针刀尖端的摆动动作,使纵向粘连的组织纤维断离、松解。

（3）做斜向或不定向的针刀尖端划摆动作,使无规律的粘连组织纤维断离、松解。

剥离动作视病情而决定,注意各种剥离动作切不可幅度过大,以免损伤重要组织如血管、神经等。每次每穴切割剥离 2~5 次即可出针,一般治疗 1~5 次即可治愈;两次相隔时间可视情况而定,一般 5~7 天不等。

【禁忌证】

患者在饥饿、疲劳、精神过度紧张时；有自发性出血或损伤后出血不止等凝血机制异常者；皮肤局部有感染、溃疡、肿瘤者；妊娠期、肺结核活动期、骨结核、严重心脑血管疾病者。以上情况均不宜使用本法。

【注意事项】

1. 所用针具消毒必须达到灭菌水平，做到"一人一用一废弃"，治疗前检查器具包装是否完整，是否在有效期内；治疗时严格遵守无菌操作规程，治疗前、中、后均要预防感染。

2. 熟悉局部解剖，根据不同部位，掌握针刀进入的角度、深度，避免伤及邻近的内脏、血管和神经。

3. 治疗前做局麻药物皮内过敏试验，选择使用皮试阴性的局麻药物。

4. 因本疗法属有创操作，故应严格按适应证选取病例，不要盲目扩大适应证。

5. 术前告知患者及家属治疗相关注意事项，签订知情同意书。

(六) 穴位埋线疗法

穴位埋线疗法是在针灸的基础上发展而来的，属于针灸的延伸。穴位埋线是通过植入的羊肠线（异体蛋白）对穴位的持续刺激，从而起到防治疾病的作用。大多风湿病病情复杂，病变部位多，针灸治疗时间较短，达不到应有的效果。而穴位埋线疗法通过植入的羊肠线对穴位的持续刺激可达到针灸的效果，又弥补了针灸治疗时间短、不持久的不足。在风湿病临床中为常用有效疗法。

【适应证】

参考"(一) 毫针疗法"。尤其对慢性疾患、疼痛性疾患、功能性疾患疗效更加显著。

【选穴原则】

参考"(一) 毫针疗法"。

【操作方法】

1. **穿刺针埋线法（注线法）**　常规消毒局部穴位皮肤，镊取一段长 1~2cm、已消毒的羊肠线，放置在腰椎穿刺针针管的前端，后接针芯，左手拇、示指绷紧或捏起进针部位皮肤，右手持针，刺入到所需深度；当出现针感后，边推针芯，边退针管，将羊肠线埋植在穴位的皮下组织或肌层内，无菌棉球压迫止血，无菌纱布覆盖、包扎针孔 3 天。

2. **三角针埋线法（穿线法）**　在距离穴位 1~2cm 处的两侧，用龙胆紫做进、出针点的标记。皮肤消毒后，在标记处用 2% 的利多卡因注射液做局部浸润麻醉，用持针器夹住带羊肠线的皮肤缝合针，从一侧标记点刺入，穿过穴位下方的皮下组织或肌层，从对侧标记点穿出，后提起两标记点之间的皮肤，紧贴皮肤剪断两端线头，放松皮肤，轻轻揉按局部，使羊肠线完全埋植在皮下组织内，无菌棉球压迫止血，无菌纱布覆盖、包扎针孔 3~5 天。

穴位埋线选择的穴位多在肌肉比较丰满的部位，以背腰部和腹部最常用。选穴原则与针刺疗法相同。但取穴要精简，每次埋线 1~3 穴，可间隔 2 周治疗 1 次。

【禁忌证】

过于饥饿、疲劳、精神过度紧张者，有自发性出血或损伤后出血不止者，皮肤局部有感染、溃疡、肿瘤者，肺结核活动期，骨结核，严重心脑血管疾病，妊娠期等，均不宜使用本法。

【注意事项】

1. 所用针具消毒必须达到灭菌水平，治疗前检查器具包装是否完整，是否在有效期内，治疗时严格遵守无菌操作规程,预防感染。

2. 羊肠线埋植在皮下组织与肌层之间,肌肉丰满的部位可埋植在肌层,羊肠线头不可暴露于皮肤。

3. 熟悉局部解剖,根据不同部位,掌握针刺的深度、角度,避免伤及邻近的内脏、血管和神经,避免刺入关节腔。

4. 治疗后 1~5 天内,局部可出现红、肿、痛、热等无菌性炎症反应;少数患者可出现体温上升,一般在 38℃左右,局部无感染征象,属正常反应,一般不需处理,需注意观察。

5. 操作中注意预防晕针,一经出现,处理同毫针。

(七) 穴位注射疗法

穴位注射疗法是用注射器在人体腧穴中注入某些药液或气体等,通过经络、腧穴、注入物等的作用,而达到防治疾病目的的一种疗法。由于注入物的不同,又称穴位注药疗法(中西药针剂)、穴位注水疗法(生理盐水、低浓度葡萄糖注射液)、穴位注气疗法(空气、氧气)等。

本疗法有以下优点:①具有针刺、注射物对穴位刺激及药理作用的综合效能;②减少了针刺留针的时间,并且一般患者在穴位注射后即可随意活动;③穴位注射后,机体吸收需要一定时间,可在穴位内维持较长时间的刺激;④由于是穴位注射,药物用量一般比常规偏低,所以减少了某些药物的副作用。

【操作方法】

穴位注射疗法常用的用具有注射器、针头。注射器可用 2~20ml,针头可选用 5~7 号或封闭用长针头,以细针头为佳。根据病情需要及药物的功效,选用可肌内注射的中西药注射液或氧气等。临床常用的中药注射液有:当归、红花、丹参、板蓝根、威灵仙、川芎、徐长卿、肿节风、柴胡、鱼腥草等;西药注射液有维生素 B_1、维生素 B_{12}、维生素 C、0.2%~2% 盐酸普鲁卡因、0.5%~1% 利多卡因、哌替啶、阿托品、抗生素、生理盐水、风湿宁、骨宁、5%~10% 葡萄糖注射液等。用量详见用药说明中的要求,也可根据病情、体质、部位酌定。择其有效主治穴位 1~4 个,以肌肉丰厚处为宜。也可选取疼痛最明显处为穴位注射点,但要根据病情而定。对于较长的肌肉,可取肌肉的起止点。若为腰椎间盘突出症,可将药物注入神经根附近。亦可选用病理情况下出现的阳性反应物,如条索状、结节状等作为注射穴位。亦可根据经验取穴。

根据选定的穴位及药物用量的不同,选择合适的注射器和针头,用注射器吸入药物。穴位局部行常规消毒后,将针快速刺入皮下,根据病情及部位的不同,采用斜刺或直刺等。达一定深度后,运用提插手法,使之得气。得气后把注射芯回抽,如无回血,即可将药物推入。推药的速度依病情、患者体质等定夺。若注入较多药液时,可边退边推药,或将注射器更换几个方向注射药物。注射完毕退针,用消毒干棉球稍压迫。若采用穴位注射空气或氧气时,可将消毒的空气或氧气按无菌操作规程抽进注射器,注入穴位,操作方法同上。注射量:肢端一般为 1~2ml,躯干、四肢和肌肉丰厚之处以 3~5ml 为宜。

【适应证】

适用于各种风湿病的疼痛、肌肉劳损及运动障碍、感觉异常等症。

【注意事项】

1. 要严格遵守无菌操作规程。使用药物之前,要检查有无沉淀、变质及是否超过有效期等。

2. 对所用药物的性质、作用、浓度、用量及副作用应充分掌握,两种以上药物混合使用时,须注意配伍禁忌。

3. 凡能引起过敏反应的药物,使用前必须做皮内过敏试验,阴性时方可注入。

4. 药液一般不宜注入关节腔、脊髓腔和血管内。注射时应避开主神经干,当患者有触电感时要稍退针,再注入药物。

5. 躯干部穴位注射不宜过深,以防止刺伤内脏;脊柱两侧穴位注射时,针尖可斜向脊柱。

6. 年老体弱者,注射部位及药量宜少;孕妇的下腹部、腰骶部及能引起子宫收缩的穴位,不做穴位注射。

7. 注意预防晕针、弯针、折针,一经出现,处理同毫针。

二、食物疗法

利用食物进行预防和治疗疾病的方法,称为食物疗法,又叫饮食疗法、药膳疗法,简称"食疗"。中医学认为:药食同源,食物也具性味,部分食物同时也是药物,用之得当,可以防病治病。

【操作方法】

1. **辨证配膳**　食疗的基本原则是"辨证施食",依疾病的阴阳、虚实、寒热及患者的地域、民族、信仰、经济、习惯等合理配膳。一般而言,风痹者宜用葱、姜等辛温发散之品;寒痹者宜用胡椒、干姜等温热之品,而禁忌生冷;湿痹者宜用茯苓、薏苡仁等利湿之品;热痹者一般是湿热之邪交织,药膳宜用黄豆芽、绿豆芽、丝瓜、冬瓜等清热之品,而不宜吃羊肉及辛辣刺激性食物。

2. **烹饪合理**　凡食疗物品,一般不采取炸、烤、熬、爆等烹调方法,以免其有效成分破坏,或使其性质发生改变而失去治疗作用。应主要采用蒸、炖、煮、煲汤等方法。烹饪的目的在于既使其味美可口,又使其保持药性。

【选方及其适应证】

1. **生大豆方**(《普济方》)　治贼风痹、瘫缓口噤、肿及麻痹。以大豆炒令黑及熟投酒中渐渐饮之。

2. **猪皮胶冻**(《药膳食谱集锦》)　治疗痹病晚期之贫血及各种出血。猪皮1 000g,去毛、洗净、切成小块,放入锅中。加水适量,以小火煨炖至肉烂透、汁液稠黏时,加黄酒250ml,红糖250g,调匀即可停火。倒入碗盆内,冷藏备用。

3. **麻子煮粥**(《本草纲目》)　治老人风痹。用冬麻子半斤,破碎,水滤取汁,入粳米二合,煮稀粥,下葱、椒、盐、豉。空心食。

4. **薏苡仁粥**(《太平圣惠方》)　治中风、筋脉挛急、不可屈伸及风湿等。《普济方》曰薏苡仁粥治久风湿痹,补正气,除胸中邪气,利肠胃,消水肿,久服轻身益气力,亦治筋脉拘挛。薏苡仁二合,薄荷一握,葱白一握,豉一合。先以水三大盏,煎薄荷等,取汁二盏,入薏苡仁,煮作粥。空腹食之。

5. **川乌粥**(《普济本事方》)　治风寒湿痹,麻木不仁。川乌生去皮尖为末。用香熟米作粥半碗,药末四钱,同米用慢火熬熟,稀薄,不要调,下姜汁一茶脚许,蜜三大匙,搅匀。空腹服之,温为佳。如是中湿,更入苡仁末二钱,增米作,中碗服。此粥治手足四肢不遂,痛重不能举,有此证者,预防服之。

6. **葱白粥**(《饮食辨录》)　祛风散寒。煮米做粥,临熟加入葱白。不拘食,食后覆被微汗。

7. **酸枣仁粥**(《太平圣惠方》)　治中风,筋骨风冷烦痹。酸枣仁半两炒令黄,研末以三合浸汁,粳米三合。上件药,以生粳米煮作粥,临熟,下酸枣汁,更煮三五沸。空心食之。

8. **木瓜汤**(《痹病论治学》)　通痹止痛。木瓜4个,蒸熟去皮,研烂如泥,白蜜1kg,炼净。将两物调和匀,放入净瓷器内盛之。每日晨起,用开水冲调一二匙饮用。凡属湿热阻滞经脉而引起的筋骨疼痛,可服用此汤。

9. **赤小豆粥**(《饮食辨录》)　赤小豆30g,白米15g,白糖适量。先煮赤小豆至熟,再加入白米作粥加糖。

10. **防风薏米粥**(《痹病论治学》)　清热除痹。防风10g,薏米10g。水煮,每日1次,连服1周。

11. **果汁饮**(《痹病论治学》)　湿热痹痛,肝肾阴虚,热蒸汗出者,常服食梨、苹果、橘等之果汁。

12. **大枣薏苡粥**(《痹病论治学》)　用于痹病脾虚湿盛,卫阳不畅,营阴不足。小米100g,薏苡仁50g,大枣5枚。一日煮食一次,代早餐为宜。

13. **乌雌鸡羹方**(《太平圣惠方》)　治中风湿痹,五缓六急,骨中疼痛,不能踏地。乌雌鸡一只,煮令熟,细擘,以豉、姜汁、椒、葱酱调作羹,空腹食之。

14. **苍耳药羹方**(《太平圣惠方》)　治中风、头痛、湿痹、四肢拘挛痛。苍耳嫩苗叶一斤,酥一两。上件药,先煮苍耳三五沸,漉出,用豉一合,水二大盏半,煎豉取汁一盏半,入苍耳及五味。调和作羹入酥食之。

15. **薯蓣薤白粥**(《痹病论治学》)　用于因脾虚不运,痰浊内生而导致的气虚痰阻之痹病。生山药100g,薤白10g,粳米50g,清半夏30g,黄芪30g,白糖适量。先将米淘好,加入切细山药和洗净半夏、薤白、黄芪,共煮。加适量糖可食服,不可拘时间和用量。

16. **杭芍桃仁粥**(《痹病论治学》)　治痹病之血虚血瘀证。杭白芍20g,桃仁15g,粳米60g。先将杭白芍水煎取液,约500ml;再把桃仁洗净去皮尖,捣烂如泥,加水研汁,去渣。上二味之汁液,同粳米煮为稀粥,即可食用。

17. **桃仁粥**(《多能鄙事》)　活血祛瘀、通络止痛。桃仁15g,粳米160g。先把桃仁捣烂如泥,加水研汁,去渣,用粳米煮为稀粥,即可食服。

18. **牛筋汤**(《偏方大全》)　疗筋骨酸软乏力。牛筋50g,续断、杜仲各15g,鸡血藤50g。水煎,食筋饮汤。

19. **牛髓膏子**(《饮膳正要》)　治皮痹日久,肺脾肾气阴俱虚者。黄精膏150g,地黄膏100g,天门冬膏100g,牛骨头熬取油60g。将三种膏药与牛髓骨油合拌搅凉定成膏,晨起空腹,用温黄酒调1匙食。

20. **白木耳桂圆汤**(《痹病论治学》)　治寒热错杂痹病。白木耳200g,桂圆肉100g。先将木耳浸透洗净去蒂,煮沸后文火煮至半酥,入桂圆肉,再共煮至白木耳烂、桂圆肉均出味为度。每日早上两匙烧热服用。

21. **石英水煮粥**(《太平圣惠方》)　治肾气虚损、阳痿、周痹风湿、肢节酸痛,不可持物。白石英二十两,磁石二十两并锤碎。上件药,以水二斗,器中浸,于露地安置,夜即揭盖,令得星月气。每日取水作羹粥,及煎茶汤吃,皆用之。

22. **补虚正气粥(《圣济总录》)**　治脾虚肌痹证。炙黄芪(30~60g),人参(3~5g)或党参(5~30g)。切成薄片,用冷水浸泡半小时,入砂锅煎沸,后改用小火煎成浓汁,取汁后,再加冷水,如上法煎取二汁,去渣,将一二煎药液合并。分两份于每日早晚同粳米(60~90g)加水适量煮粥。粥成后,入白糖少许,稍煮即可。人参也可制成参粉,调入黄芪粥中煮服食。若方中加薏苡仁15g,则可除湿蠲痹,兼顾祛邪。

23. **复方闹羊花侧根药蛋(《痹证通论》)**　治骨痹。①鲜闹羊花侧根500g,牛膝50g,甘草60g,鸡蛋10个。初次服药及年老体弱者慎用。②鲜闹羊花侧根625g,牛膝90g,甘草90g,竹鞭笋60g,鸡蛋10个。适用于服上方无反应者。将鸡蛋煮熟后,去蛋壳,放入药物,文火熬6天6夜,待蛋白变黑,蛋黄微黑即可,蛋即是药。每天蒸1个蛋,早饭后吃,应注意蛋的温度,以不烫手为宜,10天为1个疗程。每个疗程间隔7天,服药期间禁食肉类、鱼类及发霉有刺激性的食物。

吃药蛋后如有过敏现象,可选下列一方:①绿豆120g,生姜5片,水煎服;②生甘草60g煎汤,鸡蛋3个用汤冲服;③六月雪、绿豆各30~60g,水煎服。

【注意事项】

1. 食疗应少量多餐,细水长流,切忌一次食用过多,以免消化吸收不良。

2. 应注意保护脾胃功能。

三、推拿疗法

推拿疗法俗称按摩疗法,是采用按摩法刺激患者机体的一定部位、运动患者的肢体进行治病的一种疗法。按摩能通经络、畅气血,起到消瘀、行滞、散肿、止痛的功效,并有增进局部营养、防止肌肉萎缩、促进挛缩组织变软和修复损伤等作用。还能起到调补气血、固本复元、气血流通等全身调补的作用。

【操作方法】

1. **推拿要领**　施行推拿疗法,应由轻渐重,由点到面,由慢而快,由短至长。即推拿从主要部位开始,有计划有步骤地渐渐扩展;用力必须由轻渐重,逐渐升级,以使患者能忍受为度,切忌暴力,以免造成骨折或软组织损伤;推拿速度应由慢渐快,以患者无不适为度。

手法的运用及熟练程度直接影响治疗效果。手法要求柔和、均匀、有力、持久,从而达到"深透"的作用。柔和即手法轻而不浮,重而不滞,用力而不生硬粗暴;均匀即手法动作有节奏,速度不要时快时慢,压力不要忽轻忽重;有力即手法具有一定的力量,这种力量要根据患者体质、病症、部位等不同情况而有所轻重;持久即手法能持续运用一定时间,而患者不感觉疲劳。在治疗某疾病时,一般都要采用多种手法,互相配合应用。

2. **基本手法简介**　随着医学的发展,推拿手法已由前人几种较简单的手法,发展到目前几十种具体的手法。由于推拿手法种类多,学派不一,名称也不统一。有的手法动作相似,但名称不同;有的名称相同,动作却不一样。现将按摩手法中几个常用的基本操作手法介绍于下:

(1)推法:分指推和掌推。指推:用大拇指端,着力于一定的部位上。沉肩、坠肘、悬腕,通过腕部的摆动和拇指关节的屈伸活动,使产生的力持续地作用于经络穴位上。掌推:掌着力于一定部位上,进行单方向的直线推动,接触面积较大,可在身体各部位使用。指推刺激量中等,接触面积较小,可应用于全身各部穴位。具有通经络、活气血的作用,适用于躯干四肢疾病。

(2)拿法:用拇指和食、中两指,或用大拇指和其他四肢对称地用力,提拿一定部位和穴位,进行一紧一松的拿捏。拿法刺激较强,常配合其他手法施用于颈项、肩部和四肢等穴位。对颈部发硬、关节筋骨酸痛等症,常用本法作配合治疗。具有祛风散瘀、通经活络、缓解痉挛等作用。

(3)按法:用拇指或掌根按压一定部位,逐渐用力,深压捻动,按而留之。按法是一种强烈刺激的手法,常与揉法结合使用。拇指按法适用于全身各部穴位;掌根按法常用于腰背及下肢部。具有通络止痛、放松肌肉、矫正畸形的功能。

(4)摩法:用手掌面或指面附于一定部位上,以腕关节连同前臂作环形的有节律的抚摩。摩法的刺激轻柔缓和。具有祛风散寒、舒筋活络、祛痹止痛的作用。

(5)擦法:用手掌面、鱼际部分着力于一定部位上,进行直线来回摩擦。擦法是一种柔和温热的刺激,具有通经活络、行气活血、消肿定痛、调理肠胃的作用。

(6)拍打法:用掌或拳及钢拍等拍打体表。对风湿酸痛、肌肉萎缩、肢端紫绀症、肢体麻木、肌肉痉挛等用本法配合治疗。具有调和气血、强筋壮骨、消除疲劳等作用。

(7)搓法:两手掌面对称夹住患者肢体一定部位,用力来回搓动。动作要快,移动要慢,用力要柔和均匀。具有舒松经络、调和气血的作用。

(8)揉法:指以手掌大鱼际掌根或手指螺纹面吸定于一定部位或穴位,前臂作主动摆动,带动该处的皮下组织作轻快柔和的环形回旋运动。揉动时手要紧贴皮肤,使患部的皮下组织随着揉动而滑动,幅度逐渐扩大,压力轻柔。适用于全身各部。具有消肿止痛、祛风散热等作用。

(9)摇法:用一手握住关节近端的肢体,另一手握住关节远端的肢体,作缓和回旋的转动,用手掌或手指压住某个部位进行摇动。本法适用于四肢关节,是治疗运动功能障碍、关节僵硬屈伸不利等症的常用手法,也用于其他部位。具有滑利关节、韧带及关节囊的粘连,松解关节滑膜,增强关节活动的作用。

(10)扳法:用双手或双臂以方向相反的力量,用脆劲扳动或扭转患部,用时可听到响声。使用扳法时,动作必须缓和,用力要稳,双手动作要配合得当,步调一致。有纠正肢体畸形、松解粘连、滑利关节等作用。

(11)捻法:用拇指与食指对称地捻动,如捻线状,用力均匀,动作缓和着实。适用于四肢末梢小关节。具有疏通关节、畅行气血的作用。

(12)擦法:将掌指关节略为屈曲,以手掌背部近小指部分,紧贴于治疗部位上,有节律地连续摆动腕掌部,进行前臂旋转和腕关节屈伸的协调运动,使手掌部呈来回滚动,将所产生的力量通过接触面均匀地作用在施术部位上。具有疏通经络、舒展筋脉、行气活血等作用。

【适应证及手法】

按摩的适应范围很广,外可用于筋脉、筋肉、骨骼、关节之损伤和痹、痿、瘫、痉、痛、麻木等症;内可调节脏腑的气血、虚实、阴阳,诸如脾胃消化不良、脘腹胀满作痛、便秘等,均可用之。推拿治疗风湿病是行之有效的方法。兹介绍几种常见风湿病的推拿浴疗。

1. 颈椎病　患者取坐位,头稍向前俯使颈部充分显露(体弱者可取俯卧位,胸部垫枕)。医者先用拇指沿督脉自风府、哑门至大椎反复按揉(主要按揉酸胀点)。再沿两侧膀胱经按揉天柱、大杼的酸痛区及小肠经的肩中俞、肩外俞、天宗等穴的分布区(天宗穴可出现触电感)。以上部位亦可用擦法。颈项部采用摇法配合牵拉法。操作时向左右摇转数次,动作须轻巧、柔和、徐缓,切不要用力过猛。用力大小及摇转幅度以患者能耐受为度。

2. 肩关节周围炎　患者坐位,医者站于后,在颈部及肩胛部用擦法或推法,配合拿按肩井、天宗等穴位和患肢被动活动肩关节,如前屈、内收、后伸、外旋、外展、上举。做后三个动作时宜同时做患肢的画圈动作,使活动范围逐步增加,以避免暴力,并用摇、搓、抖肩部结束操作。

3. 腰椎间盘突出症

(1)令患者俯卧、免枕、头偏一侧。叠掌揉腰骶关节区,分掌揉两侧臀部,拇指压揉腰椎旁压痛点,再分别以掌压腰肌及臀肌,空拳捶拍臀部、腿后部至足跟部。然后扳腿,用一手按压腰骶部,另手托起对侧膝股部,使腿伸展到最大限度时,再用脆劲伸扳一下即放;以同样手法扳另侧腿。

(2)患者侧卧,下腿伸直,上腿屈曲。行侧扳法,用一手或肘压下臀部,另一手或肘压于肩锁部前方,逐渐扭转腰部达最大限度时,突然用脆劲压一下,有响声即放松,再换另侧卧,用同样扳法。

(3)患者仰卧,行展筋法。即持腿做直腿抬高试验动作,先使腿在外展位伸直抬高,然后在中位体,最后在内收位,均连续做几下。

(4)最后让患者俯卧,揉腰及两臀部,并压推几下。

4. 坐骨神经痛　治疗同"腰椎间盘突出症"。

5. 慢性腰肌劳损　根据患者伤势不同,可采用不同的手法。

(1)患者取俯卧位,先用擦法施于患部及其周围。次用拇指推摩法,施于同上部位,重点在压痛处。再用掌根推摩法,施于同上部位。继续用按法,重点在压痛点及有关穴位,如肾俞、命门等。随后用摩法加以调和。

(2)患者取坐位。第一步,医者一手扶患者肩部,一手用擦法或摩法施于患部,同时配合做腰部前屈后伸的辅助活动。第二步,先做腰部左右回旋三四次,再以摩法结束。必要时加以平推,可配合局部热敷。

6. 风湿性膝关节炎

(1)患者取俯卧位,第一步先用擦法,后用拇指推摩法,施于大腿及小腿后区,重点在腘窝。第二步指按委中和承山穴。

(2)患者取仰卧位,第一步用擦法,施于大腿及小腿前区,重点在膝关节周围。第二步用拇指推摩法,施于膝关节周围。继而指按膝眼、阴陵泉、鹤顶、足三里。第三步先用掌根揉法,揉膝盖髌骨,使其左右滑动。最后进行膝关节屈伸辅助活动。

(3)必要时,增加平推手法,施于膝部内外两侧,以透热为度。

7. 类风湿关节炎

(1)患者取仰卧位,第一步用擦法,施于上肢,即从肩部至腕部到掌指,重点在内侧。第二步先用拇指推摩法,后用拿法,施于同上部位,重点在各关节周围。第三步用指按法,按肩内俞、曲池、少海、手三里、合谷等穴;指间关节用捻法,配合各关节屈伸、左右旋、牵引等辅助活动。

(2)患者仰卧位,第一步用擦法,施于下肢大腿前部及内外侧经膝部至小腿。第二步先用推摩法,后用双手拿法,施于同上部位,重点在各关节周围。第三步用拇指按法,按鹤顶、膝眼、阳陵泉、足三里、解溪等穴。第四步先用擦法,施于足背及趾部。随之用捻法,捻趾关节,配合踝关节屈伸、内外翻以及屈膝、屈髋、摇髋等辅助活动。

(3)患者取俯卧位,第一步先用擦法,后用推摩法,施于臀部、大腿后侧至小腿后侧。第二步先肘按居髎、环跳,指按委中、承山,同时拿昆仑、太溪等穴。随之用摩法,加以调和。第三步进行"后提腿"和膝关节向臀部屈伸等辅助活动。

(4)患者取坐位,第一步医者右脚踏在患者坐的凳子边缘上,将患者上肢提起置于医者膝上,用擦法施于前臂及肩部,重点在外侧。第二步用摇法,环转摇动肩关节、腕关节各五六次。第三步搓患肢,从上臂至前臂往返五六次。随之拿肩井穴,并拍肩结束。

8. 强直性脊柱炎

(1)患者取俯卧位(胸前和下腹部分别垫上软枕头,使腰部悬空)。第一步先用掌按法,沿脊柱及两侧从上到下至骶髂部往返按压五六遍,然后抽出垫枕用擦法施于同上部位,并配合"后提腿"辅助活动。第二步用推摩法,施于脊柱及两侧,重点在两侧柱旁,每侧往返五六遍。第三步先用擦法施于腰骶部、臀部和大腿后侧。继用肘按法,施于腰骶部及双侧骶髂关节以及肾俞、命门、腰阳关、居髎、环跳、八髎等穴(胸椎有病变者,还可增加适当的穴位)。随之用摩法加以调和。

(2)患者取坐位,身向前俯,第一步用擦法施于脊柱及其两侧至腰骶部,同时配合腰部前俯后仰的辅助活动。第二步进行腰部左右回旋辅助活动,随之拍腰骶部结束。

对病变发展到胸椎、颈椎的患者,除使用上述各种手法外,还可嘱患者两手扣紧抱于后枕部,术者站在后面,以膝抵住患者背部,两手握住患者两肘向后牵引,作扩胸的辅助活动。随后用擦法施于颈项两侧及肩部,同时配合颈部左右回旋及俯仰活动。最后拿肩井穴并拍肩结束。

【禁忌证】

孕妇,皮肤溃烂、恶性包块以及脘腹疼痛拒按的局部,接受按摩的局部患有急性静脉炎、淋巴管炎及各种皮肤病(如皮炎、湿疹、痤疮、局部化脓、溃疡等)者,均禁用推拿疗法。

【注意事项】

1. 治疗时必须在患者保持身心安静、肌肉与关节松弛的状态下进行。

2. 过饥、过饱时不宜施用本法。

3. 推拿可与物理疗法、运动疗法等结合使用,效果更佳。一般先行理疗,再推拿,最后做运动。

四、运动疗法

运动疗法又称体育疗法、医疗体育,是应用运动或体育锻炼作为防病治病手段的一种方法。运动疗法是防治风湿病的重要方法。通过运动,能够疏通气血,强壮脏腑,调养精神,舒筋壮骨,强肌肉利关节,增强机体抗病能力,预防或减少疾病的发生。传统运动健身法丰富多彩,各具特色,如"五禽戏""八段锦""易筋经""太极拳"等。这些方法多吸收了传统的吐纳、导引、养生、练气等功法,既练形又练神,形神兼养。这是中医学的宝贵财富,既可健身,又能治痹。依据不同的病情及需要,为风湿病患者制定一个个体化的"运动处方",包括运动方式、强度、频度、注意事项等。循序渐进、持之以恒是运动疗法的基本原则。下面介绍几种目前较常用的运动疗法。

(一) 常用练功法

1. **颈部练功法** 适用于颈部肌肉劳损、落枕、颈椎关节突错位整复后以及颈椎综合征等。可采用站立位或坐位。站立时两足分开与肩同宽,双手叉腰进行深呼吸,做以下动作。

(1)前屈后伸:在练习前先进行深呼吸,吸气时颈部尽量前屈,使下颌接近胸骨柄上缘,呼气时颈部后伸至最大限度,反复7~8次。

(2)左右侧屈:吸气时头向左侧,呼气时头部还原正中位;吸气时头向右侧,呼气时还原。左右交替,反复7~8次。

(3)左右旋转:深吸气时面从右向左转,呼气时头面部由左向右转。左右交替,反复7~8次。

(4)左右回环:头部做顺时针方向或逆时针方向回环运动,顺逆交替。小回环3~4次,最后做大回环,顺逆方向各1次。

2. **腰背部练功法** 适用于腰部扭伤、腰肌劳损、韧带损伤、脊柱稳定型骨折恢复期等。

(1)前屈后伸:两足分开与肩同宽站立,双下肢保持伸直,双手叉腰,腰部做前屈后伸活动。反复4~5次,活动时尽量放松腰部肌肉。

(2)左右侧屈:两足分开与肩同宽站立,双上肢下垂伸直,腰部左侧屈,左手顺左下肢外侧尽量往下;还原,然后以同样姿势右侧屈。反复7~8次。

(3)左右回旋:两足分开与肩同宽站立,双手叉腰,腰部做顺时针及逆时针方向旋转各1次。然后由慢到快、由小到大地顺逆交替回旋4~5次。

(4)拱桥式:仰卧位,双侧屈肘、屈髋、屈膝,以头、双足、双肘五点作支撑,双掌托腰用力将腰拱起,反复多次。经过一段锻炼后,腰部肌力增强,可进一步练习腰肌力:将双上肢屈曲放于胸前,以头及双足三点支撑拱腰锻炼,逐渐练习用双掌、双足四点作支撑,作拱桥状锻炼。

(5)飞燕式:俯卧位,双上肢靠身旁伸直,把头肩并带动双上肢向后上方抬起;或双下肢直腿向后上抬高,进而两个动作同时进行呈飞燕状,反复多次。

3. **肩、肘部练功法** 适用于肩、肘关节脱位和肱骨骨折与前臂骨折,尤其肩关节周围炎的患者更需要肩关节的功能练习。

(1)前伸后屈:采取半蹲位,双手握拳放在腰间,用力将上肢向前上方伸直,用力收回。左右交替,反复多次。

(2)弯腰划圈:站立后,两足分开,前弯腰使患肢伸直下垂,做顺、逆时针方向划圈。由小到大,由慢到快。

(3)内外旋转:半蹲位,双手握拳,肘关节屈曲,前臂旋后,利用前臂来回划半圆圈作肩关节内旋和外旋活动。两臂交替,反复多次。

(4)上肢回环:站立位,两足分开与肩同宽,一手叉腰,另一手握拳,整个上肢作顺、逆时针方向划圈回环。由小到大,由慢到快,左右交替,反复数次。

(5)手指爬墙:两足分开站立,面向墙壁,用患侧手指沿墙壁徐徐向上爬行,使上肢高举到最大限度;然后沿墙壁回到原处,反复多次。

(6)箭步云手:双下肢前后分开成箭步站立,用健手托患肢前臂使身体重心先后移,双上肢屈肘,前臂靠在胸前,再使身体重心移向前;同时把患肢前臂在同一水平上做顺时针或逆时针方向弧形伸出。前后交替,反复多次。

(7)肘部屈伸:坐位,患肢放在桌面的枕头上,手握拳,用力徐徐屈肘、伸肘,反复多次。

(8)手拉滑车:安装滑车装置,患者在滑车下,坐位或站位,两手持绳之两端,以健肢带动患肢,徐徐来回拉动绳索。

4. 前臂、腕、手部练功法 适用于桡尺骨下端骨折、前臂骨折、胸部扭伤或劳损、手部掌指或指间关节脱位、手部骨折和手部外伤的患者。

(1)前臂旋转法:将上臂贴于胸外侧,屈肘90°,手握木棒,使前臂做旋前旋后活动。

(2)抓空练习法:将五指用力张开,再用力抓紧握拳。

(3)背伸掌屈法:用力握拳,做腕背伸、掌屈活动。

(4)手滚圆球法:手握两个圆球,手指活动使圆球滚动或交换两球位置。

5. 下肢练功法 适用于下肢骨折、下肢的三大关节损伤以及遗留的关节功能障碍。

(1)举屈蹬脚法:仰卧,将下肢伸直徐徐举起,然后尽量屈髋屈膝背伸踝关节,再向前上方伸腿蹬出。反复练习。

(2)旋转摇膝法:两足并拢站立,两膝稍屈曲呈半蹲状,两手分别放在膝上,膝关节做逆、顺时针方向旋转活动。由伸直到屈曲,又由屈曲到伸直。反复多次。

(3)踝部伸屈法:卧、坐位均可,足部背伸至最大限度,然后跖屈到最大限度。反复多次。

(4)足蹬滚木法:患足蹬于圆形木棍上前后滚动,练习膝、踝关节伸屈活动。

(5)蹬车活动法:坐在一特制的练功车上,用足尖练习踏车,使下肢肌肉及各个关节均得到锻炼。

6. 床上运动 病重体弱卧床不起者,可采用床上运动的特殊健身操进行康复治疗。

第1式:做好准备工作,运动前排除二便,脱去紧身衣服,躺在木板床上,头部要垫高16cm左右,身体躺平,全身放松,两下肢并拢,两上肢放在左右腰眼处,双足蹬直,静卧1~2分钟。

第2式:在上式的基础上,两腿伸直不动,上身由床上起坐,两手在腰眼处,扶助上身起坐,两足不动,坐直后再躺下。如此连做3~5次。

第3式:在上式的基础上,两上肢放在身体两侧,而后伸直抬起,放在颈部的两侧,上肢抬起时上身随起,两手扳足,上身弯曲。连做3~5次。

第4式:在上式基础上,两上肢放在身体两侧,左上肢抬起后弯曲,左上肢用手扳左膝腘窝部,用力回扳,上身随之抬起,右下肢也随之抬起;最后上身坐直,右下肢也伸直,连做3~5次。而后换右侧肢体做3~5次。

第5式:在上式基础上,两手撑床,全身挺直,左下肢屈曲抬起,右腿伸直,而后右腿屈曲抬起,与左腿合拢,用力压迫腹部,连做3~5次。

第6式:在上式的基础上,右腿抬起45°,再上至90°,左腿也抬起与右腿同;两腿合拢直立,连做1~2次。

7. 关节体操 根据受累关节的不同,可选用以下运动。

(1)指关节操:握拳与手指平伸交替运动。握拳时可紧握铅笔或粗一点的棍棒;平伸时可将手掌和手指平贴桌面,或两手用力合掌。

(2)腕关节操:两手合掌,反复交替用力向一侧屈曲,亦可紧握哑铃做手腕伸屈运动。

(3)肘关节操:手掌向上,两臂向前平举,迅速握拳及屈曲肘部,努力使拳达肩,再迅速伸掌和伸肘,反复进行多次。然后两臂向两侧平举,握拳和屈肘运动如前。

(4)肩关节操:一臂由前方从颈旁伸向背部,手指触背,同时另一臂从侧方(腋下)伸向背部,手指触背,尽量使两手手指在背部接触,每天反复多次。

(5)踝关节操:坐位。踝关节分别做屈伸及两侧旋转运动。

(6)膝、髋关节操:下蹲运动与向前抬腿运动,每回重复活动 10~15 次,每日 2~3 回。

风湿病活动期患者,尽管关节肿痛明显,若每天能在床上小心活动几次受累关节,则对日后关节功能的保持,有重大作用。

8. 作业疗法　作业疗法是让患者完成一定的作业或参加一定的生产劳动,来治疗疾病的一种方法。本疗法又称劳动疗法,简称"工疗"。作业疗法不仅能促进人体身心健康,减轻或纠正病态状况,为将来重返工作岗位做准备,而且可以恢复与加强患者社会性活动的能力,学习一定的工作技能,帮助患者建立一个良好的社会环境,使患者感到生活丰富多彩,有用于社会,幸福愉快,从而增进健康,促进疾病康复。

生产劳动的内容可分为室内作业和室外作业两种。室内作业如编织、刺绣、雕塑、油漆、缝纫、做花、糊纸盒等。室外作业如种植树木、花草、蔬菜,饲养鸡、兔、牛、羊及做田间劳动等。采用作业疗法,应根据患者的性别、年龄、爱好、职业、体力、志趣、文化水平等具体情况,确定具体的符合病情需要的生产劳动。在作业疗法中,医生和亲友要做好精神鼓励和思想工作,并注意劳动安全。

9. 日常生活活动训练　风湿病患者,尤其是重型风湿病晚期患者出现某种残废时,其日常生活活动,包括衣、食、住、行、个人卫生所必需的基本动作都会出现困难。此时,应该在医护人员的指导下有目的地训练,提高日常生活活动能力。这是康复治疗的重要内容。

患者的日常生活活动训练的目的,是使病残者无论在家庭或社会都能够不依赖他人而独立生活。日常生活活动包括起床、穿脱衣服、清洁卫生、饮食、上厕所、上下楼梯或乘坐轮椅、收拾床铺、开关电灯、平地步行等,这些动作的完成是维持独立生活不可缺少的。当患者经过努力能完成这些动作时,在心理上就可以建立起独立生活的信念,从而对康复治疗充满信心,最后取得治疗的成功。

日常生活活动,应根据患者不同情况进行训练,如尚无明显关节活动功能障碍时,应做活动幅度较大的生活上的自我服务动作;如已有明显的功能障碍时,要重点保持洗漱、吃饭、步行、如厕等功能;已有支撑或行走困难时,应首先教患者学会正确地使用拐杖、轮椅和其他工具。在日常生活活动训练有困难时,还可配合使用自助装置。

10. 等长性肌肉收缩活动　等长性肌肉收缩是指在肌肉收缩时,肌张力明显增高,但肌纤维长度基本不变,因而不产生关节活动,也即日常所说的将肌肉"绷紧"。这种练习适用于关节明显肿痛,而需要暂时禁止关节活动的患者。这种练习不仅合理,而且效果很好,能保持肌肉的强度,利于康复。每天重复多次练习,较之每天一次效果为佳。

(二) 运动疗法的注意事项

1. 掌握活动量,不能操之过急,活动量要由少到多,渐次增加,适可而止。采用运动疗法,并非一朝一夕就见成效,需要一定的时间才能显现出来,坚持长期锻炼十分重要。

2. 安排好时间,每天以早晨锻炼为好,此时空气新鲜,精力充沛,全身肌肉器官也已得到充分休息,体疗效果较好。不能到室外进行锻炼者,可以在室内或床上随时锻炼。

3. 一个人的体疗项目不宜过多,一般可选 1~2 项,坚持不懈。动作认真,思想集中。

4. 如在体疗中发现患者食欲差、失眠、体重明显下降,脉搏超过原来的30%,这往往是锻炼过度引起或者有其他疾病所致,应该酌减运动量。必要时,请医生检查。

五、牵引疗法

牵引,亦称拔伸。元危亦林《世医得效方》中有用悬吊牵引法治疗脊柱骨折、髋关节脱位的记载。《普济方·折伤门》《医宗金鉴·正骨心法要旨》等均对牵引疗法作过介绍。现在牵引疗法不仅是下肢不稳定性骨折的不可缺少的治疗方法,也是颈椎病、腰椎间盘突出症等病的重要治疗手段。风湿病出现的关节挛缩,若关节间隙无明显狭窄,在局部配合热疗、按摩的同时,施以牵引疗法,有利于改善关节功能。风湿病常用的牵引方式为器械牵引等。器械牵引需用一些特制器械进行,以达到治疗目的。

(一)颈椎牵引

在对颈椎病的综合治疗中,牵引为最常用且公认有效的疗法。牵引能使椎间隙增宽,椎间孔增大,使颈背部痉挛的肌肉放松,椎关节紊乱得到矫正;并使局部血流改善,水肿吸收,粘连分解。这些综合作用能缓解和消除对神经根的刺激和压迫,从而使症状逐渐消失。牵引体位一般采取坐位或仰卧位,近年有主张采用立位者。根据牵引时间不同可分瞬时牵引、持续牵引和间断牵引。瞬时牵引由医者用手进行,多用于诊断以及作为手法治疗的组成部分。持续牵引应用最广,一般采用颌枕吊带固定头部,通过绳索滑轮装置连于重物作牵引。牵引时颈部稍前屈,并以患者感觉舒适为准,调整牵引角度,务使牵引力作用于颈椎。牵引重量一般主张稍大而牵引时间稍短,从3~5kg开始,逐渐增至10~15kg,最多不超过体重的1/4。每次牵引15~30分钟,每日1~2次。如牵引重量很小,则须延长每次牵引时间。非机动的持续牵引,器械与方法简单,尤其适用于在家中自做,方便患者。间断牵引装置,其工作为间歇性,即牵引数秒,放松数秒,反复若干分钟。除牵引作用外,由于一张一弛,尚具有类似按摩的作用,但反复牵扯松弛,亦有可能增加对神经根的刺激,因而对其评价尚不一致。牵引主要用于神经根型患者,其他类型患者亦可试用。

(二)腰部牵引

牵引治疗腰椎间盘突出症效果显著。通过牵引,能使椎体分开,椎间隙增大,产生负压,并使关节囊和后纵韧带紧张,这些都有助于使突出物还纳。牵引方法按体位分,有立位牵引和卧位牵引。

立位牵引分斜板牵引与垂直牵引,均只有一个牵引套固定腰部,牵引套悬挂于肋木或其他横杠上,使患者身体悬空,利用固定部位以下的自身体重作牵引力。并可在小腿上负重以加强牵引作用。

卧位牵引应用最广,可在仰卧位(两腿伸直或髋膝屈曲)或俯卧位进行,两个牵引套分别固定骨盆和胸部或腰部作对抗牵引。所用牵引力约相当于患者体重或稍增减。牵力装置可分重锤、弹簧秤或旋紧螺旋杆作牵引力的非机动牵引床,或使用电子装置自控的机动牵引床。牵引方式一般采用持续牵引,每次30分钟。使用机动牵引床者,持续牵引或间断牵引任凭选用。

(三)四肢布带牵引

将肢体置于一定的位置,用布带系套或皮套结于患肢末段不易滑脱之处,系套结之余带系于床头或托板、支架的一端,为加大牵引力,亦可用滑轮并吊上重物,作持续牵引。牵引视病情及患者的具体情况而定,应循序渐进,逐渐加码。本法适用于风湿病晚期因肌腱挛缩所引起的关节屈曲畸形,多用于膝肘关节的病变。同时可配合推拿疗法。

六、敷贴疗法

敷贴疗法又称"外敷"疗法,是将经过制作的药物直接敷贴在人体体表特定部位以治疗疾病的一种外治方法。清徐大椿有"汤液不足尽病"之说,并大为赞赏敷贴疗效的功能。吴师机认为:凡是服汤、丸能治愈的病症,也无一不可以改用"敷贴"而收效;无论内治、外治,凡病理可统者,用药亦可统之。

敷贴所用物品是按不同的方法将药物制成的固体、半固体,依其性质和制法分为药膏和膏药。敷贴疗法不仅可治疗所敷部位的病变,亦可运用经络腧穴知识选择穴位敷贴,治疗其他部位病变及全身性疾病。

【操作方法】

1. **药膏制法**　以适宜的基质加入所需药末配制而成。常用的基质有动物或植物油、蜂蜡、酒、饴糖、醋、水、胆汁、鸡蛋清、蜜汁、植物液汁、米粥、凡士林等,调成干湿适当的糊状使用。如果所用的药物为鲜药或本身含有汁液,就将药物捣成糊状敷用。使用时让患者取适当的体位,洗净局部,待干后将药敷上。有的敷后还要用纱布或胶布固定,以防药物脱落。

2. **膏药制法**　膏药种类繁多,制法一般分作料、炼油、下丹成膏三步。在此不赘。

【适应证及选方】

1. **双雄软膏**(《中国膏药学》)　治风痹。雄黄 90g(细研),天雄 120g(生去皮脐),硫黄 90g(细研),朱砂 90g(细研),附子 120g(生去皮脐),人参 90g(去芦头),当归 90g,细辛 90g,防风 90g(去芦头),白芷 80g,桂心 90g,干姜 90g,川芎 90g,川椒 90g(去目及闭口者),独活 90g,菖蒲 90g,川大黄 90g,藁本 90g,白术 90g,吴茱萸 90g,松脂 250g(后入)。上药细切,以酒浸 24 小时,再取生地黄 250g,捣取汁,同入猪脂中,慢火煎之,以药味尽为止,以绵滤去渣,后下松脂、雄黄、硫黄、朱砂等,以柳枝不住手搅,膏凝,收入瓷盒中,摊贴患处。

2. **回阳玉龙膏**(《外科正宗》)　治皮痹。《全国中药成药处方集》上载,此膏治疮痈、风湿、鹤膝风等。炒草乌、煨干姜各 90g,炒赤芍、白花、煨天南星各 30g,肉桂 15g,为细末。用黄蜡 240g 调和上药末 90g,隔水炖温,敷贴患处。上药一剂,可连续使用 2 周。

3. **全蝎乳香散**(《普济方》)　治诸风湿,遍身骨节疼痛,不可忍者。川乌头(生去皮脐)、马蔺子各一两,全蝎、穿山甲(炮)、乳香各五钱,苍术一两。上为细末,用白芥子三两,研烂如膏,和前药末,以纸摊药膏。敷贴痛处大妙,热甚,即去药,再贴上。

4. **二乌外敷法**(《四川中医》)　散寒祛风除湿,通经活络止痛。治类风湿关节炎。生川乌、生草乌、生南星、生半夏各 20g,桂枝、桑枝、肉桂各 30g,干姜 20g,麻黄 25g,细辛 15g,木防己 30g,秦艽 30g,桃仁 20g,红花 20g,马桑树根皮 20g,全蝎 20g,防风 30g,稀莶草 50g,苍术 30g,丝瓜络 20g,紫花地丁 30g。上药加水 3 000ml,煎取汁 1 500ml,再加水 3 000ml,煎取汁 1 500ml。两次煎汁得 3 000ml 后,再加 60 度烧酒 1 000ml,冷却后装瓶备用。隔日 1 次,外敷,或敷后加局部熏烤。

5. **马鞭软膏**(《瑞竹堂经验方》)　祛风散寒。治风湿寒痹。马鞭草 250g,生熟地黄 90g,吴茱萸 90g,白面 90g,骨碎补 120g,败姜屑 120g(即生干姜),鳖甲 1 500(炙),蒲黄 60g。上药研为细末,用醋调成膏。于火上温热,涂在痛处,用纸裹着。候药冷再炒,如此 7 次。

6. **痹证膏**(《痹证治验》) 治风寒湿痹,颈、肩、腰腿痛,风湿及类风湿关节炎。马钱子 1 000g,川乌、草乌、乳香、没药各 150g,青风藤、当归各 2 000g,香油 2kg,广丹 1kg(冬用 0.75kg)。先将马钱子入油内炸至棕黑色,捞出。除广丹外,再将余药入油煎,熬至药枯,滤除渣滓,留其油。根据下丹方式要求不同,依法炼油。火上下丹法炼油:取药油微炼即可。离火下丹法炼油:取药油置铁锅内,再微火熬炼,同时用勺撩油,散发浓烟至烟微现白色时,蘸取少许,滴水成珠,并吹之不散,立即停止加热。随即将炒、过筛的广丹徐徐加入油内,每 1kg 油加广丹约 390~437g,槐树条搅,使油与丹充分化合成膏。喷洒冷水,使浓烟出尽,置凉水内浸泡 8~10 日,每日换水 1~2 次。将膏药分摊于羊皮纸褶上,对折备用。用时,微加温,贴患处。

7. **七制松香膏**(《医学从众录》) 治湿气第一神方。松香三斤(第一次姜汁煮,第二次葱汁煮,第三次白凤仙汁煮,第四次烧酒煮,第五次闹羊花汁煮,第六次商陆根汁煮,第七次红醋煮),桐油三斤,川乌、草乌、苍术、官桂、干姜、白芥子、蓖麻各四两,血余八两。上八味,并入桐油,熬至药枯,滴水成珠,滤去渣,入牛皮膏四两烊化,用前制过松香,渐渐收之,离火,加樟脑一两、麝香三钱。厚纸摊之,贴患处。

8. **羌白膏**(《中国膏药学》) 治风湿热痹。羌活、白芷、独活、高良姜、川乌、草乌、麻黄、苍术各 60g。取上药,用麻油 3 000ml,加鲜侧柏叶 4 000g,松毛尖 4 000g,生天雄 500g,同群药炸枯黑去渣,熬沸,下黄丹 960g(油丹共重 38 400g)搅匀,九折成膏 3 756g。用皮被子摊,摊成加肉桂末 480g,共成膏 3 906g。大张 36g,中张 24g,小张 15g。熔化贴患处,隔一二日换一次。

9. **隔皮吊痰膏**(《痹证通论》) 治痰瘀型骨痹。全蝎、龙衣(蛇蜕)、蜈蚣、炮山甲、天龙(壁虎)、蜂房、腰黄、丁香、蟾酥、太乙药肉、硇砂、麻油。在局部酸痛最明显之处敷贴,7 日为 1 个疗程。敷贴后局部有温热、微痒感,3~5 日后更有灼热微痛感,不宜揭开,不能水洗。待 7 日后揭除药膏,可见黏液吊出,用药棉轻轻拭去,局部皮疹可外敷特别护肤膏(由青黛、蛤粉、川柏、煅石膏及氧化锌油膏制成),一般二三日后皮肤即可恢复正常。

10. **瘀化追风膏**(《新中医》) 治腰痛、关节痹痛、坐骨神经痛、肩周炎等。川草乌、乳香、没药、白芥子、巴豆、威灵仙、黄芪、防风、秦皮、肉桂各等份。用食油加樟丹煎制成,摊于 12cm×14cm 纸褶上,膏重 14g。用时先用热姜汤将患处擦洗至充血发红后,擦干外敷。每张贴敷 15~20 日。

11. **治五种腰痛不止方**(《太平圣惠方》) 吴茱萸一两,捣细罗为散,每用三钱,生姜一两,同研令匀。摊在极薄纸上,贴于痛处。

12. **九汁膏**(《医学从众录》) 治鹤膝风、偏头痛、漏肩风、痿痹等风寒湿痹。血余 60g,大黄、威灵仙、川乌、草乌、刘寄奴各 24g,土鳖虫大者 20 个,羌活 30g,独活 30g,红花、当归、蛇床子、苍术、生南星各 30g,生半夏 30g,白芥子 30g,桃仁 30g(以上 18 味俱切碎),樟冰 30g,甘松、山奈、花椒、猪皂、山甲(炙研)、荜茇各 9g(不必去油、同乳香炙热同群药研细),乳香 15g,白芷 15g(以上 9 味研极细末),鲜烟叶汁 500ml,松香 180g(收晒干),鲜商陆根(汁)500ml,松香 90g(收),鲜艾叶汁 250ml,松香 90g(收),生姜汁 250ml,松香 90g(收),韭汁 250ml,松香 90g(收),葱汁 250ml,松香 90g(收),大蒜(汁)120ml,松香 60g(收),麻油 1 620ml。将前药入油,熬至焦黄色,不可太枯,即滤去渣;入前松香熬化,再将丝绵滤去渣;再熬至油面起核桃花纹,先加入极细密陀僧 120g,再徐徐加入西硫黄末 500g,投此二味时,务须慢慢洒入,不可太多、太快。离火待温,然后掺入细药搅匀,瓷器收贮。熬时须用桑枝不住手搅。青布摊贴每张净重 12g,临时加肉桂末 0.15g,细辛末 0.06g。摊贴患处。

13. 神效灸饼(《杂病广要》)　治鹤膝风及湿气痛风。广木香一钱五分,白芷一钱,麝香一分共末,蓖麻子四两去壳。上捣为一饼,放患处,用新布五层,盖饼上。将纸卷入筒,蘸麻油火,于布上损之,觉痛即止。

14. 二术膏(《外科大成》)　治遍身筋骨疼痛、手足麻、咳嗽痰喘、跌打损伤、肿毒瘰疬、顽疮结毒。白术、苍术、川芎、当归、赤芍、生地、熟地、甘草节、陈皮、半夏、香附、枳壳、乌药、何首乌、白芷、知母、杏仁、桑皮、金银花、黄连、黄芩、黄柏、大黄、白蒺藜、栀子、柴胡、连翘、薄荷、威灵仙、木通、桃仁、玄参、桔梗、白鲜皮、猪苓、泽泻、前胡、升麻、五加皮、麻黄、牛膝、杜仲、山药、益母草、远志、续断、良姜、藁本、青风藤、茵陈、地榆、防风、荆芥、青皮、两头尖、羌活、独活、苦参、天麻、南星、川乌、草乌、文蛤、巴豆仁、芫花各 45g,细辛、贝母、僵蚕、大枫子、穿山甲各 30g,蜈蚣 21 条,苍耳子 21 个,虾蟆 7 个,白花蛇、地龙、全蝎、海桐皮、白及、白蔹各 15g,木鳖子 240g,桃枝 37 寸,柳枝、榆枝、槐枝、桑枝、楝枝、杏枝、椿枝各 1.2m,血余 120g。用麻油 6 500ml,入大锅内慢火煎至药枯、浮起为止。住火片时,用布袋滤尽药渣,将油称准,将锅洗净,每用细绢滤油入锅内,要清净为美,投血余慢火熬至血余浮起,以柳棒挑起看似膏熔化之,熬熟。每净油 500ml,用飞过黄丹 195g,徐徐投入,火加大,净油 500ml,加丹 15g,不住手搅,锅内先发青烟后至白烟叠叠旋起,气味香馥者,其膏已成,即住火。将膏入水中,试软硬得中,如老加熟油,若稀加炒丹少许,渐渐加火,务要冬夏老嫩得所为佳。掇下锅来,搅俟烟尽,下细药搅匀倾水内,以柳棍搂成块,再换冷水洗片时,乘温,扯白转成块又换冷水拔浸。用时在一铜勺内熔化摊用。细药开后:乳香、没药、血竭各 30g,轻粉 24g,潮脑 60g,龙骨 60g,赤石脂 60g,海螵蛸 15g,冰片、麝香各 9g,雄黄 60g(共为末加入前膏内)。遍身筋骨疼痛,腰脚酸软无力,贴膏肓、肾俞、三里穴。腰痛,贴命门穴。寒湿脚气,贴三里穴。跌打损伤,俱贴患处。细绢摊膏,用鸡子清浆过。布摊膏,用松香,黄蜡涂过。狗皮摊膏,用水洗去硝气。油纸摊膏用甘草汤或加槐枝煮过摊用。表棉纸法:用杭州毛头,每麦面 500g,加白矾核桃大一块,打稀糊,量加粉表之,则软白而且不涸。油纸法:用天麻子仁数粒、铅粉 3g 研末,入桐油碗内,打匀,棉花蘸刷令遍,与石油纸相同,铺之压之,须频换不粘,以生桐油、熟猪油,平兑如法。

【注意事项】

1. 贴敷疗法,不适于皮肤过敏者。

2. 膏药孕妇慎用。尤其是具攻伐之性者,孕妇之腰、腹等处尤为禁忌之列。

3. 用于关节、肌肉的风湿疼痛、麻木、僵直等时,膏药宜量多药厚且须久贴,一般每贴用3~7 日。

七、外搽疗法

外搽,一般与涂搽、搽擦同义,是将药物制成液体或半流质药剂,直接涂搽患处或同时配合摩擦手法,以治疗疾病的一种外治法。《素问·血气形志篇》曰:"经络不通,病生于不仁,治之以按摩醪药。"外搽药物有祛风湿、镇痛、消肿等作用,使用时若再加以搓擦,不但起到了按摩作用,还可增加药物的渗透性,为治疗风湿病的常用外治方法。水剂、油剂、酒剂是常用制剂。

【操作方法】

水剂,是把所有药物先粉碎为末,然后加水或鲜植物汁液制成液体或半流质的药剂。油剂,是用植物油等煎熬药物去渣制成。酒剂,又称酊剂,是把药物放置在白酒或乙醇溶液中浸泡,经一定时间后过滤去渣而成。使用外搽剂时的搓擦手法,可参阅"按摩疗法"。

【适应证及选方】

1. **立患丹**(《万病回春》) 治湿气两腿作痛。艾叶二两,葱头一根(捣烂),生姜一两五钱(捣烂)。上药用布共为一包,蘸极热烧酒擦患处,以痛止为度。

2. **红灵酒**(《痹证通论》) 治皮痹。生当归60g(切片),杜红花30g,花椒30g,肉桂60g(薄片),樟脑15g,细辛15g(研细末),干姜30g(切碎片)。上药用50%乙醇1 000ml,浸泡7日备用。搽擦患处,每次10分钟,每日2次。

3. **消伤痛擦剂**(《中国中医骨伤科百家方技精华》) 治急性软组织损伤、关节风湿痛。马钱子、天仙子、生南星、乳香、没药、细辛、生草乌、冰片。上药粉碎或粗粉,置于一定容器中,加75%乙醇适量浸泡24小时后过滤,收集滤液,加冰片等,搅匀即得,按损伤面积大小,以适量的药液擦涂患处。一日3~4次,连用1周为1个疗程;严重者可连用3~4个疗程。对酒精过敏者慎用。

4. **筋骨酸痛药水**(《中国中医秘方大全》) 治筋骨酸痛。生川乌、生草乌、生南星、香白芷、甘松、苏木屑、新红花、西羌活、片姜黄、山奈、生大黄、威灵仙、樟脑、炙乳香、炙没药。上药切片或捣碎,用高粱酒、醋等量浸渍,十余日后滤去渣,取出备用。先用手掌揉搓酸痛局部,待其肌肤温热柔和,用药棉蘸药水擦患处,或先将药水稍加温后用药棉蘸药水擦患处,至肤热为度。

【注意事项】

1. 对酒精过敏者禁用酊剂。

2. 局部有开放性伤口时不用此法。

八、熏洗疗法

熏洗疗法,是利用药物煎汤,趁热在皮肤或患处进行熏蒸、淋洗的治疗方法(一般先用药液蒸汽熏,待药液温时再淋洗甚至浸泡)。它是借助药力和热力,通过皮肤作用于机体,促使腠理疏通、脉络调和,气血流畅,从而达到预防和治疗疾病的目的。清代民间疗法大师赵学敏在《串雅外编》中专立了熏法门,详细介绍了熏蒸洗涤等疗法。吴师机还提出,熏洗、熨、敷诸法即使是虚弱的患者也能接受得了,不会引起虚虚实实的祸患。现代医学实验证实,熏洗时湿润的热气能加速皮肤对药物的吸收,同时皮肤温度的升高,可导致皮肤微小血管扩张,促进血液和淋巴液的循环,因此有利于血肿和水肿的消散。熏洗疗法主要以砂锅、盆等为容器,用于手、足部位的病痛。若肘、膝部位的病痛,则以瘦高的木桶为宜。

【操作方法】

熏洗疗法可分为全身熏洗法、局部熏洗法两种。全身熏洗法将在后面的"沐浴疗法"中讲到,这里仅介绍局部熏洗法。

1. **手熏洗法** 根据病症先选定用药处方。准备好脸盆、毛巾、布单。将煎好的药汤趁热倾入脸盆,患者先把手臂搁于盆口上,上覆布单不使热气外泄。待药液不烫手时,把患手浸于药液中洗浴。熏洗完毕后用干毛巾轻轻擦干,注意避风。

2. **足熏洗法**　按照病症先定用药处方。准备好木桶(以高、瘦的木桶为宜)、小木凳、布单、毛巾。将煎好的药汤趁热倾入木桶,桶内置一只小木凳,略高出药液面。患者坐在椅子上,将患足搁在桶内小木凳上,用布单将桶口及腿盖严,进行熏疗。待药液不烫足时,取出小木凳,把患足浸在药液中泡洗。根据病情需要,药液可浸至踝关节或膝关节部位。熏洗完毕后,用于毛巾擦干患处皮肤,注意避风。

3. **其他患部熏洗法**　除上述局部熏洗法外,其他患部的熏洗法,可参照上述方法,根据患部的部位、大小不同而用不同的药物、容物、用具进行熏洗。

以上各种熏洗法,一般每日熏洗 1~3 次,每次 20~30 分钟。其疗程视疾病而定,以病瘥为准。

【适应证及选方】

1. **二妙汤洗法(《绛囊撮要》)**　治一切风痹瘫痪、筋骨疼痛,并大麻恶风,无不神效。甘草、威灵仙各(切片)0.5kg,水约担许。收药煎五六滚,入大缸内。用板凳坐其中,周围用席圈定,熏之待水温,方浸洗,令浑身汗透淋漓。谨避风寒。

2. **五枝汤(《鸡峰普济方》)**　治风湿一切筋骨疼痛。桑枝、槐枝、椿枝、桃枝、柳枝各一两。上药细锉,更以麻叶一把,水三斗煎,取二斗,去滓,淋洗。洗毕宜就便寝,不可见风。

3. **八仙逍遥汤(《医宗金鉴》)**　治风寒湿浸于筋骨血肉、肢体酸痛诸症。防风、荆芥、川芎、甘草各一钱,当归(酒洗)、黄柏各二钱,苍术、牡丹皮、川椒各三钱,苦参五钱。共合一处,装白布袋内扎口。水熬滚,熏洗患处。

4. **洗手荣筋方(光绪年间赵文魁)**　治风湿痹及血瘀痹证。桂枝尖 6g,宣木瓜 9g,秦艽 6g,丝瓜 3g,赤芍 6g,没药 35g,甲珠 6g,天仙藤 9g。水煎洗之。

5. **浸腰脚拘挛方(《太平圣惠方》)**　治腰脚疼痛挛急,不得屈伸。皂荚半斤长一尺无虫孔者(捶碎)生用,川椒四两(去子)生用。上药用水五斗,煎取四斗。看冷暖,于盆中坐,添至脐以上,冷即添换,每日浸之,候之日止。每浸后,以衣覆出汗,切避风冷。

6. **附子汤方(《太平圣惠方》)**　治五指筋挛急。附子半两(去皮脐生用),防风半两(去芦头),枳壳半两(去瓤),羌活半两,白芷半两,甘草半两(锉生用),蜂房半两,川椒二两(去目)。上药,捣筛为散,每用一两,用水三大碗,入生姜一两,生桑枝一握,黑豆一合,同煎。令豆熟去滓,看冷暖所得,避风淋蘸手指,水冷重用之。

7. **二草二皮汤(《娄多峰论治痹病精华》)**　治各种风湿病,以肘、膝及其以下关节疼痛、肿胀、屈伸不利为主者。伸筋草 60g,透骨草 60g,五加皮 60g,海桐皮 60g。水煎,熏洗患处。每日熏洗 1~2 次,1 次 30~60 分钟。洗后揩干,避风寒。

【禁忌证】

此法无绝对禁忌证,但不同的病证,要选用不同的方药熏洗。也就是说药要对证。妇女月经期及妊娠期不宜坐浴和熏洗阴部。

【注意事项】

1. 熏洗药不可内服。

2. 炎夏季节,熏洗药液不可过夜,以防变质。

3. 熏洗前,要做好一切准备,以保证治疗顺利进行。

4. 在治疗期间注意适当休息,切忌过劳。

5. 熏洗后即用干软毛巾擦拭患部,并注意避风。

6. 药液温度要适当,既不要太高,以免烫伤,又不要太低,以免影响疗效。一旦烫伤,即暂停治疗,并用甲紫等药物外涂创面,防止感染。

7. 煎药所加清水当视具体情况而定,不可太多太少。太多则浓度太低,太少则热量不够,均会影响疗效。

8. 熏洗疗法可酌情与其他疗法配合使用,以增加疗效。

九、热熨疗法

热熨疗法是用一些中草药或其他传热的物体,加热后用布包好,放在人体一定的部位上,作来回往返或旋转的移动而进行治疗的一种方法。早在原始社会人类就掌握了用火烧石块熨治关节和肌肤疼痛的记载。熨法通过使特定部位皮肤受热或借助热力逼药气进入体内,起到舒筋活络、行血消瘀、散寒祛邪、缓和疼痛等作用。热熨疗法主要用于偏寒型的风湿病。

【操作方法】

以用材不同,热熨疗法又可分为砖熨、盐熨、壶熨、药熨等多种方法。

1. **砖熨** 准备好干净的大小适中的青砖(或红砖)2块。将砖块放在炉上烧至烫手,用厚布包好,并在治疗部位垫3~5层布,用砖块在上面熨烫。热力减退后用另一块砖替换。反复多次,约20~60分钟。

2. **盐熨** 大青盐250~500g,铁锅1口,布袋2条。将大青盐放入铁锅内,用大火炒爆至烫,立即装入布袋内,用细绳扎紧袋口,再将盐包放在患部熨烫。热力下降后即用另一盐袋更替。反复多次,约30~60分钟。

3. **壶熨** 茶壶1个(或熨斗、热水袋、玻璃瓶等),布袋1条,厚布1块。按病情选定所需药物,将药物打碎炒热,装入布袋,扎紧袋口。把药袋置于治疗部位,上盖一块厚布。然后用装满开水的茶壶放在药袋上。开始时茶壶的温度较高,可以提着茶壶一起一落地连续热熨,等壶温稍稍降低后,即放在药袋上不动。总之以患者能忍受而不烫伤皮肤为度。时间同砖熨或以壶凉为度。

4. **药熨** 因用药不同而有不同称谓,如醋熨、葱熨、紫苏熨、蚕沙熨等。药袋2条,砂锅1口。按病情选定所需药物,将药物打碎炒热,装入布袋,扎紧袋口;或打碎后装入布袋,扎紧袋口,然后煎煮或蒸。乘热将药袋置于治疗部位,开始需时时提起,以免烫伤;待药袋温度稍降后可置于治疗部位不动。温度过低则用另一药袋更换,反复多次。也可用药袋在患部边熨边摩擦。时间同砖熨。

【适应证及选方】

1. **蒸熨方**(《圣济总录》) 治走注风毒、疼痛流移不定。芥子一升(蒸熟曝干为末),铅丹二两。上二味和匀,以疏布袋盛。分两处,更瓦蒸熨痛处。

2. **熨衣方**(《绛囊撮要》) 治骨内风寒湿气。川乌、草乌、南星等分为末,视疼痛大小,每药五钱;配广胶一两、姜汁一盅,盛瓷碗内盖好,绵纸封口。入锅中炖化调匀,敷痛处,铺旧衣数层,熨斗火运之,能饮者尽量饮。熨时觉痒即愈,重者再熨,以效为度。

3. **疗腰痛大豆熨法**(《外台秘要》) 治风湿腰痛。大豆六升,水拌令湿,炒令热。以布裹,隔一重衣熨痛处。令暖气散,冷即易之。

4. **疗腰痛熨法**(《外台秘要》) 治风湿腰痛。菊花二升,芫花二升,羊踯躅二升。上三味,以醋拌令湿润,分为两剂,用二布囊中蒸之。如饮一斗米许顷,适寒温,隔衣熨之,冷即易熨。

5. 太阳炷燎方(《上海老中医经验选·严苍山医案医话》) 治一切痹证、关节酸痛、腰不利、颈项牵强、口眼㖞斜、绕脐绞痛、小儿遗尿等诸般寒凝气滞之症。山羊血 3g,生甘草 6g,桂枝 3g,麝香 1.5g,闹洋花 3g,小茴香 3g,千年健 3g,钻地风 3g,苍术 3g,穿山甲 3g,川椒目 3g,防风 4.5g,草乌 3g,川乌 3g,乳香 3g,没药 3g,硫黄 3g,皂角 3g,松香 3g,细辛 3g,川芎 3g,雄黄 3g,白芷 3g,全蝎 3g,降香 3g,参三七 3g。上药生晒研末,与艾绒 120g 混合均匀。另以棉纸数张,摊开,铺上药艾,约 0.5cm 厚,卷紧,分作大燎 2 枚,若分小燎,可卷成 3 枚。将炷燎点燃,然后用厚布数层包于炷燎之外(包没燃点之端,勿使透入空气),着肉熨于患处。如患者灼痛不可忍,即移动旁边熨之。待炷燎已熄,布包之端已无热感,则去布;第二次将炷燎点燃,包布再熨。每次治疗可熨二三次。热痹者忌用。

6. 拈痛散(《卫生宝鉴》) 治肢节疼痛。羌活、独活、防风、细辛、肉桂、白术、麻黄、高良姜、天麻、生川乌、葛根、吴茱萸、乳香、川椒、生全蝎、当归各一两,川姜半两。上药研粗末,每炒药十钱,痛甚则十五钱,同细盐一升,炒极热。绢袋盛熨烙痛处,不拘早晚顿用,药凉再炒一次。

7. 当归散(《医林集要》) 治痛风。防风、当归、藁本、独活、荆芥穗、顽荆叶各一两。上药为粗末一两,盐四两,同炒热。袋盛熨之,冷则易。

【禁忌证】
1. 热熨疗法主要用于治疗各种寒证,故高热、急性炎症等实热证均属禁忌。
2. 癌肿、局部皮肤溃烂、急性出血性疾病以及孕妇的腹部和腰骶部,均忌用热敷疗法。

【注意事项】
1. 寒冷季节作热熨疗法时,应当注意室内温度,以防受冷感冒。
2. 为防止烫伤皮肤,术者严格掌握热熨的温度和操作手法。开始时熨物较热,可快熨,用力要轻;待熨物稍凉后方可慢熨,用力也稍重。一般以患者可忍受而不烫伤皮肤为度。对卧床患者尤其要注意。
3. 对有高血压、心脏病的患者,应当逐渐加温,防止突然加热导致病情恶化。
4. 根据患者的病情,取舒适的治疗体位。治疗头面、颈、肩部,可取端坐位;治疗胸腹部,可取仰卧位;治疗颈、背、腰、臀部可取俯卧位。
5. 操作过程中,术者要经常检查熨物的温度、熨包是否破漏、患者的皮肤是否烫伤或擦伤等,并询问患者是否有头痛、头晕、恶心、心悸、心慌等感觉。如有不良感觉,应立即停止治疗。
6. 热熨疗法后当避风保暖,静卧休息。

十、热敷疗法

热敷疗法是将一发热的物体置于身体的患病部位,或身体的某一特定位置上(如穴位)来治疗疾病的一种方法。热敷疗法具有祛除寒湿、消肿止痛、舒展筋骨、消除疲劳等作用。

热敷疗法大致可分为:药物热敷疗法、水热敷疗法、醋热敷疗法、姜热敷疗法、葱热敷疗法、盐热敷疗法、沙热敷疗法、砖热敷疗法、蒸饼热敷疗法及铁末热敷疗法等。

【操作方法】
1. **药包热敷法** 将药物在锅内煮热,用 900cm² 的白布(或纱布)2~4 块将药包好。根据病情,让患者取坐位或卧位,以充分暴露患病部位,且又能使患者舒适。将药包放置在患病部位上。一般每次热敷30分钟左右,每日1~2次。

2. **药液热敷法**　将已配好的中药放入药锅内,加入适量的水,煎煮40分钟左右,去渣存汁。取2~4块约30cm²大小的纱布垫,浸泡在药液内。待布垫在药液内充分浸泡后,捞出,挤去多余的水,然后置于患病处。将布垫分两部分,轮流持续热敷。一般每次20~60分钟,每日1~2次。

3. **手蘸药物热敷法**　将已选配好的中药放入药锅内,加入1 500ml清水,浸泡半小时左右。将药锅放在火上,先用武火将水烧开,再用文火煎40分钟左右,从火上端下。把药带汤一齐倒入事先准备好的小盆内,放置待药比体温稍高(40~50℃)时,将患肢置于盆的上方,用手将药敷于患处,外裹一布,以防药物掉下。药冷后,或将热药汁淋于药上,或将药取下,放入锅内重新加热。本法只适用于四肢部位的疾患。

4. **热水袋敷法**　将热水(水温60~70℃)灌入热水袋内。水不宜灌得太满,并将水袋内的空气排空,然后拧紧盖子。热水袋外包裹一块毛巾。患者取合适的体位,将热水袋放在需要敷放的部位。如果没有热水袋,可用橡皮袋或高温瓶、旅行水壶等代之。

5. **水湿热敷法**　将纱布或毛巾浸泡于热水中5分钟。患者取合适的体位,将毛巾或纱布捞出,拧去多余的水后,乘热敷于患处。一般根据病情确定热敷时间,但不宜过长。

6. **砖热敷法**　首先选择两块大小适中、干净的青砖,用火(最好是炭火或煤火)烘热。患者取合适体位,最好使需敷处与水平面平行,在需敷处放上四五层纱布或两层毛巾,然后将热度适当的砖放置在纱布或毛巾上。两块砖轮流热敷,热敷时间一般不宜超过1小时。

7. **醋热敷法**　取一铁锅,放入生盐240g左右,在火上炒爆后,即用陈醋(越陈越好)约半小碗洒入盐内,边洒边搅动,务求搅拌均匀。醋洒完后,再略炒一下,迅速倒在事先准备好的布包内,包好后乘热放在患者患处。

8. **姜热敷法**　先取生姜大约500g(不去皮),洗净后捣烂,挤出一些姜汁,倒在碗内备用。然后将姜渣放在锅内炒热,用900m²的布一块包好,在患者患处热敷。如果姜渣包凉了,便将姜渣重倒入锅里,加些姜汁,炒热后再敷。如此反复数次。

9. **葱热敷法**　取新鲜葱白大约500g,捣烂后放入铁锅内炒热(或加些生盐同炒亦可),炒热后,乘热用布包裹,扎紧,放于患处。

10. **盐热敷法**　用生粗盐约250g,放在铁锅内,用急火炒爆,然后趁热用纸包裹,外面包一层布(或直接用布包),放在患部热敷。

11. **沙热敷法**　操作同盐热敷法。亦可取一些没有棱角的小石块,炒热后用布包热敷。

12. **铁末热敷法**　收集锯钢铁时落下的细末,洗净油泥,倒进锅里炒至发红,倒出,晾冷。缝一布袋装之,并往铁末上倒100ml陈醋,用两手反复搓揉布袋(注意:装入袋内的钢铁末只能占布袋总容量的1/3),使钢铁末与醋调匀。搓10分钟使钢铁末发热,再搓10分钟即可。把布袋拍成饼状,外裹毛巾,下垫一层塑料布,患处压住布袋。此法类似于"坎离砂疗法"。

【**适应证及选方**】

1. **治风湿骨痛方**　护心草、透骨消、大叶南五味各适量。共捣烂,用酒炒热,敷患处。(《广西中草药》)

2. **治寒湿痹痛方**　干姜60g,干辣椒30g,乌头20g,木瓜25g,水2 000ml。将上药放水中煮 30~40 分钟,将煎好的药乘热熏患部,然后将药汁倒出,用干净毛巾蘸药汁热敷患部。如此反复 2~3 次,每日早晚各 1 次。(《中医杂志》1986 年第 8 期)

3. 治寒湿性腰腿痛、肩背痛、关节痛方　谷子秆(茎),烧灰熏烤,并以热灰敷于患处。每晚 1 次,8 次见效。(《偏方大全》)

4. 治腰腿疼痛遇冷则加重方　可用砖热敷,或水热敷,或沙热敷等,热敷局部。(《中国民间疗法》)

5. 治腰痛方　用糯米一二升,炒极热。盛长袋中,缚于痛处。细研八角茴香三钱,以盐酒调服。(《种杏仙方》)

6. 增生热敷粉　治骨质增生。红花 6g,归尾 12g,桃仁 6g,生南星 12g,生半夏 12g,生川乌 9g,生草乌 9g,白芥子 3g,细辛、小牙皂各 4.5g,羌活 9g,独活 9g,冰片 3g,樟脑 15g,松香 6g。共研成细末,将药末加白酒拌湿,文火炒热。先熨患处半小时,凉了再加酒炒热反复熨。每次敷 7~8 小时,每日 1 次,每剂可用 1~2 次。(《中药贴敷疗法》)

7. 治脊椎骨质增生方　钢铁末 1 500g,陈醋 100ml。采用铁末热敷疗法,热敷患处,每次 6 小时,每日 1 次,连续 7 日。每次都应换新的钢末,并视疼痛面积和脊椎增生节数多少,增减用之。(《中国民间疗法》)

8. 治颈椎病方　头项、胸背、肩臀、上肢酸沉胀麻,可采用盐热敷法。每晚临睡觉前,在颈、肩背部热敷,每次 30 分钟左右。(《中国民间疗法》)

9. 治脚、手关节酸痛方　鲜文殊兰叶,切碎,调麻油。烘热贴患处,每日一换。(《泉州本草》)

10. 治筋挛搐脚膝筋急痛方　煮木瓜烂研,裹痛处。冷则易,一夜四五度,热裹即瘥,入酒同煮。(《种杏仙方》)

除此之外,凡可用作热熨的药物,也可作为热敷用;作熏洗的药物,也可将其药液或药渣作局部热敷用。热敷的方法和适应证甚多,可参考"热熨"及"熏洗"疗法,此处不再赘述。

【禁忌证】
发热患者及患热证、皮肤过敏、皮肤发炎者,都不宜使用此疗法。

【注意事项】

1. 进行热敷时,应根据患者的不同病情、不同的病变部位来确定患者所采取的体位,务求患者感到舒适。

2. 在热敷前,尤其是直接热敷,医者应先以自己的手试试热度是否适宜。如果温度过高,要待温度适中才好热敷;或将热敷的包外面加厚一层布,以避免烫伤皮肤。既要使患者对热敷的热度能够忍受,并感到舒适,又要能使热敷达到治病的目的。

3. 用以外包的布袋,要事先检查好,使用时要将口扎紧,防止在热敷时布包散开,或漏出包内东西而烫伤患者。

4. 在使用热水袋或高温瓶前,要检查一下是否有漏(渗)水。

5. 患者在热敷过程中,如感不适,或局部有不良反应,应立即停止热敷,改用其他疗法治疗,并要防止在热敷中温度过高,使患者出汗过多而引起虚脱。

十一、热蜡疗法

热蜡疗法是用液态或半固态的黄蜡、石蜡或地蜡,涂布或热敷局部以治疗疾病的一种方法,简称"蜡疗",属于温热疗法的一种。蜡在加热熔化后,涂敷在局部,冷却过程中对局部形成均匀的压力,有利于水肿的消散;由于温热的作用,又能促进新陈代谢。因此,对各种慢性炎症如关节炎、滑囊炎及腱鞘炎等有良好的疗效。蜡含有油质,对皮肤及结缔组织有润滑、软化及恢复弹性的作用,因此对关节强直、瘢痕挛缩、术后粘连和关节活动功能障碍等,有改善运动器官功能的作用。

【操作方法】

蜡疗有黄蜡疗法、石蜡疗法和地蜡疗法 3 种。

1. 黄蜡疗法

(1)令患者取合适的体位,暴露出治疗部位。

(2)用白面和成面泥,搓成直径 1~2cm 的细长条,围在患处四周,面圈内撒上黄蜡屑或敷上黄蜡饼,圈外围橡皮垫或数重布,以防火热熏烤正常皮肤。

(3)白面圈内黄蜡屑均匀布至 0.8~1.2cm 厚,然后用铜勺盛炭火在蜡屑上面烤烘,使蜡熔化,随化随添蜡屑,至蜡与面圈平满为度。或在面圈内敷蜡饼,饼如铜钱样厚,上铺艾绒。用火柴将艾绒点着,使蜡熔化。

(4)蜡冷后去掉,一日或隔日 1 次。治疗期间忌房事。

2. 石蜡疗法　根据疾病的性质和部位,令患者取适当的体位(坐位或卧位)。治疗前,局部要清洗擦净,毛发处涂以凡士林,然后按照规定的方法进行治疗。治疗结束后,除去石蜡,拭去汗液,穿好衣服休息 15~30 分钟。出汗过多的患者宜饮盐水饮料和热茶。石蜡疗法的常用方法有以下几种:

(1)液蜡涂烧法:石蜡的熔点只有 54~56℃,在常温下为固态,加热到一定温度时成为液态。将加热到 55~65℃的液体石蜡,用毛刷蘸取,迅速在治疗部位上均匀地涂擦几层薄蜡。薄蜡冷却后,凝结成紧缩的软蜡壳,形成导热性低的保护层。保护层形成后,患者不要乱动,以免保护层破裂后,外面热蜡液进入蜡壳内烫伤皮肤。然后在保护层外涂刷 0.5cm 厚的石蜡壳,外面用蜡纸或油布盖好,再依次用床单和棉被覆盖包裹保温。每日或隔日治疗 1 次,每次治疗 30~60 分钟,20 次为 1 个疗程。

(2)蜡布敷贴法:将消毒纱布垫浸蘸热蜡液,冷却到患者所能耐受的程度,敷贴在治疗部位上,再用另一块较小的浸有 60~65℃温度较高蜡液的纱布垫,盖在第一块纱布垫的上面,用油布、床单、棉被依次裹好,保温。每日或隔日治疗 1 次,每次治疗时间 30~60 分钟,20 次为 1 个疗程。

(3)蜡饼敷贴法:取一瓷盘,大小依病变部位的面积而定。盘内铺一层胶布。将石蜡加热熔化,倒入盘内,厚 2~3cm。待表层石蜡冷却凝固后(表层温度 50~53℃,内层温度 54~58℃),连同胶布一起取出,敷在患处。也可将熔化的石蜡液倒入无胶布的盘中,待冷却成饼之后,用刀子将石蜡与盘边分开,取出放在患处。然后,盖上油布,再用布单、棉被包裹保温。每次治疗 30~60 分钟,每日或隔日 1 次,20 次为 1 个疗程。

(4)蜡袋热敷法:将加热熔化后的石蜡液装入橡皮袋内,石蜡液要占橡皮袋容积的 1/3,橡皮袋的大小以病变部位的面积而定。将石蜡液冷却到患者能忍受的温度,敷于患处。

(5)蜡液浸泡法:将石蜡加热熔化,放在器皿内,温度约为 50℃,然后将病变部位浸泡在蜡液之中。每日 1 次,每次 30~40 分钟,20 次为 1 个疗程。

3. 地蜡疗法　地蜡是从石油中制取的,其熔点为 52~55℃,性质和作用与石蜡相似,使用方法也与石蜡相同。

【适应证】

1. **腰部扭伤及腰肌劳损** 用蜡饼敷贴法将半固态的温热蜡饼敷在疼痛部位,每日2次,每次30~60分钟。或让患者俯卧,露出腰部患处,在病变的四周用生面剂围起来,然后将加热熔化的液态石蜡(温度不要太热,以50℃左右为宜)倾入圈内。每日1~2次,每次30~60分钟。

2. **神经炎和神经痛** 在疼痛的局部进行蜡疗,在上述操作方法中选择适当方法。

3. **关节炎、腱鞘炎、滑囊炎、关节强直、瘢痕挛缩、术后粘连** 均可在病变局部进行蜡疗,在上述操作方法中根据病情选择适当方法。

【禁忌证】

高热、恶性肿瘤、活动性结核病、有出血倾向的患者、脑动脉硬化、心功能衰竭、肾功能衰竭和婴幼儿等均禁用此法治疗。

【注意事项】

1. 石蜡加热必须采用隔水加热的方法,以免烧焦或燃烧。注意防火、防烧烫伤。

2. 用过的蜡,可塑性及黏滞性均降低,影响蜡疗的机械作用,所以每次重复使用时,应加入15%~25%的新蜡。

3. 应用在创面、溃疡面和体腔部(如阴道内)的蜡不可再用于蜡疗。

4. 蜡疗的温度要因人因病制宜,过热过冷都不好,对湿热耐受力差的患者,宜用蜡饼敷贴法治疗。

5. 医用蜡中不应含有水分,以免引起烫伤。如在加热熔化时,出现啪啪声和泡沫,则表示有水分。脱水的方法是将蜡加热至100~110℃,同时不断搅拌,泡沫及啪啪声即消失。

十二、沐浴疗法

沐浴疗法是在水中或药液中浴身来治疗疾病的一种方法。清吴师机《理瀹骈文》集前人沐浴疗法之大成,对沐浴疗法叙述得更详细,应用更普遍。

【操作方法】

沐浴疗法有冷水浴、热水浴、不感温水浴、药水浴、矿泉水浴、海水浴、蒸汽浴等多种方式。这里仅介绍热水浴、不感温水浴、药水浴3种。

1. **热水浴** 取热水注入浴池或浴盆内,测量水温,根据个人的耐受力和病情需要,使水温保持在40~50℃。脱去衣服,在热水中沐浴30~40分钟。也可每沐浴8~10分钟,出来晾3~5分钟,再进入热水中沐浴。沐浴后在温暖清爽的室内将身体擦干或晾干,待无汗时再穿衣服。

热水浴能扩张血管,促进血液循环,增强新陈代谢,具有消炎、镇痛、止痒等作用,对风湿性及类风湿关节炎、神经痛、慢性中毒、肥胖、痛风、皮肤瘙痒、肾炎等有效。

2. **不感温水浴** 将热水注入浴池或浴盆内,测量水温,使水温保持在34~36℃范围内。在盛夏季节,湖泊、池塘和小溪的水温符合这个标准时,也可直接到这些地方沐浴。脱去衣服,在水中沐浴40~60分钟。沐浴完毕,在温暖清爽的地方晾干或擦干身体,然后穿好衣服。

不感温水浴有镇静神经、减轻心血管负担、止痛等作用。对高血压病、神经衰弱、皮肤瘙痒等疾患有治疗作用。

3. **药水浴**　药水浴是在水中加入一定的药物然后沐浴的一种方法。首先诊断明确病情,然后根据病情需要选定药物。加工制备的药水有盐水、苏打水、白矾水、松脂水、硫黄水、中草药煎液等。用水将药物稀释成合适的浓度,并加热至需要的温度,注入浴盆内,在药液中沐浴 15~30 分钟。浴毕,用温清水冲洗,再用干毛巾拭干,穿好衣服。

【适应证及选方】

1. **疗风身体如虫行方**　盐一斗,水一石。煎减半,澄清,温洗浴三四遍。亦疗一切风。(《外台秘要》)

2. **治风湿骨痛方**　人字草(金钱草)、白九里明各适量。煎水洗浴。(《广西中药志》)

3. **治慢性风寒湿性关节炎(风寒湿痹)**　当归 15g,川芎 30g,鸡血藤 40g,防风 100g,独活 100g,川续断 120g,狗脊 100g,巴戟天 100g,胡芦巴 100g,川牛膝 150g,桂枝 100g,赤芍 60g。水煎浴身,用热水浴法,每日沐浴 1 次。(《中国民间疗法》)

4. **治风寒湿全身疼痛方**　香茅 0.5kg,煎水洗澡。(《四川中药志》)

5. **治急性关节炎(热痹)方**　桑枝 500g,络石藤 200g,忍冬藤 60g,鸡血藤 60g,海桐皮 60g,豨莶草 100g,海风藤 100g。水煎浴身,用不感温水浴法,日 1 次。(《类风湿性关节炎家庭自疗》)

6. **治坐骨神经痛、肋间神经痛、神经炎、痛风方**　当归 20g,川芎 60g,红花 30g,牛膝 60g,苏木 100g,续断、狗脊、防风、独活、羌活各 100g,乌蛇 60g,鸡血藤 150g,制乳香、制没药各 20g,血竭 60g,儿茶 60g。水煎浴身,用热水浴法,每日 1 次,连续 15~30 日可愈。(《中国民间疗法》)

【禁忌证】

恐水症、刀斧所伤皮肤破损出血及内脏出血者禁用此法。心力衰竭、呼吸衰竭、肾功能衰竭及一切需要绝对卧床休息的患者,均不宜用沐浴疗法。

【注意事项】

1. 用热水浴时,预先要测水温,并试验着下水,避免烫伤。

2. 用药水浴时,要针对病情用药。应避免使用对皮肤有刺激性和腐蚀性的药物。同时测试水温,若过冷过热均不适宜。

3. 儿童、老人和病情较重的患者,沐浴时要有人护理,避免烫伤、受冷或溺水。

十三、蒸汽疗法

蒸汽疗法又叫熏蒸疗法、汽浴疗法,是利用药物煮沸后产生的蒸汽来熏蒸机体,以达到治疗疾病目的的一种疗法。

蒸汽疗法能够促进机体的新陈代谢,祛除病邪,是内症外治、由内透表、通经活络、无微不至、无孔不入、发汗而不伤营卫的好方法。其治疗机制主要是利用中药药物作用及物理温热作用,调节高级神经中枢和全身生理、病理过程。它是一种增强机体抵抗疾病和恢复功能障碍的有力措施。实验结果表明,在进行蒸汽疗法当中,体温平均升高 1.8℃,基础代谢增高,脉搏和呼吸加快,白细胞计数增多。

【操作方法】

分全身蒸疗法和局部蒸疗法两种。

1. **全身蒸疗法**

(1)建立蒸疗室:蒸疗室不宜太大和过小。过大则药气不易充满,且温度上升缓慢;蒸疗室过小,则患者感到氧气不足而憋闷。室内放一浴盆或大锅,内放中药,并加水煎煮,使产生药物蒸汽。药物的量要根据病情而定,加水量以埋住药物而又不致熬干为度。浴盆或锅上要装有带小孔之盖,以防水汽过猛造成烫伤。为了安全,浴盆或锅上还应放一栅状木架。室内要有通风窗,以调节室温。

(2)配制中药方剂:对患者进行明确诊断后,根据辨证施治的原则配制中药方剂。将配制好的中药投于蒸疗室内煎煮或蒸煮,使室内充满药气。然后通过通风窗,调节气温,使蒸疗室内温度保持在 35~45℃。患者裸体进入蒸疗室,每次可 10~15 人同时蒸疗(人数多少要根据蒸疗室的大小而定),每次蒸疗时间为 30~45 分钟。

(3)蒸疗后的休息:蒸疗之后,患者要在温暖、宽敞、干燥的休息室内休息 1 小时,同时补充水分。饮料以温度适中的果汁和淡水为宜。

(4)疗程和治疗时间:一般隔日蒸疗 1 次,5~7 次为 1 个疗程,疗程中间休息 3~5 日,必要时再进行第 2 个疗程。

(5)蒸疗过程中的医疗和护理:在蒸疗过程中,医护人员要认真负责,每隔 10~15 分钟看望患者一次,发现意外及时救护。在进行蒸疗的同时,可配合内服中药治疗。

2. **局部蒸疗法**　将配伍成方的中药煮沸后熏患部。熏后可将药液洗浴局部,并可用药渣热敷局部(参见"热敷疗法"和"熏洗疗法")。

【适应证及选方】

1. 类风湿关节炎、风湿性关节炎、腰背痛、神经痛、肋间神经痛、重症肌无力、风湿性肌炎、末梢神经炎等,可选用如下两个处方,按全身蒸疗法进行治疗:①青木香 500g,益母草 500g,爬山虎 250g,荆芥 420g,透骨草 420g,桑寄生 500g,防风 250g,水菖蒲 250g,木贼 250g,石楠藤 500g,鸡血藤 250g,苏叶 420g,忍冬藤 500g;②艾叶 1 000g,麻黄 500g,苍耳子 1 000g,独活 500g,茵陈 500g,蒺藜 1 500g,荆芥 500g,铁铣头 1 000g,水菖蒲 500g,苏叶 1 000g,益母草 1 000g,透骨草 1 000g,黄蒿 1 000g,土薄荷 1 000g,桂枝 500g,星星草 1 000g,木贼 250g,绞股蓝 250g,防风 250g,蛇床子 250g。(《类风湿性关节炎家庭自疗》)

2. **关节炎**　新砖块若干,好陈醋 300ml(能使砖吸足即可),炉子 1 只,燃料若干,被子 1 条,纱布数块(每块 0.3m² 左右)。然后取砖放在炉内烧红,取出放在醋内浸足(不能使砖冷却),趁热放在患病关节下烟熏(在烟熏时,先把纱布一块放在醋内浸一下,取出包在关节处),再用被子包住,防止散热过快和醋味失散(在砖下放一些不易燃着的物品垫着,以免热砖烫坏东西)。在烟熏时,患者以不烫之距离逐渐向热砖靠近,待砖冷即止。隔日 1 次,年久者 3~4 次,一般者 2~3 次即可。(《中国民间疗法》)

3. **传统蒸汽疗法**

(1)葫蒜汤(《圣济总录》):治皮痹。葫蒜根(并叶)、桃皮(并叶)、菖蒲(叶)各三升,细糖一斗,秫米五升。上药以水一石五斗,煮取米熟为度,以大盆盛,作小竹床子罩盆,人坐床上,四面将席障风,别以被衣盖覆身上。觉气急即旋开孔取气,如两食久,通身汗出。凡经三蒸,非惟治风寒湿,但凡皮肤中一切冷气,皆去之。

(2)蒸药方(《太平圣惠方》):治脚腰疼痛。荆芥不限多少。蒸汽极热,置于瓮中,其下着火温之,以病处就于叶中,剩着热叶盖之,须臾当汗出,如饥即就药中吃饭,稍倦即止,便以棉衣盖,避风仍吃葱豉酒,及豆淋酒。

(3)熏蒸方(《普济方》):治肾气衰少,脾肾肝三经,受寒湿,停于腿膝,使经络凝而不行,变成脚痹,故发疼痛。此药和营卫,通经络。小麦麸(细)四五升,小椒一把,盐一把,酒一盏,葱白三大茎切寸,醋(不计多少)搅拌上件麸等湿润为度。上以银器炒令极热,放卧褥上将所患腿脚熏蒸。薄衣被盖得汗出匀遍。约半个时辰,撤去炒麸,上就铺褥中卧。待一两时辰以来,觉汗稍解,用收汗粉,扑敷汗孔毕。然后出卧铺中。勿见风。

【禁忌证】

重症高血压、结核病、重症贫血、大失血、急腹症、孕妇、心脏病、重症精神病患者,禁用此法。

【注意事项】

1. 因为腠理发泄,汗出溱溱是为津,津液又为生血之源,所以,在治疗过程中,要注意保津和补充水分,不可排汗过多。

2. 蒸疗室不需太大,25 立方米左右即可。蒸疗室还要有通风窗,以调节室温。

3. 在治疗过程中,医务人员要每隔 5~10 分钟探视一次,以防发生意外,并要作好急救药品的准备,以备急需。

4. 在熏蒸局部时,要避免烫伤周围皮肤。

十四、湿泥疗法

湿泥疗法是用泥敷在人体一定的部位,或将整个身体卧在泥中,以达到治病作用的一种方法。《肘后备急方》《备急千金要方》《千金翼方》《外台秘要》《本草拾遗》等著作,都载有较多的有关泥疗的内容。

泥中含有多种有机物和无机物,还有多种无害生物,有助于机体功能的恢复。泥中的二氧化碳、氮等气体被皮肤吸收后,能刺激呼吸及循环中枢,使呼吸加深加快,同时使血液循环得到改善。泥中硅、钙、镁、钠等物质能调节自主神经功能,磷酸能增加组织对水分的吸收。此外,泥中的抗菌物质有抑制细菌的作用,生物原刺激素有治疗营养性溃疡的作用。所以泥疗是一种适应证很广的治疗方法。

【制作药物泥】

1. **天然泥** 将淤泥、腐殖泥、泥煤、井底泥、池塘底泥等,拣去其中的大颗粒、石子、贝壳、杂草等杂质,用冷水调和,稀稠适度,就成为天然治疗泥。采用黏土时,应先将黏土晒干,粉碎,除去石子、砂粒等杂质,再用筛子(筛孔直径为 2~3mm)筛过,然后用水调和成需要的稀稠度。如做黏泥饼外敷治疗时,则调和成软膏状;如作黏泥浴治疗时,则调拌成稀泥浆。天然泥不加药物,也不加热处理。

2. **药物泥** 将药物粉碎为极细面,掺入泥中,或将药物制成药液,调和泥中,则成药物泥。药物泥从泥的选择到药物的选择,都要根据疾病的性质而定。

3. **热泥** 将天然泥加热到一定程度,则成热泥。热泥主要用于治疗慢性病、虚证、寒证等疾患。制法:取一定量的选定的天然泥品,将其中的大颗粒、石块、贝壳等拣出,然后加热到 50~60℃。加热的方法可用太阳晒、热蒸汽蒸、热水稀释、电加热等。再用冷泥搅拌到治疗所需要的温度,即可以用于治疗。

加热时应注意两点:一是不能直接加热,以免发生枯焦,降低效力;二是温度不应超过

60℃,否则会降低胶体的性能,杀灭泥中的微生物,以致影响疗效。一般治疗热泥的温度是42~45℃。

【治疗方法】

根据疾病的性质、部位、患者的身体状况等,选择如下方法:

1. **全身热泥浴法** 将选好的天然泥拣去其中的石块、大砂粒和植物残渣等,加入药物或不加药物(根据病情而定),用热盐水、矿泉水或自来水稀释成泥浆,按照上述热泥和药物热泥的加工方法,将泥的温度加热至35~38℃,放进浴盆或浴池中,让患者脱去衣服,整个身体浸泡在泥浆之中。每两三天治疗1次,每次15~20分钟,10~15次为1个疗程。每次治疗后用35~37℃的温水冲洗全身,静卧休息30~60分钟。

2. **全身热泥敷法** 可在室外日光下进行,也可在室内进行。

在日光下进行时,先将天然泥或药物泥在日光下晒热,做成大泥饼,铺在有阳光的平坦土地上,患者裸体仰卧在泥饼中央,再用热泥或药物泥从足向胸部敷涂,泥厚4~8cm,胸腹部稍薄些,乳头以上不用泥敷涂。用布棚将头、颈、上胸遮挡,防日光照射。

在室内进行时,先在平板床上铺上棉被,上面再依次铺以床单、雨布、棉布单(或亚麻布单),取调配好的热泥或药物泥平摊在棉布单上,厚8~10cm。让患者裸体仰卧在泥饼中央,再用热泥或药物泥敷涂全身,从足部以上达胸部乳头止,敷涂泥的厚度约为6~8cm,胸腹部敷涂要薄些。最后用棉布单(或亚麻布单)、雨布、布床单和棉被依次包裹,前额及心前区要放置冷湿布。

全身热泥敷法所用泥的温度一般为37~42℃,治疗时间为15~20分钟,两三天治疗1次,10~15次为1个疗程。治疗完毕后用35~37℃温水洗全身,卧床休息30~60分钟。此法主要适用于慢性虚寒性病证。

3. **局部热泥浴法** 将热泥或药物泥用热水或药液稀释,温度在37~48℃,放在木桶或瓷盆内,对手、足、前臂、小腿部进行浸浴治疗。每次30~60分钟,治疗后用37~38℃热水冲洗干净。多用来治疗四肢关节炎、跌打损伤和阴疽(如脉管炎)、阴疮(如四肢骨髓炎)等。

4. **局部热泥敷法** 在木板床上,先铺上棉被,再依次铺上布单、雨衣、棉布床单(或粗亚麻床单),将调和好的热泥或药物热泥放在棉布单与治疗部位相对应的位置,淤泥厚度3~6cm,黏土和泥煤的厚度5~10cm,泥饼的面积要略大于治疗部位的面积。患者躺在泥饼上,在治疗部位敷以热泥或药物热泥,然后依次包裹棉布床单(或粗亚麻床单)、雨布、布单、棉被,以保持温度,前额及心前区要敷以冷湿布。每次治疗30~40分钟,治疗后用热水冲洗干净。此法多用于治疗局部慢性炎症、神经痛等。

【适应证】

1. **风湿及类风湿关节炎、周围神经炎** 用热泥疗法,也可加入中药抗风湿液(当归15g,川芎20g,鸡血藤40g,海风藤40g,羌活30g,独活30g,防风15g,木瓜30g,桑枝60g,桂枝15g,防己10g,秦艽40g,水煎取液),制成药物热泥。根据病变部位的大小,采用局部泥疗或全身泥疗。

2. **陈旧性扭伤、挫伤及慢性脊椎炎、腰肌劳损** 用热泥疗法,治同"风湿及类风湿关节炎"。可在"抗风湿液"中再加血竭20g,孩儿茶30g,制乳香、没药各15g,续断30g。水煎,取液,制成药物热泥,进行治疗。效果更好。

3. **周围静脉炎** 用全身热泥浴法。

4. **栓塞性静脉炎** 用局部热泥浴法,可用水蛭 30g,地龙 20g,土鳖虫 15g,红花 15g,肉桂 10g,桃仁 10g,丹参 15g,川芎 20g,当归尾 20g。共研细末,加水煎沸 15 分钟,调制成药物热泥,进行患肢药物热泥浴。效果更佳。

【禁忌证】

恶性肿瘤、结核病、心力衰竭、动脉瘤、严重的动脉硬化、肾性高血压、重症哮喘、甲状腺功能亢进症、糖尿病、艾迪生病、有出血倾向、明显的心肾疾病、恶性贫血、白血病、皮肤湿疹等病症患者,都禁用此法治疗。除此之外,一切慢性虚寒性病证不宜用冷泥疗法。一切急性实热性病证不宜用热泥疗法。

【注意事项】

1. 加工制作热泥时,不要用火直接烧烤泥土,以免枯焦,降低效能。也不要使泥温过高,以免杀死其中的微生物,使效能降低。

2. 治疗后要用清水将泥浆冲洗干净,清水的温度应根据疾病需要而定。冲洗时禁止擦肥皂,可用毛刷刷洗。冲洗时间也不宜过长,一般不超过 6~8 分钟。

3. 治疗过程中,如出现头晕、恶心、大量出汗、心动过速、局部疼痛加剧或水肿时,应立即中止治疗。

4. 治疗结束后,要卧床安静休息 30~40 分钟。

5. 用热泥疗法的患者,由于机体出汗较多,水与电解质平衡暂时轻度失调。所以应准备盐汽水、糖盐水或温茶等饮料,治疗后休息时徐徐饮之。

6. 泥疗当天,不应过多活动,应以休息为主。也不可再进行日光浴和游泳活动。

7. 热泥疗法能使机体内蛋白质与碳水化合物代谢增强,所以应适当增加蛋白质、糖和维生素 B_1 的供应量。

十五、吸引疗法

吸引疗法是用口或医疗器械吸引患者一定部位,以治疗疾病的一种疗法。《理瀹骈文》有用口咂吸前后心、手足心、脐下等处,至红赤为度,以治疗初生儿大小便不通的记载。"拔罐"疗法实际上也属于吸引疗法的一种。现在,吸引疗法较前有了很大的进展。吸痰器、吸奶器、注射器穿刺抽取体内脓血积液等都可以理解为是吸引疗法的进一步发展。在严格无菌操作下,使用注射器抽出关节腔积液,以祛除病理性物质,是现代较常使用的风湿病治疗方法。兹只介绍关节腔积液的吸引疗法。

【操作方法】

1. **准备与消毒** 术者要将双手清洗并用乙醇消毒;同时将患者病变局部消毒。

2. **选择穿刺点**

(1)肩关节:①前方穿刺点:喙突的外侧、三角肌的内缘处,向后向内刺入;②后外方穿刺点:肩峰突的后外方,向前向内刺入。

(2)肘关节:将肘关节屈曲 90°,自鹰嘴和外髁之间刺入。

(3)腕关节:在腕背拇长伸肌腱和食指固有伸肌腱之间刺之。

(4)膝关节:由髌骨的外侧或外侧 1cm 处刺入,最好在半屈位进行穿刺。

(5)髋关节:①外侧穿刺:沿大转子上缘,自外侧和股骨颈平行的方向(向上向内)刺入关节腔内;②前方穿刺:腹股沟中点(股动脉)外侧 5cm,垂直穿刺。

3. **消毒与准备** 20~100ml 的注射器,带橡皮管的穿刺针。常规消毒,关节腔最易感染,即使在已有化脓的情况下,仍应注意消毒,以防混合感染。

4. **进行穿刺** 一切准备工作完成后,在穿刺点沿着上述方向刺入,抽出过多的液体。

【适应证】

急性关节炎有明显关节腔积液、关节腔积血等。

【注意事项】

使用穿刺法抽吸关节腔积液时,应由有经验的医生操作,并严格消毒,以免发生感染和出现危险。在抽吸之后,根据情况有的还再注入适当的药物,以提高疗效。

十六、药棒疗法

药棒疗法是用特制的木棒蘸上配好的药液,在人体适当的穴位上进行叩击,使拘急之经脉柔润,痹阻之经脉通畅,从而起到治疗作用的一种疗法。据《医宗金鉴》载:"振梃,即木棒也,长尺半,圆如钱大,或面杖亦可。盖受伤之处,气血凝结,疼痛肿硬,用此梃微微振击其上下四旁,使气血流通,得以四散,则疼痛渐减,肿硬渐消也。"可谓有关药棒疗法的最早记述。民间也有"神棒""魔棍""打棒子""敲膀子"等称谓。今人童三元等依治疗部位不同,使用不同形状之木棒,并蘸药液用不同手法叩击,发展了"药棒疗法",有较好疗效。此可谓按摩疗法的发展。

【操作方法】

1. **药液配制** 川乌、草乌、三七、细辛、乳香、没药适量,共研粗末。用纱布袋装之,用市售白酒密封浸泡。7 天后,取滤液使用。

2. **药棒制作** 以梨木或枣木为原料,根据叩击部位不同,制成长 22~50cm 不同形状及大小的木棒,表面磨光滑。

3. **叩击方法** 术者右手持棒,握棒以拇指和食指第二关节及中指第三关节横纹处适握为宜,棒尾紧贴劳宫穴。操作宜稳,用右手的腕力对准穴位进行叩击。不同的部位应当使用不同的叩击方法。

(1)点叩:叩击时与皮肤面接触小,使患者自感有针刺样的放射感和灼热感,待叩击部位出现潮红,继后呈血疹样斑块,当斑块向周围扩大时,叩击面也随之扩大。点叩适于合谷、太渊及肩部、膝部以下穴位。

(2)平叩:此法一般用于关节的正位和脊柱的正位。将木棒做成锥体形,叩击时腕部向上翘尾呈 40°~45°,用腕力进行叩击。叩击时木棒与皮肤接触面要大,患者明显感到疼痛感和针扎感。

(3)横叩:持棒手法同平叩,腕部向左旋,手心向右下方,与叩点相反。一般用于关节的内外侧。叩击时患者自感疼痛,并伴有对侧振动感。

(4)混合叩:多用于全身性关节疼痛和肿胀,三种叩法混合应用。

4. **叩击穴位** 选穴的原则是,以痛为腧,由点及面;局部取穴和远道取穴相结合;经筋结聚处取穴。常用穴位:肩部取肩髃、肩髎、巨骨、秉风、臂臑、肩贞;肘部取曲池、肘髎、天井、手三里、少海、支正;腕部取腕骨、阳溪、阳池、神门、养老、太渊、外关;膝部取犊鼻、阳陵泉、膝眼、鹤顶、照海、阴谷、委阳、髌中、髌缘;踝部取丘墟、解溪、昆仑、跟平。痛甚者加肾俞、曲池、足三里、阿是穴;发热加丰隆、大椎等。

5. **叩击手法**　根据虚实采用不同的手法。实证患者,身体强壮,关节痛甚,局部红肿灼热,关节活动不方便,口渴,汗多,尿黄赤,舌红,苔黄腻或黄燥,予以重叩、快叩,叩击频率一般在 200 次/min 左右。虚证患者,身体瘦弱,病久不愈,面色不华,关节无红肿,自汗,舌淡,苔薄白,宜轻叩、慢叩,叩击频率一般为 90 次/min 左右。

【适应证】

药棒疗法主要是以温为通,以振为通,通则不痛,使经脉流畅而取效。适应于类风湿关节炎、风湿性关节炎等痹病。

【禁忌证】

胸部靠近心脏处和近头面部、开放性损伤处、骨折尚未愈合的部位等,均禁用药棒疗法。年迈体弱、病重、空腹、疲劳、酒后、过度紧张者,也应慎用。

【注意事项】

1. 叩击时除局部有疼痛外,经叩击后大多出现青、紫、乌、褐等血疹样斑块。斑块出现之多少也可说明病情之轻重,随疹块的出现及扩大,叩击范围也应随之而扩大。症状消失或好转,斑块也随之减少或消失。

2. 药液可根据病情的不同而灵活配制,不必拘泥于一方。

十七、心理疗法

心理疗法是指治疗者运用心理学的理论和方法,通过医患之间语言、行为的交流以及治疗性人际关系的交往,帮助患者克服心理困难或心理障碍,达到改善心理状态和行为方式的治疗过程。中医心理疗法历史悠久,内容丰富多彩。如情志相胜法、移精变气法、顺情从欲法、释疑解惑法、疏导疗法、激情疗法、澄心静默法、暗示疗法、威慑疗法、音乐疗法等。西医的心理治疗方法包括支持性心理治疗、心理分析治疗、行为治疗、认知治疗、生物反馈治疗、集体心理治疗等。中医心理疗法与西医心理疗法可以相互配合使用,每种具体疗法的内容,可参考相关书籍,在此不赘。风湿病常见心理问题的治疗,主要包括慢性风湿病的心理治疗、疼痛的心理治疗、肢体残疾的心理治疗和神经症的心理治疗四个方面,现简介如下。

（一）慢性风湿病的心理治疗

风湿病多为慢性疾病,且病因复杂,可由生物、心理、社会多种因素综合致病,病程较长,多在半年以上。这类疾病治疗上比较困难,有些不能根治,且能引起残疾,对患者的生活、工作、心理状态均会带来一定影响。由于慢性病多为身心疾病,所以单用药物或手术等干预并不能奏效,只有多种康复措施(包括各种功能锻炼、心理治疗等)并用,方能使患者重新认识自己的现状,更好地适应环境,回归家庭及社会。

1. **心理问题**　一般来说,慢性风湿病患者多伴有不良行为,最常见的心理问题是情绪抑郁、沮丧,严重者可自杀。患者由于慢性病而影响劳动力,甚至不能工作,从而使家庭经济受到损失,个人事业受到严重挫折;加上病程的迁延,往往使患者对治疗失去信心,产生自怨自责、自卑情绪,对生活失去信心,甚至厌世。有些患者则可出现怨天尤人,焦虑不安,易激惹,如责怪医护人员对他未尽好责任、不用好药、不用心治疗护理等。也有埋怨单位或家庭对他照顾不够,因而遇事火冒三丈,挑剔任性。此外,慢性风湿病患者因长期休养、服药、打针,依赖别人照顾,久而久之易心理上对疾病习惯化,并心安理得地长期休养下去,形成所谓"患者身份的习惯化"。

2. 治疗方法

(1) 支持性心理治疗：又称解释性心理治疗，是个别心理治疗的一种。具体做法是倾听患者陈述，然后帮助分析患者发病及症状迁延的主客观因素，让患者了解疾病症状的发生过程与机制，使患者掌握疾病状况，了解要进行的治疗的概况，并进行解释、安慰、启发、说服，去除患者的顾虑与焦急情绪，从而主动地与医生合作，与疾病作斗争。

(2) 认知疗法：本疗法的理论基础是，心理障碍的产生是由于错误的认知，而错误的认知导致异常的情绪反应（如抑郁、焦虑等）。通过挖掘、发现错误的认知，加以分析、批判，代之以合理的、现实的认知，就可以解除患者的痛苦，使之更好地适应现实环境。

对慢性风湿病患者，要让他接受疾病存在的事实，用"既来之，则安之"的态度去对待。既不要自怨自责，更不要怨天尤人。要看到适应能力可通过锻炼而改善，且能使肢体器官功能处于一种新的动态平衡，从而更好地执行各种康复措施。激发其奋发向上的斗志，积极主动地克服困难，争取各项功能的最佳康复。

(3) 行为治疗

1) 操作条件法：又称奖励法，对原有的异常行为不予支持，使用另一正性的增强物（条件）予以强化期望的正常反应，最后使新建立的正常反应代替了旧有的异常反应。奖励的增强物可多种多样，可以是微笑的赞扬，也可以是物质奖励等。如慢性风湿病患者安于患者角色，而当其身体状况允许时，应鼓励其逐步摆脱。先从料理个人生活，如收拾床铺等开始，然后逐步增加活动，直到能最大限度地恢复其劳动能力等。治疗过程中不断对其所取得的成绩给予肯定及奖励，使其正常行为不断得到强化，最后便可摆脱"患者身份"的习惯心理。

2) 自我调整疗法：即根据一套特定的顺序，以机体的一种反应去改善机体本身的另一种反应，以改变躯体的生理状态和心理状态。其中包括松弛疗法（使全身肌肉放松）、气功、禅宗、瑜伽、站桩等。此法对具有紧张、焦虑症状的神经症或其他慢性躯体性疾病，以及失眠、高血压、紧张性头痛等效果较好。

3) 生物反馈疗法：本疗法对紧张性疼痛、高血压病、心律失常、失眠、中枢性瘫痪、焦虑症等均有较好的疗效。

4) 药物治疗：对某些症状如失眠、抑郁、严重的精神症状（幻觉、妄想、兴奋躁动等），还是应给予必要的药物控制，如失眠可使用地西泮类药物如硝基地西泮 5~10mg，或阿普唑仑 0.4~0.8mg，或三唑仑 0.25~0.5mg，睡前服用；抑郁者可选用副作用较小的丙米嗪，每次 25~50mg，每日 3 次，氟西汀每日 20mg 等；严重的精神病症状则可使用奋乃静或氟哌啶醇等。当然上述药物均应在医生指导下使用。

5) 支持疗法：包括合理的营养、合理的作息安排、合理的体育文娱活动等。

(二) 疼痛的心理治疗

国际疼痛协会对疼痛下的定义为：疼痛是由实际的或潜在的伤害所引起的一种不愉快的感觉和情绪方面的体验，或者从伤害的角度进行描述的一种症状。疼痛不仅是一种感觉，也是一种情绪方面的体验。这表明疼痛既是一种生理现象又是一种心理现象。"闸门控制理论"认为，决定闸门开关的因素除物理因素外，还有社会心理因素。但从理论上讲，不管疼痛的原因是什么，任何一种治疗只要能使疼痛得到改善，都可以治疗疼痛患者。所以，心理治疗在疼痛的治疗中也是起很大作用的。

1. 心理问题

(1)情绪影响疼痛:临床工作者发现,伤势严重的人若情绪十分镇静,他所体验到的疼痛并不严重;有的人伤势并不严重,但若焦虑不安、忧心忡忡,疼痛就会加剧。如果患者在精神上处于安静状态,或者采取一些措施来降低患者的焦虑感,便可以缓解患者的疼痛。

(2)幻觉引起疼痛:疼痛是精神病患者常出现的一种症状。精神病患者有时报告说身体某部位疼痛,但却没有发现器质性的损伤,这种疼痛感可能是患者的幻觉引起的。

(3)癔病性疼痛:癔病患者常出现疼痛的症状,这些症状是心理防御机制在躯体上的表现,称为转换性症状。

(4)多疑症促进疼痛的产生:这样的患者倾向于把躯体感觉夸大,他们害怕得病,总是从身体感觉上寻找疾病的痕迹。他们常坚信自己患有某种疾病,并到处求医。在慢性疼痛患者身上这种情况普遍存在。有时患者因患有躯体上的疾病使心理出现了很大的障碍,甚至在少数情况下,多疑症性疼痛比躯体性疼痛更严重。

(5)幻肢痛:幻肢痛是指肢体被切除之后,患者仍感到它在疼痛,就好像没被切除一样。

(6)其他心理因素对疼痛的影响:文化背景不同对疼痛的反应不同,人格因素对疼痛也有很大的影响,有人发现在 MMPI 测验中,慢性疼痛者比急性疼痛者在癔病、抑郁、疑病症分数上高。

2. 治疗方法

(1)精神分析治疗:使用精神分析治疗疼痛主要集中在两个方面:一是催眠暗示;二是通过对患者心理的分析,从过去生活中找到原因来进行治疗。

1)催眠用来医治疼痛已有 100 多年历史。催眠是一种特殊的心理状态。一旦通过催眠诱导把这种状态引发出来,就会对疼痛起治疗作用。具体的催眠诱导方法是:先反复地暗示被试者闭眼,接着进一步向被试者暗示"放松、困倦和进入睡眠",时间通常是 5~15 分钟。进入催眠状态后,再向被试者进行疼痛缺失的暗示,即重复地向被试者暗示,产生或将要产生疼痛的部位"感觉迟钝了、麻木了"。再让被试者想象可能引起放松的情景,如舒适地躺在沙滩上。研究表明,经过疼痛缺失的暗示,可以降低被试报告中的疼痛度,并且可以增加疼痛的耐受性。

由于人与人之间催眠的感受性相差甚远,若使用标准化了的催眠易感量表,便可以对催眠的易感性进行评估。量表中包括催眠诱导及随后的暗示测验。暗示性高的被试者通过暗示可以成功地避免或减轻手术所引起的疼痛,暗示性低的被试者做手术时则不宜使用催眠暗示的方法。

2)对患者的思想情感进行分析,从早期经历中找出引起疼痛的心理原因,并让患者对此加以领悟,然后采取相应的措施消除疼痛。这种治疗理论假定,无意识过程是人类行为的决定因素,一个人现在的情感、思想和行为反映着过去生活中的经历。具有如下特征的疼痛患者适合采用此法治疗:心理上的痛苦为主要症状,对主要的人际关系感到苦恼,对自己的心理问题感到困惑,潜意识里存在阻碍治疗的动机。

(2)行为治疗:疼痛的行为治疗主要集中在放松、生物反馈与自生训练三个方面。

1)放松:是指一种松弛状态,包括肌肉放松和精神放松两个方面。放松可使身体发生一系列的变化,如心率、呼吸频率、氧耗和血压下降,这与自主神经系统兴奋水平下降一致。所以人们认为,放松可使自主神经系统中的交感神经活动水平降低,副交感神经功能相对增强。放松中最常使用的是渐进性肌肉放松,其要点为:要求被试者先使肌肉收缩,再使肌肉放松,并要求被试者体验收缩及放松时产生的感觉,顺序为自上而下。通过放松减轻对疼痛的注意,降低紧张、焦虑、抑郁等不良情绪,打断已形成的恶性循环。该方法常用于治疗背痛、癌痛和头痛等。若配合其他方法使用,效果更好。

2) 生物反馈:就是运用仪器(通常是电子仪器),把体内的活动状态加以放大,使之变成人所能感知到的视觉或听觉信号。通过对这种信号的操纵、改变,来操纵、改变体内本来不受人的意识支配的生理活动。生物反馈治疗疼痛的方法有肌电反馈、脑电反馈、温度反馈等,可治疗慢性头痛、背痛、颞颌关节综合征等疼痛疾病。

3) 自生训练:指练习者按照自己的意愿,使自身产生某种生理变化的一种练习。具体做法:练习者把注意力集中在身体的特定部位,通过想象使之发热、发凉或出现沉重感。自生训练多用于治疗慢性头痛。

放松、生物反馈和自生训练主要用于治疗头痛(包括肌紧张性疼痛、血管性疼痛、混合性头痛),也可用于治疗分娩疼痛、癌痛、急性创伤疼痛和术后疼痛等。一些研究表明,将以上3种方法结合使用比单独使用效果好。

(3) 认知治疗:使用认知方法进行治疗是疼痛门诊进行综合治疗的一个组成部分。认知治疗就是帮助患者分辨、矫正被歪曲了的概念,通过改变患者的思想、心境和行为,使之以合理的认识代替不合理的认识的治疗方法。治疗疼痛时,认知被看作是认识、解释、对待疼痛的一种方式,而不是被看作消除疼痛本身。因而通过认知的干预,减少疼痛患者应激或情绪紊乱,可以直接或间接地对疼痛发生影响。认知治疗中十分强调提高患者的自我效能期望。自我效能期望就是一个人对自己能成功完成某种被要求行为的相信程度。自我效能期望高的被试者与自我效能低的被试者相比,面对困难和厌恶性体验时会进行更积极的应对。所以,用认知治疗疼痛时,需要对患者进行教育,使他变得更积极、更主动,消除绝望感和无助感,同时教给患者一些应对技能,如认知重构、注意转移等,提高患者的自我效能期望。

(4) 其他:包括支持疗法、家庭治疗和小组治疗。

(三) 肢体残疾的心理问题与治疗

一些疑难风湿病常见到肢体残疾,如类风湿关节炎、强直性脊柱炎、骨关节炎等。

1. 心理问题　由于肢残者的生理缺陷,其心理适应发生障碍,患者多不愿与人交往,孤僻。个别家庭由于过度保护而导致其与社会隔离。由于世俗偏见和强烈的自卑而影响其求学、就业、生活和恋爱过程,更加重了其孤独感和自卑心理,严重影响其生活质量。成年后的肢残,在躯体残疾发生后的急性阶段,患者往往会出现情绪休克或精神紊乱,患者常漠视原来熟悉的人,或情绪无法控制,甚至短暂的智力低下。

2. 治疗方法

(1) 急性期:急性期的患者容易受暗示,因此,建立并保持宁静和谐的环境是非常重要的。教会患者交往技巧,使其得到良好的躯体帮助和心理安慰,建立起控制感。使患者加快对残疾的认同,平稳度过急性期。

(2) 慢性期:对存在较严重不良情绪的患者给予必要的心理治疗。支持、疏导和暗示将能给患者以帮助,同时,行为疗法也能纠正患者的某些不良行为。

(四) 神经症的心理治疗

风湿病患者不但躯体疾病使之痛苦,而且由于顽固难愈甚至致残,所以患病后往往易出现焦虑、恐怖、神经衰弱、失眠等神经症。这些神经症必须进行心理治疗,否则会影响风湿病的整体治疗效果。

1. 焦虑症

(1)心理治疗方法及原则

1)支持性心理治疗:①先了解患者有无精神因素,如有精神因素则要引导患者分析精神因素与疾病的关系,努力去除病因,以利于疾病的治愈;②如患者无明显精神因素作为诱因,则让患者知道所患的疾病是功能性的,是可以治愈的,脑力也会恢复,以消除患者的顾虑;③让患者了解焦虑与躯体变化之间的关系,心理和生理变化之间的关系,训练患者加强体格锻炼和自我控制焦虑的能力;④鼓励患者做力所能及的工作或家务;⑤支持心理治疗可配合抗焦虑药物疗法。药物可缓解患者的焦虑失眠和头痛,增加对医生的信赖,有利于心理治疗的进行。

2)松弛疗法和催眠疗法:松弛疗法和催眠疗法常对焦虑症有效,特别是此类患者易接受暗示,可训练患者加强自我暗示,使情绪松弛,缓解焦虑。

3)认识领悟疗法:有的患者很难相信和接受支持性心理治疗中的说教。对这类患者可选用认识领悟疗法。

(2)急性惊恐发作的心理治疗具体步骤

1)先告诉患者,此种发作系功能性、非器质性疾病。发作时有一定的特点,并无致命的危险性,以消除患者的恐惧心理。

2)有些患者易受暗示的影响,认为与某种因素有关,如家人亲友不恰当的言语,均易导致重新出现症状。故也要向患者亲人解释清楚本病的性质,避免不良的暗示和强化发作的各种因素,如有精神诱因,要帮助患者正确分析,设法排忧解难。

3)要指出本症反复发作的因素往往与患者担忧有关。要减轻对疾病的压力,增强战胜疾病的信心,要患者照常工作,分散注意力,空闲无事和长期在家是有害无益的。

4)患者可以练太极拳,采用放松疗法,以提高自我放松能力,抵御发作。

5)配合抗焦虑药物,出现惊恐发作可肌内注射给药。地西泮为代表的抗焦虑药物疗效是肯定的。严重患者可静脉给药。普萘洛尔对于伴心血管症状及震颤效果尤其明显。抗组胺药物亦可应用,对伴有皮肤瘙痒者可以一试。抗抑郁药物多塞平片具有抗焦虑和抗抑郁的双重作用,可以使用。伴有失眠者加用三唑仑片,每晚口服1次。

2. 恐怖症 恐怖症的治疗主要是治疗其回避行为或焦虑感或在特定境遇前体验到的期待焦虑。治疗的最终目的是要求患者回到其回避的境遇。

(1)放松训练:按放松疗法的一定程序,训练患者逐渐学会全身肌肉的放松,紧张焦虑的消除。经过反复的训练,直到听到治疗者的指令就能出现松弛感。也可采用录音带程序,可供患者自己进行放松训练。

(2)等级结构训练:医生经过调查了解以确定所有能引起患者焦虑的先决条件。把他所恐惧、焦虑的条件按可引起焦虑反应的轻重程度,从最轻到最重分等级依次排列。这一步骤就是要把这些引起焦虑的情境,按越来越焦虑的次序依次排好。

(3)系统脱敏:即将以上两个步骤匹配好进行治疗。也就是让患者在深度放松的状态下,按等级次序,生动地去想象每一层次的境遇。从最少引起焦虑的情境开始,根据患者的反应,有次序地逐步进行。每个情境通常需要重复多次,直到患者不再出现或仅出现极轻的焦虑时,再向高一层的情境去想象。当患者对最高层次的情境都可以泰然自若地去想象,则可以预期他在相应的真实的生活环境也不会体验到焦虑。

上述 3 个步骤是渐进的过程。还有一种与之不同的方法,称为满灌法。

满灌法:此项行为治疗技术的基本原则是鼓励患者直接接触引起恐怖的事物或情境,坚持到紧张感消失。这种方法对恐怖症是十分有效的。由于患者在这种治疗过程中,直接暴露于恐怖的情境时引起的情绪反应比较强烈,仿佛不会游泳的人一下子进入深水学习游泳一样,没有循序渐进的过程,故有"满灌法"之称。但如果正确指导,施行得法,疗效良好且显效迅速。

治疗开始时,必须确定现实的治疗目标,并取得患者的同意。第一次暴露的项目应当是患者能接受的,以利于帮助患者建立治疗信心。治疗前要告诉患者必须努力配合,暴露于恐怖情境中可能会出现一些不舒适症状,但不会有任何危害,因此要求他不要有任何回避意向。只要在恐怖情境中坚持停留下去,焦虑感就会减轻。每次成功暴露后,通常应和患者进行讨论,把进步归功于患者的努力。随着暴露成功次数增加,患者的自信心逐渐增强,对恐怖情境的应对能力也不断提高。焦虑症状也将日益减轻直至完全消退。

3. 神经衰弱　首先是治疗者的态度,应满腔热忱,让患者感到医生可以信赖,愿倾诉自己内心痛苦及烦恼。治疗者在整个治疗中应是患者的朋友和指导者。治疗的核心是认知疗法。使患者认识疾病发生的规律,改变患者对疾病不正确的认识,树立对治疗的信心。能否调动患者防治疾病的主观能动性是治疗能否成功的关键。具体实施步骤如下:

(1)通过与患者交谈,了解其发病情况,症状的演变,治疗经过,患者对疾病的认识和要求等。在最初的接触中,患者大多不愿意谈及自己内心的矛盾与痛苦,这是因为他们还不明确本症与精神因素有关。患者非常重视医生是否仔细地进行了检查,得出什么诊断。因此,交谈之时只应围绕病史进行,并结合患者症状感受进行必要的躯体与精神状态的检查,做出明确诊断。

(2)引导患者认识疾病的性质,明确精神因素在发病中的作用,症状演变的机制,影响症状波动及影响疾病治愈的各种因素,使患者理解自己久治不愈的原因,以排除各种顾虑和焦虑情绪。

(3)进行分析治疗,逐步深入患者的内心世界,了解患者的个性特点,帮助患者分析发病原因,以及病后影响疾病加重或久治不愈的各种心理原因。此阶段中,医生应启发诱导患者倾诉内心痛苦及矛盾。最初,大多数患者常将自己矛盾与冲突归咎于客观因素,医生则应帮助患者认清自身的问题,如人际关系、家庭关系以及某些个性缺陷等,并鼓励患者正确对待,逐步加以改正。

医生在与患者讨论问题时,可以采取提问方式,也可以运用自由联想进行,让患者有一个自然思索、消化领悟的过程。对神经衰弱的心理治疗以短程为宜,一般 3~5 次后可让患者以书写形式总结自己疾病产生的原因、个性上的缺点以及影响疾病发展和经过治疗的体验收获等,让患者巩固自己的认识,较深入地洞察自己,达到增强对环境的适应能力,促进疾病康复的目的。

(4)在康复过程中,患者常常急于求成,对病情波动焦虑不安,易于作出病情复发或治疗无效的判断。因此,应让患者掌握疾病好转的规律,以及如何巩固疗效防止疾病复发,保持心理健康的知识。实践证明,凡是能认识疾病的本质,主动分析病因,有信心而愉快地接受治疗,积极安排生活者,都能取得满意疗效。

(5)渐进性放松训练:渐进性放松训练是治疗失眠症最有效的心理疗法之一。其操作方法是患者在安静环境下采取舒服的坐位或卧位,按指导语反复进行"收缩——放松"肌肉训练,每次收缩肌肉5~10秒,然后放松30~40秒,训练时的指导语如下:

1)做3次深呼吸,达到完全放松,每次呼吸要持续5~7秒。

2)紧握你的右手,慢慢地从1数到5,然后很快地放松右手,注意放松的感觉,再重复1次,把注意力集中在手指、手掌、手腕和前臂的紧张与松弛上。

3)弯曲你的右臂,使右上臂紧张、放松、再紧张、再放松……注意放松后的温暖感觉。

4)紧握你的左手,放松,注意放松的感觉,再重复1次。

5)弯曲你的左臂,使左上臂紧张、放松,再重复1次。

现在你的双臂都松弛地放在身体两侧,两臂都已经完全放松,你觉得双臂很温暖,不想动了,觉得很平静。做完一次训练需要20~30分钟。每天应做1~2次训练,其中1次要在睡前于床上进行。这样做可以帮助诱导睡眠,还可以帮助消除白天的紧张。

在训练前,患者应该做2周睡眠日记(在停用安眠药的情况下),以此作为基础睡眠情况。治疗期间每天都要做睡眠日记,这样可以与治疗前情况比较,通过治疗后的睡眠改善使患者获得积极性强化。

4. 急性失眠者　急性失眠作为一组临床综合征,指新近发生持续仅几日、几周,以入睡难为主,常伴有睡眠延续困难的睡眠障碍,急性失眠者往往伴有严重的焦虑。这种焦虑起源于对失眠本身和失眠后果的担心。焦虑与失眠互为因果导致失眠加剧。

治疗原则与方法如下:

(1)病因治疗:无论何种因素引起的急性失眠,有针对性的病因治疗应居举足轻重的地位,尤以躯体疾病、脑器质性疾病和心理障碍的失眠为多见。

(2)心理治疗:主要适用于社会心理因素引起的急性失眠,其作用在于消除或淡化心因,抑制精神性兴奋,消除继发性焦虑,摆脱心理冲突,以恢复自然睡眠的生物节奏。

1)耐心倾听患者的陈述,以了解其病因、失眠的主观体验和对失眠的态度。倾听过程中,不要打断患者的话头,让他把话说完。因为倾诉和倾听本身是心理治疗的重要环节。许多患者倾诉内心的隐衷时,往往和盘托出甚至声泪俱下,大哭一场为快。

2)较细致的体格检查(包括必要的实验室检查)和精神检查,不仅有助于发现患者心理障碍的症结,更有助于建立相互信任的医患关系。

3)同患者一起寻找致病原因,认识和分析心因,消除心因或淡化心因引起的应激。用科学的道理阐明心因是如何导致失眠的。许多患者在急性失眠之初,并不能明确认识到心理因素与失眠的关系。

4)消除和减轻焦虑。焦虑在失眠的发生发展过程中起了推波助澜的作用。失眠患者的焦虑常继发于失眠,也可能源于内心冲突。焦虑与失眠相互影响,必将加重失眠。医生的责任是让患者认识到失眠无非是睡眠觉醒周期的暂时性失调,对人体并无重要的损害,既不会破坏脑细胞,使人变成痴呆;也不会使人精神失常。指导患者按自然规律行事,切勿焦躁。真正横下一条心,做好充其量整夜不寐的心理准备,心也就很快入静,精神兴奋逐渐消除,睡眠悄然降临,正常睡眠节奏不难恢复。反之,如心烦意乱,思虑过多,干脆起床活动,跑步、强迫计数、看书等,企图增加身体负荷来制造疲劳诱导睡眠,往往事与愿违。

焦虑过重的病例如适当辅以普萘洛尔和地西泮治疗,常会收到事半功倍的效果。松弛治法也可选用。

(潘宏伟　赵幸熬　李满意　娄玉铃)

第 13 节　风湿病的中西医结合治疗思路

当代中医临床的现状,病历上所记述的症状、体征、检查、诊断病名都是西医的术语,病症名称、病机、治则、方剂加减等术语都是中医传统的。这与 100 年前的医案差别很大,是时代的特点。

一、中西医结合治疗概述

风湿病西医治疗主要有七类药物:糖皮质激素类、免疫抑制剂类、生物制剂类、非甾体抗炎药类、抗疟药类、磺胺药类、金制剂类等。西医西药的即刻疗效和短期疗效的优势明显,是中医中药所不及的。

西药有许多不良反应,有些中毒反应还非常严重。当减量和停药以后,常常会发生病情波动反复反跳,再次使用时,由于耐药性而疗效降低。西医西药的远期疗效还远远不尽如人意。因此,就有大量的患者寻求中医治疗。

西药尤其是糖皮质激素类药物,疗效显著而快速,不良反应多而严重,病情反复反跳的患者最多,减量撤停的难度最大。长期服用激素的患者,常常出现这样一种情况,服用原量或者加量不会增效,只会增加不良反应,减量却会发生病情反复反跳,加量不行,减量也不行,处于两难的境地。因此,本章节主要介绍糖皮质激素类药物。其他六类药物就简略地介绍。

中医中药起效虽然比较缓慢,但其优势是能长期服药,远期疗效会越来越好。绝大多数中药没有或很少有不良反应,可以长期使用,甚至终身服用。

怎样才是中西医结合治疗呢? 中医中药与西医西药同用,优势互补,有五个方面:一是相互配合,中药西药各自治疗不同的临床表现;二是增强疗效,对于一些中西药物都解决不了的疑难病情,在相互配合的基础上,增强疗效;三是解除西药的毒副反应;四是协助西药减停;五是防治西药减撤后病情反跳。

中西医结合绝不是简单的目的不明的中药加西药重叠用药。这种情况,有了疗效是人家西医的;如果发生了一些问题,就会引起不必要怀疑。西药的治疗目的是清楚的。常有患者问,中药治疗什么? 中医回答说是辨证论治。有的患者背后就说这是浆糊。可是当前这种重叠用药情况还是屡见不鲜的。

(一) 相互配合

风湿病病情复杂,中医西医同时治疗,发挥各自的优势,以治疗不同的临床表现。有的以中药治疗主病,西药对症处理;有的以西药治疗主病,中药对症处理;难度大的病症,中西并重,中药西药共同治疗主病,或者中药西药各自对症处理不同的临床表现,上述几种情况各举数例分析。

1. 中药为主,西药对症

(1)狼疮性肾炎:以中药治疗主病蛋白尿;用西药降低血压;有腹水患者,西药利尿。

(2)干燥综合征:以中药治疗主病,抑制血管炎,治疗口干和腮腺肿胀;用西医眼药水滴眼,以改善眼干眼炎。

(3)桥本甲状腺炎:以中药治疗主病,抑制抗体;以西药治疗甲状腺功能异常,甲亢甲减;外科切除结节。

(4)类风湿关节炎:以中药治疗主病,控制病情;疼痛时服用非甾体类药物以镇痛。病情缓解后,关节变形去外科手术矫形。

2. 中药为主,西药临时 有些慢性免疫性疾病西医已经治疗了许多时间,只有短期的或短时的疗效,患者来看中医,但中药起效缓慢,一时解决不了某些症状,在短时期内或还需临时使用西药,以缓解某些难治的症状。

对于慢性风湿病临时并发出现的一些病情,西药能解决的,就临时使用西药来处理。

(1)荨麻疹:病程长的严重的荨麻疹,中药凉血祛风治疗是有效的,但需要两三个月以上才能有效或缓解。一时止不了痒,患者晚上的瘙痒还必须临时服用抗敏西药才能入睡,待中药起效后,患者自己会将抗敏药逐渐减量而停用。

(2)类风湿关节炎:患者疼痛难受,中药起效缓慢,一时止不了痛,每天晚上还必须临时服用非甾体类药物以止痛,否则不能入睡。待中药取得明显疗效后,患者自己会将止痛药逐渐减量而停用。

(3)间质性肺炎:晚上咳嗽严重,影响睡眠,中药一时不能止咳,晚上还必须临时服用止咳类西药,待中药取得明显疗效后,再将止咳类西药停用。

(4)溃疡性结肠炎:患者长期服用中药,由于某个原因,发生大便出血,这时患者会立即急诊以止血。

(5)干燥综合征并发肾小管酸中毒:患者发生低钾血症,周期性麻痹,临时使用西药,补充钾离子,可以较快恢复行走。

(6)狼疮性肾炎低蛋白血症:补益肾精中药以促进肝脏白蛋白的合成,同时食用优质蛋白食物,如黑鱼赤豆汤,但中医中药和食疗比较缓慢,可以临时输入补充白蛋白。一个月后,血清白蛋白会明显上升。这种营养上的结合,较单用中医中药或单用西医西药的效果快速,而且可以大幅度减少血清白蛋白的使用量。

3. 西药为主,中药对症

(1)狼疮性心肌炎:以皮质激素治疗主病,控制病情,抑制抗体;中药凉血化瘀、强心宁神治疗早搏、T波改变。

(2)间质性肺炎:间质性肺炎继发感染,以西药抗生素、皮质激素治疗主病;中药对症处理,治疗咳嗽、痰多。

(3)免疫性肝炎:以皮质激素治疗主病,控制病情;中药和中成药治疗转氨酶和胆红素。

4. 西药治急,中药治慢 这是医生患者都知晓的,西医西药治疗急性病是优势,中医中药治疗慢性病是优势。在风湿病的治疗过程中,许多医生和患者是这样操作的。

(1)系统性红斑狼疮:急性发作高热、红斑,使用皮质激素冲击疗法,迅速将热度退下,狼疮的一系列慢性临床表现需要长期服用中药来治疗。

(2)间质性肺炎:间质性肺炎继发感染,抗生素控制了急性炎症,发热退清,咳嗽、痰多有所好转,但仍然长期存在,肺部仍有湿啰音,处于慢性炎症状态,这时已不宜继续使用抗生素,而需用中药来长期治疗。

(3)干燥综合征:并发腮腺炎,疼痛、肿胀、发热,以西药抗生素、皮质激素治疗主病。急性炎症迅速得到了控制,发热退清,疼痛、肿胀有所减轻,但腮腺肿胀,触痛仍然长期存在,这时以中药为主治疗慢性腮腺炎的效果较西药为好。

5. 中西药物并重,各取所长　病情疑难而复杂,单用西药或单用中药都改善不了,这时中西药物同用,各取所长,有可能取得较好的效果。

(1)类风湿关节炎:使用治疗量甲氨蝶呤一段时期后,仍然疼痛、肿胀、积液,无明显好转,非甾体类药物没有减量。中医在维持原量 MTX 和 NSAID 的基础上,加用中药祛风化湿,散寒化瘀,以控制病情为主,抑制抗体,抗炎镇痛消肿,经过一段时期的治疗,病情有可能全面好转。这时的疗效评判,是中药和西药共同的效果。

(2)狼疮性肾炎:病程长而复杂,有蛋白尿、浮肿、高血压、高血脂等表现。长期使用治疗量的甲泼尼龙和吗替麦考酚酯。曾遇过环磷酰胺疗程已结束,但蛋白尿仍然是 24 小时 1.0～3.0g,久不下降。甲泼尼龙加量,蛋白尿不会减少;甲泼尼龙减量,蛋白尿会增多。这时中医的治疗方案,一方面维持原量甲泼尼龙,使用中药共同治疗狼疮性肾炎蛋白尿;利尿、降压用西药;降脂用中成药。经过一段时期的治疗,病情有可能全面好转。

(3)皮肌炎:肌肉酸痛,肌无力、面部红斑、皮疹明显,CK、AST、LDH 等酶谱严重升高,肺动脉高压。服用较大剂量甲泼尼龙、羟氯喹等,有所控制好转,但并不缓解,酶谱、肺动脉高压等仍然较高。中医在维持原量甲泼尼龙的基础上,加用中药,针对酶谱、肺动脉高压等表现,经一段时期的治疗后,有可能将肌酶、肺动脉高压等降下来。在有效的基础上,渐渐地将甲泼尼龙减量。

(二)增强疗效

中药与西药同用,能增效吗? 怎么样才算是增效?

使用治疗量的皮质激素、免疫抑制剂类药物一段时期后,病情仍然处于活动期,继续使用病情长期没有好转。这时在西药原剂量的基础上,加用中药后病情明显好转,为西药的减停创造了条件。这才是增效。

有些非常顽固的风湿病,长期使用激素,有的有所控制,有的仍然不稳定,加用中药后病情稳定了,这应该也是中医中药的效果。只要是临床效果显著,是中药的效果,还是西药的效果,还是中西医结合的效果,谁都会分清承认的。如果西药加大剂量,同时使用中药,那中药的效果就讲不清楚了。

病情好转应包括三个方面:临床表现、抗体滴度与各种有关的实验室指标。

1. 临床表现　以下述几种情况为例。

(1)SLE:泼尼松减量至 15～30mg/d 时,使用已久,尿蛋白、血小板减少等临床表现依旧,没有改善的迹象。在泼尼松或甲泼尼龙原量的基础上加用中药后尿蛋白、血小板减少等临床表现明显好转。

(2)RA:甲氨蝶呤、非甾体抗炎药使用已久,关节肿痛、晨僵、积液等临床表现没有明显改善。在西药原量的基础上加用中药后病情得到明显好转。

(3)PM:甲泼尼龙减量至 24mg/d 以下时,肌酶(CK 等)再度明显上升。在西药原量的基础上加用中药后,肌酶明显下降。

（4）SS：甲泼尼龙减量后，腮腺再次肿胀疼痛。在甲泼尼龙原量的基础上加用中药后，腮腺肿胀疼痛缓解消除。

（5）AS：甲氨蝶呤（MTX）、柳氮磺吡啶（SASP）、非甾体抗炎药（NSAID）使用已久，患者仍然疼痛、晨僵，加用中药后症状明显减轻。

（6）成人斯蒂尔病：甲泼尼龙减量至12mg/d左右时，高热复发，甲泼尼龙维持原量，加入中药后，高热退下退清。

（7）葡萄膜炎：局部长期注射地塞米松能控制病情，双眼长期处在好不了坏不了的僵持状态，但地塞米松用量越来越大，间隔时间越来越近。加用中药后，在定期局部注射地塞米松基础上，不再加量，使病情稳定，这也是疗效。

（8）天疱疮：长期服用地塞米松，病情控制了。地塞米松稍有减量，病情就有波动，加用中药后，病情不再波动，并且地塞米松开始谨慎减量。

临床上这样的情况多得不胜枚举。这既是西药的效果，也是中药的效果，更是中西医结合的效果。

2. 抗体滴度 甲泼尼龙使用已久，抗体滴度，如抗dsDNA、抗Sm、抗心磷脂抗体、抗环瓜氨酸抗体、抗PA-Ig抗体（抗血小板抗体）、抗中性粒细胞胞质抗体等，长期没有下降，转阴。在甲泼尼龙原量的基础上加用中药后抗体滴度明显下降或转阴。

3. 有关常用的实验室指标 血沉（ESR）、类风湿因子（RF）、C反应蛋白（CRP）、免疫球蛋白（IgG、IgA、IgM、IgE）等，在甲氨蝶呤、甲泼尼龙减量后，再次升高，加用中药后渐渐明显下降。补体C3、C4及总补体等，加用中药后渐渐明显上升。

（三）解除毒副反应

西药的毒副反应是明显的，但患者是否中毒、中毒轻重的情况却各不相同。中药西药同时使用能减毒吗？这难以说清楚并得到承认，有时还会引起误解。

在西药出现不良反应以后，使用中医中药能较快地解除毒副反应，如肝功能损害、肾功能损害、血液细胞减少等，这些都是有指标可以检测的，使用中药后较快恢复正常。这当然是中医中药的效果。

对于免疫抑制剂类药物的生殖毒性在尚没有显示出来之前，就难以解决。反而经常有患者询问长期服用中药是否会影响皮肤，影响受孕，影响胎儿。谁说中草药没有毒性反应，雷公藤、火把花不就是会发生这类不良反应吗？

风湿病需要长期服用中药，中药的不良反应也必须得到重视。决不可中西药物同用后，促使不良反应雪上加霜。

（四）协助西药减停

长期服用中药，能协助皮质激素、免疫抑制剂类等西药减撤，甚至可以使西药全部停用。在减撤时必须谨慎从事，不可随心所欲，不可操之过急。

1. 系统性红斑狼疮等 红斑狼疮使用中药一段时期后，甲泼尼龙减撤。类风湿关节炎使用中药一段时期后，MTX减撤。强直性脊柱炎使用中药一段时期后SASP减撤等。

2. 成人斯蒂尔病高热 使用皮质激素热度退下后，激素减少到一定剂量时，病情反复，再次高热。这时患者怎么办？大多选用激素加量退热，再次减量，再次高热，这时才会想到中医协助减停。中药使用一段时期后，是能将激素减量停用的，高热反复时也能将热度退下。

（五）防治病情反跳

皮质激素、免疫抑制剂类药物在减量或停药后常会出现病情波动,反复反跳。使用中药能减少减轻波动、反跳。这在下面详细再谈。

二、糖皮质激素类药物的应用减撤与不良反应

糖皮质激素类药物风湿病常用的有泼尼松片剂,泼尼松龙片剂,甲泼尼龙注射剂,地塞米松片剂、注射剂,复方倍他米松注射液等。糖皮质激素有抑制炎症作用,抗过敏作用,免疫抑制作用,抗毒作用,抗休克作用,增加血液细胞作用,中枢兴奋作用等。

（一）糖皮质激素的适应证与非适应证

风湿病原则上都可以使用皮质激素类药物。由于许多风湿病是慢性病,甚至是终身性疾病,尤其是系统性红斑狼疮病情最为复杂而多变,需要长期服药治疗,皮质激素类药物会产生许多不良反应。

风湿病早期轻症的患者,中药能够控制的患者,或合并有某些疾病不宜使用激素的患者,激素应严格控制或斟酌其利弊得失,或者不用为宜。骨伤科风湿病只有少数疾病可以短期使用皮质激素类药物,大多数疾病不宜使用激素治疗,有的甚至禁止使用激素,如骨质疏松症、骨坏死等。

1. 必须使用皮质激素类药物的适应证

(1)风湿病使用非激素类药物病情不能控制。

(2)风湿病活动期,慢性进行性损害逐渐加重。

(3)高热持续不退,排除了细菌、结核、真菌等感染。

(4)严重的脏器损害,如狼疮性肾炎大量蛋白尿,严重的血小板减少等。

(5)病情暴发,迅速加重。

(6)中药观察一段时期后,病情没有得到有效的控制。

2. 糖皮质激素的非适应证与禁忌证

(1)风湿病伴有细菌、结核、真菌感染时,不能单独使用,需与抗生素、抗结核药同时使用。

(2)溃疡病伴发上消化道出血,宜慎用。

(3)伴有高血压、糖尿病的患者,应慎用。

(4)妊娠尤其是妊娠早期,宜慎用,应减量至最小的维持量才可受孕。服用激素的患者,不宜给婴儿哺乳。

(5)骨坏死和严重的骨质疏松症,应慎用。

(6)非狼疮性精神病患者,应禁用;重症失眠者应慎用。

(7)非免疫性关节炎,主要是骨伤科医治的风湿病,大都不宜服用皮质激素,如骨性关节炎、颈椎病、腱鞘炎、肩周炎等。

（二）糖皮质激素的使用方法

泼尼松每片 5mg,30mg/d 以上的剂量,为治疗量。30mg/d 为最小治疗量;15~30mg/d 之间为过渡量;5~15mg/d 之间为维持量;15mg/d 为最大维持量;5mg/d 以下为生理需要量。临床有多种使用方法。

1. 大剂量冲击疗法 甲泼尼龙 120~500mg。国内极少使用 500~1 000mg 的超大剂量。

适用于风湿病重危患者与狼疮性脑病患者。

2. 中等剂量及中程递减疗法　泼尼松 30~60mg/d(相当于甲泼尼龙 24~48mg/d),也有主张口服最大为 80mg/d 者;或者每千克体重 1mg/d,口服,为治疗量,适用于风湿病活动期,这是最常用的治疗方法。

3. 小剂量长程疗法　泼尼松 15~30mg/d,或甲泼尼龙 12~24mg/d,口服,为过渡剂量,适用于风湿病活动期,已基本控制,或在好转之中,或病情较轻,或已基本稳定。

4. 维持量　泼尼松 15mg/d 以下,口服,为维持量,适用于病情基本缓解,但还需要长期服药,以进一步减量与防治病情复发反跳。

泼尼松每片为 5mg,甲泼尼龙每片为 4mg,规格不同。根据医生用药的习惯,可以换算。

5. 局部疗法　临床使用的有复方倍他米松关节腔注射,治疗膝关节滑囊炎;地塞米松眼内注射,治疗葡萄膜炎;甲泼尼龙鞘内注射,治疗狼疮性脑病;地塞米松薄膜,治疗口腔溃疡;地塞米松软膏,治疗皮肤红斑等。

(三) 糖皮质激素的减撤

1. 激素减撤的指标和条件　激素减撤必须慎重,临床上误减误停而反跳的情况是屡见不鲜的。笔者的经验:需掌握 3 个方面的指标和条件和 4 个稳定。

(1)临床病情稳定:没有发热;关节肿痛轻微;蛋白尿稳定在 1.0g/24 小时以下;血小板稳定在 6×10^9/L 以上;RF、CRP 滴度下降;Coombs 阴性等。病情不稳定者不宜减量。

(2)抗体稳定:抗 dsDNA、抗 Sm、抗血小板抗体、抗中性粒细胞胞质抗体、抗心磷脂抗体、抗环瓜氨酸抗体等抗体的滴度下降并稳定,或在正常范围,或阴性。抗体滴度不稳定者不宜减量。

(3)血浆皮质醇稳定:临床病情稳定,抗体转阴并稳定的患者,临床上还有患者病情复发反跳,这是由于患者肾上腺皮质功能抑制、减退,甚至萎缩,体内皮质激素水平低下,不足以控制病情所引起。因此,必须测定血浆皮质醇,水平低下的患者可使用中药提高并稳定,才能激素继续减量。极少看到体内血浆促肾上腺皮质激素(ACTH)水平低下的风湿病患者。儿童注射 ACTH 类药物后疗效较好,但成人注射后疗效较差。血浆皮质醇的测定长期以来尚没有受到普遍的重视。

(4)患者情绪稳定:患者情绪不稳定,忧郁、焦虑、烦躁等不良情绪不能控制,尚未稳定之时,以及对于中医中药将信将疑的患者,不宜减量。对于患者服用激素后兴奋,这不属于情绪不稳定范畴。

2. 激素减撤的方法

(1)中等剂量的减量:服用泼尼松 30mg/d 以上治疗量的患者,待病情控制后,剂量较大者减量可多些快些,如 80mg/d 者可减至 60mg/d;60mg/d 者可减至 50~40mg/d;40mg/d 者可减至 30mg/d。每次减少约 15%~30%。每次减量相隔的时间视病情稳定的情况,为 1~3 个月,不足 1 个月就减量的患者,病情较容易波动反复。

(2)过渡剂量的减量:泼尼松服用 30mg/d 的患者,减量必须谨慎,需要符合上述条件,才可以继续减量。每次减量相隔的时间为 2~3 个月,每次减少 5mg/d 为宜,直到服用 15mg/d。

(3)维持剂量的减量:服用 15mg/d 最小过渡量的患者,减量更应谨慎,上述条件的要求更高,病情完全缓解并稳定,抗体滴度正常并在较低水平的范围,血浆皮质醇正常范围并多次稳定,这时才可以继续减量。服用 15mg/d 的患者,不良反应已经很少很轻,减量宜小宜慢,每次减少 2.5mg/d 为宜。每次减量相隔的时间为 3~6 个月。

(4)最后维持量的减停:泼尼松 5mg/d 是生理需要的剂量,可以不再减少,终身服用。如果患者坚持要求继续减量,除了上述条件的要求更为严格以外,还必须病情完全缓解并长期稳定,抗体滴度正常并在很低的范围,血浆皮质醇正常范围并多次稳定半年以上,这时才可以继续减量。减量有两种方法,其一是每星期减少 5mg,即每星期有一天停止服药;其二是每日减少 1.25~2.5mg,即 1/4~1/2 片。减量的相隔时间为 2~3 个月 1 次,每 3~6 个月全面检测 1 次,如病情稳定,没有波动,则继续减量,约 6~24 个月完全停用,还需要长期服用中药。

(5)关于转换为泼尼松:服用甲泼尼龙、地塞米松等各种皮质激素的患者,如果需要减量,在维持剂量最后的 1~3 片时,都需要转换成同等剂量的泼尼松,观察一段时间,病情稳定,才可以继续减量。

3. 激素减量的合适时间

(1)中西药物的起效有时间差:激素的作用是快速的,数小时即能生效。中药的作用是缓慢的,对于风湿病需要经过一段时期的服用才能生效。中西药物的起效有一个时间差,这个时间差临床观察一般为 2~3 个月。2~3 个月可能是人体肾上腺皮质功能代偿,功能康复所需要的时间。年轻人会短一些,中老年人会长一些。中药在短时期内对大多数患者不能阻止由于激素减停引起的病情反跳,因此,对刚开始接受中医治疗的患者,在短时期内不能立即减量,更不能立即停用。

(2)中西药物有交叉耐药的情况:从临床中体会到,从未使用过皮质激素的患者,中药的疗效敏感性强。长期使用激素的患者,中药的疗效敏感性弱。这说明中西药物有一个交叉耐药的情况。这仅仅是临床中观察到的,给临床医生参考。因此,服用激素剂量越大、时间越长的患者,减量越要谨慎,宁可慢一些、小一些,不能操之过急。什么时候才能开始激素减量?中药服用 3~6 个月后,进行全面检测,达到上述几个条件的患者才可以减量。皮质激素服用时间极短,约一两个星期,剂量小到中等,病情不太重的患者才可以短期内减停。

4. 不宜激素减量的情况

(1)临床病情在好转,但尚未稳定的患者,激素不宜减量。

(2)临床虽然已经好转,但抗体滴度没有下降的患者,激素不宜减量。

(3)血浆皮质醇较正常值小于 50% 以上的患者,激素不宜减量。

(4)对中医中药将信将疑,激素减量未下决心的患者,不宜减量。

激素减量存在一定的风险,尤其是在 30mg/d 最小治疗量、15mg/d 最大维持量、5mg/d 生理需要量 3 种剂量时,继续减量较容易出现病情波动反复。

由于皮质激素疗效显著,能迅速控制病情,患者对于西医西药非常信任并且已经依赖。对于服用中药后,激素能否减量持有将信将疑的态度。有的患者会提出请中医调理,而不是继续治疗。调理的意思是改善不舒症状,改善激素的不良反应。这些患者减量后稍有病情波动就会立即去看西医,将激素加量,甚至服用得比原来还大。

许多长期使用激素的患者,已经习惯,减至一定剂量时会有全身不舒的感觉和乏力,像成瘾那样难过。停用时由于肾上腺皮质功能减退,部分患者可发生假性风湿病,有全身性的酸痛症状。这些患者必须像戒烟一样下定决心,才能减量。

西医在激素减量时,当出现病情波动反复时会立即加大剂量,多数患者是理解并愿意接受的。中医减量,当出现病情波动反复时,部分患者就会认为中医不懂西药,就会去看西医加量。因此,对于尚未下定决心的患者,不必急于减量。

患者不了解,激素加量是容易的,教科书上都有记载,这是作为青年医生的基础知识。激素减量难度大得多,能将激素减下来,甚至停用而病情不出现反复反跳,这才是国际上的难题,是医学高手、经验丰富的专家才能掌握进行的。只主张加量不懂得减量的医生临床上还是很多的。

激素减量患者必须态度坚定,配合默契,在出现病情波动反复时,只要不是严重的,可以坚持服用中药来控制病情。

(四)激素减量病情反跳

1. 反跳现象　激素减量病情反跳是普遍现象。所谓反跳就是病情出现波动反复,病情重新活动,加重甚至恶化,抗体滴度也会明显上升。激素剂量越大,使用时间越长,减量越快,反跳的概率越多越重。反跳的时间有快有慢,最快者只有数天,绝大多数患者在减量或停药后1个月至1年左右里随时会出现。

2. 病情波动反跳的原因分析　为什么激素减量会出现病情反跳? 原因较多。

(1)病情尚未稳定:病情有了好转,但尚未稳定,激素减量过早。

(2)抗体尚未稳定:抗体滴度尚未下降,病情还处于活动期。

(3)肾上腺皮质功能减退:体内皮质激素含量低下,不足以控制病情。

(4)存在诱发因素:感染、创伤、劳累、精神、药物、食物等诱发。

3. 病情反跳与激素加量

(1)病情波动:病情反跳有轻有重。其轻者为临床表现稍有波动加重,如红斑、皮疹、关节肿痛、口腔溃疡、蛋白尿、白细胞、血小板等均有轻微的变化加重,但抗体滴度没有明显变化;或者是抗体滴度有所上升,但患者的临床表现变化不大。这时西医肯定主张激素加量,中医中药的参与有可能使激素不加量。

(2)病情反跳:病情有重大的变化,如高热、关节肿痛、蛋白尿、白细胞、血小板等均有明显变化加重,甚至较减量前更为严重。对于这种情况,激素必须增加剂量,甚至较减量前的有效剂量更大。如原来泼尼松30mg/d有效,当减至15mg/d反跳时,再用30mg/d常常无效,可能需要加大至40~60mg/d,甚至更大,才能控制。

(3)中药参与:对于病情波动的患者,加重中药治疗,激素剂量可以不增加。笔者绝大多数时候都是成功的。这方面与西医不同,发挥了中医中药的优势。对于病情反跳的患者,中医处理有两种选择,一是激素剂量少增加一些,服用中药以协助控制;二是激素不加量,只加用中药,这是否可能? 只要没有危及生命的病变,患者配合,当然可以。高热可以观察3~7天,其他的变化可能需要观察更长的时间。但中药必须升级,加重药性与加大剂量。

笔者有大量病例是成功的,病种有系统性红斑狼疮、类风湿关节炎、多肌炎、儿童类风湿关节炎、成人斯蒂尔病、白塞综合征、免疫性肝病、免疫性血小板减少症等。当病情反跳时,有的少量增加激素;有的没有增加激素,只加用中药控制。

(五)糖皮质激素类药物的不良反应

长期使用糖皮质激素类药物,患者的肾上腺皮质功能受到严重的影响,功能抑制、减退,皮质萎缩,皮质醇、皮质酮等皮质激素分泌量明显减少,甚至接近没有分泌量。这时患者必须依赖服用一定量的药物才能维持精力和控制病情。一旦减量,病情就会出现波动反跳。

目前临床上血浆皮质醇、皮质酮能够测定。主要是上午8点30分,这时体内分泌量最低;下午4点,体内分泌量最高,在这两个时间检测。临床观察到皮质激素类药物大剂量冲击者与中剂量长期使用者,上午皮质醇的水平普遍低下,最低者只有0.5nmol/L(本院正常值为171nmol/L以上)。患者几乎没有分泌量。糖皮质激素类药物的不良反应主要有12项。

1. **药物性库欣综合征** 糖皮质激素类药物使用剂量较大、时间较长的患者,会引起水、盐、糖、脂肪、蛋白质各项代谢功能的紊乱。临床会出现类似肾上腺皮质功能亢进症,表现为向心性肥胖,满月脸,痤疮,多毛,兴奋,失眠,肌无力,食欲亢进,低血钾,浮肿,血压、血脂、血糖升高,容易感冒感染等。药物性库欣综合征与疗效是相一致的,库欣综合征明显的患者效果较好,库欣综合征不明显的患者可能对于激素类药物敏感性较低,效果较差。

2. **骨质疏松和骨坏死** 长期服用皮质激素类药物,剂量较大者,即使同时服用了钙剂,骨质疏松也是普遍的、难免的。骨坏死一般出现在大剂量冲击疗法后与口服激素剂量较大的患者,最常见的部位是股骨头。股骨头坏死的先驱症状为腹股沟部位出现牵扯性疼痛,并影响行走,3~6个月后,CT片中可显示骨质疏松与局部的坏死区。跟骨、肱骨、距骨、髌骨、髋骨、脊椎骨等其他部位也能发生骨质疏松和骨坏死,严重者可能会发生骨折。

3. **肥胖、高脂血症、脂肪肝** 肥胖和血清胆固醇、甘油三酯升高是皮质激素类药物普遍的不良反应。脂肪肝也是常见的并发症。这与激素类药物有关,也与食欲亢进、营养储存有关。

4. **高血压和冠心病** 长期服用皮质激素类药物,剂量较大者,会诱发高血压和冠心病,尤其是中老年SLE患者,药物性高血压常与原发性高血压、肾性高血压、更年期高血压交叉重叠在一起,非常难治。原有动脉硬化、冠心病的患者,激素类药物会诱发原发疾病,甚至并发心肌梗死。

5. **药物性糖尿病** 糖皮质激素类药物能促进糖原异生,降低组织对葡萄糖的利用。部分患者会血糖升高,尿糖阳性,重者并发药物性糖尿病。

6. **兴奋和失眠** 服用较大剂量的皮质激素类药物,会迅速引起患者兴奋、亢奋、烦躁、激动、失眠,甚至整夜不眠,似精神病患者发病。即使激素减量后,兴奋激动会逐渐好转,失眠还可能会长期存在。

7. **胃痛和出血** 原有胃十二指肠溃疡的患者,服用较大剂量的皮质激素类药物后,会诱发加重溃疡,并引起出血。

8. **胰腺炎** 服用较大剂量的皮质激素类药物会引起急性或慢性胰腺炎,在不当饮食的刺激下,随时可急性发作,出现腹痛,恶心、呕吐,上腹压痛,肌紧张,白细胞升高,血清淀粉酶明显升高。

9. **痤疮与皮肤裂纹紫癜** 皮质激素类药物服用时间稍长,皮肤痤疮是普遍的,以面部胸背部为多。较大剂量的皮质激素类药物,尤其是用冲击疗法的患者,由于体重迅速增长而肥胖,出现皮肤裂纹,大腿内侧为多见,小腿、臀、腹、胸、乳房、腋下、肩臂、前臂等部位的皮肤都有发生。皮肤开裂时有疼痛的感觉。皮肤裂纹呈紫红色,这是由于皮下血管炎瘀滞的表现,皮肤科称为皮质激素性紫癜。

10. **肾上腺皮质功能减退和萎缩** 治疗量的皮质激素类药物使用时间较长,快的1个月,即可抑制下丘脑-垂体-肾上腺系统,引起垂体前叶分泌ACTH(促肾上腺皮质激素)减少,致使肾上腺皮质抑制、萎缩,分泌功能明显减退。

11. **并发和加重感染** 糖皮质激素类药物其治疗风湿病的机制为免疫抑制作用与抗炎作用。长期使用治疗量的患者免疫功能低下,因此,能并发和加重感染,原来已静止的慢性感染病灶重新被激活,如慢性支气管炎、慢性胆囊炎、慢性尿路感染等。再合并使用抗生素后,会引起真菌感染,尤其是深部真菌感染和脑部隐球菌感染更为严重。

12. **结核扩散** 长期使用糖皮质激素类药物,能促使原有静止的结核病灶重新活动并扩散,发生粟粒性肺结核或多脏器结核病。严重的混合感染与严重的结核扩散常是风湿病死亡的重要因素。

三、激素类药物不良反应的中医治疗

(一)药物性库欣综合征

库欣综合征需在泼尼松、甲泼尼龙减量的基础上,加用中药后才会有效。当减量至15mg/d 以下时,大多数患者的库欣综合征会逐渐减轻而消除。但尚有部分患者激素减量后库欣综合征不能完全消除,对于这部分患者中医中药参与后,会有较好的效果。一方面用中药继续控制病情,并同时治疗库欣综合征。

笔者的经验方红斑汤加用利水化湿中药:生地 30g,生石膏 30g,黄芩 30g,忍冬藤 30g,金雀根 30g,羊蹄根 30g,郁金 12g,丹皮 12g,泽泻 12g,车前子 30g,地骨皮 30g,陈皮 6g,甘草 3g。

(二)骨质疏松和骨坏死

具有保骨补钙效果的中药有四类:

1. **益肾壮骨药** 续断、杜仲、骨碎补、狗脊、鹿茸、鹿角片、炙龟甲等。

2. **活血壮骨药** 三七、接骨木、炙乳香、炙没药、血竭、麝香等。

3. **含有机钙成分的中药** 石决明、乌贼骨、煅瓦楞、煅牡蛎、煅龙骨、珍珠母、螺蛳壳、龙齿、紫贝齿等。

4. **含无机钙成分的中药** 生石膏、寒水石、滑石、钟乳石、阳起石等。

这些中药在复方中长期使用,能起到调节钙磷代谢、保护骨质的作用。

股骨头坏死的牵扯性疼痛是可以治疗并能够缓解的。理论上骨坏死病灶是不可能逆转重新愈合的,绝大多数患者坏死病灶仍然存在,但确有个别患者在 CT 复查中股骨头坏死病灶有所好转的情况。

骨坏死病灶是不可逆的,有的患者听信了广告,前去服用不明成分的中成药。其结果骨坏死没有效果,红斑狼疮被激活而复发了,这是由于他们不懂得风湿病,更不懂系统性红斑狼疮。

(三)肥胖、高脂血症、脂肪肝

泼尼松、甲泼尼龙减量至 15mg/d 一段时期后,许多患者的体重会自行减轻,血脂也会下降,但也有部分患者仍然比较肥胖,血脂很高。

具有降脂作用的中药很多,效果也较好。如制首乌、虎杖、羊蹄根、焦决明、大黄、泽泻、海藻、金银花、连翘、当归、三七、蒲黄、郁金、赤芍、枸杞子、地骨皮、莱菔子、山楂、荷叶、莲子心、茶树根、茶叶、银杏叶等。降脂的中成药,如银杏叶片等,可以同时使用。

对脂肪肝有疗效的中药如虎杖、羊蹄根、焦决明、大黄、三七、郁金、地骨皮、柴胡、海藻等。

(四)高血压

降压是西药效果显著,改善症状是中药效果显著。临床有许多西药可供选用,这里不作

介绍。

服用大中剂量激素的患者,尤其是狼疮性肾炎中年女性,高血压是比较复杂的。原发性高血压、肾性高血压、药物性高血压、更年期高血压,四种病情交叉在一起,即使是四五种降压药与利尿药同用,血压也很难下降。这时只有待病情好转,激素减量后,血压才有可能下降。

中药同时服用,传统方天麻钩藤饮加减,每剂的剂量为天麻 9g,钩藤 30g,能较快改善头晕头痛、目糊手麻等症状。中药降压缓慢,需要服用 3 个月以上,才有可能使血压下降至正常范围,以后才能将西药逐渐减量停用,单用中药治疗。

(五) 冠心病

长期服用大中剂量激素的患者,至中老年后,较正常人更容易患冠心病,可能是由于长期的高脂血症引起,甚至并发心肌梗死,成为 SLE 死亡的原因之一。长期服用化瘀和降脂中药,既有助于血脂下降,也有助于扩冠,改善心肌的供血供氧。

许多活血化瘀类中药具有扩张冠脉血管的作用,如丹参、郁金、赤芍、白芍、当归、川芎、丹皮、徐长卿、三七、红花、鬼箭羽、陈皮、石菖蒲、蒲黄、苏合香、五灵脂、血竭、麝香等。因此,可以选取一些,结合在复方中同时使用。

(六) 药物性高血糖症

对于皮质激素类药物引起的血糖升高(15mmol/L 以下),还不能诊断为糖尿病,而是高血糖症,是可以使用中药观察的。临床有降糖效果,而且药理证实具有降糖作用的中药,如葛根、山药、麦冬、鬼箭羽、菝葜、生地等。由于中药的作用弱,这些中药需用大剂量才能有效,没有不良反应。

(七) 兴奋和失眠

由于风湿病临床病情复杂,在治疗时必须分清轻重缓急。服用大中剂量激素的患者,兴奋和失眠的问题,在中药处方中常常照顾不到,可以服用西药镇静剂。

患者虽然失眠,但白天精神很好很振作,因此,不一定需要处理。激素剂量减少后,兴奋会逐渐好转,而失眠会长期存在。待病情稳定后,可服用安神中药。中医对失眠的治疗理念和方法与西医不同。西药镇静剂即刻起效,数分钟入睡,次日有头晕、精神不振反应。兴奋失眠中医的辨证为心火旺盛、心神不宁。中医治疗需要宁心安神与清心泻火,是白天服药的。服药后白天精神振作,夜晚睡眠良好,次日没有头晕、精神不振反应。

药理证实宁心安神功效的中药,如夜交藤、炒酸枣仁、炙远志、五味子、合欢皮、石菖蒲、柏子仁、茯苓等,都有镇静作用,并且对大脑是先兴奋、后抑制,白天兴奋,夜间抑制,因此,能改善睡眠。

服用激素的患者,绝大多数内火旺盛,还必须清心泻火。生地、生石膏、黄芩、黄连、知母、丹皮、赤芍、郁金、丹参等,这些清火凉血中药,都是清心安神古方中的常用药。这方面与治疗原发的免疫性疾病是相一致的。现知这些中药大多也具有镇静作用。

益气健脾中药如人参、西洋参、党参、黄芪、龙眼肉等,也有宁心安神功效。药理证实有镇静作用,并且对大脑是先兴奋、后抑制。由于辨证不符,这类中药宜谨慎使用。

(八) 胃痛和出血

糜烂性胃炎、幽门螺杆菌阳性、胃十二指肠溃疡的患者,服用激素后有可能并发上消化道出血,可予对症处理,这方面的西药较多,而且效果显著。对于西药处理后仍经常胃痛的患者,可用中药治疗。古方左金丸、泻心汤、芍药甘草汤、藿香正气散、二陈汤等都是有效的方药,可选取其中主要药物加入治疗风湿病的复方中。中草药也有胃痛反应,可能会与激素的胃痛反应交叉在一起,因此,在中药复方中加入护胃药也是必要的。

（九）胰腺炎

皮质激素大剂量冲击或中等剂量长期服用,在饮食不当的诱发下,可发生急慢性胰腺炎,宜用中西医结合治疗,禁食、输液、抗生素等常规治疗。中医辨证为脘腹湿热郁积,中焦气聚瘀滞,治疗以清热泻下,化瘀理气,清胰汤、大柴胡汤、大承气汤加减。药用柴胡、黄芩、黄连、蒲公英、大黄、虎杖、郁金、木香、槟榔、玄明粉、枳实、厚朴、佛手、甘草等。其他如白头翁、秦皮、金银花、连翘、焦山栀等清热解毒、清热燥湿药,赤芍、丹皮、丹参、当归等活血化瘀药,青皮、陈皮、枳壳、大腹皮、白芍、茯苓、泽泻、半夏等理气化湿药,也可以选用。

中医治疗胰腺炎,中医药的治疗重点与药理机制并不在于抗菌,而在于抗炎、利胆、泻下,以使胰液胆液、炎性积液能较快排泄至腹腔,排出体外。这也是驱邪外出的方法之一。

1. **抗炎抗菌作用**　部分中药抗炎抗菌作用虽然较弱,但可用以增强抗生素的效果。

2. **利胆作用**　部分中药具有扩张胆管胰管作用,以使胰液胆液能较快排泄至腹腔,减轻胰腺郁积。

3. **泻下作用**　部分中药具有泻下作用,能使肠道腹腔之炎性积液、胀气,随着粪便迅速排出体外,减轻肠道腹腔压力,缓解疼痛。

服用中药一般 3~7 天,就能较快地令血清淀粉酶下降,病情缓解。

（十）痤疮

痤疮并不影响病情,但会影响美容。随着泼尼松、甲泼尼龙减量,痤疮会逐渐消退,但部分患者会长期存在,甚至并生瘢痕。待病情稳定后,中药清热解毒、凉血化湿能使痤疮减少消除,并且与风湿病的治疗方向是一致的。生地、丹皮、赤芍、郁金、黄芩、黄连、秦皮、地肤子、羊蹄根、土茯苓、决明子、薏苡仁等,都可以选用。

（十一）皮质激素性紫癜与皮肤裂纹

服用大剂量的皮质激素会发生皮肤开裂,呈紫红色,并有疼痛的感觉,主要在大腿、肩臂腋下等部位,在裂纹部位常伴有紫癜,为皮质激素性紫癜,说明有皮下血管炎存在。皮肤裂纹不可能重新愈合,但随着血管炎的好转,其紫红色紫癜会渐渐地变淡,中药清热化瘀经验方紫癜汤能加速紫癜瘀滞消退,最后变为正常的皮肤颜色。皮肤裂纹不可能重新愈合,裂纹像妊娠纹那样将永久存在。

（十二）肾上腺皮质功能减退和萎缩

血浆皮质醇低下怎么处理？泼尼松、甲泼尼龙是加量还是减量？这时会出现两难的情况。

从表面上看,体内激素水平低下,应该加量。可是临床观察到加量的后果,3 个月后检测血浆皮质醇继续下降。这反映了加量后肾上腺皮质功能受到进一步抑制。为了减轻肾上腺皮质功能的抑制,泼尼松减量,就有可能出现病情波动反复。

这种情况,笔者的经验,泼尼松、甲泼尼龙维持原用的剂量,既不增加,也不减少。除非病情出现了重大变化,为了控制病情才考虑加量。

肾上腺皮质功能减退,中医辨证是命门任督衰减,肾精阴阳俱损,而不单是命相火衰。治疗应益肾填精,阴阳双补。笔者的经验方促激素汤:熟地、肉苁蓉、淫羊藿、鹿角片、炙龟甲。

在继续治疗原发的风湿病的基础上,提高血浆皮质醇水平。经验方红斑汤与促激素汤同用。每3个月复查1次,大多数患者血浆皮质醇水平有所提高,部分患者能达到正常范围,仍然低下的患者需要继续治疗,上升至正常值的50%,即85nmol/L以上,并稳定2次以上的患者,病情和抗体也符合条件者,才可以谨慎减量。

四、免疫抑制剂类药物的应用减撤与不良反应

免疫抑制剂类药物,包括细胞毒类药物和抗排异类药物,常用的有硫唑嘌呤、甲氨蝶呤、环磷酰胺、环孢素、长春新碱、来氟米特、吗替麦考酚酯、秋水仙碱、雷公藤多苷片等。

(一)免疫抑制剂类药物的适应证

这类药物的主要适应证简述如下。

1. **硫唑嘌呤** 适用于大多数风湿病,如系统性红斑狼疮、类风湿关节炎、皮肌炎、干燥综合征、硬皮病等。

2. **甲氨蝶呤** 适用于类风湿关节炎、强直性脊柱炎、未分化脊柱关节炎、银屑病关节炎等活动期,关节疼痛肿胀。

3. **环磷酰胺** 适用于狼疮性肾炎,肾病综合征等多量蛋白尿,以及类风湿关节炎、多肌炎、多动脉炎、硬皮病等。

4. **环孢素** 适用于狼疮性肾炎、肾病综合征等。

5. **长春新碱** 适用于狼疮性血小板减少症、免疫性血小板减少症等。

6. **来氟米特** 适用于类风湿关节炎、系统性红斑狼疮等。

7. **吗替麦考酚酯** 适用于狼疮性肾炎、肾病综合征,顽固的蛋白尿。

8. **秋水仙碱** 适用于间质性肺炎、痛风等。

9. **雷公藤多苷片** 适用于大多数风湿病,慢性肾炎、狼疮性肾炎、类风湿关节炎等。

(二)免疫抑制剂类药物的不良反应

本类药物普遍的毒性反应有:胃肠道反应;肝功能损害;肾功能损害;骨髓抑制而血液细胞减少;生殖毒性而有闭经,阳痿,不育,畸胎;以及脱发,口腔溃疡,色素沉着等。

本类药物尚有更严重的中毒反应。环磷酰胺尚有严重的膀胱炎,血尿,尿路刺激症状。甲氨蝶呤尚有严重的胃肠道出血。环孢素尚有皮疹,严重的肝损害。长春新碱尚有神经毒性,出现顽固的手麻。秋水仙碱尚有发热、肠麻痹。青霉胺尚有皮疹、蛋白尿,以及诱发药物性狼疮。雷公藤多苷片尚有心肌损害,神经损害,闭经,少数未婚女性患者长期闭经而终身不孕等。

(三)免疫抑制剂类药物的减停

不同的药物,减停是不一样的。

1. **环磷酰胺** 静脉注射剂,以10g为1个疗程,以后为3个月一次,维持1年左右,不论患者临床是否缓解,疗程完成而结束。部分患者蛋白尿提前转阴,则提前结束疗程。部分患者如果出现严重的不良反应,就随即停药。

2. **甲氨蝶呤** 类风湿关节炎患者服用MTX后,疼痛会明显减轻。减量会疼痛加重。必须在中药取得效果并稳定的基础上,减少2.5mg/w,患者还必须配合,疼痛稍有波动时,坚持一下,以后每1~6个月视病情减量一次,1~2年完全停用。如果出现肝肾功能损害等毒性反应,就随即停药。

3. **硫唑嘌呤、吗替麦考酚酯、来氟米特** 这些药物作用不强,疗效缓慢,减停的病情反跳也不明显。服用中药取得效果后,随时可以减量,每1个月左右减量一次,每次减少一片,直到完全停用。

4. **环孢素、长春新碱** 疗程时间较短,疗程结束就完全停用。出现毒性反应的患者则立即停药。长春新碱的神经毒性反应手麻是不可逆转的,因此,必须立即停药。

5. **青霉胺、雷公藤多苷片** 长期使用的患者,毒性反应会逐渐增多增大,毒性反应明显后应立即停药。尤其是未婚女性患者服用雷公藤多苷片出现月经愆期后应立即停药。

五、生物制剂类药物的应用减撤与不良反应

本类药物临床应用有转移因子、胸腺素、干扰素、丙种球蛋白、肿瘤坏死因子拮抗剂等,大都具有免疫增强作用。

(一) 生物制剂类药物的主要适应证

1. **转移因子、胸腺素、干扰素** 这三种药物都是免疫增强剂,具有增强细胞免疫功能的作用,主要作为免疫功能紊乱、经常发生感冒感染患者的辅助药物。

2. **丙种球蛋白** 主要用在狼疮性血小板减少症、免疫性血小板减少症,以及风湿病经常发生感冒感染患者的辅助药物。

3. **肿瘤坏死因子拮抗剂** 主要用在类风湿关节炎、强直性脊柱炎,关节疼痛肿胀的急性发作期。

(二) 生物制剂类药物的减停

转移因子、胸腺素、干扰素、丙种球蛋白,都有疗程,并且时间不长,疗程结束停药。如果出现不良反应就随时停药。肿瘤坏死因子拮抗剂疗程时间可长可短,而且会耐药,使用时间越长,效果会逐渐降低,随时可以停药。停药后病情仍有可能逐渐加重。

(三) 生物制剂类药物的不良反应

转移因子、胸腺素、干扰素、丙种球蛋白的不良反应主要有过敏反应,皮疹、荨麻疹,发热等。干扰素还可能有肝功能损害、白细胞减少等。肿瘤坏死因子拮抗剂的不良反应有头痛、肝肾功能损害等。

六、非甾体抗炎药的应用减撤与不良反应

非甾体抗炎药(NSAID)常用的有阿司匹林、吲哚美辛(消炎痛)、氨糖美辛、布洛芬、双氯芬酸(如扶他林)、尼美舒利(如怡美力)、美洛昔康(如莫比可)等,约有20多种,还在不断有新药增加。

1. **非甾体抗炎药的适应证** 主要适用于风湿病关节肌肉疼痛肿胀和发热。

2. **非甾体抗炎药的减停** 医生与患者绝大多数都会掌握,关节炎疼痛严重时加量,疼痛减轻时减量,疼痛缓解时停用。出现不良反应就立即换药或停药。

3. **非甾体抗炎药的不良反应** 普遍有胃肠道不适反应,部分药物会造成胃痛反酸、皮疹;长期使用可能有肝肾功能损害。

七、抗疟药、磺胺药、金制剂类药物的应用减撤与不良反应

其他三类药物尚有抗疟药类如氯喹、羟氯喹,磺胺药类如柳氮磺吡啶,金制剂类药物如

金诺芬。

（一）三类药物的适应证

1. **氯喹（CQ）、羟氯喹（HCQ）** 氯喹、羟氯喹单独使用适用于系统性红斑狼疮、类风湿关节炎、皮肌炎、干燥综合征等疾病之轻症，以及光敏性皮炎，尤以面部红斑、光敏感的效果较好，并可与糖皮质激素类药物、硫唑嘌呤、吗替麦考酚酯、来氟米特等同用。

2. **柳氮磺吡啶（SASP）** 适用于强直性脊柱炎、类风湿关节炎、溃疡性结肠炎、克罗恩病等。

3. **金诺芬** 适用于类风湿关节炎。

（二）三类药物的减停

1. **氯喹、羟氯喹** 可以长期使用，出现视力模糊应停药。停药后面部红斑会复发，这时宜用中药治疗。

2. **柳氮磺吡啶** 出现不良反应的患者较多，可随时停药。

3. **金诺芬** 使用的患者较少，出现不良反应应立即停药。

（三）三类药物的不良反应

1. **氯喹、羟氯喹** 部分患者视力模糊，长期使用会视力下降，严重者会失明；少数患者发生心肌损害。

2. **柳氮磺吡啶** 胃痛，恶心，呕吐；皮疹；肝功能损害；肾结石；白细胞减少，血小板减少；男性生殖毒性等。

3. **金诺芬** 便稀腹泻；皮疹；白细胞减少，血小板减少，贫血；肝功能损害；肾病综合征蛋白尿等。

八、各类药物不良反应中医治疗

在西药出现不良反应时，临床上一般都考虑先使用西药，但是有部分不良反应缺少西药的治疗方法，或者效果并不明显，必须使用中药。由于西药在书上都有明确的编写，因此，本篇只介绍中医中药，并将各类药物的不良反应综合在一起介绍。

传统解毒的中药有甘草、黑大豆、绿豆衣、茶叶等，煎汤代茶频频饮服。临床使用不单是减轻解除中药的不良反应，而且对西药的毒性反应也有减轻效果。如果已经出现损害，这些药食是远远不够的，还需要进一步使用中药以解毒。

骨碎补有解毒功效，现药理已证实骨碎补具有抗药毒作用，能解除药物对肝脏和听力的损害。其剂量为15~30g，没有不良反应。

（一）胃肠道反应

宜使用和胃理气、健脾化湿的治法，传统方剂藿香正气散、二陈汤、温胆汤、左金丸、理中丸、丁香柿蒂汤等，都是有效的方剂。中成药有藿香正气散。藿香、紫苏梗、白豆蔻、佛手、陈皮、枳壳、半夏、茯苓、黄连、吴茱萸、白芍、丁香、木香、砂仁、刀豆子、生姜、炮姜、高良姜等。

（二）肝功能损害

宜使用疏肝养肝、泄热解毒的治法，传统方剂柴胡疏肝散、逍遥散、大柴胡汤、二至丸等，都是有效的方剂。中成药有逍遥散、垂盆草合剂等。具有保肝降酶效果的中药有柴胡、白芍、当归、连翘、焦山栀、茵陈、女贞子、枸杞子、旱莲草、败酱草、鸡骨草、蒲公英、垂盆草、石见穿、虎杖、大黄、黄连、黄芩、五味子、骨碎补等，均可选用。

笔者经验方舒肝灵茶剂,为医院制剂,以败酱草为主,制成袋泡茶,每袋3g,1~2袋开水冲饮,能较快降酶。

(三) 肾功能损害与膀胱炎

宜使用清热泻下、益肾通便的治法。传统方剂六味地黄汤、济生肾气丸等,都是有效的方剂;中成药有六味地黄丸。具有降低肌酐、尿素氮、尿酸效果的中药有地黄、丹皮、车前子、桑白皮、泽泻、秦皮、伸筋草、络石藤、续断、杜仲、虎杖、羊蹄根、大黄、马齿苋、白茅根、藕节炭等。

由环磷酰胺引起的膀胱炎尿路刺激症状和血尿,在停药后还能持续一段时间,除输液外,经验方利水解毒汤:黑大豆30g,绿豆衣15g,车前子30g,秦皮30g,骨碎补30g,猪苓30g,金樱子15g,覆盆子15g,大蓟草30g,白茅根30g,甘草15g。血尿则用中西药物以止血。

(四) 骨髓抑制血液细胞减少

风湿病血液细胞减少有两种情况,一是自身抗体引起的血液细胞破坏而提前死亡,患者的骨髓是正常的或增生活跃;二是由于药物引起的骨髓抑制而血液细胞减少,患者的骨髓是增生不良。前者宜使用补益精血的治法;后者宜使用益肾补精、大补气血的治法。传统方剂右归丸、龟鹿二仙膏、归脾丸等,都是有效的方剂。具有促进骨髓增生、增加血液细胞功效的中药有熟地、制首乌、山茱萸、女贞子、黄芪、党参、当归、阿胶、鹿茸、鹿角胶、龟甲胶等。

(五) 发热

宜使用清热泻火的治法。传统方剂白虎汤、黄连解毒汤等,都是有效的方剂。具有退热效果的中药有生石膏、寒水石、知母、金银花、青蒿、黄芩、黄连、淡竹叶、鸭跖草等。如果发热持续不退,药物热可能会加重原有的风湿病。药物热在停用原药后,服用中药生石膏、知母、青蒿、黄芩等药,能很快地退下。经验方石膏退热汤有很好的效果。

(六) 生殖毒性

闭经宜使用活血调经的治法。传统方剂四物汤、桃红四物汤等,都是有效的方剂。中成药有益母草膏。活血调经的中药,如当归、益母草、泽兰叶、红花、丹参、川芎、赤芍、制香附等。

阳痿宜使用补肾壮阳的治法。二仙汤、龟鹿二仙膏等,都是有效的方剂。宜用鹿角片、淫羊藿、仙茅、锁阳、蛇床子、炙龟甲、金樱子、白蒺藜等。

(七) 皮疹、荨麻疹

宜使用祛风凉血的治法。传统方剂有金鉴消风散等,都是有效的方剂。临床对药疹有效,并具有抗过敏作用的中药有地肤子、白鲜皮、黄芩、黄连、生地、赤芍、丹皮、荆芥、蝉蜕等。经验方抗敏汤有很好的效果。

(八) 口炎、口腔溃疡

宜使用凉血解毒的治法。传统方剂有黄连解毒汤等,都是有效的方剂。对于口炎、口腔溃疡临床有效的中药有生地、黄芩、黄连、土茯苓、赤芍、丹皮、蒲黄、徐长卿、苦参等。经验方土茯苓汤有很好的效果。甲氨蝶呤引起的口炎、口腔溃疡,叶酸是有效的,中药可与之同用。

(九) 脱发

宜使用益肾活血的治法。传统方剂有七宝美髯丹等。一般待药性过去后,头发会自行重新生长。中药熟地、制首乌、山茱萸、当归、骨碎补、桑枝、桑椹子、旱莲草等,对于头发重新生长有帮助。

（十）手麻

宜使用平肝通络、活血化瘀的治法。传统方剂有天麻丸等。天麻、白蒺藜、僵蚕、制南星，以及活血化瘀中药，对改善手麻可能有效。理论上长春新碱类药物引起的手麻不可能会好转，使用中药后有可能改善，其轻症也可能会消除。

九、西药并发加重感染的中医治疗

皮质激素类药物与免疫抑制剂类药物都具有免疫抑制作用，长期使用这两类药物的患者容易感冒和经常继发感染。感染能诱发和加重原有的风湿病，感染治愈后，原有的风湿病常会加重。

体内潜在的感染性炎症病灶可能扩大和播散，严重者演变为败血症、颅内感染，以及DIC。感染会直接导致患者病危甚至死亡，尤其是系统性红斑狼疮、免疫性肝病等长期使用这两类药物的患者，继发感染更为严重。

（一）各种继发感染

1. 细菌性感染　常见的有皮肤、肠道、胆道、呼吸道、泌尿道等的细菌性炎症。这有两种情况。一是在风湿病自身病灶的基础上继发感染；二是与自身病灶无关的新发生的继发感染。患者病程越长，服药时间越长，感染越频繁越严重。

（1）原发病灶继发感染：肺间质性病变的患者，慢性继发感染性支气管肺炎，可并发呼吸衰竭。溃疡性结肠炎患者的溃疡病灶上常会发生继发感染性肠炎。干燥综合征腮腺炎常会发生继发感染性腮腺炎，继发性眼炎。葡萄膜炎常会发生继发性眼炎。

（2）新发生之感染：风湿病患者常见的新发生的感染，主要有上呼吸道感染、急性支气管炎、急性肺炎、急慢性胰腺炎、胆囊炎、肾盂肾炎等，大多与患者自身原有的风湿病病灶关系不大。

2. 真菌感染　皮肤、口腔、肠道、呼吸道、泌尿道真菌感染，是常见的。颅内隐球菌感染为严重的并发症。系统性红斑狼疮常有指甲变化，这有两种情况，一是真菌感染引起的灰指甲，一是自身疾病引起的指甲软化。

3. 病毒感染　以带状疱疹最为常见，而且不是终身性免疫，可以多次反复发生。口腔疱疹和多发性疣也时有发生。感冒和上呼吸道感染是常见的，大都是病毒或病毒和细菌的混合性感染。

4. 结核菌感染　体内原有的结核病灶能促使结核菌向全肺和全身播散，发生血行播散性肺结核，严重者并发结核性脑炎、结核性脑膜炎而头痛昏迷。

（二）中医抗感染的治疗方法

中药的抗菌抑菌作用不及西药抗生素，但中医抗感染治疗有其独特的方法，可以与西药优势互补。中医将感染性疾病称为病邪外袭，有四大治疗方法。

1. 驱邪外出　就是将细菌、病毒等致病微生物及其毒素驱逐排除出体外的治疗方法，称为驱邪外出。如清宣痰热法、清热利尿法、通因通用法、疏肝清泄法、汗吐下三法等。汗法包括散表发汗，祛风宣肺，解表退热等；吐法包括祛痰等；下法包括利尿、利胆、通便为主等。汗吐下三法用以治疗呼吸道、泌尿道、胃肠道、胆道、皮肤等能与外界相通的器官之感染。

2. 攻邪解毒　有清热解毒、燥湿解毒、凉血解毒、祛风解毒、以毒攻毒等。一方面攻治病邪，同时还有解除毒素的功效和作用。许多清热解毒药、清热燥湿药、凉血祛风药、以毒攻毒药，不但具有抗菌、抗病毒作用，还具有抗炎、抑制血管通透性、增强炎症病灶部位的免疫吞噬作用,以及清除毒素的作用,从而促使炎症吸收。

3. 扶正祛邪

(1)攻补兼施、扶正祛邪是传统的:古代中医提出因虚致病、因病致虚,邪实正虚、邪去正复,这种互为因果的关系。治法上就有扶正祛邪、扶正达邪、先祛邪后扶正、先扶正后祛邪,这是中医经典的治疗方法。

虚人感染或感染致虚,采用攻补兼施、扶正祛邪是中医最常用的治疗方法之一,将扶正药、补益药与清热药、活血药、利水药、祛风药等相配伍同用,既能较快恢复体质,增强抗病能力,同时治疗了病邪。

扶正祛邪治法是只对部分患者,尤其是晚期患者,病邪压垮了正气,正气严重衰退,病邪难以解决,这时才使用的方法。扶正传统使用有两类中药,用以扶正托毒。益气药人参、黄芪,滋阴药鳖甲、天花粉。古方有透脓散、仙方活命饮、托里透脓汤等。这是在严重感染、正气衰竭的状态下才使用的。现代研究证实,人参、黄芪、鳖甲、天花粉都具有较强的免疫增强作用。

(2)注意补药能留邪滞邪:扶正祛邪仅是中医抗感染的治疗方法之一,而不是全部。大多数感染应以祛邪为主,将病邪治愈了,大多数患者的正气会逐渐康复的。中医古训,补药能留邪滞邪。在患者正气未衰尚充的情况下,如果过早　使用扶正药,会适得其反,加重病情。

(3)扶正应以滋阴补肾为主:扶正理论中医古代有脾胃学说与肾命学说两大学派。风湿病患者阴虚为多,肾虚为多,尤其是服用皮质激素的患者,内火更大。因此,在风湿病的治疗方法中,一般情况下,扶正应以滋阴益肾、填补精血为主,如生地、麦冬、熟地、龟甲等。

4. 调药伏邪

中药性味的适当调节,能使体内的内环境和功能发生变化,而不适宜于病原体的生存繁殖。这是中医抗感染所特有的治法。使用调节药性药味的方法来制服病邪,这在《金匮》上已有论述。最有名的为酸甘调补法治疗肝病,酸收辛伏法乌梅丸治疗蛔厥。这些治法可借用来治疗慢性肝病和慢性胆道感染。其他尚有酸收苦下法治疗尿路感染。由此想到中草药的抗菌作用,体外试验不能完全证实,到了体内,有的可能会发挥更多更大的作用。这些中药治疗的机制,目前的科研水平尚不能完全阐述清楚。

(三)风湿病感染的中医治疗

以下一些风湿病出现反复的慢性感染,抗生素耐药,疗效明显下降的患者,中医中药可以有所作为。

1. 上呼吸道感染与肺支气管继发感染　风湿病患者由于长期使用激素类药物和免疫抑制剂,经常会感冒感染,并且会拖得很久,难以痊愈。上呼吸道感染,咳嗽频繁、咽痒痰少的患者,中药清宣肺气的效果是很好的。

慢性间质性肺炎常有肺支气管继发感染。在使用抗生素的同时,使用中药能增效。润肺化痰,驱邪外出,笔者的经验方新咳汤、白毛夏枯草汤同用。药物有麻黄、黄芩、浙贝、白毛夏枯草、炙紫菀、合欢皮、杏仁、莱菔子、白芥子等。

2. 肠道感染　溃疡性结肠炎在溃疡病灶部位发生继发感染,腹泻腹痛腹胀加重,并有里急后重的症状,采用清热燥湿与通因通用的治法,笔者经验方土茯苓汤加减,药用土茯苓、秦皮、白头翁、黄连、黄芩、苦参、羊蹄根、血见愁(铁苋菜)、徐长卿、炮姜炭、石榴皮,以及理气药等,药后可能会使大便次数增多、更加稀薄,但患者的腹部会有轻松的感觉。

3. 慢性尿路感染

(1)用清热利尿药,如八正散,可加速细菌的排泄,驱邪外出。

（2）用白头翁汤以清热解毒，抗菌消炎。

（3）用补肾药扶正祛邪，以提高免疫功能，并改善腰酸腰痛症状。

（4）用苦涩的碱性的中草药，酸收苦下，并使尿液碱性化，而形成不利于大肠杆菌的环境；同时用味酸涩的中草药，以改善尿频尿急的症状。

经验方乌蔹莓汤就是按此机制设计的，临床对慢性尿路感染、尿路综合征有效。药物有乌蔹莓、白头翁、秦皮、黄连、续断、杜仲、沙苑子、金樱子、覆盆子、车前子、茯苓等。

4. 慢性胆囊感染　免疫性肝病并发慢性胆囊炎，既要治疗慢性免疫性肝病，又要治疗慢性胆病，在笔者经验方红斑汤的基础上，清热利胆，酸收苦下的治法可两面兼顾。药用生地、生石膏、黄连、黄芩、金银花、柴胡、郁金、白芍、败酱草、鸡骨草、乌梅、焦山栀、金雀根、羊蹄根、虎杖等。不但能较快缓解疼痛，而且对于胆红素、转氨酶也能较快地降下。

5. 腮腺感染　干燥综合征腮腺肿胀疼痛，可以是免疫性炎症，充血水肿；也可能是并发腮腺感染。二者都需要治疗。腮腺以病毒感染为多，周围淋巴结肿大。古方普济消毒饮有效，其中大青叶、板蓝根的剂量宜大一些，可与金银花、黄连、黄芩等清热解毒药配伍。腮腺局部外敷金黄散，能较快取得效果。如果继发细菌感染，抗生素及时使用能增效。

6. 带状疱疹　系统性红斑狼疮患者继发带状疱疹是常有的。中医中药对于带状疱疹有很好的效果，而且价格远比西药低廉。六神丸内服，同时水研末化开，局部外敷，30~120分钟疼痛可减轻消除。内服普济消毒饮也有效。

总之，中医中药对病原体的治疗，尤其是对病毒的治疗，强于西医。中医对病菌的治疗，虽然处于弱势地位，但远没有退出历史舞台。而是要加强研究，做到中西医结合，与西药优势互补，提高疗效。

对于严重的细菌感染，尤其对毒性较大的菌种，如金黄色葡萄球菌、铜绿假单胞菌，深部真菌感染，隐球菌感染等，单用抗生素与单用中药都难以解决。如将上述方法综合起来，中西医结合治疗，有可能会提高疗效。

（沈丕安）

第 14 节　风湿病的护理与调摄

风湿病是一类比较顽固的慢性疾病，反复发作，缠绵难愈，大多数患者需要终身服药，同时思想情绪也往往会随着病情的进退而转化，因此在研究风湿病治疗的同时，对风湿病的护理显然不能忽视，本着"三分治疗，七分护理"养生原则，在正确治疗风湿病的同时，一定要有恰当的护理密切配合，才能更好地提高患者的生活质量。有了恰当的护理与调摄，使患者能正确对待疾病，有战胜疾病的信心，而且对如何服药、如何锻炼等等都有了正确的指导，才有利于风湿病患者的康复。

一、风湿病的护理

（一）情志护理

中医讲究情志护理的渊源已久，《素问·上古天真论》中即有"恬淡虚无，真气从之，精神内守,病安从来",《素问·汤液醪醴论》中提及"精神不进,志意不治,故病不可愈",说明了注意精神情志的调节在人类防病、治病、延年益寿中起了很大的作用,也为情志护理奠定了理论基础,后世医家在《内经》的基础上又有了不同程度的充实发展。

中医认为喜、怒、忧、思、悲、恐、惊七情的活动是人们正常的精神活动,但人的思想感情往往会受到周围环境变化和自身健康状况改变的影响,尤其是患病后由于躯体的痛苦也带来了精神上的苦恼,就会产生与健康人不同的精神状态,如对疾病产生恐惧、对治疗产生焦虑等,这种七情活动太过,则又会在某些情况下反过来促使疾病进展、恶化。如《素问·举痛论》所述:"怒则气上,喜则气缓,悲则气消,恐则气下,寒则气收,炅则气泄,惊则气乱,劳则气耗,思则气结。"由于风湿病的病程较长,病情反复,患者的思想活动、情志变化复杂,如疾病急性发作时,或病情严重,行动不便,生活不能自理时,就感到悲观失望,有的甚至产生厌世之感;在疾病好转或病情逐步减轻时,心情愉快,但有的对疾病缺乏正确的认识,又产生了急于求成、心情急躁、要求医疗效果过高的情绪。

由于风湿病的病程较长,患者家属也受到很大影响,有时患者的子女、爱人或父母,稍稍露出一些厌烦的情绪,即会引起患者的忧郁、怨恨,甚至认为自己已成为家庭的累赘,病情往往随之加重,也有为之产生轻生之念者,这种精神状态都严重影响了治病的疗效,此时虽有"灵丹妙药"也难奏效,所以对风湿病患者的护理首先要做好情志护理。

要做好情志护理,医护人员首先要以整洁的仪表、稳重的举止、高尚的情操、情切的话语、精良的技术等,使患者产生信任感。医护人员讲的话患者愿意听,才能产生积极的反应。尤其是护理人员的语言,在疾病治疗过程中不仅是作为与患者谈话的工具,而且也是治疗疾病的手段,通过礼貌、诚恳、自然、友好的交谈,可帮助患者正确认识自己的疾病,解除或减轻紧张情绪,对心情不佳的患者给予指导、抚慰,可使患者的心情舒畅。对消极悲观的患者给予鼓励,可使患者得到精神上的安慰,增强战胜疾病的信心。反之,语言也可成为心因性疾病的因素,古人有云:"良言一句三冬暖,恶语伤人六月寒。"就是很好的比喻。

情志护理的具体做法如下:

1. 指导和帮助患者正确对待疾病,减轻患者心理上的压力 对初诊或新入院的风湿病患者,先要观形察色,区别对待,先用语言疏导,通过与患者交谈,审其忧苦,解其郁结,达到情调志悦。如:

(1)对病情正在急性发作,一时尚不能得到控制的、性情急躁、急于求愈的患者,必须加以宽慰,说明此病有反复性、周期性,如果及时治疗,可使病情逐步缓解,如与医护人员密切配合,做好各种治疗,逐步可望康复,使其解除忧虑,耐心接受治疗,若有条件,也可请病情已经稳定的病友现身说法,则比医护人员举例劝慰的说服力更强,这样促使患者对治疗有信心。

(2)对病情严重,或者已损及脏腑者,患者往往情绪低沉,对治疗已失去信心,医护人员应该根据其病情,恰当地解释,使患者懂得治疗必须经过一定的过程,忧虑过多于病无益,使他了解当前治疗的要求和目的,听从医护人员的指导,积极主动地配合治疗。

(3)对病情尚轻或年轻的患者,表现满不在乎,也不遵守医嘱,生活上不注意保暖,或卧床不起,不愿意做适当锻炼的患者,必须将风湿病的顽固性、复杂性、长期性以及目前治疗上缺乏特效药物的情况告知,使他能自病自得知,做到心中有底,促使其正确认识病情,遵循医嘱,与医护人员配合,促使早愈。

(4)对有些关节酸痛的患者,通过检查和化验后尚未能确诊;或者有些体检发现某项指标异常,但是没有任何临床症状或者症状很轻的患者,顾虑重重,怀疑自己患某种难治的风湿病,频繁就医接受各种检查,影响到生活、工作、人际交往等方面,应予以开导。一方面说明确诊为某种病必须有一定的指征与依据,切勿疑虑重重使自己陷于痛苦之中,对病情反而不利;另一方面也要告知有些疾病短期内难以确诊,应该尊重客观实际,一面积极治疗,一面定期复查,必要时请心理科医生协助。

2. 争取亲属积极配合,使能达到预期疗效　风湿病患者长期受疾病折磨,如果有一个和谐美满的家庭,给予患者无微不至的关怀和周到的照顾,将能给患者带来心灵上的抚爱和对康复的希望,从而患者情绪稳定,思想上的苦闷减轻,有利于病情缓解。任何最好的治疗,如果没有亲属的积极配合与协助,是达不到预期疗效的。

身心医学有句格言:"人有病,不仅是发生在细胞和器官上,而是发生在人身上。"病不是生在患者身上的某个部位,而是生在人的整体之上,因此要以整体观念对待疾病。与患者长期相处在一起的亲人,不但要了解目前患者肉体上的痛苦,还必须理解患者目前整个身心的状况,善于了解患者的思想状态,如怀疑自己的病会不会瘫痪、是否能动手术、是否有生命危险等等,及时向医务人员反映,争取医护人员有的放矢地进行解释安慰。但是医护人员往往不能第一时间了解到患者的病情变化和情绪变化,而与之朝夕相处的家人和亲属却有这样的便利,争取到他们的帮助,对于治疗是十分有利的。同样的,如果患者亲属比患者本人更紧张更恐惧,其恶劣影响也是显而易见的。

总之,情志护理是科学与艺术高度结合的方法,通过对患者病情的观察和对患者心理活动的分析,从而采取不同的心理护理,以恢复患者失调的心理、生理功能,可以增加疗效,促使病情好转。

(二) 生活护理

生活护理包括起居、饮食等各方面的护理,在疾病的影响下,风湿病患者在生活上有很多不方便,尤其是五体痹患者,肌肉、关节酸痛,或僵直,行动不便,需要他人帮助,因此生活护理是风湿病护理中的重要部分,必须做好以下几方面:

1. 一般护理　风湿病患者最怕风冷、潮湿,因此居住的房屋最好向阳、通风、干燥,保持室内空气新鲜,床铺要平整,被褥轻暖干燥,常常洗晒,尤其是对有强直性脊柱炎的患者,最好睡木板床,床铺不能安放在风口处,以免受凉。

洗脸洗手宜用温水,晚上洗脚,热水以能浸至踝关节以上为好,时间在一刻钟左右,可促使下肢血液流畅。

平时体温每日上午测量 1 次,如下午或晚上感到有恶寒发热,必须每日测量 3 次,尤其对傍晚的体温更应注意,勤加观察,体温不超过 39℃,切勿用冰袋降温。

患者汗出较多者,需用干毛巾擦干,衣服被褥如被汗渍潮湿者,应及时更换干燥衣被,避免因之而受凉受湿;夜间有盗汗者,除内服药之外,可在睡前用五倍子粉加水调匀,敷于脐内。对大便干结者,必须嘱咐多饮水,多吃水果、蔬菜,保持大便通畅,如果无效则加用药物。

风湿病有些导致关节毁损、功能障碍的,可以多学科协作,内科医生、护理人员、康复人员甚至社会服务人员等共同参与,改造环境,设计使用辅助器具,应用辅助技术和自适应方法等综合干预,对提高患者的生活自理能力及生活质量有重要意义。对四肢功能基本消失长期卧床者,应注意帮助经常更换体位,防止发生褥疮。对手指关节畸形,或肘关节屈曲挛缩难伸者,不能刷牙、洗脸及持筷进食,要及时照顾,或者设计一些简便用具,如用小毛巾不需拧绞者,用调羹代替筷子,用长柄牙刷等,使患者感到方便,而且感到能自理生活而欣慰。对两膝关节及踝关节变形、行走不便者,要注意防其跌仆,或设计一些适当的拐杖,或桌椅位置安排得当,使能扶持便于室内活动。厕所内在适当地方装上把手,便于下蹲后起立。必须处处理解患者生活不能自理的痛苦,设身处地、想方设法地予以帮助。

对风湿病已损及五脏,尤其是内舍心脏者,必须注意其环境安静,排除一切不良的干扰,利于休息。

2. **特殊护理** 风湿病包括的病种很多,每一个病种有它特殊的症状,因此在一般护理之外,必须根据不同的病种以及病程中不同阶段的各种病情给予特殊护理。如系统性红斑狼疮,中医根据其特征称"蝴蝶斑""鬼脸疮",由于它的症状有发热、关节肌肉酸痛、皮肤黏膜损害等,又有病程长、起病轻重不一、症情变化快的特点,因此护理时必须针对以上特点进行特殊护理:

(1)密切注意观察体温。因为体温高低与疾病轻重关系密切。系统性红斑狼疮热型多变,有的呈波浪型、有的是弛张热或不规则低热,亦有继发感染或药物反应等引起的高热,因此加强对体温的观察非常重要。

(2)注意五脏病变症状。因为系统性红斑狼疮影响心、肺、肾等各脏器,所以要善于发现有否特殊症状出现,注意有否胸闷、气急、端坐呼吸、心率增快,注意尿量多少和血压高低等情况。

(3)注意狼疮危象。如发现患者高热、全身衰竭,剧烈头痛呕吐,甚至腹痛、胸痛、抽搐,应立即报告医生,及时抢救。

(4)注意皮肤护理。由于系统性红斑狼疮患者抵抗力差,易引起皮肤受损,黏膜继发感染,必要时用氯己定洗创口一日 2~3 次,敷消炎药膏。

(5)注意口腔护理。系统性红斑狼疮患者多伴有口腔黏膜糜烂,发生溃疡,可用 0.1% 氯己定或 3% 硼酸水多次漱口,如发生真菌感染,则用 5% 苏打水清洗口腔。

(6)注意服用激素反应。系统性红斑狼疮患者大多服用激素以控制病情,但必须注意激素反应,尤其是引起胃出血,必须及时抢救。还必须谨防跌仆,因为长期服用激素者骨质疏松,很易引起骨折。

又如类风湿关节炎在关节被严重破坏之后,采用常规的药物、理疗和一般矫形手术无法控制疼痛及恢复功能的情况下,只能采用手术做人工关节置换,以假体代替被疾病破坏的关节,以达到解除患者痛苦、改善关节活动和纠正畸形的目的,对这种患者必须注意术前做好思想工作,解除其顾虑,术后恢复期必须督促、协助做功能锻炼等。

总之,要根据病种不同、病的阶段不同,给予个别的特殊护理,决不能千篇一律对待,只给予一般护理是不够的。

3. **饮食护理** 饮食是维持人体生命的重要因素,合理的饮食能增加营养,患病之后,如饮食调理恰当,能更好地为治疗创造有利的条件,因此对风湿病患者的饮食护理也很重要。《素问·至真要大论》:"谨察阴阳所在而调之,以平为期,正者正治,反者反治。"天有四时五行之异,地有南北高下之差,人有长幼羸健之别,证有虚实寒热之殊,为达到"以平为期"的最终目的,风湿病患者的饮食选择应因时、因地、因人而异。

(1)饮食要根据具体病情而有所选择。风湿病患者,一般应进高蛋白、高热量、易消化的食物,少吃辛辣刺激性的食物以及生冷、油腻之物。中医对风湿病患者的饮食还要根据患者的舌苔变化而调整,因为患者舌苔是脾胃之外候,通过观察舌苔,可以指导患者选择适宜的饮食。如患者舌苔厚腻，食思不振，那切勿再给油腻的膏粱厚味，而可以吃些苡仁汤、冬瓜、丝瓜以理湿；如感冒风寒，舌苔白而润者，可适当吃些温散的食物，如姜汤、蛋花汤，忌油腻，菜蔬必须烧酥；如舌苔尚净，舌质红则是有热象，凡热性的食物如葱、韭、大蒜等勿食，可多吃绿叶菜，尤其是清凉的红梗菜或苦瓜等；又如舌苔淡白而脾胃虚弱，大便经常溏薄者，可以吃些红枣汤或红枣糯米粥等。又如有消化性溃疡疾病的风湿病患者，食后饱胀，经常泛酸，则必须嘱咐其少食甜物，牛奶、豆浆等。总之，风湿病患者的饮食必须根据患者病情的不同和脾胃运化能力的强弱而有所选择。

(2)饮食不可片面，正确对待药补食补问题。瓜果、菜蔬、鱼、肉、鸡、鸭均有营养，不可偏食。《素问·生气通天论》早已强调"谨和五味，骨正筋柔，气血以流，腠理以密"。对于有病之后服药和饮食的关系，《素问·脏气法时论》主张："毒药攻邪，五谷为养，五果为助，五畜为益，五菜为充，五味合而服之，以补益精气。"这说明了有病服药之外，还必须有谷、肉、蛋、菜等以补充营养才能使身体健康。对于风湿病患者来讲，饮食种类可以广些，则吸收营养可全面些，这样对疾病康复有利。

有些人认为，有病就是虚，应该吃补药，但也有人主张"药补不及食补"，这些说法都欠全面，我们要正确对待药补与食补问题。《素问·五常政大论》中云："大毒治病，十去其六；常毒治病，十去其七；小毒治病，十去其八；无毒治病，十去其九。谷肉果菜，食养尽之，无使过之，伤其正也。"风湿病患者在漫长的疾病过程中，往往服药多，脾胃功能失健者不少，因此对药补、食补问题更需注意，牛奶、豆浆、麦乳精、巧克力以及目前形形色色的营养品，虽然都属食补佳品，但如果患者内有湿热，舌苔黏腻，食思不振，食之反而脘腹膜胀难受，甚至不思饮食；人参、白木耳、阿胶、珍珠粉以及层出不穷的补药，虽都表明有补气、补血、养阴、安神等等的作用，但病未祛除，徒讲补益，反而增加了脾胃的负担，有些糖浆、冲剂，味多甜腻，服之反而壅气助淫，胃肠呆滞；更值得一提的是，目前人民生活水平提高，更加讲究食物营养，有些人对甲鱼的营养价值大加赞赏，认为其肉有补阴、凉血、益气之功，但其性冷难化，于脾胃虚弱者很不适宜，有些家属出于好心，希望风湿病患者多吸收食物营养，常劝患者多食甲鱼，到头来使患者更加湿滞难化，适得其反。因此，药补必须请医生指导，食补也要根据患者消化能力而定，食而不化，反而增加麻烦。

总之，食物要新鲜，要荤素搭配，有病之后，食量不宜过多，以能适合患者口味，以能消化吸收为度，有些家属听说某物滋补，即要患者多食、偏食，这些都是值得注意的。

(3)注意饮食宜忌。中医对饮食和疾病与健康的关系历来就很重视，《饮膳正要》："形受五味以成体，是以圣人先用食禁以存性，后制药以防命。"目前民间对风湿病患者的饮食忌口问题，有两种情况，一种认为风湿病患者忌口非常重要，如果吃了某些食物，病情即会发展、严重，还道听途说，这也不能吃，那也不能食，使患者不能吃的食物过多，以致影响了营养的吸收；另一种却认为，忌口无科学根据，不相信，也不注意。其实这两种说法都不全面。

每一种食物都有它的营养特性，正常人是不需要特殊选择的，但有了疾病之后，由于病种不同和类型不同，对于饮食就要有一定的选择，主要考虑到疾病和治疗与某些食物有否矛盾。一般食物与疾病发生矛盾有两方面，一是食物的性质与疾病的性质有矛盾，如病情属热则不可食辛辣刺激之食物，病情属寒则不可食生冷清凉之物；二是食物的性质与治疗疾病的药物有矛盾，如服人参类补药，不要吃胡萝卜，恐抵消药效；痛风患者不宜多吃油腻及豆制品，恐病情更为发展，因为食物的性味与药物一样，亦有寒、热、温、凉之性及辛、甘、酸、苦、咸之味，所以忌口问题亦无神秘之处,疾病之性味与疾病相宜者,则对疾病有利,与疾病相悖者,则增加疾苦。有一些食物可以诱发和加重患者的病情,但由于个体差异,对于不同的患者来说诱发和加重病情的食物种类和剂量也是不同的,我们下面所谈到的饮食禁忌,患者可根据自身病情的不同来确定。风湿病患者不宜饮酒及滥用保健品,酒能够温经通络,活血化瘀,寒者适度,热者不宜。蔬菜类香菇、芹菜、南苜蓿、紫云英等能引起光敏感,面部有红斑、皮疹的患者不宜用;辣椒、青椒、大蒜、葱、姜、桂圆等辛热食物不宜多食;菠菜可增加狼疮性肾炎尿蛋白、管型和结石,不宜食用;花菜加快脱发进程应忌口。痛风患者适量摄入蛋白质,首选牛奶、鸡蛋;限制脂肪及高胆固醇食物,如动物内脏(心、肝、肠、肾、脑)、各种蛋黄、虾子、肥肉、鱿鱼、墨鱼、牛油、奶油等;烹调当以植物油为主,菜油、花生油、橄榄油、茶油或芝麻油、玉米油等。长期服用激素的患者造成钠潴留和血钾排出过多,血脂升高,平素宜清淡、低盐、低脂肪、高蛋白饮食,应多食含钾较高的水果及其他食品,如瘦肉、鱼、禽、香蕉、猕猴桃、枣、桃、梨、柿子、菠萝、橘子、柑橙、苹果、杏、红枣、葡萄、西瓜、土豆、西蓝花、西芹、茄子、芥菜、蒜苗、海带、紫菜、苋菜、油菜及白菜等。有肾功能衰竭的患者则不应进食含钾较高的食物,还要服用高钙食物。

　　风湿病患者病程较长,如果忌口太严,长年累月,反而影响营养的吸收,于病情不利。一般在病情急性发作时不宜食辛热的食品;胃肠失健或脾胃虚寒、大便稀溏者不宜多食生冷瓜果;若患者在食某种食物之后,感到病痛增加或有某种过敏反应则不宜再食;食用膏粱厚味的食物之后,感到胃中饱胀,则必须注意饮食要清淡些,有些人认为不吃鸡,仅喝汤可以不妨碍消化,但不知肥鸡之汤,油在汤中,因此必须注意去其油腻,否则亦会有碍运化;饮食宜节制,多食后胃中不适者,宜多顿少食,俟饥后再食。

　　总之,绝对忌口、过多忌口对患者康复不利,对病情有利的食物宜常服,如行痹者多吃豆豉、丝瓜、蚕蛹等;痛痹者可常食茴香、桂皮、花椒等调味品;热痹者多吃些芹菜、红梗菜、青菜、水果等清凉的食物;着痹者可常服薏苡仁、扁豆、赤小豆等。凡寒湿痹患者均可以酒、醯等作食物,如五加皮酒、薏苡仁酒等。薏苡仁、赤豆可化湿退肿,可以煮汤当点心常服,黄芪、薏苡仁、大枣可加强渗湿作用,核桃可以补肾健腰,黄花菜可以镇静安寐,均可采用。

　　(三) 服药护理

　　服药是治疗疾病的重要手段,但服药并非药到张口,吞下即是,而是有很多具体的要求。风湿病患者病程长,药物的种类很多,治疗方案也较多(有几种药物同时服用,也有中西药物结合使用),服药的方法也各有不同。所以指导患者如何服药以及服药后如何观察反应的护理就成为一个非常值得注意的问题。

　　1. **煎药、服药的方法与服药的时间**　服用中药,除一些中成药之外,大多是用饮片煎服的。目前有些患者家属认为中药必须多煎才能出味,煎得越浓越好,往往一剂中药煎至半小时以上,这种认识是不全面的。因为一剂中药是由多种药物组成,根据病情不同,所用中药也就性味不同,有的药宜多煎,有的药需少煎。煎药方法不能一律对待,煎药方法不对可影响药效。

　　正确的方法是先把干燥的药物浸泡于冷水中 1~2 个小时(冬日时间长些,夏日短些),煎药的时间必须视药物性质而定。如发表药一般不宜多煎,沸后 2~3 分钟即可;有些含有挥发油的药物,如薄荷、砂仁等,必须后下,即在其他药物煎沸后方可放入同煎 1~2 分钟即可;补药则宜多浸多煎,但在猛火煎沸后,即改用文火为宜;金石、介类药物如磁石、鳖甲、牡蛎、石决明等必须先煎;清热凉血药多浸快煎;芳香化湿药浸后煎沸后即可。若不讲究煎药的方法,不论何药,一律多煎或不浸即煎,必然影响药效。

在服药方法上,也不是千篇一律的一张药方煎两次日服二盅,也要根据药物的性质而定,如有些药物,必须日服3~4次,使药物在体内保持一定的浓度;有些药物必须顿服,使药力集中;有的药物,服后见效,可不必再服;有些药物治疗慢性疾病,服后虽不能立即见效,但服用时间持续,则效果逐步产生;有些药必须空腹服用,使药物能迅速吸收,发挥药效较快;有些药物必须饭后服用,以免刺激胃部,可以减少副作用,有的甚至在饮食一半时服下,再吃饮食,更可减少刺激;有些安神药必须睡前服用,可使夜间安睡;有些润肠药物,睡前服用,可使清晨大便通畅。总之,服药方法要根据药物的特性而定。对风湿病患者来讲,一般养血通络的药物必须持续服用一段时间,才能逐步生效;如遇疼痛剧烈必须止痛的,服后痛楚减轻后可以逐步停服;服用煎药,最好在饭后2小时左右,俟饮食离胃之后服用,一可避免胃中不适,二可利于吸收。

关于服用汤药的温度,一般认为温热性的药物以热服较好,补益药宜温服,清热解毒药宜凉服,火热证时可以冷服,但遇到假热真寒、假寒真热之证,则需根据病之本质,热药凉服或凉药温服以防格拒。

2. 注意观察药后反应 服药之后,要密切注意观察有否反应,从中可以窥测药效是否到达,或是药物之不良反应,或是症情严重之先兆。在《金匮》痉湿暍篇中即记载着:服用白术附子汤后,"一服觉身痒,半日许再服,三服都尽,其人如冒状,勿怪,即是术附并走皮中,逐水气未得除故耳";服麻黄杏仁薏苡汤之后"有微汗,避风";服防己黄芪汤之后,"当如虫行皮中,从腰下如水,后坐被上,又以一被绕腰以下,温令微汗差"。这些医嘱说明服药后必须仔细观察,适当护理,有的需覆被取汗,有的见微汗即可,有的是服药后正常反应,不必惊慌。在《金匮》同篇中还有如下记载:"风湿相搏,一身尽疼痛,法当汗而解,值天阴雨不止,医云此可发汗,汗之病不愈者,何也? 盖发其汗,汗大出者,但风气去,湿气在,是故不愈也。若治风湿者发其汗,但微微似欲出汗者,风湿俱去也。""湿家下之,额上汗出,微喘,小便利者,死。若小便不利者,亦死。"这说明,如药后见汗大出者而病不见减,这是只祛了风,而湿未去之故,因为治疗一身尽疼痛的风湿病,应予发汗,但不可过汗,只要能达到微微似出汗的程度,则风湿能俱去,方是药效最好的反应。又说明了患风湿病者,如大便秘结,给服通利的药物也不能太过,如果发现服药下利之后,出现额上汗出、微喘等阳虚证候,或者下利不止,真气欲脱的危重证候,必须立即抢救,否则有生命危险,必须在护理工作中引起警惕。

一般对服用大辛大热之剂的患者,必须询问其有否口干、舌燥、咽痛、便结、出血等见症;服清热解毒药后,应注意有否胃中不适及便溏、腹泻等情况。目前治疗风湿病的中西药合用者甚多,必须及时了解患者目前服药的情况,熟悉各种药物的副作用。

由于风湿病的治疗迄今缺乏特效药物,因此新研究出的药物甚多,也有许多中草药提纯制成了药片,如雷公藤制剂较多,但也有许多副反应,如服后月经紊乱、闭经,皮肤黏膜发生皮疹,面部及四肢毛细血管扩张,眼睑及面颊出现色素沉着,尤其是胃肠道刺激症状如呕吐、腹泻等,有些患者服后有效,擅自加大剂量,以致发生中毒症状,如剧烈呕吐、腹痛、腹泻、便血,甚至中枢神经受损,肝脏、心脏出血性坏死,肾功能受损等不良反应,所以必须充分重视。如副反应出现,应予减量甚至停服,决不能认为中药药性皆和平而忽视之。对一些有一定毒性的药物,必须了解往往有效量与中毒量相差无几,适可而止,中病为度。

值得一提的是,目前风湿病患者服用激素(皮质类固醇)甚多,如长期服用或大剂量服用可出现不良反应,护理时必须充分注意,如消化性溃疡出血或胃穿孔、骨质疏松,容易引起骨折等。

使用外用药亦须注意。如有些患者对药膏或膏药过敏,出现皮肤痒疹或水疱时,必须立即停止使用。用药物熏洗时防止烫伤,用外搽药时切勿过度用力,以免损伤皮肤。

3. **切勿杂药乱投**　风湿病病情复杂,用药后往往不能迅速见效,而患者及家属均求愈心切,往往风闻某药有效,或观看了药物广告,某药对某病有100%、90%的疗效,又错将有效率当作了治愈率,认为服药后效果一定显著,甚至有些患者相信一些言过其实的宣传,为一些"克星"之类的说法所迷惑,因此服用某药不久,嫌其效果不快,即又更换某药,甚至朝药暮改,杂药乱投,往往病情未轻,反而产生了药物反应,使疾病的症状和药物的反应错综复杂,交叉出现,给医生处方用药带来了不少的麻烦。

有些药物起效时间需要4~6周,如果浅尝即止,功效未见即停药,对病情无益。有时数药同服,病未得愈,但胃痛已难忍。病程长、病情复杂的风湿疾病患者一定要有耐心服药的思想准备,而且在服用某一药物或增添某一药物一段时间后有什么反应,护理人员应注意,患者也有责任向医生如实反映,再在医生指导下更换或增减药物,这样才对病情有利。必须知道"药能治病,亦能致病"的道理。护理人员非但要了解服药的品种,还要了解服药的数量,以及是否遵照医嘱实行,切勿让患者杂药乱投,产生不良反应则自食其果。

(四) 姿态护理(亦称体位护理)

风湿病患者的姿势动态异常,往往会影响患者今后的活动功能和生活与工作。姿态护理的目的是时时注意纠正患者不良的姿态、体位,以利于今后恢复健康,正常进行工作。风湿病患者由于肢体麻木、酸痛、屈伸不利、僵硬等情况,常常采取种种不正确的姿态和体位,以图减轻疼痛。因此在护理时对患者的坐、立、站、行走、睡眠等姿态均须注意,及时纠正,防止贻害终生。

护理时还要注意生理姿态的保持。如为了预防强直性脊柱炎患者脊柱、髋、膝关节发生畸形、僵直,尤其在急性发作时更需注意,因为大多数患者的严重畸形,都是在急性发作时产生和迅速发展的,一般要求患者站立时应尽量挺胸、收腹和两手叉腰,避免懒散松弛的驼背姿态。坐时尽量挺直腰板,写字时椅子要低,桌子要高,床铺不可太软,以木板床上铺草席子为好,不宜睡席梦思床垫,睡眠时忌用高枕,不可只向一侧卧,恐引起一面的髋、膝关节发生挛缩畸形,以致屈曲不能伸直。一般人对俯卧位不习惯,但它可预防驼背和髋、膝关节屈曲畸形,故而可采取俯卧姿势。当关节因病理改变或手术难以避免强直的时候,应使关节固定于最低的有利于自理生活的功能位置,例如能用筷或勺自己把饭菜送到口中,手能抓握,下肢能持杖步行,肩关节有一定程度的外展、前屈、内旋、外旋等。一般要求:肘关节,屈曲近90°;尺桡关节,一般置中立位,手掌向上;拇指与手掌平面呈直角,指间角10°;指关节,近端关节130°,远端关节150°;髋关节,前屈15°~20°、外展10°~20°、外旋15°~20°;踝关节,90°~100°;距骨下关节,中立位置,不内翻也不外翻;跖趾关节,10°~15°。这样可以满足日常生活的最低功能,有利于患者生活自理。

(五) 功能锻炼护理

风湿病患者必须进行功能锻炼,目的是通过活动关节,避免出现僵直挛缩,防止肌肉萎缩,恢复关节功能,所谓"以动防残"。锻炼还能促进机体血液循环,改善局部营养状态,振奋精神,保持体质,促进早日康复,因此如何指导风湿病患者适当休息和进行必要的锻炼也是风湿病护理工作中重要的一环。

风湿病患者必要的休息,可使整个机体及病变关节在一段时间内得到充分的休养。减轻因活动引起的疼痛是必要的,但是让风湿病患者长期卧床休息的做法,对疾病是利少弊多。只注意药物治疗,而忽略肢体活动的锻炼,往往亦因活动过少而使关节固定于某一位置,最终导致关节畸形、僵直、粘连,给生活、工作带来很大的不便。因此,在风湿病的治疗过程中,将休息与锻炼、静与动密切结合是对病情有利的。所以"以动防残"的说法是有充分理由的,但在指导风湿病患者进行功能锻炼的时候,必须注意以下几点:

1. **有病时的功能锻炼与无病时的体育锻炼要求不能一律**　人是一个有机的整体,经常进行体育锻炼可使身体强壮,但是由于体质不同、年龄不同、性别不同,锻炼的要求与方法也不一样。一旦机体被疾病侵袭,尤其是风湿病患者,锻炼是为了维持和恢复关节的功能,要求更是不同。如风湿病患者在急性发作期全身症状明显或关节严重肿胀,此时应该卧床休息,严重者可休息 1~2 个星期,中度的休息 5~7 天,注意手足关节的功能位置,等到病情缓解,即可做一些床上的功能锻炼,如关节屈伸运动、按摩肿痛关节等。

病情稳定后,可开始下床活动,慢步行走,又可做"床上八段锦",即用两手前伸如关门状;两手平举耸肩,10 次;两手平侧下按;俯身两手掌向下,左右交叉向下摸 10 多次;两手心向上托动 10 多次;两手左右交叉向前抓 10 多次。

关节肿痛消除后,必须将功能锻炼放在恢复关节功能方面,按照病变关节的生理功能进行锻炼,开始时先从被动活动逐步转为主动活动,或两者结合进行,以主动活动为主,促进关节功能恢复。亦可借助各种简单的工具与器械,如手捏核桃、弹力健身圈锻炼手指功能(风湿病患者手指力量不足,不宜用石球、钢球),两手握转环练习旋转锻炼手腕功能;脚踏自行车锻炼膝关节;滚圆木、踏空缝纫机以锻炼踝关节;滑轮拉绳活动锻炼肩关节;逐步可做练功十八法,打简易太极拳、关节操、广播操等。像传统的一些功法,八段锦、易筋经、六字诀、五禽戏等,患者根据自身情况选择合适的坚持下去,对康复也是有益的。目前一般医院均有体育疗法,有些医院还设有体疗室,有一套专门帮助风湿病患者锻炼的器械与工具,可遵照医嘱选择性地运用。

2. **功能锻炼的场所、形式与时间**　风湿病患者功能锻炼在什么场合进行,亦须因人因病制宜,如不能起床者在床上锻炼,能下床的在室内进行,病情好转能行走的在室外或公园里一面活动一面呼吸新鲜空气,观赏花草可以增加锻炼兴趣。

锻炼的形式,可以一人独自锻炼,也可几个病情相仿的患者在一起锻炼,可以彼此交流,增加乐趣,心情比较舒畅。开始时可由护理人员领操,提出要求,熟悉后可自己进行。有些病情较为严重者则不能急于锻炼,等病情缓解后可先由护理人员协助做被动锻炼,好转后再自行锻炼。

锻炼的时间,有人主张清晨即起,甚至天未亮先出门做室外活动,但对风湿病患者来讲,因为天气冷暖、季节不同,不可一律要求。因为严寒冬季太早外出,易受风寒,反对病情不利,可按《素问·四气调神大论》所要求的:春三月,夜卧早起,广步于庭,被发缓形,以使志生;夏三月,夜卧早起,无厌于日;秋三月,早卧早起,与鸡俱兴;冬三月,早卧晚起,必待日光,去寒就暖,无泄皮肤。因风湿病患者,身体都较虚弱,无力抵御外邪,若无视季节之不同,不顾气候的变化,一律天未明即至室外锻炼,若因此再受风邪寒冷,复感于邪可加重病情。

总之,风湿病患者的功能锻炼,切勿操之过急,超过自己的耐受力,要适可而止,量力而行,锻炼的活动量也要逐步增加,循序渐进,切勿一开始活动量过大,不仅起不到预期的作用,反而造成筋骨酸痛,体软乏力。必须动静结合,持之以恒锻炼,方能发生效力。

(六) 辅助治疗护理

风湿病是一种比较难治的顽固性疾病,有时单纯依靠服药治疗效果尚不满意,目前有很多研究风湿病的专家主张要用综合治疗,即用各种辅助性的治疗方法与药物疗法结合进行,可以提高治疗效果。目前常用的辅助治疗方法主要如下:

1. 热疗 局部加热加温,促使血管扩张,促进血液循环,提高血管通透性,以利血肿的吸收和水肿的消散,一般分干热和湿热两类:

(1)干热:包括热灯照射、红外线灯照射、夜卧电热毯之上、电疗等。亦有用"热敷灵"外用的。

(2)湿热:包括用热毛巾湿敷、石蜡疗法、水疗(热水盆浴或药物煎汤进行药浴)等。

在进行热疗时护理人员必须注意,防止灼伤、烫伤,注意患者耐热程度,掌握时间,不能让患者出汗过多。

2. 矿泉疗法 因为矿泉水中含有各种矿物质和微量元素,借助水的浮力、压力、温热和化学作用,使肌肉韧带松弛,可增加关节的活动范围,促进血流,对关节炎是有帮助的。在进行水疗时,护理人员应该密切注意患者是否感到疲劳,兼有高血压的患者耐受力较差,要注意时间不可太长。

3. 体疗 目前很多风湿病疗养所均有体疗室,个别风湿病医院也有体疗的场所,备有各种体疗器具供患者锻炼不同关节。护理人员必须注意了解每个患者不同的病情,制定适当的锻炼计划,循序渐进,还要随时注意病情的变化而更换锻炼方式,而且每锻炼一个阶段,可以测试关节的范围,测量四肢周径,了解肌肉、肌力的恢复情况。

4. 药物外敷 对风湿病患者关节红肿者,药物外敷可以减轻疼痛。

5. 药液穴位注射 有活血祛瘀止痛的作用。

6. 按摩、推拿 有些患者,关节屈伸、旋展有受限制的情况,往往请推拿医生推拿后有松懈的作用,但在推拿时必须注意用力的强弱要根据患者的耐受力而增加。有时经过一次推拿后感到疼痛更甚,则可隔日进行。

7. 针灸、药火针 风湿病患者筋骨疼痛,可以用针灸配合治疗,亦可增加疗效。

8. 搽擦、浸泡、熏蒸 能起到活血、通络、止痛的作用。

9. 激光、微波 激光主要通过光效应、热效应、压力效应和电磁效应对生物体发生作用。小功率氦氖激光对人体功能的作用据介绍有以下几方面:增加组织代谢,提高免疫功能,促进组织修复与上皮生长,消炎镇痛,对机体有调整作用。

今后随着对风湿病的研究日益深入,新的治疗仪器将会更多,如在进行药浴同时,还采用水流按摩,则疗效更佳,但不论哪一种辅助疗法,在进行治疗时,护理人员都必须严格掌握适应证、禁忌证,仔细观察患者情况,熟练掌握机器的性能,熟悉副作用产生后的抢救措施,并要不断总结经验,摸索在某些症状突出时应该选用何种辅助治疗。辅助治疗是治疗风湿病不可缺少的一面,用之恰当可提高疗效,促进早日康复。

(七) 并发症的护理

风湿病患者在漫长的疾病过程中,常易并发其他疾病,尤其是在气候突变或黄梅多雨季节及台风、暴雨、严冬、酷暑时,更易感受风寒、湿邪及中暑等,对此应予以重视。

如风湿病患者常易发热,引起发热的原因很多,处理方法也不同,在护理工作中必须注意密切观察,区别对待。如因本病发热,汗出不可太过,如见服药后大汗淋漓,应立即及时处理。如因感受风寒、风热而发热,治同一般感冒,但注意患者身体,不可过于宣散。如因并发其他疾病而发热,如并发肺炎、尿路感染等,应检查原因而处治。有些患者依赖激素止痛,服用时间较长,激素副反应使库欣征出现,患者又怕久服激素利少弊多,因此骤然停药,因此引起反跳现象,发热不退,关节疼痛更甚,甚至卧床不起。这种发热用抗生素或清热消炎药均不能奏效,只能仍用激素缓解,同时采用相应药物,逐步递减激素剂量。

目前治疗风湿病,尚缺乏特效药物,因此治疗的药物甚多,对此药的反应,个体差异很大,有的服用后效果明显,病情日渐减轻,但有的却出现不良反应,在护理工作中应该了解某患者目前正在服用何药,则观察时便于发现反应的发生。

当社会上有某种传染病流行时,护理人员也应予以注意。因为患了风湿病之后,对其他传染病并无免疫能力,照样可以染及,而且风湿病患者自身免疫力多较差,更易受到传染。

总之,在护理风湿病患者时,除了要注意本病的病痛,还要注意有否其他并发症。医护人员决不能将风湿病患者的一切病痛均归之于风湿病而不及其他,注意并发症很重要,及时对并发症作出适当的护理与治疗,切勿顾此失彼。

(八) 加强出院护理指导

风湿病患者住院治疗得到缓解即将出院时,必须做好出院护理的指导。因为有些风湿病患者认为出院后病已痊愈,往往对服药、锻炼不太重视,因此在出院前,护理人员应该全面复习患者的病史以及目前的治疗情况,做到心中有数,然后进行系统的出院护理指导,如必须按照医嘱按时服药,不可自行随便停药,服某种药物后如发现反应,应即请医生诊治,并根据疾病具体情况,确定出院后的功能锻炼方式,督促患者按时锻炼,持之以恒,并讲清手足关节"用则灵,不用则废"的道理,激发患者的自觉性、自强性,并帮助患者了解自身病变部位的不同,而采用不同的锻炼方法。

患者出院时必须有家属陪同,所以在出院前应该与家属进行一次谈话,交代患者目前的具体病情(因为有些病的后果不便对患者直言相告)以及服药、锻炼等注意事项,告诉一些简单的辨别病情好转、进展、严重、恶化的症状,促使随时留心观察,并要嘱咐家属注意患者的衣、食、住、行。如对红斑狼疮患者的家属,应嘱咐不要让患者在太阳下暴晒,在室内用窗帘遮光,出外用伞遮阳、穿长袖衣服,主要是防紫外线照射。

总之,加强出院护理的指导,有利于患者稳定病情,巩固疗效,加速康复。我们发现有许多患者都是在家休养,由家属护理,陪同门诊,但病情亦能很快地转好。

二、风湿病的调摄

调摄即是调理、摄养的意思,俗称调养。中医历来主张治未病,重视养生,要预防疾病,就须顺应气候变化,调和情志,饮食起居有常,劳逸适度。具体到风湿病患者的调摄应注意以下几点。

(一) 保持精神愉快

疾病的发生发展与人的精神状态有密切的关系,因此七情内伤可以直接致病,亦可以由七情内伤引起人体阴阳失调、气血亏损、抵抗力减弱,易为外邪入侵。精神因素与风湿病发病亦有一定的关系,这也属于七情致病的范畴。因此,保持精神愉快也是预防风湿病的一个方面,遇事要注意不可过于激动或者长期闷闷不乐,忧忧郁郁,要善于调节不良情绪,努力学习,积极工作,愉快生活。

(二)坚持经常锻炼

"生命在于运动",说明经常注意身体锻炼才能健康,坚持经常锻炼可以增强体质,提高御邪的能力,也可改善患者的心情,但锻炼的方式应该视性别、年龄、身体原来的健康状况、锻炼的基础等因素而定。

有些人每日早晨到公园或房屋前后空旷空气新鲜之处,打太极拳,舞太极剑,练功,做广播操等;身体较好的人可以跑步、打球;有的人结合日常生活进行锻炼,如坚持上下班步行,有的以计步器计算每次步行次数,逐步增加。这些都是通过活动肢体,使全身气血流畅,调节体内阴阳平衡,日久可达到增强体质、减少疾病的目的。

风湿病中医称为痹病,"痹者,闭也,气血失于流畅,风寒湿邪入内留滞而成痹阻"。因此,坚持锻炼身体更有必要。锻炼时必须注意,要根据自己的身体情况选择相应的活动方式,而且切勿一开始活动量太大,用力过猛,必须循序渐进,贵在坚持,必要时请医生或有关人员指导。

(三)顺应四时变化,注意防范风寒、潮湿

春生、夏长、秋收、冬藏,四时之常性,春当温,夏当热,秋当凉,冬当寒,太过不及都会导致疾病的发生。中医认为春夏养阳,秋冬养阴,即春夏之季饮食起居当助阳气升发,秋冬之季助阳气的收藏,这是人顺应自然养生防病的原则。然天地之气自身运转就有太过不足的特点,也是引起疾病发生的一个重要因素。风湿病发病与风寒湿三邪及脾肾二脏关系密切,逢寒水湿土君火相火司天或值运之年,都需要警惕风湿病的发病或病情加重。《素问·至真要大论》:"胜至则复,无常数也,衰乃止耳。复已而胜,不复则害,此伤生也。"因此,平时注意防范风寒、潮湿之入侵非常重要,尤其是当身体虚弱的时候更应注意。当季节更换天气突然寒冷时,应随时增添衣服以防受寒;夏季天气炎热,酷暑难当时,亦不可睡在当风之处,或露宿达旦,因为人在入睡之后,卫阳之气静潜,毛孔开放,风寒易乘虚而入;夏日也不宜卧于席地(尤其是水泥地及砖石之地),以防凉风侵入经脉,影响筋骨;炎夏分娩之产妇,切勿在风对流之处睡眠,或睡中以风扇直接吹拂,因产后百脉空虚,自汗较多,感受风寒则容易成疾,受累一世。

这些年来空调设备已经非常普及,在空调房间内长期工作的人,得关节酸痛的不乏其人。应该随着室内外气候温度的迥异,出入时增减衣着,尤其老年人更需注意,因为老年人对外界气温的调节能力、御寒防暑能力均较差,降温应该适当节制。冬日若室内温度高,衣服即应减少,但出外时必须增衣防寒防风冷。在冰库及冷水中操作的人员,入库前应增添衣服,在冷水中操作完毕,切勿骤用热水浸手,以免霎时间一冷一热,脉络一紧一松,调节失常,引起脉道挛急而致痹病。

一般来讲,身体健壮者,尚能抵御风寒,而年老体弱或劳累过度、身体较弱者,易被风寒入侵,必须谨慎。

受潮湿多见于以水为事者,即经常在潮湿环境中工作以及与水打交道的工作人员,在工作完毕之后,立即用干毛巾擦干身体,换上干燥衣服;外出突遭雨淋,衣衫尽湿者,必须立即用干毛巾擦干身体,擦至皮肤潮红发热后,再用温水洗净,换上干燥衣服,切勿潮湿之衣服刚脱下,马上用热水洗澡,以致寒湿入侵体内;反之,在夏季劳动后大汗淋漓,亦不可马上用冷水冲洗或入池游泳,因为汗孔未闭,易使寒湿之气入侵;在寒冷地带,冬季出外双足受冻后,切勿立即用热水洗脚或用火烤。

居处地势低而潮湿者,更要注意,平时可用石灰洒于墙边屋角,以吸收潮气,床上被褥在晴天宜经常暴晒,以祛潮气,天晴时更宜打开窗户,以通风祛湿,有条件者可垫高地基铺地

板,向阳开门开窗则最好。

在梅雨季节如发现面浮、足肿或脾胃失健的患者,需服利湿退肿之剂,因为这种内湿较甚者如遇外湿则内外交结更易成疾。

风湿病的成因是风寒湿邪气杂至,或寒邪入内化热,病因比较复杂,因此,在日常生活中注意避风、防寒、防湿,截其来路,是预防摄养之良策。

(四) 合理调配营养

《素问·六节藏象论》:"天食人以五气,地食人以五味。"五味能养人,亦能伤人,这之间只有一个度的差别。合理的饮食能增进健康,防止疾病发生发展,偏嗜太过则成为致病之因。所以《内经》有"五禁"之诫,饮食须有节制,应该均衡饮食,不要偏食,更不要暴饮暴食。随着人民生活水平的逐步提高,人们对伙食的要求已从温饱发展到讲究营养。一般人认为,"只要营养丰富,身体就会健康",但这句话并不全面。因为食物中的营养必须依赖健全的脾胃功能才能吸收,若脾胃功能失健,食而不化,或因某种疾病而对某种富有营养的食物并不相宜,食之反而撑胀。所以,一定要根据实际情况合理调配营养。对风湿病患者来讲亦不例外。《素问·阴阳应象大论》"形不足者,温之以气,精不足者,补之以味"之言,说明了补益也要根据各人的体质以及虚之所在而有所区别。如体质内热者,不宜服人参、鹿茸,对热性的食物如大蒜、葱、韭、辣椒等亦不宜多吃;脾胃虚弱运化乏力者,不宜服银耳、阿胶等补品,食物中坚硬、生冷者及水果中的生梨等均宜少吃为好;胃酸过多或脘腹饱胀者,不宜吃油腻及厚味之食物,如脚爪、甲鱼等,以清淡为宜;如果吃了海鲜或其他食物后关节、肌肉酸痛更甚者亦须注意不吃或少吃。痛风患者少食高嘌呤饮食。

总之,风湿病的病程长,服药多,往往脾胃受到一定影响,不能只注意食物营养价值高,而忽略了本人的具体病情。

鱼、猪肉、鸡、鸭、蔬菜、瓜果都有各自的营养价值,必须根据病情及个体情况予以合理调配,以食后胃中舒适,食而能化为原则,以对病情有利为原则。

(五) 早发现、早诊断、早治疗

当身体健康情况有变化或感到身体某一部分有不正常的症状出现时,应尽早就医,要求检查、诊断、治疗,这是保护自身健康的要点,因为有些疾病若能早发现、早诊断、早治疗,则治愈率比拖延失治的要高出几倍。对风湿疾病亦不例外,如果出现关节、肌肉、筋骨等处酸、麻、肿、痛、重等症状,亦应及早就医,进行检查、诊断,及早治疗。在临床上我们医务人员发现以下情况时值得注意:

一是有了病痛就医之后,刚开始检查,尚未明确诊断,患者却情绪紧张,先自惊慌,甚至乱投医、乱服药;亦有诊断明确之后,既怕疾病严重,又怕因病致残,终日惶惶然。这种精神上的沉重压力对病情不利,应该教育患者正确对待疾病,遵照医嘱进行治疗。

二是有人对医生的解释分析将信将疑,对道听途说却都信以为真,只要听到某药好或某种偏方有效,亦不请医生指导,擅自配用,到后来杂药乱投,病未痊愈,脾胃先伤,反而增加了病情的复杂性,给正确治疗带来了困难。

中医历来主张治未病,因此必须在平时注意调摄,未雨绸缪有重要的意义。如果在未病时或病情稳定时保持精神愉快,坚持锻炼,注意防范风寒、潮湿,合理调配膳食,有病早治,则风湿病的发病率会大大降低,而治愈率会相应提高。

(张华东　鲁构峰　陈之才)

第2章
中医病证辨证论治

第1节 行 痹

　　行痹又称风痹,是指卫阳不固,风邪入侵,以致经络痹阻,气血运行不畅,出现以肌肉、筋骨、关节游走性酸胀疼痛为主要特征的一种病症。本病多发于春季,初次发病以青少年多见。迁延日久,可出现心、肾病症,严重者危及生命。西医学中风湿热、风湿性关节炎、风湿性多肌痛症、过敏性紫癜及类风湿关节炎初期、纤维织炎、坐骨神经痛、系统性红斑狼疮、骨关节炎等其他风湿类疾病,出现类似行痹的临床表现时,可参照本病进行辨证论治。

【源流考略】

　　行痹首见于《素问·痹论》,"风寒湿三气杂至,合而为痹也,其风气胜者为行痹……",认为"粗理而肉不坚""风寒湿三气杂至"为行痹基本病因病机,介绍了针刺治疗的方法,并指出"风气胜者,其人易已也",阐明了其预后转归。

　　明代以前,许多医籍中有行痹或风痹称谓,但概念有的与《内经》"行痹"同,有的则泛指痹病。如东汉张仲景在《金匮要略》中提出了风湿、历节的病名,根据其描述的临床特征,应与行痹有一定关系,乌头汤等著名方剂至今仍在临床应用。唐代孙思邈的《备急千金要方》中对行痹的症状作了较为详细的描述,并指出其预后"风胜者则易愈";如痹病日久,可并发他症,甚至损伤内脏而危及生命。宋代《圣济总录》对行痹的病因、症状及治疗也有较详细的记载,指出"风为阳邪,善行数变,故风气胜者为行痹,其证上下左右无所留止,随其所至气血不通是也,治法虽通行血气,宜多以治风之剂",并首载治行痹之方——防风汤。明清医家在总结前人经验的基础上对痹病的探讨更为广泛,对行痹也有更深入的研究。如《普济方》收录了诸多治痹方剂,其中防风汤、三痹汤、增味五痹丸、一醉散等均为治行痹之方。《景岳全书》中将风痹单列一门,对其病名、病机、辨证、治法、方药均有论述。《医宗必读》在治疗上主张治行痹以散风为主,佐以祛寒利湿,参以补血之剂,明确提出"治风先治血,血行风自灭"的观点。为后世医家所推崇并有所阐发。《金匮翼》在行痹一节中,对行痹的病因病机、症状、治法及方药进行了概括。《杂病源流犀烛》对行痹的兼并转化论述较详。《类证治裁》对各种痹证进行了鉴别,描述行痹的辨证与治疗较详。

　　近现代医家对行痹病因病机及治则治法的观点大致相同,认为行痹为卫阳不固,风邪入侵所致,以肌肉、筋骨、关节游走性疼痛为特征,治当以祛风通络、养血和营为主。

【病因病机】

行痹的主要病因是风邪,以风寒、风湿致病为多见。但有遇疾风暴雨而不病者,提示行痹的发病除外邪侵袭之外,尚与人体卫外能力的强弱有关。如营卫不和、卫阳不固、腠理空虚,则风邪夹寒、夹湿侵入人体经络、筋骨、关节,阻滞气血,发为本病。行痹发病还与血密切相关,血气亏虚,或血瘀日久,虚实夹杂,人体极易受风邪侵袭,而为行痹。

（一）卫阳不固

营卫不和,则卫阳不固,腠理空虚,风邪乘虚而入,痹阻经络、血脉,则成行痹。《诸病源候论》曰:由人体虚,腠理开,故受风邪也。

（二）风邪入侵

摄生不慎而遇气候骤变,风邪入侵,经络气血痹阻发为行痹。风为阳邪,其性向上,故致病多发于肩背上肢等处;风善行而数变,故疼痛游走不定。风邪夹寒或湿入侵分别形成行痹之风寒证、风湿证。痹病日久,邪滞经络,蕴郁化热,而成行痹之热证或寒热错杂证。

（三）精血亏虚

或先天不足,或素体虚弱,或失治误治,致外邪深入,肝肾受损,则成虚实夹杂之行痹。日久,邪郁留滞,耗伤正气,精血亏虚愈甚,筋骨、关节失养,致病情加重。同时,精血内虚,使营卫不和尤甚,卫外失固,外邪反复入侵,导致病程缠绵。

（四）风痰阻络

或素体肥胖,痰浊内盛;或风寒湿邪痹阻经络气血,气机不利,津液输布障碍,津凝为痰;复感风邪,风浊流注经络,阻滞气血,发为痹病。

总之,行痹发病多因营卫不和,卫阳不固,卫外失用,腠理空疏,或精血亏虚,风邪夹寒、夹湿、夹热、夹痰流注经络关节,气血运行不畅所致。其病位在经络、关节、肌肉,因致病以风邪为主,风性升发,故常以上肢、肩背部受累多见;风善行数变,故起病急,流窜游走,痛无定处,患无定所。气候骤变之时,邪得外援而行痹复发或加剧。本病日久不愈,可病及血脉、筋骨,或复感于邪,可累及心、肾等脏,出现相应心肾病症。

本病初起以邪实为主,风寒、风湿、风痰为患,寒、湿、痰可兼夹为病;邪蕴日久可化热出现类似热痹的表现;病程迁延,正气日耗,肝肾不足,精血亏损,病性虚实夹杂,疾病后期可见以虚为主的证候。行痹因风邪致病,风性来之较急,去之较易。患病之初,应及时诊断,确立证候,合理用药,邪去正安,其病常可迅速向愈。若失治、误治而致病邪深入,或痹久不愈,复感外邪,内舍其合,病入于脏,虚实夹杂,致病情缠绵,严重者可并发他病而危及生命。

【诊断与鉴别诊断】

（一）诊断要点

1. 有感受风邪病史,初起常有恶风、发热等症。

2. 肢体肌肉关节酸痛,尤以痛处游走不定更具特征性。

3. 疼痛部位以上肢及肩背部为主。

4. 可出现关节肿大,屈伸不利。

5. 舌苔薄白,脉浮缓或弦细。

（二）鉴别诊断

行痹应与痛痹、着痹、热痹、肌痹、历节等相鉴别。

1. **痛痹**　行痹与痛痹均有关节疼痛，但痛痹以寒邪为主，疼痛较剧，痛处固定，遇寒尤甚，得热痛减，全身症状呈寒象或阳气虚损表现；行痹以风邪为主，痛无定处，常见上肢及肩背受累。

2. **着痹**　行痹与着痹均有关节肿胀疼痛，但着痹以湿邪为主，病程较长，肢体关节重着，常见腰以下关节重着疼痛；行痹以风邪为主，病程较短，痛处不定，常见腰以上各关节肿胀疼痛。

3. **热痹**　行痹中邪化热可出现类似热痹的临床表现，但热痹起病即见明显热象，痛处相对固定，关节触及发热常涉及单关节或小关节；行痹在病程中可见热证，而痛无定处，常见多关节受累。

4. **肌痹**　行痹与肌痹均可出现肌肉酸胀疼痛，但肌痹肌肉酸痛常呈对称性，以上臂及大腿肌肉受累为主，可见肌肉痿弱不用，行痹肌肉酸痛呈游走性，痛处不定，肌肉萎缩较少见。

5. **历节**　行痹与历节均可出现关节疼痛，游走不定，但历节发病遍历关节，疼痛剧烈，日轻夜重，可出现关节僵硬变形；行痹主要表现为肌肉关节游走性疼痛，痛势较轻，不出现关节变形。

【辨证论治】

（一）辨证要点

1. **辨虚实**　行痹初起，肌肉关节游走性疼痛，关节屈伸不利，甚至红肿灼热，苔薄或腻，脉浮或弦，以邪气偏盛为主，属实证；行痹日久，乏力气短，面色少华，腰膝酸软，关节隐痛，舌淡苔少，脉细或伏，以正气虚弱为主，属虚证。

2. **辨兼夹**　夹寒者，疼痛较重，疼痛部位更换较慢，其痛遇寒而剧，得热痛减，苔薄白，脉浮紧；夹湿者，肌肉及肢体关节肿胀沉重，苔薄腻，脉濡缓；夹热者，身热口渴，关节红肿，局部灼热，舌质红，苔薄黄，脉濡数或滑数；夹痰者，神倦多睡，饮食无味，肢体关节走窜疼痛，肢体麻木，苔腻，脉浮滑；夹瘀者，病程较久，局部刺痛，痛处渐趋固定，可见皮肤瘀斑，关节僵硬畸形，舌有瘀斑，脉细涩或结代。

3. **辨气血**　气虚者，神疲乏力，少气懒言，饮食少进，较易感冒；血虚者，面色萎黄，或见面白，唇甲不荣，舌淡脉细。

4. **辨脏腑**　脾肾阳虚者，关节冷痛，肢体不温，面浮肢肿，舌淡嫩或白腻，脉沉细；肝肾阴虚者，形体消瘦，头晕耳鸣，筋脉拘急，舌红苔少，脉细数。

（二）分证论治

1. 风寒痹阻证

调摄不慎，冒风感寒，风寒入侵，痹阻经络气血，肌肉关节受累，发为本病。

证候：肌肉关节疼痛，游走不定，遇寒痛剧，得热痛减，关节屈伸不利，局部皮色不红，扪之不热，舌淡红，苔薄白，脉浮缓或弦紧。

治法：祛风散寒，温经通络。

方药：防风汤加减。

防风 10g,茯苓 12g,秦艽 15g,葛根 12g,麻黄 10g,桂枝 10g,当归 10g,羌活 15g,甘草 4g,生姜 3 片,大枣 4 枚。

加减:痛在上肢关节者,加白芷 12g,威灵仙 15g,川芎 10g;痛在下肢关节者,加独活 15g,牛膝 15g;以腰背关节为主者,加杜仲 15g,桑寄生 12g,续断 12g。

中成药:祛风止痛片,寒湿痹颗粒,木瓜丸。

分析:祛风散寒应与养血和血结合,切忌祛风过燥、散寒过峻,以免耗伤精血,致筋骨关节失养而病情缠绵。方中防风、秦艽、羌活、麻黄、桂枝祛风散寒;当归、葛根活血通络,解肌止痛;茯苓健脾渗湿;生姜、大枣、甘草调和营卫。

2. 风湿痹阻证

居处潮湿,或涉水劳作,或汗后冲凉,风湿痹阻经络,气血不畅,发为行痹。

证候:肌肉关节游走性疼痛,局部肿胀重着,阴雨天尤甚,肌肤麻木不仁,或身微肿,小便不利,苔薄白或薄腻,脉濡缓。

治法:祛风除湿,通络止痛。

方药:蠲痹汤加减。

羌活 15g,独活 10g,防风 10g,防己 10g,伸筋草 15g,川芎 10g,海桐皮 12g,桂枝 10g,海风藤 15g,白芷 10g,木香 10g,甘草 5g。

加减:风甚加白花蛇 10g,甲珠 10g,湿甚加薏苡仁 30g,苍术 6g;痛剧加川乌 12g,全蝎 4g;肢体麻木加路路通 10g,苏木 15g,上肢痛加威灵仙 15g,姜黄 10g,下肢痛加牛膝 12g,续断 10g;身肿者加泽泻 12g,茯苓 12g。

中成药:盘龙七片,尪痹颗粒(片、胶囊)。

分析:祛湿与健脾结合,可明显提高疗效;燥湿不宜太过,以免伤阴。方中羌活、独活、防风、海风藤、桂枝、防己、伸筋草、白芷祛风除湿散寒;木香行气止痛;合以海桐皮、川芎养血活血止痛,行血除风寒湿。

3. 营卫不和证

起居失当,卫阳不固,腠理空疏,营卫不和,风邪入侵,正邪相争,气血失和,即发本病。

证候:肌肉关节疼痛,痛处不定,周身酸楚,肌肤不仁,恶风汗出,头项强痛,或发热微恶寒,舌淡红白,脉浮缓。

治法:调和营卫,祛邪通络。

方药:桂枝汤合玉屏风散加减。

桂枝 10g,白芍 15g,甘草 5g,生姜 3 片,大枣 4 枚,黄芪 12g,防风 12g,白术 12g,秦艽 12g,海风藤 15g,独活 12g。

加减:头项强痛加葛根 15g,羌活 15g;痛甚加全蝎 4g,细辛 3g。

中成药:天麻丸。

分析:营卫不和最易感受风邪,故药宜温服,药后覆被,调摄起居,其病向愈。方中桂枝疏风解肌通络;白芍益阴敛营,固外泄之营阴;生姜、大枣补脾和胃;黄芪、防风、白术、秦艽、海风藤、独活祛风除湿。

4. 血虚风痹证

产后血虚,或禀赋不足,或痹久伤脾化源不足,风邪乘虚而入,痹阻肌肉关节,发为本病。

证候:肌肉关节酸痛乏力,时轻时重,劳累后加重,肢体麻木或肌肉痿软,面黄少华,心悸气短,筋脉拘急,舌淡苔薄白或苔少,脉细弱。

治法:益气养血,舒筋通络。

方药:三痹汤或独活寄生汤加减。

独活 15g,党参 12g,黄芪 15g,白术 10g,当归 10g,川芎 10g,白芍 12g,鸡血藤 15g,桂枝 10g,牛膝 12g,茯苓 12g,甘草 4g。

加减:气血虚较甚加西洋参 10g,阿胶 10g,枸杞 10g;肝肾不足加女贞子 12g,旱莲草 12g,五加皮 10g;邪甚痛剧者加制川乌 10g,蜈蚣 4g,延胡索 12g。

中成药:痹祺胶囊,人参再造丸。

分析:此证宜扶正祛邪并用,扶正重于祛邪,忌动辄改方,应坚持守方治疗,根据病情适当加减。方中当归、川芎、白芍、鸡血藤、牛膝补血活血止痛,血行风自灭;党参、黄芪补气,扶助正气;茯苓、白术健脾祛湿;独活、桂枝祛风除湿止痛。

5. 风痰阻络证

或素体痰盛,或脾虚痰浊内生,猝感风邪,风夹痰走窜,流注经络关节,痹阻气血,即成行痹。

证候:肌肉关节胀痛走窜,肢体麻木或有蚁行感,神倦多睡,或纳少恶心,舌淡红,苔薄腻,脉浮滑或弦。

治法:祛风逐痰,和络舒筋。

方药:指迷茯苓丸加减。

姜半夏 12g,茯苓 12g,枳壳 10g,风化硝 6g,白芥子 10g,木瓜 15g,威灵仙 12g,穿山龙 15g,鸡血藤 15g,制南星 10g,地龙 10g,甘草 4g。

加减:肢体麻木加伸筋草 15g,路路通 10g,乌梢蛇 10g;疼痛较甚加制草乌 12g,蜈蚣 4g;神倦多睡加藿香 10g,石菖蒲 10g;胃脘不适加怀山药 12g,白术 10g。

中成药:瘀血痹颗粒,活血舒筋酊,小活络丸。

分析:行痹实证经治不愈,可从痰论治,常有奇效。方中姜半夏、白芥子、制南星化痰;茯苓、木瓜健脾化湿;风化硝破结消肿;威灵仙祛风除湿,通络止痛;穿山龙、鸡血藤、地龙通络止痛;枳壳行气破结。

以上各型,若出现身热、口渴、局部红肿灼热、舌红、苔黄、脉数等类似于热痹的证候表现,可在辨证基础上合用宣痹汤或四妙散,或参照热痹论治;如出现皮肤青紫、皮下结节、痛如针刺、舌有瘀斑、脉结或代等瘀证表现,加桃仁、红花、土鳖虫、穿山甲;当病程迁延,复感外邪,内舍其合,出现心、肾等病证时,可按相应病证辨证论治。

【其他治疗】

(一) 单方验方

1. 养血祛风汤　当归 10g,酒白芍 10g,川芎 10g,防风 6g,秦艽 10g,陈皮 10g,桂枝 5g,羌活 5g,独活 5g,松节 10g。水煎服,日 1 剂,分 2 煎。适用于风寒、风湿痹阻证。行痹呈游走性疼痛,多由风邪所致。"治风先治血,血行风自灭",这是古代医家的临床经验,所以治风除用祛风药外,不定期要加养血药。根据"气为血帅""血随气行"的道理,在应用血分药时,须加一二味气分药,才能使血分药发挥更大的作用。(《北京市老中医经验选编》)

2. 通痹汤　钻地风 30g,防风、当归各 12g,熟地黄、薏苡仁、鸡血藤各 15g,桂枝、全蝎各 9g,制乳香、制没药、生甘草各 5g,每日早晚各 1 剂,水煎服。适用于风寒、风湿痹阻证。

(《时珍国药研究》)

3. **行痹验方**　汉防己 30g,麻黄 6g,黄芪 9g。每日 1 剂,用清水 5 碗煎成 2 碗,盛在暖水壶中作为饮料,随时进饮。适用于风寒痹阻证。(《中国秘方全书》)

4. **大秦艽汤**　生石膏、生黄芪各 20g,秦艽、当归、茯苓、熟地黄、白术各 15g,防风、川芎、羌活、独活、生地黄、白芍、黄芩、白芷各 10g,炙甘草 6g,细辛 3g,兼表证者加枣 3 枚(掰),生姜 5 片,水煎,早晚饭后 1 小时温服,每次 150 ml。治疗 1 个月。其制方独特之处为搜散风邪与养血活血共处。适用于行痹诸证。

(二) 针灸治疗

1. **毫针**　上肢取曲池、合谷、大杼、列缺,下肢取阳陵泉、足三里、环跳、昆仑,浅刺泻法,每日 1 次,10 次为 1 个疗程,适用于风湿痹阻证;先泻合谷、风池,次补复溜、然谷,配曲池、少商、涌泉等,每日 1 次,5 次为 1 个疗程,适用于营卫不和证;取大杼、曲池、肾俞、足三里、三阴交、昆仑等穴,深刺透穴,留针 10~15 分钟,酌情温针,每日 1 次,10 次为 1 个行程,适用于脾肾两虚及气血两虚证。

2. **耳针**　取肾、脾及患者相应压痛点,每次选 1~2 个穴,埋针 3~5 日,间日 1 次,3~5 次为 1 个疗程,适用于风寒或风湿痹阻证。

3. **拔罐**　取穴同毫针穴位,或取疼痛部位,用梅花针重手法叩击,少量出血,然后用闪火法拔罐,隔日 1 次,5~7 次为 1 个疗程,适用于风寒、风湿痹阻证。

(三) 外治法

1. **离子导入**　将祛风、散寒、除湿中药如制川草乌、制乳香、制没药、威灵仙、羌活、独活、鸡血藤、海桐皮等,煎液浓缩萃取,制成含有中药有效成分的药物垫,运用中频脉冲治疗仪进行中药离子导入治疗,治疗部位可选关节局部或相关穴位。

2. **中药外敷与洗浴**　用药:川乌、草乌各 20g,血竭 15g,乳香、没药各 25g,细辛 10g,白芷 25g,川芎 15g,樟脑 20g,山奈 20g,透骨草 20g。外敷:将上述药物制成粉末,用陈醋调和,每部位外敷 50g,用白胶布固定,保留 8 小时,每日 1 次,5 日 1 个疗程。洗浴:将上述药物加水 2 500ml,煮沸后倒入盆中,将患处先熏后浸浴,每日 1 次,5 日 1 个疗程。

(四) 饮食疗法

1. **薏米煲粥**　用薏苡仁 30~60g,加大米适量煮粥,调味服食,咸、甜均可。适用于风湿痹阻证。(《世医得效方》)

2. **五加皮酒**　以纱布 2 层包五加皮适量放入阔口瓶内,用米酒浸泡过药面,加盖密封 3~4 周后去渣,每日饮 1~2 次,每次 15~30ml,或视个人酒量酌饮。适用于风寒、风湿痹阻证。(《本草纲目》)

3. **大枣人参汤**　白参或西洋参 10g,枣 5 枚,放炖盅内隔水炖服,间日 1 次或每周 2 次,视病情而定。适用于精血亏虚证或气血两虚证。(《十药神书》)

4. **葱白粥**　煮米成粥,临熟加入葱白,不拘时服,食后覆被微汗。适用于风寒痹阻证。(《饮食辨录》)

【调摄护理】

(一) 调摄

1. 克服恐惧心理,了解疾病发生发展的规律,树立信心,积极治疗,保持良好心态,做到有病早治、正规治疗、按疗程服药。

2. 注意防寒保暖,避免涉水冒雨,防止感冒,保持居处环境及衣被干燥,勿下冷水,阴雨天及气候变化时应注意局部保暖。疼痛部位可加保护套。夏季不能游泳,不宜睡竹席、竹床。

3. 饮食宜清淡易于消化,宜温热,忌寒凉、肥腻,可选养血祛风食品,如羊肉、排骨、阿胶、枸杞、桑椹等,忌肥甘厚味,有热象者忌酒及辛辣煎炸之品。

4. 急性发作期,关节肿胀、疼痛剧烈,应注意休息,不宜剧烈活动;疼痛缓解,病情稳定后,宜适当锻炼,增强体质,提高机体对气候、环境因素变化的适应能力,同时维护关节功能。

(二) 护理

1. 向患者讲解行痹的发病规律、临床特点及防治知识,鼓励患者树立战胜疾病的信心。使其保持心情舒畅,积极面对疾病,及时治疗,并在不断沟通中使患者增强对医护人员的信任感。

2. 注意保持患者居处或病房通风、干燥、空气新鲜,衣被常晒太阳而保持干燥。对肢体功能障碍者,应多加照顾,防止跌仆外伤。对邪郁化热者应密切观察体温变化,以便对症处理。

3. 营卫不和或外感风寒者,饮食可酌配温热性食物,如姜茶,生姜红糖汤等;有热者,可配冬瓜汤、绿豆汤、西红柿汤等;体质虚弱者可给予高蛋白、高热量饮食。注意饮食的调摄禁忌。

4. 交代药物的特殊煎服法,如先煎、后下、久煎等,注意密切观察药物疗效及毒副反应。

【转归预后】

营卫不和及风寒风湿痹阻证多见于行痹初期,证情较轻,较易治愈。因失治、误治或调摄不当,常可转成慢性。或风寒湿邪胶结,缠绵不已;或邪郁化热成风湿热痹。但若坚持治疗,调摄得当,仍可治愈。若素体虚弱,加之患病日久,或反复感邪,则易耗伤正气,而成气血亏虚或肝肾阴虚或脾肾阳虚证。

素体强壮,感邪轻者,易于治愈,预后较好;素体虚弱,感邪重者,不易治愈,预后较差。行痹的转归与预后除取决于患者正气的强弱与感邪的轻重之外,尚与治疗是否及时有关。治疗及时者,容易治愈;治疗不及时或误治者,则易转成慢性而缠绵难愈。

【医论医案】

(一) 医论

《灵枢·论疾诊尺》:尺脉涩者,风痹也。

《灵枢·厥病》:风痹淫泺,病不可已者,足如履冰,时如入汤中,股胫淫泺,烦心头痛,时呕时悗,眩已汗出,久则目眩,悲以喜恐,短气不乐,不出三年死也。

《诸病源候论·风痹候》:痹者,由人体虚,腠理开,故受风邪也。病在阳曰风,病在阴曰痹。

《医宗必读·痹》:治行痹者,散风为主,御寒利湿仍不可废,大抵参以补血之剂。盖治风先治血,血行风自灭也。

《景岳全书·风痹》:风痹一证,即今人所谓痛风也。盖痹者闭也,以血气为邪所闭,不得通行而病也。

(二) 医案

才某,女,59 岁,工人,1984 年春就诊。

患者周身关节肿痛十余年,受凉及阴雨天症状加重,两上肢沉重疼痛,屈伸不利,时有关节游走作痛,不能操持家务。舌绛,苔薄腻,脉沉细。诊为行痹风湿痹阻证。治以祛风除湿,佐以散寒通络。方选防风汤化裁,药用防风 10g,白术 10g,麻黄 10g,附子 10g(先煎),桂枝 15g,白芍 15g,知母 15g,地龙 15g,生姜片 3 片,甘草 10g,日 1 剂,水煎服。共服药 30 剂,周身关节肿痛消退,疼痛消失,关节功能恢复,屈伸自如,已能操持较繁重的家务。追访未复发。(《中医临床经验选编》)

(陈崑山　喻建平　肖　河)

第 2 节　痛　痹

痛痹是因正气不足,风、寒、湿邪以寒邪为主侵袭人体,痹阻经络,气血运行不畅,而引起肌肉、筋骨、关节发生疼痛,痛有定处,疼痛较剧,得热痛减,遇寒痛重,肢体拘挛、屈伸不利等为主要临床表现的病证。本病四季气温骤降均可发生,多发于冬季,发病年龄以中年居多,女性多于男性。

痛痹包括西医学的风湿性疾病,如风湿性关节炎、类风湿关节炎、系统性红斑狼疮、硬皮病、多发性肌炎、坐骨神经痛、臂丛神经痛、增生性脊柱炎、颈椎病、跟痛症、骨关节炎、血栓闭塞性脉管炎等许多疾病,病程中均可出现痛痹的临床特点。

【源流考略】

早在《内经》对痛痹的病因、病机、证候分类及演变等就有精辟的论述。病因病机方面,认为感受风寒湿邪,而以寒邪为主,是引起痛痹的主要原因。《素问·痹论》曰"风寒湿三气杂至,合而为痹……其寒气胜者为痛痹",《素问·举痛论》曰"寒气客于经脉之中,与炅气相薄则脉满,满则痛而不可按",又说"寒气客于脉外则脉寒,脉寒则缩蜷,缩蜷则脉绌急,绌急则外引小络,故卒然而痛",进一步阐明寒主收引凝滞,致经脉缩蜷绌急拘挛而发急性疼痛。明代张景岳关于痛痹寒热阴阳的属性谓"若欲辨其寒热,无热者便为阴证,然痹本阴邪,故惟寒者多而热者少,则此不可不察",正确地指出痛痹属阴属寒者为多。《外台秘要》在痹证、历节病之外,另立白虎病名,亦有将痛痹称为历节、白虎历节、痛风、骨痹等名者。如《景岳全书·风痹》说:"历节风痛……三气之邪偏历关节,与气血相搏而疼痛非常,或如虎之咬,故又有白虎历节之名。"《杂病源流犀烛·诸病源流》说:"白虎历节风,痛痹之一症也,以其痛循历遍身关节,故曰历节。以其痛甚如虎咬,故曰白虎历节。"《杂病广要·历节》说:"历节,即行痹痛痹之属,唐人或谓之白虎病,宋人则称白虎历节风,又称痛风。"《医宗必读》说"骨痹即寒痹、痛痹也,痛苦切心,四肢挛急,关节浮肿",并对痛痹治疗原则有很好的概括,指出"治痛痹者,散寒为主,疏风燥湿仍不可缺,大抵参以补血之剂,非大辛大温,不能释其凝寒之害也"。

【病因病机】

痛痹病因有内外正邪两类因素。外因多与气温骤降、寒凉涉水、触风冒雨、步履冰雪、久居寒湿环境等,致使风寒湿邪以寒邪为主侵入机体有关。内因则主要与脏腑阴阳失调、正气不足为决定性因素。其病机是正气亏虚,风寒湿邪以寒邪为主侵袭肌肉、关节、经络,气血痹阻而发生痛痹。

一、正气虚衰

《素问·百病始生》指出正气虚弱是疾病发生的先决条件,痛痹亦不例外,正气不足是痛痹发生的内在根据,是其本。而风寒湿邪杂至以寒为主是痛痹发生的外在条件,是其标。

1. **营卫不和** 卫循脉外,营荣脉中,人体防御功能与营卫关系密切。营卫不和则腠理疏松,卫外防御功能失常,风寒湿邪乘虚侵袭,邪阻经络,凝滞气血而引发痛痹。正如明代秦景明《症因脉治》所说:"寒痹之因,营气不足,卫外之阳不固,皮毛空疏,腠理不充,或冲寒冒雨,露卧当风,则寒邪袭之而寒痹作矣。"

2. **气血不足** 气血不足是痛痹发生的一个重要因素,《金匮要略》中风历节篇曰:"少阴脉浮而弱,弱则血不足,浮则为风,风血相搏,即疼痛如掣。"《景岳全书·风痹》曰:"风痹之证,大抵因虚者多,因寒者多。惟血气不充,故风寒得以入之……此痛痹之大端也。"此病发病率女性多于男性,与女子经、孕、产、乳的生理有关。女子以血为本,经、孕、产、乳等以血为用,皆易耗血,气血互存互生,不足则卫外不固,腠理疏松。若起居不慎,调摄失宜,风寒湿邪乘虚侵袭,留滞肌肤、筋脉、经络、关节,痹阻血脉而成痛痹。

3. **阴阳失调** 各种原因导致的阴盛阳衰,必然引起脏腑功能低下或失调,进而影响营卫气血津液的生成,使正气虚衰,抗邪能力下降,外邪乘虚内侵而发为痛痹。另一方面,阳气虚衰,阴气偏盛,寒自内生,感受风寒湿邪,多从阴化寒而为寒湿痹。正如《素问·四时刺逆从论》曰"太阴有余,病肉痹……太阳有余,病骨痹身重",这是指湿盛和寒盛而易患寒湿痛痹。

4. **肝脾肾亏虚** 肾为先天之本,藏精而主骨。肝为罢极之本,藏血而主筋。脾为后天之本,气血生化之源,主肌肉四肢。若先天不足或后天失养或久病大病之后,元气未复,或起居不节,房劳过度,或负重劳损,或妇人、产妇失血过多等,皆可损伤肝脾肾三脏,使肾精、肝血、脾气不足,肌肉筋骨失养,外邪乘虚而入,而生痛痹。

二、外邪痛痹

外感风寒湿邪以寒气胜者为痛痹发病的外因。寒邪凝滞,湿性黏腻,同为阴邪最易相合,临床上寒湿痹阻亦是常见的病机与证候。清陈修园《医学从众录·风痹痿》曰:"痹者,闭也,风寒湿杂至而为痹,与痛风相似,但风则阳受之,痹则阴受之,虽行痹属风,痛痹属寒,着痹属湿,而三者之合,自当以寒湿为主。"

三、痰浊瘀血

痰浊和瘀血既是病理产物,又是致病因素。饮食不节致脾失健运,聚湿生痰。或跌仆闪挫、外伤术后等,可致气血凝滞。痰瘀互结滞留局部,阻遏气血,肌肉筋脉失养,机体御邪功能低下,风寒湿邪乘虚侵袭而发痛痹。《医门法律》曰"风寒湿三痹之邪,每借人胸中之痰为相授,故治痹方中,多兼用治痰之药"。《儒门事亲》认为,痹证乃"胸膈间有寒痰之故也",并指出"必先涌去其寒痰,然后诸法皆效"。临证所见痹与痰瘀相夹比单纯风寒湿痹更为复杂严重。另外,风寒湿痹病程日久导致脏腑经络功能失调,遂生痰瘀,痰瘀与风寒湿交阻相夹成为新的致病因素,进一步阻痹脉络,蓄滞于骨骱,出现骨节肿大、僵硬变形或剧痛难忍等症。《医学传心录》所说:"风寒湿气传入肌肤,流注经络,则津液为之不清,或变痰饮,或成瘀血,闭塞隧道,故作痛走注。"《类证治裁·痹证》在论述痹病日久不愈时更明确地指出,"必有湿痰败血瘀滞经络"。

【诊断与鉴别诊断】

一、诊断要点

(1)本病多以肢体关节(颈、脊、腰、骶髂、髋、肩、膝、肘、腕、踝、跖、趾、指关节等)疼痛、肿胀、酸楚、麻木、活动不利为主症。

(2)腰脊、四肢关节及肌肉冷痛,以疼痛剧烈、痛处不移为特点。

(3)其以遇寒痛重、得温痛减、局部皮色不红、肢体关节屈伸不利、形寒肢冷、昼轻夜重为特征。

(4)舌质淡胖、苔薄白、脉弦紧。

二、鉴别诊断

本病应与行痹、着痹、热痹、皮痹、肌痹、脉痹等相鉴别(见相关章节)。

【辨证论治】

(一)寒凝痹阻证

证候:肢体关节肌肉冷痛剧烈,遇寒痛增,得热痛减,痛处固定,昼轻夜重,甚则关节不能屈伸,痛处不红不热,形寒肢冷,便溏尿清,舌淡苔白,脉弦紧或沉缓。痛剧不移,得温痛减、遇寒痛重为本证诊断要点。

治法:温经散寒,通络止痛。

方药:乌附麻辛桂姜汤加减。

制川乌15g,熟附子10g,干姜10g,麻黄10g,细辛3g,桂枝10g,甘草6g。

加减:寒甚加制草乌15g;痛偏上肢加羌活15g,威灵仙24g,千年健15g;痛偏下肢加独活15g,牛膝18g,防己24g;痛偏于腰加桑寄生15g,杜仲10g,续断15g,淫羊藿15g。

中成药:寒湿痹颗粒,尪痹颗粒,坎离砂,附桂风湿膏。

分析:此证是因人体阳气不足,寒邪侵袭为患。寒为阴邪,性凝滞,主收引,寒邪阻遏气血或经脉拘挛则疼痛。遇寒冷则凝滞收引疼痛加剧,肢节屈伸不利。遇热则寒凝渐散,气血又复流通温煦,故痛减症减缓;寒邪伤阳,阳气不足则形寒肢冷;脉弦紧、舌淡苔白,也属寒凝。方用制川乌、熟附子、干姜温经散寒止痛,麻黄、细辛、桂枝疏风散寒,甘草调和诸药,共奏温经散寒、通络止痛之功。

(二)风寒痹阻证

证候:肢体关节冷痛,游走不定,遇寒痛增,得热痛减,局部皮色不红,触之不热,四肢拘急、关节屈伸不利,恶风畏寒,舌质淡暗,苔薄白,脉浮紧或弦缓。疼痛游走不定,遇寒痛增、得热痛减是该证诊断要点。

治法:祛风散寒,温经通络。

方药:乌头汤加减。

制川乌 12g,麻黄 10g,黄芪 18g,白芍 15g,甘草 10g,蜂蜜 30g。

加减:风胜加羌活 15g;痛以上肢为主加威灵仙 18g、川芎 10g;痛以腰背为主加杜仲 10g;痛以膝踝为主加独活 15g、牛膝 18g。

中成药:疏风定痛丸,寒湿痹颗粒,盘龙七片,伤湿止痛膏。

分析:风寒之邪侵袭机体,痹阻经络、关节,气血运行不畅。风性善行,疼痛呈游走性。寒为阴邪,性凝滞主收引,使气血凝滞,阻遏更甚,故关节冷痛,屈伸不利,遇寒痛增。寒既属阴,故局部皮色不红,触之不热,恶风畏寒。舌质淡暗,苔薄白,脉弦紧或弦缓,筋脉拘急为风寒之征。方用川乌头、麻黄温经散寒,两药配合可搜剔入骨之风寒,为方中主药,辅以黄芪益气固卫,白芍养血,甘草、蜂蜜缓痛解毒,诸药配合共奏祛风散寒、温经通络功效。本证亦可选用麻黄附子细辛汤加减;轻症可用《济生方》防风汤加减。

(三) 寒湿痹阻证

证候:肢体关节冷痛肿胀重着,痛处固定,屈伸不利,昼轻夜重,遇寒湿痛增,得温热痛减,舌质淡胖,苔白滑腻,脉弦滑或沉紧缓。本证的诊断要点是关节冷痛肿胀重着,痛有定处。

治法:温经散寒,祛湿通络。

方药:附子汤加减。

制附子 15g,白术 15g,白芍 15g,茯苓 15g,人参 10g,肉桂 10g,细辛 3g,川椒 10g,独活 15g,秦艽 15g。

加减:寒甚加制川乌 10g;湿重加薏苡仁 15g、苍术 15g。

中成药:寒湿痹颗粒,尪痹颗粒,强筋健骨丸,通络开痹片,盘龙七片。

分析:风寒湿外邪致痹,寒湿邪偏重形成寒湿痹阻证。寒为阴邪、性凝滞,主收引,主疼痛,气血经脉为寒邪阻遏,不通则痛,故关节冷痛;遇寒冷则凝滞加重,故遇寒痛甚、屈伸不利,遇热则寒凝渐散,气血运行,故得热痛减;湿为阴邪,重浊黏滞,阻碍气机,故肢体重着,痛处不移;寒湿日盛,留于关节,故关节肿胀;舌质淡暗,舌体胖嫩、苔白腻、脉弦紧或弦缓等皆为寒湿之象。方中重用附子温经扶阳,祛寒湿止疼痛;白术、附子相伍能温散寒湿;参附同用温补元阳;芍药、附子同用能温经和营止痛;茯苓利水渗湿;以大辛大热之肉桂、细辛、川椒配附子温散重症寒湿;独活、秦艽以祛风除湿、和血通络。诸药合用,共奏温经散寒、祛湿通络之功。本证亦可选用桂附姜术汤加减。

(四) 风寒湿痹阻证

证候:肢体关节冷痛沉重,痛处游走不定,局部肿胀,关节屈伸不利,遇寒痛增,得温痛减,恶风畏寒,舌质暗淡,苔薄白或白腻,脉浮紧或弦缓。肢体关节冷痛沉重,痛无定处,遇风寒加剧,得温痛减是本证诊断要点。

治法:疏风散寒,祛湿通络。

方药:蠲痹汤加减。

羌活 15g,独活 15g,肉桂 10g,秦艽 15g,海风藤 15g,桑枝 15g,当归 10g,川芎 15g,乳香

6g,广木香 6g,甘草 3g,细辛 3g,苍术 15g。

加减:痛甚加威灵仙 20g,防己 15g;风偏重加防风 15g,秦艽增至 20g;寒重加制附子 10g;湿重加防己 15g,薏苡仁 20g,萆薢 15g。

中成药:祛风止痛片,通络开痹片。

分析:风性善行,则疼痛游走不定。寒为阴邪,易伤阳气,阻遏气血,经络不通,故冷痛。湿性重浊,阻遏气机,则肢体困重。肢体冷痛、重着、痛处游走不定,舌淡暗、苔薄白、脉浮紧,为风寒湿痹阻证主要特点。方用羌活、独活、桑枝、秦艽、海风藤祛风宣痹;肉桂、细辛温经通阳,苍术健脾燥湿;乳香、木香、川芎、当归理气活血;甘草调和诸药,共奏祛风散寒、除湿通络之功。本证亦可选用羌活胜湿汤加减,或用《圣济总录》海桐皮汤:海桐皮、防己、炮附子、肉桂、麻黄、天冬、丹参、生姜、甘草。

(五) 痰瘀痹阻证

证候:痹病日久肌肉关节肿胀刺痛,痛处不移,夜间痛重,关节僵硬变形,屈伸不利,肌肤暗黧,肿处按之稍硬、皮下硬结或瘀斑,肢体沉重麻木,面色晦暗,眼睑浮肿,胸闷痰多,舌质紫暗、瘀斑瘀点,苔白腻,脉沉细涩或沉滑。关节僵硬变形刺痛,痛处不移,局部肿胀色暗,皮下硬结瘀斑为本证诊断要点。

治法:活血行瘀,化痰通络。

方药:身痛逐瘀汤合二陈汤加减。

桃仁 10g,红花 10g,川芎 6g,当归 10g,陈皮 15g,半夏 10g,茯苓 15g,没药 6g,五灵脂 10g,地龙 15g,秦艽 15g,羌活 15g,怀牛膝 18g,甘草 6g。

加减:痰留关节,皮下结节,加制南星 10g、白芥子 10g 以豁痰利气;如痰瘀不散,疼痛不已,加炮山甲 10g、白花蛇 1 条、蜈蚣 2 条、土鳖虫 10g 以搜风散结,通络止痛;痰瘀痹阻多损伤正气,若神疲乏力,面色不华,可加党参 18g、黄芪 24g,肢凉畏风冷者,加桂枝 10g、制附子 10g、细辛 3g、防风 10g 以温经通痹。

中成药:瘀血痹颗粒,活血舒筋酊,大活络丸,小活络丹。

分析:痰瘀即瘀血和痰湿互结而成,二者交结留阻经络、关节、肌肉,故肌肉关节肿胀沉重刺痛。痰瘀留于肌肤,则见痰核结节或瘀斑;深入筋骨,致骨变筋缩,久则关节僵硬畸形。痰瘀阻滞,经脉肌肤失荣,故顽麻不仁,面色黧黑。舌质紫暗或瘀斑瘀点、脉沉细涩或沉滑为痰瘀之象;目睑浮肿、胸闷痰多、困倦乏力、苔白腻,为痰湿为患。方用桃仁、红花、川芎活血化瘀,当归养血;二陈汤燥湿化痰;没药、五灵脂、地龙活血祛瘀、香附理气通络;秦艽、羌活祛风除湿通利关节,羌活善祛上肢风寒湿,怀牛膝活血通络,引血下行,补肝肾强筋骨;甘草调和诸药。诸药合用,治痹久不愈,痰瘀互结,疼痛不已。

(六) 肝肾阴虚证

证候:腰膝酸软而痛,关节疼痛肿胀甚至变形、屈伸不利,骨节烦痛,入夜愈甚,肌肤麻木,步履艰难,筋脉拘急,形体消瘦,口燥咽干,眩晕耳鸣,失眠,健忘,潮热盗汗,五心烦热,两颧潮红,遗精,经少或经闭,舌红少苔,脉细数或弦细数。腰膝酸软疼痛、五心烦热,关节肿痛,肌肤麻木是本证诊断要点。

治法:补肝益肾,强筋健骨。

方药:独活寄生汤加减。

独活 15g,桑寄生 15g,杜仲 10g,怀牛膝 18g,秦艽 15g,防风 10g,细辛 3g,当归 10g,生

地 15g，白芍 15g，人参 10g，茯苓 15g，川芎 6g，肉桂 10g，生姜 3 片，甘草 6g。

加减：疼痛甚加制川乌 10g、地龙 15g、红花 10g 以祛寒通络，活血止痛；寒邪偏重加制附子 10g，干姜 10g；湿邪偏重加防己 15g，苍术 15g，薏苡仁 15g。

中成药：尪痹颗粒，大补阴丸，龟鹿补肾丸，益肾壮骨胶囊。

分析：肾主骨藏真阴而寓元阳，为先天之本。肝主筋，司全身筋骨关节之屈伸。痹久伤阴，导致肾水亏虚，水不涵木，肝木风火消灼阴精，筋骨关节脉络失养，则见关节疼痛，肢体麻木，抽掣拘急，屈伸不利，行动困难。腰为肾府，肾阴不足，则腰酸无力。肝肾阴虚，脉络不荣，血脉不通，气血凝滞，则关节肿胀变形，昼阳夜阴，邪入于阴，正邪相争，故夜重昼轻。肝肾阴虚则生内热，故五心烦热，潮热盗汗，两颧潮红，失眠健忘，口燥咽干；肾水亏损，水不涵木，而头晕目眩。舌红少苔或无苔，脉细数或弦细数，均为阴虚有热。方用独活辛温发散，善祛下焦与筋骨间风寒湿邪，为治痛痹主药；桑寄生、杜仲、牛膝益肝肾，强腰膝，为辅药；秦艽、防风祛风湿止痹痛，细辛发散阴经风寒，搜剔筋骨风湿而止痛；当归、生地、白芍养血和血；人参、茯苓补气健脾扶助正气；更以川芎、肉桂温通血脉；生姜发散祛寒，共为佐药。甘草调和诸药为使药。诸药协同，使寒邪得祛，气血得充，肝肾得补。

（七）肝肾阳虚证

证候：腰膝酸软，关节冷痛，肿胀，屈伸不利，昼轻夜重，下肢无力，足跟疼痛，畏寒肢冷，面色㿠白，自汗，口淡不渴，毛发脱落或早白，齿松或脱落，面浮肢肿，夜尿频数，性欲减退，经少后愆，舌质淡胖，苔白滑，脉沉弦无力。腰膝酸软疼痛，畏寒，关节冷痛肿胀为该证诊断要点。

治法：温补肝肾，祛寒除湿，散风通络。

方药：消阴来复汤加减。

鹿茸 6g，制附子 10g，补骨脂 15g，菟丝子 15g，枸杞 15g，益智仁 15g，小茴香 10g，木香 10g，当归 10g，牛膝 18g，狗脊 10g，独活 15g，生姜 3 片，大枣 10 枚。

加减：寒重加制川乌 10g，制草乌 10g，麻黄 10g；湿重加薏苡仁 15g，茯苓 15g，苍术 15g。

中成药：尪痹颗粒，滋补大力丸，右归丸。

分析：肾藏精主骨生髓。肝藏血主筋。肝肾阳虚，髓不能满，筋骨失养，气血不行，痹阻经络，渐致关节疼痛、僵硬、屈伸不利。肾阳不足，温煦失司，致畏寒喜暖，手足不温。腰为肾府，肾阳不足，故腰膝酸软，下肢无力。足少阴肾经循足跟，肾虚经脉失养，致足跟酸痛。肾藏精，肝藏血，肝肾阳虚，精血失于温养，故性欲减退，月经后愆、量少。舌体胖，苔白滑，脉沉弦，为阳虚之象。方中以鹿茸温补肝肾、强筋骨为主药；制附子大辛大热，壮阳散寒通痹，通行十二经；补骨脂、菟丝子暖肝肾，牛膝、狗脊补肝肾固腰膝，独活祛风除湿而止痛，共为辅药；枸杞补血养精，益智仁散寒暖肾，小茴香暖下元，木香、当归行气养血活络，使气行血畅，共为佐药；生姜发散降逆，大枣补中和药，共为使药。诸药合用，共奏益肾养肝、强筋壮骨、散寒通痹之效。

【其他治疗】

一、单方验方

（1）风痛散：马钱子、麻黄等量，同煮 4~6 小时，弃麻黄，取马钱子去皮、芯，麻油炸至黄而不焦表面起泡时立即取出,擦去表面油,研末,装腔囊,每晚临睡前服 1 次,每次 0.3g,黄酒 1 匙或温开水送服,每 3 日加 1 次量,每次递增 0.3g,以出现轻微头晕和偶然抽搐为度,每晚服量最多 0.9~1.2g。如抽搐较多,可多饮温开水。如抽搐严重,则用镇静药拮抗。适于风寒湿痹阻证。(上海市中医医院方)

(2)金雀根汤:金雀根 30g,桑树根 30g,大枣 10 枚。治疗漏肩风、颈肩风、腿股风、鸡爪风等证属风寒湿痹阻证者。(上海民间单方)

(3)海风藤 24g,地龙 12g,炮山甲 9g,木瓜 15g,乌梢蛇 9g,威灵仙 15g,制南星 9g,橘红 9g,独活 12g,水煎服。适用于痰瘀痹阻证。

二、针灸疗法

1. **毫针**　主穴:关元、肾俞、大椎、足三里、阳陵泉、丰隆、三阴交、夹脊穴。主穴每次选用 3~4 穴。配穴:肩关节取肩髎;肘、腕、掌指关节取曲池、尺泽、内关、外关、合谷;膝关节取梁丘、犊鼻、内膝眼;跖趾等关节取昆仑、太溪、丘墟、解溪、承山。疼痛部位可配阿是穴。宜温针、艾灸。

2. **耳针**　取心、肺、脾、肝、肾穴,配病变相应部位针刺,间日 1 次,3~15 次为 1 个疗程。

3. **灸法**　上述毫针处皆可加艾灸,亦可取阿是穴,艾条灸 15~20 分钟(预防烫伤),10 次为 1 个疗程。

4. **拔罐**　根据患病部位,选用大小相宜的火罐,在疼痛部位进行操作,可用 3~5 个火罐,每次留罐 5 分钟。

5. **刺血**　取委中、委阳、足临泣或患肢静脉血管较明显处的有关穴位 1~3 个,用三棱针刺入穴位部小静脉使其自然出血,每 1~2 周治疗 1 次,3~5 次为 1 个疗程。

6. **穴位注射**

(1)正清风痛宁注射液,按循经取穴或局部取穴(阿是穴),首次治疗选取 1 个穴位,第二次开始每次治疗选取 2~3 个穴位,每穴位注射 1ml(25mg),5 次为 1 个疗程。根据病情需要,可以连续治疗。注意事项:注射后留观 15 分钟,无不适方可离开。注射后出现皮肤潮红、瘙痒、皮疹、烘热,偶见汗出、头晕等,多在 1 小时内自行缓解。反应严重者可肌内注射异丙嗪注射液 25~50mg,一般即刻缓解。极个别过敏休克,按过敏性休克处理。

(2)野木瓜注射液,每次用 2~4ml,按针灸穴位或阿是穴分别注射。

(3)复方当归注射,每次用 5~10ml,每穴可注入 2ml,每日或隔日 1 次。

三、推拿疗法

1. **点穴**　背部可点大椎、肝俞、脾俞、肾俞、关元、八髎、秩边;下肢可点环跳、承扶、殷门、委中、承山、昆仑、髀关、伏兔、鹤顶、膝眼、足三里、三阴交、绝谷、太溪、内庭;上肢可点肩井、肩贞、曲池、外关、合谷。均用强刺激手法,然后停留镇定手法。

2. **推拿**　背部用捏脊舒筋法,自八髎开始,沿夹脊两线上至大椎,推捏 3 遍,再沿膀胱经各推捏 3 遍,四肢均可采用按、揉、推、擦、提、旋转、扇打、臂叩、归挤、捋等手法,刚柔并用,以深透为主。以上二法可相结合。此外,用特定的电磁波治疗器(又名 TDP 治疗器、神灯)照射患病部位,每次 30~40 分钟,每日 1 次,10 次为 1 个疗程。

四、外治法

1. 熏洗法

(1)海桐皮、桂枝、海风藤、路路通、宽筋藤、两面针各 30g 水煎,趁热熏洗关节,每日 1~2 次,每次 20~30 分钟。(《实用中医内科学》)

(2)花椒、透骨草各 9g,艾叶 30g,水煎。利用其热气熏患处,洗之温之,每日 1 次。

(3)川、草乌各 20g,白芷 50g,伸筋草 60g,羌、独活各 50g,透骨草 60g,细辛 10g,川芎 30g,桂枝 30g,威灵仙 60g,水煎,熏洗,每日 2~3 次,每次 15 分钟,5~10 日为 1 个疗程。(贵州中医药大学附属医院验方)

2. 外搽法

(1)蜂生擦剂,蜂房(洗净,扯碎,晾干)180g,生川乌、生草乌、生南星、生半夏各 60g,以 60% 酒精 1 500ml 浸泡 2 周,去渣,用 200ml 之瓶分装。以药棉蘸药液擦关节肿痛处,每日 3~4 次,有消肿止痛之效。

(2)用红灵酒揉搽患肢,每日 20 分钟,日 2 次。

3. 贴敷法

(1)附子、干姜、吴茱萸等份研粉,蜜调敷足底涌泉穴,每日 1 次。用于寒凝证。

(2)伤湿止痛膏、痛贴灵、附桂风湿膏贴患处。

(3)寒痛乐外敷局部。

4. 电致孔温热中低频治疗仪透皮导入正清风痛宁注射液　正清风痛宁注射液 1~2 支加入折叠好的纱布上(完全湿润),将纱布分别对置或并置平整放在患者肿痛关节肌肤部位,然后将 2 个电极板分别贴放在纱布上。电流强度以患者感觉明显的肌收缩和肌震颤能耐受为宜。每日 1~2 次,每次 30 分钟,7 次为 1 个疗程,可以连续治疗。免疫风湿病肿痛症状控制后,继续维持治疗 1~2 个疗程,以巩固疗效。

5. 离子透入　干姜、桂枝、赤芍、当归各 2g,羌活、葛根、川芎、海桐皮、姜黄、乳香各 6g,分袋装约 25cm×15cm,每袋 9~12g,封口置蒸锅内加热至气透出布袋,取出降温至 40~42℃,热敷患处加直流电导入。

五、饮食疗法

(1)薏米粥:生薏苡仁多于白米 2~3 倍,先将薏苡仁煮烂,后入大米煮粥。(《饮食辨录》)

(2)鹿茸酒:鹿茸 3~6g,山药 30~60g,白酒 500g,将鹿茸、山药浸泡在酒中,封固 7 日后饮用,每次 1 小盅。(《本草纲目》)

【调摄护理】

一、调摄

1. 本病多病程长,病情缠绵,要劝患者坚持治疗,保持身心愉快,勿神躁情急。

2. 坚持锻炼,可打太极拳、做广播操、跳广场舞及散步等,原则是循序渐进。

3. 注意保暖,避免过劳,防风寒,避潮湿。

4. 加强营养,不过食肥甘腻食。

二、护理

1. 急性及病情较重时，以休养为主，尽量减少活动。
2. 居处干燥、向阳、空气新鲜。被褥干燥，勿在风口阴凉处睡。
3. 洗脸洗手宜用温水。洗脚时热水应没踝上，促进下肢血流畅通。
4. 汗出者干毛巾擦拭，及时换衣。
5. 髋、膝、踝关节变形，注意防止跌仆。

【转归预后】

痛痹的转归与预后取决于患者正气的强弱和感邪的轻重。素体强壮，正气不虚，感邪轻者，易于治愈，预后好。素体虚弱，正气不足，感邪重者，则不易治愈，预后较差。转归、预后与发展缓急和是否及时诊断治疗关系密切。起病急者，易早发现，治疗及时，常可痊愈；起病缓者，正虚为主，诊断困难，治疗常不及时，病情缠绵，预后较差。

风寒痹阻证、寒凝痹阻证、寒湿痹阻证及风寒湿痹阻证等多见于痛痹初中期，证多属实，治护得法，可寒祛病除，失治误治则病缠绵难愈，或转为痰瘀痹阻证或肝肾亏虚证。痰瘀痹阻证多为痛痹中晚期，常由痛痹之初、中期迁延不愈而成，本证病情顽重，需较长时间治疗，方能治愈，否则累及肝肾，成为肝肾阴虚证或肝肾阳虚证。

肝肾阴虚或肝肾阳虚证多由素体虚弱或其他痛痹后期转变而成，此证为久病及脏，正气不足，为痛痹中晚期，治宜滋补肝肾为主或温补肝肾为主兼通痹止痛，此类病症日久根深，预后较差，精心治疗后病情可好转。若日趋严重，则可成阴阳俱虚危候。

病程中，痛痹诸证可交叉出现。寒凝与血瘀，寒湿与痰浊，肝肾阴虚与痰瘀，肝肾阳虚寒凝与痰瘀均可交叉或相兼出现。证虽相兼或交叉，临证仍须明辨主次。

【医论医案】

一、医论

《素问·举痛论》：脉泣则血虚，血虚则痛。寒气入经则稽迟，泣而不行，客于脉中则气不通，故卒然而痛。寒气客于经脉之中，与炅气相薄，则脉满，满则痛而不可按也。寒气稽留，炅气从之，因重于寒则痛久矣。

《素问·调经论》：寒独留，则血凝泣，凝则脉不通。血气者，喜温而恶寒，寒则泣不能流，温则清而去之。

二、医案

王某，女，35 岁，1973 年 3 月初诊。从 1971 年春季开始，患风湿性关节炎，反复发作已 2 年。髋膝关节疼痛，皮色不变，下肢膝关节特别怕冷，局部靠膝垫保暖，遇天冷下雨更难忍，步履艰难，不能上班已 4 个月，舌质淡红，苔薄白，脉弦细而紧。抗 O 1∶1 600，血沉 30mm/h。此为寒痹，治以散寒止痛为主，佐以祛风除湿，方以乌头汤加减：桂枝 30g，制川乌 10g，黄芪 15g，白术 12g，麻黄 6g，白芍 12g，豹皮樟 18g，豆豉姜 15g，服 7 剂。复诊时关节疼痛大减，膝关节自觉转暖，能慢步行走。复诊时，加猴骨 15g、蕲蛇 6g 再服 10 剂，抗 O 降至

1：300，血沉 10mm/h。嘱病者再服药 2 周，以巩固疗效。追查半年无复发。(《老中医医案医话·江世英医案》)

(张国恩 张 哲 李兰军 杨德华 朱大会)

第3节 着 痹

着痹又称湿痹，指人体正气不足，感受湿邪，或夹风、夹寒、夹热，侵袭肌肉、筋骨、关节，导致气血痹阻而引起的以肢体关节酸痛、重着、肿胀、屈伸不利为主要特征的一种病证。发病年龄以青壮年为多，性别差异不大。一年四季均可发病，以长夏、寒冬季节为多见。西医学中类风湿关节炎、风湿热、风湿性关节炎、多发性肌炎、皮肌炎、肌纤维组织炎、系统性红斑狼疮、痛风性关节炎、混合性结缔组织病、硬皮病、坐骨神经痛、感染性关节炎、慢性肌肉肌腱劳损，及某些内科疾病如糖尿病、感冒、败血症、肿瘤等的某一阶段，出现类似于着痹临床表现者，可参照本节进行辨证论治。

【源流考略】

着痹首见于《素问·痹论》，即"风寒湿三气杂至，合而为痹也……湿气胜者为着痹"，认为随其邪气所客部位有皮、肉、脉、筋、骨之不同，其证候也有差异：在皮肉者易愈，在筋骨或入脏腑者难治；而且论述了可采用针灸、药熨和放血治疗，以疏通经络，祛除病邪。《中藏经·论痹》称本病为"湿痹"，是风痹、寒痹、湿痹、热痹、气痹五种之一，还提出饮食肥甘可致肉痹。《金匮要略》亦称本病为"湿痹"，提出利小便为其主要治法。《诸病源候论·风病诸候》中统称风湿痹，指出由于人体腠理不固，气血虚弱，风寒湿邪伤之，搏于皮肉经络，血气不行而形成。《圣济总录》用湿者土性也，土性缓，荣卫之气与湿俱留，以解释着痹之重着不移，而收集治疗方药多首。《儒门事亲》论及湿痹时指出：湿易伤肌肉，着痹经久不愈，易转为肉痿。《脾胃论》论湿痹有脾虚生内湿，内外湿相合之意。《景岳全书》认为湿为阴邪，湿性濡滞，故湿痹见肢体沉重顽麻。《医宗必读》指出湿从土化，病多发于肌肉，采用除湿参以补脾补气之法治疗着痹。《医学入门》认为风湿多侵于上，寒湿多侵于下，湿多则关节重着，一处不移。《医学心悟》认为治疗湿痹应燥湿为主，辅以祛风散寒、参以补脾之剂，此法常为后人遵循。《温病条辨》中提出了暑湿痹的新病名，用加减木防己汤治疗，并指出湿聚热蒸，蕴于经络而成湿痹，用宣痹汤治疗。《临证指南医案》认为湿热入络而为痹，对久病不愈提出了"久病入络"的病机概念。

近现代医家重视湿邪在着痹发病中的作用，曾有无湿不成痹之说。认为痹病风寒湿诸外邪中，湿居其要，是阻滞经络气血的主要因素；且湿性黏滞，故湿又为痹病久延之根；湿为阴邪，其性黏滞重着，困遏阳气阻碍气机，易生痰致瘀，使病情复杂，治疗棘手。

【病因病机】

一、湿邪外袭

正气不足，腠理不固之人，如居处潮湿，或长期工作于水湿环境，或摄生不慎，冒雨涉水，或酒后、汗后、浴后受风,或天热贪凉卧于湿地,致湿邪夹风、寒、热侵袭人体,痹阻气血,脉络不通,皮肉关节受累形成着痹。湿夹风寒之邪多成风寒湿痹,夹热或风寒湿邪郁而化热,则成湿热痹。

二、营卫失调

营卫循行人体肌表,为御外之屏障。如素体虚弱,或久病失养,或疲劳过度,或大汗淋漓,或发汗太过等,均可导致营卫失调,腠理空虚,易招致外邪侵袭,湿夹他邪客于肌表,营卫气血运行不畅而成着痹。

三、气血虚弱

或久病体虚,或营养不良,或慢性失血,或手术、外伤、产后等失血,或饮食伤脾,脾胃虚弱,气血生化乏源,均可导致气血不足,使皮肉、筋骨失养,血脉空虚,湿与他邪杂合而致,痹阻经络、关节、肌肉,发为着痹。

四、脾虚湿阻

饮食不节,或饥饱失度,或过食肥甘,或贪凉饮冷,或酗酒过度,或用药苦寒太过等,均可导致脾胃虚弱,脾失健运,水湿内停,脾湿内盛,同气相求,易致外湿侵袭,内外湿相合,气血痹阻遂成着痹。

五、脾肾阳虚

或年老体衰,或大病之后,或劳倦内伤,或饮食伤脾,后天不能滋养先天,或房劳伤肾,或过用寒凉药物,以致元气受损,脾肾阳虚;脾为内湿之源,肾为主水之脏,脾肾两虚则水湿内盛,同时阳气不足,卫外不固,外湿侵犯,内外合邪,痹阻经络气血,形成着痹。而湿为阴邪,易伤人体之阳,致正虚邪实,病情缠绵。

总之,着痹起因于脏腑功能失调,正气虚弱,营卫不和,腠理不固,湿邪夹风、夹寒、夹热诸邪侵袭人体,留着经络、肌肉、关节,气血不畅,致肢体关节及肌肉、筋骨出现重着、酸胀、麻木等临床表现,遂成本病。湿性重着趋下,故常见腰以下关节受累。湿邪留滞不去,困脾伤阳,久则脾肾两虚,内外湿合邪,正气日伤,病程迁延。湿邪阻碍气机,加之脏腑功能失调,易生痰致瘀,关节肿胀变形。因此,着痹初起以邪实为主,属实证;病程迁延,邪实伤正,虚实相兼;后期以脾肾阳虚、水湿失制为主,属虚证。

因湿性黏滞,故着痹治疗周期较长,但只要辨证准确,选方合理,用药精当,常可邪去正安,疾病向愈。如治疗不当,或调摄失宜,或邪气日深,正虚邪恋,缠绵难愈。久治不愈,可转为痿病,肢体瘫痪,甚至危及生命。

【诊断与鉴别诊断】

一、诊断要点

1. 发病年龄以中青年为多,老年次之,儿童少见,男女均可患病,以长夏、寒冬季节多见,可有感受湿邪的环境与因素。

2. 肢体关节肌肉酸痛、沉重,或肿胀、麻木不仁、屈伸不利,关节怕冷,皮色不变,以腰以下关节受累多见,遇阴雨天症状加重。

3. 多伴有头身困重、精神萎靡、汗出恶风、四肢欠温、胸闷腹胀、纳食减少、小便不利、大便稀溏等。

4. 舌质淡,舌体胖,苔白腻,脉沉细或濡缓。

5. 反复发作,病程较长,缠绵难愈。

具备第 2 条,兼备其他各条,可诊断为着痹。

二、鉴别诊断

着痹应与行痹、痛痹、热痹、历节等相鉴别。

1. **行痹** 着痹与行痹均可有肌肉关节疼痛、肿胀,但行痹以风邪为主,起病较急,病程较短,其痛游走不定,以上肢、肩背受累为主,可伴恶风发热;而着痹以湿邪为主,起病较缓,病程较长,痛处变换较慢,以腰以下关节受累为主,可伴神倦肢困。

2. **痛痹** 着痹与痛痹均可有肢体关节疼痛、畏寒,但痛痹以寒邪为主,疼痛较剧,伴或不伴关节肿胀,全身关节肌肉均可受累;而着痹以湿邪为主,疼痛较缓,常伴有关节肿胀,下肢关节受累多见,常有肢体困重麻木。

3. **热痹** 着痹邪郁化热后临床表现与热痹相似,但热痹起病即见一派热象,如关节红、肿、热、痛,局部灼热,口渴身热,舌红、苔黄、脉数等;而着痹起病常见关节重着、酸楚,皮色不红,局部不热,口不渴,身畏寒,舌淡红,苔薄腻,脉沉缓。

4. **历节** 着痹与历节均可出现关节疼痛,但历节特征为:关节痛剧,痛如虎咬,游走不定,遍历关节,活动受限,脉弦紧;而着痹特征为:肢体肌肉关节重着、酸痛、麻木,痛势较缓,痛处转移较慢或相对固定,脉濡缓。

【辨证论治】

一、辨证要点

1. **辨虚实** 本病初起,或年龄较轻,肢体关节酸痛、沉重,肿胀较突出,苔腻、脉濡者,病性以邪实为主,多属实证;着痹日久,或年老体弱,肢体关节疼痛较缓,而功能障碍明显,以全身症状为主,脉虚无力者,以正虚为主,多属虚证。

2. **辨夹杂** 夹风者,肢体关节疼痛、肿胀、重着,其游走不定,脉浮;夹寒者,关节疼痛剧烈,遇寒而甚,得热痛减,脉紧;夹热者,关节疼痛、肿胀,局部皮色红,有灼热感,脉数或滑;痰瘀互结者,关节肿胀僵硬甚则变形,痛处固定,痛如针刺,皮色黯或紫,或见皮下痰核,脉涩。

3. **辨气血阴阳** 阴血不足者,面色无华,唇甲不荣,肢体麻木,筋脉拘急,男子头晕目眩,女子月经量少、心悸失眠,以肝肾阴虚、精血亏少为主;阳气不足者,精神萎靡,形寒肢冷,面色偏黯,腰膝冷痛,男子阳痿,女子性冷,睡中蜷卧,以脾肾阳虚、阴寒内盛为主。

4. **辨病位** 外邪侵袭人体,常由浅入深,先伤皮肉,再及筋骨,继而脏腑。在皮者多恶风寒,在肉者多肌肤不仁,在筋者则屈伸不利,在骨者则重而不举,入脏腑者则见肝肾或脾肾证候。

二、分证论治

(一) 风湿痹阻证

证候：肌肉关节重着、肿胀、疼痛，其痛游走不定，皮色不变，肌肤多麻木不仁，气候变化时发作或加重，或恶风汗出、头身困重，或身体微肿，舌淡红，苔薄腻，脉浮缓。

治法：祛风除湿，温经通络。

方药：羌活胜湿汤加减。

白花蛇 10g，羌活 15g，独活 15g，川芎 10g，苍术 12g，白术 12g，木瓜 15g，海桐皮 15g，防风 12g，茯苓 10g，陈皮 10g，甘草 4g。

加减：关节痛甚者，加制川乌 10g，延胡索 15g；肿胀较甚者，加汉防己 15g，制南星 10g；恶风较甚者，加海风藤 15g，白芷 10g；头身困重，纳食减少者，加藿香 10g，菖蒲 6g。

中成药：盘龙七片，祛风止痛片，祛风舒筋丸。

分析：腠理不固，营卫不和，冒风淋雨，或汗后当风，湿邪夹风侵袭人体，痹阻经络关节，形成着痹。疏风除湿勿太燥，可酌加当归、玉竹之类，以柔筋缓急，兼防伤阴。

(二) 寒湿痹阻证

证候：肌肉关节疼痛、重着、肿胀，肢体欠利，以下肢关节多见，遇阴雨天尤甚，得热则减，逢寒加重，舌淡嫩，苔白腻，脉弦紧或弦缓。

治法：散寒除湿，温经通络。

方药：乌头汤加减。

制川乌 12g，细辛 3g，桂枝 10g，路路通 10g，白芍 12g，干姜 5g，茯苓 12g，麻黄 10g，当归 10g，独活 15g，蜈蚣 4g，甘草 4g。

加减：关节疼痛较剧者，加白花蛇 10g，松节 10g；肢体欠温者，加淫阳藿 10g，巴戟天 10g；关节肿胀，屈伸不利者，加苍术 12g，防己 15g；兼恶风者，加防风 15g，羌活 15g。

中成药：寒湿痹颗粒，追风活络丸。

分析：汗后冲凉，涉水冒雨，或常居寒湿之地，致寒湿之邪侵袭肌肤肢体关节，痹阻气血，遂成着痹。治寒湿用药多温散辛燥，应预防其耗伤阴血，可酌加熟地黄、当归等。

(三) 湿热痹阻证

证候：肢体关节疼痛、灼热、重着，局部红肿，痛处拒按，口苦汗出，小便黄赤，大便不爽，舌红，苔黄腻，脉滑数。

治法：清热除湿，宣痹通络。

方药：宣痹汤加减。

石膏 24g，滑石 15g，防己 12g，黄柏 10g，晚蚕沙 10g，连翘 10g，薏苡仁 30g，赤小豆 30g，肿节风 15g，忍冬藤 15g，赤芍 10g，地龙 10g。

加减：身热者，加柴胡 10g，青蒿 10g；小便短赤者，加车前草 15g，白茅根 15g；大便不爽者，加广木香 10g，黄连 5g；痛剧者，加徐长卿 15g，全蝎 4g。

中成药：湿热痹颗粒，当归拈痛丸。

分析：气候炎热，湿夹热邪袭人，或素体阳盛，感受风寒湿邪后，郁而化热，湿热痹阻经络关节，气血不畅，发为本病。湿热乃阴阳之邪相合，治疗切忌寒凉过度，伤脾助湿，应治热不避温，少佐温热药有助祛湿之妙。

(四) 脾虚湿阻证

证候:肌肉关节酸楚疼痛,肢体重着,肌肤麻木不仁,肌肉痿软无力,面色苍黄,食欲减退,脘腹胀满,大便稀溏,舌淡胖,舌边有齿印,苔白腻,脉沉缓。

治法:健脾和胃,祛湿蠲痹。

方药:升阳益胃汤加减。

黄芪 20g,党参 15g,苍术 12g,柴胡 6g,白芍 10g,法半夏 10g,茯苓 12g,陈皮 10g,羌活 15g,独活 12g,防风 10g,泽泻 12g,黄连 3g,甘草 4g。

加减:大便稀溏者,加薏苡仁 20g,砂仁 6g;肢体困重者,加藿香 10g,草豆蔻 10g;肌肤不仁者,加路路通 10g,木瓜 15g。

中成药:痹祺胶囊。

分析:素体脾虚,或饮食失节,脾失健运,或痹久湿邪困脾,均可致内外湿相合,痹阻肌肤关节,发为着痹。脾喜燥恶湿,此证多行健脾燥湿。但燥湿运脾以不伤脾阴为要,可重用白扁豆、怀山药以护脾阴。

(五) 脾肾阳虚证

证候:肢体关节酸痛、肿胀、重着,关节屈伸不利,畏寒喜暖,手足不温,腰膝酸软,口淡不渴,纳差腹胀,小便短少,大便稀溏,或男子阳痿,女子性冷,或面浮肢肿,舌淡胖,苔白滑,脉沉细或沉伏。

治法:温补脾肾,通阳蠲痹。

方药:真武汤合羌活胜湿汤加减。

茯苓 15g,白术 12g,白芍 15g,附片 12g,生姜 4 片,羌活 15g,独活 15g,川芎 10g,防风 10g,淫阳藿 10g,巴戟天 10g,威灵仙 15g,秦艽 10g,苍术 10g,海桐皮 10g。

加减:小便短少者,加桂枝 10g,泽泻 15g;大便稀溏者,泻下无数,加罂粟壳 10g,诃子 10g;肢体关节肿胀酸痛不适者,加制草乌 10g,木瓜 15g;腹胀纳差者,加藿香 10g,砂仁 6g。

中成药:尪痹颗粒(片、胶囊),妙济丸。

分析:着痹日久,湿邪困遏,由脾及肾,阳气受损,或先天不足,后天失养,脾肾两虚;脾肾阳虚则水湿无所制,湿邪痹阻经络关节肌肤,气血运行不畅,遂成本病。本证邪实而正气虚衰,治疗棘手,切忌盼效心切,频繁更方,贻误治疗。

【其他治疗】

一、单方验方

1. **补脾燥湿汤**　炒白术 10g,茯苓 10g,防己 10g,焦苍术 10g,防风 10g,秦艽 10g,薏苡仁 15g,羌活 5g,炙甘草 5g。寒重者肿痛喜暖,加桂枝、附子;热重者肿痛而皮红有灼热感,加知母、黄柏;下肢沉重而痛,去羌活,加独活;麻木加黄芪、当归。(《北京市老中医经验选编》)

2. **着痹验方**　晚蚕沙 30g(布包),鲜松针 30g,切细,加黄酒和水各一碗,煎至减半去渣,日 2 次温服。适用于风湿、寒湿证。(《中国秘方全书》)

3. **草薢丸**　草薢八两,牛膝三两,丹参、附子、白术、枳壳各二两,捣末蜜炼为丸如梧桐子大,温酒送服,治风冷湿痹,五缓六急。(《太平圣惠方》)

4. 海桐酒　牛膝、海桐皮、五加皮、独活、防风、杜仲各二两,生地二两半,白术、薏苡仁各一两,浸酒二斤,每服一盏,日三夜一。(《普济方》)

二、针灸治疗

1. 取风池、尺泽、外关、合谷、阳陵泉、照海,均泻患侧,用提插补泻法,留针 20 分钟。适用于风湿、寒湿证。

2. 取至阳、屋翳、天井、肩贞、支正、下巨虚、光明、足临泣,平补平泻手法,可温针。适用于风寒湿痹之着痹。

3. 取足三里、上巨虚、下巨虚、阴市、梁丘、关元,隔姜灸,每天 5 壮。适用于脾虚湿胜证。

4. 取大杼、曲池、肾俞、足三里、三阴交、昆仑、丘墟等穴,深刺透穴,留针 20~30 分钟。酌情温针。日 1 次,10 次为 1 个疗程,适用于脾肾阳虚证。

取上述针刺穴位,先用梅花针叩刺,少量出血,然后用闪火法拔罐,令皮肤青紫。虚实证均可。

三、外治法

1. **离子导入**　用制草乌、宣木瓜、独活、威灵仙、鸡血藤、海桐皮、樟脑等中药煎液浓缩萃取,加工成含上述中药有效成分的贴片或药垫,利用中频脉冲治疗仪进行中药离子导入治疗,治疗部位可选患处或辨证取穴。适用于除热证外的各型着痹。热象明显者,配方加冰片、青黛。

2. **中药熏蒸**　利用熏蒸治疗仪进行全身或局部中药熏蒸治疗。熏蒸方法:将中药放入熏蒸机煮药锅内,加水适量,以埋住药物而又不至于煮干为度,接通电源煮药,待汽箱内温度达 40℃时,让患者裸体进入熏蒸机内,头伸出机外,汽箱内温度控制在 37~42℃,每次 20~30 分钟。每日 1 次,10 日为 1 个疗程。局部熏蒸则将中药蒸汽作用于患处即可。适用于除热证外各型着痹。熏蒸处方:制川、草乌各 30g,防己 15g,细辛 15g,五加皮 20g,马钱子 30g,松节 20g,青风藤 30g,制乳香、制没药各 15g,羌活 15g,当归 15g,苍耳子 15g。

3. **中药外敷**　用制川、草乌各 30g,马钱子 20g,鸡血藤 20g,寻骨风 20g,木瓜 30g,研末醋调外敷患处,热证加冰片 3g,大黄 20g。

4. **中药洗浴**　用制川、草乌各 30g,制乳香、制没药各 20g,海桐皮 20g,草豆蔻 20g,煎水洗浴患处,热证加冰片 3g,寒水石 20g。

四、饮食疗法

1. **六一散煮豆腐浆**　六一散,是由滑石 6 份、甘草 1 份研末而成。每次用豆腐浆 2 碗、六一散 6g 同煮沸,温服。

2. **牛膝叶粥**　牛膝叶一斤,以米三合于豉汁中煮粥,和盐、酱,空腹服之。治湿气痹痛,腰膝痛。(《太平圣惠方》)

3. **乌头粥**　生川乌头四钱为末,以香熟白米作粥半碗,乌头末同米慢火熬熟,下姜汁 1 匙,蜜 3 匙,搅匀,空腹温服。湿重者加薏苡仁 6g。适用于风湿、寒湿证。(《普济方》)

4. **木瓜汤**　木瓜 4 个(蒸煮去皮为泥),白砂糖 1 000g(炼净)。将二物调匀,用瓷器收贮,每日空腹用沸水冲服 1~2 匙。适用于风寒湿痹阻证。(《饮膳正要》)

【调摄护理】

一、调摄

1. 克服恐惧心理,了解疾病发生发展的规律,树立信心,积极治疗,保持良好心态,相信疾病能够治愈。

2. 起居有常,节制房事,避免涉水冒雨,防止感冒,保持居住环境及衣被干燥,勿下冷水,阴雨天及气候变化时应注意局部保暖。

3. 饮食宜清淡易于消化,忌肥甘厚味,有热象者忌酒及辛辣煎炸之品。

4. 急性发作期,关节肿胀、疼痛剧烈,应注意休息,不宜剧烈活动;疼痛缓解,病情稳定时宜适当锻炼,增强体质,提高机体对气候、环境因素变化的适应能力,同时维护关节功能。

二、护理

1. 向患者讲解着痹的发病规律、临床特点及有关防治知识,鼓励患者树立战胜疾病的信心,使其保持心情舒畅,积极面对疾病,及时治疗,并在不断沟通中使患者增强对医护人员的信任感。

2. 注意保持患者居处或病房通风、干燥、空气新鲜,衣被常晒太阳而保持干燥。对肢体功能障碍者,应多加照顾,防止跌仆外伤。邪郁化热者应密切观察体温变化,以便做对症处理。

3. 涉水冒雨或感受风寒起病,饮食可酌配温热性食物,如姜茶、生姜红糖汤等;有热者,可配冬瓜汤、木瓜汤、西红柿汤等;体质虚弱者可给予高蛋白、高热量饮食。注意饮食的调摄禁忌。

4. 交代药物的特殊煎服法,如先煎、后下、久煎等,注意密切观察药物疗效及毒副反应(如乌头、附子、马钱子及虫类药等)。

【转归预后】

着痹初起,以风湿痹阻证、寒湿痹阻证、湿热痹阻证为多见,以邪盛为主,正气未虚,虽肢体关节肿胀疼痛较为明显,但治疗一般比较顺利;若病久体虚,正气日衰,以营卫不和证、气血不足证、脾虚湿阻证及脾肾阳虚证为多见,邪气虽已不盛,然正气已虚,多属于虚证或虚实夹杂证,病程较长,需长期扶正祛邪调治。湿邪最易伤脾,脾虚无力运化,脾气虚弱则气血生化乏源,气血不足则肌肉失养,故着痹日久不愈易致肌肉痿弱不用。如在病程中演变为痰瘀互结证,可出现关节僵硬、拘急、变形,甚至瘫痪。

着痹患者正气的强弱、感邪的轻重、治疗是否及时正确和调摄护理得当与否,决定着患者的预后。一般而言,年轻体壮,新病初起,正气不虚者,易于治愈,预后较好;年老体弱,久病迁延,正气不足者,则不易治愈;若病邪深入筋骨、脏腑,可发展为痿病,或五脏痹,预后较差。

【医论医案】

一、医论

《金匮要略》痉湿暍病:湿痹之候,小便不利,大便反快,但当利其小便。

《儒门事亲·指风痹痿厥近世差玄说》：或濒水之地，劳力之人，辛苦无度，触冒风雨，痹从外入。凡病痹之人，其脉沉涩。湿痹不仁传为肉痿。

《医学入门》：大概风湿多侵乎上，寒湿多侵乎下。

二、医案

上洋秦齐之，劳欲过度，每于阴雨，左足麻木，有无可形容之状，历访名医，非养血为用，即补气立论，时作时止，终未奏效。戊戌春，病势大发，足不转舒，背心一片麻木而已，延余治之。左脉沉紧，右脉沉涩。此风寒湿三气杂至合而为痹，其风气胜者为行痹，湿气胜者为着痹，寒气胜者为痛痹，着痹者即麻木之谓也。明系湿邪而着，痰气凝结，郁而不畅，发为着痹。须宣发燥湿之剂，加以引使之品，直至足膝，庶湿痰消而大气周流也。方以黄芪、苍术、桂枝、半夏、羌活、独活、灵仙数剂，其病如失，终不复发。若以齐之多劳多欲，日服参芪，壅瘀隧道，外邪焉能发越，而病安从去。（《旧德堂医案》）

左膝肿痛，不能行走卓立，大便泄泻，脉来弦紧，此脾虚有湿热，凝于经络，流于下部也。古谓肿属湿，痛属火。苍术、黄柏、猪苓、桂枝、五加皮、甘草、防风、木通、米仁、泽泻，肿消泄止。用苍术、乌药、杞子、杜仲、苍耳子、米仁、黄柏、丹参、当归，酒糊为丸。（《印机草》）

（喻建平　陈崑山）

第 4 节　热　痹

热痹是以热邪为主而导致的以肢体关节热痛等具有热象症状为主要临床特征的风湿病。可涉及一个或多个关节。发病年龄以青壮年为多，女性多于男性，好发部位为膝、踝、趾（指）掌关节。西医学的成人斯蒂尔病、斯蒂尔病、风湿热、类风湿关节炎、系统性红斑狼疮、感染性关节炎、反应性关节炎、红斑肢痛症、结节性脂膜炎、痛风性关节炎、复发性多软骨炎、强直性脊柱炎、高脂蛋白血症关节炎等出现热痹表现的可以参考本病辨证论治。

【源流考略】

热痹之名最早出自《内经》，《素问·四时刺逆从论篇》曰"厥阴有余病阴痹，不足病生热痹"；另外，《内经》还有"痹热"之名。其后很长时间文献中无热痹之名，直到宋代《圣济总录·诸痹统论》中再次提出热痹病名并进行论治，另外，宋许叔微《普济本事方》则曰"风热成历节，攻手指作赤肿"。元朱震亨《丹溪心法·痛风》曰："又有痛风而痛有常处，其痛处赤肿灼热，或浑身壮热。"以上说明古人所论的历节、痛风等病，都包括热痹在内。临床表现方面，隋巢元方《诸病源候论·热病诸候》中有"手足指皆肿赤嫩痛"的表现。唐王焘《外台秘要》曰："肉极热，则体上如鼠走，或风痹，唇口坏，皮肤色变……或痹不仁，四肢急痛。"对肉极热症状的描述，成为后世医家论述热痹之源。《圣济总录·热痹》曰"热痹，肌肉热极，体上如鼠走，唇口反坏，皮肤色变"，显然是承袭《外台秘要》对肉极热的论述。后世医家多以此作为热痹的基本症状，并将其发展丰富。病因病机方面，《素问·生气通天论》有"因于暑"的病因。《诸病源候论·时气病诸候》则论述有热毒自内而生攻于手足而致痹。在诊治方面,《素问·生气通天论》中有"汗出而散"的治法。唐孙思邈《备急千金要方》载有犀角汤"治热毒流入四肢,历节肿痛"。《圣济总录·热痹》载有多首治热痹方剂。《证治准绳》则详述热痹证治之要,兼发已见,以清热祛邪、宣痹止痛为治法,方用白虎加桂枝汤、升麻汤。明张介宾《景岳全书》中提出了"治以清凉"及"养血养气"的热痹治疗大法。《症因脉治》认为:"热痹之治,热在经络者,四味舒筋汤;热已深入,潜行散;气分有热者,苍柏二妙丸;热在血分者,虎潜丸。"清叶天士《临证指南医案》提出"以急清阳明而治"的原则,并用桂枝白虎汤治疗热痹。吴瑭《温病条辨》曰"寒痹势重而治反易,热痹势缓而治反难",强调热痹的难治性,并创宣痹汤以治疗湿热痹。

【病因病机】

热痹的病因有内因和外因两个方面。外因多为暑热之邪,或兼风湿等邪侵袭;内因为素体虚弱,卫外不固,或素体阳盛或阴虚,热邪内生,或感邪化热,或过用热药等。本病主要致病因素为热邪。

一、暑热侵袭

久居炎热潮湿之地,或处于天暑地蒸之中,或长期在较高温度的环境中。风湿热暑等邪侵袭机体,痹阻气血经脉,滞留于关节筋骨,发为热痹。如《临证指南医案》曰"有暑伤气,湿热入络而为痹者",吴瑭则指出"风暑寒湿,杂感混淆"可致热痹。或热毒入里燔灼阴血,瘀阻经脉,伤于脏腑,蚀于筋骨而发为热痹。由此可见,暑热火邪入侵是热痹发生的主要因素。

二、正气不足

先天禀赋不足,素体虚弱,或病后失养,致气血耗伤,精血亏虚,腠理空疏,热邪或夹风、湿等邪乘虚入侵,搏结于肢体关节而致痹。如《症因脉治》:"热痹之因,阴血不足,阳气偏旺,偶因热极见寒,风寒外束。内经云:炅气相薄,则脉满而痛,此热痹之所由生也。"

三、内热致痹

热痹可由外热致病,也可由内热致痹。内热系指热自内生,如痹热体质,素体阴虚,虚热内生;或脏腑功能失调,病久伤阴,筋脉失养而致痹。如《杂病源流犀烛》曰"经曰:厥阴有余病阴痹,不足病热痹⋯⋯不足则虚而生热,故病热痹",林珮琴《类证治裁》曰"肢节热痛者,系阴火灼筋"。

四、邪郁化热

风寒湿等外邪侵入机体,留滞经络关节,日久不愈,郁而化热;或素体阳气偏盛,脏腑经络内有蓄热,复感风寒湿等外邪,邪郁化热,或从阳化热而致痹。如明李梴《医学入门》说:"热痹,或湿生热,或风寒郁热。"《类证治裁》云:"风寒湿合而成痹,蕴邪化热蒸于经络,四肢痹痛,筋骨不舒","初因风寒湿郁闭阴分,久则化热攻痛"。另外,机体阳盛,阳郁生热,火热毒邪内生,也可致痹。

五、失治误治

病者久用温燥之药,或过用热药,郁热内蕴,也可致痹。如明龚居中《红炉点雪》曰:"药饵有停蓄肢节亦令人痹。"清汪文绮《杂症会心录》则详曰:"医家认作风寒湿三气杂至之说,概以外邪为治,病势渐增,阴液渐耗,虚虚之祸,有不可胜言者矣。盖风自内动,湿热内生者,属阴虚而有火。"

六、痰瘀热阻

嗜食肥甘厚腻或酒热海腥发物,导致脾运失健,湿热痰浊内生;或风寒湿邪久滞,瘀阻经络,郁而化热;或痰瘀化热化火;或热伤津液,血脉涩滞,血停为瘀,湿凝为痰,痰瘀与热互结,阻滞经络而致痹。如《证治汇补》曰"湿热痰火,郁气死血,留经络四肢,悉能为麻为痹,或痛或痒"。顾靖远提出"痰火"亦可阻络而致痹。《临证指南医案》曰"有气滞热郁而成痹者",《类证治裁》云"痹久必有湿痰败血瘀滞经络"。热邪可致痰瘀,而痰瘀又可致热痹。

综上所述,热痹多为感受暑热火邪或兼风湿等邪,或风寒湿痹日久不愈,邪留滞经络关节,郁而化热,或嗜食甘肥厚腻,湿热痰浊内生,或素体阳气偏盛,或久病伤阴,脏腑经络内有蓄热,复感风寒湿邪,邪郁化热或邪从热化,或痰瘀化热,热邪留滞肌腠经络关节而致。总之,热痹的病因病机不外"虚、邪、瘀"三类。其基本病机为邪热壅盛,痹阻不通。本病多为实证,也有虚证,或虚实夹杂之证。其邪以热邪为主,兼见风、湿、痰、瘀等;其虚以阴虚为主。病位在肢体关节、筋脉、肌肤,涉及心、肝、肾等脏腑。热痹的发展,一般是由表入里,由浅及深,由经络而脏腑,甚则出现脏腑痹,以心痹最为常见。

【诊断与鉴别诊断】

一、诊断要点

1. 本病发病较急,多发于夏季,亦可见于其他季节。患者多为青壮年,女性多于男性。

2. 素有风湿病病史,反复发作不愈,或长期服温燥药,逐渐出现热痹证候者。

3. 以肢体关节灼热、红肿、疼痛,甚则痛不可触,得冷则舒,屈伸不利为特征,可伴全身发热、烦热不安、汗出、口渴等。伴皮肤红斑者,易合并内脏损伤。

4. 病变部位皮肤可焮红,或潮红、紫红,或有红斑、硬结,触之热感。病变部位较广。

二、鉴别诊断

本病应与风痹、燥痹等相鉴别。

1. **风痹**　两者都属于五淫痹的范畴,风痹中风邪夹热,或邪郁化热者亦可出现肢体关节热痛等类似热痹的症状,但热痹起病即有关节热痛、发热等热象特征;风痹病变部位多在体表和头面等上部,多伴有汗出、恶风等症状。

2. **燥痹**　两者都具有肢体关节疼痛等表现,但燥痹有口干、眼涩等全身孔窍干燥的表现。虽然热痹津液耗伤时也伴有口干咽燥、便干尿赤等热盛津伤的表现,但程度较轻,且以肢体关节红肿热痛、发热等热象为其特征。但若热痹失治误治,进一步发展,津液大伤,亦可发为燥痹。

【辨证论治】

一、辨证要点

本病的辨证要点,主要是辨虚实、兼夹、舌象和脉象等。

1. **辨虚实**　实证者表现为肢体关节红肿热痛,甚则痛不可触,得冷则舒,伴发热、烦热不安、汗出、口渴喜冷饮,甚则神昏谵语,烦躁不安,衄血,尿血,舌红苔黄,脉弦数或洪数;虚证者多表现为肢体关节烦痛,五心烦热,颧红盗汗,筋肉挛缩变形,腰膝酸软,形体消瘦,或长期低热,头晕目眩,耳鸣,双目干涩,虚烦不寐,舌红苔少,脉细数。

2. **辨兼夹**　兼风邪者,初起多有恶寒发热、头痛,痛处不定,伴汗出恶风,舌质红苔薄黄、脉浮数;兼湿邪者,多见肢体关节肌肉肿痛重着,且以下肢为甚,屈伸不利,身困体重,舌质红苔黄腻,脉滑数;兼痰瘀者,多见肢体关节刺痛,痛处固定,甚则肿大变形、强直,可见肌肤瘀斑或痰核硬结,舌质紫暗,脉弦数而涩滞。

3. **辨舌象**　舌苔白腻而浊者为湿盛,苔浮黄为湿将化热;舌尖红、口干、苔燥为郁久化热之兆;口干欲饮、舌红苔燥黄为郁久化热已成之候。

4. **辨脉象**　湿盛之脉多沉细而濡;阴虚者多见弦细,有时带数;兼痰者每见濡滑;兼瘀者则见涩数。

二、分证论治

在《神农本草经》中有"疗热以寒药"的论述,《内经》也有"热者寒之"的治则,因此热痹的治疗以清热为基本原则。由于病因的不同,临证时要辨清虚实及所兼病邪的不同,进行论治。常用之法有疏风清热、清热利湿、清热解毒、滋阴清热、祛瘀化痰等。热痹的治疗,单纯寒凉清热,不能流通气血,开其痹闭,常需佐用少量热药;另外,热痹后期易伤阴化燥,痰瘀互结,因此,治疗时应兼顾阴液,化瘀祛痰。清沈时誉在《医衡·痹证析微》中提出,治热痹"降火清热豁痰为主,参以通经活血,流散邪滞之剂"。热痹必要时需采用中西医结合方法治疗。

(一) 风热痹阻证

证候:肢体关节热痛,痛无定处;肌肤可见红斑或结节,关节痛不可触,屈伸不利,遇热则重,得冷稍舒,伴发热、恶风、汗出,口渴,全身不适;舌质红,苔黄;脉浮数。以肢体关节热痛,痛无定处为本证诊断要点。

治法:疏风清热,活血通络。

方药:大秦艽汤加减。

秦艽 15g,生石膏 30g,当归 10g,白芍 12g,羌活 15g,防风 12g,黄芩 12g,白芷 15g,生地 15g,茯苓 12g,川芎 10g,白术 15g,知母 15g,地龙 12g,豨莶草 20g,甘草 10g。

加减:若局部肿胀甚者,加防己 18g、薏苡仁 20g;游走痛甚者,加威灵仙 20g、海风藤 20g;肢热有红斑者加忍冬藤 30g、桑枝 30g;发热不退者加蒲公英 30g、玄参 20g。

中成药:湿热痹颗粒,豨桐片,野木瓜片。

分析:本证多为热邪为主兼风邪侵袭机体而致。风、热之邪均为阳邪,开泄腠理,善行数变,故其为病,可见肢体关节热痛,痛无定处;阳热之邪郁阻经络,内壅肌肤关节,气血失和,故见肌肤红斑或结节,关节痛不可触,屈伸不利,遇热则重,得冷则舒,热盛伤津则口渴;风热入侵,营卫不和,而见发热、恶风、汗出、全身不适等;舌质红苔黄、脉浮数,均为风热痹阻之象。方中秦艽、羌活、防风、白芷祛风宣痹;当归、白芍、生地、川芎养血和营,即治风先治血之意;生石膏、知母、黄芩、生地清热凉血,配地龙、豨莶草以清热通络;白术、茯苓、甘草健脾渗湿,调和诸药。全方共奏疏风清热、活血通络之功。若能及时正确治疗,再配合适当休息和调养,常可治愈;否则易成慢性痹病,再感外邪,可反复发作,缠绵多年。

（二）湿热痹阻证

证候:肢体关节肌肉热痛、肿胀、重着;周身沉重,下肢为甚,皮肤发红或见硬结、红斑,伴发热、口渴不欲饮、烦闷不安、溲黄浑;舌质红,苔黄腻;脉滑数或濡数。以肢体关节肌肉热痛、重着、肿胀及苔黄腻、脉滑数等为本证诊断要点。

治法:清热利湿,宣痹通络。

方药:宣痹汤。

木防己20g,杏仁10g,滑石20g,制半夏10g,蚕沙10g,薏苡仁30g,连翘15g,赤小豆30g,栀子10g。

加减:若湿浊甚者加苍术15g、萆薢12g;痛甚者加姜黄12g、海桐皮20g;局部热重者加生石膏30g、知母15g、忍冬藤30g;肌肤红斑甚者加赤芍15g、丹皮12g、地肤子20g。

中成药:湿热痹颗粒,二妙丸,龙胆泻肝丸,当归拈痛丸。

分析:本证多为热邪为主兼湿邪侵袭机体,或风湿之邪入里化热,或风寒湿痹经久不愈,蕴而化热,或素体阳气偏盛,或喜食辛辣肥甘,内有蕴热而致。湿遏热伏,阻滞气血,经脉不通,故见肢体关节肌肉热痛、重着;湿邪黏滞趋下,故见周身沉重,下肢为甚;湿热交阻于肌肤筋脉,故见皮肤发红或见硬结、红斑;湿热痹阻于内,故见发热、口渴不欲饮、烦闷不安、溲黄浑;苔黄腻、脉滑数,均为湿热痹阻之象。方中防己、薏苡仁、蚕沙除经络之湿、宣痹止痛为主药;杏仁宣肺气,气化则湿化;连翘、栀子协助主药清热;赤小豆、滑石、半夏协助主药除湿导浊。全方共奏清热利湿、宣痹通络之效。

（三）风湿热痹证

证候:肢体关节肌肉热痛、重着,痛无定处;关节肿胀,得冷则舒,发热、恶风、口渴,烦闷不安,肌肤可见结节、红斑,溲黄,或月经不调;舌质红,苔黄或黄腻;脉滑数,或濡数,或浮数,或弦滑数。以肢体关节肌肉热痛、重着,痛无定处为本证诊断要点。

治法:清热通络,祛风除湿。

方药:白虎加桂枝汤加味。

生石膏30g,知母20g,甘草6g,粳米20g,桂枝9g,忍冬藤30g,连翘12g,黄柏9g,海桐皮20g,姜黄15g,威灵仙20g,防己20g,桑枝20g。

加减:若皮肤有红斑者加丹皮10g、赤芍12g、生地20g、紫草20g;发热、恶风咽痛者加荆芥9g、薄荷9g、桔梗9g;热盛伤阴,口渴心烦者,加玄参20g、麦冬20g;关节肿甚者加萆薢20g。

中成药:防风通圣丸。

分析:本证多为热邪为主兼风湿之邪入侵,或素体阳盛,或阴虚有热,感受外邪从阳化热,或风湿寒痹日久不愈,郁而化热所致。湿热之邪壅于经络、关节,气血郁滞不通,故而肢体关节肌肉热痛、重着、肿胀,得冷则舒;风邪为病,故见痛无定处,恶风;内热壅盛,故见发热、口渴、烦闷不安,溲黄;热盛化瘀,壅滞痹阻,故见肌肤结节、红斑,月经不调;舌质红苔黄、脉滑数,均为风湿热盛之象。方中以白虎汤清热除烦,养胃生津;桂枝疏风通络,并可制诸药过凉；加忍冬藤、连翘、黄柏清热解毒；海桐皮、姜黄、威灵仙、防己、桑枝祛风除湿，活血通络。全方共奏清热通络、祛风除湿之功。

（四）热毒痹阻证

证候：肢体关节焮热疼痛，发热，肌肤斑疹；关节疼痛剧烈，痛不可触，屈伸不利，渴喜冷饮，甚则神昏谵语，或抽搐，烦躁不安，衄血，或尿血，溲赤便秘；舌质红或红绛，苔黄或黄腻；脉弦数，洪数或滑数。以肢体关节焮热疼痛、发热、肌肤斑疹为本证诊断要点。

治法：清热解毒，凉血通络。

方药：清瘟败毒饮。

石膏 40g，生地 30g，水牛角粉 30g，黄连 6g，栀子 10g，桂枝 10g，黄芩 12g，知母 15g，赤芍 15g，玄参 20g，连翘 20g，丹皮 12g，生甘草 10g。

加减：若肿痛较甚者加防己 20g、忍冬藤 30g、桑枝 20g、苍术 15g；高热神昏谵语者加安宫牛黄丸；衄血、尿血者加藕节炭 20g、白茅根 12g、茜草 15g、三七粉 5g。

中成药：昆仙胶囊，正清风痛宁片（缓释片），新癀片。

分析：本证多为感受热毒之邪，或素体阳盛，外感风寒湿邪，郁而化热所致。热为阳邪，热盛化火，火热为毒，热毒炽盛，致血脉壅滞不通，故见肢体关节焮热疼痛、疼痛剧烈、痛不可触，屈伸不利；热毒入营耗血，致发热、渴喜冷饮、烦躁不安，或抽搐，甚则神昏谵语及衄血、尿血、肌肤斑疹等出血之证；溲赤便秘，舌红苔黄、脉洪数，均为热毒痹阻之征。本方系由白虎汤、黄连解毒汤、清热地黄汤三方加减而成：方中重用石膏以退热毒；黄连、黄芩清上焦之火；丹皮、栀子、赤芍泄肝火凉血热；连翘、玄参清热解毒，散浮游之火；生地、知母抑阳扶阴，救欲绝之水。诸药合用，共奏清热解毒、凉血通络之功。

（五）痰瘀热痹证

证候：肢体关节热痛、刺痛，痛处固定，肌肤瘀斑或痰核硬结；肌肤顽麻或有结节，甚则关节变形，屈伸不利，双手白紫相间，或两腿网状青斑，面色晦暗，眼睑浮肿，或胸闷痰多，发热，汗出，口苦咽燥，大便秘结，小便短赤；舌质红，紫暗或有瘀斑，苔白腻，或黄，或黄厚腻；脉滑涩，或弦数，或涩数，或滑数。以肢体关节热痛、刺痛，痛处固定，肌肤瘀斑或痰核硬结为本证诊断要点。

治法：祛瘀化痰，清热通络。

方药：身痛逐瘀汤合双合汤加减。

桃仁 10g，当归 12g，五灵脂 10g，制香附 12g，秦艽 15g，羌活 12g，制没药 15g，制半夏 10g，地龙 12g，土茯苓 30g，忍冬藤 30g，川芎 10g，陈皮 12g，黄柏 10g，甘草 10g，茯苓 15g。

加减：若痰瘀不散，疼痛不已者，酌加炮山甲 10g、乌梢蛇 12g、蜈蚣 2 条、土鳖虫 10g 以搜风散瘀、通络止痛；痰留关节，见皮下结节者可加制胆星 10g、白芥子 10g 以豁痰散结；痹久不愈，损伤正气，神疲乏力，面色不华者可加党参 15g、黄芪 20g。

中成药：瘀血痹颗粒，活血舒筋酊，大活络丸。

分析：痹病日久，痰浊瘀血有形之邪，留滞经络，蕴而化热，或热痹日久，痰瘀互结，故见肢体关节热痛、刺痛，痛处固定；痰瘀痹阻，故见肌肤顽麻、痰核硬结，或有瘀斑、结节，面色晦暗，双手白紫相间，或两腿网状青斑；痰瘀热邪留于筋骨，深入骨骺，则致关节变形，屈伸不利；眼睑浮肿、胸闷痰多为痰湿之象；舌质红，紫暗或有瘀斑，脉数或滑涩，均为痰瘀热痹之象。方中桃仁、川芎、当归活血化瘀；二陈汤燥湿化痰；没药、五灵脂、地龙、香附祛瘀通络，理气活血;秦艽、羌活祛风湿强筋骨,通利关节,止周身疼痛;土茯苓、黄柏、忍冬藤清热利湿通络。诸药合用,共奏祛瘀化痰、清热通络之效。

(六) 阴虚热痹证

证候:肢体关节烦痛,五心烦热,颧红盗汗;筋肉挛缩,甚则关节变形,屈伸不利,腰膝酸软,形体消瘦,或长期低热,头晕目眩,耳鸣,口干咽痛喜饮,双目干涩,虚烦不寐,小便赤涩,大便干结,女性月经不调;舌质红,或干红少津,苔薄黄或少苔;舌体瘦小有裂纹;脉细数,或弦细数。以肢体关节烦痛、五心烦热、颧红盗汗为本证诊断要点。

治法:养阴清热,通经活络。

方药:丁氏清络饮加减。

金银花 30g,生地 30g,石斛 15g,丹皮 20g,赤芍 15g,白薇 12g,桑枝 12g,地龙 12g,羌活 12g,丝瓜络 10g,川牛膝 20g,羚羊角粉 1.5g。

加减:若热甚者加生石膏 30g、忍冬藤 30g;兼湿者加薏苡仁 30g、土茯苓 20g;气阴两虚者加太子参 12g、玉竹 15g;汗出较多者加山萸肉 9g、煅龙骨 12g、煅牡蛎 12g、五味子 6g。

中成药:正清风痛宁片(缓释片),六味地黄丸,二妙丸。

分析:素体阴虚,或痹久阴亏,或热毒伤阴,均可致阴虚内热,故见五心烦热或长期低热,颧红,虚烦不寐;内热逼阴外出故有盗汗;内热耗灼阴津,津亏失润,则口干咽燥喜饮,双目干涩,小便赤涩,大便干结;内热痹阻经络关节,或阴液缺乏、失其濡养,故见肢体关节烦痛,筋肉挛缩,屈伸不利,甚则变形;阴精不足,失其濡养,故见腰膝酸软,形体消瘦,头晕目眩,耳鸣,女子月经不调;舌质红,或干红少津少苔,脉细数,均为阴虚热痹之象。方中生地、石斛、丹皮、白薇养阴清热;金银花、羚羊角粉清热解毒;赤芍、地龙、川牛膝、丝瓜络清热活血通络;羌活通络止痛。全方共奏养阴清热、通经活络之效。

【其他治疗】

一、单方验方

1. 苍术 15g,黄柏 10g,忍冬藤 30g,桑枝 20g。水煎服,日 3 次。治湿热痹阻证。

2. 桑枝 30g,怀牛膝 12g,防己 20g,丝瓜络 30g,忍冬藤 30g,土茯苓 30g。水煎服,日 3 次。治热痹病在下肢者。

3. 桑枝 30g,豨莶草 30g,防风 10g,海桐皮 15g,金银花 30g,红藤 20g,牡丹皮 15g,露蜂房 10g。水煎服,日 3 次。适用于热毒痹阻证。

4. 葛根 60g,忍冬藤 40g,丝瓜络 20g,路路通 15g,防己 15g。水煎分 3 服,日 1 剂。适用于热痹。

5. 生石膏 40g,知母 20g,桂枝节 10g,赤芍 15g。水煎分 3 服,日 1 剂。治疗热痹。

6. 柳枝或西河柳 50~100g。水煎服,日 1 次,连服 14 日。适用于热痹。

7. 黄花菜根 50g。水煎去渣,冲黄酒内服,每日 2 次,连服数日。适用于热痹。

二、针灸疗法

1. 毫针

(1)用近部取穴法,清热利湿,活血通络。多用泻法,急性发作期每日 1 次,宜针不宜灸。

肩部取肩髃、肩贞、巨骨、曲池；肘臂部取曲池、外关、阳溪、腕骨；髋部取秩边、环跳、居髎；膝部取犊鼻、梁丘、血海、阳陵泉、曲泉；踝部取昆仑、太溪、照海、悬钟、解溪；手指、足趾取八邪、八风。若伴有全身发热、口干者，选大椎、陶道、照海、外关等穴。

（2）五刺法治疗热痹，采取循经取穴和局部取穴相结合。每次选 2~4 穴，施豹文刺，每周 1 次，4 次为 1 个疗程。

（3）湿热下注筋脉，两足麻痹，艰于步履，针委中、承山、涌泉、阴陵泉、阳陵泉等穴，施以补泻，调治五月。（《针灸正宗》）

（4）治热痹，太溪、丘墟、八风，均泻法。又方：肩髃、肩髎、曲池、外关、合谷，均用泻法。（《针灸治验录》）

（5）热痹选取大椎（凉泻法）、曲池、合谷、阴陵泉、三阴交。合谷、曲池清热降火，大椎、曲池清热解肌、泻热疏风。

2. **三棱针**　病灶红肿局部和邻近穴位取穴。病灶局部用围刺放血法，邻近穴用点刺放血法。均用三棱针围刺和点刺 1~2 个穴位放血。针后，在邻近穴位针孔处拔火罐，以出血为度。每日 1 次，疼痛显著减轻后，可改为每周 1~2 次，至愈为度。主治热痹。

3. **耳针**　选取神门、三焦、肾上腺、皮质下，并配合相应部位，采用针刺或以中药王不留行贴压法，每日自行按压王不留行 2~3 次，每次 2 分钟，每 3 日可换贴 1 次。

4. **穴位注射**　用复方当归注射液，每穴位可注射 2ml，取穴同体针，每日 1 次。本法适用于痰瘀热痹证。

5. **刮痧疗法**　刮拭顺序：先放痧颈部大椎，然后刮前臂曲池，最后重刮合谷。刮拭方法：泻法，大椎放痧。

三、外治法

1. 生石膏 100g，知母 20g，生甘草 10g，忍冬藤 30g，桑枝 10g，秦艽 20g。水煎外洗，每日 1~2 次。适用于关节红肿痛者。

2. 络石藤 30g，桑枝 30g，臭梧桐 30g。煎水外洗。

3. 活地龙 10 余条，加白糖适量捣烂。敷在局部肿痛处，盖纱布固定保护。

四、食物疗法

1. **丝瓜绿豆粳米粥**　丝瓜 50g，绿豆 50g，粳米 100g。将粳米煮粥，然后放入丝瓜及涨发的绿豆，煮至熟服用。用于风湿热痹证。

2. **茅根莲藕粳米粥**　白茅根 200g，莲藕 200g，粳米 200g。鲜茅根切碎入锅，加水适量煎煮开，约 10 分钟去渣留汁，将莲藕切成似花生米大之小碎块，将粳米放入鲜茅根汁中煮烂，最后放入莲藕，微滚即出锅。用于热毒痹阻证。

3. **薏米绿豆百合粥**　薏苡仁 50g，绿豆 25g，鲜百合 100g，白糖适量。将百合掰成瓣，去内膜洗净，绿豆、薏苡仁加水煮八成熟之后放入百合，文火煮烂，加糖适量。用于热毒痹阻证。

4. **柴胡丝瓜薏仁汤**　柴胡 30g，嫩丝瓜 1 条，薏苡仁 50g。将柴胡入锅加水煎煮去渣留汁，嫩丝瓜去皮切段，将薏苡仁用柴胡汁煮烂，再加丝瓜煮 5 分钟即成。用于热毒痹阻证。

5. **苡仁丝瓜粥**　薏苡仁 150g，薄荷 15g，豆豉 50g，丝瓜 100g。将薄荷、豆豉洗净，加水 1 500ml，沸后用文火煎约 10 分钟，取汁去渣，薏苡仁、丝瓜倒入锅内，加入药汁，煮至熟烂即可,调味后,空腹食之。用于阴虚热痹证。

【调摄护理】

1. 避热、避湿,注意预防暑热侵袭;居室宜安静、通风、温度适宜,汗出时应避风。

2. 禁食辛辣、温燥、油腻、刺激性食物和酒浆;宜食清淡易消化之品,多选用寒性或凉性食物,或食滋补肝肾、养阴清热之品,平时多喝水,多吃蔬菜瓜果等。

3. 早期治疗,争取治愈;既要树立战胜疾病的信心,也不能掉以轻心。

4. 中药汤剂宜温服或偏凉服,服药期间忌生冷、油腻、腥类等食物。

5. 发热及关节肿痛时,局部禁用热敷、艾灸等温热疗法;中药熏洗时药液宜偏凉。

6. 病情严重,关节肿痛剧烈,或兼有发热时,须卧床休息为主,但每天也要活动关节 1~2 次;病情控制后,可逐渐增加活动量。

【转归预后】

热痹的转归与预后,主要取决于患者正气的强弱、感邪的轻重,以及是否早期及时正确治疗。若患者素体强健,正气不虚,感邪较轻,病程较短,及时正确治疗,调摄得当,则易于治愈,预后较好。若素体虚弱,正气不足,病机复杂,或药证不符,则病程久长,易成慢性痹病,难以治愈,预后较差;也有热痹日久不愈,长期服寒凉药物而转化为寒痹者;若除邪未尽,或复感外邪,易反复发作,甚则转变为心痹,出现脏腑器质性病变,预后不良。

热毒痹阻证发病较急,全身症状明显,且邪气极易内舍,病情多变;湿热痹阻乃湿热相结,湿邪重着缠绵,难以祛除,故治疗不当或除邪未尽,易热祛湿留,顽固难愈。热痹后期,由于热邪劫津耗血,易致肝肾亏损,若素有肝肾阴虚者,罹患本病后,往往表现筋脉拘挛、肢体麻木、腰膝酸软、舌红少苔等肝肾阴虚、精枯血亏证。因此,热痹后期,宜补肝肾,填补精髓,以防关节变形。

【医论医案】

一、医论

《素问·痹论》:其热者,阳气多,阴气少,病气胜,阳遭阴,故为痹热。

《增补内经拾遗方论》:热痹,主阳盛阴弱。夫阴阳相等,斯无寒热之患也。今惟阳气多,阴气少,则阳气偏胜,盛阳遭弱阴,故风寒湿三气杂至,而客于经络,郁而为热痹也。

《类证治裁·痛风历节风论治》:初因寒湿风郁痹阴分,久则化热攻痛,至夜更剧。治以辛温,疏散寒湿风邪,开发腠理,宜十生丹;若痛处赤肿焮热,将成风毒,宜败毒散。

《杂证会心录·痹证》:又有服热药太过,胃中蕴热日深,筋脉不利,不能转移,手足肿痛如锥,苦楚异常。以阳明主宗筋,筋热则四肢缓纵,痛历关节而为热痹也。医家不知清热降火,泥于风寒湿三气杂至之说,非表散风寒,则温经利湿,火上添油,愈服愈热。

《孔伯华医集》:痹因于风寒湿三气杂合之论,始于《内经》,热痹之说起于仲景;由是风、寒、湿、热皆可为痹矣。古方多以寒湿论治,且多杂用风药,吾辈从师学习,见寒湿固有,热湿尤多。寒热未分,虚实不辨,药用之误,其害非浅,所成坏病废残者,屡见不鲜。

《古今名医临证金鉴·朱春庐》:按《素问·痹论》之说,凡痹证之痛剧者,似均应责之于寒,但临床所见,并不尽然。其风邪而夹热者,往往痛处如灼,喜凉畏暖,即《内经》所称热痹之证,以白虎桂枝汤最为合法。其症当见身热舌赤,脉浮而数,心烦短气,便秘而溲少。

二、医案

张某,男,18岁,农民。初诊:1981年4月25日。

5天前出现发热,膝、肘、腕、指、趾诸关节红肿热痛,活动受限,不能步履,疼痛处拒触按,得凉则舒。兼有头晕、心烦不安,口渴引饮,自汗,大便秘结,小便短赤。舌尖红,苔黄。脉滑数。

实验室检查: Hb 140g/L,WBC 15×10^9g/L,ESR 51mm/h,ASO(+)。

诊断:风湿热痹(急性风湿性关节炎)。

证属湿热郁于气分,痹阻经脉。治以清热透气,祛风除湿。

处方:生石膏40g,知母21g,忍冬藤30g,土茯苓30g,萆薢30g,生地30g,香附18g,败酱草30g,络石藤24g,丹参30g,9剂。水煎服。

二诊(5月5日):上方服9剂,热象基本消失,肿痛好转,能走路来诊,但有头晕乏力。另拟清热益气育阴为主,兼祛风湿通络之剂。

处方:黄芪30g,忍冬藤60g,生地30g,络石藤24g,青风藤21g,萆薢15g,木瓜18g,陈皮9g,桑枝30g。6剂,水煎服。

三诊(5月11日):上方服6剂,肿痛全消,行走自如,但仍稍有低热,自汗。舌质红、苔根黄腻,脉正常。ESR 30mm/h。证属湿热未尽,正气待复。拟以益气健脾利湿为主,佐以养血清热。

处方:黄芪30g,土茯苓21g,白术18g,薏苡仁30g,萆薢18g,老鹳草30g,忍冬藤60g,木瓜18g,白芍12g,丹参21g,生地18g。6剂,水煎服。

四诊(5月19日):上方服6剂,热退,自汗止,诸症悉除。依上方服6剂,巩固疗效。

按:此证因其病势急,热象重,治疗上必须以清热解毒为主,不宜妄投辛燥通络之品,以防助热耗阴。热证除大半后,当益气育阴,扶助正气。但必须注意清除余热,不然可死灰复燃,使病情反复难愈。本证在症状消失后坚持服一定时间的扶正药,多可根治,若见效废药,治不彻底,可转为慢性,缠绵难愈。(《娄多峰论治痹病精华》)

(李满意 陈小朋 娄玉铃)

第5节 燥 痹

燥痹,是由燥邪(外燥、内燥)损伤气血津液而致阴津耗损、气血亏虚,使肢体筋脉失养,瘀血痹阻,痰凝结聚,脉络不通,导致肢体疼痛,甚则肌肤枯涩、脏腑损害的病证。以心、肝、脾、肺、肾各脏及其互为表里的六腑,九窍特有的阴津匮乏之表现为其临床特征。燥痹一年四季皆可发病,但以秋冬季为多见。其发病年龄以儿童及中青年罹患机会较多,且女性多于男性。

"燥痹"之病名,是当代中医临床学家路志正所命名。本病名首见于《路志正医林集腋》一书。路氏认为本病的成因有三:①气运太过,燥气横逆,感而受之,燥痹乃成;②患寒湿痹证而过用大热辛燥之品,耗伤津液,使筋脉失濡;③素体肝肾亏虚,阴津不足,筋脉关节失于濡养,不荣而痛也。并提出:"燥痹的主要病机是阴血亏虚,津枯液涸。其临床表现为:肢体关节隐隐作痛,不红不肿,伸屈不利,口舌干燥,肌肤干涩,燥渴欲饮。"

燥痹一病,路氏根据本病的病因病机、结合自己多年的临床经验而提出,与西医学很难对号入座。对于干燥综合征、类风湿关节炎、某些传染病中后期、贫血病、冠心病、结节性非化脓性脂膜炎、硬结性红斑、皮脂腺囊肿等病出现的燥热伤津之证候,可参考燥痹治疗。

【源流考略】

燥气致痹,首见于《路志正医林集腋》一书,次则见于《痹病论治学》。此后《中国痹病大全》收入,并认为:"风寒伤人化热,风热伤人化燥。热则耗液,燥则伤津。病初起在经络、在体表。络脉痹阻而关节、肌肉酸痛,体表燥热则少泪、少涕、少唾、少汗而肤痒。"

历代古籍中无燥痹病名,但与本病相关的论述,可散见于各医著中。《素问·阴阳应象大论》篇有"燥胜则干"的记载。金代刘完素在《素问玄机原病式》中有"诸涩枯涸,干劲皲揭,皆属于燥"的论述,指出了燥病的特点。有的从感邪方面进行阐述。如《素问·五常政大论》云:"阳明司天,燥气下临,肝气上从,苍起木用而立,土乃眚。凄沧数至,木伐草萎,胁痛目赤,掉振鼓栗,筋痿不能久立。"明确指出:阳明燥金司天,燥气当令,肝木受制而从金化并为金用,土干地裂,凉气数至,草木凋枯。感其气则出现胁痛、目赤、头眩、战慄、筋痿不能久立等病症。并在本篇首先提出"燥毒"之论,且指出燥盛不已,蕴酿成毒,煎灼津液,阴损益燥。

津液耗夺亏损,人体皮肤、四肢、脏腑失于濡养,正常敷布运行代谢失调,导致内外津涸液干。正如《医门法律》中所言:"燥盛则干。夫干之为害,非遍赤地千里也,有干于外而皮肤皲揭者,有干于内而精血枯涸者,有干于津液而荣卫衰、肉烁而皮著于骨者,随其大经小络所属上下中外前后,各为病所。"对燥邪犯人作了较详细的论述。张景岳在前人的基础上又提出燥邪之气虽属外邪之类,但有阴阳之别;从阳者是因于火,从阴者原发于寒;而热则伤阴,必累及于脏,寒则伤阳,必及于经。此固有表里不同之故。必辨明后方能论治。

在治疗方面,《素问·至真要大论》提出"燥者濡之"的治疗总则。由于燥邪有偏热、偏寒之不同,因此又有"燥化于天,热反胜之,治以辛寒,佐以苦甘""燥淫于内,治以苦温,佐以甘辛"之别。汪瑟庵认为:燥证之患,相传路径不多,因之治法较简单,初用辛凉,继之用甘凉。燥证喜柔润而忌苦燥之品,因苦燥伤阴之故。

明代张景岳提出:燥盛则伤阴,因之治疗当以养营补阴为主。然如秋令太过,金气盛而风从之伤人肌表者,又当投轻扬温散之剂。此燥由阴生之故。正如他在《景岳全书》中所云:"盖燥盛则阴虚,阴虚则血少。所以或为牵引,或为拘急,或为皮肤风消,或为脏腑干结。此燥从阳化,营气不足而伤乎内者也。治当以养营补阴为主。若秋令太过,金气胜而风从之,则肺先受病,此伤风之属也。盖风寒外束,气应皮毛,故或为身热无汗,或为咳嗽喘满,或鼻塞声哑,或咽喉干燥。此燥以阴生,卫气受邪而伤乎表者也。治当以轻扬温散之剂,暖肺去寒为主。"阐述了燥邪内伤与外感燥邪的不同,治法亦异。

至清代,随温病学说的发展,对燥邪致病又有了较深的认识。王孟英从五气方面对燥邪进行论述。他说:"以五气而论,则燥气为凉邪,阴凝则燥,乃其本气;但秋承夏后,火之余炎未息,若火既就之,阴凝则燥,是其标气。治分温润、凉润二法。"(《重订通俗伤寒论》)

叶天士指出:秋燥之证,颇与春月风温相似。温自上受,燥亦自上伤,均是肺先受病。

但春月为病,犹冬藏固密之余;而秋令感伤,是夏热发泄之后,其体质虚实不同。初起治肺为先,当投以辛凉甘润之剂,气燥自平而愈。若果属暴凉外束,只宜葱豉汤,或苏梗、前胡、杏仁、枳壳、桔梗之属。延绵日久,病必入血分,又非轻浮肺药可治,当审体质证候。总之,上燥治气,下燥治血。慎勿用苦燥之品,以免劫烁胃津。对燥邪致病作了较全面的论述。

路志正不仅明确地提出"燥痹"的病名,并在他的《路志正医林集腋》中,对燥痹的发病及治疗阐述尤详。文中指出:外燥致痹多兼风热之邪,其治当滋阴润燥,养血祛风,方用滋燥养荣汤加减;内燥血枯,酌用活血润燥生津散(当归、芍药、熟地、麦冬、天冬、瓜蒌、桃仁、红花)加减。因误治而成者,既有津血亏耗,阴虚内热,又多兼湿邪未净之证,其治较为棘手,滋阴则助湿,祛湿则伤津,故应以甘凉平润之品为主,佐以芳香化浊,祛湿通络。方用玉女煎去熟地,加生地、玄参、藿香、茵陈、地龙、秦艽等。对素体阴亏者,当滋补肝肾,健脾益气,以"肾主五液""肝主筋""脾胃为气血生化之源"故也。方用一贯煎加减。何首乌、肉苁蓉、鸡血藤、怀牛膝、山药、白扁豆等药可随证加入。反复强调指出:燥痹以阴血亏虚、津枯液涸、筋脉关节失濡为主要病机。治疗当以滋阴润燥为急。即有兼夹之邪,也应在滋阴润燥的基础上佐以祛邪,不可喧宾夺主。

【病因病机】

燥痹之患,起因多端,机理复杂,涉及多脏器、多系统的病理变化过程。其病因为:先天禀赋不足,阴津匮乏;或水形、火形之体后天感受天行燥邪或温热病毒,损伤津液;或过服辛热燥烈药品而耗伤阴津,或居住刚烈风沙缺水之地,或久在高温下作业;或新的化学药品毒性反应及有害元素损伤阴津等等。津液是维持人体生命活动必不可少的重要物质,以荣养滋润机体各个组织、器官,内而脏腑脑窍,外至四肢百骸、筋骨、皮毛。若气虚不能运载津液,则周身失于敷布润泽;或阴虚津液枯涸,脏腑组织失运、失荣,燥邪内生。燥则失濡、失润、失养,气血运行受阻,痹证乃成。经脉不通则瘀阻,甚则燥胜成毒,发展演变为燥痹、燥毒痹、燥瘀痹、燥痰痹等。

燥痹的病因不外"虚、邪、瘀"三类。其基本病机为津液之化生、运行、敷布失常,五脏六腑及四肢百骸失于濡润滋养。燥邪是发病的关键,津亏是病理的基础。本病多为虚证,或虚实夹杂之证,属本虚标实之候,以阴虚津亏为本,以燥、热、毒、瘀为标。燥邪煎灼阴津,肢体、关节、肌肉、孔窍等失养,日久损及肾、肺、脾(胃)、肝等脏腑,而脏腑本身病变又使气血津液不足或输布运行失常而致燥。津伤成燥,燥盛伤津,互为因果,致使多系统、多脏器损害,并多为器质性病变,故本病病程长久,缠绵难愈。

一、主要病因

(一)先天禀赋因素

素体为木形之人或火形之人,或素为阴虚体质,内有郁热,血中伏火,此类体质者易从热化、燥化。

(二)天行燥烈之气

阳明燥金司天,或久晴无雨,骄阳以曝,干旱燥盛,大地皲裂,沟河干涸,禾稼枯萎。人居其间,身受燥毒,津液失充并体液受燥毒之蒸而外泄,致津亏液涸,发为燥病。

(三)温热毒邪销铄

外感温热毒邪,陷入营血。热毒炽盛,燔灼气血,伤津耗液,导致血脉瘀阻,燥瘀互结。

(四)过服辛燥之品

过食辛辣香燥之品,损伤脾胃之津,致津不敷布;或因病误治,或过用刚烈燥热药物,使热毒内生,蕴久令阴津耗伤。

(五)化学药品毒害

久服某些新的化学药品;或因职业影响,长时间高温作业或接触某些有害物质(如工业废气毒害、空气污染等);或距放射性元素较近而受其害;或误食被农药污染的瓜果、蔬菜和粮油食品;或食用粗加工之棉籽油,积热酿毒,致津液代谢失调。

(六)居处自然环境失宜

久居烈风沙石之域或燥热缺水之地,机体不能摄取足够的水分而阴津不足;地下采矿工人吸入过多微尘,或久饮地下含硫高的硬水;或饮用水中缺少某种微量元素,而成地域性燥病。

二、主要病机

(一)燥伤肺阴,肺气痹阻

天行时气伤人,肺卫首当其冲。正如喻嘉言所云"秋伤于燥,上逆而咳,发为痿厥"。或久病体质虚弱,肺阴暗耗;或温热病中后期,热伤气阴。肺主一身之气,其病位在肺。咽喉为肺之门户,开窍于鼻。肺津被灼则咽干、鼻干,或鼻窍出血、咳嗽短气;燥伤肺络,则咳痰带血或咯血。阴虚则内热,故见潮热、颧红、盗汗。肺与大肠互为表里,大肠主津液,液干则无水行舟,大便干结。肺主皮毛,津失润泽,则皮毛干燥,肌肤局部麻木不仁或疼痛。日久则肺气阴两伤,卫外不固,宣降失职,肺阴亏虚,其经失濡,故常见咳嗽、哮证、喘证、肺胀、肺痿、肺痨、虚劳、皮痹等疾病过程中的某个阶段。

(二)燥伤心阴,心脉痹阻

燥伤心阴,虚火内燔;或情志内伤,五志化火,消灼心阴;或劳伤太过,心阴暗耗;或温热病伤阴,心阴受伤,或肺、肝、肾、脾四脏阴虚日久,致心阴不足,故见心烦不宁,甚则心中憺憺大动,惊惕不安,不寐多梦。舌为心之苗,其下又系金津玉液两脉。津少则口干、舌体光剥。心阴亏损,血行涩滞,心脉痹阻而胸中灼热疼痛,舌紫暗或有瘀斑,脉细数或细涩。此多见于心悸、怔忡、胸痹、厥心痛、真心痛、不寐、健忘、虚劳、癫证、百合病等病证。

(三)燥伤胃阴,脾虚肌痹

燥毒损伤脾胃之阴,或劳倦内伤,思虑过度,或温病及慢性消耗性疾病的后期等,耗伤脾(胃)之阴血津液,致阴虚火旺,而出现饥不欲食、食入不化、胃脘灼痛、心烦嘈杂、低热消瘦、大便干结、舌红无苔等症。脾主四肢、主肌肉。《素问·太阴阳明论》指出:"脾病而四肢不用何也?岐伯曰:四肢皆禀气于胃,而不得至经,必因于脾,乃得禀也。今脾病不能为胃行其津液,四肢不得禀水谷气。气日以衰,脉道不利,筋骨肌肉皆无以生,故不用焉。"本病位在脾,故多见于脾胃阴液不足,纳化失常之呃逆、呕血、便秘、肌痹、痿痹等病。

(四)燥伤肝阴,筋脉痹阻

肝藏血、主筋,体阴而用阳,喜柔而恶燥。肝阴虚而不能涵木,则肝阳上亢,可见头晕目眩,筋脉失养则四肢麻木,关节不利。虚风内动则筋挛拘急,甚则抽搐。《诸病源候论》中指出：肝气不足，则病目不明，两胁拘急，筋挛不得太息，爪甲枯，面青，善悲恐。上述文献的论述，皆与肝阴血不足的病理变化相关。常见于眩晕、胁痛、虚劳、中风、筋痹等病。

（五）燥伤肾阴，髓海亏虚

久病伤阴，或温病后期，阴液亏损，或五脏之火，五志过极化火，邪热稽留，郁久化火，不仅损耗本脏之阴，日久必耗伐肾阴，致肾阴亏虚。亦可因失血津润，或过服温燥壮阳之品，或房劳过度而致相火妄动，虚火内炽。肾藏精、主骨。年老肾虚，精髓不充，致骨质疏松，腰膝酸软。阴虚燥热火毒内烁骨髓，则骨节痛烦、变形，甚或肢体肌削失用。其病病位在肾，多见于遗精、消渴、虚劳、内伤发热、燥热痿躄、尪痹等病证。

（六）燥瘀搏结，络脉痹阻

燥热内陷，传入血分。热毒炽盛，伤津耗液，煎熬成瘀。燥瘀相搏而致经脉闭塞，或伏邪蕴于脏腑，阴津暗伤，血液衰少而致血行涩滞，形成燥瘀互结之证。正如《温热逢源》中所说的："平时有瘀血在络，或因痛而有蓄血，温热之邪与之纠结，热附血而愈觉缠绵。血得热而愈形胶固；或早凉暮热，或外凉内热，或神呆不语，或妄见如狂。种种奇险之证，皆瘀热所为。治之者，必须导去瘀血，俾热邪随瘀而去，庶几病热可转危为安也。"阴虚瘀结可出现在多种疾病的发展变化过程中，并因与搏结之脏腑、经络部位不同，其临床表现各异，属虚实夹杂证。

（七）燥痰凝结，痹成瘰核

素体阴虚内燥之躯，或患有慢性温热病之疾，灼阴耗津致燥。燥邪炼津成痰，随气血运行流注，凝结机体的部位不同，其临床表现证候各异。燥痰痹阻经络，则腠理筋膜可扪及大小不等的结节。燥痰凝结咽喉颈项，则口干咽燥，颈项患梅核或生瘿瘤。本证多见梅核疮、瘰疬、瘿瘤、粉瘤、腓腨疮等。

【诊断与鉴别诊断】

一、诊断要点

本病所发，是燥伤阴津，机体失于濡润所致。素体阴虚，或外燥侵袭，或津伤化燥而机体津液匮乏，热耗阴津，灼液成痰。痰浊阻滞，气血运行不畅而成瘀，使五脏六腑及四肢百骸失于濡润，出现多脏器、多系统受损的病证。诊断时应掌握以下要点：

（1）有禀赋不足，阴液失充，或外燥侵袭，或津伤化燥，或燥烈药物毒害等病史。

（2）有津伤干燥的表现：口干、咽干、眼干、皮肤干、大便干等症状。

（3）有五脏及其互为表里的六腑津干液燥的各自不同的生理、病理特殊表现。

（4）有关节、筋膜、肌肉失于津液濡润的临床表现。

（5）有津亏血燥的表现。如肌肤枯涩、瘙痒、五心烦热、盗汗、肌肉消瘦、麻木不仁等症。

（6）有津亏血瘀的表现。如瘀斑、红斑结节、肢端阵发性青紫等症。

（7）有燥核痹结的表现。如皮下筋膜结节、皮脂腺囊肿、瘿瘤等证。

（8）舌质红或红绛，或有裂痕，无苔或少苔，或花剥，或镜面舌。脉细数或弦细数，或细涩。

具备以上 3 条者，兼参照其他各条，即可确立"燥痹"，按燥痹辨治。

二、鉴别诊断

燥痹和拘挛、热痿及虚痿,在病因和病症方面,有其相同之处,但又有着根本的差异。

拘为拘急,挛为曲而不伸。筋脉挛缩而导致四肢拘急,屈伸不利,称为拘挛或挛证。拘挛所发,为阴血不足而不能濡养筋脉;或阴虚郁热,热邪熏蒸,筋膜受戕所致,以四肢筋脉拘挛为主症。其病初期阴液未受大害,虽亦可见到心烦急躁、口干多梦等症,但病情较轻,若失治误治而延误病机,使疾病进一步发展,邪热久而不去,或又感燥热之邪,使津液大伤,或内热灼伤阴津,烁液成痰,痰阻血瘀,经脉不通,四肢百骸、脏腑、空窍、肌肉、筋脉、皮肤失养,亦可发为燥痹。

痿证是四肢筋脉弛缓、软弱无力、运动受限,甚则出现肌肉萎缩的疾患。外感温热、湿热、燥毒之邪;或温热火燥之邪内传,或素为阳热之躯,或湿寒内盛,郁久化热,伤血耗津,致津液匮乏,筋脉失养而发为痿证。由于致病之邪的性质不同,故有热痿、虚痿之别。

燥痹、拘挛、痿证(热痿、虚痿)虽都由外感内伤之邪化热伤阴所发,但拘挛与痿证皆伤在筋脉。前者为筋脉挛缩而四肢拘急,后者为四肢筋脉弛缓而不用,均没有燥痹由于津液、阴血亏耗而筋脉失养,痰瘀相结,阻滞经络,致气血不通,肢体痹阻疼痛之症。然若久治不愈,病情进一步深入发展,可兼发燥痹。

【辨证论治】

一、辨证要点

本病的辨证要点,是燥邪伤阴或津伤化燥,致多系统、多脏受损,由燥致痹。痹者,闭也,不通之意。故本病有脏腑气机失调、经气失其畅达,气血运行涩滞的病理改变。临床可见:津亏失濡、阴虚发热、燥瘀相搏或燥痰互结的特点。本病属本虚标实,虽有虚实夹杂的证候,但仍以虚为主。

此外,燥伤日久,燥瘀互结,而见皮肤皲揭,皮肤甲错,肢体紫癜或硬结性红斑。燥痰凝结,肌肤可触及结节或肿块;或颈项结喉处、颈项两侧颌下有圆形、椭圆形肿物,肤色如常,或呈淡红、红褐色,质地柔软如绵,或坚硬如石,少部分肿块破溃,此皆因燥邪伤津,郁火灼伤血络,肉腐成脓,血脓胶结成瘀,或燥热炼津而成顽痰所致。

燥痹之病,既有阴伤液亏,又有痹阻不通之因。故单纯地采取"燥者濡之"之治,往往收效不十分理想。应根据其病位所在、病情的变化、体质差异、四季之别等,详察细审,予以论治。在养阴润燥之同时,佐以辛通之品,使滋阴而不腻,养液而不滞,两者合之,相得益彰。

二、治疗思路

前人在治疗燥证方面,积累了不少宝贵的经验。《素问病机气宜保命集》中认为:治疗燥证,应通经活络,投以寒凉之品,养阴退阳,血脉流通,阴津得布,肌肤得养,涸涩、皲揭、干枯、麻木不仁则相应而解,切忌用辛温大热之乌、附之辈。对此,《医门法律》中论述颇详,文中指出:燥病在表而反治里,燥在气反治血;或在里而治表,燥在血反治气,在肝而治肺,在肺反治肝;或在组方遣药中反用燥药等等的错误治法,皆会使病情进一步加重。并提出"治燥病者,补肾水阴寒之虚,而泻心火阳热之实,除肠中燥热之甚,济胃中津液之衰;使退路散而不结,津液生而不枯;气血补而不涩,则病日已矣"的治疗原则。

而叶天士在治疗燥病方面更有独到之处,他在《临证指南医案》中提出:上燥治气,下燥治血,燥为干涩不通之疾,内伤、外感宜分。外感者,其法以辛凉甘润肺胃为先。内伤者,其法以纯阴静药柔养肝肾为宜。是症,大忌者苦涩,最喜者甘柔。若气分失治,则延及于血;下病失治,则槁及乎上;喘、咳、痿、厥、三消、噎膈之萌,总由此致。大凡津液竭而为患者,必佐辛通之气味;精血竭而为患者,必借血肉之滋填,在表佐风药而成功,在腑以缓通为要务。叶氏此段论述为后人治燥病广开了思路。

路志正认为:燥邪所致疾患,是当前难治性疾病之一,其发病率有上升之势。由于人体之阴阳是相互依存、相互促进、相互制约又相互转化的,故而对本病首当审其病位在表在里,在何脏何腑,根据病邪的消长、阴阳和表里等的进退与转化、临床的具体症状表现等辨证论治。在治疗中,要重视本病的双重性与复杂性,在生津增液、滋阴润燥的同时,要结合患者的客观情况,佐以疏风通络、活血化瘀、健脾和胃、祛风化痰等药物,时时顾护胃气。固阴之品,多重浊黏腻,多用、久用,不无滋腻碍脾之虞!中土一败,百药难施。

风药宜用甘辛平、甘辛寒或辛苦甘、辛苦微温之品,此为风药中之润剂,既无伤阴之弊,又符合"辛以润之"的经旨。如:丝瓜络、忍冬藤、络石藤、豨莶草、桑枝、海桐皮、防风、青风藤、海风藤、天仙藤、伸筋草等,均有疏经活络、宣痹止痛之功。

活血化瘀之味,亦当用甘寒或苦微寒、辛苦温之丹参、莪术、赤芍、丹皮、丝瓜络等。若用温热之当归、川芎、红花、鸡血藤等之类,其用量宜小,以免阴液未复而再损伤。大苦大寒之品,如非实热,宜慎用、少用,以苦能化燥之故。

本病到了后期,多阴损及阳,形成气阴两虚、阴阳两虚、正气不足之证。当此之时,治宜益气养阴、阴阳并调、大补气血、扶正祛邪。若筋脉失荣,精亏髓空,骨、关节变形者,则养血荣筋,填精益髓,温阳壮督,甚至虫蚁搜剔等法均可用之。总之,治疗方法要灵活达变,不可拘泥,以燥统于寒之故。

根据燥痹的病因、病机和特殊的临床表现,路志正将他本人治疗本病的经验和前贤对燥病的治疗特色,总结成以下 10 法:

1. 滋阴养脏润燥法　适用于脏腑阴伤化燥者。此亦是贯穿于燥痹治疗始终的治法。肺为水上之源,与肾为母子关系,有通调水道、主皮毛之功,因此,滋肺阴、生津液有"温分肉,充皮肤,肥腠理,司开阖"之效。脾为后天之本,生化之源,主四肢与肌肉。滋脾阴使津液生化无穷,以输布水谷精微,荣养四肢与肌肉。肝藏血,主筋脉,开窍于目。滋肝阴使肝有所藏,以涵养筋脉与眼目。滋心阴则血脉得充,脉道通畅,神安志定。滋肾阴则精血盛满,髓丰骨坚。

2. 益气养阴润燥法　适用于气阴两伤及气虚推动血液运营无力,津液失于敷布而致燥的证候。益气时忌予辛热温燥之品,以免助燥伤阴。

3. 养血活血润燥法　适用于津液匮乏,血液失充,营血不足,运行涩滞不畅,筋脉痹阻而成瘀之证候。

4. 化瘀通络润燥法　适用于四肢筋脉、关节失于津液补充与濡养,痹阻疼痛,或屈伸不利、活动受限者。

5. 增液濡窍润燥法　适用于津液亏损,水津不布,孔窍失于补充与濡润之口咽干燥、鼻干、眼干之症。

6. 清营解毒润燥法　适用于营热炽盛,伤津耗液,化燥成毒,经脉失于充养而虚风内动之候。

7. 蠲痹润燥法　由于痹病而经脉痹阻不通,阴津失常而致干燥者,宜用之。然组方遣药,应用辛苦微温或辛甘而平及苦平之蠲痹药物,并佐以阴柔润燥之辈,使温而不燥,育阴而不滞。

8. **育阴潜阳润燥法** 用于燥伤真阴,虚阳妄动,身热不壮,舌紫暗少苔,手足蠕动患者。

9. **填精髓壮骨法** 以血肉有情之品,通补奇经。用于真阴不足,精不生髓而致肢体关节、脊椎变形者。

10. **化痰软坚润燥法** 适用于燥痰聚结成疖、成核、成瘿、成癥瘕者。

对以上诸法要根据病情灵活应用,但不可拘泥,有时常数法合用,实际为要。

三、分证论治

(一) 燥伤肺阴、肺气痹阻证

证候:咽痒干咳,胸闷短气,痰少稠黏而不易咳出,或痰中夹血,量少色暗;或声音嘶哑,鼻干少涕,或午后颧红,潮热盗汗,手足心热,神疲胁痛,日渐消瘦,皮毛干燥,或局部肌肤麻木不仁,舌红苔少乏津,或舌光剥,脉细数或沉涩。

治法:生津润燥,轻清宣肺。

方药:清燥救肺汤加减。

霜桑叶10g,生石膏30g(先煎),人参10g,甘草3g,胡麻仁15g,阿胶10g,麦冬10g,杏仁10g,枇杷叶10g。

中成药:白芍总苷片。

分析:燥伤肺阴,或久病耗伤,肺主皮毛,开窍于鼻,津伤则鼻窍失调,皮毛无主则鼻干、皮毛干枯,或肌肤麻木不仁;虚热内蒸而手足心热、潮热;热迫津液外泄而有盗汗、消瘦、神疲等症。舌红或光剥及脉细数或沉涩者,皆为津伤不能上潮,血脉失充所致。方中用石膏清热泻火,生津止渴,配寒之桑叶疏风清热,表里同治,使邪热从肌表外透;杏仁、枇杷叶降逆化痰止咳;麦冬、胡麻仁、阿胶养阴润燥,生津补血;人参、甘草益气生津。诸药相合,共奏清热疏风、养阴补血、益气生津润燥之功。咳而夜甚,两颧娇红者,去人参、甘草、生石膏,加蛤粉(包煎)、青黛(包煎)、旋覆花(包煎);咳而痰中夹血者,去人参、甘草,加沙参、紫草根;咳而口干渴甚者,去人参、甘草、桑叶,加玉竹、白芍、旋覆花(包煎);口干咽燥而疼痛者,去人参、甘草,加牛蒡子、锦灯笼;咳而胸脘闷满者,去人参、甘草,加瓜蒌、炒枳实;盗汗者,加生牡蛎(先煎)、浮小麦;咳而喘促不得卧者,加苦葶苈(包煎);周身酸楚疼痛者,加忍冬藤、伸筋草、地龙;肩臂疼痛者,加威灵仙、片姜黄、赤白芍。

(二) 燥伤心阴、心脉痹阻证

证候:心悸怔忡,烦躁不宁,惊惕不安,多梦易醒,胸闷钝痛,或灼热疼痛,或痛引肩背及臂臑内侧,时发时止。口舌干燥,手足心热,盗汗。舌红少津,或有瘀斑,无苔或少苔,或舌光剥,脉细数或细涩兼结、代。

治法:益气养阴,生津润燥。

方药:生脉散合加减一贯煎。

人参10g,麦冬12g,五味子15g,生地30g,芍药15g,熟地30g,知母10g,地骨皮10g,炙甘草3g。

中成药:生脉饮。

分析:燥甚伤阴,致心阴不足;或五志化火,消烁心阴,或肝肾阴虚而上及于心,使心阴不足,心君失养,脉道失充,神无所寄,故有心悸怔忡、烦躁不宁、惊惕不安、多梦易醒、胸闷胸痛引臂之症；舌为心之苗，津不上济，则舌红少津，口干舌燥；阴虚生内热，热郁于四末而手足心热，热迫津外泄则汗出，鼓动有力而脉数；舌红或光剥者，皆属阴伤之象。本证病位在心和心脉，其性属虚和虚中夹实之患，而又以虚为主。方中用人参、麦冬、生地、知母、地骨皮益气养阴，清热生津，凉血润燥；白芍、熟地滋阴补血；五味子、炙甘草酸甘化阴，且甘草有益气健脾、调和诸药之功，使滋阴而不腻，凉血而不寒。群药相合，共奏益气养阴、生津清热、润燥之效。若烦躁便结者，加火麻仁；小便涩赤不利者，加莲子心、赤小豆、车前子（包煎）；心烦失眠者，加炒柏子仁、夜交藤；心中惊悸不安者，加生龙齿（先煎）、琥珀粉（分冲）；胸闷胸疼者，加丹参、瓜蒌；气短汗出者，加生牡蛎（先煎）、浮小麦；周身疼痛者，加地龙、络石藤；上肢关节疼痛者，加赤白芍、桑枝、秦艽。

（三）燥伤胃阴、脾虚肌痹证

证候：饥不欲食，或食入不化；胃脘嘈杂，或隐隐作痛，或呃逆干呕，口咽干燥，心烦意乱，或大便燥结，形体消瘦，甚则肌肉萎缩、四肢无力、举步不健。舌质暗红少津，或舌质剥裂，苔薄黄或无苔，脉细数或细涩。

治法：养脾益胃，生津润燥。

方药：养脾润胃汤（路志正经验方）。

沙参 15g，麦冬 15g，炒扁豆 5g，生山药 10g，生地 30g，杏仁（炒）10g，玫瑰花 10g，火麻仁 15g，白芍 10g，生谷麦芽各 30g，甘草 5g。

中成药：新癀片。

分析：思虑过度，劳倦内伤，或情志化火，或温热之邪久耗，伤及脾（胃）之阴血津液。脾主运化，为胃行其津液，并主四肢与肌肉，为后天生化之源，今脾之阴津受戕，则运化、生化失职，水津不布。胃失和降，因之中州嘈杂，呃逆干呕，纳少隐痛，大便干燥；津液不得上济则口咽干燥；心血失充，心君失养，则心烦意乱；脾津虚，四肢无主，肌肉失养，故有肌肉萎缩、形体消瘦、四肢无力、举步不健之苦。舌红少津或剥裂、脉细数者，为脾阴虚之征，脉细涩者，为阴虚脉道失充，并有瘀滞之兆。本方是根据周慎斋"淡养胃气，甘养脾阴"的治则，结合路氏多年临床经验，以《金匮要略》麦门冬汤和《温病条辨》益胃汤加减变化而来。方中用甘凉濡润之沙参、麦冬、生地养胃阴；扁豆、生山药、谷麦芽甘养脾阴，用谷麦芽尚能助脾胃生发之气；杏仁、火麻仁、玫瑰花降逆疏郁，活血通脉，润燥通便；白芍、甘草酸甘化阴，使津液自生，涓涓不息。诸药相配，共行养脾滋胃、生津润燥之功。胃热燥盛者加生石膏（先煎）；中脘痞满胁痛者，加丹参、木蝴蝶；心烦失眠者，加百合、夜交藤；大便干燥难下者加枳实、生首乌；恶心欲吐者加苏梗（后下）、竹茹、旋覆花（布包）；气短胸闷者，加太子参、炒枳实、炒白术；心悸短气者，加太子参、莲子肉；情志抑郁或急躁者，加木蝴蝶、醋延胡索；烦渴甚者，加玉竹、乌梅、石斛等；肌肉酸楚痹痛者，加炒桑枝、地龙、络石藤、丹参等。

（四）燥伤肝阴、筋脉痹阻证

证候：头痛眩晕，面部烘热，两目干涩，口干咽燥，唇赤颧红；筋惕肉瞤，关节疼痛，屈伸不利；烦躁易怒，两胁疼痛，五心烦热，潮热盗汗，失眠多梦，胆怯易惊；女子月经量少或闭经。舌质暗红，少苔或无苔，脉弦细数或细涩。本病病位在肝及筋脉，多见于燥热痿证、筋痹、肝痹等证，属虚与虚中夹实之患。

治法：滋肝润燥，荣筋通络。

方药：滋燥养荣汤。

当归 15g,生地黄 30g,熟地黄 24g,白芍 10g,秦艽 10g,防风 10g,甘草 5g。

中成药:雷公藤多苷片。

分析:阴虚化燥,肝阴被劫,或肾阴亏虚,木失滋荣,则风阳上旋,内风时起,故见头痛眩晕、唇红颧赤、筋惕肉𣇀,或关节疼痛、活动不利、爪甲枯槁;肝开窍于目,肝阴不足,津不上荣,则目干泪少而干涩,视物昏花;五志过极,化火伤阴,则五心烦热、烦躁易怒;魂不得藏而多梦易惊;肝藏血,与冲脉相连,为月经所生之源,今燥伤肝阴,肝血亏损,故妇女月经量少,甚者经闭。舌质红,脉细数者皆为阴津损伤之象。方中用当归、生地、熟地、白芍滋阴补肝,养血荣筋,通脉润燥;秦艽、防风为风药中之润剂,疏风胜湿,通络疏筋,退虚热;甘草清热解毒,调和诸药,与白芍相配,酸甘化阴,滋阴荣肝。群药相合,共奏滋阴补血、补肝润燥之效。口苦而燥者,方中加沙参、枇杷叶;大便燥结难下者,加瓜蒌、炒枳实;潮热汗出者,加银柴胡、地骨皮;两胁疼痛者,加入赤芍、醋延胡索;阴津过耗,口干甚者,加石斛、玉竹、沙参;心悸胸闷者,加麦冬、丹参、醋延胡索;烦热而渴者,加知母、生石膏(先煎);失眠者,加炒酸枣仁、合欢皮、生龙齿(先煎);关节疼痛者,加赤芍、忍冬藤、豨莶草;筋脉𣇀动者,加赤芍、炙龟甲(先煎)、生牡蛎(先煎)。

(五) 燥伤肾阴、髓海亏虚证

证候:头晕目眩,口干咽燥,五心烦热,潮热盗汗,失眠多梦,腰膝酸软,男子遗精、早泄,女子经少或闭经,便秘尿赤,形体消瘦,甚或形销骨立,尻以代踵,脊以代头,脊椎弯曲,关节变形,面色晦滞或黧黑干枯。舌红少津,或舌质暗红或瘀紫,少苔或无苔或花剥苔,脉细数或沉涩。

治法:滋阴补肾,填精润燥。

方药:滋阴补髓汤。

党参 10g,生地黄 20g,龟甲 30g,知母 10g,盐黄柏 10g,白术 10g,猪脊髓 30g,当归 10g,茯苓 10g,枸杞子 15g,续断 15g,狗脊 10g,牛膝 10g。

中成药:知柏地黄丸,湿热痹颗粒。

分析:肾为先天之本,内寄元阴元阳,五脏之阳非此不能煦,五脏之阴非此不能滋。若先天禀赋不足,后天失调,或久病阴伤化燥,致元阴不足,津亏液燥,精不生髓,脑海失营,骨骼失充,冲任失调,故见上述诸症。其病位在肾。病属虚和本虚标实之候。方用知母、黄柏、生地、枸杞子滋阴清热,生津养液;配龟甲、猪脊髓填精补髓;续断、狗脊辛苦而温之辈,补肝肾,强筋壮骨,与前药相合,使滋阴而不滞,补阳而不燥,以从阴引阳,从阳引阴,令阳生而阴长;党参、白术、茯苓健脾和胃,培后天之本,生化不息,以补先天;当归补血活血,通经活络,牛膝通利关节,引药下行,使诸药达到病所,共收养阴滋肾、强筋壮骨、填精补髓之效。骨蒸潮热者,方中去狗脊、党参、续断,加青蒿、地骨皮、乌梅;腰膝酸软,乏力口干者,去狗脊、续断、党参,加山萸肉、制首乌、麦冬;盗汗者,去狗脊、党参,加桑叶、糯稻根、生牡蛎;心烦失眠者,去狗脊、党参,加麦冬、炒柏子仁、夜交藤;遗精早泄者,方中去狗脊、续断,加芡实、莲子肉、生龙牡(先煎)。

【其他疗法】

一、饮食疗法

1. 雪梨膏(《医学从众录》)

组成:雪梨汁 200ml,生地汁、茅根汁、藕汁各 2 000ml,萝卜汁、麦冬汁各 1 000ml。

制法：上 6 味煎炼，入蜂蜜 300ml，饴糖 240g，姜汁 20ml，再熬如稀糊则成膏。

功能主治：养阴清热。主治口干咽燥，口渴喜饮，干咳少痰，烦热，或痰中夹血等。

服法：日 2 次，每次 15~30ml，含咽。

2. 山萸肉粥(《粥谱》)

组成：山萸肉 15~20g，粳米 60g，白糖适量。

制法：将山萸肉洗净，与粳米同入砂锅中煮粥。将熟时加入白糖稍煮即可。

功能主治：滋补肝肾。主治腰膝酸软，头晕目眩，耳鸣遗精，尿频易汗出等。

用法：每日分 2~3 次服。

3. 糯米阿胶粥(《食医心鉴》)

组成：阿胶 30g，糯米 60g，红糖少许。

制法：先煮糯米粥，再投阿胶末。

功能主治：滋阴润燥，补血止血。主治肺、肝、肾阴虚所致之干咳少痰、咯血、尿血、心烦失眠、血虚动风、妇女崩漏等。

服法：日 1 剂，分 2 次饭后服。

4. 玉竹粥(《粥谱》)

组成：玉竹 15~20g，粳米 60g。

制法：将玉竹洗净煎汤去渣，与粳米共煮粥，放入冰糖适量，稍煮即可。

功能主治：养阴润燥，生津止渴。主治口干咽燥，烦渴低热，燥咳少痰。

服法：日 2 次，早晚服。

5. 仙人粥(《遵生八笺》)

组成：制首乌 30~60g，粳米 60g，红枣 3~5 枚，红糖适量。

制法：先将首乌煎取浓汁，去渣，同粳米、红枣同煮粥，将成时加适量红糖或冰糖调味，再煮一二沸即可。

功能主治：滋阴补肾，益精血。主治肝肾阴虚所致的头目眩晕、耳鸣眼干、腰膝酸软、心悸便干等。

服法：日 2 次，早晚服。

6. 生地黄粥(《二如亭群芳谱》)

组成：生地黄汁 50ml(或用干地黄 60g)，粳米 60g，生姜 2 片。

制法：先用粳米煮粥，后加入生地汁和生姜，再稍煮即可。如用干地黄，则先煎取汁，去渣后再与粥相合。

功能主治：养阴清热，凉血止血。主治热病伤阴，致阴液亏耗，口干而渴，心烦急躁，低热不退，或鼻衄、齿衄等。

服法：日 2 次，早晚服。

禁忌：用此粥时，忌葱、韭、薤白、萝卜及油腻之品。

7. 鸭粥(《肘后备急方》)

组成：青头雄鸭 1 只，粳米适量，葱白 2 茎。

制法：将鸭去毛及内脏，切碎煮烂，加米、葱煮粥。或用鸭汤煮米。

功能主治：滋阴血，补虚劳。主治身体虚弱，骨蒸潮热，浮肿等。

服法：日 2 次，每次适量，早晚服。

二、针灸疗法

1. **燥伤肺气证**　取穴：尺泽、孔最、内关、三阴交、太溪、肺俞。手法：针直入地部，先泻后补。

2. **燥伤心脉证**　取穴：通里、阴郄、神门、后溪、内关、心俞。手法：针直入地部，先泻后补，或提插法，或迎随补泻、呼吸补泻等。

3. **燥伤脾（胃）阴证**　取穴：中脘、足三里、三阴交、阴陵泉、血海、内关。手法：针直入地部，用补法。

4. **燥伤肝阴证**　取穴：中脘、足三里、三阴交、悬钟、行间、肝俞。手法：针直入地部，用补法。

5. **燥伤肾阴证**　取穴：中脘、足三里、三阴交、关元、内关、太溪、行间。手法：针直入地部，先泻后补。

以上每证所选穴位可分两组，交替针治。

【调摄护理】

1. 饮食宜清淡，日常多食蔬菜、水果等。口干渴甚时，可饮鲜果汁。切忌辛辣香燥、大热食品，如牛羊肉、姜、蒜、辣椒等。

2. 清心寡欲。

3. 危重昏迷患者，按照特护规定处理，严密观察病情变化，及时发现，及时治疗。预防合并感染。

【转归预后】

1. 外燥因流行时气所致，内燥固脏腑功能失常、津化不及所发，二者均能严重地耗损阴液，破坏人体正常水液代谢，因燥致痹。燥痹病情与一般阴虚有所不同：津液难以恢复，病程较长。经及时而有效的治疗，多数患者可以向愈，少数患者留有后遗症或终身疾患，甚者因脏器功能衰竭而死。

2. 燥毒犯人，伤津耗液，直犯脏腑。伤肺为咳、为鼻干、为痿、为皮毛焦枯；伤肝则胁痛、眩晕、挛急、关节疼痛、目干涩；伤脾为呕、为渴、口干、肉陷；伤心为心悸、心痛、失寐、舌干，甚者为狂；伤肾为腰痛、骨痛、骨热、耳鸣耳聋、盗汗，甚者痴呆。

3. 因燥致血液流通涩滞，经气痹阻，血瘀痰阻，导致多系统、多脏器损害，且多为器质性病变，治疗棘手、难愈。

【医论医案】

一、医论

《素问·脏气法时论》：肾苦燥，急食辛以润之。开腠理，致津液，通气也。

《素问·至真要大论》：岁阳明在泉，燥淫所胜，民病喜呕，呕有苦，善太息，心胁痛不能反侧，甚则嗌干面尘，身无膏泽，足外反热。

《灵枢·九宫八风》：风从西方来，名曰刚风。其伤人也，内舍于肺，外在于皮肤。其气主为燥。

《宣明论方》：燥干者，金肺之本，肺藏气，以血液内损气虚成风则皴揭，风能胜湿，热能耗液，皆能成燥。故经云：风、热、火兼为阳，寒、燥、湿同为阴。又燥湿亦异也。然燥金虽属秋阴，而其性异于寒湿，燥阴盛于风热火也，故风热甚而寒湿同于燥也。然中寒吐泻亡液而成燥者，亦以此矣。故经云：诸涩枯涸，干劲皴揭，皆属于燥也。

《燥病论》（沈目南转引自《温病条辨》）：燥病属凉，谓之次寒，病与感寒同类。如盛夏暑热熏蒸，则人身汗出溅溅，肌肉潮润而不燥也。冬月寒凝肃杀，而人身干槁燥冽。故深秋燥令气行，人体肺金应之，肌肤亦燥，乃火令无权。故燥属凉，前人谓热非矣。

《三时伏气外感篇》：秋燥一证，气分先受，治肺为急。若延绵数十日之久，病必入血分，又非轻浮肺药可医，须审体质证端。

《杂病源流犀烛》：经云：诸涩枯涸，干劲皴揭，皆属于燥，夫阳明燥金，乃肺与阳明之气也。燥之为病，皆阳实阴虚，血液衰耗所致。

二、医案

案 1　刘某，女，50 岁，教师。1981 年 7 月 17 日入院。

1961 年患有慢性肝炎，1971 年经当地医院检查，确诊为早期肝硬化。此后渐次出现全身皮肤干燥，双目干涩，视物不清，口咽鼻部干燥。在当地多方医治无效。近两年病情加重，转北京求治。

现症：全身皮肤干燥，两目干涩无泪，视物模糊，口、咽、鼻腔烘热干燥，饮食吞咽困难，必同时饮水相助方能咽下，全身乏力，关节挛痛，恶冷畏风，心烦急躁，两胁隐痛，大便干燥，3~4 日一行，小溲频数，舌暗红龟裂，少津无苔。脉弦细数。

本病病程长而病情复杂，既有肝脾阴血亏耗，虚火内蕴，又有气阴两伤，肝脉瘀阻，燥气内生之病理反应。治以滋阴润燥，养血柔肝。方用一贯煎加减：沙参 20g，麦冬 12g，生地 15g，赤白芍各 12g，白扁豆 12g，山药 12g，绿萼梅 9g，香橼皮 10g，莲子肉 15g，甘草 6g，水煎服，日 2 次，7 剂。

上方服 7 剂，口、眼、鼻黏膜干燥略减，纳食增加，精神见振，大便日一行略干。仍心烦易急，五心烦热，畏风恶冷，关节挛痛。上方加玄参 10g，太子参 10g，川楝子 8g，7 剂。药后自觉眼内润泽，但夜间仍干涩，口中微有津液。心烦易急、五心烦热已减，舌脉同前。守方不更，再进 14 剂后，患者自觉两目干涩、口咽干燥、皮肤枯涩、全身乏力、畏冷恶风比入院时大有好转，饮食不用水助能够下咽，精神振作，二便正常。唯四肢关节时而隐痛，两胁胀满不适。舌暗红少津有裂纹，脉细略数。上方去玄参，加预知子 9g，首乌藤 18g。

患者共住院 217 天，除 2 次外感和 1 次急性阑尾炎期间暂时对症治疗外，基本以上方为主加减进退，共服药 170 余剂。至 1982 年 2 月出院时，口、舌、眼、咽、鼻、皮肤干燥基本消失。带方出院，2 日服 1 剂。嘱连服 3 个月，注意饮食有节，勿食辛辣，慎避风寒，以防复发。（《路志正医林集腋》）

案 2　患者，女，43 岁，2018 年 5 月 19 日初诊。以多关节疼痛 6 年余，口干、眼干、皮肤干燥 8 年为主诉。检查：红细胞沉降率 49mm/h，C 反应蛋白 2.2mg/dL，类风湿因子 416U/ml，抗 SSA 抗体（+），抗 SSB 抗体（+），唇腺活检可见腺小叶结构存在，局部导管扩张，腺泡间可见少量散在淋巴细胞、浆细胞浸润，查见 ≥48 个淋巴细胞浸润 3 灶，确诊为干燥综合征。现症见：双手指关节疼痛，无明显肿胀及关节变形，皮温不高，左肩、双肘、双膝等关节疼痛。口干入夜加重，甚则因口干而醒。眼部干涩，有摩擦、砂砾等异物感，纳食不香，乏力，大便黏滞不畅。舌瘦苔腻，脉弦细弱兼滑。西医诊断：干燥综合征。中医诊断：燥痹，属肝肾亏虚、筋脉痹阻兼脾虚湿滞证。治宜补益肝肾、滋阴通络兼以健脾化湿。李锡涛教授崇路老治疗燥痹养阴不碍胃，化湿不能伤阴之旨，处方：当归15g，生地黄30g，山药15g，麦冬30g，地龙15g，鸡血藤30g，党参15g，炒白术30g，砂仁10g，炒鸡内金30g，薏苡仁30g，全蝎9g，威灵仙20g，怀牛膝20g。上方服7剂，2018年5月26日二诊，患者自诉口干较前好转，食欲增加，皮肤干燥，周身关节疼痛较前也有好转。患者仍感目干，项背僵痛不舒，上方去砂仁，加女贞子15g，葛根30g。李锡涛教授法从路老，治疗燥痹侧重脾肾，本案滋肾养阴通络兼以运脾化湿，并随症加减9月余，患者各项症状均好转。

（李锡涛　瓮　恒　路喜素）

第6节　皮　痹

皮痹是以皮肤浮肿，继之皮肤变硬、萎缩为主要症状的一种病症，是五体痹之一。外感风寒湿邪是本病外在病因，先天禀赋不足或情志失调、饮食劳倦是发病的内在因素。其病机不外邪气痹阻、气血不畅，或正气虚衰、皮肤失荣两端。皮痹临床上除有皮肤损害的表现外，还常伴有肌肉、关节及脏腑功能失调的症状。本病发病年龄以20~50岁为多，女性多于男性。

本病临床表现轻重程度有很大差异。轻者皮肤病变局限，皮肤呈片状、点状或条状损害，重者皮肤病变广泛，四肢、胸颈、背部、面部皮肤均可累及，疾病不同阶段皮肤颜色也不同，或呈淡紫色、或晦暗色、或似象牙色，后期皮肤坚硬如革，萎缩变薄。表面有蜡样光泽或皮肤不能捏起，手指伸屈受限，面无表情，张口不利，眼睑不合，胸背如裹，若累及脏腑可见吞咽困难、腹胀纳呆、胸闷气短、心悸心痛等症。

本病与西医学的硬皮病相类似。轻者似局限性硬皮病，重则似系统性硬皮病，包括肢端硬化及进行性系统性硬化。

【源流考略】

《素问·痹论》首先提出"皮痹"的病名，指出皮痹的病因为风寒湿邪所致，此病多发于秋季，如《素问·痹论》说"风寒湿三气杂至，合而为痹也……以秋遇此者为皮痹"。《素问·痹论》也就皮痹的临床表现作了简单的描述，如云"病久入深，荣卫之行涩，经络时疏，故不通，皮肤不营，故为不仁"，又说"在于皮则寒"。《素问·五脏生成》认为皮痹与血行瘀滞有关，"卧出而风吹之，血凝于肤者为痹"。《素问·痹论》还说"皮痹不已，复感于邪，内舍于肺"。说明皮痹不愈，反复感受外邪，病邪可以深入于肺后形成肺痹。《内经》这些论述至今仍具有重要的指导意义。

隋《诸病源候论·风病诸候》中说"风湿痹之状，或皮肤顽厚""皮肤无所知"，即对皮痹的临床症状作了进一步描述。

宋《圣济总录·皮痹》更明确指出皮痹的病因是感受风寒湿三气所致，谓"感于三气则为皮痹"。同时还指出皮痹除皮肤表现外,还可以见到肢体与脏腑的症状,如项强背痛、四肢缓弱、胸满短气、言语声嘶、腹胀胁满、胃肠不和等症。

其他如宋《济生方》、清《医宗金鉴》等对皮痹的论述均是对《内经》的进一步阐述。

古代医籍虽然对皮痹的病因病机及临床表现有所记载,但是这些记载比较少而零散,并没有作为一个独立的疾病对其进行比较系统的论述。

随着时代的进步、医学的发展,人们对皮痹的认识逐渐加深。依据辨证求因、审因论治的原则探讨研究了皮痹的病因病机及治法,总结出如祛风除湿、活血化瘀、温阳散寒等一些有效的治疗方法。朱仁康主编的《实用中医外科学》总结多方面的成果,对其病因病机、证候分类以及辨证论治进行了较详细的论述。路志正教授等主编的《痹病论治学》亦对皮痹的概念、证候特点、病机分析、诊断依据等方面作了简明的论述。

【病因病机】

外邪侵袭是皮痹的外在病因,其中以风寒湿邪为主,即所谓"感于三气则为皮痹"。脏腑失调则是皮痹的内在因素。饮食劳倦,损伤脾胃,气血化源不足,皮肤失荣;先天禀赋不足,或房劳伤肾,肾阳虚衰则皮肤失于温煦,肾阴虚则皮肤无以润泽;均能诱发皮痹,或使皮痹加重。外邪留滞皮肤,或气虚阳虚,便气血津液运行障碍,进而形成痰浊瘀血,痰浊瘀血阻滞于皮肤是皮痹的继发因素。总之,外邪侵袭、痰浊瘀血,气血阴阳不足;皮肤之经络瘀阻,致皮肤失养,是皮痹的基本病机,其中痰瘀病机常可贯穿本病的始终。

一、外邪痹阻

素体虚弱,卫外不固,或不知养慎,寒温不适,外邪乘虚而入,或猝然遇风寒湿热之邪,邪侵体表、留于肌肤,阻于经络,发为皮痹。

二、气血亏虚

皮肤得气血之营养则滋润柔和,若平素饮食不节,忧愁思虑,损伤脾气,气血生化不足;或久病不愈,气血暗耗,致气血亏虚。气主煦之,血主濡之,气虚不能温煦皮肤,血虚不能濡养皮肤,皮肤则失柔和而坚硬,或为不仁,甚则萎缩而毛脱。

三、痰阻血瘀

痰阻血瘀是皮痹的继发病因,也是皮痹过程中重要的病机变化。湿邪流注于皮肤,或气虚阳虚推动无力;或寒凝气滞,津液不化;或脾失健运,水湿壅盛等,均可聚湿成痰,痰阻皮肤而发为皮痹。人之皮肤与经络有着密闭的关系,《素问·皮部论》说"皮者,脉之部也"。血脉、经络满布于人之皮肤,外邪害于皮肤,或痰浊、寒凝等因素阻于皮肤,致使血行不畅,血液瘀滞于皮肤是皮痹常见的病理变化。如《素问·五脏生成》说"卧出而风吹之,血凝于肤者为痹"。

四、肾阳虚衰

先天禀赋不足,或房劳伤肾,或脾阳虚弱,损及肾阳,或疾病日久,元气被耗等,均能导致阳气不足,阴寒内生,寒凝皮肤,四末不得温煦,亦发为皮痹。

本病的病位主要在皮肤,以四肢、胸、颈及面部皮损为多见。病情发展可累及肌肉、筋骨、关节,而出现肌肉萎缩,筋脉拘挛,关节疼痛肿胀、屈伸不利及畸形。皮痹不已,进而深入,可牵及肺、脾、心等脏器。

【诊断与鉴别诊断】

一、诊断要点

皮痹的临床表现轻重差异很大,皮痹的不同阶段表现也有殊异。皮痹中晚期临床症状典型,诊断并不困难。皮痹初发,症状不典型,诊断有一定困难,需仔细检查,全面分析,才能确诊。其诊断依据主要有以下几方面:

1. 病好发于中青年,女性多于男性。

2. 发病前多有劳累或触冒寒湿史。

3. 皮损开始多见于手、足、面部,逐渐发展至上肢、颈部或胸背部,亦有首发于胸背部,渐及颈、面部及四肢者,可发于一处,亦可发于多处。皮肤损害呈斑片状、点状、条状。重者皮肤呈弥漫性损害。

4. 皮损的特点:早期可见皮肤水肿,皮紧而硬,皮肤呈淡红、紫红、淡黄或苍白色,继之皮肤坚硬如革,皮肤紧张而有光泽,或皮肤色黯滞,紧而不能用手捏起。皮痹在手则手指屈伸不利,关节畸形,指端溃疡;在面则面无表情、张口困难、眼睑不合、口唇变薄、鼻尖耳薄、偏侧面瘦;在胸则状如披甲、紧束如裹等。疾病晚期则皮肤萎缩而薄,毛发脱落,肌肉消瘦若无,皮肤紧贴于骨。

5. 初起可有发热、恶寒、头痛、关节酸痛,其后可见纳少腹胀、气短心悸、月经不调、遗精阳痿等全身症状。

6. 本病深入脏腑可见各脏腑的病症,入于肺则见胸闷、气喘,入于脾胃则见吞咽困难、腹胀呕吐,入于心则见心悸心痛等。

二、鉴别诊断

本病应与肌痹、尪痹、脉痹等病鉴别。

1. **肌痹** 肌痹病变主要在肌肉,表现为肌肉疼痛无力,酸楚麻木,严重者可见肌肉瘦削,肢体怠惰,四肢痿软,但无皮肤坚硬等损害。

2. **尪痹** 尪痹与皮痹均可以见到关节屈伸不利、关节僵直或畸形。但皮痹伴有皮肤坚硬或萎缩,皮肤有蜡样光泽;而尪痹则无皮肤的改变。尪痹关节僵直或畸形可见于四肢诸关节,而皮痹多见于手指关节。

3. **脉痹** 脉痹与皮痹均可见到皮肤损害。脉痹可见皮肤红肿疼痛,皮下有硬结,或见指端冷痛,肤色苍白或紫黯,后期有皮肤溃疡萎缩,或见指端脱疽;皮痹皮肤可紫红而硬,但皮下无硬结。

【辨证论治】

一、辨证要点

1. **辨寒热** 皮痹以寒证居多。寒性收引,皮痹之皮肤紧张,与病机多属寒有一定的关系。其肢冷肤寒,触之不温,遇寒加重,遇热减轻,舌淡,苔白,均为寒性特点。皮痹属热者,见于疾病早期,表现为发热,或皮肤暗红,触之而热,舌质红,苔黄厚腻,脉数。

2. **辨虚实**　皮痹之实证多属外邪侵袭,或痰阻血瘀之候。如皮肤肿硬、肢冷不温、恶寒身痛、舌淡苔白、脉弦紧之寒湿之证;皮肤肿硬而热、身热不退、舌红苔黄、脉数之湿热之证;皮肤坚硬如革、肤色暗滞、舌质暗或有瘀点瘀斑、脉沉细涩之痰瘀阻痹之证。皮痹之虚证则以皮肤萎缩、肌肉瘦削、肢冷不温为其临床特点,常伴有周身乏力、纳少便溏、气短心悸、面色不华、腰膝酸软等症,多为气血两虚及脾肾阳虚之证候。

本病辨证应重视痰浊瘀血之候。因痰浊瘀阻常可贯穿疾病始终,形成虚实夹杂之候。本病临床常见有寒湿痹阻、湿热痹阻、气血亏虚、痰阻血瘀及脾肾阳虚等证候。

二、分证论治

皮痹的治疗需依据病变的不同阶段和疾病寒热虚实的不同性质来决定。一般疾病初起,外邪侵袭,经络被阻,治疗应以祛邪通络为主;若病情进一步发展,痰瘀痹阻,治疗应以化痰活血通络为主;若皮痹日久损及正气,则需以补益气血、温补脾肾为主。至于虚实夹杂证,则需祛邪与扶正兼施。本病寒证、瘀证居多。温阳散寒、活血化瘀是本病的主要治法。本病累及脏腑出现喘息、心悸心痛、吞咽困难时,可按肺痹、心痹、脾痹等病辨证论治。

(一)寒湿痹阻证

证候:皮肤紧张而肿,或略高于正常皮肤,皮肤不温,肢冷恶寒,肢节屈伸不利,常伴有口淡不渴,舌淡苔白,脉紧等。

治法:祛风散寒,除湿通络。

方药:独活寄生汤加减。

独活 10g,羌活 10g,桑寄生 10g,秦艽 10g,川芎 10g,当归 10g,杭白芍 10g,桂枝 10g,制附片 10g,细辛 3g,丝瓜络 10g。

中成药:寒湿痹颗粒,祛风止痛胶囊。

分析:寒湿之邪侵袭皮肤,留滞脉络,气血被阻,寒性收引,故皮肤紧张。湿胜则肿,故可见皮肤肿胀。寒湿痹阻,阳气不通,皮肤四末不得温养,故见肢冷肤寒。寒湿痹阻经络关节,则见关节冷痛,肢节屈伸不利。口淡不渴、舌淡苔白、脉紧均为寒湿之特征。方中用独活、羌活、秦艽、桑寄生祛风胜湿通络;用当归、川芎、白芍活血养血通络;用附片、桂枝、细辛温经散寒。诸药配伍有祛风散寒、除虚通络的作用。若舌苔厚腻湿盛者,加薏苡仁 10g、苍术 10g;皮肤晦暗者加丹参 15g;关节疼痛者加威灵仙 15g、海风藤 15g。

(二)湿热痹阻证

证候:皮肤紧张而肿,肤色略红或紫红,触之而热,或皮肤疼痛,身热不渴,舌红苔黄厚腻,脉滑数有力。

治法:清热除湿,佐以通络。

方药:二妙丸合宣痹汤加减。

黄柏 10g,苍术 10g,牛膝 10g,薏苡仁 10g,苦参 10g,连翘 10g,知母 10g,蚕沙 10g,滑石 10g,甘草 10g。

中成药:湿热痹颗粒,二妙丸,当归拈痛丸。

分析:素体阳盛,外感寒湿,邪从热化,湿热蕴结皮肤,故皮肤紧张而肿热,肤色红为热之征象。不通则痛,湿热阻络,气血不通,故皮肤作痛。热邪随经入里,故身热。舌红苔黄厚腻、脉滑数是湿热之象。方中知母、黄柏清热,薏苡仁、苍术、蚕沙、苦参清热利湿通络;连翘清热且能软坚;滑石、甘草清热利小便,使湿热由下而出。故本方有清热利湿通络的功效。发热者加柴胡 10g、黄芩 10g;肢体疼痛者加忍冬藤 15g;口渴加天花粉 15g;舌体暗红加赤芍 10g、丹参 15g。

(三) 气血亏虚证

证候:皮肤紧硬,肤色淡黄,局部毛发稀疏或全无;或皮肤萎缩而薄,肌肉瘦削,肌肤麻木不仁,周身乏力,头晕目眩,声怯气短,面色不华,爪甲不荣,唇白色淡,舌有齿痕,苔薄白,脉沉细无力。

治法:益气养血,佐以通络。

方药:黄芪桂枝五物汤加减。

黄芪 15g,桂枝 10g,芍药 10g,当归 10g,川芎 10g,鸡血藤 15g,生姜 10g,大枣 5 枚。

中成药:痹祺胶囊,大活络丹,归脾丸。

分析:皮痹日久,外邪与痰瘀痹阻皮肤,阻滞经络,久之气血亏虚,营卫不畅,致皮肤失荣,故皮肤坚硬,肌肤萎缩而薄,肤色淡黄。营血不通故肌肤麻木不仁。发为血之余,血虚则毛发稀疏脱落。气血虚不能上达头目则见头晕目眩。面色不华、周身乏力、声怯气短、爪甲不荣、舌淡、脉沉细无力,均系气血不足的表现。方中用黄芪益气;当归、芍药养血和营;生姜、大枣调和营卫;加鸡血藤、桂枝活血通络。全方具有益气养血通络的功效。头晕目眩者加柴胡 6g、升麻 6;肌肤麻木者加丝瓜络 10g;肌肉瘦削明显加山药 15g;纳少加炒山楂 15g、炒麦芽 15g;不寐加炒酸枣仁 10g、远志 12g。

(四) 痰阻血瘀证

证候:皮肤坚硬如革,捏之不起,肤色黯滞,肌肉瘦削,关节疼痛强直或畸形,屈伸不利,胸背紧束,转侧俯仰不便,吞咽困难,胸痹心痛,妇女月经不调,舌质暗,有瘀斑、瘀点,苔厚腻,脉滑细。

治法:活血化瘀,祛痰通络。

方药:身痛逐瘀汤合二陈汤加减。

地龙 10g,穿山甲 10g,丹参 10g,桃仁 10g,红花 10g,川芎 10g,当归 10g,白芍 10g,羌活 10g,香附 10g,陈皮 10g,半夏 10g,浙贝母 15g。

中成药:小活络丹,大黄䗪虫丸,瘀血痹颗粒,活血舒筋酊。

分析:痰阻血瘀,凝结皮肤,皮肤失去柔和之性故坚硬如革,捏之不起。肤色黯滞,血瘀之征。痰瘀深入筋骨关节则见关节疼痛、强直或畸形。痰瘀阻滞,气血不达,肌肤失荣,故日渐萎缩。痰瘀阻滞于胸中,气血不畅,症见吞咽困难、胸痹心痛等症。方中用地龙、桃仁、红花、川芎活血祛瘀;当归、白芍、丹参活血养血;穿山甲、浙贝母化痰软坚散结;二陈化痰,羌活走窜之力宏,有行气活血之功;香附行气活血。诸药合用具有活血化瘀、祛瘀通络的作用。若关节痛甚加用青风藤 15g;肢冷肤寒者加制附片 10g、桂枝 10g(去半夏、浙贝母);肌肉瘦削者加黄芪 30g、山药 15g;吞咽困难者加紫苏梗 10g、枳壳 10g;胸痹心痛加薤白 6g、延胡索 10g。

(五) 脾肾阳虚证

证候:皮肤坚硬,皮薄如纸,肌肉瘦削,神疲倦怠,毛发脱落,肢冷形寒,指端溃疡,面色㿠白,腹痛泄泻,腰膝酸软,舌质淡,舌体胖,苔白,脉沉细无力。

治法:补益脾肾,温阳散寒。

方药:右归饮合理中汤加减。

熟地黄 10g,山萸肉 10g,山药 10g,制附片 10g,肉桂 6g,干姜 6g,党参 10g,白术 10g,枸杞子 10g,鹿角霜 6g,巴戟天 10g,淫羊藿 10g。

中成药:尪痹颗粒,金匮肾气丸,全鹿丸,阳和丸。

分析:阳虚寒凝,气血不行,故皮肤坚硬而薄。皮肤不荣则毛发脱落。脾主肌肉,脾阳虚,脾失健运,气血津液不能布达肌肤,故肌肉日渐瘦削。阳虚不能温养四末皮肤,故见肢冷肤寒。面色㿠白、神疲倦怠、腰膝酸软、腹痛泄泻、舌淡苔白、脉沉细无力,均为脾肾阳虚之征。善补阳者,阴中求阳,故本方用熟地黄、山药、山萸肉滋补肾阴;附子、肉桂、干姜、枸杞子以温补脾肾,温阳散寒;巴戟天、淫羊藿温阳补肾,强壮筋骨;党参、白术以益气健脾。诸药合用可起到温补脾肾、温阳散寒的作用。肌肉瘦削明显者加黄芪 30g、当归 10g;皮肤颜色黯滞,或舌暗有瘀斑者加赤芍 15g、丹参 15g;纳少者加炒山楂 15g;大便溏稀者加薏苡仁 10g、莲子肉 10g;腹胀者加厚朴 10g、木香 10g;关节病甚者加乌梢蛇 10g、威灵仙 15g。

【其他疗法】

一、针灸治疗

1. 体针

(1)局部取穴

上肢:曲池、手三里、外关、合谷等。

下肢:风市、足三里、阳陵泉、丰隆、三阴交等。

头面:阳白、颧髎、地仓、颊车、迎香、承浆、百会、头维。

胸背:膻中、中府、心俞、肺俞、肝俞、大肠俞等。

(2)辨证取穴

外感邪气:曲池、外关、大椎、风池等。

气虚:足三里、气海、膻中等。

血虚血瘀:血海、肝俞等。

肾阳虚衰:关元、命门、气海等。

痰盛:中脘、丰隆等。

2. 梅花针　皮损局部轻轻叩打,每日 1 次。

3. 耳针　取肺、内分泌、肾上腺、肝、脾等穴。

二、静脉给药

可用复方丹参注射液 16~20ml 或川芎嗪 100mg,加入 5% 葡萄糖盐水 500ml 中静脉滴注,每日 1 次,10 次为 1 个疗程,可连续使用两三个疗程。

三、单方验方

1. 山萸肉 10g,木香 10g,水煎服,日 1 剂。

2. 软皮丸：川芎、炮姜、桂枝、丹参、桃仁、当归各等份,研末炼蜜为丸,每丸重 9g,口服,每次 1 丸,每日 2 次。

四、外治法

1. **熏洗法**

(1)透骨草 30g,桂枝 15g,红花 10g,水煎熏洗,每日 1 次。

(2)制草乌 15g,川椒 10g,桂枝 10g,艾叶 15g,水煎熏洗,每日 1 次。

(3)黄药子 250g,水煎熏洗患处。

2. **涂擦法**　用红灵酒擦涂患处,每次 10 分钟,每日 2 次。

3. **贴敷法**　用回阳玉龙膏调和在黄蜡内(黄蜡 250g,加入上药 90g),隔水炖湿,敷贴患处。上药 1 剂,可连续使用 2 周。

4. **积雪草软膏**　外涂患处,每日 3 次。

【调摄护理】

1. 避免触冒风寒湿邪,适寒温,预防感冒,对于手足、四肢怕冷者更应注意全身及局部保温。

2. 保持精神愉快,避免精神刺激,树立战胜疾病的信心。

3. 全身症状严重者应注意休息,发热者应按发热护理常规护理。

4. 生活富有规律,起居有常,饮食有节,饮食宜清淡,营养宜丰富。

5. 应保持皮肤清洁。

6. 病情稳定者,可针对四肢肌肉萎缩和关节活动受限锻炼肢体,以促进其恢复。

【转归预后】

皮痹各证候间有一定的联系,随着病情的发展,证候也在不断变化。本病初起,外邪侵袭,气血不畅,继之血行不畅,津液不化,形成痰瘀阻滞。邪气稽留,日久不除,正气渐耗,则会表现出正气不足,常见的正气虚弱有气血不足和脾肾阳虚证。皮痹不已,或反复感受邪气,病邪深入,累及脏腑,脏腑失调初起多为气滞血瘀,痰浊停滞,久则脏腑阴阳受损,功能衰弱。

本病的预后与病变范围的大小、邪正盛衰、治疗是否及时恰当、是否累及脏腑等因素有密切的关系。若病变仅呈斑片状、点状或条状皮损者病轻;若病变范围大,四肢、躯干、面部皮肤呈弥漫性损害者病重;病变仅有皮肤损害者病轻,若累及肌肉筋骨表现肌肉瘦削、关节强直畸形则病重;病变在皮肤者轻,累及脏腑则重。皮痹轻者经过治疗,邪去正复,可以痊愈;已有明显的肌肉瘦削、关节僵直畸形,恢复则较困难。累及脏腑而正气未衰者,可望治愈;若脏腑功能已经衰竭,则预后不良,甚则可能造成死亡。

【医论医案】

一、医论

《素问·痹论》:风寒湿三气杂至,合而为痹也……以秋遇此者为皮痹……皮痹不已,复感于邪,内舍于肺。

《素问·痹论》:病久入深,荣卫之行涩,经络时疏,故不通,皮肤不营,故为不仁……在于皮则寒。

《素问·五脏生成》:卧出而风吹之,血凝于肤者为痹。

《素问·调经论》:寒湿之中人也,皮肤不收,肌肉坚紧。

《灵枢·本脏》:卫气者,所以温分肉,充皮肤,肥腠理,司开阖者也……卫气和则分肉解利,皮肤调柔,腠理致密矣。

《圣济总录·诸痹门》:当秋之时,感于二气则为皮痹,盖正言其时之所感者尔,固有非秋时而得之者。

《诸病源候论·风湿痹候》:风湿痹病之状,或皮肤顽厚,或肌肉酸痛。

《诸病源候论·风痹候》:秋遇痹者为皮痹,则皮肤无所知。

二、医案

李某,女,10 岁,学生,1990 年 1 月 15 日初诊。

双手指、腕、踝部皮肤肿胀变硬 3 年。于 1987 年 4 月不明原因出现全身皮肤发痒、斑疹、皮损不高出皮肤,局部发热。3 个月后出现双手指、腕、踝皮肤肿胀、变硬,局部关节疼痛、僵硬,局部皮肤凹陷性水肿,不红,触之不热,但扪之觉皮肤发热。经服多种中西药物(不详)无效。平素易鼻衄。父母身体健康,家族中无类似患者。

检查:神清,精神差,发育正常,营养一般。双腿、双踝关节压痛,局部皮肤变硬,呈凹陷性水肿,皮损处颜色变暗,双手指皮肤变硬似“腊肠”样。舌质淡红,有瘀点,苔薄白,脉弦细。

诊断:皮痹(局限性硬皮病)。

辨证:湿热夹瘀,痹阻经络。

治法:清热祛湿,活血化瘀。

处方:忍冬藤 60g,薏苡仁 30g,当归 20g,丹参 20g,鸡血藤 20g,赤芍 15g,穿山甲 9g,香附 20g,甘草 9g,桃仁 9g,红花 9g,姜半夏 9g,水煎服。

二诊(3 月 1 日):服上方约 30 剂,关节疼痛明显减轻,局部皮肤水肿减轻,皮肤较前变软,自觉有时局部发热,遇凉病情加重。舌质淡红有瘀点,苔薄白,脉弦。医嘱:①上方加桂枝 12g,继服 30 剂;②服上方 30 剂后,将上方改为散剂,每服 5~6g,每日 3 次,连服半年。

三诊(8 月 21 日):关节疼痛消失,双手、腕皮肤无肿胀,弹性及硬度正常。双踝部皮肤仍稍硬,但不痛不肿。舌质淡红,苔薄白,脉稍弦。医嘱:上方加川牛膝 15g,共为细末,每服 3~9g,每日 3 次,连服 3 个月。

1992 年 4 月 23 日追访,停药 1 年余,病情稳定,除腓肠肌处稍硬外,余无不适,已从事正常学习、生活。(《娄多峰论治痹病精华》)

(冯兴华)

第7节　肌　痹

肌痹属中医五体痹（皮痹、脉痹、筋痹、骨痹、肌痹）之一，凡风、寒、湿、热、毒等邪浸淫肌腠，脉络痹阻，致气滞血瘀，引起一处或多处肌肉疼痛，麻木不仁，渐至肌肉损伤萎缩，失于濡养，肢体疲软无力，手足不随者，谓之肌痹。肌痹亦称肉痹。

肌痹主要包括西医的多发性肌炎、皮肌炎、纤维肌痛综合征、重症肌无力及流感病毒引起的肌炎，或进行性肌营养不良等病。

【源流考略】

肌痹一名首见于《内经》，如《素问·痹论》云："风寒湿三气杂至，合而为痹……以至阴遇此者为肌痹。"内因责之荣卫虚，如《素问·逆调论》："人之肉苛者，虽近衣絮，尤尚苛也，是谓何疾？岐伯曰：荣气虚，卫气实也，荣气虚则不仁，卫气虚则不用，荣卫俱虚则不仁且不用，肉如故也。"肉苛即肌肉麻木不仁，是肌痹主要症状之一。《素问·长刺节论》又说："病在肌肤，肌肤尽痛，名曰肌痹。"肌肉疼痛往往是肌痹的首发症状，有痛则能称痹也。《素问·痹论》又说："肌痹不已，复感于邪，内舍于脾……脾痹者，四肢懈堕，发咳呕汁，上为大塞。"

《中藏经·论肉痹》云："肉痹者，饮食不节，膏粱肥美之所为也……肉痹之状，其先能食而不能充悦，四肢缓而不能收持是也。"所谓不能充悦，是说脾气虚，精微不化，不能营养肌肉，肌肉不能丰满充实。这里强调了内因在肌痹发病中的重要作用。

《诸病源候论·风湿痹身体手足不随候》详细分析了肌痹主要症状产生的机制："人腠理虚者，则由风湿气伤之，搏于血气，血气不行，则不宣，真邪相击，在于肌肉之间，故其肌肤尽痛，然诸阳之经，宣行阳气，通于身体，风湿之气，客在肌肤，初始为痹，若伤诸阳之经，阳气行则迟缓，而机关弛纵，筋脉不收摄，故风湿痹而复身体手足不随也。"这里提出肌痹的初期和后期主症有所不同，初期邪客肌肤，疼痛明显，以瘀为主，病情偏实，后期邪伤阳气，手足不随，以虚为主。

《圣济总录·诸痹门》收载肌痹方4首，肉苛方10首，为肌痹分型辨治打下了基础。

张璐《张氏医通》认为："肌痹者即着痹、湿痹也，留而不移，汗出，四肢痿弱，皮肤麻木不仁，精神昏塞。"并提出"痹在肌肉，神效黄芪汤"治之。何梦瑶《医碥》："以长夏得之，肌肉不仁，不知痛痒者为肌痹。"

古代医籍虽然对肌痹的病因病机及临床表现有些零散的记载，但并没有将其作为一个独立的病症进行比较系统的论述。自西医东渐以来，使用西医的理论对中医病证进行学术研究。1982年Witaker制定了皮肌炎的分类方案，自20世纪80年代始，我国许多学者对本病从中医角度进行病因分析、辨证论治及其他疗法的诊治，取得了一些临床经验，对研究本病的治疗开创了良好的前景。2012年，中华中医药学会制定的指南，明确肌痹相当于皮肌炎，指出肌痹是一种主要累及皮肤和/或肌肉的全身性免疫性疾病。

【病因病机】

肌痹的外因是风寒湿热毒邪痹阻脉络、肌腠,内因是脾虚,气血不足,不能荣养肌腠,病性虚实夹杂。

一、脾胃虚弱

脾胃虚弱是肌痹发生的内在条件之一。脾胃为气血生化之源,充养肌肉、腠理,又为正常水液代谢的枢纽,若饮食不节,生冷不忌,饥饱无度,损伤脾胃,或过食膏粱厚味,脾胃呆滞,或忧思过度,或劳倦伤脾,而致脾胃虚弱,脾胃虚则气血亏,气血亏则荣卫弱,荣卫弱则不能充养四肢肌肉,而腠理疏松,外邪乘虚侵入则易发肌痹。痹者闭塞不通,脉络受阻,不通则痛,故可发生肌肉疼痛等症状。病久气血更亏,又脾虚不能运化,水湿停留,蕴成痰浊,痰浊阻络、四肢沉重、肿胀、无力,甚则肌肉萎缩、麻木不仁。脾胃虚弱,影响生克制化,则心肾受损,可出现心悸、气短、腰酸、腰痛、尿少、浮肿等症。

二、邪侵肌腠

脾气不足,卫外不固,风寒湿三气杂至,侵犯肌肤,阻闭气血,脉络不通,发为肌痹,故肌肤尽痛,湿盛则肿,风盛则窜,风邪化热则可出现皮疹,血虚风搏湿阻则出现肌肤不仁、手足不随等症。

三、热毒侵肌

若外受毒热所袭则发病急骤,内有邪毒热泛于肌肤则发病缓慢。亦有外感风寒湿邪入里化热生毒者。毒热相搏充斥肌肤,则肌肉肿痛,皮肤发红,眼睑紫红,或身热口渴,或心烦不安,或身重乏力。进则伤阴耗血,筋脉肌腠失荣,出现肌肉萎缩、肢体不仁不用。营阴不足,心肾受损,诸症丛生。

本病病因多正虚邪实,病位初始在表,在皮肤、肌肉,进而伤及脾胃,累于心肾。本病的病理特点是,虽感受风寒湿或热毒之邪,但脾气虚,营卫不调,经脉受阻,肌肤不荣为其主要病机。

本病发病,若以外邪、实邪为主者,其病势较急,症状较重,常伴有发热、恶寒、周身肌肉多处痛肿;若偏于毒热者,常伴有皮疹;寒湿重者,则多肢冷身重,病情缠绵。

【诊断与鉴别诊断】

一、诊断

一般来说,肌痹初期多实,后期多虚,但往往多虚实并见。临诊时要辨寒热风湿孰轻孰重,虚实孰主孰从,诊断要抓住肌痛、肌无力、肌萎缩三个主症。

风寒湿邪阻痹肌络者,发病一般较缓,多见于女性,年龄多在 40~60 岁,发病时四肢近端肌肉受累,以后再累及其他肌肉,其肌肉疼痛、压痛较轻,肌力明显减退,甚者肢体痿软,抬举困难,步履不行,肌肉萎缩。

热毒炽盛,气血两燔者,多见于儿童和青年,发病急骤,可见寒战高热,口渴咽干,呼吸急促,肌肉肿痛,便溏溲赤。脾肾双虚证多见于疾病晚期。

诊断时应注意掌握以下要点:

1. 发病一般较急,男女都可发病,但女性较多。

2. 病变在肌肉。以肌肉酸胀疼痛为主,初起皮肤肌肉酸胀,或恶风寒,继则肌肉、筋脉拘急,影响关节,活动不利。肌皮相连,且皮肤为人身之外卫,邪从外入,首犯于皮,所以皮痹与肌痹有时会同见。有皮痹则手足逆冷,遇寒手足皮肤变白变紫,或伴有颜面、眼睑皮肤发生水肿,呈紫红色,或胸背部弥漫性潮红。

3. 舌苔薄白。

4. 病初脉浮或弦紧,晚期脉多缓弱或涩。

二、鉴别诊断

1. **痿病**　痿病多由内伤,肌痹多因外感:痿病无痛,肌痹肌痛;痿病多起于下肢,肌痹多见于四肢近端大肌;痿病以肌无力、肌萎缩为主,肌痹者以肌痛为主,而肌萎缩较轻。

2. **中风**　中风往往有口眼㖞斜,舌强难言,或意识不清,伴有肢体不仁不用,甚则肌肉萎缩。肌痹则无口眼㖞斜及意识不清。

3. **着痹**　有人认为肌痹是着痹一种,但详细分辨,着痹肿痛多在关节,肌痹肿痛都在肌肉。着痹虽身重肢沉,但无萎缩无力。

4. **皮痹**　肌痹与皮痹同见较多。若系皮痹独发,则以皮肤改变为主,症见皮肤水肿、变色,或有红斑鳞屑性斑疹;肌痹者虽可有皮肤、肌肉肿胀,但无皮肤变色。

【辨证论治】

肌痹早期多实证,风寒湿邪或毒热邪盛,以邪为主。但"邪之所凑,其气必虚",若无脾胃经脉空虚或肺卫不固、营卫不调作基础,外邪很难留恋肌腠。后期多虚,但往往虚实并见,此时要辨寒热孰轻孰重,虚实谁主谁次。

肌痹的治疗要标本兼顾,虚实分明。病初应以祛邪为主,辅正为次,病急以治标为先,治本为后。对正邪相当,虚实夹杂者,应虚实并举。痛久入络,故在肌痹中、晚期的治疗中,不要忽视疏通气血。

肌肉与皮肤因组织相连,气血相通,故往往肌痹与皮痹同时出现。所以在治肌痹调脾肾的同时,还要兼顾肺气,养皮毛,透邪通络。

(一)毒热入络证

证候:肌肉疼痛,手不可触,或肌肉肿痛,可见肌肉无力并见皮肤散在红斑,皮疹以眼睑周围和胸背部为多,色多红紫。或伴有发热恶寒,关节酸痛,或高热口渴,心烦躁动,或口苦咽干,大便燥结,小便黄赤。舌质红苔黄,脉洪大或滑数。

治法:清热解毒,凉血通络。

方药:清热地黄汤加味。

雷公藤 20g,水牛角 20g,生地黄 50g,赤白芍各 25g,牡丹皮 15g,葛根 25g,板蓝根 25g,土茯苓 25g,桑枝、丝瓜络各 15g。

中成药:雷公藤片,昆仙胶囊,正清风痛宁片,五虎化毒丹。

分析:素有肺胃之热,又感热毒,内外相合,气血两燔,血热妄行,阳络伤则血外溢,故见皮肤红斑;毒热灼肌,则肌痛或肿;气机受阻,可见肌肉无力;脾胃热蒸,耗伤津液,故口渴、咽干、便结溲黄;舌脉均见热毒之象。方中雷公藤、水牛角、板蓝根清热解毒,配土茯苓解湿热之毒,赤白芍、牡丹皮凉血活血,生地黄凉血滋阴除痹,葛根解肌清热,丝瓜络通络。若热甚者加黄柏、连翘;表虚者加生黄芪。

(二) 湿热阻络证

证候:肌肉酸痛肿胀,四肢沉重,抬举无力,身热不扬,汗出黏滞,食欲不振,胸脘痞闷,面色虚浮,大便黏腻不爽,舌红苔白腻或黄腻,脉濡数或滑数。

治法:清热除湿,解肌通络。

方药:当归拈痛汤加减。

羌活 15g,人参 15g,苦参 25g,升麻 10g,葛根 25g,苍术 15g,炙甘草 15g,黄芩 15g,茵陈 15g,防风 15g,当归 15g,知母 15g,泽泻 15g,猪苓 15g,白术 15g。

中成药:湿热痹颗粒,二妙丸。

分析:湿邪黏腻、重浊,壅滞经络肌腠,则肌肉肿胀、疼痛,肢体困重,抬举无力;湿热相搏,邪热不能外散,夹湿而动,则身热不扬,汗出黏滞;湿困脾阳,遏阻气机,则食欲不振,胸脘痞闷,大便黏腻不爽;湿热上蒸则面浮,舌红苔黄腻。方中苦参、黄芩、茵陈、知母等配泽泻、猪苓清热利湿,用葛根、升麻解肌清热,苍术、白术、甘草健脾以养肌,羌活、防风祛风胜湿兼助脾之升机,并有祛邪达表之用,当归活血养血通络。诸药相伍,有清热除湿、通络解肌之功。

(三) 寒湿痹阻证

证候:肌肉酸胀、疼痛、麻木不仁,四肢痿弱无力,每遇寒冷则肢端发凉变色疼痛,伴有畏寒身重,关节肿痛,舌淡苔白腻,或舌有齿痕,脉沉细或濡缓。

治法:散寒祛湿,解肌通络。

方药:薏苡仁汤加减。

薏苡仁 25g,当归 15g,川芎 15g,炙麻黄 5g,桂枝 25g,羌活 15g,独活 15g,防风 15g,制川乌、草乌各 15g(先煎 2 小时),苍术 25g,甘草 15g,干姜 15g。

加减:若湿重于寒者加木瓜 15g,防风 15g,蚕沙 15g,土茯苓 25g,去麻黄、川乌、羌活、独活。

中成药:正清风痛宁,寒湿痹颗粒,盘龙七片,大活络丹、小活络丹。

分析:寒凝气血,湿阻脉络,故肌肉酸胀、疼痛、麻木不仁;寒湿遏阻阳气,阳郁不达,不能温煦四末,故肢体冷痛;寒湿困脾,中州不振,精微不布,故四肢痿弱无力;寒湿中阻、脾胃运化失职,水湿积滞,则舌淡苔白腻,或有齿痕;寒湿阻滞脉道,故脉沉细或濡或缓或迟。方中当归、川芎养血通经活络,配薏苡仁、苍术祛湿蠲痹,用麻黄、桂枝、羌活、独活、防风散寒祛风,川乌、姜温痹散寒。本方治疗肌痹初期,寒胜于湿者。

(四) 脾肾两虚证

证候:肌肉萎缩、麻木不已、松弛无力,四肢怠惰,手足不遂,面色萎黄或㿠白,身体消瘦,脘腹胀闷,吞咽不利,毛发稀疏,畏寒肢冷,舌淡苔白,脉沉或弱。

治法:温补脾肾,益气养血通络。

方药:右归丸加减。

熟地黄 25g,山药 25g,山茱萸 15g,枸杞子 15g,杜仲 15g,菟丝子 15g,制附子 15g,肉桂 15g,当归 15g,鹿角胶 15g。

加减:肌痹日久肌肉萎缩、无力明显时,加黄芪、党参,肉桂改为桂枝。

中成药:尪痹颗粒,金天格胶囊,虎潜丸,全鹿丸。

分析:本证多见于肌痹后期,肌痹不已,复感于邪,内舍于脾,脾阳不振,脾气虚衰,影响精血,累及于肾。脾主四肢肌肉,肾主作强,脾肾双亏,气血不足,肌不得养,肉不得荣,则肌肤不仁,肌肉酸痛,四肢怠惰无力,甚则肌肉萎缩。脾运失常,邪阻气机,则胸脘胀闷,纳谷不香,吞咽不利,气血生化不足,毛发稀疏脱落。阳虚生外寒,故畏寒肢冷,舌淡苔白,脉沉迟或弱。方中熟地、山萸肉、枸杞、菟丝子补肾,杜仲壮骨强筋,山药健脾,当归、鹿角胶养血通络,附子、肉桂壮阳,阳壮则生机自强,精微物质得生,肌肉得以温养。

【其他疗法】

一、单方验方

雷公藤片:每次 2 片,每日 3 次;白芍总苷片:3 个月 1 个疗程。

二、外洗疗法

透骨草 30g,桂枝 25g,红花 15g,葛根 30g,水煎外洗患处。

三、针刺疗法

针足三里、上巨虚、下巨虚、肩髃、曲池、合谷、阴陵泉、阳陵泉等穴。

四、饮食疗法

粳米大枣粥:粳米 50g,大枣 10 枚,桂圆 10 枚,水适量,煮粥食用。

【调摄护理】

一、调摄

1. 加强营养,饮食有节,咸淡适宜。
2. 病后宜进行室内外体育锻炼,增强体力,渐使肌肉丰满。
3. 预防感冒,注意潮湿,避免汗出当风。
4. 定期做身体检查,提前发现肿瘤及感染灶。

二、护理

1. 患病期间保持室内空气新鲜,温度适宜,便于活动。
2. 对肌无力、肌萎缩者施以局部按摩。
3. 病危重时要防止褥疮,吞咽困难时进食宜注意体位。
4. 鼓励患者在床上做肢体活动,树立战胜疾病信心。

三、预防

1. 由于本病多由风寒湿邪及毒热引起,平时除注意提高机体抗病能力外,特别要注意避免雾露所伤,潮湿之害,不要冒寒涉水,汗出当风。

2. 本病内因多责之脾肾阳虚,所以要注意饮食有节,咸淡适宜,少进油腻,劳逸结合,房事适度,勿思虑过度。

【转归预后】

肌痹的转归与预后取决于正气的盛衰和邪气的轻重。正盛邪轻者易治,正虚邪重者难疗。

毒热入络证病势凶险,若不及时治疗很快出现热入营血或逆传心包证,病死率高。

湿热阻络证不解,脾肾进一步受累,而病情渐重。

寒湿痹阻证病势较缓,治疗较易,若治疗不及时或久治不愈,则脾阳虚累及肾阳虚,使病情复杂、更加难治。

脾肾阳虚证多为肌痹久治不愈,阳损及阴,阴阳俱损,正气不足,卫外不固,外邪容易再犯,内患容易再起。外邪入络,首先犯肺,可出现胸痛、咳嗽、咳痰、发冷、发热。内患除脾肾之症加重外,还可因湿浊留恋出现心悸、气短、浮肿等症,其次,脾胃虚弱而出现纳差或吞咽困难。若脾肾阳衰,气血不足,又有痰浊阻络,而使肌肉萎缩,下肢瘫软久久不复,甚至影响生命。

【医论医案】

一、医论

《中藏经·论肉痹》:肉痹者,饮食不节,膏粱肥美之所为也。脾者肉之本,脾气已失,则肉不荣,肉不荣,肌肤不华泽,肌肤不华泽则纹理疏,凡风寒暑湿之邪易为入,故久不治为肉痹也。肉痹之状,其先能食而不能充悦,四肢缓而不能收持者是也。

《儒门事亲·指风痹痿厥近世差玄说》:皮痹不已而成肉痹,肉痹不已而成脉痹。久病不已,内舍其合,若脏腑俱病,虽有智者不能善图也。

《症因脉治·痹证论》:脉痹之症即肌痹也,四肢怠惰,中州痞塞,隐隐而痛,大便时泻,面黄足肿不能饮食,肌肉痹而不仁,此痹病之症也。

《证治汇补·痹证》:痹久成痿,虚之所在,邪必凑之,邪入皮肤血脉,轻者易治,留连筋骨,久而不痛不仁难治。

二、医案

案 1 女性,52 岁,2016 年 4 月 18 日初诊。

患者 4 年前无明显诱因出现双侧上眼睑肿性红斑,伴晨僵,偶有四肢肌肉、关节酸痛,当地医院诊断为皮肌炎,予激素治疗(具体不详)后肌肉、关节基本无疼痛,但面部仍有红色皮疹,故求中西医结合诊治。

刻下症:双侧上眼睑肿性红斑,面部潮红,上额汗出,手足心热,周身肌肉、关节无明显疼痛,自觉乏力,偶有肌肉无力,无咳嗽、咳痰,无胸闷、心悸,大便偏干,小便正常,眠差。满舌红赤,苔白腻,脉滑数。患者于 2014 年行子宫切除术,月经已断,否认其他慢性病史。

查体:双上眼睑肿性红斑,Gottron 丘疹(-),四肢肌力 V⁻ 级。辅助检查示:乳酸脱氢酶

260IU/L，α- 羟丁酸脱氢酶 252IU/L，血沉、肿瘤标志物未见异常；腹部超声提示肝囊肿。

西医诊断：皮肌炎；中医诊断：温病发斑，辨属阳明热盛、气血两燔。中医治疗以清热解肌、祛风凉血为法，方用化斑汤加减。生石膏 80g，知母 30g，生甘草 20g，玄参 60g，水牛角丝 60g，生地 100g，穿山龙 30g，忍冬藤 30g，木防己 15g，萆薢 30g，黄柏 10g。14 剂，水煎服，每日服 1 剂，早晚温服。

2016 年 4 月 30 日二诊：患者面红减，手热减，上眼睑仍有红斑，肿较前减轻，精力改善，患者诉药后腹泻，每日 3~5 次，无腹痛。舌红减，苔白，脉滑。腹泻不疼为热邪有出路之象，不应见泻则止，此时应继续守方，于上方加用生姜 10g、炒山药 20g、女贞子 15g，保胃气、存津液，防止人体之气、津液随糟粕而脱失耗伤。续服 14 剂，水煎温服。

2016 年 5 月 20 日三诊：患者服上药 5 剂后诸症减轻，腹泻减少，故自行停服中药，停药后面红复发，手足心发热，夜间热重如有冒火感，上眼睑肿性红斑不显，口干、口渴，头痛，头汗出。舌红质干，苔薄白，脉细数。此为热邪入阴分，耗伤阴血，于前方加醋龟甲 10g、牡丹皮 10g、升麻 20g、白芍 30g，龟甲、牡丹皮、白芍滋阴凉血，大量升麻取其清热解毒之用。药用 14 剂，水煎温服。

2016 年 6 月 5 日四诊：患者面红减，手足心热减，口干口渴减，上眼睑红斑不显，病情平稳，偶有汗出，自觉身体舒畅。舌红减，苔薄白，脉数。减前方生石膏、水牛角、生地之量，续服 7 剂，2 日 1 剂，共服 14 天。

患者中西医结合治疗 8 周后颜面部皮肤病变明显改善，精力增。后随访未再见明显皮损症。{ 林依璇，王雪茜，程发峰，等 . 王庆国治疗皮肌炎经验［J］. 天津中医药大学学报，2017，36（6）：406-408.}

案 2　刘某，女，63 岁。2013 年 12 月 27 日初诊。因眼睑肿性红斑，四肢近端肌无力、肌压痛 1 月就诊。自诉 1 个月前出现眼睑肿性红斑，继之出现肌无力、肌压痛，伴发热，于当地医院诊为皮肌炎，予地塞米松 10mg/d 静脉滴注治疗 3 天，肌无力、肌压痛稍减。为求中西医结合治疗就诊。症见：双上眼睑、颈前红斑，自觉乏力，肌肉酸痛，无咳嗽咳痰。

查体：双上眼睑肿性红斑、颈前 V 区红斑，头抬离枕头困难，四肢肌力 Ⅲ 级。肌酸激酶（CK）1 015U/L，乳酸脱氢酶（LDH）437U/L，抗 Jo-1 抗体（+）。肌电图示：肌源性损害。

西医诊断：皮肌炎；中医诊断：肌痹（热毒炽盛证）。治法：清热解毒，凉血消斑。中药以基础方（金银花 24g，白花蛇舌草 21g，茜草 24g，丹参 12g，当归 12g，川芎 12g，太子参 18g，茯苓 15g，白术 12g，柴胡 9g，升麻 6g，甘草 6g）加连翘 15g，半枝莲 15g，生地榆 15g，赤芍 20g，生地 21g，知母 15g，去柴胡、升麻，同时予泼尼松 50mg/d。

2014 年 1 月 10 日：患者诉肌无力、肌压痛减轻，皮疹颜色变暗，头抬离枕头约 3cm 持续 5s。中药上方加玉竹 15g、柴胡 15g、升麻 9g，同时泼尼松渐减至 40mg/d。

2014 年 3 月 28 日：乏力减轻，眼睑、颈部散在暗红斑，肌力 Ⅳ 级，CK 100IU/L，LDH 348IU/L。热毒之势大减，肌力好转，辨为余热留恋证。中药以基础方去白花蛇舌草、茜草，加黄芪 30g、山药 20g，泼尼松渐减为 15mg/d。

2014 年 5 月 30 日：唯眼睑部散在皮损，肌力 Ⅳ+ 级。肌酶正常。嘱常服补中益气丸和六味地黄丸，泼尼松减为 5mg/d。3 个月后随诊，患者无明显不适，激素停服。

周翠英老师认为皮肌炎的病因关键为热毒，病机根本为脾气虚，主要病理特征为气阴两虚。"热毒"和"气阴两虚"是在治疗皮肌炎过程中的主要矛盾，周老师创立的基础方正是为此而设,具有清热解毒、益气养阴的功效。因此根据疾病处于不同的阶段,灵活加减运用基础方,效果良好。{孙亦鹏,孙素平.周翠英教授治疗皮肌炎经验举隅[J].中国民族民间医药,2015(6):39-41.}

（杨仓良　杨佳睿　杨涛硕）

第 8 节　脉痹(附:血痹)

脉痹是以正气不足,六淫杂至,侵袭血脉,致血液凝涩、脉道痹阻而引起的以肢体疼痛、皮肤不仁、皮色黯黑或苍白、脉搏微弱或无脉等为主要特征的一种病证。本病一年四季均可发病,但因于湿热者多发于夏季,由于寒湿或阳虚而致者则好发于冬季。发病年龄以青壮年为多,老年次之,幼小一般不发病,性别差异不大。

脉痹一名,始见于《黄帝内经》。继后,《金匮要略》等医籍有血痹的记载。血气痹阻与经脉痹阻相关,故血痹与脉痹类同。后世医籍虽有论及脉痹者,但均未将其正式列为病种,更缺乏病因病病机及辨证论治等方面的系统论述。从临床实践看,脉痹作为病种并不少见,故将其列为病种之一。凡以肢体血脉瘀滞为主要病证者,均应属本病。

本病主要包括西医的静脉炎、大动脉炎及雷诺病、血栓闭塞性脉管炎。结节性动脉炎、闭塞性动脉粥样硬化、下肢静脉曲张、肢体动脉栓塞等周围血管疾病未发生溃疡或坏疽时,也可参考本病有关内容而辨治。

【源流考略】

脉痹一病,首见于《黄帝内经》,并认为脉痹的发生多由于阳明有余(《素问·四时刺逆从论》),脉痹不已,尚可发展为心痹(《素问·痹论》)。《素问·痹论》还有脉痿的论述,似应与脉痹互参。继《内经》之后,《金匮要略》《中藏经》及《诸病源候论》有血痹及其证治论述,与脉痹相关,亦宜互参。

后世医籍仅《圣济总录》《杂病源流犀烛》等书有脉痹专篇,但涉及脉痹症因脉治的内容仍不多,大多数医籍均不以脉痹立论,有关脉痹的内容散见于其他病种中。隋巢元方《诸病源候论·恶脉候》、唐代孙思邈《备急千金要方》所载“赤脉病”,明代王肯堂《证治准绳》所谓“青蛇鞭”,清代祁坤《外科大成》和吴谦《医宗金鉴》所论的“青蛇毒”等,均具脉痹特点,应属脉痹范畴。

随着中医临床实践不断深入和发展,脉痹作为独立病种列出很有必要,故朱仁康主编的现代中医外科专著《中医外科学》已将其作为外科病种。其实,属内科范畴的脉痹也甚为常见。路志正等主编的现代中医痹病专书《痹病论治学》将其列为 18 种痹病之一,并对其概念、证候特点、病因病机及诊断依据等作了概括性阐述。此外,国内部分学者还对其作了一定的临床及实验研究。

【病因病机】

脉痹的原因比较复杂。外因多与外感六淫、外伤、感受特殊毒邪、饮食失宜、劳倦等有关；内因则主要与内伤七情、脏腑功能失调、正气不足有关。上述病因致血脉痹阻，影响营卫、气血、津液运行则成脉痹。血滞则瘀，津停痰生，故瘀血痰浊又是贯穿本病始终的重要病理因素。痰瘀互结常是本病缠绵难愈的主要原因。

一、外感六淫

六淫既可单独致病，又可数邪夹杂致病。风邪伤人，多与寒、热、湿等相兼而致病，常侵犯人体上部和肌表；寒邪袭人，凝滞经脉，痹阻气血，是脉痹另一最常见的原因，寒邪伤人者，常表现在四肢部位，缘于四肢阳之末故也，如血栓闭塞性脉管炎、雷诺病等皆多为寒邪所致；湿邪多与他邪合而致病，湿邪夹热下注，见四肢肿痛、溃烂、坏死；湿热蕴毒凝滞经脉，见四肢青紫，脉络结如条索；火毒也是脉痹的一个重要致病原因，火毒变化迅速，最易伤津。

二、外伤和感受特殊毒邪

凡跌仆损伤，水烫火烧所伤，酸碱等化学物质引起的外伤，虫兽咬伤，或感受特殊毒邪，及输液、药毒伤脉均可引起本病，如静脉炎等。

三、饮食失宜

暴饮暴食，过食生冷、肥甘、厚腻、辛酸之品，生湿停饮，损伤气血，湿蕴化毒，可致本病。

四、劳倦伤人

久立、久卧、久坐之人，久劳伤气，久病致虚，气血不畅，脉络痹阻，房劳过度伤肾，肾阳虚不能推血运行，气血运行不畅；肾阴虚则肾火内生，灼津为痰，痰火交结，阻于经隧。现代研究证明，过度性生活导致肾上腺经常处于紧张状态，使血管的收舒失调为脉痹的发病原因之一。

五、内伤七情

忧思郁怒，气血失和，脏腑内伤。如：雷诺病的发作常与情绪波动有关。

上述诸因素，致营卫不和，阴阳失衡，正不胜邪，邪气侵犯脉络，以及脾胃受损，痰湿内生，日久痰湿化浊阻塞脉络，故脉络瘀阻，从而出现各类不同的病证。

本病的病位主要在血脉，病变可波及全身血脉，但以四肢血脉发病者为多见，尤以发于下肢者为最常见。血脉痹阻较甚或脉痹日久，其病变尚可累及肌肤，乃至内舍有关脏腑，如心、肝、脾、肾、脑等，但病变中心始终在血脉。

脉痹的发病以脏腑阴阳失调、正气不足为主，外因则是起病的重要条件。故本病大都起病缓慢，但因腠理空疏，骤遇风寒湿热毒邪而发病者，则起病较急。起病多表现为寒凝血瘀、血热血瘀、湿热瘀结、气郁血瘀、阳虚寒凝之证，也有起病即为阴虚内热者。

脉痹的基本病理特点是血脉瘀阻，故其病性当属实，尤其因于感风寒湿热毒邪或气郁痰浊而起病者更具实证之性，但本病也有由阳虚、阴虚致血脉痹阻而起病者，其病性又属虚实夹杂；脉痹中晚期，因血脉瘀阻日久，病及脏腑，致脏腑虚弱，正气化生不足，又可表现为虚实夹杂以虚为主的性质。总之，脉痹的病性复杂，当根据具体症候而定。

【诊断与鉴别诊断】

本病以肢体疼痛为先发症,但其病初发时,肢体疼痛较轻,多表现为隐痛、钝痛、胀痛、麻痛,疼痛多于遇凉或活动后出现,得温或静息后则逐渐缓解;继之疼痛加重,多表现为剧痛或痉挛性痛,或见灼痛,疼痛常持续不解,日轻夜重,而患肢皮色改变也较明显,或苍白,或潮红、紫红,可渐至出现患肢肌肤肿胀,或呈红斑,或呈索条状肿物,尚可出现患肢肌肤、爪甲失营诸症。故本病初发多见阳虚寒凝或气郁血瘀之证,继之可化热为血热瘀阻,或为寒凝血瘀、痰浊瘀阻、阴虚内热;尔后则发生气血两虚乃至脾肾阳虚之证。至于湿热瘀阻证,则在脉痹各期均可出现。脉痹病程中因受邪性质及内舍脏腑的不同,尚可不同程度地出现一些全身症状,甚至可继发溃烂、坏疽、昏厥、偏瘫等。本病病程不一,短者数周,长者数月至数年,或终身难愈。

一、诊断要点

1. 发病可缓可急,但以缓慢发病居多。发病年龄以青壮年多见,老年次之,男女均可发病,发病季节不一,因于湿热者多夏季发病,由于阳虚、寒湿者冬季好发。

2. 自觉肢体疼痛、麻木、倦乏、发冷、发热或蚁行感,甚至头晕、头痛、视物模糊、昏厥等。

3. 皮肤苍白,或紫红,或潮红,或青紫,肢体肿胀或萎缩。

4. 舌色暗红或紫瘀,或有瘀点、瘀斑。

5. 趺阳脉(足背动脉)、太溪脉(胫后动脉)搏动微弱或无脉,寸口脉(桡动脉)涩、微涩或无脉(可辅以示波测量法检测)。

二、鉴别诊断

本病应与痛痹、着痹、热痹、皮痹、肌痹等相鉴别。

1. **痛痹**　痛痹有关节肌肉冷痛、痛处固定、遇冷发病或加重、得温痛减等特点,与脉痹之因于寒者易于混淆。但痛痹肢痛可于活动后减轻,且患处并无皮肤色泽改变、肢体一般无肿胀,即使病重也只出现身重难举、关节屈伸不利之症。

2. **着痹**　着痹关节肌肉肿胀、重着、疼痛,部位固定不一,不伴皮肤形色改变,病虽缠绵难愈,进一步发展也只出现关节肿大、僵硬等症状,并不出现脉痹的征象。

3. **热痹**　热痹以关节肌肉灼热肿胀而痛,痛不可触,伴身热、口渴为特征,与脉痹湿热瘀阻者有相似之处,尤其与急性发病湿热脉痹很相似。但脉痹病位在血脉,热痹病位在关节肌肉,无论湿热瘀阻证见于脉痹早期或病程中晚期,必有四肢或躯干的脉络热灼疼痛或出现索条状物、按之则痛的特点,而热痹则始终没有此种征象。不过湿热脉痹急性起病初期,有的病例脉络瘀阻之症常不明显,故临证应仔细辨识,动态观察。

4. **皮痹**　皮痹可见皮色淡紫,甚至指端逆冷、发绀等症,与脉痹有共同之处,但皮痹起病即有皮肤不仁、板硬等皮肤受病的症状,进一步发展也主要出现皮肤硬化和脏腑受累的症状,始终不出现脉痹的征象。

5. **肌痹**　急性肌痹常兼肢体疼痛,慢性肌痹可见肢体红肿,手足紫冷,似与脉痹有相同见症。但肌痹均以肌肉酸痛、肢倦无力、活动艰难,甚至肌肉萎缩不用为特征。

【辨证论治】

一、辨证要点

本病的辨证要点,主要是辨寒热、辨虚实以及辨病程的早、中、晚期。寒证以素体阳气不足,复感寒湿之邪,症见患处皮色青紫或苍白、肢体发凉、恶寒或畏寒,多在入冬或遇寒时发病或加重、得热缓解或减轻、舌淡等为要点;热证以素体阴虚,复感热邪,症见患处皮肤红肿或潮红、肢体发热或触之灼热、舌红为要点。

脉痹系血脉凝塞,脉络痹阻所致,其证多实,但有虚实夹杂者。起病急,病程短,由严冬涉水、负重远行、嗜辛辣烟酒等外因引起,症见患处肢体肿胀、疼痛较剧,皮肤甲错或顽麻、舌暗或有瘀斑、苔厚腻者为实证;而起病缓,病程长,素体正虚,肢体酸软无力,疼痛悠悠、伴虚寒者为虚证,或以虚为主。

脉痹早期病位表浅,病变局限,肢体疼痛较轻,疼痛多在活动后出现,静息后逐渐缓解;中期则疼痛加重,常持续不解,日轻夜重,患肢皮色改变较为明显,可见患肢肌肤肿胀、瘀斑,患肢肌肤爪甲失营等症;病至晚期则病情进一步加重,病变弥散,疼痛剧烈持续不解,甚至可继发溃烂、晕厥等症,证属虚实夹杂而以虚为主。

二、分证论治

脉痹的基本病变是血脉瘀阻,"病在脉者,调之于血"。疼痛是本类疾病的带有一定共性的最常见症状,"痛则不通,通则不痛"。"痛是结果","通是方法",故在其病程的始终都应以活血化瘀、通络止痛为基本治疗原则。由于病因的不同或机体正虚或阴阳气血偏颇的差异,又常与其他法则合用。一般常用的祛邪法则有清热凉血、温经散寒、清热利湿、豁痰散结,扶正的法则有益气养血、温补脾肾等。此外,平调阴阳、疏导气机、养阴清热、疏肝理气等法则也较常用。

(一)血热瘀阻证

证候:肢体肿胀、疼痛或者发热,肢体肿块处发红、灼热、瘀斑色红或紫,舌红绛,脉数等。

治法:清热凉血,活血化瘀。

方药:五味消毒饮合清营汤加减。

金银花30g,野菊花30g,紫花地丁30g,天葵子15g,蒲公英30g,水牛角30g,生地15g,玄参30g,连翘15g,黄连10g,丹参30g,麦冬15g。

加减:加赤芍15g,丹皮15g,郁金15g,可加强活血通络之功。

中成药:昆仙胶囊,正清风痛宁片,血塞通注射液。

分析:患者素体阳盛,感受寒邪郁久化热,或感受热邪,血热瘀阻肢体,脉络痹塞,故呈现肢体红肿、紫斑、舌红脉数等血热血瘀之象。方中金银花、野菊花、紫花地丁、天葵子、蒲公英、连翘、黄连清热解毒,水牛角、生地、玄参清热凉血,丹参凉血化瘀,麦冬养阴防热邪伤阴,共奏清热凉血、活血化瘀的作用。

(二)阴虚血瘀证

证候:肢体酸痛,关节灼痛,皮肤潮红,低热或午后潮热,盗汗,头晕,耳鸣,失眠,视力障碍,口干舌燥,舌红少苔,脉数细。以肢体酸痛、关节灼痛、皮色潮红、低热、舌红少苔为辨证依据。

治法：养阴清热，活血化瘀。

方药：四妙勇安汤加味。

金银花 30g，玄参 30g，当归 15g，甘草 6g。

加减：阴虚甚者，可加生地 30g、白芍 15g、地骨皮 15g 养阴清热；瘀热甚者可加丹皮 15g、赤芍 15g、紫草 10g、丹参 30g、郁金 15g 以加强清热凉血、活血化瘀之力。

中成药：通塞脉片。

分析：肾为先天之本，藏原精而寓元阳，若房劳伤肾，或误投补阳之剂，消烁阴精，或郁热伤阴，或热邪伤阴，致精血凝涩，痹阻血脉，则成此痹。故本证以肢体酸软、灼痛，皮色潮红等为主症，而以一般性阴虚阳亢症状为伴随症。方中金银花、玄参清热养阴，当归活血，甘草调中。共奏养阴清热活血的作用。

（三）湿热瘀结证

证候：患肢喜冷怕热、沉重、疲软、肿胀剧痛，患处络脉红热灼痛，或有条索状物，按之则痛，或肢端溃烂、流黄水，身热口渴不欲饮，胸闷，纳呆，小便黄赤，舌苔黄腻，脉滑数。

治法：清热利湿，活血化瘀。

方药：茵陈赤小豆汤加减。

茵陈 15g，赤小豆 15g，连翘 15g，金银花 15g，忍冬藤 20g，薏苡仁 20g，苦参 15g，汉防己 15g，泽泻 15g，黄柏 10g，牛膝 15g，赤芍 15g，玄参 15g。

加减：发于胸腹者，可用柴胡清热饮；湿盛，宜加土茯苓 20g、车前子 15g、猪苓 15g；瘀滞明显者，加丹参 15g、泽兰 15g、地龙 15g、王不留行 15g、䗪虫 10g、水蛭 10g；热盛，加蒲公英 20g、紫花地丁 20g、野菊花 20g；若湿热蕴结酿成热毒，病情加重者，可改方为解毒济生汤或四妙活血汤。本证可见于脉痹病程的各阶段，病情表现有轻有重，预后各不相同，应做到治疗及时，用药量宜大，每次服药量宜少，次数宜多，每日 4~6 次，必要时配合外科治疗。

中成药：西黄丸，湿热痹颗粒，正清风痛宁片，龙胆泻肝丸。

分析：湿热之邪外袭或寒湿郁遏化热，或因嗜食肥甘厚味及烟酒熏陶，湿（痰）热内生，或静脉输液、给药，药毒灼伤脉络，或肢体外伤，湿热毒邪入侵，均可致湿热毒邪留滞经络，熏灼血脉，气血运行不畅，经脉瘀阻闭塞而生此证。湿热流注肌肤，瘀阻脉络，故本证以患处肌肤红肿、肢体灼痛、酸软困重，甚至现条索状物为特征；湿热熏蒸，气机不利，故尚兼身热、汗出、面垢、口渴不欲饮、胸闷、纳呆、小便短赤等湿热郁滞之症。方中金银花、连翘、茵陈、黄柏、苦参、赤小豆、玄参、忍冬藤清热解毒，苍术、薏苡仁、防己、泽泻利湿疏风，赤芍、牛膝活血通络，共奏清热利湿、活血通痹之效。

（四）寒凝血瘀证

证候：患肢发凉、麻木、疼痛较甚，日较夜重，皮肤苍白或潮红、紫瘀，甚至皮肤干燥脱屑、破裂，汗毛脱落，少汗或无汗，指（趾）甲增厚、脆硬、变形，肌肉萎缩，顽麻不仁，跌阳脉或太溪脉搏动消失，舌质紫瘀，苔薄白，脉沉涩。

治法：温经散寒，活血通痹。

方药：乌头汤合身痛逐瘀汤加减。

制乌头 15g（先煎），麻黄 15g，桂枝 15g，赤芍 15g，甘草 6g，制附片 15g（先煎），桃仁 6g，红花 6g，当归 10g，没药 6g，五灵脂 10g，川芎 15g，细辛 15g。

加减:经脉拘急者,加全蝎10g、僵蚕10g;血瘀甚,加䗪虫10g、水蛭10g;气虚加黄芪15g、党参15g;痛甚,加乳香10g、延胡索15g。本证多见于脉痹中期和恢复期,因寒凝不散,经脉瘀阻已成,治疗宜在温经散寒的同时,重加活血化瘀、通络止痛药,且疗程宜长。

中成药:活血舒筋酊,瘀血痹颗粒,舒筋活血片,大活络丸。川芎嗪注射液,红花注射液。

分析:严冬涉水,步履冰雪,或久居湿地,复遇寒冻,寒湿外侵,客于经络,日久气血凝聚而血瘀;或阳虚寒凝久而血瘀,均可致脉络瘀阻不通而成脉痹。故此类脉痹除现四肢发凉、麻木等肢体失营失温之症外,尚以寒湿凝聚,经脉瘀滞,血涩不通,致患肢肿胀、皮色紫暗、肢体疼痛、屈伸不利为特点。方选乌头、附片、麻黄、细辛、桂枝、干姜温阳散寒,以解表里之寒凝,用赤芍、当归、川芎、桃仁、红花、没药、五灵脂活血消瘀,以通血脉之瘀阻,甘草调和诸药。诸药共用,能起温经散寒、活血通痹之作用。

(五) 阳虚寒凝证

证候:患肢或肢端麻木、发凉、胀痛,局部皮肤温度降低且皮色苍白或青紫、潮红,遇冷或冬季加重,得温则减,或行动后肢体胀痛、抽搐,静息后缓解,趺阳脉或太溪脉搏动微弱,或患肢出现游走性条索状肿物,舌淡苔白滑,脉沉细。

治法:温阳散寒,解凝宣痹。

方药:当归四逆汤合阳和汤加减。

桂枝15g,白芍15g,甘草3g,生姜15g,大枣15g,当归10g,细辛10g,干姜10g,鹿角胶10g(烊化),肉桂6g,白芥子10g,麻黄10g,熟地10g。

加减:病于上肢,加姜黄15g、羌活15g;下肢,加牛膝15g、独活15g;寒甚,加附片15g(先煎);气虚不固加黄芪15g、党参15g。

中成药:尪痹颗粒(片、胶囊),盘龙七片,参附注射液。

分析:素体禀赋阳虚或后天阳气亏损,致阳气不能达于四末,经脉失于温煦,气血营卫滞行,阳虚卫外不固,风寒易乘虚客于血脉,致气血凝涩,脉络痹阻不通,则易生肢体冷痛、患处皮色青紫或苍白,伴四肢发凉、手足麻木为主症的脉痹。血得温则行,得寒则凝,故此类脉痹多于入冬或遇寒时发病或加重,得热则缓解或减轻。日久不愈,由寒凝致血瘀,则病情转重。方用干姜、桂心、白芥子辛热温阳,散在里之寒凝;生姜、细辛、桂枝辛温通阳,发散在表之寒邪;熟地、当归、白芍、鹿角胶温养血脉,甘草、大枣益气健中,利于扶正祛邪,标本兼顾。诸药合用,能起到温阳散寒、解凝宣痹之效用。雷诺病、血栓闭塞性脉管炎、闭塞性动脉硬化等初期,多以阳虚为本,寒凝为标,治疗应以温阳扶正为主,散寒通络为次,临床用药鹿角胶、肉桂、干姜、细辛必不可少。本证顽固难愈,凡无化热征象者宜坚持长期服用温药治疗。

(六) 气郁血瘀证

证候:情绪激动或稍事活动,则现肢体皮色苍白或青紫、潮红,肢体胀满,胸胁痞满而痛,太息,纳呆,大便不调,日久肢体肿痛、皮色紫红加重,或午后潮热,月经不调,经行腹痛而有血块,舌紫瘀,苔薄白或薄黄,脉弦涩。

治法:疏肝理气,活血散瘀。

方药:血府逐瘀汤或膈下逐瘀汤加减。

柴胡15g,香附10g,枳壳10g,川芎15g,乌药10g,赤芍15g,甘草3g,当归10g,桃仁6g,红花6g,丹参15g,五灵脂10g,延胡索15g,牛膝15g。

加减:可加桂枝15g、白芍15g调和营卫;加僵蚕10g、全蝎10g、地龙10g息风解痉。

中成药：活血舒筋酊，瘀血痹颗粒，复方丹参片，脉通安丸，四虫丸。丹参注射液。

分析：郁怒伤肝，肝郁气滞日久，或术后、产后、外伤后长期卧床伤气，均可因气机郁滞，血行迟缓，瘀阻血脉而生是证，肝气疏泄不及，四末血少，脉络空虚，故本证可现患肢疼痛、麻木，皮肤苍白发凉；疏泄太过，血不归藏，留着四肢，故时而又现患肢肿胀，皮肤潮红、发热；疏泄复常，则诸症又可暂时缓解。若日久血瘀较甚，则肢体肿痛加重，皮肤现瘀斑或浅表络脉显露，甚者趺阳脉、太溪脉搏动微弱或消失。方用柴胡、香附、枳壳、乌药、川芎疏肝解郁；用当归、赤芍、桃仁、红花、丹参、五灵脂、延胡索活血化瘀，牛膝通络，甘草缓急。诸药共奏理气行血、开通血脉的作用。本证多见于雷诺病，以青年女性发病居多，病情变化与情志影响关系密切，治疗中须嘱患者注意情志调养，保持精神愉快，心情舒畅，切忌忧郁恼怒。

（七）痰浊瘀阻证

证候：患肢肿胀、顽麻、疼痛、发凉，皮色暗滞或见核硬结，头晕头重，胸闷脘痞，纳呆，泛吐痰涎，久病而形体不瘦，舌胖色暗，或见瘀斑，苔白腻，脉沉弦滑。

治法：豁痰散结，活血祛瘀。

方药：双合汤加减。

干姜 10g，陈皮 10g，白芥子 10g，竹沥 10g，桃仁 6g，红花 6g，川芎 15g，当归 10g，地龙 10g，丹参 15g。

加减：痰瘀不散，疼痛不已，加炮山甲 10g、制南星 15g、白花蛇 10g、蜈蚣 2 条、䗪虫 10g、水蛭 10g；肢凉畏寒者加桂枝 15g、制附子 15g（先煎）、细辛 10g、鹿角霜 20g。

中成药：大活络丸，紫金锭，小金丹，大黄䗪虫丸，鳖甲煎丸。

分析：素禀脾虚，或忧思伤脾，或膏粱厚味滞碍脾气，谷不化精，痰浊内生，或寒湿积久不化，中焦脾阳不运，均可聚湿为痰，痰浊留滞经络，气血运行受阻，瘀滞血脉，则形成此证。本证除见湿浊内停，气机不利，清阳不升之头晕、头重、胸闷脘痞、纳差等症外，尚因痰浊瘀阻血脉而现肢体顽麻、肿胀、疼痛、皮肤色暗而凉等主症。方中干姜、陈皮、白芥子、竹沥温中蠲饮，理气化痰；桃仁、红花、川芎、当归、丹参活血化瘀；麝香、地龙通经络，活血脉。诸药同用，能起搜痰散结、活血祛瘀作用。本证多见于脉痹中期，血脉瘀阻较重，治疗时药量宜重，疗程宜长。疗程中只要病情无较大变化，就应守方守法，决不能随便改弦易辙，否则很难奏效。

（八）气血两虚证

证候：患肢酸软、顽麻、掣痛、皮色苍白无泽，肌肉萎缩，肌肤干燥脱屑，或创面色淡红，久不愈合，形体消瘦，自汗，四肢乏力，头昏，眼花，心悸，气短，舌淡苔薄白，脉沉细无力。

治法：益气养血，活血通痹。

方药：三痹汤加减。

党参 15g，黄芪 15g，当归 10g，川芎 15g，白芍 15g，熟地 15g，续断 15g，防风 10g，桂心 10g，细辛 10g，怀牛膝 10g，独活 15g，甘草 6g，丹参 15g。

加减：肢体偏瘫者，用补阳还五汤加味；胃纳差者，可加神曲 15g、麦芽 15g、鸡内金 15g、焦山楂 15g；肢体发凉甚者，加制附片 15g（先煎）、桂枝 15g、胡芦巴 15g、巴戟天 15g；瘀血重者，加三棱 10g、莪术 10g、水蛭 10g、地龙 10g、䗪虫 10g。

中成药：痹祺胶囊，参茸大补丸，独活寄生丸，十全大补丸。刺五加注射液。

分析：禀赋不足或劳倦思虑过度，或病后失养，风寒湿邪乘虚入于经脉，或痹久伤脾，生化不足,均可形成此证。气虚则血行不畅,血虚则四肢百骸失养,故肢体酸软无力、顽麻、掣痛、肌肤苍白发凉、头昏、眼花、心悸、气短等。方用党参、黄芪、当归、白芍、熟地、甘草、续断、怀牛膝益气养血,滋养肝肾;丹参、川芎、独活、细辛活血通络,祛风散寒。诸药同用,能起益气养血、活血通痹作用。本证多见于脉痹中晚期,证属痹久气血两亏,治疗应注意循序渐进,切不可"性急致疑"及用药过剂,否则,大剂甘温滋腻之品滞碍脾胃气机,妨碍精微化生,反致病情加重。

(九) 脾肾阳虚证

证候:肢体冷痛,腰膝酸软,手足逆冷,皮色晦暗或青紫、瘀斑,肌肤萎缩或皮肤增厚,畏寒,神疲乏力,面色苍白,食少,大便稀溏,小便多,舌淡胖苔薄白,脉沉细无力或脉微欲绝。

治法:温补脾肾,散寒活血。

方药:滋阴来复汤加减。

鹿茸 10g(冲),制附片 15g,枸杞子 10g,菟丝子 15g,补骨脂 10g,牛膝 15g,肉桂 6g,干姜 10g,当归 10g,川芎 15g,熟地 10g。

加减:阳虚肢冷甚,加巴戟天、胡芦巴、淫羊藿各 15g。

中成药:参桂大造丸,尪痹颗粒。

外析:脉痹日久不愈,复感于邪,内舍脏腑,穷必及肾,致元阳虚衰、脾土失温,则成脾肾阳虚之证。脾肾阳气不足,不能温养肢体,故本证常现肢体冷痛,皮色晦暗,皮肤变薄、萎缩,肢厥身冷之症;脾不散精,"四肢不得禀水谷之气,气日以衰,脉道不利",复遇寒湿客于经脉,气血凝涩,故上述诸症又常与皮色青紫、皮肤瘀斑或增厚并见。方中鹿茸、枸杞、菟丝子、补骨脂、狗脊、怀牛膝补肾精,附片、肉桂、干姜温脾肾之阳兼散寒宣痹,当归、熟地、川芎养血活血,补阴和阳。诸药共用,具奏温补脾肾、散寒活血之效。本证多见脉痹后期,脾肾阳气虚衰,病及根本,治当辛热温通,其痹方可日渐恢复。

【其他疗法】

一、单方验方

1. 活血通脉片:丹参 180g,赤芍 90g,土茯苓 90g,当归 60g,金银花、川芎各 60g,共研细末,压制成 0.3g 的片剂。每次 10~20 片口服,每日 3 次。活血化瘀用于慢性脉痹。(山东中医药大学附属医院制剂)

2. 通脉活血汤:当归 20g,丹参 30g,鸡血藤 30g,甘草 10g。功能活血化瘀,养血通脉,可根据病程的不同阶段所表现出的寒、热、虚、实,灵活化裁,也可以合用诸如四君子汤、四妙勇安汤等。(《崔公让临证经验辑要》)

3. 毛冬青 120~180g,水煎 3~4 个小时,将煎出液分 3 次,1 日内服完,1~3 个月为 1 个疗程,用于湿热瘀结证。(《中医外科学》)

4. 白花丹参根,晒干,粉碎,用 55 度白酒浸泡 15 日,配成浓度为 5%~10% 的白花丹参酒。素无饮酒习惯者,每次温服 20~30ml,每日 3 次。能饮酒者,每次服 50~60ml,每日 3 次。2~3 个月为 1 个疗程。适用于瘀血阻滞证。(《中医外科学》)

5. 止痛药酒:罂粟壳 60g,川乌 9g,水蛭(焙黄)9g,炒地龙 9g,红花 15g,黄酒 1 250g,将诸药放入酒内,浸泡 7 日后过滤去渣。取浸出液,痛时服用,每次 6~10ml。宜用于寒凝血瘀

证。(《中医外科学》)

6. 新脉管炎丸:泽兰 60g,川芎、红花各 15g,当归、牛膝、木瓜各 30g,罂粟壳 6g,共研细末,炼蜜为丸,每丸重 9g,早晚各服 2 丸,白开水送服。治血瘀脉痹。(《中医外科学》)

7. 四虫丸:蜈蚣、全蝎、地龙、䗪虫各等份,共研细末,水泛为丸,每次服 3~6g。治中晚期脉痹。(山东中医药大学附属医院制剂)

8. 通脉丸:当归、赤芍、黄芪、丹参、陈皮、两头尖、制马钱子、琥珀、洋金花、甘草。功能温阳通络,活血化瘀。(《崔公让临证经验辑要》)

二、针灸疗法

1. 毫针

(1) 风寒阻络证:针刺大椎、肺俞、曲池、合谷、足三里穴,平补平泻,或针灸并用,间日 1 次,3 次为 1 个疗程。

(2) 阳虚寒凝证:取大椎、命门、小艾炷灸或隔附子饼灸以温阳散寒。上肢加针尺泽、合谷,下肢加足三里、太溪,平补平泻,留针 15~20 分钟,并加温和灸,每日 1 次,10 次为 1 个疗程。

(3) 湿热瘀结证:取曲池、合谷、太渊、血海、阴陵泉、太冲等穴。用强刺激手法,或刺血法,不留针,间日或多日 1 次,5~10 次为 1 个疗程。

(4) 痰浊瘀阻证:选用脾俞、胃俞、阴陵泉、丰隆、膈俞、血海等穴,用平补平泻或泻法,每日或间日为 1 个疗程。

(5) 阴虚内热证:取肾俞、太溪、复溜、阴郄等穴,平补不泻,禁灸,每日 1 次,5~7 次为 1 个疗程。

(6) 无脉症:上肢无脉,主穴用内关、太渊、尺泽,配曲池、合谷、通里、肩井、曲垣;下肢无脉,取三阴交、太冲、太溪。手法:平补平泻,留针 20 分钟,每日 1 次。

2. 耳针

(1) 阳虚寒凝证:取心、肺、脾、肾穴,配病变相应部位针刺,间日 1 次,3~5 次为 1 个疗程。

(2) 湿热瘀结证:取心、肾、皮质下、交感、内分泌,每周 1~2 次,每次留针 10~15 分钟,耳穴压丸亦可。

(3) 阴虚内热证:选神门、三焦、肾上腺、皮质下、内分泌等,以王不留行贴压,每 2~3 日治疗 1 次,左右耳轮换施术。

3. 灸法

取百会、心俞、膈俞、气海、关元、足三里,艾灸,每日 1 次,10 次为 1 个疗程。适用于气血亏虚证。

4. 拔罐疗法

取膈俞、脾俞、血海、丰隆刺络拔罐,每周 1~2 次。适用于痰浊瘀阻证。

5. 刺血疗法

取委中、委阳、足临泣或患肢静脉血管较明显处的有关穴位 1~3 个,用三棱针刺入穴位部小静脉,使其自然出血,每 1~2 周治疗 1 次,3~5 次为 1 个疗程。适用于气郁血瘀证。

6. 穴法注射

用复方当归注射液,取合谷、环跳、足三里等穴,各注射 1~2ml,每日 1 次或间日 1 次,10 次为 1 个疗程。气郁血瘀,气血两虚证宜用。

三、饮食疗法

1. **桃仁粥**　每次取桃仁 15g,粳米 160g,桃仁捣烂如泥,加水研汁,去渣,加粳米煮为稀粥,即可食用。适用于各型脉痹。(《多能鄙事》)

2. **乌头粥**　香白米粥 1 碗,加入生川乌头末 10g,慢熬适当时间,下姜汁 1 匙,蜜 3 大匙,空腹服下,或再加薏米末 6g 亦可。适用于阳虚寒凝证。(《本草纲目》)

3. **赤小豆粥**　赤小豆 30g,白米 15g,白糖适量,先煮赤小豆至熟,再加入白米作粥加糖。适用于脉痹湿热证。(《饮食辨录》)

4. **茯苓姜黄饮**　茯苓 20g,姜黄 15g,煎水饮,可长服。适用于痰浊瘀阻证。(《本草纲目》)

5. **益母草鸡蛋汤**　益母草 15g 煎汤,去渣加白糖适量,下鸡蛋 1 个搅匀,使鸡蛋呈丝状分开,餐后 2 小时服下。适用于阴虚血瘀证。(《痹病论治学》)

6. **玄参炖猪肝**　猪肝 500g 洗净,与玄参 15g 同放铝锅内,加水适量煮 1 小时,捞猪肝切成小片备用,油锅中以素油煸炒葱姜,再放入肝片,烹酱油、糖、黄酒少许,兑加原汤少许,勾水粉收汁即可,顿食或分顿佐食用,适用于阴虚内热证。(《济急仙方》)

7. **枸杞羊肾粥**　枸杞叶 500g(可用枸杞子 30g 代之),羊肾 2 对,羊肉 250g,葱茎少许,粳米 50g。先煮枸杞、羊肾、羊肉,下调料,汤成下米熬粥,晨起及晚上各食 1 次。适用于脾肾阳虚证。(《饮膳正要》)

四、按摩疗法

1. **点穴**　背部可点大杼、厥阴、肝俞、肾俞、关元俞、八髎、秩边;下肢可点环跳、承扶、殷门、委中、承山、昆仑、髀关、伏兔、鹤顶、膝眼、足三里、三阴交、然谷、太溪、内庭;上肢可点肩井、肩髎、肩贞、曲池、外关、内关、合谷。均用强刺激手法,然后停留用镇定手法。

2. **推拿**　背部用捏脊舒筋法,自八髎开始,沿夹脊两线上至大椎,推捏 3 遍,再沿膀胱经各推捏 3 遍,按、揉、搓、推、提拿、扇打、劈叩、归挤、捋等手法,刚柔并用,以深透为主。

以上二法组合,除湿热瘀阻证外,其余证候皆可应用。

此外,用特定电磁波治疗器(又名 TDP 治疗器、神灯)的照射灯对准病位照射,每次30~40 分钟,每日 1 次,对各种脉痹的疼痛,均有活血化瘀、消肿止痛的作用。

五、外治法

1. 熏洗法

(1)用回阳止痛洗药熏洗后,贴敷阳和解凝膏。每日 1 次,适于阳虚寒凝证。

(2)用二号洗药熏洗后,贴敷阳和解凝膏。适于寒凝血瘀证。

(3)用鲜马齿苋、鱼腥草煎汤趁热熏洗热罨患处,之后用金黄膏、紫金锭轮换敷患处,每日各 2 次。湿热瘀结致患肢红、肿、热者宜用。

(4)用活血止痛散煎汤趁热熏洗患处,每日 2 次。用于湿热瘀结之慢性脉痹。

2. **外搽法**　用外灵酒揉搽患肢,每日 20 分钟,日 2 次。适用于阳虚寒凝证。

3. **贴敷法**　附子、干姜、吴茱萸等份研末蜜调敷足底涌泉穴,每日 1 次。用于阳虚寒凝证。

4. 离子透入　干姜、桂枝、赤芍、当归各 2g,葛根、川芎、海桐皮、姜黄、乳香各 1g,分袋装,约 25cm×15cm,每袋 9~12g,缝口置蒸锅内加热至药之气味透出布袋,取出稍降温至 40~42℃热敷患处,直流电导入,适用于寒凝血瘀证。

【调摄护理】

一、调摄

1. 病员要认识到本病多病程长,病情缠绵,一定要静心坚持治疗,保持心情愉快,切勿精神紧张和情绪急躁,要增强战胜疾病的勇气。

2. 严格禁止患者吸烟,烟碱有使血管收缩的作用,是诱发本病和使本病加重的重要因素,故应严禁吸烟。

3. 注意肢体保暖防寒,避免风寒湿热毒邪入侵。冷湿可使血管收缩而发本病,应尽量避免严冬涉水、步履冰雪,久居湿地,以防肢体受寒、受湿。

4. 饮食宜进清淡易于消化之品,切忌肥甘厚味和酒浆。肥甘厚味、炙煿酒浆之品易生痰湿,痹阻血脉,而发生本病,故饮食宜清淡,尤其是体型肥胖者及高血压患者更应注意。

5. 及时修剪指(趾)甲,保持患肢皮肤清洁,可用 1:5 000 高锰酸钾溶液洗涤患处,避免感染和足癣发生;若有皮损则要防治感染,促进伤口尽快愈合。

6. 避免劳累,特别不要久站、久坐、久行和久卧,同时应节房事。过劳则气散,不能运血,血留四末而不归五脏,易瘀阻血脉而发脉痹,故切忌过度劳累。青年男性发病与前列腺功能紊乱引起血管舒缩失常有关,应节制房事。

7. 手术伤气伤血,体内多有瘀血,加之久卧气血运行不畅,必加重瘀血的停着而诱发脉痹。术后患者应多做深呼吸动作,尽可能早下床活动。

二、护理

急性期及病情较重的病例应切实加强辨证施护工作。

1. 急性及病情较重时,应嘱患者以静养为主,尽量减少活动;发热者,应监测体温、脉搏。

2. 对病属阳虚寒凝、寒凝血瘀、痰浊瘀阻及脾肾阳虚的脉痹患者可用回阳止痛洗药熏洗后,再用 TDP 灯照射患处,1 日 2 次,平素宜穿市售的宽松型保健衣、保健裤、保健袜,以取暖保温,防寒防湿和防冻。

3. 对湿热脉痹患者宜随时擦洗局部的汗液,保护肢体清洁,并按前述外治法洗、敷。切忌皮肤汗液浸渍及擦伤局部;血热瘀阻、阴虚内热、气血两虚者,宜饮食清淡而富有营养之品,忌煎炒炙煿及辛热温燥等伤阴耗气之刺激物。

4. 还应观察肢体疼痛的轻重,肢体疼痛甚者,肢体疼痛急重者病危,医护应密切配合,积极进行镇静镇痛等对症处理。

【转归预后】

脉痹的转归与预后主要取决于患者正气的强弱、感邪的轻重。患者素体强壮,正气不虚,感邪轻者,易于治愈,预后较好。素体虚弱,正气不足,感邪重者则不易治愈,预后较差。

但其转归、预后与发病缓急、早期及时而正确的治疗也关系密切。一般起病急者,易于早期发现而引起重视,治疗多及时,只要处理正确而治疗彻底,常常可以痊愈而不致迁延成慢性;起病缓慢者,多以正虚为主,感邪不显,早期诊断困难,治疗也常不及时,其病情常可缠绵,日久难愈,乃至并发溃烂、昏厥、偏瘫,预后较差。

急性发病的脉痹早期及各证可转化为血热瘀阻或热毒瘀阻。湿热瘀结证可见于脉痹急发,也可由脉痹其他证候酿湿生热或复感湿热而成。见于初发者,易于诊治,预后多佳;发于中晚期者,常病情急重,可致患肢溃烂,甚至蕴生热毒,入营入血而出现谵妄等危候。阳虚寒凝证多见于起病缓慢的脉痹早期,也可由急性脉痹迁延而成;不论何因而起,通过治疗,其证仍可趋愈;若日久不愈,则可逐渐向寒凝血瘀或痰浊瘀阻证转化。脉痹中期多见寒凝血瘀证,但缓慢发病的脉痹早期也可见此证候。本证病情顽固,坚持治疗及加强调护,有部分病例也可向愈。若病情发展,不仅可现痰浊瘀阻之证,甚至可损伤人体正气而发生气血两虚或脾肾阳虚之证。气郁血瘀证可见于脉痹初期,本证起病多缓,治疗有一定难度,但通过较长时期的疏调气血,也可治愈。若日久不愈,可气郁化热伤阴而现阴虚内热之候;气血瘀阻,津液不行,可聚津为痰为湿而转化为痰浊瘀阻之证。痰浊瘀阻证,主要见于脉痹中期,多由脉痹其他证候不愈演化而成。本证病情顽重,需经较长时间的治疗和调养,始有治愈的可能。否则易累及脾肾而成脾肾阳虚之候,甚至可因痰浊瘀阻日盛而并发患肢溃烂。阴虚内热证见于脉痹初起,也见于脉痹中期。前者易治,后者控制症状虽易,但彻底治愈则疗程宜长,治不彻底者,可因阴精阴血亏虚,致血不养气而成气血两虚之证,乃至阴不济阳而出现阴阳两亏之危候。气血亏虚证在脉痹中晚期常见,治疗应积极培补化源;血生气,扶正气以通痹,否则可因气虚阳微、血亏阴虚,发生阴阳脱亡之候而危及根本。脾、肾阳虚证多见于脉痹晚期,因病及根本,预后较差,但通过精心治疗调养,亦可能使病情好转。若日益严重,则可发生阳气脱亡或阳损及阴而害及根本,预后较差,但通过精心治疗和调养,亦可能使病情好转。

在其病变演化过程中,脉痹诸证候常可交叉出现,血热瘀阻与阴虚血瘀、阳虚寒凝与寒凝血瘀、寒凝血瘀与痰浊瘀阻、痰浊瘀阻与脾肾阳虚等证候,均可交叉或相兼而现;阴虚可夹湿热,到晚期也可见气血阴阳俱虚之证,等等。不过证候虽有相兼或交叉,但辨证总有主次之分,临证时又须明辨。

本病中晚期或病情重者,常可并发下述变证:因湿热蕴毒,入营入血,上扰神明,可并谵妄;湿热熏灼较甚,肌肤脉络血肉腐败,可并发患肢溃疡;气血不能上营于脑,脑海空虚,又常急发血厥;脉痹日久不愈,肝肾亏损,筋脉拘急则可致患肢或胸腹急发剧痛,甚至可并发偏瘫,致肢体废用。

【医论医案】

一、医论

《素问·平人气象论》:脉涩曰痹。

《素问·痹论》:以夏遇此者为脉痹。痹在于脉,则血凝不流。

《素问·举痛论》:脉泣则血虚,血虚则痛。寒气入经而稽迟,泣而不行,寒气客于经脉之中,与炅气相薄则脉满,满则痛而不可按也。寒气稽留,炅气从上,则脉充大而血气乱,故痛甚不可按也。得炅则痛立止,因重中于寒则痛久矣。

《素问·调经论》:寒独留,则血凝泣,凝则脉不通。血气者,喜温而恶寒,寒则泣不能流,温则清而去之。

《灵枢·刺节真邪》:虚邪之中人也,搏于脉中,则为血闭不通。

《灵枢·痈疽》:营卫稽留于经脉之中则血泣而不行,不行则正气从之而不通,壅遏而不得行。

《灵枢·阴阳二十五人》:凝泣者,致气以温之,血和乃止。其结络者,脉结血不和,决之乃行。

《济生方·痹门》:脉痹之为病应乎于心,其状血脉不流,令人萎黄,心下鼓气,卒然逆喘不通,嗌干善噫。

《外科医镜》:脉痹初起足趾微肿,木痛,色变紫黑,逐渐延上至跗,而踝而胫而膝。

《景岳全书》:血有虚而滞者,宜补之活之,血有蓄而结者,宜破之逐之。

《验方新编·脱骨疽》:脉痹生两足各趾夹,或生指头,或生指节、指缝,初生或白色痛极,或如粟米起一黄疱,其皮或如煮熟红枣,黑色不退。

丁方勋:脉痹的病因病机是津亏不足以行血,致使血行不畅而瘀塞,脉络不通,瘀久化热,治疗应予大剂清热解毒、养阴生津、凉血散瘀之品,切忌大辛大热之附子、干姜、桂枝、细辛等。[《上海中医药杂志》,1989(9):26.]

二、医案

案1 赵某,女,23岁,职工家属,1972年2月22日初诊。

患者于1969年6月下水田劳动后,感觉小腿发胀,逐渐麻木疼痛,以右腿为甚,行走困难。同年9月又突然出现脐左腹痛,呈持续性,夜间加重,曾先后按风湿病、过敏性紫癜医治,疗效不佳。1970年3月右前臂开始麻木、发凉,剧烈疼痛,自肘关节以下,肤紧苍白,指甲发绀,并出现散在血疱。6月份右食指末节发生坏死,两侧肱动脉及桡动脉搏动消失,血压测不出,右侧足背动脉搏动亦消失。后经某医院诊断为多发性大动脉炎。经几个月的住院,用中西药治疗,腹部仍痛,呈阵发性,饭后和夜间加重;每晚需注射芬太尼1~4次才能控制,就诊时四肢发凉、麻木、疼痛,恶心,腹部剧痛,按之腹软,脐左有压痛,痛处固定,两侧肱动脉搏动消失,血压测不出,两寸口及跗阳脉均不清,此属风湿病之脉痹,阴寒内盛,寒凝血瘀,痹阻脏腑经络之证。用大建中汤加味治之。

处方:炒川椒15g,干姜20g,人参10g,川芎10g,当归5g,延胡索15g,饴糖20g。

大建中汤属益气补虚、温中散寒、缓急止痛之峻剂,为治中阳虚衰,阴寒内盛所致脘腹绞痛之良方。加入川芎活血行气,当归补血活血,延胡索活血散痹行气,则兼能理气化瘀,疏络通脉。连服20余剂后,大寒渐消,腹痛渐减,病情既已稳定,遂停用芬太尼,中药改服小建中汤养正祛邪。

处方:桂枝15g,白芍30g,甘草15g,生姜10g,大枣4枚,饴糖25g。

小建中汤温中补虚,柔肝缓急止痛,用于治疗脾胃虚寒所致之腹痛有较好疗效,且方中芍药"通顺血脉",桂枝温经通络,全方则有温通经脉、缓急止痛作用。连服30余剂后,腹痛、肢麻、肢痛消除,四肢转温,食欲增加,体力增强,两寸口脉稍沉细,跗阳脉指下明了,临床痊愈。经5年随访,情况良好,未见复发。(王再谟教授验案)

案 2 李某,男,56 岁。2008 年 11 月 6 日初诊。

左下肢发凉、疼痛、酸胀不适 3 年。患者平素喜暖怕冷,于 3 年前出现左下肢发凉、疼痛,行走后酸困疼痛感明显,渐加重,曾在当地医院诊断为脉管炎,治疗效果不佳。后经某医院彩超检查提示:左下肢胫前动脉、胫后动脉供血不足;左下肢股浅静脉、腘动脉闭塞,左足背动脉二维及彩超均显示不清。现症见左下肢肌肉萎缩、变细,足背动脉、胫后动脉搏动消失,足前 1/3 皮色发绀,毛发稀少,爪甲增厚变形,伴有发凉,夜间静息痛,睡眠差,二便调,舌质红,苔薄白,脉沉细。理化检查:双下肢光电容积血流图提示左下肢末梢循环严重障碍,右下肢末梢循环基本正常。双下肢踝肱指数,左侧 0.6,右侧 1.2。患者素体脾肾阳虚,寒邪客袭,血脉寒凝,兼嗜烟酒,伤及血络,"不通则痛";阳气不能通达、温煦濡养肢节而致病。

中医诊断:脉痹(血瘀脉阻型脱疽);西医诊断:动脉硬化性闭塞症。

治法:温经活血,化瘀通络。方用通脉活血汤加味。

处方:当归 20g,丹参 30g,鸡血藤 30g,制附片 9g,炮山甲 12g,陈皮 20g,甘草 10g。10 剂,水煎服,每日 1 剂。

二诊(2008 年 11 月 16 日):服药 1 周后,夜间静息痛明显减少,睡眠恢复,但行走后患肢仍感疼痛。肢体发凉有减轻。舌质红,苔薄白,脉沉细涩,辨证同前,前方加用玄参 20g 以防制附片辛热太过。20 剂,水煎服,每日 1 剂。

三诊(2008 年 12 月 8 日):患者诉静息痛基本消失,夜间睡眠安宁,已能步行 500 米以上,但仍感患肢发凉,较健侧有差异,以血气不旺,寒湿之邪久恋脉络之故。病本为阳虚,寒凉不宜久用。去玄参,加黄芪、薏苡仁、石斛益气除湿、滋阴养血。

处方:黄芪 30g,当归 20g,丹参 30g,鸡血藤 30g,制附片 9g,炮山甲 12g,薏苡仁 30g,陈皮 20g,石斛 20g,甘草 10g。30 剂,水煎服,每日 1 剂。

四诊(2009 年 1 月 10 日):患者左下肢发凉及困沉不适等症状基本消失,足底皮肤已红润,病情稳定。嘱严格戒烟,口服通脉丸继续巩固治疗 3 个月。(崔公让教授验案)

附:血痹

血痹一病首载于《灵枢·九针论》,"邪入于阴,则为血痹。"指邪入于血分,则成血痹。继之,《金匮要略·血痹虚劳病脉证并治》作了专门论述,认为本病系营卫气血不足,血行凝滞,致肢体麻木不仁的一种病证。临证可分轻重两候而论治。轻者多因于"尊荣人骨弱肌肤盛,重因疲劳汗出,卧不时动摇,加被微风遂得之",其症"但以脉自微涩,在寸口关上小紧"为特征,治疗"宜针引阳气令脉和紧去,则愈";重者以"血痹阴阳俱微,寸口关上微,尺中小紧,外证身不仁,如风痹状"为特征,治宜"黄芪桂枝五物汤主之",以益气通阳,调和营卫。

后世《普济方》《圣济总录》有与《内经》《金匮》相似的记载,《中藏经》《备急千金要方》虽有论述,但前几种书将脉痹与心痹合称血痹,后两种书谓"风痹游走无定处,名曰血痹",概念有异。此外,《医学入门》的血虚痹,《解围元薮》的血痹风,应与血痹类同。发展至今,虽有欧阳锜主编的《临床必读》将其列作病种;并立出诊断要点为"但感肌肤局部麻木不仁,偶有肌肉酸痛",但仍未形成独立病种,气血痹阻与经脉痹阻密切相关,血痹与脉痹虚证类同,故附于此。

(杨莉 郑福增 范围 马俊福)

第9节 筋　痹

筋痹,病在筋,是以筋急拘挛、抽掣疼痛、关节屈伸不利为主要表现的风湿病。多由正虚邪侵,气血痹阻,筋脉失养所致。多在春季发病,以中老年居多。西医学的坐骨神经痛、纤维肌痛综合征、肩关节周围炎、腱鞘炎、腰肌劳损及各种因素引起的肌腱粘连等出现筋痹表现者,可参考本病辨证论治。

【源流考略】

筋痹之名,首见于《内经》。《素问·痹论》中曰"以春遇此者为筋痹"。唐孙思邈《备急千金要方》中提及"筋极",与筋痹关系密切。临床表现方面,《素问·痹论》中有"在于筋则屈不伸"的表现。《素问·长刺节论》指出:"病在筋,筋挛节痛,不可以行,名曰筋痹。"《灵枢·邪气脏腑病形》曰:肝脉"微涩为瘛挛筋痹",指出了筋痹的脉象特点。隋巢元方《诸病源候论》论述其主要症状为"四肢拘挛,不得屈伸"。病因病机方面,《素问·四时刺逆从论》认为"少阳有余,病筋痹胁满",《中藏经》强调了情志和外邪导致本病的重要性。《诸病源候论·虚劳筋挛候》则强调了正虚和邪侵导致本病的重要性。治疗方面,《素问·长刺节论》提出"刺筋上为故,刺分肉间,不可中骨也,病起筋炅,病已止"的针刺治法。《灵枢·官针》也提到:"恢刺者,直刺傍之,举之前后,恢筋急,以治筋痹也。"《中藏经》提出筋痹"宜活血以补肝,温气以养肾,然后服饵汤丸。"魏晋皇甫谧《针灸甲乙经》提出治疗筋痹的常用穴位,如阳陵泉、中渎和解溪。《备急千金要方》在筋极门下,列有治方及灸治方法。宋代《圣济总录》列有大量筋痹方剂。许叔微《普济本事方》创治筋痹名方"羚羊角散",其舒筋以愈筋痹的治法为后世医家所沿用,如明代《本草纲目》和清代《医门法律》《张氏医通》等均有记载及阐发。

【病因病机】

筋痹的致病因素,其外因大多为严冬涉水、久居湿地、负重远行,致风寒湿热之邪侵袭筋脉;其内因为禀赋不足,久病体弱,或其他痹病日久,迁延不愈,正气不足,内外合邪。或郁怒气滞、跌仆伤筋等,致使气血运行受阻,筋脉不利,而成筋痹。

一、外邪侵袭

久居湿地、严冬涉水等,风寒湿等邪侵袭筋脉,阻滞经络,致气机运行受阻而发筋痹;或寒湿郁遏,日久化热,或湿聚成痰,阻滞筋脉,或湿热蕴结,灼伤筋脉;筋脉失濡,均可发生筋痹。

二、肝肾亏虚

素体亏虚,或年高体弱,肝血渐亏,肾精不足,筋脉失于营养,而致筋痹。如《素问·上古天真论》曰"肝气衰,筋不能动";与筋相合的肝脏、经络气血虚弱,也是发生筋痹的条件。如

《素问·四时刺逆从论》曰"少阳有余病筋痹胁满,不足病肝痹",这里的"有余"是指经脉中邪气有余而气血不足。另外,筋脉劳伤过度也可致痹,如《素问·宣明五气》云"久行伤筋"。

三、瘀滞痰阻

情志刺激,怒叫无时,肝气郁滞,气血运行失畅;或因外伤筋脉,经络不通,气血阻滞于筋,皆可发生筋痹。

综上所述,筋痹的发病原因多为感受外邪、痰瘀气滞和肝肾亏虚等,不外"虚、邪、瘀"三类。其基本病机为筋脉痹阻,筋膜失养。筋痹的病位在筋,可涉及经脉、肌肉、骨节,累及多个部位,尤以四肢腰背部多见;与肝、肾等脏腑关系密切。病性有虚实之分。邪实多为寒、湿、热、痰瘀;正虚多为肝肾亏虚。筋痹初起属实,病位表浅,表现为肢体关节屈伸不利、筋挛节痛,腰背强直,局部压痛或肿胀,疼痛较剧;病久多虚,反复发作,表现为疼痛隐隐,步履艰难,唇甲无华。临床上多表现为虚实互见。筋骨相连,故筋痹、骨痹有时同见。肝主筋,筋痹不已,可累及其所主,而发为肝痹。

【诊断与鉴别诊断】

一、诊断要点

本病男女均可发病,春季多发;发病前多有感受寒冷或潮湿,或外伤劳损病史。本病以肢体屈伸不利,筋挛节痛为特征。主要表现:筋急疼痛,可有凉痛、热痛、胀痛、酸痛、刺痛、掣痛等;或筋惕肉瞤,筋脉拘急,甚则关节屈伸不利。筋痹可只限于某一肢体,也可累及肢体多部位;肢体多部位受累者多与情志有关。

诊断依据:主症,筋脉拘挛,抽掣疼痛;次症,肢体关节屈伸不利,腰背强直,局部肿胀;舌脉,舌质正常或淡红,舌苔薄,或舌质暗红,舌有斑点,脉弦或涩。

二、鉴别诊断

本病应与肝痹、经筋痹等相鉴别。

1. **肝痹** 两者均有筋挛节痛的症状。但肝痹以胸胁胀满,夜卧多惊,或阴囊缩小等肝系症状为主要表现,精神症状明显;筋痹则以筋急拘挛、抽掣疼痛、关节屈伸不利为主要表现,而相关脏腑症状不明显。

2. **经筋痹** 两者可合并出现。经筋痹发病部位较局限,具有明显的阳性病灶,其病变范围局限于某一个或两个痛点,且痛点多位于经筋循行上,少有全身症状,日久可见筋痹;筋痹发病部位常较广泛,病变范围不局限,全身症状较明显。

【辨证论治】

本病辨证,主要辨寒热虚实及气血。寒证多见患肢抽掣疼痛,遇阴雨天加剧,得温则舒;热证多见肢体筋脉掣痛、胀痛或灼痛,遇热痛甚。实证表现为筋挛节痛、肢体关节屈伸不利,腰背强直,局部按痛或肿胀,疼痛较剧;虚证表现为筋脉拘急,筋惕肉瞤,疼痛隐隐,腰膝酸软。筋痹在气者,以气滞为主,多见胀痛走窜,痛无定处;入血者,以血瘀为主,多见痛如锥刺,固定不移。

筋痹实证以通络为原则,治以散寒祛湿、清热利湿、理气化瘀;虚证补益肝肾为原则,兼以舒筋通络。无论虚实均可运用针刺、推拿等综合疗法。在治疗过程中,要注意调理肝气。

（一）寒湿阻滞证

证候:筋脉抽掣凉痛,肢体沉重;肢体抬举困难,遇阴雨天加剧,得温则舒;舌淡,苔白腻;脉沉细或弦。以筋脉抽掣凉痛,肢体沉重为本证诊断要点。

治法:散寒祛湿,舒筋通络。

方药:独活散（《圣济总录》）加减。

羌活 10g,独活 15g,粉防己 10g,木瓜 10g,薏苡仁 10g,川草乌各 5g（先煎）,川桂枝 9g,炙麻黄 6g,五加皮 9g,伸筋草 15g,桑枝 10g,炙甘草 10g。

加减:若患肢拘挛不伸者加赤芍 15g;疼痛难忍,舌质淡紫者加制乳香 5g,制没药 5g,土鳖虫 9g。

中成药:寒湿痹颗粒,盘龙七片,寒痹停片,豨桐丸。

分析:寒湿壅滞筋脉,寒主收引,经气不通,故筋脉抽掣凉痛;湿邪重着黏腻,阻滞筋脉,故肢体沉重、抬举困难;内外湿气相召,则阴雨天加重;得温则寒湿渐散,气血得行,经脉始舒,故见得温则舒;舌淡苔白腻、脉沉细或弦为寒湿阻滞之象。方用独活为君药,祛风除湿;配粉防己、羌活、薏苡仁以增加祛风利湿之功;制川乌、制草乌、麻黄、桂枝温经散寒,通络止痛;五加皮、木瓜、伸筋草、桑枝舒筋祛湿。诸药同用,散寒祛湿,舒筋通络。

（二）湿热蕴结证

证候:筋脉抽掣热痛,肢体沉重,胸胁胀满,口苦咽干,面色灰垢或萎黄,小便色黄,大便黏腻不爽;舌红,苔黄厚腻;脉濡数。以筋脉抽掣热痛,肢体沉重为本证诊断要点。

治法:清热利湿,舒筋活络。

方药:宣痹汤（《温病条辨》）加减。

防己 15g,杏仁 10g,滑石 15g,连翘 10g,山栀 10g,薏苡仁 15g,半夏 10g,晚蚕沙 10g,赤小豆 10g,伸筋草 20g,甘草 6g。

加减:若热甚者可酌加黄柏 12g,苍术 12g。

中成药:湿热痹颗粒,龙胆泻肝丸,豨莶丸。

分析:湿热阻滞,蕴结筋脉,故筋脉抽掣热痛;湿热蕴结肝胆,阻滞气机,故见胸胁胀满、口苦咽干;湿邪重着黏腻,湿邪致病,故肢体沉重;湿热之邪上蒸,故见面部色泽萎黄或灰垢;湿热下注,故见小便色黄,大便黏腻不爽;舌红苔黄腻、脉濡数为湿热蕴结之象。方用防己、杏仁、滑石、薏苡仁、半夏利湿宣痹;蚕沙利湿化浊;连翘、山栀、赤小豆清热祛湿;伸筋草舒筋通络,甘草调和诸药。全方共奏清热利湿,舒筋活络之功。

（三）气滞血瘀证

证候:筋脉抽掣胀痛,面色晦滞;痛处固定不移,痛如针刺,常随情志而发;舌质紫暗,或有瘀点,舌苔白;脉沉涩或细弦。以筋脉抽掣胀痛,面色晦滞为本证诊断要点。

治法:理气化瘀,舒筋通络。

方药:桃红四物汤（《医宗金鉴》）加减。

桃仁 10g,红花 10g,当归 10g,生地 20g,川芎 12g,乳香 5g,没药 5g,延胡索 10g,地龙 10g。

加减:若病久瘀甚者,可加虫类药白花蛇 10g,土鳖虫 10g,水蛭 10g;筋脉拘急不伸,活动受限者,加透骨草 20g,伸筋草 20g,木瓜 15g。

中成药:瘀血痹颗粒,活血舒筋酊,化瘀通痹丸,大活络丸。

分析:情志不遂,肝气郁滞,气机不畅则见筋脉抽掣胀痛;或筋脉损伤,痹阻不通,瘀血停滞,故筋脉刺痛,痛处固定不移;气机郁滞,经气不通,故常随情志而发;面色晦滞,舌质紫暗或有瘀点、苔白、脉沉涩为气滞血瘀之象。方用川芎、乳香、没药、延胡索理气活血止痛;加地龙以通络止痛;桃仁、红花、当归、生地活血化瘀。全方共奏理气化瘀、舒筋通络之功。

（四）肝肾亏虚证

证候:筋惕肉瞤,筋脉拘急,头晕耳鸣;肌肉消瘦,肢体无力,隐隐作痛,关节屈伸不利,腰膝酸软,夜卧则惊,舌淡苔少,脉沉细无力。以筋惕肉瞤,筋脉拘急,头晕耳鸣为本证诊断要点。

治法:补益肝肾,舒筋通络。

方药:老寒腿方（《娄多峰论治痹病精华》）加减。

蒸首乌 20g,熟地 20g,桑寄生 20g,独活 15g,狗脊 15g,当归 15g,丹参 15g,鸡血藤 15g,木瓜 10g,川牛膝 10g。

加减:若上肢拘紧痛加桑枝 20g,下肢肿加五加皮 15g。

中成药:尪痹颗粒,仙灵骨葆胶囊,独活寄生丸。

分析:久痹不已,精血亏耗,累及肝肾,筋脉失濡,故见筋惕肉瞤,筋脉拘急;肢体失养则肌肉瘦削,肢体无力,关节屈伸不利;久痛入络,则隐隐作痛;肝肾亏虚则见腰膝酸软,头晕耳鸣,夜卧则惊;舌淡苔少,脉沉细无力为肝肾亏虚之象。方用首乌、独活、桑寄生、牛膝补益肝肾,强壮筋骨;熟地、当归大补精血;木瓜舒筋;丹参、鸡血藤活血通络。全方共奏补益肝肾,舒筋通络之功。

【其他治疗】

一、单方验方

1. **防己木瓜薏苡仁汤** 防己 10g,木瓜 10g,薏苡仁 10g,鸡血藤 10g,白芍 10g,炙甘草 6g,怀牛膝 10g,丹参 10g,桑枝 10g。水煎服,每日 1 剂。（《当代名医临证精华·痹证专辑》）

2. **治寒湿阻滞筋痹方** 取胡椒根 30~60g,炖鸡,放盐调味。吃肉喝汤,每日 1 次,3~5 日为 1 个疗程。（《痹证通论》）

3. **治筋痹验方** 取蕲蛇、蜈蚣、全蝎各 9g,将各药烙干研粉。等分成 8 包,首日 2 包,上下午分服,以后每日 1 包,7 日为 1 个疗程,疗程间隔 3~5 日。服 6 剂后一般可出现全身及局部发汗灼热感,有的虽出现短暂加剧疼痛,但以后可逐渐减轻至痊愈。（《痹证通论》）

二、针灸疗法

1. **毫针** ①寒湿阻滞证,选用大椎、肺俞、曲池、足三里穴,或阿是穴等,平补平泻,隔日 1 次,3 次为 1 个疗程;②湿热蕴结证,选曲池、合谷、太渊、血海、阴陵泉、太冲等穴,强刺激,或刺血法,不留针,隔日或多日 1 次,5~10 次为 1 个疗程。

2. **耳穴** 湿热蕴结证选取心、胃、皮质下、交感、内分泌等耳穴压丸。

3. **针刀** 风湿性肌筋膜痛,周身出现的结节样物或压痛点,以肩、背、腰、腿等处的压痛点为主取穴。在痛点处以小针刀切开筋膜深达骨膜后,用划痕剥离法 3~4 次。一般第一次治疗后痛点消失可持续 3~5 个月,在治疗期间如有新的痛点出现,再用同法治疗,每周 1 次,至疼痛全部消失。

4. **刮痧疗法**　颈肩纤维织炎:患者取坐位,选取边缘光滑圆润的瓷勺或水牛角板,以食油或水为介质,手法力度中等。刮取风池、颈部夹脊穴、肩井、肩髃、肩贞、天宗穴,至出现痧痕为止;再令患者取仰卧位,刮取曲池、臂臑、尺泽、太溪穴,至出现痧痕为止,每日 1 次。若风寒阻滞证则加刮合谷、列缺、人迎穴;若气滞血瘀证则加刮气海、血海、天柱穴。

三、推拿疗法

根据辨证,证属寒湿阻滞、气滞血瘀者,可选取环跳、承扶、殷门、委中、承山、昆仑、髀关、伏兔、鹤顶、膝眼、足三里、三阴交、然谷、太溪、内庭,或肩井、肩贞、曲池、外关、内关、合谷等穴进行点穴,配合按、揉、搓、推、滚、提拿,扇打、劈叩、归挤、捋等推拿手法。

四、中药外洗

二草二皮汤:伸筋草 60g,透骨草 60g,五加皮 60g,海桐皮 60g。若局部冷痛、欠温、皮色淡暗者加细辛、川乌、草乌、桂枝各 30~60g;红肿热痛者加大黄、芒硝、栀子各 30~60g;刺痛,皮色紫暗者加苏木、丹参、生乳香、生没药各 30~60g。用纱布包上药(或散煎),置搪瓷盆(桶)等容器内,加水 2 500~5 000ml,煎沸 15~20 分钟后离火,趁热利用蒸气熏患处,并用 2 条毛巾浸药液交替热敷。待药液温度适宜,直接浸洗患处,凉时再加温。每日熏洗 1~2 次,1 次30~60 分钟。翌日仍用原药液加热熏洗。药液少时,适量加水。春秋季 1 剂药可熏洗 2~3天,冬季 3~5 天,夏季 1~2 天,即弃陈更新。2 周为 1 个疗程,或休息 3 天,继续下 1 个疗程。注意事项:老人、儿童及严重关节功能障碍者需人协助,严防烫伤;皮肤过敏、有创口,及严重心脑疾病,精神病者禁用。洗后揩干,勿受寒、风吹。(《娄多峰论治痹病精华》)

【调摄护理】

1. 了解本病的病变特点,正确认识疾病,保持心情愉快,增强战胜疾病的勇气,切勿精神紧张,情绪急躁。

2. 避免劳累,不宜久站、久坐、久行和久卧,以免再伤筋骨气血。

3. 避外邪,不宜过食辛辣、肥甘之品。

4. 辨证施护,正确指导功能锻炼。注意观察患处功能变化、症状改变,在功能锻炼过程中,应给予及时正确的指导;采用药物内外治疗及其他方法治疗时,也要密切注意患者病情变化,及时给予处理。

【转归预后】

筋痹的转归与预后主要取决于患者正气的强弱、感邪的轻重、病变程度、治疗措施得当与否。若正气不虚,感邪较轻,诊疗及时、准确,病情多能控制,预后较好;若正气亏虚,邪深入里,病久失治误治,进一步发展,影响脏腑,则预后不佳。

筋痹寒湿阻滞证多见于初起阶段,若诊治适时,方药得当,多能控制病情,恢复功能,预后一般尚好;若寒湿郁遏气机,阻滞经脉日久,可出现湿热蕴结之征象;若病证进一步发展,气血瘀阻经络,筋脉瘀阻,则出现气滞血瘀征象,临床处理棘手,功能恢复欠佳;若病程日久,肝肾亏虚,严重者可出现僵硬、强直、筋肉萎缩废用等表现,功能受限严重,预后较差。

【医论医案】

一、医论

《素问·脉要精微论》:膝者筋之府,屈伸不能,行则偻附,筋将惫矣。

《诸病源候论·风四肢拘挛不得屈伸候》:此由体虚,腠理开,风邪在于筋故也。春遇痹为筋痹,则筋屈,邪客关机,则使筋挛。

《圣济总录·筋痹》:治筋痹以筋虚为风所伤,故筋挛缩,腰背不伸,强直时痛,牛膝汤方。治筋痹肢体拘急,不得伸展,独活散方。

二、医案

案 1　顾某,女,27 岁,工人。1972 年 3 月 23 日初诊。

患者 15 个月前,生下双胞胎后,开始双下肢筋痛,从臀部痛至足跟。坐着不痛,动则痛剧,多次治疗效果不显。近两天痛甚,不能行走,由丈夫背来就诊。现症:双下肢稍事活动面部即出现痛苦表情,纳差,神疲,二便自调,月经正常。右肾曾行切除术,脉沉、小、滑,舌质淡红,苔淡薄黄。

诊断:筋痹。

治则:舒筋活络,柔筋止痛。

方剂:防己木瓜薏苡仁汤加减。

处方:防己 10g,木瓜 10g,薏苡仁 10g,鸡血藤 10g,杭白芍 10g,炙甘草 6g,怀牛膝 10g,熟地 10g,丹参 10g,桑枝 10g。服上药 2 剂痛减,服 8 剂能行走,但下肢无力。上方加减 30剂而愈。后用此方合圣愈汤加减善后。随访 13 年未见复发。(《当代名医临证精华·痹证专辑》)

案 2　聂荣,女,40 岁,农民。1982 年 8 月 5 日初诊。

患者左下肢疼痛 2 月余,沿坐骨神经分布区向下呈放射性疼痛,且小腿与足面有麻木感,时轻时重。下午和劳累后症状加重。近日因劳累而引起疼痛加剧,行走困难。检查:左侧腰及臀部均有触压痛,按压环跳穴部则沿坐骨神经分布区向下放射痛。直腿抬高试验阳性,舌质淡红,脉弦。

诊断:筋痹。

辨证:气血虚弱,邪痹经脉,筋脉失养。

治法:益气养血,祛风除湿,舒筋活络。

处方:黄芪 40g,白芍 30g,当归 30g,威灵仙 18g,秦艽 18g,千年健 21g,钻地风 30g,透骨草 30g,川牛膝 9g,川木瓜 30g,川芎 12g,香附 18g,甘草 9g。水煎服。

8 月 15 日二诊:上方共服 9 剂,疼痛基本消失,行走较便,直腿抬高试验阴性,但足面仍有麻木感,且伴酸沉乏力不适。此乃阳气虚,湿邪尚存,原方去白芍、秦艽,加淫羊藿 12g、白术 30g,继服 5 剂。10 个月后随访病已愈。

按:正气损伤,复感外邪,风湿之邪痹阻经络,气血凝滞,经络阻塞,不通则痛,下午较重,与前半天活动较多,耗伤气血,正气不足有关。劳累则痛增,乃劳累后必伤气血,气血虚弱,筋脉失于濡养,气血更难通达之故也。治以祛风除湿,舒筋活络与益气养血并重,尤以大量白芍、木瓜舒筋缓急止痛,效果甚佳。治此症重用之每获良效。(《娄多峰论治痹病精华》)

(李满意　王颂歌　娄玉钤)

第 10 节　骨　痹

骨痹属于五体痹之一。凡由六淫之邪侵扰人体筋骨关节,痹阻经脉气血,出现肢体沉重、关节剧痛,甚至发生肢体拘挛蜷曲,或强直畸形者谓之骨痹。一年四季均可发病。发于周围关节者以女性居多。发于中枢关节者以青年男性居多。本病与痛痹、历节、痛风、热痹、鹤膝风、尪痹等的某些证型可能有所交错,如果出现关节剧痛,肢体关节拘挛蜷曲、强直畸形者均可列入本病范畴。本病与肾痹的关系甚为密切,可以是肾痹的初期或中期的发展阶段。

骨痹在《内经》早有记载。后世医籍虽有论及骨痹者,但均缺乏对病因病机及辨证论治等方面较为详尽的论述。本病病情较为严重,容易致残,应引起临床医生足够的重视。

西医的类风湿关节炎、强直性脊柱炎、骨关节炎、大骨节病、幼年特发性关节炎等病种出现骨痹的主症时,可参考骨痹辨治。

【源流考略】

有关骨痹的论述,始见于《内经》。《素问·痹论》曰"风寒湿三气杂至,合而为痹……以冬遇此者为骨痹……骨痹不已,复感于邪,内舍于肾……痹在于骨则重",《素问·长刺节论》曰:"病在骨,骨重不可举,骨髓酸痛,寒气至,名曰骨痹。"《灵枢·寒热病》又指出:"骨痹,举节不用而痛,汗注烦心,取三阴之经补之。"以上这些经文,基本上概括了骨痹的主症,对骨痹的病因和治疗作了简要的说明。

汉代张仲景在《金匮要略》设有"中风历节病"专篇,篇中所论的"盛人脉涩小,短气,自汗出,历节疼,不可屈伸"与骨痹亦颇相似。

唐代孙思邈在《备急千金要方》中曾提到"骨极"之名,认为骨痹可以发展为骨极。骨极的症状为牙齿苦痛,手足酸痛,不能久立,屈伸不利,身痹骨髓酸,是骨痹累及于肾的后果。

后世医籍对骨痹论述不多,类似骨痹的立论也散见于其他病种之中。宋代《圣济总录》载有骨痹方 6 首,主要从肾虚及寒湿论治。清代张璐对骨痹的症状有新的描述,指出"骨痹者……其症痛苦攻心,四肢挛急,关节浮肿"。林珮琴在《类证治裁》里对鹤膝风一证有这样的描述:"上下腿细,惟膝独大,形如鹤膝。初起寒热交作,痛如虎咬,不能步履……宜养气血,使肌肉渐荣,再治其膝可也。"这对骨痹的诊治有一定的参考价值。

随着中医对风湿病研究的不断深入,骨痹的论治亦被逐渐重视。由李济仁主编的《痹证通论》,以及路志正等主编的《痹病论治学》都将骨痹作为一个独立的疾病加以详细论述,是一大发展。

【病因病机】

骨痹病因病机较为复杂。《张氏医通》和《类证治裁》均提到"骨痹,即寒痹、痛痹也"。这种提法有一定的道理。因为寒痹、痛痹的疼痛症状都很剧烈,容易演变为肢蜷筋缩、肢节废用的骨痹。其他如历节、鹤膝风等亦有类似情况。骨痹的外因并不只限于感受寒邪,六淫之邪皆可致病。至于感邪的诱因可以多种多样,或饮酒当风,或水湿浸渍,或露宿乘凉,或淋雨远行,或嗜食辛辣厚味等,不胜枚举。

一、感受外邪

骨痹的病因以寒邪为主,由于寒性收引,容易造成筋挛肉蜷、屈伸不利而发为骨痹。湿与热合,湿热不攘,则大筋软短,软短为拘,亦可发为骨痹。暑湿、热毒更易直中肌肤,伤及筋骨,腐蚀关节,造成骨关节变形、废用而发为骨痹。

二、内有蕴热

病者阳气偏盛,内有蕴热,感邪诱发。热与湿合,湿热互结,可以发为骨痹。由于热盛也可化火,或内生热毒。《杂病源流犀烛》中亦提到"脏腑积热,湿热内生,蕴结为毒",热毒腐蚀骨节亦可废用,而发为骨痹。

三、肝肾亏虚

《中藏经》强调肾虚是引邪入客的关键。从临床实践中观察到,由于嗜欲不节造成肾气衰败而致病者为数不多。真正造成肾衰者,一为年少先天禀赋不足;二为年高肾气衰退。肾藏精,主骨生髓。肾虚则骨弱髓空,不能束骨而利关节也。肝肾同源,肾精不足,则不能滋生肝阴、肝血。肝主筋,肝体不足,则不能滋荣筋腱,以致筋挛节痛。邪气乘虚入,痹阻经络,更使病痛加重,肢节废用发为骨痹。

四、痰浊瘀血

饮食不节损伤脾胃,脾虚则内生痰湿,或因外感湿邪,聚湿生痰。痰湿阻滞,经络气血不得通畅,瘀血由生。痰瘀搏结,渐使关节肿胀、屈伸不利而发为骨痹。

骨痹的病位主要在关节、筋腱,病变可波及四肢大小关节或脊柱。骨痹的基本病理特点是骨节腐蚀,筋腱挛缩。由于他病引起者,病位初起多在肢体筋骨关节,病久日深,则侵及肝肾。病情初起往往以邪实为主,久病则正虚邪恋,或寒邪深重,或湿热留着,或寒热错杂,或痰瘀交阻,虚实兼夹。临诊之际,必须详加辨析。

【诊断与鉴别诊断】

一、诊断要点

根据古代医家对骨痹证候的描述,骨痹的临床表现大致有以下特点:
1. 关节或肌肉疼痛剧烈。
2. 肢体酸胀重着。

3. 关节浮肿,甚则变形。

4. 肢体僵硬,屈曲难伸。

针对历节、痛风、尪痹、鹤膝风等病的某些证候与骨痹相似之点,可参考以下内容作出诊断。

（一）病史

1. 发病前多有受寒、受潮或外伤史。

2. 有长时间的腰背部僵硬疼痛或四肢大小关节的肿痛史。

（二）全身症状

1. 全身乏力、沉重酸胀。

2. 低热或怕风冷。

（三）关节症状

1. 腰背或四肢大小关节固定性剧烈疼痛。

2. 四肢大小关节肿胀,或有积液。

3. 关节屈曲难伸,或有僵直、畸形。

二、鉴别诊断

本病须与肌痹、脉痹、筋痹、骨痿等证相鉴别。

1. **肌痹** 骨痹与肌痹虽均可具有身痛、乏力、患肢活动困难、步履艰难等共同症状,但骨痹的病位主要在关节、筋腱,疼痛剧烈;而肌痹的病位主要在肌肤,疼痛不重,肌力明显减退。骨痹的活动困难,步履艰难,是由于筋脉拘挛,关节腐蚀引起;而肌痹的运动障碍则由于肌无力所致。骨痹容易发生关节僵硬、畸形;而肌痹则只有肌肉萎缩而没有关节僵硬或畸形。

2. **脉痹** 骨痹与脉痹均可具有关节或肌肉疼痛、乏力等共同症状。但脉痹的病位主要在血脉,病理特点是血脉瘀阻,临床证候以脉搏微弱或无脉,患处皮色改变为主要特征,而骨痹则是以关节肿痛,屈伸不利为主要特点。

3. **筋痹** 骨痹与筋痹虽然都具有筋腱拘挛、疼痛、屈伸不利等共同症状,但骨痹的病位既在筋腱也在关节,而且往往具有关节僵硬、肿胀、畸形等特征;而筋痹的病位只限于筋腱,且以病处的筋腱疼痛、活动障碍为主要特征。

4. **骨痿** 骨痹与骨痿的病机虽都与肾有密切的联系,而且都有乏力、活动障碍等症状,但前者有关节肿胀疼痛,肌肉萎缩并不明显;后者无关节肿痛,而骨重不举、瘦弱不用、肌肉萎缩明显突出。

【辨证论治】

本病辨证要点在于分清寒热、虚实和确定病位。一般来说,骨痹多因久病迁延不愈而成。骨痹早期,病多实证,但有寒热之分。寒证疼痛固定,其痛彻骨,肢冷恶寒,得热痛减,舌淡苔白,脉弦紧。热证则关节红肿灼热,或体温增高,舌红苔黄,脉滑数或细数。日久病深,气血耗损,湿聚为痰,营卫不行,络脉瘀阻,痰瘀搏结,正虚邪恋,病邪深入,腐蚀骨节,关节僵直或屈曲畸形,行动艰难,痛苦万状。其病位或在腰背中轴,或在四肢。病在腰背者,多见于青少年或年老体弱者,其病机当以肾虚为本。病在四肢者,多见于青壮年,其病机多以邪实为主。

骨痹的治疗必须本着病初以祛邪为主,病久以扶正祛邪为主的原则。虽然六淫皆可致病,但祛邪的原则必须分清寒热两端。如若互相悖谬,势必贻误病机,难以取效。久病必虚,气血耗损,痰瘀互结,当以培补气血、活血化瘀为主。对于年轻或老弱患者,病位在于颈项腰背者,当以补益肝肾、活血通络为主。

(一) 风寒湿痹证

证候:四肢关节疼痛,或有肿胀,疼痛固定,痛如刀割,屈伸不利,昼轻夜重,怕风冷,阴雨天易加重,肢体酸胀沉重。舌质淡红,苔薄白或白腻,脉象弦紧。

治法:散寒除湿,祛风通络。

方药:薏苡仁汤加减。

薏苡仁 30g,川芎 12g,当归 12g,桂枝 12g,羌活 15g,独活 20g,防风 12g,制川乌(先煎) 6~10g,川牛膝 20g。

加减:如关节肿胀或有积液,可加茯苓、猪苓、泽泻、车前草;如上肢痛甚加细辛、片姜黄;下肢痛甚加松节、钻地风。

中成药:寒湿痹颗粒,盘龙七片。

分析:此证多见于骨痹初期。病邪以寒湿为主。寒性凝滞收引,经脉气血为邪所痹,故疼痛固定如刀割。筋腱拘挛则屈伸不利;湿性黏滞,故肢体酸胀沉重;寒湿为阴邪,同气相求,故昼轻夜重,阴冷天气病势易增。方中羌活、独活、防风祛风胜湿;川乌、桂枝温经散寒;当归、川芎养血活血;川牛膝活血通络。

(二) 湿热蕴结证

证候:关节红肿、灼热、焮痛,或有积液,或有水肿,肢节屈伸不利,身热不扬,口苦黏腻,食欲不振,小便黄赤。舌红、苔黄腻,脉象滑数。

治法:清热解毒,祛风利湿。

方药:除湿解毒汤合羌活胜湿汤加减

生薏苡仁 30g,土茯苓 30g,大血藤 20g,虎杖 20g,田基黄 20g,金银花 20g,川牛膝 20g,羌活 15g,独活 20g,川芎 12g。

加减:如发热、关节红肿明显者加黄柏、板蓝根;如关节积液或有浮肿者加车前草、泽泻、防己;如关节僵硬、疼痛剧烈者加乳香、没药。

中成药:湿热痹颗粒,正清风痛宁片(缓释片),昆仙胶囊,四妙丸。

分析:外感风湿热毒或内有蕴热,风寒湿郁而化热。湿热毒邪灼伤筋脉关节,故关节红肿焮痛,屈伸不利。湿热弥漫,故身热不扬。湿热熏蒸,故口苦黏腻。湿热流注,故或有关节积液,下肢浮肿,小便黄赤。舌脉表现均为湿热之象。方中金银花、大血藤、虎杖、田基黄清热解毒;生薏苡仁、土茯苓清热除湿;羌活、独活祛风除湿;川芎、川牛膝活血通络。

(三) 肝肾亏虚证

证候:腰尻疼痛,上连项背,下达髋膝,僵硬拘紧,转侧不利,俯仰艰难。腹股之间,牵动则痛。舌质尖红,苔白,脉象沉缓。

治法:补益肝肾,活血通络。

方药:身痛逐瘀汤加减。

葛根 15~30g,羌活 12g,独活 15g,杜仲 12g,续断 15g,秦艽 12g,土鳖虫 10g,苏木 10g,

红花 10g,乳香 10g,川牛膝 20g。

加减:关节红肿热痛者,加金银花、大血藤、虎杖;如恶寒、肢冷,得热痛减,加桂枝、片姜黄、熟附子。

中成药:尪痹颗粒(片、胶囊),仙灵骨葆胶囊,大活络丹。

分析:此证多发于年轻之体或老年患者。一由先天禀赋不足,一由年老天癸将绝,二者同归于肾。腰为肾之府,肾连督脉。督脉"贯脊属腰肾,挟脊抵腰中"。督脉之阳有赖于肾阳之温煦;督脉之经有赖于肾阴之濡养。由于肾气亏虚,则督脉空疏,"河车之路干涩而难行,故而作痛"。督脉为病,"脊强反折而不能屈伸也"。由于肾虚不能灌溉腰府督脉,故颈项腰背拘紧而痛。腹股之间亦为肝肾经会集之处,肝肾同源,肾虚则肝阴肝血亦亏,肝主筋,筋脉失养故痛。方中杜仲、续断补益肝肾;秦艽、葛根、羌活、独活散风强督;土鳖虫、苏木、红花、乳香活血化瘀;川牛膝活血通络。

(四) 痰瘀互结证

证候:关节疼痛肿胀明显,甚则变形,难以屈伸转动,动则痛剧,或寒或热,寒热错杂,全身乏力,两手时有震颤,四肢常有抽动。舌质紫暗,或有瘀斑,苔多白腻,脉象沉细或涩。

治法:补益气血,祛风胜湿,化痰破瘀。

方药:趁痛散合圣愈汤加减。

黄芪 30g,党参 20g,当归 15g,川芎 12g,羌活 15g,独活 15g,红花 10g,制乳香 6g,制没药 6g,土鳖虫 10g,白芥子 10g,全蝎 6g(研冲)。

加减:关节红肿疼痛或有低热者加金银花、板蓝根、虎杖;关节冷痛,得热痛减者加桂枝、川椒。

中成药:瘀血痹颗粒,活血舒筋酊,益肾蠲痹丸,大活络丹,大黄䗪虫丸。

分析:痹病日久,气血耗损,气虚则血行迟缓,瘀血乃生;湿聚生痰,痰瘀互相搏结,凝聚关节,故见关节肿大,难以屈伸,动则痛剧。日久病深,内伤于肾,肾虚则骨髓空虚,骨质疏松,关节腐蚀,骨骺僵紧,故骨节变形。更由气血亏虚,痰瘀互结,经隧痹阻,气血难以布达四末,血虚生风,出现两手震颤或四肢抽动。由于气血大亏,脉多沉细而弱,或因血瘀而涩。方中黄芪、党参、当归补益气血;红花、乳香、没药、土鳖虫、川芎活血化瘀;全蝎祛风解痉;白芥子化痰散结。

【其他疗法】

一、单方验方

1. **五藤汤**　黄藤 10g,鸡血藤 10g,银花藤 15g,络石藤 10g,海风藤 10g。水煎服,每日 1 剂。本方适用于骨痹之风寒湿痹之轻证者。(《土家医方剂学》)

2. **四神煎加味方**　黄芪 30g,金银花 30g,猫眼草 10g,威灵仙 20g,远志 15g,羌活 15g,川牛膝 20g,水煎服,每日 1 剂。适用于骨痹之湿热蕴结之轻证者。(山东中医药大学附属医院方)

3. **杜仲灵仙汤**　杜仲 10g,威灵仙 20g,木防己 15g,续断 10g,当归 10g,赤芍 10g,豨莶草 12g,地龙 10g,木瓜 10g。水煎服,每日 1 剂。本方适用于骨痹之肝肾亏虚证。(《湖南中医药导报》)

4. **四虫丸**　蜈蚣、全蝎、地龙、蟅虫各等份,共研细粉,水泛为小丸。每服 5g,日服 2 次。适用于骨痹之痰瘀互结证。(山东中医药大学附属医院方)

二、饮食疗法

1. **牛膝茎叶粥**　取牛膝茎叶干品,每次 20g,甘草 6g,加水 200ml,煎至 100ml,去渣留汁,入粳米 100g,再加水 500~700ml,煮成稀粥,每日早晚分 2 次服用。10 日为 1 个疗程。适用于肝肾不足之关节疼痛、腰膝酸痛、筋骨无力等。(《太平圣惠方》)

2. **土茯苓龟**　土茯苓 400g,乌龟 2 只,盐、葱、姜、味精、黄酒各适量。先将乌龟放入盆中,加热水,令其排尽尿水,洗净,先煎 1 小时,再将乌龟连甲放入盛土茯苓锅中,再加盐、葱、姜、味精、黄酒,再煮 3 小时即成。食汤和龟肉。适用于拘挛骨痛。(《家庭食疗手册》)

三、外治法

1. **熏洗法**

(1)活络醋熏法:基本方用当归、川芎、红花、乳香、没药、五加皮、毛姜、自然铜、桂枝、木瓜、土鳖虫各 15g,川乌、草乌各 12g,醋 750g。上肢关节疼痛,重用桂枝到 30g,加桑枝 15g,伸筋草 15g。下肢关节疼痛加牛膝 15g,重用木瓜到 30g,关节肿甚者加金银花、连翘、栀子各 20g。筋挛缩者加海桐皮 15g,千年健 18g,白芍 20g。熏洗方法:上药用纱巾包好。加水 1 500ml,与醋共煎 1 小时,每日 3 次熏洗疼痛的关节,每次 15~30 分钟,2 日 1 剂,6 日为 1个疗程。

(2)热醋熏疗法:陈醋 300ml,将砖放在炉内烧红,取出在醋内浸透,趁热放在关节下熏之,隔日 1 次。(《非药物疗法》)

2. **离子导入法**　生川乌 15g,生草乌 15g,川椒 30g,细辛 10g,白芷 15g,乳香 15g,桃仁 30g,红花 15g,三棱 20g,莪术 20g,水蛭 15g,忍冬藤 50g,透骨草 30g,苍术 20g。将中药加水浸泡后,浓煎取汁 300ml,兑入黄酒 200ml。使用 FO-JA 型风湿治疗仪进行治疗。将正极板上的纱布套在药液中浸透,放到病点穴位上,负极板放到循经取穴上。直流电强度为上肢 7~10mA,下肢 10~18mA,以导入穴位处无疼痛感为宜。导入时间每次 20 分钟,每日 1 次,15 日为 1 个疗程。此法适用于风湿性关节炎、类风湿关节炎及增生性关节炎。(周若梅等方)

四、针灸疗法

1. **体针**

(1)治骨痹肝肾亏虚证:主穴取肾俞、次髎、大杼、绝骨、委中、太溪。也可用病变部位的夹脊穴加绝骨、大杼穴。取平补平泻手法。

(2)治骨痹四肢大小关节:以四肢的局部取穴为主。上肢取肩髃、曲池、外关、阳池、八邪。下肢取阳陵泉、阴陵泉、膝眼、足三里、解溪、丘墟。手法:风寒湿痹证取补法,痰瘀互结证取平补平泻法,湿热蕴积证取泻法。

2. **电针**　骨痹各型均适用,对缓解症状有良好的效果。取水沟、长强,通电 1~2 小时,强度适中。耳针取相应的压痛点,交感、神门、肝、肾诸穴,针刺或点压治疗。每日或隔日1 次。

3. **经络伏针**　适用于骨痹各型。在背部膀胱经心俞 - 大杼、肾俞 - 膀胱俞,选心内注射用 5 号、5 寸长针头，15° 角刺入皮肤后，沿皮下浅肌层经脉循行方向平直前行，得气后边退针边推注玻璃酸钠注射液，每经络段注射 0.15ml，双侧注射，每周 1 次。(山东中医药大学附属医院方)

五、按摩疗法

1. **治骨痹肝肾亏虚证**　患者取俯卧位。取穴：命门、腰阳关、气海俞、大肠俞、夹脊、阳陵泉、承山。手法：㨰、按、揉、点、踩、跷。

操作：医者站于患者一旁，用㨰法施于腰背部病变处及腰椎两侧，配合指按命门和腰阳关、气海俞、关元俞、夹脊，或用掌根压脊椎两旁自上而下，再用㨰法用于脊旁两侧肌肉。亦可用肘尖压每个椎体关节两旁的软组织，或用踩跷法，即用脚尖在脊柱两侧点压。最后拿委中、承山、阳陵泉。

时间：20~30 分钟。

2. **治骨痹周围关节痛**　主要适用于风寒湿痹证和痰瘀互结证。

上肢关节：医生站于患者一侧，一脚踩凳上。将患者患肢搁在医生大腿上，用㨰法在手臂内外侧施治，从腕到肩部，上下往返。配合按揉肩髃、肩贞、肩髎、曲池、手三里、合谷、阳池、大陵诸穴。同时配合各关节被动活动。腕、掌指及指间关节用捻法及揉法。肿胀关节用轻揉法。自指根至指尖用轻捻法。

下肢关节：患者取仰卧位，医者站于一旁。用掖法施于大腿前部及内外侧，向下至小腿外侧，沿足三里、阳陵泉穴至踝部。膝关节周围用掖法，同时配合按揉膝眼。踝关节周围用揉法。臀部用㨰法；患者取俯卧位，自臀部向下至小腿后侧。然后按环跳、居髎、委中、承山穴。

【调摄护理】

一、调摄

1. 情志乐观，切勿悲观失望，要树立战胜疾病的信心。

2. 加强营养，多食鱼鳖禽蛋等血肉有情之品，有助于滋补肝肾；也可食用骨头汤，以求以骨养骨。

3. 加强关节功能的锻炼。即使在病情尚未稳定时也不能绝对卧床休息，在卧位或坐位时也要使全身大关节每天得到转动锻炼。

4. 注意防止冒风受凉，受风冷后应及时对症治疗。

二、护理

1. 对于风寒湿痹证的患者要注意保暖，勿使用凉水，尤其在寒冷季节更应注意。

2. 手足小关节可以每天多次使用活血止痛散水煎烫洗。

3. 对于行动困难的患者应给予拐杖、推车等辅助活动工具。患者行动时要有人伴随看护，以防摔伤。

4. 对于关节僵直变形、自己不能屈伸活动锻炼者，应每天给予适当按摩并进行辅助活动。

5. 对于湿热蕴结证的骨痹患者,关节肿痛明显时应辅以外治贴敷法,贴敷部位一定要注意勿用塑料包扎,以免损伤皮肤。二要注意包扎不宜太紧,以免影响血脉运行。

【转归预后】

一、转归

1. **风寒湿痹证的转化** 风寒湿痹证并不是一成不变的,病久之后,随着内外环境的变化,也可以逐渐产生热象而形成寒热错杂的格局,甚至也可以完全化热而转化成热痹。临床上必须随时注意病机的变化而采取相应的治疗措施,才能取得良好的效果。

2. **湿热蕴积证的转化** 湿热的证候在辨证用药时不仅要分清是热重于湿还是湿重于热,而且应考虑到,凡是热证都是可以耗伤阴液的,湿热证也不例外。尤其对于久病或热重于湿的病例更会出现既有湿热又有阴虚的现象。治疗时必须二者兼顾。少数病例由于失治误治也可以转化而内生热毒或重复感受热毒而发展成热毒炽盛。因此,对于本证的治疗采用除湿解毒汤为主,不仅有清热利湿之意,亦有解毒防变之旨。

3. **痹久可以成痿** 《医学入门》谓"痹久亦能痿"。《素问·痹论》则曰"骨痹不已,复感于邪,内舍于肾"。因此可知,骨痹如果迁延不已是可以发展为肾痹的。"尻以代踵,脊以代头"正是肾痹证候的真实写照。所谓尻以代踵,实际上已是痿躄不能行的局面,因此痹痿同病也是骨痹发展到后期的必然结果。

二、预后

一般的痹证迁延不愈,可以发展成为骨痹。如果骨痹在这一阶段能够得到及时正确的治疗,还是很有希望康复的。但是,如果已经发展到了后期,湿聚血凝、痰瘀互结的阶段,病邪入深腐蚀关节,骨节蹉跌,出现僵直畸形的证候,往往难以逆转而容易致残。少数患者由于内生或外感热毒,得不到及时有效的控制,也会有生命的危险。

【医论医案】

一、医论

《中藏经》:大凡风寒暑湿之邪,入于心则名血痹,入于肾则名骨痹。

《杂病源流犀烛·诸痹源流》:诸痹,风寒湿三气,犯其经络之阴而成痹也。入于骨,则重而不举也为骨痹。经又曰:太阳有余病骨痹。

二、医案

李某,男,22岁,未婚。2011年12月27日初诊。

病史:3年前无明显诱因发生两侧腰背痛,双髋关节痛,于当地医院检查诊为强直性脊柱炎,一直口服甲氨蝶呤、柳氮磺吡啶和泼尼松治疗,症状时轻时重。近3个月来症状明显加重,双髋关节疼痛,尤以右侧为重,行动艰难,现在仍服用泼尼松每日10mg,13年前曾有幼年类风湿关节炎病史,当时治疗情况不详。父亲有强直性脊柱炎病史。

查体:形体消瘦,走路瘸,须拄单拐走动,不能弯腰活动,双髋屈曲活动明显受限,"4"字试验双侧阳性,舌质正常。

化验检查:HGB 98g/L,RBC 3.86×10^{12}/L,CRP 64mg/ml,ESR 108mm/h。CT 及 X 片检查:双侧骶髂关节间隙明显狭窄模糊,双侧髋关节间隙变窄,右侧股骨头边缘可见囊状骨质破坏,外形尚完整。

中医诊断:骨痹,骨蚀。西医诊断:强直性脊柱炎合并右侧股骨头缺血性坏死。

辨证:先天禀赋不足,肾虚督空,感受风湿热毒,蚀骨伤筋。

治法:清热解毒,补肾强督,祛风胜湿,活血化瘀。

处方:金银花 20g,板蓝根 20g,田基黄 20g,羌活 15g,独活 20g,川牛膝 15g,骨碎补 20g,补骨脂 15g,水蛭 6g,红花 10g,荜澄茄 10g,桂枝 10g。水煎服,每日 1 剂,连服 6 日,停药 1 日。

西药:口服泼尼松改为每日 5mg,骨化三醇、钙尔奇 D 每日各 1 粒,双氯芬酸钠每日 75mg。

二诊(2012 年 2 月 20 日):两侧腰背疼痛减轻,有晨僵约 2 小时,双髋疼痛仍明显,屈曲受限,舌脉同前。复查:HGB 102g/L,RBC 4.08×10^{12}/L,CRP 21.5mg/ml,ESR 72mm/h。

处方:金银花 20g,大血藤 20g,板蓝根 20g,独活 20g,骨碎补 20g,杜仲 12g,川牛膝 15g,水蛭 6g,赤芍 20g,红花 10g,制川乌 6g,桂枝 10g。水煎服,服法同上。

西药停服泼尼松,余药同前。

三诊(2012 年 4 月 4 日):双侧骶髂部轻痛,晨僵消失,左髋疼痛明显减轻,屈伸活动明显改善,右髋痛亦减轻,不拄拐亦能缓步走动,舌苔薄白,脉弦。复查:HGB 114g/L,RBC 4.12×10^{12}/L,CRP 14.1mg/ml,ESR 38mm/h。

四诊(2012 年 7 月 16 日):症状明显改善,两侧腰背疼痛轻微,能弯腰至 30°,左髋屈曲不受限,右髋屈曲达 45°,步行较前灵活,但不能下蹲,舌脉同前。复查:CRP 0.46mg/ml,ESR 32mm/h。X 片复查:右股骨头骨质缺损略有改善。

中药处方按 2 月 20 日复诊方去制川乌、桂枝,加白芍 20g、荜澄茄 12g。服法同上。西药双氯芬酸钠停服,补钙药同前。

五诊(2012 年 11 月 20 日):症状续有改善,平时关节无疼痛,右髋关节仅在屈髋活动锻炼时有痛感。

中药按 7 月 16 日加减方 2 日服用 1 剂,巩固疗效,补钙药同前。

按:强直性脊柱炎与传统中医文献中所载"骨痹"颇相吻合,此病除以中轴关节病变为主以外,极易累及双髋关节,如病例所示,此类患者似乎对于糖皮质激素颇为敏感,应用激素极易造成股骨头缺血性坏死。中医对股骨头坏死的认识,相当于"骨蚀"的论述。从中西医结合的观点加以辨证,糖皮质激素的使用容易促使肾阳亢奋,由于强直性脊柱炎患者素体阳盛,更易激发热毒而侵蚀骨髓,因此治疗应以清热解毒,活血化瘀,补肾壮骨为宜。除此之外,更应奉劝患者禁喝白酒。(《清热解毒法治疗风湿病》)

(张鸣鹤　李作强　李仓廪)

第 11 节　心　痹

心痹是由痹病不已,复感外邪,内舍于心,致心脉痹阻不通而成,临证除可见痹病或脉痹的某些症状外,尚见胸闷、心悸、短气,甚或咯血、水肿、突然气喘心慌的一种病症。本病以青壮年较为多见,女性多于男性。

心痹一名,最早见于《内经》。后世虽有论及者,但多未作病名论。从临床实践看,心痹比较常见,临床常有病程长、病情重的特点,故应引起足够重视。

本病主要是指西医的风湿免疫类疾病,例如急性风湿热发作、系统性红斑狼疮、干燥综合征、类风湿关节炎、系统性硬化症、多发性肌炎、皮肌炎、成人斯蒂尔病等引起的心脏病变。

【源流考略】

心痹之名始见于《内经》。《素问·五脏生成》曰:"赤脉之至也,喘而坚,诊曰有积气在中,时害于食,名曰心痹。"《素问·痹论》中曰:"心痹者,脉不通,烦则心下鼓,暴上气而喘,嗌干善噫,厥气上则恐。"隋巢元方《诸病源候论》曰:"思虑烦多,则损心,心虚故邪乘之。邪积而不去,则时害饮食,心里怏怏如满,蕴蕴而痛,是谓之心痹。"宋代《圣济总录》则明确强调:"脉痹不已,复感于邪,内舍于心,是为心痹。"清吴谦对前人的经验进行了总结,《医宗金鉴》论曰"久病脉痹,复感于邪,而见心烦、心悸、嗌干、噫气、有时则恐之证,是邪内传于心,则为心痹也",强调了心痹由脉及心,描述了心痹的常见症状,为研究心痹提供了宝贵的资料。

国内部分学者和有关著作对心痹作出了一些论述,例如成都中医药大学主编的《中医内科学》、路志正等主编的《痹病论治学》、欧阳锜主编的《临床必读》、娄玉钤主编的《中国风湿病学》均对心痹作出了详细的论述,此外,其他学者也对该病进行了相关的研究与探讨,促进丰富了学术的交流。

【病因病机】

本病的发生,主要由正气不足及风、寒、湿、热毒邪入侵于心,致心脉瘀滞不畅,损伤心气、心阳或心阴而成。摄生不慎、饮食失宜、劳倦过度、情志不调、房事不节等常是本病发生或加重的诱因。

一、感受外邪

痹病日久不愈,或平素气虚之体,卫外之功不足,或因摄生不慎等,在气候骤变、寒暖失常、淋雨受湿等情况下,风、寒、湿、热毒邪乘虚入侵皮肤、经络、关节,久留不去或反复侵袭,由表入里,内舍于心,致心脉瘀痹,正气受损,则成心痹。

二、气血两虚

素体亏虚,心肺不足,卫外不固,或思虑过度,耗损心血,心血不足,则外邪易侵,直中于心,而致心痹;或心肺气虚,不能行心血以濡养周身;气虚日久,营血化生不足,乃至心阴两虚,气损及阳,则必心阳虚衰而致心痹;若病及脾肾,影响三焦气机而生血瘀水停,则致心阳欲脱之心痹危候。

三、痰瘀气滞

情志不畅,气滞血瘀,或饮食不节,痰浊内生,痰瘀阻滞,血行不畅,痹阻心脉,发为心痹;或忧思气结,经脉郁滞,心血失养,而发心痹。

心痹的病位主要在心及心脉,可波及全身血脉、经络。其发病除正气不足之外,风、寒、湿、热毒邪的入侵起着重要作用。感邪重者,起病多急;感邪轻者,常因复感于邪,内舍于心而引起,起病常缓慢。

心痹的基本病机是心脉痹阻,瘀血阻滞,心气不足。其病早期或慢性期感邪时,以外邪痹阻肌腠、筋脉、骨节及心脉为主。心脉痹阻之后,瘀阻常与气虚并见,严重时则出现心气、心阳暴脱之危候。日久不愈,则以血瘀、阳虚、寒凝为主要病变,甚则发生阴盛格阳之脱证。

【诊断与鉴别诊断】

心痹的临床表现差异极大。轻者无明显自觉症状,仅现颧唇紫红,"心下筑筑而动","乳下其动应衣",剧烈运动时体力逊于同龄人,部分患者其症可稳定数年、十余年,甚至更长时间。

随着病情的发展,则出现心悸、怔忡,或疲乏、头晕、耳鸣、气短、气促,动辄加重,甚则深夜不能平卧,干咳或痰中带血丝或咯鲜红色血。左胁肋部胀痛,颈部脉络显露,人迎脉搏动明显,甚则下肢水肿,甚至出现全身水肿、腹水、胸水等。心痹的脉象常随病情而异,轻者可为平脉,重者或数、疾、促,或动、结、代等。

慢性心痹病程可达十余年,甚至几十年,病程中常因复感于邪,而见发热、关节肿痛、皮疹等痹病的相关症状,内舍于心使病情加重。

心痹病程中常因复感外邪,致肺失宣肃而现发热、咳喘、痰黏稠或痰黄而臭、严重呼吸困难。若邪侵心脉,高热不退,全身情况可急剧恶化而危及生命。并可现心下暴痛,惊恐烦闷,或声音嘶哑,或昏厥,甚至出现发热、头痛、神志昏迷、半身不遂等中风证。

一、诊断要点

1. 发病年龄以青壮年较为多见,女性多于男性。

2. 有痹病史,久治不愈,内舍于心;或诸痹复感于邪,内侵于心;或有皮下结节、皮肤斑疹史,或有关节疼痛,反复发作史,或有反复发热病史。

3. 初期可无明显症状,日久则心悸、疲乏、咳嗽、气喘、咯血,或动则头晕、耳鸣,颧唇红紫,心胸部可闻及病理性杂音,甚则乳下搏动应衣,右胁下癥积,颜面及肢体浮肿,或伴胸水、腹水,喘息不能平卧、咳吐泡沫样粉红色痰、惊恐烦闷。

二、鉴别诊断

本病应与热痹、行痹、痛痹、脉痹、肺痹、胸痹相鉴别。

1. **热痹**　热痹为阳盛之体,感受湿热毒邪,或风寒湿邪从阳化热,引起的以关节肌肉红肿热痛、发热、口渴,或见皮肤斑疹、结节等为特征的一种痹病。病变以损害关节、肌肉、经络为主,心脏可以受累,但尚未发展成心痹,尚不具备心痹的临床特点,与心痹有别。

2. **行痹**　行痹亦名风痹,由感受风寒湿邪而引起,临证以经络、肌肉、关节疼痛游走不定为特征,虽有累及于心者,但尚不具备心痹的典型临床特点,故二者仍有区别。

3. **痛痹**　痛痹亦称寒痹,风寒湿三气杂至,合而为痹,其寒气胜者为痛痹,临证以肌肉、筋骨、关节发生疼痛,痛有定处,得热痛减,遇寒痛增为特点,可累及心脏,但尚未发展成心痹,故二者有别。

4. **脉痹**　脉痹多发于夏季,临证以肢体疼痛、麻木、皮肤苍白,或皮色紫红、潮红、青紫等为特征;虽有累及于心者,但尚未形成心痹,故与心痹有别。

5. **肺痹**　肺痹多是皮痹不已,复感外邪,内舍于肺而成。临证除见皮肤麻木不仁如有虫行,或皮肤生瘾疹风疮,搔之不痛外,尚可见胸闷喘满,咳逆上气,卧则喘急,痞塞呕吐等,与心痹有别。

6. **胸痹**　胸痹以阵发胸膺部憋闷不舒,有压榨感,甚至胸痛彻背,背痛彻胸,呼吸困难,短气不足以息为特征,严重者心痛甚,手足青至节,汗出,昏厥,且发夕死,夕发旦死,与心痹临床表现迥异。

【辨证论治】

心痹的辨证主要在辨明邪正虚实,病程的早、中、晚期,以及病情轻重。一般而言,本病早期病情较轻,或仅切脉、触胸而知,或见心悸、短气、自汗、脉细弱等心气虚弱之候,或更兼低热、颧赤、脉细数无力等心肾阴虚之证,虽可见心痛、舌瘀等血瘀之证,但较轻微。中晚期,则或见痰涎壅盛,胸闷,气短喘促,脉弦滑等痰踞心脉之候;或见喜暖畏寒,胸中冷,甚则手足不温,冷汗自出,面色苍白,脉紧或迟或弦紧等阴寒凝结之候;或见两颧紫红,痛有定处,痛如锥刺,心悸怔忡,脉涩等瘀阻脉络之候。若见心胸痞闷如窒,面赤气粗,烦满咳喘,咳吐黄痰,黏稠不爽,则为痰热互结之证;若见气促难续,端坐不得卧,大汗如珠,四肢厥冷,咯吐粉红色痰液,则为心阳虚脱之危候。病中感受外邪,可并发行痹、热痹,常是心痹加重或诱发危重证候之诱因。

从上可见,本病属本虚标实之病。本虚,以气虚、血虚、阴虚、阳虚、气脱、阳脱为主;标实,总以血瘀、气滞、寒凝、痰浊为主。不过虚实有侧重,病情有轻重,证情有缓急。临证时应认真望、闻、问、切,并参照西医有关指标,仔细辨证。

本病的治疗应以发作期治标、缓解期治本、标本兼顾为总则。具体治法应根据不同证候而定。气虚者,当益气;阴虚者,当滋阴;阳虚者,当温阳,但应佐适量活血化瘀药物。痰踞心脉者,当泻浊豁痰;阴寒凝结者,当温阳散寒;瘀阻脉络者,当活血化瘀;气滞者,当疏肝理气;心肾阳虚宜温阳化气行水;痰热互结者,当清热化痰;心阳虚脱者,急当回阳救逆,益气固脱。但发作期多以祛邪、活血、行水为主,缓解期以扶正固本为主,必要时,可中西医结合治疗。

本病除药物治疗外,调摄、护理亦十分重要,应给予重视。

(一) 心气不足证

证候:心悸气短,劳累后明显,疲乏无力,低热,胸闷憋气,或有胸膺部疼痛,舌质淡或紫瘀,苔薄白,脉沉细或虚细无力。

治法:补益心气,佐以活血。

方药:保元汤加味。

党参15g,黄芪15g,桂枝15g,炙甘草3g,白术15g,茯苓15g,丹参15g。

加减:气虚甚者加白人参5g易党参;血瘀较甚者,加桃仁10g,红花15g。

中成药:生脉注射液,麝香保心丸。

分析:心脉痹阻,气血运行障碍,致心气虚弱,故心悸、气短,且劳累后明显,疲乏无力;心气虚,不足以行血,致瘀血阻滞于胸,血不养心,故胸闷憋气,或胸膺部痛;气虚血瘀,故舌淡苔薄白或兼舌质紫瘀;脉沉细或虚细无力为气虚之象。方用党参、黄芪、白术、茯苓、炙甘草补气,桂枝、丹参通心阳、活心血。诸药共起补益心气、温通心阳以行血的作用。

(二)心肾阴虚证

证候:低热,两颧潮红,自汗或盗汗,手足心发热,烦躁,夜间口渴,病情午后加重,舌质红,苔薄白或无苔,脉细数。

治法:滋阴益肾,兼活心血。

方药:天王补心丹合炙甘草汤。

人参5g,茯苓15g,玄参10g,丹参30g,远志12g,当归10g,五味子10g,麦冬30g,天冬30g,柏子仁30g,酸枣仁30g,生地黄15g,炙甘草10g,红花10g。

加减:阴虚甚,加玉竹15g,必要时,加鸡血藤15g、赤芍15g以加强活血之力。

中成药:生脉注射液。

分析:热邪侵袭心脉及肾,耗伤阴精,则心烦躁;阴虚火旺则低热、两颧潮红、盗汗、手足心热、夜间口渴;舌红,苔薄白或无苔,脉细数,均为心肾阴虚之证。方中生地、玄参壮水制火;当归、丹参补血养心;人参、茯苓、炙甘草以益心气;远志、柏子仁养心神;天冬、麦冬以增阴液;酸枣仁、五味子之酸用以敛心气的耗散;红花配当归、丹参以活血通脉除痹。共成滋阴益肾,养心活血之功。

(三)心肾阳虚证

证候:心悸怔忡,气短,喘息不宁,动则尤甚,神疲欲睡,面色晦暗,口唇发绀,畏寒肢厥,面浮肢肿,甚至全身水肿,小便不利。舌暗淡,苔白滑,脉沉细无力或结代。

治法:温阳化气,行水利尿。

方药:苓桂术甘汤合真武汤加减。

茯苓15g,桂枝15g,白术15g,甘草6g,制附片15g(先煎),赤芍15g,干姜10g,泽泻15g。

加减:阴寒较盛,加肉桂10g,北细辛3g;气虚者,加黄芪30g,党参15g;小便量少,加猪苓15g,薏苡仁30g。

中成药:芪苈强心胶囊。

分析:心脉痹阻日久,致少阴心肾阳虚,心失所主,气不归根,复因阳虚水泛,故心悸、怔忡、气短、喘息不宁,动则阳气虚衰益甚,故其症加重。阳气虚衰,则神疲欲睡;卫阳不充,肌肤四末失于温煦,则畏寒肢厥;肾阳虚衰,不能化气行水,则面浮肢肿,小便不利,甚至全身浮肿;面色晦暗、口唇发绀、舌暗淡,苔白滑,脉沉细无力或结代,乃阳虚血瘀水停所致。方中桂枝、附片、干姜温心肾之阳,以强气化功能;茯苓、白术、泽泻淡渗实脾,以利尿渗湿;赤芍活心血,入阴以和阳;佐甘草以调和诸药。

心肾阳虚证进一步加重可发展为心阳虚衰证(阳脱),证见气短促难续,喘息端坐,不得平卧,心慌,烦躁不安,面色灰白,口唇发绀,皮肤湿冷,肢体浮肿,大汗淋漓,咯吐大量白色或粉红色泡沫痰,甚至咯血,痰声辘辘,肛坠欲大便,甚则大便失禁,舌淡苔白滑,脉沉微欲绝或数大无根。治以回阳救逆,益气固脱。方用参附龙牡汤加减(人参30g,制附片30g^{先煎},龙骨30g,牡蛎30g,甘草6g,干姜10g,黄芪30g)。本证危急,除急煎汤剂口服或鼻饲用药外,应立即静脉推注参附注射液后,再静脉滴注参附而抢救,亡阳必致亡阴,故临证宜参附针与生脉注射液联合应用。一般宜先静脉推注参附注射液后,再静脉推注生脉注射液,然后交替使用或同时建立不同通路而静脉滴注。必要时,中西医结合抢救。

(四)痰踞心脉证

证候:心胸窒闷,如物压榨,痛引肩背,痰涎壅盛,胸闷,气短喘促,肢体沉重,形体肥胖,痰多口黏,舌苔浊腻,脉弦滑。

治法:通阳泄浊,豁痰开痹。

方药:枳实薤白桂枝汤合瓜蒌薤白半夏汤加减。

枳实10g,桂枝10g,瓜蒌30g,薤白10g,半夏10g,陈皮12g,茯苓15g,白蔻仁10g,丹参15g。

加减:若痰浊壅盛致胸闷气短甚者,可加紫苏梗、杏仁、三七等;若胸痛著者,加降香、延胡索、乳香、没药;若胸闷胸痛伴见咳唾痰涎,可加生姜、橘皮、茯苓、杏仁等;若痰瘀交阻者,则酌加红花、赤芍、川芎等。

中成药:血塞通注射液,参松养心胶囊。

分析:痰浊内停,而见痰涎壅盛、痰多口黏;痰为阴邪,停于心脉,痹阻心脉,故见心胸窒闷,如物压榨,痛引肩背;痰浊内生,流淫肌腠四肢,可见肢体沉重,形体肥胖;舌苔浊腻,脉弦滑皆为痰踞心脉之证。方中枳实破气行痰,以通痞塞,并助瓜蒌开胸中痰结;半夏、陈皮、茯苓、白蔻仁温中化湿,祛痰降逆;桂枝、薤白辛温通阳,化痰开痹;更以丹参养血活血,通利血脉。共奏通阳泄浊、豁痰开痹之功。

痰踞心脉,缠绵不愈,日久化火,或复感热邪,痰浊化热,可致痰热互结之证。证见心胸痞闷如窒,面赤气粗,烦满咳喘,咳吐黄痰,黏稠不爽,舌红苔黄腻,脉弦滑。治以清热化痰,活血止痛。方用小陷胸汤加减(瓜蒌30g,黄连10g,炒黄芩10g,清半夏10g,当归9g,赤芍9g,红花6g,川芎6g,桃仁6g,陈皮10g)。方中黄连、黄芩泻心清肺以除热;半夏、陈皮燥湿健脾,和胃化痰;瓜蒌清热化痰,宽胸开结;当归、赤芍、红花、川芎、桃仁活血化瘀,以达痰化热清、瘀祛通痹之效。

(五)阴寒凝结证

证候:心痛如绞,喜暖畏寒,胸中冷,痛有定处,多因气候骤冷或感受风寒而发病或加重,伴形寒,喜热饮食,甚则手足不温,关节冷痛,冷汗自出,面色苍白,舌苔白,脉紧或迟,或弦紧。

治法:温阳散寒,活血止痛。

方药:姜术汤合当归四逆汤加减。

桂枝15g,干姜10g,党参10g,白术15g,白芍15g,甘草6g,大枣10g,当归15g,细辛3g,小通草10g,红花15g。

加减:夹湿者加苍术10g,茯苓10g;夹风者加荆芥10g,防风10g。

中成药:参附注射液,人参注射液。

分析:素体阳虚,或心肾阳虚日久不愈,复感于寒,寒凝心脉,血行不畅,则心痛如绞;阴寒内盛,则胸中冷,形寒,喜热饮食;寒凝筋脉肢体,则手足不温,关节冷痛,冷汗自出;诸症得温则舒,遇寒加重,舌苔白,脉紧或迟,或弦紧,均为阴寒凝结之证。方中桂枝、干姜、细辛暖经散寒;党参、白术益气健脾;白芍、当归、红花活血养血,缓急止痛;小通草通利血脉;大枣、甘草调和诸药;诸药合用,共奏温阳散寒、活血止痛之效。

(六)瘀阻脉络证

证候:两颧紫红,痛有定处,痛如锥刺,心悸怔忡,头晕乏力,舌质红或有瘀斑,苔薄,脉涩。

治法:活血化瘀,通络止痛。

方药:桃红饮加减。

桃仁 10g,红花 15g,赤芍 15g,桂枝 15g,丹参 15g,远志 5g,甘草 6g,威灵仙 15g,陈皮 10g,党参 15g。

加减:气虚加红参 15g,黄芪 30g;阴虚加麦冬 15g,玉竹 15g;阳虚甚加制附片(先煎)15g;瘀阻甚,加蒲黄 10g,花蕊石 15g,以强活血止血之功;气滞者加柴胡 10g,川芎 10g,香附 15g,枳壳 5g。

中成药:脑血康口服液,血塞通注射液,疏血通注射液。

分析:瘀阻脉络,气血运行不畅,故心悸怔忡;气血瘀滞,则两颧紫红、痛有定处、痛如锥刺;瘀血内停,清阳不展,故头晕乏力;舌质红或有瘀斑,苔薄,脉涩,均为瘀阻脉络之证。方中桃仁、红花、赤芍、丹参活血化瘀;桂枝、陈皮、远志通心阳、理气豁痰,以活心血;威灵仙通络止痛,甘草调和诸药。

心痹病程中,若见湿热痹阻、寒湿痹阻、风湿痹阻等证,则宜与热痹、痛痹、行痹等痹病相互参照而进行治疗。

在辨证论治时,要注意各种证候并不是孤立存在的,往往两三证同时兼见。例如阳虚证与寒盛证兼见则成为虚寒证等。有的还可相互转化,例如痰踞心脉证日久不愈化火转化为痰热互结之证。还有的可以影响到肾、肝、脾、胃等脏腑。另外,病程的早中晚三期变化,也应注意。例如急性心痹在初起时,多为实证。随着病情的进展,有的可化热而出现热证(如痰浊化热、血瘀化热等)。有的还可以出现虚证,或虚实证并见。所以前人常常告诫我们说:"病有千端,法有万变,圆机活法,存乎其人。"因而我们在临证时,一定要注意灵活掌握。

【其他疗法】

一、单方验方

1. 利湿化瘀汤:制半夏,枳实,茯苓,丹参,川芎,赤芍,沙参,麦冬,五味子,水煎服。主治肺络瘀阻证。(《中国现代名医验方荟海》)

2. 安神定志丸:人参,茯苓,茯神,龙齿,远志,石菖蒲,诸药研末制为蜜丸,每丸 6g,每次 1 丸,每日 3 次。长服,治心气不足证。(《医学心悟》)

3. 桂枝茯苓丸:桂枝,茯苓,赤芍,桃仁,牡丹皮,诸药为末水泛为丸,1 次服 10g,每日 3 次,治血瘀水阻证。(《金匮要略》)

4. 回阳救急汤:制附片,干姜,甘草,人参,白术,茯苓,陈皮,半夏,麝香,五味子,水煎

服,每日3次。治心、脾、肾阳虚证。(《伤寒六书》)

5. 北葶苈子每次30~60g,布包,水煎取汁,分3次服。有强心利尿作用,用于治疗左心功能不全。

6. 细辛散:细辛,炙甘草,干姜,当归,白术,党参,麦冬,茯苓,瓜蒌,薤白,桂枝,红花,丹参,延胡索。水煎服,每日1剂,分2次温服。治心痹虚证。(《备急千金要方》)

7. 枳实薤白桂枝汤:枳实,厚朴,瓜蒌,薤白,桂枝,红花,檀香(后下),蒲黄,炒五灵脂,茯苓,丹参,焦山楂,延胡索,莪术。水煎服,每日1剂,分2次温服。治心痹实证。(《金匮要略》)

8. 蚕沙、忍冬藤、防风、薏苡仁、秦艽、川芎、黄芪、鸡血藤各适量,水煎服,每日1剂。用于心痹,有治疗抗链球菌素"O"的作用。(《现代中医内科学》)

9. 转律汤:红参、太子参、茯苓、丹参、苦参、炙甘草各适量,水煎服,每日1剂。用于风湿性心脏病心房纤颤转律。(《现代中医内科学》)

二、针灸治疗

1. 毫针

主穴:①内关、足三里;②心俞、三阴交。配穴:胸闷心悸加神门、膻中;下肢浮肿加阴陵泉、三阴交;呼吸困难加脾俞、列缺;腹胀加天枢、气海;咯血加肺俞、孔最;纳差加脾俞、膏肓;发热配大椎、合谷;热甚者少商点刺出血。

刺法:每次选主穴1组,两组交换轮流使用。内关双侧同时进针,施迎随、捻转补泻的泻法。心俞取俯卧位,斜刺针向脊柱方向缓慢进针,至针尖有抵触感(触及横突根部),将针提起1~2分,略作提插捻转,当产生由背向前胸传导的麻胀感、闷压感及揪心感时,再轻轻捻转行针2分钟,后留针5~15分钟。余穴采用平补平泻手法,留针15分钟。

2. 耳针

主穴:心、神门、内分泌、皮质下。次穴:肾上腺、小肠、交感、风湿线(本穴呈线状,位于耳舟中,即锁骨穴至肘间穴连线)。

治法:每次取主穴2~3个,配穴1~2个。体弱者取单侧,体强者取双侧,刺激先弱后强,以患者能耐受为度,留针30~40分钟。先用针刺后加电针,治疗初期或心衰期间可每日1次,待症状改善后,改为隔日1次或每周2次。穴位据症情变化而更换。以3个月为1个疗程。停针7天,再行下1个疗程。

三、饮食疗法

1. **鲤鱼赤小豆薏苡仁煲汤**　鲤鱼1条(约150g),赤小豆30g,薏苡仁60g,加水适量煲汤。治疗风湿性心脏病心功能不全,尿少水肿者。

2. **人参麦冬炖猪心**　人参6g,麦冬15g,猪心1/3~1/2只,大枣3枚,水约180ml,用瓦盅炖熟服用。用于气阴两虚之证。

3. **人参粥**　人参15g,生姜15g,粟米60g。将人参切细,生姜捣取汁,用水适量,与粟米共煮为粥,空腹温热服之,日服2次。具补脾益肺、养心气、安心神及益气生津之功。用于心痹气血津液不足之证。(《圣济总录》)

4. **人参酒**　人参60g,白酒500ml。将人参捣碎或切为薄片,装瓶酒浸,密封瓶口,每日振摇1次,浸2周,每次30~50ml,每日2次,随饮随添白酒100ml。有补气、通脉、安神之功,

用于心痹之气虚血瘀之证。(《本草纲目》)

5. **附子粥**　附子 12g,干姜 12g,粳米 60g。将附子炮裂,去皮脐,干姜炮裂。将 2 味捣细末,每次 6g,用水适量,与米煮为粥,空腹食,日服 2 次。具回阳救逆、温脾助阳、祛寒止痛之功,用于治疗心痹脾肾阳虚之证。(《太平圣惠方》)

6. **五加皮酒**　五加皮 300g,白酒 1 000ml;五加皮细研,绢袋盛,酒浸,密封瓶口,浸 10日。每次温饮 30~50ml,每日 2 次。有祛风湿、强心活血作用,用于治疗心痹轻证。(《太平圣惠方》)

7. **丹参酒**　丹参 1 000g,白酒 500ml。将洁净丹参润透切片盛瓶内酒浸,密封瓶口,每日振摇 1 次,浸 10 日。每次服 30~50ml,每日 2 次。有通血脉、活心血作用,可治心痹瘀血证。(《太平圣惠方》)

8. **菊花酒**　菊花 200g,五加皮 200g,甘草 120g,生地黄 500g,秦艽 120g,枸杞子 240g,白术 200g,同糯米酿酒。具祛风通络、除湿止痛、养血活血功效,用于治疗心痹之风湿活动者。(《太平圣惠方》)

【调摄护理】

一、调摄

1. 保持居住及工作环境的干燥、温暖、空气新鲜,避免潮湿阴冷的环境。冒雨涉水或汗出之后应勤换衣物,天气骤变应适宜增减衣物,避免骤寒骤热。

2. 饮食宜清淡,以富有营养而又易于消化的食物为主,严禁烟、酒,忌肥甘厚腻、辛辣刺激、生冷饮食及暴饮暴食。注意饮食的合理搭配,有寒者可酌配温热性食物,有热者可酌配凉性食物,体质虚弱者应给予高蛋白、高热量食物;某些疾病按病性需相应调摄,如系统性红斑狼疮、成人斯蒂尔病等。

3. 无心气不足症状者,可照常工作,但切忌重体力劳动、剧烈运动与活动;有心气不足者,应适当休息;正虚较盛,或复感于邪者,应以卧床休息为主,甚至完全卧床休息。

二、护理

1. 本病常病程冗长,缠绵难愈,故应向患者讲解疾病的相关知识,鼓励患者正确认识疾病,保持良好乐观的情绪,增强战胜疾病的信心,消除不良情绪的刺激,减轻精神负担。

2. 保持适宜的病室环境,对于需长期卧床患者,应积极做好相关护理工作,预防卧床并发症。应特殊交代患者避免相关因素引起的感染,例如感凉受寒引起的呼吸道感染,不良生活习惯引起的泌尿系感染等。

3. 告知煎药的方法,以及特殊药物的煎服法,如先煎、后下、包煎、久煎等,密切观察药物疗效及毒副反应。

【转归预后】

心痹的转归与预后主要取决于心脉瘀阻的程度、正气的强弱及复感外邪与否,本病初起,由于心脉瘀阻不甚,正气不虚,加之亦未复感邪气,其病仅"闻、切"可知,患者常无自觉症状,其病可稳定 5~10 年,甚至 20~30 年。一旦出现症状,则出现心气不足、心肾阴虚、心肾阳虚之证；日久不愈，血瘀益甚，或感外邪，则出现瘀阻脉络、痰踞心脉、阴寒凝结之证，预后尚可；病及脾肾，其病情较为严重。若病及根本，或复感于外邪，则可急发心阳虚脱，预后极差。

【医论医案】

一、医论

《素问·四时刺逆从论》：阳明有余，病脉痹身时热，不足病心痹。

《灵枢·邪气脏腑病形》：心脉……微大，为心痹引背，善泪出。

《灵枢·官针》：偶刺者，以手直心若背，直痛所，一刺前，一刺后，以治心痹。

《中医内科学》：痹，有风湿郁热和气血虚衰的不同，必须分别治疗。①风湿郁热，治法清热凉血，祛风除湿，方药导赤各半汤。②气血虚衰，治法益气养心，调和营卫，方药炙甘草汤。

《痹病论治学》：心痹是由脉痹不已，复感于邪，内舍于心，致血脉瘀闭而不通，除见脉痹之症外，伴见心经症状为特征的一类痹病。证候特点：肢体疼痛，皮肤变为黯紫或萎黄，皮肤不仁，身时热，肌肉热极，关节红肿，心下鼓痛，暴上气而喘，嗌干善噫，厥气上则恐，心悸惊恐，胸中烦闷，气短喘促，夜卧不安，甚则精神恍惚，四肢不利。寸口脉沉数或数大。诊断依据：①脉痹不已，复感于邪；②兼见脉痹之症；③心下暴痛，心悸气短，惊恐烦闷；④寸口脉沉数或散大。

《临床必读》：心痹，别名风湿性心脏病。概念：本病因痹病日久不愈，病邪内舍于心所致。是以悸、咳、喘、肿进行性加重为主要表现的胸痛类疾病。临床表现：早期偶有心悸，继而心悸胸闷，劳累后呼吸气促，每因感受外邪病情加剧。严重时足跗浮肿，渐及周身，尿少，呼吸急促，不能平卧，咳嗽咯血，颈脉动甚，唇舌青紫，甚至额汗如珠，突发晕厥或猝死。诊断要点：有关节疼痛，反复发作史；有心悸胸闷、劳累后喘促更甚、浮肿从足跗起等典型症状。超声心动图：示有相应的瓣膜病变；在相应听诊区有病理性杂音。鉴别诊断：①厥心痛：阵发胸痛，多胸痛彻背或剧痛难忍，伴有短气、心悸，无关节痛病史；②心水：有明显水肿，伴心悸、喘咳、唇舌青紫等症，心痹发展到严重阶段可并发心水；③喘病：多有长期咳喘史，呼吸喘促逐年加重，与有否关节疼痛病史无关。预后：本病难治愈，心肾阳虚者预后欠佳。

《路志正风湿病学》：治疗心痹可从脾胃论治。一则脾胃乃气血生化之源，可充宗气而壮心肺；二则脾胃为气机升降之枢，脾胃健运则气血通畅；三则脾胃易伤，先以顾护而防其传变；四则内伤脾胃，百病由生，心脾比邻，更易受累，恶性循环。若心痹见脾胃症状，可从脾胃论治，正其本源，常见疗效。临证常以益气健脾，养心通脉，益气养阴，清泻肺胃，持中央、调气机等法治疗心痹。

二、医案

胡某，女，60岁。2009年8月6日，因"双手遇冷变白伴疼痛40年，胸闷气短10年余，双下肢水肿3年"前来就诊。

现病史：患者40余年前出现双手指末端受凉后皮肤苍白，双手剧烈疼痛，得温后皮肤颜色逐渐恢复，疼痛减轻，当地医院确诊为雷诺病，疑诊为系统性硬化症，经治疗（用药不详）上述症状时轻时重，患者未予重视。10年前患者出现胸闷，气短，心悸，活动后上述症状加重，伴气喘,经超声心动检查示:二尖瓣、主动脉瓣狭窄并关闭不全,经药物治疗,疾病发展不明显,4 年前出现双下肢水肿,现患者阵发胸闷,气短,心悸,气喘,活动后上述症状加重,双下肢水肿,偶有咳嗽,偶有不能平卧,眠差,入睡困难,头晕,疲倦,双手遇寒冷后变白疼痛,纳谷不馨,大便不成形,小便调。检查:精神萎靡,颜面散在红斑,红斑边缘有红丝杂乱分布,指甲色枯不泽,双下肺散在分布细小湿啰音,无干鸣音,心界向左下扩大,律齐,心尖区可闻及Ⅲ级、主动脉瓣区可闻及Ⅳ级收缩期及舒张期杂音,肝脾不大,双下肢水肿(++),双小腿多发静脉曲张。舌红嫩,苔薄黄腻,脉细弱稍数。

中医诊断:心痹。

治则:益气健脾,养心通脉。

处方:党参 12g,生黄芪 15g,防己 15g,生石膏 30g(包煎),炒苍术 12g,炒杏仁 9g,炒薏苡仁 30g,葶苈子 15g(包煎),泽泻 15g,夜交藤 20g,厚朴花 12g,忍冬藤 15g,炙甘草 8g,桂枝 6g,赤芍 12g,川牛膝 12g,紫石英(包煎)30g。14 剂,水煎服,日 1 剂。

2009 年 9 月 3 日二诊:一直服用上方近 1 个月,阵发胸闷、心悸、气短、气喘较前减轻,体位变化时头晕,双下肢水肿较前减轻,大便溏薄,小便可,睡眠差,入睡困难,偶有牙龈出血。舌质淡红嫩,苔薄黄,脉细弱。既见微效,前方化裁,处方:党参 12g,生黄芪 15g,防己 12g,生石膏 20g(包煎),炒杏仁 9g,炒薏苡仁 30g,桂枝 8g,葶苈子 15g,泽泻 15g,夜交藤 20g,厚朴花 12g,忍冬藤 15g,炙甘草 10g,川牛膝 12g,炒白术 15g,莲子肉 15g,紫石英(包煎)30g,茯苓 30g,14 剂,水煎服,日 1 剂。人参生脉胶囊 3g,3 次 /d。随访患者 3 个月,病情稳定。

按:本案初起,是以双手指端遇冷变白伴疼痛久治不愈发展而来,证实了"脉痹不已,复感于邪,内舍于心"最终形成心痹的发展过程,随着病情的进展,年近花甲,病情繁多,造成心脏器质性病变,下肢静脉怒张瘀滞痹阻,又加重心脏负担,成为不良循环,因此出现了心痹重症。本病为本虚标实,本虚以心脾气虚为主,气虚不足以行血,不能运化水湿,致瘀血阻于心脉而致胸闷、心悸等;水湿不化停于体内,而致下肢水肿、不能平卧等重症表现。治疗益气健脾、养心通脉为主,方选保元汤加减,党参、生黄芪、炒白术、茯苓、莲子肉、炙甘草补益心气,兼补脾气;桂枝、赤芍通心阳,活心血;炒杏仁、炒薏苡仁、泽泻合用意在通利三焦水道,宣肺健脾,化气行水;方中佐生石膏,一在清热,水湿瘀血内停日久郁热内生,患者已有牙龈出血之象;二可配紫石英,镇静安神定悸。并嘱患者,饮食宜清淡而富营养,忌辛辣厚味,少食多餐,心情舒畅。(《路志正风湿病学》)

(李泽光　杨莉　丁钰真　李奇玮)

第 12 节　肝　痹

肝痹多由筋痹日久不愈,复感外邪,内舍于肝而致。筋痹若见胸胁满闷或疼痛,夜卧则惊,多饮,小便多,小腹胀满,筋挛节痛或阴缩者为肝痹。该病一年四季均可发生,中年妇女为多见。西医学的绝经期关节炎、纤维肌痛综合征、精神性风湿病等出现肝痹表现者,可参考本病辨证论治。

【源流考略】

肝痹一名,首见于《内经》。《素问·痹论》中曰"肝痹者,夜卧则惊"。《内经》多处论有肝痹,对肝痹的认识已经相当深入,从病因病机到临床脉症都做了详细的描述,为后世论治肝痹提供了理论依据。临床表现方面,《素问·痹论》提出"夜卧则惊,多饮,数小便,上为引如怀"。《灵枢·邪气脏腑病形》曰"肝脉……微大为肝痹筋缩,咳引小腹"。唐孙思邈《千金翼方》则指出"津液唾血腥臭者肝痹也",是对肝痹症状的补充。明龚信《古今医鉴》中提出肝痹之症为"其病在筋者,屈而不能伸,应乎肝,其证夜卧多惊,饮食少,小便数"。病因病机方面,《内经》提出以下几个方面:《素问·痹论》曰"筋痹不已,复感于邪,内舍于肝";《素问·五脏生成》曰"名曰肝痹,得之寒湿";《素问·玉机真脏论》曰"名曰肺痹……弗治,肺即传而行之肝,病名曰肝痹";《素问·四时刺逆从论》曰"少阳有余病筋痹胁满,不足病肝痹"。清《症因脉治》明确提出情志因素导致肝痹。治疗方面,《素问·玉机真脏论》提出"病名曰肝痹……当是之时,可按若刺耳"。隋巢元方《诸病源候论》针对肝痹提出了"补养宣导"的方法。宋代《圣济总录》详细列出治疗肝痹的十多种方剂,如薏苡仁汤、补肝汤、人参散等,为后世治疗肝痹提供了治疗依据。《症因脉治》根据脉象不同,设泻青丸、龙胆泻肝汤、柴胡疏肝散和逍遥散等经典方剂治疗本病。清费伯雄《医醇賸义》以养血疏肝、调理脾胃为准则,创立三灵汤治疗肝痹。

【病因病机】

肝痹的病因多为筋痹不已、复感外邪,七情过用、伤及肝气,肝血亏虚、筋脉失荣,他脏久病、传之于肝,气滞痰瘀、痹阻肝脉等。

一、外邪入侵

筋痹日久不愈,因调摄不慎,感受风寒湿等外邪,内舍于肝;或肝脏亏虚,外邪直中肝脏,而致痹。如《素问·痹论》曰"风寒湿三气杂至,合而为痹""筋痹不已,复感于邪,内舍于肝",强调了外邪侵袭而致痹。

二、肝血亏虚

他病之后,或产后失血过多,或房劳过度,致肝脏气血阴阳不足,不藏魂魄,失其所养;或肝血不足,外邪侵袭,而致痹。如《素问·上古天真论》曰"肝气衰,筋不能动"。《诸病源候论》曰"肝藏血而候筋,虚劳损血,不能荣养于筋,致使筋气极虚"。与筋相合的少阳经络气血虚弱,也可发为肝痹。如《素问·四时刺逆从论》曰:"少阳有余病筋痹胁满,不足病肝痹",这里的"不足"是指经脉中的气血不足,而致肝痹,明张介宾《类经》注曰"少阳不足则肝脏气虚,故病为肝痹"。清罗美《内经博议》曰"肝痹则气血两衰"。他脏久痹,也可传入于肝,如《素问·玉机真脏论》曰"肺痹……弗治,肺即传而行之肝,病名曰肝痹",肺痹失治误治,由肺累及于肝。

三、气滞痰瘀

情志不遂,肝气怫郁,暴怒不解,肝失条达,气滞痰瘀,或饮食失节,损伤脾胃,痰湿内生,凝滞于肝,致肝脉痹阻;七情过用,损伤肝气,或气郁化火,耗气伤阴(血),筋及本脏失荣,痹聚于肝,发为肝痹。

综上所述,肝痹多由外邪痹阻筋脉,或七情过用,或病久体虚,导致肝之气血亏虚,筋脉失养所致,但总不外"虚、邪、瘀"三类。一般来说,肝痹有筋痹日久不愈为基础;情志失调、复感外邪,内舍肝脏等为诱发因素;本病的基本病机为肝脉痹阻,筋脉失养;病位在于肝脏,可涉及筋脉、关节,与肾、脾(胃)、胆等脏腑关系密切。其病理往往虚实相兼,实者气滞、血瘀、肝脉痹阻;虚者气血阴液亏虚,筋脉失荣。两者或主或从,相互夹杂,使本病缠绵难愈。

【诊断与鉴别诊断】

一、诊断要点

肝痹多发于筋痹之后,以胸胁胀满、疼痛,卧则多惊,筋脉拘挛、关节疼痛等为主要临床特征。

1. 本病发病女性多于男性,发病常与情志关系密切。

2. 肝痹多发于筋痹之后,有筋痹不已,复感外邪病史。

3. 胸胁胀闷或疼痛,睡眠多惊易醒,或胁下积聚,阴囊缩小。

4. 筋脉拘挛,关节疼痛,不得屈伸;多饮,小便频数。

二、鉴别诊断

本病应与筋痹、肾痹等相鉴别。

1. **筋痹**　两者均可见筋脉挛急、关节疼痛、屈伸不利、胁胀易惊等症状,因此有人称"肝痹之症,即筋痹也"(《症因脉治》)。一般情况下,肝痹之先多有筋痹病史,筋痹不已,可致肝痹。筋痹以筋脉挛急、关节疼痛、不得屈伸为主;肝痹除了有筋痹症状外,还有胸胁胀闷、易惊,甚则胁下积聚等肝系症状,且常伴有精神症状。

2. **肾痹**　两者均可见筋脉挛急、关节疼痛、屈伸不利、抬举艰难等症状。但肝痹以筋挛关节痛,胸胁胀闷,易惊,甚则胁下积聚等肝系症状为主;肾痹以骨重不举、腰背酸疼、偻屈不伸,甚则"脊以代头,尻以代踵"的肾虚骨损症状为主。

【辨证论治】

肝痹的辨证主要辨寒热、虚实及气血。寒证以素体阳气不足,复感寒湿之邪,症见胁肋或少腹冷痛,筋脉拘挛,遇阴雨天加剧,得暖则舒为要点;湿郁化热者,以胸胁胀痛,筋脉拘急,目赤身黄为要点。肝痹初起以邪实为主,疼痛较甚,痛处拒按,脉弦紧或弦滑有力;病久正虚,精神疲惫,面色无华,唇甲不荣,脉细无力。肝气郁结,气滞为主者,症见胸胁胀满,痛无定处;进而气血不畅,形成血瘀者,症见痛如锥刺,痛处不移。

肝痹的治疗,实证以祛邪为主,施清热利湿、祛风散寒、活血化瘀诸法;虚证以扶正为主,用养血柔肝、益气养血、滋补肝肾各法;虚实夹杂则应以"祛邪不伤正,扶正不碍邪"为宗旨,灵活施治。无论虚实,均应结合疏肝理气、柔肝舒筋两法,并配合心理疏导。

(一)寒凝肝脉证

证候:筋脉拘挛,胁肋或少腹冷痛;阴囊挛缩,关节冷痛,屈伸不利,面色㿠白或青,遇冷症增,休息及得暖症减;舌淡苔白;脉细沉无力或虚大。以筋脉拘挛,胁肋或少腹冷痛为本证诊断要点。

治法:温经散寒,舒筋活络。

方药:补肝汤。

制乌头 6g(先煎),制附子 6g(先煎),山茱萸 20g,肉桂 3g,薏苡仁 30g,独活 12g,茯苓 15g,炒柏子仁 12g,防风 6g,细辛 3g,大枣 5 枚。

加减:若筋急挛痛者加白芍 20g,伸筋草 30g;目昏不明者加决明子 15g,青葙子 12g。

中成药:尪痹颗粒,寒痹停片,参附大造丸。

分析:素体阳虚,且筋痹不已,复感寒邪,内舍于肝,厥阴肝筋失温被凝,则胁肋或少腹冷痛、阴囊挛缩;肢体筋脉失温被凝,则筋脉拘挛,关节冷痛,屈伸不利;诸症休息得暖则舒、面色㿠白、四肢欠温等,均为阳虚寒凝之象。方中乌头散寒止痛为主药;附子、肉桂温助肾阳,暖下焦,通血脉,山茱萸补肝肾,共为辅药;独活祛风湿,薏苡仁、茯苓健脾渗湿,防风、细辛祛风散寒,特别是细辛配独活可祛厥阴风邪,柏子仁养血明目安神,共为佐药;大枣调和诸药为使。诸药合用,共奏温经散寒、舒筋活络之功。

(二) 湿热痹阻证

证候:筋脉拘急,胸胁胀痛,目赤身黄;纳呆泛恶,口苦,关节肿胀热痛,屈伸不利,下肢尤甚,小便色黄,大便黏腻不爽;舌红,苔黄腻;脉弦滑或弦数。以筋脉拘急,胸胁胀痛,目赤身黄为本证诊断要点。

治法:清热利湿,宣痹通络。

方药:龙胆泻肝丸。

龙胆草 20g,柴胡 9g,栀子 9g,黄芩 6g,泽泻 15g,车前子 15g(包煎),木通 15g,当归 20g,防己 15g,薏苡仁 30g,木瓜 15g,桑枝 30g。

加减:若痛甚者加延胡索 9g;热重于湿者加生石膏、忍冬藤各 30g;阴伤者去车前子、木通,加生地、白芍各 20g。

中成药:龙胆泻肝丸,湿热痹颗粒,正清风痛宁片。

分析:外邪入侵,湿热蕴结,或素体阴虚,湿热内蕴,痹阻肝脉,气血不通,则胸胁胀痛,关节肿胀热痛,屈伸不利;湿热中阻,致纳呆泛恶,口苦;小便色黄,大便黏腻不爽,舌红,苔黄腻,脉弦滑为湿热痹阻之征象。方中龙胆草、泽泻、车前子、木通清利湿热;柴胡、黄芩、当归疏肝清热养肝;防己、薏苡仁、木瓜、桑枝清热利湿,舒筋通脉。诸药共伍,肝胆湿热得以清利,肝得条达,筋脉柔顺,肝痹诸症得解。本证多见于肝痹急性发作期,给予及时正确的治疗,配合适当的休息和调养,常可治愈。

(三) 肝气郁滞证

证候:筋脉拘急,胸胁胀痛,走窜不定;少腹胀满而痛,关节屈伸不利,每因情绪变动而增减,或伴易怒、腹胀纳少、善太息;舌质淡红,苔薄,脉弦。以筋脉拘急,胸胁胀痛,走窜不定,每随情志波动而增减为本证诊断要点。

治法:疏肝解郁,理气通络。

方药:三灵汤加减。

柴胡 6g,当归 9g,白芍 9g,青皮 6g,白术 9g,葛根 9g,茯神 9g,石决明 18g,龙齿 6g,羚羊角粉 0.6g(分 2 次送服),半夏曲 9g,冬瓜子 9g。

加减：若筋脉拘急、关节疼痛明显者加秦艽15g，木瓜15g；肝火偏旺者加黄芩、栀子各6g；气滞血瘀者加鸡血藤、丹参各20g。

中成药：逍遥丸，柴胡舒肝丸。

分析：痹舍于肝，肝失条达，阻于脉络，故见胸胁少腹胀满而痛；肝主筋，肝病则筋失所养，气机不畅，故筋脉拘急，关节屈伸不利；气属无形，时聚时散，故疼痛走窜不定；情志变化与气之郁结，关系最密，故疼痛随情志之变化而有增减；肝气横逆犯胃，故食少；易怒、善太息、脉弦均为肝郁之象。该证在妇女经行前后及更年期为多见，关节肿胀症状一般不突出。方中柴胡、青皮疏肝解郁为主；辅以当归、白芍养血柔肝；白术、茯神健脾安神；葛根生津解肌；佐使龙齿、石决明、羚羊角粉镇肝安神，半夏和胃。共奏疏肝养血、兼理脾平肝之效。在本证的治疗过程中，要注意使患者保持情志调畅，避免情志刺激，这对该病的康复十分有益。

（四）痰瘀痹阻证

证候：筋脉挛缩，胁腹刺痛，触及包块；肢体顽麻疼痛，关节肿胀，甚则畸形，屈伸不利，颜面及关节局部皮色紫黯，有痞核硬结等；舌质紫暗或瘀斑，苔白腻，脉弦涩。以筋脉挛缩，胁腹刺痛，触及包块为本证诊断要点。

治法：活血行瘀，化痰通络。

方药：身痛逐瘀汤合二陈汤加减。

桃仁9g，红花9g，当归9g，川芎6g，炒五灵脂6g，没药6g，地龙6g，香附3g，羌活3g，秦艽3g，陈皮9g，清半夏9g，茯苓12g。

加减：若胁痛甚，有积块者，加炒山甲6g；兼寒者加桂枝6g；兼热者加忍冬藤30g；气虚者加黄芪30g；血虚者加白芍、熟地各15g。

中成药：瘀血痹颗粒，活血舒筋酊。

分析：本证多见于肝痹中、后期。情志不遂，肝郁日久，或筋痹不已，内舍于肝，气滞血瘀痰生，痰瘀互结痹阻于肝，留滞于筋脉，故见胁腹刺痛，触及包块，肢体顽麻疼痛，关节肿胀，甚则变形，筋缩，屈伸不利；颜面及关节局部皮色紫黯，有痞核硬结等为痰瘀痹阻之征象。方中桃仁、红花、当归、川芎、五灵脂、没药活血化瘀；陈皮、半夏、茯苓、地龙化痰通络；羌活、秦艽蠲痹通络。诸药同用，共起祛痰化瘀、通络蠲痹之功。本证多见于肝痹中、后期。变证丛生，难以速效，临床需注意患者正气盛衰，不可一味化痰祛瘀。

（五）气血两虚证

证候：筋脉挛急，胸胁隐痛，爪甲色淡；夜卧多惊，或肢麻，面黄少华，目眩乏力，心悸；舌质淡，苔薄白或薄少，脉沉细弱。以筋脉挛急，胸胁隐痛，爪甲色淡为本证诊断要点。

治法：益气养血，养肝通络。

方药：肝痹散。

人参9g，当归30g，川芎15g，酸枣仁3g，肉桂3g，茯苓15g，代赭石6g，朱砂（末）1.5g，前6味药水煎，调代赭石、朱砂末同服。

中成药：痹祺胶囊，归脾丸，人参养荣丸，八珍益母丸。

分析：肝之本脏气血亏虚，多由久病失血、饮食失调等原因引起。气血亏虚，肝失所养，胸胁隐痛，夜卧心悸多惊，目眩；肝血无源以滋筋脉，则筋脉挛急、肢麻；余症均为气血亏虚之征。方中当归、川芎养血，人参益气以生血，代赭石通肝气，肝得气血润养，气血开通后而邪可引出；又有肉桂祛寒，茯苓利湿，则邪自难留而不乱；酸枣仁、朱砂收惊，使诸症自解。

（六）肝肾阴虚证

证候：筋脉拘急，胁肋隐痛，腰膝酸软，颧红盗汗；关节屈伸不利，头晕耳鸣，咽干目眩，失眠多梦，易惊，日久关节变形，形体消瘦，心烦热，头面烘热，男子遗精，女子月经量少或闭经；舌红少苔，脉弦细数。以筋脉拘急，胁肋隐痛，腰膝酸软，颧红盗汗为本证诊断要点。

治法：滋补肝肾，宣痹通络。

方药：滋水清肝饮。

地黄 30g，山药 15g，山茱萸 15g，泽泻 12g，牡丹皮 12g，茯苓 10g，柴胡 6g，栀子 6g，当归 12g，白芍 12g，炒酸枣仁 9g。

中成药：知柏地黄丸，桑椹蜜膏。

分析：肝肾同源，肝郁化火，伤阳耗液，或房劳伤肾；误投热药，热痹久恋，损伤肝肾之阴，肝体失濡，相火内扰，魂不守舍而见胁肋隐痛，失眠易惊；肝肾阴虚，筋脉失濡，则筋脉拘急，关节屈伸不利，形体消瘦；咽干、目眩、腰膝酸软、五心烦热、舌红少苔、脉弦细数等，均为肝肾阴虚之征。方中六味地黄汤滋补肾阴，柴胡疏肝，栀子清肝热，归、芍、枣养肝血。因该方滋阴降火，疏肝养肝，对绝经期关节炎属阴虚火旺者尤佳。

【其他疗法】

心理疏导　本病常伴情绪症状，发病多与情志有关。故心理疏导舒畅情志，至关重要。药物及针灸均难解心结。心理疏导以听、聊为主。听，泄其抑郁也；聊，疏其心志者。

【调摄护理】

1. 保持心情舒畅，避免情志刺激，耐心坚持治疗，树立战胜疾病的信心。
2. 注意肢体保暖，避免外邪入侵。
3. 饮食清淡食物，禁用或慎用克伐肝脾的药物。
4. 避免劳累，适当进行关节的功能锻炼。

【转归预后】

肝痹预后较好。本病初起，感受寒邪，寒凝肝脉，治以温经散寒后多可治愈，若施治不当，或病久，寒邪郁而化热，复感外邪，形成湿热痹阻之证。情志不节，肝郁气滞多见于妇女经行前后及更年期，关节肿胀症状一般不突出。气滞则津停，血行缓慢，复加外邪侵扰，脏腑功能失调，则痰瘀始生，痹阻肝脉，形成痰瘀痹阻之证。病久耗损正气，肝之气血阴阳亏虚，则气血两虚、肝肾阴虚始成。

一般说，素体强壮，感邪不重，易于治愈，预后良好。反之，素体虚弱，感邪较重，正气虚衰，关节畸形，肌削筋缩，胁下肿块，病在血分，肝脏有实质损害者，则不易治愈，预后较差。另外，情志不遂，心结不解者，难治。

【医论医案】

一、医论

《辨证录》：人有肝气常逆，胸膈引痛，睡卧多惊，饮食不思，吞酸作呕，筋脉挛急，人以为此肝痹之症也,夫肝痹是矣。而肝之所以成痹者,人知之乎? 虽风寒湿三者成之,然亦气血之不足而成之也。肝之血不足,而湿邪乘之,肝之气不足,而风邪乘之。肝之气血不足,而寒邪乘之。有此三邪直入于肝经,而后肝之血益亏,肝之气益耗,于是肝之魂不能藏于肝之中,乃越出而作惊也。肝经既病,何能生心,心无血养,安能生胃气哉? 胃气不生,自难消化饮食。不能消化饮食,而强饮强食焉,必至吞酸作呕矣。夫饮食所以养脏腑者也,饮食既不消化,不能变精以分布于筋脉,则筋脉无所养,安得而不拘挛哉。然则治法岂可徒治风寒湿三者之邪,而不顾肝经之气血郁,方用肝痹散。

《症因脉治》:肝痹之脉,左关弦数,肝家有热,或见沉滞,肝家郁结或见虚弦,肝家少血。

二、医案

张某,48 岁,女,农民。初诊:1992 年 11 月 25 日。

全身多部位关节、肌肉疼痛伴情绪不稳年余。

去年冬月浇灌田后即感四肢疼痛麻木、肤痒,伴情绪不稳,爱发脾气,血压不稳,病情呈波浪式加重。经某省市级医院按"风湿"以中西医药治疗近 1 年,效果不明显。来诊时全身多部位关节肌肉酸困、疼痛、麻木,以下肢为重,呈游走性,双手晨僵持续 3~10 分钟,谓阴雨、寒冷、劳累及心情不畅时加重。重则全身不适,困倦乏力,盗汗,易怒,焦虑,心烦,善太息,两胁胀满,纳呆,脘腹胀,头痛,耳鸣,失眠多梦,易惊,咽干,眼干涩,小便频,大便清,腹部畏寒,素畏食生冷,遇冷则腹泻。近 1 年月经不规律,量少,白带多。无关节肿胀,无发热。舌质淡暗,苔薄白。脉弦细。

化验:Hb 130g/L,WBC 7.4×10^9/L,ESR 15mm/h,ASO(-),RF(-)。

诊断:虚痹,肝痹(更年期关节炎)。证属肝郁脾弱,肾阴亏虚,阴阳失调。治以滋水疏肝,扶脾助阳。

处方:黄芪 45g,生地 30g,山萸肉 15g,云苓 20g,泽泻 15g,牡丹皮 20g,柴胡 9g,当归 20g,白芍 15g,枳壳 9g,陈皮 9g,桂枝 12g,甘草 9g,水煎服。

二诊(12 月 2 日):上方服 6 剂。自觉身轻有力,心情畅快。胁胀、多梦、易惊、心烦、咽干、眼涩、盗汗等症状减轻。时下仍肢体困痛,头顶畏寒,便溏。脉沉细,舌质暗,苔薄白。嘱上方加白术 15g,继服。

三诊(12 月 12 日):上方服 10 剂。时下,除劳倦后身困、畏寒外,无其他不适。舌脉正常。嘱继服上方 6 剂,以巩固疗效。

1993 年 4 月 13 日来述,停药 4 个月,自觉良好,身体无明显不适。

按:上方属黄芪桂枝五物汤合滋水清肝饮加减而成,对脾肾虚肝郁者效果突出。黄芪桂枝五物汤益气健脾,固表和营;滋水清肝饮滋肾疏肝。两方相合,对肝肾阴虚之肝痹和阴阳失调者确有良效。(《娄多峰论治痹病精华》)

(李满意　李云龙　娄玉铃　娄高峰)

第 13 节　脾　痹

脾痹多由肌痹日久不愈,加之脾气虚弱,复感风寒湿邪,内舍于脾,致脾气更虚,湿浊内困而成。是以肌肉疼痛酸楚、麻木不仁、四肢痿软,进而出现脘腹胀满、饮食乏味、阵发咳嗽、呕吐清水等为主要特征的一种病证。

本病多见于西医的多发性肌炎、进行性肌营养不良症、系统性红斑狼疮、重症肌无力等疾病,影响消化系统功能,出现消化道病变。

【源流考略】

脾痹病名,首见于《黄帝内经》,认为肌痹脾虚,再感内舍,发为脾痹(《素问·痹论》)。太阴不足,病脾痹(《素问·四时刺逆从论》)。《内经》之后,《备急千金要方》《圣济总录》《三因极一病证方论》《儒门事亲》《证治准绳》《医门法律》《医述》等书对脾痹的发病特点、病因、治法、方药、预后均有论述。现代医家著作如《痹病论治学》《痹证通论》《痹证论》等痹病专著,视其为一独立病种,并对脾痹的概念、证候特点、病因病机、诊断与鉴别、治疗方药等进行了较为系统的研究。

【病因病机】

脾痹的致病原因,有内因和外因两个方面,以脾虚不运为内因,以外邪内侵为外因。外因感受六淫,以湿邪为主,留滞肌肉四肢,痹阻不通,复感外邪,深侵脾脏;内因肌痹日久不去,脾脏虚损,湿邪乘虚内舍。外邪内渐,脏气虚损,内外合邪,发为脾痹。其主要病机是湿邪乘虚内舍,酿痰蕴热生瘀,脾气虚损,运化失司,中焦气机升降,痹阻不畅。

一、外邪困脾

感受外邪,常见湿邪侵袭为主。脾喜燥恶湿,湿困脾土,脾运失司,肌络痹阻,气血之精华不达,发为脾痹。适逢长夏,湿气当令者,病情多加重。

二、湿热内蕴

湿热内酿,或湿阻久蕴化热,痹阻肌络,肌络失养发为脾痹。湿热久患,甚则为肌痿。

三、气血瘀滞

邪气痹阻肌络,以致气血运行不畅,或思虑伤脾,气郁不畅血行迟缓,而致瘀阻血脉,产生气血瘀滞之脾痹。

四、痰浊瘀阻

饮食不节,恣食膏粱厚味碍脾,致谷不化精,痰浊内生,阻滞经络,营卫运行不畅,瘀阻肌络发为脾痹。

五、脾虚邪陷

素体脾虚,正虚邪乘,或禀赋不足,邪阻困脾,肌络久痹,渐至邪深损脾,发为脾痹。甚发肌痿、脾痿。

本病的病位主要在脾。病变可波及全身肌络,以四肢肌肉受病者多见。久痹其病日笃,可致肌痿废用。可内舍有关脏腑,如心、肝、肺、肾诸脏,但病变中心始终在脾与肌肉。

脾痹的发病,以脏腑、气血、津液不足,阴阳失调为主。感受外邪多为湿困,痰浊和瘀血是机体在致病因素作用下产生的病理产物,又成为新的致病因素而作用于机体。

本病起病缓,开始多因病及五体而见肌痹,渐及脾胃、心、肺、肝、肾等。且常见肌痹、脾痹、肌痿、脾痿合病。

其病理特点有二。一是外邪及病理产物阻络损肌,其病性以邪实为主,致病之因主要是湿、痰、瘀。二是常因饮食不节伤脾,或思虑伤脾,或素体脾虚致正虚邪陷,内损及脾。其病性以正虚(脾虚)为主。

脾虚为发病的内在倾向性。而病性复杂,除邪实正虚之外,尚多见虚实夹杂为患。

【诊断与鉴别诊断】

一、诊断要点

本病始以肌肉疼痛多见,可呈游走性,亦可固定不移;其疼痛有隐痛、钝痛、木痛、胀痛、刺痛之别,得温可减,遇寒痛甚。局部变化有皮色改变,肌肤肿胀或肌肉萎缩等。全身表现可见恶寒发热,不欲饮食,食则气滞,呕汁,发咳,四肢懈堕,甚有肌萎不用等。

本病病程长短不一,短可数周,长可达数年,亦有终身缠绵难愈者。禀赋不足为终身缠绵难愈的潜在内因。

诊断要点为:

1. 发病缓慢,禀赋不足或有家族发病史者,以年幼男孩多见。其他原因发病则无明显的性别、年龄差别。发病季节不一,然病情加重多见于长夏。

2. 受损脏腑是脾。有明显的肌肉受累。先见四肢酸痛,后累及其他部位肌肉,或见肌力明显减退,或患肢肌痿软。邪犯于上肢见握力减退,抬臂困难;邪犯下肢则步履障碍,下肢痿软不用。

3. 身热不甚,多汗,舌淡或舌边齿痕,苔腻,脉濡。或食欲不振、呕汁、咳嗽、大便实等。

凡具备以上两条即可诊为"脾痹"。

二、鉴别诊断

本病应与肌痹、脚气等相鉴别。

1. **肌痹**　肌痹所成,必由外感。其主要症状是肌肤尽痛,肌肤不仁,肌肉萎缩废用不明显。肌痹大致相当于西医的多发性肌炎、皮肌炎等,病变尚未及脾。

2. **脚气**　其病起于脚,多因感受风毒所致。发病不自觉或无他疾而忽得之或因重病后而得之。其症状特点多见自膝至脚有不仁或脚弱不能行,或微肿,或酸冷,或疼痛,或挛急或缓纵不随等。甚则内攻脏腑病情危笃,发病多在春末夏初。类似西医的急性感染性多发性神经炎等。

【辨证论治】

一、辨证要点

本病的辨证要点,主要是辨虚、实。其虚是以脾虚为主;其实则以湿、热、痰、瘀为辨证关键。病位所在脏腑的辨别亦很重要,是脾病累及他脏,还是其他脏损及脾胃当需分辨。

(一) 实证

病程相对较短,体表症状特点有皮色改变,肢体疼痛,活动不利或见舌胖边有齿痕,或舌质瘀暗。可分为外邪困脾证、湿热内蕴证、气血瘀滞证和痰浊瘀阻证等证型。

(二) 虚证

病程较长,肢体活动明显障碍,甚则肌肉萎缩不用,舌质多有变化,以舌淡多见,脉象多细濡,常伴全身脾虚之症,如食纳欠佳或呕汁,或咳,或大便溏泻等。脾痹久之,病变弥散,多脏受损,亦可出现危重之象,如呃逆、昏厥等,需多法救治。可分为脾虚邪陷证、脾肾两虚证、阴虚内热证及脾痹重证。

二、分证论治

脾痹的基础病变是肌络瘀阻,气血不达,不荣而致病。故本病证的治疗全过程始终应以通养肌络为法则。由于病因各异,当首辨虚、实。实则以祛邪为主,虚当以扶正为先。再据寒、热、痰、瘀不同之邪,气、血、阴、阳的虚损情况,采用不同的治法。

(一) 外邪困脾证

证候:肢体困重疼痛,骨节酸痛,皮肤肌肉肿胀,恶寒发热,汗出热不退,纳呆,舌苔微腻。脉紧或缓、细。

治法:发表解肌,化湿通络。

方药:柴葛解肌汤合三仁汤加减。

柴胡 10g,葛根 10g,羌活 10g,白芷 10g,桔梗 9g,黄芩 12g,甘草 3g,白芍 15g,生、炒薏苡仁各 15g,生姜 3 片,杏仁 10g,白蔻仁 6g。

中成药:寒湿痹颗粒,豨莶丸等。

分析:外邪乘袭肌络,肌络阻痹不通则肢体疼痛。邪湿困脾,则肢体困重,纳差,苔腻。邪正交争而见恶寒发热。汗出热不退为湿邪黏滞之象。方用柴胡、葛根解肌退热,羌活、白芷宣解痹痛,黄芩清泄里热,白芍、甘草酸甘化阴,桔梗、杏仁轻开上焦肺气,生、炒薏苡仁可甘淡渗湿,白蔻仁芳香辛苦,行气化湿,生姜调和营卫。全方寒温共济,解肌发表兼清里热,又能宣上、畅中、渗下,使湿祛热清,诸症自解。如病患侧重在上肢,可加片姜黄 15g,在下肢加牛膝 15g。

(二) 湿热内蕴证

证候:肌肉酸痛肿胀,四肢沉重,患肢抬举无力,身热不扬,汗出黏滞,食欲不振,胸脘痞闷,苔黄腻,或舌红苔白厚腻,脉象濡数。

治法:清热除湿,疏肌通络。

方药:二妙散加味。

苍白术各 10g,黄柏 10g,苦参 12g,生薏苡仁 30g,土茯苓 20g,威灵仙 15g,萆薢 12g,羌独活各 12g,鸡血藤 15g。

中成药:湿热痹颗粒,正清风痛宁片(缓释片),四妙丸。

分析:湿性黏滞重着,壅滞经络则肌肉肿胀酸痛,肢体困重抬举无力;湿热不能外散,故身热不扬,汗出黏滞;湿困脾土,故纳差,胸脘痞闷;湿热蕴内则苔黄或白厚腻,脉显濡数之象。方用黄柏、土茯苓、苦参清热除湿;生薏苡仁、苍术、白术、威灵仙、羌活、独活通利肌络,健脾化湿;鸡血藤可养血活血通络。全方补泻合剂,以祛邪为主,佐以健运养血之品。

(三) 气血瘀滞证

证候:情绪波动或思虑过度而见肌肤肢体肿痛,胸脘痞闷,纳少,大便不调,女子经行腹痛或月经不调,苔薄舌质瘀暗,脉象弦涩。

治法:理气活血。

方药:金铃子散合复元活血汤化裁。

川楝子 10g,延胡索 10g,全当归 10g,桃仁 9g,红花 6g,炮山甲 6g,柴胡 15g,甘草 6g。

中成药:瘀血痹颗粒,活血舒筋酊,舒筋活血片等。

分析:思虑伤脾,脾伤健运失司则纳差,胸脘痞闷,大便不调。脾损血不归藏,留着四肢肌肤则肢体肿痛。邪阻气血不畅则女子经行腹痛,月经不调。舌质瘀暗、脉涩而弦均为气血瘀滞之征。方用川楝子、柴胡以疏肝理气清热;当归、桃仁、红花、炮山甲、延胡索活血祛瘀,消肿止痛;甘草缓急止痛,调和诸药。上方共奏解郁理气调血之功,是气滞血瘀诸痛之良方。

(四) 痰浊瘀阻证

证候:形体丰腴,肌肤肿胀,沉重而痛,或麻木疼痛,或咳嗽多痰,纳呆,苔腻,脉滑。

治法:消痰通络。

方药:二陈汤合桃红四物汤加减。

制半夏 9g,橘红 9g,茯苓 9g,甘草 3g,全当归 12g,川芎 6g,桃仁 6g,红花 6g,鸡血藤 9g。

中成药:瘀血痹颗粒,活血舒筋酊,大活络丸等。

分析:肥人多痰浊,或素喜恣食膏粱厚味,痰浊内生困脾,致运化失司则纳差。脾为生痰之源,痰浊内生而见咳嗽多痰,痰浊阻络则肌肤肿胀,重着疼痛或麻木。方用半夏燥湿化痰,橘红顺气化痰,茯苓渗湿健脾,当归、川芎、鸡血藤养血活血,桃仁、红花化瘀通络,甘草调和诸药。本方适用于湿痰之证,脾不健运,湿邪凝聚,气机阻滞郁积而成。补中有通,补而不滞,使气血周流无阻,肌络得以荣养。

(五) 脾虚邪陷证

证候:形体瘦削,骨节疼痛,缠绵难愈,甚则肌肉萎缩,肢软不用。食欲不振,大便不实,舌苔薄,舌边齿痕,脉象细弱。

治法:补脾健运。

方药:异功散加味。

党参 12g,白术 10g,茯苓 10g,甘草 4g,陈皮 6g,炒薏苡仁 15g,鸡血藤 15g。

中成药:痹祺胶囊,健脾丸,补中益气丸等。

分析:脾主肌肉,脾虚气血生化不足,肌肉失养则形体渐瘦。久病正虚邪陷,邪阻肌络则骨节疼痛缠绵不愈,甚则肌肉痿软不用,此乃肌络失养,气血不荣所致。脾虚不健运,而食欲不振,生化不足,正不胜邪则显脉象细弱。脾运不健则大便不实。方用党参、白术甘温健脾,补中燥湿;茯苓甘淡平渗湿健脾;陈皮行气,补而不滞;鸡血藤养血调血,通肌络;甘草甘缓和中,健脾养胃;炒薏苡仁可健脾和中渗湿;全方有补有泻,补而不滞,泻不伤正。

(六) 脾肾两虚证

证候:肢冷,肌肉麻木,四肢怠惰或腰膝酸软,骨节变形,甚见肌肉萎缩,脘腹微胀,纳呆,便溏,舌淡白,脉沉细或沉迟。

治法:温肾补脾,益气养血。

方药:生肌养荣汤。

熟地 15g,制首乌 15g,怀山药 12g,阿胶 10g(烊化),鹿角胶 10g(烊化),肉桂 5g,山萸肉 9g,淡附片 9g(先煎),巴戟天 9g,党参 10g,当归 10g,鸡血藤 10g,砂仁 4g,陈皮 6g,炙马钱子粉 0.6g(随汤送服)。

中成药:尪痹颗粒(片),健脾丸合桂附八味丸。

分析:脾肾两虚,脾虚不运,肾阳虚失于温煦,寒从内生而畏寒肢冷,脘腹微胀,纳呆便溏,脉象沉迟。脾之精微不足,肌肉失养则肌肤不仁,肌软无力,甚至肌萎。腰为肾之府,肾主骨,肾虚腰膝酸软,骨节变形。脾肾两虚,舌质淡白。本方以熟地、制首乌、山萸肉及血肉有情之品鹿角胶、阿胶大补阴血;淡附片、肉桂、巴戟天温补命火,补阴于养阴血之中;党参、山药培补中州;当归、鸡血藤养血活络;少佐砂仁、陈皮理气醒脾,用于补益药之中,使补而不滞;炙马钱子粉少量,可增强肌肉的收缩力,以利肢体功能的恢复,此药有毒,易致慢性中毒,用时应注意加工炮制及药量和用药时间。

(七) 阴虚内热证

证候:肌肉瘦削,甚见萎缩。肢体酸软,甚则软弱不用。或骨蒸潮热,毛发脱落,舌苔黄,舌质红,脉象濡数。

治法:滋补肝脾,养肌通络。

方药:麦门冬汤合芍药甘草汤加减。

麦冬 30g,制半夏 9g,党参 10g,甘草 3g,大枣 10g,白芍 15g,鸡血藤 10g,粳米 5g。

中成药:黄精膏,养胃舒等。

分析:骨蒸潮热为阴虚内热之象。津血不足,毛发失养则脱落。肌络失荣,气血不达而萎缩不用。脉象濡数为脾虚内热之象。方中重用麦冬以清肺胃虚热;党参、甘草、大枣、粳米补益脾胃之气阴;制半夏理气降逆,开通胃气;芍药、甘草酸甘化阴,养阴补肝脾;鸡血藤养血通络。全方补而不滞,动静相合,使阴津得复,虚火渐降,痰涎化,气逆顺。

(八) 脾痹重证

证候:四肢软瘫,伴胸闷如窒,或呼吸微弱,或心慌肢冷汗出,或呕血便血,病多长久,渐见加重,脉微欲绝。

治法:分调五脏,对症治疗。

方药:本证为五脏内竭之危重症,所用方药当辨别所损脏腑,气血阴阳之虚损情况,因证施治,随证变通。如肺气虚馁,用保元汤加减;心气阴两虚,用黄芪生脉散进退;脾气虚弱,用六君子汤为主;肝阴血亏竭,用一贯煎化裁;肾阴阳两虚,龟鹿二仙丹、金匮肾气丸变化。

分析:久病邪攻内脏,正不胜邪。脾气竭,血不归脾,发为呕血、便血;脾气竭,肺失主气,则呼吸微弱,胸闷如窒;内舍于心,血不养心则心慌,汗乃心之液,心气衰则汗出不敛;气阴两亏,四肢不荣,肢冷软瘫不用。此乃五脏内竭之危重症。凡有呼吸困难,可配合低流量给氧；心慌、心悸可投补心气口服液或滋心阴口服液等；见有呕血、便血可以三七粉、白及粉加水调成糊状内服，每次 10g，如出血量多应中西医结合救治为要。

【其他疗法】

一、饮食疗法

1. **桃仁粥**　服用法见脉痹，本疗法适用于脾痹之瘀滞症者。（《多能鄙事》）
2. **赤小豆粥**　服用法见脉痹，本疗法适用于脾痹之湿热内蕴型。（《饮食辨录》）
3. **苡仁粥**　薏苡仁 30g，赤小豆 30g，白米 50g。先将薏苡仁、赤小豆煮熟，再加入白米作粥，可加白糖适量。适用于痰浊瘀阻型。（《经验方》）
4. **山药百合粥**　山药、百合各 30g，香白米 60g，煮熟作粥。适用于脾痹虚证。

二、针灸疗法

脾痹之针灸疗法，可根据患病部位和寒热虚实之异，以足阳明胃、足太阴脾经的穴位据情取穴，手法以实则泻之、虚则补之及热则疾之、寒则留之、陷下则灸之等原则为要。还可配合电针疗法，以加强刺激，提高疗效。亦有水针穴位注射法治疗等。

三、频谱治疗

采用周林生物频谱保健治疗仪。

方法及原理：以频谱发生器释放的模拟人体频谱，激发体内的基本粒子谐振，在病变处产生"内热效应"和生化反应。同时调节人体生物电场，来改善病变状况。有消除微循环障碍，调节和平衡自助神经系统，促进新陈代谢，促进组织的恢复和再生功能，达到消炎、消肿、止痛、减少渗液、促进愈合、安神入眠、活血通气等效果。

根据患病部位进行照射，每日 1~2 次，每次 30 分钟。

四、按摩疗法

按摩治疗有舒筋活络、理气活血、消肿止痛的作用。适用于脾痹的慢性期或恢复期。

方法：选用㨰、推、理、揉等手法使患部肌肉松弛，再用点、按、捏、拿的手法，以达舒筋活络止痛的目的。还可用拔伸、牵引、理筋的方法，达到剥开粘连、分筋理顺的目的，最后再用㨰、摇、揉等手法善后。

每次按摩 30~50 分钟，手法由轻到重，逐渐升级。每 2~4 日推拿 1 次。并注意适当的功能锻炼。

【调摄护理】

一、调摄

注意患者的饮食、情志调摄，因病情缠绵，要静心坚持治疗，树立战胜疾病的信心，根据不同的季节，还要慎风寒或避暑热。

二、护理

患者肢体功能锻炼要贯穿治疗全过程,必须协助患者做力所能及的功能锻炼。

【转归预后】

脾痹属五脏痹之一。五脏痹是五体痹进一步发展的严重阶段。

本病实证易治,虚证难愈。凡出现肌肉萎缩软弱不用者,病程多长久,治疗上应采用内外合治法,慢性恢复阶段一定要配合自主功能锻炼。脾痹重症,病情危笃,尚要采用中西医结合之法,救治内竭之脏。

脾痹未及其他脏者预后较好,累及多脏则预后不良。由脏痹转体痹则预后佳,脏痹日深者预后差。

【医论医案】

一、医论

《素问·痹论》:肌痹不已,复感于邪,内舍于脾。脾痹者,四肢懈惰,发咳呕汁,上为大塞。淫气肌绝,痹聚在脾。

《素问·四时刺逆从论》:太阴不足病脾痹。

《三因极一病证方论》:四肢懈惰,发咳,呕沫、上为大塞者,是痹客于脾。

二、医案

王某,男,39 岁,缝纫工人,1993 年 10 月 20 日就诊。

上肢肌肉萎缩加重 2 个月,四肢怠惰 2 年余。肌肉麻木不仁,松弛无力,肌萎、右上肢尤甚。病始于过劳后,上肢疼及肩背,渐有肌萎缩麻木,纳呆,吞咽不适,便溏,舌淡苔白,脉沉弱。曾服中药治疗未愈,发现肌萎缩后经查诊为进行性肌营养不良,求诊于此。

证属脾肾两虚,用自拟生肌养荣汤治之。

处方:熟地 15g,制首乌 15g,怀山药 12g,阿胶 9g(烊化),鹿角胶 9g(烊化),山萸肉 9g,淡附片 9g(先煎),肉桂 5g,巴戟天 9g,潞党参 9g,全当归 9g,鸡血藤 9g,砂仁 6g,广陈皮 9g,炙马钱子粉 0.6g(随汤送下)。

本方用血肉有情之品大补阴血,求阳于阴血之上;投桂、附、巴戟天温补命门之火;有培补中气及养血活络、行气健脾等药,使补而不滞。炙马钱子粉意在增强肌肉收缩力,每日应小于 0.6g。

经治 2 月有余,随病情变化以增强药物,配合适当的功能锻炼,病情大有好转。(李济仁医案)

(高荣林)

第14节 肺 痹

肺痹是由皮痹日久不愈,肺脏虚损,或再感受风寒湿等邪,浸淫于肺脏,致肺气痹阻,宣降失司,而有皮肤麻木不仁,如有虫行,甚则变硬,或皮肤见瘾疹风疮,搔之不痛,进而出现咳嗽、胸闷、气急、胸背疼痛,心胸烦闷,卧则喘促,甚则呕恶的一种病证。

本病多见于西医自身免疫性疾病(如全身性硬皮病、系统性红斑狼疮、干燥综合征等)中以间质性肺炎,肺弥漫性纤维化等病变为主者。

【源流考略】

肺痹一病,始见于《黄帝内经》,认为皮痹不已,内舍于肺,发为肺痹(《素问·痹论》),肺痹由于虚(《素问·五脏生成》)与不足(《素问·四时刺逆从论》)而致病。

《内经》之后,各家医籍对肺痹的论述内容不多,皆遵从《内经》之意加以演绎,理论上无特殊建树,惟《备急千金要方》《圣济总录》《症因脉治》《医宗必读》《医门法律》《医述》等书渐出方治,使中医学对肺痹一病的治疗方药渐臻完善。《症因脉治》认为肺痹之症,即皮痹,列专篇讨论,归为内伤痹范畴。现代中医临床对肺痹进行了较为深入的研究。《痹病论治学》一书,对肺痹的概念、证候特点、病因病机、诊断依据、治疗方法进行了较为系统的论述。

【病因病机】

肺痹的致病原因,可以概括为内因、外因两个方面。外因感受风寒湿等邪,稽留日久,皮肤痹阻不宣,复感三邪,内侵肺脏;内因病久不去,肺脏虚损,病邪得以乘虚内舍。内外相因,发为肺痹。其主要病机是外邪乘虚内舍,肺气痹阻不通,宣降失司。

一、风寒痹阻

皮痹的患者,风寒湿邪阻滞皮肤,复感风寒,内舍于肺脏,使肺气宣降失职,清气不升,浊气不降,喘促气急,形成肺痹。或阳虚阴寒之体,更感风寒,邪气内侵入肺,两寒相加,内外合邪,肺气失宣,痰浊痹阻不行,发为肺痹。

二、痰热壅阻

皮痹的患者,感受风寒湿邪,留而不去,入舍于肺,日久化热,热灼津炼痰,痰热阻滞气机,肺失宣降,发生肺痹。或素体阴虚内热,或过食辛辣炙煿之品,肺热痰阻,宣降失职,发生肺痹。

三、肺虚气痹

皮痹的患者,日久不愈,损伤肺气,肺气虚损,宣降失司,气痹不行,发生肺痹。或情志不遂,或悲哀动中,或失于调养,戕伐纵欲,损伤正气,肺脏虚损,功能失职,宣降失司,或肺虚及肾,肾不纳气,发为肺痹。

本病以感受风寒湿邪,患有皮痹日久不愈为基础;复感外邪,内侵肺脏为诱发因素;以肺气痹阻,宣降失司为基本病机;病位在于肺脏;烦满喘呕,病势迫急;邪入肺脏,正气虚馁,危急笃重,属疑难重证。

【诊断与鉴别诊断】

一、诊断要点

本病以皮痹为基础,复感外邪,肺气痹阻而发病,虽然临床上有风寒痹阻、痰热壅阻、肺虚气阻等不同病机证候,但作为肺痹疾病,其诊断要点如下:

1. 皮痹日久不愈。有皮痹病史,并仍有皮痹的临床症状:皮肤麻木不仁,如有虫行,甚至变硬,或皮肤瘾疹风疮,搔之不痛。

2. 复感外邪。肺痹发病之前,见恶寒、发热、头痛、流涕等表证。

3. 肺气痹阻的临床表现,咳嗽气急,胸背疼痛,心胸烦满,卧则喘促,甚则呕恶。

4. 脉疾数。

二、鉴别诊断

本病应与胸痹、肺痿、肺痈、哮喘、痰饮病等相鉴别。

1. **胸痹**　胸痹有喘息咳唾、胸背痛、短气等症状,其病机为胸阳痹阻不通,与肺痹的临床表现和病机有相似之处。但胸痹以胸痛为主症,胸痛彻背,其病位在心胸;而肺痹见皮肤麻木不仁或瘾疹风疮,以烦满喘呕为主症,其病位在肺。

2. **肺痿**　肺痿是肺叶萎弱不用,肺虚津气失于濡养,以咳吐浊唾涎沫为主要特征,与肺痹皆病在肺脏,临床有易于混淆之处。鉴别宜抓住肺痿主症咳吐浊唾涎沫,而无皮痹表现,少见烦满喘呕,X线检查有助于鉴别。

3. **肺痈**　肺痈与肺痹皆病在肺脏,临床均有咳嗽、胸痛等症。其鉴别在于肺痈咯吐大量腥臭浊痰,甚则脓血相兼。

4. **哮喘**　哮喘与肺痹之病机相近,均为肺气宣降失调,临床表现亦有喘促气急、不能平卧等表现。临床宜从病史和发病特点相鉴别。哮喘多有宿根,反复发作,或有过敏史;而肺痹则有皮痹不已,日久内舍于肺的发病过程,临床有皮痹症状。

5. **痰饮病**　痰饮病中的悬饮、支饮等临床表现与肺痹有相近之处,如悬饮之咳嗽气急、胸痛,支饮之咳逆喘满、吐白沫痰、不能平卧。但痰饮病无皮痹的临床表现。

【辨证论治】

本病的辨证要点,主要是辨别寒热属性和虚实标本,以及病期的早晚。

肺痹早期,正气虽虚,尚可支持,重在辨别寒热及虚实之多少;病变后期,邪少虚多,肺肾衰竭,以虚损为主,常至危重难愈,可见喘促气急、动则加剧、汗出如洗、手足逆冷等厥脱危证。

寒证以皮肤麻木不仁,甚则变硬,咳逆喘满,吐白稀痰涎,背寒怕冷,肢浮无汗,天冷病加,舌淡苔白,脉弦紧或疾数无力等为要点;热证以皮肤瘾疹风疮,搔之不痛,发热,或恶寒,咳喘气急,咳痰黄黏而多,胸痛口干,舌红苔黄厚腻,脉滑疾等为要点。

肺痹的主要病机是肺气痹阻,宣降失司,但由于寒热虚实的不同,治疗方法迥异。一般

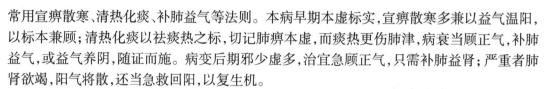

常用宣痹散寒、清热化痰、补肺益气等法则。本病早期本虚标实,宣痹散寒多兼以益气温阳,以标本兼顾;清热化痰以祛痰热之标,切记肺痹本虚,而痰热更伤肺津,病衰当顾正气,补肺益气,或益气养阴,随证而施。病变后期邪少虚多,治宜急顾正气,只需补肺益肾;严重者肺肾欲竭,阳气将散,还当急救回阳,以复生机。

(一) 风寒痹阻证

证候:皮肤麻木不仁,如有虫行,咳逆喘满,不能平卧,胸闷痛甚,背寒怕冷,身紧无汗,肢体浮肿,咳吐稀白痰涎,天冷时加重,恶心干呕,小便不利,舌淡苔薄白,脉弦紧迟或疾数无力。以皮肤麻木不仁、咳逆喘满、吐白稀痰、背寒怕冷、遇冷加重为诊断要点。

治法:宣散风寒,补益肺气。

方药:五味子汤加减。

五味子 10g,紫苏子 10g,麻黄 10g,细辛 3g,紫菀 10g,黄芩 10g,党参 15g,桂枝 10g,当归 10g,半夏 10g,甘草 6g。

加减:咳甚者,加前胡、杏仁各 10g;喘甚者,加杏仁 10g,厚朴 10g;痰涎涌盛者,加干姜 10g,茯苓 15g;呕恶甚者,加生姜 10g,代赭石 20g(先煎)。待风寒渐退,邪少正虚,可用五痹汤加减:党参 15g,茯苓 15g,酒当归 10g,白芍 10g,川芎 6g,白术 10g,细辛 3g,甘草 5g,五味子 6g,生姜 6g。

中成药:小青龙冲剂,麻黄止嗽丸,寒喘丸,寒湿痹颗粒。

分析:风寒湿邪阻滞皮肤,肺气失宣,皮腠失养,故见皮肤麻木不仁,如有虫行,甚则变硬。肺气不足,复感风寒,内舍于肺,肺痹气阻,宣降失常,故见咳逆喘满,不能平卧,咳吐白稀痰涎。肺虚寒邪稽留,故背寒怕冷、遇冷加重等症明显。方用麻黄、细辛、桂枝、紫菀宣肺散寒以通痹;紫苏子、半夏化痰降气以肃肺;党参、五味子补肺益气以固本;当归活血养血以利通痹,反佐黄芩制燥热之弊;更以甘草调和诸药为使。全方共奏宣散风寒、补益肺气之功。

(二) 痰热壅阻证

证候:皮肤瘾疹风疮时见,搔之不痛,发热,或恶寒,咳嗽气急,胸满喘促,咳痰黄黏腥臭,胸中作痛,烦躁汗出,口苦咽干,舌红绛,苔黄厚腻,脉滑疾数。以皮肤斑疹风疮、发热、咳喘胸痛、咳吐黄黏痰、舌红脉数为诊断要点。

治法:清热化痰,宣痹肃肺。

方药:泻白散合苇茎汤加减。

桑白皮 20g,地骨皮 10g,黄芩 10g,黄连 10g,生石膏 30g(先煎),芦根 30g,桃杏仁各 10g,冬瓜子 15g,生薏苡仁 30g,葶苈子 12g。

加减:咳嗽甚者,加牛蒡子 12g,前胡 10g;喘促甚者,加麻黄 10g,白果 10g;痰稠不利者,加胆星 6g,瓜蒌 15g;发热甚者,加金银花 15g,柴胡 10g。若痰热见撤,则当减黄芩、黄连等苦寒燥湿伤阴之品,加沙参、款冬花等润肺顾津,以防燥热伤肺。痰热已除,必须固本益肺以求康复。

中成药:清气化痰丸,羚羊清肺丸,泻白丸,竹沥化痰丸,竹沥膏,祛痰灵。

分析:素体阴虚内热,或过食辛辣炙煿之品,或病邪入里化热,热邪舍肺,灼津炼痰,痰热壅阻于肺,宣降失职,而成痰热肺痹。痰热壅阻,肺失宣发。热窜皮腠,故见皮肤瘾疹风疮。痰热壅阻,肺失肃降,故见咳喘胸痛,痰黄而黏,发热不止。方用桑白皮、地骨皮、黄芩、生石膏、黄连清肺热化痰肃肺;芦根、桃仁、冬瓜子、生薏苡仁清肺化湿排痰;杏仁宣肺,葶苈子肃肺降气。全方共奏清热化痰,宣痹肃肺之功。

（三）肺虚气痹证

证候:皮肤麻木不仁,变厚变硬,或瘾疹风疮,搔之不痛,喘促气迫,动则加重,畏风形寒,大汗淋漓,面浮少华,体倦乏力,声怯懒言,下肢浮肿,舌淡有齿痕,苔薄白,脉微细或急数。以喘促动则加重、畏风形寒、大汗淋漓、舌淡脉微细为诊断要点。

治法:益气养阴,补肺宣痹。

方药:生脉散合补肺汤加减。

人参10g(另煎兑入),麦冬10g,杏仁10g,黄芪15g,熟地黄15g,紫菀10g,五味子10g。或用《辨证录》肺痹汤:人参10g,茯苓10g,白术15g,白芍15g,紫苏叶6g,半夏6g,陈皮10g,枳壳10g,黄连3g,肉桂2g,神曲10g。

加减:喘促甚者,加紫石英、桃仁各15g;肢肿少尿者,去麦冬、熟地黄,加制附子6g(先煎)、茯苓30g;喘促不继,大汗肢冷,脉象模糊者,为肺气欲竭、心肾阳衰之喘脱危象,急煎参附汤(人参、附子各30g),送服黑锡丹,以冀逆流挽舟,救微续绝。若气逆喘咳,口燥咽干,可选用清燥救肺汤:霜桑叶15g,枇杷叶15g,沙参30g,麦冬15g,胡麻仁30g,阿胶10g(烊化),杏仁10g,生石膏45g(先煎),甘草6g。

中成药:补肺丸,利肺片,固肾定喘丸,参蛤补肺胶囊,黑锡丹。

分析:肺虚失养,故皮肤麻木,瘾疹风疮,变厚变硬,搔之不痛。肺气虚损,喘促气迫,动则加重。气虚则寒,不能收固,故畏风形寒,大汗淋漓。气虚不充,故声怯懒言,水道不利,则面浮肢肿。方用人参、黄芪补益肺气;麦冬、熟地黄补养肺阴;紫菀、杏仁宣肺润肺;五味子收敛肺气。全方共奏益气养阴、补肺宣痹的功效。

（四）肺虚血瘀证

证候:皮肤麻木不仁,变硬变厚,色泽瘀滞,肌肤甲错,或斑疹隐隐,搔之不痛,喘促气迫,动则加重,畏风形寒,汗出不止,体倦乏力,舌暗淡有瘀斑,苔薄白,脉细涩无力。以喘促动则加重、皮色瘀滞、肌肤甲错、舌暗瘀斑、脉细涩为诊断要点。

治法:补肺益气,活血通痹。

方药:补阳还五汤加减。

黄芪60g,全当归15g,川芎10g,赤芍15g,红花10g,地龙10g,杏仁10g,紫菀10g,鸡血藤15g。

加减:喘促不继,汗出肢冷者,加人参10~30g以补益元气;瘀滞较甚,肢冷紫暗,舌体瘀斑甚者,加制乳香10g、制没药10g、三七粉3g,以加大活血通络之力。

中成药:消栓通冲剂。

分析:肺气虚损,故喘促气迫,动则加重;气虚不能固表,故畏风形寒自汗;气虚不能运血则瘀滞不行,皮肤失养则变厚变硬色暗滞,斑疹隐隐,瘀血不行,则舌暗瘀斑,脉见细涩。方用黄芪大补肺脏元气,益气以活血,全当归养血活血,川芎、赤芍、红花活血化瘀,地龙、鸡血藤活血通络,杏仁、紫菀宣肺润肺。全方共奏补肺益气、活血通痹的功效。

（五）肾不纳气证

证候:皮肤麻木不仁,变厚变硬,或瘾疹风疮,搔之不痛,喘息气短,气不接续,动则喘甚,汗出肢冷,甚则小便频数失禁,舌质淡,脉沉细弱。

治法:补肾纳气,益肺宣痹。

方药:参蛤散合七味都气丸加减。

人参 10g,蛤蚧 10g,熟地黄 15g,山萸肉 15g,生山药 15g,泽泻 10g,牡丹皮 10g,云苓 15g,五味子 10g。

加减:若喘促甚,吸气不下者,加紫石英、胡桃肉各 15g 以加重纳气之力;若喘促不继,大汗不止、肢冷脉微者,为肺肾欲竭,加附子 15~30g(先煎),送服黑锡丹以急救之。

中成药:蛤蚧定喘丸,补肾防喘片,固肾定喘丸,参蛤补肺胶囊,黑锡丹。

分析:肺虚病久及肾,肾不纳气,故喘促不接续,呼多吸少,动则喘甚,汗出肢冷,小便失禁。皮肤失养,故皮肤麻木、瘾疹风疮等症发生。方用人参大补元气,蛤蚧补肺纳气平喘,熟地黄、山萸肉、生山药、五味子补肾纳气,云苓、泽泻健脾利水消肿,牡丹皮清肝活血通络。全方共奏补肾纳气,益肺宣痹之功效。

【其他疗法】

一、单方验方

1. **参蛤麻杏膏**　生晒参 60g(如用党参剂量加倍),蛤蚧 2 对,麻黄(去节)60g,杏仁 100g,炙甘草 50g,生姜 60g,红枣(去核)120g,白果肉 20 枚。生晒参另煎,收膏时冲入。蛤蚧去头足研末冲入收膏。余药加水浸泡一宿,浓煎 3 次,去渣,滤取 2 次清汁再浓缩,加入冰糖 500g 收膏。每服 1 匙,每日 3 次。适用于肺虚气痹证,肺虚血瘀证和肾不纳气证。(《实用单方验方大全》)

2. **定喘神奇丹**　党参 60g,牛膝 15g,麦冬 60g,五味子 10g,熟地黄 60g,山萸肉 12g。以水 4 碗,煎成 1 碗,顿服,每日 1 剂。适用于肺虚气痹证、肾不纳气证等。(《咳嗽哮喘验方》)

3. **喘咳舒药酒**　海风藤 60g,追地风 60g,白酒 500g,冷浸制成药酒。每次 100ml,早晚空腹冷服。适用于风寒痹阻证。(《全国中草药新医疗法展览会资料选编》)

4. **金白汤**　大金钱草 60g,桑白皮 60g,淫羊藿 70~180g,桔梗 30g,猪肺 1 具。先将前 4 味煎熬 3 次,取汁 250ml,和猪肺共炖 1.5 小时,加适量白糖。每次 20ml,首次服药在夜半 12 时,其后每 8 小时 1 次。1 周为 1 个疗程,每疗程服药 3 剂。适用于痰热壅阻证。

二、针灸疗法

1. **针法**

(1)取肺俞、列缺、尺泽、丰隆、少商,用泻法,隔日 1 次,10 次为 1 个疗程。适用于痰热壅痹证。

(2)取天突、大杼、风门、肺俞、丰隆,用平补法,隔日 1 次,10 次为 1 个疗程。适用于风寒痹阻证。

2. **灸法**

(1)取肺俞、中脘、膻中、列缺、膏肓,每日 1 次,10 次为 1 个疗程。适用于风寒痹阻证。

(2)取肾俞、关元、气海、膏肓、足三里,每日 1 次,10 次为 1 个疗程。适用于肾不纳气证。

三、饮食疗法

1. **桃仁粥**　桃仁 10g(去皮尖),青粱米(或粳米)50g。将桃仁研碎和米煮粥,加少许红

糖,作早餐服用。适用于肺痹之皮肤干燥、大便秘结者。(《食医心鉴》)

2. **黄精冰糖**　黄精 30g,冰糖 50g。黄精冷水发泡,入砂锅,加水适量,入冰糖,煮至黄精烂熟。每日服 2 次。适用于肺虚气痹而肺燥者。(《偏方大全》)

3. **猪肺**　猪肺 1 具,白及 30g,冰糖 120g。水煮熟,去白及,将肺带水分 3 次服完。适用于肺虚气痹证。(《咳嗽哮喘验方》)

四、推拿疗法

1. **点穴**　先点阑门,再点建里、气海,再点章门、梁门、石关、巨阙,并以一手捺天突、璇玑、华盖;再点上脘、建里、天枢、气海,并压三把,并用引气归原法及中脘与阴陵泉齐放法,次治背部及督脉,按百劳、肩井(双侧),再按肺俞、膏肓、脾俞、肾俞诸穴。适用于风寒痹阻证、肺虚气痹证、肾不纳气证等。

2. **推拿**

(1)按摩胸腹以补法为主,兼用平补平泻法,按左幽门、左梁门、左章门、左天枢、建里穴;继按点大椎、肩井、风门、肺俞穴;推按脾俞、肾俞穴;横搓手二阴经上肢穴位,用舒筋活络法;肩井至膏肓和肺俞至肾俞,用抓排、提拉、搓捻手法。适用于痰热壅阻证。

(2)按摩左右幽门、梁门、巨阙、建里、气海、中脘;按点肺俞、膏肓、脾俞;推按脾俞、肾俞;横搓上肢手三阴经;抓推、捏拉、搓捻肩井至膏肓和肺俞至肾俞。适用于风寒痹阻证及肺虚气痹证、肾不纳气证。

五、外治法

1. **消喘膏穴位贴敷**　分贴于肺俞、心俞、膈俞,每次贴 4~10 小时,3~5 天贴 1 次。适用于风寒痹阻证。(《中国基本中成药》)

2. **气喘膏药**　将膏药烘软,贴背后第 3 胸椎旁开 1 寸处。适用于肺虚气痹,肺虚血瘀证。(《中国基本中成药》)

3. **定喘膏**　贴敷肺俞。适用于风寒痹阻证。(《中国基本中成药》)

【调摄护理】

一、调摄

适用于肺虚气痹证、肺虚血瘀证。

1. 肺痹患者,病情笃重,病程缠绵。应使患者了解疾病的治疗调护规律,建立信心,与病魔作斗争。

2. 肺痹患者要绝对戒烟。

3. 风寒痹阻证、肺虚肾虚诸证患者,应避免感受外邪,注意保暖。

4. 注意饮食调节,忌生冷饮食,痰热壅阻患者,还应忌辛辣及肥甘厚味之品。

5. 慎劳作,节房事,静调养。

二、护理

1. 对病情笃重者,宜予内科一级护理,定时测生命体征。

2. 呼吸困难时,应予持续低流量吸氧。

3. 对排痰不利者,应予中药排痰剂雾化吸入,必要时吸痰。

4. 对高热不退者可予物理降温。

5. 对汗出过多者可予皮肤护理。

6. 对汗出畏风怕冷者要注意保温。

【转归预后】

肺痹肺脏虚损,邪气内舍,病情笃重,其转归和预后,主要视肺脏虚损的程度、病邪的轻重以及治疗、调护是否得宜。一般肺脏虽虚而不甚,邪气尚轻,治疗、调护得法者,病可向愈。肺脏虚甚,或肺虚及肾,病邪深重,治疗、调养得宜,患者尚可维持,但较难治愈。

风寒痹阻证,一般见于肺痹初期,风寒内舍,肺脏虚损尚轻,与肺痹其他各证相较,最易治疗。若治疗不当,调护失宜,继损肺气,可转化为肺虚气痹证、肺虚血瘀证,迁延日久难愈;若风寒痹阻证治疗失当,过用温燥,或调护失宜,由寒转热,灼津炼痰,可以转化为痰热痹阻证,痰热脏虚相因,热伤肺气津液,痰热痹阻,祛邪则易伤正,补正则必助邪,虚虚实实,给治疗带来困难。痰热痹阻证,痰热交阻,肺失宣降,热灼伤阴耗气,正虚邪痹,可危及性命;若治疗得法,调护恰当,痰热渐消,正气来复,或可向愈。痰热渐消,正虚显露,或可转化为肺虚气痹证、肺虚血瘀证;阴津受损,肺燥阴伤,肺虚正竭亦可危及性命。肺虚气痹证、肺虚血瘀证之患者肺元气虚损,或肾不纳气证者真元虚衰,救治颇难,若治疗得法,调护适宜,病患多带病延年,不易治愈;若治疗失宜,或调护不当,肺肾脱厥,则病每不治。

【医论医案】

一、医论

《素问·痹论》:皮痹不已,复感于邪,内舍于肺。肺痹者,烦满,喘而呕。淫气喘息,痹聚在肺。

《素问·五脏生成》:喘而虚,名曰肺痹。

《素问·四时刺逆从论》:少阴有余病皮痹隐疹,不足病肺痹。

《诸病源候论·风痹候》:皮痹不已,又遇邪者,则移入于肺。

《圣济总录·肺痹》:皮痹不已,复感于邪,内舍于肺,是为肺痹。其候胸背痛甚上气,烦满,喘而呕是也。

《症因脉治》:肺痹之症,即皮痹也。烦满喘呕,逆气上冲,右胁刺痛,牵引缺盆,右臂不举,痛引腋下。

《痹病论治学》:肺痹多为皮痹不已,加之肺气虚弱,复感于邪,内舍于肺,肺气痹阻,除见皮痹之症外,并见胸闷咳喘等肺系症状为特征的一类痹病。诊断依据:①多有皮痹不已,复感外邪史;②兼见皮痹之症;③胸闷喘满,咳逆上气,卧则喘急,痞塞呕吐;④苔薄白,脉涩或弦浮等。

二、医案

案 1　患者,男,62 岁,2010 年 12 月 15 日初诊。

主诉:喘息 3 年。

2007 年因活动后气喘检查诊断为肺间质纤维化,2008 年底出现关节痛,气喘逐渐加重。刻诊:动则作喘,生活不能自理,携带氧气瓶随时吸氧,咳嗽无痰,饮食可、二便调。舌胖暗,苔薄黄腻,脉细滑尺弱。

西医诊断:肺间质纤维化。中医诊断:肺痹(肺肾两虚,痰瘀阻络)。

治法:益肺肾,化痰瘀,通肺络。

处方:黄芪 30g,淫羊藿 10g,清半夏 10g,川贝母 10g,麸炒薏苡仁 20g,丹参 10g,鸡血藤 20g,秦艽 15g,地龙 15g,连翘 12g,炙麻黄 6g,前胡 10g,款冬花 10g,北柴胡 6g,枳壳 10g,赤芍 10g,甘草 3g,黄芩 10g,茵陈 15g,7 剂。

上方开出后一直未再就诊,患者自行服用 60 剂,气喘明显减轻。

2011 年 2 月 23 日二诊,述能步行 500 余米,就诊时已经不用吸氧,纳食好,二便调。

按:正气不足,痰瘀痹阻肺络是间质性肺疾病基本病机,益肺肾、化痰瘀、通肺络是本病治疗大法。本案选黄芪、淫羊藿补益肺肾,地龙善通肺络;患者喘息伴有关节疼痛,即有痹证表现,可借鉴痹证治疗方法,选鸡血藤、秦艽、薏苡仁、茵陈以除风祛湿、通络除痹;连翘清热解毒、消痈散结,合黄芩清上焦之热;主气在肺,调气在肝,肝肺协调,升降平衡,方中炙麻黄配前胡、炒枳壳,升降有序,合四逆散疏肝理气,调畅气机,故临床效果满意。

案 2　王某,女,58 岁,2017 年 8 月 10 日初诊。

主诉:间断咳嗽、咳痰伴关节肿痛 2 月余。

2 个月前无明显诱因出现咳嗽咳痰,伴右侧第二、三指间关节肿痛,无晨僵。当地人民医院行肺 CT 检查诊断为"间质性肺炎",症状无明显变化。为求诊治入院。入院症见:形体壮实,面色红黄,间断咳嗽咳痰,痰色微黄量少,不易咳出,双手关节晨僵,持续约 30 分钟后缓解,口干、眼干,纳眠可,二便调。查体:双下肺可闻及爆裂音,心率 81 次 /min,心律齐,各瓣膜听诊区未闻及病理性杂音。双下肢无水肿。可见技工手及戈特龙征(Gottron 征)。肌炎抗体谱:抗 Jo-1 抗体(+);肺 CT:双下肺、沿支气管血管束分布为主,实变影、磨玻璃影。诊断为:弥漫性间质性肺疾病、抗合成酶综合征。建议加用激素治疗,但是患者及家属要求中药治疗。舌淡暗,边有瘀斑,苔白略厚,脉弦。以肺痹、肺痿论治,宣畅肺络,处方为:桑叶 20g,杏仁 6g,薏苡仁 30g,炙甘草 5g,熟地黄 30g,当归 10g,白芍 15g,川芎 6g,阿胶珠 15g,桔梗 6g,蜈蚣 3 条,全蝎 6g,细辛 2g。

2017 年 10 月 9 日三诊:咳嗽减轻,痰量少。双膝关节肿痛,肩关节酸痛。技工手好转。舌脉:舌淡暗苔白,脉弦滑。方药:上方加姜黄、羌活、防己、海桐皮、独活。患者湿阻经络较前加重,湿邪痹阻上肢经络,故见肩关节酸痛,加姜黄、羌活祛湿通络止痛。湿邪痹阻下肢关节,故见双膝关节肿痛,加防己、海桐皮、独活祛风除湿止痛。

2017 年 12 月 4 日四诊:患者服药后咳嗽基本痊愈,无气促。肩关节、肱二头肌及双手肿痛,不能抬肩,蹲起动作费力,无雷诺现象,膝关节肿痛酸沉,无汗出。技工手明显好转,戈特龙征较前好转。继续巩固治疗。

2018 年 7 月 2 日六诊:药后咳痰喘消失,关节肿痛减轻。戈特龙征(-)、技工手(-)。复查 6 分钟步行试验、肺功能变化,均较前改善。

(高荣林)

第15节 肾 痹

肾痹为骨痹不已，复感外邪，内舍于肾，引起肾气虚衰，腰脊失养，甚至水道不通的病证。表现为关节肿痛，其则变形，蜷曲不伸，腰背酸痛，骨重难举，步履艰难，兼见面色黧黑、水肿尿少等肾虚证候。肾痹是痹病发展的后期阶段，本病与骨痹关系密切，两者可以互参。

肾痹涉及西医的多种疾病，如类风湿关节炎、强直性脊柱炎、骨关节病、系统性红斑狼疮、痛风、大骨节病、氟骨病等，在病变发展的某一阶段，临床表现与肾痹相似。

【源流考略】

关于肾痹的记载，最早见于《内经》。《素问·痹论》论述了肾痹的病因、病机及证候："五脏皆有合，病久而不去者，内舍于其合也""骨痹不已，复感于邪，内舍于肾""肾痹者，善胀，尻以代踵，脊以代头"。

东汉张仲景《金匮要略》另立"肾着"病名，实属肾痹范畴，乃寒湿之邪侵犯肾之外府，尚未伤及肾之精气者："肾着之病，其人身体重，腰中冷，如坐水中，形如水状，反不渴，小便自利，饮食如故，病属下焦，身劳汗出，衣里冷湿，久久得之，腰以下冷痛，腹重如带五千钱，甘姜苓术汤主之。唐代孙思邈在此基础上，增加补肾药物，改名为肾着散，对于后世医家治疗肾痹注重补肾，有很大影响。

宋代《圣济总录》首次将肾痹单独列出，论述其理法方药："治肾脏虚乏，久感寒湿，因而成痹。补损益气，远志丸方。""治肾脏虚冷，邪气乘虚，身体冷痹不仁，手足牵强，举动艰难；或肌肉瞤动，引腰脊及左右偏急，不能饮食；或因房室发动，防风丸方。"

明代医家对肾痹的辨证治疗有进一步发展。戴思恭《证治要诀·痛痹》指出："伤湿兼风寒者，汗出身重，恶风喘满，骨节疼烦，状如历节风，脐下连脚冷痹，不能屈伸，所谓风寒湿合而成痹，宜防己黄芪汤、五痹汤……若因浴出未解裙衫，身上未干，忽而熟睡，致湿干肾经，外肾肿痛，腰背弯曲，以五苓散一帖，入真坯少许，下青木香丸。三服，脏腑才通，肿消腰直，其痛自止。"李梴《医学入门·痹证》指出："肾脂枯涸不行，髓少筋弱，冻栗挛急者，十全大补汤，地仙丹，通用五痹擦痹法。"

清代医家对于肾痹的论述多以解释经典为主。喻昌在《医门法律》提出治疗肾痹当分虚实，这对指导临床有很大意义。

历代医家对肾痹的论述极其丰富，认识也比较深刻。《内经》揭其纲要，后世医家在此基础上不断完善补充，经过反复深入的研究实践，肾痹之名及对其病因病机、理法方药等方面的认识更加完善。

【病因病机】

一、肾气亏虚

肾为先天之本，藏精而主骨，若先天禀赋不足，肾精亏虚；或久病、大病之后，或房劳过度,或负重劳损,妇人生育过多等,导致后天失养,损伤肾精。肾气亏虚,风寒湿热等邪气乘虚入侵,痹阻经脉,流注于骨骱,骨痹不已,内舍于肾,发为肾痹。

二、外邪侵袭

"卫出于下焦","肾为卫之本",卫气承肾精之滋养,受肾气之温煦鼓舞,始能布达全身,发挥卫外作用。当肾气不足,卫气空疏,卫外不固,导致外邪稽留于骨,骨痹不已,内舍于肾。但亦有肾气未必先虚,而外邪较重,直接侵袭肾经或肾之外府,而为肾痹。

三、痰浊瘀血

肾痹多为骨痹不已,复感于邪而致,骨痹与痰浊瘀阻密切相关,无论脾虚内生痰湿,或外感湿邪,痰湿阻滞,经络气血不得通畅,瘀血由生。痰瘀互结,胶着于骨骱,导致关节肿大变形,屈伸不利而发为骨痹。病情迁延日久,内舍于其所合,渐致肾虚。肾阳不足,气化无力,水湿上泛,聚而为痰;肾阴不足,虚火灼津,炼津为痰;进一步加重痰瘀阻络;另一方面,体内本无痰瘀,外感风寒湿热等邪气,直接侵袭肾经或肾之外府,导致肾脏及其经脉功能失调,气不化津,致使痰湿内停,瘀血阻络。

综上所述,肾气亏虚、外邪侵袭、痰浊瘀血痹阻是肾痹的主要病因。三者之间密切相关,互为因果,常见虚实夹杂、本虚标实之证,病位初起多在肢体、经络,久病则深入骨节,乃至内舍肾脏。病情初起常见以邪实为主,或风寒、寒湿流注,或风热、湿热郁结;久病则正虚邪恋,或肾气亏虚,或肾阴不足,或肾阳衰弱,甚则损及肝脾等脏,形成虚实错杂之证。

【诊断与鉴别诊断】

一、诊断要点

1. 多有骨痹病史,如关节肌肉疼痛,屈伸不利,骨重难举,骨质受损,甚则骨关节肿大僵硬或畸形,"尻以代踵,脊以代头"。

2. 有反复感受风寒湿热等外邪之病史,每次感邪病情加重,或出现外感之表现。

3. 具有素体肾虚之证,如肾气亏虚、肾阴不足、肾阳虚衰证。

4. 虽无素体肾虚,但感受风寒湿热等外邪袭于肾经腰府,表现为身体沉重,腰中冷痛者。

5. 舌淡或暗红,舌苔白或滑或腻,脉沉细或弦紧或尺弱。

二、鉴别诊断

肾痹与附骨疽、腰痹在病因、证候方面,有类似之处,应予鉴别。

1. **附骨疽**　本病多发生于疖、痈等病后,余邪未尽,流窜入里,附于骨内而继发;或跌仆损伤,瘀血凝滞于筋骨,复感邪毒为患;或肾虚卫外不固、风寒湿邪乘虚侵袭,阻于筋骨,化热酿毒而成。其临床表现:骨节疼痛,转侧或屈伸时痛甚,局部肿热,病久形成骨瘘,流出脓液或死骨,多伴全身发热。血液检查,白细胞计数明显升高。X线检查,病灶处骨影模糊及骨质破坏。

2. **腰痹**　腰痹以腰部或下腰部疼痛、重着、麻木,或连即下肢,甚则俯仰不便的一类病证。而肾痹由骨痹发展而来,除腰部酸痛外,常有明显四肢关节症状。

【辨证论治】

肾痹的辨证,首先当辨病程新久、虚实、在经在脏。

肾痹初起,或为风寒湿热之邪留滞于肾经,痹阻气血,以邪实为主,病位在经;或为肾气先亏,而后感受风寒湿热等邪气而成虚实夹杂之肾痹者,病位在脏。如果反复感邪,入于骨骺,日久肾气渐虚,邪气乘虚内舍于肾脏,致使肾虚邪恋,以肾虚为主。

治疗肾痹,首先分清虚实。根据肾痹的发病特点,归纳为肾虚邪实。肾虚者,不外乎肾阴虚、肾阳虚;邪实者,分为寒湿或湿热之邪侵犯肾经、痰瘀痹阻肾经。如病程不长,病在肾经,尚无肾虚之候,当以祛邪为主。或祛风除湿、清热通络,或祛风散寒、除湿通络;如病久正虚邪恋,虚实夹杂,当扶正祛邪。在发作期多以祛邪为主,在缓解期则以补肾扶正为主,巩固疗效,以善其后。

(一) 邪犯肾经证

证候:本证可分为湿热痹阻及寒湿痹阻。湿热痹阻者,腰背疼痛、重着,局部红肿、灼热,烦渴喜饮,溲黄,舌质红,苔黄腻,脉滑数。寒湿痹阻者,腰背肌肉冷痛、重着,痛有定处,转侧屈伸不利,日轻夜重,遇寒痛甚,得热则减,舌淡苔白腻,脉弦紧。

治法:湿热侵犯肾经,以清热祛湿、解毒通络为主。寒湿侵犯肾经,以散寒化湿、温经通络为主。

方药 1:湿热侵犯肾经者,宣痹汤加减。

防己 10g,杏仁 10g,滑石 15g,薏苡仁 30g,连翘 20g,栀子 6g,蚕沙 10g,赤小豆 20g。

方药 2:寒湿侵犯肾经者,乌头汤加味。

乌头 10g(先煎),麻黄 10g,白芍 15g,黄芪 15g,甘草 10g,白蜜 30g。

中成药:湿热痹颗粒。

分析:风寒湿热之邪侵犯肾经而致肾痹。感邪常有偏胜,以湿热或寒湿合邪多见。湿热入侵,或素体阴虚,寒湿久蕴化为湿热,痹阻肾经,故见腰背肌肉疼痛、红肿灼热;热伤津液,则见烦渴溲黄;湿热交阻,故有重着感;舌红、苔黄腻、脉滑数,为湿热之象。若寒湿侵袭,痹阻肾经,寒邪其性凝滞,湿邪其性重着,均易阻碍气机,致使气血运行不畅,故腰背肌肉关节冷痛、重着,痛有定处;夜间阴邪更盛,故日轻夜重;舌淡苔白腻、脉弦紧,为寒湿之象。方药 1 中防己、滑石清热利湿;蚕沙、薏苡仁、赤小豆祛除水湿,疏利经络;连翘、栀子清热解毒。若皮肤有红斑,加生地、丹皮、赤芍以凉血活血;若腰脊、关节红肿热痛较甚,宜加金银藤、黄柏、川牛膝,以加强清热解毒、化瘀止痛之功。方药 2 中乌头辛温大热,为温经逐寒止痛之峻剂,配麻黄散寒开痹;黄芪甘温益气,既助乌头温经通阳,又防麻黄辛散太过;白芍养血,与甘草缓急止痛;白蜜解乌头之毒性。乌头应从小剂量开始,避免出现毒性反应,若湿邪偏胜,关节漫肿者,酌加防己、蚕沙、薏苡仁以祛湿通络;若兼风邪,关节痛无定处者,酌加防风、威灵仙以祛风胜湿。

(二) 痰瘀互阻证

证候:痹病日久,腰脊、关节刺痛,肿胀变形,僵硬,屈伸不利,肤色紫暗,肢体顽麻,面色黧黯,或眼睑浮肿,胸闷痰多,舌质紫暗或瘀斑,苔白腻,脉弦涩。

治法:活血祛瘀,化痰通络。

方药：身痛逐瘀汤合二陈汤化裁。

桃仁 10g，红花 10g，当归 10g，川芎 10g，甘草 6g，香附 10g，地龙 10g，秦艽 10g，羌活 10g，没药 10g，怀牛膝 15g，半夏 10g，陈皮 10g，黄芪 15g。

加减：若痰留骨骱，关节肿胀变形，皮下结节，加制南星、白芥子以豁痰利气；若痰瘀胶着不散，关节僵硬变形，疼痛甚者，加穿山甲、白花蛇、全蝎等虫类药以搜风通络止痛。

中成药：瘀血痹颗粒，活血舒筋酊，大、小活络丹。

分析：湿邪内侵，或体内津液不行，水湿内停，聚湿成痰。痰湿内阻，血流不畅则成瘀滞。痰浊瘀血乃有形之邪，痹阻于肾经，则腰脊、关节、肌肉刺痛、肿胀，屈伸不利，甚至关节僵硬变形；痰瘀阻滞，肌肤失于气血荣养，故肤色紫暗；气血经络运行不畅，则肢体顽麻；眼睑浮肿，胸闷痰多，乃痰湿为患。舌紫暗、苔白腻、脉弦涩，均为痰瘀互阻之象。方中桃仁、红花、川芎、当归活血化瘀，兼以养血；二陈汤燥湿化痰；地龙、没药、香附祛瘀通络，理气止痛；秦艽、羌活祛风湿，通利关节；怀牛膝益肾强筋壮骨，活血通络；黄芪益气通阳，气行血亦行。

（三）肝肾阴虚证

证候：腰脊、关节、肌肉烦痛，入夜更甚，关节变形，腰膝屈伸不利，酸软无力，日久腰弯背曲，筋脉拘急，肌肤麻木不仁，形体消瘦，或低热、五心烦热，或咽干喜饮，或耳鸣，或盗汗，或男子遗精，女子月经量少。舌红少苔，脉细数。

治法：滋补肝肾，强筋壮骨。

方药：左归丸加减。

熟地 20g，山萸肉 10g，枸杞子 15g，菟丝子 15g，鹿角胶 10g（烊化），龟甲胶 10g（烊化），狗脊 15g，桑寄生 30g。

加减：若低热、烦渴，阴虚内热盛者，加鳖甲、知母、黄柏，关节肿痛变形，屈伸不利者，加穿山甲、白芥子，活血止痛，化痰通络。

中成药：正清风痛宁片（缓释片），大补阴丸，六味地黄丸，知柏地黄丸。

分析：肾为先天之本，主骨藏精，肝主筋，司全身筋骨关节之屈伸，肝肾同源。痹久伤阴，致肝肾亏虚，腰府、筋骨关节失于濡养，则腰脊、关节、肌肉疼痛，筋脉拘急，麻木不仁，腰膝屈伸不利，酸软无力；阴虚则生内热，故低热、五心烦热、咽干喜饮、耳鸣、盗汗；男子遗精，女子月经量少，舌红少苔，脉细数为肝肾阴虚之象。方中熟地、山萸肉、枸杞子、龟甲胶补肾填精，育阴潜阳；鹿角胶、菟丝子补益精血；狗脊、桑寄生补肾强筋壮骨。

（四）肾阳亏虚证

证候：腰脊、关节冷痛，昼轻夜重，屈伸不利或僵硬变形，腰膝酸软、下肢无力，足跟疼痛，形寒肢冷，面色㿠白，自汗；或毛发枯萎脱落，或面浮肢肿，夜尿频数，或男子阳痿、女子月经延后、量少或闭经。舌淡胖嫩，舌苔白滑，脉沉弦无力。

治法：温补肾阳，祛寒除湿通络。

方药：附子合阳和汤加减。

炮附子 10g，肉桂 6g，熟地 20g，鹿角胶 10g（烊化），干姜 10g，麻黄 6g，甘草 10g，炒白芥子 6g，黄芪 20g，怀牛膝 20g，白芍 15g。

加减：若肾阳虚衰，腰膝酸软较甚，加狗脊、淫羊藿、菟丝子补益肾阳，强壮腰膝；面浮肢肿者，加薏苡仁、泽泻淡渗利湿；关节僵直变形，屈伸不利者，加穿山甲、全蝎、乌梢蛇等虫类搜剔之品以通络止痛。

中成药:尪痹颗粒(片、胶囊),金匮肾气丸,右归丸。

分析:肾为一身阳气之根,肾阳亏,不能温煦、荣养筋骨关节,故见腰脊、关节冷痛,腰膝酸软,下肢无力,形寒肢冷,面色㿠白,自汗;肾阳不足,真气衰弱,寒湿痹阻,气血运行不畅,则腰脊关节屈伸不利、僵硬变形;足少阴肾经循足跟,肾虚经络失养,而致足跟疼痛;肾主水,肾阳虚气化不利,肾关不固,故面浮肢肿,夜尿频数。肾阳虚衰,精血失充,故男子阳痿,女子月经延后、量少或闭经。舌淡胖嫩,舌苔白滑,脉沉弦无力,均为肾阳亏虚之象。方中炮附子、肉桂温阳散寒;熟地、鹿角胶补肾填精益髓,配附子、肉桂,温而不燥;干姜、麻黄散寒,温通经脉;黄芪益气通阳;白芥子豁痰利气;怀牛膝强筋壮骨,活血通络;白芍、甘草缓急止痛,制约桂、附、姜之温燥。

【其他疗法】

一、针灸疗法

循经取穴:上肢疼痛取肩髃、曲池、合谷、外关,肩痛加肩髎,肘痛加尺泽、天井,腕痛加阳池、腕骨,手指痛加八邪;下肢疼痛取血海、足三里、膝眼、阳陵泉、三阴交、太冲;膝痛加梁丘、绝骨;踝痛加丘墟、照海;足趾痛加八风;腰背疼痛取华佗夹脊,或督脉穴,背部俞穴,肾俞、命门、大椎、长强。

辨证取穴:湿热痹阻加脾俞、中脘、阴陵泉;寒湿痹阻加肾俞、大肠俞、腰阳关,温针灸或艾条灸;痰瘀阻络证加膈俞、委中、丰隆;肝肾阴虚证加肝俞、肾俞、太冲、太溪;肾阳亏虚证加肾俞、关元、足三里。以艾灸为主。

二、饮食疗法

1. **赤小豆粥** 赤小豆30g,白米15g,白糖适量。先煮赤小豆至熟,再加入白米煮粥,加糖饮用。适用于湿热痹阻肾经证。(《饮食辨录》)

2. **乌头粥** 生川乌头10g为末,香白米粥1碗,再慢熬适当,下姜汁1匙,蜜3大匙,空腹服。或再加薏苡仁6g亦可。适用于风湿痹阻肾经及肾阳虚证。(《本草纲目》)

3. **猪肾粥** 猪肾1对(切),粳米100g,草果6g,陈皮3g,缩砂仁6g。先将猪肾及药煮成汁,入酒少许,次下蜜煮粥。适用于肾虚证。(《饮膳正要》)

4. **羊脊骨羹** 羊脊骨1具(槌碎),肉苁蓉30g,草果3个,荜茇6g。熬成汁,入葱白,五味作面羹食之,适用于肾虚证。(《饮膳正要》)

三、推拿疗法

腰背部用捏脊舒筋法,自八髎开始,沿督脉上至大椎,推捏3遍,再沿膀胱经推捏3遍。肢体均可采用按、揉、推、散、提拿、归挤、扇打、劈叩、捋、顺、抖、颤等手法及各关节主动与被动活动的功能疗法。本疗法适用于肾虚为主,关节僵硬,活动不利者。

四、外治法

1. **熏洗(蒸)法**

(1)熏蒸方:小麦麸2~2.5kg,小椒1把,盐1把,酒1盏,葱白3茎(切),醋汁不计多少搅拌麸药,湿润为度,炒极热,熏蒸所患部位,薄衣盖被得汗出。约 1 小时,停熏蒸,再睡 1~2 小时,擦干,勿见风。适用于风寒湿痹阻肾经证。(御医院方)

(2)熏洗方:川、草乌各 10g,细辛 10g,透骨草 30g,桂枝 10g,威灵仙 20g,煎水熏洗,每日 2 次,每次 15 分钟,5~10 天为 1 个疗程。适用于风湿痹阻肾经证。(贵州医科大学经验方)

2. 离子导入　陈醋 500g,威灵仙 30g,浸 2 周后过滤,作直流电导入。适用于邪犯肾经证。(《实用中医内科学》)

【调摄护理】

肾痹的发生与外感风寒湿热等邪气以及肾虚有关,一方面应当注意防寒、防潮,避免汗出当风,预防外邪侵犯人体。在感受外邪之后,应及时彻底治疗,防止病邪入里,内舍脏腑。病情较重或出现全身症状者,应卧床休息。另一方面劳逸结合,房事有节,避免伤及肾气。适当运动,以增强体质,提高机体驱邪外出之力、御邪再侵之功。腰为肾之府,劳累或负重过度很容易损伤腰府,更至外邪直侵肾经。因此要注意保护腰脊,避免过于负重或闪挫、劳伤。

【转归预后】

肾痹初起,风寒湿热之邪停滞于肾经腰府关节等处,病邪尚轻浅,正气尚未大虚,如能及时治疗,不难治愈。如果失治或误治,病情迁延,久痹不愈,内舍入肾;或素体肾虚,或本为痰瘀壅盛之人,外邪与痰瘀互结,痹证不久即内舍于肾者,则正虚邪实,晚期甚则出现"尻以代踵,脊以代头"之症,预后多不良。

【医论医案】

一、医论

《素问·五脏生成》:黑脉之至也,上坚而大,有积气在小腹与阴,名曰肾痹,得之沐浴清水而卧。

《圣济总录·肾痹》:骨痹不已,复感于邪,内舍于肾,是为肾痹。其证善胀,尻以代踵,脊以代头。盖肾者胃之关,关门不利,则胃气不行,所以善胀,筋骨拘迫,故其下挛急,其上蜷屈,所以言代踵代头也。

《症因脉治·肾痹》:肾痹之症,即骨痹也。善胀,腰痛,遗精,小便时时变色,足挛不能伸,骨痿不能起。

《内经博议》:太阳有余,病骨痹身重,不足病肾痹。肾气应太阳,太阳之气有余,则浸淫及骨,故为骨痹;水邪盛则作强之官弛,故身重。不足则本脏先受,故为肾痹,肾痹者足缓脉缓而精不固也。

《辨证录》:人有下元虚寒,复感寒湿腰肾重痛,两足无力,人以为此肾痹也。而肾痹之成,非尽由于风寒湿也,夫肾虽寒脏,而其中原自有火,有火则水不寒,而风寒湿无从而入。无奈人过于作强,将先天之水日日奔泄,水去而火亦随流而去,使生气之原竟成藏冰之窟,火不能敌寒而寒邪侵之也。

二、医案

张某,男,69 岁,2003 年 12 月 23 日初诊。

主诉:腰痛、膝关节疼痛,活动受限 20 年。

病史:20 年前出现腰痛,膝关节疼痛、肿胀,弯腰、屈膝受限。X 线片示:腰椎、双膝骨性关节炎。疼痛逐年加重,膝关节肿大变形,行走困难。平素腰膝酸软,下肢无力,怕冷怕风,四肢不温,舌淡暗体胖,舌苔白,脉沉细。

诊断:肾痹。辨证为肾阳亏虚,痰瘀阻络。

治法:温补肾阳,活血止痛,化痰通络。

处方:炮附子 10g,肉桂 6g,熟地 20g,鹿角胶 10g(烊化),麻黄 6g,黄芪 20g,甘草 10g,穿山甲 6g,白芥子 6g,怀牛膝 20g,狗脊 15g,白芍 20g。

上方服 14 剂,患者腰膝疼痛减轻,膝关节肿胀减轻,仍感活动受限,腰膝酸软,乏力怕冷,舌淡暗体胖,舌苔白,脉沉细。上方加全蝎 6g,仙茅 10g,淫羊藿 15g,继服 20 剂后,疼痛进一步缓解,腰膝酸软、下肢无力均减轻,能步行 1 小时。

(谢幼红　王　北)

第16节　尪　痹

尪痹是指具有关节变形、肿大、僵硬,筋缩肉卷、难以屈伸,骨质受损等症状,渐至身体羸弱难以自由行动的痹病。

"尪痹"病名是焦树德教授于 1981 年在武汉召开的"中华全国中医药学会内科学会成立暨首届学术交流会"上提出的,此后"尪痹"作为独立的病名,逐渐被中医药学术界所认可,在许多中医论文和著作中被引用并论述,1994 年国家中医药管理局发布的中华人民共和国中医药行业标准《中医病证诊断疗效标准》中,将"尪痹"列为正式病名。

"尪"字亦作尣、尩、𡯂等,《说文解字》释意为"曲胫"也,在古汉语中表示因肢体弯曲而导致的跛行,也引申表示身体屡弱的意思。在中医学中将足跛不能行、胫曲不能伸、身体羸弱的废疾称为"尪",是取其字义以示关节变形,几成残疾之特点;"尪"字还含有仲景先师所说"诸肢节疼痛,身体尪羸"之意,表示本病病情深重,缠绵难愈,重者可使劳动力丧失,生活不能自理之意。本病发病以青壮年为主,女性多于男性。

本病主要包括西医学中骨关节疼痛、变形的疾病,如类风湿关节炎、强直性脊柱炎、大骨节病、结核性关节炎等,但其中以类风湿关节炎最为多见。在临床上治疗西医学的上述疾病时,如出现符合尪痹的脉证特征,可参考本篇进行辨治。

【源流考略】

尪痹一名,古代医籍没有记载,但对于尪痹的表现,早在《黄帝内经》和《金匮要略》以及后世医家的著作中均有极为相似的记载,多在肾痹、骨痹、历节(或历节风)、鹤膝风、鼓槌风等病中论述。例如《素问·痹论》中云"肾痹者,善胀,尻以代踵,脊以代头",《金匮要略》

中风历节篇提出"诸肢节疼痛,身体尪羸,脚肿如脱",《备急千金要方》论"历节"时指出"夫历节风着人,久不治者,令人骨节蹉跌"。《古今医统大全》提出:"肘膝肿痛,臂细小,名曰鹤膝风,以其象鹤膝之形而名之也。或只有两膝肿大,皮肤拘挛,不能屈伸,腿枯细,俗谓之鼓槌风,要皆不过风寒湿之流注而作病也。"《医学入门》论此病时指出"骨节痛极,久则手足蜷挛……甚则身体块瘰"。可见古代医家已经认识到有的"痹"病,会令人关节肿大、变形,筋缩肉卷,难以屈伸,甚则令人"尻以代踵,脊以代头""身体尪羸"而生活不能自理。但由于历史等原因,关于这类疾病的论述,有的文字记载简略,有的论述兼及他病,尚缺乏系统、详细的专篇论述。

焦树德教授自 20 世纪 50 年代开始研究本病,80 年代承担国家攻关课题进行系统的观察、治疗,对西医的类风湿关节炎、强直性脊柱炎等具有骨质受损、关节变形的疾病,运用中医理法进行因、证、脉、治方面的探索,寻找其诊治规律;通过多年临床观察和深入研究,参考历代文献,吸收近代科研成果,进行系统整理,取仲景先师"身体尪羸"的"尪"字,及《素问·痹论》的"痹"字,把具有关节肿大、变形、僵化、难以屈伸、骨质受损的痹病,命名为"尪痹",以便深入研究本病的病因病机,证候发生与转化,治法方药与诊治规律,并借鉴、结合现代科学的成果,提高本病的辨治水平。

随着中医临床研究的不断深入,尪痹不仅在理法方药方面形成自身的规律,还在实验方面积累了资料。近代的中医巨著《实用中医内科学》《痹病论治学》《中国痹病大全》等,均载有关于尪痹的论述,专业杂志中也不断有关于尪痹的文章发表,尪痹病名的确立,不仅对《黄帝内经》行痹、痛痹、着痹的分类有所补充,而且对类风湿关节炎、强直性脊柱炎的科研工作,也起到一定的促进作用。

【病因病机】

尪痹属于痹病范畴,因此"风寒湿三气杂至合而为痹"这一痹病的基础病因病机,也是尪痹的总病因病机。但在尪痹的病因病机中,更重要的还是"肾虚,寒湿深侵入肾"。

一、素体肾虚,寒湿深侵入肾

《素问·逆调论》云:"肾者水也,而生于骨,肾不生则髓不能满,故寒甚至骨也……病名曰骨痹,是人当挛节也。"或先天禀赋不足,或后天失养,遗精、滑精,房事过度,劳累过极,产后失血,月经过多等,而致肾虚,正不御邪。肾藏精、生髓、主骨,为作强之官,肝肾同源,共养筋骨。肾虚则髓不能满,真气虚衰,三气之邪,如寒湿偏盛,则乘肾虚深侵入肾。肾为寒水之经,寒湿之邪与肾同气相感,深袭入骨,痹阻经络,导致血气不行,关节闭塞。肾虚不能生养肝木,肾主骨,肝主筋,筋骨失养,渐致骨松筋挛,关节变形,难以屈伸,甚至卷肉缩筋,"肘肘不得伸",几成残疾。

二、冬季寒盛,感受三邪,肾气应之,寒袭入肾

《素问·痹论》中说"以冬遇此者为骨痹";《素问·移精变气论》有"以冬壬癸伤于风者为肾痹"之说。肾主时于冬(冬之数为壬癸),寒为冬季主气,冬季寒盛,感受三邪,肾先应之,若再有肾气不足,则寒邪可伤肾入骨,致骨重不举,瘦削疼痛,久而关节肢体变形,成为尪羸难愈之疾。

三、复感三邪，内舍肝肾

《素问·痹论》云："五脏皆有合，病久而不去者，内舍于其合也。故骨痹不已，复感于邪，内舍于肾……所谓痹者，各以其时，重感于风寒湿之气也。""时"指五脏气旺之时（季节）。痹病若迁延不愈，又反复感受三气之邪，则邪气可内舍其所合而渐深入脏腑，使病变复杂而深重，如感受风寒湿邪罹患骨痹，经久不愈，导致肾气虚衰，若在此过程中恰逢冬春季节，气候寒冷之时，再感受三邪，则寒风气乘虚内舍肾肝，由于肝肾同源，继而筋骨同病，渐成尪痹。

四、湿邪化热，久郁不解，伤肾损骨

《周慎斋遗书》指出"热胜则肿，肿甚则肌肉消削，而膝如鹤也"；《证治汇补》指出："热盛则痛，湿胜则肿，大率痰火多痛，风湿多肿……血热沸腾。亦必外感六淫，而后骨节钻痛，久则手足蜷挛。外因涉冷坐湿当风，亦必血热而凝滞污浊，所以作痛。甚则身体块瘰，痛必夜甚者，血行于阴也。"这类尪痹多见于湿热之域，阳性体质之人，因热贪凉，风寒湿深侵入肾，邪从热化，而成湿热伤肾；或湿热过盛，肾不胜邪、入肾伤骨而病，肾为水火之脏，湿从火化则相火浮动，致肾失封藏之性而受伤。由于湿热蕴蒸，耗伤阴精，肝肾受损，筋骨失养，渐成尪痹。

可见尪痹的病因病机比一般的风、寒、湿痹更为复杂，病情更为深重。主要是风寒湿三邪已经深侵入肾，并已影响到肝，致骨损筋挛，且病程较长，寒湿、贼风、痰浊、瘀血等互为交结，凝聚不散，导致经络痹阻，气血不行，又可加重病情进展，这是尪痹病因病机与其他痹病不同之处，应予注意。

部分患者因属阳性体质，寒邪久郁，从阳化热，或原为肾虚寒盛证，经服用温补肾阳，辛热祛寒药物，阳气骤旺，寒邪从阳化热；或近阶段又受热邪，或气郁化火，或积有炙煿之火，可见热象，此现象属肾虚寒盛为本，热象为标。

【诊断与鉴别诊断】

尪痹除具有痹病共有的关节疼痛、肿胀、沉重及游走窜痛等症状外，主要是骨质损害、关节变形、臂胻枯细、膝踝肿大、肘肘不得伸、功能活动受限，甚则生活不能自理，病程较长。并有腰膝酸痛、疲乏倦怠、下肢无力、足跟疼痛、夜尿频多、经少经闭、眩晕耳鸣、尺脉弱小等肾虚证候，关节疼痛多昼轻夜重，喜暖怕凉，遇暖痛减，并多见形寒肢冷，遇寒加重，舌苔白、脉沉细等寒实之证。

如为肾虚标热证，见关节微红、发热，或夜间喜将患部置于被外（但久放后又可使疼痛加重）等化热症状，经加减药物治疗后，则又出现腰膝酸痛、喜暖怕冷等肾虚寒盛证。

一、诊断要点

1. 晨僵：患者晨起各关节僵硬，活动受限，约 1 小时至数小时。

2. 疼痛：自觉疼痛发自骨内，由于邪气深入阴分，故疼痛多是昼轻夜重，古人常称"其痛彻骨，如虎之啮"。

3. 肿胀：初起多以小关节呈对称性疼痛肿胀（同一关节左右侧同时受累），多见于近端指关节受累。

4. 关节变形：病久受累关节呈梭形肿胀，压痛拒按，活动时疼痛。后期关节变形僵直，少数病例有皮下结节，筋挛肉缩，臂枯细，活动不灵，甚则不能步履，久而不愈而成残疾。

5. 舌脉：多见舌质暗，苔白厚腻，且以舌根部较为明显；若兼有标热可见红绛舌，舌苔亦可见黄腻苔。夹瘀者，舌下静脉多迂曲。脉象以沉弦之象最为多见，示病在里，以疼痛为主；较多患者出现尺脉小于寸关之脉，或沉而无力，或沉细而弱，反映出本病多为肾虚的病机。夹标热者，脉可现弦数，患者当见口干燥渴。湿邪重者，脉可现沉滑，患者当见恶心、腹满、身体沉重，且关节水肿较为明显。寒凝筋脉痹阻甚者可见六脉涩小，夹血瘀者也可见涩脉，但往往涩象只见于一部脉。可见中医学所主张的平脉辨证，必须以脉证相合为度，而不可孤立地单纯依靠脉诊，"四诊合参"的精神是始终应该坚持的。

6. 类风湿因子阳性，发作期血沉可增快。X 线片可见骨质疏松改变，或关节骨面侵蚀呈半脱位或脱位，以及骨性强直，关节面融合等。

7. 起病缓慢，反复迁延不愈，逐渐形体消瘦。常因感受风寒湿邪而反复发作。

二、鉴别诊断

本病应与行痹、痛痹、着痹、热痹、大偻等相鉴别。

1. **行痹**　行痹的特点是疼痛之外游走不定，有时痛在上肢，有时痛在下肢，或在肌肉，或在关节各处窜走，为三邪之中风邪偏胜所致。经疏风散寒，化湿祛寒法治疗，疼痛可以缓解，不会出现尪痹的关节肿大变形、难以屈伸、骨质受损等症。

2. **痛痹**　痛痹是以剧烈的疼痛为其特点。肢体关节或筋骨肌肉有严重的疼痛，痛处固定，遇寒加重，为三邪中寒气偏盛所致。与尪痹之疼痛不同处在于，尪痹之痛发自骨内，痛如虎咬，夜间痛重。

3. **着痹**　着痹的特点是受病的肢体、关节或筋骨肌肉，感到沉重明显，举动费力，自觉似带有重物。或有局部肿胀，或有顽麻不仁。虽也有些酸楚疼痛，但以沉重感更为明显，此为三邪侵入，湿邪偏胜所致。无尪痹的"肘膝肿大，臂细小"，或只有"两膝肿大，不能屈伸，腿枯细"等症。

4. **热痹**　热痹的特点是患病的关节或肢体某处红、肿、热、痛而拒按，局部发热或兼有全身发热、痛处喜凉爽、口渴、汗出、小便黄赤、大便秘结等。此为三气之邪从阳化热或感受湿热之邪所致，与尪痹的肾虚标热重证不同。尪痹寒邪化热时虽然可出现关节疼痛而热，局部可略有发热，皮肤可略有发红，喜将患肢放到被外，但肢体在被外放久受凉，又可加重疼痛，须重新放回被内，没有明显的关节红、肿、热痛之症。尪痹虽也可有口干咽燥、五心烦热、小便黄、大便干、舌质红、苔黄厚而腻等症，但比热痹为轻，脉常滑数或弦滑数，尺脉多沉小。热痹病程短，无关节变形，并且关节痛处红肿甚剧，皮肤也赤红灼热。尪痹病程较长，关节可变形，关节局部热象不显。

5. **大偻**　大偻的特点是腰骶、脊背疼痛，痛连颈项，晨起僵痛，或僵硬弯曲，直腰、弯腰受限，活动不利，可有髋、膝、踝、肘等大关节肿痛，非对称性，男性多见，类风湿因子多阴性。尪痹以小关节的对称性疼痛、肿胀为主，很少影响到骶髂关节，类风湿因子多为阳性，女性多见。

【辨证论治】

本病的辨证要点是肾虚，寒湿深侵入肾，经络痹阻，气血不行，关节闭塞，筋骨失养，渐致骨松筋挛,关节变形,难以屈伸,甚至卷肉缩筋,几成废疾。既有风寒湿(寒湿为主)之邪外袭,又有肾(肝)亏虚之内因,属本虚标实之证。

尪痹基本病变是关节疼、肿、变形且喜暖怕冷的肾虚寒盛证,故在其病程的始终都应以补肾祛寒为主,辅以化湿散风、养肝柔筋、祛瘀通络。肝肾同源,补肾亦能养肝、荣筋。祛寒、化湿、散风,促使风寒湿之邪宣化而解。祛瘀通络可逐瘀生新。由于病机转化,若出现邪郁化热之势时,又须暂投以补肾清热法,俟标热得清后,再渐渐转为补肾祛寒之法,以治其本。若出现新变证,又要与其他治法合用。

(一)肾虚寒盛证

证候:腰膝酸痛,两腿无力,易疲倦,不耐劳作,喜暖怕冷,膝、踝、足趾、肘、腕、手指等处关节疼痛、肿胀,僵挛变形,晨起全身关节(或最疼痛的关节)发僵发硬,筋挛骨重,肢体关节屈伸不利,甚至变形,脊柱僵直,舌苔多白,脉象多见尺部弱、小、沉细,余脉可见沉弦、沉滑、沉细弦等。

治法:补肾祛寒,化湿散风,强壮筋骨,祛瘀通络。

方药:补肾祛寒治尪汤加减。

续断12~20g,补骨脂9~12g,熟地黄12~24g,淫羊藿9~12g,制附片6~12g(如用15g以上时,需加蜜3~5g先煎25分钟),骨碎补10~20g,桂枝9~15g,赤白芍各9~12g,知母12g,独活10~12g,防风10g,麻黄3~6g,苍术6~10g,威灵仙12~15g,伸筋草30g,牛膝9~15g,干姜6~10g,炙山甲6~9g,土鳖虫6~10g,透骨草20g,自然铜(醋淬先煎)6g,焦神曲12g。

加减:上肢关节病重者,去牛膝,加片姜黄10g,羌活10g;瘀血症状明显者,加红花10g,皂角刺5~6g,乳香6g,没药6g或苏木15~20g;腰腿痛明显者,可去苍术,加桑寄生30g,并加重续断、补骨脂用量,随汤药嚼服胡桃肉(炙)1~2个;肢体关节蜷挛僵曲者,可去苍术、减防风,加生薏苡仁30~40g,木瓜9~12g,白僵蚕10g;脊柱僵直变形、屈曲受限者,可去牛膝、苍术,加金狗脊30~40g,鹿角胶9g(烊化),羌活9g;关节疼痛重者,可加重附片用量,并再加制草乌3~6g,七厘散1/3管,随汤药冲服;舌苔白厚腻者,可去熟地,加砂仁3~5g或藿香10g;脾虚不运、脘胀纳呆者,可去熟地,加陈皮、焦神曲各10g。

中成药:尪痹颗粒(片、胶囊),盘龙七片,益肾蠲痹丸。

分析:本证肾虚为本,寒盛为标,乃本虚标实之证。肾主骨,肾为肝之母,肝主筋,寒湿之邪深侵入肾,骨失所养,筋失所荣,故致骨质受损、骨松筋缩、关节屈伸不利、僵挛变形等症。寒湿偏盛,故关节喜暖怕冷,遇寒加重,形成肾虚寒盛的证候。方用续断、补骨脂补肾壮筋骨;制附片补肾阳、祛寒邪;熟地黄填精补血,补肾养肝,共为君药。以骨碎补、淫羊藿、透骨草、自然铜、焦神曲温补肾阳,强壮筋骨;桂枝、独活、威灵仙搜散筋骨、肢体风寒湿邪;白芍养血荣筋、缓急舒挛,共为臣药。又以防风散风,且制附子之毒,麻黄散寒,苍术祛湿,赤芍化瘀清热,知母滋肾清热,山甲通络散结,土鳖虫治瘀壮骨,伸筋草舒筋活络,共为佐药。牛膝下行,引药入肾为使药。其中赤芍、知母、土鳖虫又有反佐之用,以防温热药助化邪热。

(二)肾虚标热轻证

证候:患者多夜间关节疼痛,痛时自觉关节内微有发热,喜将患肢放到被外,似乎疼痛减轻,但患肢久置又觉疼痛加重,急需收入被中,手足心也有时感觉略发热,痛剧的关节或微有发热,但皮肤不红,肢体乏力,口干便涩,舌质微红,舌苔微黄,脉沉弦细略数。

治法:补肾为主,兼以坚肾清热。

方药:加减补肾治尪汤。

生地 15~20g,续断 15~18g,骨碎补 15g,桑寄生 30g,补骨脂 6g,桂枝 6~9g,白芍 15g,知母 12~15g,酒炒黄柏 12g,威灵仙 12~15g,炙山甲 9g,羌独活各 9g,红花 9g,制附片 3~5g,忍冬藤 30g,络石藤 20~30g,土鳖虫 9g,伸筋草 30g,生薏苡仁 30g。

中成药:尪痹颗粒合湿热痹颗粒同用。

分析:此证为肾虚邪实,寒邪久郁或过服温热助阳药,或年青体壮阳气较盛,而邪欲从阳化热之证,此证较肾虚寒盛证少见,但在我国南方略比北方多见,方中用生地凉血补血填精,续断、补骨脂、骨碎补补肾壮筋骨,桂枝、羌活、独活、威灵仙搜散筋骨肢体风寒湿邪,白芍养血荣筋、缓急舒挛,知母滋肾清热,穿山甲通经散结,红花活血化瘀,忍冬藤、络石藤通经络、祛风热,土鳖虫化瘀壮骨,伸筋草舒筋活络,生薏苡仁利湿通利关节。本方是在补肾祛寒治尪汤的基础上,减去温燥之品,加入苦以坚肾、活络清疏之品而成,适用于邪虽化热,但热势不重之证,因此未完全去掉羌活、独活、桂枝、制附片等祛风寒湿之药,只是减少了用量。

(三) 肾虚标热重证

证候:患者关节疼痛而热,肿大变形,用手扪其肿痛之处,局部可有轻度发热,皮肤也略有发红,因而喜将患处放到被外,但在被外放久受凉后,疼痛可加重,故又放回被内,不久又放到被外,如此,一夜可数次。口干咽燥、五心烦热、小便黄、大便干,舌质红,舌苔黄厚而腻,脉象常滑数或弦滑数、尺脉多沉小细数。

治法:补肾清热,散风化湿,强壮筋骨,祛瘀通络。

方药:补肾清热治尪汤。

生地 15~20g,续断 15g,地骨皮 10g,骨碎补 15g,桑枝 30g,赤芍 12g,秦艽 20g,知母 15g,黄柏 12~15g(用黄酒泡 3 小时以上,取出入煎),威灵仙 10g,羌独活各 6~9g,制乳香、没药各 6g,土鳖虫(或炙山甲)9g,白僵蚕 9g,蚕沙 10g,红花 10g,忍冬藤 30g,桂枝 6~9g,透骨草 20g,络石藤 20~30g,桑寄生 30g。

加减:可参看补肾祛寒治尪汤的加减,如大便结滞不下,可加桃仁泥 10g,酒大黄 3~6g;口渴思冷饮者加生石膏 30g(先煎)。

中成药:尪痹颗粒合湿热痹颗粒。

分析:本证乍看好似热痹,但结合其临床特点和病程来分析,实为本寒标热,标邪郁久化热或服温热助阳药后,阳气骤旺,邪气从阳化热之证,与一般的热痹不同(热痹病程短,无关节变形,关节疼处红肿甚剧,皮肤也赤红灼热)。此证临床上虽也能见到,但较之肾虚寒盛证则属少见,本证有时见于年轻体壮患者的病情发展转化过程中,但经过治疗后,则多渐渐出现肾虚寒盛之证,再经过用补肾祛寒、强壮筋骨、通经活络等治法而愈。方中用生地补肾壮水,黄柏坚肾清热,续断补肾壮筋骨,骨碎补补肾祛骨风,共为君药,以桑寄生补肾强筋、除风通络,地骨皮益肾退劳热,威灵仙祛风湿、除痹痛,羌独活搜肾、膀胱经之风湿,共为臣药。以赤芍活血散瘀凉血,知母降火清热、除烦消蒸,忍冬藤、络石藤通经络、祛风热,红花活血通经,乳、没化瘀定痛,土鳖虫(或炙山甲)逐瘀通络,有搜剔之能,桂枝温阳宣痹,配羌、独活之辛温,可以摒除方中大队凉药抑阳涩滞之弊,共为佐药。以桑枝通达四肢,祛内湿、利关节为使药。服用本方治疗,标热症消退后,大多数又可出现肾虚寒盛证,这时仍需运用补肾祛寒治尪汤随证加减以收功。

(四) 湿热伤肾证

证候:病程较长,关节肿痛,用手扪之发热,或下午潮热久久不解;膝腿酸痛无力,关节蒸热疼痛,痛发骨内,关节有不同程度的变形。舌苔黄腻,脉滑数或沉细数,尺脉多小于寸、关。

治法:补肾为主,化湿清热。

方药:补肾清化治尪汤。

骨碎补 15~20g,续断 10~20g,怀牛膝 9~12g,黄柏 9~12g,苍术 12g,地龙 9g,秦艽 12~18g,青蒿 10~15g,豨莶草 30g,络石藤 30g,青风藤 15~25g,防己 10g,威灵仙 10~15g,银柴胡 10g,茯苓 15~30g,羌独活各 9g,炙山甲 6~9g,生薏苡仁 30g,忍冬藤 30g,泽泻 10~15g。

加减:四肢屈伸不利者,加桑枝 30~40g、片姜黄 10~12g,减银柴胡、防己。疼痛游走不定者,加防风 9g,荆芥 10g,去地龙。痛剧难忍者,可加闹洋花 0.3~0.6g(闹洋花毒性较大,故有时改用制草乌 3g)。肌肉痛者可加晚蚕沙 9~15g。

中成药:六味地黄丸合尪痹颗粒(片、胶囊)同用。

分析:此证多见于我国南方及常年湿热的地域,因气候炎热、潮湿,感受寒湿之邪,从阳化热,湿热蕴蒸,耗伤阴精,肝肾受损,筋骨失养,渐成尪痹。根据"从化理论",本病初起时也可能是寒证,经过从化转变,形成热证。方中用骨碎补补肾壮骨,续断健肾益筋壮骨,黄柏坚肾清热,苍术燥湿健脾,地龙清热利水、通经络,秦艽祛风利湿、退骨蒸劳热,青蒿清虚热、退骨蒸,豨莶草祛风除湿、舒筋活络,忍冬藤、络石藤通经络、祛风热,青风藤祛风除湿、通经活络,防己祛湿利水、泻下焦血分湿热,威灵仙祛风湿、除痹痛。本证虽属湿热为患,但从尪痹病机来看,都以肾虚为本,因此用补肾清化治尪汤疼痛好转后,仍需大剂壮水坚阴之剂,如知柏地黄丸、大补阴丸合入补肝肾、强筋骨之品以善后。

【其他疗法】

一、单方验方

1. **桂枝芍药知母汤**　桂枝 12g,白芍 9g,甘草 6g,麻黄 6g,生姜 12g,白术 15g,知母 12g,防风 12g,制附片 6g,水煎服。

2. **骨碎补丸**　荆芥穗、明附片、牛膝、肉苁蓉各 30g,骨碎补、威灵仙、砂仁各 15g,广地龙、没药各 7.5g,自然铜(酒淬九遍)、草乌、制半夏各 15g。共为细末,酒煮神曲为糊丸,如梧桐子大,每次服 5~7 丸,温黄酒送下,妇女可用当归汤送服,孕妇忌服。(《太平惠民和剂局方》)

3. **青风藤**　味辛苦,性温,具有祛风胜湿、通络止痛之功。其提取物盐酸青藤碱,具有良好的镇痛、抗炎、免疫抑制与调节等作用。

4. **雷公藤**　以雷公藤及其制剂治疗本病的研究较为深入,但其副作用亦较多,长期服用可出现胃肠道副作用和男性不育、女性闭经等。

5. **蚂蚁**　利用蚂蚁及其制剂治疗本病也取得了一定疗效,但需警惕虫类搜剔伤血的弊端。

二、针灸疗法

1. **毫针**　主穴:大杼、肾俞、足三里、三阴交。配穴:腕、掌、指关节取阳池、合谷、后溪;

膝、踝关节取犊鼻、昆仑、太溪、丘墟；肩、肘关节取肩髃、肩贞、肩髎、曲池；可配阿是穴。方法：宜深刺透穴，留针 10~20min。酌情温针、艾灸（悬灸或着肤灸）。

2. **穴位注射**　药物：追风速注射液由凤仙、透骨草、骨碎补等药组成，每选 3~6 个穴位做经穴注射，每穴注射药液 0.5~0.8ml，10 次为 1 个疗程，3 个疗程休息 2~4 周。取穴：上肢组穴位有肩髃、曲池、外关、阳池、合谷，以曲池、外关为治疗主穴；下肢组穴位有鹤顶、阳陵泉、犊鼻、绝骨、解溪、昆仑、太冲，以阳陵泉为治疗主穴；腰背组穴位有大椎、身柱、大杼、至阳、阳关、命门，以大杼为治疗主穴。若病程日久，累及脏腑者，选用相应的背俞穴或华佗夹脊穴。针刺取穴原则同前，随症加减。上肢加八邪；指关节肿痛配阳溪、中渚、手三里；下肢加八风、复溜、阳陵泉、丘墟、照海。此疗法有疏导经气、调节脏腑的功能。

三、外治法

1. **外涂法**　以痹痛定外涂，药用生川乌 20g，洋金花 24g，闹洋花 16g，陆英 20g，紫肉桂 20g，花椒 6g，樟脑 3g，为粗末。上药用 75% 酒精 300ml，浸泡 5~7 日，过滤去渣。用脱脂棉蘸药液涂患处，日 2 次，可祛寒活络止痛。（焦树德经验方）

2. **热敷法**　药用山柰、羌活、独活、川芎、白芷、徐长卿、青木香、苏木、桂枝、当归、制乳香、制没药、细辛各等份，冰片少许。上药研细末，与淘洗干净的细砂 2 份拌匀，装入布袋内，放锅内隔水蒸半小时取出，叠在另一未蒸之药袋上，放于疼痛处，留置 0.5~1h，每日 1 次，10 次为 1 个疗程。具有温经散寒，祛瘀止痛之功效。（朱良春经验方）

3. **熏洗法**　水蓼 50g，透骨草 20g，川芎 25g，炙麻黄 20g，桂枝 15g，羌、独活各 30g，冰片 3g，香白芷 9g，葱白 40g，生姜 10 片。前 6 味，加水 3L，煮沸后待 15 分钟加入后 4 味，再待 5 分钟连药带汤一并倒入大口茶缸中，将茶缸四周用棉絮包裹保温，缸对准疼痛部位熏蒸，用毛巾将缸口四周封好，勿使漏气，以能耐受为宜，约熏半小时，每日 2 次。本方法可开毛窍，发腠理，逐风湿，通经活络。（李济仁经验方）

4. **药棒疗法**　药棒药液由川乌、草乌、三七、细辛、乳香、没药等组成，上述药物用市售白酒浸泡，渗漉制得药棒治疗液。叩击方法：右手持 10~40cm 长的木棒，木棒外形、长短根据使用部位不同塑成不同形状。握棒以拇指和食指第 2 关节及中指第 3 关节横纹处适握为宜，棒尾紧贴劳宫穴，操作宜稳，用右手的腕力对准穴位进行叩击。叩击手法大致可有点叩、平叩、横叩、混合叩 4 种。叩击穴位的选择应以痛为腧，以点及面，局部取穴和远道取穴相结合，经筋结聚处取穴为原则。根据患者虚实不同，予以不同叩击手法。实证者，予重叩、快叩，叩击频率一般在每分钟 200 次左右；虚证者，予轻叩、慢叩，叩击频率一般在每分钟 90 次左右。药棒疗法具有温通祛邪、通经止痛的作用，并可调整全身经脉气血及调和营卫。

四、饮食疗法

1. **枸杞羊肾粥**　枸杞叶 500g，羊肾 2 对，羊肉 250g，葱茎少许，五味子、佐料适量，粳米 50g。先煮枸杞叶、羊肾、羊肉、调料，汤成下米。熬粥，晨起及晚上各食 1 次。枸杞叶可用枸杞子 30g 代之，功能温补肝肾。（《饮膳正要》）

2. **羊脊骨羹**　羊脊骨 1 具，槌碎，肉苁蓉 30g，草果 3 个，荜茇 6g，熬成汁，入葱白、五味子少许，作面羹食之。功能温肾散寒，腰脊疼痛明显者适用。（《饮膳正要》）

3. **五加皮酒**　五加皮 50g，洗净，刮去骨，与当归 50g、牛膝 50g 及高粱米、酒曲适量酿

酒(同一般酿酒法)。功能散风除湿。(《本草纲目》)

4. **薏苡仁醪** 生薏苡仁 100g,加水适量煮成稠米粥,再以糯米 500g,烧煮成干米饭。将二者拌匀,待冷,加酒曲适量发酵成为酒酿。每日佐餐食用,功能健脾胃、祛风湿。(《本草纲目》)

5. **薏苡仁粥** 薏苡仁 50g,洗净,加水适量,煮烂成粥。调白糖适量,一顿使用。每日 1 次,连食 1 个月,功能健脾利湿。(《本草纲目》)

6. **木瓜汤** 将羊肉 1 000g,粳米 500g,草果 5g,豌豆 300g,淘洗干净,木瓜 1 000g 取汁,将羊肉切成 2cm 见方小块放入锅内,加入粳米、草果、豌豆、木瓜汁,加水适量,文火上炖,熬至豌豆烂熟,羊肉熟。放入白糖 200g,食盐、胡椒粉适量即成。功能温运脾土,利湿通痹。(《饮膳正要》)

五、按摩疗法

可根据其病理过程及不同病期,进行按摩治疗,或可适当配合电疗、超声波等疗法,以达到缓解疼痛、消肿胀、改善功能障碍、预防及纠正关节进一步强直的目的。

六、物理疗法

1. **超短波、微波疗法** 属高频电疗法,能深部透热,改善血液循环,增强新陈代谢,消肿,有利于骨与软骨营养。

2. **音频电疗** 具有消炎、镇痛、松解组织的作用,并能促进患处血液循环。改善骨及软骨的营养作用。每日 1 次,每次 20 分钟,20 次为 1 个疗程。

3. **超声波疗法** 超声波的机械振荡,对细胞产生微细的按摩作用,使组织松解。因此应用本法可使关节软骨上覆盖的血管翳发生松动,从而重新获得关节滑液的营养。

【调摄与护理】

一、调摄

1. 要使患者了解到本病病程长、病情缠绵,努力保持精神愉快。建立起战胜疾病的信心。

2. 注意防寒防潮,劳动汗出后勿当风吹,内衣汗湿之后应及时换洗;劳动或运动后,不可乘身热汗出便入水洗浴;被褥应勤洗勤晒,保持清洁干燥;避免久卧湿地、冒雨涉水,以防寒湿之邪侵犯人体。

3. 注意饮食调养,饮食应忌生冷,以免损伤阳气,可适量进食温补之品。

4. 劳逸适度,病情未得到控制时,应绝对休息;病情得以控制而稳定处于康复期时应积极锻炼。

5. 避免过度劳累,节制房事,以免损伤肾气。

二、护理

肾虚寒盛是尪痹的病机特点,在其发生及发展过程中,由于过服温热药物,或自身体质等原因,可表现为肾虚标热轻证、肾虚标热重证,因此,在尪痹患者的护理过程中,除应做到各项护理常规外,尚需观察患者病变部位皮肤的颜色、舌质及舌苔,询问患者畏寒及畏热的情况,从而给予辨证施护。

肾虚寒者以关节变形、晨僵、畏寒为主症。在护理时,应注意保暖。及早开始功能锻炼,逐步增加关节活动度,增强肌力、耐力,特别是强调手的灵活性,对有明显功能障碍者,应训练日常生活动作,使其生活能独立自理或部分自理,如移动训练、更衣训练、饮食训练、个人卫生训练,以及家务料理训练等。亦可配合热水浴或热疗、超声波疗法、激光治疗及音频电疗等理疗。

肾虚标热轻证、肾虚标热重证者,多由肾虚寒盛证转化而来。在护理时应避免过早的功能锻炼,饮食忌辛辣肥甘厚味之品,可配合紫外线治疗、槽浴水杨酸离子导入疗法、醋离子导入疗法等理疗。

【转归预后】

尪痹一般病程较长,反复发作,时发时休,临床上常见到发作期与稳定期交替出现。在稳定期应注意预防外邪入侵,以防疾病反复或恶化。

尪痹在临床上常可出现以下几种转归情况:

1. **急进型**　起病急骤,病势迅猛,愈发愈甚,持续发展则病情难以控制,直至关节变形而成残疾,卧床不起,生活不能自理,这种患者不多,但是病情凶险。此常为肾气虚弱,而邪气正盛,寒湿深侵入肾,迅速波及筋骨所致。

2. **波浪型**　病情起伏,波动不稳,缠绵不止,缓解、发作交替出现,迁延多年,对机体正气消耗甚大,造成全身情况差,形体羸瘦,影响患者情绪,这种情况在临床多见,占尪痹患者的大多数。

3. **弧度型**　发病起始重笃,经过及时治疗,病情逐渐趋向缓和、稳定,甚至自然缓解。这种情况的患者占 10%~15%。

【医论医案】

一、医论

《金匮要略》:诸肢节疼痛,身体尪羸,脚肿如脱,头眩短气,温温欲吐,桂枝芍药知母汤主之。

《圣济总录·白虎风》:白虎风之状,或在骨节,或在四肢,其肉色不变,昼静而夜发,发则痛彻骨髓……由风寒暑湿之毒,乘虚而感,播在经脉,留于血气,抟聚不散。遇阳气虚弱,阴气隆盛,则痛如虎啮,故以虎名焉。

《望诊遵经·黑色主病条目》:肾痹之证也,骨痹不已,色黑耳鸣者,复感于邪,内舍于肾也。腰脊痛、不能久立、屈伸不已、发堕齿槁,骨极虚寒也。

《解围元薮》论鼓槌风:此症初起于肘膝间酸痛,怕见寒湿风冷,行步艰难,俗医皆认为寒湿脚气,久则肢胫屈弱,骨节大痛,腿肉渐去渐小,膝踝胀大,趾、指酸麻痛烂堕落,或皮肉紫黑,形如鼓槌,故有此名。由感冒雨露,劳倦卧湿,恣食生冷,衰败气血,风湿无制,邪伤营卫,肝血无拘,流注脾肾,液竭精枯,致使筋骨不荣也。

《时方妙用·鹤膝风》:胫细而膝肿是也,为风寒湿三气合痹于膝而成。初起,发热头痛;若久病,为足三阴虚。鹤膝风多是虚寒,亦有赤热焮肿者,二妙散桂枝芍药知母汤,亦所必需。

《普济方·鹤膝风》:夫鹤膝者,病人两膝肿大痛,髀胫枯腊但有皮肉,拘挛蜷卧不能屈伸是也,当服大防风汤。

二、医案

粟某,女,56岁。1994年6月10日初诊。

主诉:周身关节疼痛20余年。

现病史:患者于27年前产后始周身关节疼痛明显,在当地医院查血沉及类风湿因子均正常(未见化验单),诊为"类风湿关节炎"。1994年4月查血沉:60mm/h,5月复查血沉:98mm/h,类风湿因子(+)。

现症:周身关节疼痛,畏寒,晨僵,自觉有冒凉风感,曾服激素、布洛芬等治疗,无显效。指、腕、踝关节肿胀感,伴晨僵2小时以上,平素易感冒,纳食尚可,上肢麻而不适,大便调,小便可,寐可,夜寐多汗。舌苔薄白,脉沉细滑。

中医诊断:尪痹;西医诊断:类风湿关节炎。

辨证:寒湿深侵入肾,发为尪痹。

治法:补肾祛寒,化湿疏风,活血通络,强壮筋骨。

处方:骨碎补20g,补骨脂10g,续断20g,炮姜5g,桂枝15g,赤白芍各12g,知母15g,当归9g,防风12g,制附片12g,草乌5g,红花10g,羌独活各10g,炙麻黄3g,白术10g,伸筋草30g,片姜黄12g,炙山甲6g。7剂,水煎服。

1994年6月17日二诊:服药后,周身关节疼痛明显减轻,踝、腕肿胀亦减轻,现已不服布洛芬等药物止痛。纳食可,二便调,夜寐尚可,夜寐时汗出较前减少,惟晨僵尚明显,舌苔微黄,脉沉滑。鉴于病情减轻,继守上方出入,改草乌6g,加白僵蚕12g。14剂,水煎服。

1994年7月1日三诊:服药后,关节疼痛减轻,踝、腕肿胀明显减轻,惟恶风寒,天气变化时加重,布洛芬等止痛药已停用多日,纳食可,二便调,夜寐可,寐时汗出亦减少,舌苔根部略白,脉近平人。目前症情明显减轻,且较稳定,故仅守上方加减用之。上诊方改炮姜6g,加寻骨风10g,加生薏苡仁25g。21剂,水煎服。

1994年7月22日四诊:服药后,诸关节疼痛明显减轻,一直未服布洛芬等止痛药,现双手能提物、洗衣服等,双腿行走自如近常人,恶风寒亦较前好转,夜寐汗出减少,舌苔略白,脉沉略弦。2周前复查血沉:40mm/h。鉴于病情稳定且较前明显好转,故继守方进退。上诊方加怀牛膝15g,改补骨脂12g。7剂,水煎服(效可继服)。

1994年7月29日五诊:服上药后,周身关节痛减,惟近两日因劳累而致腕关节疼痛,纳食正常,二便调,夜寐可,舌苔薄白,脉沉略弦。上诊方加徐长卿15g,7剂,水煎服(效可继服)。

1994年8月16日六诊:7月22日查血,HLA-B27(-)。近日因家务劳动较多,洗衣用冷水后,指腕关节交替肿痛,然程度较前轻,余关节疼痛均明显减轻,纳可,二便调,寐可,少汗,舌苔略白,脉沉细。

处方:骨碎补20g,补骨脂10g,续断20g,片姜黄12g,桂枝18g,赤白芍各12g,知母15g,防风12g,制附片12g,草乌6g,寻骨风15g,自然铜9g^(先煎),麻黄3g,羌独活各10g,白术

10g,伸筋草 30g,炙山甲 6g,怀牛膝 15g,柳枝 30g^(自备)。14 剂,水煎服(效可继服)。

嘱:避免劳累及用冷水洗涮等。

(《焦树德临证百案按》)

(王伟钢　杜甫云　严　泽)

第 17 节　历　节

凡有四肢多个小关节红肿热痛,痛处游走,渐呈两侧对称,关节僵硬、变形、活动不利等表现者,皆为历节范畴,可按历节辨证治疗。因其疼痛,循历遍身百节,故名历节。

西医之类风湿关节炎、痛风、强直性脊柱炎、骨性关节炎、大骨节病与本病相似,可参照本节内容辨治。

【源流考略】

历代医家对本病的认识主要以《内经》和《金匮要略》对本病的论述为基础,后世医家在此基础上进行了发挥和补充。

《内经》已设痹病专篇,其中虽无历节病名,但已论述了历节的病因病机、症状特点。指出"所谓痹者,各以其实,重感于风寒湿之气",或病久而不去,留连于筋骨则疼痛难已,或日久病深而麻木不仁,甚则出现"尻以代踵,脊以代头"的畸形体态。这种筋骨疼痛、关节肿大、僵硬畸形的临床表现类似历节。

张仲景在《内经》论痹基础上,独具匠心地在《金匮要略》中将痹证分为历节、血痹、风湿等不同病种,为临床的辨证论治、把握预后打开了方便之门。他所提出的历节是《内经》痹病中以多个关节为患,以疼痛为主症,以痛处游走不定为特点的一个独特类型。对其病因病机、证候、治疗等,仲景作了详细的论述,认为本病发病除风寒湿三气杂至合而为痹外,最根本的是或因禀赋不足,或因调摄不慎,或因嗜欲无节,而致机体肝肾亏损、气血不足、脾胃虚弱,正气不足是发生历节的内在因素。如《金匮要略》指出:"寸口脉沉而弱。沉即主骨,弱即主筋,沉即为肾,弱即为肝。汗出入水中,如水伤心。历节黄汗出,故曰历节……盛人脉涩小,短气自汗出,历节痛,不可屈伸,此皆饮酒汗出当风所致。"还指出:"少阴脉浮而弱,弱则血不足,浮则为风,风血相搏,即疼痛如掣。"指出历节的内因由于肝肾不足、气血亏虚,表虚不固、复感外邪,外邪强调风邪,仲景治疗历节以扶正祛邪为大法,以乌头汤温阳行痹、散寒止痛治疗寒湿历节;以桂枝芍药知母汤温经散寒、清热止痛而治疗寒湿兼有化热之历节。其扶正祛邪,寒热分治,为后世治疗本病开了先河,至今仍有很高的指导和实用价值。

汉代以后称本病为"历节风""白虎病""白虎历节风"。在病因临床表现方面有更加深入的认识,治疗方法更加丰富。《诸病源候论·历节风候》:"历节风之状,短气自汗出,历节疼痛不可忍,屈伸不得是也。由饮酒腠理开,汗出当风所致也。亦有血气虚,受风邪而得之者。风历关节,与血气相搏交攻,故疼痛,血气虚则汗也,风冷搏于筋,则不可屈伸,为历节风也。"

唐代孙思邈在《备急千金要方》中指出"热毒流入四肢,历节肿痛",认为历节亦有热毒所致者,用犀角汤治疗,补充了前人治痹喜用温燥之品之不足。"历节风着人,久不治者,令

545

人骨节蹉跌"形象地描述了本病晚期关节变形的特点。并在治疗上重视扶正祛邪,首创独活寄生汤以补肝肾、益气血、散寒湿、通经络,在治疗上有很大进步。以上两方均为后世常用且有效的方剂。

王焘《外台秘要》把本病的病因概括为:大都是风寒暑湿之毒,阴虚所致,将摄失理,受此风邪,经脉结滞,蓄于骨节之间,或在四肢;又指出有疼痛剧烈、昼轻夜剧的特点:其疾昼静而夜发,发即彻髓,酸疼乍歇,其病如白虎之啮,故名白虎之病也。

宋严用和《济生方》中将本病执简驭繁地分为风、寒、湿三个类型,"痛挚为寒多""肿满如脱者为湿多""汗出者为风多"。

金元时期对本病病因病机、辨证治疗的论述较为详细,在前贤基础上提出痰瘀致病之说。《景岳全书·历节风痛》:"历节风痛以其痛无定所,即行痹之属也。"明代《普济方·历节风》有"手指弯曲"的记载。清代《张氏医通》亦谓本病久不愈,可见"肢节如槌"状。清代医家吴鞠通在《温病条辨》中提出:痹证"因于寒者固多,痹之兼乎热者亦复不少",误用辛温,其害立见。叶天士将历节归属于痹病,并提出"久病入络"之说,倡用活血化瘀及虫类药物,搜剔宣通经络。还提出了"新邪宜速散,宿邪宜缓攻"和虚人久痹宜养肝肾、补气血的治疗大法,对后世影响较大。《备急千金要方》《外台秘要》《太平圣惠方》《圣济总录》《普济方》等书,都收载了治历节病的处方、膏、丹、丸、散、酒醴、针灸、按摩等各种方法。

【病因病机】

历节之发生,外因是条件,内因是根本。如《灵枢·百病始生》说:"风雨寒热不得虚,邪不能独伤人,卒然逢疾风暴雨而不病者,盖无虚,故邪不能独伤人。此必因虚邪之风,与其身形,两虚相得,乃客其形。"说明人体正气的强弱是疾病发生的关键。决定人体正气强弱的因素是多方面的,如先天禀赋不足、后天失养、因病致虚等,皆能引起人体正气的不足,使外邪易侵,如脾虚易感湿、阳虚易感寒、阴虚易感热、血虚易感风,正虚受邪,内外相合,痹病因之而作。正气不足,体质差异,还影响发病后的转化,如阴虚多热化而为热痹,阳虚多寒化而为寒痹,血虚多患行痹,气虚多患湿痹等。有少部分患者未感受外邪而发为历节,可因风寒湿热、痰浊、瘀血由内而生,留滞关节,停于经脉,痹阻气血,使历节由内而发。历节成因,有以下几端:

一、正气不足

肝肾不足、气血亏虚为本病发病的内在因素。

1. **气血不足,表虚脉空** 气血有温煦肌表、滋养经脉、濡润筋骨、灌溉脏腑之能。气血充盈,则表卫固密,筋骨强劲,关节清利,脏腑调和。气血不足,则表虚卫疏,腠理开泄,血脉空虚,外邪易侵,留滞经脉,痹阻不通,而成历节。气血不足可由过度劳倦,或产后失血,或久病不愈,或先天不足等,成为历节之因。本病以女性为多,从女子的生理来分析,女子具经、孕、胎、产、乳的特点,女体属阴,以血为主,以血为用。气血之间是相互资生,维系平衡的,伤于血必及于气,血脱则气脱,血虚则多伴气虚。女子的月经、胎孕、泌乳等皆伤营卫气血,气血久亏必及肝肾,冲任督带空虚,外邪乘虚侵袭而致历节。故女子历节病发生率高。

2. **脾失健运,水湿内生** 湿有内外之别。外湿为六淫之一,由外界气候潮湿、涉水冒雨、久处卑湿、水中作业等,使湿从外入。内湿由脾虚所生。历节之湿,可由外湿引起,然更不能忽视脾虚产生之内湿。由于中焦脾虚,健运失职,水湿内生,再感外湿,则易入侵,留于关节,发为痹病。湿留关节,则关节肿胀疼痛,晨起僵硬;留于肌表,则肢体浮肿,四肢沉重;留于脾胃,则纳谷不香,呕吐腹胀,舌苔腻;湿邪久羁,化生痰浊,阻滞经络,则关节肿大变形等;湿为阴邪,故天阴、雨季、夜间、潮湿、寒冷等阴盛之时,资助阴邪,更伤阳气,加重病情;湿性黏滞,故痹病缠顽难愈;湿为重着之邪,必依附他物而行,内蕴之湿,多可从化,非附于寒热不能肆于里,感于寒则为寒湿,兼有热则为湿热,夹之风则为风湿。故湿邪在痹病的发生、发展、转归中是一个重要因素。

3. 脾胃虚弱,四肢失养 "脾主四肢""脾主一身之肌肉",四肢肌肉依赖水谷精气的滋养。水谷之源又在脾胃,胃纳正常,脾气健运,气血布流不息,则肌肉丰满,关节灵活,四肢轻劲。反之,水谷之气不能达于四末以养四肢,则肌肉失充,四肢失养,出现"脾气虚则四肢不用"之症。历节病变部位主在四肢的肌肉和关节,凡见四肢活动不利、关节疼痛、肢体麻、肌肉萎缩、四肢倦怠、痿软不举,甚则变形者等,应从脾胃调治,通过补脾胃以达实四肢。

4. 气虚失运,血液瘀滞 历节以血脉痹阻不通为主要病机,许多患者见舌暗、瘀斑、关节疼痛固定、妇女月经量少色黑等瘀血之证。说明痹多夹瘀。究其瘀血之由,寒凝、血热、湿阻、外伤引起者有之,然气虚失运,血脉瘀阻者亦不少见。往往以气虚为本,血瘀为标,或兼夹痰浊、寒凝、湿热。血瘀为气虚的病理产物,使陈者不去,新者不生,血愈瘀而气愈虚,气愈虚而血愈瘀,互为因果,加重病情,正虚邪恋,缠绵不已。

5. 血虚不荣,变生内风 历节常见关节游走疼痛、麻木、恶风、筋脉拘急,甚则屈伸不利等风盛之症。外风可以引起,血虚亦能致此。血虚则肌肉、筋骨失养,故关节疼痛、屈伸不利、筋骨拘挛、肌肉麻木、恶风等。血虚变生内风,则出现疼痛游走不定、恶风、麻木等症。内风之存在,又易引动外风入侵,故血虚之人多患行痹。血虚也可引起风盛之症。

6. 肝肾不足,筋骨失养 肝藏血,主全身之筋膜,人的一举一动,莫不由乎筋力,筋强乃能约束关节肌肉,动作矫健而协调。筋所以能强,盖由肝气肝血之煦养。肝的气血充盈,才能淫气于筋,筋膜得以煦养,则筋膜柔软,肢节灵活。反之,则肢体麻木、挛急,关节屈伸不利,筋缩不曲,不耐疲劳等。肾藏精,主骨生髓,髓在骨内,有滋养骨骼之功。肾精充足,骨髓化生有源,骨骼得以滋养,则骨质发育旺盛,坚固有力,耐久立而强劳作。肾精亏损,骨髓化源枯竭,骨骼失养,则骨质疏松,酸软无力,致关节屈伸不利,活动受限,甚则变形、肿大、强直不屈等。肝肾先虚为本,再感外邪发为历节。既病之后,又使肝肾精血进一步耗损,加重病情。所以历代医家一向重视肝肾在历节中的作用。

7. 阴阳亏损,寒热有别 人体之阳气具有固卫肌表,抵御外邪,温煦脏腑,柔养筋骨之功;阴精具有荣养经脉,濡润筋骨,灌溉脏腑之用。阴阳在历节发生发展中占有重要位置。阳气不足,功能衰退,阳不制阴,则生内寒;阴精匮乏,失其滋养,阴不制阳,则生内热。历节因机体对病邪的反应性各有不同,故有化寒或化热、从虚或从实的不同转化。阳气虚衰或阴盛之体,寒从内生,则寒湿之邪易侵,感受风热之邪亦多从寒化而为寒湿痹,若阴精亏损,或阳旺之体,内有蕴热者,则热邪易侵,感受寒湿之邪多从热化而为湿热痹。

二、外邪入侵

风寒湿热之邪是本病的外在因素,由于久居严寒之地,缺乏必要的防寒保暖措施,或因饮酒当风,或汗出入水中,或贪凉卧露,或冲风冒雨,水中作业等。均可致风、寒、湿、热之邪入侵。

三、痰浊与瘀血

痰浊与瘀血是历节之病理产物,又是病因。痰之因可由过食生冷肥甘,或饮食自倍,或素体脾胃虚弱,致脾虚失运,水湿内停,聚而生痰。或外湿侵袭,内困于脾,内外相合,聚而生痰,瘀血之因或寒凝,或湿阻,或热煎,或气虚,或气滞,造成血脉瘀阻,气血不通,瘀血乃成。痰与瘀可互结为患,也可与外邪相合,阻闭经脉,痰瘀形成后,若停留于关节、筋骨,痹阻气血深入骨骺,则致关节肿胀、疼痛、僵硬、畸形,使病情逐步加重,缠顽难愈。临床观察表明,许多历节风都兼见痰浊与瘀血之证。

本病的病位主在关节、筋骨,也累及肌肉、皮肤,甚则脏腑。病性以虚为本,兼有标实,以气血虚弱、肝肾亏虚为本,以风、寒、湿、热、痰浊、瘀血为标。多数患者起病缓慢,病程较长,部分患者起病较急,高热不退,关节疼痛剧烈,甚则很快变形残疾。

【诊断与鉴别诊断】

一、诊断要点

1. 多发于青壮年,女性为多。
2. 具有四肢多个小关节、筋骨的剧烈疼痛,游走不定,遍历关节,痛如虎咬,或关节肿胀、晨僵、重着、麻木、酸楚、屈伸不利、畸形,肌肉萎缩等表现。
3. 素有肝肾亏损,气血不足,复感外邪病史,气候变化病情加重。
4. 脉多弦紧或沉细弱。

二、鉴别诊断

本病应与痿证、鹤膝风相鉴别。

1. **痿证**　痿证与历节虽均是肢体疾患,都有肌肉萎缩及瘫痪,但二者病机、临床表现并不同。历节的病因病机是肝肾不足,气血亏虚,复感外邪,致血脉痹阻,气血运行受阻,脏腑功能失调,关节、肌肉、筋骨失养,引起关节、肌肉的疼痛、肿胀、着重、麻木、酸楚、屈伸不利、变形及肌肉萎缩等临床表现,痿证是因精血亏虚,血虚火盛,肺热叶焦,湿热浸淫而成,与历节风的成因有别,痿证以手足痿软无力、患肢枯萎瘦小为特征,严重者手不能握,足不能行,但肢体关节一般不痛,且多发于下肢。历节的病机是邪气阻痹经络,气血运行受阻,关键在于"痹而不通",以痛为主,重有关节肿胀、变形等症,痿证的病机是精血亏损,无以灌溉周流,经脉失养,关键在于虚。

2. **鹤膝风**　鹤膝风是因禀赋不足,足三阴亏损,风寒之邪侵袭,留于膝、肘关节,以单侧或双侧膝关节肿大、变形,肌肉萎缩,形如鹤膝之状,甚则化脓溃败,一般不侵犯小关节,病变部位固定不游走,无晨僵及明显的残废表现,预后较佳。

【辨证论治】

一、辨证要点

1. **明标本**　分清标本,决定治则。本病正气虚弱,气血不足,肝肾亏损为本,风寒湿热、痰浊、瘀血为标。急则治标,缓则治本,或标本兼治。

2. **辨虚实**　本病一般新病多实,久病多虚。病初,多因外邪入侵,阻闭气血,以邪为主,如反复发作,邪气壅滞,营卫不和,湿聚成痰,血脉瘀阻,痰瘀互结,多为正虚邪实;病久入深,气血亏耗,肝肾损伤,以正虚为主,但临床所见有纯虚、亦有纯实,然更多见虚实夹杂,多证候相兼。治疗之时,依据虚实孰多孰少,决定或攻或补,或攻补兼施之法。但扶正大法贯穿于本病治疗的全过程。热盛多养阴以清热,寒盛多温阳以散寒,湿盛多健脾以祛湿,风盛多养血以息风等。

3. **分寒热**　本病虽证型复杂,但不外寒热两端,历节多夹湿,故临床主要为寒湿或湿热两大证候,寒湿盛者以关节肿大、冷痛、触及不热,喜热畏寒,天阴加重,舌淡苔白腻为特点;湿热盛者以关节肿大、热痛、触及发热,舌苔黄腻为特点。或清热祛湿通络,或散寒祛湿通络为本病治疗的基本治法。

4. **审体质**　体质的偏盛偏衰在本病的发病、证候类型、转归、预后等方面有重要意义。如阳盛或阴虚体质多热化而成热痹,阴盛或阳虚体质多寒化而为寒痹;血虚体质多患行痹;气虚体质多患湿痹。治疗时依据患者体质之强弱,在辨证施治基础上,或滋阴、或清热、或补阳、或散寒、或益血、或补血、或健脾、或祛湿,随证用之。

5. **识病邪**　本病的病邪有风、寒、湿、热、痰浊、瘀血之异,临床表现各有特点。如风邪轻扬,善行数变,其痛游走不定;寒邪凝滞,痛处固定,挛急痛剧,遇寒加重;湿邪黏滞,缠顽难愈,关节肿胀,重着酸楚;热邪易伤津液,关节红肿热痛,触及发热,身热口渴;痹多夹痰,又多夹瘀,症见关节痛如针刺、麻木、肿胀、变形、僵硬,舌暗苔腻等。往往风寒湿热、痰浊、瘀血相互兼夹。

6. **查病位**　本病的病位,早期病轻,一般在肌肉、血脉、关节;继则筋骨、关节;中晚期病重,多在筋骨,甚则入脏。

病在经脉、关节、肌肉者易治,治以散风、祛湿、温经、通络祛邪为主,兼以扶正;病在关节、筋骨、脏腑者难疗,治以补肝肾、健脾胃、益气血、调脏腑为主,兼以祛邪。

二、分证论治

历节风的治疗主要以扶正培本、宣通祛邪、分清标本、三因分治为基本原则。在治疗中首先要分清虚实,辨明寒热,方可或补或攻,或清或温。并考虑患者体质、气候条件、生活习惯等。如体质阳虚者,宜温补为主,阴虚体质者宜养阴为主,血虚体质者宜养血为主,气虚体质者宜益气为主,再兼以祛邪等。气候条件不同,其生理特点和历节的病变特点也不尽相同,因而治疗用药也随之有异。如西北地区地势高寒,人体腠理开少而闭多;南方地区地势低而温湿,人体腠理开多而闭少。以本病的证候为例,北方地区多患风寒湿证候,而南方地区多患湿热证候。即使同一证候,如风寒湿证候,在选用祛风散寒除湿药时,西北地区须比南方地区药力雄而量大;如同患湿热证候,在选用清热化湿通痹药时,南方比北方地区用量须大。因此,在治疗历节时,不能孤立地考虑病证,更要注意人的体质、气候、地域之不同,全面考虑,具体分析,方能收到良好的效果。

(一) 湿热阻络证

证候:关节或肌肉局部红肿、灼热、疼痛、晨僵、有重着感,发热,口渴不欲饮,步履艰难,烦闷不安。舌质红,苔黄腻,脉濡数或滑数。

治法:清热化湿,宣痹通络。偏于热盛者,以清热为主,兼以化湿通络;偏于湿盛者,以化湿为主,兼以清热通络。

方药:宣痹汤化裁。

防己 10g,秦艽 15g,忍冬藤 30g,土茯苓 30g,蚕沙 10g,生薏苡仁 24g,赤小豆 20g,黄柏 10g,滑石 30g,连翘 15g,栀子 10g。

加减:热甚者加生石膏、生地黄;湿甚者加木通、白茅根;痛甚者加全蝎、地龙、蜂房、白芍;屈伸不利加木瓜、伸筋草等。

中成药:湿热痹颗粒,正清风痛宁片(缓释片),昆仙胶囊,雷公藤多苷片。

分析:因素体阳气偏盛,内有蕴热,感受风寒湿热之邪;或寒湿阻络证经久不愈,蕴而化热,或过用温燥之品所致。热为阳邪,阳盛则热,湿为阴邪,重着黏滞,湿盛则肿,湿热交结于经络、关节,故关节肌肉红肿灼热、重着。气血痹阻,血脉不通,故关节疼痛,骨节屈伸不利,步履艰难。口渴、舌红、苔黄腻、脉滑数皆为湿热之象。因湿热互结,胶固难解,其病多缠顽。方用防己、秦艽、忍冬藤、土茯苓清热利湿,通络止痛;蚕沙、生薏苡仁、赤小豆祛湿通络;连翘、栀子、滑石、黄柏增强清热利湿之功。诸药共用,具有清热利湿、通络止痛之功。

(二) 寒湿阻络证

证候:关节或肌肉冷痛重着,痛处固定,触之发凉,阴雨天加重,遇寒加剧,得热则缓,畏寒喜暖,夜间加重。舌淡胖,苔白腻,脉弦紧或弦缓或沉紧。

治法:温经散寒,祛湿通络。兼以温肾阳以散阴邪,健脾气以化湿浊。

方药:乌头汤化裁。

乌头 6g(先煎),附子 10g(先煎),麻黄 10g,细辛 5g,桂枝 10g,黄芪 30g,白芍 10g,甘草 10g。

加减:腰膝酸软者,加熟地黄 24g、巴戟天 15g、独活 15g、补骨脂 15g;肿甚者,加薏苡仁 24g、苍术 15g、土茯苓 30g;痛甚者,加制乳香 5g、制没药 5g、蜂房 5g、制马钱子粉 0.5g(分 2 次冲服)。

中成药:寒湿痹颗粒,尪痹颗粒,盘龙七片,疏风定痛丸。

分析:因素体阴气偏盛,阳气不足,内有寒湿、外感风寒湿热之邪,或湿热阻络证候,久之不愈,或过用寒凉之品,损伤阳气所致。寒为阴邪,其性凝滞,主收引疼痛,气血被寒邪凝滞,经脉不通,故关节冷痛,天阴时或遇寒加重;寒湿内盛,留于关节,故关节肿胀;舌淡、舌体嫩、苔白腻,皆为寒湿之象。方用乌头大辛大热,配附子、麻黄、细辛、桂枝以温阳散寒止痛;黄芪健脾化湿;白芍养血,甘草解乌头毒而止痛。诸药合用,具有温阳散寒、祛湿通络之功。

(三) 热毒阻络证

证候:关节赤肿焮热、疼痛剧烈,触之发热,得凉则舒,壮热烦渴,或见关节肿胀,皮下结节,其色红紫,面赤咽痛,甚则神昏谵语。舌红或红绛,苔黄或黄腻,脉滑数或弦数。

治法:清热解毒,凉血宣痹。本证属历节之活动期重症,在清热解毒与凉血宣痹的比重上,要侧重清热解毒。

方药:清热地黄汤加味。

水牛角 30g,生地黄 30g,赤芍 30g,牡丹皮 10g,生石膏 30g,黄柏 10g,生薏苡仁 30g,甘草 10g。

加减:热毒伤津者,丹参 15g、玄参 20g、白芍 15g;夹湿者,加萆薢 15g、防己 10g、蚕沙

10g;痛甚者,加制马钱子 0.5g;神昏谵语者,加石菖蒲 15g、郁金 10g。

中成药:新癀片,雷公藤多苷片,盘龙七片,清瘟败毒丸。

分析:因素体阳盛阴虚有热,感受风寒湿热之邪,留滞经络,郁于肌肤而化热,或受热毒所致。热盛化火,火极为毒,热毒交炽,流于关节、肌肤,血脉壅滞,痹阻不通,故关节、肌肉赤肿焮热,疼痛剧烈;热灼筋脉,故关节屈伸不利;热毒入营耗血,故壮热烦渴,神昏谵语,或见肌肤红紫、斑疹、结节;面赤咽痛、溲赤便秘、舌红苔黄、脉滑数,皆为热盛毒炽之候。方用水牛角、生地黄、赤芍、牡丹皮清热凉血,配生石膏增强清热之力;黄柏、薏苡仁清热化湿;甘草调和药性而缓痛。

(四) 风寒湿阻络证

证候:关节肌肉冷痛、重着,痛处游走不定。或见关节肿胀,屈伸不利,阴天加重,得热则舒,遇寒加重,恶风畏寒。舌淡红或暗,苔薄白或白腻,脉浮紧或弦紧或弦缓。

治法:祛风除湿,散寒通络。

方药:蠲痹汤化裁。

羌活 15g,独活 15g,桂枝 10g,秦艽 15g,海风藤 30g,当归 10g,川芎 15g,乳香 6g,木香 6g,细辛 10g,甘草 5g,黄芪 30g。

加减:风偏盛者加防风、荆芥;寒盛者加附子;湿盛者加防己、薏苡仁、苍术。

中成药:寒湿痹颗粒,九味羌活丸,豨桐片,疏风定痛丸。

分析:风性善行,走窜不定,寒为阴邪,易伤阳气,湿邪重着,阻遏气机。风寒湿互结,阻遏气血,经络不通,故见关节冷痛、重着、肿胀、痛处游走不定。方用羌活、独活、秦艽、海风藤祛风宣痹;桂枝、细辛温经通阳,散寒除湿;黄芪、甘草健脾益气,化湿缓痛。诸药共奏散风除湿、温经通络之功。

(五) 痰瘀阻络证

证候:痹阻日久,肌肉、关节刺痛、固定不移;关节肌肉肿,色黯,按之稍硬,肢体顽麻或重着。关节僵硬变形,屈伸不利,有硬结,瘀斑,面色黧黯,眼睑浮肿,或胸闷痰多,舌质紫暗或瘀斑,苔白腻,脉象弦涩。

治法:活血化瘀,祛痰通络。瘀痰互结,缠顽胶着,且有孰轻孰重之别,痰盛者,以化痰为主,兼以活血;瘀重者,以活血为主,兼以化瘀。

方药:身痛逐瘀汤合二陈汤化裁。

桃仁 15g,红花 15g,川芎 10g,当归 15g,地龙 15g,制没药 6g,羌活 15g,陈皮 10g,秦艽 15g,半夏 10g,茯苓 15g,甘草 5g,全蝎 6g,蜈蚣 2 条。

加减:若痰流关节,皮下结节,加制南星 10g、白芥子 10g;痰瘀不散,疼痛不已者,加炮山甲 10g、白花蛇 10g、细辛 10g、土鳖虫 10g;面色不华,神疲乏力者,加党参 10g、黄芪 30g;恶寒肢冷者,加附子 10g;兼有热象者,加桑枝 10g、土茯苓 30g、黄柏 10g、忍冬藤 30g 等。

中成药:瘀血痹颗粒,活血舒筋酊,小活络丹。

分析:痰饮、瘀血为有形之邪,留阻于经络、关节、肌肉,瘀阻脉络、关节肿胀刺痛;留于肌肤,则见结节、瘀斑;深入筋骨,致骨变筋缩,关节僵硬变形,难以屈伸;痰瘀阻滞,经脉肌肤失去气血荣养,故肌肤顽麻不仁;舌质紫暗或有瘀斑、苔腻、脉涩,皆为痰瘀之候。方用桃仁、红花、川芎、当归、地龙活血化瘀,通络止痛;没药、全蝎、蜈蚣增强活血搜剔、通络止痛之效;羌活、秦艽散风祛湿;陈皮、半夏、茯苓化痰通络,甘草调和药性而缓痛。

(六) 气血两虚,血脉痹阻证

证候:面黄少华,关节肌肉酸痛无力,活动后加剧;心悸气短,头晕自汗,肢体麻木酸痛,指甲淡白。或见关节变形,肌肉萎缩;头目昏眩,食少便溏,筋惕肉瞤。

治法:补益气血,宣痹通络。

方药:黄芪桂枝五物汤化裁。

生黄芪 30g,党参 10g,白术 15g,当归 15g,白芍 15g,川芎 10g,熟地黄 24g,鸡血藤 30g,桂枝 10g,细辛 10g,甘草 5g,全蝎 6g。

加减:寒盛者,加附子 10g、川乌 6g;湿盛者,加苍术 15g、薏苡仁 30g、荆芥 10g;血瘀者,加地龙 15g、丹参 15g;夹痰者,加陈皮 10g、半夏 10g、茯苓 10g、白芥子 6g。

中成药:痹祺胶囊,十全大补丸,人参养荣丸。

分析:素体气血不足,腠理空虚,风寒湿热之邪乘虚而入,流注筋骨血脉搏结于关节所致。痹病日久,气血衰少,正虚邪恋,肌肤失充,筋骨失养,致肌肉关节酸痛无力,关节变形,肌萎着骨,气短乏力,汗出纳少,面黄少华,舌淡苔薄,脉沉细弱,皆为气血两虚之象。方用生黄芪、白术、甘草、党参健脾益气,化湿消肿;熟地黄、当归、白芍、川芎、鸡血藤以养血活血;桂枝、细辛以温经散寒;全蝎搜剔通络止痛。诸药合用,具有补气血、通经络之功。

(七) 肝肾阳虚,经脉痹阻证

证候:关节筋骨冷痛、肿胀,昼轻夜重,屈伸不利,腰膝酸软,足跟疼痛,下肢痿软。或见畏寒喜暖,遇寒加重,手足不温;或面色㿠白,口淡不渴;或头发早白或脱落,齿松早脱;或面浮肢肿;或妇女月经不调;或小便频数。舌质淡或胖,苔白滑,脉沉弦无力。

治法:温补肝肾,通络止痛。

方药:补肾祛寒治尪汤化裁。

附子 10g,熟地黄 30g,续断 15g,补骨脂 15g,淫羊藿 10g,狗骨 10g,独活 15g,川芎 10g,桂枝 10g,威灵仙 15g,白芍 15g,牛膝 15g,麻黄 10g,苍术 15g,穿山甲 10g,甘草 5g。

加减:上肢痛甚者加羌活 15g、片姜黄 10g;血瘀者加全蝎 6g、苏木 10g、地龙 15g、乳香 6g、没药 6g;湿盛者加炒薏苡仁 30g、茯苓 15g;气虚者加炙黄芪 30g、党参 30g;骨骼变形者加透骨草 15g、寻骨风 15g、自然铜 10g;脊柱僵化变形者加金狗脊 15g、鹿角胶 10g、羌活 10g。

中成药:尪痹颗粒(片、胶囊),蠲痹益肾丸。

分析:肾主骨,肝主筋,肾为作强之官,肝为罢极之本,肝肾阳虚,其气衰弱,筋骨失于温煦,精血不足,气血不行,痹阻经络,致关节筋骨冷痛、肿胀、屈伸不利。阳气不足,则畏寒喜暖,手足不温。肾主下元,腰为肾府,肾阳不足,故腰膝酸软,下肢无力。足少阴肾经循足跟,肾虚经脉失养,而致足跟酸痛。舌体胖色淡、脉沉弦皆为阳虚之象。方用附子、补骨脂、续断、熟地黄、骨碎补、淫羊藿、狗骨温补肝肾,强筋壮骨;以独活、威灵仙、牛膝补肝肾,祛风湿;以白芍、川芎、穿山甲养血活血,通络止痛;以麻黄、桂枝散寒,苍术祛湿。诸药合用,具有温补肝肾、通络止痛之效。

(八) 肝肾阴虚,经脉痹阻证

证候:关节热痛,筋脉拘急,腰膝酸软,昼轻夜重,或见五心烦热,形体消瘦、头晕目眩、咽干耳鸣、关节屈伸不利,或肿胀变形,肌肉萎缩,男子遗精,女子经少。舌红少苔或无苔,脉细数或弦细数。

治法:滋补肝肾,壮骨通络。

方药:虎潜丸化裁。

知母 15g,黄柏 15g,生地 30g,龟甲 30g,当归 15g,白芍 15g,狗骨 15g,牛膝 15g,续断 15g,山萸肉 15g,甘草 5g。

加减:热盛者加秦艽、忍冬藤、防己、牡丹皮;湿盛者加生薏苡仁、防己、滑石、木通;血瘀者加地龙、全蝎、蜈蚣;夹痰者加半夏、竹茹、枳壳;上肢痛甚者加桑枝、片姜黄;下肢痛者加独活、马钱子。

中成药:仙灵骨葆胶囊,健步壮骨丸。

分析:肾藏真阴寓元阳而主骨,为先天之本。肝藏血体阴用阳而主筋。肝肾阴虚,精血不足,筋骨关节失养,则见筋脉拘急,关节热痛,屈伸不利。甚则血脉不通,气血凝聚,则关节肿大变形。腰为肾府,肾阴不足,则腰膝酸软,头晕耳鸣,男子遗精,女子经少。昼为阳,夜为阴,邪入于阴,正邪相争,故夜重日轻。阴虚生内热,则五心烦热,舌红脉数。方用知母、黄柏、生地黄滋阴降火;山萸肉、龟甲、当归、白芍滋阴补肾;狗骨、牛膝、续断强筋壮骨。诸药合用,具有滋补肝肾、壮骨通络之功。

【其他疗法】

一、单方验方

1. 青风藤 50g,秦艽 15g,寻骨风 15g,何首乌 30g,水煎服。

2. 鲜闹羊花侧根 500~800mg,牛膝 60~90g,鸡蛋 10 个。先将蛋清去壳,放入药中文火熬 6 天 6 夜,待蛋白变黑、蛋黄微黑即可,每日早饭后蒸服 1 个,10 天为 1 个疗程。疗程间隔 7 天。轻者 3~4 个疗程,重者 9 个疗程。

3. 生地黄 100g,切碎,加水 600~800ml,煮 1 小时,分 2 次服,治疗历节病偏于湿热证。

4. 雷公藤 15g,制川乌 5g,制草乌 5g,红花 10g,杜仲 10g,当归 10g,生黄芪 30g,每日 1 剂,水煎服。

二、针灸治疗

1. **毫针**　主穴:内关或外关、足三里、丰隆。配穴:肩关节取肩髃、肩髎;肘、腕、掌指关节取曲池、尺泽、合谷;膝关节取梁丘、犊鼻、内膝眼;踝、趾关节取昆仑、丘墟、解溪、承山。偏实者宜用泻法,偏虚者易用温补法。

2. **灸法**　取阿是穴,艾条灸 15~20 分钟。

3. **拔火罐**　根据患病部位,选用大小相宜的火罐,在疼痛部位拔罐,每次可用 3~5 个,每次留罐 5 分钟。

4. **穴位注射**　复方当归注射液,每穴注入 2~4ml;或复方丹参注射液,每穴注入 2~4ml;或野木瓜注射液,每穴注入 2~4ml。均按针灸穴位或阿是穴分别注射,每日 1 次。

三、外治法

1. **熏洗法**

(1)海桐皮、海风藤、两面针、生地黄、忍冬藤各 30g,水煎,趁热熏洗关节,每日 1~2 次,每次 20~30 分钟。

（2）川、草乌各 20g，白芷 50g，伸筋草 60g，羌、独活各 50g，细辛 10g，川芎 30g，桂枝 30g，透骨草 60g，威灵仙 60g。水煎，趁热熏洗患处。每日 2~3 次，每次 15 分钟。

（3）花椒、透骨草各 9g，艾叶 3g。水煎，用热气熏患处，温后洗之，每日 2 次。

（4）海桐皮、桂枝、海风藤、路路通、宽筋藤、两面针各 30g。水煎，趁热洗关节，每日 1~2 次，每日 20~30 分钟。

（5）艾叶 9g，透骨草 30g，红花 9g，花椒 6g，水煎熏洗患处，每日 1~2 次。

（6）桑枝、柳枝、榆枝、桃枝各 70g，水煎熏洗患处，每日 2 次。

（7）透骨草、追地风、千年健各 30g，水煎熏洗患处，每日 2 次。

2. 外敷法

（1）关节红肿热痛者，可用如意金黄膏涂抹患处，用纱布盖好，每日换 1 次，至肿消为度，或用仙人掌适量，或鲜紫花地丁适量，捣成泥状，涂抹患处，每日 1 次，具有清热、消肿、止痛之功。

（2）蒲公英 120g，加水煮成药液，用毛巾浸透，敷于患处。

（3）川乌、草乌、松节、生南星、生半夏各 30g，研末，酒浸擦患处。

（4）黄柏、生地黄、知母各 50g，桑枝 30g，金银藤 40g，威灵仙 30g，制乳、没各 20g，冰片 6g。上药共为粗末，用 75% 乙醇溶液 5 000ml 渍 10 日后，滤取浸出液，再将冰片兑入，候溶后装入瓶即成。外擦患处，每日擦 3~4 次。不可内服。

（5）寒痛乐敷于疼痛关节部位。

（6）坎离砂，与醋混合后，产热，直接熨敷局部。

（7）麝香壮骨膏贴于患处。

3. 离子透入

（1）干姜、桂枝、赤芍、当归各 20g，羌活、川芎、乳香、姜黄各 10g，分袋装约 25cm×15cm。每袋装 9~12g，缝口置蒸锅内加热至气透出布袋，取出稍降温至 40~42℃，热熨敷患处加直流电导入。

（2）陈醋 500ml，威灵仙 30g，浸 2 周后过滤，作直流电导入。

（3）木瓜牛膝酒：木瓜 120g，牛膝 60g，桑寄生 60g，加白酒 500ml，浸泡 7 日，每服 15ml，每日 2 次。（《食物疗法》）

还有蜂毒、药棒、烟熏、蒸汽、蜡疗、沐浴、冷疗等多种治法，皆可选用。内治与外治结合，疗效更佳。

【调摄护理】

历节风的发病与外邪风寒湿热关系密切，故受限应当注意防寒、防潮。特别是寒冷潮湿地区者，更应做好防范工作，避免寒湿之邪侵犯人体，天冷时随时增添衣物，出汗后勿当风而卧或露宿野外。勿过吹电扇取凉。以水为业者，要注意做好隔离防保工作，身湿者即用毛巾擦干，及时换上干燥的衣服；劳动或运动后，不可乘身热汗出便入水中，被物应勤洗勤换，以保持清洁干燥。感受外邪后应积极治疗，防止病邪内传；病情较重者，应注意休息。

历节多为真气不足，肝肾亏虚，患者要加强调摄预防，要房室有节，起居有常，劳逸结合，饮食合理，积极锻炼，提高抗病能力。

精神调护：对病情尚轻或年轻的病员，表现不在乎，不遵医嘱，生活上不注意冷暖，不注意锻炼的患者，必须讲清本病的顽固性、反复性及遵医嘱治疗的重要性。使患者正确认识疾病,与医护人员配合治疗。对病情正在活动期时尚不能控制,性情比较急躁,求医心切的患者,必须加以宽慰,说明此病虽然反复发作,但经适当治疗后,即可逐步缓解。病情较重的患者,往往情绪低沉,对治疗信心不足,要告诉患者治疗需要一定疗程,了解治疗的要求和目的,使患者树立治疗的信心。

饮食调护:饮食宜清淡。本病患者长期与药为伴,病作时食不香,睡不安,加之病因以湿为患,若多食膏粱厚味,易助湿生痰。故患者饮食不能过于滋腻,以清淡为宜。饮食勿偏食,要食有营养的食物,不能偏嗜,谨和五味,骨正筋柔,气血以流。饮食须有宜忌。本病活动期不宜吃热食品;寒湿较甚者忌食生冷寒凉食物;脾胃虚弱者少吃生冷瓜果。

功能锻炼:历节的病位在关节、筋骨、肌肉,通过关节活动,可避免出现僵直,防止肌肉萎缩,恢复关节功能,促进机体血运,改善局部营养,保持体健,在急性发作期全身严重肿痛,此时宜适当卧床休息。待疼痛缓解后,可做关节活动,按摩肿胀关节。病情稳定后,可下床活动,以主动运动为主,活动各个关节,尤其是有病关节,并可打拳、练气功等。

药物康复:在历节病康复期,采用药物也是必要的,根据气血阴阳偏盛偏衰,脏腑虚实补偏救弊,调整平衡。如气虚者补气,血虚者补血,阳虚者补阳,阴虚者补阴,肝肾不足者增补肝肾,脾胃虚弱者健脾益胃等,使阴阳平衡、气血旺盛,脏腑充实,正气复,邪气祛,达到康复之目的。

【转归预后】

一、转归

历节的转归取决于患者体质的强弱、感受外邪的轻重、治疗及时与否、有无失治误治及精神、环境等因素。根据历节的病机和临床表现,可分为稳定期和活动期。稳定期多正虚邪恋,以虚为本,病势较缓,病情相对稳定,关节症状不明显;活动期多邪气较甚,以实为本,病势较急,病情相对比较严重,关节症状明显。若患者因劳累过度、感外邪,疾病加重;若积极治疗,调护适宜,正气得复,邪气被除,则疾病可由活动期转为稳定期或痊愈,历节的病情转变实际上是标本、虚实、缓急之间的相互转变。故在稳定期,劳逸适度,妥善调护,积极治疗,防止病邪入侵,可使病情稳定或使疾病向愈,不致反复发作或恶化;在活动期要积极治疗,采取有效的措施,使病情向稳定期发展或向痊愈方面转化。

二、证候的转化

历节的各证候之间也会相互转化,往往是寒与热、虚与实之间的证候转化。如湿热阻络证经清热化湿药物治疗或久经不愈,耗伤阳气,使正气不足,可转化为寒湿阻络证;而寒湿阻络证经用大辛大热之剂治疗,助热伤津,可转化为湿热阻络证。以邪实为主的各证候,若久治不愈,或过用祛邪之剂而伤正气,可转化为肝肾不足、气血亏虚等以虚为主的证候;反之,如以虚为主的证候经扶正培本治疗,使正气得复,抗邪有力,可转化为以邪实为主的证候。

1. **湿热阻络证**　本证多见于历节的活动期,经过正确治疗可以控制病情,使之向愈。也有部分患者虽经正确治疗而病情难以控制,出现疼痛加剧,关节肿胀,甚则变形。对本证候之正确、及时的治疗,在防止病情恶化方面有重要意义。本证候持续时间长,久用清热化瘀之苦寒药,可伤阳耗气而出现寒湿阻络、气血不足、肝脾亏损等证候。

2. **寒湿阻络证**　本证多见于历节的缓解期,多见于湿热阻络证、热毒阻络证经治疗之后。部分患者可为首发症状,本证经用温经散寒、祛湿通络治疗,可使病情减轻或痊愈。本证候一般不易转变,持续时间较长,如过用或久用大辛大热之剂,助热伤津,可转化为湿热阻络证或肝肾阴虚证等。

3. 热毒阻络证　本证多发生在历节早期,经清热解毒、化湿通络治疗,多可使毒热消,病向愈。部分患者可由本证转归为湿热阻络证。部分患者虽经正确治疗,仍不能控制。过用或久用苦寒之剂,可转化为寒湿阻络或气血不足、肝肾亏损证。

4. 风寒湿阻络证　本证经散寒利湿通络治疗,可以向愈,部分可以转化为寒湿阻络或湿热阻络,或气血不足、肝肾损证。

5. 痰瘀阻络证　历节全过程一般多见此类证候,多兼夹他证。痰瘀互结,胶着难分,用化痰祛瘀治疗需较长时间。经治疗后,一般可使症情减轻或向愈,效不佳者,可使痰瘀深侵,出现关节变形、残废。

6. 气血两虚,血脉瘀阻证　本证多见于病之中晚期、稳定期,治疗需要较长时间,经益气养血、化湿通络治疗,一般可使病情缓解或痊愈。正气渐复可转化为湿热阻络或寒湿阻络证。但经误治者或机体抵抗力降低者,可转化为肝肾亏损或脾胃不足证。

7. 肝肾不足,经脉痹阻证　本证多见于中晚期,一般不易转化,多兼他证,在临床上,往往是两个或两个以上的证候同现或先后出现,使病情表现更加复杂。最常见的是湿热阻络兼血脉瘀滞或痰浊阻络;或寒湿阻络兼血脉瘀滞或痰浊阻络;或肝肾亏损,气血不足,兼湿热、寒湿、痰浊、血瘀等。

【医论医案】

一、医论

《备急千金要方·贼风》:夫历节风着人久不治者,令人骨节蹉跌……此是风之毒害者也。

《外台秘要·中风》:白虎病者,大都是风寒暑湿之毒,因虚所致,将摄失理,受此风邪,经脉结滞,血气不行,蓄于骨节之间,或在四肢,肉色不变,其疾昼静而夜发。发则彻髓,痛如虎之咬,故名白虎之病也。

《格致余论·痛风论》:彼痛风者也,大率因血受热,已自沸腾,其后或涉冷水。或立湿地,或扇取凉,或卧当风,寒凉外搏,热血得汗浊凝涩,所以作痛,夜则痛甚,行于阴也。

《丹溪心法·痛风》:痛风……四肢百节走痛是也,他方谓之白虎历节证,大率有痰、风热、风湿、血虚。

《温病条辨·湿温》:痹因于寒者固多,痹之兼乎热者,亦复不少……大抵下越寒热两条,虚实异治。寒痹势重而治反易,热痹势缓而治反难。

二、医案

案 1　周某,男,27 岁。就诊日期:2008 年 5 月 8 日。

主诉:全身多关节肿痛 1 年余,加重伴发热 1 个月。

患者全身多关节肿痛 1 年余,又于 2008 年 4 月份在高温环境下劳动后大量出汗,以凉水擦洗后,出现双膝关节后面部位疼痛,疼痛持续性存在,无肿胀,严重时双膝关节不能屈伸而不能行走。双脚也渐出现肿胀疼痛,双手晨僵,右手食指、拇指、小指关节肿胀疼痛,左手拇指、中指、食指、小指掌指关节肿痛,各肿胀关节局部皮肤色素沉着。左脚大脚趾肿胀疼痛。患者曾到当地医院就诊,诊断为"类风湿关节炎",给予胸腺肽、血脉通、灯盏花等注射液静脉滴注,口服泼尼松每日 6 片、甲氨蝶呤(剂量不详)等药物治疗,疗效欠佳,遂来就诊,就诊时右手食指、拇指、小指关节肿胀疼痛,左手拇指、中指、食指、小指掌指关节肿痛,左脚大脚趾肿胀疼痛,伴有发热,纳可,眠可,二便调。既往体健,1992 年阑尾手术,无药物、食物过敏史。母亲患有类风湿关节炎,已故。姐姐患类风湿关节炎已 8 年余。舌红,苔黄,脉滑数。

中医诊断:尪痹。湿热内阻,气阴两虚。

西医诊断:类风湿关节炎。

治法:养阴清热,化湿通络。

处方:1. 生地 30g,白芍 15g,知母 10g,生石膏(先煎)160g,生薏苡仁 30g,金银花 30g,紫花地丁 30g,青蒿 15g,水牛角粉(包煎)30g,雷公藤 15g,鸡血藤 10g,延胡索 15g,白术 15g,苍耳子 10g,蜂房 6g,全蝎 6g,土鳖虫 10g,蜈蚣 2 条,羌活 15g,甘草 10g。4 剂,水煎服,每日 1 剂。

2. 0.9% 生理盐水 250ml+ 清开灵注射液 40ml 静脉滴注,日 1 次。

3. 口服泼尼松 6 片 /d。

2008 年 5 月 12 日复诊:理化检查结果已回报。WBC:10.8×10^9/L,ALT:76.9U/L,ALP:310.5U/L,AST:70.5U/L,γ-GT:156U/L,RF:20U/ml,ASO(-),CRP:6g/L,ESR:111mm/h,ANA(+),AKA(-),CCP(-),抗 U_1-RNP 抗体(+),抗 SSA 抗体(+)。骶髂关节正位片:双侧骶髂关节炎。手部 X 线平片:早期类风湿关节炎改变。患者诉每日下午 4—5 点左右体温升高,最高体温可达 38.5℃,右膝关节疼痛随体温升高而加重,夜间体温渐回落正常,嘱右膝关节给予离子导入湿热方每日 1 次,为保护肝脏给予甘草酸二铵注射液 150mg、5%GS 250ml 静脉滴注,每日 1 次,葡醛内酯片 4 片,日 3 次。处方调整如下:

1. 生地 30g,白芍 15g,知母 10g,生石膏(先煎)160g,生薏苡仁 30g,金银花 30g,紫花地丁 30g,青蒿 15g,水牛角粉(包煎)30g,雷公藤 15g,鸡血藤 10g,苍术 15g,苍耳子 10g,蜂房 6g,全蝎 6g,土鳖虫 10g,蜈蚣 2 条,羌活 15g,延胡索 15g,甘草 10g,丹皮 10g,焦三仙各 10g。4 剂,水煎服,每日 1 剂。

2. 口服泼尼松 6 片 /d。

2008 年 5 月 15 日:患者诉体温在每天上午 9 点钟左右开始逐渐升高,到夜间 8 点钟左右体温渐回至正常,双膝及双手各关节随体温升高而疼痛加重,体温下降而疼痛减轻。但最高体温较初诊时已有减低。夜间易出汗,口干。双膝及双手皮温高,双手各关节疼痛而不能持物。嘱右膝离子导入改为双膝离子导入。处方调整如下:

1. 生地 30g,白芍 15g,知母 10g,生石膏(先煎)200g,生薏苡仁 30g,金银花 30g,紫花地丁 30g,青蒿 15g,水牛角粉(包煎)30g,雷公藤 15g,鸡血藤 10g,苍术 15g,苍耳子 10g,蜂房 6g,全蝎 6g,土鳖虫 10g,蜈蚣 2 条,羌活 15g,延胡索 15g,甘草 10g,丹皮 10g,焦三仙各 10g。4 剂,水煎服,每日 1 剂。

2. 羚羊角粉 0.3g,冲服,日 2 次。

3. 口服泼尼松 6 片 /d。

2008 年 5 月 19 日:复查肝功能,ALT:147.2U/L,ALP:352.4U/L,γ-GT:152.6U/L。患者诉双膝关节疼痛减轻,右手可握紧医者一根手指。夜间出汗状况较前减轻,发热状况亦改善,最高体温未超过 38℃,口干,食欲可,二便调。右膝关节外侧副韧带处疼痛肿胀状况无明显改善。维持原治疗方案不变,继续观察病情变化,随时调整方案。患者要求出院,于 6 月 2 日带上方药 14 剂回家治疗。

2008 年 6 月 16 日:患者高热已退,再未发热,双膝关节肿胀也消,触及不热,双手指关节肿胀也消退,触及不热。现仍双脚脚趾关节疼痛,双膝关节痛,双手指关节晨僵减轻。微恶风寒,纳可,舌红苔白腻,脉弦滑。皮肤出现不明原因丘疹。泼尼松每周减 2 片;中药汤剂调方如下:

生地 30g,白芍 15g,生石膏(先煎)60g,苍术 15g,生薏苡仁 30g,金银花 30g,紫花地丁 15g,青蒿 15g,雷公藤 20g,苍耳子 10g,蜂房 6g,石南藤 30g,白花蛇舌草 24g,枸骨子 15g,夏天无 10g,鬼针草 10g,丹皮 10g,防风 10g,白鲜皮 30g,山萸肉 15g,甘草 10g。30 剂,水煎服,每日 1 剂。

2008 年 7 月 17 日:诸症未反复,激素已停服,体温已恢复正常,再未发热,仅双手掌指关节微痛微肿,余关节已不肿不痛,查 RF:20U/ml,ESR:25mm/h,ASO(-)。舌红苔微腻,脉弦滑。综上法治疗:

生地黄 30g,白芍 15g,生薏苡仁 30g,石斛 20g,青蒿 15g,金银花 30g,丹参 15g,苍耳子 10g,蜂房 6g,柳枝 30g,白花蛇舌草 30g,全蝎 6g,蜈蚣 2 条,生石膏(先煎)45g,雷公藤 20g,甘草 3g。45 剂,水煎服,每日 1 剂。

2008 年 8 月 28 日:双踝关节微肿且热,余关节正常。激素已停服 1 个月,不恶寒而畏热,舌暗红,苔微腻,脉滑。继服 45 剂。

2009 年至 2015 年一直门诊间断服中药治疗,下肢关节不肿不痛,无明显不适,时感畏热,查 RF(-),ESR:6mm/h。

按语:这是王承德老师治疗的类风湿关节炎的患者。此患者常年在高温环境下工作,大量出汗后又使用凉水冲澡,导致气阴两虚而发病。以关节红肿热痛,发热出汗,舌红苔黄,脉滑数为主要症状,曾在当地服用泼尼松、甲氨蝶呤等药物治疗无效。王承德老师辨证为阴虚湿热,经络痹阻,方中用到了生地黄、白芍、知母、生石膏、金银花等药来养阴清热,用生薏苡仁、全蝎、蜈蚣、土鳖虫、蜂房、鸡血藤等药来祛湿通络。患者高热不退,气阴两伤,生石膏味辛甘、大寒,配知母有白虎汤之意,清热泻火而不伤正。重用生石膏 200g,经几次治疗体温恢复正常,关节的红肿热痛也明显缓解,且无毒副作用。

王承德老师认为风湿病的发病大多以虚为主,历代认为外邪致痹,但痹由内发者不少,阴虚生内热,阳虚生内寒,血虚生内风,脾虚生内湿,气虚生瘀血,风、寒、湿、热、痰浊、瘀血从内而生,而发痹病。王老师提出了"痹必夹湿"的论点,认为风湿病必夹湿邪,湿邪的特点重浊黏滞,如油入面,缠顽难愈,湿邪之证不易变化,治疗应守法守方。

此患者当以养阴清热、化湿通络为基本治则,而首诊复诊稍有加减,经 6 年多间断治疗,下肢关节不肿不痛,未见治疗不适,各项化验指标转阴,达到了满意的治疗效果。(张晓萌整理)

案 2　金钰,女,38 岁,2018 年 9 月 1 日初诊。

患者患类风湿关节炎已 15 年,病休多年,无法工作,拄双拐进入诊室。现双膝关节肿痛,右侧股骨头坏死,双手指关节变形,指关节晨僵,握笔困难。恶风畏寒,乏力困倦,面色萎黄,月经量可,伴有咳嗽。患者长期服用止疼药和艾拉莫德,效果不显。实验室检查,RF:91RU/ml,抗 RO-52 抗体(+++),抗 SSA 抗体(+),抗 RNP 抗体(++),ESR:33mm/H,Hb:88g/L。CT:右侧股骨头坏死。舌淡红苔白,脉沉细。

中医诊断：尪痹；肝肾亏虚，寒湿痹阻，气血亏虚。

西医诊断：类风湿关节炎。

治则：补肝肾，益气血，散寒湿，通经络。

方药：独活寄生汤化裁。

独活15g，续断20g，桑寄生15g，黑附子20g，生黄芪45g，桂枝10g，党参15g，当归30g，川芎30g，熟地黄24g，生杜仲15g，白芍15g，羌活15g，全蝎6g，蜈蚣2条，知母15g，金银花24g，生薏苡仁30g，秦艽15g，白术15g，山药15g，陈皮10g，皂刺15g，焦三仙^各10g，生甘草3g，石斛20g，三七粉^冲6g。14剂。

2018年11月3日：患者诉全身关节疼痛，以双膝、双肘、双肩为甚，乏力困倦，月经量少，恶风畏寒，舌淡苔白，脉沉细。遵上法治疗，处方：

独活15g，桑寄生15g，续断15g，生黄芪50g，附子20g，党参15g，生薏苡仁30g，白芍15g，雷公藤20g，当归15g，鸡血藤30g，丹参15g，石斛20g，全蝎6g，蜈蚣2条，白术15g，山药15g，陈皮10g，防风10g，阿胶珠15g，玄参15g，焦三仙^各10g，生甘草3g。14剂。

2019年1月26日：患者诉服药后诸症有所缓解，已停服止疼药和艾拉莫德，面色萎黄，乏力，咳嗽，舌淡红，苔薄黄，脉沉细。实验室检查，Hb：97g/L，ESR：33mm/H，RF：78 RU/ml。患者气血双亏明显，在上法的基础上增加益气养血的功效。处方：

生黄芪120g，党参30g，当归30g，川芎30g，刺五加30g，白芍15g，生地黄24g，生薏苡仁30g，雷公藤20g，附子30g，青风藤30g，全蝎6g，蜈蚣2条，石斛20g，百部30g，白鲜皮30g，大血藤30g，阿胶珠15g，焦三仙^各10g，生甘草3g，大枣12g。14剂。

2019年2月16日：患者服上方后效果很佳，诸症明显缓解，已可送孩子上学，超市购物，现已不用双拐，自行进入诊室，这是多年没有过的。精神有增，月经尚可，仍面色萎黄，咳嗽，时有气短，大便稀，舌淡红苔白腻，脉沉细，上方加减继服。处方：

生黄芪60g，党参15g，五加皮10g，当归15g，川芎30g，白芍15g，雷公藤20g，附子30g，桂枝10g，全蝎6g，蜈蚣2条，丹参15g，三七粉^冲6g，知母15g，鸡血藤30g，延胡索20g，青风藤30g，细辛6g，威灵仙15g，焦三仙^各10g，石斛20g，桔梗10g，杏仁10g，百部24g，前胡10g，生甘草3g。14剂。

2019年3月30日：患者服上方后双手晨僵消除，仍双下肢无力，咳嗽，风湿免疫化验指标（−），右髋、右膝关节疼痛，左肘关节疼痛，恶寒，舌淡红，苔薄黄，脉沉细。以温补肝肾，祛湿通络治疗为主。处方：

独活15g，续断15g，桑寄生15g，狗脊15g，杜仲15g，牛膝15g，熟地黄30g，山萸肉30g，石斛30g，雷公藤20g，全蝎6g，蜈蚣2条，三七粉^冲6g，丹参30g，生黄芪60g，鸡血藤30g，独一味15g，穿山龙30g，延胡索20g，当归15g，淫羊藿24g，莪术15g，焦三仙^各10g，生甘草3g。14剂。

2019年11月5日：患者近半年服上方效果较好，抄方治疗。现双肘关节时痛，股骨头疼痛也缓解，恶寒减轻，已不拄拐，已可正常工作。舌淡红，苔薄黄，脉沉细。处方：独活15g，续断15g，桑寄生15g，当归15g，丹参15g，白芍15g，雷公藤20g，附子20g，生黄芪30g，桂枝10g，牛膝15g，车前子^包30g，白芥子10g，猪苓30g，石斛20g，全蝎6g，蜈蚣2条，淫羊藿24g，金银花20g，山萸肉30g，防风10g，焦三仙^各10g，生甘草5g。14剂。

按语：这是王承德老师诊治的类风湿关节炎患者。该患者患类风湿关节炎已多年，经多方治疗效果不佳，导致残废，已病休多年，无法工作，丧失工作能力，患者十分痛苦。综观患者临床表现,久病伤正,以虚为本,致气血不足,脾肾亏损,兼有寒湿和瘀血。治疗以扶正培本为主,补肝肾、益气血、散寒湿、通经络。方选独活寄生汤化裁,经半年的守法守方治疗效果显著。又经半年多的治疗,症状进一步改善,股骨头疼痛已明显缓解,已能正常工作,患者万分感激。

案 3　张某,男,40 岁,2018 年 10 月 8 日初诊。

患者双足脚趾、双膝关节肿痛反复发作 2 年。近日因吃海鲜喝啤酒后出现足趾和双膝红肿剧痛,不能行走,前往医院就诊,查血尿酸:980IU/ml,诊断为"痛风性关节炎",予止痛片及苯溴马隆片口服,症状略缓解。现左足第一跖趾关节红肿热痛,双膝隐痛但不肿,患者痛苦面容、面色黧黑,行走困难,无恶寒发热,纳可,大便干,睡眠差。舌暗红,苔黄腻,脉滑数。

中医诊断:痛风(历节);湿热痹阻,脾肾两虚证。

西医诊断:痛风性关节炎。

治法:清热化湿,健脾消浊。

处方:黄柏 15g,苍术 10g,生薏苡仁 30g,牛膝 15g,生黄芪 30g,生地 30g,生白术 10g,泽泻 25g,猪苓 20g,茯苓皮 30g,土茯苓 24g,车前子(先煎)30g,萆薢 15g,白茅根 30g,金钱草 30g,山慈菇 10g,威灵仙 15g,陈皮 10g,鸡内金 24g,生甘草 5g。7 剂。

医嘱:大量饮水,控制高嘌呤食物摄入。

2018 年 10 月 22 日复诊:患者诉服上方 7 剂后自觉药效甚佳,又自行续服 7 剂来诊。现左足大趾疼痛减轻,脚掌受力时感觉胀痛,双膝关节疼痛已不明显,行走自如。不畏寒,纳佳,二便调。舌暗红,苔薄黄而润,脉细数。

综上法再服:苍术 15g,黄柏 10g,牛膝 15g,生黄芪 30g,泽泻 20g,猪苓 20g,茯苓皮 30g,土茯苓 24g,车前子(先煎)30g,萆薢 15g,金钱草 30g,山慈菇 10g,独活 15g,续断 15g,威灵仙 15g,生甘草 5g。7 剂。

医嘱:上方第三煎可以做足浴治疗,水温 43~48℃ 之间,每晚 1 次。

2018 年 10 月 29 日:患者自述上方内服外洗,现已无关节红肿,行走时仅左足小趾外侧觉压痛,痛不甚,左足心微胀感。舌红,苔黄腻,脉弦滑。复查血尿酸:423IU/ml。

综上法再服:黄柏 15g,生薏苡仁 30g,牛膝 15g,生黄芪 30g,山药 15g,泽泻 20g,猪苓 20g,茯苓皮 30g,车前子(先煎)30g,萆薢 15g,白茅根 30g,金钱草 30g,山慈菇 10g,威灵仙 15g,葛根 30g,羌活 15g,独活 15g,续断 15g,生甘草 5g。7 剂。

按语:这是王承德老师诊治的痛风患者。痛风属于历节范畴,是临床常见多发代谢性疾病,多与饮食及生活习惯密切相关。此病多起病急,证候以湿热阻络,血脉瘀阻为主,多兼有肝肾亏损,不能有效排除尿酸;脾胃虚弱,不能很好地运化水湿。痰湿和瘀血为本病的基本病理特征,故治疗以清热化湿、活血通络为基本治则。依据湿与热孰轻孰重,决定清热祛湿之法度。依据肝肾亏损,脾胃虚弱的证候,兼施补益肝肾或健脾和胃的方药。该病例是湿热阻络,脾肾两虚之证,治以清热化湿,健脾益肾为法。急性发作期,以加味四妙丸为基本方,再用泽泻、猪苓、茯苓皮、车前子、白茅根、山慈菇、鸡内金、威灵仙等药物加强清热化湿、通淋降浊的作用,控制其急性发作。慢性期或反复发作者,多加用黄芪、白术、茯苓、山药、生薏苡仁等药物来健脾化湿,用地黄、山萸肉、杜仲、桑寄生、续断等补益肝肾。痛风患者常内服与外用并施,消肿止痛作用明显,毒副作用小,患者乐于接受。因本病易于复发,故愈后仍需坚持服药,限制高嘌呤饮食也很重要。

(王承德　张晓萌)

第 18 节　痛　风

痛风是由于人体阴阳气血失调,外邪乘虚而入,引起肢体关节游走性、发作性红肿剧痛的一种病症。本病一年四季均可发病,发病年龄以中老年为多,男性多于女性。

痛风的病名,始见于金元时期李东垣、朱丹溪二氏之论。李东垣指出:痛风多属血虚,然后寒热得以侵之。朱丹溪认为痛风因病机有风、痰、湿、瘀之分。在中医学中痛风属于"痹证""热痹""历节""白虎历节""脚气"等范畴,《张氏医通》指出痛风一证,《灵枢》谓之贼风,《素问》谓之痹,《金匮要略》名之历节。临床表现与痛痹或行痹相似。

西医的风湿性关节炎、类风湿关节炎、坐骨神经痛、痛风性关节炎等疾患,当局部出现发作性、游走性剧痛时。可参考本病有关内容辨证论治。

【源流考略】

痛风之名,始于金元。元代朱丹溪明确地提出"痛风"的病名。他在其所著《格致余论·痛风论》中指出:"痛风者,四肢百节走痛,方书谓之白虎历节风证是也。"其后,明代孙一奎、张介宾,清初喻嘉言等皆宗其说。现代中医内科著作,多将"痛风"纳入痹病或历节病中论述,不复有中医"痛风"的病名。其实中医的"痛风"病自有其特点,故将本病作专节论述。

【病因病机】

痛风的病因病机,主要在于人体正气不足,阴阳失调,湿热痰瘀等病理产物聚于体内,留滞经络;复因饮食劳倦,房室不节,感受外邪,气血凝滞不通,发为痛风。

一、湿热

居处潮湿,淋雨涉水,感受外湿,积热既久,郁而发热,或脾运不健,水湿内聚,酿生湿热。湿热是导致本病的重要因素。

二、痰浊

饮食不节,嗜食膏粱厚味,积热既久,熏灼津液为痰,痰浊流滞经络,一旦为外邪触动,气血愈加凝滞不通,则发为痛风。

三、瘀血

湿热、痰浊久滞体内,必影响气血运行,不惟血瘀气滞,而且瘀血气滞之处又可为湿热痰浊胶结之处、凝聚之所而成为痛风。为实证最常见的病理因素。

四、正虚

"邪之所凑,其气必虚"。痛风虽以湿热、痰浊、瘀血为常见病理因素,但诸邪之能久羁人体,实缘于正气之不足,或因房室不节,肝肾亏虚,精血不足,或因脾虚失运而水湿停聚,或因气郁伤肝,肝失疏泄,亦临床所常见。

如上所述,痛风的病因病机可以归结为一点,即正虚邪实。临床上痛风多呈发作性,多由疲劳、房室不节、厚味多餐或感受风寒湿热等外邪诱发。发作时表现为某一局部剧烈疼痛,甚则背不能动,或手不能举,并且有日轻夜重和转移疼痛的特点,经休息和治疗虽可获得好转,但时息时发,日久可至受损部位出现肿胀、畸形,恢复较为困难。

【诊断与鉴别诊断】

一、诊断要点

本病以肢体关节疼痛为主要临床表现,临床上需注意掌握以下特点。

1. 疼痛多呈发作性,平时肢体肌肉关节酸胀疼痛,有的患者平时无明显症状。发作时肢体局部疼痛剧烈,活动受限,持续时间3~5天或1周不等。

2. 疼痛有游走性的特点,在上肢者,可能一个手指疼痛方罢,另一手指又疼;在下肢者,可能左膝疼痛方罢右膝又疼;在胸背者,痛点亦常不固定。

3. 疼痛多呈昼轻夜重,时有寒热,局部可出现肿胀及灼热感,甚至关节肿大酸胀麻木、重着。

二、鉴别诊断

本病应与行痹、痛痹相鉴别。痛痹、行痹虽然也有肢体关节疼痛时轻时重之时,但疼痛多为持续性,而痛风可为发作性,时发时止,在间歇期可无明显症状。

【辨证论治】

痛风的辨证要点,主要是辨兼夹、辨虚实。本病之主要病因为湿热。兼夹之邪,一是外邪,如起居不慎,外感风寒湿等邪,膏粱厚味,内聚湿热均可诱发;二是痰浊瘀血,湿热聚而生痰,痰凝则影响气血流通,而气滞血瘀;湿热与痰、瘀俱为有形之邪,常胶结一处,故在辨证方面须掌握其不同特征,以便了解何者为主,何者为次,而相应的在用药上有所侧重。如瘀滞甚者,局部皮色紫黯,疼痛夜重;痰浊甚者,局部皮色不变,却有肿胀表现;湿热也能引起肿胀,但局部有灼热感等,本病多虚实兼见。虚证为气血亏虚证多见,重者则见肝肾亏虚证。气虚证的表现是倦怠乏力,面色苍白,食少、便溏、短气,自汗,舌淡,脉弱。血虚证的表现是面色少华,头晕,心悸,多梦,失眠,爪甲色淡,疼痛呈游走性,舌淡,脉弱。肝肾不足者则多头晕、心悸、腰疼、耳鸣,舌淡(阴虚火旺则舌质红),脉细弱。本病在早期以实证为主,中晚期则多虚实兼见,甚至以虚证为主。

(一)下焦湿热证

证候:下肢膝以下关节及其周围组织突发性疼痛,初发时其痛有昼轻夜重的特点,疼痛剧烈,足不能履地,行走极其困难,痛点常呈游走性,局部肿胀灼热,舌质红,苔黄腻,脉滑数。

治法:清热、燥湿、利湿。

方药:四妙散加味。

苍术12g,黄柏10g,薏苡仁12g,牛膝10g,独活10g,防己10g,威灵仙10g,土茯苓30g,

蚕沙 10g(包煎),豨莶草 15g。

加减:痛剧者加炙没药;肿甚加大腹皮、槟榔、泽泻、穿山龙;痰多加制南星、法半夏、炒白芥子、竹沥。

中成药:湿热痹颗粒,正清风痛宁片(缓释片),二妙丸。

分析:湿为阴邪,其为病多发于下肢;湿与热合,黏滞缠绵,流聚无常,故痛点常不固定,而局部肿胀灼热;湿热为有形之邪,阻遏经隧,气血不得流通。故疼痛剧烈,活动严重受限。方用苍术燥湿、黄柏清热为主药,薏苡仁、土茯苓、蚕沙、防己淡渗利湿,牛膝、独活、威灵、豨莶草通络止痛,俾湿热分清,气血流通,则肿痛自愈。下焦热盛者,加黄柏一味,酒浸,晒干为细末。每服 3g,1 日 2 次,此方名潜行散。

(二)瘀血阻络证

证候:手足关节疼痛剧烈,如针刺刀割,甚至于手不能触,夜重昼轻,局部皮色发暗,或舌有瘀斑、瘀点,脉涩。

治法:活血化瘀,宣痹止痛。

方药:桃红血物汤加减。

桃仁 9g,红花 12g,生地 12g,当归 10g,赤芍 10g,川芎 10g,威灵仙 10g,秦艽 10g,鸡血藤 10g,防风 10g,徐长卿 12g,桑枝 10g。

加减:痛甚加姜黄、海桐皮;夹痰加制南星、白芥子;瘀滞日久,其痛日轻夜重,局部黯黑者,可配服活络效灵丹,以增强活血化瘀的作用。

中成药:瘀血痹颗粒,活血舒筋酊。

分析:湿热久羁,气血不得宣通,留而为瘀。瘀血与湿热痰浊相合,经隧阻塞更甚,故病痛剧烈,甚则如刀割针刺,活动严重受限,局部皮色发暗,舌有瘀斑,以及疼痛昼轻夜甚,也都是瘀血致病的特征。方用四物汤养血活血,桃仁、红花活血化瘀,威灵仙、桑枝、防风、徐长卿等宣通经络,合奏活血宣痹之功。

(三)痰热夹风证

证候:手足关节突发性疼痛,肿胀,疼痛夜甚于昼,体胖痰多,舌苔黏腻,脉弦滑,兼见恶风、自汗等表现。

治法:清热燥湿,化痰祛风。

方药:上中下痛风方。

黄柏 10g,苍术 10g,防风 10g,威灵仙 10g,白芷 10g,桃仁 10g,川芎 10g,桂枝 10g,羌活 10g,龙胆草 6g,炮南星 10g,红花 6g。

加减:痰多加半夏、白术、茯苓、陈皮。

中成药:风湿豨桐丸,正清风痛宁片(缓释片)。

分析:痰热瘀滞日久,复感外邪,新感引动宿邪,故其痛突然发作。体胖、痰多、苔黏腻,脉滑等,为痰热素盛之象。恶风、自汗为风邪袭于表的见证。方用黄柏、龙胆草清热,苍术、南星燥湿,羌活、防风、白芷祛风,桃仁、川芎、红花活血,桂枝一味有温经络之长,丹溪谓能"横行手臂,领苍术、南星等药至痛处"。

(四)气血两虚证

证候:倦怠乏力,短气自汗,食少便溏,多痰或饭后腹胀,面色苍白,指甲目眦色淡,头昏心悸,舌淡,苔根部黄腻,脉细弱。

治法：行气养血为主。

方药：圣愈汤加减。

黄芪 30g，党参 15g，熟地黄 12g，当归 10g，山药 15g，白术 10g，川芎 10g，白芍 12g。

加减：夹风湿者，可酌加羌活、防风、豨莶草、桑枝之类，但不可纯作风治，否则反燥其血，终不能愈；夹湿热者，加酒炒黄柏；夹痰浊者加制南星、姜汁；病久肾阴不足加龟甲、肉苁蓉、怀牛膝。

中成药：痹祺胶囊，八珍丸，十全大补丸。

分析：痛风反复发作，日久气血两虚，故见上述脾肺气虚、肝血不足等症。脾主运化，其职不行，则酝湿酿痰，食后腹胀，甚则胸闷短气。舌根部主下焦，黄腻之苔见于此处，即下焦湿热之征。方用参、芪补气，熟地、当归、川芎、白芍养血活血，山药、白术健脾。俾气壮血活，经脉条畅，酸软疼痛自已。

【其他治疗】

一、单方验方

1. **趁痛散**　乳香 6g，桃仁 10g，当归 10g，地龙 12g，五灵脂 10g，牛膝 10g，羌活 10g，香附 10g，生甘草 6g，痰热加酒炒黄芩、黄柏各 10g，水煎，每日 2 次分服。治痛风属气血瘀滞者。(《医学纲要》)

2. **控涎丹**　制甘遂、制大戟、白芥子等份研末，水泛为丸。每服 3~5g，每日 1 次，可连用 3 日。治痛风诸药不效，属痰涎流注者。此方药性猛峻，不可轻投，必须在医生指导下服用。(《三因极一病证方论》)

3. **痛风经验方**　土茯苓 30g，萆薢 20g，威灵仙 30g，生薏苡仁 30g，泽泻 10g，泽兰 10g，桃仁 10g，当归 10g，车前子 12g。功在泄浊化瘀，治痛风关节肿胀疼痛。(《现代中医内科学》)

4. **樟木屑洗方**　樟木屑 1.5~2.5kg，置急流水中煮开，趁热浸洗，每次 40min，每日 1 次，连洗 7~10 次，主治痛风关节疼痛。(《证治准绳》)

5. **外用药酒方**　生川乌、生草乌、全当归、白芷、肉桂各 15g，红花 10g，白酒 500ml，浸泡 24 小时后去渣取酒，再加入 10 瓶风油精(成药)：装瓶中。用时涂于痛处，每日数次，10 日为 1 个疗程，主治痛风关节疼痛。(《中医杂志》)

二、针灸疗法

1. **毫针**

(1)下焦湿热证：针刺阳陵泉、膝阳关、梁丘、照海、昆仑、丘墟、申脉等穴。针用强刺激泻法，或刺血法，不宜灸，每日或间日 1 次，5~7 日为 1 个疗程。

(2)瘀血阻络证：针刺曲池、合谷、尺泽、外关、阳池、阴陵泉、犊鼻、丰隆、血海等穴。针用泻法或平补平泻，每日或间日 1 次，5~7 日为 1 个疗程。

(3)痰热夹风证：针刺阳溪、腕骨、外关、阳陵泉、梁丘、申脉等穴。针用泻法或平补平泻，每日 1 次，7 日为 1 个疗程。

(4)气血两虚证：针刺脾俞、肾俞、足三里、大椎等穴，用补法或平补平泻，留针

15~20min,并可加用灸法,每日 1 次,7~10 日为 1 个疗程。

2. **耳针**　取相应区压痛点,交感、神门、内分泌、肾、脾等穴,针刺,每日或间日 1 次,或以王不留行贴压,7 次为 1 个疗程。

3. **刺血疗法**　取委中、委阳等穴或患肢静脉较表浅处,用三棱针刺入,使其自然出血。7~10 日治疗 1 次,适用于瘀血阻络、下焦湿热证。

4. **穴位注射**　采用当归注射液或野木瓜注射液等,于足三里、环跳、肩髃、曲池等穴注射 1~2ml,间日 1 次,7~10 次为 1 个疗程。瘀血阻络或气血两虚证宜用。

【调摄护理】

1. 发病期间应卧床休息,但卧床时间不宜超过 1 周,待疼痛缓解后,即可下地活动。

2. 饮食选择清淡、易于消化者,若经检查血尿酸浓度高于正常值,应限制高嘌呤饮食摄入量,可适当补充新鲜蔬菜及水果。

【转归预后】

痛风如经及时治疗,并注意调摄,可使发作减少,以至完全治愈;反复频繁的发作,不仅重伤气血,而且可导致关节肿胀、畸形,活动受限,影响正常的工作生活。

1. **节饮食**　特别要注意饮食中的肥甘厚味,食清淡易消化之品。蔬菜、水果可适当多吃,并可适当多饮水,使大小便保持通畅。

2. **防外邪**　居处不能潮湿,劳作汗出以后,要及时更换内衣,夏季不可食凉,冬季注意保暖。

3. **勤锻炼**　体育可增强气血疏通,因此患者可选择适合自己年龄和爱好的体育项目,坚持不懈地锻炼下去。

【医论医案】

一、医论

《丹溪心法》:痛风者,四肢百节走痛,方书谓之白虎历节风证是也。大率有疾风,热风,湿,血虚。因于风者,小续命汤;因于湿者,苍术、白术之类,佐以竹沥;因于痰者,二陈汤加酒炒黄芩、羌活、苍术;因于血虚者,用归、芎之类,佐以红花、桃仁。大法之方,苍术、川芎、白芷、南星、当归、酒黄芩,在上者加羌活、威灵仙、桂枝,在下者加牛膝、防己、木通、黄柏;若血虚宜多用川芎、当归,佐以桃仁、红花、桂枝、威灵仙。凡治痛风,取桂枝味淡者,独此能横行手臂,领南星、苍术等药至痛处。

《证治要诀》:筋骨疼者,俗呼为痛风,或痛而游走无定,俗呼为走注风。并宜乌药顺气散,合煎复元通气散,咽地仙丹或青龙丸,未效,用大防风汤,或五积散调乳香末。

《景岳全书》:风痹一证,即令人所谓痛风也。

《赤水玄珠》:行痹者。行而不定也,今称为走注疼痛及历节风之类是也。痛痹者,疼痛苦楚,世称为痛风及白虎飞尸之类是也。

《医门法律》:痛风一名白虎历节风。实即痛痹也。

《医学正传》:夫古之所谓痛痹者,即今之痛风也。诸方书又谓之白虎历节风,以其走痛于四肢骨节,如虎咬之状,而以其名之耳。

二、医案

案1 朱宅阃内,年三十,食味甚厚,性躁急,患痛风挛缩数月。医祷不应,予视之曰:此夹痰与气证,当活血疏气导痰,病自安,遂以潜行散入生甘草、牛膝、炒枳壳、通草、陈皮、桃仁、姜汁煎服,半年而安。(《格致余论》)

案2 一男子年四十岁,因感风湿,得白虎历节证,遍身抽掣疼痛,足不能履地三年,百方不效,身体羸瘦骨立。以木通二两锉细,长流水煎汁顿服。服后一时许,遍身痒甚,上体发红丹如小豆大,举家惊惶,随即没去,出汗至腰而止,上体不痛矣。次日又如前煎服,下肢又发红丹,出汗至足底,汗干后遍身舒畅而无痛矣。一月后,人壮气复,步履如初。后以此法治数人皆验。(《医学正传》)

案3 邻,鲍六,年二十余,因患血痢用涩药取效,后患痛风,叫号撼邻。予视之曰:此恶血入经络证。血受湿热,久必凝浊,所下未尽,留滞隧道,所以作痛。经久不治,恐成偏枯。遂与四物汤加桃仁、红花、牛膝、黄芩、陈皮、生甘草煎,入生姜,研潜行散,入少酒饮之,数十帖,又与刺委中,出黑血,近三月而安。(《格致余论》)

(殷海波 王新贤 石 白)

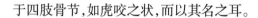

第19节 骨 痿

骨痿是由于先天禀赋不足或失于调养而元阳虚衰,真阴耗损,不能充骨生髓;或后天脾胃虚弱,水谷精微摄入不足,气血生化之源匮乏,致筋骨失养;或久居湿地,湿聚或湿蕴化热,入侵筋骨,内外合邪,而致全身骨痛,下肢抽筋,甚则身长缩短、驼背、骨折等临床表现的病症。

本病从中年即可患病,老年几乎都可患病,还可继发于多种疾病和用药(如激素)不当之后。女性发病早且多于男性。

"骨痿"最早见于《素问·痿论》,篇中论述了骨痿的病因病机和临床表现。《脾胃论》在《内经》的基础上提出骨痿是水不胜火,骨枯髓虚,湿热成痿。《张氏医通》提出骨痿用金刚丸治疗。

本病相当于西医的骨质疏松症。

【源流考略】

本病最早出自《素问·痿论》,篇中云:"肾气热,则腰脊不举,骨枯而髓减,发为骨痿。"王冰注云:"腰为肾府,又肾脉上股内贯脊属肾,故肾气热则腰脊不举也。肾主骨髓,故热则骨枯而髓减,发则为骨痿。"阐述了骨痿的临床表现有驼背(腰脊不举),病机为骨髓失充,病位在肾,是因肾阴虚生内热(肾气热)而导致,提示治疗宜从肾着手。

《金匮要略》中风历节病载:"味酸则伤筋,筋伤则缓,名曰泄;咸则伤肾,骨伤则痿,名曰枯。"以过食酸咸之味损伤肝肾之语,揭示骨痿的病因病机和病位与肝肾相关。还可以看出,古典医籍文献没有把骨痿从痹证中分开,与西医把骨质疏松症也列入风湿病范畴的思路是一致的。

《脾胃论》云:"《痿论》云,有所远行劳倦大热而渴,渴则阳气内伐,内伐则热舍于肾,肾者水脏也,今水不能胜火,则骨枯而髓虚,足不任身,发为骨痿。故《下经》曰,骨痿者生于大热也。此湿热成痿,令人骨乏无力。故治痿独取阳明。"是在《内经》的基础上提出了骨痿是水不胜火,骨枯髓虚,湿热成痿。

《张氏医通》提出"骨痿不能起于床者"用金刚丸治疗。

现代中医研究骨痿者,几乎都是从肾入手,并取得了一定的成效。

【病因病机】

骨痿的病因病机主要在于肝脾肾亏虚,气虚血瘀,湿聚或湿热内蕴,骨失所养,经脉运行不畅而致病。

一、肝肾亏虚

后天禀赋不足或后天将息失宜,加之年老体衰,脏腑脆弱,肾阳亏虚,寒邪凝滞,经脉痹阻;肾虚日久,不能主骨生髓,骨失髓养;肝肾阴虚,精血不能濡养筋骨经脉,是导致本病的重要因素。

二、脾运失健

后天调养失宜,脾运无权,化源匮乏,气血不足,筋骨失其濡养,可致骨痹。

三、气虚血瘀

肾气不足,脾气虚弱,气虚则无力推动血液循环,瘀血不去,阻滞脉络,骨失所养,发为骨痿。

四、湿聚或湿热内蕴

久居湿地,湿邪凝聚或湿热蕴于四肢,浸淫筋脉,气血阻滞,不能养骨,骨失养日久而致骨痿。

由斯以观,骨痿之病因病机为本虚标实,本虚为主,并非纯属于虚,不可忽视湿邪和瘀血的一面,但湿邪和瘀血是在正虚的基础上产生的,有着不可分割的关联性。

【诊断与鉴别诊断】

一、诊断要点

诊断骨痿,应根据患者的性别、年龄、形体及临床症状等进行综合考虑,有下列情况者,要首先想到本病:

1. 年龄多为中老年人,女性多于男性。
2. 相当一部分患者有骨折病史。
3. 若因其他疾病并发骨痿者,多可找到原发病。
4. 女性"七七"之年,有下肢抽筋、骨痛者。

5. 骨痛、抽筋、身长缩短,驼背明显者。

二、鉴别诊断

本病宜与以下疾病作鉴别:

1. **痿证** 其表现为肢体痿软不用,肌肉萎缩,无骨骼改变的症状和体征,无抽筋。

2. **痉病** 是因神明受扰、筋脉拘急挛缩而引起的急性危重症,临床表现为颈项强急、四肢抽搐,甚则口噤、戴眼、角弓反张等。

3. **转筋** 是筋脉牵掣引起的手足拘急,不得屈伸,甚则牵引腹部拘急疼痛的一种病症。若是暴吐暴泻后的转筋,谓之霍乱转筋,属危重急症,需及时抢救。

4. **痹证** 主要表现为四肢关节痛,或关节有明显的红肿热痛,临床表现为全身性、广泛的肌肉疼痛,有时出现腰背疼痛。

【辨证论治】

本病多由于肝肾亏损,脾胃虚弱,发病缓慢,逐渐加重。因肾主骨,肝主筋,故病变以肝肾亏虚为主,脾胃为后天之本,骨之营养物质来源于脾胃,故与脾胃密切相关。骨痿日久,气虚无力推动血行,则有脉络瘀阻。

在辨证过程中,应辨明疾病原因,察虚实,明脏腑。病久不愈多为虚证。若以食少便溏,肌肉萎缩为主,为脾胃虚弱证。若腰背酸痛,伴五心烦热、口干舌燥、头晕,为肝肾阴虚证。若腰背冷痛,畏寒乏力,肢体痿软,则为肾虚寒凝证。本病亦有实证,因湿热浸淫于肢体,以下肢痿软、身重脘痞为主。

本病有虚实之分。实证之湿热浸淫者,宜清利湿热;病变以肝肾、脾胃虚为主者,施以滋养肝肾,益气健脾。肾虚者,当别阴阳而治。如有虚实夹杂,应兼顾之。本病日久不愈,气血经脉痹阻,可适当加入活血通络之品。

(一) 肾虚寒凝证

证候:腰背冷痛,腰及双下肢酸软,难以久立,乏力气短,活动受限,甚则驼背,畏寒喜暖,遇寒加重,舌淡苔白,脉弦或沉细。

治法:温补肾阳,祛寒活络。

方药:右归丸合阳和汤去麻黄。

熟地 30g,山药 10g,山茱萸 15g,枸杞 15g,鹿角胶(烊化)10g,炒菟丝子 15g,杜仲 15g,当归 10g,肉桂 10g,制附子(先煎)10g,白芥子 10g,干姜 10g,甘草 3g。

加减:下肢发凉加淫羊藿、仙茅;小腿抽筋加白芍;身痛较甚加路路通、络石藤、威灵仙。

中成药:金天格胶囊,益肾蠲痹丸,右归丸,尪痹颗粒,盘龙七片。

分析:腰为肾之府,肾阳不足,失其温煦,寒邪凝滞。经脉痹阻,则腰背冷痛,腰及双下肢酸软,难以久立,畏寒喜暖,遇寒加重。肾主骨,藏精而生髓以养骨,肾虚日久,骨失髓养,则驼背,乏力气短,活动受限。舌淡苔白,脉弦或沉细,均为肾之阳气亏虚之征。方中肉桂、制附子、鹿角胶温补肾阳、填精补髓;熟地、山药、山茱萸、枸杞、菟丝子、杜仲滋阴益肾,阴中求阳;当归养血,干姜、白芥子温散寒凝之痰,甘草调和诸药。

(二) 肝肾阴虚证

证候:腰背酸疼,腿膝胫痿弱不能久立,伴有五心烦热,头昏目眩,口干舌燥,舌红脉细数。

治法：滋阴清热，补益肝肾。

方药：虎潜丸加减。

龟甲 30g，黄柏 10g，知母 10g，熟地 30g，当归 15g，白芍 15g，锁阳 10g，陈皮 10g，牛膝 15g。

加减：病久阴损及阳，见神疲畏寒，加淫羊藿、补骨脂、巴戟天；足热骨痿，加枸杞子、猪或牛脊髓。

中成药：仙灵骨葆胶囊，健步虎潜丸，大补阴丸。

分析：肝主筋，肾主骨。肝肾阴虚，精血不能濡养筋骨经脉，故肢体无力痿弱。肾主藏精，肾虚不藏，腰为肾府，精虚髓空，则腰脊酸疼。肝肾阴虚，肝阳上扰，则头昏目眩。五心烦热，舌红脉细数，为阴虚内热之象。方中龟甲、黄柏、知母、熟地滋阴清热；当归、白芍养血活血；锁阳、陈皮、牛膝补肾壮骨。

（三）脾胃虚弱证

证候：腰背酸疼，平素食少便溏，面白无华，气短，下肢无力，舌苔薄白脉细。

治法：健脾益气，滋养胃阴。

方药：补中益气汤加减。

黄芪 30g，甘草 10g，人参 10g，当归 10g，陈皮 10g，升麻 6g，柴胡 6g，白术 15g。

加减：气血两虚重用参芪，加枸杞、龙眼肉。气阴两虚重用参芪加五味子、麦冬；热伤胃阴加玉竹、石膏、天花粉、石斛。

中成药：痹祺胶囊，补中益气丸，参苓白术丸。

分析：脾气虚弱，运化无权则食少便溏。脾运失健，气血生化无源，四肢无以濡养，故下肢无力。面白无华，气短，舌苔薄白，脉细，均为脾胃气虚之证。方中黄芪、甘草、人参、白术补肺健脾；升麻、柴胡升举脾胃清阳；当归养血，使气有所依附；陈皮理气，可防补益之滋腻。

（四）湿热浸淫证

证候：腰背酸疼，肢体无力，以下肢为重，手足麻木，喜凉恶热，身重面黄，胸脘痞闷，舌苔黄腻，脉濡数。

治法：清热化湿。

方药：四妙丸加味。

黄柏 15g，苍术 15g，薏苡仁 30g，牛膝 15g，防己 10g，萆薢 15g，木瓜 10g，威灵仙 15g，独活 15g。

加减：湿热伤气阴，加太子参、麦冬、山药；湿热内蕴重，加土茯苓、黄连、茯苓、泽泻。

中成药：湿热痹颗粒，四妙丸，正清风痛宁片。

分析：久居湿地，湿热蕴于四肢，浸淫筋脉，气血阻滞，故肢体无力，手足麻木，喜凉恶热；湿性黏滞，湿热郁蒸，阻塞胸脘，则身重面黄，胸脘痞闷，舌苔黄腻，脉濡数。方中黄柏、苍术清热燥湿；牛膝、防己、萆薢、木瓜导湿热下行；薏苡仁健脾渗湿；威灵仙、独活祛风胜湿，活络止痛。

（五）气虚血瘀证

证候：腰背酸疼，四肢痿软，麻木不仁，舌青唇紫，四肢青筋暴露，有压痛点，舌淡有瘀斑或瘀点,脉涩。

治法:益气养血,活血通络。

方药:圣愈汤加减。

人参 15g,黄芪 30g,当归 15g,白芍 15g,川芎 10g,熟地 30g。

加减:瘀血明显加桃仁、红花、牛膝活血行瘀;手足麻木、舌痿不能伸缩加三七、穿山甲;肌肤甲错,形体消瘦,手足痿弱加用大黄䗪虫丸。

中成药:瘀血痹颗粒,活血舒筋酊,大黄䗪虫丸。

分析:气虚无力推动血液循环,瘀血不去,阻滞脉络,则腰背酸疼,四肢痿软,麻木不仁;舌青唇紫,四肢青筋暴露,有压痛点,脉涩,均为瘀血内停之征;舌淡有瘀斑或瘀点,为气虚血瘀之象。方中人参、黄芪补益元气;当归、白芍、川芎、熟地活血养血。

【其他疗法】

一、单方验方

1. **滋阴益肾方**　菟丝子 15g,补骨脂 12g,麦冬 9g,五味子 9g,枸杞子 12g,黄精 12g,女贞子 9g。水煎服,每日 1 剂,适用于骨痿属肾阴虚者。

2. **温补肾阳方**　山药 12g,补骨脂 15g,菟丝子 15g,杜仲 12g,桂枝 15g,制附子 6g,肉苁蓉 12g,黄芪 9g。水煎服,每日 1 剂,适用于骨痿属肾阳虚者。

3. **脾肾阳虚方**　肉苁蓉 15g,牛膝 12g,骨碎补 15g,淫羊藿 9g,羌活 9g,独活 9g,桂枝 12g,制川乌 6g,薏苡仁 18g。水煎服,每日 1 剂,适用于骨痿属脾肾阳虚者。

4. **肝肾阴虚方**　生地 18g,知母 9g,白芍 12g,桂枝 9g,秦艽 12g,鳖甲 30g,麦冬 12g,当归 9g,丹参 9g,骨碎补 12g,土鳖虫 6g。水煎服,每日 1 剂,适用于骨痿属肝肾阴虚者。

二、其他疗法

1. **光线疗法**　可采用日光浴或人工紫外线照射。
2. **高频电疗**　如短波、超声波,有改善循环、止痛作用。
3. **运动疗法**　持之以恒可增加骨矿含量。

【调摄护理】

一、调摄

1. **未病的调摄**　根据"上工治未病"的原则,本病宜重在未病时的调摄。

(1)应从儿童、青少年做起,合理膳食营养,多食含钙、磷高的食品,如鱼、虾、虾皮、海带、牛奶、鸡蛋等。坚持科学的生活方式,如坚持体育锻炼,多接受日光浴,不吸烟不饮酒,少喝咖啡浓茶,少吃糖盐,尽可能将骨峰值提高到最大值,是预防生命后期骨痿的最佳措施。

(2)人到中年,尤其妇女绝经后,骨量丢失加快,应每年进行骨密度检查,坚持长期预防性补钙。注意积极治疗与本病有关的疾病如糖尿病、类风湿关节炎、慢性肾炎、甲状旁腺功能亢进、甲状腺功能亢进、慢性肝炎、肝硬化等。

2. **已病的调摄**　对本病应积极进行药物治疗,还应加强防摔、防碰、防绊、防颠等措施。

对中老年人骨折应积极手术治疗,实行坚强内固定,早期活动,体疗、理疗、康复、营养、心理、补钙、止痛、促进骨生长、抑制骨丢失、提高免疫功能及整体素质等综合治疗。

(1)心理调摄:在不妨碍骨折治疗的原则下,鼓励患者保持心情舒畅,减少白天睡眠时间,日间多安排一些有益活动。

(2)肢体调摄:脊柱骨折者应做腰背肌功能锻炼,越早越好,髋部骨折者,应做股四头肌、踝关节的主动活动,可预防肌萎缩和关节僵硬。

二、护理

骨痿的护理主要是骨折后的护理。常见胸腰椎骨折、股骨颈骨折和股骨转子间骨折。长期卧床不起可引起褥疮、泌尿系感染、肺部感染等多种并发症。正确合理护理十分必要。

1. 硬板床上可垫海绵垫、充气垫,床铺宜平整、干燥、舒适。
2. 给予高蛋白、高营养、易消化食物。
3. 按摩、热敷腹部,促进肠蠕动,多食蔬菜水果,利于排便。
4. 以热毛巾擦腰、臀、背、骶部,搽滑石粉或爽身粉预防褥疮。
5. 鼓励多饮水、咳痰,预防泌尿系和肺部感染。

【转归预后】

一、转归

本病起病缓慢,多为虚证。虚证初期可见脾胃虚弱证,日久气血无以化生,肝肾失养,形成肾阴虚证或肾虚寒凝证。或日久气虚无力推动血液循环,经脉瘀滞,则虚实夹杂,可见气虚血瘀证。亦有起病急剧,进展较快者,多为实证。如居处湿地,湿热流浸于四肢筋脉,而成湿热浸淫证。

二、预后

骨痿给患者带来不便和痛苦,治疗收效很慢。患者经积极合理用药,坚持运动,营养疗法,症状会有明显改善,若合并骨折,配合必要、恰当的护理,可降低并发症的发生率。

【医论医案】

一、医论

《素问·痿论》:肾气热,则腰脊不举,骨枯而髓减,发为骨痿。

《张氏医通》:骨痿不能起于床者,金刚丸。

二、医案

何泉,女,82岁,2005年10月24日初诊。下肢抽筋数月,日夜均可发生,尚不影响睡眠。身体疼痛,痛处不定,易生气,生气后加重。舌淡红,苔薄白有裂纹,脉弦。曾诊为骨质疏松症,证候为阴血不足,筋脉失濡兼肝郁。拟益阴荣筋,缓急止痛兼疏肝。

处方:白芍30g,炙甘草9g,当归15g,川芎12g,生龙牡各30g(先煎),葛根20g,柴胡

12g,炒枳壳12g,川楝子10g,延胡索15g,鸡血藤15g,徐长卿15g,骨碎补15g。7剂,水煎服,日2次。

2005年10月13日二诊,药后下肢转筋减少,身疼亦减。近来时作咽疼伴咳嗽,无痰,舌淡红少苔有裂纹,脉弦。前法再进,佐以少许化痰止咳之品。

处方:白芍30g,炙甘草9g,当归15g,川芎15g,川楝子10g,延胡索15g,鸡血藤15g,徐长卿15g,柴胡12g,炒枳壳12g,杏仁9g,桔梗10g,沙参15g。7剂,水煎服,日2次。

2005年11月7日三诊,药后下肢转筋又减少,身疼亦减,咽已不疼,但仍有少许咳嗽,干咳为多,口干,大便干,舌暗红,苔薄黄龟裂,脉沉细。

处方:白芍30g,甘草9g,生龙牡各30g(先煎),当归15g,鸡血藤15g,骨碎补15g,徐长卿15g,续断15g,杜仲15g,狗脊15g,独活15g,桑寄生15g,肉苁蓉20g。7剂,水煎服,日2次。

2005年11月15日四诊,下肢转筋已停止。咽不痛,大便畅。现干咳无痰夜甚。舌淡胖苔白腻,脉弦微滑。

处方:白芍30g,甘草9g,生龙牡各30g(先煎),当归15g,鸡血藤15g,骨碎补15g,徐长卿15g,续断15g,杜仲15g,狗脊15g,独活15g,桑寄生15g,杏仁10g,沙参15g,百合12g,炙杷叶12g。7剂,水煎服,日2次,以善后。

(朱建贵)

第20节 颈 痹

颈痹是由于感受风寒湿邪,或长期劳损,或外伤等致病因素作用于颈部,颈部筋骨肌肉受损,经络气血运行不畅,脉络受阻,或年老体弱、久病等造成肝肾不足,颈部肌肉筋骨失养,引起的以颈部疼痛、麻木、僵硬甚则转侧不利,或连及肩臂,或肢体一侧或两侧麻木疼痛,或头晕、目眩,或下肢无力、沉酸,步态不稳,甚至肌肉萎缩等临床症状错综复杂的一种病证。发病无季节性,男女性别无明显差异,是中老年人的常见病、多发病。

现代医学的颈椎综合征、颈椎间盘突出症、颈部软组织劳损、颈肌筋膜炎、颈椎间韧带及项韧带损伤、项韧带钙化、颈椎病肩峰下滑囊炎等出现上述症状时可参考本病诊治。

古人把脖颈分为前后两部分来称呼,脖颈喉管的前面称为"颈",后面称为"项",项是指头下肩上部位的后部,即自枕骨至第七颈椎间的部分。现代所说"颈",是指脖颈,包括了古人所说的颈和项。古代文献对"项""颈项"描述和论述较多。

颈为肢体部位之一,是风湿痹病的主要病变部位。肢体关节症状是风湿痹病的主要临床表现,按肢体部位命名的风湿病即肢体痹。颈痹为肢体痹之一,是风湿病的三级痹病。

中医古代医籍文献中并无"颈痹"之名,多以症状出现于各论著之中。历代医籍中,在"项痛""颈项痛""颈痛""项强""颈肩痛""痹证""瘀证""痿证""眩晕""头痛"等条目下,类似本病的症状描述甚多,但无此病名记载。临床实践发现,发于颈部的痹证不仅是一种独立病证,而且是发病率较高的疾病。

【源流考略】

早在《阴阳十一脉灸经》即载有项痛,其曰:"足巨阳之脉……病头痛,耳聋,项痛。"

《内经》也论有项痛、项强、颈项痛、颈项强痛等。《素问·至真要大论》曰:"腰脊头项痛,时眩,大便难。"《素问·刺热》曰:"身热,热争则项痛而强。"《素问·骨空论》曰:"大风颈项痛,刺风府。"《素问·逆调论》指出:"骨痹,是人当挛节也。人之肉苛者,虽近衣絮,犹尚苛也,是谓何疾? 曰:荣气虚,卫气实也。荣气虚则不仁,卫气虚则不用,荣卫俱虚,则不仁不用,肉如故也,人身与志不相有……"这里描述的肢体麻木、功能障碍、感觉减退、无肌肉萎缩等症状均与颈痹症状类似。《素问·缪刺论》载用针刺治疗颈肩痛:"邪客于足太阳之络,令人拘挛背急,引胁而痛……刺之旁三痏,立已。"

张仲景《伤寒论》曰:"太阳之为病,脉浮、头项强痛而恶寒。"《金匮要略》曰:"病者身热足寒,颈项强急。"又云:"人年五六十,其病脉大者,痹侠背行……皆因劳得之。"认识到痹侠背行多发于中老年人,其病与长期劳损,正气不足有关。其使用的桂枝加葛根汤、葛根汤、黄芪桂枝五物汤等,都是治疗本病屡用屡验、经久不衰的常用方。

晋皇甫谧《针灸甲乙经》强调治疗本病要以针灸为主;葛洪在《肘后方》中开始采用"丹参膏""独活酒"等治疗本病。王叔和在《脉经》中指出治疗当"以药熨之,摩以风膏,灸诸治风穴"。

隋巢元方《诸病源候论》强调本病的病因是正气虚弱,外邪入侵太阳经络所致。

宋陈自明《妇人大全良方》中专门列有"颈项强痛方论",曰:"颈项强急,腰身反张如中风状。"王怀隐《太平圣惠方》曰:"伤风项强,耳鼻俱塞。"许叔微《普济本事方》曰:"筋急项强,不可转侧。"王执中《针灸资生经》曰:"寒热风痹,项痛肩背急。""颈项强,腰脊不可俯仰。"

金李杲曰:"脊痛项强,腰似折,项似拔者,此足太阳经不通行。"元危亦林《世医得效方》曰:"风寒湿气交互为病,颈项强直,或半身偏疼,或复麻痹。"《杂病广要》论有"颈项强直"等。

明清医家对本病论述较为丰富,但多不在"痹门"论述,一般在"肢体疼痛"中论治。王肯堂《证治准绳》在"诸痛门"中,列有"颈项强痛",详论本病,曰:"颈项强急之证,多由邪客三阳经也。""足阳明之脉,所生病者,颈肿。"李梴《医学入门》曰:"痰热客太阳,颈项强。"戴思恭《证治要诀》曰:"人多有挫闪,及久坐并失枕,而致项强不可转移者。"《临证指南医案》强调了外治法对本病的重要性。《张氏医通》曰:"有肾气不循故道,气逆侠背而上,致肩背痛。或观书对弈久坐而致脊背痛者。"说明至清代已认识到本病的发生与职业、姿势的关系,这与西医的认识是一致的。并比较详细地记载了对颈痹的辨证论治。

现代娄多峰教授《痹证治验》以"颈项部痹证"对项痛、颈痛、颈项痛、颈项强痛等统称,规范本病。娄玉铃教授在《中国痹病大全》称之为"颈项痹痛",《娄多峰论治痹病精华》论述了包括项痹、项背痹、颈痹等,在《中国风湿病学》完备其理法方药,在《风湿病诊断治疗学》把颈痹作为肢体痹之一进行论述。

【病因病机】

颈痹的致病因素大致可归纳为内因和外因两个方面。外因多为感受风寒湿邪,或颈部急慢性劳损外伤,或长期姿势不当。内因多为年老体弱,肾精衰少,或某些颈椎先天畸形。在内外因素共同作用下,导致气滞、血瘀、痰凝等阻滞颈项经络而致痹;或肝肾亏损,精血不足,颈筋骨肌肉失养而发病。疾病早期表现以邪实为主,经输不利,或经络痹阻,或气滞血瘀;日久病邪由表入里,由经络内及脏腑,涉及肾、肝、脾等脏,兼具出现脏腑功能失调之证型。

一、外邪痹阻

感受外邪引起的颈痹以风寒湿邪为主。风为六淫之首,百病之长,风邪袭表,营卫失和,太阳经输不利,出现颈项强痛等症状。寒为阴邪,寒凝气滞,筋脉失养,可见筋肉挛缩。湿性重着,性黏滞,可使疾病缠绵难愈。风寒湿之邪侵入经络,经输不利,发为颈痹。

二、劳损

长期从事书写、财会、绘画及脑力劳动者,由于长期低头工作,损伤颈部经络气血、筋骨肌肉,易患颈痹。或长期睡姿不当、枕头不适等生活习惯,都易造成颈部筋骨肌肉劳损,气血运行不畅形成颈痹。

三、外伤

颈部挫闪、挤压、碰撞等急慢性损伤,可造成颈部筋骨肌肉损伤,气滞血瘀,形成颈痹。有些患者,青年时颈部曾发生外伤,但由于当时气血运行尚旺,未表现出颈痹症状,时至中年以后,正气渐虚,气血运行日渐涩滞,始出现颈痹症状。

四、年老体虚、肾精衰少

肾主骨生髓,上通于脑,髓居骨中,滋养骨骼。肝藏血主筋,筋附于骨。久病体虚或人到中年以后,肾精日衰,肝血日虚,筋骨懈惰,颈部筋骨肌肉失养,形成颈痹。或先天肾精衰少,骨髓化源不足,形成某些颈椎先天畸形,气血运行不利,更易形成颈痹。

总之,颈痹之发生内因以素体虚弱、肝肾亏虚为本;外因以风寒湿邪、劳伤多见。病变涉及肾肝脾等脏,病变部位在颈部。

【诊断与鉴别诊断】

一、诊断要点

颈痹虽然多发于40岁以上的中老年人,但也可见于青中年及长期从事书写、绘画等低头工作者。其临床症状繁多复杂,大致归纳如下。

1. 临床表现

(1)以肩臂疼痛麻木等症为主:多数患者表现为肢体的一侧,多见于上肢肢体麻木、疼痛,或有放射感,也有少数患者双侧均可出现,同时可伴有颈部僵硬感、活动不利等症。

(2)以头晕、目眩等症为主:头晕目眩多与头部活动有关,严重者不能睁眼,睁眼即觉天旋地转,甚至可致猝倒。可伴有恶心、呕吐、失眠、耳鸣、听力减退等症。

(3)以运动障碍等症状为主:下肢无力,步态不稳,易跌倒,或手部运动笨拙,进一步可出现肌肉萎缩,甚至痉挛瘫痪,可伴有肢体麻木,但多数颈部自觉无不适或仅有轻微不适感。

(4)以头颈疼痛等症为主:头、颈部疼痛,可伴有颈部活动不利,甚则肩背疼痛、肢体麻木,多因感受外邪而发。

2. **体征**　颈痹患者体检时可能出现的阳性体征大致有:颈肌紧张,不同程度颈部活动受限,头颈部偏歪或强制体位,在病变相应的棘突周围或相应区域,如耳后、背、肩或上肢等部位一侧或双侧有压痛点。其他如牵拉试验阳性,压颈试验阳性,屈颈、伸颈试验阳性等。痛觉、温度觉或触觉等感觉异常,或肌力减弱等。

临床诊断颈痹尤需注意以下几点:①有上述比较典型的各类临床症状表现及相关体征;②40 岁以上的中老年人,或青中年长期从事低头工作者,或有颈部先天畸形;③颈部有外伤史;④颈部 X 线、CT 或磁共振检查见有相应病理改变。

二、鉴别诊断

颈痹需与下列疾病鉴别。

1. **与眩晕鉴别**　眩晕可是颈痹的主要症状之一,其特点是呈间歇性,发作与头部活动、姿势有明显关系,严重可发生猝倒。而内科杂病中的眩晕,是指头晕眼花,轻者闭目即止,重者如坐车船,旋转不定,不能站立,同时多伴有气血亏虚、肝阳上亢、肾精不足或痰湿中阻等脏腑阴阳失调的症状,而无颈痹的临床表现及体征。

发作性眩晕,现代医学称为梅尼埃病者,主要特征是:发作性眩晕,发作时眼球震颤、头痛、恶心、呕吐、耳鸣或耳聋,严重者汗出,面色苍白,甚至摔倒。此病虽与颈痹某些症状颇相似,但其发作多与劳累、睡眠不足等原因有关,而与体位、颈部活动无关,也无颈痹的体征及影像学检查所见,前庭功能检查异常。

2. **与落枕鉴别**　落枕多于起床后突然发病,多因卧姿不良、枕头不当、劳累过度、外伤或复感风寒湿邪等引起的颈部一侧肌肉因扭伤而痉挛、肿胀,头痛,头偏向一侧,颈部活动受限,疼痛呈牵掣状,动则痛加剧,可牵涉肩背及上肢,患处可有肌紧张及压痛,轻者数日可愈,若治不及时或迁延不愈,或反复发作,可发展成颈痹。

3. **与肩痹鉴别**　肩痹由于多发于中老年人,其发病与外伤、劳损及感受风寒之邪有关,其肩臂疼痛症状虽与颈痹相似,但其特点是疼痛夜甚,甚至因痛甚而不能入睡,肩部活动受限,早期可有肿胀、压痛,晚期僵硬,肌肉萎缩,但有放射痛及麻木感,且与颈部活动无关。

4. **与胸痹鉴别**　胸痹以胸中闷痛,甚则胸痛掣背、短气、喘息不能平卧为主症,可向左肩臂放射。颈痹亦可出现胸闷、胸部刺痛、心悸等症而酷似胸痹,但颈痹的疼痛部位是以颈部或肩部或肩胛部或上肢为主、为先,多表现为长时间的灼痛、刺痛、胀痛、麻木等,颈部活动可使疼痛加剧,服用胸痹药物治疗无效,心电图正常。

5. **与痫证鉴别**　颈痹在眩晕剧烈或颈部活动时可突发猝倒而与痫证类似。但颈痹猝倒特征是突然四肢麻木,软弱无力而跌倒,神志清楚,多能自己起来,其发作与头部突然活动或姿势改变有关。痫证典型发作特点是突然昏倒,不省人事,口吐涎沫,两目上视,四肢抽搐,口中如猪羊叫声。

【辨证论治】

颈痹可由内因和外因而发,故其治疗首应辨外感内伤、虚实新久。标要分清六淫、气滞、血瘀、痰浊；本则以肝肾亏虚为主。初病未久，一般多由外因引起，多属实证，为邪气偏盛，邪实正盛，经络阻滞或气滞血瘀，或痰瘀交阻。治疗当以活血理气通络为基本原则。久病或内伤引起者以正虚为主，多表现为肝肾不足、气血衰少，故治疗应重视滋养肝肾，补益气血，同时通络理气以祛邪。对于紊乱的颈椎间关节，临床治疗时需要配合手法、微创等进行矫正。

（一）经输不利证

证候：头、颈、肩、背疼痛，颈项强硬，颈肌发僵，颈部活动不利，伴有上肢疼痛或肌肤麻木，拘急怕冷，头痛，出汗或无汗，周身不适等症。舌质淡红，苔薄白或白腻，脉浮或浮紧或弦紧。

治法：疏风散寒，调和营卫。

方药：桂枝加葛根汤加减。

桂枝 15g，葛根 30g，白芍 25g，炙甘草 10g，生姜 10g，大枣 10g，羌活 15g，桑枝 25g，姜黄 15g。

加减：颈项强痛明显葛根用 30~60g 以增加其解肌止痛之力；气虚者加黄芪、党参益气；兼有寒象重者加制附子、细辛以温经散寒。

中成药：颈复康颗粒，川芎茶调散，天麻丸，小活络丹。

分析：风寒湿邪侵入体表经络、肌肉、关节部位，外邪束表，太阳经输不利，营卫失和，故出现拘急怕冷、头痛、周身不适等症。邪气郁滞，经络不畅，故头颈肩背等部位疼痛，颈项强硬，活动不利。气血运动不畅、肌肤失养，故肌肤麻木。舌、脉为邪气在表，经输不利之症。方中桂枝、桑枝温经以散风寒，葛根解肌止痛，桂枝配白芍以调和营卫，羌活祛风胜湿，姜黄化瘀止痛，生姜、大枣、甘草以和胃并调和诸药。

（二）经络痹阻证

证候：头颈肩背及四肢疼痛，颈部僵硬而活动受限，上肢麻木、无力或沉重，或手指麻胀甚则肌肉萎缩，恶寒喜热，头身困重不适，舌质淡红或暗红，苔薄白或白腻，脉沉弦或迟。

治法：祛风散寒，舒经通络。

方药：阳和汤加减。

熟地黄 30g，鹿角胶 9g，肉桂 3g，麻黄 2g，细辛 3g，白芥子 6g，葛根 15g，白芍 9g，甘草 3g，生姜 6g，白芷 6g。

加减：颈肩痛甚葛根用至 30g 以解肌止痛；疼痛甚者加细辛、全蝎、蜈蚣以温经通络止痛；寒甚加制附子以散寒，湿邪重加苍术、羌活以祛风胜湿；上肢痛甚加羌活、姜黄以祛湿化瘀；下肢痛甚加牛膝、独活、杜仲以补肾祛湿散寒。

中成药：活血舒筋酊，天麻丸，骨刺消痛液，颈复康冲剂。

分析：风寒湿邪留滞太阳经脉、督脉等部位的肌肉、关节，经络痹阻，气血凝滞，故出现头颈肩背疼痛；邪气滞留，旁及周身，故手指麻胀，头身困重，四肢疼痛，恶寒喜热，舌脉为邪留经络痹阻证。方中熟地黄、鹿角胶温补营血，填精壮骨，肉桂、麻黄、细辛温经散寒通络，白芥子祛寒痰凝滞，葛根、白芍、甘草、生姜配肉桂取桂枝加葛根汤之意，白芷散寒止痛。

（三）气滞血瘀证

证候：头、颈、肩、背及四肢疼痛、麻木，其痛多为刺痛或针扎样痛，痛处固定，日轻夜重，痛处拒按，指端麻胀，或有肌肉萎缩，可伴有失眠、头晕、耳鸣、烦躁不安、胸痛、四肢周身拘急不利、面色无华等症，舌质暗红或有瘀斑，脉弦细涩或细涩。

治法:活血祛瘀,通络止痛。

方药:血府逐瘀汤加减。

当归 15g,桃仁 10g,红花 15g,赤芍 15g,川芎 15g,生地黄 15g,枳壳 15g,全蝎 5g,地龙 10g,细辛 5g。

加减:气滞甚加乌药、木香以行气;瘀血明显加三七、乳香、没药以增加活血之力;气虚加黄芪、党参以益气;寒凝加桂枝、制附子以温通;瘀甚加延胡索理气活血止痛。

中成药:瘀血痹颗粒,活血舒筋酊,三七片,骨折挫伤散,骨刺消痛液。

分析:本证主要是因外伤或外邪久滞等各种病因导致颈痹日久,颈部筋骨肌肉关节或四肢气滞血瘀,经络痹阻所致。由于气血凝滞更甚故疼痛以刺痛为主,夜重拒按,气血凝滞,面目肌肤失养,故现面色无华、肌肉萎缩等症,久病由经络内及脏腑,脏腑失养,故出现失眠、头晕等脏腑功能失调症状。舌、脉均气滞血瘀之候。方中桃红四物汤以养血活血祛瘀,牛膝以通利血脉引血下行,枳壳、柴胡以行气,气行者血自通,全蝎、地龙通经活络止痛,加细辛以温通气血而止痛。

(四) 痰瘀交阻证

证候:头颈肩背疼痛,头重如裹,眩晕,恶心或呕吐,心悸,转头加重,严重可致猝倒,胃脘满闷,纳呆,或大便溏泄,肢体困重乏力或麻木。舌质暗或有瘀斑,苔白或腻或黄腻,脉弦滑或弦涩细。

治法:祛湿化痰通络。

方药:温胆汤加减。

陈皮 15g,半夏 10g,茯苓 20g,甘草 10g,竹茹 15g,枳实 15g,大枣 10g,厚朴 15g,白芥子 15g。

加减:痰盛加胆南星以祛痰;瘀血明显加地龙、三七、全蝎、红花以活血通络;气虚加黄芪、党参、白术以益气。

中成药:尪痹颗粒(片、胶囊),盘龙七片、壮骨木瓜丸,骨刺丸,骨仙片。

分析:本证为瘀血痰浊阻滞于颈部经络肌肉关节,痰瘀交阻,相兼为病,气滞血瘀痰凝,病情复杂,故在上证基础又兼眩晕、恶心、呕吐、心悸、脘闷、纳呆、便溏等痰浊中阻及脾虚证,舌脉为痰瘀互结之象,苔黄腻为痰湿化热之证。上方中陈皮、半夏、枳实、厚朴理气化痰燥湿,茯苓健脾祛湿,竹茹、白芥子化痰湿,甘草、大枣调和诸药。

(五) 肝肾不足证

证候:颈肩背不适或疼痛,肢体麻木乏力,步履蹒跚,甚至瘫痪,头脑空胀,耳鸣耳聋,失眠多梦,颧红盗汗,烦躁易怒,腰膝酸软,形瘦无力,或小便淋沥失禁,或大便无力、便秘或失禁,或阳痿,舌体瘦,舌质红绛,少苔或无苔,脉弦细、细涩或细数。

治法:滋养肝肾,益气养血。

方药:健步壮骨丸加减。

黄柏 10g,知母 15g,熟地黄 10g,龟甲 15g,白芍 20g,陈皮 15g,干姜 10g,杜仲 15g,山萸肉 15g,木瓜 20g。

加减:血虚加阿胶、鸡血藤、当归、桑寄生以养血;气虚加黄芪、西洋参以益气;夜寐不安加夜交藤、菖蒲、远志以安神;偏于阴虚加女贞子、枸杞子以滋补肝肾之阴;兼阳虚加补骨脂、肉桂、杜仲以温阳。

中成药:大活络丸,补正续骨丸,壮骨关节丸。

分析:本证乃病情迁延不愈,内及脏腑,肝肾受损,精血耗伤所致。肾主骨藏精,精生髓,肾虚髓少骨痿;肝主筋、藏血,筋附于骨,肝血亏虚,筋失所养则筋痿,故步履蹒跚,甚至瘫痪,肝肾亏虚,精血不足,肌肉关节失养,故肢体麻木无力,颈肩背部不适或疼痛,肝肾精血不足,阴阳失调,脏腑失养,故头晕、耳鸣、失眠、多梦等阴虚内热诸症变生。舌脉乃肝肾阴虚内热之象。上方中黄柏、知母清肝经虚热,熟地黄、龟甲滋补肝肾,杜仲、山萸肉益气补肝肾,白芍、木瓜缓急止痛,干姜温通,陈皮理气以制熟地黄、龟甲之腻。

【其他疗法】

一、针灸治疗

(一) 体针

经输不利证:可先用风池、曲池、合谷、手三里、夹脊等穴,间日 1 次,3 次 1 个疗程。经络痹阻证:选用足三里、关元、肾俞、曲池、三阴交、合谷等穴,手法平补平泻。气滞血瘀证:可选用曲池、太冲、大陵、尺泽、阳溪、手三里、列缺、合谷等穴。痰瘀交阻证:选用足三里、脾俞、胃俞、丰隆、三阴交等穴。肝肾不足证:选用肾俞、肝俞、足三里、三阴交、风池等穴。

(二) 耳针

耳穴压丸法　主穴:肝、胃、颈项。配穴:内分泌、交感、脾、神门、心、太阳、上背、枕、肩。配穴还可视病情加减。有调补肝肾、强壮筋骨、疏通血脉止痛之功。

(三) 电针

以颈部夹脊穴为主,选用颈部阿是穴、天柱、风池、大椎、大杼、巨骨、曲池、外关、合谷等。如出现腰腿痛取肾俞、大肠俞、秩边、阳陵泉。每次取穴 5~6 个,交替选用,针感需趋向病所。

(四) 灸法

1. 艾灸百会、风池、脾俞、关元、足三里等穴,每日 1 次,适于经输不利及经络痹阻证。

2. 本病病位在督脉,以督脉上的阿是穴为主,即以病变椎体为主,每次取 3~4 个穴,按隔姜灸常规操作,每次灸 7~10 壮。

二、针刀疗法

以督脉、足太阳膀胱经筋部位筋结点为主。循各经筋用触摸、按压等手法寻找结筋病灶点,每次选取 5~12 个,以执笔法垂直皮肤进针,注意避开重要神经、血管等,进针后施以针刀解结法进行操作。

三、按摩疗法

采用各种按摩手法是治疗颈痹的重要手段之一。临床常用的按摩手法如推法、拿法、按法、摩法、揉法、滚法、搓法、摇法、抖法、提法、扳法、打法等,都是行之有效的治疗方法。许多著名医家在临床实践中创立了许多新的治疗颈痹的按摩手法。如杜子明的“点穴按摩”“弹筋”“理筋”;刘寿山的“摇晃转捻法”“拔伸推按法”“提捏法”“点穴开筋法”“拨筋法”“捻散法”“捋顺法”;黄乐山的“坐位按摩手法”“仰卧位按摩手法”等,都是多年来临床经验的总结,极大地丰富了按摩手法的宝库。

　　临床选用按摩手法治疗颈痹要做到因人而异,辨证施治,不可孟浪从事。要严格选好适应证,施手法前应向患者讲清有关问题,注意动作稳健、用力适中、手法柔和等,以免发生意外。

四、牵引疗法

　　颈痹常采用牵引法,常用有两种:

　　1. **坐位牵引**　用布制颈枕牵引带,重量由小开始,最多增至 5kg,每次 30 分钟,日 1~3 次,10 次为 1 个疗程。

　　2. **卧床牵引**　床头垫高 20~30cm,床面与牵线夹角 35°,从 5kg 开始,最多不宜超过 10kg。

　　此外,临床也采用手法牵引。

五、单方验方

　　1. **颈痹汤**　葛根 18g,威灵仙 15g,秦艽 12g,羌活 12g,透骨草 21g,鸡血藤 21g,当归 18g,生地黄 18g,白芍 15g,香附 15g。若寒者,加桂枝;热者,加忍冬藤、败酱草;痛剧者,加制乳香、制没药;气虚者,加黄芪。用于经输不利、经络痹阻证。

　　2. **杨氏定眩汤**　天麻、半夏、全蝎、僵蚕各 9g,白芍、夜交藤各 24g,钩藤 20g(后下),茯苓 15g,丹参 30g,每剂水煎 500ml,分 2~3 次服完,15 日为 1 个疗程。每个疗程后停药 20 余日再服。用于痰瘀交阻证。

　　3. **颈痛宁冲剂**　由丹参、赤芍、红花、川芎、葛根、地龙、细辛等组成,每包含生药 12g,每次 1 包,日服 3 次,30 日为 1 个疗程,空腹口服。适用于痰瘀交阻证。

六、外治法

　　1. **中药熏洗**　葛根 40g,丹参、威灵仙、防风、荆芥、桑枝、五加皮、当归各 30g,煎药沸后,用毛巾蘸药水趁热洗颈肩部,也可将毛巾浸于 60℃ 热水或热醋中,拧干后敷患处,每次 30~40 分钟,每日 2~3 次。

　　2. **中药外敷**　经验方:三七 10g,川芎 15g,血竭 15g,乳香 15g,姜黄 15g,没药 15g,杜仲 15g,天麻 10g,白芷 15g,川椒 5g,麝香 2g。本方具有祛风活络,消肿止痛之功。适用于颈肩腰背扭伤、疼痛、肿痛等患者。

　　用法:上 10 味药共研细粉,放入 150ml 白酒,微火煎成稠粥状,或用米醋拌成糊状,摊在纱布上,将麝香搽在上面,敷于患处,每剂药可连用 3~5 次。

　　3. **离子导入**　丹参 15g,桃仁 30g,红花 10g,防风 20g,桑寄生 20g,独活 15g,透骨草 35g,威灵仙 40g,鳖甲 30g。上述中药煎成煎剂,然后将浸有此煎剂的药垫置于颈部皮肤,通过颈椎治疗仪直流电将药液导入病变部位,每次 25 分钟,日 1 次,12 次为 1 个疗程,具有活血通络祛湿之功。

七、饮食疗法

　　1. 常食胡桃、山萸肉、黑芝麻等以补肾;木瓜、当归舒筋活络,经常少量食用,可疏通气血,强身祛病,延年益寿。

2. 当归生姜羊肉汤：当归 30g，生姜 30g，羊肉 50g。将当归与生姜用清水洗净后切片，羊肉去骨剔去筋膜，入沸水锅内去血水，捞出晾凉，切条备用，锅掺入清水适量，将羊肉条下入锅内再下当归和生姜，武火烧沸，捞去浮沫，改文火烧炖 1.5 小时至羊肉熟烂，汤肉分 3 次吃。适用于血虚寒凝疼痛证。

【调摄护理】

颈痹的调护应注意以下几点。

1. 良好的生活习惯

（1）正确的睡姿：睡眠的姿势要有利于休息，使身体各部肌肉尽量放松。一般以仰卧、侧卧为宜。不正确的睡姿使肌肉长时间紧张，容易引起颈部气血运行不畅，筋骨肌肉受损。

（2）合适的睡床：是指睡眠时既有柔软感，又不致使躯体过分下沉，使脊柱颈部的气血运行畅利。

（3）合适的枕头：合适的枕头应柔软，压缩后略高于自己的拳高，约 10~15cm，长度超过肩宽 10~20cm，枕头应放在脖子后面，不要放在后枕部。

（4）纠正不良的姿势和习惯。防止单一持久的姿势，避免肌肉关节较长时间受损。

2. 避免外伤，有病早治；避免颈部外伤，发生外伤应及时根治，避免病情迁延。

3. 加强锻炼，结合自己的年龄、体质，选择合适的锻炼项目，不断增强体质。

4. 调节情志，避免持久、强烈的精神刺激，保持情绪稳定，气血畅达，脏腑功能旺盛。

5. 饮食有节，五味适度，房事有节，劳逸结合，保持营养充分，阴阳平衡，防病延年。

【转归预后】

颈痹的转归及预后与起病原因、颈痹证候类型、素体强弱等因素有关。凡感受外邪新病，表现为太阳经输不利或经络痹阻等证候，病情大多轻浅，预后良好，若因颈部外伤、长期劳损，或素体虚弱，或虽感受外邪引起但失治、误治，病情反复发作，都能使颈痹由轻到重，病情迁延，甚至内及脏腑出现气滞血瘀、痰瘀痹阻或肝肾不足等证候，出现眩晕加重，甚至血压升高，吞咽困难，视力、听力障碍等症，或下肢瘫痪、二便异常，严重影响患者生活能力，预后较差。

【医论医案】

一、医论

《医林改错》：凡肩痛、臂痛、腰痛、腿疼，或周身疼痛，总名曰痹证。明知受风寒，用温热发散药不愈；明知有湿热，用利湿降火药无功，久而肌肉消瘦，议论阴亏，遂用滋阴药，又不效。至此便云病在皮脉，易于为功；病在筋骨，实难见效。因不思风寒湿热入皮肤，何处作痛。入于气管，痛必流走；入于血管，痛不移处。如论虚弱，是因病致虚，非因虚而致病……总滋阴，外邪归于何处，总逐风寒、去湿热，已凝之血更不能活。如水遇风寒，凝结成冰，冰成风寒已散。明此义，治痹证何难，古方颇多，如古方治之不效，用身痛逐瘀汤。

二、医案

程某，女，77 岁，2005 年 10 月 24 日就诊。

主诉：颈部不适伴头晕半年。

初诊：患者于 6 个月前因长时间伏案出现颈部不适，因颈部位置不当可出现头晕、恶心欲吐等症，为求专科系统治疗就诊。症见：颈部不适，头晕，耳鸣，失眠多梦，四肢倦怠，舌质红，苔薄白，脉细。查：颈部僵硬，C_3 左侧横突处压痛（+），颈部活动受限，旋颈试验（+），椎间孔挤压试验（−）。X 线片提示：生理曲度消失、C_{5-7} 节段椎体不稳，C_{5-6}、C_{6-7} 钩椎关节"唇样"增生，椎间隙变窄；张口位未见异常。

诊断：颈痹（椎动脉型颈椎病）；气滞血瘀。

治法：活血祛瘀，通络止痛。

中药处方：葛根，延胡索，川芎，白芷，细辛，黄芩，天麻，钩藤。7 剂，水煎服，每日 1 剂，分 2 次服。

手法操作：先予揉捻法、搽法等预备手法松解痉挛的肌肉，再采用不定点旋转扳法治疗，最后予劈法、散法、拿法、归合法等善后手法。

复诊：患者头晕症状明显减轻。继续手法治疗巩固疗效，三诊后患者临床症状明显好转。嘱其注意休息及保暖。

随访 1 年无复发。

（孙树椿　王海隆）

第 21 节　肩 凝 症

肩凝症又称"漏肩风""露肩风""冻结肩"，因多发于阳虚体弱以及 50 岁左右年龄的人而又称为"五十肩"。其主要临床表现为肩部疼痛不移，活动严重受限为主，属于肩周关节病中的重症。"凝"具有凝结、凝固、凝滞、凝冻、凝聚等意。引申到人体发生肩凝状态时，必是肩部关节处气血凝结不通，而肩部何以会发生肌肉、气血的瘀凝状态呢？其因有三：一曰外感风邪，二曰内生寒湿，三曰痰瘀阻络。

外感风邪者，如夏秋二季长时间吹空调，穿露肩低胸装使肩关节长时间裸露在外以及睡眠时肩颈外露着凉，淋雨冒风等，久受风邪侵扰，使肩关节局部因风生寒，寒凝肌肉血脉而至。内生湿寒者，多由素体阳虚，缺乏运动，比如长期久坐于电脑前伏案工作，长时间坐卧姿势翻看手机书本等，导致气血运行不畅，终致机体阳气虚亏，阳气不足则一不能卫外，二不能固内，气虚则推动力下降，使血液在肌肉筋脉间运行缓慢，从而形成气血交替受阻的恶性循环局面，长此以往最终致使肩关节发生寒湿凝变。痰瘀阻络者，乃不内外因所属，其因由人体先受风邪外侵，由风生寒，由虚生寒，由湿生寒，寒盛则地裂，寒盛极则虚火起，虚火起则炼湿成痰，痰阻肩部经络关节，致使局部肌肉、经络瘀滞不通，久之则导致肩凝冻结症的形成。弄明白"凝"字在本病中的含义，也就明白了肩凝症的病因病机，简而言之，是机体阳气虚损在前，而后生风寒湿三气所致。只是三者在本病形成中的责任主次不同，其寒最重、风次之、湿再次之。由此病因病机而得出其治疗法则，当以温阳扶正为主，祛风散寒为辅，佐以燥湿化痰、通络止痛。以此详之，本病尽矣。

【源流考略】

《灵枢·经筋》所称"肩不举"者及《金匮要略》称"肩不遂"者,似属本病,但尚未作为专病论述。《针灸甲乙经》中首次专篇描述了肩部疼痛的症状,并指出其具体治疗。《针灸资生经》《管见大全良方》《慎斋遗书》《寿世保元》《证治要诀》及《张氏医通》等,都曾分别提到肩痛不举、肩痹及臂痛的症治,多认为本病由肝肾气虚,风寒湿邪客于肩臂,气血不得荣养而致。清代高秉钧《疡科心得集》则明确提出"漏肩风"之病名。此后,医家们在前贤医疗经验的基础上,详究本病的病因病机,认真摸索其他治疗方法,在对本病的认识和治疗方面,逐渐达成共识。

【病因病机】

50 岁以上的人,肝脾肾亏虚为生理改变。肝主筋,肾主骨,脾主肉,则筋骨肌肉失荣而退变,此乃本病的内因,一旦感受风寒湿邪,或外伤闪挫,则局部经脉痹阻,诱发本病。

一、卫气虚弱、外感风邪

阳虚体弱,气血不足,腠理空疏,若加之睡时露肩,易受外邪,风寒湿邪留连筋骨、血脉,气血不通,以致肩痛。由于寒为阴邪,主收引,湿性黏滞,故肩痛夜间尤甚且缠绵不愈。

二、脾肾阳虚、停痰留瘀

人过七七,脾气失健,运化不利,水湿内停,聚而生痰,或外伤气血运行不畅,血停为瘀,痰瘀互结于肩,筋脉关节失于濡养,故而疼痛和功能障碍。

【诊断与鉴别诊断】

一、诊断要点

本病多发于阳气不足,缺乏锻炼以及 50 岁以上的中老年,女性患者较多,主要症状是肩部疼痛,活动受限。初起肩部疼痛较轻,继则疼痛渐增,昼轻夜重,肩关节外展、内旋、后伸等功能受限,甚者不能穿衣、梳头、洗脸。肩部无明显红肿,但有明显压痛。肩前、后、外侧也有疼痛。病重日久者,肩臂筋肉萎缩,病程可数月,或达数年之久。

二、鉴别诊断

本病主要需与颈痹肩不举、骨痨肩不举、肩扭伤肩不举、胸痹肩不举及其他风湿病所致的肩不举相鉴别。

1. **颈痹肩不举**　头颈项疼痛,活动受限,上肢不能外展,抬举困难,肢麻尤以中指、无名指、小指为甚。患手握力下降,严重者双上肢肌肉萎缩。以患肢指酸麻与漏肩风相鉴别。

2. **骨痨肩不举**　多发于 20~30 岁的青年人、初起肩部隐痛,后出现运动障碍,以外展、外旋受限更为明显,被动活动正常,晚期出现关节僵直。X 线片早期出现关节囊肿胀,骨质疏稀,关节间隙增宽或狭窄,继则见肩肱关节的骨质破坏,同时伴有全身中毒症状,如低热、盗汗、消瘦、无力等,同时血沉增快,结核菌素试验强阳性。

3. **肩扭伤肩不举**　多发生于青壮年或儿童,有外伤史,肩部有不同程度肿胀疼痛,活动受限,不能抬举,向上臂及手指端放射,活动时疼痛加剧,常将患臂紧缩胸腹部以减少肩部活动带来的疼痛。有外伤史为本病诊断要点。

4. **胸痹肩不举**　此病为肩不举较重者,患者亦有胸痹证,见心悸、气短、胸闷,心前区痛,多为刺痛,甚则胸痛彻背,肩不能举,入夜为甚;同时手指骨疼痛肿胀不能屈伸,病久不愈上肢肌肉萎缩,手指及指甲呈蜡黄色。

5. **其他风湿病所致的肩不举**　多种风湿性疾病均可能在临床上出现肩不举的症状,但其特点为并非局限于肩关节发病,与漏肩风不难鉴别。

【辨证论治】

因病邪各异,病程长短不一,临床可分以下几个证候。由于本病乃由阳虚体弱,气血亏虚,风寒湿邪侵袭肌体,痹阻经络,气血运行不畅所致,故总的治则应是温阳补气,扶正祛邪,疏通经络气血。具体治法当是疏风祛湿、温经散寒、活血通络、补益气血,宜随证选用。

(一)风寒湿痹阻证

证候:肩部疼痛,向颈部及前臂放射,遇寒痛剧,得热则减,舌质胖淡,苔薄白或白腻,脉弦紧。

治法:祛风散寒,利湿通络。

方药:蠲痹汤加减。

生黄芪 15g,羌活 9g,防风 6g,桑枝 15g,姜黄 6g,桂枝 9g,赤芍 9g,当归 9g,细辛 6g,炙甘草 6g。

中成药:寒湿痹颗粒,盘龙七片,小活络丹。

分析:卫阳不固,气血失调,风寒湿邪乘虚袭人。寒为阴邪,其性凝滞,气血为寒邪阻遏,经脉不通则痛,遇寒或天气转冷则凝滞加重,故遇寒痛重,遇热则寒凝渐散,气血得以运行,故得热痛减。湿亦阴邪,重浊黏滞,故痛处不移。舌质淡、苔薄白或白腻、脉弦紧均为寒湿之象。以生黄芪、羌活、防风为主药,祛风利湿;辅以桂枝、细辛、姜黄、桑枝散寒通络;佐以赤芍、当归增强黄芪行气活血的功效;使以甘草调和诸药。全方共奏温而不燥、驱邪而不伤正之优点。寒盛则加附子以壮阳散寒;湿盛则加千年健、豨莶草以通经利湿;风盛则加秦艽、荆芥以散风温经。

(二)寒凝血瘀证

证候:患肩刺痛,固定不移,痛处拒按,动则痛剧,昼轻夜重,上肢活动受限,重者不能梳头、穿衣,舌质紫瘀,苔薄白,脉沉涩。

治法:温经散寒,活血舒筋。

方药:乌头汤合补阳还五汤加减。

黄芪 20g,乌头 10g(先煎),赤白芍各 30g,地龙 15g,川芎 9g,桃仁 9g,防风 6g,路路通 9g,细辛 6g,鸡血藤 15g。

中成药:瘀血痹颗粒,活血舒筋酊,颈复康颗粒,疏风定痛丸。

分析:寒邪痹阻日久,气血运行不畅,则血瘀停聚,气滞不通则痛;血瘀不散,寒邪聚集而致疼痛固着不移,形同冻结;寒为阴邪,入夜阴盛阳微,阴邪作祟更甚,故其夜痛为甚为本病的特点。舌质紫瘀为血行不畅,脉沉涩为寒凝血瘀之象。上方用乌头、细辛、防风辛温大热之品为主药,意在温经散寒而止痛;用辛温的川芎、桃仁、红花、黄芪为辅药,意在活血化瘀,行气止痛;用地龙、路路通、鸡血藤为佐药,取其通经疏络之功,使主辅药力到达病处,防止主辅药过热伤阴,并有舒筋之作用;使以赤白芍凉血活血,又以其偏凉之性并有行气、舒筋止痛的功效。发病初期加防风以散寒祛风;痛甚加桂枝,以温通经脉,散寒止痛;体虚加党参,配合黄芪以补气生血;久病入络加蜈蚣、全蝎以搜风通络;痛重加乳香、没药以活血止痛。

(三) 气血虚损证

证候:面色少华,患肩酸痛,时轻时重,缠绵不愈,患侧上肢肌肉萎缩无力,气短食少,舌质淡红,苔薄白,脉沉细。

治法:补益气血,行瘀通痹。

方药:黄芪桂枝五物汤合独活寄生汤加减。

黄芪 30g,桂枝 9g,赤白芍各 20g,当归 10g,羌独活各 20g,地龙 15g,防风 6g,秦艽 10g,党参 20g,炙甘草 6g。

中成药:痹祺胶囊,养血荣筋丸。

分析:痹阻日久,气血衰少,正虚邪恋,肌肤失充,筋骨失养,而致肩部酸痛无力,肌肉萎缩;气虚则气短无力、纳差;血虚则面色少华;舌质淡红、苔薄白、脉沉细乃气血两虚之象。上方以补气生血的黄芪、当归和温经散寒的桂枝为主药;辅以赤白芍、党参以增强黄芪、当归的补气生血功效;以防风、羌活、独活、秦艽增强桂枝的温阳散寒作用;佐以地龙通经止痛;使以甘草缓急止痛,调和诸药。共奏益气补血、行瘀通痹止痛之功。

此方攻补兼施,补而不腻,祛邪而扶正。肾气虚加用补骨脂、鹿角霜、淫羊藿以补肾填髓,温阳散寒。

【其他疗法】

一、推拿疗法

推拿疗法是本病的一种主要治法。其步骤手法如下:①患者取坐位,施术者站在患者后面;②揉按肩背肌肉,拿斜方肌,功在放松该部肌肉,解除肌肉(包括血管)痉挛,散寒止痛;③点按肩背部有关穴位,可选天宗、秉风、肩井、肩中俞、肩外俞等,以疏通经络,行气活血;④肩周揉按,点阿是穴,旨在解除该部肌肉痉挛,松弛肌肉,恢复肌肉弹性,松解粘连,有止痛解痉、活血化瘀的作用;⑤局部筋结的分筋、弹筋可解除肌肉痉挛,进一步松解粘连,有散结止痛、振奋阳气的作用;⑥点按肩部相关穴位,如肩髎、肩髃、肩臑等穴,有通经止痛作用;⑦摇、拔、牵、抖肩关节,即被动地强制性地帮助患者恢复肩关节功能,可松解粘连,恢复肩关节功能,操作时应注意循序渐进,用力恰到好处,掌握正确的操作方法,禁用暴力;⑧揉按点压上肢有关穴位及经络,穴位可选曲池、手三里、少海、内外关、合谷等,能达通经活络、行气止痛的目的;⑨放松,即于最后用拍打、抖按、擦挤的方法,再次放松肩背部肌肉。

二、外治法

1. 贴敷法

(1)骨友灵贴膏,贴于肩前部,每日换 1 次,活血止痛效果好。

(2)生姜 500g,葱籽 250g,红酒 100ml,捣烂炒敷痛处。每日 1 次。

(3)川乌、草乌、樟脑各等重,共碾细末,用陈醋调成糊状,匀敷于压痛点外,药厚约 4cm。外裹纱布用热水袋熨 10 分钟。

(4)追风膏贴患肩。

(5)关节镇痛膏贴患肩。

(6)葱蒜、生姜各取汁 300ml,米醋 300ml,飞罗面(即灰面)60g,牛皮胶 120g,凤仙花汁。合置锅内加热,煎浓时加入牛皮胶融化,再加入灰面搅匀成膏。取 8cm² 的布数块摊膏敷于患侧之肩髎、肩髃、曲池等穴处,每日 1 次。

2. 热熨法

(1)食醋煎三四沸入葱白,再煎一沸布包,乘热熨之。

(2)熨药袋:硫黄 60g,白芷 30g,川芎 30g,乳香 30g,没药 10g,上药共碾细粉装布袋中,压平,调成 0.3cm 厚,以线纵横固定。取生姜断面擦痛处后,将药袋置上面,外加热敷之,感灼热移之,每日 1 次。用后密藏勿泄气,可用 2 周。

3. 熏洗法

(1)樟木屑 1 000g,煎水熏洗。

(2)凤仙草(全草)、艾叶、苍术、松节各 20g,水煎熏洗肩部,每日 1 次。

4. 离子导入　将川芎、草乌各 9g,当归 12g,桂枝 12g,红花 12g,延胡索 9g,水煎后滤过装瓶备用(低温保存)。阳极导入流密度 0.5~1.0mN/6m²,每日 1 次。

三、针灸疗法

1. 头皮针　施术部位:顶颞前斜线(前顶穴至悬颅穴的连线)中 1/3 节段。患单肩者针对侧,患双肩者针双侧。具体操作,用 28~32 号 5cm 不锈钢毫针在施术部位进针,针尖方向根据患者肩部病位,病在肩前者向阴面,病在肩后者向阳面,用抽气法运针,以当即患部疼痛消失或减轻为得气,隔日 1 次,10 次为 1 个疗程,每疗程间歇 5 日,在留针或运针时,嘱患者做臂上举、后伸、内收、外旋等动作,活动范围和强度由小到大,越大越好。

2. 耳针　取肩区、锁骨、肝、肾皮质、神门等穴,留针 30 分钟,间歇运针,令患者配合活动肩部,也可在上述穴位贴压王不留行,3~5 日换 1 次。

3. 体针　主穴:肩髃、极泉、肩井、肩前、曲池。配穴:天宗、巨骨、合谷、尺泽、太渊。先针刺肩部三穴,用平泻平补令其针感传至手指,再酌情增加 1~2 个穴位,每日 1 次。

4. 水针　在患肩侧寻找阿是穴 3~5 个,选用丹参注射液或当归注射液等,每次穴位注射 0.5~1ml,隔日 1 次,10 次为 1 个疗程,休息 3~5 日后再进行下 1 个疗程。

5. 芒针　取芒针施以肩髃、极泉透肩贞,条口透曲池、手三里的透刺,留针 10~20 分钟。

6. 梅花针　取梅花针以中度力量叩刺患肩周围及肩颈和肩背处,3~4 日做 1 次。

7. 灸法　取患肩阿是穴和经穴(如肩髎、肩髃、天宗等),用艾条温和灸,白天 5~10 分钟,每日 1 次,10 日为 1 个疗程,施灸时以患者感觉温热舒适及皮肤潮红为度。

8. 火罐疗法　先在肩部较大范围用闪罐,后在阿是穴留针 10 分钟,每日或隔日 1 次。

9. 挑刺疗法　取患肩阿是穴,尤以可触及结节质为佳,以细三棱针或用缝针挑刺,3 月 1 次。

10. 刮痧疗法　取患肩脊处,自上而下,颈肩处由颈及肩峰,肩周部由肩峰向三角肌为止点,即肩胛大角方向刮拭,以皮肤潮红或出瘀斑为度,1 周 1 次。

四、单方验方

1. 桑枝一把,切碎水煎服,治风湿臂痛。

2. 秦艽 6g,羌活 3g,红花 5g,丝瓜络 25cm,水煎服,治风寒湿阻臂痹。

3. 桑寄生、威灵仙各 30g,猪骨或羊骨 250g,水煎服,治肝肾虚感寒之臂痛。

4. 姜黄、续断、川芎、秦艽、白芍、当归各 10g,每日水煎 1 剂,分 2 次服。

5. 杜仲、桑枝、羌活、防风、泽兰、桂枝各 10g,水煎服 1 剂,分 2 次服。

6. 老鹳草、伸筋草各 20g,木瓜、延胡索、丹参 10g,水煎服,服法同上。

7. 牛膝、赤芍、黄芪、茯苓、血竭各 10g,桂心 2g,水煎服。

8. 生草乌 9g,生川乌 9g,建曲 9g,苍耳子 9g,甘草 3g,泡酒 500ml,7 日后可服,服时摇匀,每晚睡前饮 3~6ml,禁风。

五、物理疗法

1. 短波或超短波透热疗法,每日 1 次,每次 20~40 分钟。

2. 微波疗法,90~140W,每日 1 次,每次 10~20 分钟。

3. 红外线与石蜡疗法,每日 1 次,每次 20~40 分钟。

4. 干扰电疗法,差频 90~100Hz、5~10 分钟,0~100Hz、5~10 分钟,30~50Hz、5~10 分钟,每日 1 次。

5. 间动电流疗法,密度 3~5 分钟,疏波 5 分钟,间升波 5 分钟,每日 1 次。

6. 电兴奋疗法,先用强感应电,后用 30~50mA 直流电,间断通电 3~4 次,每次约 1 秒。

【调摄护理】

1. 注意双肩保护,防止邪气入侵,夜睡时应避免肩部暴露于外,夏天不宜用强风直吹肩部。

2. 由于肩部外伤及劳损是本病的病因之一,故在日常生活和工作中,应注意保护双肩,防止外伤与劳损。

3. 50 岁左右的人应经常做肩部和足部肩关节反射区的保健按摩。

4. 罹患本病后,不要因肩痛而不敢活动之,应在可以忍受的情况下,每日进行 1 次肩关节各向运动的锻炼,以期减轻粘连。

【转归预后】

本病为慢性病,病程较长,常因肩关节广泛粘连而形成"冻结肩",随之肌肉痉挛减轻。一般数月至 1 年,有的长达数年之久,部分患者可自行痊愈,多数遗留肩关节功能不全。通过积极治疗,可缩短疗程,加速康复。

【医论医案】

一、医论

《管见大全良方》:夫臂痛者,其说有五。若臂痛筋脉挛急,不得屈伸,遇寒则剧,由肝虚,为风寒邪气留于经络,故筋挛干急而痹,脉紧而细者,宜小续命汤,或以异功五积散加全蝎麝香煎,甚者以柏子圆;若臂不能举,时复时移,或左右,此由中脘伏痰,脾气滞而不行,则上下不运而痹,其脉沉细,宜茯苓圆,或控涎丹;若臂痛流走上下无常,外连肌肉,引痛背胛,时发时止,由荣卫之气循行失度,逆受风寒之气,行于血中,随血上下,新故相搏则痛,宜小续命汤并麝香圆,甚者以白芥子散;卒然一臂无力,痛不能举,肌肉时复挛痛,手不及头,此寒湿客搏而筋缓也,宜异功五积散加全蝎麝香煎,甚者以四君子汤加芍药、附子、生姜煎服;若气血凝滞,经络不行,臂痛不能举者,宜舒经汤。

二、医案

案 1　珠某,男,56 岁。1984 年 2 月 11 日就诊。

左肩疼痛 3 个多月,稍动手臂则疼痛增剧。甚者彻夜不得安卧,肩臂几近僵直,前后则伸举均不能超过 10°,肩关节外形无异常,肩周组织拘急,压痛明显。肩部发冷,伴项背强痛,苔薄白,脉缓。投蠲痹汤合葛根汤,随诊出入 10 剂而愈。(《云南中医杂志》)

案 2　张某,女,49 岁。2013 年 8 月 8 日就诊。

右肩臂疼痛,手不能抬举,后展不遂,夜间疼剧,晨起僵硬史 1 年多,百治不效,近来因办公室空调吹风受凉而加重,抬肩疼如撕裂,自己不能穿脱衣服,痛苦不堪,来诊。诊见:体胖气虚,自诉 1 年内体重增加近 10kg,舌体胖大,舌苔白厚,脉象沉滑略紧,诊为脾肾阳虚,痰湿阻络。方为:生黄芪 45g、当归 15g、白芍 15g、陈皮 15g、柴胡 15g、半夏 10g、白芥子 10g、羌活 15g、桂枝尖 15g、全蝎粉 3g(冲服)、蜈蚣粉 3g(冲服)、炙甘草 15g。5 剂。煎服方法:水 2 500ml,煎 40 分钟,取药汁 500ml,兑入黄酒半斤,1 日分 3 次饭后服用。患者服 1 剂痛减,5 剂药后已基本能自主活动。后随症加减调药,服药 1 月而愈。

(宋宝欣　魏敏民　刘　伟)

第 22 节　腰　痹

腰痹是以腰部或下腰部疼痛,强硬、重着、麻木,甚则俯仰不便,或连及一侧或双侧下肢为主要症状的一类病症。多因肾虚不足,外邪杂至而引起经脉气血痹阻不通所致,因其病位在腰,故名腰痹。

腰痹一病,历代医家多称腰痛。古代文献有关腰痛的论述早在《内经》中就颇为丰富了,不仅记载了十二经脉皆可令人腰痛的特点,并指出"腰者,肾之府,转摇不能,肾将惫矣"。说明腰痛与肾关系最为密切。继后《金匮要略》记载了"肾着"的病名,是腰痹的一个类型。后世医家有关腰痛的论述颇多,或视其为一个独立病种,或将其列在痛证及痹证中论述。根据临床实践及历世医家的论述,中华中医药学会风湿病分会全体委员讨论后决定,将腰痛属风寒湿邪阻络或痰浊、血瘀痹阻者,命名为腰痹。

该病主要包括西医学的急慢性腰肌劳损、腰椎间盘突出症、第三腰椎横突综合征、血清阴性脊柱炎、腰椎骨质增生、骨质疏松症、腰骶神经炎或神经根炎等疾病。一般的内科疾病如慢性肾炎、急慢性肾盂肾炎等也可参考本篇论治。

【源流考略】

腰痹一病,始见于《黄帝内经》,在《素问·刺腰痛论》中专门从经络方面简述了足三阴经、足三阳经以及奇经八脉为病所出现的腰痛病证,并介绍了相应的针灸方法。而在其他篇中则论述了五脏六腑皆可令人腰痛,指出"腰者,肾之府",明确了腰痛病位与肾脏关系最为密切,在病因上又记载了因寒、因湿、因虚、因厥等令人腰痛的特点。东汉张仲景《金匮要略》提出"肾著"之病,其人身体重着中冷,如坐水中,腰以下冷痛,腹重如带五千钱,同时提出"虚劳腰痛,少腹拘急,小便不利"的内伤腰痛用八味肾气丸治疗。《中藏经》则从不同方面指出肾与腰痛的关系,"肾风者,腰脚痛重""肾寒则阴中与腰脊俱痛","肾胀则腰痛满引背,怏怏然痹痛""肾乏精,脊与腰相引而疼",均可引起腰痛,实属风湿痹痛范围。而《诸病源候论》则专设虚劳腰痛候,虚劳伤筋骨候,专门论述腰脊及下肢疼痛与肾精不足、气血虚损密切相关。唐代孙思邈在《备急千金要方》中总结了前人有关腰痛的论述,概括地指出:凡腰痛有五,一曰少阴,少阴肾也,十月万物阳气皆衰,是以腰痛;二曰风痹,风寒著腰是以腰痛;三曰肾虚,役用伤肾,是以腰痛;四曰坠堕伤腰,是以腰痛;五曰取寒,眠地为地气所伤,是以腰痛。从而使中医对腰痛病因病机的认识逐步趋于系统和完善,并提出用独活寄生汤治疗肝肾不足、气血两虚、风寒湿邪痹阻经脉而致的腰及肢体疼痛等症。

金元时期刘完素提出热邪令人腰痛及产后血滞腰重痛。《儒门事亲》则指出老人肾虚腰脊痛忌用峻攻。朱震亨《丹溪心法》对"腰痛主湿热、肾虚、瘀血、挫闪、有积痰"提出了具体的治法及用药。宋代的许多医书记载了治疗腰痛的大量方剂。明李中梓《医宗必读》更明确指出腰痛"有寒、有湿、有风热、有挫闪、有瘀血、有痰积,皆标也,肾虚其本也"。并从治疗原则上提出"标急则治标,本急则从本",其后《医学入门》及《医学准绳六要》也都从外感内伤、气滞、挫闪、瘀血等方面论述了腰痛的证治及特点,《景岳全书》在总结前人经验的基础上又提出"腰痛之虚证"十居八九,但察其既无表邪,又无湿热,而或以年衰,或以劳苦,或以酒色,或七情忧虑所致者,则悉属真阴虚证。创左归丸、右归丸治疗肾水真阴亏、精血虚少所致之腰痛,被临床广为应用。王清任《医林改错》也明确把腰痛归为痹病论述。

随着中医临床实践的不断深入与发展,腰痛早已作为一种单独的疾病列入现今中医院校的教科书中。在证候特点、病因病机及诊断方面均符合风湿病的一般规律的腰痛病,经中华中医药学会风湿病分会及著名痹病专家讨论决定,将其列入风湿病,并更名为腰痹。

【病因病机】

腰痹的致病原因可大致分为外感、内伤两大因素,而正气虚弱、肾虚不足是发生腰痹的根本原因。

一、外邪痹阻

素体正气不足,腠理疏松,感受风寒湿邪,寒性凝滞收引,湿性重浊黏滞不化,风寒湿邪客于经脉,血行受阻,气血运行不畅发生腰痹,或湿热毒邪入侵经脉(感受时令湿热,时邪阻遏经络),或寒湿蕴积日久化生湿热,或过食肥甘辛辣之品内生湿热,也可阻遏经络,灼伤血脉,气血痹阻而发生腰痹。

二、气滞血瘀

跌仆挫闪损伤经脉气血,瘀血内阻;或长期体位不正,腰部用力不当;屏气闪挫,或郁怒伤肝,气滞血瘀;或因手术处长期卧床导致气机痹阻,气血阻滞于腰部经络,腰失气血濡养而发生腰痛。

三、肾亏体虚

先天禀赋不足,房劳伤肾,久病体虚,年老体弱,均可致肝肾不足,肾精亏损。肝主筋,肾主骨,腰部为全身三大关节,肝肾不足则首先累及腰部,使经脉失于濡养而发生疼痛,肾阳不足,经脉失于温煦,寒湿之邪易于侵袭,阳虚生内寒,寒凝外脉,瘀血内阻而致痹痛。久病脾胃虚弱,气血亏虚,经脉失养,外邪留滞,久而成痹。妇人产后失血过多,肾精亏损,也会导致经脉失养而发生腰痹。

四、跌仆外伤

跌仆闪挫,或体位不正,用力不当,导致腰部经络气血瘀滞不通,瘀血留着而腰痛。

本病的病位主要在腰,可累及肾、骨及双下肢。腰为肾之府,又为一身之骨之主,乃肾之精气所溉之域,肾主骨,故腰痹与肾关系最为密切。然肾与膀胱相表里,腰为足太阳经脉所过,奇经八脉中,冲、任、督、带脉均布行于腰部,任何一经有病均可致腰痛的发生。肝肾精血同源,脾肾同出于下焦,肝脾功能失调可损及肾脏发生腰痹。

腰痹的发生多因肾虚不足、经脉失养所致,故多起病缓慢,以老年人居多,但因于体虚感受外邪而发病者,起病多较急,或致病情突然加重。因于外伤、跌仆挫闪而发病者则起病急骤,疼痛难忍。

腰痹的基本病理特点为多因于肾虚不足、经脉痹阻所致,肾虚是其发病的关键,而风寒湿热之邪痹阻不行和跌仆闪挫等,常常是发病之诱因。一般偏于肾阳不足多易感受寒湿之邪,而肾阴亏虚则多湿热亏虚,久治不愈,肾精亏损,内生痰瘀,阻痹经脉,发生瘀血腰痛,久则伤筋败骨。故腰痹实为本虚标实之证。

【诊断与鉴别诊断】

一、诊断要点

1. **发病特点** 发病缓慢者多以年老体弱或妇人产后者居多,也可见于先天禀赋不足的青年人及长期体位不正者,病程多较长。发病较急者,与季节因素有关的多为感受外邪,年龄不限,病程较短,多伴有寒热症状;因外伤发病者,起病急,病情重,多伴有活动障碍,及时治疗得当者,可迅速缓解,治疗不当或病情复杂者,可致长期缠绵不愈。

2. **临床表现** 以腰部或下腰部疼痛为主,疼痛性质多为隐痛、钝痛、刺痛,或局部压痛伴活动不利、俯仰不便、不能持重、步行困难、肢倦乏力等症状,甚至出现腰部前屈、后伸、侧弯等功能障碍,弓背畸形,出现"尻以代踵,脊以代头"的表现,舌淡或暗红,有瘀斑或瘀点,脉沉弱、尺部尤甚或浮紧。

二、鉴别诊断

本病应与骨痹、肾痹相鉴别。

1. **骨痹**　骨痹多为冬季感受风寒湿邪深侵入骨而发病,临床以肢体关节疼痛,肢体羸瘦,恶寒怕冷,活动受限,骨重不举,腰膝酸软为特征。多由肾阳不足,感受风寒湿邪为病,易与腰病混淆。但骨痹病位在骨,发于四肢诸关节为主,伴有腰膝酸软之症状与腰痹不同。

2. **肾痹**　肾痹为骨痹不已,加之肾气亏虚复感外邪,内舍于肾所致,临床表现为关节疼痛,四肢拘挛,骨重不举,腰背酸痛,偻曲不伸,步履艰难,甚则也可出现"尻以代踵,脊以代头"。该病之病位在肾在骨,与腰痹症状及病位均有相同之处,但肾痹是由骨痹发展而来,并伴有骨痹的临床症状,起病多由四肢关节开始,与腰痹之初起即以腰部疼痛为主明显不同,其病史及初发症状为其鉴别要点。

【辨证论治】

腰痹的辨证,首先当辨寒热和虚实。大抵感受外邪为病者,多属表属实,起病急,病程短,其病在标;年老体虚,肾精虚衰发病者,多属里属虚,起病缓慢,病程较长;若腰部疼痛发生于秋冬季节,伴畏寒怕冷,遇寒加剧,得热则舒,多属寒、属虚;若发病于夏暑季节,疼痛有灼热感,遇热加剧,小便短赤者,多属热证。若疼痛呈刺痛,固定不移,按之痛剧者,属瘀血内阻;若久治不愈或体虚当病,复感外邪者,属于虚中夹实之证。或腰痛长期不愈,逐渐加重,累及脊背及下肢,甚至出现偻曲不伸,弓背畸形者,则属正气不足,肾精亏损,病邪深入骨髓,瘀血顽痰阻滞经脉,正虚邪实之证,病难治愈。

腰痹治疗上首先当分虚实、表里、寒热,补肾通经活络贯穿于腰痹治疗的整个过程。因于外感者又当急则治其标,以祛邪力先;以闪挫瘀血为病者则以活血化瘀为基本大法,配以祛寒除湿、清热化湿通络、理气等。

（一）寒湿痹阻证

证候:腰部冷痛重着,转侧不利,逐渐加重,痛有定处,日轻夜重,遇寒痛甚,静卧痛不减,或伴周围关节肿胀,舌体胖质淡,苔白腻,脉沉而迟缓或沉紧。

治法:散寒除湿,温经通络。

方药:甘姜苓术汤加味。

干姜 10g,茯苓 15g,白术 15g,甘草 10g,防己 15g,薏苡仁 20g,炮附子 10g,狗脊 15g。

加减:可加杜仲 10g、生续断 30g,补肾壮腰;如向下肢窜痛,加独活 15g、青风藤 15g,以祛风散寒,除湿止痛。若寒邪较甚,冷痛明显者,可选用附子汤,重用附子温经通阳,祛寒胜湿止痛;白术、茯苓协附子散寒除湿,人参协附子温补元阳以除寒湿;芍药和营止痛,又制参、附燥烈。

中成药:寒湿痹颗粒,盘龙七片,益肾蠲痹丸,复方小活络丸。

分析:本证是由于正气不足,腠理疏松或脾阳不振,寒湿之邪侵袭腰部,痹阻经络所致,寒性收引凝滞,湿邪黏腻重浊,阻遏气机,故腰部冷痛重着,痛处不移,转侧不利,痛有定处。寒湿均为阴邪,得阳气则运化,故日轻夜重,静卧湿邪更易停滞则加重。寒湿内盛,留于关节,血行受阻则出现关节肿胀。舌脉为寒湿内盛之象。方中以干姜、甘草温中散寒,白术、茯苓健脾渗湿,防己、薏苡仁除湿通络止痛,附子温阳散寒,通络止痛,狗脊补肝肾,祛风湿。此为温化渗湿之法,使寒去湿化则腰痛自愈。

(二) 湿热痹阻证

证候:腰部灼热胀痛、重着,口干渴不欲饮,夏季或阴雨天加重,活动后减轻,小便短赤,舌质红苔黄腻,脉濡数或滑数。

治法:清热利湿,通络止痛。

方药:四妙丸加味。

炒苍术 10g,炒黄柏 10g,川牛膝 15g,炒薏苡仁 20g,木瓜 15g,川萆薢 30g,苦参 15g,防己 10g。

加减:热甚加栀子 10g、连翘 30g、赤小豆 30g,以清热解毒利湿;病程较长者加赤芍 15g、丹参 20g,活血通络;痛甚加海桐皮 10g、虎杖 30g、秦艽 15g,以除湿通络止痛;肾阴虚加生地 20g、龟甲 10g,补肾通痹止痛。

中成药:湿热痹颗粒,正清风痛宁片(缓释片),加味二妙丸。

分析:素体阳气偏盛或阴虚阳亢之体,内有蕴热,感受湿热之邪蕴于腰部,或寒湿之邪留于经络,经久不愈化热所致。湿热痹阻腰部,经脉弛缓,经气不通,故腰部灼热疼痛、重着,热盛则胀,湿热内结伤阴则口干不欲饮,下注膀胱则小便短赤,活动后气机舒展,湿滞得减,故腰疼减轻。舌质红主热。苔黄腻为湿热内盛,脉濡数或滑数为湿热内盛之象。方中苍术苦温燥湿,黄柏苦寒清下焦湿热,配以薏苡仁健脾利湿,牛膝通利关节,强壮筋骨,木瓜、防己除湿通络止痛,萆薢、苦参清热利湿。

(三) 气滞血瘀证

证候:腰部刺痛,痛有定处,或向下肢窜痛,时轻时重;痛重时腰不能转侧,痛处拒按,局部肿胀或有硬结,舌质暗或有瘀斑,苔薄白或薄黄,脉沉涩或沉弦。

治法:行气活血,化瘀通络。

方药:身痛逐瘀汤加减。

桃仁 10g,红花 10g,当归 12g,川芎 15g,没药 6g,五灵脂 10g,怀牛膝 15g,地龙 10g,羌活 10g,秦艽 15g,生续断 30g,土鳖虫 10g,香附 15g。

加减:年老体虚者加杜仲 10g、狗脊 15g、熟地黄 15g;久病气血亏损加生黄芪 30~60g;恶寒者加桂枝 10g、炮附子 10g;痛甚不解者加山甲 10g、制川乌 10g、蜈蚣 2 条,以增加化瘀止痛之力;若局部有硬结者为痰瘀互结,加天南星 15~20g、炒白芥子 10g、制半夏 10g,以祛痰散结。

中成药:瘀血痹颗粒,活血舒筋酊,大黄䗪虫丸,活络效灵丹。

分析:该证多由腰痹日久,经脉阻滞,气血运行不畅致瘀血停聚,或素体虚弱,突然跌仆闪挫致瘀血内阻,或由肝郁气滞,瘀血阻络,故腰痛如刺,痛有定处不移,血瘀不散,实邪聚集,故拒按,血瘀气滞,经脉不通则连及下肢,若气机得畅则血瘀减轻故可时轻时重。气滞血瘀,水湿停蕴,则局部可有肿胀,湿聚成痰,痰瘀互结可有硬结,舌脉为气滞不畅、瘀血内结之征象,方中桃仁、红花、当归、川芎养血活血,没药、五灵脂、香附理气化瘀,消肿止痛,牛膝、土鳖虫、地龙疏利关节,搜剔经络,增加化瘀之力,秦艽、羌活通经活络,续断补肾强腰。

(四) 气血两虚,风寒痹阻证

证候:腰背冷痛,伴四肢关节游走性疼痛,遇寒加重,或屈伸不利,恶风畏寒,神疲乏力,面白少华,劳累后加剧,舌淡嫩,苔薄白,脉沉缓或沉紧无力。

治法：益气养血，祛风散寒。

方药：独活寄生汤加减。

桑寄生 30g，杜仲 10g，怀牛膝 15g，熟地黄 15g，川芎 15g，当归 10g，白芍 15g，党参 10g，茯苓 10g，炙甘草 10g，独活 10g，细辛 6g，桂枝 10g，秦艽 15g，防风 10g。

加减：寒邪偏盛者加制川乌 10g、炮附子 10g，散寒通络止痛；夹湿者加苍术 15g、防己 15g，除湿通络，痛甚夹瘀血者加桃仁 10g、丹参 20g，中气不足明显，头晕乏力，多汗畏风者，加生黄芪 30g。

中成药：痹祺胶囊，尪痹颗粒（片、胶囊），大活络丸，壮骨酒，史国公酒。

分析：多因久病体虚，气血不足或产后失血过多，风寒之邪乘虚而入，阻痹经脉，故腰部冷痛或肢体关节疼痛，风善行而数变，故疼痛可游走不定。气血两虚，阳气不足，遇寒则阴寒更甚故痛剧，寒主收引凝集则屈伸不利。气血两虚，不能荣养机体故神疲乏力，血虚不能上荣于面而面白少华。舌脉为气血不足，风寒内阻之象。方中独活、桑寄生祛风湿通络止痛，牛膝、杜仲、地黄补肝肾、强筋骨，为治疗腰痛之要药，细辛、桂枝温经散寒，通络止痛，川芎、当归、白芍养血活血，党参、茯苓、甘草健脾益气，秦艽、防风祛风除湿。

（五）肝肾阴虚，筋骨失养证

证候：腰部酸软疼痛，痛处喜按，遇劳加剧，伴双下肢酸痛、拘急、屈伸不利、心烦失眠、手足心热、形体消瘦，或见男子遗精、女子月经量少，舌质红、体瘦或有裂纹，少苔，脉沉细或细数。

证候：滋补肝肾，强化筋骨。

方药：左归丸加减。

地黄 20g，枸杞子 10g，山萸肉 10g，龟甲胶 10g（烊化），鹿角胶 10g（烊化），菟丝子 30g，怀牛膝 15g，狗脊 15g，桑寄生 30g，当归 10g。

加减：若病程较长，反复治疗仍腰痛不止者，多夹瘀阻络，加乌梢蛇 30g、丹参 20g、地龙 20g，夹风湿者 10g，出现关节疼痛、重着，加防己 15g、秦艽 15g、威灵仙 10g；夹湿热者舌苔黄腻，加炒薏苡仁 20g、土茯苓 15g、木瓜 10g，清利湿热，通络止痛；阴虚内热甚者，加用生地黄 30g、女贞子 10g、旱莲草 15g。

中成药：健步虎潜丸，杞菊地黄丸。

分析：肾主骨，为阴阳之本；肝主筋，体阴而用阳，司全身筋骨关节之屈伸。肝肾阴虚，水不涵木，筋骨关节失濡养，腰者肾之府，故首先表现为腰部酸痛乏力，伴下肢酸痛。屈伸不利，遇劳则耗伤阴血更甚故痛剧，其证属虚，无实邪内聚故喜按，阴虚内热则心烦失眠，手足心热，形体消瘦。舌脉为肝肾不足、阴虚内热之象。方用地黄、枸杞子、山萸肉、龟甲胶填补真阴，育阴潜阳，配菟丝子、鹿角胶峻补精血，配牛膝、桑寄生、狗脊补肾壮腰，当归养血，共奏滋补肝肾、填精益髓、强壮筋骨之效。

（六）脾肾阳虚，寒凝经脉证

证候：腰部隐痛，喜温喜按，遇劳则甚，静卧则舒，或少腹拘急，腹胀便溏，面色㿠白，少气乏力，舌淡有齿痕，苔薄白，脉沉缓或沉迟弱。

治法：温补脾肾，散寒止痛。

方药：阳和汤加减。

炮附子 15g，肉桂 10g，熟地 20g，鹿角胶 10g（烊化），干姜 10g，麻黄 10g，千年健 15g，杜仲 10g,生续断 20g,菟丝子 15g,狗脊 15g,白芍 15g,生甘草 10g。

加减:夹寒湿者,加炒薏苡仁 20g、防己 15g、白芥子 10g,除湿通络止痛;夹瘀者加白芍 6g、炒山甲 10g、水蛭 10g、蜈蚣 2 条,活血化瘀;搜剔经络,痛甚加川乌 10g、威灵仙 15g、青风藤 15g。

中成药:尪痹颗粒,仙灵骨葆胶囊,益肾蠲痹丸,金匮肾气丸。

分析:老年体弱,脾肾不足。肾为一身阳气之本,阳虚生内寒,不能温煦脾阳及经脉,故腰部隐痛,喜温喜按;阳虚不能达于四末,则四肢不温,畏寒怕冷,劳则耗气,故遇劳痛甚,静卧则舒。脾肾阳虚,阴寒较盛,运化失司则少腹拘急、腹胀便溏;面色㿠白,少气乏力为阳气不足之外象,舌淡或有齿痕为阳虚不足,阴寒内盛之证;脉沉主里,沉缓或沉迟弱为阳气不足之里虚证,方用附子、肉桂温阳散寒,通络止痛。配熟地、鹿角胶、菟丝子补肾益髓,温而不燥,附子、干姜相伍温补脾肾,补阴和阳,温通经脉,千年健、杜仲、狗脊补肝肾,强筋骨,祛风湿,通络止痛,麻黄发散寒邪,白芍、甘草缓急止痛,又可制约姜、附之温燥。

(七) 肾精不足,痰瘀阻络证

证候:腰部疼痛经久不愈,伴筋脉拘急,屈伸不利,甚则出现强直或脊柱畸形,背偻弯曲,形体消瘦,腰膝酸软,步履维艰,畏寒怕冷,头晕耳鸣,潮热盗汗,舌嫩红或有齿痕,苔薄白或少苔,脉沉细无力或沉涩。

治法:补益肾精,祛痰化瘀,通络止痛。

方药:自拟方。

鹿角胶 10g(烊化),龟甲胶 10g(烊化),补骨脂 10g,杜仲 15g,巴戟天 6g,山萸肉 10g,熟地 15g,生芪 30g,赤芍 20g,没药 6g,炒白芥子 10g,皂刺 30g,炒山甲 10g,蜈蚣 2 条,水蛭 4g,土鳖虫 10g,怀牛膝 15g。

加减:兼气虚者重用黄芪 30g,补气通阳;气滞不行者加香附、青皮理气解郁;阴虚内热较重者加炒黄柏 10g、炒知母 20g;肌肉萎缩,四肢无力者加制马钱子 0.5g,分 2 次冲服,痛甚不解者加川乌 10g、续断 30g、细辛 6g。

中成药:参桂再造丸,益肾蠲痹丸,大活络丸。

分析:腰痹日久不愈,正虚邪恋,肾精亏损,阴阳气血两虚,筋骨长期失于濡养,邪留腰部,气血凝滞,痰瘀互结,痹阻经脉,伤筋败骨,出现腰部疼痛经久不愈、屈伸不利、强直、畸形等症,肾精不足,腰府失养,髓海空虚则腰膝酸软、头晕耳鸣、形体消瘦、步履艰难,偏于肾阳不足则恶寒怕冷,偏于肾阴不足则潮热盗汗,阴阳失调可同时出现。舌脉为肾虚不足、气血亏虚之象,脉沉涩为夹瘀夹痰、血行不畅之征。方用鹿角胶、龟甲胶补肾填精益髓;杜仲、巴戟天、山萸肉、熟地助龟、鹿调补阴阳,补肾壮腰;补骨脂、怀牛膝补肝肾,通络止痛;赤芍、没药活血化瘀,配炒白芥子、皂刺祛痰散结通络,更用炒山甲、水蛭、蜈蚣、土鳖虫搜剔经络,化瘀止痛。诸药合用,补肝肾,益精髓,调阴阳,强筋骨,祛痰化瘀,疏通经络,用于腰痹之晚期效果最佳。

【其他疗法】

一、单方验方

1. 用小川乌头 3 个生捣为末,加少许盐水调,摊于纸帛上,贴痛处,须臾止,治风冷寒痹

腰痛。(《太平圣惠方》)

2. 腰伤一方：当归 12g，赤芍 12g，续断 12g，秦艽 15g，木通 10g，延胡索 10g，枳壳 10g，厚朴 10g，桑枝 30g（先煎），水煎服。具有行气活血、通络止痛功效，用于腰部扭伤，积瘀肿痛，小便不利。(经验方)

3. 治腰痛药酒：川乌 10g，金银花 20g，怀牛膝 15g，枸杞子 20g，鹿茸片 10g，以低度白酒或黄酒浸泡 10~15 日；每日早晚各饮 50ml。用于治疗肾虚腰痛偏于寒者效果最佳。

4. 治腰痛新方：紫河车 50g，蜈蚣 10 条，将上药焙干研末，装入胶囊，每次口服 2 粒，日 2~3 次。治疗腰部酸痛，久治不愈。(经验方)

5. 丹参杜仲酒：取丹参、杜仲各 30g，枸杞 20g，加入 500ml 白酒中密封，1 周后即可服用，每日临睡前饮 25ml，用于肾虚腰痛。(《浙江中医杂志》)

二、针灸疗法

1. **毫针** 肾虚腰痛者，取肾俞、昆仑、委中，用平补法灸 5~7 壮，扭伤腰痛者以肾俞、志室、大肠俞、阳关、委中配环跳、秩边、承山等穴，用平补平泻法，亦可用梅花针叩击压痛点再拔火罐，留罐 10~15 分钟。

2. **电针** 选夹脊穴、秩边、环跳、殷门、委中、承山、阳陵泉、足三里、悬钟等，针刺后在腰部及下肢分别接通电极，用疏密波，强度以能耐受为度，通电 30min，每日 1 次，10 次为 1 个疗程。

3. **头针疗法** 取对侧下肢感觉区、足运感区。沿皮下缓慢进针，不提插。捻转频率要快（每分钟 200 次以上），且幅度要大，留针 5~10 分钟后，再捻转 1 次，留针 1 次，即可起针。起针时用干棉球压迫 1~2 分钟，以防出血。

4. **小针刀** 患者俯卧，医者以右手拇指指腹在腰部按压，寻找压痛点或结节处。常规消毒后，用右手拇指、食指持小针刀柄，中指、无名指紧抵针身，快速刺入病变组织，用纵向疏通剥离法和横向剥除法 3~5 下，每一痛点用一枚小针刀。达到针下酸胀感后出针，针孔用创可贴敷之，48 小时勿沾水，整个过程应严格掌握无菌操作和针刺深度。

5. **皮内针治疗** 取腰部压痛点、肾俞、腰阳关、次髎、委中、阳陵泉、三阴交、太溪穴等。常规消毒后，进针，沿皮刺入，根据辨证行补泻手法，埋针，5~7 日为 1 个疗程。

6. **灸法** 灸法适合寒湿阻滞型腰痹，取穴以相应的夹脊穴、环跳、委中、阳陵泉、昆仑穴为主，采用艾条或艾炷灸治，以皮肤温热为度，或者寻找热敏穴进行艾灸及温针灸，同样效果很好。

三、饮食疗法

1. 枸杞羊肾粥，用枸杞叶 500g（可用枸杞子 30g）代之，羊肾 2 对，羊肉 250g，葱茎少许，五味子佐料适量，粳米 50g。先煎枸杞、羊肾、羊肉，加调料，汤成下米，熬粥。晨起及晚上各食 1 次，适用于脾肾阳虚、腰膝酸痛无力证。(《饮膳正要》)

2. 烤干牛骨髓粉 300g，黑芝麻 300g，略炒香研末，加白糖适量合拌，每次 9g，日 2 次，治肾虚腰痛。(《实用中医内科学》)

3. 治腰脚疼痛方 用杜仲 30g，水约 500ml，再用羊肾 4 枚，细切去脂膜，入药汤煮熟，次入韭白、椒、盐、姜、醋作羹，空腹食之。2~3 次后即腰脚倍健。(《太平圣惠方》)

4. 薏米丝瓜汤：取薏苡仁 60g，丝瓜 60g，山楂 60g，水煎 60~90 分钟，每日早晚作粥食之，治湿热腰痹。

四、按摩疗法

1. **推拿法**　患者俯卧，先将脊柱拔伸，再自肩部起循脊柱两旁自上而下揉按，过承扶穴则改为揉捏，下至殷门、委中、承山穴，反复 3 次。然后提腿扳动，摇晃拔伸数次，再在脊柱两旁自上而下推拿揉捏，轻轻叩击腰部并揉捏数次，按摩后腰部适当制动，卧硬板床，待症状减轻后再进行腰肌锻炼。

2. **点穴法**　按摩的同时可用分筋手法点按肾俞、志室、大肠俞、命门、阳关、委中、环跳等穴，以及寻找局部压痛点由上往下逐个进行点穴按摩。

五、外治法

1. **擦洗法**

(1)红花酒外擦方(经验方)：当归 60g，红花 36g，川椒 30g，樟脑 15g，肉桂 60g，细辛 15g(研成细末)，干姜 30g。将上药用 75% 酒精 100ml 浸泡 7 日备用。用棉花蘸药酒在痛处揉擦，日 2 次，每次 10 分钟。具有散寒、活血、止痛之功效。

(2)骨科洗方(经验方)：桂枝 15g，威灵仙 15g，防风 15g，五加皮 15g，细辛 10g，荆芥 10g，乳香 10g，没药 10g。将上药放入布袋浸泡蒸热后放在腰部，也可蒸汤熏洗，每次 30 分钟，日 2 次，1 剂药可用 3 日。

2. **离子透入**　川乌 10g，细辛 12g，川椒 10g，红花 15g，没药 10g，防己 10g，青风藤 30g，鸡血藤 30g，杜仲 15g，忍冬藤 15g。上药共水煎，入药垫浸透，敷于腰部(患处)，分别置离子导入仪两极板，通直流电后，以皮肤自然有温热感为宜。每次 30 分钟，日 1 次，10 日为 1 个疗程。

3. **耳穴压豆**　取坐骨、肾上腺、臂、神门、腰椎、骶椎贴压双侧耳穴，同时按压已贴好的耳穴 0.5~1 分钟，手法由轻到重，按之有热胀感和疼痛感。并嘱患者每日自行按压 3~4 次，每次 2 分钟左右，每 5 日更换 1 次。

六、物理疗法

物理疗法如制动、温热、牵引、运动疗法等，能减轻腰痛并发挥辅助治疗作用。制动疗法对急性肌性腰痛(闪腰)后肌肉断裂修复、愈合占有主要治疗地位。温热疗法(热敷、微波等)对慢性肌性腰痛症、椎间盘变性、变形性脊椎病、强直性脊椎骨质增生等有效。牵引疗法对椎间盘变性、腰椎管狭窄、腰椎间盘脱出有很好的疗效。运动疗法对慢性肌肉性腰痛症、腰椎变性疾病有治疗作用。

【调摄护理】

一、调摄

1. 保持患者精神愉快，使患者了解腰痹的特点，该病病程长，往往缠绵难愈，必须有坚持治疗的决心和信心。

2. 平时保持正确的站、立、行止姿势,保持良好的体位,有利于康复。

3. 注意腰部保温,避免感受寒湿,夏暑季节要常用温水洗澡,防止湿浊夹热侵袭腰部。

4. 调整饮食,不宜过食肥甘辛辣之品,多食易消化食物,同时可根据病情配合食疗。

二、护理

1. 病之初起,病情较重者,应卧床休息,不可强行运动,避免抬举重物,卧床时要注意更换体位。

2. 加强功能锻炼:人体是一个有机的整体,强化腹部、腰部肌肉的锻炼有利于康复。临床可根据患者的年龄和不同情况做适当的腰部保健操,提高腰部运动功能。

3. 进行外治疗法应注意避免腰部暴露部位寒凉刺激,同时也应该防止电热灼伤局部皮肤。

4. 受腰椎疾病长时间的影响,患者常出现焦虑、暴躁等情绪,对此护理人员需对患者个人情绪给予充分尊重及理解,告知其治疗的意义,提升对疾病有关知识认知程度,引导患者主动倾诉,给予患者具有针对性心理干预,使患者保持积极心态,配合治疗。

三、预防

由于腰痹是临床常见病、多发病,且发病隐匿,病程长,故日常预防、强健身体是非常重要的。

1. 肾虚是发生腰痹的基础,因此平时注意保养身体,防止酒色过度,劳欲伤肾或七情忧郁,使肾精内藏,筋骨坚固,气血调和是防止腰痛的关键所在。

2. 风寒湿热外邪也是引起腰痹的原因之一,故防寒保温避潮湿,也是防止腰痹发生的重要一面。

3. 保持良好的生活习惯,站、坐、卧体位正常,避免突然用力,闪挫。老年人勿抬过重物品,防止跌仆外伤。患有腰痛的女性不宜穿高跟鞋行走。

4. 调节饮食,忌过食肥甘辛辣之品,使湿热内生。寒冬季节可少量饮酒以助阳行气,切勿过饮伤正。

【转归预后】

腰痹的转归预后一般较好,主要取决于患者年龄的大小、体质的强弱、病程的长短、病邪的轻重等因素。一般来说,年纪轻,正气不虚,病程短,感邪较轻者,病易治愈;若年老体虚,病程长,病情较重者,病难治愈。因于外伤、跌仆、挫闪所致者,主要看病情轻重及治疗是否得当,若病情较重或失治误治,均可致腰痛迁延不愈,严重者影响患者的劳动和生活能力。素体肾精不足,复感外邪,久治不愈,病深入络,痰瘀内结,伤筋败骨,致腰部畸形,背偻不伸,屈伸不利或内舍脏腑,则预后较差。

寒湿阻络和湿热痹证,多见于腰痹之初起,其病在表在络,症状单纯,故易治疗,若治疗不当,失治误治,寒湿阻络证可转为湿热痹阻证,或损伤正气,出现气血两虚或脾肾阳虚夹余邪未尽,病当缠绵难愈。肝肾阴虚及脾肾阳虚型多见于年老体弱、久病体虚,房劳伤肾,正气不足者,经及时治疗,适当休息,病可逐渐缓解或好转。气滞血瘀证除见于外伤跌仆外,也可由其他类型发展而来,一般血瘀阻络,其病已深,必须坚持治疗,方可邪去正安。各种证型久治不愈,失治误治,正气虚损,邪气留滞,最终导致肾精亏损,瘀痰阻络。此证已属腰痹之晚期,如不及时治疗,不仅可以出现弓背畸形、屈伸不利,影响正常的劳动及生活,甚至可连及下肢痿废不用,瘫痪不起。故腰痹患者也应及时、及早治疗,以免预后不良。

【医论医案】

一、医论

《素问·脉要精微论》:腰者,肾之府。转摇不能,肾将惫也。肾脉搏坚而长,其色黄而赤者,当病折腰。

《素问·骨空论》:督脉为病,脊强反折,腰痛不可以转摇。

《素问·刺疟篇》:足太阳之疟,令人腰痛头重,寒从背起。足厥阴之疟,令人腰痛少腹满。

《景岳全书·腰痛》:腰痛证凡悠悠戚戚,屡发不已者,肾之虚也;遇阴雨或久坐痛而重者,湿也;遇诸寒而痛,或喜暖而恶寒者,寒也;遇诸热而痛及喜寒而恶热者,热也;郁怒而痛者,气之滞也;忧愁思虑而痛者,气之虚也;劳动即痛者,肝肾之衰也。当辨其所因而治之。

《医学心悟·腰痛》:腰痛拘急,牵引腿足,脉浮弦者,风也;腰冷如冰,喜得热手熨,脉沉迟或紧者,寒也,并用独活汤主之。腰痛如坐水中,身体沉重,腰间如带重物,脉濡细者,湿也,苍白二陈汤加独活主之。若腰重疼痛,腰间发热,痿软无力,脉弦数者,湿热也,恐成痿证,前方加黄柏主之。若因闪挫跌仆,瘀积于内,转侧如刀锥之刺,大便黑色,脉涩或芤者,瘀血也,泽兰汤主之。走注刺痛忽聚忽散,脉弦急者,气滞也,橘核丸主之。腰间肿,按之濡软不痛者,脉滑者,痰也,二陈汤加白术、萆薢、白芥子、竹沥、姜汁主之。腰痛似脱,重按稍止,脉细弱无力,虚也,六君子汤加杜仲、续断主之,若兼阴冷,更佐以八味丸。大抵腰痛,悉属肾虚,既夹邪气,必须祛邪,则唯补肾而已。

《证治汇补·腰痛》:腰痛之脉,必沉而弦。沉弦而紧者,寒;沉弦而浮者,风;沉弦而濡细者,湿;芤涩者,瘀血;滑伏者,痰气。

《伤科汇纂·腰痛》:腰为肾之府,虽曰闪伤,实由肾精虚弱所致,用杜仲、补骨脂、五味子、山茱萸、肉苁蓉、山药治之。

《丹溪心法·腰痛》:凡诸痛皆属火,寒凉药不可峻用,必用温散之药。

二、医案

案 1　徐质夫年六十,因坠马腰痛,不可转侧,六脉散大,重取则弦小而稍坚。恶血虽有,未可驱逐,且以接补为先,遂令煎苏木、人参、黄芪、川芎、当归、陈皮、甘草。服至半月后,散大渐敛,饮食亦进。遂于前药,调下自然铜等药,服一月而安。(《丹溪心法》)

案 2　汪妪,老年腰膝久痛,牵引少腹两足,不堪步履。奇经之脉隶属于肝肾为多,选用鹿角霜、当归、肉苁蓉、薄桂、小茴香、柏子仁治疗。(《临证指南医案》)

案 3　汪翁,腰痛偏左如折,起坐不得,痛甚则四肢震动,形瘦骨立,食少神疲,延一月余。脉虚弦而浮,浮为风象,弦为肝旺。七秩之年,气血必虚,气虚不能托邪外出,血虚无以流通脉络,故腰痛甚也。拙拟大剂玉屏风,改散为饮。生黄芪五钱,防风五钱,白术三钱,甘草六分,当归一钱,白芍二钱,杜仲三钱,木香五分,陈皮一钱。此方服后,一剂知,二剂已。方中木香、陈皮二味,止痛需理气之意也。(《丁甘仁医案》)

案 4　张某,男,38 岁,1990 年 11 月就诊。患强直性脊柱炎 10 余年,腰骶及腰背部疼痛难忍,伴活动障碍、步行困难、晨僵、腰膝酸软、神疲乏力、自汗盗汗。形体消瘦,面色少华,舌淡苔薄白,脉沉细无力,血沉 64mm/h,免疫球蛋白 IgG、IgA 增高,丧失自身生活能力半年。辨证:肾精不足,肝肾亏损,瘀浊痹阻。治法:填补肾精,强壮筋骨,化瘀通络。处方:鹿角胶 10g(烊化),龟甲胶 10g(烊化),补骨脂 10g,怀牛膝 15g,杜仲 10g,蜈蚣 2 条,炒山甲 10g,水蛭 10g,赤芍 20g,生黄芪 30g,水煎,日 2 次服。连续服上药 2 个月,症状明显好转,腰痛减,活动较前灵活,神态自然,面色红润,舌淡红苔薄白,脉沉缓。于上方加独活 15g,皂刺 30g,制没药 6g(研末),炼蜜丸 10g 重,早、中、晚各服 1 丸,半年后腰痛基本缓解。复查血沉 7mm/h,IgG、IgA 正常,能正常生活及轻微工作。(王为兰医案)

案 5　患者,男,25 岁,2004 年 9 月 7 日初诊。因腰骶关节疼痛反复发作 2 年,加重 3 周就诊。2 年前无明显诱因自觉腰骶部疼痛,以晨起或久坐后症状加重,活动后症状减轻或消失。曾在某医院予西药治疗无效,近 3 周来上述症状加重并出现双膝、双踝关节肿痛,触之局部皮温高,伴发热,体温 38.2℃,体倦乏力,时觉心烦,纳差,大便如常,小便赤,舌暗红,苔黄厚腻,脉滑数。查体:心肺(−),骶髂关节分离试验、压迫试验均(+),实验室检查:血沉 69mm/h,抗 O、RF(−),C 反应蛋白 73mg/L,HLA-B27(+),X 线腰椎正侧位片示:腰椎无异常,双侧骶髂关节间隙无明显变化。骶髂关节 CT 示:双侧骶髂关节面模糊,下端虫蚀样破坏。中医诊断:痹证(湿热痹阻);西医诊断:强直性脊柱炎。治以清热利湿,活血祛风。药用四妙丸加味:苍术 10g,黄柏 10g,怀牛膝 10g,薏苡仁 15g,土茯苓 30g,忍冬藤 15g,青风藤 15g,威灵仙 15g,防风 12g,穿山龙 30g,赤芍 15g,苦参 10g,金银花 30g,柴胡 10g,黄芩 15g,青蒿 15g,砂仁 6g,水煎服,日 1 剂,分 2 次服。服药 14 剂后,晨僵、腰骶部疼痛、夜间翻身困难及双膝、双踝肿痛明显减轻,心烦已解,体温恢复正常,舌暗红,苔薄黄,脉弦滑。上方减柴胡、黄芩、青蒿,加莪术 9g,菟丝子 15g,杜仲 10g,继服 28 剂。三诊时诸症基本消失,仅感腰骶部重坠不适,上方加生黄芪 30g,继服 14 剂以巩固疗效。(冯兴华医案)

(齐 岩　王海舰)

第 23 节　膝　痹

膝痹以膝关节变形、肿大疼痛,肌肉枯细,下肢形如鹤膝之状为特征,故又名膝游风、游膝风、膝眼风、鹤膝风等。膝痹由调摄失宜,足三阴经亏损,风寒之邪乘虚而入引起,以致肌肉日瘦,肢体挛痛,久则膝大而腿细,如鹤之膝。本病是一种慢性消耗性疾病,属于中医"痹病"的范畴。

本病相当于西医的类风湿关节炎、骨结核、化脓性关节炎、反应性关节炎、骨关节炎以及其他以关节肿大、积水、变形为特征的关节疾病。

【源流考略】

早在《灵枢·经脉》中就有"膝膑肿痛"的记载,但无专门的病名。后世多以"鹤膝风""膝痛"称之,如《证治要诀》曰"胫细而肿者,俗呼如鹤膝风"。本病的病因,有因于寒湿者,如《证治汇补》曰"寒湿多侵于下,脚腿木重,足膝疼酸";有因于肾虚者,如《兰室秘藏》认为"阴虚火旺,骨蒸劳热,年老之人足膝疼痛"。《张氏医通》明确指出:"膝痛无有不因肝肾虚者,虚则风寒湿气袭之。"后世亦有医家认为外邪痹阻、痰瘀凝滞为本病的主要病因,如《疡医大全》认为"湿痰湿热,或死血凝滞等证,患在关节,流注不行",而成本病。近代医学专门说及鹤膝风者较少,大多附于历节、痛风而述。而鹤膝风作为俗名则流传至今。今为统一,命名为膝痹。

【病因病机】

本病病位在膝部,与肝脾肾等脏腑关系密切。总的来说,膝痹的形成是以足三阴亏损为内因,风寒湿热之邪侵袭为外因,因禀赋体虚、调摄失宜或饮食内伤,足三阴亏损,膝部筋骨肌肉关节失养,外邪痹阻或瘀血痹阻所致。本病病因病机复杂,但可被概括为"不荣则痛"及"不通则痛"两端。肝主筋,肾主骨,脾主四肢、肌肉,为气血生化之源,肝肾亏虚、气血不足则筋骨失养,故"不荣则痛";体虚感邪或劳逸失当,风、寒、湿、热、痰、瘀之邪痹阻筋脉骨节,故"不通则痛"。然常中又有变,若患者临床起病急骤,伴见高热、寒战、头痛、关节红肿发烫甚至肿疡溃破者,多为热毒侵袭或邪痹日久,郁而化热成毒,流注关节所致。若失治或误治则邪陷入里,居于营血,内攻脏腑而出现肿势散漫、疔疮走黄、神昏谵语等全身性危急证候。若患者临床伴见乏力纳呆、潮热盗汗、消瘦等症状,并且在局部出现脓肿及窦道,易于流窜,溃后不易收敛,则多为肾亏髓空,感染痨虫,流注骨节,进而痰凝血滞,经络痹阻,肉腐成脓所致。

【诊断与鉴别诊断】

本病病位主要在膝关节,病变多呈慢性进展。但患者一旦因调摄失当,为外邪引触,可使得疾病呈急性发作。若疾病反复发作,起伏不休,易导致膝关节出现畸形、活动受限,给患者的日常生活带来不便。

一、诊断要点

1. 患者在年龄、性别上无差异。大多缓慢起病,病程缠绵,因感受邪毒或跌仆损伤所致者可急骤起病。

2. 临床表现为单膝或双膝局部疼痛、肿胀,活动受限,晚期可出现关节变形,关节附近肌肉萎缩。

本病以关节症状为主,不难确诊。

二、鉴别诊断

本病应与痿病以及外科的流注、附骨疽、大骨节病等相鉴别。

1. 痿病虽同是肢体疾患,但痿症表现手足软弱无力,甚则肌肉枯萎瘦削,关键在于肌肉"痿弱不用",关节相对"变大",但无疼痛及活动受限。

2. 流注是外科疾患,其发于长骨,流注于肌肉,无固定部位,随处可生,大多为多发性。起病较快,疼痛较甚,化脓极易,溃后亦容易收口。

3. 附骨疽(化脓性骨髓炎)虽多发于长骨,但起病较快,开始就有高热,局部压痛明显,后期可以化脓。

4. 大骨节病为地方病,其主要病变在骨之两端。常见踝关节呈骨性粗大,病变发展迟缓,多个关节肿大,全身矮小,肢体呈缩短畸形,永不化脓为其特征。

【辨证论治】

膝痹的辨证,应当在辨病的基础上辨虚实及病邪。

首辨虚实。病初多以邪实为主,治当以祛邪活血通络为主,辅以健脾益肾为原则;久病多病情复杂,虚实互见,邪少正虚者当以滋补肝肾、益气养血、蠲痹通络为原则。

次辨病邪性质。若为寒湿痹阻经络者,临床多表现为疼痛较剧、屈伸不利,或伴见发热恶风,形寒肢冷;若为热毒侵袭,蕴结关节所致者,临床多表现为起病急骤,伴见高热、寒战、头痛、关节红肿热痛甚至肿疡溃破,要及时请外科会诊,行清创及引流;若为肾亏髓空,感染痨虫所致者,临床多表现为潮热盗汗、消瘦等症状,并且在局部出现脓肿及窦道,易于流窜,治疗当结合抗痨杀虫。另外,由于本病病位在膝,故治疗时应注意加用补肝肾、壮筋骨及膝部的引经药。

(一) 寒湿凝滞证

证候:单侧或双侧膝关节肿大,疼痛较剧,难以履步,发热恶风,形寒肢冷,面色黯略青。苔白滑,舌质紫暗或淡,脉沉紧或沉迟。

治法:温经散寒,化湿通络。

方药:五积散加减。

麻黄 10g,肉桂 3g(后下),厚朴 10g,苍术 10g,当归 10g,姜半夏 10g,羌活 10g,白芷 10g,陈皮 5g,茯苓 10g,芍药 10g,川芎 10g,干姜 3g,枳壳 10g。

加减:表寒者重用桂枝;表证不明显,可去麻黄等疏解之药物;表虚有汗者,则去麻黄、苍术,加白术、黄芪之类;里寒甚者加吴茱萸、细辛等温散里寒。

中成药:风湿骨痛胶囊,寒湿痹颗粒,盘龙七片。

分析:多见于本病初期。由于禀赋不足,风寒湿邪气乘虚侵入人体,凝滞关节,不通则痛,故关节疼痛较剧,活动受限,但尚未变形。方用麻黄、白芷解表散寒,厚朴、苍术燥湿运脾,肉桂、干姜温里和中,陈皮、半夏、茯苓、甘草燥湿化痰,桔梗、枳壳升降并用、调畅气机,当归、白芍、川芎补血活血、通经行滞。诸药合用则宣通表里、解表温中、化湿除痰、理气和血。本证以"寒""湿"为主要邪气,"寒"须辨析其表里之受邪轻重,表证尚在者,可加桂枝、制川乌;无表证者,可加附片、淫羊藿。"湿"邪盛者,则需配苍、白术;纳谷不馨者加焦山楂。

(二) 湿热壅阻证

证候:关节局部红、肿、热、痛,关节局部扪之灼手,按之濡软,小溲黄,大便先干后溏,舌质红,苔薄黄或黄腻,脉滑数或濡数。

治法:清热化湿,通络宣痹。

方药:三妙丸合萆薢化毒汤加减。

苍术 10g,黄柏 10g,萆薢 15g,当归 10g,牡丹皮 10g,牛膝 20g,防己 10g,木瓜 10g,薏苡仁 20g,秦艽 10g。

加减:热盛则加金银花、紫花地丁;祛湿宜注意利小便,加车前子、木通之类。

中成药:湿热痹颗粒,正清风痛宁片,昆仙胶囊。

分析:本证在早、中期最为多见,由于病邪深入,稽留经络,郁而化热,热壅湿阻,流注关节,则关节局部出现红肿热痛,屈伸活动明显受限。方以黄柏苦寒清下焦湿热,配苍术之苦温,协同燥湿,一清一燥,加牛膝逐瘀通经、利关节,萆薢、防己、木瓜祛湿化浊,当归和血,牡丹皮清血分之热,薏苡仁健脾利湿,秦艽一味,祛风而不燥,为祛风之润剂。诸药合之,力能清热化湿、通络宣痹。本证由寒湿壅郁化热而成,而湿为黏腻之邪,不易化,热势缠绵,或湿盛阳微,湿郁热伏所致,及早治疗本证,可以防止邪热内陷。

(三) 肿疡化腐证

证候:关节局部漫肿剧痛,势如虎咬,屈伸困难,伴神痿心烦,口渴不欲饮。偏寒者关节局部皮色不变,且有阴凉感。舌淡白而润,脉滑;偏热者膝关节局部皮色红,按之热感,身热烦渴,小便短赤,大便干结,舌质红,苔黄且干,脉滑数。在中、晚期,病邪深陷,热盛则肿,肉腐成脓,痰瘀互结,而成本证。但由于机体强弱和邪入深浅之不同,而有寒热之分,寒者关节肿大,周围皮色不变,甚则有阴凉感,其脓液多为清稀样;热者关节肿大,其皮色红发烫,关节疼痛加剧,其脓液为稠黏样。

治法:偏寒则以温阳散寒、化瘀通滞为主,偏热则以清热解毒、活血通络为主。

方药一:偏寒者用阳和汤加减。

熟地黄 10g,鹿角胶(烊化)10g,炮姜 3g,肉桂 1g(后下),麻黄 10g,白芥子 10g。

加减:寒甚者加干姜、细辛、附块。

分析:阳和汤方中地黄温补营血,鹿角胶生精益髓、养血助阳,肉桂温补肾阳、温通血脉。上药相合,精血充沛,气复阳生。麻黄温散寒邪,使熟地黄、鹿角胶补而不滞,且麻黄得熟地黄而不发表,熟地黄得麻黄补而不腻;炮姜温通血脉,白芥子通经祛痰,两药相合能通经散寒而消痰滞,甘草调和诸药,兼有解毒之功。全方合用,共奏温阳补血、散寒行滞、消痰通络之功。

方药二:偏热者用大秦艽汤加减。

秦艽 10g,石膏 30g(先煎),当归 10g,独活 10g,防风 10g,黄芩 10g,白芷 10g,白术 10g,川芎 10g,生、熟地黄各 10g,茯苓 10g,细辛 3g,甘草 3g。

加减:热盛者加寒水石、金银花、紫花地丁、蒲公英。

分析:方中秦艽、防风为祛风之润药,祛邪不伤正,配羌独活、白芷善于祛一身上下表里之风湿,合地、芍、归、芎即四物汤养血活血,"血行风自灭"也。黄芩、石膏清热祛邪,细辛温通,甘草调和诸药。本证因邪陷深入而成,病势急而肿疼者属热,皮色不变而关节局部漫肿者属寒。临证查其脓液稠黏厚者属实热为多,紫花地丁、蒲公英、金银花之属应大量用之,而脓液稀薄以寒以虚为多,如黄芪、阿胶之类酌情参入治之。

(四) 阳虚阴疽证

证候:关节局部漫肿沉痛,或不疼或酸,活动时疼痛加剧,难以转侧,畏寒怕冷,面色苍白,疲乏无力,食欲不振,大便不实,小溲清长,舌质淡白或嫩胖,苔白腻而润,脉沉缓,或沉细无力。

治法:温补肾阳,填充精血,扶阳以配阴。

方药:大防风汤加减。

党参 15g,防风 10g,白术 10g,附子 10g,当归 10g,川芎 5g,杜仲 10g,黄芪 10g,羌活 10g,地黄 10g,牛膝 10g,甘草 3g,肉桂 3g(后下)。

加减：若阳虚阴寒盛加鹿角、细辛；体虚加河车大造丸。

中成药：尪痹颗粒（片、胶囊），盘龙七片，斑龙丸。

分析：病久损及患者阴阳气血，阳虚于内，则阴寒之邪更盛，寒湿凝滞，深流于关节，着于筋骨，致使气血阻滞成瘀，浊化成痰，痰湿流注，伤筋腐骨。方中黄芪、党参、白术、当归、地黄、川芎、肉桂等药，取十全大补汤之意气血双补，加附子增强温阳扶正之力，使精血得充，阳气健旺，则阴翳自消。防风、羌活为祛风之要药，牛膝、杜仲善于补肝肾、健腰膝，合之祛邪扶正兼顾。病久虚损者，宜加血肉有情之品，但慎防滋腻，阻碍脾胃气机。

（五）肝肾阴虚证

证候：关节肿大，不红不热或微热，按之应指，关节活动痛甚，多为跛行，骨蒸潮热，五心烦热，午后两颧潮红，口干喜饮，盗汗，形态消瘦，溲赤便秘，舌淡白或暗红，苔薄或少苔，脉细数或细无力。

治法：甘寒养阴，滋补肝肾。

方药：左归丸加减。

熟地黄10g，山药10g，山茱萸10g，枸杞子10g，菟丝子10g，怀牛膝10g，鹿角胶10g（烊化），龟甲胶10g（烊化）。

中成药：仙灵骨葆胶囊，正清风痛宁片（缓释片），左归丸。

分析：病久阳损及阴，精髓不充，则骨亏络空；肝阴不足，则筋失所养。阴寒之邪乘虚侵袭，凝聚于经络关节，筋骨失养日久则筋伤骨痿。若病邪郁遏日久化热，更伤阴液，内热滋生，则症见颧红、五心烦热、骨蒸或午后潮热。本方乃六味地黄丸减去"三泻"药物，重用熟地黄甘温滋肾，填真阴而为主药；山萸肉、枸杞子滋养肝肾，养阴益精，合地黄可增强滋补肾阴之功；山药健脾滋肾，可补养脾胃之阴，开拓肾精化源，使肾精不断得到补充；鹿角胶峻补肾阳，龟甲胶滋阴益肾，二药合用，阴阳并治，育阴潜阳，峻补精血；菟丝子补而不峻，益阴而固阳，怀牛膝补肝肾，强筋骨。诸药合用，系纯甘壮水之剂。但要注意精血既亏，虚火必旺，故当峻补真阴时，必须承制虚火。本证多见于疾病晚期，患者形体羸弱，病久难复，但是，适时滋养真阴、填补精血，有助于稳定病情，改善患者生活质量。

【其他疗法】

一、饮食疗法

本病在扶正祛邪治疗过程中，应适当注意饮食调补。对于阳虚阴疽证患者，可多食牛、羊肉等血肉有情之品。对于肝肾阴虚证患者，可配合食用清蒸鳖甲、莲肉红枣汤等。但对于肿疡化腐证或湿热壅阻证患者，饮食宜以清淡为主，忌食生冷辛热、油腻炙煿和腥膻发物。

二、外治法

对于寒湿凝滞证患者，可用当归、透骨草、制川、草乌、白芥子等份熏洗，每日1~2次，每次10~20分钟，亦可患处外敷回阳玉龙膏或冲和膏之类。对于湿热壅阻证，可患处外敷金黄膏或玉露膏。对于肿疡化腐证，当患者出现局部化脓或破溃时，要请外科会诊，做手术切开引流。术后，属热者可局部使用八二丹药线引流，并用金黄膏外敷，待到脓尽则用生肌散、生肌白玉膏外敷；属寒脓稀者，可局部使用阴毒内消散、阳和解凝膏外敷。

【调摄护理】

1. 膝痹是一种慢性消耗性疾病,致残率较高,给患者身心均带来了不少痛苦,患者由此可能会产生恐惧、紧张焦虑等不良情绪,这对疾病的进展与预后都有很大影响。因此应鼓励患者保持乐观的心态,树立战胜病魔的信心,配合医生的诊治措施。同时,应注意劳逸结合,适当锻炼,增强人体正气。

2. 日常生活中注意保暖、御寒、防湿、避风,避免外邪侵入机体。

3. 加强饮食调摄。本病是一种慢性消耗性疾病,补充营养尤为必要,可多食用一些高蛋白饮食如牛奶、鸡蛋、豆浆、牛骨髓等。同时,在服用中药期间,要忌服鱼腥、蒜椒等辛温、腥膻易发的食物,避免影响药效,这对出现肿疡的患者显得尤其必要。

4. 劳逸适度。对于病情处于活动期,全身症状未控制者,应卧床休息,避免关节剧烈活动。在患者膝关节肿胀明显时,应嘱咐患者避免关节受压,防止破溃。当患者病情稳定,处于恢复期时,应鼓励患者进行户外散步,呼吸新鲜空气,并注意关节功能锻炼,如关节操、太极拳、气功锻炼等。

5. 注意生活调摄。生活作息必须有规律,不熬夜,按时服药,定时进食,戒烟禁酒。

【转归预后】

一、转归

1. **寒湿凝滞证** 本证多见于本病早期,抓住这一治疗时机使邪不蕴郁化热尤为重要。忽视或误治往往引起病情的发展。

2. **湿热蕴阻证** 一般出现在早、中期,可由邪壅化热而来。风易祛,寒可散,唯湿难除。湿为阴邪,黏腻重浊,与热相搏,缠绵难解,故患者病程较长。若热重于湿,易伤阴液,伤津耗血,炼液成痰,加重郁热;若湿重于热,易伤阳气,气虚则无力推动湿浊,滞而成瘀,易成痰瘀互结之证。

3. **肿疡化腐证** 本证多在结核性关节炎、化脓性关节炎中见到。应注意辨析其性质属寒属热。寒证有脓液清稀者,宜双补气血,使脓液增多,托邪外出使病情有所转机。积极治疗本证,对防止关节变形和功能障碍,可起关键的作用。若用消散、托化毫无转机,应考虑手术处理,请外科及时会诊。

4. **阳虚阴疽证** 本证由肿疡化腐证发展而成,多在本病晚期出现。关节骨质已有破损,经治疗可使病情得到控制,在稳定的基础上求得治愈的目的。

5. **肝肾阴虚证** 本证在中、晚期患者较多见。根据关节骨质破坏的程度,采取扶正培本治疗多能控制病情。若系小儿患者,多为禀赋不足,宜着重从补益肝肾着手,尚可得到满意的效果。

二、预后

膝痹发于单侧者轻,双侧者重,若左膝方愈,复病右膝,右膝方愈,复病左膝者,属险,《张氏医通》云"若肿高赤痛者易治,漫肿不赤痛者难治"。又云:"二三月溃而脓稠者易治,半载后溃而脓清者难治,误用攻伐,复伤元气,尤为难治也。"

本病一般多易反复发作,部分严重者易导致终身残疾。故患病后,应积极治疗,控制病情。同时应注意调摄,重视防护,坚持适当的锻炼,增强机体抵抗力。若关节肿大变形,骨质改变,病情缠绵,反复发作,肿疡溃出,脓水清稀形成窦道,迁延不愈,损筋坏骨,轻则致残,重则成痨,并可毙命。

【医论医案】

一、医论

《医学入门·鹤膝风》:鹤膝风,乃足三阴亏损,风邪乘之,以致内热减食,肌瘦,肢体挛痛,久则膝愈大而腿愈细,有如鹤之膝。然初起宜用葱熨治,以内消之。寒热者,五积散加乌药、僵蚕。已溃者,独活寄生汤、大防风汤。阳虚热来复去者,无根虚火也,十全大补汤。阴虚形瘦发热者,肾气丸。夹湿热者,苍龟丸、二妙苍柏散。妇人月经不调,发热口渴,两膝肿痛者,肾气丸、苍龟丸、逍遥丸加牛膝、杜仲、黄柏。

《证治准绳·疡医·鹤膝风》:或问两膝肿痛,股渐小何如?曰:此名鹤膝风,一名鼓槌风,起于中湿,或因痢后脚弱缓痛,不能行履,名曰痢风。或伤寒余毒,不能发散,风寒湿气结于经络,血脉不流,以致筋愈缩而股愈瘦,属足少阳、足阳明经。宜用玉龙膏酒调敷于腿上,以住痛回阳,又宜冲合膏涂足跗,以引气行血,服大防风汤、追风丸,倍加乳香,以住痛舒筋。亦宜隔蒜灸之。

《外科正宗》:鹤膝风,乃足三阴亏损之症。初起寒热交作时,亦宜五积散加牛膝、红花,或万灵丹发汗俱可。如汗后肿痛仍不消减,此阴寒深伏,以大防风汤温暖经络,重者兼灸膝眼二穴,敷以琥珀膏,亦可渐渐取效。又如以上之法,俱不效者,终成痼疾,不必强药消之,只宜先天大造丸、史国公酒药,每常服之,终年亦可转重就轻,移步行履,尚可图也。

《医门法律》:鹤膝风者,即风寒湿之痹于膝者也。如膝骨日大,上下肌肉日枯细者,且未可治其膝,先养血气,俾肌肉渐荣,后治其膝可也,此与治左右半身偏枯之证大同。夫既偏枯矣,急溉其未枯者,然后既枯者,得以通气而复荣。倘不知从气引血,从血引气之法,但用麻黄、防风等散风之套药,鲜有不全枯而速死者。故治鹤膝风而亟攻其痹,必并其足痿而不用矣。比而论之,其治法不益明乎。古方治小儿鹤膝风,用六味地黄丸,加鹿茸、牛膝,共八味。不治其风,其意最善。盖小儿非为风寒湿所痹,多因先天所禀,肾气衰薄,随寒凝聚于腰膝而不解,从外可知其内也。故以六味丸补肾中之水,以鹿茸补肾中之火,以牛膝引至骨节,而壮其里之筋,此治本不治标之良法也,举此为例而推之。

岳美中教授医话:鹤膝风,膝关节红肿疼痛,步履艰难,投以《验方新编》四神煎恒效。药用生黄芪240g,川牛膝20g,远志肉90g,石斛120g。先煎四味,用水10碗,煎至2碗,再加入金银花30g,煎至1碗,顿服。历年来余与同仁用此方治此病,随治随效,难以枚举。

二、医案

案1　周某,年甫二旬,住永川茶店场。因远行汗出,跌入水中,风湿遂袭筋骨而不觉。始则两足酸麻,继而足膝肿大,屈伸不能,兼之两手颤,时而遗精,体亦羸瘦。疗治三年罔效,几成废人。

诊断:左手脉沉弱,右手脉浮濡,脉症合参,此鹤膝风症也。由其汗出入水,汗为水所阻,聚而成湿,湿成则善流关节。关节者骨之所凑,筋之所束,又招外风入伤筋骨,风湿相搏,故脚膝肿大而成为鹤膝风。前医见病者手颤遗精,误认为虚,徒用温补,势濒于危。岂知手颤者系风湿入于肝,肝主筋而筋不为我用。遗精者系风湿入于肾,肾藏精而精不为我摄,溯其致病之由,要皆风湿阶之厉也(注:阶,导致;风湿导致的严重病变),设非祛风祛湿,其病终无已时。

疗法:择用仲景桂枝芍药知母汤,桂枝、芍药、甘草调和营卫,麻黄、防风祛风通阳,白术补土祛湿,知母利溺散肿,附子通阳开痹,重用生姜以通脉络。间服芍药甘草汤,补阴以柔筋。外用麻黄、松节、芥子包患处,开毛窍以祛风湿。

处方:川桂枝四钱,生白芍三钱,白知母四钱,白术四钱,附子四钱(先煎),麻黄两钱,防风四钱,炙甘草两钱,生姜五钱。

次方:生白芍六钱,清炙草三钱。

三方:麻黄一两,松节一两,芥子一两,研匀,用酒调和,布包患处。

效果:服前方半日许,间服次方一剂,其脚稍伸,仍照前法再服半月,其脚能立。又服一月,渐渐能行。后守服半月,手不颤,精不遗,两足行走如常,今已二十余年矣。

[评按]本例鹤膝风系汗出入水,风湿内袭筋骨而成。前医仅视其手颤遗精,体弱羸瘦,便进温补,以致病情重笃,风湿之邪有化热之势。方用《金匮要略》桂枝芍药知母汤,温中有清,恰合病情。近人胡建华认为:桂枝芍药知母汤是治疗痹证的绝妙良方,其妙在于"寒温并用",如果配伍运用得当,颇有效验。如寒重于热,则加重桂枝、川乌剂量至9~12g,但川乌须先煎30分钟,并与甘草相配。如热重于寒,则桂枝、川乌剂量可减至6g左右,加重知母剂量至15g,配合生地30g,或加板蓝根30g。其经验可供参酌。(《重印全国名医验案类编》易华堂治鹤膝风案)

案2　曹某,女,38岁,初诊:1963年9月7日。

右膝受伤之后,寒湿流注伏于筋骨,营卫失调,气血不和,右膝外侧肿胀,按之应指,曾经某医院抽出黄水甚多,肿胀酸痛依然,皮色不变,不热,伸屈不利,腰脊酸楚,腹胀带下,舌苔薄白,脉沉无力。病经九月,症属鹤膝风,速愈非易,先宜祛风健脾利湿法。川牛膝9g,焦白术15g,防己9g,豨莶草9g,伸筋草9g,焦薏苡仁15g,赤小豆15g,茯苓皮15g,麻仁(打)12g,松节9g,丝瓜络4.5g,蚕沙9g,桑枝15g。2剂。外用十香膏加桂麝散。

二诊:9月9日。右膝肿胀已减,酸痛亦轻,纳谷尚可,二便通利,舌苔薄白。仍以前法进之。原方松节改用15g。2剂。外用同上。

三诊:9月11日。肿势渐消,伸屈较利,疼痛酸胀均瘥,病有消退之机,唯舌苔薄白,脉沉无力,乃寒湿之邪未得全化,仍以前方加温通扶阳之品进服,以观后效。桂枝4.5g,焦白术15g,茯苓皮15g,桑枝30g,川牛膝9g,防己9g,蚕沙9g,豨莶草9g,麻仁(打)12g,松节9g,伸筋草4.5g。2剂。

四诊:9月14日。前进扶阳化水、舒筋活络之法,右膝关节肿胀消而未痊,药病相宜,再宗原法。前方桂枝改9g,加甘草3g。4剂。外用同上。

五诊:9月18日。肿痛除,积水消,步履屈伸自如。原方炙甘草改4.5g,继进2剂。

[评按]本例患者于外伤后,筋络受损,寒湿注伏,以致积水肿胀,皮色光亮,不作红热,一派阴寒之象。虽抽积水数次,因病根未除,疗效不显。初诊时治以祛风健脾利湿之法,虽略有好转,终不理想,后加重苦燥温通之力,尤其伍入善祛筋骨间风寒湿邪之松节,温通之桂

枝,奏效较速,经旬余日而痊愈。(《上海老中医经验选编》黄宝忠治鹤膝风案)

(张之澧　何东仪　程　鹏)

第 24 节　足　痹

　　足痹是肾肝脾亏虚、风寒湿热之邪侵袭,跌打积劳损伤等致足部肌肉、筋骨、关节失养,或气血凝滞,经脉痹阻而引起的以足部疼痛、重着、肿胀、麻木、活动功能障碍为特征的一种病证。

　　足痹一词,始见于《灵枢》。虽然未见古今文献中有将足痹作为病者,但《灵枢》的"踵下痛""跟肿痛",《素问》的"足下痛",以及后世文献记载的"脚跟颓候""足跟痛""脚痹""脚痛""脚垫"等,皆当属本病的范畴。

　　在现代中医风湿病学范畴中,足痹应属于肢体痹中的一种,是中医风湿病的三级痹病。

　　西医学的跟骨滑囊炎、跟骨脂肪垫炎、跟骨骨刺、跟骨骨软骨炎、跖痛症、跖骨头骨软骨病、跖管综合征、滑囊炎、足部畸形(高弓足、平足症、踇外翻)、足部的雷诺症、糖尿病足等在表现以足痹为主要证候时,皆可参照本篇治疗。

【源流考略】

　　有关足痹的记载肇始于《内经》。其中《素问》论述了属于足痹的脚下痛、足下痛为脾病、水湿盛伤脾,风寒侵袭所致。如《素问·玉机真脏论》谓"脾病者,身重……行善,脚下痛"。《素问·气交变大论》则谓"岁土太过,雨湿流行,肾水受邪……脚下痛""岁水不及,湿乃大行……足下痛"。《灵枢》则阐明了足太阳、足太阴、足少阴、足厥阴等经筋病变可引起足痛和气血衰少则肌瘦跟空而产生踵下痛的机理,并提出了经筋之病可用针灸治疗。如《灵枢·经筋》云"足太阴之筋……其病小指(趾)支,跟肿痛""足少阴之筋……其病足下转筋,及所过而结者皆痛",并指明此经筋之足痛属于"痹"。又如《灵枢·阴阳二十五人》谓"足太阴之下,血气盛则跟肉满,踵坚,气少血多则瘦,跟空,血气皆少则喜转筋,踵下痛"。可见,《内经》为足痹的病因病机理论奠定了坚实的基础。

　　隋《诸病源候论·四肢病诸候》也论及了属于足痹的证候,"脚下有结物,牢硬如石,痛如锥刀所刺"。该书持"肾主腰脚"之说,认为"此由肾经虚,风毒之气伤之,与血气相击"所致。

　　宋《太平圣惠方》收录众多足痹相关方剂,如列有治肝脏风毒留注脚膝筋脉疼痛诸方等共144首,为后世治疗足痹的方药研究与发展奠定了基础。

　　元《丹溪心法》对于该病病机则主痰和血热,并应用四物汤加黄柏、知母、牛膝治疗血热所引起的足跟痛,对后世颇有影响。

　　明代医家除进一步探讨足痹的病机外,更多的是看重于研究本病的临床治疗。《普济方·诸痹门》采用牛膝丸补肾壮骨、温经散寒治疗脚痹冷痛,不得屈伸。《简明医彀》在《丹溪心法》基础上补充了足跟痛的湿热病机,并应用除湿汤加薏苡仁除湿清热以治之。而《证治汇补》则从脚心痛多属虚劳的观点出发,用大圣散补益气血,另用川乌、川椒、白芷煎汤洗患处,开创了本病的内外同治之法。《外科真诠》记载了由于跌打损伤一类原因导致的脚垫一症,并创用敷法进行治疗。其后《医学见能》又补充了瘀血的症状和治法,"妇人脚心痛如刀针刺者,少阴经瘀血也。宜仲景温经汤"。从而使本病的认识更加全面,治法更臻完善。

有关足痹的现代中医文献主要侧重在比较常见的足跟痛和足底病的辨证治疗。如2018 年版的足底病(跖骨痛)中医临床路径将足底病辨证分 4 型,即风寒痹阻证、气滞血瘀证、痰湿阻络证、肝肾不足证进行论治;有人将足跟痛分为虚损型、损伤型、骨质增生型、邪毒注骨型、风湿束骨型等 5 型进行论治[《福建中医药》,1984(5):29];有人又将足跟痛分为肾阴虚、肾阳虚、寒湿、风湿、血瘀等 5 型论治(《痛证鉴别诊断·足跟痛》);还有人将其分为肾虚退行性变型、劳损寒湿型以及损伤瘀血型等 3 型,以中药外敷、熏洗为主,内服药物为辅治疗[《中国中医骨伤科杂志》,1991(5):37-39],为足痹的辨证论治提供了新的经验。

【病因病机】

足部筋细骨小,肌肉菲薄,位于身体最下部,承受全身重量,是足三阳、足三阴经脉的交接处,又是阴跷脉、阳跷脉、足三阳、足三阴经脉的起点,故足部极易患病。足痹的病因也很复杂。诸如素体亏虚,过劳伤正,年老体衰,风寒湿热诸邪的侵袭,跌打、积劳损伤,饮食不节及身体肥胖等内、外多种因素皆可成为足痹的原始病因。继则在这些因素作用下可引起肾肝脾亏虚、气血不足,足部肌肉、筋骨、关节失养,或邪气内阻、瘀血内停,痰湿下注,至足部气血凝滞,经脉痹阻,遂成足痹。足痹又常因遭受寒凉潮湿,饮酒嗜辛,久立远行,过度劳累,或不慎损伤等诱因而反复发作。

一、肾亏骨虚

肾主骨生髓,髓充养则骨健。若素禀不足,或年老体衰,或久病伤肾,或久立远行,负重过多,或形体肥胖,积劳损骨伤肾,以致肾之精气亏虚,精不生髓,则髓减骨虚,骨失所养而成足痹。

二、肝脾亏虚

肝主藏血,脾主化生气血。若饮食劳倦伤脾,脾虚气血化生不足,或月经、胎产损血过多,久患失血,或跌打损伤于外而气血耗损于内,则引起肝脾气血不足。肝主身之筋膜,脾主四肢肌肉,则筋脉、肌肉失养而痛,筋弛肉削而活动功能障碍,发为足痹。

三、寒湿痹阻

寒从脚起,湿从下受。素虚之人,经脉空疏,若久居寒湿阴冷之地,或下肢汗出之后,骤用冷水洗脚,或严冬时节,鞋袜单薄,履冰踏雪,寒湿侵袭足部,稽留筋骨,痹阻经脉,则发为足痹。

四、湿热蕴积

溽暑熏蒸,湿热侵袭,或素体阴虚,内热偏盛,寒湿之邪郁久化热,或嗜酒无度,过食乳酪肥甘,伤脾生湿蕴热,湿热下注蕴积于足,内舍筋骨,痹阻经脉,亦发为足痹。

五、瘀血痹阻

遭受跌打、挤压,或强力扭转,或地面不平,跑跳失当(多与职业有关),致筋骨损伤,络破血瘀,或着鞋跟过高,鞋尖过窄,脚被长期挤压磨伤,或久病入络等,皆可使足部肌肉、筋骨、关节气血运行不畅,经脉瘀阻,渐成足痹。

六、痰湿痹阻

邪滞经脉,津液停而成痰,或嗜食肥甘,伤脾生痰。痰湿之性重浊,下注于足,留于筋骨、关节,痹阻经脉,亦成足痹。本病的病位主要在足部的肌肉、筋骨、关节,因肾主骨,肝主筋,脾主肌肉,故涉及的脏腑主要是肾肝脾。本病的基本病机是足部的肌肉、筋骨、关节失养,或气血凝滞,经脉痹阻。因此,本病的病性有虚有实。

本病初起或虚或实,随着疾病的发展,虚者易感外邪,实者久病伤正。无论是由虚致实,还是由实致虚,皆可导致虚实夹杂之证。故本病迁延久者,往往成为以一种病因病机为主,伴有多种病机的复杂证候。

【诊断与鉴别诊断】

足痹的临床表现以足部疼痛为主,或以足跟痛为主,站立或行走时跟底疼痛,早晨起床后站立时最明显,行走片刻后疼痛反而减轻,但行走过多时疼痛则又加重。疼痛可向前放射到足底;或主要表现为前足底疼痛,走路、承重或劳累后前足底发生局限性疼痛,有时呈闪电样疼痛,痛引足趾,不承重时疼痛立即减轻或消失,严重时可痛连小腿,行走或站立时不敢用前足着地,有时需改变着力点才能减轻疼痛;或足跟后方疼痛为主。在跑跳、上楼时出现疼痛,运动后加重,休息后减轻。其次为足部活动功能障碍,疼痛严重时痛处不敢着地,影响活动,可有跛行,部分病例在晚期关节肿大畸形和活动受限更为明显。其他症状可有麻木、重着、肿胀、足底紧张绷急感等。

检查:多见疼痛部位的压痛,被动活动受累关节可使疼痛加重,或前足变宽,横弓松弛下塌,或在内踝后方触到发硬的梭形肿胀物,跖骨头肿大,或足部触觉减退、肿胀,严重者可致皮肤溃烂坏死等。

一、诊断要点

1. 发病可缓可急,但以缓慢起病者居多。发病年龄从少年儿童开始,直至中老年,但以中老年居多。男女均可患病。寒湿证多发于冬季,湿热证多发于夏季,肾肝脾亏虚证发生于负重或活动过多之后。

2. 足部疼痛。

3. 足部运动功能障碍。

4. 足部重着、肿胀。

5. 足部麻木。

6. 足部相应部位的压痛和相关体征。

二、鉴别诊断

足痹的诊断尚应与脚气、痛痹、着痹、热痹等相鉴别。

1. **脚气** 脚气病以足胫软弱、麻木、或肿或不肿,行动不变为特征。其足部麻木肿痛与本病相似。然脚气为双足对称性发病,两足软弱无力,缓纵不收,甚者出现心胸筑筑悸动、浮肿、喘促等一系列全身症状,病变广泛,与本病常为单足发病,两足并不缓纵,甚成僵硬,病变始终以足部为主者自不难鉴别。

2. **痛痹、着痹、热痹** 三者在有足部病变时,其中痛痹、着痹与本病的寒湿痹阻证,热痹与本病的湿热蕴积证分别有诸多相似之处。其鉴别要点在于痛痹、着痹、热痹具有肢体其他部位痹证的表现,而足痹始终只具足部局部的痹证表现。

【辨证论治】

足痹的辨证要点主要是辨寒热虚实。以足部关节冷痛,受凉加重,得热痛减,足凉为特点者属寒证;以局部红肿、灼热疼痛,饮酒嗜辛则加重,舌质红、苔黄为特点者属热证。以起病缓慢,足部绵绵作痛,足跟空虚感,喜揉搓或晃动,压痛不明显,不能久病久立,休息后减轻,脉虚,或有久病卧床,月经过多等病史者,多属虚证,以起病较急,足部刺痛、抽掣痛、热痛、灼痛,痛势较剧,痛处拒按,伴有肿胀,脉实有力,或有激烈运动史者多属实证。

足痹论治当分虚实。虚者补之,实者攻之。虚证根据脏腑亏虚的不同当分别施以补肾壮骨、养肝补脾、益气血等法;实证则据邪气之异,分别采用温经散寒、健脾除湿、清热化瘀、燥湿涤痰、通经活络止痛诸法。若虚实并见则易攻补兼施,痛势较剧,标实为主者,当先祛邪以治其标;痛势较缓,本虚为主者,当扶正以图其本。通经活络止痛法应贯彻本病治疗的始终。

本病常见的证候主要有肾阴亏虚证、肾阳虚衰证、肝肾亏虚证、寒湿痹阻证、湿热蕴积证、瘀血痹阻证、痰湿痹阻证。

(一)肾阴亏虚证

证候:足跟酸痛,或痛引足心,痛处不红不肿,腰膝酸软,不耐久立,足胫时热,头晕耳鸣,咽干,尿黄,舌质红,苔少,脉沉细无力或细数。

治法:滋肾壮骨。

方药:六味地黄丸加减。

熟地30g,山茱萸10g,山药30g,茯苓15g,枸杞10g,怀牛膝20g,菟丝子30g,当归10g,鸡血藤30g,制首乌20g,寻骨风15g。

加减:腰酸膝软较甚者,加续断30g,桑寄生30g;头晕者加菊花10g;耳鸣者加磁石30g;咽干者加生地15g;足胫时热,足心潮热者,加丹皮10g,知母10g,黄柏10g。用此方滋肾熟地剂量应大,可用30~50g,若苔腻则用炒熟地,并加砂仁10g。

中成药:知柏地黄丸。

分析:肾之阴精亏虚,髓不生,则骨不得充养而骨虚,跟骨虚故足跟酸痛;足少阴肾经斜走足心,别入跟中,故跟痛痛引足心;腰为肾之府,肝肾亏虚,筋骨不健,故腰酸膝软,不耐久立;脑为髓之海,肾开窍于耳,肾精亏虚,髓海不足,故眩晕耳鸣;阴虚生内热,肾阴不足,故足胫时热;足少阴之脉循喉咙挟舌本,虚火循经上炎,故咽干;舌质红,苔少,脉沉细无力或细数,均为肾阴亏虚之象。方用熟地、山茱萸、山药、枸杞、牛膝、菟丝子、制首乌滋肾填精壮骨；当归、鸡血藤补血生精；茯苓健脾渗湿，以防滋腻碍脾；寻骨风通络止痛。全方共奏滋肾填精、生髓壮骨止痛之功。

（二）肾阳虚衰证

证候：足部冷痛，或足跟隐痛，足跟有空虚感，不能久蹲久立，足部发凉，腰膝酸软无力，畏寒喜暖，面色㿠白，口淡不渴，舌质淡，苔薄白，脉沉细无力。

治法：温补肾阳，生髓健骨。

方药：金匮肾气丸加减。

熟地30g，山茱萸10g，山药30g，茯苓15g，肉桂10g，制附片30g，补骨脂30g，骨碎补20g，淫羊藿15g，怀牛膝30g，鹿角胶10g，当归10g。

加减：畏寒较甚者加干姜10g；神倦乏力者为兼气虚，加黄芪30g，党参15g；足部沉重肿痛者为夹湿，加独活10g，并可同时服用史国公药酒。

中成药：尪痹片（颗粒、胶囊），盘龙七片，金匮肾气丸，金鹿丸。

分析：肾阳虚衰，机体失于温养，故畏寒喜暖，面色㿠白，足部冷痛或发凉；阴阳互根，无阳则阴无以为生，肾阳虚则肾阴不足，致髓减骨虚跟空，故足跟隐痛，足跟有空虚感，不能久蹲久立；腰为肾之府，肾阳亏虚，腰膝酸软无力；口淡不渴、舌质淡、苔薄白、脉沉细无力，均为肾阳不足之征。"阳生于阴"，故方用熟地、山茱萸、山药、牛膝补肾滋阴填精，以获补肾生阳之功；肉桂、附子、补骨脂、淫羊藿、鹿角胶温补肾阳，当归补血生精，通经活络止痛；茯苓健脾除湿以为反佐。全方共奏温补肾阳、生髓健骨之功。

（三）肝脾亏虚证

证候：足底皮肤松弛，弹性减弱，足跟踏地似无足垫，犹如跟骨直接踏于地面，或跟腱部肿胀，站立时候痛剧，坐卧则痛减或消失，其痛常随体质强弱而增减，神倦乏力，舌质淡，苔薄白，脉细弱。

治法：养肝补血，健脾益气。

方药：八珍汤加减。

熟地20g，白芍15g，当归10g，川芎10g，党参30g，白术15g，茯苓15g，黄芪30g，炙甘草5g。

加减：偏肝血不足者，加枸杞10g，制首乌20g，女贞子15g；食少便溏者，加山药30g，鸡血藤30g；兼寒湿者加制附片20g，苍术10g。

中成药：痹祺胶囊，八珍颗粒。

分析：肝脾亏虚，气虚不足，筋肉失养，则筋膜缓弱，肌肉松弛，瘦削薄弱，故足底皮肤松弛，弹力减弱，足跟踏地似无足垫，犹如跟骨直接踏于地面；站立时足部承受身体重压，坐卧则其重压消失，故站立时疼痛剧增，坐卧时疼痛消失；体质好转，肝脾健旺，则筋膜坚韧、肌肉坚满，足能任身，而体质转弱，肝脾亏虚，筋弛肉削则病情加重，故其痛常随体质强弱而增减；面色欠华，神倦乏力，舌淡，苔白，脉细弱，均为肝脾亏虚，气虚不足之象。方选熟地、白芍、当归、川芎即四物汤，滋养肝血，荣筋活络；党参、白术、茯苓、甘草即四君子汤，补脾益气，实四肢、养肌肉。原方加黄芪以增益气之力，加鸡血藤以增补血活络之功。本证多见于体质虚弱患者，除服药外尚应配合足部肌力锻炼；患者采取坐位或卧位，踝背屈与跖屈交替，灌暗劲入足，时间长短不限，若能长期坚持，有助于提高疗效。

（四）寒湿痹阻证

证候：足部麻木冷痛，得温痛减，遇阴雨寒冷则痛增，疼痛剧烈时会出现跛行，或痛处肿胀,不红不热,下肢重着,足心酸胀,肌肤冷、面色苍白,舌质淡,苔薄白,脉沉细或弦紧。

治法:温经散寒,除湿通络。

方药:乌附麻辛桂姜汤加味。

制川乌10g,制附片30g,麻黄10g,辽细辛5g,桂枝10g,干姜10g,威灵仙15g,独活10g,鸡血藤30g,炙甘草10g,蜂蜜30g。

加减:若疼痛剧烈加乳香10g,没药10g,或加草乌5g;苔白厚腻为湿偏重,加苍术15g,独活10g;脚转筋加木瓜15g,白芍20g,伴麻木加当归10g,炙黄芪30g。

中成药:寒湿痹颗粒,盘龙七片。

分析:寒性凝滞收引,寒湿痹阻经脉,气血运行不畅,肌肤失于营养,故足部麻木疼痛,疼痛剧烈;阴寒凝滞,阳气不运,故足部冷痛,得热则气血可暂时较为流畅,故得热痛减,遇阴雨寒冷之邪益甚,内外相引,血益凝涩,故其痛增,湿盛则肿,故痛处肿胀;湿性重浊黏滞,湿留肌肉,故见下肢重着,足心酸胀;寒属阴邪,易伤阳气,肌肤失于温煦,故肌肤冷而面色苍白;舌淡、苔薄白,脉沉细或弦紧,皆属寒湿或寒湿伤阳之征。方用大辛大热的川乌、附子直入关节深处温经散寒;麻黄、细辛、桂枝既能引乌、附深入关节,又能导寒湿外出;附子无干姜不热,再以干姜温中使中阳振奋,并助附子以温肾阳;威灵仙、独活除湿止痛;鸡血藤补血通络;甘草、蜂蜜甘以缓急,并能解乌、附之毒。诸药合用则具温经散寒、除湿通络止痛之效。

(五) 湿热蕴积证

证候:足部肌肉、关节红肿,灼热疼痛,痛势较剧,痛不可近,着地即痛,甚至不能行走,或两足麻木灼热,得凉则舒,口干,小便黄赤,舌质偏红,苔黄,脉滑数或濡数。

治法:清热除湿,通络止痛。

方药:四妙丸加味。

苍术10g,黄柏10g,薏苡仁30g,川牛膝30g,海桐皮20g,防己15g,萆薢30g,赤芍15g,木瓜15g,木通10g,栀子10g,生甘草5g。

加减:若局部红肿较甚者可加虎杖15g,银花藤30g;湿热伤阴而见舌红少苔者,加生地20g。

中成药:四妙丸,湿热痹颗粒。

分析:热为阳邪,阳盛则热,湿性重浊黏滞,湿盛蕴积,熏灼肌肉、关节,致使其部气血壅滞不通,故足部肌肉、关节红肿灼热疼痛;用手触按,或足部踏地,气血益壅,故痛不可近,着地即痛,甚至不能行走;湿热壅滞经脉,筋肉经脉失养,故两足麻木灼热;得凉则热势稍缓,故得凉则舒;热盛伤津则口干,小便黄赤;舌质偏红,苔黄,脉滑数、濡数皆为湿热所致。方选苍术、薏苡仁健脾除湿;黄柏、栀子清热;防己、萆薢、木通清热利湿;木瓜化湿通络;川牛膝、海桐皮、赤芍化瘀通络止痛。诸药合用,共奏清热除湿、通络止痛之功。

(六) 瘀血痹阻证

证候:足痛如刺,痛有定处而拒按,有时不能用脚踏地,稍一用劲,如踩刀锥,疼痛难忍,局部皮肤可见青紫,扪之可有灼热感,日轻夜重,肌肤麻木,舌质紫暗,或有瘀斑、瘀点,脉涩,多有跌打损伤史。

治法:活血化瘀,通络止痛。

方药:身痛逐瘀汤加减。

桃仁 15g,红花 15g,当归 10g,川芎 20g,五灵脂 10g,地龙 15g,川牛膝 30g,秦艽 15g,䗪虫 10g,延胡索 20g,广木香 10g,甘草 5g。

加减:若扪之痛处发热,则加赤芍 15g、黄柏 10g,清热;兼寒湿者,加桂枝 15g、制附片 15g、独活 10g,温经散寒;局部肿胀者加泽兰 30g,活血消肿。

中成药:瘀血痹颗粒,活血舒筋酊,七厘散。

分析:瘀血痹阻,气血运行不畅,故足痛如刀锥所刺,痛有定处,局部皮肤青紫;手按患处,或以足踏地,则局部气血更滞,血运更为不畅,故痛处拒按,不能用脚踏地,稍一用劲,如踩刀锥,疼痛难忍;瘀久化热,故用手触之可有灼热感;夜间阴气盛,阴血凝滞更甚,故疼痛夜重;瘀血阻络,气血不行,肌肤失养,则足部肌肤麻木不仁,舌质紫暗,或有瘀斑、瘀点、脉涩等,均为血瘀之征。方用桃仁、红花、川芎、地龙、牛膝、䗪虫、延胡索活血化瘀;没药、五灵脂通络止痛;当归活血补血;秦艽祛风湿;广木香行气止痛;甘草调和诸药。全方则有活血化瘀、通络止痛之效。若瘀结较甚,药后疼痛不解,则必须重用活血化瘀之品方能奏效。上述活血药如红花、川芎、地龙、川牛膝皆可加至 30g,但须避开妇女月经期、孕期。

(七) 痰湿痹阻证

证候:足部酸胀麻木,足心作痛,但久坐卧,起则痛甚,行动则痛缓,形体丰盛,舌质暗淡,苔薄腻,脉沉弦。

治法:健脾燥湿,化瘀通络。

方药:导痰汤加味。

制南星 10g,陈皮 10g,法半夏 15g,茯苓 30g,枳实 5g,白芥子 10g,木瓜 15g,草薢 15g,防己 15g,甘草 5g。

加减:足心痛加干姜 10g,白术 15g;有化热倾向者加苍术 10g,黄柏 10g。

中成药:指迷茯苓丸,昆仙胶囊。

分析:痰湿痹阻,气血凝滞,肌肤失养,故足部出现酸胀麻痛,足心作痛;动则生阳而血畅,静则生阴而血涩,故但久坐卧,起则痛甚,行动则痛缓;痰湿壅盛,故形体肥胖;舌质暗淡,苔薄腻,脉沉弦亦为痰湿之征。方用南星、陈皮、法半夏、茯苓、白芥子健脾燥湿,理气化痰,气滞则津停痰生,故用枳实行气以消炎,痰由湿聚而成,故用木瓜、草薢、防己利湿以消痰,兼以活络;诸药合用,标本兼治,使脾健津行,湿除痰化而络通痛止。

【其他疗法】

一、单方验方

1. 威灵仙 500g,洗干,好酒浸 7 日,为末,面糊丸梧子大。以浸药之酒,每服 20 丸。治风湿脚痛。(《本草纲目》)

2. 除痹通络汤:制川乌 15g,石楠藤 30g,白芷 30g,桃仁 12g,川芎 15g,全蝎 10g(冲服),乌梢蛇 20g,伸筋草 30g,五加皮 15g,巴戟天 12g,仙茅 10g。适用于跖痛症。(《辽宁中医杂志》)

3. 当归鸡血藤汤:当归 15g,熟地 15g,桂圆肉 6g,白芍 9g,丹参 9g,鸡血藤 15g,水煎服,日 1 剂。(《中医伤科学》)

二、针灸疗法

1. 毫针

(1) 取风市、阴陵泉、三阴交、太溪、昆仑穴为主,各穴直刺1~1.5寸,用补法加灸,留针20~30分钟,隔5~10分钟运针1次,每周为1个疗程。适宜足跟痛。

(2) 针刺风池:每10分钟捻转1次,留针50分钟。适用于足跟痛。

2. 头针
取患者对侧的足运感区,横刺进针一定深度后,以每分钟150~200次的速度快速捻转2~3分钟,间歇10分钟,再按上法反复运针3次,隔日1次,10次为1个疗程。适宜足跟痛。

3. 灸法
取足跟部疼痛点(阿是穴),将鲜生姜切成0.3~0.5cm的薄片,中间以针刺数孔,另将艾绒捏成塔形后放在姜上,灸之,待艾炷将烧尽,脚跟感灼痛时,术者用姜片摩擦局部,每日1~2次。用于足跟痛。

三、饮食疗法

1. 羊脊骨羹疗法
羊脊骨1 000g,葱白50g,粳米、姜、花椒、盐各适量,槌碎,加水炖汤,取骨汤入粳米调味作羹,空腹食之。用于治疗骨虚足痛。(《太平圣惠方》)

2. 薏苡仁粥
取薏苡仁、大米等淘净,加水适量,煮粥食之。用于湿气偏盛之足痹。(《食鉴本草》)。

四、按摩疗法

1. 推拿足跟部
患者俯卧位,两腿伸直,足跟向上,首先在压痛点和其周围用轻擦或推法,以活跃局部血液循环,再用拇指按法,屈指点法或弹拨法,以松解其痉挛和分离其粘连的软组织,最后用掌揉法结束按摩。适用于足跟痛。

2. 揉压涌泉穴
患者坐于床上,足底向下。医者一手拇指依顺时针方向揉压涌泉穴,边揉边压。揉压结合,每次治疗10分钟。用于治疗足底痛。

3. 木棒推顶法
用一丁字型木棒,棒头圆形光滑,一手握住棒柄,另一手固定患足,木棒头在足底顶准压痛点,稍作斜形,用力推顶3~4下,3日1次,6~9次为1个疗程。适用于足跟痛。

五、外治法

1. 熏洗法

(1) 跟痛醋泡方:威灵仙100g,川乌、草乌各30g,红花20g,南星30g,穿山甲10g,皂刺30g,细辛15g,苍耳子30g。上药加入上等醋1.5kg,浸泡1周后使用。先将醋倒入盆内,加温至60℃左右,将患足放入盆内浸泡1小时,1日2次。用后仍将醋放回盆内继续浸泡。醋量减少,应予补充。用于寒湿痹阻证。

(2) 制川乌、制草乌、木瓜、红花各30g,水煎浸泡足跟,每日3次,每剂药用2日。适用于治疗老年性足跟痛。

2. 外敷法
威灵仙5~10g,捣碎,用陈醋调成膏状,备用。用时先将患足浸泡热水5~10分钟,擦干后将药膏敷于足跟,外用布绷带包扎。晚上休息时,可将患足放在热水袋上热敷,每2天换药1次。用以治疗足跟痛。

【调摄护理】

一、调摄

1. 体弱易疲劳者,应适当加强营养。

2. 病情较重者,应减轻体重,减少站立和行走,症状好转后也要避免走长路,以免复发。肥胖者应减轻体重。

3. 鞋子应宽松,垫以厚软的鞋垫,鞋底以富有弹性的橡胶底为佳。

二、护理

1. 热敷或每日用热水泡双足,足部要保暖。

2. 根据不同病情鞋底放置适宜鞋垫,如跟痛在足跟下,可垫以海绵垫,在压痛对应处挖空,以免局部压迫。足部畸形者,可穿矫正鞋。

3. 为预防本病,应尽量不穿瘦而紧的高跟鞋或硬底鞋;对有平足遗传倾向者,在儿童和少年发育期,应避免过久站立及过度负重,并从幼年起进行足外缘行走的锻炼。

【转归预后】

本病初起多虚证,主要是肾虚证和肝脾气血两虚证。随着病情的发展,风寒湿邪趁虚侵袭,或脾虚生成痰湿下注于足,则成为一个虚实兼见证。部分寒湿证由于素体阳气较盛,郁久而从热化转变成湿热证。而外伤所致的瘀血证,其后因邪伤正气,也可成为虚实夹杂证,但大多仍以实证为主。

本病预后较好,除足部畸形和严重损伤者以及晚期的雷诺病、糖尿病足外,一般经过正确治疗,大都可以痊愈。不少病例在年过六旬之后,由于活动减少,病情尚可自行缓解。

【医论医案】

一、医论

《张氏医通》:足心及骨热疼者,为肾虚湿者,肾着汤下八味丸。肥人多湿痰下注,足心作痛,但久坐卧,起则痛甚,行动则缓,宜肾着汤合二妙散,慎不可用补肾及血药助阳,愈增其剧。

《三湘医粹》:大凡足跟痛,皆属肾虚。笔者治是证属肾阴虚者,用六味地黄丸加牛膝、独活,肾阳虚者,用肾气丸加巴戟天、淫羊藿;足跟痛兼足热不寐者,六味丸加旱莲草、女贞子、白薇之属,若足跟痛兼重着而肿者,用六味丸合三妙散。如此辨证论治,屡试不爽。

二、医案

刘某,女,初诊时间:2008年6月19日。

患者于3个月前出现右足跟疼痛,逐日加重,近日发展为半夜起床时疼痛不能踩地,局部无红肿,X线片无跟骨骨刺形成。刻下症:精神尚好,体态略胖,稍久坐即举步维艰,食纳正常,二便正常,无腰腿痛。既往史:无特殊。舌质暗淡,有齿痕,舌苔薄白,脉沉。

辨证分析:本患者女性已停经,已有肝肾不足、气血亏虚之征象,久则气滞血瘀,又因其父亲患肺癌使之劳累,气血失调,气滞血瘀,不通则痛,不荣则痛,故表现为肾经所主之足跟部疼痛。舌暗淡有齿痕,薄白苔,脉沉,亦为肾虚夹瘀血之证。

处方以四物汤加味,方剂组成:当归10g,白芍24g,川芎10g,熟地15g,赤芍15g,鸡血藤15g,木瓜15g,伸筋草15g,黄芪15g,怀牛膝15g,淫羊藿15g,补骨脂15g,菟丝子15g,萆薢15g,甘草5g,7剂,水煎服,日1剂。

后经二诊三诊,方剂未变,嘱患者药渣煮水浸足部,适当休息。患者服药1月,症状消失。

按语:足跟部为肾经所主,肾藏精主骨生髓,足跟痛与肾阴阳的虚损密切相关。又因足居于人体最下部,赖气血的周流不息以濡养和温煦,气血失调或风寒湿热等外邪阻滞脉络,可致"不通则痛"或"不荣则痛"。本例方中四物汤加赤芍、鸡血藤养血活血,木瓜、伸筋草舒经活络,芍药、甘草缓急止痛,黄芪益气,怀牛膝、淫羊藿、补骨脂、菟丝子补肾强筋骨,配萆薢加强祛湿通络止痛之功。(《世中联名老中医典型医案》)

(董淑范 王志坦 李 征)

第25节 产 后 痹

产后痹是指妇女生产、流产或引产后百日内,感受外邪所引起的肌肉、肢体或关节酸痛、沉重、麻木及活动不利,伴出汗、恶风和畏寒,遇寒冷阴雨天病情加重等症状的一类病证。如症状反复出现,迁延日久,也可归属于"产后痹"范畴。

中医古籍中多以"产后痹""产后关节痛""产后痛风""产后中风""产后筋脉拘急""产后鸡爪风"等病名相称。为突出本病的发病特点,中华中医药学会风湿病分会的专家倡议将产褥期和产后百日内所患的痹病,定名为"产后痹"。"产后"定义了发病的人、发病的时间,"痹"者闭也,不通也,阐明了该病的病机。由于产后1个月内发病最多,民间俗称为"月子病"。近年来人工流产或引产后发生上述症状的患者不少见,临床还可以见到妇科手术(如引产、卵巢囊肿、子宫肌瘤摘除术等)后出现上述症状者,故可将人工流产、引产、妇科疾病术后出现产后痹的患者归于此病范畴。

本病的典型症状表现类似于西医的风湿性关节炎、类风湿关节炎等引起的关节痛,患者常常以生产后出现肢体关节疼痛或酸痛、麻木重着、周身不适等作为主诉来就诊,而免疫相关指标、炎性指标及影像学检查等均未见明显异常。大量临床证实,中医药对于此病疗效确切,且安全性较好。

【源流考略】

古代医学论著中无"产后痹"病名,但从对临床症状的表述分析,散见于相关著述。最早的记载见于隋巢元方《诸病源候论·产后中风候》,将本病命名为"产后中风",并指出病机为产后气血亏虚、复感风邪所致。唐代孙思邈《备急千金要方》认为产后气血虚弱为主要病机。《经效产宝》首次提出治疗产后风湿的处方羌活汤。

宋代医籍对本病的记载颇多,如《太平圣惠方》《叶天士女科》《妇人大全良方》及《妇人良方》等皆有对产后痹状的论述,多遵《经效产宝》而又略有深入。《妇人大全良方》沿用"产后中风"病名,并指出为产后虚损未复、感受外邪而致"顽痹不仁""羸乏少气""四肢筋脉挛急疼痛""背项强直"。《产育宝庆集》称本病为"产后遍身疼痛",认为产后百节开张,加之气弱,血多留滞经络、分肉之间,若日久不散,则骨节不利,筋脉引急,而影响腰背转侧、手脚动摇,故而头身疼痛。此后医家多沿用"产后遍身疼痛""遍身痛"病名。

明代王肯堂《证治准绳》概括了本病的病因为"正虚""邪侵""血瘀",并说明治疗产后风湿不宜用汗法。薛己《校注妇人良方》认为产后遍身痛者,由气虚百节开张,血流骨节,以致肢体沉重不利,筋脉引急,也认识到瘀血内停骨节,致肢体沉重不利、筋脉引痛是本病的重要病机。在此前认识的基础上,增加了"血瘀"病因。清代沈金鳌《妇科玉尺》称产后风湿为"褥痨",并言其"俗称产后痨",指出多因产后气血亏虚、外邪侵袭或营卫不和引起。吴谦《医宗金鉴》指出产后遍身疼痛的致病因素为"血虚""寒邪""血瘀",并阐明了三者间的相互联系,并将本病的病因概括为"荣血不足,风寒外客,瘀血内停"。

随着中西医学术交流的不断加深,且本病的临床表现与西医的风湿免疫病相似,中医辨证又多以风、湿邪侵袭为主要病机,所以现在多习惯将妇人产后出现的一系列身体酸痛不适的症状统称为"产后痹"。

【病因病机】

一、外因

感受风、寒、湿、热之邪。产后居住潮湿之地,或分娩在春、秋、冬之季,室内过冷或过暖,衣衾被褥增减失宜;或产期在盛夏炎热之时,室内用空调、冷气、电扇消暑,皆易感受风、寒、湿、热诸邪,邪气痹阻经络而发病。

二、内因

1. **禀赋不足**　先天不足,形体失充,加之后天失调,肢体、血气及筋脉失养,则脏腑功能薄弱。孕期养胎、分娩耗气伤血、产后劳倦等因素,可导致肾元亏虚更甚。因"肾为先天之本",禀赋不足,体质虚弱,外邪易侵,稍感外邪便可发病。一旦外邪入侵,又不易祛除,往往病情较重,治疗效果不佳,复原也较慢。

2. **气血虚弱**　妇人在怀妊期间,大量气血孕育胎儿,因之,易致气血不足。加之产后失血过多,或难产,或分娩时间过长,精力损耗过度;或产后恶露不净,气血再伤,机体、肌肤、筋脉、关节、脏腑、骨骼等全身组织失于濡养。气虚则阳不固,血虚则阳无所附,风、寒、湿、热之邪易侵犯人体,如产后正气未复,过早操劳,或冷水洗涤衣物,贪凉饮冷,过食辛辣、滋补,或产后室内过冷、过暖和潮湿,衣被厚薄失宜,劳倦内伤,耗气伤血,内风易生,外邪易至,即发本病。

3. **营卫不和**　产后气血亏虚,易致营卫不和,风寒湿邪乘虚而入,留滞肌腠、筋脉、经络及骨节之间,阻于经络,气血运行不畅,肢体筋脉失养,而导致发病。

4. **产后劳倦**　妇女产后,正气未复、血气未充之时过早操劳,疲劳汗出,耗气伤津,进而百脉更虚,复加哺乳、劳倦,加重气血亏虚,招致风、寒、湿邪气外侵,痹阻经脉,血行不畅致使筋脉、关节失于濡养则发病。

5. **瘀血阻滞**　产后恶露不下,或下之不尽而致瘀,或产后气血虚弱,血为寒凝,留滞经脉,气血运行受阻,瘀血留滞筋骨之间,不荣加之不通,故而疼痛。

6. **情志不畅**　女性生来性情细腻,加上产后社会角色及家庭关系的变化,情志常会产生相应变化,成为一个重要致病因素。产后易情志不畅而致本病。

【诊断与鉴别诊断】

一、诊断要点

临床表现

1. **疼痛**　疼痛表现多种多样,有患者全身肌肉、关节窜痛,痛位不定;有患者疼痛固定于肩、腰、背或一侧肢体或数个关节;有患者以四肢、头部或躯干某一部位沉重、酸胀、麻木为主,仅有轻度疼痛;有的患者疼痛、酸沉、麻木同存同重。疼痛症状可于受凉或劳累后加重,休息或得热后减轻。

2. **怕风怕凉**　以怕风怕凉为主症,仅有轻度疼痛或不痛,这些患者穿衣异于常规,与环境气温不相符,对寒凉的敏感程度到了令人不可理解的程度。有的患者严重怕风,自觉外风刺骨难耐,甚至不能忍受常人感觉不到的极其微弱的风。可发生在身体任何部位,如头部、面部、牙齿、腰、肩、四肢、一侧肢体或某关节、足跟、足底、表皮等。

3. **伴随多种兼症**　如自汗,盗汗,乏力,气短,心悸,失眠,腹胀,纳少,头晕,耳鸣,易感冒等。

4. **常合并焦虑或抑郁**　若感情脆弱,心理承受能力差,对生活环境变化不能及时适应,一旦产后出现身体不适,精神过度紧张,容易引起心理障碍,使病情加重,甚至影响正常生活工作。表现为主诉颇多,全身多种不适。甚至自觉生活不能自理,生命受到威胁。

二、鉴别诊断

产后痹应与中医"痿证"、产后"痉证"相鉴别;同时亦应与纤维肌痛综合征、风湿性多肌痛等西医疾病相鉴别。

1. **痿证**　"痿"是痿而不用。《素问·痿论》中对此论述较详,并有"脉痿""筋痿""肉痿""骨痿""风痿"之别。痿证以手足酸软无力或足指麻木、小便赤涩、脉沉濡而数、患肢萎缩瘦削为特征,严重者手不能握物,脚痿弱不能举步,并以下肢为多见,多由肺热叶焦、肝脾气热所致,湿热痿多由脾肺气虚,雨湿浸淫,致邪气蒸脾,流于四肢所致。以肢体痿软无力而关节不痛为鉴别要点。

妇人产后气血大衰,冲任亏损过甚,致筋脉、肌肉、关节失却濡养,甚则瘫废于床褥,经年不愈者,称为"产后风痿"。风湿病久而不愈,气血津液亏耗过甚时,亦可致痿。

2. **痉证**　痉由产后气血大伤,甚者伤津亡血,筋脉失养,致血虚过极而虚风内生而致。肝风内动则现四肢抽搐、项背强直,或口噤不语、角弓反张等症。亦有产后气血大衰,邪毒乘虚侵袭,陷入血分,窜入筋脉,发为痉病者。痉证没有肢体关节疼痛之症可资鉴别。

【辨证论治】

产后痹的证候特征表现以正虚为主,亦可有邪实者或虚实夹杂者。

产后痹的治疗,根据产后亡血伤津、气血不足、肝肾亏虚、多虚多瘀的特点,应本着"勿拘于产后,勿忘于产后"的原则,治疗之时,除辨证运用祛风、散寒、除湿、清热等祛邪治痹之法外,还须重视益气养血、补益肝肾之法。审其虚实,或先标后本,或标本同治。并遵循补益勿过壅滞、风药勿过辛散、祛湿勿过刚燥、清热勿过寒凉、用血肉有情之品勿过滋腻等原则。

(一) 气血两虚证

证候:全身肢体关节、肌肉疼痛或酸痛,酸楚麻木,面色无华,肢体困倦乏力,伴汗出畏风、畏寒肢冷,甚则头晕气短、腰背拘急,舌淡,苔薄白,脉细弱。

治法:益气养血,祛邪通络。

方药:黄芪桂枝五物汤加味。

生黄芪 30g,炒白术 15g,桂枝 10g,白芍 10g,当归 15g,生地 15g,川芎 10g,秦艽 15g,豨莶草 30g,地龙 10g,生姜 5 片,大枣 5 枚。

加减:关节疼重者,加片姜黄、威灵仙、豨莶草;周身关节筋脉挛急、麻木者,加伸筋草、木瓜;多汗乏力重者,重用生黄芪、加生牡蛎(先煎)。

中成药:痹祺胶囊,养血荣筋丸,八珍颗粒(丸),人参养荣丸。

分析:本证以"虚"为本,复感外邪,虚实夹杂,"不荣则痛""不通则痛"。治疗过程中,在补虚的基础上加以祛邪,扶正、祛邪兼施,但应以扶正为主,祛邪为辅。正气回复,祛邪外出,同时配伍少量祛风除湿散寒药,达到"补虚不留邪,祛邪不伤正"之治疗目的。

(二) 寒湿痹阻证

证候:肢体关节冷痛,遇寒则痛剧,得热则痛减,局部皮色不红,触之不热,关节屈伸不利,恶风畏寒,手足寒凉,舌质淡红或暗红,舌苔薄白,脉弦紧或弦缓或浮。

治法:散寒除湿,通络止痛。

方药:温经蠲痹汤。

生黄芪、当归、桂枝、白芍、炒白术、茯苓、川附片、防风、老鹳草、桑寄生、红花、甘草。

加减:肢体寒凉甚者加川乌、巴戟天温阳散寒;肢体酸胀麻沉者加苍术、泽泻化湿通络。寒邪偏盛者加白芥子、炙麻黄、炮姜等;湿邪偏盛者加用木瓜、海桐皮等;风湿盛者,加络石藤,甚则加川草乌。膝关节疼痛者加松节;上肢痛重者加桑枝、威灵仙、片姜黄,下肢沉重者,加车前草、防己;胸闷脘痞,纳呆腹胀者,加砂仁、佛手。

中成药:寒湿痹片(颗粒),盘龙七片,黑骨藤追风活络胶囊,风湿骨痛胶囊(丸),大活络丹,木瓜丸,小活络丸,疏风活络片,追风透骨丸(片),风湿痹康胶囊,狗皮膏(改进型),伤湿止痛膏,复方南星止痛膏,天和追风膏。

分析:本证是由于机体气血不足,肌表不固,从而感受风寒湿邪,痹阻经脉而发病。临床表现可见肢体、关节、筋脉麻木疼痛,遇冷加重。凡冷、麻或痛甚,皆属久病入络、阴寒凝滞,当选用附子、川乌以温阳,并选配虫类药物以搜风邪舒筋通络,可使临床疗效明显提高。附子大辛大热,回阳救逆,补火散寒。再酌情选配虫类药,如全蝎、蜈蚣走窜剔络,祛邪痹日久之疼痛。此类药药性虽多温燥,且有一定毒性,但因方内有补益肝肾气血之品制约,不会耗气动血。

（三）湿热痹阻证

证候：关节疼痛，肢体沉重酸软无力，口干不欲饮，不畏寒，或见发热，夜寐盗汗，形体消瘦，胸脘痞闷，纳呆食少，大便或干或溏，则小便黄赤，舌尖边红，苔白厚腻或黄腻，脉濡细数。

治法：清热利湿，通络止痛。

方药：宣痹汤加减。

生薏苡仁30g，晚蚕沙10g，防己10g，杏仁10g，滑石10g，连翘10g，茵陈10g，炒苍术10g，半夏10g，赤小豆24g，车前草15g，片姜黄9g，海桐皮10g，山栀子6g。

加减：关节红肿疼痛甚者，方中去滑石、杏仁，加忍冬藤、木通、生地，周身关节酸楚者，去滑石、杏仁、赤小豆，加桑枝、豨莶草。筋脉拘急者，去滑石、赤小豆，加松节、藕节。口干渴思饮者，去半夏、滑石，加生地、麦冬。下肢关节灼热疼痛者，去滑石、杏仁，加黄柏、知母、忍冬藤，腰膝酸软无力者，去滑石、杏仁、半夏，加桑寄生。湿重于热者加用苍术、白术、防己、薏苡仁、木瓜、泽泻、半夏等；热重于湿者多选用虎杖、忍冬藤、茵陈、滑石、黄柏、知母、秦艽等。

中成药：湿热痹颗粒，正清风痛宁片（缓释片），四妙丸，风湿圣药胶囊，风痛安胶囊，当归拈痛丸，豨桐胶囊（丸）。

分析：湿热痹之患，由于人体禀赋不一，盛衰各异，故有热重于湿、湿重于热和湿热并重之不同，热重于湿者，因热重易耗伤阴液，易向阴虚证候转化，甚则伤及肝肾之阴。湿重于热者，因湿邪极易遏伤阳气，使寒湿更甚，故本证易向阳虚证转化。湿热并重者，则易耗液伤气，常常向气血两虚之候转化。在临证中，灵活达变，随证治之。

对此证的治疗，慎用阿胶、熟地黄等，以防滋腻恋邪，可配伍应用当归、川芎、鸡血藤养血活血，同时，依据湿邪与热邪偏重不同，灵活配伍用药。湿重于热者加用木瓜、猪苓、泽泻、半夏等；热重于湿者多选用虎杖、忍冬藤、黄柏、知母、秦艽等。湿热之邪停滞于经脉，黏腻难祛，常配伍片姜黄、路路通、豨莶草、络石藤、鹿衔草、穿山龙等加强清热通络、除痹止痛之功效。

（四）肝肾不足证

证候：关节肌肉疼痛，屈伸不利，筋脉拘急，肌肤麻木，腰膝酸软无力，活动时加重，日久则关节变形，形体消瘦。或咽干口燥，头晕耳鸣，或失眠多梦，烦躁盗汗，两颧潮红，五心烦热，便干溺赤；或关节冷痛，足跟疼痛，畏寒喜暖，四末不温。舌红，苔白薄，脉沉弱。

治法：补益肝肾，强筋壮骨。

方药：独活寄生汤（《备急千金要方》）加减。

独活9g，桑寄生6g，杜仲6g，牛膝6g，细辛6g，秦艽6g，茯苓6g，肉桂心6g，防风6g，川芎6g，人参6g，甘草6g，当归6g，芍药6g，干地黄6g。

加减：偏于肝肾阴虚者，症见腰膝酸软，潮热盗汗，五心烦热，口干咽痛，选加熟地10g，山萸肉10g，龟甲30g，白芍30g，枸杞子10g，女贞子、墨旱莲、山茱萸等；偏于肝肾阳虚者，症见关节冷痛，足跟疼痛，畏寒喜暖，四末不温者，加附子6g，鹿角胶10g，菟丝子10g，巴戟天10g。疼痛较剧者，可酌加制川乌、制草乌、白花蛇等以助搜风通络，活血止痛。

中成药：偏阳虚选尪痹颗粒（肝肾）、益肾蠲痹丸、仙灵骨葆胶囊、蚁参蠲痹胶囊、风湿液、壮骨关节胶、健步强身丸、健步壮骨丸、祛风止痛片（胶囊）、骨龙胶囊、妙济丸、天麻丸（片）；偏阴虚选知柏地黄丸、大补阴丸。

分析：女子以肝为先天，体阴而用阳，若阴虚内热之躯，易致肝肾阴虚；若素体偏于阳虚,易致肝肾阳虚,临床以肝肾阴虚为多见。如见咽干口燥、头晕耳鸣或失眠多梦、烦躁盗汗、两颧潮红、五心烦热等多为肝肾阴虚,宜选用甘寒药,如石斛、玉竹、女贞子、墨旱莲、山茱萸、枸杞子等;如伴见关节冷痛、足跟疼痛、畏寒喜暖、四末不温则为肝肾阳虚证,用药酌选温热性药,如附子、肉桂、鹿角胶、菟丝子、巴戟天、狗脊等。

(五) 瘀血阻滞证

证候:遍身关节肌肉疼痛,或刺痛,痛处固定不移,四肢关节屈伸不利,遇寒更甚,昼轻夜重,恶露不净、少腹疼痛、夹有血块,舌质暗有瘀点、瘀斑,脉弦涩。

治法:养血活血,化瘀通络。

方药:身痛逐瘀汤。

秦艽 15g,川芎 10g,桃仁 10g,红花 10g,甘草 5g,羌活 10g,没药 5g,当归 15g,五灵脂 10g,牛膝 15g,香附 10g,地龙 10g。

加减:腰痛者加桑寄生、炒杜仲、续断。经期痛重加益母草、女贞子。若痛处不温,喜热熨者,可酌加姜黄、川乌、草乌以湿经散寒止痛。若兼关节红肿热痛、身体重着、舌苔黄腻等湿热征象者,可在此方中加入苍术、黄柏以清热燥湿。若病久气虚,症见眩晕耳鸣、心悸气短、动则汗出、倦怠乏力等,可于方中加入黄芪、党参以扶正气。

中成药:瘀血痹颗粒(胶囊、片),活血舒筋酊,复方风湿宁胶囊,大活络丸,小活络丸,盘龙七片,通痹片(胶囊)。

分析:此证的发生乃产后气血耗伤,感邪留滞经脉,气血运行受阻;或产后恶露不尽,留滞成瘀。临床药用鸡血藤、三七粉、桃仁、红花、益母草、当归、川芎、川牛膝等养血活血祛瘀,少用三棱、莪术、水蛭等破血逐瘀之品,以防耗血动血。同时,产后痹的产生多伴有气血不足之证,尤其对本证的治疗,在活血化瘀的同时应注重补气加以扶正,常用生黄芪 30g 或党参 12g 以达补益气血的目的。

(六) 脾肾阳虚证

证候:周身关节冷痛,屈伸不利,四末不温,形寒肢冷,冷痛以腰膝为甚,面白无华,神疲困倦,足跟冷痛,或腹胀便溏,或五更泄泻,小便清长。舌质淡苔白,脉沉细而弱。

治法:温补脾肾,祛寒除湿,散风通络。

方药:附子汤或右归饮加减。

附子 10g,防风 10g,独活 15g,细辛 3g,萆薢 15g,山茱萸 15g,牛膝 15g,肉桂 5g,川芎 10g,白术 15g,枳壳 10g,石菖蒲 15g,菊花 5g,天麻 10g,生姜 8 片。

加减:湿重者加薏苡仁、茯苓、苍术;风盛者加白僵蚕、白花蛇;寒重者加制川乌、麻黄;关节不利用白芥子除皮里膜外之痰浊。下肢沉重疼痛者,加木瓜、千年健。纳少便溏加党参、山药健脾益气。腰背冷痛甚加狗脊、巴戟天、续断温补肾气。

中成药:尪痹颗粒(片、胶囊)。

分析:此证多是已有脾肾阳虚,加之产后气血耗伤,损及阳气,稍遇寒湿外邪,易留滞肢体关节肌肉,遂成本证。阳虚寒凝,得温则散,此证的治疗需用温阳之品,如大辛大热之附子,寒凝重者可用至 30g,阳得温,寒得化,络则通。本证邪实而正气虚衰,忌盼效心切,频繁更方,贻误治疗。

(七) 肝郁气滞证

证候:关节、肌肉胀痛,疼痛或轻或重,重则可因疼痛彻夜不眠,程度常因情绪波动而改变,心烦易怒,情绪焦虑,口干口苦,胸胁胀满,嗳气频繁,腹胀。舌质淡,苔薄白,脉弦滑或弦涩。

治法:疏肝解郁,通络止痛。

方药:逍遥散合黄芪桂枝五物汤加减。

柴胡 10g,白芍 10g,炙甘草 5g,当归 10g,茯苓 10g,白术 10g,黄芪 9g,桂枝 9g,生姜 18g,大枣 4 枚。

加减:疼痛重者加延胡索、郁金、鸡血藤。失眠重者加珍珠母、炒酸枣仁。出汗多者煅龙骨、煅牡蛎。血虚明显时加鸡血藤、熟地黄以养血活血;肾虚明显时加熟地黄滋肾填精养血,加杜仲、牛膝补肾强腰壮筋骨;血瘀明显时加川芎、桃仁、红花活血化瘀、通络止痛。

中成药:逍遥丸,柴胡疏肝散,加味逍遥丸。

分析:产后痹病因病机更强调产后气血亏损的内因和风寒之邪不时乘袭的外因,较少注意到七情致病因素所导致的肝郁气滞在产后痹的病因病机中的作用。女子以肝为先天,以血为本,肝之疏泄藏血功能与月经、生殖密切相关,肝主疏泄,主司情志。产后情绪易于波动,易受情志因素影响,出现肝气郁结,气血运行不畅,经脉气血不通,不通则痛,而出现关节疼痛,此证可单独出现,也可兼夹于其他证型之中,从肝郁论治,往往取得较好的疗效。

关于产后病的治则,大多数医家能够达成共识,即要注意结合妇女产后“多虚多瘀”的体质,用药时须注意不要过于寒凉,因寒凝可致血瘀;不要过于辛热,因辛热能耗伤津血;不宜过于消导,因能伤胃气,并使乳汁生化乏源而减少;不宜过于发汗,因伤津液,且津血同源。总之,本着“勿拘于产后,亦勿忘于产后”的原则,调和气血,使补而不滞,泻而不伤。

【其他疗法】

一、单方验方

1. 真茅山苍术 2 000g,洗净,先以米泔浸 3 宿,用蜜酒浸 1 宿,去皮。用黑豆一层拌苍术一层,蒸 2 次,再用蜜酒蒸 1 次。用河水砂锅内熬成浓汁,去渣,将煎液静置,取清液浓缩成膏。日 2 服,每服 15g。适于产后湿痹。(《先醒斋医学广笔记》)

2. 苍术散:苍术 30g,黄柏 15g。苍术米泔水浸 1 宿,盐炒。黄柏酒浸 1 昼夜,炙焦。前药用水 800~1 000ml 煎成 400ml,日服 2 次,每服 200ml。适于产后湿热痹。(《经验丹方汇编》)

3. 甜瓜子丸:甜瓜子 90g(洗净炒黄),干木瓜 45g,威灵仙 30g,川乌头(制)15g。上药共细末,酒煮面糊为丸,如梧桐实大,日 2 服,每服 6g,温开水送下。适于产后风痹。(《瑞竹堂经验方》)

4. 补肾地黄酒:大豆 60g,生地 30g,生牛蒡子根 30g。上药洗净,包于纱布口袋内,置入 600ml 的酒坛内,浸 5~6 日后即可饮用。适于产后阴虚痹。(《必用全书》)

5. 九节菖蒲酒:九节菖蒲 250g,浸入 1 000ml 60 度白酒中,密封半月后,每日早晚各服 15ml。1 个月为 1 个疗程。(经验方)

二、针灸疗法

对产后诸疾采取针灸疗法,前人多认为有夺气伤血之弊,故用之十分谨慎。针灸有通经脉、调气血、止疼痛、疏风散寒等功效,但必须根据具体证候,虚则补之,实则泻之,运用恰当,灵活而治,勿犯虚虚实实之戒。

1. 风寒阻络证

治法:疏风活络,通经止痛。

处方:风池、阳池、外关、风市、阳陵泉、关元、命门、肾俞。

进针部位:地部(针刺入腧穴应刺深度分为三部,上 1/3 为天部,中 1/3 为人部,下 1/3 为地部)。

手法:用烧山火法,寒甚者,可同时用灸法;或将艾炷置于姜片上灸阿是穴。

2. 寒湿痹阻证

治法:健脾祛湿,温经散寒,活血止痛。

处方:中脘、天枢、气海、命门、悬钟、足三里、肩髃、合谷、肾俞、脾俞。

进针部位:地部。

手法:用烧山火法补之。寒甚者,可同时采用灸法。

3. 湿热痹阻证

治法:清热利湿,通痹止痛。

处方:大椎、大杼、中脘、合谷、大横、阴陵泉、行间。

进针部位:先入地部,后提至天部,再和人部。

手法:泻法。用迎、开法泻地部和天部,平补平泻法和人部。

4. 气血两虚证

治法:益气补血,通经止痛。

处方:中脘、关元、足三里、合谷、脾俞。

进针部位:地部。

手法:用随、合、烧山火联合补法补之。

5. 瘀血阻络证

治法:活血化瘀,通络止痛。

处方:膈俞、中脘、气海、合谷、太冲、足三里。

进针部位:人部。

手法:平补平泻,可配合瘀阻部位皮肤三棱针点刺或所选穴位三棱针放血。

6. 脾肾阳虚证

治法:温补脾肾,通阳蠲痹。

处方:中脘、关元、合谷、足三里、大椎、命门、脾俞、肾俞、太溪、百会。

进针部位:地部。

手法:烧山火、随、合、吸等联合补法补之。

7. 肝肾阴虚证

治法:养阴增液,活血止痛。

处方:中极、血海、内关、太溪、复溜、心俞、肝俞、脾俞、三阴交。

进针部位:地部。

手法:平补平泻,先泻后补。

以上各证候中所列穴位,每次可酌情选择其中数穴,分组交替针治。

三、饮食疗法

1. **猪肾汤方**　猪肾 1 具,糯米 50g,当归 15g,知母 10g,葱白 7 茎带须,芍药 15g,治产后肾劳,四肢疼痛。制法:以水 1 200~1 300ml 煮猪肾,待水煎成 800~700ml 时去猪肾,入诸药,慢火煮至 300~400ml 时停火,1 次服。(《经效产宝》)

2. **薏米粥**　薏苡仁 150g,薄荷(另包)15g,荆芥(另包)15g,豆豉 50g。功能健脾祛湿,散风除痹。治风湿阻络而一身尽痛,筋脉挛急,屈伸不利。制法:将荆芥、薄荷、葱白、豆豉洗干净后,放入干净的锅内,加清水 1 500ml,烧开后文火煎 10 分钟,滤汁去渣。将薏苡仁入锅内,加入药液,煮至薏苡仁开裂酥烂为度。(《神巧万全方》)

3. **生地粥**　生地 25g,薏苡仁 75g,养阴生津。适用于阴虚痹患者。制法:将生地切碎,用适量清水煮约半小时后取汁,复煎第 2 次。合并两次药液去渣,浓缩至 100ml 左右备用。将白米洗净,熬成白粥,兑入生地煎液,加适量糖调味。(《饮膳正要》)

4. **食栗补肾方**　生栗子 250g,猪肾 1 具,粳米 250g,陈皮 6g,花椒 10g,食盐 2g。功能健脾和胃,补肾强身。适用于寒湿痹腰腿疼痛者。制法:①将板栗阴干去皮待用;②猪肾洗净,撕筋膜,剖开片去腰臊,切成小方块,陈皮洗净待用;③粳米洗净,同猪肾、陈皮、花椒(布包)一起下入锅内,加入清水 2 500ml,置火上徐徐煨熬成粥,挑出陈皮,加入食盐即成。分2~3 次食用。(《对山医话》)

5. **归芪蒸鸡**　黄芪 50g,当归 10g,嫩母鸡半只,绍酒 15g,味精 1.5g,胡椒粉 1.6g,食盐1.5g,葱、姜适量。功能益气补血,散风祛湿。适用于产后气血虚痹。此方是当归补血汤加入温经通脉之绍酒,辛散祛风湿及寒邪的葱、姜和调料组合而成。制法:鸡除内脏及爪、洗净,再用开水焯去血水,捞在凉水内冲洗干净,沥净水分。当归、葱、姜洗净,姜切成大片,葱剖开切成长段。将当归、黄芪装入鸡腹内,腹部向上放于盘或大碗内,摆上葱、姜,注入清汤,加入盐、绍酒、胡椒粉。放在笼屉内蒸熟,去葱、姜,加入味精调好味即成。(民间验方)

6. **附片羊肉汤**　羊肉 500g,附片(布包)7.5g,生姜 12.5g,葱 12.5g,胡椒 1.5g,食盐2.5g。功能温经壮阳,散寒止痛。适用于产后寒痹及阳虚痹。制法:①羊肉洗净入沸水内,加姜、葱各 6g 焯至断红色,捞出切成约 2.5g 方块,入清水中浸去血水;②将附片装入纱布袋内扎口,姜洗净拍破,葱缠成团待用;③将砂锅内注入清水,置于火上,入葱、姜、胡椒、羊肉、川附片(布包)于汤中,用武火煮沸约 30 分钟后,改用文火炖烂,去附片即成。(民间验方)

四、按摩疗法

根据痹病所发部位的不同,除选用上面每个证候中所介绍的穴位外,可根据病情的轻重缓急,在局部选择穴位进行治疗,或循本经经脉走向点穴治之,亦可依病发部位所属脏腑的表里关系,选择其所属经脉的穴位点按之。

在治疗中,要注意扶正培本,以增强机体的抗病能力。酌情选择脾经、胃经、肾经、肝经、膀胱经的穴位,以培后天、充先天,提高机体防御功能。按摩有循经按摩、点穴按摩之别。一般产后体质较弱,采取循经按摩为宜,且手法不宜过重,以防对产后骨质疏松者引起不良反应。

在循经按摩中,以太阳膀胱经为主,依经脉自上而下的循行方向及病发部位推、揉、搓、按。在疼痛明显的部位,手法可稍重,用力要均匀,让指力、掌力达到患部一定深度,方有治疗作用。在四肢、脾胃经、三焦经、大肠经、肺经及肩背处,用力皆可稍重,但在胸背一定要力量适度,以防过重时伤及内脏。

五、外治法

1. **洗浴法**　嘱患者稍事休息,测心率、血压、体温后,将药浴室预热并准备一次性用品(隔离罩、毛巾、拖鞋),遵医嘱调配药液加入热水,测试水温约 40~42℃;扶持患者将全身浸泡在药水中,自行洗浴并按摩皮肤、肌肉、活动关节和疼痛部位,持续时间 40~50 分钟。水温降低时再适量加入热水,至皮肤潮红和微微汗出的状态。洗浴过程中可适量饮水,注意询问有无不适;出浴时擦干全身皮肤,穿好衣服,注意保暖,休息 10~15 分钟方可离开。

2. **贴敷法**

(1)捉虎膏:独蒜汁、韭菜汁、葱汁、艾叶汁、姜汁各 120g,白酒 600ml。制法:上汁煎至沸,入麻油 120g,熬至滴水成珠,加松香、东丹搅匀成膏,用布摊贴。适用于产后伤风致手足麻木、骨节疼痛等症。(《泂溪秘方》)

(2)痛痹方:芥菜籽为末,鸡白调敷痛处。(《急救良方》)

(3)足膝冷痛方:生姜、生艾、生葱等份捣烂,烧酒炒,用布包,热熨痛处。适用于寒湿阻滞所致产后关节、肌肉疼痛者。(《赛金丹》)

3. **离子导入**　利用电离子导入的原理,增强药物浓缩液接触局部皮肤的通透性,从而提高治疗的效果。选用方药应遵循辨证施治的原则,如湿热痹阻证用忍冬藤、桑枝、黄柏、海桐皮、雷公藤、莪术、芒硝等组方效果较好。

【调摄护理】

产后痹是妇女产后最常见的疾病,如果治疗及时、得当,预后会比较好,反之会导致病情反复发作,缠绵难愈。同时患者的思想情绪也往往会随着病情的进退而转化,因此在研究产后痹治疗的同时,对产后痹的护理亦不能忽视。常言道"三分治,七分养",说明在正确治疗产后痹的同时,一定要有恰当的护理密切配合,才能取得良好的疗效。有了恰当的护理,使患者能正确对待疾病,有战胜疾病的信心,而且对如何服药、如何锻炼等等都有了正确的指导,将大大有利于产后痹患者的康复。

一、调摄

1. **生活起居**　产后注意保暖,使身体经常处于微微出汗的状态;室内既要通风,又不能让风直接吹向产妇的身体,尤其夏天更应注意,切忌汗出当风;特别注意头部和足部的保暖,不能赤足行走,不要接触冷水;室内要保持干燥、卫生,避免潮湿,随气温变化增减衣被,衣物被服常换洗。

2. **饮食调养**　多吃易于消化且又富含高营养的汤类食物,如猪蹄汤、鲫鱼汤、鸡汤等;多吃高蛋白食物,如瘦肉、鸡蛋等;多吃补血类食物,如肝、枣、木耳、莲子等;也要多吃新鲜蔬菜和水果,以保持大便通畅。禁食寒凉食物和冷饮;禁食辛辣和肥腻食物。

3. **适当运动**　在室内进行适当的活动,如广播体操等,量力而行,不可过劳。如能行走,可在户外晒晒太阳,以防缺钙,或去公园散步,活动肢节,呼吸新鲜空气,陶冶情志,一举多益。如行动困难,亦可安心静养,练习腹式呼吸,也能调畅气机,增强免疫功能。

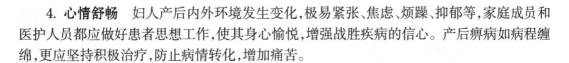

4. 心情舒畅　妇人产后内外环境发生变化,极易紧张、焦虑、烦躁、抑郁等,家庭成员和医护人员都应做好患者思想工作,使其身心愉悦,增强战胜疾病的信心。产后痹病如病程缠绵,更应坚持积极治疗,防止病情转化,增加痛苦。

二、护理

1. 情志护理　应及时了解产后痹患者的精神动态、家庭环境、社会环境,帮助产妇调解各种矛盾,缓和人际关系;患者应保证充足的睡眠和休息,避免过劳和过重的心理负担。同时,注意关心患者的心理健康,产后身体、生理、内分泌等发生一系列重大变化,严重者可能会出现抑郁、悲伤、沮丧、易激怒、烦躁等,所以家人应在这一时期给予产妇细心呵护。

2. 饮食护理　产后饮食要求调补适宜,并注意提早服用一些预防疾病的药物。对初产后,饮食忌过热,忌过早进补。若是暑月产乳,不注意防护也易致病,常因贪凉致病,"取凉太多得风冷,腹中积聚,百病竞起",常到年长也不能治愈。因此,建议产妇在产褥期就服用一些调养之药,以预防各种疾病的发生,如服用"桃仁煎"或"四顺理中丸""羊肉汤"等。另外,产后有多虚多瘀的特点,若饮食失当,则戕害脾胃,百病丛生。因新产后,脾胃气虚,生冷油腻坚硬等物难以消化,食之则脾胃运化不及,食而不化,致内伤脾胃而为病;另一方面,生冷之物即寒凉,容易致瘀。饮食要合理和均衡,过于油腻、营养过剩,不利于消化系统功能尽快恢复至产前;饮食过于清淡,导致营养不足,影响产妇及幼儿身体健康。

3. 起居护理　慎避风寒。妇女在产后,毛孔空疏,卫阳不固,最易受风寒侵袭,防寒保暖非常重要。待产时、分娩时、生产后,需注意室内温度的调节,空调不宜过冷,开窗的穿堂风亦应避免。产后不宜过早洗发、吹发、洗澡,不宜用凉水,要用热水。不宜外出吹风淋雨,避免去寒凉之处。

4. 既病防变　疾病发生后,必须正确认识疾病的原因和机理,掌握疾病由表入里、由浅入深、由简单到复杂的发展变化规律,争取治疗的主动权,以防止其传变。如产后中暑发热,病势较急,若不及时治疗,可致阴阳离决,危及生命,所以在疾病初期症状较少且又较轻的阶段,就应及时发现,早期诊断治疗,可取得事半功倍的效果。

5. 重视服药期间的护理

(1)忌过汗:产后痹虽发病诱因各有不同,但产妇在产褥期大都经过产后多汗过程,部分患者受传统"坐月子"习惯影响,在高温保暖过程中已经过多发汗,甚至有的患者"过汗致虚"而为发病的主要诱因。

(2)忌空腹服药:产后体虚,中焦脾胃之运化功能相对较弱,故不宜空腹服用,以防影响胃肠道功能。服药时间以饭后 30~45 分钟之间为佳。

(3)指导患者科学地自我调护:产后痹发病后,若能做到及时诊断、科学治疗、合理调护,病情会很快复原;反之,病情常因得不到良好控制而反复发作、迁延日久。故使患者了解本病的病因、治疗过程、饮食调护及劳逸禁忌等,是使患者最大限度地配合治疗、提高疗效及防止病情复发的好方法。

【转归预后】

产后痹的转归与预后,关键取决于人体正气之盛衰,体质之强弱,与产妇年龄和感邪之浅深也有一定关系。

产后虽气血损伤,百脉空虚,但若素体强健,正气存内,即使感受风、寒、湿、热之邪,受邪较轻,正能胜邪。稍经调理,易于治愈,预后较好。若平时体质虚弱,更由于产后气血亏耗,正气不足,腠理不密,内风与外风合邪相引则重,病位较深,正不胜邪,病邪易向内传变,病程长,治愈较难,预后较差。

产后痹病的初期,卫阳不固、汗出津液外泄之时,外风极易乘虚而入,且血虚亦可生风,又有翕翕发热、汗出恶风、肢体酸痛等症状,一般易于忽视。若不及时治疗,极易与温、热邪相合,而成风温或风热之候。

若由寒湿之邪所致。一般起病缓慢,症状隐匿,病程较长,时轻时重,缠绵难愈。须树立信心,坚持治疗。

由于人的禀赋不同,体质强弱的差异。若过服补益、辛温刚燥药物,寒湿郁久化热,可转化成为湿热痹阻证或热邪壅滞证。若阳气衰微,不能行温煦之职,气血运行受阻,导致血瘀痰结,可发为瘀血痹阻证候。久之则肌肉、筋骨、经脉、关节长期失养,关节变形,而成为尪痹,即"尻以代踵,脊以代头"的危重证候。

【医论医案】

一、医论

《素问·通评虚实论》:乳子中风,脉缓则生,急则死。

《经效产宝·产后中风方论》:产后中风,由产伤动血气,劳损脏腑,未平复起早劳动。气虚而风邪气乘之,故中风。风邪冷气客于皮肤经络,但疼痹羸乏,不任少气。若又筋脉挟寒,若入诸脏,随其所伤腑脏经络而生病。

《三因极一病证方论》:产后遍身疼痛者何? 答曰:产后百节开张,血脉流走,遇气弱则经络分肉之间血多留滞,累月不散,则关节不利,筋脉急引,故腰背不得转侧,手脚不能动摇,身热头痛也。若医以为伤寒治之,则汗出而筋脉动摇,手足厥冷,变生他病。但服趁痛散除之。趁痛散:牛膝、甘草、薤白、当归、桂心、白术、黄芪、独活、生姜。

《妇人大全良方·产后腰痛方论》:肾主腰脚,产后腰痛者,为女人肾位系于胞,产后劳伤肾气,损动胞络,虚未平复而风冷客之,冷气乘腰,故令腰痛也。若寒冷邪气连滞背脊,则痛久未已,后忽有娠,必致损动。

《叶天士女科》:产后遍身疼痛,因气血走动,升降失常,留滞于肢节间,筋脉引急,或手足拘挛不能屈伸,故遍身肢节走痛,宜趁痛散,若瘀血不尽,流于遍身,则肢节作痛,宜如神汤。

二、医案

案 1　卞某,女,27 岁。患者顺产 20 天后外出吹风,出现周身疼痛。2007 年 11 月 1 日初诊:后背及肩臂疼痛,遇寒痛甚,白天动则汗出,夜寐亦有盗汗,头顶自觉发凉,吹风加重,面色无华,食纳一般,夜寐安,二便尚调。舌质淡,苔薄腻,脉细滑。证属气血亏虚,营卫不和,风湿痹阻。方药:炙桂枝 10g,炒白芍 10g,生黄芪 20g,生白术 15g,防风 6g,当归 10g,鸡血藤 15g,川芎 10g,桑寄生 15g,鹿衔草 15g,续断 15g,巴戟肉 10g,炒杜仲 12g,独活 10g,白芷 10g,徐长卿 10g。7 剂,水煎服,每日 1 剂。

2007 年 11 月 8 日二诊:关节疼痛较前减轻,头顶已无凉感,但汗出仍多,怕风,食纳一般,夜寐安,二便调。舌质淡,苔薄白,脉细。药已对症,再进敛阴固涩法,上方加浮小麦30g,瘪桃干20g,煅龙骨20g,煅牡蛎25g;去独活、白芷、徐长卿等辛燥之药。

2007年11月15日三诊:诸症减轻,自觉乏力,胃纳不馨,夜寐安,二便调。舌淡,苔薄,脉细。守原方进退,少佐健脾和胃之药。处方:炙桂枝10g,炒白芍10g,生黄芪20g,生白术15g,防风6g,当归10g,鸡血藤15g,川芎10g,桑寄生15g,鹿衔草15g,续断15g,巴戟肉10g,炒杜仲12g,浮小麦30g,瘪桃干20g,党参10g,炒六曲10g。

2007年11月29日四诊:上方连服14剂,诸症基本消失,唯遇寒肩臂稍感酸痛,纳食可,夜寐安,二便调,舌脉皆平。予益气养血法平补,以期善后。处方:炙桂枝10g,炒白芍10g,生黄芪15g,生白术10g,党参10g,当归10g,鸡血藤15g,川芎10g,桑寄生15g,续断15g,炒杜仲12g。后以此方调服近2周,病已痊愈。

按语:此案患者产后风湿,究其原因,乃产后气血亏虚,营卫不和,腠理开泄,又适逢外出吹风,外邪乘袭,客于肌表,阻滞脉络,发为痹痛。治疗上当予调和营卫,补益气血,兼以祛风宣络。故以黄芪桂枝五物汤加减,药用炙桂枝、炒白芍调和营卫;生黄芪、生白术、防风即玉屏风散之意,用之以益气固表止汗;鸡血藤、川芎养血活血通络;桑寄生、鹿衔草祛风除湿,又可配合续断、杜仲补肝肾、强筋骨;巴戟肉温而不燥,尤适用于妇人产后;独活、白芷、徐长卿温散在外之风寒湿邪,诸药合用,固表不留邪,散邪不伤正,邪正兼顾。二诊患者汗出怕风明显,而周身疼痛已减,故去独活、白芷、徐长卿等辛燥之药,恐其耗伤气血;加煅龙牡、浮小麦、瘪桃干敛阴止汗,其中浮小麦兼具益气补虚、宁心除烦之效,瘪桃干有化瘀止痛之功,此二药恰合妇人产后多虚多瘀之病机特点,故应善用之。三诊患者胃纳不香,稍感乏力,多用炒神曲消食开胃,又以党参健脾益气,则病症可除。病情向愈,不可妄投温补、祛邪之品,但以平和之药调养,功在缓图。

案2 赵某,女,30岁。初诊:2014年10月26日。因腰膝酸困疼痛4年、加重4月余就诊。患者4年前产后因生气出现腰痛,后偶有酸困,未系统治疗。4个月前生二胎后有着凉,加之生气后上述症状加重,当地化验风湿指标等均为阴性。刻下症:生气或着凉时背部有过电样疼痛,平时背、膝酸困,足跟痛,手胀,易心烦急躁,纳眠可,便秘,舌淡红,苔白厚,脉滑。诊为产后风湿病,肝郁气滞证兼湿邪,治以疏肝解郁除湿,方用逍遥散加减:柴胡10g,赤芍10g,白芍10g,当归15g,茯苓15g,炒白术15g,炙甘草10g,生姜3片,薄荷9g,钩藤15g,炒杏仁10g,炒薏苡仁20g,川芎15g,续断30g,生薏苡仁20g,骨碎补20g。7剂,水煎服。

二诊:2014年11月2日。患者背膝酸困好转,见风时仍有感觉,足跟痛,手胀,口渴,纳眠可,大便干,日一行,舌淡红,苔白滑,脉滑。上方去薄荷,加黄芩6g,附子10g,香附15g。14剂,水煎服。

三诊:2014年11月16日。患者足跟痛消失,背仍酸困,下肢发麻,大小鱼际处见凉发胀,二便可,舌暗苔白腻,脉弦。前方去钩藤、杏仁,加郁金15g,羌活15g,薄荷9g,川牛膝15g。嘱其调理情志,避免见凉,以本方加减调理2月余,诸症痊愈。

按语:本案患者患病有明确诱因,气机不畅则有过电样疼痛,手胀痛,心烦急躁;气不行水则湿邪生,湿邪重着故膝、背酸困。结合舌脉可知主要矛盾为肝郁气滞,气失调达,兼有湿阻。故用逍遥散疏肝解郁,加杏仁、薏苡仁利湿,且杏仁亦有疏肝作用,续断、骨碎补补益肝肾治足跟痛。二诊时酸困好转,说明湿邪渐化,仍有胀痛,故加香附加强理气功效,加附子止痛;另,气有余易化火,加黄芩清肝泻火。三诊加羌活祛风胜湿,薄荷、郁金疏肝理气,川牛膝强腰膝。纵观三诊,均以疏肝理气为主线,结合症状进行加减,标本兼治,寒热并用,故疗效显著。

(黄雪琪　沙正华)

第 26 节　狐　惑

狐惑是因感受湿热毒邪,或热病后余邪留恋,或脾虚湿浊内生,或阴虚内热,虚火扰动等多种因素,致湿热毒邪蕴结于脏腑,循经上攻下注,引起以口、咽、外阴溃烂为主症,并见精神恍惚、干呕厌食等表现的一种疑难病。

本病任何年龄均可患病,以青壮年为多(16~40 岁),我国女性患者略多于男性,发病有明显的地理差异性。

狐惑一名,首见于《金匮要略》。《诸病源候论》《医宗金鉴》等医籍对本病的病因、病机、治疗均有进一步阐述,近代医家提出一些新的见解及治疗方法。一般认为,西医学的白塞综合征与本病相类似,可参照本篇论治。

【源流考略】

狐惑,始见于汉代张仲景《金匮要略·百合狐惑阴阳毒病脉证治》:"狐惑之为病,状如伤寒,默默欲眠,目不得闭,卧起不安,蚀于喉为惑,蚀于阴为狐,不欲饮食,恶闻食臭,其面目乍赤、乍黑、乍白,蚀于上部则声嘎,甘草泻心汤主之。蚀于下部则咽干,苦参汤洗之。蚀于肛者,雄黄熏之。"描述了狐惑病的主症、狐与惑的概念和内服与熏洗的治疗方药。

后世医家在此基础上,对本病的病因病机进一步探讨。隋巢元方强调"湿毒"致病,《诸病源候论·伤寒病诸候》明确指出,本病"皆由湿毒气所为也","初得状如伤寒,或因伤寒而变成斯病"。元代赵以德提出"湿热生虫",《金匮方论衍义》"非独伤寒变是证,凡热病皆得生虫也"。《医宗金鉴》云"每因伤寒病后,余毒与湿之为害也;或生斑疹之后,或生癖疾下利之后,其为患亦同也"。清代魏荔彤不仅论述病因,还提出了治疗原则,"狐惑者,阴虚血热之病也","治虫者,治其标也;治虚热者,治其本也"。

历代医家对本病的病因概括为湿热毒气,阴虚内热或由虫所致,治疗上多以清热化湿、泻火解毒为主。所谓"虫"者,我们认为也可以理解为"湿毒"之邪。

【病因病机】

狐惑的病因比较复杂,多由感受湿热毒邪,或因热病后期,余邪未尽,或脾虚湿浊内生,蕴久化为湿毒,或素体阴虚,虚火销烁等,致使湿热毒邪内蕴,弥散三焦,阻于经络,浸渍肌肤,上攻于口眼、下蚀于二阴,导致津伤液亏,气滞血凝,痰浊瘀阻,形成虚实错杂的证候,初期多以邪实为主,中晚期则见虚中夹实,本虚标实之证。

一、湿热熏蒸、邪毒壅盛

久处潮湿之地,湿邪侵袭、久滞化热,湿热蕴毒、留于脏腑;或忧思恼怒,致肝郁化火,木郁克土,脾虚生湿,而酿成湿热。湿热熏蒸、邪毒壅盛,弥漫于三焦,内扰心神,外攻于口、眼、外阴,发生本病。

二、脾虚湿蕴、邪郁化热

素体脾虚失运,或寒邪直中脾胃,损伤脾阳,或过食肥甘厚味,损伤脾胃,或过用苦寒克伐之剂,伤及脾胃,导致湿浊内蕴,积久化热。脾虚湿阻,邪郁化热,循经络上攻下注,亦成本病。

三、阴虚内热、虚火夹湿

素体阴虚,肝肾不足,或热病后期,气阴耗伤,余邪留恋,致阴虚内热,或过用汗、下等法,更伤阴津,虚火妄动,或房劳过度,命门火动。虚火夹湿,上浮损及口、咽喉、眼,下注溃蚀二阴,内扰心神,发为狐惑。

四、脾肾阳虚、寒湿阻络

素体脾肾阳虚,温煦失职,寒湿之邪壅盛,阻于经络关节,或过用苦寒克伐之剂,损伤脾肾阳气,运化失司,不能敷布精微,口咽、阴部溃烂不易愈合。

五、气滞血瘀、余邪留恋

邪气久稽未尽,阻遏气血,导致气滞血凝,经脉瘀阻,三焦气机不畅,出现脘腹胀痛,呕恶纳呆,关节疼痛,结节红斑,肢体疼痛或瘀斑等。

总之,本病的病因主要与湿、火、毒、瘀、虚有关,病机不外邪热内扰,湿毒熏蒸,上攻口、眼,下注外阴,外侵肌肤,搏于气血,瘀滞脉络,内损脏腑。其病位在心、肝、脾、肾,并与肺、胃、胆、三焦有关,表现为寒热错杂、虚实相兼的证候。

【诊断与鉴别诊断】

本病起病分急性和慢性。少数急性起病,数天或 3 个月内出现口腔、皮肤、眼等多处损害,局部及全身症状重。大多数为慢性起病,全身症状轻,以局部损害为主。病程长短不一,多为反复发作,缠绵难愈。

一、诊断要点

1. **口腔溃疡** 反复发作,多位于舌、颊、唇、咽喉、牙龈等处。可为单发,或成批出现,米粒或黄豆大小,圆形或椭圆形,边缘清楚,深浅不一。溃疡部位常有明显灼热痛,甚则不能进食,1~2 周后自行消退。

2. **生殖器溃疡** 反复发作,常发生于阴茎、龟头、阴囊及女子外阴、阴道等处,溃疡深大,疼痛明显,愈合缓慢。

3. **眼部症状** 目赤如鸠眼,畏光流泪,肿痛,视物模糊,甚则视力下降。

4. **皮肤症状** 皮肤结节红斑、眼睑溃疡、毛囊炎、疱疹、丘疹、痤疮样皮疹等,以及血栓性静脉炎。

5. **关节症状** 关节疼痛、肿胀,大小关节均可受累,常为非对称性单关节或小关节疼痛,一般不引起关节变形。

6. 全身症状 可伴有发热,疲乏无力,头晕头痛,烦躁不安,神情恍惚,声音嘶哑,脘腹胀痛,呕恶纳呆,腹泻黑便。

舌质淡红、暗红或红光少津,苔黄白腻或黄燥;脉滑数或细数而弦。具备第1项,加上2、3、4项中的任何2项,即可确定狐惑病的诊断。

二、鉴别诊断

狐惑应与口疮、口糜、舌疳、喉疳、天行赤眼、百合病等相鉴别。

1. **口疮** 口疮是指口、舌黏膜上发生黄白色大小不等的疱疹,甚则溃烂,局部灼痛的一种病证。其口腔溃疡虽与狐惑病口腔症状相似,但无外阴、眼部症状及神志的改变。

2. **口糜** 口糜是指口腔黏膜糜烂,或泛见白色糜点,形如苔藓,或满口赤烂如米粥样的一种病证。其口腔糜烂点较狐惑病为多,但无外阴溃疡及眼部症状。

3. **舌疳** 舌疳是指舌上生肿物。初起如扁豆状,头大蒂小,局部疼痛,甚则溃烂的一种病证。狐惑病舌面溃疡为凹陷状,与此有别。另外,舌疳无外阴溃疡及眼部症状。

4. **喉疳** 喉疳是喉间表皮发生腐烂、疼痛的一种病。有风热相搏,也有杨梅结毒而致的。此病多发生于喉咽部,初起先见潮红疼痛或生水疱;白点呈分散状,多少不等,大小不一。白点周围有红晕,这与狐惑病的口腔损害显然有别。

5. **天行赤眼** 天行赤眼是感受四时风热毒疠之气而致。初起目赤肿痛,流泪羞明,眵多黏结。先多一目患病而后传至另一目。天行赤眼以眼部症状为主,而无口腔及外阴症状,和本病有别。

6. **百合病** 百合病的发病原因与本病有相似之处,也有神情不安、恍惚迷乱的精神症状,但无口腔、外阴和眼部症状。

【辨证论治】

本病早期多为热邪内扰,湿热毒邪熏蒸,表现以邪实为主。湿热毒邪弥散三焦,循经上攻下注,扰及心神,壅塞脾胃。中期湿热毒邪渐衰,而正气耗伤,表现为脾虚湿蕴、邪郁化热,虚火夹湿,以及气滞血瘀、余邪留恋,属虚实夹杂之证。晚期则可表现为脾肾阳虚之证。临床表现比较复杂,辨证要点是掌握疾病不同阶段的正邪关系以及虚实转化。

早期热邪内扰,湿热毒邪熏蒸,多以邪实为主。治以清热除湿、泻火解毒为法。中期以虚实夹杂多见,表现为脾虚湿蕴,邪郁化热,阴虚内热,虚火夹湿;以及气滞血瘀、余邪留恋,治疗原则为扶正祛邪,攻补兼施,分别治以健脾化湿清热,养阴清热除湿,理气活血通络。晚期脾肾阳虚,寒湿阻络,以正虚为主,治以健脾补肾,通阳散寒法。

(一) 脾胃积热证

证候:舌、口腔黏膜和牙龈处溃烂红肿,大小不等,疼痛较甚,并见外阴部溃疡。常伴有低热心烦,或见脘腹痞满,不思饮食,或饥而不欲食,渴欲冷饮,干呕欲吐,口臭,小便短赤,大便秘结。舌质红,舌苔黄燥,脉多洪大而数。

治法:清热除湿,泻火解毒。

方药:清胃散加减。

黄连10g,生地黄15g,丹皮10g,升麻15g,当归10g,土茯苓15g,黄芩10g,生石膏30g,

薏苡仁 15g,苦参 10g,连翘 15g,甘草 10g。

加减:热毒炽盛者,加白花蛇舌草 30g,蒲公英 20g;大便秘结,脘腹胀痛者,加大黄 10g,玄明粉 10g;关节疼痛者,加桑枝 30g,金银藤 30g。本证多见于狐惑初起,邪热较甚,正气未虚,故用祛邪重剂,治疗及时,常可痊愈,否则迁延日久,易转为慢性复发证候。当邪退热减,应随时调整方药,以防过于苦寒,伤及脾胃,致正气虚衰,病邪入里。

中成药:黄连上清丸,牛黄解毒丸。

分析:湿热之邪,蕴结脾胃,升降失调,运化失常,故见脘腹痞满、口渴纳呆、干呕口臭等症;湿热内蕴,上扰心神则见发热心烦,阻于经络,浸于肌肤,流注口、咽及外阴,则见溃疡。舌红、苔黄、脉洪大而数,乃为湿热蕴结之征象。方中以黄连配黄芩、石膏,苦寒清泻胃火;丹皮、生地黄清热凉血;土茯苓、薏苡仁、苦参清热除湿;升麻散火解毒,为阳明引经药;当归养血活血,消肿止痛。诸药合用,共奏清泻脾胃积热、祛湿凉血解毒之功。

(二) 肝胆湿热证

证候:口腔、咽喉、外阴部溃破灼痛,目赤肿痛,畏光羞明。发热,心烦易怒,卧起不安,默默欲眠,小便黄赤,大便干结。舌质红,舌苔黄腻,脉弦滑数。

治法:清肝胆湿热,泻火解毒。

方药:龙胆泻肝汤加减。

龙胆草 6g,黄芩 10g,栀子 10g,泽泻 15g,车前子 15g,青黛 10g,白芍 15g,蒲公英 20g。

加减:咽喉肿痛加山豆根 10g,青果 10g;目赤肿痛甚者,加青葙子 10g,密蒙花 10g。

中成药:龙胆泻肝丸,黄连解毒丸。

分析:肝胆湿热,循经上攻下注,则见口腔、咽喉、外阴溃烂灼痛,目赤肿痛,畏光流泪。肝失疏泄,湿热化火,内扰心神,则见心烦易怒、卧起不安、口苦纳呆等症。发热、尿黄便结、舌红苔黄、脉弦滑数均为湿热壅盛之象。方用龙胆草泻肝经实火,除下焦湿热;黄芩、栀子、石膏清热泻火;车前子、泽泻清利湿热;茵陈、青黛清肝胆湿热,蒲公英清热解毒;生地、白芍凉血柔肝;甘草解毒并调和诸药。全方清利肝胆湿热,泻火解毒凉血。本证湿热交蒸,毒火内扰,故用苦寒峻剂,直折火势。若邪热已退,即可随证调方,否则恐伤正气,引发变证。

(三) 脾虚湿蕴证

证候:口腔、外阴溃疡,或眼部肿痛、溃烂,溃烂处久不敛口,患处色淡而呈干塌凹陷状,伴有低热,倦怠乏力,头重如裹,脘腹满闷,不思饮食,神情恍惚迷乱,大便溏薄。舌体胖大,舌质淡红,苔白或白腻,脉沉濡或弦滑。

治法:益气健脾,清热除湿。

方药:补中益气汤合五苓散加减。

黄芪 20g,党参 10g,白术 10g,当归 10g,陈皮 10g,升麻 6g,柴胡 6g,茯苓 15g,泽泻 15g,桂枝 10g,连翘 15g,炙甘草 10g。

加减:溃疡面久不收敛者,加凤凰衣 10g;脾虚湿热较甚者,用甘草泻心汤加减。该方中重用甘草 15g 以泻火解毒,益气健脾;党参 10g、大枣 10g 补气健脾;黄芩 10g、黄连 6g、半夏 10g、干姜 6g 同用,辛开苦降,清热除湿。诸药合用,清热利湿、益气健脾以除痞满。

中成药:人参健脾丸,参苓白术散。

分析:脾虚运化失常,湿聚化热,湿热熏蒸,上攻下注,则生口、眼、外阴溃疡。湿热困脾,脾气虚弱,不能输布精微,故溃烂处久不敛口,并见倦怠乏力、脘痞纳差等症。神情恍惚迷乱乃虚热内扰之征。舌胖色淡、脉沉缓乃脾虚征象。方中黄芪、党参、炙甘草、白术、山药健脾益气;升麻、柴胡、黄芪升举清阳;桂枝温通阳气;茯苓、白术健脾除湿,连翘清热,当归养血。诸药合用,益气健脾、升举清阳、利湿清热。本证虚实夹杂,注意攻邪而不伤正,扶正而不恋邪。

（四）阴虚内热证

证候:口、咽、外阴、眼溃烂灼痛,局部色暗红,目赤肿痛,畏光羞明,午后低热,五心烦热,神情恍惚,失眠多梦,口干口苦,小便短赤,大便秘结,舌质红绛或光红无苔,脉弦细数。

治法:滋补肝肾,清热解毒。

方药:知柏地黄汤加减。

生地黄 20g,丹皮 10g,山药 20g,茯苓 10g,泽泻 10g,知母 10g,黄柏 10g,白花蛇舌草 30g,女贞子 10g,旱莲草 10g,连翘 10g,白芍 15g,当归 10g。

加减:阴虚发热者,加炙鳖甲 20g,青蒿 20g;目赤肿痛甚者,加菊花 15g,青葙子 10g,密蒙花 10g;心烦不眠,加夜交藤 15g,酸枣仁 15g。

中成药:湿热痹颗粒,知柏地黄丸,杞菊地黄丸。

分析:素体禀赋不足,或病久阴虚,虚火扰动,则见午后低热,五心烦热,心神不宁,睡卧不安。阴津亏耗,不得输布上承,见口干,舌质红绛或光红无苔。虚热迫灼津液而生湿,湿热交蒸,循经流注,乃生口、眼、外阴溃疡。脉象细数为阴虚内热之征。方中生地黄、山药、女贞子、旱莲草、丹皮滋补肝肾之阴,兼能清血分之热;知母、黄柏、茯苓、泽泻以清利湿热,使滋阴不恋邪;白花蛇舌草、连翘清热解毒;白芍、当归养血活血。全方补肝肾,清虚热,祛湿解毒。

（五）气滞血瘀证

证候:口、咽、眼、外阴溃疡,反复发作,下肢瘀斑或结节红斑,关节疼痛、肿胀,烦躁不安,脘腹胀痛,女子月经不调、痛经。舌质暗,或有瘀斑,苔薄白,脉弦细或细涩。

治法:理气活血,化瘀通络。

方药:身痛逐瘀汤加减。

当归 10g,桃仁 10g,红花 10g,牛膝 15g,甘草 10g,香附 10g,生地 20g,柴胡 10g,赤芍 10g,白花蛇舌草 30g。

加减:关节疼痛甚者,加穿山甲 10g,桑枝 20g;下肢结节红斑,加夏枯草 15g,生牡蛎 20g;口、阴部溃疡严重者,加黄芩 10g,黄柏 10g;乏力、怕风者,加黄芪、桂枝益气通阳。

中成药:瘀血痹颗粒,活血舒筋酊,血府逐瘀胶囊。

分析:湿热久恋,与气血相搏,阻碍经络与三焦气机,脉络瘀滞,导致口、外阴溃疡,下肢瘀斑或结节红斑,关节疼痛,伴烦躁不安,脘腹胀痛,女子月经不调、痛经等症。舌暗或有瘀斑,苔薄白,脉弦细、涩为气滞血瘀之象。方中桃仁、红花、赤芍活血祛瘀;柴胡、香附疏肝解郁,行血中之气;甘草、白花蛇舌草解毒清热,生地凉血清热;全方理气活血、化瘀通络为主,辅以解毒清热凉血。

（六）脾肾阳虚证

证候:口腔、外阴溃疡,疼痛不著,色淡平塌凹陷,伴形寒肢冷,肢体困倦,神疲欲寐、关节疼痛僵直、腰膝酸软、纳少、大便溏薄,小便清长,舌质淡胖,苔白或白腻,脉沉细。

治法:健脾补肾,温阳化湿。

方药:金匮肾气丸加减。

附子 10g,肉桂 6g,黄芪 20g,熟地 20g,山萸肉 10g,泽泻 15g,茯苓 15g,山药 10g,当归 10g,白芍 15g,甘草 10g。

加减:下肢浮肿明显,加猪苓 20g,生姜 10g;怕冷明显,加仙茅 10g,淫羊藿 15g。

中成药:尪痹颗粒(片、胶囊),金匮肾气丸。

分析:脾肾阳虚,无以化生、敷布气血精微,不荣亦痛,故溃疡疼痛不著,色淡平塌凹陷。寒湿内蕴,阻于经络,故形寒肢冷、肢体困倦、关节疼痛僵直。肾阳不足,不能温养下焦,故腰膝酸软,大便溏薄,小便清长。舌质淡胖,苔白或白腻,脉沉细,为脾肾阳虚之象,方中以金匮肾气丸温补肾阳,黄芪、山药、茯苓健脾益气,白芍、当归养血活血,泽泻祛湿。全方健脾补肾,温阳化湿,养血活血。

【其他疗法】

一、单方验方

1. **狐惑汤**　黄连 15g,佩兰 10g。水煎服,1 日服 2 次,治口、咽、外阴溃疡。(《备急千金要方》)

2. **赤小豆当归散**　赤小豆 50g,当归 15g,上二药为散,每服 3~5g,日 3 次,调服。(《金匮要略》)

3. **苦参地黄丸**　苦参(切片,酒浸湿,蒸晒 9 次为度,炒黄为末,净)500g,生地黄(酒浸 1 宿,蒸熟,捣烂)200g。上药和匀,炼蜜为丸,如梧桐子大。每服 1 丸,每日服 2 次。具有清热利湿解毒之功效。用于口、咽、外阴溃疡,发热疼痛等。(《医宗金鉴》)

4. **养阴解毒汤**　大生地黄 20g,麦冬 10g,薄荷 6g(后入),玄参 15g,丹皮 10g,知母 10g,板蓝根 15g,生甘草 10g。水煎服,日 1 剂,分 2 次服。具有养阴清热、泻火解毒之功效。用于阴虚内热之口腔、咽部溃疡疼痛等。(《中医外科临床手册》)

5. **土茯苓汤**　土茯苓 30~40g,水煎服,治外阴溃疡,疼痛烦躁等。(《景岳全书》)

二、针灸疗法

1. **脾胃积热证**　取曲池、合谷、上巨虚、内庭、胃俞(点刺出血)等穴,针用泻法,1 日 1 次,7 日为 1 个疗程。

2. **肝胆湿热证**　取曲池、合谷、内关、阳陵泉、蠡沟、行间、关冲(点刺出血)等穴,针用泻法,日 1 次,7 日为 1 个疗程。

3. **脾虚湿蕴证**　取丰隆、足三里、阴陵泉、公孙、内关等穴,针用平补平泻法,留针 15~25 分钟,每日 1 次,10 次为 1 个疗程。

4. **阴虚内热证**　取太溪、照海、合谷、内庭、关元、肾俞、膈俞等穴,针用平补平泻法,留针 15~25 分钟,每日 1 次,10 次为 1 个疗程。

5. **气滞血瘀证**　取足三里、三阴交、血海、太冲、合谷、曲池等穴,针用泻法,日 1 次,7 日为 1 个疗程。

6. **脾肾阳虚证**　取中脘、关元、足三里、肾俞等穴及外阴溃疡局部,用艾灸器或艾条,灸时以局部红晕为度。对于溃疡部位施灸,要以溃疡表面糜烂发干为度。每日 1~2 次,10 次为 1 个疗程。

三、饮食疗法

赤小豆粥 赤小豆 30g,白米 15g,白糖适量。先煮赤小豆至熟,再加入白米作粥,加糖,具有清热解毒之功,适用于口、眼、外阴溃疡。(《饮食辨录》)

四、外治法

1. **涂搽法**

(1)青黛散:青黛 50g,凡士林 100g,滑石 100g,黄柏 50g,共研细末,和匀、干掺于患处。具有清热解毒,燥湿收敛之功。适用于口、眼、外阴溃疡。

(2)青黛膏:青黛 100g,凡士林 100g。先将凡士林烊化冷却,再将药粉徐徐调入即成,将药膏涂于纱布块上贴患处。用于外阴溃疡,久不敛口。(《中医外科临床手册》)

(3)冰硼散:玄明粉(风化)10g,朱砂 1.2g,硼砂(炒)10g,冰片 0.8g。共研细末,和匀备用。用吹药器喷入患处,每日 2~3 次。用于口、咽、外阴溃疡灼热疼痛。(《医宗金鉴》)

2. **熏洗疗法**

(1)苦参汤:苦参 100g,蛇床子 50g,白芷 15g,金银花 15g,菊花 100g,黄柏 15g,地肤子 15g,大菖蒲 10g。水煎去渣,临用时亦可加猪胆汁 4~5 枚,一般洗 2~3 次即可,每日 1 次。用于外阴溃疡疼痛。(《疡科心得集》)

(2)银花甘草汤:金银花 10g,甘草 5g,用水 2 碗,煎成 1 碗,漱口,每日 5~6 次。用于口、咽溃疡疼痛。(《中医喉科学讲义》)

(3)三黄洗剂:大黄、黄柏、黄芩、苦参各等份,共研细末。上药 10g,加入蒸馏水 100ml,医用石碳酸 1ml。用时摇匀,以棉花蘸药汁搽患处,1 日 4~5 次。具有清热消肿,收涩敛疮功效。用于口腔、外阴溃疡。(《中医外科临床手册》)

【调摄护理】

一、调摄

1. 调整情绪,保持心情舒畅,避免精神紧张、情绪急躁,影响治疗。
2. 保持口腔清洁,勤换衣裤,促使溃疡尽快修复,避免局部感染。
3. 饮食清淡,少食肥甘厚味,戒烟忌酒。
4. 起居有规律,避免过劳,预防感冒。

二、护理

根据《中国白塞综合征中西医结合诊疗专家共识(2020 年)》:护理主要涉及对皮肤黏膜的保护,对重症卧床患者的护理,以及心理疏导,解除患者焦虑和抑郁情绪。应加强病情监测,以利于皮肤黏膜病灶愈合,减少并发症的风险。

1. 口腔护理:避免摄入温度高、硬、刺激性的食物。
2. 会阴部护理:保持会阴部及肛周皮肤清洁,便后用温开水擦洗。对于皮肤黏膜创面较大者,先留取创面分泌物送细菌培养,并用 0.9% 氯化钠溶液清洗创面。
3. 对于重症患者,做好体位管理,避免局部长时间受压,2 小时翻身 1 次;避免搔抓皮肤。感染症状明显者选用银离子敷料抗菌,创面红肿者可选用高渗盐水敷料,根据创面感染程度和渗液量,每天或隔天换药。

4. 患者的焦虑和抑郁情绪较常见,影响患者的生理功能,增加疾病活动度,需要心理支持和疏导。

【转归预后】

狐惑的转归与预后主要取决于感邪的轻重、正气的强弱及治疗是否及时得当。素体强壮,正气不虚,感邪较轻者,预后较好,不易复发。素体虚弱,正气不足,感邪后则发病较重,常常反复发作。

狐惑初起,正气尚足,多以邪实为主,治疗及时,用药得当,不难治愈。因感邪过重、治疗不当或调护失宜,使病情迁延,易损伤脾胃,导致湿邪内蕴;或耗伤津液,导致阴虚内热;或正虚邪恋,与气血相搏,导致气滞血瘀等虚实夹杂之证。晚期可出现脾肾阳虚之证。

若本病反复发作,经年不愈,口、咽、外阴溃疡久不敛口;眼部症状加重,可出现化脓,甚至失明;累及血管,出现脉痹;累及脑,出现头晕头痛,甚至神志改变等严重后果。

【医论医案】

一、医论

《金匮要略·百合狐惑阴阳毒病脉证治》:病者脉数,无热,微烦,默默但欲卧,汗出,初得之三四日,目赤如鸠眼;七八日,目四眦黑。若能食者,脓已成也,赤小豆当归散主之。

《诸病源候论·伤寒病诸候》:皆由湿毒气所为也;初得状如伤寒,或因伤寒而变成斯病。其状,默默欲眠,目瞑不得卧,卧起不安。

《金匮方论衍义》:虫生于湿热败气瘀血之中,其来渐矣,遏极乃发,非若伤寒一日而暴病也。

《金匮要略方论本义》:狐惑者,阴虚血热之病也,治虫者,治其标也;治虚热者,治其本也。

《医宗金鉴》:狐惑、牙疳、下疳等疮之古名也。近时唯以疳呼之。下疳即狐也,蚀烂肛阴;牙疳即惑也,蚀咽、腐龈、脱牙、穿腮、破唇。每因伤寒病后余毒与湿之为害也;或生斑疹之后,或生癣疾下利之后,其为患亦同也。

《脉经》:或从呼吸上蚀其咽,或从下焦蚀其肛阴。蚀上为惑,蚀下为狐,狐惑病者,猪苓散主之。

《金匮玉函经二注》:狐惑病,谓虫蚀上下也。盖因湿热久停,蒸腐气血而成瘀浊,于是风化所腐为虫矣。

《金匮要略论注》:大抵皆湿热毒所为之病,毒盛在上,侵蚀于喉为惑,谓热淫如惑乱之气感而生蜮也。毒偏在下,侵蚀于阴为狐,谓柔害而幽隐如狐性之阴也。然狐惑但欲眠,此言欲卧,则昏然欲睡,乃邪独乘阴而更甚矣。药用赤豆当归者,赤小豆善去湿而解毒清热,当归辛散,主下焦阴分之病,故以此引豆入血分,而去其湿热毒,非补之也。

《高注金匮要略》:此虚邪阴火,斫伤胃中真阳,而为上浮下陷之症也。狐性善疑,惑,炫惑也。言或眠或起,或上或下,或前或后。今病者自疑,医者炫惑之义。

二、医案

案1 白塞综合征高热案

李某,女,2岁6个月。2014年2月24日就诊。反复口腔溃疡18个月,发热8个月。患者自1周岁之后反复出现痛性的口腔黏膜溃疡,8个月来反复出现发热,体温37.5~40℃之间,近期在儿童医院住院诊断"白塞综合征",给予甲泼尼龙300mg治疗,体温仍然不能控制,家长代诉患儿发病时常有"双脚疼痛",平时舌苔剥脱。平时饮食量少,但使用激素之后出现食欲亢进,大小便正常。查体:面色萎黄,小腿和足跗部位有轻微的红斑,未扪及结节。舌苔白质淡红,脉细滑。辨证:热毒壅盛,湿热蕴结,热盛伤阴。治法:清热解毒、化湿护阴。方药:

金银花6g,白花蛇舌草6g,黄柏6g,青黛3g,生白术8g,土茯苓15g,茯苓10g,丹参8g,赤芍8g,紫草8g,鸡血藤10g,络石藤10g,知母12g,生地6g,生甘草8g,青蒿10g,荷叶5g。7剂,水煎服,日2次。

按语:如此低龄而严重的病患是门诊比较罕见的。患儿复诊数次,大约坚持治疗1个月余,服药之后发热有减轻,但最终因为病情变化接受了生物制剂治疗,之后未再来诊。提示了白塞综合征的复杂和严重性。

张志真教授认为,患儿湿热为患,并且长期发热耗伤阴血,久病难愈。处方思路针对"发热",使用了清热解毒的药味,还有养阴退热的知母、生地,透热外出的青蒿、荷叶。前两三次复诊,热度渐退,溃疡和足部红斑疼痛缓解;但是此后的病情反复,并且重复了激素冲击治疗,对于加重阴虚是有影响的。通过此例的实践,我们所采取的清热化湿、养阴透热治法,可以视为热毒证的基本思路。

案2 外阴溃疡案

王某,女,45岁。2013年6月20日就诊。自幼反复口腔黏膜溃疡,逐渐频繁,渐至几乎每月均有发作;外阴溃疡7~8年,开始每年发生1次,从去年起加重。5个月前再次发生外阴溃疡,至今未愈,并且扩大而加深。1个月前诊断白塞综合征,给予沙利度胺50mg/d;并行外阴溃疡病灶活检,左侧大阴唇溃疡直径3cm,术后创面不能愈合,疼痛,坐卧不能,痛苦不堪。午后发热,手指关节疼痛,大便色黑。既往无结核病史。舌苔黄厚腻,舌质嫩胖,脉弦滑。辨证:湿热蕴结,热伤血络。治法:清热祛湿,凉血敛疮。方药:

金银花12g,连翘15g,黄柏12g,青黛6g,苍白术各12g,土茯苓30g,猪茯苓各15g,赤芍15g,丹参30g,生牡蛎30g,川牛膝15g,茵陈15g,枳实10g,紫草15g,地丁12g,生甘草15g,藕节炭12g,陈皮10g。7剂,水煎服,日2次。

苦参10g,土大黄10g,蛇床子10g,黄柏10g,与上药作第3煎,取药汁淋洗阴部病灶。

按语:此例患者经过治疗,二诊时已经可以独立行走来诊,按照上方加减,迅速控制了病情。张志真教授认为,白塞综合征外阴溃疡至如此程度,亦属少见。此案病程日久,治疗当以清热祛湿为主,采用苦能燥湿、健脾化湿、淡渗利湿等综合用药,是关键而重要的选择。其次,即清热解毒、活血通络、祛湿的治疗,意在釜底抽薪。方中生侧柏苦涩寒,藕节甘涩平,两药均可凉血止血消瘀,合牡蛎咸寒、软坚散结收敛疮面,外用的洗剂在此也起到重要的作用。

案3 结节性红斑案

袁某,女,57岁。2013年11月12日就诊。下肢结节性红斑破溃1个月余。患者白塞综合征诊断明确,半年前曾来门诊治疗,口腔溃疡痊愈并且未再发。近1个月来双下肢结节性红斑反复发生,甚者破溃不能收口,小腿胀痛,自己按照前方取药,未效。餐后脘腹胀满,大便不畅,睡眠尚可,无发热和关节肿痛。查体:形体壮实,声高气足,舌苔黄,舌质嫩胖,脉弦。辨证:湿热蕴结,湿阻热郁,邪伤络脉。治法:化湿清热,活血通脉。方药:

金银花 12g,金银藤 30g,连翘 15g,黄柏 12g,公英 12g,地丁 12g,当归尾 12g,赤芍 20g,穿山甲 12g,炒白术 15g,猪茯苓各 15g,丹参 20g,鸡血藤 30g,莪术 12g,三棱 12g,白芥子 15g,川牛膝 15g,葛根 15g,地龙 12g,焦神曲 12g,枳实 10g。14 剂,水煎服,日 2 次。

按语:张志真主教授认为,结节性红斑是一些中小血管(以静脉为多见)发生病变所导致的病理现象。按照我们对于白塞综合征的认识,依然考虑湿热为患,湿阻热郁,热伤血络,其治疗即在清利湿热的基础上,施以活血、通络、散结、消瘀,是为取效关键。

(周乃玉　谢幼红　张秦　张海滨)

第27节　大　偻

大偻是指主因肾督亏虚、阳气不足,或因风寒湿热之邪深侵肾督,表现为腰骶、胯疼痛,僵直不舒,继而沿脊柱由下而上渐及胸椎、颈椎(少数可见由上而下者),或见脊柱生理曲度消失、僵硬如柱、俯仰不能;或见腰弯、背突、颈重、肩随、形体羸弱;或见关节肿痛、屈伸不利等临床表现,其还可见“尻以代踵,脊以代头”之征象的一类疾病。本病一般中青年起病,男女均可发病,男性居多,女性一般发病缓慢并且病情较轻。主要病变部位在脊柱,还可累及外周关节、眼、肾等部位,严重者可出现脊柱强直、关节破坏和残疾、骨质疏松骨折、视力障碍、肾功能异常等表现。

大偻,大者,一意脊柱乃人体最大的支柱,二则深寓病情深重之意;偻者,曲背也,指的是背部高耸、脊椎突出、腰不伸的症状。

在国家中医药管理局重点专科建设项目中,明确强直性脊柱炎相关中医病名为“大偻”及其辨治规律。此外,银屑病关节炎、脊柱骨关节炎等病种出现大偻的主症时,可参考大偻辨治。

【源流考略】

大偻之描述最早见于《素问·生气通天论》,云“阳气者,精则养神,柔则养筋,开阖不得,寒气从之,乃生大偻”,首次提出了大偻的病名,并且指出其病因病机为阳气亏虚、寒邪侵袭。《内经》中也有将大偻归于“肾痹”“骨痹”的论述,其病位在肾、在骨、在督脉。如《素问·痹论》云“肾痹者,善胀,尻以代踵,脊以代头”,将大偻归于肾痹来论述;又如《素问·长刺节论》云“病在骨,骨重不可举,骨髓酸痛,寒气至,名曰骨痹”,将大偻归于骨痹论述;《素问·骨空论》云“督脉为病,脊强反折”,指出大偻病位在督脉。

汉隋唐时期,提出大偻病机为肝肾亏虚,风寒湿三邪外侵,内舍肝肾而为病,如《诸病源候论·背偻候》云“若虚则受风,风寒搏于脊膂之筋,冷则挛急,故令背偻”。

在宋金元时期的许多方书中,如《普济本事方》《太平圣惠方》《圣济总录》《太平惠民和剂局方》等,记载了大量的补肝肾、强筋骨的方剂治疗腰背疼痛为主的痹证。同时,还开始重视瘀血和湿热在大偻发病中的作用,如朱震亨《丹溪心法》云:“湿热腰痛者,遇天阴或久坐而发者是也;肾虚者,痛之不已是也;瘀血者,日轻夜重者也。"又云:"诸经皆贯于腰脊,肾气一虚,凡冲寒受湿,伤冷蓄热,血涩气滞,水积堕伤……种种腰痛叠见而层出矣。"认为肾虚、瘀血、寒湿、湿热等均是腰痛的原因。到了明清时期,强调温通为法治疗,如尤在泾《静香楼医案》云"背为督脉所过之处,风冷乘之,脉不得通,则恶寒而痛,法宜通阳",此明确指出应以"温通"为用。

著名风湿大家焦树德及其继承人阎小萍在中医风湿病病种中提出"大偻"病名及其辨证论治的规律,丰富和发展了大偻的辨治内容和特点。

【病因病机】

大偻主要病因病机为肾督亏虚、阳气不足,或因风寒湿邪深侵肾督。督脉行于脊背通于肾,总督人体诸阳,督脉受邪则阳气开阖不得,布化失司。肾藏精主骨生髓,肾受邪则骨失淖泽,且不能养肝荣筋,血海不足,冲任失调,脊背腰胯之阳失布化,阴失营荣。加之寒凝脉涩,必致筋脉挛急,脊柱僵曲可生大偻之疾;或因久居湿地之域及素嗜辛辣伤脾蕴湿,化热交结,湿热之邪乘虚入侵,痹阻肾督,阳之布化失司,阴之营荣失职,湿热蕴结,伤骨则痹痛僵曲、强直而不遂,损筋则"软短""弛长"而不用,损肉则肉削倦怠,形体尪羸,亦可生大偻之疾;或因肾督虚,邪气实,寒邪久郁,或长期温肾助阳药后阳气骤旺,邪气从阳化热,热盛阴伤,阳之布化受抑,阴之营荣乏源,筋脉挛废,骨痹痛僵,还可产生大偻之疾。若兼邪痹胸胁、四肢、关节、筋骨,则见胸胁痛而不展,肢体关节肿痛僵重,屈伸不利等。

综上所述,大偻的发病系肾督亏虚、阳气不足为其内因,风寒湿热之邪深侵为其外因,内外合邪所致。还会波及肝、脾、肺、心、胃肠、膀胱等其他脏腑。同时,冲、任、肝等经脉与督脉相通,其病皆与大偻发病有关。

【诊断与鉴别诊断】

一、诊断要点

根据古代医家对大偻证候的描述,大偻的临床表现大致有以下特点:
1. 腰部、脊背、臀部疼痛、僵直,活动受限。
2. 脊柱弯曲、驼背、强直,甚至反折,尻以代踵、脊以代头。
3. 可伴见髋强直而痛,外周关节肿痛,胁肋痛,足跟痛等表现。

二、鉴别诊断

本病应与外伤腰痛、尪痹、骨痹相鉴别。

1. **与外伤腰痛鉴别**　大偻与外伤腰痛均有腰背疼痛表现,但两者有明显区别,从发病原因看,大偻隐匿起病,往往无明显发病诱因,外伤腰痛有明确的外伤史;从症状表现看,大偻疼痛多为中青年起病,多夜间加重,活动后缓解,休息后不缓解,病程日久,可延及脊柱其他部位,外伤腰痛可发于任何年龄,多发于中老年,疼痛活动后加重,休息后缓解,病变部位局限于特定部位;从伴见症看,大偻可伴见外周关节肿胀变形、足跟痛、胁肋痛等,外伤腰痛多无伴见症状。

2. **与尪痹鉴别**　大偻与尪痹均可出现关节肿痛、变形,但尪痹以外周小关节对称性肿痛为主,不出现脊柱疼痛,大偻主要以腰背脊柱疼痛、腰背弯曲为主要表现,可伴见外周大关节非对称性肿痛、变形。

3. 与骨痹鉴别　大偻和骨痹都可出现关节、脊柱疼痛变形,但骨痹是肢体沉重、关节剧痛,甚至发生肢体拘挛蜷曲或强直畸形的一类病证,可以出现部分大偻的表现,大偻是以背部高耸、脊椎突出、腰不伸为主要表现的一类病证,两者不难鉴别。

【辨证论治】

大偻肾督亏虚为本,寒湿或湿热痹阻为标,病位主要在肾、督脉,还累及肝、肺、任脉,辨证要识别寒热、虚实,确定病位。肾虚督寒证多见脊柱疼痛、僵硬、困重,夜间加重,活动后缓解,关节疼痛、肿胀、沉重、僵硬,关节冷痛,得温则缓,或关节游走疼痛、肿胀沉重,累及肝经与肺经,出现心情抑郁、善太息、胸锁关节、胸肋关节、脊肋关节疼痛、肿胀感,或伴有压痛,或伴有胸闷、气短、咳嗽、多痰等,或伴有腹股沟处、臀部深处疼痛及坐骨结节疼痛,肾阳亏虚还可见男子阴囊寒冷,女子白带寒滑等;肾虚湿热证多见腰骶臀胯僵痛、困重,甚则牵及脊项,关节红肿热痛、关节积液,屈伸不利,邪及肝肺,则心烦易怒、性情急躁,或伴有双目干涩疼痛,甚至白睛红赤或红丝缕缕,发痒多眦,累及胃肠可见大便干、小便黄,全身表现无明显畏寒喜暖,反喜凉爽,伴见口干、咽燥、五心反热、自汗盗汗,发热或午后低热。

大偻治疗遵循"急则治其标、缓则治其本"的原则,急性期肾虚督寒证以祛风散寒除湿、化痰通络为主,肾虚湿热证以清热除湿、化痰通络为主,缓解期以补肾强督为主。

(一)肾虚督寒证

证候:腰骶、脊背、臀疼痛,僵硬不舒,牵及膝腿痛或酸软无力,畏寒喜暖,得热则舒,俯仰受限,活动不利,甚则腰脊僵直或后凸变形,行走坐卧不能,或见男子阴囊寒冷,女子白带寒滑,舌暗红,苔薄白或白厚,脉多沉弦或沉弦细。

治法:补肾强督,祛寒除湿。

方药:补肾强督祛寒汤加减。

狗脊,熟地,制附片,鹿角,骨碎补,杜仲,桂枝,白芍,知母,独活,羌活,续断,防风,牛膝,威灵仙等。

分析:此证多因素体肾督阳气亏虚,感受寒邪而作。肾督亏虚,寒凝脉涩,督脉凝滞,故腰骶、脊背、臀疼痛,僵硬不舒,俯仰受限,活动不利,督脉挟脊抵腰中,督脉虚滞,故腰脊僵直或后凸变形,行走坐卧不能,肾虚骨失淖泽,肝失所养,故腰腿痛或酸软无力,阳气不能温煦,故畏寒喜暖,得热则舒,还可见男子阴囊寒冷,女子白带寒滑,舌脉均为肾虚督寒之证。方中以狗脊温肾肝、强督脉、祛风湿、利俯仰,熟地黄补肾填精,共为主药。制附片温肾助阳、逐风寒湿,并治脊强拘挛,鹿角补督脉、壮元阳、生精髓、强筋骨,杜仲、续断补肝肾、壮筋骨,骨碎补坚肾壮骨、行血补伤,羌活散风祛湿,治督脉为病、脊强而厥,独活搜剔肾经伏风,防风祛风胜湿,善治脊痛项强,共为臣药。桂枝温太阳经而通血脉,芍药和血脉、缓筋急,知母润肾滋阴,以防桂枝、附子之燥热,牛膝补肝肾、强腰膝、活经络、利关节,共为佐药。威灵仙性急善走,通十二经、祛邪通络,为使药。诸药合之,共奏补肾强督、祛邪利节之功效。

加减:寒甚痛重不移者,加制川乌、制草乌、淫羊藿、五加皮、秦艽、松节等;畏寒重并伴脊背冷痛不舒者加炙麻黄、干姜、苍耳子、白僵蚕、葛根、伸筋草等;关节沉痛僵重伴肿胀、舌苔白厚腻者,去熟地,加生薏苡仁、滑石、甘草、白蔻仁、炒白芥子等;久病关节僵直不能行走或腰脊坚硬如石者,可加透骨草、白僵蚕、萆薢、伸筋草、泽兰等;膝、踝、足跟、足趾及上肢肩、肘等关节疼痛、肿胀,邪痹肢节者,加青风藤、海风藤、鸡血藤、秦艽、石楠藤等;心烦易怒、胸锁关节、胸肋关节疼痛,或有腹股沟处、臀部深处疼痛,或有双目干涩疼痛、白睛红丝缕缕,邪及肝肺者,加香附、苏梗、佛手、青皮、蜜桑皮、地骨皮、姜黄、枳壳等;大便溏稀者可去或减少牛膝用量,加白术、茯苓、补骨脂等;关节肿痛兼有积液,活动受限甚者,可加茯苓、猪苓、泽兰、泽泻、车前子、炒白芥子等。

中成药:尪痹颗粒(片/胶囊),草乌甲素片,寒湿痹片(颗粒),瘀血痹胶囊(颗粒),昆仙胶囊,盘龙七片,活血舒筋酊等。

(二)肾虚湿热证

证候:腰骶、脊背、臀酸痛、沉重、僵硬不适,身热不扬,绵绵不解,汗出心烦,口苦黏腻或口干不欲饮,或见脘闷纳呆,大便溏软或黏滞不爽,小便黄赤,或伴见关节红肿灼热焮痛,或有积液,屈伸活动受限,舌质偏红,苔腻或黄腻或垢腻,脉沉滑、弦滑或弦细数。

治法:补肾强督,清热利湿。

方药:补肾强督清化汤加减。

狗脊,苍术,炒黄柏,牛膝,薏苡仁,忍冬藤,桑枝,络石藤,白蔻仁,藿香,防风,防己,萆薢,泽泻,桑寄生等。

分析:本证多因素体肝肾阴虚,感受湿热而作,或感受寒湿邪气,痹阻日久,从阳化热而作。肾督亏虚,邪气入于肾督,故腰骶、脊背、臀酸痛、沉重、僵硬不舒;湿热内蕴,故身热不扬,绵绵不解,心烦,口干而不欲饮,热迫津液故汗出;湿热入肠胃,则脘闷纳呆,大便溏软或黏滞不爽,小便黄赤;邪气痹阻关节,见关节红肿灼热焮痛,或有积液,屈伸活动受限,舌脉均为肾虚湿热之象。方中桑寄生、狗脊坚肾益血、强督脉、利俯仰,四妙散清热除湿,忍冬藤、桑枝、络石藤清热利节,防风、防己祛风止痛、清热消肿,萆薢、泽泻渗湿,白蔻仁、藿香芳香化湿,兼具健脾之功。

加减:午后潮热明显者,加青蒿、炙鳖甲、银柴胡、胡黄连、地骨皮等;咽干、咽痛明显者,加玄参、知母、板蓝根等;若热重于湿,出现关节红肿疼痛、僵硬、屈伸不利者,加生石膏、赤芍、知母、寒水石、地丁等;若湿重于热,出现身重乏力,关节肿胀疼痛,屈伸不能,困重不舒,脘闷纳呆,口黏不爽,舌苔腻者,可酌加土茯苓、猪苓、砂仁、防己、地肤子等;膝、踝、足跟、足趾及上肢肩、肘等关节疼痛、肿胀,邪痹肢节者,加土茯苓、忍冬藤、青风藤、秦艽、豨莶草等;心烦易怒、胸锁关节、胸肋关节疼痛,或有腹股沟处、臀部深处疼痛,或有双目干涩疼痛,白睛红丝缕缕,邪及肝肺者,加香附、苏梗、姜黄、枳壳、炒黄芩、蜜桑皮、地骨皮等;关节肿痛兼有积液,活动受限甚者,可加茯苓、猪苓、泽兰、泽泻、车前子等。

中成药:湿热痹颗粒(片/胶囊),瘀血痹胶囊,昆仙胶囊,正清风痛宁片(缓释片),活血舒筋酊,盘龙七片,痹祺胶囊等。

【其他疗法】

一、外治治疗

1. 肾虚督寒证　可酌情选用以下外治方法。

(1)中药热敷与离子导入:选用祛风散寒除湿、温经通络外用药物(如阎氏寒痹外用方:川乌,桂枝,透骨草,乳香,没药,制延胡索)煎煮成 100ml,采用离子导入设备,将药物通过低中频电流导入疼痛部位,使用导入的药物控制在 36~40℃,每日 1 次,每次 30 分钟。

（2）超声中药透入：选用祛风散寒除湿、温经通络外用中药,采用超声导入设备,将药物通过超声导入疼痛部位,每日 1 次,每次 20 分钟。

（3）中药熏蒸：运用熏蒸设备选祛风散寒除湿、温经通络外用中药对腰背疼痛局部进行熏蒸治疗,每日 1 次,每次 30 分钟,熏蒸温度 40~60℃为宜。

（4）中药药罐与电磁治疗：选用祛风散寒除湿、温经通络外用中药煎煮至 200ml,浸泡双足及双下肢,外用药罐和电磁治疗设备辅助药物吸收,调节水温低于 45℃为宜,每日 1 次,每次 30 分钟。

（5）外敷：可加用骨通贴膏 2~3 次 /d,风湿活血膏 2~3 次 /d、麝香海马追风膏 2~3 次 /d。

2. **肾虚湿热证**　可酌情选用以下外治方法。

（1）中药湿包裹：酌情选用清热利湿外用药物（如阎氏热痹外用方：黄柏,知母,大黄,冰片,忍冬藤,地丁）煎煮约 50ml,用敷布浸湿后缚于肿痛关节。

（2）半导体激光照射治疗：对关节肿痛部位采用半导体激光照射治疗,治疗仪距离肿痛部位 5cm,照射时间每日 1 次,每次小于 10 分钟,激光功率小于 1 500mW。

（3）关节腔穿刺：外周关节（如膝、踝、髋等关节）红肿热痛,活动受限者,可选用关节腔内穿刺注药治疗；若注药为糖皮质激素,每年应少于 3 次,且频繁注射可能增加感染风险,并可发生类固醇晶体性关节炎。

（4）外敷：可用氟比洛芬凝胶贴膏 2~3 次 /d,新癀片研末温水调敷 2~3 次 /d。

二、针灸治疗

取足太阳经、督脉穴为主,配足少阴肾经穴,并可配阿是穴,循经取穴。特别注意交会穴的运用,可以达到一经、一穴主治多经、多穴的效果。例如,三阴交穴为足少阴肾经、足太阴脾经、足厥阴肝经的交会穴,取此穴可以调补此三经的气血。寒证、阳虚证,针用补法,宜深刺留针,加灸疗；阴虚者则单用针刺；热证,针用泻法、浅刺,热甚者,可在大椎穴叩刺放血。

主穴：肾俞,腰阳关,夹脊,委中,昆仑,太溪,三阴交,阿是穴。

辅穴：寒湿明显者刺风府,灸关元；肾虚明显,酌加命门、志室等穴位；疼痛走窜,酌加膈俞、血海等穴位；肌肤麻木、重着,酌加足三里、商丘、阳陵泉等穴位；关节发热,酌加大椎、曲池、风市等穴位；急性剧烈疼痛,酌加水沟、委中等穴位三棱针刺络放血；全身关节痛,酌加大椎、身柱、八髎、后溪、申脉、足三里、曲池、合谷等穴位。

三、体育医疗

进行脊柱和关节的功能锻炼及康复,可练太极拳、八段锦,或参照阎氏强直性脊柱炎体育医疗操进行体育医疗锻炼。

四、手法按摩

根据病情,可配合手法按摩治疗：取穴肾俞、腰阳关、夹脊、委中、昆仑、太溪、三阴交、阿是穴等穴位。

五、针刀治疗

局部关节、脊背疼痛者,根据病情可选用微创治疗（针刀疗法）。

【调摄护理】

1. **情志调护** 与患者多进行面对面的沟通,给予患者耐心的开导、热心的抚慰与鼓励,帮助患者正确认识自己的病情,了解治疗的过程与方法,树立战胜疾病的信心。

2. **生活调护** 嘱患者注意保暖,并尽量选择向阳的居室居住,保持室内干燥、温暖、空气新鲜,温水洗手、洗脚,避免衣物潮湿,戒烟酒。对于有髋关节病变患者,在无负重的情况下进行肢体活动,病变严重者应借助腋拐行走。对于病情较重的卧床患者,应由护理人员协助患者床上进食、床上浴、床上大小便,并保持患者身体清洁,经常帮助患者翻身,防止褥疮及坠积性肺炎的发生。

3. **饮食调护** 选择高蛋白、高维生素、营养丰富、易消化的食品,冬天还可多进些温补性的食物,如牛羊肉、骨头汤等。此外,本病易造成骨量丢失导致骨质疏松,应多进含钙质高的食物,如虾皮、酥鱼、奶制品等。

【转归预后】

一、转归

1. 正气之充实、邪气之强弱是决定转归的关键。大偻或因先天禀赋不足,或因久病体虚,或因饮食情志所伤,而正气亏虚,此为发病之本。若肾督阳气充足,则可驱邪外出,则病易已,若肾督亏虚不得愈,且病久日耗、正气愈亏,则病愈重,最终导致尻以代踵、脊以代头及脊柱僵直如柱之重症。正气虚损程度、邪气之盛衰是影响转归的关键。

2. 体质之寒热、病变之部位影响疾病转归。若素体阳气亏虚,阴寒内盛,则易感受寒湿之邪,或感邪而从寒化,而发展为肾虚督寒之证;若素体肝肾阴虚,则易受湿热之邪,或感寒湿之邪而从热化,而发展为肾虚湿热之证。此外,病变部位也影响疾病转归,若邪及肝肺,则易伴见胸肋关节、脊肋关节疼痛、肿胀感,胸闷、气短、咳嗽、多痰,腹股沟处、臀部深处疼痛及坐骨结节疼痛,双目干涩疼痛且可牵及头部、双目白睛红赤或红丝缕缕,发痒多眵;若邪痹肢节为主,则多易伴见关节疼痛、肿胀、沉重、僵硬等。无论邪及肝肺还是邪痹肢节,又均可见邪从寒化与邪从热化之不同。

二、预后

本病大多预后良好,病情较轻,呈自限性,即使有背部高耸、脊柱突出的表现,但症状较轻,而且进展缓慢或终止;少部分患者病情进展较快,出现脊柱反折、颈椎或腰椎强直、俯仰不能,甚至尻以代踵、脊以代头之表现;还有部分患者除影响肾督,还可累及肝、心、肺等脏,出现眼部病变甚至失明、水肿、怔忡、肺痿等,甚至危及生命。

【医论医案】

一、医论

焦树德教授认为,督脉为人身阳气之海,督一身之阳,腰为肾府,又与足太阳相表里,所以肾督两虚,寒邪最易入侵。寒邪入侵肾督,阳气不得开阖,寒气从之,乃生大偻。可见肾督阳虚是本病的内因,寒邪入侵是其外因,内外合邪,阳气不化,寒邪内盛,影响筋骨的荣养濡泽,而致脊背伛偻,乃生大偻。

阎小萍教授在继承焦树德教授学术思想基础上,提出大偻的病因病机主要是肾督阳气不足,风寒湿热诸邪深侵肾督,而致骨质受损、筋脉挛急、大肉瘦削、脊柱僵曲,乃成大偻。将大偻辨治分为两期六证,即活动期分为肾虚督寒证、邪郁化热证、湿热伤肾证、邪痹肢节证、邪及肝肺证,缓解期的缓解稳定证。为了提纲挈领、便于国外学者及西医学者掌握中医药辨治风湿病的辨证方法,为了让中医药更好地走出国门、走向世界,于 2008 年,又提出"以寒热辨证为纲"辨治大偻,将原来的两期六证辨治概括为肾虚督寒证和肾虚湿热证两种证候。

王为兰教授认为,强直性脊柱炎(大偻)基本病因病机为肾虚督滞,先天不足是本病发病的内在因素,六淫、七情、创伤、虫蚀兽害仅是诱因,病机为肾气、肾精亏虚,或是禀赋不足,或是后天失于调养,五脏六腑、气血均虚,导致肾气、肾精亏虚。督脉为病,则出现经脉所行部位受病的临床表现,体内痰、瘀、湿、浊着于督脉,阻于孙络,流注脊柱,充塞关节,深入骨骱脊髓,由浅入深,从轻到重,终至强直。

朱良春教授根据病情轻重将本病分为肾痹型和骨痹型:肾痹型为前期型,又分湿热郁阻和肾督亏虚两型。湿热郁阻型因阴虚湿热兼夹,至低热缠绵,痰瘀痹阻奇经,导致膝踝,尤其是骶髂关节疼痛,且在短时间内骶髂关节发生质的变化,其特点为湿热痰瘀痹阻奇经督脉;骨痹型为后期型,久病气血肾经亏损,督脉空虚,外邪深入经隧骨骱,临证多见颈项前倾,腰椎后突,严重伛偻,目难平视,腰膝酸软等,骨痹之因有先天不足和后天失养,及外邪久闭,由虚至损,虚中夹实。盖肾精亏损,不能濡养督脉,则不荣则痛。督脉空虚,风寒湿乘虚而入,壅阻经络,久而变生痰瘀,深入经隧骨骱,则不通而痛。因痰瘀阻滞,而出现肿胀、晨僵、活动功能受限等症。

二、医案

关某,男,30 岁,2018 年 5 月 13 日来诊。

患者 4 个月前无明显诱因出现腰背部疼痛,夜间疼痛明显,右卧位时痛甚,伴脊背部微恶寒,骶髂 MRI 示:骶髂关节可见骨髓炎症水肿,现症见:腰背部疼痛,夜间痛甚,右侧骶髂关节偶有不适,脊背部微恶寒,无明显晨僵,手足心易汗出,纳可,眠欠安,多梦,大便 1~2 次 /d,不成形,偶有腹痛腹泻。

诊查:腰背压痛,活动受限,舌淡红略暗,白苔,脉沉略弦滑。

中医诊断:大偻。西医诊断:强直性脊柱炎。

辨证:肾虚督寒证。

治法:补肾强督,祛风散寒,活血通络。

处方:狗脊 30g,桑寄生 30g,杜仲 25g,鹿角霜 10g,伸筋草 30g,葛根 25g,桂枝 10g,赤芍 10g,片姜黄 12g,防风 15g,桑枝 25g,炙延胡索 25g,青风藤 25g,秦艽 25g,豨莶草 15g,羌活 12g,独活 12g,徐长卿 15g,熟地 10g,泽兰 25g。

随诊:服药 2 周后腰背部疼痛较前减轻,偶有腰骶部酸痛及臀深部不适感,后坚持服药 1 月余,症状基本缓解。

按:大偻的治疗,补肾壮骨不可少,补肾填精可壮骨之本,使骨有所养。该患者腰背部疼痛不适 4 个月余,时间较短,但肾督阳虚仍是其病之根本,因此在大偻"欲发而未发"之时,阎师及时用狗脊、寄生、杜仲、鹿角霜补肝肾、强筋骨,又可祛风湿、调血脉,使骨循常态生长,而调其逆乱,延缓废骨之生成,促进常态之骨的生长。活血通络贯穿始终,大偻之疾易出现血瘀,尤其累及骨关节等处多见。该患者已有腰背部的疼痛,双髋关节亦可见少量积液,故老师常运用活血通络之品延胡索、片姜黄、赤芍、泽兰等,加入青风藤、桑枝、伸筋草、豨莶草、徐长卿、秦艽、羌活、独活等祛邪利节之品中,以增强血活、络通、邪祛、利节之效。同时根据循经辨证的理论,考虑髋关节乃足少阳胆经循行部位,肝胆互为表里相通,故在活血通络之品中又择用行气利气之枳壳与姜黄相伍,取“推气散”之意。对于“关节腔积液”,从中医学角度看,可认为是湿聚生痰,欲有化浊之嫌,故方中还重用泽兰,既活血又利水,均利于髋关节疼痛并有积液之症。在“欲偻”之时,使痰瘀祛、经络通,新血自生,筋骨得以濡养,亦可达到间接壮骨的目的;大偻治疗还要重视调和营卫,“营卫不和可令人痹”,邪气祛,荣卫和,方可使卫捍于外,营养于内。阎师在此时加上桂枝汤中君与臣药桂枝、赤芍以调和营卫,顾护“藩篱”,使外邪不侵,已侵之邪易于祛除。由此不难看出阎师治“大偻”重在治“欲偻”的治未病学术思想。(阎小萍医案)

(阎小萍　孔维萍　徐　愿)

第 28 节　周　痹

周痹是指因风寒湿热诸邪气侵入人体、客于血脉之中,随血脉或上或下,而表现为关节、肌肉、筋脉疼痛剧烈、红热肿胀、单侧多见、速发速止、反复发作、发则症著、止则如常为特点的一种病证。

本病西医复发性风湿症、纤维肌痛综合征、臂神经痛、坐骨神经痛等疾病出现周痹主症时,均可参照周痹辨治。

【源流考略】

有关周痹的论述,最早见于《黄帝内经》。《灵枢·周痹》曰:“周痹者,在于血脉之中,随脉以上,随脉以下,不能左右,各当其所……风寒湿气,客于外分肉之间,迫切而为沫,沫得寒则聚,聚则排分肉而分裂也,分裂则痛,痛则神归之,神归之则热,热则痛解,痛解则厥,厥则他痹发,发则如是。此内不在脏,而外未发于皮,独居分肉之间,真气不能周,故名曰周痹。”以上这些经文,详细阐释了周痹的临床表现、病因病机及辨证施治的原则与方法,指出周痹是或因经脉亏虚,感受风寒湿气,邪气随脉以上、随脉以下,居分肉之间,真气不能周转而发的一种痹证,治疗要辨别虚实,给予补虚、通络、导引、截断等方法。

到宋代,周痹的认识又有发展,《圣济总录·诸痹门·周痹》中对于周痹病因病机秉承《内经》的认识,治疗上列有 12 方,为治周痹身体痿弱不能行之巴戟天散、金牙散、附子散,治周痹不仁之远志散、黄芩汤,治周痹头发秃落、瘾疹生疮之白术散,周痹身体拘痛、腰膝痹痒之六生散,治八风十二痹之续命汤,治风湿周痹之白石英浸酒方,寒湿周痹之醍醐方,及治周痹之大豆蘖方、野驼脂方。宋代之后,对周痹的认识有了新的变化,提出周痹是周身皆痛的一种病证,如《增补内经拾遗方论》说:“夫周痹,谓周身皆痛也。”再如《玉机微义》曰“周痹,身体俱痛,脚腰痛",自此,周痹之义变,并为后世所采用。

清代《医宗金鉴》中,对周痹之论述又有不同,曰:"周痹患定无歇止,左右不移上下行,似风偏废只足手,口眼无斜有痛疼。"对周痹的认识增加了似中风的描述,但后世采用此说法的较少。

随着中医对风湿病研究的不断深入,周痹的论治亦被逐渐重视。在国家中医药管理局重点专科建设中,提出复发性风湿症的中医病名为周痹,也有学者提出纤维肌痛综合征可以参照周痹辨证论治,本书将周痹作为一个独立的疾病加以详细论述,是中医痹病学的一大发展。

【病因病机】

周痹的病因主要为素体正虚,感受风寒湿热诸邪,基本病机为素体脾肾阳虚或肝肾阴虚,风寒湿邪或风湿热邪侵袭,或寒湿之邪蕴久化热,痹于血脉、肌肉、关节之间,真气不能周转,气滞血瘀,痹阻不通而为病。

一、感受外邪

周痹可因感受风寒湿邪而作,风寒湿气,客于外分肉之间,凝而为痰,寒痰凝聚经脉,或因感受湿热之邪痹阻经脉,或寒痰日久蕴而化热,湿热痹阻经脉,导致经脉、肌肉、筋脉真气不能运行周转,而发为关节肌肉疼痛、筋脉拘挛、经脉上下循行疼痛等症,待经脉气机通畅周转,则疼痛自行缓解。

二、正气亏虚

脾肾阳虚为本病内因,肾阳亏虚,失于温煦,风寒湿邪易侵袭而入于内,脾主肌肉,脾气亏虚,肌肉不能主,邪气痹于肌肉,脾为后天之本,脾虚则经脉失养,血脉空虚,邪气故入于脉,发而为病;肝肾阴虚,感受寒湿之邪,从阳化热,而成湿热之痹,或感受湿热之邪,湿热痹阻,肌肉、血脉不通,发而为病。

三、气滞血瘀

邪气痹阻日久,气机凝滞,血脉不通,或素体肝气瘀滞,感受外邪,气滞郁阻,血滞不通,真气不能周,而为周痹。

本病病位在经脉之中、肌肉之间,正气亏虚,邪气侵袭,痹于经脉、肌肉,也可延及筋脉,气滞血瘀,真气不周则痛,周则不痛,病程日久,表病不已,亦可延及骨、皮肤、血脉,而为肾痹、皮痹、脉痹等。

【诊断与鉴别诊断】

一、诊断要点

根据古代医家对周痹证候的描述,周痹的临床表现大致有以下特点:
1. 周身关节或肌肉反复发作疼痛,或沿经络上下循行疼痛。
2. 疼痛部位多固定,非一过性疼痛,多呈间歇发作,痛去如常,可伴见关节、肌肉肿胀。
3. 可伴见肢体麻木不仁、筋脉拘急、坚紧等表现。

4. 一般肢体左右两侧不同时发病,无关节变形。

二、鉴别诊断

本病应与痛痹、众痹、尪痹、筋痹等证相鉴别。

1. **与痛痹鉴别**　周痹与痛痹均可表现关节及肌肉疼痛、遇寒加重、疼痛固定不移的特点,但两者却有不同,从病机来看,周痹主要是因为真气不能周,痛痹主要是因为风寒湿三气杂至、尤以寒邪为重。从症状来看,周痹表现为"但随血脉上下,不能左右",或周身泛发疼痛,疼痛多呈非一过性的间歇发作,痛常有定时,痛去如常,而痛痹则以遇寒加重、得热痛减为特点,多呈持续性疼痛。

2. **与众痹鉴别**　周痹与众痹均可出现周身关节、肌肉多发疼痛,且均可随血脉上下循行疼痛,但两者临床表现却有不同,众痹其疼痛呈一过性发作,可左右移行,而周痹疼痛不能左右移行,疼痛呈非一过性和间歇性的特点。

3. **与尪痹鉴别**　周痹与尪痹均可出现周身关节、肌肉疼痛,疼痛固定不移,特别是尪痹早期,需要和周痹鉴别,尪痹疼痛往往左右对称,疼痛多持续发作,部位固定不移,周痹关节肌肉疼痛呈间歇发作,发作时与尪痹类似,痛歇如常人。此外,两者预后不同,周痹不发生关节变形,尪痹虽然早期关节变形可能表现不明显,但随着时间延长,关节变形逐渐加重,此外,周痹病程日久,可以变成尪痹,此时当依据尪痹论治。

4. **与筋痹辨别**　两者均可出现筋脉拘急的表现,筋痹病位在筋,是以筋急拘挛、抽掣疼痛、关节屈伸不利为主要表现的痹病,而周痹主要表现为关节、肌肉疼痛,时发时止,痛歇如常,或可伴循筋脉而痛的特点,临床不难鉴别。

【辨证论治】

一、发作期

(一) 风湿热痹证

证候:突发受累关节及周围组织肿胀、疼痛,甚者局部热、红,痛有定时,或沿经脉上下循行而痛、发热,并伴见口干咽燥、渴喜冷饮、纳谷欠馨、溲黄、便干甚或身热等,舌多见质红或暗红,苔白黄相兼或黄苔,脉滑数,兼见沉弦细等。

治法:清热祛风,除湿通络。

方药:白虎加术汤合二妙散加减。苍术,白术,生薏苡仁,炒薏苡仁,知母,炒黄柏,秦艽,豨莶草,川草薢,忍冬藤,青风藤,桑枝,泽兰,泽泻,生石膏,生甘草,穿山龙等。

加减:上肢关节痛可加羌活、川芎、葛根,下肢关节痛可加独活、牛膝、青风藤,关节肿者加土茯苓、防己、车前草、寒水石、鸡血藤,瘀血明显者加乳香、没药、鸡血藤、全蝎、蜈蚣,气滞明显者可加柴胡、香附、郁金、川芎等。

中成药:湿热痹颗粒,正清风痛宁片(缓释片),四妙丸等。

分析:外感湿热之邪,或感受寒湿蕴而为热。湿热痹阻于关节、肌肉,见关节及关节旁肌肉红肿热痛,痹阻于经脉,可见沿经脉循行部位疼痛发热;湿热内蕴,津液耗伤,而见口干咽燥、渴喜冷饮,湿热痹阻胃肠,则纳谷欠馨、溲黄、便干,甚则周身发热,舌脉表现均为湿热之象。方中知母、黄柏、石膏清热除湿,苍术、白术、生薏苡仁、炒薏苡仁有分消走泄、健脾除湿之功,秦艽、忍冬藤、桑枝、穿山龙清热除湿通络止痛,泽兰、泽泻活血利湿,寒凉伤胃,白术、薏苡仁兼具健脾和胃、防苦寒伤胃的作用,生甘草调和诸药。

(二) 风寒湿痹证

证候:关节疼痛,发有定时,或循行经脉冷痛,或周身疼痛,得温则减,遇寒加重,畏寒喜暖,易疲倦不耐劳,舌苔多白,脉多沉紧而弦。

治法:祛风散寒,温经通络。

方药:巴戟天散加减。

巴戟天,川芎,附子,黄芪,桂枝,细辛,白术,厚朴,黄芩,防风等。

加减:如上肢病重者,可加片姜黄、羌活;腰痛明显者,可加桑寄生、续断、补骨脂;关节冷痛肿胀,加苍术、木瓜、白僵蚕;关节痛重者可加海风藤、延胡索、姜黄,并酌情加重附片用量。

中成药:寒湿痹颗粒,盘龙七片。

分析:寒湿痹阻于分肉、关节之间,真气不能周转,故突发关节疼痛,或周身疼痛,寒湿邪气痹阻于经脉,经脉不周,而见沿经脉循行部位冷痛,得温后真气流通则痛消,若遇寒气则痹阻益重而加重;寒湿痹阻,卫阳受损,故而畏寒喜暖;寒邪伤阳,阳气不足而平素疲倦不耐药;舌脉表现均为寒湿之象。方中附子、巴戟天温通阳气,川芎、防风、桂枝、细辛散寒解表,黄芪、白术补气健脾以驱寒,加黄芩防止阳药过热,起阴阳相生之效,为佐。

二、缓解期

(一) 肝肾阴虚证

证候特点:平素形体消瘦,伴见五心烦热、口咽干燥、神疲少寐等不适,舌红,苔薄白,脉沉或细数。

治法:补益肝肾,滋阴清热。

方药:知柏地黄丸合二至丸加减。

生地,山药,山萸肉,茯苓,泽泻,丹皮,知母,炒黄柏,女贞子,旱莲草等。

加减:伴腰膝酸软、形体瘦削者加枸杞子、黄精;偏于五心烦热、口干咽燥、潮热盗汗重者加龟甲、鳖甲、青蒿。

中成药:血塞通软胶囊,知柏地黄丸等。

分析:周痹有痛歇如常的特点,缓解期无痹痛表现,当治其本。肝肾亏虚,阴火内盛,灼伤阴液,而见形体消瘦,五心烦热,口眼干燥,阴血不足,心神失养,内火扰心,故神疲少寐,舌脉均为肝肾阴虚之象。用知柏地黄丸与二至丸,起到养肝肾之阴、清虚火之功。

(二) 脾肾阳虚证

证候特点:平素畏寒喜暖、四末欠温,倦怠神疲,喜覆衣被,甚者纳呆少食,渴喜热饮,腹胀便溏,小溲清长,舌淡或胖,苔薄白,脉细弱。

治法:补脾益气,温肾助阳。

方药:金匮肾气丸加减。

熟地,砂仁,山药,山萸肉,茯苓,丹皮,泽兰,泽泻,肉桂,制附片,续断,桑寄生等。

加减:伴腹胀便溏、脉沉迟者,可加白术、干姜;胃寒肢冷、脉细弱、舌淡苔白者,加重肉桂、附子;腰背酸冷疼痛,加重续断、桑寄生,加炒杜仲。

中成药:尪痹颗粒(片、胶囊),痹祺胶囊等。

分析:周痹缓解期脾肾阳虚证者,因阳气不足,四肢失于温煦,故畏寒喜暖、四末欠温、倦怠神疲、喜覆衣被,脾气亏虚,失于运化,纳呆少食、渴喜热饮、腹胀便溏,肾司二便,肾阳不足,而见小便清长、大便溏泄。舌脉均为脾肾阳虚之象。以金匮肾气丸温肾中之阳。

【其他疗法】

一、针灸治疗

1. 体针:根据病情,辨证选取肩髃、曲池、尺泽、手三里、外关、合谷、环跳、阳陵泉、阿是穴等穴位,或根据疼痛部位采取局部取穴或循经取穴。针刺时根据寒热虚实不同配合针刺泻法、补法,或点刺放血等。

2. 根据病情需要,还可选用穴位注射疗法、经皮穴位电刺激等治疗方法。

二、外治治疗

1. **中药药罐疗法**　适用于平素怕凉、关节冷痛的患者,可配合散寒除湿、活血通络中药汤剂足疗,可选用腿浴治疗器、足疗仪等治疗。

2. **中药离子导入**　适用于关节疼痛患者。关节肿、热者选用清热除湿、宣痹通络中药汤剂,配合超声治疗仪治疗;关节冷痛者选用散寒除湿、活血通络中药汤剂,配合超声治疗仪治疗。

3. **中药湿包裹**　适用于关节红肿热痛患者,选用清热除湿、宣痹通络中药汤剂治疗。

4. **穴位贴敷**　适用于关节、肌肉疼痛患者,选用奇正消痛贴、狗皮膏等于疼痛局部贴敷治疗。

5. **半导体激光治疗**　适用于关节红肿热痛患者,配合红外治疗仪治疗。

三、健康教育

对患者进行详细全面的健康教育,包括病情特点、疾病转归与预后、目前治疗方法等,使患者树立长期坚持治疗的信心。

四、体育锻炼

关节功能锻炼及康复,包括慢步、游泳等全身锻炼,握力器、自行车等局部关节锻炼等。

【护理调摄】

一、情志调护

本病是一种迁延难愈的疾病,疾病呈突发突止的特点,部分患者还可演变为类风湿关节炎,且目前尚缺乏根治药物,许多患者因长时间被疾病困扰而影响工作及生活,因此应做好患者的情志调护,使患者积极配合治疗,可以起到事半功倍的效果。医务人员应与患者多进行面对面的沟通,给患者予耐心的开导、热心的抚慰与鼓励,帮助患者正确认识自己的病情、了解治疗的过程与方法,使患者建立战胜疾病的信心。

二、生活调护

本病发作期属湿热痹阻之证,平素注意保持环境的干燥清洁,温度适宜,使湿热之邪无所侵;日常生活中,嘱患者坚持关节功能锻炼,但在发作期,因局部组织水肿,应避免锻炼,并行冷敷治疗;注意煎药、服药的方法和时间,注意对服药后疗效及不良反应的观察。使用外用药时,注意皮肤过敏情况,熏洗时勿烫伤,抹药时勿用力过度,以免损伤皮肤。

三、饮食调护

因本病发作期多表现为突发受累关节及周围组织、筋脉等肿胀、走注、疼痛,甚者局部热、红,属于湿热痹阻之证,所以饮食方面应避免饮酒、食辛辣食物,防止化热,诱发本病发作;"气有余便是火",故还应避免使用人参、鹿茸等补气温阳之药,防止内生热邪,诱发疾病发作。

【转归预后】

1. **邪气缠绵,反复发作,迁延不愈** 若正气亏虚不能得到改善,又反复感受邪气,周痹可反复发作,迁延不愈。

2. **正气充足,驱邪外出,周痹向愈** 若正气充足,经脉气血充实,邪气不能入于内,真气周转顺畅,则周痹可缓解而不复发。

3. **周痹日久,变生他证,变证丛生** 周痹日久,缠绵难遇,可以变生他疾,如深侵入骨,则变为尪痹;若气滞血瘀加重,可合并郁证;还可出现脉痹、阴阳毒等可能。

【医案医论】

一、医论

《圣济总录·周痹》:《黄帝针经》曰周痹者,在于血脉之中,随脉以上,随脉以下,不能左右,各当其所。夫风寒湿之为痹,本痹而不通,今乃能周身上下者,以其邪中于血脉之间,与脉流通,随气上下升降无碍也。故痛从上下者,先刺其下以遏之,后刺其上以脱之,痛从下上者,先刺其上以遏之,后刺其下以脱之。

《增补内经拾遗方论》:夫周痹,谓周身皆痛也。

《医宗金鉴·周痹》:周痹患定无歇止,左右不移上下行,似风偏废只足手,口眼无斜有痛疼。注:周痹,或痛,或肿,或手,或足,患有定处,痛无歇止。或从上病及于下,或从下病及于上,而不似众痹痛有歇止,左右相移流走也。周痹,或两手,或两足,或只手足,或偏废不仁不用,似中风,但不口眼㖞斜,身有痛疼也。

二、医案

案 1 患者刘某,男,57 岁,初诊:2007 年 1 月 22 日。

主诉:患者 3 年前无明显诱因出现左手掌指关节肿痛,皮色红,发作 3 天后自行缓解,后大约每周发作 1 次,每次持续 3~4 天后症状缓解,状如常人,查 RF 147IU/mL,ESR 30mm/h,CRP 2.39mg/dL,UA 444μmol/L,AKA、APF、抗 CCP 均阴性,双手腕 X 线未见异常,近年每月发作 3~4 次,每次单关节发作,持续 5~7 天,曾经累及过双侧腕、掌指关节、踝和膝关节,一直未予诊断。患者 1 天前突发右腕关节痛,4 小时后疼痛达峰。

诊查:右腕关节压痛,伴肿、发热、皮色红,余关节无明显不适,舌淡红,暗白苔,脉沉弦细。

诊断:周痹。西医诊断:复发性风湿症。

辨证:脾肾阳虚,湿热痹阻证。

治法:补肾强筋,清热除湿,通络止痛。

处方:骨碎补 20g,补骨脂 12g,续断 30g,桑寄生 30g,熟地黄 25g,茯苓 30g,苍术、白术各 6g,生薏苡仁、炒薏苡仁各 30g,知母 20g,炒黄柏 12g,秦艽 20g,豨莶草 15g,川萆薢 15g,忍冬藤 30g,青风藤 20g,络石藤 30g,泽兰、泽泻各 15g,千年健 15g,炙穿山甲 10g。

随诊:患者服上方 2 个月后复诊,诉上月仅发作 3 次,每次持续 4 天左右,觉关节疼痛较前减轻,疼痛可忍,可不服止痛药。患者坚持门诊随诊,半年后关节疼痛发作由每月 4 次减少为每月 1 次,每次持续时间由 5~7 天减为 2~3 天,疼痛可忍。

按:患者关节疼痛程度重,发作频繁,几乎到了不间断发作程度,查 RF、ESR、CRP 均异常,此患者将来发展成为类风湿关节炎可能性大,目前属于周痹。治疗上以续断、桑寄生、骨碎补、补骨脂、熟地黄以补肾祛寒、填精补血、强壮筋骨为君药;茯苓、白术、生薏苡仁、炒薏苡仁健脾化湿,知母、炒黄柏清热解毒燥湿,秦艽、豨莶草清热通络、祛风除湿,萆薢泄浊利湿,为臣药;用青风藤、络石藤、忍冬藤三藤类药,取藤能达肢节之意,泽兰、泽泻并用,既活血化瘀,又利水湿,千年健祛风湿行胃气,共为佐药;炙山甲性善走窜,能引药达病所,为使。诸药相合,脾肾得健,风热得散,湿邪得化得利,经络得通,诸症得解。此患者治疗半年余,关节肿痛由原来的每月 4 次,每次 5 天减为每月 1 次,每次 2 天,且关节红肿疼痛程度明显减轻,效果明显。

案 2　王某,女,68 岁。2009 年 9 月 20 日就诊。

主诉:患者足掌、跟肿痛,双小腿、双髋关节、右肩游走疼痛 3 个月,伴阵发头晕,视物模糊,双目发胀,阵阵烘热汗出,心烦,手足心热,手脚易凉,小腿时有抽筋,口干口苦,腹胀,偶有胸闷,纳可,夜寐易醒,多梦,既往有甲亢、复发性口腔溃疡史,二便调。

诊查:舌淡苔白,脉弦滑。

诊断:周痹。西医诊断:良性关节痛。

辨证:风寒痹阻,气滞血瘀。

治法:疏肝补脾,祛风散寒,活血活络。

处方:小柴胡汤合逍遥散加减。

柴胡 10g,黄芩 15g,白芍 20g,丹皮 10g,赤芍 10g,当归 30g,川芎 30g,炒栀子 15g,黄连 10g,香附 15g,木香 15g,生白术 15g,茯苓 15g,钩藤 15g,夜交藤 30g,野菊花 10g,薄荷(后下)6g,秦艽 15g,浮小麦 30g,羌独活各 10g,地龙 10g。14 剂,水煎服,日 1 剂。

随诊:2 周后复诊,诸症痊愈。

按:本案患者外有风寒之邪侵犯人体,痹阻气血的运行,内有气机郁滞,气滞血瘀,郁而化热。内外相合为病,以成不通之势,不通则痛,故有足掌、跟肿痛,双小腿、双髋关节、右肩游走性疼痛,肩为少阳经循行所过;郁而化热,故有阵阵烘热汗出,心烦,手足心热,口干口苦;肝气失其条达而上亢,故有阵发头晕,视物模糊,双目发胀;气血痹阻不达四末,故有手脚易凉,小腿时有抽筋。方中柴胡、羌活、独活祛风散寒;白芍、丹皮、赤芍、当归、川芎养血活血祛风;黄芩、炒栀子、黄连清心泻肝;钩藤、野菊花、薄荷平肝抑阳;香附、木香疏肝理气;秦艽、地龙活络止痛；白术、茯苓补益脾土；浮小麦收敛止汗。使气机条达、血行顺畅、气血调和，则痹病得除。

（阎小萍　陶庆文　徐　愿）

第 29 节　阴　阳　毒

阴阳毒为感受疫毒，内蕴咽喉，侵入血分的病症，根据热毒与血相结的深浅程度不同而有阳毒和阴毒之分。阳毒因热壅于上，以面赤斑斑如锦纹、咽喉痛、吐脓血为主要症状；阴毒乃邪阻经脉，以面目青、身痛如被杖、咽喉痛为主要症状。《诸病源候论·伤寒阴阳毒候》指出："夫欲辨阴阳毒病者，始得病时，可看手足指，冷者是阴，不冷者是阳。"这是在阴毒、阳毒典型症状出现前的一种鉴别方法。

阴阳毒一病首见于《金匮要略》。《脉经》《小品方》《诸病源候论》《三因极一病证方论》《金匮玉函经二注》《金匮要略心典》等医籍对本病的病因、病机、治疗等均有进一步阐述。近现代医家提出了一些新的见解和治疗方法。

一般认为，本病与西医的红斑狼疮、急性白血病及一些感染性疾病等相类似。

【源流考略】

《金匮要略·百合狐惑阴阳毒病脉证治》篇中第 14 条、第 15 条提出："阳毒之为病，面赤斑斑如锦纹，咽喉痛，唾脓血。五日可治，七日不可治，升麻鳖甲汤主之。""阴毒之为病，面目青，身痛如被杖，咽喉痛。五日可治，七日不可治，升麻鳖甲汤去雄黄蜀椒主之。"让我们首次见到阴阳毒这一概念，并描述了阴阳毒的主症、治法、方药以及预后。

后世医家在此基础上，进一步丰富了本病症状、病因病机、治则治法和遣方用药。《脉经》中对阴阳毒病的描述为："阳毒为病，身重腰背痛，烦闷不安，狂言或走，或见鬼，或吐血下利，其脉浮大数，面赤斑斑如锦纹，咽喉痛，唾脓血，五日可治，至七日不可治也。有伤寒一二日便成阳毒，或服药吐下后变成阳毒，升麻汤主之。阴毒为病，身重背强，腹中绞痛，咽喉不利，毒气攻心。心下坚强，短气不得息，呕逆，唇青面黑，四肢厥冷，其脉沉细紧数，身如被打，五六日可治，至七日不可治也。或伤寒初病一二日便结成阴毒，或服药六七日以上至十日变成阴毒，甘草汤主之。"从《脉经》对阴阳毒的描述来看，无论是症状、病因、病证转化和时间变化均较《金匮要略》描述详细。在《金匮要略》叙述的基础上，阳毒的表现是尤以热毒盛为主，此外，热扰心神，可见精神失常和意识障碍，热盛迫血，则以出血为主。对于阳毒的转化，有发病之初便成阳毒，或因服药后发生转归。对于阴毒而言，其为邪毒内陷，并伴有虚寒内盛，出现腹痛、肢冷、唇青、面黑等表现。对于阴毒的转化，同样有发病之初便成阴毒，或因服药后发生转归，但转归时间较长。对阴阳毒的治疗而言，《脉经》在原方基础上，有所发展，分别选用升麻汤和甘草汤。

再从巢元方《诸病源候论》记载来看，同样有对伤寒阴阳毒和时气阴阳毒的记载。原文为："此为阴阳二气偏虚，则受于毒。若病身重腰脊痛，烦闷，面赤斑出，咽喉痛，或下利狂走，此为阳毒。若身重背强，短气呕逆，唇青面黑，四肢逆冷，为阴毒。或得病数日，变成毒者；或初得病，便有毒者，皆宜依证急治。失候则杀人。"从《诸病源候论》中可以看到，对于阴阳毒病的范围较仲景时代又有所扩大,且阴阳毒之表现复杂,变化无常,巢元方提出了"阴阳毒病无常也",且阴阳毒病又有向阴证阳证变异的倾向,通过手足冷的观察,以及赤斑、黑斑来判断预后,其对伤寒阴阳毒和时气阴阳毒区分也有一定的临床意义。此外,对于难治性阴阳毒,巢氏做出了明确说明,因此《诸病源候论》对后世的影响不可忽视。

至明清时,赵献可强调了阴阳毒是疫毒造成的传染病,充分说明了阴阳毒的本质,对于后世理解阴阳毒有所参考。清代杨栗山在《伤寒瘟疫条辨》中有如下叙述:"(杂气)适中人之阳分,则为阳毒,适中人之阴分,则为阴毒。观其所主之药,二证一方,并不用大寒大热之剂,可知长沙所谓阳毒阴毒,乃天地之杂气。"杨栗山作为一名温疫名家,他把阴阳毒与温疫相比,认为阴和阳不过是表示受毒的浅或深,轻或重而已,并自创增损双解散(白僵蚕、防风、全蝉蜕、荆芥、当归、薄荷、大黄、芒硝、桔梗、石膏、连翘、白芍、黄连、栀子、黄芩、滑石、甘草)来治疗阴阳毒,其证治回归到仲景之简朴,而组方用药却在仲景基础上有所发展,其组方配伍体现了表里双解,表里同治,一则清除里热,一则透邪解表,对于疫病治疗更为全面,配伍更为合理。

纵观历代医家的论述,不难看出,历代医家大多将阴阳毒从病机证候来论述的,而其总归为"毒",是根据"毒"的证候属性差异分阴阳。

【病因病机】

阴阳毒之病机在于毒邪从口鼻咽喉进入机体,毒邪蕴于咽喉,所以均可出现咽喉痛症状,如果邪气停聚于表,在表浅者,阳气热盛而壅于上,故出现斑似锦纹;若邪气由咽喉要道直入里,出现气血凝滞不通,阳气无法到达头面四肢,所以头面四肢失去阳气的温煦,出现面目青、周身疼痛等症状。本虚标实是本病的特点,多以肝肾阴虚为本,毒、瘀、虚为标。在急性发作期,常见高热、咽痛、口腔溃疡、面部或躯体红斑、关节疼痛等,多以热毒证为主;而在慢性缓解期,则多见口干咽痛、潮热、面色灰滞、腰膝酸软等,以阴虚、血瘀证为主。

一、先天禀赋不足

《内经》中所言:"风雨寒热,不得虚,邪不能独伤人……此必因虚邪之风,与其身形,两虚相得,乃客其形""正气存内,邪不可干。"患者素体禀赋不足,肾精亏虚,以及七情内伤,肝失疏泄,气血失和是发病的内在基础,而外感热毒之邪是导致本病的外部条件。

二、五脏不足,肾虚是关键

"肾为先天之本",藏五脏六腑之精,故肾虚时五脏六腑皆不足,而五脏不足又可导致肾无精可藏。本病以肾虚为本,热毒为标,肝肾亏损,或七情内伤,过于劳累,以致阴阳失衡,气血失和,进而血行不畅,气滞血瘀,此为本病发病的内在基础。后期每多阴损及阳,累及肾阳,脾肾阳虚,水湿泛滥,膀胱气化失权而见便溏溲少,甚至全身出现水肿等症。

三、火热毒邪为害

火热之毒是本病的主要外因,诸般兼夹皆因火毒。火热毒邪内燔营血,症见面部蝶形红斑、全身红疹;火热毒邪痹阻于肌腠关节经络,气血痹阻不通,则肢体关节酸痛;邪热伤阴,导致肝肾阴虚,见头晕目眩、面暗发脱、五心烦热等,而肝肾阴虚又易致外邪稽留不去或再次感邪。

四、邪气瘀痹机体，或内舍五脏

本病基本病因病机是风毒痹阻、络热血瘀，而毒热炽盛，耗气伤阴是常见证候，风毒留恋和血瘀痹阻是证情缠绵难愈的两大难点。机体感受毒邪后，使经脉气血不畅，累及皮、肌、筋、脉、骨，而致皮肤红斑，肌体、关节、肌肉酸麻肿胀疼痛，因肝合筋、心合脉、脾合肌、肺合皮、肾合骨，故本病迁延日久不愈，内舍于五脏，常发展成五脏痹。

总之，本病的中医病因病机为素体禀赋不足，肾精亏损为本，感受外界的热毒之邪是诱发本病的主要原因，而热毒内郁、气血瘀滞、肾精亏虚是本病的主要病机。

【诊断与鉴别诊断】

一、诊断要点

1. 先天禀赋因素：本病多为先天禀赋不足，表现肝肾阴虚，或肾精不足。

2. 发病一般较急，男女均可发病，但以年轻女性多见。

3. 面部红斑：主要位于面颊部，表现为面赤斑斑如锦纹，或面目青，呈片状高起于皮肤的红斑，黏附有角质脱屑和毛囊栓；陈旧病变可发生萎缩性瘢痕。

4. 口腔或鼻咽部溃疡：经医生观察到的口腔或鼻咽部溃疡，口腔溃疡一般为无痛性，但鼻咽部溃疡可表现为疼痛，主要为咽喉痛，甚至唾脓血。

5. 疼痛：主要表现为全身关节疼痛，甚至身痛如被杖，但多不致关节畸形。

6. 神经精神症状：热扰心神，可见精神失常和意识障碍，表现为烦闷不安，或狂或走，或见鬼，甚至可出现癫痫样改变。

7. 浆膜炎：胸膜炎或心包炎，主要表现为烦闷，心下坚强，短气不得息，呕逆。

8. 脉象：阳毒以脉浮大数为主要表现；阴毒则以脉沉细紧数为主要表现。

二、鉴别诊断

阴阳毒应与狐惑病、丹痧、白屑风、尪痹等疾病相鉴别。

1. **狐惑病** 狐惑病是因湿热毒邪蕴结于脏腑，循经上攻下注，引起以口、咽、外阴溃烂为主症，并见神情恍惚、干呕、厌食等表现为主症的一种证。狐惑病以口腔、外阴溃疡及精神异常症状为主，而无面部红斑、关节疼痛等症状。

2. **丹痧** 也称烂喉痧，是因感受痧毒之邪引起的具有强烈传染性的急性时行疫病。临床以发热、咽喉肿痛或伴腐烂，全身布有弥漫性猩红色皮疹，疹后脱屑脱皮为特征。丹痧与阴阳毒有相似之处，但其红斑皮疹呈弥漫性，并伴有脱屑，鲜有关节疼痛和精神异常。

3. **面游风** 又称白屑风，是以皮肤油腻光亮、瘙痒潮红，或白屑叠起，脱去再生为特征的常见皮肤病。主要发生在皮脂腺丰富的头皮、颈背和颜面的眉弓、鼻唇沟、耳轮前后等处，鼻部毛囊口开大，能挤出白色粉汁，头皮脱屑很多，或有潮红、糜烂、流滋、结黄色痂片。多见于青壮年，或在乳儿期发生。面游风与阴阳毒的皮损均发生在头面部，但两者皮损特点不一样，且面游风没有关节疼痛、口咽部溃疡和精神异常症状。

4. **尪痹** 尪痹系风寒湿邪客于关节，气血痹阻关节经络所致的以关节受损为主的痹证，其临床表现以关节疼痛、肿胀、晨僵为特点，后期可见关节肿大畸形、难以屈伸、骨质受损。尪痹与阴阳毒有相似之处,两者均有关节疼痛,疼痛均较剧烈,但阴阳毒鲜有关节畸形,且伴有面部红斑、口咽部溃疡和精神异常症状,而尪痹则不伴有这些症状。

【辨证论治】

阴阳毒的发病以先天禀赋不足、肾精亏虚为本,热毒、血瘀为标。毒、热、瘀在本病的发病和病理转机中起重要的作用。先天禀赋不足,形成了特异体质,机体防御卫外失固,复加外邪、饮食、环境、情志等因素影响,从而外毒入侵或内毒自生,内外合邪从而诱发本病,即"邪之所凑,其气必虚"。毒邪既是阴阳毒发病的重要病因,又是其致病的病机关键所在。毒邪具有邪气炽盛、病势凶猛、变症层出、致病广泛的特点,极易损伤人体正气、内伤五脏六腑。毒亦多兼夹,常与风、寒、火、湿、瘀等邪气胶着为患。这与阴阳毒病情危重、症情反复、病候复杂、病程缠绵、治疗困难相吻合。因此,本病临床表现复杂,辨证时需掌握疾病不同阶段的邪正关系与虚实变化。

本病早期热毒内扰,风湿相搏,以邪实为主。治以清热解毒凉血,祛风除湿通络为主。中期虚实兼夹多见,表现为肝郁血瘀、痰瘀郁肺、阴虚内热、饮邪凌心、风痰内动为主,治则为扶正祛邪,攻补兼施。分别治以疏肝活血、宣肺化痰、滋阴清热、利水宁心、涤痰息风等法。晚期则以正虚为主,主要表现为脾肾阳虚、气血亏虚,治以温肾健脾、益气养血等扶正治法。

(一) 风湿热痹证

证候:面部红斑不显,全身多关节肿胀、疼痛,四肢肌肉酸痛,周身困重,关节局部皮温升高,常伴有发热心烦,或见大便黏滞、脘腹痞满,小便短赤。舌质红,苔薄黄腻,脉滑或滑数。

治法:祛风化湿,清热通络。

方药:白虎加桂枝汤加减。

石膏 30g,桂枝 12g,知母 12g,薏苡仁 30g,炙甘草 9g,秦艽 12g,威灵仙 15g,宣木瓜 15g。

加减:关节痛甚者,加独活 12g,豨莶草 12g;脱发明显者,加制首乌 15g,川芎 20g;腹胀明显者,加枳壳 18g,川朴花 9g;皮疹身痒明显者,加徐长卿 12g,防风 9g。

中成药:湿热痹颗粒(片),滑膜炎颗粒,豨桐胶囊(丸),豨莶丸,四妙丸,当归拈痛丸(颗粒),风痛安胶囊。

分析:"风为百病之长",常为诸病之先导,并与他邪相兼夹侵犯人体。风与湿相兼,则为风湿之邪,侵犯机体,阻滞腠理、关节、经络,故可见全身多关节肿胀、疼痛,四肢肌肉酸痛,周身困重;湿热之邪蕴结中焦,可见大便黏滞、脘腹痞满,蕴结下焦,则小便短赤;风湿之邪初犯机体,则正与邪争,故可见发热;舌质红,苔薄黄腻,脉滑或滑数亦为风湿热痹之征象也。方中石膏配桂枝、知母,以清热祛风;薏苡仁、秦艽、威灵仙以祛风通络止痛;炙甘草、宣木瓜酸甘化阴,以防湿热之邪耗伤阴液,此外,甘草亦可调和诸药,木瓜亦可通络。

(二) 热毒炽盛证

证候:高热,面赤斑斑,斑疹鲜红,烦躁,小便黄赤,大便秘结,舌质红,苔黄燥,脉滑数或洪数。

治法:清热解毒,凉血消斑。

方药:犀角地黄汤加减。

水牛角(先煎)20g,生地黄 20g,赤芍 20g,丹皮 12g,青蒿 30g,玄参 12g,金银花 15g。

加减:热毒明显者,水牛角增至 30g,大青叶 12g;阴津亏甚者麦冬 12g,枸杞子 12g;血虚明显者,加赤小豆 10g,当归 10g;血瘀明显者,加丹参 10g,益母草 15g;红斑明显者,加凌霄花 9g,紫草 9g。

中成药:昆仙胶囊、抗狼疮散、新癀片、清开灵颗粒、清热解毒胶囊、安宫牛黄丸。

分析:"火性炎上",易生风动血,耗伤阴津,热毒之邪侵犯人体,故可见高热,面赤斑斑,斑疹鲜红,大便秘结;热毒之邪易扰心神,故可见烦躁,蕴结下焦,则小便短赤;舌质红,苔黄燥,脉滑数或洪数亦为热毒炽盛之征象也。方中水牛角(先煎)配生地黄、赤芍、丹皮,以清热凉血消斑;青蒿以透热转气,即叶天士云"入营犹可透热转气";玄参、金银花以增强清热解毒之功,此外,玄参亦可养阴生津,以防热毒之邪耗伤阴液,体现了《内经》"治未病"的思想。

(三) 痰热蕴肺证

证候:面部红斑不显,或见红色斑疹,胸闷,咳嗽气喘,咳痰黏稠,大便或秘结不通,或黏滞不爽,小便短赤,或见脘腹胀满,舌质暗红,苔黄腻,脉滑数。

治法:清热化痰,宣肺平喘。

方药:麻杏石甘汤合千金苇茎汤加减。

麻黄 10g,杏仁 12g,石膏 30g,甘草 12g,芦根 30g,生薏苡仁 30g,桃仁 12g,鱼腥草 30g。

加减:痰热明显者,加竹沥 20g,竹茹 20g;阴津亏甚者,加麦冬 12g,天花粉 15g;红斑明显者,加凌霄花 9g,紫草 9g;脾虚便溏者,加炒白术 12g,怀山药 12g;月经不调者,加益母草 15g,制香附 9g。

中成药:清金止嗽化痰丸,蛇胆川贝液,强力枇杷露,橘红丸。

分析:"肺为贮痰之器",痰热蕴结于肺,故可见胸闷,咳嗽气喘,咳痰黏稠;热性炎上,故部分患者可见面部红色斑疹;痰热蕴结中焦,可见脘腹胀满,纳呆,蕴结下焦,则小便短赤,大便秘结;舌质暗红,苔黄腻,脉滑数亦为痰热蕴肺之征象也。方中麻黄配杏仁、石膏,以清热宣肺平喘;芦根、生薏苡仁、桃仁、鱼腥草相伍,以清热化痰,兼有祛瘀之功,以防痰热蕴久成瘀;甘草则以调和诸药,此外,亦具有解毒、化痰之功,诸药相合,共奏清热化痰、宣肺平喘之功。

(四) 肝郁血瘀证

证候:面部可见暗红色斑疹,胁肋胀痛或刺痛,胸膈痞满,腹胀,低热起伏,渴不欲饮,唇甲紫绀,困乏纳差,小便混浊,大便秘结,舌质暗红,苔黄腻或白腻,脉涩或弦数。

治法:疏肝解郁,活血化瘀。

方药:四逆散加减。

柴胡 12g,枳实 10g,白芍 30g,甘草 9g,当归 12g,郁金 15g。

加减:气滞明显者,加厚朴 9g,佛手 12g;血瘀明显者,加丹参 12g,红花 6g;月经不调者,加益母草 15g,制香附 9g;脾虚便溏者,加炒白术 12g,怀山药 12g;神倦乏力者,加生黄芪 15g,太子参 12g。

中成药:瘀血痹颗粒,活血舒筋酊,滑膜炎颗粒,抗狼疮散,新癀片。

分析:"气为血之帅",肝气郁结,则气滞而血瘀,故可见胁肋胀痛或刺痛,胸膈痞满,腹胀;瘀血内结,则可见低热起伏,渴不欲饮,唇甲紫绀;肝气郁结,阻滞中焦气机运行,并影响小肠泌清别浊,可见困乏纳差,小便混浊;舌质暗红,苔黄腻或白腻,脉涩或弦数亦为肝郁血瘀之象。方中柴胡配枳实、白芍,以疏肝柔肝;当归、郁金以活血化瘀,兼以理气;再伍甘草以调和诸药,诸药相合,共奏疏肝解郁、活血化瘀之功。

（五）饮邪凌心证

证候：胸闷气短，心悸怔忡，面晦唇紫，喘促不宁，下肢凹陷性水肿，或见脘腹胀满，呕吐清水，大便溏薄，舌质暗红，苔灰腻，脉细数或细涩结代。

治法：通阳利水，益气养心。

方药：苓桂术甘汤加减。

茯苓 30g，桂枝 12g，白术 20g，炙甘草 9g，汉防己 15g，生黄芪 30g。

加减：气滞明显者，加厚朴 9g，佛手 12g；痰湿明显者，加陈皮 9g，半夏 9g；气虚明显者，加太子参 12g；脾虚便溏者，加炒白术 12g，怀山药 12g；月经不调者，加益母草 15g，制香附 9g。

中成药：百令胶囊，芪苈强心胶囊。

分析："心者，君主之官，主神明"，射水凌心，故可见胸闷气短，心悸怔忡，面晦唇紫，喘促不宁；饮邪泛溢四肢，则可见下肢凹陷性水肿；水饮之邪阻于中焦脾胃，则出现脘腹胀满，呕吐清水，大便溏薄；舌质暗红，苔灰腻，脉细数或细涩结代亦为饮邪凌心之征也。方中茯苓配桂枝、白术，以通阳利水，健脾化饮；再伍汉防己、生黄芪以益气通络利水；炙甘草则调和之余，亦为健脾之功。若饮药后邪已退，则可随证遣方。

（六）阴虚内热证

证候：局部斑疹暗褐，面颧潮红，持续低热，盗汗，腰膝酸软，口干咽燥，眼睛干涩或视物模糊，或可见脱发，或月经不调，甚至闭经，舌质红，苔少，脉细或细数。

治法：滋阴清热，解毒祛瘀。

方药：青蒿鳖甲汤加减。

青蒿 30g，鳖甲 20g（先煎），生地黄 20g，知母 12g，地骨皮 15g，丹皮 12g，生甘草 9g，赤芍 12g。

加减：阴津亏甚者，加麦冬 12g，天花粉 15g；红斑明显者，加凌霄花 9g，紫草 9g；月经不调者，加益母草 15g，制香附 9g；血瘀明显者，加丹参 12g，红花 6g；热盛者，加水牛角 20g，大青叶 12g；血虚明显者，加赤小豆 10g，当归 10g。

中成药：正清风痛宁片（缓释片），抗狼疮散，白芍总苷胶囊，六味地黄丸，知柏地黄丸。

分析："阴虚则内热"，阴虚则发热，以低热为主，并可见局部斑疹暗褐，面颧潮红，盗汗；阴液失于濡养，则可见口干咽燥，眼睛干涩或视物模糊；肾阴不足，精血同源，则可见腰膝酸软，脱发，或月经不调，甚至闭经。方中青蒿配鳖甲、生地黄，以滋肾阴，透内热；再伍知母、地骨皮、丹皮，以清虚热，除骨蒸盗汗；方中佐以赤芍，一则清热，二则祛瘀；甘草以调和诸药。

（七）风痰内动证

证候：眩晕头痛，目糊体倦，面部麻木，四肢颤动，记忆减退，甚至突然昏仆，抽搐吐涎，四肢抽搐，舌质暗苔白腻，脉弦滑。

治法：涤痰息风，开窍通络。

方药：天麻钩藤饮合止痉散加减。

天麻 12g，钩藤（后下）30g，石决明 30g，杜仲 30g，川牛膝 12g，僵蚕 9g，白附子 6g，全蝎 6g。

加减：热毒明显者，加水牛角 20g，大青叶 12g，并联用紫雪丹；痰热明显者，加用竹沥 15g，可联用安宫牛黄丸；痰湿内闭者，可加用半夏 9g，联用苏合香丸。

中成药：安宫牛黄丸，苏合香丸，紫雪丹。

分析:"颠顶之上,唯风可及",风邪入脑,故可见眩晕头痛,目糊体倦,面部麻木,记忆减退,甚至突然昏仆;"风性主动",故可见四肢颤动,甚至四肢抽搐;舌质暗苔白腻,脉弦滑亦为风痰内动之征。方中天麻配钩藤、石决明以平肝息风;川牛膝引血下行,并能活血利水;杜仲补益肝肾以治本;再僵蚕、白附子、全蝎以息风止痉。本证为阴阳毒之重症,治疗需及时,以免危及生命。

(八) 气血亏虚证

证候:面色无华,神疲乏力,自汗,头晕眼花,纳差,便溏,舌质淡红,苔薄白,脉细弱。

治法:益气养血。

方药:当归补血汤加减。

生黄芪 30g,当归 15g,青蒿 30g,太子参 20g,仙鹤草 30g。

加减:血虚明显者,加白芍 30g,阿胶 9g;气虚明显者,加生晒参 9g;脾虚便溏者,加炒白术 12g,怀山药 12g;月经不调者,加益母草 15g,制香附 9g;血瘀明显者,加丹参 10g,益母草 15g。

中成药:白芍总苷胶囊,八珍丸,四物合剂,归脾丸,补中益气丸,十全大补口服液。

分析:气血亏虚,不能濡养肌肤、孔窍,故可见面色无华、头晕眼花;气虚失于固摄,故可见自汗;脾虚失于运化,则可见纳差,便溏;舌质淡红,苔薄白,脉细弱亦为气血亏虚之征象也。方中黄芪配当归,以益气生血;佐以太子参、仙鹤草,以增强益气固摄之功;阴阳毒病机本质为热毒血瘀肾虚,用青蒿则以清热解毒、退虚热为治,体现了辨病论治的思想。

(九) 脾肾阳虚证

证候:肢体浮肿,畏寒肢冷,腹满,纳呆,腰膝酸软,尿少,舌质淡红,边有齿痕或舌体嫩胖,苔薄白,脉沉细。

治法:温肾健脾,化气行水。

方药:真武汤加减。

制附子(先煎 1 小时以上)12g,茯苓 30g,白术 20g,白芍 30g,桂枝 12g,肉桂(后下)6g,生姜 9g。

加减:血尿明显者,加仙鹤草 12g,小蓟 6g;尿蛋白明显者,加生黄芪 30g,金樱子 12g;尿白细胞明显者,加半枝莲 15g,金银花 12g;血虚明显者,加赤小豆 10g,当归 10g;脾虚便溏者,加怀山药 12g,鸡内金 10g。

中成药:百令胶囊,昆仙胶囊,肾炎康复片,金匮肾气丸,济生肾气丸。

分析:脾阳不足,则运化水湿功能失职,肾阳不足,则蒸腾气化功能减退,导致水液运行障碍,蓄积体内,泛滥四肢,则可见尿少、肢体浮肿;阳虚失于温煦,可见畏寒肢冷;腰者肾之府也,肾阳不足,则可见腰膝酸软;舌质淡红边有齿痕或舌体嫩胖,苔薄白,脉沉细亦为脾肾阳虚之征。方中制附子配茯苓、白术,以温阳健脾利水;佐以生姜之温散,既助附子温阳散寒,又合苓、术宣散水湿;白芍亦为佐药,其义有四:一者利小便以行水气,《本经》言其能"利小便",《名医别录》亦谓之"去水气,利膀胱",二者柔肝缓急以止腹痛,三者敛阴舒筋以解筋肉瞤动;四者可防止附子燥热伤阴,以利于久服缓治。再伍桂枝、肉桂以助温阳化气之功。

【其他疗法】

一、单方验方

1. **升麻鳖甲汤** 升麻 15g,当归 10g,蜀椒 5g,甘草 9g,鳖甲 15g(炙),雄黄 0.5g(研)。

水煎服。

2. 解毒祛瘀滋肾方　干地黄 15g,炙鳖甲 12g,升麻 9g,七叶一枝花 15g,青蒿 12g,积雪草 15g,赤芍 12g,炒薏苡仁 15g,佛手片 9g,生甘草 6g。水煎服。

3. 雷公藤　雷公藤及其制剂用于本病的治疗和研究已有 30 余年,其作用机制为抗炎、抑制体液和细胞免疫、扩张血管、改善微循环和类激素样作用。但其副作用较多,长期或大剂量服用可出现肝肾功能损伤、胃肠道不良反应、性腺抑制等毒副作用。

4. 昆明山海棠　实验及临床研究表明,本品有较强的免疫抑制作用及良好的抗炎作用,能抑制炎症对毛细血管的通透性增高,减少渗出,抑制增生,对本病有较好的近期疗效,可促进皮损消退,对内脏损害也有改善作用。但其副作用较多,长期或大剂量服用可出现肝肾功能损伤、胃肠道不良反应、性腺抑制等毒副作用。

二、针灸治疗

风湿热痹证,取大椎、曲池、梁丘、血海、阳陵泉、足三里等穴,针用泻法,1 日 1 次,7 日为 1 个疗程。

热毒炽盛证,取大椎、曲池、行间、侠溪等穴,针用泻法,1 日 1 次,7 日为 1 个疗程。高热者,可配合十宣针刺放血治疗。

痰热蕴肺证,取肺俞、定喘、天突、尺泽、丰隆等穴,针用泻法,1 日 1 次,7 日为 1 个疗程。

肝郁血瘀证,取上脘、中脘、下脘、太冲、中封、血海等穴,针用泻法,1 日 1 次,7 日为 1 个疗程。

饮邪凌心证,取心俞、巨阙、神门、内关,配穴水分、关元、神阙、阴陵泉,先泻后补,1 日 1 次,7 日为 1 个疗程。

风痰内动证,取百会、内关、极泉、尺泽、委中、三阴交、足三里、丰隆、合谷等穴,针用泻法,1 日 1 次,7 日为 1 个疗程。

气血亏虚证,取气海、血海、脾俞、胃俞、肝俞、悬钟、足三里等穴,针用补法,1 日 1 次,7 日为 1 个疗程。

阴虚内热证,取足三里、三阴交、阴陵泉、关元、太溪、照海等穴,针用平补平泻法,1 日 1 次,7 日为 1 个疗程。

脾肾阳虚证,取脾俞、胃俞、肝俞、肾俞、命门、中脘、足三里、天枢、阴陵泉等穴,用艾灸,灸时以局部出现红晕为度,1 日 1 次,7 日为 1 个疗程。

三、饮食疗法

1. 柴胡丝瓜薏米粥　柴胡 30g,嫩丝瓜 1 条,薏苡仁 50g,将柴胡入锅,加水煎煮去渣留汁,将薏苡仁用柴胡汁煮烂,嫩丝瓜去皮切段,再加丝瓜煮 5 分钟即成。功效:清热利湿解毒,用于本病早期有发热或感冒时。

2. 海带荷叶扁豆饮　水发海带 50g,鲜荷叶 3 张,扁豆 50g。将扁豆洗净加水煮八成熟,放入切碎的海带和切碎的鲜荷叶,共同煮烂成粥。功效:清热利湿,健脾消暑。本食疗方适用于本病的热毒炽盛型早期,有低热尿少、纳差的患者。

3. 山药薏米芡实粥　山药 1 根(约 300g),薏苡仁 50g,芡实 40g,大米 100g。薏苡仁和芡实洗净后,用清水浸泡 2 小时。再将薏苡仁、芡实煮 30 分钟,然后倒入大米继续煮 20 分钟。将山药去皮、切片,放入锅中,再煮 10 分钟即可。本食疗方适用于本病脾肾阳虚,下肢水肿伴有蛋白尿的患者。

四、外治法

1. **涂搽法** 冰硼散：玄明粉（风化）10g，朱砂1.2g，硼砂（炒）10g，冰片1g。共研细末，调匀备用。用吹药器喷入患处，每日2~3次。用于本病有口腔溃疡的患者。

2. **熏洗法** 桑枝、独活、羌活、川牛膝、木瓜、制川乌各30g，水煎后，以浸泡足浴。适用于本病关节肿痛的患者。

3. **离子导入** 利用离子导入的原理，增强药物浓缩液接触皮肤局部的通透性，从而达到治疗效果。选用方药遵循辨证施治的原则。如本病的风湿热痹证，用羌活、桑枝、忍冬藤、海桐皮、青风藤、秦艽等药物。

【调摄护理】

一、调摄

1. 保持稳定的情绪状态。避免精神刺激，以利于疾病的恢复和稳定。

2. 合理安排生活起居。做到作息合理，生活有规律，多注意休息。参加适当的体育活动，以增强体质，但不要过度劳累。

3. 全面规划科学膳食。在疾病不同阶段需要不同的饮食调摄，应安排恰当的膳食，促进疾病康复。

4. 及时了解患者的心理动态。本病为慢性疾病，且易反复发作，患者容易产生悲观、消极情绪。应多关爱患者，切勿歧视或有不耐烦的情绪而影响患者，使其对生活充满期望。

5. 遵医嘱服药，定期随访，建立良好医患沟通，做好疾病管理，一旦病情有变化要及时就诊。

二、护理

1. **活动与休息** 活动期卧床休息，缓解期应动静结合，逐步恢复锻炼。病情完全稳定后，可参加文艺活动或轻体力工作，避免劳累和诱发因素。

2. **饮食护理** 少吃或不吃有增强光敏感作用的食物，如芹菜等，少吃或不吃蘑菇、香菇、海鲜及辛辣等食物，避免食用冷冻食品及饮料，戒除烟酒。多食新鲜蔬菜和水果。有肾脏损害时予低脂、低盐、优质低蛋白饮食，如牛奶、鸡蛋、瘦肉、鱼类等食物，限水钠摄入。

3. **病情观察** 注意观察患者意识、生命体征，皮肤黏膜有无皮疹、红斑；有无恶心、呕吐、腹痛、腹泻；关节有无肿胀、疼痛、晨僵、肌痛和肌无力；有无咳嗽、咳痰、呼吸困难；有无贫血、出血倾向；有无水肿，水肿患者注意观察尿量及体重变化。

4. **皮肤黏膜的护理** 保持皮肤黏膜完整，避免紫外线直接照射；避免在阳光较强的时间外出，禁日光浴。避免接触刺激性物质。有雷诺现象时冬季避免长时间待在寒冷空气中，根据气温变化调节手套、袜子的厚薄，保持肢端的温度，避免接触冷水。口腔溃疡者指导患者使用漱口液漱口，每日至少3次。

5. **疼痛的护理** 观察疼痛性质及部位，创造适宜的环境，给予适当的药物及非药物止痛措施。疾病活动期肌肉、关节疼痛十分突出，应协助患者维持正确的体位和姿势，以保护关节免受损伤,减轻疼痛和保持关节的活动度。

【转归预后】

张仲景在原文中已有提及本病的预后,"五日可治,七日不可治"。因此,阴阳毒的预后主要取决于治疗是否及时得当,如果发病后得到及时科学的治疗,则预后较好,如果失治误治,则预后差,甚至危及生命。同时也取决于感邪的轻重和正气的强弱。若素体禀赋充足,正气存内,而感邪又较轻,则预后较好,不易复发;若素体禀赋不足,正气亏虚,感邪后则发病较重,且易反复,亦所谓"邪之所凑,其气必虚"。

总之,本病在发病之初以邪实为主,如果及时合理治疗,则预后较好,但仍需长期维持治疗,避免复发;如果失治误治,则使邪毒内陷脏腑、脑窍,伤及内脏、脑髓,形成虚实夹杂或以正虚为主的复杂证候,此时预后差,甚至危及生命。

【医论医案】

一、医论

《小品方》:升麻汤,疗伤寒一二日,便成阳毒,或服药吐下之后,变成阳毒,身肿,腰背痛,烦闷不安,狂言,或走,或见神鬼,或吐血下利,其脉浮大数,面赤斑斑如锦纹,喉咽痛,唾脓血,五日可疗,至七日不可疗方。甘草汤,疗伤寒初病一二日,便结成阴毒,或服汤药六七日以上,至十日,变成阴毒,身重背强,腹中绞痛,喉咽不利,毒气攻心,心下坚强,短气不得息,呕逆,唇青面黑,四肢厥冷,其脉沉细紧数,仲景云:此阴毒之候,身如被打,五六日可疗,至七日不可疗方。

《金匮玉函经二注》:阳毒治以寒凉,阴毒治以温热,药剂如冰炭之异,仲景以一方治之,何也?且非皆一热毒伤于阴阳二经乎?在阳经络,则面赤如锦纹,唾脓血,在阴经络,则面青如被杖,此皆阴阳水火动静之本象也。

《金匮悬解》:阳毒之病,少阳申木之邪也。相火上逆,阳明郁蒸,而生上热。其经自面下项,循喉咙而入缺盆,故面赤喉痛,而吐脓血?脏气相传,五日始周,则犹可治。七日经气已周,而两脏再伤,故不可治,《难经》所谓七传者死也……阴毒之病,厥阴乙木之邪也。肝窍于目而色青,故面目青。足太阴之脉,上膈而挟咽,脾肝郁迫,风木冲击,故身与咽喉皆痛。

《高注金匮要略》:此阴火之郁于上焦气分,而残暴其血中之清阳者。气分属阳而受毒,故曰阳毒,与俗称阳火亢热之毒不涉。阳气受阴火之毒,不能载血流行,面为诸阳之合,故独赤,斑斑如锦纹;气病而不与血相入之象也。咽喉,为清气上出之道,气从阴火之化,故痛;气伤则脓,气伤而血亦与之俱伤者,故吐脓亦吐血也。阴火之郁于上焦营分,而残暴其血中之清阳者,营血属阴而受毒,故曰阴毒。与伤寒阴邪中脏之毒,不涉。营血受阴火之毒,色不上华,故面青,又肝藏血,而开窍于目,营血伤于阴热,而肝气外应,故目亦青也;营行脉中,营血热而脉络之气不舒,故身痛如被杖也,膻中为阳腑而多热,其别络,则内通心主之血,而外络咽喉,阴火逼营阴,而膻中更热,故上逆于咽喉而刺痛也。

二、医案

案1　赵某,女,19岁,大学生。2009年5月23日初诊。

患者 1 个月前无明显诱因出现双颊部红斑,呈蝶状对称分布,日晒后加重,伴高热持续不退 1 周,体温达 39.5℃,伴双侧膝关节轻度红肿疼痛,查 ANA(+),抗 ds-DNA 抗体(+)。患者高热不退,应用激素药物后,病情明显好转,要求中药治疗。诊见:两颧红色蝶形红斑,烦躁不安,咽干唇燥,肢体困重,右胁胀痛,恶心纳减,小溲短赤,舌质紫干,苔黄腻,脉弦数。

中医诊断:阴阳毒;西医诊断:系统性红斑狼疮。

辨证:热毒炽盛。

治法:清热解毒,凉血消斑。

方药:犀角地黄汤加减。水牛角^(先煎)45g,生地 15g,赤芍 9g,丹皮 9g,金银花 15g,黄芩 9g,紫草 9g,黄连 6g,生甘草 6g。7 剂,水煎服,日 1 剂,分 2 次服用。

2009 年 5 月 30 日二诊:高热趋降,脉转细数,患者神疲乏力,动则汗出,五心烦热。瘀热初化,气阴已伤,拟参益气养阴为治。前方加玄参 9g,麦冬 9g,生黄芪 15g。14 剂,煎服法同前。

2009 年 6 月 13 日三诊:体温正常,诸症均减,面颊红斑消退,唯膝关节稍有作痛,乏力好转。拟参清热通络为治,前方去水牛角、玄参、黄连、黄芩,加黄柏 9g,川牛膝 9g,乌梢蛇 9g,续进 14 剂。药后随访诸症改善。

案 2　朱某,女,28 岁,农民。2010 年 3 月 15 日初诊。

患者 SLE 病史 10 年。一直应用糖皮质激素治疗,病情每年都有活动,泼尼松的用量在每日 20~60mg 之间,间断应用过中药汤剂、雷公藤多苷片和硫唑嘌呤等药物。近来查血常规提示白细胞 2.7×10^9/L,血小板 41×10^9/L,血红蛋白 89g/L。诊见:体倦乏力,精神不振,纳呆头晕,心悸寐差,面色淡白,头发稀疏,经量减少,舌暗红,苔薄白,脉虚无力。

中医诊断:阴阳毒;虚劳。西医诊断:系统性红斑狼疮,血三系减少。

辨证:心脾两虚,气血不足。

治法:健脾益肾,益气养血。

方药:归脾汤加减。太子参 20g,白术 20g,茯苓 15g,炙甘草 9g,当归 15g,生黄芪 50g,大枣 15g,赤小豆 15g,仙鹤草 30g,远志 10g,淮小麦 20g,炒白芍 30g,淫羊藿 20g,枸杞子 30g,广木香 9g。水煎服,日 1 剂,14 剂,分 2 次服用。

2010 年 3 月 29 日二诊:乏力及精神好转,仍感纳呆,舌暗红,苔薄白,脉细。拟参和胃消食为治。上方加鸡内金 9g,改黄芪 30g,续进 14 剂。

2010 年 4 月 12 日三诊:诸症好转,寐欠佳。拟参安神为治。上方改茯苓为茯神 30g,加夜交藤 30g。处方:太子参 20g,白术 20g,炙甘草 9g,当归 15g,生黄芪 30g,大枣 15g,赤小豆 15g,仙鹤草 30g,远志 10g,淮小麦 20g,炒白芍 30g,淫羊藿 20g,枸杞子 30g,广木香 9g,鸡内金 9g,茯神 30g,夜交藤 30g。28 剂,煎服法同前。

治疗 2 个月后,诸症好转,复查血常规提示白细胞 4.2×10^9/L,血小板 88×10^9/L,血红蛋白 115g/L。随访 1 年,能从事一般的家务劳动。(《浙江中医临床名家·范永升》)

(范永升　谢冠群)

第3章
西医疾病治疗

第1节 类风湿关节炎

类风湿关节炎(rheumatoid arthritis,RA)是一种以对称性多关节炎为主要临床表现的自身免疫性疾病,以关节滑膜慢性炎症、关节的进行性破坏为特征。临床表现为关节疼痛、早期残废以及寿命缩短,其中90%以上累及双手近端指间关节,常导致关节的破坏,同时可造成心、肺、肾等多脏器、多系统损害。其发病原因不详,目前认为本病与遗传、感染、激素水平、环境等因素相关。基本病理改变为慢性滑膜炎和血管翳,关节外表现则很多与血管炎有关,其中慢性滑膜炎多侵及下层的软骨和骨,造成关节破坏。

流行病学调查显示,类风湿关节炎的全球发病率为0.5%~1%,我国发病率为0.42%,总患者群约500万,男女患病比率约为1:4。我国类风湿关节炎患者在病程1~5年、5~10年、10~15年及>15年的致残率分别为18.6%、43.5%、48.1%、61.3%,随着病程的延长,残疾及功能受限发生率升高[1-3]。近年来,随着新疗法的出现、早期治疗的引入、新分类标准的发展和新有效治疗策略的应用,类风湿关节炎的治疗发生了革命性的变化,改变了患者的临床结局;但目前仍有相当大的需求未得到满足,对类风湿关节炎患者治疗后达到完全的临床缓解情况并不理想[4]。目前临床以最大限度控制炎症、尽可能减轻骨破坏为治疗目标。

类风湿关节炎在中医古籍文献中常被描述为"痹证""历节""风湿""鹤膝风"等,焦树德教授等[5]确立了"尪痹"的诊断名称,现代类风湿关节炎中医病名为"尪痹"。

【病因病机】

正气虚弱是本病发病的内在因素,凡禀赋不足、劳逸失度、情志饮食所伤等都极易招致外邪侵袭;感受风寒湿热之邪,是本病发病的外在因素,邪气痹阻经络,气血不通,痰浊瘀血内阻,流注关节而发病;湿、热、瘀贯穿始终,是本病的核心病机;疾病日久不愈,邪气内陷脏腑,可导致肝肾不足、气血亏损等正虚邪恋之候。

一、正气不足

正气不足既包括人体精、气、血、津液等物质的不足,亦包括脏腑功能的低下。如营阴不足,卫气失营气之濡养,则失其正常卫外防御功能,或气血阴阳不足则表卫不固,腠理疏松,致风寒湿热等外邪可乘虚侵袭,痹阻脉络气血而成本病。肝脾肾的亏虚亦是本病发病的重要因素,肾藏精主骨、肝藏血主筋、脾为气血化生之源,主肌肉四肢,精血不足,肌肉筋骨失其所养,以致关节肿大,渐而变形、强直、肌肉萎缩,最终导致肢体的废用。

二、六淫杂感

由于居处潮湿、涉水冒雨、气候剧变、寒热交替等原因,风寒湿邪乘虚侵袭人体,流注经络、留滞关节,气血痹阻而成本病。若感受风湿热邪,或风寒湿邪郁而化热,流注关节,致局部红肿灼热而成热痹。病程日久,复感风寒湿等邪,邪胜正虚,则病可由表入里,内舍脏腑,从而形成脏腑痹。

三、湿热瘀阻

脾胃不和,湿邪淫溢,加之腑脏壅热,久病化瘀入络,湿、热、瘀三邪复合痹阻关节筋脉,出现关节肿痛、触热、晨僵、皮色发红、尿赤口苦等表现,提示病情活动;甚或出现“热盛蚀骨”,影响预后。

四、痰瘀胶结

病久不愈,或治疗不当,久服祛风燥湿、或温散寒湿、或清热燥湿等药,耗气伤血,损阴劫津,致使气滞血瘀,痰浊阻络,痰瘀胶结,经络痹阻,出现关节肿大,甚至强直畸形、屈伸不利等症状,形成正虚邪恋、迁延难愈之顽疾。

总之,本病的基本病变是经络、肌肤、筋骨甚则脏腑气血痹阻,失于濡养。病位一般初起在肢体皮肉经络,病久则深入筋骨,甚则客舍脏腑。病情初起常以邪实为主,但本虚标实亦属常见;久病则正虚邪恋,或湿热留着、痰瘀交阻,虚实夹杂,或寒热夹杂,但临床湿性黏滞久羁,以邪实为主者亦复不少;湿、热、瘀为核心病机,贯穿发病始终。

【诊断要点】

一、临床表现

(一) 关节表现

1. **晨僵**　晨僵是因夜间睡眠或活动减少,水液蓄积在组织导致,常为突出的临床表现。晨僵持续时间和程度可作为评价病情活动和观察病情变化的指标之一,时间太短临床意义不大。

2. **关节疼痛**　关节疼痛往往是最早的关节症状,最常出现的部位为腕、掌指关节、近端指间关节,其次是趾、膝、踝等关节,多呈对称性。疼痛关节往往伴有压痛。

3. **关节肿胀**　凡受累关节均可肿胀,多因关节腔滑膜炎症或周围软组织炎症引起。最常出现的部位为腕、掌指(趾)关节、近端指间关节、膝、踝等关节,亦多呈对称性。

4. **关节畸形**　多见于较晚期患者。因关节软骨或软骨下骨质结构破坏造成关节纤维性或骨性强直,又因关节周围的肌腱、韧带受损使关节不能保持在正常位置,出现关节手指的半脱位,如尺侧偏斜、“天鹅颈”畸形、“纽扣花”畸形等。

5. **特殊关节受累表现**　颈椎关节受累时可出现后颈枕部持续性疼痛,颈和四肢无力,甚者在头部活动或受到震动时可出现全身电击样感觉等症状;髋关节受累时可出现臀部及下腰部疼痛;颞颌关节受累时可出现局部疼痛,讲话或咀嚼时加重,严重者有张口受限。

(二)关节外表现

1. 一般症状　于病情活动期常伴有低热、乏力、全身不适、体重下降等全身症状。

2. 类风湿结节　是本病较特征的皮肤表现,是类风湿关节炎活动的标志。多位于关节隆突部及受压部位的皮下。

3. 类风湿血管炎　可出现在患者的任何系统。在眼造成巩膜炎,严重者因巩膜软化而影响视力。下肢血管炎表现为小腿红肿热痛甚至小腿溃疡等。

4. 多系统损害症状

(1)肺:肺间质病变是最常见的肺部病变,有时虽有肺功能或 X 线片的异常,但临床常无症状,晚期可出现肺间质纤维化。另外,还可出现肺内类风湿结节的表现。

(2)浆膜:双侧或单侧的胸膜炎、心包炎,多不引起临床症状。

(3)肾脏:由原发性血管炎或继发于使用非甾体抗炎药、金制剂后,出现肾小球肾炎、肾病综合征的临床表现,偶见合并淀粉样变,预后差。

(4)血液系统:本病易出现小细胞低色素性贫血,还有缺铁性贫血、溶血性贫血等。

(5)神经系统:多发性周围神经病,如尺、桡、胫神经分布区域感觉异常,正中神经受压可引起腕管综合征,中枢神经受累少见。

(6)消化系统:主要与用药有关,可出现慢性胃炎、溃疡等。

二、辅助检查

(一)常规实验室检查

1. 一般项目　血常规可见正色素性贫血、血小板(PLT)升高,炎性指标可见红细胞沉降率(ESR)增快、C 反应蛋白(CRP)增高,常标志着疾病的活动性。

2. 类风湿因子(RF)滴度升高　RF 滴度升高并不具有诊断特异性,系统性红斑狼疮(SLE)、干燥综合征(SS)等其他自身免疫性疾病及某些感染性疾病,如细菌性心内膜炎、结核等也可见到,正常老年人约 5% 滴度轻度升高。RF 滴度正常并不能排除类风湿关节炎。

3. X 线检查　早期为关节周围软组织肿胀,关节附近轻度骨质疏松,继之出现关节间隙狭窄,关节破坏,关节畸形。

4. MRI 检查　相比 X 线检查,MRI 可更早发现骨侵蚀病变,并提供更多的关节和关节周围结构细节描述。一般认为骨髓水肿征象是骨髓侵蚀的前奏。

5. 超声　可见关节腔积液以及增厚的滑膜组织。同时通过评估血流的彩色多普勒能量图,可以量化滑膜内的疾病活动情况。

(二)早期诊断指标

目前大多数风湿病专家将"早期类风湿关节炎"定义为症状和疾病活动时间<3 个月。越来越多的证据强调了早期诊断、积极治疗将会在临床、功能和影像学转归方面带来显著的益处[6]。现对类风湿关节炎早期诊断有意义的实验室指标有如下几项:

1. 抗瓜氨酸蛋白抗体(ACPA)　ACPA 是一种重要的诊断类风湿关节炎的血清学标志物,在类风湿关节炎患者发病前 10 年即可被检测到,并与类风湿关节炎疾病进程有关。目前检测 ACPA 活性的方法主要通过针对不同的瓜氨酸(citrulline,Cit)表位进行设计,在这些表位中,抗 CCP 抗体因其在类风湿关节炎的诊断和预后中有较高的特异度而应用最广泛[7]。

2. **抗角蛋白抗体（AKA）** AKA 是在 RF 患者血清中发现的一种能与鼠食管中上段角质层反应的 IgG 抗体。在疾病早期即可检出，且抗体与疾病严重程度和活动性有一定的相关性，对类风湿关节炎具有高度特异性。联合检测抗 CCP 抗体与 AKA 更有利于类风湿关节炎的早期诊断[8]。

3. **抗核周因子抗体（APF）** APF 抗体特异性较好，为 87.50%，但敏感性较低，仅为 34.65%，其敏感性不及 RF-IgM、AKA 和抗 CCP 抗体，作为单独的诊断指标有欠缺[9]。

4. **抗 RA33 抗体（anti-RA33）** anti-RA33 是诊断类风湿关节炎较为特异的抗体，且可与相对分子质量 33kD 的核酸蛋白发生反应，因此得名。anti-RA33 的特异度与 RF 较为相似，但 anti-RA33 能识别 25%~30% 的 ACPA 阴性类风湿关节炎患者，故与类风湿关节炎有一定关联[10]。

以上所述抗体有两项同时阳性者，联合 RF 阳性（采用免疫比浊法，>20IU/ml 为阳性），国内研究 90% 左右可确诊[11-13]。

三、诊断标准

（一）1987 年美国风湿病协会（ACR）修订分类标准：

1. 晨僵至少持续 1 小时。

2. 3 个或 3 个以上关节区的关节炎（双侧近端指间关节，掌指关节，腕、肘、膝、踝关节和跖趾关节）。

3. 腕、掌指关节或近端指间关节至少一个关节肿胀。

4. 对称性关节炎。

5. 皮下类风湿结节。

6. 类风湿因子阳性。

7. 手 X 线片改变：腕及手指的典型性改变为骨质疏松或骨侵蚀改变。

上述 7 项中满足 4 项或以上即可诊断为类风湿关节炎，其中 1~4 项至少持续 6 周。诊断时要注意不能只根据手指或其他关节的疼痛就诊断为类风湿关节炎。本病是一滑膜炎，因此多表现为持续性关节肿胀，以近端手指关节的梭形肿胀为特征。

（二）2010 年 ACR/EULAR 类风湿关节炎分类标准

目标人群：至少一个关节明确临床滑膜炎（关节肿胀）；其他原因无法解释的滑膜炎；患者如果按下列标准评分 6 分或以上，可确诊类风湿关节炎。

A. 受累关节：1 个大关节（0 分）；2~10 个大关节（1 分）；1~3 个小关节（有或没有大关节）（2 分）；4~10 个小关节（有或没有大关节）（3 分）；超过 10 个关节（至少 1 个小关节）（5 分）。

B. 血清学（至少 1 项结果）：RF 和抗 -CCP 抗体阴性（0 分）；RF 和抗 -CCP 抗体，至少有一项是低滴度阳性（2 分）；RF 和抗 -CCP 抗体，至少有一项是高滴度阳性（3 分）。

C. 急性反应物（至少 1 项结果）：CRP 和 ESR 均正常（0 分）；CRP 和 ESR 异常（1 分）。

D. 症状持续时间：<6 周（0 分）；≥6 周（1 分）。

［注］大关节：肩关节、肘关节、髋关节、膝关节和踝关节；小关节：掌指关节、近端指间关节、第 2~5 跖趾关节、拇指指间关节和腕关节；不包括远端指间关节、第一掌腕关节、第一跖趾关节；A~D 项，取符合条件的最高分（如患者有 5 个小关节和 4 个大关节受累，评分为 3 分）；阴性：低于或等于当地实验室正常值上限；低滴度阳性：高于正常值上限，但低于正常值上限 3 倍；高滴度阳性：高于正常值上限 3 倍；如 RF 为定

性检测,阳性结果应视为低滴度阳性;抗 -CCP 抗体:抗环瓜氨酸肽抗体。

为了了解患者的关节功能及其生活质量,目前采用关节功能分级方法[14]:

Ⅰ级:关节能自由活动,能完成日常工作而无障碍。

Ⅱ级:关节活动中度限制,一个或几个关节疼痛不适,但能料理日常生活。

Ⅲ级:关节活动显著限制,能胜任部分工作或生活部分自理。

Ⅳ级:大部分或完全失去活动能力,患者长期卧床或依赖轮椅,生活不能自理。

【治疗】

一、中医治疗

(一)辨证论治[15]

1. 风湿痹阻证

症状:关节疼痛、肿胀,游走不定;或关节疼痛、肿胀,时发时止。恶风,或汗出;头痛;肢体沉重。舌质淡红,苔薄白,脉滑或浮。

治法:祛风除湿,通络止痛。

方药:羌活胜湿汤加减。

羌活 10g,独活 10g,防风 10g,白芷 10g,川芎 10g,秦艽 10g,桂枝 10g,海风藤 15g,当归 10g。

加减:关节肿者,加薏苡仁 12g、防己 10g、萆薢 10g 以利湿;痛剧者,加制附片 6g、细辛 3g 以通阳散寒;痛以肩肘等上肢关节为主者,可选加片姜黄 12g;痛以膝踝等下肢关节为主者,选加牛膝 10g。

中成药:盘龙七片,每次 3~4 片,每日 3 次;三乌胶每次 5g,每日 2 次,或三乌丸,每次 5g,每日 2 次;祖师麻膏药,外用,温热软化后贴敷于患处。

临床体会:多见于类风湿关节炎病程的早期,好发于春、秋季节更替之时及冬季,多由外感风湿之邪痹阻关节肌肉而致。病位较浅,多在肌表经络之间,经治后易趋康复。

2. 寒湿痹阻证

症状:关节冷痛,触之不温,皮色不红;或疼痛遇寒加重,得热痛减。关节拘急,屈伸不利;肢冷,或畏寒喜暖;口淡不渴。舌体胖大,舌质淡,苔白或腻,脉弦或紧。

治法:温经散寒,祛湿通络。

方药:乌头汤合防己黄芪汤加减。

制川乌(或制附子)6g,桂枝 10g,赤芍 15g,黄芪 15g,白术 10g,当归 10g,薏苡仁 15g,羌活 10g,防己 10g,甘草 6g。

加减:关节肿胀者加白芥子 10g;关节痛甚者加细辛 3g、乌梢蛇 9g、露蜂房 5g;关节僵硬者加莪术 9g、丹参 15g。

中成药:祛风止痛胶囊,1 次 6 粒,1 日 2 次;寒湿痹片,每次 4 片,每日 3 次;复方夏天无片,每次 3 片,每日 3 次;金乌骨通胶囊,每次 3 粒,每日 3 次;通痹胶囊,饭后服,每次 1 粒,每日 2~3 次;祖师麻膏药,外用,温热软化后贴敷于患处。

临床体会:病多发于春、秋季节更替之时及冬季,多由外感寒湿之邪痹阻关节肌肉而致。上述两证多见于类风湿关节炎病程的早期,多以邪(风、寒、湿)实为主,且病位较浅,多在肌表经络之间,经治后易趋康复。若失治、误治,病延日久,病邪变化、深入,必然殃及筋骨,而致骨质的破坏。故掌握病机、及时施治极为重要。

3. 湿热痹阻证

症状:关节肿热疼痛;关节触之热感或自觉热感。关节局部皮色发红;发热;心烦;口渴或渴不欲饮;小便黄。舌质红,苔黄腻或黄厚,脉弦滑或滑数。

治法:清热除湿,活血通络。

方药:四妙丸合宣痹汤加减。

苍术 10g,黄柏 10g,生薏苡仁 20g,牛膝 15g,防己 15g,滑石 15g,蚕沙 10g,金银花 15g,连翘 10g,赤芍 10g,当归 10g,青风藤 15g,羌活 10g。

加减:伴发热者加生石膏 30g、青蒿 15g;关节发热甚者,加蒲公英 15g、白花蛇舌草 15g 以清热解毒;关节肿甚者加土茯苓 15g、猪苓 15g 以化湿消肿;关节痛甚者加海桐皮 15g、延胡索 15g、片姜黄 15g。

中成药:湿热痹颗粒,开水冲服,每次 1 袋,每日 3 次;四妙丸,每次 6g,每日 2 次;新癀片,每次 2~4 片,每日 3 次,或外用,用冷开水调化,敷患处。

临床体会:本证是类风湿关节炎的主要证型之一,多见于疾病的活动期,治疗时尤其注重清热除湿,因热可速清,而湿邪难于快除,与热相搏,如油入面,胶着难愈,故本证可持续时间较长。若失治、误治,病延日久,病邪变化、深入,必然殃及筋骨,而致骨质的破坏。故掌握病机、及时施治极为重要。

4. 痰瘀痹阻证

症状:关节肿痛日久不消;关节局部肤色晦暗,或有皮下结节。关节肌肉刺痛;关节僵硬变形;面色黧黯;唇暗。舌质紫暗或有瘀斑,苔腻,脉沉细涩或沉滑。

治法:化痰通络,活血行瘀。

方药:二陈汤合桃红四物汤。

半夏 10g,陈皮 10g,茯苓 15g,桃仁 10g,红花 8g,地黄 12g,当归 10g,赤芍 10g,川芎 10g,甘草 6g。

加减:血虚者,改赤芍为白芍 10g;热痰者,可加黄芩 10g、胆南星 10g;寒痰者,可加干姜 10g、细辛 3g;皮下结节者,加连翘 10g、白芥子 10g、胆南星 10g。对痰瘀互结留恋病所者,可用破血散瘀搜风之品,如炮山甲 6g、土鳖虫 9g、蜈蚣 2 条、乌梢蛇 6g 等。

中成药:可选用小活络丸,每次 1 丸,每日 2 次。

临床体会:常为风、寒、湿、热痹经久不愈,或医治不当,湿聚成痰,阻滞经络,气血不畅,久而成瘀;脾胃素虚,或嗜肥甘损伤脾胃,痰湿内生。痰湿随之遍布全身,关节空隙更易留痰,痰湿阻滞,气血痹阻,痰瘀互结留滞经络、骨节,痰瘀既是病理产物,又可作为致病因素反作用于机体。本证常见于类风湿关节炎病程之中晚期,其基本病机为正虚邪恋,痰、瘀、虚(肝肾脾)为患,痰瘀互结、痹阻关节为病。

5. 瘀血阻络证

症状:关节刺痛,疼痛部位固定不移;疼痛夜甚。肢体麻木;关节局部色暗;肌肤甲错或干燥无泽。舌质紫暗,有瘀斑或瘀点,苔薄白,脉沉细涩。

治法:活血化瘀,通络止痛。

方药:身痛逐瘀汤加减。

当归 15g,川芎 15g,桃仁 9g,红花 9g,炙乳香 3g,炙没药 3g,香附 10g,牛膝 10g,地龙 10g,甘草 6g。

中成药:可选用瘀血痹胶囊(片),每次 6 粒(片),每日 3 次;活血止痛软胶囊,每次 2 粒,每日 3 次;活血舒筋酊适量外用,每日 2~3 次。

临床体会:瘀血阻络证可伴见于任何证型。寒性凝涩,寒邪侵犯经脉,使经脉收引,血液运行迟缓而致瘀血停滞;热邪伤津耗液,使血液黏稠而瘀;湿性黏滞重浊,湿邪侵犯经络,滞气碍血,亦可成瘀;类风湿关节炎病程漫长,久病不愈耗伤正气,气虚则运血无力,阳虚则脉失温通,血行凝涩,阴血虚则血脉不充,血行不畅,皆可致瘀血。故气血运行不畅,脉络痹阻是本病的重要病理环节,类风湿关节炎之不同证型,不同病理阶段,均应配合活血化瘀之品。

6. 气血两虚证

症状:关节酸痛或隐痛,伴倦怠乏力;面色不华。心悸气短;头晕;爪甲色淡;食少纳差。舌质淡,苔薄,脉细弱或沉细无力。

治法:益气养血,通经活络。

方药:黄芪桂枝五物汤。

黄芪 30g,白术 15g,桂枝 12g,白芍 10g,熟地黄 15g,当归 12g,桑寄生 15g,威灵仙 15g,鸡血藤 15g,生姜 10g,大枣 10g,甘草 6g。

加减:血虚及阴者,加阿胶 6g,女贞子 15g,墨旱莲 15g;气虚及阳者,加附子 6~12g;血热者,改熟地黄为生地黄 12g;脾胃虚弱、食欲不振者,加炒三仙(炒山楂、炒麦芽、炒神曲)各 15g。

中成药:痹祺胶囊,每次 4 粒,每日 2~3 次;通痹胶囊,饭后服,每次 1 粒,每日 2~3 次。

临床体会:本证因气血两虚,无力抗邪,常与风寒湿、湿热证相兼,见于类风湿关节炎之慢性期,故又常与痰瘀互结证互见。治疗除使用补益气血药物外,还可适当配伍调理脾胃之品,以补后天之本,滋气血生化之源;同时根据情况酌情加以祛风、散寒、清热、除湿、活血、化瘀药。

7. 肝肾不足证

类风湿关节炎病程后期气血耗伤,肝肾虚损,筋骨失养,呈现正虚邪恋、虚实混杂、缠绵难愈的病理状态。终而出现"四久":久痛入络,久痛多瘀,久痛多虚,久必及肾。

症状:关节疼痛,肿大或僵硬变形;腰膝酸软或腰背酸痛。足跟痛;眩晕耳鸣;潮热盗汗;尿频,夜尿多。舌质红,苔白或少苔,脉细数。

治法:补益肝肾,蠲痹通络。

方药:独活寄生汤加减。

独活 15g,桑寄生 10g,杜仲 10g,牛膝 10g,细辛 3g,茯苓 10g,肉桂 6g,川芎 10g,当归 10g,白芍 10g,生地黄 10g,甘草 6g。

加减:偏于肾阴不足,症见关节变形,腰膝酸软,潮热盗汗,五心烦热,口干咽痛、遗精者,选加熟地黄 10g、山茱萸 10g、菟丝子 10g、龟甲 30g;偏于肝阴不足,症见肌肤麻木不仁,筋脉拘急,屈伸不利,重用白芍 30g,选加枸杞子 10g、沙参 10g、麦冬 10g;阴虚甚有化火之象,症见潮热,心烦易怒者,加知母 10g、黄柏 10g;兼见肾阳虚,症见关节冷痛,足跟疼痛,畏寒喜暖,四末不温者,加附子 6g、鹿角胶 10g。

中成药：尪痹片(胶囊)，每次 4 片(4~6 粒)，每日 3 次；益肾蠲痹丸，每次 8g，疼痛剧烈可加至 12g，每日 3 次；偏于阳虚者可用壮骨关节胶囊，每次 2 粒，每日 2 次，金天格胶囊，每次 3 粒，每日 3 次。

临床体会：以上两证常与痰瘀互结证互见，见于类风湿关节炎之慢性期。因气阴两虚或肝肾不足，抗邪无力，易感于风、寒、湿、热之邪，又宜与风寒湿、湿热证兼见。治疗应配合活血化瘀、通络止痛之品，并遵循"急则治其标，缓则治其本"，标本同治的治疗原则。

8. 气阴两虚证

症状：关节肿大伴气短乏力；肌肉酸痛，口干眼涩。自汗或盗汗；手足心热；形体瘦弱，肌肤无泽；虚烦多梦。舌质红或有裂纹，苔少或无苔，脉沉细无力或细数无力。

治法：养阴益气，通络止痛。

方药：四神煎加减。

黄芪 30g，石斛 30g，金银花 30g，远志 15g，川牛膝 15g，秦艽 10g，生地黄 10g，白薇 10g，赤芍 10g，川芎 10g，僵蚕 10g。

加减：如气虚较明显，症见肌肉酸楚疼痛，活动后加重，神疲倦怠，气短乏力，易汗出者，加用党参 10g、山药 12g、白术 10g；如阴虚较明显，症见眼鼻干燥，口干不欲饮，选加百合 10g、石斛 15g、墨旱莲 10g、女贞子 10g；阴虚致瘀，症见皮肤结节或瘀斑者，酌加当归 10g、鸡血藤 30g。

口干甚者可合用麦味地黄口服液，每次 20ml，每日 3 次，口服。

临床体会：本证临床黄芪多用生品，量宜大，有补气生血、利水消肿的作用，常与当归等养血活血之品同用。

(二) 医家经验

谢海洲[16]提出治疗要"三要四宜"。三要：一为扶正培本。可按脾胃虚弱、气血不足、肝肾阴虚、肝肾阳虚辨证用药，同时还要根据风、寒、湿、热、瘀血邪气的偏盛选用相应的祛邪药物。二为健脾祛湿。强调治疗时尤其注重除湿，因风可聚散，寒可速温，而湿邪难于干除，故其病难愈。方用四君子汤、平胃散、胃苓汤加减变化。三为利咽解毒。咽为肺胃之门户，外感之邪，常先犯咽，邪毒内感亦上攻于咽，因此查咽可知病情之活动，治以清热解毒之品，如用山豆根、板蓝根、大青叶、白茅根、桔梗等攻其毒，祛其邪。四宜：一为寒痹宜温肾。可选用乌头汤或麻黄附子细辛汤，配伍鹿角胶、补骨脂、巴戟天、淫羊藿等。二为热痹宜养阴。方选白虎加桂枝汤、苍术白虎汤加养阴之品，如生地黄、白芍、玄参、麦冬等，热甚者加入清热解毒之品，如野菊花、草河车等。三为寒热错杂宜温通，可选用桂枝、桑枝、路路通、丝瓜络、老鹳草、徐长卿等。四为久病入络宜活血搜剔。药以虫类药为好。

路志正[17]治疗本病多从补气血、滋肝肾、健脾胃、利关节入手。方如补血汤、独活寄生汤、黄芪桂枝五物汤、桂枝当归知母汤等，临证可化裁运用，酌加金钱白花蛇、乌梢蛇、露蜂房、山甲珠、地龙、蜣螂等虫类药，以及活血止痛之乳香、没药、鸡血藤等。并应根据病变部位用药加减：①手臂疼痛者，选加片姜黄、桑枝、秦艽、威灵仙、山甲珠、桂枝；②下肢疼痛者，选加松节、木瓜、牛膝(风寒者选用川牛膝，肾虚者选用怀牛膝)，属风湿证者，加防己、木通、黄柏、晚蚕沙；③颈背部疼痛者，选加羌活、独活、葛根、蔓荆子、防风；④腰部疼痛者，选加独活、麻黄、狗脊、杜仲、桑寄生；⑤小关节疼痛郁久化热者，选加丝瓜络、忍冬藤、鸡血藤、天仙藤；⑥有痰瘀者，选加白芥子、胆南星、僵蚕、黄芩；⑦有瘀血者，选用桃仁、红花、乳香、没药、片姜黄、赤芍、泽兰；⑧骨质破坏、关节变形者,选用骨碎补、自然铜、补骨脂、生牡蛎。

焦树德[18]在继承前人论痹的基础上,结合多年临床体会,把有关节变形、骨质受损、肢体僵硬表现的痹病(包括类风湿关节炎、强直性脊柱炎)称之为"尪痹"。尪痹虚寒为本,热象为标,治疗上应以治本为主,补肾祛寒是治疗本病的主要法则,再结合化湿、散风、活血、壮筋骨、利关节等法,以标本兼顾。焦老认为尪痹的常见证候为:①肾虚寒胜证,自拟补肾祛寒治尪汤,方用续断12~20g,补骨脂9~12g,熟地黄12~24g,淫羊藿9~12g,制附片6~12g(如用15g以上时,需加蜜3~5g先煎25分钟),骨碎补10~20g,桂枝9~15g,赤芍、白芍各9~12g,知母9~12g,独活10~12g,防风10g,麻黄3~6g,苍术6~10g,威灵仙12~15g,伸筋草30g,牛膝9~15g,干姜6~10g,炙山甲6~9g,土鳖虫6~10g;②肾虚标热轻证,自拟加减补肾治尪汤,方用生地黄15~20g,续断15~18g,骨碎补15g,桑寄生30g,补骨脂6g,桂枝6~9g,白芍15g,知母12g,酒炒黄柏12g,威灵仙15g,羌活、独活各6~9g,制附片3~5g,忍冬藤30g,络石藤20~30g,土鳖虫9g,伸筋草30g,生薏苡仁30g;③肾虚标热重证,自拟补肾清热治尪汤,方用生地黄15~25g,续断15g,地骨皮10g,骨碎补15g,桑枝30g,赤芍12g,秦艽20~30g,知母12g,炒黄柏12g,威灵仙15g,羌活、独活各6~9g,制乳香、没药各6g,土鳖虫9g,白僵蚕9g,蚕沙10g,红花10g,忍冬藤30g,透骨草20g,络石藤30g,桑寄生30g;④湿热伤肾证,自拟补肾清化治尪汤,方用骨碎补15~20g,续断10~20g,怀牛膝9~12g,黄柏9~12g,苍术12g,地龙9g,秦艽12~18g,青蒿10~15g,豨莶草30g,络石藤30g,青风藤15~25g,防己10g,威灵仙10~15g,银柴胡10g,茯苓15~30g,羌活、独活各9g,炙山甲6~9g,生薏苡仁30g,忍冬藤30g,泽泻10~15g。并提出对于青壮年患者,加入透骨草15~20g,自然铜6g(先煎),焦神曲10g,三药同用以增强强壮筋骨的作用。焦老创制的"尪痹颗粒",现已成为临床上治疗类风湿关节炎的有效常用中成药。

朱良春[19]认为本病先有阳气亏虚的因素,病邪遂乘虚袭踞经隧,气血为邪所阻,壅滞经脉,留瘀于内,深入骨髓,胶着不去,痰瘀交阻,凝涩不通。将活动期分为以下三型:①寒热错杂型,治宜清热通络,辛通痹闭,常用药物有制川乌、桂枝、羌活、独活、寻骨风、西河柳、忍冬藤、连翘、秦艽、知母、寒水石、广地龙等;②湿热蕴结型,治宜清热化湿,蠲痹通络,常用药物有生石膏、寒水石、知母、生大黄、黄柏、败酱草、鱼腥草、白花蛇舌草、苍术、薏苡仁、蚕沙、萆薢、滑石、生地黄等;③阴虚郁热型,治宜养阴清热,化瘀通络,常用药物有生地黄、玄参、赤芍、知母、鳖甲、秦艽、青蒿、白薇、水牛角、羚羊角粉、牡丹皮等。且顽痹久治不愈,既有正虚的一面,又有邪实的一面,且其病变在骨质,骨为肾主,故确定益肾壮督以治其本,蠲痹通络以治其标,并强调虫类药"蛇虫搜剔,钻透祛邪"的特性,集中使用以加强疗效。拟方益肾蠲痹丸:熟地黄、淫羊藿、鹿衔草、肉苁蓉、当归、蜂房、蕲蛇、土鳖虫、僵蚕、蜣螂、炮山甲、全蝎、蜈蚣、干地龙、甘草,临床疗效显著[20]。

娄多峰[21]在多年治痹的实践中,将顽痹的病因病机概括为"虚""邪""瘀"三个字。"虚"即正气虚,包括气、血、精、液等物质不足及人体调节功能低下,这是引起痹证的先决条件。正气虚弱对痹证的演变和预后又起着重要作用。"邪"即外来之邪,具体指风、寒、湿之邪气。当正气虚弱之时,逢严冬或暑夏,衣着、起居不慎,或涉水冒雨,久居湿地,风寒湿或湿热之邪侵入肌肤经络,便可根据各自的致病特点,分别使经脉凝滞壅塞,从而导致痹阻不通,气血运行不畅,而成痹证。"瘀"即血瘀,痹证的血瘀部位主要在肌表经络之间,其即是痹证的致病因素。并且提出了祛邪勿忘扶正,扶正不能碍邪的经验。娄老创制的"寒痹停片""热痹清片""瘀痹平片"等一系列治痹成药,临床上疗效显著。

沈丕安[22]认为类风湿关节炎的治则如下:甘寒清热法,常用于治疗急性活动期患者,常用生地黄、忍冬藤(或金银花)、生石膏三药为主,剂量 30~60g,有的还加用寒水石、滑石以加强清热之力,热退则疼痛也同时减轻,红细胞沉降率同时下降,对慢性活动期患者仍用生地黄、忍冬藤、玄参、麦冬等甘寒清热药来治疗。木防己也常用,但过于苦寒,有恶心、纳差反应,剂量不宜过大。温通宣行法,其适应证是:①活动期患者高热而舌苔白腻,清热与温通反佐,如石膏、生地黄与桂枝相配;②寒湿型虽肿痛而无热象者;③病情后期,化验指标大致正常者。温通药中以羌活为最好,具有走窜全身、祛风止痛力强、副反应小的特点,常用 15g 左右,大剂量 30~60g。其他如海风藤、木瓜、独活、寻骨风、桑枝、威灵仙也常应用,乌药、附子、细辛按适应证使用,活血化瘀药也适当选用。搜风剔络,蛇虫类药是治疗类风湿关节炎的重要药物,对改善肿痛有一定效果,用法以配成复方浸酒或泛丸为好。扶培生气,宜用于骨关节损害的静止期患者,常用黄芪、当归、白术、茯苓、枸杞子、肉苁蓉、龟甲胶、鹿角胶、杜仲、狗脊、淫羊藿、牛膝、甘草等。并且提出类风湿关节炎急性发作期当用急散的方法,但对慢性活动期患者应缓攻,即应用药性较为缓和的药物慢慢治疗;攻补兼施,即扶培生气与活血祛风同用;采用泛丸或浸酒的方法缓缓图之。

张鸣鹤[23]将本病分为:热型,偏阴虚内热者,用金银花、生地黄、土茯苓、白薇、牡丹皮、石斛、威灵仙、青蒿、秦艽、牛膝、桑枝;偏湿热内盛者,用土茯苓、苍术、黄柏、海桐皮、茯苓、薏苡仁、防己、松节、威灵仙、萆薢、独活、赤芍。寒型用桂枝、附子、当归、防风、毛姜、干姜、赤芍、土茯苓。中间型用黄芪、金银花、土茯苓、威灵仙、猫眼草、远志、独活、牛膝、苏木、红花、补骨脂等。

(三) 其他疗法

1. 单方验方

(1)雷公藤制剂:雷公藤多苷片,每次 10~20mg,每日 3 次,口服,3 个月为 1 个疗程。本药有一定肝肾和生殖毒性,服药期间需定期复查血常规、肝肾功能,有生育要求的患者慎用。

昆明山海棠制剂:现临床多用昆仙胶囊。昆仙胶囊是由昆明山海棠、淫羊藿、枸杞子和菟丝子提取物所组成的复方制剂,具有抗炎止痛、免疫抑制作用,临床起效较快。用药方法:口服,每次 2 粒,每日 3 次。建议饭中服,以减轻胃肠道不良反应,胃肠道不耐受者可减量服用。对于有生育需求的类风湿关节炎患者应慎用。

(2)白芍总苷胶囊:每次 0.6g,每日 3 次,口服,3 个月为 1 个疗程,常见不良反应为大便次数增多。

(3)青风藤制剂:正清风痛宁(有效成分:青藤碱)肠溶片、常释片,每次 1~4 片,每日 3 次;缓释片,每次 1~2 片,每日 2 次。控释片,每次 1 片,每日 1 次。2 个月为 1 个疗程。

(4)川芎嗪注射液:40~80mg,加入 250ml 5% 葡萄糖注射液或生理盐水中静脉滴注,每日 1 次,10 日为 1 个疗程。

(5)丹参粉针:0.4~0.8mg,加入 250ml 5% 葡萄糖注射液或生理盐水中静脉滴注,每日 1 次,10 日为 1 个疗程。

(6)清热活血方[24-25]:主要由金银花、土茯苓、丹参、莪术、生黄芪、萆薢、青风藤等组成,主要用于类风湿关节炎湿热瘀阻证。临床研究证实该方药能降低类风湿关节炎疾病活动度,降低 ESR、CRP 等指标。

(7)健脾化湿通络方(新风胶囊)[26-27]:主要由生黄芪、薏苡仁、雷公藤、蜈蚣组成,在减轻类风湿关节炎患者关节疼痛、缓解晨僵等方面具有一定疗效。

(8)羌活地黄汤[28]:主要由羌活、生地黄、黄芩、制川乌、制附子、金雀根、羊蹄根等药组成,可用于类风湿关节炎的辨病治疗。

(9)四妙消痹汤[29]:主要由金银花、当归、玄参、甘草、白花蛇舌草、山慈菇、豨莶草、虎杖、土茯苓、白芍、威灵仙、萆薢等组成,能改善患者症状、体征,降低中医证候积分、DAS28评分,主要用于类风湿关节炎湿热痹阻证。

(10)痹速清合剂[30]:主要由金银花、土茯苓、黄柏、北豆根、土贝母、红藤、蜂房、牡丹皮、赤芍、白芍、薏苡仁等药物组成,能缓解关节症状,改善中医证候及部分实验室指标,主要用于类风湿关节炎湿热痹阻证。

(11)清络饮[31]:主要由苦参、青风藤、萆薢、黄柏等药物组成,能降低类风湿关节炎患者晨僵时间、关节压痛指数、关节肿胀指数及疼痛 VAS 评分,主要用于类风湿关节炎湿热痹阻证。

(12)益气养血通络方[32]:主要由黄芪、白术、茯苓、当归、白芍、川芎、熟地黄、鸡血藤、续断、牛膝、桑寄生、秦艽等药组成,可用于类风湿关节炎伴有贫血的患者治疗。

(13)补肾祛寒治尪汤[33]:主要由熟地黄、续断、淫羊藿、骨碎补、补骨脂、桂枝、白芍、知母、苍术、麻黄、防风、威灵仙、伸筋草、牛膝等药组成,主要用于类风湿关节炎肾虚寒盛证的治疗,具有缓解症状、改善关节活动功能,降低 ESR、CRP 的效果,与甲氨蝶呤(MTX)配伍具有协同作用。

2. 外治疗法

(1)中药外敷法:适用于活动性类风湿关节炎,症见:关节肿胀、疼痛,或痛有定处,关节屈伸不利,局部发热或皮色发红或暗红。常用药物:包括复方雷公藤外敷剂(由雷公藤、乳香、没药等组成);金黄膏(由大黄、苍术、黄柏等组成)。

(2)中药泡洗或熏蒸法:利用药物煎煮后所产生的蒸汽熏蒸或泡洗关节局部,达到治疗目的的一种中医外治疗法,适用于类风湿关节炎所致的四肢肿胀、疼痛、功能障碍等,可根据证候类型择方用药。

(3)中药离子导入:适用于类风湿关节炎所致的四肢肿胀、疼痛等,能扩张小动脉和毛细血管,改善局部血液循环,可根据类风湿关节炎患者证候类型选方用药,具有改善关节疼痛的效果。

(4)穴位贴敷疗法:按照中医经络学说将药物直接贴敷穴位或阿是穴,亦可按风、寒、湿气的偏重以及病变部位进行配穴。另外,可采用冬病夏治穴位贴敷、三九贴敷、春秋分穴位贴敷等,作为类风湿关节炎的辅助治疗。

二、西医治疗

目前尚无根治方法,治疗的主要目标是达到临床缓解或降低疾病活动度,控制和延缓疾病发展,防止和减少关节骨的破坏,尽可能保持受累关节的功能;应按照早期、达标、个体化方案治疗原则,密切监测病情,减少致残。

治疗措施包括:一般性治疗、药物治疗、外科手术治疗。其中以药物治疗最为重要。

1. 一般性治疗　包括患者教育、休息、关节功能锻炼(非活动期)等。

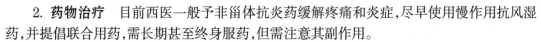

2. **药物治疗**　目前西医一般予非甾体抗炎药缓解疼痛和炎症,尽早使用慢作用抗风湿药,并提倡联合用药,需长期甚至终身服药,但需注意其副作用。

(1)非甾体抗炎药(NSAID):NSAID是治疗类风湿关节炎最常使用的辅助药物,起抗炎镇痛的作用。这类药物通过抑制环氧化物酶的异构体,即COX-1和/或COX-2来抑制前列腺素的产生,从而可减轻关节疼痛和肿胀。但此类药物不能改变疾病进程或阻止关节破坏,因此不能单独用于类风湿关节炎的治疗。常用的药物有吲哚美辛、布洛芬、双氯芬酸钠/钾、尼美舒利等。选择性的COX-2抑制剂同非选择性的NSAID相比,能显著降低严重胃肠道不良反应的发生率,但其疗效并不比非选择性的NSAID高,不主张NSAID联合应用。

(2)改善病情抗风湿药(DMARD):本类药物不具备即刻的抗炎和止痛作用,但具有改善病情和延缓病情进展的作用。用DMARD治疗类风湿关节炎是治疗的关键,通常首选传统的小分子药物,这些药物耐受性较好,不良反应相对较轻,且花费不高。通常要在治疗2~4个月后才起效,所有的类风湿关节炎患者都应在确诊后3个月之内考虑接受DMARD治疗,病情缓解后宜长期维持治疗,但该类药不能使已受破坏的关节恢复正常。甲氨蝶呤是类风湿关节炎初始治疗的锚定药物,其他常用的药物有来氟米特、羟氯喹、柳氮磺吡啶等。近年来新出现的靶向小分子DMARD药物,如JAK/STAT抑制剂,是通过选择性地抑制细胞内JAK3信号传导通路来抑制类风湿关节炎滑膜的增殖及软骨的破坏,目前已上市的有托法替布。

(3)糖皮质激素:短期小剂量激素可以减轻症状和体征,改善关节功能,类风湿关节炎治疗中使用激素最常见的是每日小剂量(≤7.5mg/d)作为辅助治疗,特别是在疾病早期、难治性患者及孕期女性。肌内注射激素及关节腔注射激素有一定的疗效,可以在短时间内应用,主要针对单关节炎和少关节炎的患者。一般情况下,同一关节在3个月内勿重复注射。同一关节需重复注射或需多关节注射时,提示必须对整体治疗方案的强度进行重新评估。口服激素治疗的目标是在6个月内控制病情,并逐步减少用量直至停用。

(4)生物性DMARD:是针对免疫细胞和细胞因子的靶向治疗药物,具有起效快、疗效佳的特点,可以弥补传统DMARD药物联合方案起效慢、缓解率低的不足,尤其是当甲氨蝶呤单独治疗或与其他传统DMARD联合治疗效果不佳时,应考虑生物性DMARD[34]。依据所针对的免疫细胞和细胞因子不同,目前主要有以下几类药物。①肿瘤坏死因子抑制剂:如依那西普、英夫利西单抗、阿达木单抗、培塞利珠单抗等;②IL-6抑制剂:托珠单抗;③IL-1受体拮抗剂:阿那白滞素;④B细胞抑制剂:利妥昔单抗;⑤T细胞抑制剂:阿巴西普。

3. **外科手术治疗**　滑膜切除术剥离血管翳,不仅能减轻关节疼痛、肿胀,而且能防治关节软骨破坏,但有的患者术后滑膜再生。晚期病例可行关节成形术或人工关节置换术等,以矫正畸形,改善关节功能。

三、中西医结合治疗思路与方法

(一)中西医结合治疗类风湿关节炎的现状和必要性

类风湿关节炎属于中医"尪痹"的范畴,中医治疗痹证有其独特的理论体系和治疗方法,历代医家积累了丰富的经验。临床上有单独使用中药治疗类风湿关节炎对部分患者取得很好疗效的案例。目前临床上许多类风湿患者在西药治疗后出现了不良反应;或者经西医治疗后疗效不理想转向中医治疗;或者在使用西医治疗的同时要求配合中医治疗;等等。

由此可见,中西医结合治疗类风湿关节炎是临床现实的需要。

在临床上我们经常看到这样一些现象,即有些患者在使用西药治疗后疗效不显,但是配合中药治疗后病情得到了改善或缓解;或者使用中西药同时治疗的患者,无论是停用中药,还是停用西药都会使病情加重等。这些现象说明了中西药配合治疗类风湿关节炎是一种有效的治疗方法,对一些患者来说可能是比单独使用西药,或单独使用中药更好的一种治疗方法。

由此可见,中西医结合治疗类风湿关节炎是中医医师和西医医师均不能回避的问题。

(二) 一般层次上的结合

1. 用西医的诊断方法,中药辨证论治 首先,用西医的诊断标准明确类风湿关节炎的诊断是最基本的内容。中医治疗类风湿关节炎也常常根据西医疾病活动性的指标如红细胞沉降率、C反应性蛋白、晨僵时间、关节肿胀疼痛的程度等来判断疾病的活动性,判断疾病是处于活动期还是稳定期,从而决定中医的治疗方法。一般疾病的活动期临床表现以邪实为主,多使用祛邪的方法,稳定期多临床表现正虚为主,使用祛邪扶正或扶正的方法。

2. 借用西医客观指标,判断中医治疗效果 目前中医治疗类风湿关节炎根据中医证候表现可以评定其证候疗效,但尚无一种大家认可的疾病疗效判定标准。中医治疗类风湿关节炎的疗效评定方法正在研究之中。因此,临床常常使用西医判定疾病活动性指标如晨僵时间、关节肿胀数、关节压痛数、红细胞沉降率、C反应蛋白等来判定中医治疗类风湿关节炎的疗效。

(三) 中西医药物结合治疗类风湿关节炎

1. 中医辨证论治合并使用非甾体抗炎药 中医辨证治疗类风湿关节炎合并使用非甾体抗炎药并不影响中医疗效的判定,因为非甾体抗炎药治疗类风湿关节炎主要是改善症状,但疗效不能维持很久,并不能控制病情的进展,对类风湿关节炎引起的免疫反应不发生根本影响。

2. 中医辨证论治合并使用改善病情抗风湿药(DMARD) 西医使用改善病情药物多为联合使用,如果规范使用联合用药,而且取得了一定的疗效,此时在继续使用西药的同时,使用中药治疗要着重调整患者的全身情况,即针对患者的气血阴阳进行治疗。通过调整全身气血阴阳的盛衰,一方面能改善症状,也可使联合用药充分发挥药效作用。

联合用药确实有较好的疗效,但是也相对增加了其副作用,有些患者在出现副作用以后不得不把所有的药停下来。因此在使用西药联合用药的同时,使用中药治疗可以根据已经发生和可能发生的副作用进行辨证治疗。中药合并DMARD的另一种常见的情况是:西药的使用并不是联合用药,而是使用一种DMARD药物,常用的有甲氨蝶呤、来氟米特等。近年临床研究证实,中医辨证治疗联合DMARD药物可有效降低类风湿关节炎疾病活动度、改善病情,安全性较单独应用DMARD药物明显提高,甚至还具有延缓类风湿关节炎骨破坏进程的作用[35-36]。

3. 中医辨证论治合并糖皮质激素类药物 糖皮质激素主要有抗炎和免疫抑制作用,由于激素长期应用的副作用,限制了激素在类风湿关节炎中的应用。小剂量激素可快速控制炎症,改善症状,并可有改善病情的作用,可作为慢作用药物治疗类风湿关节炎起效前的桥梁治疗,当慢作用药物起效后逐渐减量至停药。但慢作用的药物并不是对所有类风湿关节炎都有效,激素合并慢作用药物时,如慢作用药物达不到理想的治疗效果,为了减少激素的副作用,激素也需要逐渐减量,在这种情况下减激素容易导致病情的反跳。中药中有许多促进肾上腺皮质激素分泌及类似糖皮质激素作用的药物和方剂。在激素和慢作用药物同时使用时,配合中药治疗有可能减少患者对激素的依赖,抑制或减轻病情的反跳。中医常用的方法主要是滋补肾阴,或温补肾阳。常用的滋阴药如生地黄、熟地黄、知母、龟甲,温阳药如淫羊藿、巴戟天、补骨脂、桂枝、制附子等,类似糖皮质激素的药物有甘草、秦艽、穿山龙等。

使用激素的副作用是众所周知的,即使是小剂量激素,如长期使用也会产生副作用,如免疫力低下、容易继发感染、骨质疏松等。中药治疗可以调节机体的免疫功能,协助撤减激素并减轻其副作用,改善临床症状[37]。

(四) 中西医治疗结合类风湿关节炎的病因病理

类风湿关节炎的病因至今仍不很清楚。许多研究资料认为类风湿关节炎的病因与感染有关。这似乎为使用具有抗病毒、抗菌作用的清热解毒中药提供了依据。清热解毒中药治疗类风湿关节炎有一定的作用,但其作用机制是否为抗病毒、抗菌,还是有其他的作用尚不清楚。

类风湿关节炎的发病机制非常复杂,其基本的病理改变为滑膜炎、类风湿血管炎。在类风湿关节炎急性期,由于滑膜的炎症可以使患者关节腔积液,在临床上很快就表现出关节肿胀,中药治疗可用清热利湿的方法。具有清热利湿活血作用的方药能明显上调大鼠血清及滑膜局部 IL-4 含量,下调 γ-IFN、MIP-1$_\alpha$ 表达,维持 Th1/Th2 细胞平衡,抑制滑膜局部免疫反应,减轻滑膜炎及血管炎病变[38]。随着病情的发展,关节的滑膜内层细胞不断增生肥厚、血管翳产生,临床表现为关节的持续肿胀,按之如泥,中医认为这是由于痰瘀互结所致,治疗要配合化痰祛瘀的方法。

类风湿关节炎多侵犯中小动脉,为全层动脉炎,有单核细胞浸润,血管内膜增生可引起管腔狭窄而发生栓塞。临床可表现有下肢皮肤慢性溃疡、无菌性骨坏死等。类风湿血管炎的治疗需结合中医的辨证使用活血通脉药。

间质性肺纤维化是类风湿关节炎最常见的肺部表现,临床主要表现为气喘、干咳,活动后加重,可导致肺功能下降,出现阻塞性通气功能障碍,晚期患者常因呼吸衰竭而死亡。间质性肺纤维化多见于类风湿关节炎的中、晚期,根据中医"初为气结在经,久则血伤入络""久病入络"的理论,此时治疗需在辨证的基础上配合化痰祛瘀的药物治疗,可以提高临床疗效和患者生活质量,改善免疫指标紊乱和肺功能低下[39]。

骨破坏是导致类风湿关节炎严重不良结局的重要因素,类风湿关节炎导致的骨破坏一般开始于病程的早期,50% 的类风湿关节炎患者在发病 2 年内即可出现骨破坏,而骨破坏一旦发生,则不可逆地向前发展,其是患者丧失劳动力甚至是残疾的重要原因。研究发现湿热瘀是活动期类风湿关节炎的核心病机,也是导致类风湿关节炎骨破坏的病理关键,清热利湿活血法可通过 Wnt/β-catenin 信号通路促进成骨细胞的分化和增殖;通过 OPG/RANKL/RANK 信号通路抑制破骨细胞的生成,进而延缓骨破坏[40-41]。有研究发现中药雷公藤在控制活动性类风湿关节炎患者的疾病活动度和延缓放射学进展方面不逊于甲氨蝶呤[42]。

必须说明,依据类风湿关节炎的病因病理使用中药治疗有一定的道理,也有一定的疗效,是治疗类风湿关节炎的一种方法和思路,但不是中医治疗类风湿关节炎的全部内容。如果我们仅仅依据类风湿关节炎的病因病理使用中药治疗势必走向废医存药的歧途。依据类风湿关节炎的病因病理使用中药治疗不能体现中医整体治疗的优势,因此我们在依据类风湿关节炎的病因病理使用中药治疗的同时仍不能忘记中医的整体观和辨证论治。

四、治疗体会

1. 雷公藤多苷片是目前临床应用广泛的中药单味药,现代研究证实其具有抗炎及免疫抑制的双重作用,但因其具有性腺抑制的不良反应,故适用于 50 岁以上绝经期患者,有生育要求的患者应慎用。

2. 临床治疗类风湿关节炎应重视对患者骨关节破坏的追踪,每年至少进行影像学检查 1 次,包括 X 线或 CT 1 次,以了解病情进展。

3. 中药或中西药联合治疗起效后,不应过早停用药物,可将药物减至维持剂量后服用。因类风湿关节炎属自身免疫病范畴,为终生性疾病,不能彻底治愈,故应坚持长期治疗。

【调摄与护理】

一、调摄

1. 减轻患者精神负担,说明本病病程长久、病情反复发作的特征,及时、坚持治疗是控制病情的关键,故患者应增强战胜疾病的信心,保持心情愉快,避免精神紧张及过度疲劳。

2. 防范风寒湿热邪的侵袭,尤其在气候变化时,注意增减衣物。避免久居阴冷、潮湿之地。

3. 饮食要有节制,正确对待药补及食补,不可蛮补滥补,应在医生指导下选择应用。有骨质疏松者,应当多食牛乳。注意保证充足的营养。内有湿热者,饮食宜清淡,忌食肥甘厚味及辛辣之品,少饮酒,应多食蔬菜、水果。

二、护理

1. **体位护理**　及时纠正患者的不良姿势、体位,对保障日常生活、工作至关重要。如膝关节疼痛,伸直更甚时,患者为求舒适而将膝关节屈曲,久而久之,关节便固定于半屈曲位,不能伸直,行走受限;肘关节疼痛屈曲挛缩、屈伸不利,日久则该关节僵硬固定,刷牙、洗脸均受限,甚则不能持筷将饭送入口内。

2. **关节功能锻炼护理**　病情活动期应注意休息,减少活动量。待病情好转应及时注意关节功能锻炼,避免关节僵硬,防治肌肉萎缩,恢复关节功能。如手捏核桃或握力器,锻炼手指关节功能;双手握转环旋转,锻炼腕关节功能;脚踏自行车,锻炼膝关节;滚圆木,踏空缝纫机,锻炼踝关节等。锻炼时,切勿勉强,适可而止,活动量应逐步增加,持之以恒。

【转归与预后】

一、转归

本病初起,正气尚未大虚,病邪轻浅,及时治疗,预后尚佳。若失治误治,或病后将护失宜,导致病邪深入,生瘀化痰,气血阴阳亏虚,经脉痹阻,局部肿大、畸形,内舍脏腑,脏腑功能失调,引起种种病变。

二、预后

中国 77.6% 的类风湿关节炎患者致残,约一半的中国类风湿关节炎患者为中重度残疾[43]。过度的关节运动或长期关节废用及不良刺激均可加重类风湿关节炎病情。一般来说,类风湿关节炎本身不致死亡,而是因感染、血管炎、肺间质纤维化等严重并发症致死。

【现代研究】

类风湿关节炎的中医研究从 20 世纪 80 年代开始,临床报道、转述文献与日俱增,方兴未艾。随着科学技术的发展,对中医病因病机、辨证分型、治疗等方面的认识日渐深入。现将近年来有关资料综述、归纳如下:

一、辨证论治研究

1. 寒热虚实分证论治　多数医家根据类风湿关节炎病因病机进行辨证,尽管分型不完全一致,但大体可归纳为寒、热、虚、实四大类。

寒证主要有风寒痹阻、风湿痹阻、寒湿痹阻等;热证主要有湿热痹阻、热毒痹阻、阴虚内热等;虚证主要有气血两虚、气阴两虚、气虚血瘀、脾胃虚弱、肝肾亏虚等;实证主要有上述寒证、热证,无脏腑、气血、阴阳亏虚者皆为实证。此外,还有痰瘀阻络证等。如王建等[44]收集 1 602 例类风湿关节炎病例资料,结果显示湿热痹阻证比例最高共计 622 例,占 43.86%,其他依次为寒湿痹阻证、肝肾不足证、痰瘀痹阻证、风湿痹阻证、气血不足证;湿热痹阻证在华北地区的证候分布中所占比例最高为 57.08%,西南地区最低为 25.48%,西南地区以寒湿痹阻证为主要证候占 32.82%。阎小萍倡导以寒热为纲,以脏腑辨证为主,辅以循经辨证进行风湿病辨证;疾病发作期大多或偏于寒,或偏于热,寒热辨证之后,可进一步根据肾虚寒盛证中化热轻重之不同,酌情减少温热之品而加入清热利节、清热育阴之品;对于肾虚湿热证,据“从化之热”与“湿”搏结之轻重,轻者可加重清热利湿之品,重者乃“湿热伤肾”也,除清热利湿外,可加入芳香化湿、健脾益肾之品[45]。

2. 脏腑分证论治　近年来,不少医家对类风湿关节炎的病机和证候分型有了新的补充,进一步发展了类风湿关节炎的证候学理论。国医大师路志正认为脾胃为营卫气血津液生化之源、气机升降出入之中枢,脾胃失调是导致风湿病发病的重要因素,主张调理脾胃、健脾利湿贯穿治疗类风湿关节炎的始终[46]。冯兴华等[47]提出痹证病因非独感风寒湿热等外邪所致,肝郁也可致痹,以疏肝解郁治疗,用丹栀逍遥散加香附治疗可获良效。邵培培等[48]介绍周乃玉治疗类风湿关节炎用药经验,类风湿关节炎发病的内因是脾肾阳虚、气血不足,外因中寒湿之邪为主要的致病因素,同时十分重视痰浊瘀血、肝气郁结在类风湿关节炎发病中的作用;治疗上,强调扶正固本,以调补气血为先、重视温补脾肾,同时将化痰逐瘀贯穿始终,辅以疏肝理气,采用柴胡加龙骨牡蛎汤、柴胡桂枝汤、小柴胡汤等治疗可获效。李蓉等[49]总结马武开经验,认为肾虚是类风湿关节炎发病之本,血瘀是类风湿关节炎患者缠绵难愈的原因,肾虚血瘀在类风湿关节炎病程中相互并存、互为因果,肾虚为本,血瘀为标,肾虚、血瘀均可导致不同程度的关节破坏,并与病情进展相关;治疗上,运用补肾活血法在类风湿关节炎病程早期给予积极干预,使机体肾气盛,血脉畅,邪不可干,延缓病情进展,改善患者的生存质量。

3. 临床分期分证论治　多数医家认为,早期以寒湿阻络、寒热错杂证为多见;活动期多表现为湿热痹阻、热毒瘀血痹阻等;缓解期多表现为脾胃亏虚、肝肾不足、气血亏虚或虚实并见等证。周仲瑛[50]认为中晚期类风湿关节炎的病机主要是本虚标实、虚实夹杂,肝肾亏虚、气血不足为本,痰瘀互结、风湿痹阻为标,痰瘀是主要的病理因素。因此治疗上,扶正首要是补益肝肾,以温养精气、平补阴阳、强壮肾督为基础,痰瘀痼结,深伏经络,必须借虫类药物走窜入络,搜剔逐邪。姜泉等[51]认为湿热瘀是活动期类风湿关节炎的核心病机,并以清热活血方治疗湿热瘀阻型类风湿关节炎,能够有效地改善类风湿关节炎疾病活动度,较之联合应用甲氨蝶呤的安全性更高;运用此治法,从外治方面治疗类风湿关节炎亦可控制类风湿关节炎病情、改善关节疼痛,降低疾病活动度[52]。卢文艺等[53]总结周祖山治疗类风湿关节炎的经验将此病分为急性活动期、亚急性活动期、慢性迁延期及缓解期等不同临床分期,急性及亚急性活动期以辨寒热为主,分别为湿热痹阻型治以四妙勇安汤合白虎汤加味,寒湿痹阻型方选蠲痹汤加味,寒热错杂型投方桂枝芍药知母汤加味;慢性迁延期及缓解期以辨虚实为主,痰瘀痹阻型方选皂芥二陈汤加味,肝肾亏虚型投以独活寄生汤和三痹汤加味。

二、辨病论治研究

近二三十年来,中药的有效成分和药理研究进展很快,从传统抗风湿中药里提取有效成分治疗风湿病,如从中药雷公藤根中提取雷公藤多苷、从青风藤中提取青藤碱(正清风痛宁)、从白芍中提取白芍总苷(帕夫林),药理研究显示均有良好的抗炎镇痛和免疫抑制作用[54-57],临床观察取得较好疗效[58-59],已广泛应用于类风湿关节炎等风湿免疫病的治疗中,显示出较为广阔的应用前景。结合实验研究成果灵活用药,使治疗更有针对性,临床上即可依据辨病用药、对症用药,使中医的治疗达到一个新的水平、新的境界。

(姜　泉　冯兴华　焦　娟)

参 考 文 献

［1］曾小峰, 朱松林, 谭爱春, 等. 我国类风湿关节炎疾病负担和生存质量研究的系统评价 [J]. 中国循证医学杂志, 2013, 13 (3): 300-307.

［2］周云杉, 王秀茹, 安媛, 等. 全国多中心类风湿关节炎患者残疾及功能受限情况的调查 [J]. 中华风湿病学杂志, 2013, 17 (8): 526-532.

［3］JIN S Y, LI M T, FANG Y F, et al. Chinese registry of rheumatoid arthritis (CREDIT): Ⅱ. prevalence and risk factors of major comorbidities in Chinese patients with rheumatoid arthritis [J]. Arthritis Res Ther, 2017, 19 (1): 251.

［4］SMOLEN J S, ALETAHA D, MCINNES I B. Rheumatoid arthritis [J]. Lancet, 2016, 388: 2023-2038.

［5］焦树德, 杜甫云. 尪痹的辨证论治 [J]. 中医杂志, 1992, 33 (3): 11-13.

［6］曾小峰. 类风湿关节炎诊断与治疗 [M]. 5 版. 北京: 科学技术文献出版社, 2018: 50-51.

［7］张园, 崔丽艳, 张捷. 类风湿关节炎早期诊断指标的研究进展 [J]. 山东医药, 2014, 54 (19): 91-94.

［8］姚春红, 邓建平. 抗 CCP 抗体和 AKA 在类风湿关节炎诊断的应用价值 [J]. 标记免疫分析与临床, 2016, 23 (12): 1454-1456.

［9］白志瑶, 吕金娥, 尹春琼, 等. AKA、APF、抗-CCP 抗体与 RF 各亚型联合检测在类风湿关节炎早期诊断

中的应用 [J]. 实用检验医师杂志, 2017, 9 (1): 49-52.

［10］ VAN VENROOIJ W J, VAN BEERS J J, PRUIJN G J. Anti-CCP antibodies: the past, the present and the future [J]. Nat Rev Rheumatol, 2011, 7 (7): 391-398.

［11］ 迟婉莉, 周静姝. 抗 CCP APF AKA 在早期类风湿关节炎诊断中的应用 [J]. 中国社区医师 (综合版), 2005 (10): 76-77.

［12］ 吴春龙, 许玲鸽, 陈世勇. AKA、RF 及抗-CCP 联合检测对类风湿性关节炎的诊断价值 [J]. 江西医学检验, 2005, 23 (5): 401-489.

［13］ 雷小妹, 李守新. 抗 CCP、抗 RA33 和 RF 在类风湿关节炎诊断中的作用 [J]. 临床内科杂志, 2005, 22 (10): 667-668.

［14］ HOCHBERG M C, CHANG R W, DWOSH I, et al. The American College of Rheumatology 1991 revised criteria for the classification of global functional status in rheumatoid arthritis [J]. Arthritis Rheum, 1992, 35 (5): 498-502.

［15］ 中华中医药学会. 类风湿关节炎病证结合诊疗指南 [M]. 北京: 中国中医药出版社, 2017: 2-8.

［16］ 谢海洲. 谢海洲临床经验辑要 [M]. 北京: 中国医药科技出版社, 2001: 2-9.

［17］ 路志正. 路志正医林集腋 [M]. 北京: 人民卫生出版社, 1990: 150-159.

［18］ 焦树德. 树德中医内科 [M]. 北京: 人民卫生出版社, 2005: 378-383.

［19］ 朱良春. 医学微言 [M]. 北京: 人民卫生出版社, 1996: 11-16.

［20］ 朱良春. 益肾蠲痹丸治疗顽痹 (类风湿性关节炎 200 例疗效观察)[J]. 北京中医学院学报, 1985, 8 (3): 21-23.

［21］ 娄玉钤. 娄多峰论治痹病精华 [M]. 天津: 天津科技翻译出版社, 1994: 1.

［22］ 沈丕安. 历节的探讨 [J]. 北京中医学院学报, 1985, 8 (2): 23-24.

［23］ 路志正, 焦树德. 痹病论治学 [M]. 北京: 人民卫生出版社, 1989: 11-12.

［24］ JIANG Q, ZHOU X Y, WANG L, et al. A one-year evaluation of radiographic progression in patients with rheumatoid arthritis treated by Qingre Huoxue Decoction (清 热 活 血 方)[J]. Chin J Integr Med, 2012, 18 (4): 256-261.

［25］ 姜泉, 冯兴华, 王承德, 等. 清热活血方治疗类风湿关节炎患者 71 例临床观察 [J]. 中医杂志, 2012, 53 (6): 488-491.

［26］ WAN L, LIU J, HUANG C B. Xinfeng capsule for the treatment of rheumatoid arthritis patients with decreased pulmonary function: a randomized controlled clinical trial [J]. Chin J Intear Med, 2016, 22 (3): 168-176.

［27］ 黄传兵, 刘健, 谌曦, 等. 新风胶囊治疗类风湿性关节炎疗效观察 [J]. 中国中西医结合杂志, 2013, 33 (12): 1599-1602.

［28］ 陈朝蔚, 孙剑, 李玉梅. 沈氏羌活地黄汤治疗类风湿关节炎随机对照临床试验 [J]. 中西医结合学报, 2010, 8 (1): 35-39.

［29］ 周彩云, 唐今扬, 房定亚, 等. 四妙消痹汤治疗类风湿关节炎活动期临床研究 [J]. 中国中西医结合杂志, 2010, 30 (3): 275-279.

［30］ 孙素平, 周翠英, 樊冰. 痹速清合剂治疗活动期类风湿性关节炎的临床研究 [J]. 山东中医杂志, 2003, 22 (9): 526-529.

［31］ 范为民, 李艳. 清络饮加味治疗类风湿性关节炎临床观察 [J]. 实用中医药杂志, 2016, 32 (2): 108-109.

［32］ 温伟强, 黄胜光, 谭宁, 等. 益气养血通络法对类风湿关节炎血红蛋白、血小板的影响 [J]. 中华中医药学刊, 2012, 30 (7): 1682-1684.

［33］ 王建明, 陶庆文, 张英泽, 等. 补肾祛寒治尪汤联合甲氨蝶呤治疗类风湿关节炎肾虚寒盛证的疗效与安全性评价 [J]. 中国中西医结合杂志, 2013, 33 (5): 614-618.

［34］ SPARKS JEFFREY A. Rheumatoid Arthritis [J]. Ann Intern Med, 2019, 170 (1): 1-16.

［35］ 姜泉, 殷海波, 罗成贵, 等. 清热活血方药治疗类风湿关节炎骨破坏 2 年期放射学研究 [J]. 世界中西医结合杂志, 2012, 7 (4): 343-347.

［36］ 姜泉, 冯兴华, 王承德, 等. 清热活血方治疗类风湿关节炎患者 71 例临床观察 [J]. 中医杂志, 2012, 53 (6): 488-491.

［37］ 申艳萍, 传晓文, 刘岩. 滋阴益气法对类风湿关节炎撤减激素的影响 [J]. 山东中医杂志, 2008 (2): 95-96.

［38］ 曹炜, 姜泉, 吴振宇, 等. 风湿清对 II 型胶原诱发类风湿关节炎大鼠白细胞介素-4、γ- 干扰素及趋化因子的影响 [J]. 中国中西医结合杂志, 2009, 29 (12): 1114-1116.

［39］ 宋彩霞, 张茂全, 夏璐, 等. 活血化瘀法治疗类风湿关节炎合并肺间质纤维化对患者肺功能影响情况分析 [J]. 辽宁中医杂志, 2018, 45 (3): 537-539.

［40］ 李波, 姜泉, 巩勋, 等. 清热活血方药对 CIA 大鼠 Wnt 信号通路成骨细胞相关因子的影响 [J]. 中国中医基础医学杂志, 2017, 23 (1): 75-77.

［41］ 姜泉, 李德平, 曹炜, 等. 风湿清方对 CIA 大鼠骨保护作用机制研究 [J]. 中国中西医结合杂志, 2013, 33 (12): 1648-1652.

［42］ ZHOU Y Z, ZHAO L D, CHEN H, et al. Comparison of the impact of *tripterygium wilfordii* Hook F and methotrexate treatment on radiological progression in active rheumatoid arthritis: 2-year follow up of a randomized, non-blinded, controlled study [J]. Arthritis Res Ther, 2018, 20 (1): 70.

［43］ ZHOU Y S, WANG X R, AN Y, et al. Disability and health-related quality of life in Chinese patients with rheumatoid arthritis: A cross-sectional study [J]. Int J Rheum Dis, 2018, 21 (9): 1709-1715.

［44］ 王建, 巩勋, 唐晓颇, 等. 1602 例类风湿关节炎患者中医证候分布特点的多中心横断面调查 [J]. 中医杂志, 2018, 59 (11): 963-967.

［45］ 罗静, 阎小萍. 阎小萍教授辨治风湿病学术思想及经验撷菁 [J]. 中国中西医结合杂志, 2018, 38 (5): 625-627.

［46］ 员晶, 唐晓颇, 姜泉. 路志正教授治疗类风湿关节炎的临床举例 [J]. 浙江中医药大学学报, 2014, 38 (7): 851-852.

［47］ 杨同广, 朱玉娟, 冯兴华. 论肝郁致痹 [J]. 中国中医基础医学杂志, 2001, 7 (5): 11-12.

［48］ 邵培培, 杨卫彬, 谢幼红, 等. 基于关联规则和复杂系统熵聚类的周乃玉教授治疗类风湿关节炎的用药规律 [J]. 风湿病与关节炎, 2018, 7 (5): 16-21.

［49］ 李蓉, 宁乔怡, 姚血明, 等. 从肾虚血瘀理论探讨类风湿关节炎的发病机制 [J]. 中华中医药学刊, 2017, 35 (5): 1206-1208.

［50］ 周生花, 周计春, 刘龙. 国医大师周仲瑛教授治疗类风湿关节炎经验 [J]. 中华中医药杂志, 2014, 29 (8): 2502-2504.

［51］ 姜泉, 曹炜, 唐晓颇, 等. 清热活血方药治疗活动期类风湿关节炎的临床疗效观察 [J]. 世界中西医结合杂志, 2010, 5 (7): 588-592.

［52］ 焦娟, 姜泉. 复方雷公藤外敷降低类风湿关节炎疾病活动度的研究 [J]. 中国中西医结合杂志, 2012, 32 (11): 1470-1472.

［53］ 卢文艺, 周祖山, 周艳华, 等. 周祖山教授分期辨治类风湿关节炎经验探析 [J]. 中医药信息, 2019, 36 (1): 58-61.

［54］ 李凌汉, 麦培根, 陈宝红. 雷公藤多甙联合免疫抑制剂治疗类风湿关节炎疗效及对炎性因子的影响 [J]. 现代中西医结合杂志, 2017, 26 (10): 1088-1090.

［55］ 童萍, 何东仪. 雷公藤及其提取物对类风湿关节炎免疫调节机制的研究进展 [J]. 现代免疫学, 2016, 36 (3): 250-252.

［56］孙凤艳, 姜淑华, 平利峰, 等. 雷公藤多苷对类风湿关节炎患者滤泡辅助性 T 细胞及 IL-21 的影响［J］.
医学综述, 2016, 22 (3): 566-569.

［57］冯小可, 谈文峰, 王芳, 等. 雷公藤红素对类风湿关节炎滑膜成纤维细胞中 RANKL、OPG 及炎性因子
表达的影响［J］. 南京医科大学学报（自然科学版）, 2013, 33 (6): 759-765.

［58］ZHANG W S, LI F T, GAO W Y. *Tripterygium wilfordii* Inhibiting Angiogenesis for Rheumatoid Arthritis
Treatment［J］. J Natl Med Assoc, 2017, 109: 142-148.

［59］LV Q W, ZHANG W, SHI Q, et al. Comparison of *Tripterygium wilfordii* Hook F with methotrexate in the
treatment of active rheumatoid arthritis (TRIFRA): a randomised, controlled clinical trial［J］. Ann Rheum
Dis, 2015, 74 (6): 1078-1086.

第 2 节　系统性红斑狼疮

系统性红斑狼疮（systemic lupus erythematosus, SLE）是一种自身免疫性疾病, 以 T 淋巴细胞、B 淋巴细胞异常活化、自身抗体产生、免疫复合物沉积、补体激活为特点, 是自身免疫性疾病的原型, 属于风湿病范畴。SLE 患者高峰年龄在 20~40 岁, 男女之比为（1 : 7）~（1 : 10）[1]。流行病学研究发现亚洲人较白种人 SLE 患病率及发病率均高出 2~3 倍。我国 SLE 患病率（97.5~100）/100 000, 明显高于国外水平（20~70）/100 000。有学者从 2000—2006 年调查发现中国南方人口的发病率男性为 3.1/10 万, 女性为 5.4/10 万[2]。

SLE 可累及全身各系统各脏器各组织, 其临床表现复杂多样, 个体差异大, 有发热、乏力、红斑、口腔溃疡、脱发、关节痛、胸闷、胸痛、咳嗽、贫血、瘀斑、紫癜、泡沫尿、血尿、浮肿、腹痛、腹泻、癫痫、认知障碍等。

随着临床医师的诊断水平和免疫检测技术的不断进步, 早期、轻型、不典型病例的诊断率大大提高。重型、暴发型的病例明显减少, 大部分病例呈慢性发展过程。加之中西医结合疗法的日益完善, 糖皮质激素、免疫抑制剂的合理应用, 使 SLE 患者的预后有了较大的改善。自 20 世纪 50 年代至 21 世纪初, SLE 患者的 5 年生存率从 74.8% 增至 94.8%, 10 年生存率由 63.2% 增至 91.4%。北京协和医院于 2015 年对 SLE 预后研究所做荟萃分析显示, 目前我国 SLE 患者 5 年生存率已达 94%, 10 年生存率可达 89%, 但是, 与普通人群相比, 该疾病患者死亡风险仍高出 2~3 倍。死亡原因分析表明, 主要死亡原因已由 20 世纪 30 年代的 SLE 病情活动转为继发感染、心血管疾病等并发症[3]。

本病属于中医的"阴阳毒""蝴蝶斑""鬼脸疮""日晒疮"等病范畴。

【病因病机】

一、真阴本亏

《素问·宣明五气》:"邪入于阴则痹。"《灵枢·寿夭刚柔》:"病在阴者命曰痹。"《景岳全书》:"然则诸痹者, 皆在阴分, 亦总由真阴衰弱, 精血亏损。"朱丹溪提出"阳常有余, 阴常不足"。《素问·阴阳应象大论》:"年四十而阴气自半也。"真阴亏虚, 津液亏少, 阴虚则阳亢而生内热, 化为虚火, 故阴虚则火旺。本病多属先天禀赋不足, 阴阳失调, 肾阴本亏。

二、外感六淫

外感六淫之邪,常使狼疮引发或加重。风、暑、燥、火为阳邪,阳热亢盛,消灼阴液。邪入于阴则痹,痹阻先在阴分。内有真阴不足,外有六淫化火,外火引动内火。狼疮发作,或壮热,或虚热,外能伤肤损络,内传损及营血、脏腑和三焦,病情渐深渐重。

三、瘀血阻络

血热则瘀,血寒则凝。不论真阴不足,水亏火旺,还是外感六淫,郁而化热。

血与热结而成瘀热。故本病瘀热为多,瘀寒为少。急性发作期、慢性活动期患者大多有火旺内热之象,其瘀亦必为血热,有 90% 左右。至后期脾肾两虚者可有瘀寒的表现。

四、经络痹阻

经脉痹阻,气血运行不畅而血脉瘀滞,阴阳失调,脏腑痹阻而成五脏之痹、六腑之痹,久则五脏虚损,六腑为患。

总之,本病的基本病因病机为素体虚弱,真阴不足,瘀热内盛,痹阻脉络,外侵肌肤,内损脏腑,常由外感、劳累、情志、损伤、阳光、产后所引发。病位在经络血脉,以三焦为主,与心、脾、肾密切相关,可及心、肝、肺、脑、皮肤、肌肉、关节、营血,遍及全身多个部位和脏腑。

本病的性质是本虚标实,肾阴虚为本,晚期则五脏与气血阴阳俱虚。热、火、风、湿、瘀、饮、水湿为标。

本病初起在表,四肢脉络痹阻,先表后里,由表入里,由四肢脉络入内而损及脏腑脉络,再损脏腑。在内先在上焦,由上而下,渐至中焦,再及下焦,由轻渐重,由浅渐深,在表在上较为轻浅,在里在下较为深重,若表里上下多脏腑同病,当为重症,如再由下而上弥漫三焦,五脏六腑俱虚,上入脑最为危重[4-7]。

【诊断要点】

一、临床表现

SLE 是一种多系统受累、高度异质性的自身免疫性疾病,需全面采集病史,仔细体格检查和系统筛查,合理开展免疫学检查(特别是抗核抗体阳性)和功能检查。具有两个以上系统受累合并自身免疫证据的年轻女性需高度警惕狼疮。具有典型皮肤表现的狼疮往往不容易漏诊,但一些早期不典型 SLE 可表现为:不明原因的反复发热;不明原因的消瘦、乏力、脱发、食欲下降等全身表现;持续性或反复发作的胸膜炎、心包炎;不能用其他原因解释的皮疹、网状青斑、雷诺现象;不明原因的蛋白尿、水肿;白细胞减少、血小板减少或溶血性贫血;不明原因的肝炎、胰腺炎;不明原因的腹痛、腹泻、呕吐等消化系统表现;不明原因的咳嗽、喘促、咯血等呼吸系统表现;不明原因的胸痛、胸闷、心慌、心律失常等心血管系统表现;不明原因的头痛、癫痫、精神异常等神经精神系统表现;反复自然流产或深静脉血栓形成或非高危人群出现脑卒中发作等。

1. **全身症状**　有 80%~100% 的患者早期有乏力症状,可出现在皮损及关节疼痛之前;60% 的患者有体重下降或可伴有其他全身症状。80% 的患者有高热,12% 患者有低热,高热者多为稽留热,长期发热者,多呈不规则发热,也有低热与高热交替出现。

2. **局部表现**　80%以上患者有皮肤损害,仅次于关节病变,而且皮损表现多种多样,约有25%的患者,皮肤病变为首发症状。

(1)光敏感:60%~100%的患者有光敏感,多为受日光或其他来源的紫外线照射后出现皮损。

(2)皮肤黏膜损害:几乎见于所有患者,分为特异性和非特异性。特异性皮损有蝶形红斑、盘状红斑、狼疮性脂膜炎(深部狼疮)、冻疮样红斑、肿胀性狼疮等;非特异性皮损有皮肤血管病(血管炎、网状青斑等)、血栓性静脉炎(雷诺现象、红斑性肢痛症等)、狼疮非特异性大疱性损害、雷诺现象、荨麻疹、多形红斑、下肢溃疡、扁平苔藓、皮肤钙化、甲周毛细血管扩张、脱发("狼疮发"、静止期脱发、斑秃)等。

3. **骨骼肌肉病变**　见于53%~95%的患者。典型的关节受累表现为对称分布的非侵蚀性关节痛和关节炎,通常累及双手小关节、腕关节和膝关节。全身性肌痛与肌肉压痛在SLE患者中常见,部分患者出现肌炎伴近端肌无力和肌酸激酶升高。缺血性骨坏死可见于少数SLE患者,最常累及部位为股骨头,部分与激素治疗相关,长期激素治疗者需警惕。

4. **心血管病变**　有50%~55%患者合并心脏病变。最常见的心脏受累表现为心包炎,可表现为有症状或无症状的心包炎,伴或不伴心包积液,但较少发生心脏压塞。心肌炎相对少见,主要表现为心律失常和心力衰竭,MRI可检测出无症状的亚临床型心肌损害。SLE患者心脏瓣膜病变可表现为瓣膜增厚和疣状心内膜炎(Libman-Sack心内膜炎),瓣膜病变通常无临床症状,但容易继发外周血管栓塞和感染性心内膜炎。瓣膜病变常与抗磷脂抗体阳性相关。SLE患者动脉粥样硬化和冠心病的发生率显著增高,需加强筛查。

5. **呼吸系统病变**

(1)胸膜炎:可伴有少量或中等量的胸腔积液,并由此引发胸痛和/或呼吸困难。

(2)狼疮性肺炎:急性病变的临床症状为严重呼吸困难、发热、低氧血症。常伴咳嗽,痰少,两肺底可闻及湿啰音。可合并出血及发展为多器官功能衰竭、肺衰竭,危及生命。慢性病变则以肺间质浸润性病变为主,X线片可表现为弥漫性网状结节样改变。

(3)肺出血:少见而具有潜在死亡风险的并发症,死亡率达50%~90%。具有弥漫性肺泡浸润、低氧血症、呼吸困难和贫血特征。可行纤维支气管镜下支气管肺泡灌洗和经支气管活检以明确。

6. **消化道病变**　有25%~40%的患者出现消化道症状,既可以出现在SLE病程的各阶段,也可以表现为SLE的首发症状。其在临床上的表现并无特异性。临床上以食欲不振最为多见,其次为恶心、呕吐、腹泻。

与疾病相关的胃肠道症状包括腹痛、呕吐、腹泻及假性肠梗阻等,影像学可表现为肠壁水肿(典型的CT表现为"靶征"或"齿梳征"),伴或不伴肠系膜血管炎表现,少数患者出现肠系膜血栓或梗死,临床表现为急腹症。肝脏累及在SLE患者中较为常见,但大部分为无临床表现的实验室异常(转氨酶升高),部分患者可合并自身免疫性肝炎。晚期可出现肝硬化表现,SLE相关胰腺炎发生率较低,但病情严重,常与疾病高度活动相关。蛋白丢失性肠病极为罕见,表现为低蛋白血症、高度水肿和多浆膜腔积液。

7. **血液系统病变**

(1)贫血:有50%SLE患者出现贫血,机制包括慢性贫血、溶血(免疫或微血管病性)、失血、肾功能不全、药物、感染、脾功能亢进、骨髓增生异常、骨髓纤维化和再生障碍性贫血等。

SLE 患者有 10%~40% 出现溶血性贫血(免疫性),也可为首发症状。此外,还可伴网织红细胞增多、血结合铁蛋白降低、抗球蛋白试验(Coombs 试验)阳性。激素治疗有效,脾切除很少能获得长期疗效。缺铁性贫血可由胃肠道出血、月经过多、肺出血等失血导致。

(2)白细胞减少:临床也较多见,仅次于贫血,但严重的较少见。一般与疾病的活动、药物的副作用、自身抗体、骨髓功能降低有关。

(3)血小板减少:是 SLE 病情活动的表现,有 25%~50% 患者有轻度减少,5%~10% 患者有重度减少。一般 >50 × 10^9/L,临床可无出血症状,当 <50 × 10^9/L 时,临床可出现明显的皮肤黏膜瘀点、紫癜、鼻衄、牙龈出血,甚至发生胃肠道、泌尿生殖道、中枢神经系统出血。血小板减少主要是抗血小板抗体所致。此外,还与治疗药物的毒性导致的骨髓抑制、造血功能低下有关。

(4)脾大:10%~20% 患者有脾大,疾病活动更多见。5% 患者脾脏萎缩,脾功能低下。

8. **神经系统病变**　SLE 可累及中枢和周围神经系统,约 40% 的患者发病初期或初发表现为精神神经症状,是主要死亡原因。

美国风湿病学会(ACR)描述了 19 种症状,有中枢神经系统症状(无菌性脑膜炎、脑血管病、脱髓鞘综合征、头痛、运动失调、脊髓病、癫痫发作、急性神经错乱状态、焦虑症、认知障碍、情感障碍、精神病)和周围神经系统症状(急性炎性脱髓鞘多神经病、自主神经功能紊乱、单神经病变、重症肌无力、颅神经病、神经丛病、多神经病),总称“神经精神性系统性红斑狼疮”。

SLE 患者发病后 1 年内出现精神症状者为 40.0%~53.5%,以精神障碍为首发症状者为 1.3%~3.6%。精神障碍的出现与疾病本身、身体的一般状况、环境、药物均有一定的关联。

癫痫在 SLE 患者神经系统损害中最为常见,占 5%~57%。大多由于血管炎、血管破裂或由于 SLE 并发高血压、尿毒症、脑水肿引起。一般癫痫为 SLE 患者的终末期表现,既可先于 SLE 发作,也可出现在疾病过程中,但大多数患者在癫痫发作后数天至 1 个月内死亡,是 SLE 死亡的主要原因之一。

9. **肾脏病变**　肾脏受损是 SLE 最常见的临床表现之一。与病程的长短显著相关。据统计,SLE 确诊时有肾损证据者为 24.24%;半年后为 42.42%;1 年后为 61.29%;2 年后为 72.4%;4 年时高达 92.3%。

患者多表现为蛋白尿、镜下血尿、白细胞尿、管型尿、水肿、高血压、肾功能不全。与肾病综合征的区别为,狼疮性肾炎(lupus nephritis,LN)的 IgG 不降或升高,蛋白电泳则提示 γ 球蛋白不降或升高。

二、辅助检查

1. **一般检查**　血液系统受累的患者可表现为白细胞减少、血小板减少和贫血等,通常会表现为红细胞沉降率和 / 或 C 反应蛋白升高。血白蛋白水平下降、肌酐升高、尿常规异常等辅助检查结果提示 SLE 肾脏受累。

2. **诊断性检查**　免疫复合物激活经典补体途径导致相关补体成分消耗,补体 C3 和 C4 和总补体活性 CH50 下降。免疫荧光抗核抗体(IF-ANA)是 SLE 的筛选检查。对 SLE 的诊断敏感性为 95%,特异性相对较低为 65%。

ANAs 包括一系列针对细胞核中抗原成分的自身抗体。抗 Sm 抗体见于 10%~30% 的 SLE 患者,对 SLE 诊断具有高度特异性;抗 SS-A 和抗 SS-B 抗体是干燥综合征的特征型抗体,也可见于 SLE 患者,通常与亚急性皮肤红斑狼疮、新生儿狼疮以及胎儿心脏传导阻滞相关。抗

dsDNA 抗体见于 60%~80% 的 SLE 患者,该抗体对 SLE 诊断的特异性为 95%,敏感性为 70%。

此外,SLE 患者常出现抗磷脂抗体(APA),APA 阳性患者发生血栓和妊娠并发症如复发性流产风险增高。APA 检测结果会随时间变化,因此需要定期复查。部分患者可出现低补体血症。

3. **病理检查**　SLE 患者出现皮肤受累时可行皮肤活检。急性皮肤型狼疮可表现为表皮萎缩,基底细胞液化变性;真皮浅层水肿,皮肤附属器周围淋巴细胞浸润;表皮与真皮交界处存在 IgG、IgM、IgA 和 / 或补体 C3 沉积。盘状红斑皮损病理表现为表皮角化过度、毛囊口扩张,颗粒层增厚,棘层萎缩,表皮突变平,基底细胞液化变性;真皮浅层可见胶样小体,皮肤附属器周围见较致密的灶状淋巴细胞浸润;表皮与真皮交界处存在免疫球蛋白沉积。

SLE 患者出现肾脏受累时,肾活检通常表现为免疫复合物相关肾小球肾炎。2018 版 LN 病理分型给出肾小球特征性改变的直观描述:Ⅰ 型免疫复合物(immune complex,IC)主要沉积在系膜区;Ⅱ 型 IC 沉积在系膜区,单个系膜区系膜细胞 ≥ 4 个;Ⅲ / Ⅳ 型 IC 沉积在内皮下与系膜区,进一步区分毛细血管管腔内白细胞增多与不增多;Ⅲ / Ⅳ+ Ⅴ 型 IC 同时大量沉积在内皮下、系膜区与上皮下;Ⅴ 型 IC 沉积在上皮下,与特发性膜性肾病相比,也有少量 IC 沉积在系膜区。

此外,我国在 ISN/RPS 病理分型基础上提出“狼疮足细胞病”和“狼疮血栓性微血管病”(Lupus TMA)2 个特殊病理诊断。狼疮足细胞病光镜下轻度系膜细胞增生,免疫荧光下血管袢无免疫沉积,足突融合 ≥ 70%,可伴系膜区电子致密物沉积而无内皮下或上皮侧电子致密物沉积。SLE 导致 TMA 引起的肾脏损伤称为狼疮 TMA。病理表现为入球小动脉“微血栓”形成,或间质小动脉内皮呈“葱皮样”改变。

三、诊断标准

目前普遍采用的诊断标准包括:1997 年美国风湿病学会(ACR)修订的 SLE 分类标准,2012 年系统性红斑狼疮国际协作组(SLICC)发布的分类标准(表 3-2-1),2019 年欧洲抗风湿病联盟(EULAR)/ACR 联合发布的分类标准(表 3-2-2)。

表 3-2-1　SLICC 制订的 SLE 分类标准

临床分类标准	免疫学诊断标准
1. 急性皮肤狼疮,包括: 颧部红斑(不包括颧部盘状红斑) 大疱型皮疹 中毒性表皮坏死松解症 斑丘疹样皮疹 光敏感皮疹 排除皮肌炎或亚急性皮肤狼疮(非硬化性银屑病样损伤和 / 或环形多环形损伤,缓解后不留瘢痕,偶有炎症后色素异常沉着或毛细血管扩张) 2. 慢性皮肤狼疮,包括: 典型的盘状红斑 局灶性(颈部以上)	1. ANA 水平超过实验室参考值 2. 抗 dsDNA 超过实验室参考值(或用 ELISE 法>2 倍参考值) 3. 抗 Sm 抗体阳性 4. 抗磷脂抗体阳性,符合以下任一项即可: 狼疮抗凝物阳性 快速血浆反应素试验假阳性 抗心磷脂抗体水平中或高滴度升高(IgG、IgA 或 IgM) 抗 β$_2$ 糖蛋白 I 抗体阳性(IgG、IgA 或 IgM)

临床分类标准	免疫学诊断标准
广泛性（颈部以上和以下）	5. 低补体
增生型（疣状）皮疹	低 C3
脂膜炎（深层脂膜炎型）	低 C4
黏膜疹	低 CH50
肿胀型皮疹	6. 直接抗人球蛋白试验阳性
冻疮样皮疹	排除溶血性贫血
盘状红斑和扁平苔藓重叠	

3. 口腔溃疡

上颚

颊部

舌或鼻溃疡

　　排除其他原因，如血管炎、白塞综合征、感染（疱疹病毒）、炎症性肠病、反应性关节炎以及酸性食物

4. 非瘢痕性脱发（广泛的发质变细或脆弱伴断发）

　　　排除其他原因（如斑秃、药物、铁缺乏、雄激素性脱发）

　5. 累及 ≥2 个关节的滑膜炎，以肿胀或渗出为特征
（或）≥2 个关节疼痛伴至少 30min 的晨僵

　6. 浆膜炎

典型的胸膜疼痛>1d

或胸膜渗出

或胸膜摩擦音

典型的心包疼痛（卧位疼痛，前倾坐位时加重）>1d

（或）心包渗出

（或）心包摩擦音

（或）心电图证实心包炎

排除其他原因，如感染、尿毒症、Dressler 心包炎

　7. 肾脏损害

　　尿蛋白与肌酐比值>0.5mg/mg，或 24 小时尿蛋白>500mg，
或红细胞管型

　8. 神经系统损害

癫痫

精神病

多发性单神经炎

排除其他原因（如原发性血管炎）

脊髓炎

周围神经病变或颅神经病变

排除其他原因（如原发性血管炎、感染、糖尿病）

急性意识模糊

排除其他原因，包括毒性 / 代谢性因素、尿毒症、药物

　9. 溶血性贫血

　10. 白细胞减少（ $<4 \times 10^9$ 至少 1 次）

续表

临床分类标准	免疫学诊断标准
排除其他原因(如费尔蒂综合征、药物和门静脉高压) (或)淋巴细胞减少($<1\times10^9$ 至少 1 次) 排除其他原因(如皮质激素、药物和感染) 　11. 血小板减少($<100\times10^9$ 至少 1 次) 　　排除其他原因,如药物、门静脉高压和血栓性血小板减少性紫癜	

诊断标准是累积的,无需同时符合;患者必须满足至少四项诊断标准,其中包括至少一项临床诊断标准和至少一项免疫学诊断标准,或患者经肾活检证实为狼疮性肾炎伴抗核抗体或抗 dsDNA 抗体阳性。

一般在临床上符合上述分类标准中的四项或四项以上即可确诊为 SLE。但临床上也有一些例外情况,诊断上不能拘泥于分类标准。

dsDNA(75%)和 Sm(25%)阳性对 SLE 的诊断具有较高的特异性,且 Sm 是 SLE 的标志性抗体。但 ANA 仍不失为检测 SLE 的最好手段之一,几乎所有 SLE 患者 ANA 均阳性,且滴度较高,便于筛选。

表 3-2-2　2019 EULAR/ACR 分类标准[8]

临床领域	权重	临床领域	权重
1. 全身系统		6. 血液系统	
发热 ≥38.3℃	2	白细胞减少($<4\times10^9$/L)	3
2. 皮肤黏膜		血小板减少($<100\times10^9$/L)	4
非瘢痕性脱发	2	免疫性溶血	4
口腔溃疡	2	7. 肾脏	
亚急性皮肤或盘状狼疮	4	蛋白尿>0.5g/24h	4
急性皮肤狼疮	6	肾穿病理 Ⅱ 或 Ⅴ 型狼疮肾炎	8
3. 关节炎		肾穿病理 Ⅲ 或 Ⅳ 型狼疮肾炎	10
≥2 个关节滑膜炎 / ≥2 个压痛关节 + ≥30 分钟的晨僵	6	**免疫学领域**	**权重**
4. 神经系统		1. 抗磷脂抗体	
谵妄	2	抗心磷脂抗体 IgG>40GPL 单位或抗 β₂- GP1 IgG>40 单位或狼疮抗凝物阳性	2
精神症状	3	2. 补体	
癫痫	5	低 C3/ 低 C4	3
5. 浆膜炎		低 C3+ 低 C4	4
胸腔积液或心包积液	5	3. 高度特异性抗体	
急性心包炎	6	Anti-dsDNA 阳性	6
		Anti-Sm 阳性	6

注:①入选患者必须满足 ANA 阳性(Hep2 免疫荧光法 ≥1∶80);②在每个领域,只有最高权重标准的得分计入总分;③对于每条标准,需排除感染、恶性肿瘤、药物等原因;④至少符合 1 条临床标准;⑤既往和现患均可评分;⑥各领域最高权重相加 ≥10 分的患者可以分类诊断为 SLE。

【治疗】

一、中医治疗

(一) 辨证论治

1. 热毒炽盛

症状:起病急骤,高热持续不退,面部红斑,手足红斑,皮疹,关节肌肉疼痛,口腔溃疡,咽干口渴喜冷饮,目赤齿衄,舌红绛,苔薄或薄白、薄黄,脉滑数或洪数。

本证为 SLE 急性发作常见的临床证型,或激素撤减不当引起反跳。

治法:清热凉血,解毒化瘀。

方药:清营汤加减。

生地黄 15g,水牛角(先煎)30g,玄参 15g,淡竹叶 15g,麦冬 9g,丹参 9g,金银花 9g,连翘 9g,生石膏(先煎)30g,滑石(先煎)30g,黄芩 15g,知母 12g,牡丹皮 15g,赤芍 15g。

加减:高热不退,可加羚羊角粉 0.6g 清热镇痉、平肝息风,或紫雪散冲 1 支清心开窍;红斑明显,加秦皮 30g 清热解毒;口腔溃疡甚,加土茯苓 30g 解毒除湿,黄连 3~9g 清热燥湿、泻火解毒,蒲公英 15~30g、白花蛇舌草 30g 清热解毒。

中成药:牛黄解毒片,口服,每次 2 片,每日 2~3 次。昆明山海棠片,口服,每次 2 片,每日 3 次。

分析:① SLE 发热为虚热和血热,而非热毒,治疗重在补虚退热——养阴清热、清热凉血,整方重在清热,不在解毒。重用石膏清热,用寒水石和滑石加强石膏的清热之力,但考虑到苦寒药败胃,方中需配有一定比例的健脾和胃药,且中病即止,以免伤胃。②反复慢性顽固的狼疮发热,以内伤发热来辨证治疗,以重用生地黄、生石膏为主,或再加用地骨皮。

2. 阴虚内热

症状:长期低热或自觉内热、手足心热,面部蝶形红斑,光敏感;或面红充血或暗红斑点皮疹,口渴多饮并喜冷饮;时有咽干咽痛,关节疼痛,心烦急躁,少寐不眠。舌质红,苔少或薄黄,脉细数或濡数。

本证多见于 SLE 早期、慢性活动期以及服用糖皮质激素后,病情尚未控制,是 SLE 的常见证型。

治法:养阴清热,凉血活血。

方药:玉女煎合增液汤加减。

生地黄 30g,生石膏(先煎)30g,玄参 30g,麦冬 15g,黄芩 15g,忍冬藤 30g,知母 12g,生甘草 6g,陈皮 6g,大枣 5 枚。

加减:低热不退,加青蒿 15~30g 清热凉血、地骨皮 15~30g 凉血降火;红斑反复,加水牛角 30g 清热凉血、牡丹皮 12~15g 清热活血、凉血散瘀;口渴欲饮,加南北沙参 15~30g、麦冬 15~30g、玉竹 15~30g 滋阴生津。

中成药:大补阴丸,口服,每次 6g,每日 2~3 次。

分析:本方以玉女煎、增液汤为基础,生地黄、生石膏、黄芩、忍冬藤为核心药物,生地黄、生石膏为君药。生地黄是养阴清热凉血的传统药物。

3. 瘀热痹阻

症状：手足瘀点斑斑，斑疹斑块暗红，双手变白变紫，口糜口疮，低热缠绵，关节疼痛，舌暗红，或有瘀斑瘀点，脉细弦。

本证多见于以手足血管炎、雷诺病、关节炎为主的慢性活动期患者。

治法：清热凉血，活血化瘀。

方药：四妙勇安汤加减。

玄参 30g，金银花 30g，生地黄 30g，当归 15g，鬼箭羽 30g，槐花 15g，生藕节 15g，水牛角（先煎）30g，广郁金 15g，川牛膝 12g，生甘草 3g。

加减：口疮不愈，加土茯苓 30g 解毒除湿，黄连 3~9g 清热燥湿、泻火解毒，蒲公英 15~30g、白花蛇舌草 30g 清热解毒。手足瘀斑，加川芎 9~12g、丹参 15~30g 活血化瘀，牡丹皮 9~15g 清热活血、凉血散瘀；关节疼痛，加羌活 15~30g、独活 12g 祛风散寒止痛。

中成药：丹桃合剂，口服，每次 20ml，每日 3 次。

分析：①手足瘀点、瘀斑为免疫复合物的积聚，治疗既要养阴清热以积极控制狼疮活动，又要活血祛瘀，标本兼治。②据临床观察，SLE 瘀热多，瘀寒少。活血化瘀宜选用性凉性平的中药。鬼箭羽性寒，活血祛瘀，具有扩张周围血管、改善微循环的作用。槐米、生藕节、水牛角性均凉，有凉血止血、祛瘀生新功效，是治疗瘀点、瘀斑的常用药物，性平而效佳。此型若无破溃，可结合中药熏洗浸泡改善局部症状。

4. 热郁积饮

症状：胸闷、胸痛、心慌，内热或低热，咽干口渴。舌红苔薄白、厚腻均有，脉滑细、细数、濡数也可有结代脉。

本证相当于 SLE 引起的浆膜炎——心包积液、胸腔积液。

治法：养阴清热，利水蠲饮。

方药：玉女煎合葶苈大枣泻肺汤加减。

生地黄 30g，生石膏（先煎）30g，知母 12g，黄芩 30g，玉竹 15g，葶苈子（包煎）30g，大枣 5 枚，白芥子 12g，桑白皮 12g，猪苓 12g，广郁金 15g，甘草 3g。

加减：低热不退，加青蒿 15~30g 清热凉血、地骨皮 15~30g 凉血降火；咽干口渴加玄参 15~30g、麦冬 15~30g、沙参 15~30g 养阴生津；心慌加生龙骨 30g、生牡蛎 30g、珍珠母 30g 镇惊安神。

中成药：五苓散，口服，每次 6~9g，每日 2 次。

分析：饮邪有寒饮和热饮之分，狼疮性心包炎、胸腔积液，从临床辨证来看，热饮多，寒饮少，治疗当以清法为主，辅以温和之品来护胃或清法、温法参合使用。

5. 气血两虚

症状：狼疮经年不愈，面色不华，乏力，少寐，既怕冷又怕热，月经量多淋漓不尽，冬天有雷诺现象，头发稀少易折。舌红苔薄净或中剥，脉细弱。

本证见于红细胞、血红蛋白、白细胞、血小板减少。

治法：益气养血，滋补肝肾。

方药：当归补血汤合六味地黄丸加减。

生黄芪 30g，当归 9g，熟地黄 30g，山茱萸 12g，山药 15g，白术 9g，女贞子 15g，枸杞子 12g，制首乌 15g，茯苓 12g，牡丹皮 9g，陈皮 6g，甘草 3g，大枣 5 枚。

加减：白细胞减少,加鸡血藤 15~30g 行血补血,茜草 15g、虎杖 15~30g 凉血补血;血小板减少,加花生衣 15~30g 补气血、阿胶 3g 滋阴补血。

中成药：生血宁片,口服,每次 2 片,每日 2~3 次。地榆升白片,口服,每次 2~4 片,每日 3 次。

分析：益气健脾药黄芪、白术有升白作用,养血药山茱萸、女贞子、制首乌有益肾生血的作用。阿胶、当归、鹿角药性较温,如有阳虚畏寒情况,可选择应用。

6. 瘀热损肾

症状：泡沫尿、腰酸、面部有红斑、面部潮红。舌红苔薄,脉弦数、弦细、细数。

本证相当于狼疮性肾炎。

治法：补肾养阴,清热利水。

方药：知柏地黄丸合左归丸加减。

知母 12g,黄柏 6g,生地黄 30g,山茱萸 12g,山药 15g,生石膏(先煎)30g,莪术 30g,赤芍 15g,川芎 9g,杜仲 12g,龟甲 9g,鹿角胶 9g,金樱子 12g,菟丝子 9g,猪苓 12g,茯苓 12g,泽泻 12g,甘草 g,大枣 5 枚。

加减：蛋白尿反复顽固不化,加金雀根 15~30g 活血通络、益气健脾;血尿反复,加大小蓟(各)9~12g、地榆炭 9~12g 凉血止血;脓尿反复,加乌蔹莓 15g 凉血解毒、蒲公英 15~30g 清热解毒。

中成药：肾炎康复片,每次 5 片,每日 3 次,口服。

分析：临床以阴虚内热为多,用生地黄、龟甲、知母、生石膏清热凉血,清肾益肾。

7. 脾肾两虚

症状：畏冷、面色苍白、小便短少、下肢轻度浮肿、神疲乏力、腰酸,舌淡红,苔薄白腻,舌体或胖或瘦或有齿痕,脉弦细、弦滑、沉细。

本证见于慢性狼疮性肾炎、轻度氮质血症。

治法：健脾滋肾,利水蠲饮。

方药：右归丸合五苓散加减。

熟地黄 9g,炮附片 3g,肉桂 3g,山药 15g,山茱萸 15g,菟丝子 12g,鹿角胶 9g,枸杞子 9g,当归 9g,杜仲 9g,黄芪 30g,白术 12g,葶苈子(包煎)15g,猪苓 12g,茯苓 12g,泽泻 12g,积雪草 30g,接骨木 30g,甘草 3g,陈皮 6g,大枣 5 枚。

加减：小便少,浮肿明显,加玉米须 15~30g、车前子 15g 利尿消肿;畏寒肢冷,加淫羊藿 15g、巴戟天 9~15g 温补肾阳。积雪草含积雪草苷,有抑制纤维增生的作用,接骨木有扩张肾血管、改善肾血流的作用。

中成药：右归胶囊,口服,每次 4 粒,每日 3 次。

分析：①治疗以扶正补虚为主。方中选用黄芪、白术、熟地黄益气健脾,补肾填精。阳虚明显者可加淫羊藿、巴戟天阴阳气血并补。②氮质血症,是肾功能衰退的表现,首先辨为虚证。尿素氮、肌酐增高是肾气虚弱、毒邪有余。治疗时要在补虚中排毒,排毒不可伤正,即标本兼治。排毒药宜选用药性缓和之品如葶苈子、猪苓、茯苓、桑白皮、泽泻等,使毒从二便走。

8. 瘀热入脑

症状：症见头痛头晕,耳鸣,听音不清,视物模糊,乏力,发热,甚至有精神神志异常。舌红,苔薄,脉弦细、沉细。

本证多见于狼疮脑损害之轻症,如有重症脑损害,必须中西医结合抢救。

治法:养阴清热,活血开窍。

方药:玉女煎合通窍活血汤加减。

生地黄 30g,生石膏(先煎)30g,知母 9g,黄芩 30g,赤芍 12g,桃仁 9g,红花 6g,白蒺藜 15g,川芎 9g,蔓荆子 15g,全蝎 3g,半夏 12g,陈皮 6g,甘草 3g。

加减:苔腻、头晕,加石菖蒲 30g 豁痰开窍;记忆力减退,眩晕,加天麻 9~12g 平肝息风。

中成药:安脑丸,口服,每次 3~6g,每日 2 次。

分析:在养阴清热为主要原则的同时,可加用白蒺藜、天麻、川芎、蔓荆子平肝活血。白蒺藜性平,大剂量应用,对头痛头晕均有较好疗效,对血管性头痛、神经性头痛、SLE 脑损害均有效,与川芎、蔓荆子配伍,可增效,一般无副作用。久服能加重狼疮患者光敏感,不宜久用。天麻为治疗头晕的常用中药,与白蒺藜配伍,对狼疮轻症脑损害头晕有效。全蝎可祛风止痉,改善头痛、头晕和抽搐。

(二)医家经验

沈丕安教授[9]根据 SLE 的红斑、关节炎等系统表现,提出 SLE 的中医名为"红斑痹",创立一系列治疗 SLE 及其并发症的经验方如红斑汤、紫斑汤、清肾汤、三黄苦参汤、石膏退热汤、地黄升血汤等。

姜泉教授[10]认为"清热"之法的活用是中医药治疗 SLE 的一个重要手段。即使在气血亏虚、脾肾亏虚等证候的治疗中,虽以温补扶正为主,也可稍佐清热之品,以顾全疾病基本病机,又可防止温补助热伤阴之虞。

范永升教授[11]临床总结清热解毒、凉血祛瘀、透疹消斑、祛风通络、温阳利水、健脾护胃七法辨证选用。使用"清热于内,散风于外"法治疗 SLE 皮肤损害,疗效明显。治疗 SLE 基本方中选用青蒿、白花蛇舌草为清热解毒的基本药物,缓解期以蒲公英清理余毒。

张鸣鹤教授[12]总结 SLE 的治则为急性活动期以清热解毒治疗其标;病情稳定时益气养阴、调理气血、补益肝肾,或与清热解毒药合而用之,把这一治疗原则作为治疗本病的总纲,然后根据各个脏器系统受累时特点,进行药物的增减,纲举目张,分而治之。

苏励教授[13]认为 SLE 病机为"气阴两虚、毒瘀互结",因虚致病,以虚为主,本虚标实,虚中夹实,病位在脾肾。针对其病因病机,辨证与辨病相结合,从"脾肾"着手,确立健脾滋肾、益气固表、养阴凉血、活血化瘀、清解热毒五重治法合力以扶正祛邪、标本兼治。

苏晓教授[14-15]认为中药在 SLE 的不同阶段发挥的作用不尽相同。第一阶段,用激素等西药为主控制病情,中药配合治疗。第二阶段为中药渐起效,西药渐撤减。这是中药为主的西药撤减阶段。第三阶段过渡到单用中药或中药与小剂量激素维持阶段。

温成平教授[16-17]主张根据不同患者的证候特点采用不同的思路和措施。在激素首始阶段,由于"纯阳"之激素容易助阳化热,迫血妄行,治疗以清热解毒兼顾养阴为法;减量阶段,由于首始期激素使用过后,热盛伤阴,导致体内阴虚内热或气阴两虚,治疗以滋阴解毒、益气养阴为法;至维持量期,由于激素长期使用,导致体内阴虚及阳,出现阴阳两虚、肝肾不足的症状,方用解毒滋阴祛瘀方合右归丸等加减治疗。

黄煌教授[18]从体质辨证入手,运用小柴胡汤合当归芍药散及其加味方治疗 SLE,疗效显著。将小柴胡汤与当归芍药散合用,用于自身免疫性疾病长期迁延不愈者的体质调理。

胡荫奇[19]教授根据本病的特点及某些中药的现代药理研究结果,总结出在临床上行之有效的药对,如穿山龙与土茯苓、牡丹皮与赤芍、巴戟天与知母等。

二、西医治疗

系统性红斑狼疮西医治疗主要运用激素、免疫抑制剂、抗疟药以及生物制剂等。

三、治疗体会

1. 中西医结合治疗　由于 SLE 病理机制复杂,变化多端,有较多的诱发因素,因此,一旦疾病出现急性活动,尤其是危及生命的情况,此时中药缓不济急,不可避免地需要运用激素等西药,以挽救患者的生命。当患者病情控制,病变逐渐稳定后,可在中医中药的基础上,逐步撤减激素。逐步实现纯中药治疗。

2. 中西医结合治疗要点

(1)维持来本院就诊前的激素用量,并根据其病情中医治疗,取得效果后再逐渐减量。

(2)早期、轻症中未用过西药者可用纯中医中药治疗。

(3)重症患者则在中医中药的基础上,再加用西药。中药主要用于改善激素的毒副作用。

3. 中医中药治疗策略

(1)中药复方增效治疗 SLE:根据 SLE 病情活动程度的不同,将中医药的治疗作用分主导与增效地位。

1)非中重度活动期 SLE 的中药主导作用:对于本期 SLE 患者,主张充分发挥中医药的优势,可单用中药或者中药治疗为主。本期有两类患者,一类是初发,没有或者轻度内脏受累,如面部红斑、口腔溃疡、关节炎、浆膜炎、血细胞轻度减少等,另一类是经过中西医治疗趋于稳定的患者,处于西药撤减阶段。

2)中重度活动期 SLE 的中药增效作用:此期患者处于明显的活动状态,一般病情较急、较重甚至非常凶险,单用中药很难在短时间内控制病情。我们认为应正确认识到中医中药的不足和西药的优势,把握好西药应用的时机与剂量,争取治疗时机,最大程度地保护内脏或逆转内脏受累,此时中药应用的目的在于协同激素与免疫抑制剂控制病情的作用,即增效作用,利于今后病情控制后的中药持续性作用。此期中药应用目标为控制病情,平衡西药的作用与毒副反应,即增效减毒。

(2)中医中药减毒治疗 SLE:中医关于"毒"的认识渐完善,主要涉及四大概念,包括病因、病证、药性、治疗。此处"减毒"主要针对"毒"的病因而论。

中医理论讲究辨证论治,辨证求因。毒邪致病在 SLE 及其合并症、并发症的发生、发展中占有重要地位,毒有内生与外受之分。内外毒又互为病因与病理产物,常见的致 SLE 的内毒有热邪、瘀邪化生而成热毒、瘀毒。毒是诸多病邪的进一步发展,邪盛生毒。所谓"火盛者必有毒","温热成毒,毒即火邪也"。我们在 SLE 治疗中以清热凉血、解毒化瘀为主要治法,充分体现了对毒邪致病的重视。另外,药邪致病作为 SLE 的重要因素,药邪日久,内毒化生,不容忽视。由于 SLE 用药的特殊性,激素、免疫抑制剂之药邪具有很强的毒性和毒力,极易化为内毒,对机体造成毒副反应,甚至发生不可逆转的并发症。从广义上讲,凡破坏机体平衡与功能的物质均应视为毒邪,如血脂高产生脂毒性,血糖高产生糖毒性,血尿酸高产生酸毒性,血尿、蛋白尿产生肾毒性,白细胞、红细胞及血小板异常等产生血毒性,骨质破坏产生骨毒性,代谢提高,产生热毒性,病原微生物及免疫复合物侵肺,肺宣肃失常,产生肺毒性,药邪破坏胃肠屏障与功能,脾胃升降失常,产生胃毒性,药邪及免疫复合物侵肝,肝疏泄失常。我们谨守中医"治未病"的原则,治疗 SLE 的同时特别关注药物毒副反应和并发症的预防与干预,力求用多种中医治疗方法从多角度、多渠道来减毒,达到既病防变的目的,提高 SLE 患者的生命质量。

不难发现,在筛选中药时须兼顾增效、减毒作用,双管齐下,且能体现多重增效、减毒功效,如常用药生石膏集清热泻火、解毒生津、清肺止咳功效与抗菌消炎、补肺止咳、补钙壮骨、降糖于一药,且有传统中医学理论与现代药理学的支持。生地黄、黄芩、苦参、甘草均具多重功效,标本兼治,利于疾病的控制与毒副反应的防治。

中药增效减毒治疗 SLE 可表现为以下四方面:①在激素原量基础上用中药来提高疗效;②中药可以解决某些长期存在的问题,如蛋白尿、面部红斑等;③中药能够缓解、减轻激素的副反应或改善症状,如胃肠道反应、骨坏死、高血脂、免疫功能低下等;④中药有促进肾上腺皮质分泌激素的作用,使人体对外源性激素的需求逐渐减少,从而达到激素用量逐渐减少的目的。

【调摄与护理】

一、调摄

(一) 调养与忌口

食物与中药一样有四气五味之分,故食物根据其食性可分为平补、清补、温补三类。SLE 患者以阴虚为多,内热、血热者为多,故以清补、平补为宜。部分气血两亏者用温补之品,须有医生的指导。

1. 饮食与调养

(1)饮食

1)清补:清补的食物多性凉,久食清火,内热之体宜食用,且有滑肠、软化大便的效用,但对其中有些食品过敏者,则不能食用。对于有特殊副作用者,应因人而异(见忌口部分)。

常用清补食品大致有:甲鱼(SLE 患者尽可能少用)、乌龟、鸭、黑鱼、海蜇、蚌肉、蛤肉、蟹、螺蛳、甘蔗、生梨、藕、荸荠、百合、银耳、西瓜、冬瓜、香瓜、绿豆、西瓜子仁、薏苡仁、莴笋、茭白、竹笋、茄子、莼菜、蕹菜、西红柿、米苋、紫菜、芹菜、草头、萝卜、金针菜、荠菜、蒿菜、香椿、枸杞子、马兰头、黑木耳、茶叶等。

2)平补:平补的食品性味平和,或稍偏凉或稍偏温,都是正常人所能接受而不至造成不良后果,故只要没有过敏,基本可以食用(特殊情况见忌口)。

常用平补的食品有:大米、小米、高粱、大麦、小麦、燕麦、红薯、山药、芋艿、芡实、土豆、毛豆、蚕豆、赤豆、扁豆、青豆、菜豆、豇豆、白砂糖、苹果、椰子、橄榄、白果、菠萝、鲜葡萄、莲子、花生、芝麻、葵花子、南瓜子、南瓜、青菜、白菜、卷心菜、胡萝卜、猪肉、猪腰、鸽子、兔肉、鸡蛋、鹌鹑、鲤鱼、青鱼、鳗鱼、鲳鱼、鲈鱼、乌贼鱼、鱿鱼、鲜贝、泥鳅、菜油、豆油、酱油等。

3)温补:温补的食品大多性温或热,对 SLE 患者不甚适宜。因此,这一类食物的选择,最好要在医生的指导下进行(参见忌口部分)。

常用的温补食物有:鸡、鹅、牛、羊、狗、马、鹿、牛奶、乳制品、胡桃肉、桂圆肉、荔枝干、红枣、黑枣、橘子、甜橙、栗子、桃子、石榴、饴糖、红糖、蜂蜜、咖啡、可可、黄鳝、鲫鱼、鲢鱼、带鱼、淡菜、海参、蛏子、海虾、辣椒、甜椒、大葱、大蒜、韭菜、芥菜、榨菜、香菜等。

(2)调养

1)要预防和减少上呼吸道感染的发生,一旦发生应及时有效地控制,以免引起不正常的免疫反应。

2)谨慎使用药物及保健食品,以免诱发疾病复发。

3)节制房事。尤其发作、活动期的患者,房事常可加重病情。缓解期患者可正常进行,以不感疲劳为度。

4)病情未稳定者不宜怀孕。有时妊娠时病情可稍有缓解,但人工流产、小产会加重病情,有时分娩后病情会突然恶化。

5)有皮疹及光敏感者,尽量避免日光照射,紫外线能加重或诱发病情。

6)缓解期患者的怀孕、生育,应在医生的指导下进行,并进行适当的药物控制,防止疾病的复发。

2. 药食忌口

(1)中药的忌口:一般都认为中药是没有副作用的,其实这是一种误解,作为药物,不可能没有毒副作用,只有大小之别。中药讲究辨证施治,辨证不当,疗效虽差但无大碍,而有些中药则会诱发或加重病情,因此在治疗上必须重视药物的忌口。

1)人参、西洋参、绞股蓝含有人参皂苷,能提高人体免疫功能,但它既能提高人体的细胞免疫,同时又能提高人体的体液免疫,提高免疫球蛋白,使免疫复合物增多,激活抗核抗体,从而加重和诱发 SLE。因此,人参、西洋参、绞股蓝及其复方制剂、药品、保健品等均应慎用,除非病危抢救,一般不宜使用。

2)能引起光敏感的药物:补骨脂有补肾补骨的功效,有类雌激素样作用及升高白细胞的作用,含香豆类(补骨脂素)的衍生物,能引起光敏感。独活是治疗关节炎的常用药物,也含有补骨脂素衍生物,故亦能引起光敏感。此外,尚能引起光敏感的中药还有紫草、紫浮萍、白蒺藜、麻黄、白芷,这些药物除非对证治疗需要,可以短期使用,但不可常用。

3)含雌激素的药物和食物要谨慎使用,如紫河车(胎盘)、脐带、蛤士蟆油、蜂王浆、含雌激素的避孕药等。因为人体内雌激素增高是 SLE 发病的一个不可忽视的重要因素,故应避免使用。但由于各人的情况不同,含少量雌激素的药物和食物并非绝对禁忌,在某些情况下,有时还要适当用一些,但使用时必须谨慎,而且不宜经常使用。

4)有些药物对正常的肝肾功能并无影响(长期大剂量使用也有影响),但是一旦出现肝肾功能损害的情况,则会因服用而加重病情,这些药物有生甘遂、杜衡、佩兰、木通、铁树叶、望江南子、萱草根、苍耳子、川楝子、苦楝根皮、黄药子等。

(2)食物的忌口:SLE 的忌口在民间比较混乱,把大多数的食物都列为忌口是没有必要的,而且,过度忌口会影响患者的营养状况,因此把 SLE 病情的发展和恶化的责任归咎于没有忌口是不科学的。由于个体的差异,每个人引起过敏和诱发加重病情的食物也是不同的。以下是临床上遇到由于饮食不当而加重病情的一些食物。

1)羊肉、狗肉、马肉、驴肉、鹿肉等,由于性温热,食用后不但会加重 SLE 患者的内热症状,而且在临床上发现个别患者因此加重和诱发了狼疮的病情,造成不良的后果。

2)菠菜传统认为能发疮,现知菠菜能增加狼疮性肾炎的蛋白尿和管型,并能引起尿混浊和尿路结石(草酸盐结晶),故不宜食用。

3)花菜能加重脱发的进程,故脱发的患者不宜食用。

4)香菇、芹菜、草头(南苜蓿、紫云英),能引起光敏感、面部红斑、皮疹,故 SLE 患者不宜食用。

5)辣椒、青椒、大蒜、大葱、韭菜、桂圆等过于热性的食物并不绝对忌口,但不宜多食、常食。

6)对于长期服用激素而引起高脂血症的患者,应注意少吃脂肪、胆固醇含量较高的食物,如肥猪肉、猪油、猪内脏、鸡油、肥鸭、肥鹅、肥牛肉、羊肉、带鱼、鳗鱼等,含糖的甜食在体内能转化为脂肪,也应少食。

7)不宜饮酒、吸烟。也不能随意用药酒或补酒进行治疗,对于市场上的一些补品,尤其是一些没有标明成分的保健食品,不能随意进补,以免加重病情。香烟中尼古丁等有害成分能刺激血管壁而加重血管炎,应戒掉。

8)狼疮性肾炎患者由于长期蛋白从小便中丢失,使体内白蛋白降低,故应及时补充优质蛋白如牛奶、鸡蛋、瘦肉、鱼等动物蛋白,而狼疮性肾炎后期肌酐、尿素氮增高的氮质血症,甚至尿毒症的患者,宜优质低蛋白饮食,避免加重肾脏负担。

由于患者个体差异和损害部位的不同,以上提出的食物还应根据患者各自的具体情况来决定是否必须忌口,应忌哪些药品或食品。患者还应根据自己的情况仔细观察哪些食物对自己有过敏反应或会影响病情,并及时与医生一起探讨,以确定忌口的方法和内容。

二、预防和护理

(一) 预防

由于 SLE 的病因尚未完全探明,因此,对于正常人群,目前无必要的预防措施。而对于已经患病的人群,则应注意做到以下几方面,以免诱发或加重病情。

1. 避免阳光的直接照射。

2. 避免使用有刺激性的或有过敏史的化妆品,包括面霜、染发剂等。

3. 避免经常出入人群较多的公共场所,减少病原体的接触。

4. 季节变化时节应注意防寒保暖,避免感冒等常见、多发病的发生。

5. 正视疾病,保持乐观的情绪,尽量避免精神刺激。

6. 改变不利于疾病的不良生活、饮食习惯(参照上述药食忌口)。

(二) 护理

1. 常规护理

(1)发热患者按高热护理常规,测体温每日 4 次,先做物理降温,并反复检查血常规及血培养,以除外局部感染。

(2)患者要避免日光照射,病室消毒尽量不要用紫外线,宜采用其他消毒方法,如臭氧灭菌灯等。

(3)大量心包积液、心动过速、心肌损害者要卧床休息,头部抬高,静脉补液速度不宜快,入量不宜多。

(4)肝功能升高者排除肝炎后可不必隔离。

(5)有腹水者应有腹围记录,24 小时尿量或出入量。

(6)低蛋白血症者可适当补充白蛋白,肾功能不全者应慎重,减少豆类及豆制品的摄入。

(7)股骨头坏死的患者,下肢不能负重,行走可用拐杖,睡硬板床。避免外伤,以防骨折。

(8)肺部累及患者,要减少外出,预防感冒及感染。呼吸困难者应及时吸氧。

(9)防止褥疮感染、尿路感染、皮肤感染、口腔感染。

(10)选择化妆品要慎重,最好先在敏感部位试用,以免过敏诱发或加重病情。

2. 心理护理

(1)安慰患者,保持乐观开朗,让患者了解 SLE 虽然不能根治,但只要及时、正确治疗,是可以缓解的,忧郁反而会加重病情。

(2)正确指导患者配合治疗和日常保养,向患者介绍病情,使之了解病情,树立战胜疾病的信心。

(3)经常与患者家属沟通,说明病情及可能出现的后果,并请家属签字。

3. 辨证施护

(1)热毒炽盛型:多为急性高热患者。发汗后要及时将汗水擦干,并注意有否畏寒、寒战、血象的变化,有否化脓性感染灶,防止菌血症、毒血症。同时,注意患者饮食、精神状态的变化,给予足够的水分,运用抗生素应注意过敏情况。

(2)阴虚内热型:患者有内热、畏热、烘热时应及时测体温,做好记录。但要注意保暖,不宜贪凉。保持大、小便的通畅。

(3)瘀热痹阻型:多以关节疼痛为主,有内热表现,又同时关节畏寒,故应注意生活环境的温暖与干燥。有条件可以用中药渣煎水浸脚。多见于双手指或足趾部位有红色斑点、肿胀,甚至破溃。故护理时要注意手足保持清洁、干燥,并保护局部皮肤,以防破损,引起感染。有雷诺现象者,要用温水洗手、洗物。

(4)热郁积饮型:少量胸腔、心包积液患者可以正常活动,但大量者应卧床休息,胸闷、胸痛在除外心脏本身原因后及时处理,心衰患者补液速度应缓慢。记录 24 小时出入量,必要时做心电监护。

(5)气阴两虚型:患者红细胞、白细胞减少,不可过于疲劳,注意冷暖,以防感冒。一旦感冒应及时处理。

(6)瘀热损肾型:饮食应适当低盐,防止水肿。如有高血压者,应定时测量,观察血压的变化。有蛋白尿者,应经常检查尿常规及 24 小时尿蛋白总量。

(7)脾肾两虚型:多见于肾病综合征样表现,见浮肿、高血压、高血脂、蛋白尿,故应控制水分摄入,记录 24 小时出入量。饮食宜低脂低盐。

(8)瘀热入脑型:见头痛、烦躁,甚至抽搐、神昏,监测神志、呼吸、血压等,酌情予镇静处理。若有义齿,宜取出,若有抽搐,予绑有纱布的压舌板的一头放在上下牙间,以防咬伤舌头。

【转归与预后】

若无脏腑累及,经积极治疗,调护得当,病情易治,预后向善。若有脏腑或气血受累,经积极治疗,调护得当,大部分预后向善,部分顽症或调护失司或久病患者,预后欠佳。目前 5 年生存率已达到 90% 以上,然病死率仍约为普通人群的 4.6 倍,主要死亡原因为继发感染、心血管疾病等并发症。

【现代研究】

随着诊疗技术的提高,20 世纪 70 年代末 80 年代初有志于 SLE 研究的中医专家们迎难而上,立足于传统中医药经典理论,结合现代医学,积极探索 SLE 的病因病机、辨证论治、选方用药等。经过近 40 年的不懈努力,中医诊疗 SLE 的理论和方法渐成熟。

一、中医辨治 SLE 的思路

当代中医风湿病医家们采用病因辨证、脏腑辨证、气血津液辨证、卫气营血辨证、经络辨证等全方位多角度思辨方法剖析 SLE 的病因病机。

1. **本虚标实**　目前多数专家普遍认为本虚标实是该病本质。如沈丕安教授[9]提出 SLE 病因病机为本虚标实,本虚为肾阴不足,标实为热、瘀、痰、毒,血络瘀滞,经脉痹阻,卫气内伐,外伤肤损络,内损营血、脏腑和三焦。姜泉教授认为 SLE 是内因先天禀赋不足,肝肾亏虚,阴阳失衡,气血失和,气滞血瘀。

2. **正虚学说**　王萍[20]认为本病以虚证占主导地位,其中脾肾两虚、阴阳不调是本病的核心病机。

3. **"三焦气化失常"理论**　周荣双[21]等认为 SLE 涉及上、中、下三焦多个脏腑。由于三焦气化失常,气血精津衰败,痰瘀浊毒滋生,阴阳失调。该理论突破了以往脏腑辨证的局限,指出临床应重视调理三焦气化。

4. **伏邪学说**　孔祥聿[22]等认为这与中医伏邪学说相当吻合。伏邪之于 SLE 发病虽然并不是最完善的阐释,但从 SLE 的遗传因素、诱因等方面来看,伏邪学说是以中医学角度来看待 SLE 发病的最好解释。

二、中医药辨治 SLE 的方法

益气养阴、清热解毒、凉血散瘀是公认的治法。然而 SLE 的异质性、复杂性以及病程缠绵的特点决定了其治疗并不简单纯粹,必然佐有平行、交叉、包涵、延伸的独特观点和丰富治法。

1. **纲举目张,分而治之**　张鸣鹤教授[12]总结 SLE 的治则为急性活动期以清热解毒治疗其标;病情稳定时益气养阴、调理气血、补益肝肾,或与清热解毒合而用之,把这一治疗原则作为治疗本病的总纲,然后根据各个脏器系统受累时特点,进行药物的增减,纲举目张,分而治之。

2. **辨证选用七法**　范永升教授[11]从临床总结出清热解毒、凉血祛瘀、透疹消斑、祛风通络、温阳利水、健脾护胃七法辨证选用。然不拘泥一端,更不堆列药物。使用"清热于内,散风于外"法治疗 SLE 皮肤损害,疗效明显。

3. **活用清热法**　姜泉教授[10]认为"热"是 SLE 发病过程中的重要特点,"清热"之法的活用是中医药治疗 SLE 的一个重要手段。即使在气血亏虚、脾肾亏虚等证候的治疗中,虽以温补扶正为主,也可稍佐清热之品,以顾全疾病基本病机,又可防温补助热伤阴之虞。

4. **重用黄芪扭转病势**　苏励教授[13]临床治疗风湿病取经方好重剂,善用黄芪。尤其是以大剂黄芪治疗重症 SLE,多可扭转病势。

5. 分阶段发挥中药增效减毒作用　苏晓教授[15]分析中药增效减毒治疗 SLE 可表现为四方面：①在激素原量基础上用中药来提高疗效；②中药可以解决某些长期存在的问题，如蛋白尿、面部红斑等；③中药能够缓解、减轻激素的副反应或改善症状，如胃肠道反应、骨坏死、高血脂、免疫功能低下等；④中药有促进肾上腺皮质分泌激素的作用，使人体对外源性激素的需求逐渐减少，从而达到激素用量逐渐减少的目的。

（陈薇薇　苏　晓）

参 考 文 献

［1］陈顺乐. 系统性红斑狼疮 [M]. 上海: 上海科学技术出版社, 2004: 1-2.

［2］眭维国, 贾艺聪, 陈洁晶, 等. 系统性红斑狼疮的流行率和病理机制及其相关的生物标志物 [J]. 医学综述, 2015, 21 (16): 2956-2958.

［3］冷晓梅, 曾晓峰. 规范糖皮质激素在系统性红斑狼疮中的应用 [J]. 中华内科杂志, 2014, 53 (6): 431-432.

［4］王承德, 沈丕安, 胡荫奇. 实用中医风湿病学 [M]. 2 版. 北京: 人民卫生出版社, 2012: 517.

［5］沈丕安. 红斑狼疮的中医临床研究 [M]. 北京: 人民卫生出版社, 1997: 17-21.

［6］沈丕安. 风湿病中医诊治手册 [M]. 北京: 人民军医出版社, 2009: 94-110.

［7］沈丕安. 现代中医免疫病学 [M]. 北京: 人民卫生出版社, 2003: 304.

［8］李常虹, 刘湘源. 2019 欧洲抗风湿病联盟/ 美国风湿病学会系统性红斑狼疮分类标准发布 [J]. 中华风湿病学杂志, 2019, 23 (12): 862-864.

［9］陈薇薇, 苏晓, 沈丕安. 沈丕安从痹辨治系统性红斑狼疮学术经验 [J]. 上海中医药杂志, 2018, 52 (4): 2-4.

［10］韩曼, 姜泉. 中医治疗系统性红斑狼疮的思路与实践 [J]. 中华中医药杂志, 2017, 32 (10): 4537-4539.

［11］黄继勇. 范永升治疗系统性红斑狼疮七法 [J]. 中医杂志, 2008, 49 (4): 311-312.

［12］王占奎, 张立亭, 付新利. 张鸣鹤治疗系统性红斑狼疮经验 [J]. 中医杂志, 2009, 50 (7): 596-597.

［13］曲环汝, 张立艳, 苏励. 苏励治疗重症系统性红斑狼疮验案 2 则 [J]. 中医杂志, 2011, 52 (10): 882-883.

［14］陈薇薇, 苏励, 苏晓, 等. 当代医家中医药辨治系统性红斑狼疮的思路和方法 [J]. 中华中医药学刊, 2019, 37 (4): 922-924.

［15］陈薇薇, 苏晓. 苏晓增效减毒治疗系统性红斑狼疮的策略 [J]. 中国中医基础医学杂志, 2010, 16 (4): 318-320.

［16］匡唐洪, 温成平. 温成平治疗系统性红斑狼疮临证经验 [J]. 中华中医药杂志, 2018, 33 (1): 156-158.

［17］黄琳, 鲍玺, 温成平. 系统性红斑狼疮使用激素不同阶段的中医证型调查研究 [J]. 山西中医学院学报, 2015, 16 (4): 57-58.

［18］王鹤, 徐伟楠, 黄煌. 黄煌教授运用柴归汤治疗系统性红斑狼疮经验 [J]. 四川中医, 2013, 31 (5): 2-3.

［19］王义军. 胡荫奇辨治系统性红斑狼疮经验 [J]. 中国中医基础医学杂志, 2016, 22 (4): 551-552.

［20］李光宇. 王萍中医辨治系统性红斑狼疮经验 [J]. 环球中医药, 2014, 7 (7): 552-554.

［21］周荣双, 刘德要, 范美丽. "三焦气化失常: 系统性红斑狼疮"相关论 [J]. 中国医学创新, 2014, 11 (18): 148-150.

［22］孔祥聿, 黄琳, 李海昌. 伏邪学说与系统性红斑狼疮发病的关系探析 [J]. 中国中医急症, 2016, 25 (3): 384-386.

第 3 节　干燥综合征

干燥综合征(Sjögren syndrome, SS)是一种以淋巴细胞增殖和进行性外分泌腺体损伤为特征的慢性炎症性自身免疫病。临床除有涎腺、泪腺功能受损导致口眼干燥表现之外,尚可因其他外分泌腺及腺体外器官受累而出现多系统、多脏器损害,血清中存在自身抗体和高免疫球蛋白血症。SS 根据是否伴发其他结缔组织疾病,分为继发性 SS 及原发性 SS(primary SS, PSS),前者常继发于系统性红斑狼疮、类风湿关节炎等。本节以论述 PSS 为主。

干燥综合征属全球性疾病,国内调查[1]证实人群患病率为 0.29%~0.77%,尤其多见于女性(90%),男女之比为(1∶9)~(1∶20)。发病年龄高峰在 40~50 岁,亦可见于儿童。确切的病因及发病机制迄今未明,一般认为是在遗传、病毒感染和性激素异常等多种因素共同作用下,导致机体细胞免疫和体液免疫的异常反应,通过各种细胞因子和炎症介质造成组织损伤。病理表现为唾液腺、泪腺等外分泌腺体可见到大量淋巴细胞和浆细胞浸润,最终导致腺泡萎缩、消失。同时血清中出现多种自身抗体(抗 Ro/SSA 抗体、抗 La/SSB 抗体等)和 / 或伴有高免疫球蛋白血症。

干燥综合征在中医学文献中无相似病名的记载,但其复杂的临床表现在许多古代医籍中有类似的描述。现代中医将其归属"燥证"范畴,也有燥毒或虚劳之称。1989 年,路志正等所著《痹病论治学》[2]将其命名为"燥痹"。

【病因病机】

本病起病隐袭,病因多端,既有内因致病,又有外邪侵犯,具有病程长,病情复杂多变,治疗不易速效之特点,可涉及肺、脾、胃、肝、肾等多个脏腑功能失调。

一、禀赋不足

本病的发生与体质因素有一定关系。素体阴虚,津亏液少,清窍失润者较为多见;但素体阳虚,不能化气行水,津不上承,发为本病者亦有之。女子中年之后,精血渐衰,且经产乳育之苦而耗伤阴血,尤其年届七七,天癸绝竭,冲任虚衰,阴虚阳盛,煎熬津液,故易患本病。

二、正虚感邪

经云"燥胜则干"。阴虚阳旺之体,外感燥热之邪,或由金石药毒所伤,日久可灼津炼液酿毒而致病。六淫邪气,非独燥邪,凡外感火热之邪,或风寒化热,或风热化燥,皆可伤津耗液,导致阴津不足,发为本病。

三、情志劳倦

情志不遂,五志过极,化火伤阴,津亏失润;或血虚阴亏之体,复加情志郁结,气机不畅,气滞血瘀,以致津液不能正常敷布。若烦劳过度,损伤脾胃,气虚运化无力,脾虚不能"为胃行其津液",津液不得上承则燥病乃生。

四、瘀血致燥

为继发之病因,如病久邪气入络,由气及血,气虚无力鼓动血脉运行,瘀血停滞为患,可形成"久病入络"。或阴虚生内燥,燥气伤津,则津不运血,血不载气,血液浓缩变稠,血行涩滞不畅,瘀血乃成。一方面可阻碍气机升降,使津液敷布失常,一方面瘀而化热,进一步耗伤津液,加重干燥症状。

总之,本病口眼干燥的症状,不仅因津液亏损,失却濡润而成,还可因气虚不能化津或瘀血阻络,以致津液敷布障碍导致。大多为阴虚体质,复感燥热邪气,内陷入里,日久蕴酿成毒,煎熬津液或燥邪久羁,耗气伤阴,阴损及阳,气虚失运,阳虚津凝,导致口眼清窍失养,经脉气血痹阻而发。阴虚津亏为其本质,气、阳虚为其所累,瘀、痹、燥、毒为其标象,基本病机是以虚、瘀、痹、燥为特点,可累及全身多个系统,造成多器官的损害。诚如清代医家喻嘉言在《医门法律·秋燥论》所云:燥胜则干,夫干之为害,有干于外而皮肤皱揭者,有干于内而精血枯涸者,有干于津液而荣卫气衰、肉烁而皮著于骨者,随其大经小络所属上下中外前后,各为病所。

【诊断要点】

一、临床表现

干燥综合征起病隐匿,从口、眼干燥症状到确诊,平均 5~10 年。临床表现轻重不一,部分患者仅有口眼干的局部症状,就诊于口腔科、眼科,而部分患者则以系统损害为突出表现。

(一)局部表现

1. **口干**　因唾液分泌减少、唾液黏蛋白缺少所致。80% 患者有不同程度的口干,频繁饮水,进固体食物需水送服。严重者可出现进食困难、片状牙齿脱落及多发猖獗龋。40%~50% 的患者可出现唾液腺肿大、疼痛,反复发作,通常不伴发热,可与流行性腮腺炎相鉴别。若腺体持续性增大,呈结节感,需警惕恶性病变。

2. **眼干**　因泪腺分泌功能低下所致。患者出现眼部干涩、磨砂感、眼部充血症状,严重者可出现干燥性角结膜炎、角膜上皮糜烂、角膜的新生血管化和溃疡形成等并发症,甚至出现角膜穿孔、失明。

(二)系统表现

约 2/3 的患者可出现系统损害,部分患者伴有乏力、发热的全身症状。

1. **皮肤**　皮肤损害主要包括皮肤干燥、雷诺现象以及血管炎。因汗腺缺乏而皮肤干燥、瘙痒,女性可出现阴道干涩,以致性交困难和灼痛。20%~30% 有雷诺现象,多数症状轻微。约 10% 的患者可出现皮肤血管炎表现,紫癜最常见,还可出现皮肤溃疡、坏疽、凹陷性瘢痕、微梗死、荨麻疹皮损、甲周梗死、无压痛红斑结节等。

2. **肌肉关节**　约 50% 的患者可出现关节症状,通常表现为慢性、复发性、对称性关节痛,仅 10% 左右会出现关节炎,侵蚀性关节炎少见。PSS 可出现肌肉受累,如出现肌无力症状时需要鉴别是否合并纤维肌痛综合征、激素相关性肌病或其他并发疾病所致。血清肌酸激酶、肌电图、肌肉 MRI 检查有助于 PSS 相关肌炎的确诊。

3. **呼吸系统**　主要表现为气道干燥、肺间质病变,亦可出现毛细支气管炎和支气管扩张,罕见的表现包括淀粉样变、肉芽肿性肺部疾病、假性淋巴瘤、肺动脉高压与胸膜病变。因气道干燥常表现为干咳。10%~20% 的患者可出现相关的肺间质病变,病理类型常为非特异性间质性肺炎(nonspecific interstitial pneumonia,NSIP)、普通型间质性肺炎(usual interstitial pneumonia,UIP)和淋巴细胞性间质性肺炎(lymphocytic interstitial pneumonia,LIP)。

4. 消化系统　常有胃食管反流病(gastroesophageal reflux disease,GERD)症状,这是由于唾液流量减少,不能自然缓冲反流的酸性胃内容物。部分 GERD 患者表现为喉气管刺激症状。腺体分泌减少易并发慢性萎缩性胃炎,肠液减少可引起便秘。25% 的患者存在肝功能损害,氨基转移酶升高,甚至出现黄疸,偶有肝脾大。PSS 的患者血清碱性磷酸酶水平升高时应警惕是否合并原发性胆汁性胆管炎(primary biliary cholangitis,PBC)。PSS 可出现胰腺外分泌功能障碍,其病理机制类似于唾液腺受累,这主要是由于淋巴细胞浸润导致胰泡萎缩、胰管狭窄等慢性胰腺炎改变。

5. 肾脏　4%~30% 的患者可出现肾脏损害,最常见的是肾小管间质性肾炎,亦可能发生肾小球肾炎及间质性膀胱炎。肾间质病变者临床可表现为肾小管性酸中毒、肾性尿崩、范科尼综合征、肾钙化 / 结石及软骨病等。小部分因肾小球损害临床表现为大量蛋白尿、低白蛋白血症甚至肾功能不全。若出现肾脏受累,建议行肾脏穿刺明确病理类型。

6. 神经系统　周围神经、自主神经和中枢神经系统均可受累。其中以周围神经病变最为常见,10%~20% 可出现周围神经病变,多表现为对称性周围感觉神经受累,常常发生于存在高球蛋白血症性紫癜的患者,运动神经受累亦可合并出现。其中感觉神经病被认为是 PSS 合并周围神经病变最特征性表现。自主神经综合征是一种较严重的小纤维神经病,表现为体位性低血压、埃迪瞳孔、无汗、心动过速、胃肠功能紊乱等。PSS 的中枢神经系统病变可表现为无症状和症状性脑病变,亦可出现视神经脊髓炎谱系疾病或进展性横贯性脊髓炎的脊髓病变。

7. 血液系统　可引起自身免疫性血细胞减少,其中白细胞减少最常见,其次为免疫性血小板减少症。本病淋巴瘤的风险是正常人群的 18.9 倍,最常见的是黏膜相关边缘带 B 细胞淋巴瘤(MALT)。

8. 冷球蛋白血症　PSS 相关冷球蛋白血症与 B 细胞长期活化相关,淋巴瘤发生的风险增高,可出现冷球蛋白相关血管炎、膜增生性肾小球肾炎,预后欠佳。其类型通常为同时存在 II 型、III 型冷球蛋白的混合型冷球蛋白血症。

二、辅助检查

1. 常规化验　包括血、尿、便常规;肝肾功能、血糖、电解质、红细胞沉降率、C 反应蛋白、补体等。此外,应依据患者的症状和器官受累情况进行相应的辅助检查,如胸部高分辨率 CT 等。

2. 免疫球蛋白测定　90% 以上患者有明显的高球蛋白血症,且呈多克隆,尤以 IgG 增高最为明显。

3. 抗体检测　SS 患者血清中可检测到多种自身抗体,抗核抗体(ANA)阳性率为 50%~80%,其中抗 SSA 抗体、抗 SSB 抗体阳性率最高,是诊断 SS 较特异的抗体。抗 α- 胞衬蛋白抗体(抗 α-fodrin 抗体)国内报道[3]对干燥综合征的诊断有一定意义,与临床表现无明显相关性,但可能与患者的病情活动有关。70%~90% 的患者类风湿因子(RF)阳性。

4. 口腔科检查　包括唾液流率、腮腺造影和唇腺活检。由于 PSS 患者腮腺导管狭窄可能导致碘油排空障碍,进一步损伤腮腺功能,故 2012 年和 2016 年的 PSS 分类诊断标准已经不再包括该项检查。而唇腺活检中黏膜的小涎腺所显示的灶性指数(focus score,FS)是评估 PSS 的特异性指标。

5. **眼科检查**　所有患者都应该由眼科医生专业人员在正式的眼科检查中评估是否存在眼干燥症。眼干燥症眼科评估分为症状评估和客观检查两部分。客观检查包括泪液流率(Schirmer 试验)、泪液破裂时间和角结膜染色三部分。

三、诊断标准

目前常用的 PSS 分类诊断标准包括:2002 年修订的干燥综合征国际分类标准[4](AECG 标准)(表 3-3-1)、2012 年干燥综合征国际临床合作联盟(SICCA)分类诊断标准(表 3-3-2)和 2016 年美国风湿病学会 / 欧洲抗风湿病联盟(ACR/EULAR)原发性干燥综合征分类标准[5](表 3-3-3)。

表 3-3-1　2002 年修订的干燥综合征国际分类(诊断)标准

干燥综合征分类标准的项目

---

1. 口腔症状　3 项中有 1 项或 1 项以上
(1)每日感口干持续 3 个月以上;
(2)成年后腮腺反复或持续肿大;
(3)吞咽干性食物时需用水帮助。
2. 眼部症状　3 项中有 1 项或 1 项以上
(1)每日感到不能忍受的眼干持续 3 个月以上;
(2)有反复的砂子进眼或砂磨感觉;
(3)每日需用人工泪液 3 次或 3 次以上。
3. 眼部体征　下述检查任 1 项或 1 项以上阳性
(1)Schirmer 试验(+)(≤ 5mm/5min);
(2)角膜染色(+)(≥4van Bijsterveld 计分法)。
4. 组织学检查　下唇腺病理活检示淋巴细胞灶 ≥1(指 4mm^2 组织内至少有 50 个淋巴细胞聚集于唇腺间质者为 1 个灶)
5. 涎腺受损　下述检查任 1 项或 1 项以上阳性
(1)唾液流率(+)(≥1.5ml/15min);
(2)腮腺造影(+);
(3)涎腺同位素检查(+)。
6. 自身抗体　抗干燥综合征 A 或抗干燥综合征 B(+)(双扩散法)

上述项目的具体分类

---

1. 原发性干燥综合征　无任何潜在疾病的情况下,符合下述任 1 条则可诊断:
(1)符合表 3-3-1 中 4 条或 4 条以上,但必须含有条目 4(组织学检查)和 / 或条目 6(自身抗体);
(2)条目 3、4、5、6 中任 3 条阳性。
2. 继发性干燥综合征　患者有潜在的疾病(如任一结缔组织病),而符合表 3-3-1 的 1 和 2 中任 1 条,同时符合条目 3、4、5 中任 2 条
3. 必须除外　颈头面部放疗史,丙型肝炎病毒感染,艾滋病(AIDS),淋巴瘤,结节病,移植物抗宿主病,抗乙酰胆碱药的应用(如阿托品、莨菪碱、溴丙胺太林、颠茄等)

表 3-3-2　2012 年干燥综合征国际临床合作联盟（SICCA）分类标准

具有干燥综合征相关症状和体征患者如能满足以下 3 条标准至少 2 条即可诊断：

1. 血清抗 SSA 和 / 或抗 SSB 抗体（+），或者类风湿因子阳性同时伴 ANA ≥ 1 : 320

2. 干燥性角膜炎，眼染色评分（ocular staining score，OSS）≥ 3 分

3. 唇腺病理活检示局灶性淋巴细胞性唾液腺炎，其灶性指数 ≥ 1 个淋巴细胞灶 /4mm²（4mm² 组织内至少有 50 个淋巴细胞聚集）

注：干燥性角膜炎的诊断，患者目前未每日应用眼药水治疗青光眼和过去 5 年里没有做过角膜手术或者眼睑整容手术。

该标准针对 2002 年国际标准中主观条目（如眼干、口干）其血清学指标、唇腺活检病理和角结膜染色的相关性低，因此提出应用血清学、眼染色及唾液腺检查这 3 个客观标准来评估 SS，满足 3 项中的 2 项即可诊断 SS。

表 3-3-3　2016 年美国风湿病学会（ACR）和欧洲抗风湿病联盟（EULAR）干燥综合征分类（诊断）标准

项目	分值
唇腺灶性淋巴细胞性涎腺炎，灶性评分 ≥ 1	3
抗 SSA（Ro）阳性	3
角膜染色评分 ≥ 5（至少一侧）	1
Schirmer 试验 ≤ 5mm/5min（至少一侧）	1
非刺激性全唾液流率 ≤ 0.1ml/min	1
排除标准包括先前诊断下列任何一种情况：①头颈部放射治疗史；②活动性丙型肝炎感染（通过 PCR 证实）；③ AIDS；④结节病；⑤淀粉样变性；⑥移植物抗宿主病；⑦ IgG4 相关性疾病。	

根据 ACR/EULAR 标准，患者应首先符合入选标准，包括至少 1 项干燥症状：①每日感到不能忍受的眼干持续 3 个月以上；②有反复的沙子进眼或砂磨感觉；③每日需用人工泪液 3 次或 3 次以上；④每日感口干持续 3 个月以上；⑤吞咽干性食物时需用水帮助，或者至少 1 条欧洲抗风湿病联盟干燥综合征疾病活动指数问卷（ESSDAI）条目得到阳性选项。

如符合入选标准，并除外排除标准，且上列 5 项评分总和 >4 分时即可诊断为干燥综合征。

【治疗】

一、中医治疗

（一）辨证论治

干燥综合征是因机体津液亏损或敷布障碍，造成局部或全身出现以各种干燥症状为主的疾病。一般起病隐袭，进展缓慢，早期常伴有乏力、关节肌肉疼痛等，随病情进展逐渐因干燥症状的典型表现而确诊。少数患者以发热、关节疼痛、皮疹或涎腺反复发作性肿痛之燥毒蕴结起病。前者为阴虚津亏或津液失布，属里属虚；后者为燥毒亢盛，属表属实。阴虚津亏，易于化燥，燥毒侵袭，耗损津液，内外合邪，多属虚中夹实之证。病程迁延日久，耗伤肺、肾、

肝、脾、胃之阴液,阴损及阳,气不化津、夹湿夹瘀,导致多脏器受损,证候错综复杂。

1. **燥邪犯肺证** 又称燥气伤肺证,多发于春、夏及秋初,因外感燥邪或感受风热之邪化燥伤阴而致,易灼伤肺津,炼液为痰,津液失润。

症状:口鼻干燥,干咳无痰或痰少黏稠,难以咳出,皮肤干燥,或伴有发热头痛、关节疼痛、大便干结等,舌红苔薄黄而干,脉细数。

治法:清热润燥,宣肺布津。

方药:清燥救肺汤加减。

桑叶 10g,生石膏(先煎)30g,南北沙参各 10g,人参须 10g,黑芝麻 15g,阿胶(烊化)10g,麦冬 20g,杏仁 10g,枇杷叶 10g,茯苓 20g,炙甘草 6g。

加减:口干多饮加石斛 20g、天花粉 30g;咽喉肿痛加金银花 15g、连翘 10g;发热头痛加柴胡、葛根各 10g;痰黏不爽加川贝母、海蛤壳各 10g;大便干结加瓜蒌仁、火麻仁各 10g。

中成药:羚羊清肺丸,每次 12g,每日 2 次;合养阴清肺膏,每次 10ml,每日 3 次,口服。或蜜炼川贝枇杷膏,每次 20g,每日 2 次,口服。

临床体会:本证是外感燥邪或风热之邪后,耗伤津液以致肺燥。临床突出一个"干"字:干咳、鼻干、口干、咽干、皮毛干燥等,与素体阴虚或因热邪损耗肺阴,肺津不布,失其滋润而成的肺阴虚证有所不同,后者多表现为阴虚内热之象,临床应予鉴别。

2. **阴虚内燥证** 多为阴虚体质之人,或久病、年高等致使津液内耗,阴液不足而导致,病位主要在肾,可波及肝、脾、肺、胃。

症状:口燥咽干,频频饮水,口角干裂,或伴反复腮腺肿痛、口腔溃疡。眼干无泪、皮肤皲裂、粗糙脱屑,毛发枯槁不荣,肌肉瘦削,手足心热,心烦失眠,大便燥结,妇女阴道干涩,舌质红绛,干燥少津或干裂无苔,脉细数。

治法:养阴生津,清热润燥。

方药:六味地黄丸合增液汤加减。

生地黄 15g,山茱萸 10g,山药 10g,牡丹皮 10g,麦冬 20g,玄参 15g,枸杞子 10g,石斛 15g,天花粉 30g,五味子 10g,生甘草 6g。

加减:口干明显加沙参、天冬各 15g;眼干明显加女贞子、密蒙花各 10g;腮腺肿痛加僵蚕、夏枯草各 10g;口腔溃疡加土茯苓、蒲公英各 20g;关节疼痛加秦艽、防风各 10g;乏力加生黄芪、太子参各 15g。

中成药:可根据不同证情分别选用杞菊地黄丸,每次 6g,每日 2 次,口服;或知柏地黄丸,每次 6g,每日 2 次,口服;或大补阴丸,每次 9g,每日 2 次,口服。

临床体会:本证关键在于阴亏液燥,当以滋养阴液为法,由于阴虚所在脏腑不同而表现有所侧重。临床可根据肺阴、胃阴、肝阴、肾阴之不同,分别选用百合固金汤、养阴清肺汤、益胃汤、一贯煎、杞菊地黄丸等加减治疗。因肾为人体一身阴液之根本,故本证治以六味地黄丸合增液汤为主滋补肝肾,养阴增液。

3. **气阴两虚证** 本证是干燥综合征最常见的证候,多由久病缠绵,阴虚内燥,累及于气所致。气能生津,故气虚则津损,津亏则阴耗,气虚阴伤,脏腑失润,从而出现干燥综合征的症候群。

症状:口眼干燥,进干食困难,乏力纳差,不耐劳累,头晕低热,关节酸痛,肢端欠温,易患外感,舌淡胖有齿痕,舌尖红,少苔,脉虚细无力。

治法：益气养阴，增液润燥。

方药：补中益气汤合生脉散加减。

生黄芪30g，党参10g，白术10g，当归10g，陈皮10g，升麻5g，葛根10g，沙参15g，麦冬15g，五味子10g，天花粉30g，石斛10g，山药10g，茯苓15g，炙甘草5g。

加减：低热加地骨皮、青蒿各10g；关节疼痛加海桐皮、片姜黄各10g；胃脘不适加佛手、香橼皮各10g；纳差加炒谷麦芽各15g；便溏加白扁豆、炒薏苡仁各15g。

中成药：生脉饮口服液，每次20ml，每日3次，口服。合补中益气丸，每次6g，每日2次，口服。

4. 阳虚津凝证 临床较为少见。多见于禀赋阳虚气弱者，或病程迁延日久，阴液亏虚，阴损及阳而成。阳虚气弱，蒸化无力，津液不布，阴凝则燥。

症状：口眼干燥，体倦神疲，少气懒言，手足畏冷，心悸水肿，腰酸膝软，尿清便溏，关节肿痛不温，舌质淡嫩，胖大齿痕，脉迟缓无力。

治法：温阳育阴，益气布津。

方药：右归丸合二仙汤加减。

生地黄15g，熟地黄15g，天冬10g，麦冬10g，山药12g，山茱萸12g，杜仲10g，枸杞子10g，制首乌15g，女贞子10g，当归10g，菟丝子10g，仙茅10g，淫羊藿10g，巴戟天10g，功劳叶15g。

加减：水肿加汉防己10g、生黄芪30g、茯苓15g；便溏加干姜、白术各10g；手足心热加知母、黄柏各10g；关节疼痛加桂枝、防风各10g，青风藤15g。

中成药：金匮肾气丸，每次6g，每日2次，口服；或右归丸，每次9g，每日2次，口服。

临床体会：治疗本证不应囿于"阴虚者必燥，燥甚者阴伤"的常理而一味滋润。应以甘平、甘淡、辛润为宜，防止过于温热香燥，耗伤阴津。

5. 燥毒蕴结证

症状：口眼干燥，口渴欲饮，咽痛目赤，齿龈肿痛，涎腺反复肿痛或颌下、颈部淋巴结肿痛，或发热恶寒，或便秘尿黄。舌红质干或有裂纹，苔少或黄燥，脉弦数。

治法：清热解毒，润燥护阴。

方药：普济消毒饮合犀角地黄汤加减。

柴胡10g，黄芩10g，金银花30g，连翘10g，板蓝根15g，玄参15g，生地黄10g，水牛角粉（包煎）6g，白僵蚕10g，蒲公英30g，天花粉30g，土茯苓30g，生甘草6g。

加减：发热、口干多饮加生石膏30g、知母10g；大便干燥加酒大黄（后下）10g、决明子10g；咽喉肿痛加肿节风30g、桔梗10g；口咽溃疡加麦冬10g、淡竹叶6g。

中成药：连花清瘟胶囊，每次4粒，每日3次；或活血消炎丸，每次3g，每日2次；或新癀片，每次4片，每日3次。

临床体会：治疗本证解毒清燥应以甘寒为主，如金银花、连翘、白花蛇舌草、蒲公英、土茯苓、白茅根等，少用或慎用苦寒之品。如夹有瘀血，可以加丹参、牡丹皮、赤芍、紫草等凉血化瘀之品。

6. 气血瘀阻证

症状：口咽干燥，但欲漱水不欲咽，眼干涩少泪，关节屈伸不利，肢体刺痛或麻木不温，肌肤甲错，皮下结节或红斑触痛，皮肤紫癜，肝脾大，妇女兼见月经量少或闭经，舌质紫暗，或瘀点瘀斑,舌下络脉迂曲,脉细涩。

治法:活血化瘀,养阴生津。

方药:血府逐瘀汤加减。

当归 10g,生地黄 15g,赤芍 10g,鸡血藤 30g,桃仁 10g,红花 10g,柴胡 10g,枳壳 10g,牛膝 15g,麦冬 15g,玄参 15g,天花粉 20g,鹿衔草 10g,益母草 30g,鸡血藤 30g,甘草 6g。

加减:肝脾大加丹参 30g、茜草 10g;皮肤紫癜加牡丹皮、紫草各 10g;肢体刺痛加苏木、刘寄奴各 10g;皮下结节红斑疼痛加鬼箭羽、皂角刺各 10g;关节畸形、皮肤粗糙者,加水蛭、土鳖虫各 6g。

中成药:大黄䗪虫丸,每次 3g,每日 2 次,口服。或血府逐瘀口服液,每次 20ml,每日 3次,口服。或复方丹参滴丸,每次 250mg,每日 2 次,口服。

临床体会:本证可单独存在,但往往与前述各证兼夹出现,治以活血化瘀为主,瘀去则气机调畅,燥去津回。若兼有乏力神疲、纳差、气短等气虚见症,宜选用补阳还五汤加减以益气生津,化瘀通络。兼有腹胀胁痛、肝脾大等瘀血症者,可选膈下逐瘀汤加减活血祛瘀,软坚消癥。

(二) 医家经验

路志正[6]认为本病的核心病机为阴血亏虚、津枯液涸,治疗以益气养阴、润燥生津为基本大法,配合疏肝理气、清热解毒、祛湿化浊、滋补肝肾等法,同时重视脾阴胃阴,兼运四旁为法,选用辛甘凉润之品。辨证分[7]①燥伤肺阴证:治以生津润燥、清宣肺气,方用百合固金汤加味(生地黄 12g,熟地黄 12g,麦冬 9g,贝母 9g,百合 12g,当归 9g,芍药 9g,生甘草 3g,玄参 12g,桔梗 9g,功劳叶 15g,忍冬藤 20g);②燥伤心阴证:治以养心润燥,通脉安神,药用人参 6g,玄参 10g,丹参 15g,茯苓 15g,五味子 3g,远志 9g,桔梗 9g,当归 10g,天麦冬各 10g,柏枣仁各 10g,生地黄 12g;③燥伤脾阴证:治以滋养脾阴,生津润燥,方用增液汤加味(玄参 15g,麦冬 15g,生地黄 12g,山药 30g,知母 10g,石斛 10g,扁豆 15g,太子参 15g,莲子 10g);④燥伤肝阴证:治以养肝润燥,柔筋通经,方用补肝散加减,药用山茱萸 15g,当归 10g,五味子 3g,山药 15g,黄芪 15g,川芎 9g,木瓜 10g,熟地黄 12g,白芍 10g,鳖甲 15g,丹参 12g;⑤燥伤肾阴证:治以滋阴润燥,填精补肾,方用大补阴丸加味,药用黄柏 6g,知母 10g,熟地黄 12g,龟甲 15g,山药 15g,山茱萸 10g,枸杞子 10g,生牡蛎 15g;⑥燥瘀互结证:治以养阴润燥,软坚化痰散结,药用玄参 12g,生地黄 12g,知母 10g,贝母 10g,夏枯草 12g,山慈菇 10g,露蜂房 15g,丹参 12g,生牡蛎 15g 等,加用鳖甲煎丸。

沈丕安[8]认为,本病的腺体堵塞是由免疫复合物和血管炎引起的,只有治疗免疫复合物和血管炎才能使腺体分泌排泄通畅,仅用石斛、枫斗、枸杞子、沙参等生津药是治标,不是治本,还应选用一些能抑制免疫复合物和血管炎的中药,如黄芩、忍冬藤、苦参、虎杖、羊蹄根、广郁金等。可对症选用一些能促进唾液腺、泪腺腺体分泌的中药,如生地黄、玄参、石斛、枫斗、北沙参、麦冬、白茅根、芦根、枸杞子、生石膏、知母等。本病的厚苔,是由于唾液减少,口腔自洁功能减退而致,不是脾虚有湿,故不要一见舌苔厚就用能抑制唾液分泌的燥湿药,如苍术、厚朴等。患者服用激素后,90% 的人会出现舌苔增厚。这种舌苔增厚不是湿重,而是激素引起的舌乳头增生,厚而不腻,口干少津。绝不能用燥湿法,必须用养阴生津的方法。

张鸣鹤[9]认为本病的发生以燥毒为本,津亏为标,若燥毒陷于血分则成瘀,结合本病好发年龄及性别,制定以下治疗大法:①清热解毒"治本",燥痹成因于燥热邪毒,重用甘寒凉润之清热解毒药,如金银花、贯众、蒲公英、半枝莲、夏枯草、紫花地丁等,少用或不用苦燥伤阴之品,如苦参、黄连、黄芩、黄柏、龙胆草等;②滋阴润燥"治标",干燥综合征的主要临床症状为一派阴津匮乏的表现,在清热解毒治本的同时配滋阴润燥之品,如玉竹、石斛、麦冬、沙参、太子参、西洋参等性质柔润不腻,养阴润燥而不恋邪,还可运用乌梅、山楂、五味子、白芍等酸性药物养阴润燥,"酸甘化阴";③注重活血化瘀,燥毒邪盛,内陷血分,血行不畅,滞而成瘀,热瘀相搏,闭塞经脉,可选用活血化瘀通透力较强的引经药和软坚散结药,使药力直达病所,通畅血脉,逆转病机,多用桃仁、赤芍、红花、水蛭、漏芦、王不留行、山慈菇等;④有机调理脏腑,重点放在心、脾、肾,滋肾清心,健脾安神,以黄连阿胶汤加减。

马永祯[10]认为干燥综合征的病理关键在于阴虚,故治疗重点当滋阴救液,将其滋阴法分为:①甘寒滋润法,适用于肺胃津伤,燥热稽留者,多见于干燥综合征的早期和轻型,常选沙参麦冬汤合竹叶石膏汤化裁;②养血润燥法,适用于心脾两亏,血虚燥热者,多见于中年女性或更年期妇女,可选地梅四物汤合黄连阿胶汤化裁;③育阴润燥法,适用于肝肾阴亏,多见于干燥综合征中症状较典型者,以明目地黄汤合大补阴丸化裁;④清营凉血法,适用于阴虚燥热偏盛者,为干燥综合征中较为严重的证型,可选犀角地黄汤加味;⑤养阴蠲痹法,适用于肝肾阴虚且湿瘀阻络者,常见于干燥综合征合并类风湿关节炎,又可称之为重叠综合征者,以滋血汤合舒筋汤化裁;⑥滋阴通瘀法,适用于阴虚络痹,营运滞涩者,常见于干燥综合征合并硬皮病者,可选归芍地黄汤合大黄䗪虫丸、莪术散化裁。

房定亚[11]认为本病起于内毒化燥,损伤络脉,津气血痹阻,肺、胃、肾脏阴受损,敷布失调,致燥症丛生。治当补益肺、胃、肾之阴液,疏通络脉,常用自拟润燥汤(北沙参、天冬、石斛、麦冬、生地黄、枸杞、五味子、白芍、当归、茯苓、生甘草)加减治疗。合并成人腮腺炎多为热毒结聚,瘀血内阻,方用自拟散结解毒汤(蒲公英、玄参、山慈菇、海藻、蛇蜕、黄药子、夏枯草、土贝母、牡蛎、鳖甲)加玄参、生地黄、石斛等清热凉血,顾护津液;柴胡、牡丹皮、赤芍凉血活血,僵蚕、牛蒡子疏风透热。合并中性粒细胞缺失、贫血,治以补气养血、益阴填精之法,重用生黄芪,或以生脉饮气阴双补,酌选当归、紫河车、阿胶、鳖甲、鹿角胶、菟丝子等补血填精,合女贞子、墨旱莲养阴润燥,茯苓健脾以运药力,并结合现代药理选用茜草、仙鹤草以升白。合并紫癜者实证用四妙勇安汤、犀角地黄汤加减清热解毒、凉血化瘀;虚证用归脾汤、当归饮子加紫草、槐米、白茅根、仙鹤草等凉血止血之品。

(三) 其他治疗

1. 单方验方

(1)雷公藤制剂:雷公藤多苷片,每次 10~20mg,每日 3 次,口服,3 个月为 1 个疗程。本药有一定毒性,服药期间需定期复查血常规和肝功能。

(2)白芍总苷胶囊:每次 0.3~0.6g,每日 3 次,口服,3 个月为 1 个疗程。主要不良反应为大便性状的改变。

(3)生脉注射液[12]:40ml,加入 5% 葡萄糖注射液 250~500ml 中,静脉滴注,每日 1 次,连续 15 日为 1 个疗程。

(4)灯盏花注射液[13]:20ml,加入 250ml 生理盐水中,静脉滴注,每日 1 次,连用 14 日为 1 个疗程。

2. 外治法

(1)黄芩银花漱口液[14]:黄芩 9g、金银花 6g、三叶青 3g、薄荷 6g、麦冬 6g、南沙参 6g、冰片 6g、生甘草 3g。每剂水煎为 500ml,分 2 瓶装,250ml/ 瓶。先以温开水清洁口腔,再使用 30ml 黄芩银花漱口液,口中含漱约 1min,使漱口液充分置于口腔,再咽下,每日 3 次。可改善阴虚火旺型干燥综合征的口干症状,疗程 30 日。

(2)眼炎:可用复方黄芩眼药水点眼。

(3)药浴:关节肿痛者用骨科洗药外洗。

(4)熏蒸方[15]:白花蛇舌草 15g,谷精草 15g,金银花 15g,石斛 10g,玄参 20g,放入容器中加水煮沸后,以蒸气熏蒸双眼及口腔,每次 15~30 分钟,每日 3~5 次,疗程 60 日。

(5)针刺疗法[16]:取睛明、廉泉、曲泽、气海、血海、三阴交、太溪、太冲等穴,除廉泉、气海外,其余穴位均取双侧,隔日 1 次。具有益气养阴、祛瘀清热的作用,2 个月为 1 个疗程。

(6)电针疗法[17]:采用 0.35mm/40mm 一次性无菌针灸针,针刺地仓、颊车、廉泉、足三里、三阴交。针刺部位皮肤常规消毒,进针得气后,连接 KWD-808 脉冲电疗仪,波形采用疏密波,留针 30min。每周治疗 5 次,疗程 3 周。

3. **食疗**　百合粥、菊花猪肝汤、鲜藕萝卜汤(《百病中医药膳疗法》)。可选食具有健脾养阴作用的沙参粥、莲子粥、红枣银耳枸杞冰糖汤等,常食乌梅、话梅、藏青果或常饮酸梅汁、柠檬等生津润燥之品,另外可食鲜梨、无花果、鲜藕等以清热养阴。

二、西医治疗

目前尚无根治方法,治疗目的不仅是缓解患者口、眼干燥的症状,更重要的是终止或抑制体内发生的免疫异常反应,保护外分泌腺体和脏器的功能、改善生活质量。

1. **一般治疗**　适当休息,保证充足的睡眠,避免过劳,室内保持一定湿度,预防上呼吸道感染。

2. **口腔干燥**　适当饮水,保持口腔清洁,每日早晚至少刷牙两次。戒烟酒,避免使用抗胆碱能作用的药物。定期检查牙齿,减少龋齿和口腔继发感染的可能。继发感染可用西吡氯铵含漱液漱口。根据唾液腺受损程度制定不同的治疗方案:轻度腺体功能受损使用非药物刺激唾液腺分泌,一线治疗通过咀嚼无糖口香糖结合唾液替代品、润滑剂和 / 或机械刺激。对于中度至重度腺体功能受损但具有残余唾液腺功能的患者(通过检测刺激的唾液流率评估残余唾液腺功能),在没有禁忌证的情况下,首选口服毒蕈碱激动剂如毛果芸香碱或西维美林。毛果芸香碱 5mg,每日 3 次(每日剂量 15~20mg)可以增加唾液流率。不良反应包括出汗、频繁排尿、肠激惹,对消化道溃疡、哮喘和闭角性青光眼的患者禁用。此外,环戊硫酮片、溴己新片和盐酸氨溴索片等也可以增加外分泌腺的分泌功能。重度腺体功能受损无残留唾液腺分泌功能建议使用人工涎液替代治疗。

3. **眼干燥症**　眼干燥症的评估通常依赖于三个特征:泪液功能、泪液成分及眼表改变。眼干燥症的治疗随着病情的严重程度和对每种治疗的反应不同而变化。预防性措施:如避免减少泪液产生的全身性药物、保持良好的睑缘卫生可以缓解轻微的或间歇性症状,当症状仍不能控制时,每天至少使用两次人工泪液。一般建议使用含有透明质酸盐或羧甲基纤维素且不含防腐剂的人工泪液,润滑油膏通常只在睡前给药,以免长期使用损害视力。干燥性角结膜炎或难治性或严重眼干燥症局部使用含有环孢素滴眼液和自体血清后处理。激素类滴眼液,应该由眼科专科医生指导短期内使用(不超过 4 周)。

4. **关节痛 / 关节炎**　可用非甾体抗炎镇痛药、羟氯喹,在少见的情况下,可能需要短程使用小剂量糖皮质激素,以缓解关节剧痛等症状。其他免疫抑制剂可选用甲氨蝶呤、来氟米特、艾拉莫德。

5. **低钾性周期性麻痹**　根据血钾水平,静脉补钾,6~9g/d,平稳后改为口服钾盐如枸橼酸钾并需终身服用。如出现骨钙流失给予 1α- 羟维生素 D 或 1,25- 双羟维生素 D_3。用药后需严密监测尿钙,避免肾结石和肾脏钙化加重。

6. **多系统损害**　对于合并原发性胆汁性胆管炎者应使用熊去氧胆酸治疗。抗纤维化药物吡非尼酮和尼达尼布可用于治疗特发性肺纤维化。合并有神经系统损害、血管炎、肾小球肾炎、间质性肺炎、溶血性贫血、严重血小板减少、中重度肌炎者,则要考虑用糖皮质激素,剂量视损害的部位及严重程度个体化给药。病情进展迅速者合用免疫抑制剂如环磷酰胺(CTX)、硫唑嘌呤(AZA)、甲氨蝶呤(MTX)等,但需注意其副作用。

7. **生物制剂**　常规治疗效果不佳,且有严重的关节炎、严重的血细胞减少、周围神经病变以及相关的淋巴瘤的患者,可考虑使用生物制剂。利妥昔单抗[18]对腺体症状有效,增加患者唾液流率,减轻干燥症状,对腺体外症状也可改善肌肉关节症状。对血管炎、肺部病变、周围神经病变及中枢神经系统症状(多发性硬化样症状)可能有效。但相关的大规模 RCT 研究仍在进行中[19],在最后结果分析得出之前,利妥昔单抗暂不具备干燥综合征治疗适应证,除非难治性患者无其他选择的情况。

8. **合并恶性淋巴瘤**　要积极、及时地进行化疗。

三、中西医结合治疗思路与方法

干燥综合征是病因病机较为复杂的一种自身免疫性疾病,异质性很强。西医认为除系统受累出现相应的临床表现之外,最突出的就是干燥、乏力、疼痛和焦虑抑郁症状,在治疗时至少要考虑 4 个方面:①口干和眼干的治疗,主要以对症和替代治疗为主;②淋巴细胞浸润的治疗,包括涎腺、肝胆管、肾小管等的淋巴细胞浸润以及淋巴瘤的治疗,选用激素或免疫抑制剂等;③狼疮样表现的治疗,如白细胞或血小板减少、溶血性贫血、肾小球肾炎、血管炎等的治疗主要是根据治疗 SLE 的经验;④疲劳 - 纤维肌痛的治疗:也来自治疗纤维肌痛综合征的经验[20]。目前尚无统一的治疗指南。

中医治疗干燥综合征的优势主要体现在治法多样化,通过辨证和辨病相结合,可改善局部及全身症状,尤其在缓解口眼干燥、抗疲劳、减轻关节肌肉疼痛、消除焦虑抑郁状态、提高生活质量等方面,疗效明显,优于单纯西医治疗。中药与西药合用可增效减毒、降低复发率,同时对干燥综合征多系统损害等也有一定的治疗作用。因此,对于仅有口眼干燥症状,尚未发生系统性损害或不伴有高免疫球蛋白血症的轻症患者,单用中药治疗就可取效。如果出现系统性损害或重叠其他的自身免疫病,可以在使用糖皮质激素和 / 或免疫抑制剂基础上,配合中医辨证论治,不但有助于改善症状,控制病情,巩固疗效,减少西药的用量,还能减轻西药的毒副作用。

干燥综合征的多系统损害是预后不良的重要原因,也是治疗比较棘手的问题,中西医结合治疗研究的重点应放在中药是否能够防治本病早期的多系统、多器官损害方面。此外,对于目前发现的一部分具有免疫调节作用中药的有效成分、作用方式、途径等也应进一步深入探讨,明确药理机制,以期开发出确有实效的中成药制剂。

【调摄与护理】

一、调摄

1. 因病程长久,病情易反复,故患者应增强战胜疾病的信心,保持心情愉快,适当休息,睡眠充足,避免精神紧张及过度疲劳。

2. 注意室内保持适宜的温度及湿度,避免风寒湿及燥热之邪的侵袭。

3. 饮食宜进稀软、易于消化之品,注意保证充足的营养。有内热者,饮食宜清淡,忌食肥甘厚味及辛辣之品。严格禁酒,因酒性辛热,最易耗津。忌食辛辣厚味,如胡椒、葱姜、韭菜等燥烈之物及油腻生硬之品,以防损伤脾胃,注意调配合理饮食,严禁暴饮暴食,以营养丰富、清淡、高维生素的半流质为宜,可选食面条、米粥、番茄汤、银耳汤,勿干食,有条件者可常饮泉水以滋阴生津。应当多食清淡蔬菜、水果及牛乳等。

二、护理

(一) 一般护理

病情较重者,定时检查血压、心率、呼吸,静养为主,减少活动量。劳逸适度,起居有常,节制房事,保精固元。保持精神愉快,心情舒畅,加强情志护理,开展卫生宣教,使患者正确认识自身的疾病,并懂得自我保健常识,注意体育锻炼,以增强体质,提高抗病能力。

(二) 辨证施护[21]

1. 对属燥邪犯肺证出现发热、腮腺肿大等症者,要注意体温变化,可用如意金黄散或仙人掌捣汁外敷腮腺。眼干少泪可用 0.5% 羟甲基纤维素滴眼以形成人工泪液,减轻疾病对角膜组织的过多损害。干燥性角膜炎者局部可用 10% 磺胺醋酸眼药水及抗生素眼膏以减少局部刺激症状,防止继发感染。

2. 注意口腔卫生,定期做牙科检查,饮食后洗漱口腔,清除食物残渣。常饮水可以湿润口腔,金银花、玄参、玉蝴蝶、锦灯笼、甘草水洗口腔及绿袍散、冰硼散涂抹可以治疗溃疡、牙龈肿痛、腮腺炎,每日 2~3 次。

3. 鼻道干燥者可用滴鼻液、甘油或食用油滴鼻,以保持潮润,不宜用力擤鼻,戒除挖鼻不良习惯。

4. 注意皮肤清洁,皮肤干燥发痒时防止抓破皮肤,引起感染,可用婴儿倍护润肤露、婴儿润肤油、复方薄荷醋或油膏外擦,阴门干涩可用婴儿护臀霜、胡桃油、蛋黄油外涂。

5. 唇腺活检前后护理,活检前应向患者讲解活检的必要性和过程以及造成的创伤范围,活检后可用冰袋置唇外以减少疼痛。因疼痛不敢张口者,可给高热量、高蛋白流质饮食用吸管吸入,待感觉张口疼痛能忍时可进普通饮食。

【转归与预后】

一、转归

燥邪犯肺,病变在表,治疗及时,易于控制;病邪久恋,燥热蕴毒,伤津耗液,而致肺、胃、肝、肾脏腑阴虚之证,则缠绵不已;病久迁延,由气及血,阴损及阳,气伤则血脉鼓动无力,瘀血阻络;阳虚则温化乏能,痰湿内生,形成虚实夹杂证,治疗较为棘手。

二、预后

本病虽然病程长,难以根治,但属良性疾病,大多能够控制病情而得到缓解。部分患者病情呈加重与缓解交替出现。一般预后良好,基本不影响生活。内脏损害中出现进行性肺纤维化、中枢神经病变、肾小球受损伴肾功能不全、恶性淋巴瘤者预后较差。干燥综合征患者有 10% 以上继发肺间质病变,严重者引起肺大疱,继发感染为死亡的主要原因之一。

【现代研究】

一、病因病机的研究

迄今尚无统一认识,归纳有关文献,大体有燥毒为害论、阴虚津亏论、水津失布论、虚劳致病论、瘀血致燥论等。

1. **燥毒为害论**　傅宗翰[22]最早把本病命名为"燥毒症",提出燥毒非外燥,多见于阴虚阳亢之质,或由金石药毒所伤,积热酿毒,灼津炼液,化燥阻络而致。燥毒可伤津,而阴虚更易致燥,两者互为因果。洪庆祥[23]认为干燥综合征由燥毒引起,其本为毒为热,其标为燥为干,只有燥毒引起干燥,并非干燥引起燥毒。周翠英[24]认为燥毒是本病病机的关键。燥毒来源有内外之分,在致病上二者互为因果、相互为患,使病情更加顽恶胶结。燥毒为害,不止一端,千变而错综复杂。燥毒伤津耗阴,血液涩滞;壅塞气机,血脉凝滞;燥毒伤络,血溢脉外,凡此三者皆可致瘀,治疗上应抓住燥毒这一核心病理环节,从解毒清燥立论,以期毒祛燥除。治疗燥毒症当以解毒清燥为原则,傅宗翰常以土茯苓、蚤休、生甘草、绿豆、大黑豆、磁石、紫草、紫竹根等掺入辨证方中,代表方有三紫汤(紫草、紫竹根、紫丹参);周翠英提出应以甘寒凉润之解毒药为主,选用金银花、蒲公英、土茯苓、白花蛇舌草、生甘草、绿豆、紫草等,少用或不用苦寒伤阴之品,如黄芩、黄连、黄柏等。姜兆荣等[25]用自拟燥毒汤(当归 20g,赤芍 15g,莪术 15g,穿山甲 5g,蒲公英 15g,漏芦 15g,玄参 15g,北沙参 15g,麦冬 15g,生地黄15g,天花粉 15g,石斛 10g,知母 15g,炙龟甲 30g,生甘草 10g)加减治疗干燥综合征 26 例,疗程 3 个月,症状积分与实验室指标改善均优于口服白芍总苷胶囊的对照组。

2. **阴虚津亏论**　多数学者认为该病的发病机理是阴虚为本。因病程长,进展慢,主要表现为阴液亏损、脏腑不荣等一派燥象,其病变脏腑责之肝、肾、肺、胃,尤以肝肾阴虚多见。究其原因有:一是本病发病以女性居多,女子以肝为本,肝藏血,体阴用阳,女子多有经产乳育之苦,易耗伤阴血;二是本病的病因现代医学认为与遗传因素有关,而肾为先天之本,主藏精,调节一身之阴阳平衡,各脏腑之阴均赖其滋养;三是本病常以舌质红绛、舌面干燥甚至苔少舌裂为主要舌象,因此当属阴虚津亏无疑,轻则肺胃阴虚,重则肝肾阴虚。可见阴虚津亏是干燥综合征最基本的证型,大部分的处方都是在此基础之上掺以益气、解毒、润燥、化湿、活血等治法而组成的。如钱先等[26]认为干燥综合征的根本为阴液亏损、津液枯涸、脏腑不荣而致,用生津润燥养血颗粒(首乌、鬼针草各 30g,北沙参、白芍各 20g,枸杞子、菊花、女贞子、丹参各 15g,麦冬、石斛各 10g)治疗 6 周,能改善口干眼干的症状及泪流率。

3. **水津失布论**　何迅等[27]总结干燥综合征水津失布病机的原因有三:第一,肺为"水之上源",若肺热阴伤,治节无权,不能通调水道,使水津四布,则口干、眼干、皮肤黏膜干燥;

第二,脾虚失运,不能"为胃行其液",津液不得上乘致燥;第三,素体阳虚,或久病阴损及阳,阳虚不能化水,津液不能正常敷布。提示在治疗上益气布津、温阳化津的治法不容忽视。

4. **虚劳致病论**　赵丽娟等[28]基于本病表现为气、血、阴、阳的虚损,具有病程长、缠绵难愈、整体功能低下等特点,随病情的发展,可由一脏虚损导致多脏虚损,认为应归属于虚劳的范畴。

5. **瘀血致燥论**　近年的临床观察或实验研究均表明干燥综合征存在一定程度的瘀血。瘀血的形成或因"久病入络""久病必瘀";或因阴虚燥热,日久耗气伤津,气虚无以运血,加之津液不足,血液浓缩;或因情志不畅,肝气不疏,气滞血瘀。瘀血形成后,气机受阻,水津不布是瘀血致燥的病机所在。多数学者认为瘀血贯穿于干燥综合征的始终,并且是其发展和缠绵不愈的重要原因。

二、辨证分型的研究

目前,有关该病的辨证分型各家不一,综合来看多从以下几方面分型:①以气血阴阳失调分型有阴虚型、气虚型、气阴两虚型、阳气亏损型、气滞血瘀型、阴阳两虚型等;②以邪气所犯脏腑而论有肝肾阴亏、脾胃气虚、肝郁气滞、病气犯肺等;③根据涎腺表现结合中医辨证分为肿大型(湿热型)、类肿瘤型(气阴两虚型)、萎缩型(阴虚内热型)、感染型(风热型);此外,有人提出就邪气而言,有外燥与内燥之分,外燥包括病气犯肺型,内燥包括阴虚内热型、脾胃阳虚型、气血瘀阻型和气阴大伤型。

以上的辨证分型之所以较为混乱,是因为研究者是依据患者体质因素的不同,以及在不同的地区、不同季节、不同发病阶段表现出不同的症状而划定的,甚或仅凭个人经验或临床印象,缺乏大样本的统计和规范化操作,因此重复性也差。姜迎萍等[29]曾查阅近十年有关文献报道,统计辨证分型治疗本病的 968 例,其中阴虚内热型 364 例(37.6%),气滞血瘀型 188 例(19.4%),气虚阳弱型 161 例(16.6%),燥邪犯肺型 121 例(12.5%),其他 134 例(13.8%)。从统计资料分析,燥邪犯肺型、阴虚内热型、气血瘀阻型、气虚阳弱型所占比例较高。其后,马武开等[30]对辨证分型治疗干燥综合征的临床研究文献进行检索,筛选出 16 篇文献共 1 316 例,共有证候类型 32 种,出现频次最高的是气阴两虚证(68.75%),其次是津亏血瘀证(43.75%)、肝肾阴虚证(37.5%)、阴虚内热证(25.0%)。按病例数排列,气阴两虚证 244 例(18.54%),津亏血瘀证 200 例(15.20%)、阴虚津亏证 125 例(9.5%)。认为干燥综合征的证候分布特点以阴虚和阴虚夹实为主,阴虚是主要证候类型,瘀血是其发病中的 1 个主要因素,阴虚(津亏)血瘀可能是干燥综合征发病的根本。

三、辨证论治的思路

1. **从气血津液论治**　气血津液是构成和维持人体生命活动的基本物质,三者在生理上存在着密切关系,病理情况下又会相互影响,并由此引发多种疾病。郑炜贞等[31]认为气血津液失调是干燥综合征的病机关键,以阴虚兼有气虚血瘀为临床特征,治疗应当在充分认识津、气、血失调在其病机变化中所起关键作用的基础上进行辨证施治。目前干燥综合征的中医辨证分型多数是依据气血津液结合脏腑辨证进行的。刘维等[32]对 376 例干燥综合征患者,辨证分为 4 型,阴虚为共有证候,除单纯的阴虚证候外,还有气阴两虚、阴虚热毒和阴虚血瘀等证候。其中以气阴两虚证最多(26.33%),其次为阴虚热毒证(25.26%),提示治疗应以益气养阴、活血通络为主。

2. 从脏腑论治

（1）从肺论治：钱垠等[33]认为，肺为干燥综合征的主要病位，从肺论治干燥综合征可以调畅脏腑气机和水液代谢，并提出养阴清肺润燥、开肺布津通络等治法。戴恩来等[34]认为肺为水上之源，肺的宣发肃降功能在津液的输布中起决定性作用。干燥综合征系因肺失宣肃，水液代谢异常，津液敷布障碍所致，治疗当从肺论治，采用益气养阴、宣肺通络之法。

（2）从脾论治：陈盛等[35]认为干燥综合征的病因、病机、典型症状与脾的关系密切，脾主运化、脾主升清，脾虚是干燥综合征缠绵难愈的根源，治疗当强健脾胃、扶正祛邪。王芳等[36]倡用健脾益气法、健脾益气温阳法、健脾益气补血法、健脾益气化湿法、健脾益气化瘀法等治疗干燥综合征。

（3）从肝论治：陈湘君等[37]认为抓住肝为筋膜之主这一总病机，治疗从疏调肝气，补气养肝，柔肝养阴出发，能较快地缓解临床症状，较一般临床常用之养阴法见效快。纪伟等[38]常运用养血柔肝、疏肝理气、调达情志、育阴潜阳、滋补肝肾、化瘀解毒六法，从而达到气血调和、阴阳平衡及免疫调节的作用，既有助于缓解口干、眼干等临床症状及实验室指标，也可以改善患者抑郁情绪。

（4）从肾论治：黄继勇等[39]认为肾阴虚是本病发病的根本所在。肾阴虚五脏失养，五窍失充，复感于邪，邪气稽留，生痰生瘀，化火蕴毒，外阻五窍，内侵五脏，津液不行，变生干燥。治应以补肾阴为主，兼补五脏，并根据病因、病理产物的不同，随证治之。

3. 从三焦论治　高龙等[40]认为水液输布失调是干燥综合征重要发病因素，三焦的主要功能是运行水液，故可从三焦论治。提出上燥治肺，以养阴润燥清肺为主，方选养阴清肺汤加减；中燥脾胃，以养阴健脾、滋胃生津为主；下燥肝肾，治肝以调达气机、滋阴养血、疏利肝胆为主，治肾方选六味地黄丸加减。刘维等[41]提出病在上焦，治宜甘寒滋阴；病在中焦，祛邪与养阴并重；病在下焦，咸寒增液以祛邪。

（董振华）

参 考 文 献

［1］张乃峥. 临床风湿病学 [M]. 上海: 上海科学技术出版社, 1999: 289-290.

［2］路志正, 焦树德, 闫孝诚. 痹病论治学 [M]. 北京: 人民卫生出版社, 1989: 281-283.

［3］赵岩, 费允云, 邓学新, 等. 抗 α- 胞衬蛋白抗体在干燥综合征诊断中的意义及与临床表现的相关性 [J]. 中华风湿病学杂志, 2005, 9 (5): 261-264.

［4］赵岩, 董怡. 第八届干燥综合征国际专题会议纪要 [J]. 中华内科杂志, 2003, 42 (2): 131-132.

［5］SHIBOSKI CH, SHIBOSKI SC, SEROR R, et al. 2016 American College of Rheumatology/European League Against Rheumatism classification criteria for primary sjögren's syndrome: a consensus and data driven methodology involving three international patient cohorts [J]. Ann Rheum Dis, 2017, 76 (1): 9-16.

［6］姜泉, 张华东, 陈祎, 等. 路志正治疗干燥综合征经验 [J]. 中医杂志, 2016, 57 (6): 463-465.

［7］韦大文, 李锡涛. 路志正论治燥痹 [J]. 中医杂志, 1999, 40 (1): 14-15.

［8］沈丕安. 现代中医免疫病学 [M]. 北京: 人民卫生出版社, 2003: 258-259.

［9］张立亭, 傅新利. 张鸣鹤辨治干燥综合征经验 [J]. 山东中医药大学学报, 2000 (2): 120-121.

［10］马永祯. 运用滋阴法治疗干燥综合征 [J]. 甘肃中医, 1995, 8 (1): 13-14.

［11］唐今扬, 周彩云, 李斌. 房定亚治疗干燥综合征及合并症经验 [J]. 辽宁中医杂志, 2012, 40 (5): 869-871.

［12］李春先, 杨桂玲, 冯玉环, 等. 生脉注射液治疗原发性干燥综合征疗效观察 [J]. 中国综合临床, 2003, 19 (9): 807.

［13］王金凯, 张金巧, 张红芳, 等. 灯盏花注射液治疗干燥综合征的临床研究 [J]. 深圳中西医结合杂志, 1998 (4): 7-9.

［14］方明华, 鲁盈, 朱芸芸, 等. 黄芩银花漱口液对改善阴虚火旺型口干燥症的应用及效果观察 [J]. 护士进修杂志, 2019, 34 (6): 528-529.

［15］吕慧青, 姜洪玉, 陈友栋, 等. 健脾益气生津治疗原发性干燥综合征 27 例 [J]. 山东中医药大学学报, 2001, 25 (4): 288.

［16］杜革术. 针刺治疗干燥综合征 40 例临床观察 [J]. 中医药导报, 2010, 16 (10): 61-62.

［17］崔小灿, 刘伟, 刘小军, 等. 电针治疗干燥综合征口干症状疗效观察 [J]. 上海针灸杂志, 2014, 33 (6): 42-43.

［18］张缪佳. 干燥综合征的诊断与治疗 [J]. 中华全科医疗, 2015, 13 (11): 1736-1737.

［19］王立, 曾小峰. 重视原发性干燥综合征及其并发症的治疗 [J]. 中国实用内科杂志, 2017, 37 (6): 477-479.

［20］赵岩. 关注干燥综合征的临床研究 [J]. 中华风湿病学杂志, 2009, 13 (2): 73-74.

［21］张玲. 干燥综合征的辨证施护 [J]. 河北中医, 2000, 22 (11): 864-865.

［22］傅宗翰. 干燥综合征初探 [J]. 中医杂志, 1983, 24 (2): 564-568.

［23］洪庆祥. 12 例干燥综合征临床观察 [J]. 上海中医药杂志, 1995 (9): 16-17.

［24］孙素平, 米杰. 周翠英教授从燥毒辨治干燥综合征的学术思想浅析 [J]. 福建中医药, 2004, 35 (6): 11-12.

［25］姜兆荣, 高明利, 吴福斌. 自拟燥毒汤治疗干燥综合征临床疗效观察 [J]. 实用中医内科杂志, 2011, 25 (2): 85-87.

［26］钱先, 胡伟, 郭峰, 等. 生津润燥养血颗粒治疗干燥综合征的临床研究 [J]. 中华中医药杂志, 2014, 29 (11): 3663-3666.

［27］何迅, 陶巧林. 干燥综合征的中医诊治近况 [J]. 四川中医, 2001 (7): 14-16.

［28］赵丽娟, 李振吉, 王洵. 补脾益气及阴阳双补法治疗干燥综合征 [J]. 中医杂志, 1985 (6): 41-43.

［29］姜迎萍, 李靖. 干燥综合征的中医证治规律探讨 [J]. 四川中医, 2003 (4): 7-9.

［30］马武开, 唐苏, 王莹, 等. 干燥综合征中医证候分类临床文献研究 [J]. 中华中医药杂志, 2013, 28 (2): 482-485.

［31］郑炜贞, 龚婕宁, 钱先. 从津气血之关系探讨干燥综合征的治疗 [J]. 辽宁中医杂志, 2011, 38 (5): 881-882.

［32］刘维, 张磊, 刘晓亚, 等. 干燥综合征中医证候规律探讨 [J]. 中华中医药杂志, 2010, 25 (9): 1374-1376.

［33］钱垠, 金实. 从肺论治干燥综合征 [J]. 南京中医药大学学报: 自然科学版, 2002, 18 (5): 268-269.

［34］戴恩来, 王庆胜. 从肺论治干燥综合征体会 [J]. 甘肃中医学院学报, 2005, 22 (2): 9-10.

［35］陈盛, 温成平. 干燥综合征从脾论治思路探讨 [J]. 甘肃中医学院学报, 2014, 31 (3): 23-25.

［36］王芳, 刘健. 从脾论治干燥综合征探讨 [J]. 中华中医药学刊, 2013, 31 (8): 1656-1658.

［37］顾军花. 陈湘君从肝论治干燥综合征 [J]. 中医杂志, 2011, 52 (4): 292-294.

［38］尹梦赟, 纪伟. 浅析从肝论治干燥综合征 [J]. 环球中医药, 2017, 10 (5): 599-601.

［39］黄继勇, 王新昌, 张艳. 肾阴虚在干燥综合征发病中的作用 [J]. 浙江中医药大学学报, 2011, 35 (4): 511-512.

［40］高龙, 苏晓, 姚重华. 干燥综合征从三焦论治探讨 [J]. 辽宁中医药大学学报, 2013, 15 (4): 221-222.

［41］刘维, 丁园园. 从三焦论治干燥综合征 [J]. 中国中医药信息杂志, 2013, 20 (3): 87-88.

第4节 多发性肌炎与皮肌炎

多发性肌炎(polymyositis,PM)和皮肌炎(dermatomyositis,DM)均属于特发性炎性肌病(idiopathic inflammatory myopathies,IIM)的范围,是一组以骨骼肌慢性、非化脓性炎症性病变为主的自身免疫病。主要包括成人多发性肌炎、成人皮肌炎、多发性肌炎和皮肌炎合并肿瘤、儿童皮肌炎(或多发性肌炎)、结缔组织病伴发多发性肌炎和皮肌炎、包涵体肌炎(inclusion body myositis,IBM)和嗜酸粒细胞性肌炎等类型。本病多侵犯四肢近端及颈部肌群,表现为肌无力、肌痛等,伴有特征性皮疹者称为皮肌炎,常累及全身多个脏器,伴发肿瘤的频率较高。典型皮肌炎(classical dermatomyositis,CDM)指有近端肌无力、肌炎的客观依据、皮肌炎样特征性皮损的DM。此外,DM有一种特殊的亚型,即具有典型的DM皮疹,但在6个月之内无肌肉受累的临床和实验室表现(如肌肉活检、血清酶学和肌电图的异常),称为无肌病性皮肌炎(amyopathic dermatomyositis,ADM)。有研究者进一步细分,将无肌病临床表现但是有实验室表现的DM称为轻微肌病皮肌炎(hypomyopathic dermatomyositis,HDM),将其与ADM合称为临床无肌病性皮肌炎(clinically amyopathic dermatomyositis,CADM)。本节以论述成人多发性肌炎和典型皮肌炎为主。

国内尚无PM/DM流行病学的报告。国外统计的患病率为(0.5~8.5)/10万人口,发病率为(2.25~8.90)/10万人口,男女发病比例为1:2.5[1]。病因及发病机制迄今未明,目前认为感染因子(环境因素)、遗传因素和免疫紊乱可能与发病有关,免疫病理方面[2-3],PM肌细胞的损伤主要是通过自身抗原驱动的T细胞介导的细胞毒作用所致。肌细胞内有大量的CD8+T细胞浸润。且肌细胞表达主要组织相容性复合体(major histocompatibility complex,MHC)-Ⅰ类分子。DM的主要特征是补体介导的微血管病变,补体活化及在血管内皮的沉积,导致肌纤维内毛细血管床减少和肌纤维缺血,浸润的淋巴细胞主要为CD4+T细胞和B细胞,分布在血管周围或肌束周。因此,DM肌纤维的坏死通常发生在肌束周围,形成特征性的束周萎缩表现。

PM/DM之病名在中医古文献无记载,根据本病在早期以四肢近端肌肉酸痛、压痛和无力为特征,应归于"肌痹"的范畴,后期以肌肉萎缩无力为主,类同痿证,如以皮疹为主者可归属于发斑、阴阳毒范畴。

【病因病机】

本病多在先天禀赋不足,脏腑精气亏损,或情志内伤,气血逆乱,以致卫外不固的基础上,因感受风寒、风热、寒湿、热毒之邪,邪毒蕴阻肌肤而作。

一、热毒炽盛

本病与热毒关系较密切,热毒又有内外之分。六淫之邪多为外热,七情内伤多为内热,人体直接感受的外界风温、湿热、疫毒之邪多为外热,外热可以由风寒暑湿燥化热、化火而成;过食辛辣炙煿、情志过激均可引起脏腑功能失调而化火。如肝火、心火、肺热、脾胃实热、肾阴虚内热等,此为内热,所谓"五气皆能化火","五志皆能化火",外火与内火在人体中均可互相转化,相辅相成,另外,尚有"郁而化火"之说[4]。因心之华在面,肺主皮毛,故热毒为患时临床可见高热发斑、肌肤肿胀疼痛或极度乏力,甚则出现气急胸闷、神昏等危象。此时当注意内脏中心肺受损可能。

二、寒湿痹阻

脾胃素虚之人,或因寝卧湿地,或冒雨涉水,雾露所伤,致寒湿之邪入里,重伤脾胃,导致肌肉四肢无以充养则肌肉无力,营卫不通则肌肉疼痛、麻木,甚则肌肉瘦削,四肢困重不举,日久发展为痿废;脾虚不能运化水湿,痰湿滞留经络,则肢体重着、肿胀。《素问·痹论》曰"肌痹不已,复感于邪,内舍于脾","脾痹者,四肢懈惰,发咳呕汁,上为大塞"。认为肌痹的基本特征是全身肌肉疼痛,肌痹不愈,又感受了邪气,病邪就会侵犯脾脏,引起四肢倦怠无力、咳嗽、呕吐涎汁,胸膈上塞满感。当咽喉、食管、肋间肌及括约肌受累时出现发音、吞咽及呼吸困难等证时与脾痹相似。故寒湿为患时当注意太阴肺脾两脏之变。

三、瘀血阻络

多因久病或积聚癥瘕转化而来,外感或内生之湿热毒邪困于体内,日久病及气血,气滞血瘀,经络阻滞,不通则痛,而见肌肉疼痛、肌肤斑疹色黯,或伴麻木不仁、痿弱乏力等。

总之,本病的肌肉疼痛、肌肉无力的症状,既可为外感六淫、邪阻经络或久病瘀血阻滞而导致的不通则痛,也可为肺脾亏虚,气虚失运,血虚失养,筋脉不荣所致的不荣则痛或痿。而其皮疹的症状,则多与热毒炽盛或瘀血阻滞有关。本病基本病机,初期主要以肺脾气虚为本,日久则累及肝肾阴血不足,同时并见湿热瘀毒为标。因肺主皮毛,脾主肌肉四肢,目胞亦为肉轮,故与皮肤肌肉、上眼睑及肺脾相关症状的病位主要在于肺脾两脏及太阴、阳明两经;而心主血脉、其华在面,肾水与心火相济方安,故局部血管炎及面部红斑相关症状的病位主要在心肾两脏与少阴经脉循行部位。

【诊断要点】

一、临床表现

(一)皮肤症状

仅见于皮肌炎,其特征性皮肤损害有 3 种:

1. **眶周紫红色水肿斑**　是 DM 的特异性体征。累及上下眼睑和眶周,红斑外周有一色淡的圈,形态类似"熊猫眼"。少数患者仅是眶上和额头红斑,称为"向阳性皮疹"。

2. **颈胸充血性斑疹**　表现为从双耳根向下到颈前乳头水平线以上呈 V 字形的皮肤毛细血管充血发红,酷似"醉酒貌",有时可延及上臂伸面。这一体征较多见于恶性肿瘤相关性 DM。

3. **Gottron 斑丘疹**　发生率高,约 70%DM 出现,在掌指关节和近端指间关节伸面有红紫色斑丘疹,顶面扁平,少量脱屑,可伴皮肤萎缩,色素脱失,这也是 DM 的特征性皮疹。

其他还有不典型皮疹如手足皮肤皲裂和过度角化伴甲根红斑、溃疡的"技工手"、与恶性肿瘤相关的恶性红斑等。

（二）肌肉症状

1. **肌无力**　对称性近端肌无力，以肩胛带、骨盆带肌受累最常见，其次为颈肌和咽喉肌。上肢肌群受累时，可出现抬举困难，甚者不能自己用筷子进食或梳头穿衣。下肢肌群受累，轻者虽能步行，但不能自如，重者下蹲、起立困难，站立不稳，步履蹒跚。少数患者可累及颈肌出现屈颈、抬头困难；咽肌、呼吸肌受累引起吞咽、呼吸困难。但眼外肌、面肌一般不受累。

2. **肌痛**　发生频度颇高，休息后可减轻。疼痛部位就是肌肉炎症部位，初发时肌痛可不甚严重，至疾病进展期肌痛与肌无力程度多平行，而到晚期，患者可有严重肌萎缩伴肌无力，而肌痛反而减轻。

3. **肌萎缩**　晚期约有 10% 的患者可随着病程的延长出现肌萎缩。程度轻重不一，严重者可有"肌肉挛缩"，多见于儿童，发生率约为 25%。

（三）皮肤肌肉以外的系统症状

1. **关节**　20%~30% 患者有关节炎或关节痛。大量关节积液和骨侵蚀少见。

2. **呼吸系统**　早期可出现间质性肺炎、肺纤维化，并可导致肺动脉高压。晚期肺泡破裂会形成肺大疱或肺气肿。活动时呼吸困难是一个非特异性但较严重的症状。当伴有咳痰无力或吞咽障碍时易发生吸入性肺炎。

3. **消化系统**　10%~30% 吞咽困难和食管反流。吞咽障碍可造成患者进食量减少和食物呛入肺内，其他可出现胃排空时间延长、肠胀气、肠蠕动减慢等。

4. **心血管系统**　少数患者有心肌炎、心律失常、心力衰竭，心电图 ST-T 改变等。

5. **神经系统**　可伴周围神经损伤，出现神经性疼痛、感觉障碍、腱反射减弱，肌电图为混合性损伤。

6. **恶性肿瘤**　恶性肿瘤发生率高，为 10%~30%。好发部位为肺、胃、乳腺和卵巢等，多为腺癌。女性居先。

二、辅助检查

1. **常规检查**　白细胞略有升高，病情活动时红细胞沉降率（ESR）增快，C 反应蛋白（CRP）升高。

2. **肌酶谱检查**　肌酸激酶（creatine kinase，CK）及肌酸激酶同工酶最敏感，增高或降低可作为病情程度及疗效指标。95% 的肌炎在其病程中出现 CK 的增高，可达正常值的数十倍。CK 有三种同工异构酶：MM、MB、BB。CK-MM 主要存在于骨骼肌并代表了 95%~98% 的血清 CK，因此，肌炎时主要是 CK-MM 升高。

醛缩酶：在小部分 CK 不升高的肌炎时如升高可协助诊断，但特异性及与疾病活动性的平行不如 CK。其他如谷草转氨酶（GOT）、谷丙转氨酶（GPT）、乳酸脱氢酶（LDH）均可增高，因在多种组织中存在，特异性较差。

3. **血肌红蛋白浓度**　是肌肉完整性的敏感指标，PM/DM 可有血肌红蛋白升高，尿肌红蛋白升高，当有任何原因的肌萎缩存在时，肌酸排泄增加，故 PM/DM 表现为血肌酐不升高，肌酸升高。

4. **自身抗体**[5]　与本病相关的自身抗体包括肌炎特异性抗体（myositis specific autoantibodies，MSA）、肌炎相关性抗体（myositis associated autoantibodies，MAA）以及组织特

异性自身抗体。MSA 包括抗氨酰 tRNA 合成酶抗体、抗 Mi-2 抗体、抗信号识别颗粒（signal recognition particle，SRP）抗体等；MAA 包括抗 PM-Scl 抗体、抗 U1RNP 抗体、抗 Ro52 抗体及抗 Ro60 抗体等；组织特异性自身抗体包括针对肌组织抗原的抗体、针对内皮细胞抗原的抗体等。近年来还新发现许多肌炎特异性抗体，包括抗黑素瘤分化相关基因 5 抗体（MDA5），抗转录中介因子 1-γ 抗体（TIF1-γ），抗核基质蛋白 2 抗体（NXP2），抗小泛素样修饰物激活酶抗体（SAE）等。

（1）抗核抗体（ANA）：阳性率 38.5%~80%，多见斑点型，PM 中多为核仁型。

（2）抗合成酶抗体：这是一组包括抗 Jo-1 抗体、抗 PL-7、抗 PL-2、抗 EJ 抗体的统称，其中以抗 Jo-1 抗体阳性率最高，临床应用最多，为 PM 的特异性抗体。PM 中 25% 阳性；DM 中 7.1% 阳性；肌炎的重叠综合征中 15% 阳性。抗 Jo-1 抗体阳性的 PM 常有肺间质病变、雷诺现象、关节炎、"技工手"，称为"抗合成酶抗体综合征"。合并肿瘤少见，对治疗反应好，但 60% 易复发。

（3）抗 SRP 抗体：仅见于不到 5% 的 PM，且具有以下临床特点：起病急，肌炎重，有心悸，男性多见，对治疗反应差。

（4）抗 Mi-2 抗体：为 DM 的特异性抗体，阳性率 8%~20%。

5. **肌电图（EMG）**　显示肌源性损伤，少数为神经源性损伤。肌源性损伤四联征包括：①插入活动延长；②纤颤在正相电位出现；③运动电位时限缩短和多相电位增加；④重收缩干扰相或病理干扰相。

6. **影像学检查**　磁共振（MRI）的肌肉炎症部位可出现高密度 T2 波图像。超声检查发现在炎症、水肿、萎缩的肌束间有回声图像。X 线食管钡透和胸部 X 线片检查仅起辅助诊断作用。CT 和 ^{99}Te 肌肉扫描检查临床意义尚不明确。

7. **肌肉活检**　具有诊断意义的变化为：①间质血管周及肌束间有炎性细胞（淋巴细胞为主）浸润；②肌纤维破坏、变性、萎缩，肌横纹不清；③肌束间纤维化、肌细胞可有再生；④血管内膜增生。其中以①②多见，④多出现在 DM 患者。注意：一次活检阴性不可断然否定诊断，有时需作连续切片方可发现病变。

三、诊断标准

1. **最新分类诊断标准**　目前临床上存在多个 IIM 的分类诊断标准，有关 DM 的分类诊断建议采用最新的 2020 年欧洲神经肌肉疾病中心（ENMC）制定的 DM 分类诊断标准（表 3-4-1），与其他分类诊断标准相比，该标准更为简单、实用和准确。

表 3-4-1　2020 年欧洲神经肌肉疾病中心（ENMC）皮肌炎（DM）分类诊断标准

DM 的分类标准需要满足下列临床及皮肤活检特点：
临床检查发现（至少需要 2 条）：Gottron 征、Gottron 丘疹和 / 或向阳性皮疹
皮肤活检：界面性皮炎
或
DM 的分类标准需要满足下列临床及具备 DM 肌肉特点[*] 或 DM 特异性抗体阳性[**]：
临床检查发现（至少需要 1 条）：Gottron 征、Gottron 丘疹和 / 或向阳性皮疹

续表

*DM 肌肉特点：①四肢近端肌无力；②肌酶升高；③肌活检提示 DM：淋巴细胞浸润（常在血管周围），束周病变的依据（即束周肌纤维 COX 染色淡染和 / 或 NCAM 染色阳性）；④肌活检确诊 DM：束周萎缩和 / 束周 MxA 过表达，少或无束周坏死

如果患者具备下列 a、b、c 或 d 中的任何一项就可称为患者具备 DM 肌肉特点：a.①＋②；b.①＋③；c.②＋③；d.④

**DM 特异性抗体阳性：抗 TIF1-γ、抗 NXP2、抗 Mi-2、抗 MDA5 或抗 SAE 中任何一种抗体阳性

注：①如果患者无 DM 的皮肤病变表现，则不能诊断为 DM。②抗合成酶抗体阳性的患者应诊断为"抗合成酶综合征"而不是 DM；抗合成酶综合征患者伴有 DM 样皮疹应诊断为"抗合成酶综合征伴有 DM 样皮疹"。③抗 HMGCR 或抗 SRP 阳性的患者应诊断为"免疫介导的坏死性肌病"而不是 DM；抗 HMGCR 阳性伴有 DM 样皮疹应诊断为"抗 HMGCR 肌病伴有 DM 样皮疹"；抗 SRP 阳性伴有 DM 样皮疹应诊断为"抗 SRP 肌病伴有 DM 样皮疹"。④DM 特异性抗体阳性的患者应根据其抗体类型进行进一步的亚型分类（即抗 TIF1-γ DM、抗 NXP2 DM 等）。⑤DM 特异性抗体阴性的患者应诊断为"自身抗体阴性的 DM"。⑥掌指关节，近端指间关节和 / 或远端指间关节伸侧表面的皮肤溃疡（如抗 MDA5 型 DM 中所见）应认为与 Gottron 疹具一样的临床意义。

2. 其他分类诊断标准[6]　2017 年 EULAR/ACR 标准[7]，具体见表 3-4-2。

表 3-4-2　特发性炎性肌病分类诊断概率截点及相应积分

分类诊断	概率截点	无肌组织活检的标准积分	有肌组织活检的标准积分
肯定 IIM	≥90%	≥75	≥87
可能 IIM	≥55%，<90%	≥55	≥67
可疑 IIM	≥50%，<55%	<53	<65
排除 IIM	<50%		

肯定 IIM 和可能 IIM 为 EULAR/ACR 标准分类诊断的 IIM（概率 ≥55%）。

其他如 2003 年 Dalakas E 提出以肌肉活检结果及 CD8/MHC 结果复合物沉积为主的新标准[2]。2004 年欧洲神经肌肉疾病中心（ENMC）和美国肌病研究协作组提出的 ENMC 标准[8]、国际肌炎评估和临床研究组（IMACS）提出 IMACS 标准[9]等。

【治疗】

一、中医治疗

(一) 辨证论治

1. 风热犯肺证

症状：发热恶寒，皮肤痛，肌痛，咽痛咳嗽，口微渴，少汗，面部红赤，眼睑紫红，肢软无力，或胸闷咳嗽，或气短咽干，脉浮数无力，舌红苔薄白。

治法：清热解表润肺。

方药：银翘散合清燥救肺汤加减。

金银花 9g，连翘 9g，淡竹叶 9g，芦根 15g，荆芥 9g，防风 9g，冬桑叶 15g，生石膏（先煎）30g，沙参 15g，生甘草 15g，胡麻仁 15g，麦冬 15g，枇杷叶（包煎）15g，杏仁 9g，紫花地丁 30g。

加减:发热不退者加青蒿 15g、黄芩 12g。皮肤症状明显者加紫草、葛根各 15g,蝉蜕 6g。气血不足者加黄芪 15g、当归 12g。

中成药:一清胶囊,每次 2 粒,每日 3 次;或抗病毒口服液,每次 2 支,每日 3 次。

临床体会:本证多见于皮肌炎早期,以风热表证为主,伴有热毒较盛兼有入里之势,可在辛凉解表基础上佐以清热解毒,以早期截断热邪入里化毒。此证多见于素体肺热或肺脾气阴两虚之人,因皮肤为肺之所主,肌肉为脾之所主,故外感风热,邪气乘虚内袭则停留于皮肤、肌肉之间而为病。治应以清热解毒疏表为主,并注重运用健脾益肺之剂如补中益气汤、四君子汤、沙参麦冬汤加减,一为扶正祛邪外出,二为防止邪热内传侵及肺脾之脏。若邪气迅速由气入血而见斑疹红紫灼热者可酌以凉血行血、活血化瘀之品使血行络通,如生地黄、赤芍、丹参等,从而达到祛除热毒之邪、标本兼顾之目的。

2. 热入营血证

症状:数日内眼睑、面颊及上胸背部皮肤迅速出现大片鲜红水肿性斑片或紫红色斑片,触之灼热、四肢近端肌肉酸痛无力、疼痛拒按,严重者吞咽困难,举头乏力,时有呛咳,声音嘶哑,全身软瘫,伴见身热不退,面红目赤,时觉心烦,口渴喜冷饮,便结溲赤,舌质红绛或紫暗,苔黄燥而干,脉弦滑数或洪数。

治法:清肺解毒,凉血通络。

方药:犀角地黄汤加味。

水牛角(先煎)30g,生地黄 30g,赤芍 15g,牡丹皮 15g,金银花 12g,玄参 12g,淡竹叶 12g,连翘 15g,生石膏(先煎)30g,知母 15g,黄芩 12g,败酱草 30g。

加减:红斑热痛弥漫者,加白花蛇舌草、丹参各 30g,野菊花 12g;热势不退者加重石膏用量至 60~120g,另加青蒿、鸭跖草各 30g;四肢无力明显者,加乌梢蛇 30g、续断 20g、牛膝 15g;口渴便秘者加石斛 30g、西洋参(另煎)6g、玄参 15g、火麻仁 30g、生大黄(后下)9g;肝胆火旺者,加龙胆草、山栀子、茵陈各 9g。

中成药:清开灵胶囊,每次 3 粒,每日 3 次;或紫雪颗粒,每次 1 包,每日 3 次;十味龙胆花颗粒,每次 1 袋,每日 3 次。

临床体会:本证多见于皮肌炎以高热、皮疹为症状者,部分伴有明显肌无力、肌痛。病理关键为热邪弥漫气分为主,治疗关键在于清气分之热、凉血解毒。危重病例可静脉滴注痰热清注射液、醒脑净注射液等,结合西医激素和免疫抑制剂冲击治疗等,尽早控制病情恶化。

3. 内陷心营证

症状:发病之初,即见高热、咳嗽、痰黄稠或干咳无痰,胸闷气急,声音嘶哑,吞咽困难,时有呛咳,继则四肢无力,甚则迅速瘫软,心悸怔忡,皮疹色鲜而肿,遍布全身。伴气喘息粗,渴喜冷饮,烦躁不安,大便干结,小溲短赤。严重者神昏不醒或伴呕血黑便,或见尿少尿闭。舌质绛红而干,苔黄腻或光绛,脉滑数或结代无力。若抢救不及,往往迅速出现阴阳离决之危象。

治法:清肺解毒,清心凉营。

方药:清瘟败毒饮合清宫汤加减。

生石膏(先煎)60g,生地黄 15g,水牛角(先煎)30g,黄连 12g,栀子 9g,桔梗 6g,黄芩 9g,知母 9g,赤芍 15g,玄参 15g,连翘 9g,生甘草 6g,牡丹皮 15g,鲜竹叶 6g,麦冬 9g,金银花 9g,莲子心 3g。

加减:咳痰黄稠不爽者,加象贝母 15g,鱼腥草、瓜蒌皮、冬瓜子各 15g;心悸胸闷、脉结代者加参三七 6g,珍珠母(先煎)、丹参各 30g;皮疹色红、灼热疼痛者,加白花蛇舌草、丹参各 30g,野菊花 12g;气急喘促者,加紫石英(先煎)30g、紫苏子 12g、沉香(后下)6g。

中成药:安宫牛黄丸,每次 1 丸,每日 1 次,温水烊化,吞服。或紫雪丹,每次 1 丸,每日 1 次,温水烊化,吞服。

临床体会:本证多见于肌炎合并急性肺间质炎、心肌炎患者。关键在于热毒内盛,内陷心营。治当清心凉营、润燥救肺为主。并常规配合运用西医激素及免疫抑制剂冲击疗法,必要时气管切开或人工呼吸装置辅助呼吸,血液透析抢救急性肾衰。

4. 寒湿入络证

症状:平素怕冷畏寒,神疲乏力,面色苍白,大便偏溏,四肢末端遇冷之后则见发白或发紫之象,移时缓解。外感风寒或久坐湿地后,则突发四肢抬举无力伴酸痛重着,遇冷痛剧,关节周围可见紫红色斑疹伴脱屑,面部、四肢及眼睑也可见黯红色肿胀斑疹。伴见身热不扬、四肢乏力、周身酸楚,关节窜痛或兼肿胀,吞咽不利。舌淡苔薄白腻,脉浮紧。

治法:散寒化湿,温阳通络。

方药:黄芪桂枝五物汤合防己黄芪汤加减。

黄芪 15g,炒白芍 15g,桂枝 9g,生姜 6g,当归 12g,制川乌 9g,炒防风 12g,防己 12g,炒白术 12g,炙甘草 9g。

加减:四肢厥冷、手足冰凉者,加淫羊藿 15g、补骨脂 12g;肌无力明显者,加乌梢蛇、续断各 15g,牛膝 12g。

中成药:附子理中丸,每次 8g,每日 2 次;或尪痹片(胶囊),每次 4~6 片(粒),每日 2 次;或风湿骨痛胶囊,每次 3 粒,每日 3 次。

临床体会:本证以多发性肌炎患者之肌肉酸痛怕冷多见,因脾主四肢肌肉,又为气血生化之源,脾与胃相表里,太阴脾与太阴肺为手足同名经,故在寒湿外袭阳明经及肌肉时,往往波及太阴阳明两经,内侵脾胃,上犯肺脏,或由手太阴肺脏受损日久而来,肺脾受损日久可下及于肾,出现或多或少的脾肾不足的表现,治疗在本阶段可先予外祛寒湿,若出现正虚受损,则须结合补脾温肾法。

5. 脾虚湿困证

症状:局部红斑消退或色淡不鲜,或皮肤溃疡。四肢近端肌肉酸痛重着,甚则肿胀不消,关节酸痛,屈伸不利,四肢抬举、行走乏力。面色㿠白,神疲欲寐,少气懒言,头重头痛,时有自汗,食少脘闷,渴不欲饮,大便溏薄不爽,小便短少。舌淡边有齿印,苔白腻,脉濡滑。

治法:健脾益气,化湿通络。

方药:防己黄芪汤合三妙丸、薏苡仁汤加减。

黄芪 15g,白术 12g,防己 12g,苍术 12g,黄柏 12g,金银花 12g,薏苡仁 30g,当归 9g,川芎 12g,生姜 6g,羌活 9g,独活 9g,防风 12g。

加减:如遇湿热在里而见肌肉疼痛、身热不扬、舌苔黄腻者,加忍冬藤 15g,黄连 6g,黄芩、厚朴各 9g,草薢、土茯苓各 15g;脾虚气血不足者加太子参、茯苓各 15g,丹参 12g,鸡血藤 15g。

中成药:人参健脾丸,每次 2 丸,每日 2 次,口服;二妙丸,每次 6~9g,每日 2 次,口服;或四妙丸,每次 6g,每日 2 次,口服。

临床体会:本证的关键在于脾虚生湿,湿浊阻络,则见肌肤疼痛,或发疮疡,多见于本病以肌肉无力为症状者。治疗以健脾为主,化湿为辅,且须长期治疗方能见效。

6. 肝肾阴虚证

症状:面部、四肢、躯干遗有红斑色黯或色素沉着,四肢肌肉酸痛隐隐,近端肌肉萎缩。时感乏力,行滞语迟,腰酸腿软,举动软弱,甚或吞咽不利,足不任地,形体偏瘦,面色潮红,皮肤干涩少泽,时有五心烦热,头晕目糊,面部烘热,口干咽燥,耳鸣健忘,失眠盗汗。舌红少苔或中剥有裂纹,脉细数。

治法:滋补肝肾,养阴和营。

方药:一贯煎合左归丸加减。

北沙参 30g,麦冬 15g,当归 10g,生地黄 15g,熟地黄 15g,枸杞子 15g,川楝子 9g,川芎 15g,白芍 15g,菟丝子 15g。

加减:肌肉萎缩明显加蕲蛇、僵蚕、黄芪各 15g;手足拘挛者加木瓜 15g、白芍 30g;肝肾阴亏、阳亢于上而风动者加钩藤(后下)15g、牡蛎(先煎)30g。

中成药:二至丸,每次 8g,每日 2 次;或六味地黄丸,每次 8g,每日 2 次;或大补阴丸,每次 8g,每日 2 次。

临床体会:本证多见于中晚期病例,或热毒下汲肝肾之阴,或病久入络,深入下焦肝肾,而见肝肾阴亏。故用一贯煎滋补肝肾以固本,另加活血通络之品以治标。

(二)医家经验

张志礼[10]对本病进行分期辨证如下:①急性发作时多以毒邪化热为主,治以清热凉血解毒,活血通络止痛。方以生玳瑁(研粉)3g(或羚羊角粉 0.6g)(分冲),忍冬藤 15g,鸡血藤 30g,牡丹皮 15g,赤芍 10g,生地黄 15g 等。因此型大多属急性发作,一般情况下单纯中药对重症患者很难控制病情发展,需配合西药肾上腺皮质激素治疗,效果较为理想。②寒湿凝滞证治以温化寒湿,理气活血,通络止痛。方以黄芪 15g,党参 10g,白术 10g,茯苓 15g,桂枝 10g,白芥子 10g 等。③阴阳失调、气血两虚证:多见于疾病后期,治以益气养阴,调和阴阳,活血通络。方以黄芪 15g,太子参 15g,白术 10g,茯苓 10g,首乌藤 30g,鸡血藤 30g 等。张老认为后两型治疗重点应放在扶正及活血通络散瘀上,相应减少皮质激素用量。

陈亦人[11]认为皮肌炎与《金匮要略》中阴阳毒十分相似,仲景处以升麻鳖甲汤,意在解毒滋阴,活血通阳。至于多发性肌炎,因无典型的皮肤表现,类似于中医之痹证。治疗皮肌炎以化瘀通络、解毒通阳为基本大法。在激素与中药联合应用的过程中应注意:大量激素应用期患者多表现为肝肾阴虚,湿热内蕴证,当以滋补肝肾,清热凉血为法;激素减停过程中,多有阳气不足的表现,应适当补气升阳,逐渐撤减激素。

查玉明[12]对本病采用五法辨治:①温阳益气,扶正起衰。适用于阳气虚衰证,方用黄芪桂枝五物汤加当归、鸡血藤、怀牛膝、细辛。②驱逐寒邪,温通经脉。适用于寒凝血脉证,方用当归四逆汤合乌头汤加红花、穿山龙。③益气血,复化源。适用于正虚邪恋之虚损证,方用八珍汤合小柴胡汤化裁。④养血润燥,化瘀通络。适用于肌肤枯燥证,方用荆防四物汤加首乌、蝉蜕、红花、连翘。⑤清热化湿,消肿解毒。适用于湿热互结证,方用当归拈痛汤加金银花、连翘、细辛、红花。

周仲瑛[13]认为本病主因为脾肾亏虚,调补脾肾为治病之本,标在湿热瘀阻,治疗当以补益脾肾、清热化湿、活血化瘀为基本大法,急性期治以清热利湿、活血化瘀,佐以补脾肾、益气血之法,但必须辨清湿、热、瘀三者的主次或兼夹程度。缓解期以治本为主,但不可骤然过补,以免助湿生热。若有合并症,如皮肤发斑、关节痛等则可并病治疗。基本方为:苍术、白术、黄柏、木防己、生黄芪、当归、生薏苡仁、川牛膝、萆薢、五加皮、千年健、淫羊藿。热象明显者可加知母、石楠藤；阴伤汗出者加石斛、生地黄、瘪桃干；瘀象明显者加鸡血藤、葛根、土鳖虫、姜黄等；下肢痿软明显者可加木瓜、晚蚕沙等；气虚明显者可加大黄芪用量，但切不可骤补，以免助湿生热。

徐宜厚[14]认为此病皆以精血亏损，外邪得以乘之居多，并强调如果脾胃健旺，则饮食能受纳腐熟，精微能传输运化，气机升降出入畅利，津液气血生化有源，形神乃旺。故以扶脾法论治皮肌炎，具体又分护脾阴（益胃汤为主）、补脾阳（桂枝人参汤加味）、益元气（还少丹加减）之不同，在临床上颇有良效。

陈湘君[15-16,32,47]结合154例患者调查及多年临床经验发现，DM/PM一病是一个多因素诱发，病变涉及多个脏腑的疾病。其急性期主要是热毒或寒湿为患，热毒责之心肺，寒湿责之脾肾；缓解期则多累及肝、脾、肾三脏，其中尤以脾虚、气虚为主要病理表现。具体而言，DM急性期以热毒炽盛型为主，缓解期以脾虚为主，同时夹有不同兼证，如血瘀、湿困、肝旺、肾虚等，但也有相当比例的患者以肝肾阴虚为主要缓解期表现。而PM在急性期多以寒湿入络为主，但肺热炽盛型发病比例要较DM高，同时PM缓解期患者中脾虚表现也更为突出。此外，在本病伴发肿瘤的患者多兼有瘀血内阻的表现。治疗方面，健脾益气、补益肝肾和清热解毒相结合的方法在本病的治疗中疗效肯定，并以益气健脾法自拟益气解毒口服液治疗多发性肌炎取得稳定撤减激素，减少复发，改善免疫指标的显著疗效。

周耀庭[17]认为本病具有痹、痿双重性质，主要治疗思路是散风利湿除痹与温阳益气起痿并施，临床获得良好效果，所举两例，在长期应用激素无效的情况下，改用中医治疗，结果均获临床治愈。

（三）其他治疗

1. 单方验方

（1）雷公藤制剂：雷公藤多苷片，每次10~20mg，每日3次，口服，3个月为1个疗程。本药有一定毒性，服药期间需定期复查血常规和肝功能。雷公藤糖浆[18]：先将鸡血藤、红藤、雷公藤等分制成糖浆后混合均匀，使每毫升含生药各1g，每次口服10~15ml，每日3次。

（2）薄盖灵芝注射液[19]：系薄盖灵芝菌丝体制剂。适合于皮肌炎恢复期，每日肌内注射1~2支，连用1~4个月。灵芝功擅滋补强壮，扶正培本，具有增进肌力、改善肌萎缩的作用。

（3）益气解毒口服液[16]：本方为风湿名家陈湘君教授多年临床实践的经验方，由生黄芪、白花蛇舌草、白术、生升麻、青蒿、山慈菇、生薏苡仁等，按固定比例制成。每次1~2支，每日3次，3个月为1个疗程。对于改善肌炎患者的疼痛、无力及免疫指标异常及撤减激素均有助益，可以减少病情复发。

2. 外治法

（1）药浴：肌肉、皮肤红斑肿痛者可予中药清热利湿方（芙蓉叶15g、玉竹15g、野菊花12g）外洗，每次15~20分钟，每日3~5次，治疗30天[14]。对肌肉肿胀疼痛较甚者，若辨属寒湿入络，药浴方可用生川乌、生草乌、生胆南星、红花、细辛、枯矾、冰片等温经散寒，活血通络；若辨属湿热蕴毒者，药浴方可用金银花、冬瓜皮、泽泻、泽兰、知母、黄柏、土茯苓等清热泻火，利水消肿。

（2）面部红斑可外搽氧化锌软膏护肤遮光。

（3）肌肉关节疼痛无力，皮肤不红，肢端青紫发凉者，可用红花五灵脂药酒、木瓜药酒涂搓按摩；或用透骨草 30g、桂枝 15g、红花 10g、木瓜 15g、苏木 20g 煎汤熏洗浸渍患处。

3. 食疗　对 DM 患者红斑时发的应注意饮食忌口，一方面忌食致光敏食物，如芹菜、菌菇类等；一方面要少食煎炸油炸食品，对海鲜发物也要忌口。而对 PM 患者则饮食可适当开放，并鼓励患者多食健脾补肾的食品，如山药、薏苡仁、淡菜、蛇肉等，以帮助病情恢复[14]。

二、西医治疗

西医目前对本病尚无根治方法，主要是急性期的免疫抑制治疗为主，合并间质性肺炎肺部感染者往往需积极配合抗感染治疗，缓解期患者以改善红斑、肌无力及间质性肺炎等系统损害为主，同时防治继发性感染等。

1. 药物治疗

(1)激素[20-22]：PM/DM 急性期的治疗一般为泼尼松 1~2mg/(kg·d)，晨起顿服。通常在用药 1~2 个月后症状改善，血清肌酸激酶逐渐下降至正常，然后根据临床反应开始逐渐减量，维持时间在活动性完全控制后至少 1 年。对一些较严重的患者可以用静脉冲击疗法，即甲泼尼龙 1g/d，连续 3 天。然后仍用上述口服泼尼松方案。长期应用激素应注意其副作用。

(2)免疫抑制剂[21-28]：对一些应用足够泼尼松已 3 个月的患者，如病情仍不能控制者应考虑联合应用免疫抑制剂。其中以甲氨蝶呤(MTX)、硫唑嘌呤、环孢素 A、环磷酰胺(CTX)、他克莫司、吗替麦考酚酯(MMF)等应用较多。

(3)生物治疗：包括抗 CD20 抗体、TNF-α 拮抗剂等靶向干预淋巴细胞活化和炎症因子聚焦的生物制剂对本病的治疗正在研究中，患者耐受性较好，但对感染及肿瘤的诱发仍不容忽视，需在医院中监测使用。

(4)静脉注射免疫球蛋白[23,29]：主要用于治疗不能耐受激素及免疫抑制剂的副作用、伴有间质性肺疾病、皮肤或胃肠道溃疡的严重病例，或存在抗合成酶抗体及抗 SRP 抗体等预后差的难治性肌炎病例。

2. 物理疗法　红外线疗法、紫外线疗法、穴位红外线照射疗法、穴位紫外线照射疗法、激光疗法等。

3. 特殊疗法　如血浆置换、全身放射治疗等，一般用于进行性、活动性患者，且有其特殊的临床适应证。

三、中西医结合治疗思路与方法

皮肌炎/多发性肌炎是病因病机均较复杂的一种自身免疫性疾病，随着免疫病理学的研究发展，已发现皮肌炎以肌束周围血管病变导致肌肉萎缩无力为主，多肌炎则以肌肉直接受炎症因子攻击受损为主，故西医治疗本病的思路主要是抗炎、抗血管炎为主，多用大剂量的糖皮质激素，配合免疫抑制剂治疗，累及内脏，尤其是合并间质性肺炎者病情危急，合并肿瘤者则病情预后较差，属于较为棘手的自身免疫性疾病。中医以阴阳五行观入手，多据患者体质辨证，阳盛热重者多见湿热为患之皮肌炎，阳虚湿重者多见寒湿为患之多肌炎，而从五体痹辨证而言，本病因以肌肉受累为显著特征，脾主四肢肌肉，肺主皮毛，故本病多归于肌痹、发斑范畴，湿热或寒湿之邪内侵日久，则伤及肺脾两脏，或为痰为瘀，生成癥瘕积聚。因皮肌炎多伴皮疹，而"诸痛痒疮皆属于心"，故在以皮疹为主要表现的患者中尚需多关注心主血脉，火炎烁肺的病机转归，故对于无肌病性皮肌炎更易累及肺的临床表现从中医理论来说应属于火炎烁金之变,应尽早予以清心凉营治疗,护住心肺,避免危及生命。而对于肌无力之患者,应多考虑治痿本于阳明之说,注重健益脾胃,推动肠道湿气排出,并嘱咐患者避免寒凉湿腻之品入口更伤阳明,方能让本病能早日稳定,并能长治久安。

西医治疗本病的优势在于可以迅速缓解肌肉及其周围血管损害导致的炎症,减缓病情向内发展之势,其不利之处在于如果长期使用较大剂量激素、免疫抑制剂则会造成人体抗感染能力下降,并出现脂质代谢、骨代谢、内分泌方面的紊乱,日久因抵抗力降低导致机体监测肿瘤能力下降,故急性期占优势的西医治疗在病情进入缓解期或慢性活动期时往往弊大于利。中医药治疗的优势主要体现在,治疗理念上中医以调整人体异常的免疫功能为主要目的,通过扶助人体免疫自稳达到改善自身免疫破坏,改善局部及全身症状的疗效,尤其在缓解红斑、肌痛、肌无力等症状方面优于单纯西医治疗。中医治疗的弱势在急性期的自身免疫力调整起效上可能会慢于大剂量激素冲击的抗炎疗效,导致病情失控,必须配合必要的祛邪治法,尽快祛除体内湿热毒邪,方可使病情尽快趋稳。中药与西药合用后可优势互补,增加其疗效并减少毒副作用、降低复发率,同时对皮肌炎 / 多发性肌炎多系统损害如肺间质病变、肝功能异常、肾脏病变、血管炎等都有一定的治疗作用,并能提高患者的生活质量。

因此,中医治疗 DM/PM 在本病的慢性期治疗和协助西药治疗、降低副作用上有较大优势。但是临床上较难单纯以中药来控制病情,尤其是免疫风暴造成的急进性肺间质炎症导致的呼吸衰竭,故进一步从中医学角度深入探讨该病的病因病机和治疗机制、加强中药疗效以及确定行之有效的中西医结合疗法仍很迫切。目前中医治疗皮肌炎的作用机制还不太清楚,可能与中药具有调节免疫、抗感染、改善微循环、调节神经 - 内分泌 - 免疫网络等方面的作用有关,但在这方面还有待于进一步深化研究。

皮肌炎 / 多发性肌炎的多系统损害及合并恶性肿瘤是本病预后不良的重要原因,也是临床治疗比较棘手的问题,中西医结合治疗研究的重点应放在中药是否能够防治本病早期的多系统、多器官损害方面,涉及肿瘤的治疗则需联合肿瘤科医生合作治疗。

【调摄与护理】

一、调摄

早期饮食应清淡,中晚期要注意增加营养,肢体要适当活动,局部可按摩,精神宜舒畅,出院后要注意检查身体,以便早期发现肿瘤及其他合并症。

二、护理

除常规护理外,应注意调节室温,增加营养,对肌肉无力者应常帮助翻身和肢体活动,进食困难时要嘱患者注意体位,防止呛噎。对病程较长的患者,鼓励自我锻炼,肢体常活动,局部多按摩。重度炎症的急性期,应卧床休息,可做关节和肌肉的被动活动,每日 2 次,以防止肌肉挛缩及出现褥疮,但不鼓励做主动活动。恢复期可适量轻度活动,但动作不宜过快,尽可能生活自理,根据肌力恢复程度,逐步增加活动量,但应避免过度疲劳。

1. 一般护理
(1)环境与休息:病室宜整洁、安静,定时开窗通风。
(2)情志护理:患者因肌肉萎缩或无力,常产生悲观情绪,应积极开导患者,树立战胜疾病的信心,并配合治疗。

(3)饮食护理:饮食宜富有营养、易消化,多食肉类、蔬菜等。急性期给予流质或半流质。

(4)用药护理:以饭前或空腹为佳,服药期间,忌辛辣、油腻、生冷、炙烤食物。

(5)病情观察:观察发生病变部位的皮肤感觉、肢体活动度及肌肉萎缩程度。指导患者每日进行多次的被动活动,局部按揉,防止肌肉萎缩。不能自行更换体位者,协助定时翻身,保持患肢功能位置,勿使其负重或受压,以避免关节四面畸形,骨突受压处应做好皮肤护理。

2. **辨证施护**[30]

(1)肺热津伤证:应绝对卧床休息,高热者按高热护理。

(2)湿热浸淫证:严格观察肢体活动情况。肢体痿软者,可遵医嘱予针灸治疗、功能锻炼、做主动或被动活动。

(3)脾胃虚弱证:应注意休息,不疲劳过度,适当加强肢体功能锻炼。并注意进食软、烂、热且营养丰富的食物,忌生冷、煎炸、坚硬的食物。

(4)瘀阻脉络证:注意肢体保暖,肢体拘挛时遵医嘱予热敷、按揉,但须注意避免烫伤。

(5)肝肾亏虚证:加强饮食营养,病久长期卧床者,加强皮肤护理。

【转归与预后】

一、转归

本病初期多风热或毒热犯肺,或风寒湿入里化热,或邪毒留恋,如果辨证准确,治疗及时病情可以好转。若正虚邪进,首先影响脾胃,继则影响肝肾。脾病则身倦乏力,肌肉萎缩,气短神疲,腹胀食呆。肝肾受累,则头晕神疲,腰酸乏力,四肢痿软,步履蹒跚,筋脉挛急。脾肾双亏,水谷不化或痰湿内蕴,则顽疾怪病常出,如肿瘤等。

二、预后

本病在肾上腺皮质激素问世之前死亡率为 50%~60%,现在经激素治疗,死亡率已有所降低。5 年生存率 80% 左右,死因主要为合并恶性肿瘤、心律失常、心功能不全、呼吸衰竭及感染等。目前中医中药的加入在抑制急进性免疫反应、保护机体免疫自稳及减少西药副作用方面优势突出,使患者的死亡率大大降低,生活质量有明显提高。但对于有心肺损害及合并恶性肿瘤的患者仍需密切注意生命体征,防止病情急剧恶化。

【现代研究】

一、病因病机的研究

本病临床表现类似痹证、痿证,故近年对其病因认识侧重于内外合邪,内因责之肝肺脾肾不足,在此基础上复感寒湿、风热、湿热之邪,化火化毒,生痰生瘀而成。具体的观点有以下几种:

1. 王占忠等[31]认为本病之发生主要为外感于风寒湿火毒邪,内源于脏腑精气不足,两者交合,卫外不固,浊邪入内,日久内舍脏腑,气虚血瘀,精气渐耗,从而出现皮肤、肌肉、脏腑的病变。病理基础主要是脾肺气虚,宣发不利,肾之精气不足,血瘀应考虑为浊邪痹阻,气虚血行不利所致。根据 62 例临床病例统计,发现初起具有典型表证者占 19.4%,感受湿浊毒热发病者占61.3%,且均具不同程度的脏腑(主要是肺、脾、肾)功能失调的表现。

2. 陈湘君等[32]于1995年主持上海市皮肌炎/多发性肌炎(DM/PM)医疗协作中心对全市20家综合医院DM/PM发病及治疗情况进行随访与调查,历时两月完成随访154例患者,其中DM 119例,PM 35例,初步得出了在这一较为罕见的自身免疫性疾病的各个发展阶段的不同证候变化及中医辨证分型情况。调查表明PM/DM按照急性发作期和缓解期两个阶段,分为不同的证型。急性发作期主要有热毒炽盛蕴积肌肤型、素体阳虚寒湿入络型、邪热恋肺内陷心营型;缓解期主要有脾气亏虚型、肝肾阴虚型、脾肾阳虚型、气虚血瘀型、肝旺脾虚型、脾虚湿困型。急性期主要是热毒或寒湿为患,缓解期则多累及肝、脾、肾三脏,其中尤以脾虚、气虚为主要病理表现,同时可兼有血瘀、湿困、肝旺、肾阳虚等不同兼夹证。

3. 张镜人[33]认为本病属痹证、痿证,其出现红斑又属斑毒和阴阳毒之类。痿证多由先天不足,后天失调所致,肾虚则精血亏乏,脾虚则化源不足,故筋骨肌肉失养成痿,痹证亦属气血虚弱,血运不畅,瘀血阻络所致,斑毒则系正气亏虚,感受邪毒,毒热入于营血所致。

4. 金相哲[34]认为该病是由于患者素体阴虚阳盛或脏腑内有蕴热,加之感受暑湿或烈日暴晒,热毒直射而致内外合邪、充斥血脉、侵蚀肌肤所致。

5. 陆春玲等[35]提出该病病变虽有寒热、虚实之区别,但其共同病机均为络脉的津液或气血痹阻不通。

6. 江树舒[36]认为邪毒痹阻是致病的关键因素,其主要病因病机是素体禀赋不足,阴阳气血与五行生克制化失常,以致邪毒内蕴或内外合邪,邪毒瘀痹肌肤、内脏、脉络,脏腑又因之受损,故为邪痹虚损之证。

7. 范永升[37]认为皮肌炎疾病活动期即现血热相互搏结致瘀,眼睑、颈前、颈后、胸部出现特征性皮疹;活动期湿热之邪内蕴较重,治以祛邪为主兼以固护中焦及肾精,常用清热利湿、凉血活血的当归拈痛汤加减。缓解期,气虚血滞,瘀血阻络较甚,在正虚的基础上,湿热相结,黏滞难去,使本病缠绵难愈,遇诱因易复发。治疗当扶正为主兼以祛邪,采用健脾滋肾、解毒祛瘀之法,方用四君子汤合青蒿鳖甲汤加减。

8. 程绍恩[38]认为皮肌炎为风、寒、湿邪蕴结于肺、脾二经,毒邪内蕴,治法应以清热解毒,宣肺祛湿,毒退则疹消,肌肤症状则随之好转。病情缓解后,机体虚衰症状较为突出,则应转入以治本为主,养血益气兼祛风湿。

一些学者[39]提出瘀毒互结,痹损脉络是主要病机;邪毒外侵或内生是皮肌炎的主要致病因素;先天不足,脏气亏虚是发病的内在根据,是疾病演变的根本,贯穿于整个发病过程。

二、分期论治及辨证分型的研究

一般大多数医家都将本病分为急性期(病机强调邪盛)、缓解期(病机多为正虚邪恋)、恢复期(病机强调脏气虚损)进行论治,在急性期多辨为热毒炽盛型,治用清热解毒、凉血利湿之法;而缓解期和恢复期多辨为虚证和瘀证。又分为脾肾两亏和肝肾阴虚、气滞血瘀,也有辨为气虚血亏型者,治法分别采用双补脾肾、补益肝肾和活血通络之法。

1. 分期论治

(1)急性期多从清热解毒祛湿法论治,方用清营汤[39]、四妙散[40]、茵陈蒿汤合草薢渗湿汤[41]、当归拈痛汤[37]加减。

(2)缓解期多从扶正祛邪并举论治,方用犀角地黄汤合补中益气汤[39]、香砂六君子汤合茯苓散、控涎丹[40]、清燥救肺汤、参苓白术散合二妙散[41]、四君子汤合青蒿鳖甲汤[37]加减。

(3)恢复期多从扶助脏气入手,以防止病情反复,维持病情稳定,方用补中益气汤合地黄饮子[39]、青蒿鳖甲汤合三痹汤[40]加减。

2. **辨证分型论治**　目前对本病的辨证分型尚不统一,综合而言大多数从邪实正虚两方面分型论治,邪实方面[31,37,42-46]有风寒湿、风湿热、湿浊、热毒等型,清热解毒祛湿多选用清瘟败毒饮、清营汤、黄连解毒汤、银翘散、茵陈蒿汤、清燥救肺汤、二妙散等,散寒祛湿多选用升阳益胃汤、当归拈痛汤、萆薢渗湿汤等;正虚方面有阴亏、脾虚、肾虚、肺虚、肝肾阴虚、气虚血亏、气阴两亏等,补脾益气多选用参苓白术散、十全大补汤、补中益气汤、香砂六君子汤等,补益肝肾多选用六味地黄丸、虎潜丸、三痹汤等。

三、辨病结合辨证治疗研究

1. 本病治分急缓,急则治标,缓则治本。急危重症以高热红斑、喘促肌萎为主,其治在心肺,除大剂量激素冲击治疗外,中医治疗的着眼点在于清血热,解疮毒,同时救助心肺之气以免心气涣散,肺气痿闭,临证可选用犀角地黄汤、清营汤、安宫牛黄丸、紫雪丹等;缓解期以调治脾胃,补益肝肾,活血化瘀为主,临证可选用补中益气汤、六味地黄丸、当归拈痛汤等。在退斑方面可根据寒热瘀之轻重分别选用青蒿、白花蛇舌草、牡丹皮、葎草等清热退斑,积雪草、桂枝、浮萍等温阳活血退斑。也可配合中药外洗方取玉竹、芙蓉叶适量水洗辅助退斑。

2. 急性期患者以肌痹为主者,多与寒湿、湿热、血瘀有关,可从扶助脾肾、清热活血入手,选用黄芪桂枝五物汤、羌活胜湿汤、独活寄生汤、活络效灵丹等治疗。在降酶方面可根据寒热虚实情况分别采用茵陈、垂盆草、鸡骨草等祛湿降酶药,或田基黄、栀子、大黄等清热降酶药。

3. 慢性期患者以肌萎乏力、肺痿喘促为主者,多与肺气不足、脾肾亏虚、肝虚湿困有关,可选用防己黄芪汤、金匮肾气丸、补阳还五汤等,也可以选用陈氏经验方益气解毒方,该方经临床研究证实在减少复发、撤减激素,症状改善方面均有明显疗效[47]。

(陈湘君　顾军花)

参 考 文 献

［1］蒋明,张奉春.风湿病诊断与诊断评析[M].上海:上海科学技术出版社,2004:195-196.

［2］DALAKAS M C, HOHLFELD R. Polymyositis and dermatomyositis [J]. Lancet, 2003, 362 (9388): 971-982.

［3］DALAKAS M C. Autoimmune muscular pathologies [J]. Neuro1 Sci, 2005, 26 (S1): 7-8.

［4］李海玉,潘桂娟.中医学"火"的辨析[J].江苏中医药,2009,43(2):11-13.

［5］黄春梅,李永哲.多发性肌炎/皮肌炎自身抗体谱的研究进展[J].国际检验医学杂志,2006,27(1):33-35.

［6］赵岩,曾小峰.风湿病诊疗规范[M].北京:人民卫生出版社,2022:268.

［7］吴婵媛,王迁.《2017年EULAR/ACR关于成人和幼年性炎性肌病及其主要亚型的分类标准》制定与解读[J].中华临床免疫和变态反应杂志,2018,12(1):8-13.

［8］HOOGENDIJ K J, AMATO A, LECKY B R, et a1. 119th ENMC international workshop: trial design in adult idiopathic inflammatory myopathies, with the exception of inclusion body myositis [J]. Neuromuscul Disord, 2004, 14 (5): 337-345.

［9］TARGOFF I N, MILLER F, MEDSGER T, et a1. Classification criteria for the idiopathic inflammatory myopathies [J]. Curr Opin Rheumatol, 1997, 9 (6): 527-535.

［10］安家丰, 张芃. 张志礼治疗重症红斑狼疮及皮肌炎的经验 [J]. 中医杂志, 1993, 34 (6): 339.

［11］张喜奎. 陈亦人教授医话 [J]. 国医论坛, 2000, 15 (6): 12.

［12］尹远平. 查玉明对皮肌炎中医的辨治五法 [J]. 辽宁中医杂志, 2000, 27 (2): 149-150.

［13］王敬卿, 顾勤. 周仲瑛教授治疗痿证经验 [J]. 中国中医药信息杂志, 2001, 8 (1): 77-78.

［14］徐宜厚. 扶脾论治皮肌炎 [J]. 辽宁中医杂志, 1988 (6): 3-4.

［15］顾军花, 陈湘君. 陈湘君分期辨治皮肌炎和多发性肌炎的临床经验总结 [J]. 中医杂志, 2005, 46 (增刊): 73-74.

［16］胡建国. 陈湘君治疗皮肌炎经验 [J]. 中医杂志, 2010, 51 (8): 684-685.

［17］商建军, 庞秀花. 周耀庭治疗多发性肌炎经验举隅 [J]. 辽宁中医杂志, 2005, 32 (7): 641.

［18］单一君, 伊和姿, 秦万章, 等. 中医中药治疗皮肌炎 50 例临床观察及其机理研究 [J]. 中医杂志, 1985 (l): 40-42.

［19］施杞. 现代中医药应用与研究大全 [M]. 上海: 上海中医药大学出版社, 1999: 179-180.

［20］CARSTENS P O, SCHMIDT J. Diagnosis, pathogenesis and treatment of myositis: recent advances [J]. Clin Exp Immunol, 2014, 175 (3): 349-358.

［21］CASTRO C, GOURLEY M. Diagnosis and treatment of inflammatory myopathy: issues and management [J]. Ther Adv Musculoskelet Dis, 2012, 4 (2): 111-120.

［22］SCHIOPU E, MACDONALD P M, SOMERS E C. Predictors of survival in a cohort of patients with polymyositis and dermatomyositis: effect of corticosteroids, methotrexate and azathioprine [J]. Arthritis Res Ther, 2012, 14 (1): R22.

［23］DALAKAS M C. Inflammatory myopathies: management of steroid resistance [J]. Curr Opin Neurol, 2011, 24 (5): 457-462.

［24］KOTANI T, TAKEUCHI T, MAKINO S, et al. Combination with corticosteroids and cyclosporin-A improves pulmonary function test results and chest HRCT findings in dermatomyositis patients with acute/ subacute interstitial pneumonia [J]. Clin Rheumatol, 2011, 30 (8): 1021-1028.

［25］MASTAGLIA F L, GARLEPP M J, PHILLIPS B A, et al. Inflammatory myopathies: clinical, diagnostic and therapeutic aspects [J]. Muscle Nerve, 2003, 27: 407-425.

［26］RAWANE, DAGHER, MARINE, et al. Mycophenolate mofetil in juvenile dermatomyositis: a case series [J]. Rheumatology International, 2012, 32 (3): 711-716.

［27］DANIELI M G, CALCABRINI L, CALABRESE V, et al. Intravenous immunoglobulin as add on treatment with mycophenolate mofetil in severe myositis [J]. Autoimmun Rev, 2009, 9: 124-127.

［28］FISCHER A, BROWN K K, DUBOIS R M, et al. Mycophenolate mofetil improves lung function in connective tissue disease-associated interstitial lung disease [J]. J Rheumatol, 2013, 40 (5): 640-646.

［29］中华医学会风湿病学分会. 多发性肌炎和皮肌炎诊断及治疗指南 [J]. 中华风湿病学杂志, 2010, 14 (12): 828-831.

［30］上海市卫生局. 上海市中医病证护理常规 [M]. 2 版. 上海: 上海中医药大学出版社, 2004: 92-93.

［31］王占忠, 朱淑荣, 刘晓滨, 等. 皮肌炎 (多肌炎) 62 例的辨证论治 [J]. 中医杂志, 1990 (11): 39-40.

［32］陈湘君, 顾军花, 薛鸾, 等. 皮肌炎 (DM) / 多发性肌炎 (PM) 的中医辨治 (附上海市近十年 DM/PM 中医分型调查报告) [J]. 辽宁中医杂志, 1996, 23 (5): 216-217.

［33］张镜人. 中西医结合治疗多发性肌炎- 皮肌炎 15 例 [J]. 上海中医药杂志, 1980 (3): 20.

［34］金相哲. 皮肌炎和多发性肌炎的中医辨证治疗 [J]. 中国当代医药, 2012, 19 (1): 95-96.

［35］陆春玲, 郭刚. 从络病论治皮肌炎 [J]. 中国中医基础医学杂志, 2007, 13 (9): 698-699.

［36］江树舒. 多发性肌炎与皮肌炎的中医治疗优势 (附 28 例报告) [J]. 淮海医药, 2009, 27 (4): 341.

［37］　何兆春. 范永升治疗皮肌炎经验撷要［J］. 浙江中西医结合杂志, 2009, 19 (9): 530-531.

［38］　程显山, 程晔, 张傈荣. 程绍恩治疗皮肌炎经验［J］. 中医杂志, 2010, 51 (4): 314-315.

［39］　孟毅. 皮肌炎和多发性肌炎的中医治验浅析［J］. 中华中医药杂志, 2010, 25 (6): 956-957.

［40］　郭晓明. 高明利教授辨证治疗皮肌炎和多发性肌炎［J］. 实用中医内科杂志, 2012, 26 (5): 19.

［41］　赵艳霞. 陈学荣教授治疗皮肌炎、多发性肌炎中医辨证思想［J］. 中国中西医结合皮肤性病学杂志, 2010, 9 (5): 274-275.

［42］　袁兆庄. 皮肌炎 27 例中西医结合治疗初步总结［J］. 医学研究通讯, 1978 (11): 24.

［43］　陈宝刚, 齐士, 梁守义. 齐连仲辨治皮肌炎的经验［J］. 辽宁中医杂志, 2005, 32 (10): 997-998.

［44］　王德馨. 皮肌炎 20 例临床分析［J］. 天津医药, 1981 (4): 224.

［45］　曹恩泽, 刘健, 朱淑荷, 等. 中西医结合治疗多发性皮肌炎 30 例［J］. 辽宁中医杂志, 1994 (12): 553-554.

［46］　陈可平, 安家丰, 张志礼. 中西医结合治疗皮肌炎 26 例临床分析［J］. 北京中医杂志, 1994 (3): 13-15.

［47］　周时高, 陈湘君, 苏励, 等. 中西医结合治疗皮肌炎 46 例［J］. 中西医结合学报, 2006, 7 (4): 417-419.

第 5 节　硬 皮 病

硬皮病（scleroderma）是一种以皮肤和 / 或内脏纤维化为特征性的自身免疫病。见于系统性硬化症、局限性硬化症及其他皮肤纤化疾病。硬皮病可以局限性存在, 也可以一组独特的硬皮病样疾病谱存在[1]。

系统性硬化病（systemic sclerosis, SSc）是一种原因不明的结缔组织病。SSc 的特征是皮肤硬化和增厚, 皮肤受累可表现为广泛增厚（弥漫皮肤型）, 也可表现为仅局限于面部和肢体远端的皮肤增厚（局限皮肤型 SSc）。SSc 的另外亚组包括有其他自身风湿免疫病, 如重叠综合征, 尚有部分患者具有 SSc 的特征性血管和脏器受累而无皮肤表现, 又称为无硬皮病型 SSc（可有雷诺现象, 甲襞毛细血管改变和 SSc 相关的标志性抗体, 甚至包括难以解释的肺纤维化和肺动脉高压）。SSc 症是一种散发疾病, 发病率每年约为 9~19/1 000 000, 男、女发病率之比为 1 :（4~6）, 发病年龄以 25~40 岁多见[2]。患者以女性较多, 女性与男性之比约为 3 : 1。这种比例因年龄不同而有变化, 15~44 岁年龄组男女比例为 1 : 15, 45 岁以上年龄组男女比例为 1 : 1.8[3]。SSc 无明显地区差异, 城乡之间也没有明显差异。

SSc 病因尚不清楚, 除环境因素和职业因素, 如在某些职业中有高发倾向, 如轴矿工人、二氧化硅粉尘和有机溶剂（如聚氯乙烯、三氯化烯等）的长期接触者。与遗传有相关性, 主要表现为基因的多态性。另外与病毒感染有关, 如人巨细胞病毒（cytomegalovirus, CMV）感染等。某些药物也可引起发病, 如博来霉素等。

SSc 病理表现复杂。皮肤病理为炎性细胞浸润、血管内膜增生、血管闭塞、纤维组织增生与硬化萎缩。血管表现为有微血管的淤张, 和血管被堵塞后消失的无血管区, 伴以微血管性的出血等。小血管壁增厚, 管腔变小, 以至闭塞。内脏平滑肌（包括食管肌纤维束）呈均一性硬化和萎缩, 肠壁肌、心肌也发生广泛萎缩和纤维变性; 心内膜、心包膜发生纤维样蛋白变性、炎症浸润及胶原增生; 肺间质及肺泡广泛纤维化, 并有囊性变; 肺小动脉壁增厚, 肺泡与微血管基底膜增厚。肾损害者主要表现为肾入球小动脉和叶间动脉内皮增生, 肾小球基底膜增厚, 并有血管壁的纤维蛋白样坏死, 以致肾皮质缺血坏死, 肾小球亦可有病变, 严重时可见肾小球硬化和肾皮质梗死[1]。

局灶性硬皮病(localized scleroderma,LS),又称为硬斑病(morphea),是一种引起皮肤纤维化的非系统性的皮肤病变,通常无结构性血管损害和内脏累及[4]。

本病属中医的"痹病"范畴,有皮肤硬化表现者属"皮痹",有内脏表现者属"肺痹""脾痹""肾痹"等五脏痹范畴。也有认为其属"阴疽"范畴。

【病因病机】

本病起病隐袭,病程绵长,易反复发作,治疗棘手。其病因为肺脾肾三脏虚衰,阳虚寒邪乘虚侵犯,客于肌肤,阻于脉络,导致皮、肉、脉、筋、骨之"五体",心、肝、脾、肺、肾之"五脏"等功能失调。

一、正虚邪侵

正虚即素体禀赋不足、阳气虚衰,脾肾两虚。硬皮病好发于中青年女性,因气血不足,脾肾阳虚致营卫失调,卫外不固,腠理不密,六淫中的风寒湿三邪乘虚而入,以寒邪为主,寒邪凝于腠理,客于肌肤,致肌肤肿胀。病邪深入络脉、经脉,致脉络痹阻,血瘀不通。久之邪客于脏腑,脏腑功能失调。

外感风寒之邪,或随壮热体质,或随阴虚内热体质化热,或随季节外感风热时邪,壅滞肌肤,肌肤气滞血瘀亦可发为皮痹。

肺为娇脏,肺虚易为外邪尤其是寒邪侵袭,肺宣发肃降功能失调,若"复感于邪,内舍于肺"也可加重原有肺痹表现。

二、瘀血、痰浊贯穿始终

《素问·五脏生成》认为皮痹形成与血行瘀滞有关,"卧出而风吹之,血凝于肤者为痹"。《景岳全书·风痹》谓:"盖痹者,闭也,以血气为邪所闭,不得通行而病也。"[5]系统性硬化病皮肤局部或广泛硬、肿、暗或蜡样指、面具脸,指(趾)苍白青紫,肢体关节疼痛僵硬,形寒怕冷,舌暗有瘀斑、脉迟涩等,这些是瘀血痰浊互结的表现。瘀血、痰浊的形成途径有两条,一是外邪侵袭,壅遏气机,气滞血瘀,津液代谢失常而为痰浊,"邪毒内壅,络气阻遏";二是肺脾气虚运化无力、血行不畅,气虚血瘀,而致痰、瘀。叶天士在《临证指南医案》中指出"经几年宿病,病必在络"[6]"久病入络,气血不行"[6],血不利为水饮,致痰饮形成,痰瘀互结。瘀血痰凝导致肌肤失养,表现为肌肤甲错、皮色晦暗、皮肤硬肿、肌肉萎缩、指(趾)垫变薄等;瘀血痰浊阻于经络间而致脏腑功能失调,形成本病多脏腑受累,出现多种相关病理表现,使病情缠绵难愈。痰浊瘀血既为病理产物,又是致病因素,贯穿于疾病的整个过程,是重要的致病环节。

三、情志劳倦为加重因素

精神创伤是 SSc 发生或发展加重的常见诱因。本就肺脾肾气虚阳衰,而外感六淫之寒邪,互为因果,导致痰瘀病理产物阻滞人体,如复加情志郁结,气机不畅,气滞血瘀,加重瘀血阻络。若烦劳过度,脾胃损伤,水谷失运、气化无力,气虚血瘀,则似瘀上加瘀,气血瘀阻,病情更甚。

总之,病机特点是本虚标实。本虚为肺脾肾虚、脾肾阳虚为主,标证为瘀血痹阻,痰饮形成,痰瘀互结等。新起病者在五体痹之"皮痹""肌痹""骨痹"或五脏痹之"肺痹",久病则在五脏痹之"心痹""肾痹",中医外科认为本病属"阴疽"范畴。

【诊断要点】

一、临床表现

(一) 分类分型

硬皮病病情复杂,表现多样。现多认为其属一个病谱性疾病,一端为局限性硬皮病,另一端为系统性硬皮病弥漫型,其间尚有一些中间型。个别局限性硬皮病亦可有内脏及免疫学变化并可转化成系统性硬皮病。建议采用下列分类法[1](见表 3-5-1、表 3-5-2)。

表 3-5-1　硬皮病样疾病谱

皮肤硬化症
系统性硬化症
局限皮肤型
弥漫皮肤型
局灶性硬皮病
浸润性疾病
淀粉样变
硬化性黏液水肿
Buschke 硬皮病
硬化萎缩性苔藓
炎症
重叠结缔组织病
嗜酸性筋膜炎
慢性移植物抗宿主病
结节病
代谢性疾病
黏液性水肿
迟发性皮肤卟啉病
先天性卟啉病
肢端肥大症
肢端血管供血不足
雷诺现象
原发性雷诺现象
伴发性雷诺现象
其他自身免疫性风湿病[如系统性红斑狼疮、多肌炎、未分化结缔组织病、重叠(混合性)结缔组织病]
其他血管疾病

续表

血液病	
冷球蛋白血症	
冷凝集素血症	
高黏滞综合征	
系统性血管炎	
血栓闭塞性脉管炎	
大血管病(如血栓性、栓塞性、动脉粥样硬化性)	

表 3-5-2　系统性硬化症的分类[1]

局限皮肤型 SSc	皮肤增厚变硬,限于肢体远端到双肘和双膝。也可累及面部和颈部
CREST 综合征	局限皮肤型 SSc 的亚类,包括明显的钙质沉着、雷诺现象、食管运动功能异常、指端硬化和毛细血管扩张
弥漫皮肤型 SSc	皮肤增厚变硬超过肘、膝并达到其近端,甚至累及到躯干
重叠 SSc	SSc 的皮肤和其他特征性改变与另一结缔组织病(包括系统性红斑狼疮、肌炎或类风湿关节炎)的特点共存 无硬皮病型 SSc SSc 的雷诺现象、特征性内脏表现血清学异常,但无明显的皮肤受累

(二) 局限性硬皮病[7]

1. **点滴型**　基本皮肤损害为绿豆至蚕豆大小的瓷白色扁平丘疹,略硬或稍凹陷,病变进展较慢,可向四周发展而相互融合,常和其他型皮损同时出现。

2. **斑块型**　躯干或四肢出现淡紫红色或色素沉着性斑片,逐渐变成褐色皮肤硬化斑,间有黄色或瓷白色斑,有光泽。大小不一,形状不规则。

3. **线状型**　常于一侧肢体出现带状色素沉着斑或淡紫红色斑,逐渐转化成褐色皮肤硬化斑,间有色素减退或蜡黄色斑,稍后可硬化减轻,但出现带状萎缩,不仅皮肤萎缩,皮下组织、肌肉和骨骼均可萎缩,并影响肢体发育而致残。发于额顶部的线状硬皮病常于额顶部出现条状凹陷斑,局部皮肤菲薄贴于骨面伴毛发脱落,如刀砍后留下痕迹,故又称"刀砍型硬皮病",此型硬皮病可伴面偏侧萎缩而导致毁容。

4. **泛发型**　上述三型皮损部分或全部存在,数量多,泛发于全身。

(三) 系统性硬化症[8]

肢端型 SSc 皮肤硬化多从手指开始,缓慢向四肢、躯干发展,内脏损害出现较慢,雷诺现象明显,肢端病变较重。弥漫型 SSc 皮肤硬化多从躯干开始,较快发展至全身,雷诺现象轻或无,内脏受累早且重。两型均有以下表现。

1. **前驱症状**　雷诺现象,多关节痛,不规则发热,面、手肿胀,肤色加深。

2. 皮肤症状

(1) 硬肿、硬化、萎缩：初起常表现为面、手实质性肿胀，继而手指硬肿并逐渐向上肢、躯干、下肢发展，约半年后肿胀逐渐减轻，硬化加重。重者皮肤硬如木板，致关节活动受限。张口、伸舌、握拳、伸指、抬臂、伸肘及下蹲等动作常受限制，胸部皮肤硬化可影响呼吸运动，硬化严重处毳毛脱落，出汗减少，皮脂缺乏。疾病晚期皮肤萎缩，皮下组织、肌肉均可萎缩，皮肤贴于骨面。

(2) 特殊面容：面容呆板呈假面具样，鼻尖小，口唇变薄且收缩呈放射状沟纹，口裂缩小，齿龈萎缩，牙根裸露，鼠样脸。

(3) 色素异常：病初即可见弥漫性色素沉着，以面额部、手背部、前臂部为重，渐在色素沉着的基础上出现色素脱失斑，俗称"花斑"，花斑多见于额部发际、上胸部、上背部及皮肤硬化严重处。疾病早期尚可于上胸部见淡黄色发亮的硬化性斑点，硬化期常见蜡黄色有光泽的皮肤硬化斑。

(4) 毛细血管扩张：患者面部、上胸部常见线状、蜘蛛状、卵圆状或多角型的局限性毛细血管扩张斑，呈粉红色或鲜红色。

(5) 肢端病变

1) 雷诺现象（肢端动脉痉挛）：典型表现为指、趾遇冷或情绪激动时突然发白（血管痉挛致局部缺血）伴针刺、麻木感，保暖后发紫（动脉开放、静脉仍痉挛），继之发红（反应性动、静脉扩张），最后恢复常色称三相色变。系统性硬皮病患者雷诺现象发生率高达 90% 以上，部分患者可缺失其中一过程，呈二相色变。近年研究发现 SSc 患者肢端发生雷诺现象时，内脏（心、脑、肾等）亦可出现缺血表现。被称为内脏雷诺现象。

2) 指（趾）垫变平、指端凹痕、指趾溃疡及手指尖细、末节指骨吸收变短：肢端型患者因指趾皮肤硬化、反复发生雷诺现象而致肢端缺血、缺氧，久之渐次出现上述病变。

3. 关节病变

早期即可有单关节痛或多关节痛，但一般无侵蚀型关节破坏。由于跨关节的皮肤硬化常致关节僵硬，活动受限，常见抬臂障碍、肘部屈曲伸不直、手指关节挛缩呈爪状。

4. 肌肉症状

SSc 患者常有轻度肌无力，弥漫性肌肉酸痛，称为硬皮病肌病，部分患者可并发多发性肌炎。

5. 消化道病变

发生率高达 85%，疾病早期即可出现吞咽不畅、进食干饭梗阻感。胃、肠壁的纤维化亦可致胃、肠动力下降，以致食物在胃肠道停留时间延长，致腹部饱胀不适，食欲减退，发酵食物可促进消化道内细菌生长而致肠炎、腹泻。另因胃内胀气使胃张力升高，易致反流性食管炎。

6. 肺部病变

早期多数患者无肺部症状，但做胸片或 CT 检查 85% 可发现肺纹理增多紊乱，并可见小叶间隔增厚，胸膜下线，病变以下肺为甚，随着肺纤维化的逐渐加重，肺纹理明显增生呈网格状，双下肺出现蜂窝状变，此时常出现慢性咳嗽，反复肺部感染，呼吸不畅，活动后气急等表现。

7. 心脏病变

全心均可受累。

(1) 心内膜胶原纤维增生可致心瓣膜硬化，心脏超声常显示瓣膜关闭不全。肌层胶原增生则致心肌纤维化，心肌收缩力下降，日久致心功能不全。临床表现为活动后心悸，气急，有时感胸闷。心电图可见 T 波低平，个别有异常 Q 波，易误诊为陈旧性心肌梗死。超声心动图示心肌顺应性及收缩力下降,心室壁肥厚。

(2) 心包炎:大多为渗出性心包炎。因心包积液缓慢发生,故大量积液时才感活动后心悸、气急、胸闷等。临床可见心浊音界增大,心音低钝、遥远。

(3) 右心肥大:由于肺纤维化,肺动脉高压致右心负荷增加,常引起右心肥大,右心功能不全,而出现胸闷、心慌、乏力、下肢浮肿等症状。

(4) 心传导系统受累:多见心律失常(房性早搏、室性早搏、短阵房性心动过速、短阵室上性心动过速、阵发性室上性心动过速),传导阻滞(左束支传导阻滞、房室传导阻滞),个别出现室速危及生命。

8. 肾脏病变　发生率约 20%,大多数患者表现为蛋白尿、血尿,缓慢进展为慢性肾衰竭,个别患者病势凶险,常突然起病,迅速发展成恶性高血压和肾功能衰竭,预后差,称为"硬皮病肾危象"。

9. 神经系统　SSc 对中枢神经系统几无影响,少数患者有周围神经病变,表现为一侧面部、口舌麻木、疼痛、刺痛、蚁行感、烧灼感等异常感觉。

10. 血液系统　白细胞减少常见,其次为血小板、红细胞。但大多患者血内皮素、血栓素增多。

11. 血管炎　表现为四肢皮肤红斑、结节伴压痛,或掌跖发绀,红斑、丘疹、瘀点、坏死及溃疡。

(四) CREST 综合征

是 SSc 的一个特殊类型,主要表现为皮肤钙化(C)、雷诺现象(R)、食管蠕动功能减退(E)、手指皮肤硬化(S)、毛细血管扩张(T),此型病情发展慢,内脏损害轻,可归入硬皮病的亚型,预后较好。

二、辅助检查

(一) 实验室检查

1. 常规实验室检查　常规实验室检查一般无特殊异常。红细胞沉降率(ESR)可正常或轻度增快。贫血可由消化道溃疡、吸收不良、肾脏受累所致,一般情况下少见。可有轻度血清白蛋白降低,球蛋白增高,可有多株高 γ 球蛋白血症和冷球蛋白血症。

2. 免疫学检测　血清 ANA 阳性率达 90% 以上,抗核仁型抗体对 SSc 的诊断相对特异。20%~40% 硬皮病患者,血清抗 Scl-70 抗体阳性。抗 Scl-70 抗体是 SSc 的特异性抗体,该抗体阳性与弥漫性皮肤硬化、肺纤维化、指趾关节畸形、远端骨质溶解相关。抗着丝点抗体在 SSc 中的阳性率是 15%~20%,是局限性皮肤型 SSc 的亚型 CREST 综合征较特异的抗体,常与严重的雷诺现象、指端缺血、肺动脉高压相关。在 CREST 综合征患者中,50%~90% 抗着丝点抗体阳性,在弥漫性硬皮病中仅 10% 病例阳性。抗 RNA 聚合酶 Ⅰ、Ⅲ 抗体的阳性率为 4%~20%,常与弥漫性皮肤损害、SSc 相关肾危象相关。抗 u3RNP 抗体阳性率为 8%,在男性患者中更多见,与弥漫性皮肤受累相关。抗 SSA 抗体和 / 或抗 SSB 抗体存在于 SSc 与干燥综合征重叠的患者。抗纤维蛋白 Th/T0 抗体阳性率约 5%,与局限性皮肤受累和肺动脉高压相关。抗 PM/Scl 抗体阳性率为 1%,见于局限性皮肤型 SSc 和重叠综合征(多发性肌炎 / 皮肌炎)。约 30% 病例类风湿因子阳性。

3. 血液高凝状态　血中纤维蛋白原含量增高。血清内皮素、血栓素可升高,血黏度示血浆黏度增加,纤维蛋白原可增加。凝血时间缩短。

4. 胶原代谢旺盛　血透明质酸浓度增加,血清Ⅰ型胶原羧基末端肽(PⅠCP)及Ⅲ型胶原氨基末端肽(PⅢNP)浓度升高。

(二) 影像学检查

1. X 线检查　双手 X 线可有不规则的骨侵蚀,关节间隙变窄,少数硬皮病患者有末节指骨吸收,常伴有软组织萎缩和皮下钙质沉着,偶尔有中节指骨的完全溶解。肺部 X 线检查可有两肺纹理增强,也可见网状或结节状致密影,以肺底为著,或有小的囊状改变。

2. 高分辨 CT 检查　合并间质性肺病者可发现肺部渗出性病变或纤维化改变或牵张性支气管扩张。高分辨率 CT 是检测和随访间质性肺病的主要手段。

3. 钡餐检查　钡餐检查可显示食管、胃肠道蠕动减弱或消失,下端狭窄,近侧增宽,小肠蠕动亦减少,近侧小肠扩张,结肠袋可呈球形改变。双手指端骨质吸收,软组织内有钙盐沉积。

(三) 心脏检查

1. 心电图　心电图上常见心脏传导系统损伤和无症状的心律失常。

2. 心脏超声　30%~40% 的 SSc 患者通过超声心动检查可发现心包积液,但明显的心包积液不常见。

(四) 其他检查

1. 肺功能检查　肺间质纤维化和肺动脉血管病变常同时存在。间质性肺病患者可发现患者用力肺活量、肺总量下降,一氧化碳弥散下降。限制性通气障碍,肺活量减低,肺顺应性降低,气体弥散量减低。

2. 心导管检查　作为肺动脉高压患者的筛查性检查,超声心动可发现肺动脉高压,但确诊方法是进行心导管检查,这是确诊肺动脉高压的唯一金标准。

3. 病理及甲褶微循环检查　硬变皮肤活检见网状真皮致密胶原纤维增多、表皮变薄、表皮突消失、皮肤附属器萎缩;真皮和皮下组织内(也可在广泛纤维化部位)可见 T 淋巴细胞大量聚集。

欧洲抗风湿病联盟(EULAR)风湿病微循环研究小组发起并制定了毛细血管镜标准化的评估方法,于 2018 年 EULAR 会议上公布[9-10]。

EULAR 风湿病微循环研究小组对正常及异常的甲襞毛细血管形态进行了界定,并作出了标准化的解释。对于单根毛细血管,以下形态特征被界定为正常(表 3-5-3):在毛细血管顶端突出的情况下,毛细血管呈"发夹状",或交叉一到两次,或呈屈曲状(输入祥和输出祥呈波浪状但不交叉)。除此以外的毛细血管形态均为异常。对于一幅甲襞图像,符合下列标准可被界定为正常:毛细血管密度正常(≥7 根/线性毫米);毛细血管形态正常(发夹状、屈曲状、交叉一到两次);毛细血管祥径正常(祥径<20μm);无大量的融合性出血;非疾病情况下也可出现一些"非特异性改变"。

表 3-5-3　EULAR 风湿病微循环研究小组提出的标准化毛细管镜检查评估表

毛细血管镜特征	分类 1			分类 2		
	非系统性硬化症模式			系统性硬化症模式		
	正常	非特异性改变 如果任一毛细血管特征是异常的,单独或组合出现(如铺灰部分)		早期	活动期	晚期
密度/(根/mm)	≥7	↓		≥7	密度下降(4~6)	密度进一步下降(≤3)
尺寸/μm*	正常	20~50		>50(巨大)	>50(巨大)	–
异常形态**	–		+	–	+	++
出血	–		+	+/–	+/–	–

尺寸*　顶端直径

形态**　顶端突出｛ 正常形态　异常形态 非1、2、3 或 非顶端突出

非特异性改变

1 经典发夹形态　2 弯曲形态　3 交叉形态

4. **肾活检**　必要时肾活检是评价 SSc 患者肾损害的重要途径。

三、诊断标准

1. **局限性硬皮病**　根据特征性皮损可明确诊断,病理检查有助于确诊。

2. **CREST 综合征**　五项表现中有四项或五项表现中有三项加抗 ACA 阳性可确诊。但需排除 SSc 弥漫型。

3. **系统性硬皮病**　目前采用美国风湿病学会(ACR)和欧洲抗风湿病联盟(EULAR)的分类标准[11](见表 3-5-4)。此分类标准的敏感性和特异性均优于 1980 年 ACR 标准,且适于发现早期硬皮病患者。

表 3-5-4　ACR/EULAR 硬皮病分类标准(2013)

主要条目	亚条目	权重/分
双手指皮肤增厚并渐近至掌指关节(足以诊断)		9
手指皮肤增厚(仅计最高评分)	手指肿胀	2
	指端硬化(不及 MCP 但渐近 PIP)	4
指端损害(仅计最高评分)		
	指尖溃疡	2
	指尖凹陷性瘢痕	3

续表

主要条目	亚条目	权重 / 分
毛细血管扩张		2
甲襞毛细血管异常		2
肺动脉高压和 / 或间质性肺病（最高 2 分）	肺动脉高压	2
	间质性肺病	2
雷诺现象		3
SSc 相关抗体（最高 3 分）		
	抗着丝点抗体	
	抗拓扑异构酶 I 抗体（抗 Scl-70）	
	抗 RNA 聚合酶 III 抗体	

诊断要求：

(1) 1 个充分条件，即双手手指皮肤增厚并延伸至邻近的掌指关节近端。满足此充分条件即可直接分类为 SSc。

(2) 2 个排他性标准，即皮肤增厚但不累及手指的患者，或临床表现能被 SSc 样疾病解释的患者，例如肾源性系统性纤维化、泛发性硬斑病、嗜酸性筋膜炎、糖尿病性硬肿病、硬化性黏液水肿、红斑性肢痛症、卟啉病、硬化性苔藓、移植物抗宿主病、糖尿病相关的手关节病变，这两类患者均不适用于该标准。

(3) 同一条目下选取最高分值，故总分值最高为 19 分，≥9 分即可归类为 SSc。

4. **极早期系统性硬化症分类标准**　2011 年欧洲硬皮病试验和研究联盟（European Scleroderma Trial and Research，EUSTAR）提出一个极早期系统性硬化症（very early diagnosis of systemic sclerosis，VEDOESS）分类标准[12]（表 3-5-5）。

表 3-5-5　2011 年 EUSTAR 制定的极早期系统性硬化症（VEDOESS）分类标准

分类条目	
极早期系统性硬化症临床标准	雷诺现象 手指肿胀并向指硬化转变 抗着丝点蛋白抗体 / 抗拓扑异构酶 I 抗体阳性 和 / 或具有 SSc 特征的甲襞毛细血管镜下改变
可疑极早期系统性硬化症，需要尽早转诊至专科	雷诺现象 手指肿胀 抗核抗体

【治疗】

一、中医治疗

(一) 辨证论治

本病因气血不足、脾肾阳虚导致风寒湿邪乘虚而入,凝于腠理,阻于脉络而发病,早期气血不通,营卫不和,腠理失养,瘀久化热,可伴发热,关节、肌肉酸痛,指、趾破溃化脓,病程迁延则邪气循经入脏,致脏腑功能失调。后期气血亏损,肌肤失养故皮肤、肌肉萎缩,硬化以致消瘦、硬化皮肤紧贴骨面。治疗以益气温肾、活血通络为主要原则。

1. 寒凝腠理、脾肾阳虚证

症状:面、手肿胀发紧,晨起握拳受限,皮肤硬肿,弹性差。双手雷诺现象明显,畏寒肢冷,腰腿酸软,纳呆便稀,耳鸣脱发,口不渴。舌胖嫩、边有齿印,质淡,苔薄白,脉沉细。

治法:温肾健脾,活血化瘀。

方药:保元汤、当归四逆汤合阳和汤加减。

熟附片 6g,熟地黄 20g,巴戟天 10g,鹿角霜 12g,炙麻黄 9g,桂枝 12g,肉桂 5g,炒白芥子 6g,生黄芪 30g,当归 15g,白芍 15g,炮姜 10g,细辛 3g,通草 10g,威灵仙 15g,桃仁 12g,鸡血藤 15g,海风藤 15g,青风藤 15g,党参 15g,炒白术 15g,茯苓 12g,炙甘草 10g。

加减:畏寒肢冷显著者加仙茅 6g,淫羊藿 10g;雷诺现象严重者加红花 12g,疼痛者加制川乌 6g,关节痛者加伸筋草 15g,桑枝 15g,炙土鳖虫 6g,川芎 12g。

临床体会:本证相当于硬肿期,但治疗不宜过求辛温大热,应注意须用麻黄、桂枝等辛温散寒之药,另外注意要补肾阴,以免大热辛散之药耗伤津液,同时也要注意顾护脾胃。

中成药:正清风痛宁缓释片,每次 1~2 片,每日 2 次;雷公藤多苷片,每次 1~2 片,每日 2~3 次;昆仙胶囊,每次 1~2 片,每日 2~3 次;尪痹片(胶囊),每次 4~6 片(粒),每日 3 次;盘龙七片,每次 4 片,每日 3 次;祛风止痛胶囊,每次 6 粒,每日 2 次。

2. 气滞血瘀、脉络痹阻证

症状:指、趾青紫。雷诺现象频发,肤色黧黑,黑白斑驳。皮肤板硬、麻痒刺痛,关节僵化,活动不利。心烦意乱,月经不调,进食发噎,纳差腹胀。舌紫,舌下络脉迂曲,苔薄,脉细涩。

治法:益气活血,祛风通络。

方药:补阳还五汤,小活络丹,身痛逐瘀汤加减。

黄芪 30g,党参 15g,炒白术 15g,桂枝 15g,丹参 30g,当归 15g,青风藤 20g,海风藤 15g,鸡血藤 15g,桃仁 10g,红花 12g,生地黄 18g,川芎 15g,炒三棱 10g,土鳖虫 10g,乌梢蛇 10g,灵芝 15g,炙没药 12g,羌活 10g,茯苓皮 12g,鹿角片 12g。

加减:纳差腹胀者加炒麦芽 15g、炒谷芽 15g,肌肤痛而胀者,气滞较甚可加香橼皮、枳壳各 10g;月经不调者加益母草 15g;雷诺现象严重者可炙土鳖虫用 9~15g,加桑枝 20g;皮肤麻痒刺痛加荆芥、防风、地肤子、白鲜皮各 12g,延胡索 15g。

临床体会:本证相当于硬化期,病情相对稳定,治以健脾益气,理气活血为主,辅以理气。

中成药:正清风痛宁缓释片,每次 1~2 片,每日 2 次;雷公藤多苷片,每次 1~2 片,每日 2~3 次;大黄䗪虫丸,每次 3g,每日 1~2 次;瘀血痹胶囊(片),每次 4~6 粒(片),每日 3 次;

盘龙七片,每次 4 片,每日 3 次;活血止痛软胶囊,每次 2 粒,每日 3 次;活血舒筋酊,每次 10~20ml,每日 3 次,或适量外用。

3. 热毒壅滞、瘀血阻滞证

症状:局限皮肤肿胀,色暗红,扪之热,或伴手足指端溃疡、色暗红,痛楚难当,手足关节红肿。或伴发热、咳嗽、咽痛,身热肢冷。舌红苔黄或黄腻,脉细数或细滑数。

治法:清热凉血,活血通络。

方药:麻杏苡甘汤合四妙勇安汤加减。

炙麻黄 9g,杏仁 10g,生薏苡仁 30g,金银花 20g,玄参 15g,当归 15g,生甘草 10g,雷公藤 15g^先煎30分钟,青风藤 20g,水牛角 30g^先煎30分钟,蒲公英 30g,生地黄 30g,牡丹皮 10g,赤白芍各 15g,丹参 30g,黄芪 20g,鸡血藤 15g,桃仁 9g,炙土鳖虫 6g。

加减:关节疼痛加羌独活各 9g、怀牛膝 20g;低热加地骨皮、青蒿各 12g;高热加生石膏(先煎)30g,疼痛较甚者加络石藤 15g、忍冬藤 15g,手足末端刺痛者加制没药 9g、地龙 10g,肌痛无力加防风 10g、秦艽 10g、炒白术 20g;伴血管炎者加徐长卿、金雀根各 15g、紫草、生槐花各 10g;咳嗽痰黄加鱼腥草 15g、浙贝母 10g,皮损面积较大者可加海桐皮 12g、茯苓皮 15g、桑白皮 15g、冬瓜皮 12g。感受湿热之邪亦可选用宣痹汤合四妙勇安汤,方用晚蚕沙 12g,连翘 12g,滑石 15g,杏仁 9g,生薏苡仁 30g,金银花 20g,玄参 15g,当归 15g,生甘草 10g,雷公藤 15g^先煎30分钟,青风藤 20g。

临床体会:本病初期发病,可见两端,本证相当于风寒入里化热或久病复感风热毒邪,外感六淫湿热之邪亦可出现本证候。亦有伏邪引动致病的,患者每逢外感风热邪后,皮肤肿胀则加重。治法以清热解毒凉血为主,辅以祛风利湿,活血通络。

中成药:湿热痹颗粒,每次 5g,每日 3 次;风湿祛痛胶囊每次 4 粒,每日 2~3 次;新癀片,每次 3~4 片,每日 3 次;雷公藤多苷片,每次 1~2 片,每日 2~3 次。

4. 气血两虚、瘀血阻络证

症状:皮肉发硬,捻之不起,体瘦枯槁,面色晦暗无华,神疲乏力,心悸气短,头晕肌肉关节疼痛,纳呆腹胀,大便软。舌质淡或淡暗,或有瘀斑,苔薄、脉细弱。

治法:益气补血,活血通络。

方药:十全大补汤、四藤一仙汤合桃红四物汤加减。

生炙黄芪各 15g,党参 15g,当归 10g,白芍 15g,川芎 12g,熟地黄 15g,炙何首乌 15g,丹参 30g,肉桂 5g,鸡血藤 15g,青风藤 15g,夜交藤 15g,桃仁 10g,炙土鳖虫 6g,乌梢蛇 10g,灵芝 15g,淫羊藿 10g,茯苓 10g,炒白术 10g。

加减:纳呆腹胀者加炒谷麦芽各 15g、佛手 10g、炒神曲 15g;干咳、气急者加桑白皮、天冬、麦冬各 10g;动则心悸、下肢浮肿者可将党参改野山参 10g,并加茯苓皮、泽泻、车前子各 15g。

临床体会:本证相当于萎缩期,多有内脏损害,治疗以益气养血,温肾健脾为主,活血通络为辅。

中成药:昆仙胶囊,每次 2 片,每日 3 次;白芍总苷片,每次 2~4 片,每日 3 次;痹祺胶囊,每次 4 粒,每日 3 次;通痹片,每次 4 片,每日 3 次;七味通痹口服液,每次 10~20ml,每日 3 次。慢性肺肾损害者可加金水宝,每次 3 粒,每日 3 次;百令胶囊,每次 2~4 粒,每日 3 次。

5. 痰瘀痹阻证

症状:初则皮肉斑状发硬,红紫肿胀,久则皮损呈白色或象牙状白斑,可分布于头部前额、胸部、颈肩、臂部,或周身,头面部者可出现皮肤凹陷,呈塌陷样,也可出现刀砍状,或呈线状分布,舌质暗瘀,苔薄白,脉象涩滞。

治法:活血化瘀,化痰通经。

方药:双合汤或血府逐瘀汤合二陈汤加减。

处方:生地 20g,桃仁 10g,红花 12g,当归 15g,赤芍 15g,川芎 9g,炒枳壳 9g,炒白芥子 6g,陈皮 12g,茯苓 15g,土贝母 10g,柴胡 12g,川牛膝 12g,生黄芪 15g。

加减:皮色紫暗萎硬可加三棱 6g,莪术 10g;皮损面积大,牵及关节可加伸筋草 15g;皮色白者可加皂角刺 6g,路路通 15g。

临床体会:本证多见于局限性硬皮病患者,皮损发生在头面部多选用补中益气汤加活血化瘀通络药治疗,治疗上以活血化瘀为主,化痰通络为辅,少佐以软坚破癥药。

中成药:血府逐瘀胶囊(片),每次 6 粒,每日 3 次。

(二) 医家经验

邓铁涛[13]认为,本病可以《难经·十四难》中“五损”的思维来认识。病证先起于皮毛,波及内脏,是从上损及于下损,病虽先于肺,后波及脾肾,辨证以肺脾肾同治,以肾为主。分为肺脾亏虚和脾肾亏虚两个证型,肺脾亏虚见症:皮肤如革,干燥,甚则皮肤萎缩,皮纹消失,毛发脱落,疲倦乏力,体重减轻,纳差便溏等;脾肾亏虚见症:面容呆板,肌肉萎缩,呼吸不利,吞咽困难,关节僵直,活动障碍,甚则骨质脱钙,关节畸形,挛缩,腰膝酸痛,头晕耳鸣,妇女月经不调甚则闭经。五脏相关,本病可兼心血不足,痰湿壅肺,瘀血阻络等证候。治疗以脾肾同治,以补肾为主,健脾养肺为辅,着重补益肾精,自拟软皮汤为基本方,熟地黄 24g,怀山药 30g,泽泻 10g,牡丹皮 10g,茯苓 15g,山茱萸 12g,阿胶 12g(烊化),百合 30g,黄芪 30g,皮肤干硬如革,可配合丹参、红花等养血祛瘀,舌淡阳虚明显可加桂枝走表通津液,久服滋补药须防其碍脾,可加砂仁或陈皮助运化,脾肺虚甚加黄芪、五爪龙补益脾肺之气,若心血不足加炒酸枣仁、鸡血藤,胃阴虚加石斛、金钗石斛,兼瘀加丹参、牛膝、穿山甲等,痰湿壅肺者加橘络、浙贝母、百部、紫菀,补肾益精可加鹿角胶、鳖甲等血肉有情之品。可配合食疗法,田鸡油炖冰糖,沙虫干煮瘦肉,猪皮煮怀山药、黄芪、百合等质重、味厚、填阴塞隙之品,血肉有情皆能充养身中形质。

谢海洲[14]认为多发性硬化归之于“痿证”范畴。宜用补肾法,即滋补肾阴,温补肾阳,或阴阳双补法。同健脾益气,清热祛湿,清燥救肺等方法相互参照使用。补肾益阴注意选用血肉有情之品填补,药用龟甲、紫河车、熟地黄、白芍、枸杞、麦冬、当归等,补肾壮阳用鹿茸、海马、海狗肾、巴戟天、淫羊藿、狗脊、菟丝子等,用药尽量避免辛燥,以免耗灼肾阴,同时也加入养阴药熟地黄、枸杞、麦冬等,使阳有倚伏,阴中求阳。阴阳两虚者要补肾水,壮肾阳,扶阳益阴,上述两类方药可共选。

朱良春[15]认为该病主要是由于先天禀赋不足,或房劳伤肾,或脾胃虚弱,或湿邪内阻阻遏气机,或疾病日久,元气被耗,导致阳气不足。卫外不固、风寒湿热之邪乘虚而入,痹阻经脉,血脉瘀滞,肌肤失养,脏腑缺血,痹而不通,肌肤硬肿,关节不利,血脉受压,瘀血致痹,痹证致瘀,病况日甚。病久则肌肤萎缩、干枯、变硬,进而导致心、食管、胃、肾等多个脏器或脏腑功能失调。朱良春曾言“久痛多瘀、久痛入络、久病多虚、久病及肾”之论,阐明了风湿病及硬皮病精深微妙之理。故硬皮病乃本虚标实之证,论治当以证为本,病证结合分病程,与西医病程相结合,形成了病初多见寒凝腠理、经脉痹阻证;病变活动期多见湿热痹阻或寒湿痹阻化热证;病证后期多见气血亏虚或脾肾阳虚证。

病程早期的病证结合论治:系统性硬化病早中期,以硬肿、纤维化为特点。属寒凝腠理、经脉痹阻证。可加用水蛭、马钱子,或合桃红四物汤,畏寒明显者制附子可大剂量使用,同时可用淫羊藿、熟地黄滋肾阴、补肾阳,对于硬肿期皮质功能减退有较好的治疗功效。病程中期的病证结合论治:系统性硬化病活动期,免疫功能亢进,热象明显兼夹瘀。辨证为湿热痹阻或寒湿化热,临证加忍冬藤、拳参、肿节风、猫爪草、萆草等具有免疫抑制作用的药物,豨莶草为祛风湿热之常用药,且有调节免疫、强壮补虚之效,常随证应用。病程后期的病证结合论治,系统性硬化病中晚期多有内脏损害如肺病、心肾病、胃肠道疾病等,或关节拘挛变形、指端溃疡不愈、指骨溶解吸收。治疗着重调节功能、改善生活质量,治疗宜益气养血、补肾健脾为主,活血通络为辅,可配合氧疗、雾化鼻饲、灌肠等综合疗法。

禤国维[16]认为本病的病机为肝肾不足,气血两虚,寒凝血瘀,痹阻脉络,终致皮肤经脉失养。本病病性为本虚标实,气血不足,肝肾阴虚为本,寒凝血瘀为标,并将本病分为进展期和稳定期,进展期包含水肿期和硬化期,稳定期属于萎缩期。

硬皮病的发展期重视气血不足。寒凝血瘀,气血亏虚为发病的内在基础,寒凝为发病的诱因,血瘀为致病关键。治宜补益气血,温阳散寒,活血通络,将四物汤、当归补血汤、阳和汤加减组成其经验方。黄芪15g,当归10g,熟地黄15g,白芍15g,川芎15g,鹿角胶10g(烊服),蜜麻黄5g,鸡血藤20g,丹参20g,徐长卿15g,积雪草20g。

稳定期宜补益肝肾,祛瘀通络。治以补肝肾,清虚热,兼活血,方用六味地黄丸加减,蕤仁肉15g,熟地黄15g,牡丹皮15g,山药15g,茯苓15g,益母草15g,生地黄15g,青蒿(后下)10g,鸡血藤15g,积雪草15g,薄盖灵芝15g,甘草5g。伴有头皮损害、脱发的患者可外用金粟兰酊,同时配合梅花针叩刺、TDP神灯可促进头发生长。

朱仁康[17]认为硬皮病属于中医痹证范畴,古有"皮痹"之称。其发病机制,内因为气血两虚,肾阳不足,卫外失固;外因为风寒湿邪乘虚而入,阻于经络肌表血脉之间。痹者闭也,阻塞不通,气血痹着,运行不利,营卫失和,而致皮肤顽硬,形如制革,关节屈伸不利,手僵足挺,重则状如尸蜡。阳气不能达于肢末则发绀,筋失所养则口不能开阖。在治疗上,朱老强调从痹证的角度来考虑,以治痹证的主方独活寄生汤化裁。常用当归、川芎、丹参、赤芍、红花活血祛瘀;独活、寄生、防己祛风除湿;鸡血藤、伸筋草、牛膝、桑枝通行经络;地骨皮以皮行皮。肢端发绀发凉,重用温补肾阳之品,如巴戟天、仙茅、淫羊藿、胡芦巴、菟丝子等可选用。后期病情稳定,或现萎缩,治宜补气活血、温经通络,前方加用太子参、黄芪、熟地黄、熟附子、桂枝之类。

张志礼[18]认为硬皮病以肺脾肾阳气不足为本,而以风寒湿三气杂至为标,将硬皮病分为两大证型,在治疗中应抓住健脾益肾及活血化瘀两大治法,有时适当配合小剂量西药综合治疗。脾肺不足主要表现为皮肤斑块或条索状变硬,中心或呈象牙白色,表面蜡样光泽,萎缩变薄如羊皮纸样或成板状,可伴四肢痿倦,舌淡苔薄或白,脉沉缓,此证多见于局限性硬皮病。辨证为肺脾气虚,经络阻隔,气血瘀滞。治疗以健脾益肺、温经通络、活血软坚为法。常用药为黄芪,白术,茯苓,党参,山药,天冬,桂枝,白芥子,伸筋草,丹参,红花,夏枯草,僵蚕等。脾肾阳虚主要表现为皮肤浮肿、硬化、萎缩,累及面积大可见典型的鼠形面容,指尖变硬及伴有内脏损害。可伴关节疼痛或屈伸不利,大便溏泻,妇女月经涩滞或闭经,舌质淡,舌体胖,边有齿痕,脉沉或紧或迟缓,多见于系统性硬皮病。辨证为脾肾阳虚,气不化水,气血凝滞。治疗以健脾益肾,温阳化水,活血软坚。常用药为黄芪,党参,白术,茯苓,制附子,肉桂,鹿角胶,白芥子,麻黄,熟地黄,丹参,赤芍,鸡血藤,僵蚕,木香等。

张鸣鹤[19]认为本病病因为先天禀赋不足,脾肾亏虚,气血不足,感受风、寒、湿等外邪,或情志内伤,或劳欲损伤,或病久失治、误治,"痹者闭也,气血经络为邪所痹不得通行而痹也",致经络痹阻,气滞血瘀,脏腑功能失调,酿生痰浊,痰瘀互结痹阻经络,导致皮肤、肌肉失荣,甚则损及脏腑而致多脏同病而形成本病;血瘀痰凝为核心病机,病位在肺脾肾三脏,以脾肾为主,本虚标实是本病特点。并分为三型,寒湿阻络证,治以健脾化湿、温经通络,药用葛根,党参,白术,猪苓,泽泻,茯苓皮,赤芍,白芍,红花,熟附子,桂枝;寒凝血瘀证,治以温经散寒、活血通络,药用葛根,黄芪,党参,赤芍,白芍,水蛭,红花,熟附子,桂枝;脾肾亏虚血瘀证,治以益气养阴、活血化瘀,药用黄芪,党参,沙参,山茱萸,菟丝子,水蛭,红花,黄精,鹿角胶(烊化),并随症加减。

(三) 其他治疗

1. 辅助治疗

(1)丹参注射液:丹参注射液16~20ml,加入5%葡萄糖注射液250ml静脉滴注,每日1次,14日为1个疗程,可用3~6疗程。

(2)丹参注射液、当归注射液、薄芝糖肽注射液局部注射,辨病取穴[20]:局限性硬皮病取肺俞(双)、肾俞(双)、曲池(患侧)、外关(患侧);系统性硬皮病取曲池(双)、足三里(双)、血海(双)、丰隆(双)、关元、气海、中脘。经验取穴:肺俞、肾俞;双足三里、手三里。

(3)积雪苷片[21],有促进创面修复和抑制瘢痕过度增殖的双重调控作用。肌内注射2ml(含积雪苷20mg),每周2~3次,连续用3个月,能使肿胀硬化皮肤变软,对缓解关节疼痛,愈合溃疡等均有相当效果[22]。

(4)薄芝糖肽注射液2ml,肌内注射,每日1次,或4ml,静脉滴注,每日1次。有调节免疫功能和调节胶原代谢作用,适用于皮肤萎缩者[23-24]。

2. 外治法

(1)中药熏蒸疗法

1)取桂枝、苏木、羌活、艾叶、地骨皮、侧柏叶、千里光、枫球、苦参、苍术各60g,将草药倒入中草药熏蒸治疗机内的药罐中加热煮沸,机内温度从30℃左右开始,逐渐增至50℃,每次熏蒸15分钟(冬天可适当延长时间,以患者感觉适宜为度)。然后将已煮沸的药水倒入准备好的药浴池内,加入食醋200ml,患者全身浸入药液中,同时用药液浸湿毛巾敷面,水温保持在40~50℃之间,每次浸浴15~30分钟。治疗前嘱咐患者多饮开水,冬季注意保暖,防止感冒发生。每日1次,30次为1个疗程。适用于热毒蕴肤皮肤光亮红肿者[25]。

2)黄芪、丹参、伸筋草、威灵仙、马鞭草、大生地黄各30g,鸡血藤15g,桃仁、红花、川芎、茯苓皮各10g。将熏蒸方药倒入治疗机内的药罐中加热煮沸,把机内温度控制在40℃左右,患者裸露只穿短裤坐于机中,机内温度维持在40℃上下,每次熏蒸20分钟,以患者感觉适宜为度。适用于硬皮病皮肤硬化萎缩者[26]。

(2)药敷法:指/趾端溃疡面,或久不收敛者,以煅龙骨15g、炉甘石10g、赤石脂10g、血竭2g、冰片2g、海螵蛸10g、炙乳香5g,共研细末,装瓶备用,药粉撒布疮面即可[27]。

(3)擦涂法:积雪苷霜外涂患处,每日1~2次[28]。

(4)针灸、拔罐法

1）灸法：①采用艾炷悬灸，取穴关元、神阙、足三里、三阴交、曲池、手三里及局部硬变皮肤，每日 1 次，每次 30 分钟，10 次为 1 个疗程[29]。②隔物灸，取阿是穴（皮损区）或背俞穴，用鲜生姜切片或隔药饼（附子、川乌、草乌、细辛、桂枝、乳香、没药各等份，研细末，加蜂蜜、葱水调成糊饼）置于穴位处，艾炷放在姜片或药饼上，日 1 次，每次 3~7 壮[30]。

2）针罐联合：病变局部刺络，或围刺，或梅花针叩刺，然后拔罐。循经可取曲池、足三里、三阴交、血海、膈俞、膏肓、关元穴等，令其微出血后拔火罐 10 分钟[31-32]。

二、西医治疗

1. 抗炎及免疫调节治疗

（1）糖皮质激素：小剂量的糖皮质激素对皮肤病变的水肿期、关节痛、肌肉病变、浆膜炎及间质性肺病的炎症期有一定疗效，对延缓皮肤纤维化效果不显著。注意不能长期使用，并关注其副作用。尤其监测血压，肾功能。

（2）免疫抑制剂：甲氨蝶呤可用于治疗早期弥漫型系统性硬化的皮肤病变[33]。吗替麦考酚酯也可以用于改善皮肤纤维化，对于严重的皮肤受累患者，也可选择环磷酰胺治疗[34]。

2. 血管病变的治疗

SSc 相关的指端血管病变（雷诺现象和指端溃疡）：钙通道阻滞剂和血管紧张素 Ⅱ 受体阻滞剂是目前一线治疗用药。如硝苯地平（10~20mg，每日 3 次），可以减少 SSc 相关的雷诺现象的发生和严重程度。静脉注射前列腺素类药物可减少雷诺现象发生的次数，并缓解症状，显著改善患者生活质量，可作为二线治疗，预防有截肢风险的严重指端缺血和皮肤溃疡患者。如静脉注射伊洛前列素 0.5~3ng/（kg·min）连续使用 3~5d，或口服 50~150mg，每日 2 次。5 型磷酸二酯酶（phosphodiesterase，PDE）抑制剂如西地那非也能改善雷诺现象，减少溃疡的发生。指端溃疡的一线用药包括 PDE-5 抑制剂类西地那非，前列腺素类和内皮素受体拮抗剂（endothelium receptor antagonist，ERA）类药物波生坦扩张血管治疗。西地那非可显著改善指端溃疡症状，波生坦在预防指端溃疡发作中起到重要作用。病情严重、顽固的病例，可考虑手指（手掌）交感神经切除术。

3. SSc 相关的肺动脉高压

钙通道阻滞剂、前列环素及其类似物、内皮素 - 受体拮抗剂（ERA 类有安利生坦，波生坦，马昔腾坦）及 5 型磷酸二酯酶抑制剂等，使用注意事项是：只有急性血管扩张药物试验结果阳性的才能应用钙通道阻滞剂治疗。静脉药物：静脉依前列醇用于严重的肺动脉高压。其他措施还包括氧疗和利尿剂，必要时给予强心剂治疗。

4. 硬皮病肾危象

肾危象是 SSc 的危重症。应早期识别硬皮病肾危象，及时给予血管紧张素转化酶抑制剂（angiotensin converting enzyme inhibitor，ACEI）。其他降压药如钙通道阻滞剂和利尿剂均可与血管紧张素转化酶抑制剂联合用于治疗硬皮病肾危象的顽固性高血压。进入终末期肾脏病（end-stage renal disease，ERSD）的患者需要依靠透析，若经观察肾功能无好转趋势，可考虑行肾移植以改善患者生活质量。

5. SSc 的间质性肺病和肺纤维化

玛替麦考酚脂和环磷酰胺被推荐用于治疗 SSc 的间质性肺病，如不能耐受可考虑白介素 6 抑制剂托珠单抗，抗 CD20 利妥昔单抗。抗纤维化药小分子酪氨酸酶抑制剂尼达尼布可与玛替麦考酚脂联合使用，吡非尼酮也可考虑联合应用。

6. 消化道受累的治疗

质子泵抑制剂对胃食管反流性疾病、食管溃疡和食管狭窄有效。胃甲氧氯普胺和多潘立酮可用于治疗 SSc 相关的功能性消化道动力失调，如吞咽困难、胃食管反流性疾病、饱腹感等。

三、中西医结合思路与方法

SSc 属临床疑难结缔组织病,西医糖皮质激素及慢作用药对本病免疫功能改善作用十分有限。对内脏损害,目前的看法是甲氨蝶呤可能对肺损害有一定的作用。临床实践表明,中医药杂合而治,内服中药、联合灸法、刺络、拔罐及外治法如熏洗、外敷等有着确切的疗效,本病属于慢性长程病,需要病患坚定信心,长期治疗,另外抓住时间机会窗,早期介入,能够减缓内脏损害,提高生活质量。

皮肤损害:纤维化是 SSc 病理生理的特征性表现,迄今为止尚无一种西药被证实对纤维化有肯定的疗效。而中医药从温阳,活血软坚等角度对纤维化有明确的疗效。系统性硬皮病皮肤纤维化,往往从肢体远端、面部开始,皮损往往牵及关节,关节活动受限,可以按照外科之硬皮疽[35]来认识,严重者可见恶候,如清高秉钧在《疡科心得集》指出阴疽七恶候中之“声嘶色脱,面青气喘弗宁”“不能饮食,纳药呕吐不知味”“烦躁”“咳嗽,腹痛泄泻”[36]等,如果内脏损害相对稳定,可以选择纯中药治疗阴疽,治疗以温阳活血。阳和汤为可选择的经典名方。晚期可选用血肉有情之品,如龟甲(胶)、鹿角(片、霜、胶)、阿胶等,填精补髓,以形充形。晚期皮肤纤维化严重,皮损贴骨,病机乃责之于虚,元气大虚,痰瘀互结,辨治中宜选用搜风通络之虫类药和活血、破血、软坚散结之品。

肺间质纤维化:若见气短不足以息,用力呼吸,甚者近喘者,可以采用张锡纯“大气下陷”的思路来辨治。药选生黄芪,知母,柴胡,桔梗,升麻。气虚甚者,可酌用人参,或加山茱萸以固脱。方选张锡纯之升陷汤。硬皮病病机为脾肾阳虚者,晚期可合金匮八味丸[37]。

消化道受累者首先出现功能性消化道动力失调,如吞咽困难、胃食管反流性疾病等,脾虚湿阻者可选用香砂六君子汤加味,脾胃不和出现呃逆、纳差也可选用中成药香砂和胃丸,病程中出现食管溃疡和食管狭窄,宜辨为瘀血停滞证,可选膈下逐瘀汤加味,病程日久痰瘀互结者可选用双合汤,晚期脾肾衰败,食管硬化,可用通幽汤加味。

临床实践表明,辨证论治加辨病论治是治疗本病取得良好疗效的关键。对辨病论治而言,本病的脾肾阳虚、气血亏虚者避免使用药性偏寒的药物,可选用昆明山海棠制剂(昆仙胶囊),对热蕴肌肤者,或硬皮病早期硬肿期,可选用雷公藤多苷。青藤碱制剂(正清风痛宁)、白芍总苷等不拘寒热分型均可使用。另外,应选取有明确抑制胶原纤维增生的中草药,如积雪草等,再如肺纤维化可选虫草菌丝制剂如百令胶囊、金水宝等。整个病程均可应用一些具有双向免疫调节作用的中药,如黄芪、灵芝、红景天等。

【调摄护理】

一、调摄

1. 精神创伤、过度劳累及反复感染是促进本病发生发展的三大诱因,故患者应在家属的配合下保持心情愉快,注意休息,睡眠充足,不宜过度操心及劳累。有结缔组织病家族史者尤应引起注意和定期复查等,本病可伴见于或由其他弥漫性结缔组织病移行而来,因此宜叮嘱患者积极配合检查与治疗。本病目前虽不能根治,但大多数患者经过治疗能控制病情,减轻症状,提高生活质量。故应鼓励病员克服恐病情绪,保持战胜疾病的信心,雷诺现象与精神紧张有一定的相关性,应保持良好的心态,避免紧张、恼怒等不良情绪。

2. 注意保暖,避免受凉,以防风寒湿邪之侵袭。

3. 根据病理阶段及证候进行适当忌口。脾肾阳虚寒凝者忌食生冷,热毒者忌食无鳞鱼、海鲜、羊肉、鹅肉、鸽肉等辛温发物。宜食易消化食品,保持充足营养,进食高蛋白、高维生素、高纤维素食物,忌食高脂饮食,禁食酒类、辛辣厚味,以防损伤脾胃及引起血管舒缩异常,如食管、胃肠功能减退者宜进软食,如面条、厚粥、鸡蛋、鱼汤等,并可进高纤维素食物以促进胃肠蠕动,后期皮肤硬化较重伴有内脏损害者不宜过度忌口,以免营养不良。

根据中医证型进行饮食辨证施护,如脾肺不足者给予山药大枣粥、薏仁膏、黄芪瘦肉羹、虫草炖母鸡等健脾益肺的食物;脾肾阳虚者给予健脾益肾之怀山药、茯苓粉、枸杞子等;湿寒阻络型可进食独活乌鸡黑豆汤等祛寒除湿之品[38]。

4. 稳定期患者应适当活动,预防因皮肤硬化和纤维化所造成的张口受限、关节僵硬变形、肢体活动受限以及肌肉失用性萎缩,可指导患者每日进行2~3次张口和咀嚼肌训练,积极进行功能锻炼,以抬腿抬臂和伸展运动为主,可参加太极拳、八段锦等传统健身活动。运动前根据需要先给予适当按摩,以缓解肌肉紧张状态。功能锻炼的强度与幅度宜循序渐进,注意安全。

二、护理

(一) 一般护理

注意休息,劳逸结合,忌用冷水,注意保暖,谨防感冒。皮肤僵硬,活动不便者协助作生活护理,为帮助患者进食、服药等,定时测体温、脉搏、呼吸、血压。

(二) 心理护理

精神创伤和情绪波动常是促进本病发展的重要原因,应开导患者正确面对疾病,保持良好心态,树立战胜疾病的信心。

(三) 皮肤护理

1. 有雷诺现象者手足要以棉手套、厚袜子保护,多着衣,防寒冷刺激诱发雷诺现象,手部皮肤谨防损伤、刺破,以免发生溃疡,不易愈合。

2. 硬化皮损的护理:皮肤硬化严重处因局部皮神经受刺激常有瘙痒、刺痛、蚁行感等异常感觉,因皮肤硬化,韧性下降,搔抓等易致皮肤破溃,感染,故不宜搔抓。忌用热水烫洗,一般均宜温水洗,皮肤瘙痒者可用滋润止痒的药膏外涂,继发感染者可外涂莫匹罗星软膏、绿药膏等,肘部伸侧,内、外踝,指间关节伸侧等关节面皮肤尤易破溃需注意保护。必要时可用纱布包裹,夏季忌用竹席,宜用质地较软的床席。

3. 呼吸道护理:肺间质纤维化的患者,应注意休息,居住环境以安静、舒适为宜,减少与他人聚集,避免交叉感染。注意观察两肺呼吸音、血氧饱和度;通过口唇、肢端观察发绀情况;观察咳嗽、咳痰情况,观察痰量、性质。协助患者叩背,教其有效咳嗽排痰。鼓励患者进行呼吸锻炼,做呼吸操、慢跑等,以无疲劳、喘憋为宜。定时开窗通风,保持室内空气清新、湿润,避免烟雾等刺激性气味,禁止吸烟,注意保暖,防止感冒。少量多次饮水,防止气道黏膜干燥。

(四) 重症病员护理

1. 肺部纤维化继发感染者,注意观察体温、咳嗽、咳痰情况,定时吸氧,鼓励病员尽量咳出痰液,痰液黏稠者可作喷雾吸入,注意观察呼吸情况,有呼吸困难者作好气管切开准备。

2. 心、肾功能不全者,注意观察血压、心率、呼吸、下肢浮肿情况及测 24h 尿量。让病员卧床休息,平卧,心悸气急者取半卧位。

【转归与预后】

一、转归

本病为本虚标实之证,起初脾肾阳虚、气血不足、而风寒湿邪趁虚而入,凝于腠理,此时病变在表,及时固本祛邪,可阻止病情深入至内脏(肺、肾),从五体痹向五脏痹发展。随着病情进展,可出现五体痹的表现,如肺间质纤维化,肾损害等,此时应给温阳补肾,活血散结,益气养血等治疗,可使病情长期稳定。如若病程中复感六淫寒湿或湿热之邪,或因情志刺激可致病情迅速进展。一般而言,体质壮实,病程短,合并其他风湿病,或者合并慢性病(如心、脑、肾及其他疾病)者转归较差。本病晚期病程迁延内舍于肺、心、肾、胃等脏器,造成五脏功能失调则治疗较困难。局限性硬皮病或硬皮病样皮肤损害病邪一般限于肌肤,局部气血失和,脉络瘀阻,病变局限,预后较好。

二、预后

(一) 局限性硬皮病

局限性硬皮病预后一般较佳,跨关节的重度皮肤硬化可致关节变形,活动受限,线状型硬皮病常因肢体萎缩,发育不良而致畸。头、面部线状型硬皮病如伴面偏侧萎缩可毁容,但经中医药治疗效果较好。

(二) 系统性硬皮病

本病难以根治,病程呈慢性进行性发展。肢端型患者易致指、趾无痛性溃疡,指骨吸收,手指挛缩而使手的功能严重丧失,晚期可影响内脏器官。弥漫型肢端病变轻,但较易影响内脏。心功能不全,肾功能不全,肺部纤维化、反复感染致肺功能不全是本病的三大死亡原因。疾病早期及时治疗可使病情长期稳定,可避免合并其他弥漫性结缔组织病,预后较好。

【现代研究】

一、临床研究

(一) 病因病机的研究

1. 系统性硬皮病

(1)脾肾阳虚:大多数医家认为系统性硬皮病病机为脾肾阳虚,腠理不密,卫外不固,风寒湿邪乘虚侵袭凝于腠理,阻于经络,致经络痹阻,气血不通,营卫不和,腠理失养而发病。如蔡茂庆等[39]测定 65 例 SSc 患者的血浆皮质醇(cortisol,Cor)和促肾上腺皮质激素(adrenocorticotropic hormone,ACTH),发现他们血浆中 Cor、ACTH 的水平均较正常人低,提示本病患者垂体前叶功能低下,和肾阳虚患者检测结果相似。胡东流[40]等亦测定 16 例 SSc 患者的皮质醇水平,发现显著低于正常人,用温阳化瘀法治疗后,他们的血浆皮质醇含量恢复至正常水平。

(2)痰瘀阻络:痰瘀贯穿本病病程始终。李振国[41]用化痰祛瘀通络法,选用红花、丹参、赤芍、白芥子等药治疗取得良好疗效。唐冬菊[42]等在临床上也采用红花、丹参酮、血塞通、参麦、黄芪注射液等活血化瘀类中药制剂治疗系统性硬化病患者,症状较前减轻。

2. 局限性硬皮病　如张富生[43]、彭连双[44]等认为早期为风寒湿邪外袭,蕴结化热,阻于肌肤络脉为其主要病机;顾仲明[45]等认为中期寒凝血滞、脉络不通,痰瘀交织肌肤而变硬;后期皮肤络虚,肌腠失荣而致皮肤萎缩。

(二) 临床研究

1. 有效方剂研究

1)温阳化浊通络方:卞华[46]等将 61 例系统性硬化病患者随机分为两组,对照组 31 例予泼尼松、青霉胺治疗,治疗组 30 例予温阳化浊通络方(黄芪 30g,党参 15g,桂枝 9g,淫羊藿 12g,积雪草 15g,白芥子 9g)等联合泼尼松、青霉胺治疗,均治疗 6 个月,治疗组总有效率、疗效均优于对照组,在皮肤积分、雷诺现象、握力、指距方面治疗组改善更明显。治疗组患者的血浆内皮素水平和肺功能、对甲襞微循环的改善情况优于对照组。

2)当归四逆汤:李兴[47]纳入寒湿阳虚型硬皮病治疗组 30 例,对照组 30 例。两组患者均给予西医常规治疗,疗程 3 个月。治疗组在此基础上应用当归四逆汤加味,经统计学分析,两组治疗前后皮肤受累积分及临床疗效有显著差异($P<0.05$)。彭礼真[48]观察当归四逆汤合辛桂温通酊优于单纯外用辛桂温通酊的疗效,差异有统计学意义。王宁[49]观察当归四逆汤联合薄芝糖肽注射液治疗局限性硬皮病,与青霉胺口服对照,治疗 12 周。治疗后 2 组各项中医证候积分和皮损 Rodnan 积分及总有效率有显著统计学意义。CTGF、TGF-β_1 水平均显著降低,且观察组治疗后各项指标水平均显著低于对照组。朴勇洙等[50]以 Steen 评分法评价患者的皮肤硬度,以 SF-36 量表评价患者的生存质量。将 60 例系统性硬化症患者随机分为当归四逆汤组、当归四逆汤合青霉胺组及青霉胺组,每组 20 例,分别给予相应药物治疗 2 个月。研究结果显示治疗后 3 组 Steen 评分均明显降低,生存质量评分均明显升高。其中,当归四逆汤合青霉胺组的改善情况均明显优于当归四逆汤组、青霉胺组,说明了联合用药的优势。

阳和汤:杨莉[51]等在原西药治疗不变的基础上,选取 19 例系统性硬皮病硬化期脾肾阳虚型患者口服加味阳和汤,每日 1 剂,疗程 3 个月。观察患者皮肤硬度的改变,实验室检查的变化及不良反应。结论显示加味阳和汤可使系统性硬皮病硬化期脾肾阳虚型患者的硬化皮肤软化,服用安全。靳情[52]等指出硬皮病的病理基础在于阳虚血瘀,经加味阳和汤治疗后,总有效率 81.25%。临床症状改善的同时,血管内皮细胞水平降低,皮质醇水平也升高,提示加味阳和汤可促使皮质醇的分泌,调节机体内分泌 - 免疫系统。

2. 外治法的研究　张晶[53]治疗 60 例 SSc 的研究,对局限性硬皮病进展期,辨证属风寒湿证和血瘀证的患者施以中药汤剂口服、中药熏蒸或针灸拔罐的多种疗法等,发现多种中医疗法的疗效明显优于单纯西医疗法,复发率明显低于西医疗法,且未见任何不良反应。朱峪英[54]将 SSc 患者 44 例随机分为观察组和对照组,对照组口服沙利度胺和醋酸泼尼松片;观察组在对照组口服西药的基础上每周行两次刺络放血疗法。结果发现:在西药治疗的基础上配合刺络放血疗法治疗系统性硬化病的疗效优于单纯口服西药。郭刚[55]等认为中医外治方法通过药物直接作用于肌表起到调和气血、疏通经脉、透达腠理、祛邪和正、温经散寒、祛风除湿、清热解毒、消肿散结、通络止痛等作用,比较适合治疗 SSc 的皮肤病变,而且符合硬皮病的病理机制。建议硬皮病外治用药应采取个体化原则，根据患者的具体情况，在寒热辨证用药的基础上，结合对症用药，然后选择加用透皮药物及合适的外治方法，制定出具体的用药方案。

3. 有效单药的抗纤维化研究　吕小岩[56]研究表明赤芍和茜草水提取物对成纤维细胞的增殖和Ⅰ、Ⅲ型胶原 mRNA 的表达有不同程度的抑制作用，具有一定的抗纤维化作用。丹参的主要成分有丹参酮ⅡA、丹参素、丹参多酚酸盐、原儿茶醛[57]，都对硬皮病成纤维细胞的增殖具有抑制作用，对成纤维细胞Ⅰ型和Ⅲ型胶原 mRNA 基因表达具有抑制作用。作用最强的为丹参酮ⅡA，具有较强的抗纤维化作用。郑亮[58]发现丹参、川芎嗪对硬皮病患者成纤细胞增殖有抑制作用。对红花水煎剂[59-60]的实验研究显示，红花水煎液可降低硬皮病小鼠皮肤 VEGF 的表达，降低皮肤 RORγt 蛋白表达，抑制免疫炎症反应。朱鹭冰[61]等研究活血化瘀中药对系统性硬皮病患者皮肤成纤维细胞胶原合成的影响，将 9 味活血化瘀中药分别加入硬皮病患者的皮肤成纤维细胞培养液中，结果显示积雪草和丹参显著抑制硬皮病患者皮肤成纤维细胞的胶原合成；红花显著促进硬皮病患者皮肤成纤维细胞的胶原合成；当归和茜草也能显著抑制硬皮病患者皮肤成纤维细胞合成胶原。不同的化瘀中药对皮肤成纤维细胞胶原合成的作用并不完全相同。除直接影响成纤维细胞合成胶原外，还可能通过多种途径综合影响胶原的合成，例如改善微循环，提高组织血流量和组织氧分压、抗氧化及清除自由基等，从而从整体上改善硬皮病症状。

（马桂琴　张华东　屠文震）

参 考 文 献

［1］ FIRESTEIN G S, BUDD R C, HARRIS E D, et al. 凯利风湿病学 [M]. 栗占国, 唐福林, 主译. 8 版. 北京: 北京大学医学出版社, 2011: 1394.

［2］ 张乃峥. 临床风湿病学 [M]. 上海: 上海科学技术出版社, 1999: 275.

［3］ 蒋明, DAVID Y U, 林孝义. 中华风湿病学 [M]. 北京: 华夏出版社, 2004: 1063.

［4］ DISTLER O, COZZIO A. Systemic sclerosis and localized scleroderma-current concepts and novel targets for therapy [J]. Semin immunopathol, 2016 (38): 87-95.

［5］ 张景岳. 景岳全书 [M]. 北京: 人民卫生出版社, 2018: 258.

［6］ 叶天士. 临证指南医案 [M]. 上海: 上海科学技术出版社, 1991.

［7］ 赵辨. 临床皮肤病学 [M]. 南京: 江苏科学技术出版社, 2001.

［8］ 中华医学会风湿病学分会. 系统性硬化病诊断及治疗指南 [J]. 中华风湿病学杂志, 2011, 15 (4): 256-259.

［9］ 中华医学会风湿病学分会. 风湿病诊疗规范 [M]. 北京: 人民卫生出版社, 2022.

［10］ SMITH V, HERRICK ARIANE L, INGEGNOLI FRANCESCA, et al. Standardisation of nailfold capillaroscopy for the assessment of patients with Raynaud's phenomenon and systemic sclerosis [J]. Autoimmunity reviews, 2020, 19: 102458.

［11］ SMITH V, VANHAECKE A, GUERRA M G, et al. Fast track algorithm: How to differentiate a "scleroderma pattern" from a "non-scleroderma pattern" [J]. Autoimmunity reviews, 2019, 18: 10239.

［12］ VAN DEN HOOGEN F, KHANNA D, FRANSEN J, et al. Classification criteria for systemic sclerosis: an

ACR/EULAR collaborative initiative［J］.Arthritis Rheum，2013，65（11）：2737-2747.

［13］邱仕君.邓铁涛医案与研究 [M].北京：人民卫生出版社，2004：80-90.

［14］谢海洲.谢海洲医学文集 [M].北京：中医古籍出版社，2004：341-344.

［15］朱婉华.朱良春益肾蠲痹法治疗风湿病 [M].北京：科学出版社，2015：201.

［16］丁木云，黄咏菁，李红毅，等.国医大师禤国维教授分期论治硬皮病经验 [J].中医药导报，2019，1（25）：30-34.

［17］中国中医研究院广安门医院.朱仁康临床经验集：皮肤外科 [M].北京：人民卫生出版社，2007：179-188.

［18］蔡念宁.张志礼治疗硬皮病经验 [J].中医杂志，2002，43（9）：657-658.

［19］苏海方.张鸣鹤教授治疗硬皮病经验总结 [D].济南：山东中医药大学，2014.

［20］祁越，张玉华，张琳.针灸配合局部注射治疗局限性硬皮病 10 例 [J].中国针灸，2004（6）：392.

［21］李智超，郭夏，王石，等.积雪草苷片口服联合地龙提取液外洗治疗局限性硬皮病疗效及对 S100A8、S100A9 的影响 [J].现代中西医结合杂志，2018，27（30）：42-45.

［22］胡南，肖志平，温云鹏，等.积雪草苷联合曲尼司特治疗局限性硬皮病的临床疗效观察 [J].皮肤与性病，2019，41（4）：469-471.

［23］邵成明，高红霞，葛恒康.薄芝片治愈 2 例儿童局限性硬皮病 [J].临床皮肤科杂志，1988，27（5）：314.

［24］孙宏伟，梁敏，程艳.薄芝糖肽注射液联合咪喹莫特乳膏治疗局限性硬皮病临床研究 [J].中国中西医结合皮肤性病学杂志，2016，15（6）：370-371.

［25］朱明芳.中药熏洗疗法配合中药口服治疗硬皮病 36 例临床观察 [J].中国医师杂志，2003，5（2）：261.

［26］陈冬冬，屠文震，张凌.益气活血方熏蒸法与口服法治疗系统性硬皮病疗效比较 [J].中国中西医结合皮肤性病学杂志，2009，8（2）：79-80.

［27］闫小宁，韩世荣，李文彬.热敷药治疗硬皮病患者 35 例临床观察 [J].中医杂志，2012，53（4）：304-306.

［28］叶姝，胡致恺，陈宁刚.650nm 强脉冲光联合积雪苷霜软膏治疗痤疮萎缩性瘢痕的效果观察 [J].浙江医学，2020，42（1）：76-77.

［29］刘影，李西中，吕福全.温灸改善系统硬化症雷诺现象 1 例举隅 [J].吉林中医药，2011，31（2）：159.

［30］果乃华.针灸加火罐治疗局限性硬皮病 21 例 [J].航空航天医药，2005，16（3）：28.

［31］闫小宁，张建荣，张彩晴，等.针刺、艾灸结合中药热敷治疗硬皮病疗效观察 [J].中国针灸，2013，33（5）：403-406.

［32］杨会军，刘维，吴沅皞，等.针灸治疗硬皮病的临床方案探析 [J].中国针灸，2016，36（9）：1005-1008.

［33］KOWAL-BIELECKA O, FRANSEN J, AVOUAC J, et al. Update of EULAR recommendations for the treatment of systemic sclerosis [J]. Ann Rheum Dis, 2017, 76: 1327-1339.

［34］DENTON C P, KHANNA D. Systemic sclerosis [J]. Lancet, 2017, 390: 1685-1699.

［35］马桂琴.风湿病皮肤损害辨治 [J].北京中医药，2011，30（8）：595-597.

［36］高秉钧.疡科心得集 [M].北京：中国中医药出版社，2000：7.

［37］马桂琴.运用"象"思维辨治结缔组织病继发肺间质纤维化 [J].中医杂志，2013，54（10）：884-885.

［38］张华东，母小真.中医风湿病临床诊疗丛书：硬皮病分册 [M].北京：中国中医药出版社，2020：151.

［39］蔡茂庆，郭敏骅，陆群.系统性硬化症与肾阳虚的关系探讨 [J].中国中西医结合皮肤性病学杂志，2002，1（1）：24-25.

［40］胡东流，靳情，王洪斌.温阳化瘀法治疗系统性硬皮病的临床观察 [J].广州中医药大学学报，2004，21（3）：175-177.

［41］李振国.局限性硬皮病中医药治疗进展 [J].辽宁中医药大学学报，2019，11（8）：259-260.

［42］唐冬菊，任雷生，王琳，等.活血化瘀类中药制剂治疗系统性硬皮病一例 [J].光明中医，2009，24（7）：1370-1371.

［43］张富生, 李振国. 普济消毒饮加减治疗局限性硬皮病 105 例 [J]. 浙江中医杂志, 2005 (8): 349.

［44］彭连双, 郭刚. 清开灵注射液联合中药治疗局限性硬皮病发展期 106 例 [J]. 辽宁中医杂志, 2007, 34 (3): 323-324.

［45］顾仲明. 葛根汤治疗局限性硬皮病疗效观察［J］. 现代中西医结合杂志, 2005, 14 (14): 1884.

［46］卞华, 王帅, 张翠月, 等. 从肺脾肾- 皮毛相关论治系统性硬化病的理论基础 [J]. 中华中医药杂志, 2017, 32 (2): 701-703.

［47］李兴. 当归四逆汤加味治疗寒湿阳虚型硬皮病临床观察 [J]. 光明中医, 2013, 28 (3): 488-490.

［48］彭礼真, 席建元, 蒋宁兰. 当归四逆汤合辛桂温通酊治疗局限性硬皮病 35 例临床观察 [J]. 湖南中医杂志, 2019, 35 (2): 9-11.

［49］王宁, 彭琳琳. 当归四逆汤联合薄芝糖肽注射液治疗局限性硬皮病疗效及对 CTGF、TGF-β_1 水平的影响 [J]. 现代中西医结合杂志, 2018, 27 (9): 996-999.

［50］朴勇洙, 张岩, 齐明明. 当归四逆汤治疗系统性硬化症的疗效及对生存质量的影响 [J]. 现代中西医结合杂志, 2016, 25 (27): 2982-2984.

［51］杨莉, 侯昱, 唐希文, 等. 加味阳和汤治疗脾肾阳虚型硬化期系统性硬化临床观察 [J]. 风湿病与关节炎, 2013, 2 (1): 34-36.

［52］靳情, 胡东流, 王洪斌. 加味阳和汤治疗系统性硬皮病的临床研究 [J]. 蚌埠医学院学报, 2005, 30 (1): 64-66.

［53］张晶. 中医多种疗法治疗局限性硬皮病患者临床研究 [J]. 辽宁中医药大学学报, 2011, 13 (5): 190-191.

［54］朱峪英, 凌雄, 吴小红. 刺络放血疗法治疗系统性硬化症临床观察 [J]. 山西中医, 2010, 26 (2): 28-30.

［55］郭刚, 陆春玲, 安立. 中医外治方法治疗硬皮病的探讨 [J]. 四川中医, 2002, 20 (8): 18-19.

［56］吕小岩, 李明, 翁孟武, 等. 赤芍和茜草水提取物对系统性硬皮病成纤维细胞增殖及胶原合成影响的研究 [J]. 中药药理与临床, 2007, 23 (2): 47-49.

［57］李明, 吕小岩, 翁孟武. 丹参成分抑制系统性硬皮病成纤维细胞增殖及胶原表达的研究 [J]. 中华医学杂志, 2007, 87 (34): 2426-2428.

［58］郑亮, 周利平, 江丽丽, 等. 中药丹参、川芎对硬皮病成纤维细胞增殖的影响 [J]. 湖北中医药大学学报, 2009, 11 (4): 15-16.

［59］梁娟, 吕军影, 胡谋波, 等. 红花水煎液内服对硬皮病小鼠皮肤 RORγt 表达的影响 [J]. 风湿病与关节炎, 2016, 5 (4): 5-9.

［60］杨欢欢, 吕军影, 黄李平, 等. 红花水煎液内服对硬皮病小鼠皮肤血管内皮生长因子表达的影响 [J]. 风湿病与关节炎, 2014, 3 (4): 26-30.

［61］朱鹭冰, 李明. 活血化瘀中药对系统性硬皮病患者皮肤成纤维细胞胶原合成的影响 [J]. 中国中西医结合皮肤性病学杂志, 2004, 3 (4): 205-207.

第 6 节　成人斯蒂尔病

　　成人斯蒂尔病（adult-onset Still disease, AOSD）是一组以发热、关节痛和 / 或关节炎、皮疹、淋巴结肿大、白细胞增多和血清铁蛋白升高为主要表现的综合征。斯蒂尔病原指系统型起病的幼年型慢性关节炎, 但相似疾病也可发生于成年人, 称为成人斯蒂尔病。历史上英国医生 Still 最初于 1896 年报道全身型儿童类风湿关节炎, 1924 年起把全身型起病的幼年型类风湿关节炎称为斯蒂尔病。1971年Bywater使用成人斯蒂尔病病名。

成人斯蒂尔病好发于青壮年(20~40岁),女性发病率稍高于男性,无民族及地区聚集性。成人斯蒂尔病的发病机制未明,一般认为与感染、遗传和免疫因素有关。本病可能是由于易感个体对某些外来抗原,如病毒或细菌感染的过度免疫反应,造成机体细胞免疫和体液免疫调节异常,从而引发发热、皮疹、淋巴结肿大和关节炎等一系列临床表现[1]。

本病在中医学文献中无相似病名,据其临床特征,应属于中医"热痹""温病发斑"等范畴。

【病因病机】

本病起病急骤,多为内外合邪致病。临床表现复杂多样,易反复发作。可循卫气营血传变,病邪深入可累及心、肺、肝、脾等多个脏腑。

一、感受外邪,郁而化热

素体阳盛,脏腑积热,复感外邪,从阳化热,熏蒸肌肤经络,攻于关节筋骨,致气血运行受阻,日久热郁成毒,深入脏腑,而成本病。如《金匮翼·热痹》所言:"热痹者,闭热于内也……脏腑经络,先有蓄热,而复遇风寒湿气客之,热为寒郁,气不得通,久之寒亦化热,则瘴痹熻然而闷也。"

二、热毒胶结,气营两燔

素有内伏湿热之邪,蕴久生毒,或外感时行疫毒、湿热之邪,病邪乘虚侵犯机体,由卫入气,或直中气营,湿阻气机,热郁经络,毒灼血脉,气营两燔,发为本病。如《温热论》所言:"大凡看法,卫之后方言气,营之后方言血。在卫汗之可也,到气才可清气,入营犹可透热转气,如犀角、玄参、羚羊角等物,入血就恐耗血动血,直须凉血散血,如生地、丹皮、阿胶、赤芍等物。"

三、热毒蕴结,充斥三焦

饮食不节,恣食肥甘厚味、辛辣腥腻之品,致脾胃内伤,运化失司,水湿内生,郁久化热,酿生毒邪,内伏于脏腑,复感外邪,湿、热、毒蕴结交织,充斥三焦,流注骨节、经络,攻于脏腑,发为本病。如《温病条辨·湿温》所言:"湿聚热蒸,蕴于经络,寒战热炽,骨骱烦疼,舌色灰滞,面目萎黄,病名湿痹,宣痹汤主之。"

四、郁热日久,气阴亏虚

郁热蕴结不解,熏蒸肌肤、经络、血脉,耗伤正气,正虚邪恋,邪气传变入里,郁热难清,日久煎灼津液,耗伤气阴,渐至气阴两虚之证。

总之,本病缘由素体阳盛,脏腑积热,复感时疫毒邪、风湿暑热之邪或感受风寒湿邪从阳化热,病邪或循卫气营血内传,侵犯经络、关节、皮肤、血脉,重者累及脏腑。初期以邪实为主,邪实多为风、湿、热、毒、瘀。后期伤及正气,可致本虚标实之证,亦可见气阴两伤、阴血亏虚等证候[2]。

【诊断要点】

一、临床表现

1. **发热** 通常是本病最早出现的症状,80% 以上患者呈弛张热,体温可达 39℃以上。

2. **皮疹** 是本病的另一主要表现,见于 85% 以上患者。典型皮疹为红色斑疹或斑丘疹,形态多变,可呈荨麻疹样皮疹。主要分布于躯干、四肢,也可见于面部。本病皮疹的特征是常与发热伴行,在傍晚开始发热时出现,次日晨热退后皮疹亦退,呈时隐时现特征。

3. **关节及肌肉症状** 84.7%~100% 患者有关节疼痛,90% 以上患者有关节炎。易受累的关节为膝、腕关节,其次为踝、肩、肘关节,近端指间关节、掌指关节及远端指间关节亦可受累。发病早期受累关节少,之后受累关节增多呈多关节炎。部分患者受累关节的软骨及骨组织可出现侵蚀破坏,故晚期关节可能出现僵直、畸形。约 56.2%~83.9% 患者肌肉疼痛,常常不伴有肌酶升高、肌电图改变。

4. **咽痛** 多数患者发病初期就有咽痛,发热时咽痛出现或加重,退热后缓解。可有咽部充血,咽后壁淋巴滤泡增生,扁桃体肿大,咽拭子培养阴性,抗生素治疗无效。

5. **其他临床表现** 如周围淋巴结肿大、肝大、脾大、腹痛(少数似急腹症)、胸膜炎、心包积液、心肌炎、肺炎。较少见的有肾、中枢神经异常及周围神经损害。少数患者可出现急性呼吸衰竭、充血性心力衰竭、心包压塞、缩窄性心包炎、弥散性血管内凝血(DIC)、严重贫血及坏死性淋巴结病[3]。

二、辅助检查

1. **血常规** 在疾病活动期,患者血白细胞计数增多($>10 \times 10^9/L$)且中性粒细胞比例升高($>80\%$),约 50% 患者血小板计数升高,嗜酸粒细胞无改变,可合并正细胞正色素性贫血。

2. **血液细菌培养** 阴性。

3. **红细胞沉降率、C反应蛋白** 几乎 100% 患者红细胞沉降率增快,C反应蛋白升高。

4. **肝功能** 部分患者谷丙转氨酶、谷草转氨酶轻度增高。

5. **类风湿因子、抗核抗体** 阴性,仅少数人可呈阳性,但滴度低。

6. **血清铁蛋白** 血清铁蛋白水平显著增高,且其水平与病情活动相关。因此血清铁蛋白不仅有助于本病诊断,而且对观察病情是否活动及判定治疗效果有一定意义。

7. **滑液和浆膜腔积液** 白细胞增高,呈炎性改变,其中以中性粒细胞增高为主。

8. **骨髓检查** 提示骨髓粒细胞增生活跃,核左移,易见中毒颗粒,常被报告为"感染性骨髓象",骨髓细菌培养阴性。

三、诊断及鉴别诊断

1. **诊断要点** 出现下列临床表现及实验室检查结果,应疑诊本病。

(1)发热是本病最突出的症状,出现最早,典型的热型呈弛张热,一般发热高峰每日 1 次。

(2)皮疹于躯干及四肢多见,也可见于面部,呈红色斑疹或斑丘疹,通常与发热伴行,呈一过性。

（3）通常有关节痛和 / 或关节炎，早期呈少关节炎，也可发展为多关节炎。肌痛症状亦常见。

（4）外周血白细胞显著增高，主要为中性粒细胞增高，血培养阴性。

（5）多数患者类风湿因子和抗核抗体阴性。

（6）多种抗生素治疗无效，而糖皮质激素有效。

2. **诊断标准**　本病无特异性诊断方法，国内外曾制定了许多诊断或分类标准，但至今仍未有公认的统一标准。常用的诊断标准如下：

（1）1987 年美国 Cush 标准

必备条件：发热 ≥39℃；关节痛或关节炎；类风湿因子<1：80，抗核抗体<1：100。

另需具备下列任何 2 项：血白细胞 ≥15×10^9/L；斯蒂尔病样皮疹；胸膜炎或心包炎；肝大或脾大或淋巴结肿大。

（2）日本 Yamaguchi 标准

主要标准：①发热 ≥39℃并持续 1 周以上；②关节痛持续 2 周以上；③典型皮疹；④白细胞 ≥10×10^9/L 且中性粒细胞>80%。

次要标准：①咽炎或咽痛；②淋巴结和 / 或脾肿大；③肝功能异常；④类风湿因子和抗核抗体阴性。

排除标准：①感染性疾病（尤其是败血症和 EB 病毒感染）；②恶性肿瘤（尤其是淋巴瘤）；③其他风湿性疾病（尤其是系统性血管炎）。

诊断：否定排除标准后，符合 5 条标准或以上（其中至少 2 条主要标准）即可诊断为 AOSD。

3. **鉴别诊断**　成人斯蒂尔病的诊断是建立在排除性诊断基础上的，应注意排除下列疾病：

（1）感染性疾病：病毒感染（乙肝病毒、风疹病毒、微小病毒、柯萨奇病毒、EB 病毒、巨细胞病毒、人类免疫缺陷病毒等），亚急性细菌性心内膜炎，菌血症，结核病，莱姆病（Lyme 病），梅毒和风湿热等。

（2）恶性肿瘤：白血病，淋巴瘤，血管免疫母细胞淋巴结病等。

（3）结缔组织病：类风湿关节炎，系统性红斑狼疮，原发性干燥综合征，混合性结缔组织病等。

（4）血管炎：结节性多动脉炎，变应性肉芽肿性血管炎，血栓性血小板减少性紫癜，大动脉炎等。

（5）噬血细胞综合征：该病临床主要症候群为肝脾肿大、发热、凝血障碍、全血细胞减少等，预后凶险，应注意鉴别。

【治疗】

一、中医治疗

（一）辨证论治

1. **邪犯肺卫证**

症状：发热，恶风或恶寒，周身关节、肌肉酸楚疼痛，汗出，头痛，口干微渴，咽痛，瘰疬肿痛,舌边尖红,苔薄白或薄黄,脉浮紧或数。

治法:疏风清热,宣肺透邪。

方药:银翘散加减。

金银花 15g,连翘 10g,薄荷 3g,淡竹叶 10g,荆芥 10g,牛蒡子 18g,防风 10g,桔梗 15g,山豆根 15g,射干 10g,甘草 6g。

柴葛解肌汤合银翘散加减。

金银花 20g,连翘 15g,薄荷 3g,荆芥 10g,芦根 30g,淡竹叶 10g,柴胡 10g,葛根 30g,黄芩 10g,羌活 15g,板蓝根 30g,紫苏叶 10g,川芎 10g。

加减:关节疼痛较剧者,加忍冬藤、威灵仙、豨莶草;咽痛甚者,加玄参、胖大海;瘰疬肿痛甚者,加夏枯草、玄参、浙贝母;口干甚者,加沙参、麦冬;皮疹隐隐者,加生地黄、牡丹皮、赤芍。

中成药:连花清瘟胶囊,口服,每次 4 粒,每日 3 次;清开灵胶囊,口服,每次 2~4 粒,每日 3 次。

2. **气营两燔证**

症状:高热起伏,不恶寒反恶热,斑疹红赤,热出疹出、热退疹消,关节灼痛剧烈,汗出,渴喜冷饮,颜面红赤,烦躁不安,或神昏谵语,咽痛,小便短黄,大便干结,舌红苔黄或舌红绛少苔,脉滑数或洪数。

治法:清气凉血,泻火解毒。

方药:清瘟败毒饮加减。

生石膏 30g,生地黄 30g,水牛角 30g,生栀子 10g,桔梗 10g,知母 10g,赤芍 15g,连翘 15g,丹皮 15g,紫草 10g,蒲公英 30g,紫花地丁 20g,败酱草 30g,丹参 15g,甘草 6g。

清营汤加减。

水牛角 30g,生地黄 30g,金银花 15g,连翘 10g,玄参 15g,黄连 6g,竹叶心 6g,丹参 15g,麦冬 15g。

白虎汤加减。

石膏 30g,知母 15g,粳米 20g,水牛角 30g,玄参 15g,黄连 6g,桔梗 10g,薄荷 3g,大黄 6g,甘草 6g。

加减:高热不退,神昏谵语甚者,加羚羊角粉;口渴明显者,加天花粉;烦躁不安甚者,加栀子、淡豆豉;便秘甚者,加生大黄、芒硝。

中成药:紫雪散,口服,每次 1.5~3g,每日 2 次。

3. **湿热毒蕴证**

症状:日晡潮热,关节肿痛,触之有热感甚或灼热,以下肢为重,周身皮疹,甚则破溃流脓,口苦,咽痛,瘰疬不消,纳呆恶心,面目发黄,小便黄赤,大便黏腻不爽,舌质红苔黄腻,脉滑数。

治法:清热利湿,解毒通络。

方药:四妙散合宣痹汤加减。

黄柏 15g,苍术 15g,川牛膝 15g,生薏苡仁 30g,防己 10g,滑石 30g,连翘 15g,栀子 10g,半夏 10g,木瓜 10g,鬼箭羽 15g,土茯苓 30g,虎杖 20g。

犀角地黄汤加减。

水牛角 30g,生地黄 20g,牡丹皮 15g,赤芍 15g,黄芩 15g,玄参 15g,金银花 20g,白花蛇舌草 20g,紫草 15g,石膏 30g,知母 15g,鱼腥草 30g。

三仁汤加减。

生薏苡仁 30g,杏仁 10g,白蔻仁 10g,滑石 30g,通草 10g,淡竹叶 6g,厚朴 10g,半夏 10g。

加减:全身壮热、关节热痛甚者,加生石膏、知母、忍冬藤;瘰疬肿痛、烦躁、舌苔黄腻甚者,加龙胆草、黄芩、柴胡、泽泻;纳呆恶心、舌苔白厚者,加石菖蒲、厚朴、砂仁;大便黏滞不爽者,加神曲、枳壳。

中成药:新癀片,口服,每次 2~4 片,每日 3 次;四妙丸,口服,每次 6~9g,每日 2 次。湿热痹颗粒,每次 5g,每日 3 次;滑膜炎颗粒,口服,每次 3~6g,每日 3 次。

4. 气阴两虚证

症状:午后或夜间发热,盗汗或自汗,关节疼痛,或神疲乏力,纳呆便溏,面色潮红,手足心热,舌红少苔,脉沉细。

治法:甘温益气,养阴清热。

方药:青蒿鳖甲汤加减。

青蒿 30g,鳖甲 30g,生地黄 20g,知母 15g,牡丹皮 15g,秦艽 10g,地骨皮 10g,银柴胡 15g,党参 10g,麦冬 15g。

升降散加减。

白僵蚕 10g,蝉蜕 6g,姜黄 10g,生大黄 6g,黄芪 30g,黄精 15g,太子参 15g,甘草 3g,豨莶草 20g,紫草 10g,秦艽 15g,女贞子 15g,墨旱莲 15g,忍冬藤 30g。

加减:伴有神疲乏力甚者,加生黄芪、太子参;自汗明显者,加浮小麦、稻根须;失眠者,加酸枣仁、首乌藤;心悸者,合复脉汤加减。

中成药:知柏地黄丸,口服,每次 6g,每日 2~3 次;生脉饮口服液,每次 10~20ml,每日 2~3 次。

(二) 医家经验

娄多峰[4]认为成人斯蒂尔病由机体气血失调,外感六淫之邪所致。风寒湿热,外侵关节经络,气血阻滞,久郁而为痹病发热。寒热往来,口苦喜呕,似邪传于少阳膜原;壮热红疹,舌红脉数,又如温邪留恋气营之间。热痹一证,每每夹湿,病邪绵延日久,邪入阴分则成痹。痹病日久而伤阴耗气,遂成正虚邪实证。临证邪实候主要为气分热或夹湿;正虚候主要为阴虚内热或气阴两虚。前者治以清气凉营,和胃化湿;后者治以养阴清热,益气通络。

房定亚[5]认为本病初期多属邪犯肺卫,治宜疏风清热,方选银翘散加减。疾病中期多属热炽气营,典型的发热、皮疹、关节痛"三联征"即在此期出现,治宜清气凉营、泻火解毒,方选白虎汤合犀角地黄汤加减。疾病后期伏邪于里,正气不足是主要矛盾,治宜养阴清热、祛除伏邪,方选青蒿鳖甲汤加减。疾病末期邪热虽已外驱,但气阴耗伤,需益气养阴以顾护正气,方选麦味知柏地黄汤加减。房定亚教授认为糖皮质激素性属阳热,耗伤肾阴,易出现阴虚内热、气阴两伤之象,治疗应固护肾阴,注意益气养阴,酌加滋阴益肾之品,补水制火,促进病情临床缓解,防止复发,并可减少激素产生的不良反应。

胡荫奇[6]将卫气营血理论和六经辨证融合于成人斯蒂尔病的治疗中,将该病分为进展期与缓解期,强调辨病与辨证相结合,分期制宜。胡教授认为疾病进展期邪气盛,当以祛邪为主。初起邪犯肺卫,治当宣肺解表,使邪从卫表而解;若正邪斗争剧烈,交争于半表半里之间,形成热郁少阳之证,则当和解少阳、透泄热邪;甚或形成湿热蕴结之象,当清热解毒、利湿通络。继而正不敌邪或治疗不当,邪气直入气、营,导致气营两燔之象,则当清热解毒、透泄热邪。缓解期发热不著,正邪交争不剧,正气虚,邪气尚存,当以扶正为主或扶正兼祛邪。缓解期阴虚内热、余邪未尽,阴虚血瘀证和气血两虚证多见,故治以养阴清热、活血化瘀和甘温除热为法。

范永升[7]提出"热疹痹"的新病名,认为本病基本病机为风湿热毒,痹阻气血。初期以邪实为主,多为风、湿、热、毒;后期伤及正气,出现阴虚内热、气阴亏虚之证候,久病出现瘀血阻络。治疗强调清热解毒,常用白虎汤清气分热、犀角地黄汤清营凉血;注重祛除湿邪,应用清热燥湿、温燥化湿之药的同时,认为本病湿阻气机,阳气不通,进而化热,故用通阳化气法以祛湿热;善用和解之法,本病有"往来寒热和壮热"的特点,邪气往往在半表半里以及气分流连,故应用经验方柴胡桂枝石膏知母汤和解清气。

卢芳[8]认为本病与脾胃关系密切,患者一般过食生冷或感受寒邪延治不愈,耗损脾阳,脾胃运转气机功能失调,气机被阴邪所抑,凝滞不行,久则郁而化火,出现发热。卢芳教授指出治疗不可一味运用凉药清热,应辨证论治,脾胃之疾,治之以升清阳,散郁火,方用升阳散火汤以"补其中,升其阳,甘寒以泻其阴火"。

(三) 其他治疗

1. 中药制剂

(1)雷公藤多苷片:祛风解毒、除湿消肿、舒筋通络,具有抗炎及免疫抑制等作用。用法:口服,每次 20mg,每日 3 次。

(2)火把花根片:祛风除湿,舒筋活络,清热解毒,具有抗炎和免疫抑制作用。用法:口服,每次 3~5 片,每日 3 次。取材于高原地区的火把花去皮根心,毒性较大的萜类物质减少,毒副作用也相应减少。

(3)青藤碱制剂:①正清风痛宁缓释片,祛风除湿、活血通络、利尿消肿。口服,每次 1~2 片,每日 2 次。②正清风痛宁注射剂,祛风除湿、活血通络、利尿消肿。肌内注射,1 次 5mg,每日 2 次。

(4)白芍总苷胶囊:具有抗炎镇痛、免疫调节、保肝作用。用法:口服,每次 0.6g,每日 3 次。

(5)八宝丹胶囊:清利湿热,活血解毒,祛毒止痛。用法:口服,每次 2 粒,每日 2 次。用于成人斯蒂尔病湿热蕴结发热、黄疸等。

2. 外治法　外扑清凉粉,或止痒粉,每日 1~2 次[9]。

3. 食疗　本病热毒之邪日久必耗伤阴液,故饮食应注意避免过食辛燥之品,应多食水果、蔬菜。可选用赤小豆粥(《饮食辨录》)、防风薏米粥、木瓜汤、银耳羹等服用。

二、西医治疗

本病尚无根治方法,早发现早治疗尚可控制病情,急性期可首选非甾体抗炎药(NSAIDs)治疗,能改善发热、关节炎症等,单用 NSAIDs 疗效不佳者,联用糖皮质激素治疗,病情仍无法控制或反复发作者,尽早加用改善病情抗风湿药(DMARDs),可单药或双药联用。对于难治或合并严重并发症的 AOSD 患者,除加大激素用量外,建议联用两种

DMARDs,或 DMARDs 联合生物制剂,或 DMARDs 联合 JAK 抑制剂,其间观察患者症状和体征,监测血常规、红细胞沉降率、血清铁蛋白水平,病情缓解后应首先减停激素,再减停 DMARDs,逐渐过渡至 NSAIDs 维持,直至停药观察。

1. NSAIDs　急性发热伴关节炎症者首选 NSAIDs 治疗,发挥抗炎、控制体温、缓解关节疼痛的作用,约 25% 的 AOSD 患者症状能缓解,能单用 NSAIDs 控制病情的患者一般预后良好。大剂量使用 NSAIDs 者在病情缓解后应逐渐减量或停用,其间定期复查肝肾功能及血尿常规,观察胃肠道及其他不良反应。

2. **糖皮质激素**　单用 NSAIDs 无效,病情难以控制时,可联合糖皮质激素,约 65% 的患者可有临床获益。推荐泼尼松起始剂量 0.5~1mg/(kg·d),有系统损害或病情较重者应使用中到大剂量泼尼松,起始剂量 ≥1mg/(kg·d),病情严重者可予注射用甲泼尼龙冲击治疗,通常剂量 500~1 000mg/ 次,缓慢静脉滴注,可连用 3 天,病情缓解后改予泼尼松继续治疗。病情平稳者应逐渐减量,以最小有效剂量维持治疗。长期服用激素者注意预防感染、骨质疏松等并发症,用药期间辅助补充钙剂、维生素 D_3 等药物。

3. DMARDs　糖皮质激素联用 NSAIDs 仍不能控制病情,或激素减量后复发病情加重者,应尽早加用 DMARDs,首选甲氨蝶呤(MTX),此基础上病情仍不缓解或关节炎表现明显者,可联用其他 DMARDs。MTX 不耐受者可选用来氟米特或羟氯喹,疗效欠佳者可考虑使用硫唑嘌呤、柳氮磺吡啶、环孢素 A。

4. **生物制剂及其他药物**　主要有抗肿瘤坏死因子 -α 制剂、抗白细胞介素 -1 制剂、抗白细胞介素 -6 制剂、JAK 抑制剂等,用于难治型、重症或高度活动期的 AOSD 患者。对于重症或妊娠期 AOSD 患者,可静脉输注免疫球蛋白 200~400mg/(kg·d),连续 3~5 天,必要时每月 1 次,改善疾病预后。

三、中西医结合治疗思路与方法

成人斯蒂尔病多数起病急,变化快,单纯中医药治疗可用于轻、中度患者,如发热 38.5℃以下,出现关节炎、皮疹、白细胞升高,但未出现严重心、肺、肝、肾及神经系统损害的患者,口服汤剂、中成药,配合针灸、刺络放血等综合治疗方案。通过中医辨证治疗调整人体自身免疫功能,从而控制病情,维持病情稳定。

对于高热持续,但未出现系统损害的患者,可辨证予以中药汤剂,加用非甾体抗炎药控制体温。

起病急骤,高热不退,且出现系统性损害的患者,应立即使用激素和免疫抑制剂。同时,配合中医辨证论治,将辨病与辨证相结合,个体化治疗,可以加速病情缓解,减少激素及免疫抑制剂用量,加快激素撤减速度,减少西药的毒副作用,防止停药复发。对此类型患者,在病情得到控制,停用激素及免疫抑制剂后,应延长使用中药 1~2 个月,以避免病情复发。

【调摄与护理】

一、调摄

1. **慎起居**　起居有常,生活作息合理、规律;劳逸适度,适度的体力活动与休息相结合,提高机体免疫力。疾病急性期应卧床休息。

2. 节饮食　应全面膳食,合理搭配,规律饮食,饥饱适度,忌食生冷、辛辣、肥甘、燥热之品,以防助热生湿。

3. 调情志　清静养神,清心寡欲,养心敛思,怡养性情,保持心情平静、心态乐观。

4. 避风寒　顺应四时气候着衣,异常气候避之有时,避免六淫邪气及非时之气侵袭肌表。

5. 节房事　房事适度,欲不可禁,亦不可纵,应有所节制,使肾中精气盈满。

二、护理

1. 心理护理　向患者及其家属作疾病知识的宣教,并对患者治疗过程做出恰当的解释,获得患者的信任,使之配合治疗。

2. 高热的护理　密切观察患者体温、脉搏、呼吸、意识等情况,注意了解其血常规、血培养、胸片等检查结果。高热时,嘱患者卧床休息,采取物理降温,冰敷头部及大动脉处。使用药物退热时,加强巡视,观察降温效果及防止虚脱。

3. 皮疹的护理　观察患者发热时有无皮疹出现,在热退时皮疹是否消失,这对诊断本病有着重要意义。嘱患者勿搔抓皮肤,以防皮肤破溃感染。瘙痒时可外涂含酚炉甘石止痒洗剂。协助患者勤擦洗,勤更换衣服床单。

4. 关节症状的护理　有些患者出现四肢关节肿痛,故惧怕活动。为防止肌肉萎缩,应嘱患者在发热时卧床休息,可进行热水浴,以减轻关节的疼痛,退热时鼓励患者活动,要循序渐进,先被动后主动,要避免过度疲劳而加重关节疼痛。

5. 用药的护理　本病主要使用激素治疗,服药期间合理掌握给药时间,按时发药,保证服药到口。观察激素治疗可能出现的不良反应。激素减量过程中出现发热(除其他原因外)持续 1 周提示疾病复发,故要密切观察患者的体温变化。

6. 饮食护理　嘱患者加强营养,给予高热量、高蛋白、高维生素易消化的食物,餐后用2% 碳酸氢钠溶液和生理盐水交替含漱,保持口腔清洁。高热时,机体消耗大,体质虚弱,按医嘱补充足够的水分。

7. 患者教育　本病使用激素治疗效果显著,但不规律用药或不坚持服药则复发率高。使患者正确认识遵医嘱用药的重要性,坚持规律服药。同时告诉患者服激素后可能出现的不良反应及相应的处理措施。

【转归与预后】

一、转归

病邪由表而渐里,正气亦由盛而转衰,当病在表时,用清卫透表法,适时则愈。若转入气分,深入营分,则气营两燔,病势极盛,壮热不已,为实证,治用清营透热转气之品可解。但若失治、误治,湿郁热蒸,蕴结肝胆,肝失疏泄,胆汁泛溢,发为黄疸,则病势迅猛,病情危笃,常造成不良后果。疾病后期,邪盛而正气耗衰,病及脏腑,则可损及心、肺、肾等重要脏器。但若热势得以控制,病情转轻,也应注意阴血耗损情况,如补益及时,正气匡复,病亦自然痊愈。

二、预后

不同患者病情、病程呈多样性,反映本病的异质性。少数患者初次发作缓解后不再发作,而多数患者病情易反复发作。还有慢性持续活动的类型,最终表现为慢性关节炎,出现软骨和骨质破坏,与类风湿关节炎相似。少数患者累及脏腑,预后较差;若湿热熏蒸肝胆,蕴结不解而成黄疸时,病情危重,预后极差。

【现代研究】

一、成人斯蒂尔病诊疗指南

2017 年中华中医药学会发布《中医内科临床诊疗指南:成人斯蒂尔病》,指南由天津中医药大学第一附属医院等 16 家医院共同制订,提出了成人斯蒂尔病的诊断、辨证、治疗、预防与调护的建议,将本病分为邪犯肺卫、气营两燔、湿热毒蕴、气阴两虚四个证型辨证论治,并提出在中药辨证论治基础上,联合针灸疗法、中药熏洗、离子导入等中医综合诊疗方法[10]。

二、辨证论治的研究

1. **从伤寒论治**　谢海洲教授将成人斯蒂尔病急性期发热分太阳、少阳、阳明论治。疾病初期起于太阳。发热早期,恶寒重,或恶寒与发热并重,伴有头痛,咽痛,口渴或不渴,脉或浮或紧或弦,得汗而解如常人,次日再起。此期当属太阳经。"有一分恶寒,便有一分表证",此乃寒邪侵入,客于皮毛肌肤,而见四肢拘急,身体蜷缩,寒凝经脉,闭阳不能达外,气血不通,四肢清窍失于温煦濡养,可见关节、肌肉以及项背发紧、僵痛,咽痛,头身痛,便见其脉,正邪交争,寒战发热,汗出邪退,其人自安,可选辛散之剂,如麻黄汤、加味香苏散之类加减。

寒热间作在少阳。成人斯蒂尔病发热中期,恶寒发热每日 2~4 次,每日多个高峰,头身痛,咽痛,并见瘰疬肿大。此时寒热往来,多属少阳经受病,宜用小柴胡汤和解。

热深入里传入阳明。发热日久不退,病势深入,其表证入里化热,高热无间断,病已传阳明经也。仍有表证未解者,《医学心悟》曰"此阳明本经证,其经去太阳不远,亦有头痛发热,宜用葛根汤解肌,不可误认为腑病,而用清凉攻下之法"[11]。

2. **从温病论治**　施光其教授从三焦辨治成人斯蒂尔病,认为气血津液运行障碍是本病发生发展的关键,初起邪袭上焦,肺气失宣,病情最轻,多见发热重、恶寒轻、头痛、鼻塞、咳嗽、咳痰等风热表证。在此阶段若得不到及时治疗,则病邪可出现两种发展趋势,一是顺传中焦,出现脾胃亏虚,气血两燔,大热、口渴、大汗、脉洪大或大腹满痛、大便秘结、红色皮疹等症;一是邪毒炽盛,横传心包,出现神昏、谵语、舌质红绛等危重征象。若中焦病证得到及时正确的治疗,则病情减轻,病邪可转出上焦向愈。若得不到及时治疗,病邪进一步深入发展,传至下焦,肝肾亏损,出现潮热盗汗、四肢厥冷、关节疼痛、舌质红绛等危重症。在临床上,上中下三焦可互相影响,症状错杂出现,故其临床采用三焦辨治。分为:①热扰心肺,邪弥上焦,治以疏风散热,豁痰开胸,方用银翘散合瓜蒌薤白半夏汤加减;②胃肠热盛,中焦失润,治以清热凉血,方用白虎汤合清营汤加减;③肝肾阴虚,下焦津亏,治以养阴清热,化瘀通络,方用青蒿鳖甲汤合大补阴丸加减[12]。

冯兴华、张华东认为本病就临床特征属于"热痹""暑湿""湿温"范畴,从卫气营血论治,将本病分为风热犯卫证,以高热、咽痛、关节焮肿灼痛、胸前颈背皮肤热起而红、热退而消为辨证要点,治以疏风散热,方用银翘散加减;气营两燔证,以高热、神昏及皮肤红斑红疹及瘀点改变为辨证要点,治以清热凉血,方用白虎汤合清营汤加减。从湿热蕴毒论治,以日晡潮热、关节肿痛积液及四肢沉重酸胀为辨证要点,治以清热利湿、祛风通络,方用四妙散加味。从阴虚内热论治,以潮热盗汗、关节灼痛、腰背酸软和筋骨痿软为辨证要点,治以养阴清热、化瘀通络,方用青蒿鳖甲汤合大补阴丸加减[13]。

3. 从"毒"论治　刘维从"毒"论治成人斯蒂尔病,认为本病多因内有伏邪,复感风、寒、湿、热等,内外合邪,病邪循卫气营血内传,侵犯经络、关节、皮肤、血脉,重者累及脏腑,初期邪实为主,邪气多为风、湿、热、痰、瘀、毒[14];后期痰浊、瘀浊相互搏结,毒邪蕴结更甚,交错流注全身,导致恶性循环,损伤正气,致本虚标实之证[15]。

(刘维　胡佳伟)

参 考 文 献

[1] 蒋明. 中华风湿病学 [M]. 北京: 华夏出版社, 2004: 829.

[2] 刘维. 中医风湿病学临床研究 [M]. 北京: 人民卫生出版社, 2019: 342-343.

[3] 中华医学会风湿病学分会. 成人斯蒂尔病诊断及治疗指南 [J]. 中华风湿病学杂志, 2010, 14 (7): 487-489.

[4] 娄高峰, 娄玉钤. 娄多峰论治痹病精华 [M]. 天津: 天津科技翻译出版公司, 1994: 277.

[5] 韩淑花, 周彩云, 房定亚. 房定亚以卫气营血辨治成人 Still 病思路解析 [J]. 中国中医药信息杂志, 2016, 23 (3): 108-109.

[6] 曾真, 王义军. 胡荫奇中医辨证治疗成人斯蒂尔病经验 [J]. 环球中医药, 2015, 8 (8): 981-983.

[7] 包洁, 李正富, 王新昌, 等. 范永升教授成人斯蒂尔病中医诊治特色探析 [J]. 浙江中医药大学学报, 2013, 37 (3): 261-263.

[8] 朴勇洙, 朱彬, 王波, 等. 国医大师卢芳教授运用升阳散火汤治成人斯蒂尔病经验 [J]. 浙江中医药大学学报, 2019, 43 (9): 953-955.

[9] 徐宜后. 结缔组织病中医治疗学 [M]. 北京: 中国医药科技出版社, 2000: 206.

[10] 中华中医药学会. 中医内科临床诊疗指南　成人斯蒂尔病: T/CACM1163—2019 [S]. 北京: 中国中医药出版社, 2020.

[11] 张华东, 赵冰. 谢海洲多方位辨证思路治疗成人斯蒂尔病急性期发热 [J]. 湖北中医杂志, 2005, 27 (11): 18.

[12] 施光其. 成人斯蒂尔病三焦辨证经验 [J]. 中医杂志, 2005 (9): 666-667.

[13] 张华东, 冯兴华, 曹炜. 成人斯蒂尔病的辨证论治 [J]. 中国中医急症, 2001 (5): 283-284.

[14] 刘维. 中西医结合风湿免疫病学 [M]. 武汉: 华中科技大学出版社, 2009: 302-310.

[15] 刘维, 于海浩, 吴沅皞. 毒痹论续 [J]. 中华中医药杂志, 2013, 28 (3): 718-721.

第 7 节　抗磷脂综合征

抗磷脂综合征（antiphospholipid syndrome，APS）是一种非炎症性自身免疫病，临床上以动脉、静脉血栓形成，病态妊娠（妊娠早期流产和中晚期死胎）和血小板减少等症状为表现，血清中存在抗磷脂抗体（anti-phospholipid antibody，APA），上述症状可以单独或多个共同存在[1]。

APS 可分为原发性 APS 和继发性 APS，继发性 APS 多见于系统性红斑狼疮（SLE）或类风湿关节炎（RA）等自身免疫病（悉尼标准建议不用原发性和继发性 APS 这一概念，但目前的文献多仍沿用此分类）。此外，还有一种少见的恶性 APS（catastrophic APS），表现为短期内进行性广泛血栓形成，造成多器官功能衰竭甚至死亡。原发性 APS 的病因目前尚不明确，可能与遗传、感染等因素有关。多见于年轻人。男女发病比率为 1∶9，女性中位年龄为 30 岁[1]。

中医学无此病名，应属"脉痹"[2]"血证"范畴。

【病因病机】

本病的发生和发展主要与先天禀赋不足、外感六淫之邪、营卫气血失调，脏腑功能紊乱、痰浊瘀血内生等因素密切相关，本病的发生是内因与外因相互作用的结果。

外感六淫之邪是疾病的外在原因，先天禀赋不足、营卫气血失调，脏腑功能紊乱是内在原因，瘀热是核心。按病位可分为脏腑瘀热、血脉瘀热、窍络瘀热等。六淫杂至，或与风寒相合，或风湿、湿热相兼，或毒火、燥火外侵，燔灼气血，热壅血瘀，瘀热互结，易于损伤脏腑功能，病久入络，络热血瘀，瘀热胶结，留着不去，内舍脏腑，迁延难已。

内因有肾虚冲任不固，不能摄精养胎，次为气血虚弱，不能滋养胎元，血热亦是原因之一。从抗磷脂综合征所致流产看，发病因虚因热者多。其虚多为肾虚，其热多为血热、湿热。同时由于孕后血聚萌胎，肝木抑而不达，肝无所藏，若有情志不舒或如动怒，则相火易动，肾虚火动而致胎漏下血或堕胎。

【诊断要点】

一、临床表现

（一）血栓形成

取决于受累血管的种类、部位和大小，可以表现为单一血管和多个血管受累，静脉血栓多于动脉血栓。

40%~60% APS 患者发生血栓栓塞[3]，主要表现为下肢深静脉血栓，但也可出现在上肢静脉、门静脉或其他部位静脉；少数患者发生动脉血栓，以中风或者一过性脑缺血为主要症状，个别表现为心肌梗死或肢体坏疽；在青年人发生脑卒中时应怀疑 APS 并做相应的实验室检查。约 1% 患者表现为全身广泛的小血管栓塞，病情进展迅速，称为灾难性 APS。24% 的病例由感染诱发；患者往往无静脉血栓栓塞，但在很短的时间内出现皮肤坏死、肝功能损害、肾功能不全、脑卒中和 / 或肾上腺皮质功能不全,易导致呼吸衰竭或多脏器功能衰竭,死亡率高达 50%[3]。

1. 静脉血栓　可累及肢体、脑、肝脏、肾脏、肾上腺、肺、大静脉、皮肤及眼等的静脉。深部静脉血栓较常见,常见于腋窝静脉,下肢大静脉,网膜静脉;皮肤浅表静脉受累,可表现为网状青斑、皮肤溃疡、皮下结节等。与其他原因导致的血栓相比,血栓较严重,发生在少见部位(巴德 – 基亚里综合征、矢状窦和上肢末端血栓)。

2. 动脉血栓　对患者威胁最大的是动脉血栓。可出现在肢体、脑、心脏、肾脏、肝、主动脉、皮肤、眼(见表 3-7-1)。其中动脉闭塞:如手指足趾及四肢坏死,心、肠、肝及肾上腺梗塞等,除了少见的灾难性闭塞综合征外,这些病变常单发或散发性出现。突发性缺血性胸痛、心力衰竭或艾迪生病危象可能预示这些病变的来临[4]。

总之,血栓的发生与抗体的滴度有关,抗体滴度越高、发生血栓的危险性也越大;IgG 型抗体在血栓形成中起重要作用。广泛的微血栓形成可引发多器官衰竭。

表 3-7-1　APS 血栓的临床表现[5]

累及血管			临床表现
静脉	肢体		深静脉血栓
	脑		中枢静脉窦血栓
	肝脏小静脉		肝大;谷丙转氨酶升高
	肝脏大静脉		巴德 - 基亚里综合征
	肾脏		深静脉栓塞
	肾上腺		中央静脉血栓;出血、梗死,艾迪生病
	肺		肺血管栓塞;毛细血管炎;肺出血;肺动脉高压
	大静脉		上 / 下腔静脉综合征
	皮肤		网状青斑;皮下结节
	眼		视网膜静脉血栓
动脉	肢体		缺血性坏死
	脑 大血管		脑卒中;短暂性脑缺血发作;Sneddon 综合征
	小血管		急性缺血性脑病;多发性脑梗死性痴呆
	心脏 大血管		心肌梗死;静脉搭桥后再狭窄
	小血管	急性	循环衰竭;心脏停搏
		慢性	心肌肥厚;心律失常;心动过缓
	肾脏 大血管		肾动脉血栓;肾梗死
	小血管		肾血栓性微血管病
	肝脏 肝梗死		
	主动脉 主动脉弓		主动脉弓综合征
	腹主动脉		附壁血栓
	皮肤		指端坏疽
	眼		视网膜动脉和小动脉血栓

(二) 自发流产和死胎

妊娠期处于高凝状态,静脉血栓栓塞(VTE)的发生率为 8%~20%,较非妊娠妇女增高 3~7 倍,产后 6~8 周内 VTE 的危险性仍很高,此时如发生 APS 将进一步增加血栓形成的概率。APS 孕妇最重要的临床特点是在妊娠早期与中期极易发生习惯性流产,其中有一半发生在妊娠 10 周内。习惯性流产的原因有多种,10%~15% 由 APS 引起,其他病因有子宫发育不良、染色体异常、自身免疫或胎盘炎症等。此外,APS 还可引起死胎、早产、胎儿宫内发育迟缓与羊水过少等。习惯性流产和胎死宫内是 APS 的主要特征之一,可发生于妊娠的任何阶段,以妊娠 4~9 个月最多。APS 孕妇可发生严重的并发症,早期可发生先兆子痫,亦可伴有溶血、氨基转移酶升高及血小板减少,即 HELLP 综合征。

(三) 血细胞减少

APS 血液表现包括血小板减少、抗球蛋白试验阳性、溶血性贫血、Fisher-Evans 综合征(自身免疫性溶血性贫血伴血小板减少)和中性粒细胞减少。

(四) 神经系统表现

APS 患者可以表现出目前几乎所有已知的神经系统症状,并往往以这些症状为其最突出的临床特点。其常见神经系统症状包括:脑卒中(13.1%~19.8%)、短暂性脑缺血发作(7.0%~11.1%)、脑静脉血栓形成(0.7%)、头痛及偏头痛(20.2%)、眼综合征(15%~88%)、癫痫(7.0%~8.6%)、多发梗死性痴呆(2.5%)、风湿性舞蹈症(1.3%)、偏侧投掷症(0.3%)、Sneddon 综合征、MS 样综合征、脊髓病(＜1%)、吉兰-巴雷综合征、周围神经病变、急性脑病(1.1%)、短暂性全面性遗忘(0.7%)等[6]。

二、辅助检查

(一) 实验室检查

1. 常规检查　血、尿常规,肝肾功能及电解质,免疫球蛋白,补体(C3、C4 和 CH50)及红细胞沉降率等。APS 患者血小板多为轻至中度减少,重度减少亦不少见;出现肾小球血栓形成时可有蛋白尿;补体减低、红细胞管型尿和脓尿常提示狼疮性肾炎。

2. 自身抗体检查

(1) 抗心磷脂抗体(ACA):目前标准化的检测方法是以心磷脂为抗原的间接酶联免疫吸附试验(ELISA)法,国际上对 IgG 和 IgM 型的 ACA 的检测结果的表述单位为 GPL(1μg/ml 纯化的 IgG 型 ACA 的结合抗原活性)和 MPL(1μg/ml 纯化的 IgM 型 ACA 的结合抗原活性)。

(2) 狼疮抗凝物(lupus anticoagulant,LA):LA 在体内与血栓形成密切相关,而罕有出血倾向。较常用的筛选试验有活化部分凝血活酶时间(APPT)、白陶土凝集时间(KCT)、凝血酶原时间(PT)、蛇毒凝集时间(RVVT)和凝血酶时间(TT)。其中最常用的是 APTT、PT。LA 对诊断 APS 的特异性强。但有时 APTT 可以正常,因此需要同时做多个筛选试验,KCT 其敏感性在所有筛选试验中是最高的,70%~90% 的 LA 患者出现 KCT 延长。APTT、KCT、RVVT 等除用于诊断 APS 外,其更重要的作用是作为检测治疗和估计是否再次发生栓塞的指标。

(3) 抗 β₂ 糖蛋白 I(β₂-GPI)抗体检测:用纯化的 β₂-GPI 为抗原的 ELISA 法检测抗 β₂-GPI 抗体,该抗体与血栓的相关性比 ACA 强,假阳性低,对诊断原发性 APS 的敏感性与

ACA 相近。

(4) 抗核抗体(ANA)、抗可溶性核抗原(ENA)抗体：检查 ANA、ENA 和其他自身抗体以排除其他结缔组织病。

(二) 影像学检查

1. **超声检查** 二维超声显像和彩色多普勒技术是诊断大动脉和静脉血栓形成首选的无创方法，有较高的敏感性和特异性。血管多普勒超声有助于外周动、静脉血栓的诊断；M型超声、切面超声则有助于心瓣膜结构和赘生物的检测；B超还可监测妊娠中、晚期胎盘功能和胎儿状况。此外，TCD 检查对脑缺血诊断有重要意义。

2. **血管造影** 血管造影是诊断血管内血栓的金标准，可显示有无血栓闭塞、血栓形成的部位、范围和程度及侧支循环情况。但血管造影为有创检查，有一定风险，要掌握其适应证。

3. **电子计算机断层扫描(CT)** 头颅 CT 对脑梗死有重要诊断价值，胸部 CT 有利于诊断肺栓塞。

4. **磁共振检查(MRI)** 比 CT 诊断价值更大，有利于早期病变的发现，有助于明确血栓大小和梗死灶范围。

总之，临床要根据受累血管、受累部位及各项检查的适应证和价值，选用影像学检查。

(三) 组织活检

皮肤、胎盘和其他组织活检表现为血管内栓塞形成，一般无淋巴细胞或白细胞浸润，同样肾活检也表现为肾小球和小动脉的微血栓形成。

三、诊断标准

原发性 APS 的诊断主要依靠临床表现和实验室检查，还必须排除其他自身免疫病和感染、肿瘤等疾病引起的血栓。至今国际上无统一的诊断标准。目前诊断 APS 最常用的分类标准，见表 3-7-2，抗 β_2-GPI 抗体已被列入 2006 年悉尼标准。悉尼 APS 分类标准为了提高诊断特异性，对血栓和病态妊娠的临床表现进行了定义：血管栓塞需影像学的依据，如为小血管的栓塞，组织学还必须证实血管壁附有血栓，但没有显著炎症反应；对于病态妊娠有了明确的定义，同时要排除母亲解剖、激素异常及双亲染色体异常。

表 3-7-2 2006 年悉尼国际 APS 会议修订的分类标准

诊断 APS 必须具备下列至少 1 项临床标准和 1 项实验室标准[a]

临床标准

1. 血管栓塞[b]

任何器官或组织发生 1 次以上[c]的动脉、静脉或小血管血栓[d]，血栓必须被客观的影像学或组织学证实。组织学还必须证实血管壁附有血栓，但没有显著炎症反应

2. 病态妊娠

①发生 1 次以上的在 10 周或 10 周以上不可解释的形态学正常的死胎，正常形态学的依据必须被超声或被直接检查所证实，或②在妊娠 34 周之前因严重的子病或先兆子痫或严重的胎盘功能不全[e]所致 1 次以上的形态学正常的新生儿早产，或③在妊娠 10 周以前发生 3 次以上的不可解释的自发性流产。

必须排除母亲解剖、激素异常及双亲染色体异常

实验室标准 f

　1. 血浆中出现 LA,至少发现 2 次,每次间隔至少 12 周

　2. 用标准 ELISA 在血清中检测到中~高滴度的 IgG/IgM 类 ACA 抗体(IgG 型 ACA>40GPL;IgM 型 ACA>40MPL;或滴度>99 的百分位数);至少 2 次,间隔至少 12 周

　3. 用标准 ELISA 在血清中检测到 IgG/IgM 型抗 β_2-GPI 抗体,至少 2 次,间隔至少 12 周(滴度>99 的百分位数)

　　注:[a]APS 的诊断应避免临床表现和 APA 阳性之间的间隔<12 周或>5 年。[b]当共存遗传性或获得性引起血栓的因素时也能诊断 APS,但应注明(A)存在;(B)不存在其他引起血栓的因素。危险因素包括:年龄(男性>55 岁,女性>65 岁),存在已知的心血管危险因素(如高血压、糖尿病、低密度脂蛋白升高、高密度脂蛋白降低、胆固醇降低、吸烟、心血管早发的家族史、体质量指数 ≥30kg/m²、微量白蛋白尿、肾小球滤过率<60ml/min)、遗传性血栓倾向、口服避孕药、肾病、恶性肿瘤、卧床和外科手术。因此,符合 APS 分类标准的患者应该按照血栓发生的原因分层。[c]过去发生的血栓可以认为是 1 项临床标准,但血栓必须是经过确切的诊断方法证实的,而且没有其他导致血栓的病因。[d]浅表静脉血栓不包括在临床标准中。[e]通常可普遍接受的胎盘功能不全包括以下 4 个方面:①异常或不稳定的胎儿监护试验,如:非应激试验阴性提示有胎儿低氧血症;②异常的多普勒流量速度波形分析提示胎儿低氧血症,如:脐动脉舒张末期无血流状态;③羊水过少,如:羊水指数 ≤5cm;④出生体质量在同胎龄儿平均体质量的第 10 个百分位数以下。[f]强烈推荐研究者对 APS 患者进行分型:Ⅰ,1 项以上(任意组合)实验室指标阳性;Ⅱ a,仅 LA 阳性;Ⅱ b,仅 ACA 阳性;Ⅱ c,仅抗 β_2-GPI 抗体阳性。

四、鉴别诊断

　　单从临床表现或实验室检查很难确诊原发性 APS。一个有中高滴度 ACA 或 LA 阳性的患者,并有以下情况应考虑 APS 可能:①无法解释的动脉或静脉血栓;②发生在不常见部位的血栓(如肾或肾上腺);③年轻人发生的血栓;④反复发生的血栓;⑤反复发作的血小板减少;⑥发生在妊娠中晚期的流产。静脉血栓需与蛋白 C、蛋白 S 和抗凝血酶Ⅲ缺乏症、血栓性血小板减少性紫癜、纤维蛋白溶解异常、肾病综合征、阵发性夜间血红蛋白尿、白塞病及与口服避孕药相关的血栓等疾病相鉴别。动脉血栓需与高脂血症、糖尿病血管病变、血栓闭塞性脉管炎、血管炎、高血压等疾病相鉴别。

　　需要注意的是 APA 的出现并不一定发生血栓,约 12% 的健康人中可以出现 IgG 或 IgM 类 ACA 抗体阳性。梅毒和艾滋病、Lyme 病、传染性单核细胞增多症、结核等疾病分别有 93%、39%、20%、20% 的 APA 阳性率。一些药物如吩噻嗪、普鲁卡因酰胺、氯丙嗪、肼苯哒嗪、苯妥英钠、奎宁、普萘洛尔和口服避孕药也可以诱导出 APA;另外,有一些恶性肿瘤如黑色素瘤、肾母细胞瘤、肺癌、淋巴瘤和白血病等亦可出现 ACA 或抗 β_2-GPI 抗体阳性。

　　1. 肾病综合征　肾病综合征易发生血栓形成、栓塞并发症,以肾静脉血栓较常见,肺血管血栓、下肢静脉、冠状动脉、脑血管血栓也不少见。需与 APS 鉴别,肾病综合征临床诊断不难:尿蛋白超过 3.5g/d;血浆白蛋白低于 30g/L;水肿;血脂升高。其中前两项为诊断所必需,肾穿刺活检可明确诊断。

　　2. 白塞综合征　白塞综合征是一种以口腔溃疡、外阴溃疡、眼炎及皮肤损害为临床特征的,累及多个系统的慢性疾病。病情呈反复发作和缓解的交替过程。其中有大、中动脉和/或静脉受累者称为血管型,大、中血管炎可造成组织缺血和静脉阻塞症状,需与 APS 鉴别。

白塞综合征无特异血清学检查,ACL 和 LA 阴性。而针刺反应常阳性,其诊断特异性较强。

3. **血管炎** 血管炎的病理基础是大小不等的动脉、静脉、微血管壁或其周围有炎症改变,大动脉炎多累及主动脉及其分支,临床可分为:头臂动脉型;主 - 肾动脉型;广泛型;肺动脉型。结节性多动脉炎(PAN)、显微镜下多血管炎(MPA)、变应性肉芽肿性血管炎(AGA)和韦格纳肉芽肿病(WG),主要累及中小动脉和微血管,引起多系统表现。患者血清 ANCA 常阳性,而 APA 阴性,与 APS 最关键的鉴别点是受累血管壁有明显炎症改变。

4. **抗磷脂抗体阳性的其他疾病** 自身免疫疾病:系统性红斑狼疮、盘状狼疮、类风湿关节炎和干燥综合征;恶性肿瘤:实体肿瘤(癌),血液系统肿瘤(白血病和淋巴瘤);过敏性紫癜等。

【治疗】

一、中医治疗

(一) 辨证论治

1. 血热瘀阻证

症状:手足掌面、背面瘀点累累,或见四肢片状紫斑、网状青斑,五心烦热,舌红,或暗红,或见瘀斑,苔薄,脉细数或弦数。

治法:养阴清热,凉血化瘀。

方药:犀角地黄汤加减。

生地黄 30g,水牛角(先煎)15g,赤芍 15g,牡丹皮 12g,玄参 30g,生石膏(先煎)30g,黄芩 30g,忍冬藤 30g,鬼箭羽 15g,川牛膝 12g,生甘草 6g。

加减:觉内热,加青蒿 15g,知母 9g。

中成药:片仔癀胶囊,每次 2 粒,每日 3 次,口服。

2. 胞宫瘀血、胎元不固证

症状:屡孕屡堕,甚或应期而堕,体质纤弱,精神抑郁,面部暗斑,胸胁胀痛,腰膝酸软。月经不调,量少色黯,夹血块,或伴小腹疼痛拒按,腰膝酸软。舌质紫暗或有瘀点、瘀斑,脉沉细或细涩。类似于自发性习惯流产患者。

治法:凉血活血,化瘀补肾。

方药:寿胎丸加减。

生地黄 15g,川芎 9g,赤芍 15g,牡丹皮 12g,莪术 15g,菟丝子 9g,续断 9g,桑寄生 15g,丹参 9g,柴胡 6g,当归 9g,白术 12g。

孕前、孕后宜连续治疗。

加减:腹痛,加延胡索 9~15g。形寒肢冷,加桂枝 3~9g。

中成药:固肾安胎丸,每次 1 袋,每日 3 次,口服。

3. 瘀热血溢证

症状:皮肤斑点青紫,时起时消,吐血,咯血,便血等血色紫暗,月经夹血块,腹部有痞块,腹胀痛或刺痛,痛有定处。面色黧黑,舌质紫暗或有瘀点、瘀斑,脉弦或弦细。

治法:活血通络,祛瘀生新。

方药:桃红四物汤加减。

白芍 12g,桃仁 12g,川芎 12g,赤芍 12g,当归 12g,熟地黄 15g,茜草 15g,牛膝 15g,花生衣 30g,虎杖 15g,羊蹄根 15g,红花 6,甘草 6g,木香 6g,陈皮 6g。

加减:病久气虚者加黄芪、党参、白术各 15g;阴虚者合二至丸。

中成药:裸花紫珠颗粒,每次 1 袋,每日 3 次,口服。

4. 瘀阻血脉证

症状:肢体疼痛,肿胀,皮色暗红,活动后加重;或心前区剧痛,痛引肩背,胸闷,憋气,两胁胸闷,嗳气频频;或头昏,头痛,猝然昏迷,半身不遂,口眼㖞斜,语言不利,乏力,头晕心悸;或暴盲,眼底动脉血管阻塞,视网膜水肿,常见头晕胸闷,胸胁胀痛等。舌质暗,或夹瘀点、瘀斑,脉弦涩或细涩。

治法:活血凉血,化瘀通络。

方药:血府逐瘀汤加减。

生地黄 15g,牡丹皮 15g,丹参 15g,桃仁 12g,当归 9g,赤芍 15g,川芎 9g,莪术 15g,牛膝 9g,红花 6g,薤白 9g,香附 9g,郁金 9g,柴胡 6g,枳壳 6g。

加减:静脉血栓形成,加穿山甲 6g、地龙 9g;心肌梗死,加鬼箭羽 15g;脑血栓形成,加鸡血藤 15g;视网膜动脉栓塞,加三七 3g。

中成药:血府逐瘀口服液,每次 10ml,每日 3 次,口服;独一味软胶囊,每次 3 粒,每日 2 次,口服,活血止痛,化瘀止血。丹红化瘀口服液,每次 1~2 支,每日 3 次,口服。复方血栓通胶囊,每次 3 粒,每日 3 次,口服。血塞通胶囊,每次 1 粒,每日 3 次,口服。活血止痛软胶囊,每次 2 粒,每日 3 次,口服。

5. 瘀热损肾证

症状:泡沫尿,或小便红赤,伴有腰酸、头晕、浮肿,舌暗红,或有瘀斑,苔薄,脉弦数、弦细、细数。

治法:补肾养阴,活血利水。

方药:知柏地黄丸合左归丸加减。

知母 12g,黄柏 6g,生地黄 30g,山茱萸 12g,山药 15g,生石膏(先煎)30g,莪术 30g,赤芍 15g,川芎 9g,杜仲 12g,龟甲胶 9g,鹿角胶 9g,金樱子 12g,菟丝子 9g,猪苓 12g,茯苓 12g,泽泻 12g,甘草 10g,大枣 5 枚。

加减:头晕,加天麻 9~12g、钩藤 15g,浮肿,加冬瓜皮 15~30g、玉米须 15~30g。

中成药:肾炎康复片,每次 5 片,每日 3 次,口服。

(二) 医家经验

胡小芳[7]教授认为,复发性流产患者多有宫腔操作史,病情虚实错杂,但病机总以脾肾两虚为本,胞脉瘀阻针对抗磷脂综合征患者治疗强调为标。"安胎前移",即患者卵泡排出后便给予保胎药物,预培其损,夯实基础,予补肾健脾、调理冲任,增加血流量为胞宫提供充足营养物质,使其利于纳物容物;活血通络改善血液循环以便为胎元营养吸收提供通畅的道路。方药选择寿胎丸合四君子汤加减以期最大限度发挥补益脾肾精血,活血通络安胎作用,改善子宫内膜血供使其符合胚胎生长需求而取得较好的临床疗效。

林昌松教授,以桂枝茯苓丸加味治疗取得较好临床疗效[8]。APS 的中医治疗,应抓住瘀血痹阻、脉络不通的主要病机,治以活血化瘀为根本大法,随证佐以益气行气、助阳散寒、滋阴养血等法。长期使用活血化瘀中药及已经使用华法林等西药对证处理的患者应注意顾护正气,宜攻补兼施。

汤月萍[9]认为肾阴虚为妇女免疫异常增高型复发性流产的发病之本,肝旺为发病之标,肾虚肝郁或肾虚肝旺是其主要的病机,其运用抑抗安胎饮滋肾清肝、养血活血。

曲秀芬[10-11]等认为免疫性妊娠丢失存在程度不同的肾精或肾阳不足,治疗上将滋肾汤配合内障丸运用到抗心磷脂抗体阳性致妊娠丢失患者中,疗效满意。

二、西医治疗

对 APS 的根本治疗是控制其异常的自身免疫性。目前治疗 APS 的目的主要是防止血栓形成,阻止习惯性流产和胎儿宫内死亡的发生。一般原则是积极治疗原发病,对 APA 阳性无血栓形成者,可暂不用抗凝治疗,密切随访观察。一旦有血栓栓塞或有血栓形成危险因素时(手术、感染、口服避孕药)应酌情抗凝治疗。

1. **抗凝治疗** 血栓性病变应按其轻重缓急而进行抗凝治疗,急性期治疗一般采用常规抗栓治疗,但应根据年龄、血栓发生部位及并存的其他疾病来调整每个患者的用药剂量。

常用抗凝药:华法林、肝素、阿司匹林等。华法林治疗静脉血栓形成很有效,若预防动脉血栓形成则抗血小板凝聚药物如阿司匹林或双嘧达莫是理想的选择。免疫抑制剂仅用于经抗栓治疗未能防止血管阻塞的患者,抗凝治疗持续至 APA 转阴 4~6 月,方可停药,必要时小剂量维持。如果出现全身多处静脉栓塞,建议终身抗凝治疗。对于严重多发性内脏栓塞与肾损害的患者,除使用类固醇、输注免疫球蛋白及肝素治疗外,同时用血浆置换疗法[12]。

2. **肾上腺激素及免疫抑制剂** 对于用足量抗凝治疗仍有血栓栓塞病例,可考虑用类固醇或其他免疫抑制剂,严重的血小板减少,通常采用糖皮质激素和免疫抑制剂治疗,激素要根据病情逐渐减量,至 APA 转阴持续 3~6 个月停药,激素治疗时减低 LA 作用较好,对 ACL 稍差。

3. **灾难性 APS** 一些患者同时或短期内进行性出现多个部位(≥3)血栓形成,常累及肝、肾、脑或心等重要器官,出现多器官功能衰竭,称为恶性抗磷脂综合征(CAPS)。应积极治疗,除抗凝治疗外,应用大剂量肾上腺皮质激素、血浆置换、静脉滴注免疫球蛋白、细胞毒性药物等药物。

对于习惯性流产具有非其他原因的流产史患者,当伴有高滴度的 IgG 型 APA 时,是需进行治疗的肯定指征,糖皮质激素联合阿司匹林治疗可以提高妊娠成功率。

三、治疗体会

1. **抗磷脂综合征宜标本兼治** 本病病因病机为本虚标实,本虚为肾阴不足,标实为热、瘀、毒,血络瘀滞,经脉痹阻,卫气内伐,外伤肤损络,内损营血和脏腑,即热毒瘀和肾阴虚,治疗原则为养阴清热、凉血化瘀为主,重补肾阴以治本,滋阴清热解毒、凉血祛瘀通络以治标,标本兼治。

2. **脾肾亏虚为本,瘀热互结为标** APS 致滑胎的病因可概括为"虚""热""瘀"三方面。此期多为年轻女性,正值气火旺盛之时,水易亏,火易旺,多阴虚火旺;其虚多责之肾阴虚;其热多为血热。肾为先天之本,元气之根,藏精,主生殖。冲任二脉系于肾,肾阴足则胎元固。脾为后天之本,气血生化之源,妊娠之后气血流注胞宫以养胎元,脾健则生化有源,胎有所养。因此先天肾阴不足或后天脾胃不健皆可导致胎失所养,胎元不固。病机可归纳为脾肾亏虚、瘀热内阻、胎不实为本,瘀热为标,互结于胞宫,导致气血不畅、胎元不固、胎儿发育障碍。在补肾健脾以固胎本的基础上辅以清热凉血祛瘀之法,从而防止胎盘血瘀,有效改善妊娠结局。

3. 凉血化瘀贯穿疾病始终　APS 血栓形成的条件之一是血管内皮细胞的功能损害。APA 可以介导血管内皮抗凝功能障碍以及补体激活调控机制失调,从而导致易栓倾向。在 APS 疾病发展各阶段总有瘀热作祟,凉血化瘀之法应贯穿治疗始终。药物的选择上以中药功效和现代中药药理两大理论为基础来筛选中药,以期获得最佳疗效。在凉血活血药物中选用具有抑制抗体作用的中药如生地黄、莪术、苦参、金雀根、虎杖等抑制免疫,选用具有抗血管内皮炎症和抗血管内栓塞作用的中药如生地黄、水牛角、莪术、赤芍、牡丹皮、郁金等。

【调摄与护理】

1. APS 患者妊娠期,自孕前或早孕就开始进行长期密切监护,注意胎儿的生长发育及妊娠并发症的出现。

2. 流产患者病情反复,加以心理疏导和鼓励,解除患者精神压力。注意劳逸结合,保持气血畅通,怀孕次数不宜过密,以保证机体的正气恢复。

3. 由于抗凝剂的最大副作用是出血,用药期间严密观察患者有无齿龈、鼻及皮下出血,每周复查血小板功能,出凝血时间,部分凝血活酶时间等指标。

4. 血小板减少患者,动作宜缓,避免磕碰,牙刷宜用软毛牙刷。

【转归与预后】

若无脏腑累及、早期治疗,经积极治疗,调护得当,病情易治,预后向善。若有脏腑或气血受累,经积极治疗,调护得当,大部分预后向善,部分急症、重症、顽症或调护失司或久病患者,预后欠佳。

【现代研究】

一、中医药治疗磷脂综合征临床研究

胡红[13]运用固肾清热法(寿胎丸加保阴煎化裁)治疗肾虚兼血热型胎动不安,经治疗后总有效率为 93.75%,治疗组明显优于对照组,同时也体现了中医"损其有余,补其不足"之理论精髓。

谈媛[14]等对国医大师朱南孙教授的补肾活血方进行临床疗效观察,补肾活血方由当归 15g、菟丝子 15g、桑寄生 15g、续断 15g、丹参 10g、白芍 9g、甘草 10g 等组成,研究显示,补肾活血方不仅能改善患者的凝血状态、调节相关免疫抗体,也提高了抗磷脂综合征致复发性流产的活产率。

张永萍[12]采用补肾疏肝中药(柴胡、当归、白芍、茯苓、白术、陈皮、续断、桑寄生、山茱萸各 15g,菟丝子 20g,丹参、甘草、砂仁各 10g)治疗,经治疗后抗磷脂抗体转阴率高于对照组。

张涛[15]采用免疫抑制药和抗凝联合补肾健脾中药汤剂治疗,3 个月后两组抗 β_2-GPI 抗体水平均低于用药前,且观察组低于对照组,13 个月后观察组再次流产率低于对照组,胎儿

活产率高于对照组。

何田田[16]等在西药组基础上孕前给予补肾通络针灸治疗,试验组的抗体转阴率和妊娠成功率大大提高,孕前针灸联合西药治疗 ACA 阳性的复发性流产患者,能大幅提高 ACA 转阴率,改善患者的妊娠结局。

二、中医药治疗磷脂综合征实验研究

韩永梅[17]等研究补肾活血方对抗磷脂综合征小鼠母胎界面血管生成调控因子蛋白表达,胎盘病理形态,滋养细胞及螺旋动脉的影响。补肾活血方药上调 VEGF、TGF-β_1 蛋白表达,下调 sFlt-1 蛋白表达;改善胎盘病理形态、螺旋动脉及滋养细胞功能;参与胎盘血管新生过程,促进胚胎发育,降低流产率。

冯晓玲[18]等发现隐丹参酮(丹参脂溶性成分)可有效降低 ACA、抗 β_2-GPI 阳性大鼠的流产率,证明隐丹参酮具有调节免疫功能的作用,提高活产率。

许家莹[19]研究发现安子合剂(续断、桑寄生、菟丝子、太子参、白术、丹参、当归、苎麻根、黄芩等)可以促进滋养细胞及蜕膜细胞增殖,提高胎盘 JAK、促进胎盘及蜕膜 STAT3 的表达,认为安子合剂和阿司匹林都可能是通过活化 JAK/STAT3 信号通路、促进滋养细胞及蜕膜增殖,从而降低流产率。

(苏　晓　陈薇薇)

参 考 文 献

[1] 姜泉. 实用中医风湿免疫病学 [M]. 北京: 中国中医药出版社, 2022: 425-436.

[2] 李满意, 娄玉钤. 脉痹的源流及相关历史文献复习 [J]. 风湿病与关节炎, 2014, 3 (10): 54-60.

[3] 王兆钺. 抗磷脂综合征发病机制与临床诊治的进展 [J]. 血栓与止血学, 2016, 22 (4): 473-475.

[4] 王承德, 沈丕安, 胡荫奇. 实用中医风湿病学 [M]. 2 版. 北京: 人民卫生出版社, 2012: 576-583.

[5] 中华医学会风湿病学分会. 抗磷脂综合征诊断和治疗指南 [J]. 中华风湿病学杂志, 2011, 15 (6): 407-410.

[6] 王露, 周红雨. 抗磷脂综合征的神经系统表现 [J]. 中国神经免疫学和神经病学杂志, 2013, 20 (1): 55-58.

[7] 李佩瑶, 刘星妤, 胡小芳. 胡小芳教授治疗抗磷脂综合征致复发性流产经验 [J]. 中国中医药现代远程教育, 2021, 19 (2): 87-89.

[8] 吴莹, 林昌松, 卢军, 等. 林昌松教授运用桂枝茯苓丸治疗抗磷脂抗体综合征 1 例 [J]. 风湿病与关节炎, 2014 (3): 49-51.

[9] 汤月萍. 免疫复发性自然流产的中医病因病机及治疗初探 [J]. 四川中医, 2007, 25 (1): 23-24.

[10] 夏丽颖, 曲秀芬, 徐美. 中医药治疗抗心磷脂抗体致免疫性习惯性流产 [J]. 中华中医药学刊, 2009, 27 (7): 1511.

[11] 冉婷, 瞿中清, 高祥福. 抗磷脂综合征致妊娠丢失的中医诊治进展 [J]. 浙江中医药大学学报, 2014, 38 (9): 1128-1130.

[12] 张永萍. 补肾疏肝法治疗复发性自然流产的临床观察 [D]. 哈尔滨: 黑龙江中医药大学, 2010.

[13] 胡红. 固肾清热法治疗胎动不安 80 例 [J]. 中国中医药科技, 2013, 20 (2): 200.

[14] 谈媛, 王磊, 王轲, 等. 朱南孙教授补肾活血方对复发性流产合并抗磷脂综合征患者子宫动脉血流影响 [J]. 辽宁中医药大学学报, 2019, 21 (6): 117-120.

［15］张涛, 曹双元. 中医辨证论治联合西药治疗抗磷脂综合征复发性流产的效果观察 [J]. 临床医学, 2019, 39 (10): 122-123.

［16］何田田, 潘碧琦, 马书鸽, 等. 孕前针灸防治抗心磷脂抗体阳性复发性流产的临床观察 [J]. 广州中医药大学学报, 2019, 36 (8): 1173-1177.

［17］韩永梅, 刘蔚霞, 肖惠冬子, 等. 补肾活血方对抗磷脂综合征小鼠母胎界面 VEGF、HIF-1_α、TGF-β、sFlt-1 蛋白表达影响研究 [J]. 中国免疫学杂志, 2021, 37 (4): 475-479, 485.

［18］冯晓玲, 陈璐, 李娜, 等. 隐丹参酮对 ACA、Anti-$β_2$-GP1 阳性大鼠抗体水平及 TLR4/NF-κB 信号通路影响的研究 [J]. 上海中医药杂志, 2015, 49 (8): 62-65.

［19］许家莹. 安子合剂对 ACA 阳性流产 JAK/STAT3 信号通路的影响 [D]. 南京: 南京中医药大学, 2016.

第8节　痛　风

痛风（gout）是嘌呤代谢紊乱或尿酸排泄减少所致的代谢性疾病, 表现为高尿酸盐沉积所致的关节炎。可见急性复发性关节炎、慢性关节炎、痛风石、肾结石、尿酸盐肾病等临床表现, 严重者可出现关节畸形、活动受限, 还可出现肾功能不全等重要脏器损害。痛风分为原发性痛风和继发性痛风两大类。原发性痛风是由遗传因素和环境因素共同致病, 具有一定的家族易感性, 常伴有肥胖、高脂血症、高血压、冠心病、动脉硬化、糖尿病及甲状腺功能亢进等。继发性痛风由于其他疾病（如肾脏疾病、血液系统疾病）, 或因服用某些药物以及肿瘤放疗、化疗等原因引起尿酸生成增多或排出减少, 形成高尿酸血症而致。

近年来, 流行病学的研究表明, 国内外痛风的发病率显著升高。据我国人群流行病学统计, 痛风患病率为 0.86%~2.20%, 其中男性为 0.83%~1.98%, 女性为 0.07%~0.72%, 并呈逐年上升趋势。国家风湿病数据中心（Chinese rheumatism data center, CRDC）网络注册及随访研究的阶段数据（截至 2019 年 7 月）显示, 基于全国各地区 308 家医院的 21 277 例痛风患者统计, 我国痛风患者平均发病年龄为 40.1 岁, 男女罹患本病的比例约为 20：1[1]。其主要流行病学特点是: 患病率随年龄增加而增加, 男性高于女性, 沿海高于内陆, 城市高于农村。痛风发病机制与患者代谢、炎性反应、免疫与基因等有关。尿酸氧化酶基因失活、尿酸合成过程中关键酶的基因缺陷及尿酸转运关键离子通道的基因缺陷均会导致尿酸生成过多; 肾小球的滤过减少、肾小管分泌减少以及尿酸盐结晶的沉淀均可导致尿酸排泄障碍[2]。

痛风病名始见于金元时期, 朱丹溪在《格致余论》中有"痛风论"专篇论述, 后世多有发展, 但与现代医学的痛风并非等同。现代医学的痛风出现关节症状时多归属于中医学风湿病（痹证、痹病）范畴, 但高尿酸血症等其他症状体征难简单归于"痹证"论治。国医大师路志正提出"痛风痹"的中医病名, 以区别于传统医学中痛风的概念。国医大师朱良春依据中医痛风的病因病机并参照现代医学痛风的特点, 创"浊瘀痹"中医病名, 2017 年国家中医药管理局印发的中风病（脑梗死）等 92 个病种中医临床路径和中医诊疗方案正式将"浊瘀痹"作为痛风中医病名。

【病因病机】

痛风的发病是正邪相争,脾肾功能失调的结果。脾肾二脏清浊代谢紊乱,浊毒内伏,复因劳累、暴饮暴食及外感风寒而诱发。如《类证治裁·痛风》指出"寒湿郁痹阴分,久则化热攻痛";《证治准绳·痛风》认为"风湿客于肾经,血脉瘀滞"所致;但亦有血气虚劳者,如《医学入门·痛风》"血气虚劳不荣养关节、腠理";以及嗜食肥甘酒酪以致湿郁成痰流注关节者。主要的发病原因有以下三方面:

一、内因

先天禀赋不足,正气亏虚,脾肾失养,脾肾清浊代谢功能紊乱。脾运失司,湿浊内生;肾脏失司,则影响排泄,湿浊内聚,凝滞关节,筋骨失养,经脉痹阻,气血运行不畅而发为本病。

二、外因

感受风、寒、湿、热之邪。如居住湿地或水中作业,或冒雨涉水,或汗出当风,或环境湿冷等原因,在正气不足,且卫外不固之时,风寒湿邪,或湿热之邪,即可入侵人体经脉,留着肢体、筋骨、关节之间,痹阻不通,发为本病。

三、诱因

正虚邪侵,受寒劳累;或饮食不节,酗酒厚味;或复感外伤,或手术,或关节损伤等,均可加重经脉痹阻,气血通行不畅诱发本病。

总之,本病的病机主要是先天不足,正气亏虚,经脉失养;或湿浊排泄缓少,留滞经脉;或脾运失司,痰浊凝滞关节;或感受外邪,邪痹经脉,气血运行不畅。均致关节、筋骨、肌肉疼痛、肿胀、红热、麻木、重着、屈伸不利而形成本病。本病的病位初期在肢体、关节之经脉,继则侵蚀筋骨,内损脏腑。其实本病在出现症状之前,即有先天肝肾不足和脾运失司,不可忽略。病理性质多属本虚标实,以肝肾亏虚,脾运失调为本;风寒湿热、痰浊、瘀血痹阻经脉为标。

【诊断要点】

一、临床表现

痛风通常可分为无症状期、急性期、间歇期和慢性期。痛风在首次关节炎发作后,经过数周以至更久的无症状间歇期,出现第二次发作。其后,多数患者急性发作逐渐频繁。若不及时治疗,势必出现关节和肾脏等组织和器官的慢性病变。

（一）无症状性高尿酸血症

患者无临床症状,只是血清尿酸水平增高,甚至可以持续终生不出现症状。也有几年甚至十年以上才出现症状者。

（二）关节病变

1. **急性期**　突然关节剧烈疼痛,一般发生在夜间,常犯下肢关节,以第一跖趾关节、足趾关节受累较多,其他依次是足背、踝、足跟、腕、手指等关节。局部红肿灼热、肤色暗红或粉红、压痛明显、关节活动受限,有的还不能站立或行走。疼痛于 24~48 小时达到高峰,轻者几小时内缓解,或持续 1~2 天。重者发作可持续几天到数周,急性症状消退时关节上皮肤可反复脱屑。

2. 间歇期　为反复急性发作之间的缓解状态,多无任何不适或仅有轻微的关节症状,此期诊断必须依赖过去的急性关节炎发作病史及高尿酸血症。急性痛风性关节炎缓解后,常在一年内复发,复发频率和程度个体差异较大。

3. 慢性期　由急性发展而来,随着急性发作次数的增多和病程的演进,尿酸盐在关节内外和其他组织中的沉积逐渐加重,受累关节逐渐增多,关节炎症也逐渐演变成为慢性,以致形成关节畸形。耳郭、跖趾、指间、掌指关节等处可见痛风石。

(三) 痛风石

痛风石或痛风结节是高尿酸血症进展到慢性期的特征性表现,是尿酸钠沉积于组织所致,一般出现在急性痛风性关节炎初次发作的 10 天后。除中枢神经系统外,几乎在所有组织中均可形成痛风石,但以关节软骨周围组织多见。多表现为皮下结节形式,除第一跖趾关节、跟腱、鹰嘴窝、指腹、耳郭及内眦等常见的部位外,也可出现在椎旁压迫神经根、支气管旁引起相应管腔狭窄、巩膜及心脏瓣膜等。

(四) 并发症与伴发疾病

1. 肾脏病变　约 20%~40% 痛风患者伴有肾脏病变,痛风的发病过程中,尿酸盐也可沉积在泌尿系统,导致急性或慢性尿酸盐肾病、尿酸性尿路结石。

(1)急性尿酸盐肾病:由于血和尿中尿酸水平急剧上升,大量尿酸结晶沉积于肾小管、集合管等处,造成急性尿路梗阻。临床表现为急性少尿、无尿,急性肾衰竭,尿中可见大量尿酸结晶。这种情况在原发性痛风中少见,多见于由于恶性肿瘤及其放化疗(即肿瘤溶解综合征)等继发原因引起。

(2)慢性尿酸盐肾病:也叫痛风性肾病,为持续高尿酸血症时尿酸钠结晶沉积在远端集合管和肾间质,特别是肾髓质和乳头区,从而激活局部肾素 - 血管紧张素 - 醛固酮系统,损伤内皮细胞,进而引起肾小球高压力、慢性炎症反应、间质纤维化等病理改变,导致慢性尿酸盐肾病。临床表现为由于尿浓缩功能下降导致夜尿增多,晚期因肾小球滤过功能下降出现肾功能不全的表现,如高血压、水肿、贫血等。

(3)尿酸性尿路结石:尿中尿酸浓度过饱和时在泌尿系统沉积并形成结石,有痛风病史的高尿酸血症患者中肾结石发生率为 20%~25%,可出现在痛风关节炎之前。结石造成尿路梗阻时可引起肾绞痛、血尿和排尿困难,严重者继发泌尿系感染、肾盂扩张积水等。

2. 代谢综合征　痛风患者往往伴有体内代谢异常,易并发肥胖症、高血压、高脂血症、2 型糖尿病等代谢综合征的表现。

3. 心血管疾病　痛风患者存在高尿酸血症,其是心血管疾病的独立危险因素,同时与许多传统的心血管危险因素相互作用参与心血管疾病的发生、发展及转归。研究显示,血尿酸水平每升高 60μmol/L,女性心血管病病死率和缺血性心脏病病死率增加 26% 和 30%,男性增加 9% 和 17%。高尿酸血症是女性全因死亡和冠心病死亡的独立危险因素,高尿酸血症对男性和女性冠心病的发生及预后影响不同,女性更大,可能与雌激素水平有关。

4. 神经系统疾病 血尿酸水平和神经系统疾病关系复杂,高尿酸血症促进了缺血性卒中的发生,并与预后不良相关;但生理浓度的血尿酸水平对神经系统同时有一定的保护作用,血尿酸水平过低则有可能增加神经退行性疾病发生的风险。

二、实验室检查[3]

1. 常规化验 包括血尿常规、肝肾功能、血糖、血脂、红细胞沉降率、C反应蛋白和泌尿系超声检查等。痛风急性发作期多数患者有红细胞沉降率和C反应蛋白增快。慢性尿酸盐肾病时,尿常规可显示低比重尿、小分子蛋白尿、白细胞尿、轻度血尿及管型尿。此外,应根据患者的器官受累情况进行其他相应的辅助检查。

2. 血尿酸测定 正常嘌呤饮食状态下,非同日两次空腹检测,血尿酸>420μmol/L(7mg/dl)时,诊断高尿酸血症。由于血尿酸受多种因素影响会有波动,应多次测定。

3. 尿尿酸测定 测定前需要严格低嘌呤饮食5d后才能进行,24h尿尿酸排泄量>600mg为尿酸生成过多型;<600mg为尿尿酸排泄减少型;但不能除外两种情况同时存在。在正常饮食情况下,24h尿尿酸排泄量以800mg进行区分。此项检查目前不作为常规检查。

4. HLA-B*5801基因检测 与使用别嘌醇产生严重不良反应,如史-约综合征或中毒性表皮坏死松解症等重症药疹密切相关。我国人群中HLA-B*5801基因阳性率为11.51%,以华南地区最高,可达20.19%。在有条件的地区应用别嘌醇前应进行基因检测,以减少严重药物不良反应的发生。

5. 影像学

(1)关节X线片:可见由于尿酸盐晶体沉积造成的关节软骨下骨质破坏,表现为偏心性圆形或卵圆形囊性变,甚至呈虫噬样、穿凿样缺损,骨缺损边缘可呈"悬挂边缘征"。晚期可出现关节间隙明显变窄甚至消失,形成纤维性强直,也可出现关节半脱位或脱位,甚至病理性骨折。

(2)超声:对疑诊痛风性关节炎或慢性痛风石关节炎患者的诊断更有意义。最重要的四种超声征象是痛风石、聚集物(关节积液内聚集的点状高回声,后方不伴声影,又称为暴风雪征)、软骨表面的双轨征(double contour,DC)和骨侵蚀,其中双轨征是尿酸沉积在关节内特异性很高的表现,其诊断痛风性关节炎的敏感性为78%,特异性为97%。

(3)双能CT(DECT):能特异性识别尿酸盐结晶,诊断痛风的敏感性为84%(81%~87%),特异性为93%(93%~96%)。对早期或无痛风石的患者双能CT的敏感性要低一些,同时也有假阳性的情况。

6. 关节腔穿刺/痛风石抽吸物MSU结晶检查 偏振光显微镜下表现为2~20μm强的负性双折光的针状或杆状的MSU晶体。但即使是痛风发作期该检查也有阴性情况。

三、诊断标准

1. 中医诊断标准 参照中华人民共和国中医药行业标准《中医内科病证诊断疗效标准》。

(1)多以单个趾指关节,猝然红肿疼痛,逐渐痛剧如虎咬,昼轻夜甚,反复发作。可伴发热、头痛等症。

（2）多见于中老年男性，可有痛风家族史。常因劳累，暴饮暴食，吃高嘌呤食物，饮酒及外感风寒等诱发。

（3）初起可单关节发病，以第一跖趾关节为多见。继则足踝、跟、手指和其他小关节，出现红肿热痛，甚则关节腔可渗液。反复发作后，可伴有关节周围及耳郭、耳轮及趾、指骨间出现"块瘰"（痛风石）。

（4）血尿酸、尿尿酸增高。发作期白细胞总数可增高。

（5）必要时做肾 B 超探测，尿常规、肾功能等检查，以了解痛风后肾病变情况。X 线片检查：可示软骨缘邻近关节的骨质有不整齐的穿凿样圆形缺损。

2. 痛风的西医诊断标准　采用 2015 年美国风湿病学会（ACR）和欧洲抗风湿病联盟（EULAR）共同制定的痛风分类标准，表中累计分值 ≥ 8 分即诊断为痛风。（见表 3-8-1）

表 3-8-1　2015 年 ACR/EULAR 的痛风分类标准

步骤	分类	评分
第一步：纳入标准（只在符合本条件情况下，采用下列的评分体系	至少一次外周关节或滑囊发作性肿胀，疼痛或压痛	
第二步：充分标准（如果具备，则可直接分类为痛风而无须下列其他"要素"）	偏振光显微镜镜检证实在（曾）有症状关节或滑囊或痛风石中存在尿酸钠晶体	
第三步：标准（不符合"充分标准"情况下使用）	踝关节或中足（作为单关节或寡关节的一部分发作而没有累及第一跖趾关节	1
临床症状发作曾经累及关节 / 滑囊	累及第一跖趾关节（作为单关节或寡关节发作的一部分）	2
关节炎发作特点（包括以往的发作）		
受累关节"发红"（患者自述或医师观察到）	符合左侧 1 个特点	1
受累关节不能忍受触摸、按压	符合左侧 2 个特点	2
受累关节严重影响行走或无法活动	符合左侧 3 个特点	3
发作或者曾经发作的时序特征		
无论是否抗炎治疗，符合下列两项或者两项以上为 1 次典型发作		
到达疼痛的高峰时间 <24h	1 次典型的发作	1
症状应 ≤ 14d 内缓解	典型症状反复发作（即 2 次或 2 次以上）	2
发作间期症状完全消退（恢复至基线水平）		
痛风石的临床证据		
透明皮肤下的皮下结节有浆液或粉笔灰样物质，常伴有表面血管覆盖，位于典型的部位；关节，耳郭，鹰嘴黏液囊，指腹、肌腱（如跟腱）	存在	4

步骤	分类	评分
实验室检查		
血尿酸：通过尿酸酶方法测定	血尿酸 <240μmol/L	−4
理想情况下，应该在患者没有接受尿酸治疗的时候和症状发生 4 周后进行评分（如发作间期），如果可行，在这些条件下进行复测，并以最高的数值为准	血尿酸 240~360μmol/L	0
	血尿酸 360~480μmol/L	2
	血尿酸 480~600μmol/L	3
有症状关节或滑囊进行滑液分析（需要由有经验的检查者进行检测）	血尿酸 ≥ 600μmol/L	4
	单钠尿酸盐阴性	−2
影像学		
尿酸盐沉积在(曾)有症状的关节或滑囊中的影像学证据：超声中"双轨征"或双能 CT 显示有尿酸盐沉积	存在(任何一个)	4
痛风相关关节损害的影像学证据：双手和 / 或是在传统影像学表现有至少一处骨侵蚀	存在	4

3. 2018 年欧洲抗风湿病联盟(EULAR)推荐三步诊断痛风　第一步，寻找关节滑液或痛风石抽吸物中的 MSU 晶体。如果第一步不可行，第二步通过临床诊断，建立在存在高尿酸血症和痛风相关临床特征的基础上，满足下列特征时考虑临床诊断（高度怀疑但非特异性表现）：足部（特别是第一跖趾关节）或踝关节单关节受累，之前类似的急性关节炎发作史，快速开始的剧烈疼痛和肿胀（24h 内达峰），皮肤发红，男性且存在相关的心血管疾病和高尿酸血症。第三步，当痛风的临床诊断不确定且不能证实晶体时，建议寻找 MSU 晶体沉积的影像学证据，特别是超声或双能 CT。

【治疗】

一、中医治疗

(一) 辨证论治

痛风急性期，多为湿热蕴结，应从清热通络、祛风除湿着眼，以阻止病情发展。若发展到慢性期阶段，久病不愈则血脉瘀阻，津液凝聚，痰浊瘀血痹阻经络而关节肿大、畸形、僵硬，关节周围瘀斑、结节。需针对兼夹痰浊、血瘀者，随证参用化痰泄浊、祛瘀通络之法，同时根据阴阳气血的虚衰，补养气血，调补脾肾。后期可内损脏腑，可并发有关脏腑病症，尤以肾气受损多见。肾元受损，气化失司，则水湿内停，外溢肌肤，而成水肿。湿浊内停，郁久化热，湿热煎熬，可成石淋。若肾气衰竭，水毒潴留，可为肾劳之证。

1. 急性发作期

(1)湿热蕴结证：发病急骤，局部关节红肿热痛，疼痛剧烈，病及一个或多个关节，多兼有发热、恶风、口渴、烦闷不安或头痛汗出，小便短黄，舌红苔黄，或黄腻，脉弦滑数。

治法：清热利湿，通络止痛。

方药：三妙散合当归拈痛汤加减。

　　炒苍术 15g,川黄柏 10g,川牛膝 15g,独活 15g,全当归 10g,川芎 10g,虎杖 10g,防风 10g,土茯苓 30g,萆薢 20g,泽泻 20g,牡丹皮 10g。

　　加减:可选用利尿除湿之品,如猪苓、车前子、防己、滑石之类;湿浊重者加薏苡仁、晚蚕沙、金钱草、茵陈之类;热盛者,选加忍冬藤、连翘、秦艽、萆草之类;阴津耗伤者选加生地黄、玄参、麦冬之类;肿痛较甚者,选加乳香、没药、络石藤、海桐皮、地龙、全蝎之类;关节周围有红斑者,选加生地黄、赤芍之类;下肢痛甚,可选加木瓜、防己之类;上肢痛甚,可选加羌活、桑枝、姜黄、威灵仙之类。

　　中成药:痛风定胶囊,每次 4 粒,每日 3 次,口服;或四妙丸,每次 6g,每日 2 次,口服;或湿热痹片(颗粒),每次 6 片,每日 3 次,口服;关节肿痛配合口服或外敷新癀片,每次 2~4 片,每日 3 次,口服,或外用以冷开水调化,敷患处。

　　临床体会:痛风急性期,起病急,多在夜间突然关节剧痛,局部红肿灼热,而第一跖趾关节及踇趾关节最易受侵犯。急性期以缓解关节症状为目标,以湿热为核心病机,宜急则治标,法以清热利湿、消肿止痛为主。

　　(2)寒湿痹阻证:关节疼痛,肿胀不甚,局部不热,得温则舒,痛有定处,屈伸不利,或见皮下结节或痛风石,肌肤麻木不仁,舌苔薄白或白腻,脉弦或濡缓。

　　治法:温经散寒,除湿通络。

　　方药:乌头汤加味。

　　制川乌 6g,炙麻黄 6g,生黄芪 20g,生白芍 15g,苍术 15g,羌活 15g,当归 15g,土茯苓 30g,萆薢 15g。

　　加减:风邪偏盛者,可加重羌活、独活、防风用量,或选加祛风通络之品如海风藤、秦艽之类;寒邪偏盛者,可选加温经散寒之品,如制草乌、制附子、细辛、仙茅之类;湿邪偏盛者,可选加胜湿通络之品,如防己、薏苡仁、木瓜、车前子之类。对皮下结节或痛风石可选加祛痰、化石通络之品,如天南星、皂角刺、炒白芥子、炙僵蚕之类。

　　中成药:寒湿痹片(颗粒),每次 4 片(1 袋),每日 3 次,口服;或盘龙七片,每次 4 片,每日 3 次,口服;祛风止痛胶囊,每次 6 粒,每日 2 次。

　　临床体会:痛风急性期寒湿痹阻证,究其本源多因阳衰土湿,本着治病求本之原则,治疗时兼顾风、寒、湿并除,以达到扶正祛邪、标本兼顾的目的。大量的文献报道乌头类处方具有良好的抗炎镇痛作用。

　　2. 间歇期

　　脾虚湿阻证:无症状期,或仅有轻微的关节症状,或高尿酸血症,或见身困倦怠,头昏头晕,腰膝酸痛,纳食减少,脘腹胀闷,舌质淡胖或舌尖红,苔白或黄厚腻,脉细或弦滑等。

　　治法:健脾利湿,益气通络。

　　方药:防己黄芪汤加味。

　　黄芪 15g,汉防己 12g,桂枝 6g,当归 10g,白术 10g,淫羊藿 15g,薏苡仁 20g,土茯苓 30g,萆薢 20g,甘草 6g。

　　加减:便溏者可加炒山药、干姜之类;小便清长,夜尿多者,加益智仁、锁阳、乌药之类;腰膝酸软甚者加杜仲、桑寄生、牛膝之类;倦怠畏寒者加威灵仙、仙茅之类;有结节肿块者,加莪术、皂角刺、穿山甲、三七之类。

　　中成药:参苓白术丸,每次 6g,每日 3 次,口服;或香砂六君子丸,每次 6~9g,每日 3 次,口服；或附子理中丸，每次 6 丸，大蜜丸则每次 1 丸，每日 2~3 次，口服；有痛风石者加益肾蠲痹丸，每次 8g，每日 3 次，口服。

临床体会：痛风间歇期以控制血尿酸、既病防变，预防关节症状发作、瘥后防复为目标，治疗的核心在于调理脾肾，以扶正为主，兼以祛邪。在降尿酸过程中，使用健脾清热利湿中药可有效预防痛风发作。

3. 慢性痛风石病变期

（1）痰浊瘀阻证：关节疼痛反复发作，日久不愈，时轻时重，或呈刺痛，固定不移，关节肿大，甚至强直畸形，屈伸不利，痛风结石，或皮色紫暗，舌质紫黯或紫，苔厚腻，脉弦或沉涩。

治法：活血化瘀，化痰泄浊。

方药：桃红四物汤合当归拈痛汤加减。

全当归 12g，川芎 10g，赤芍 10g，桃仁 10g，茵陈 10g，威灵仙 10g，海风藤 15g，猪苓 15g，金钱草 10g，土茯苓 30g，萆薢 20g。

加减：皮下结节，可选用胆南星、皂角刺、白芥子、半夏、土贝母之类；关节疼痛甚者，可选加乳香、没药、延胡索；关节肿甚者，适当选加防己、僵蚕、滑石之类；久病体虚，面色不华，神疲乏力，加党参、黄芪之类。

中成药：瘀血痹胶囊（颗粒），每次 4~6 粒（10g），每日 3 次，口服（开水冲服）；或活血舒筋酊，每次 10~20ml，每日 3 次；或龙血竭胶囊，每次 4~6 粒，每日 3 次，口服；或活血止痛软胶囊，每次 2 粒，每日 3 次，口服。

临床体会：痛风慢性期或反复发作者，痛风石沉积、增大，关节畸形僵硬，多表现为痰瘀痹阻。治疗时，在辨证用药的基础上，宜选用虫类药物：如对皮下结节，痛风石可选用炮山甲、蜣螂虫；关节久痛不已或疼痛剧烈者加全蝎、蜈蚣、乌梢蛇。

（2）脾肾两虚证：病久屡发，神疲乏力，脘痞纳少，腰膝酸软，关节痛如被杖，局部关节变形，屈伸不利，昼轻夜重，或在指尖、跖趾、耳郭等处有痛风结石，舌质淡紫，苔薄白或白腻，脉细濡或沉或兼涩。

治法：泄浊化瘀，调益脾肾。

方药：四君子汤合六味地黄丸加减。

党参 20g，白术 15g，茯苓 15g，熟地黄 12g，山茱萸 10g，泽泻 15g，土茯苓 30g，川萆薢 15g，补骨脂 15g，骨碎补 15g，白芍 12g。

加减：冷痛较甚，可选加制附子、制川乌、干姜之类。腰膝酸软较明显者，选加鹿角霜、续断、补骨脂、肉苁蓉、骨碎补之类；关节重着，肌肤麻木者，选加防己、薏苡仁、苍术、鸡血藤之类；皮下结节，可参上证，选加豁痰散结之品。

中成药：萆薢分清丸，每次 6~9g，每日 2 次，口服；或益肾蠲痹丸，每次 8g，疼痛剧烈可加量至 12g，每日 3 次，口服；尪痹片，每次 4 片，每日 3 次，合补中益气丸，每次 6g，每日 3 次。

临床体会：痛风慢性关节炎期，久病体虚，常表现为此证型。多因脾肾二脏清浊代谢紊乱，水谷不归正化，浊毒随之而生，滞留血中，终则瘀结为患，治疗上当以培本为要，攻补兼施。

（二）医家经验

朱良春[4]认为痛风乃浊毒瘀滞使然也，其名为风而实非风，症似风而本非风，是因痰湿浊邪阻滞血脉，浊瘀结聚，化热化风而出现骨节肿痛畸形、皮下结节，甚则破溃、渗溢膏脂等症状的一类病证。在20世纪80年代即倡议"浊瘀痹","浊""瘀"是导致痛风的主要病理因素,其病因病机可归纳为正虚邪实。病因和发病机制主要在于人体的正气不足,脾肾功能失调,痰浊内蕴,复感风、寒、湿、热之邪,或饮酒伤食、过度疲劳、七情内伤,或外伤、手术等诱因,内外合邪,浊瘀邪毒痹阻经脉,流注关节,发为痛风。对于痛风的辨证治疗,以泄浊化瘀大法贯彻其始终[5]。在此基础上,审证权变,加减用药,多可获得浊瘀逐渐泄化,血尿酸持续下降的佳效,进而达到使内在脏腑新陈代谢功能恢复之目的。其常用土茯苓、萆薢、生薏苡仁、泽兰、泽泻、全当归、桃仁、红花等药为基础方,取降泄浊毒与化瘀活血药物为主进行配伍,认为如斯可以促进浊毒之泄化,解除瘀结之机转,推陈致新,增强疗效。方中常加入豨莶草、徐长卿、威灵仙、老鹳草、鸡血藤、乌梢蛇、广地龙等,盖风药可胜湿浊,通络能利瘀化,况痛风每有骨节痹痛也。其加减为:湿浊重者,加苍术、蚕沙、车前子;血瘀甚者,加赤芍、土鳖虫、丹参;湿浊蕴热者,配以三妙丸、汉防己、秦艽;痹甚痛剧者,配以全蝎、蜈蚣、炒延胡索、六轴子。若兼夹凝痰,见关节漫肿,结节质软,则加僵蚕、白芥子、陈胆南星等化痰之品。朱老认为适当配合化痰药,有助迅速消除关节肿痛,还对降低血尿酸浓度有一定作用。若痰瘀交阻,深入骨骱,见关节僵肿畸形,结节质硬,则加炮山甲、蜣螂虫、僵蚕、蜂房等破结开瘀、消痰软坚,或辅以骨碎补、大熟地、补骨脂、肉苁蓉等补肾健骨、填益精髓,一般对痛风慢性期或间歇期维持治疗,可以奏效。倘遇痛风急性发作,往往增大土茯苓、萆薢剂量,并加入大队虫蚁搜剔、蠲痹定痛之品,然后根据证候的属热属寒,另选配寒水石、大生地、知母、虎杖、忍冬藤、水牛角、萆草等以清热通络,或选配制川乌、草乌、制附子、川桂枝、细辛、淫羊藿、大熟地等以温经散寒,可收较强的消炎止痛,控制发作之效用。至于痛风伴尿路结石或痛风性肾病的治疗,则泄化浊瘀之法非但不废,尚要加强,前者参用通淋化石法,后者兼以益气补肾法。此外,朱老亦非常重视饮食、生活、精神调摄对痛风的影响,如嘱患者服药同时,要多饮水,坚持忌酒戒烟,免进高嘌呤食物,如动物内脏、蛤蟹海味等。

路志正[6]认为痛风的病因源于饮食将息失宜,起于中焦脾胃,痰湿浊毒瘀阻所致,而风、寒、暑、湿、热、毒等外邪仅是内因病变前提下的诱发因素。其自拟经验方分期治疗并配合外治。急性期,治法清热利湿,疏风通络,消肿止痛。用痛风冲剂一号:黄柏、生薏苡仁、丹参、虎杖、青风藤、豨莶草、益母草、防己、川牛膝、秦艽、威灵仙等。服法:每日2~3次,每次9g,饭后开水冲服。慢性期,治法健脾益气,补肾通络,疏风定痛。用痛风冲剂二号:黄芪、丹参、防己、青风藤、鸡血藤、赤芍、桂枝、炒白术、茯苓、泽泻、络石藤、萆薢等。服法:每日2次,每次9g,饭后开水冲服。外治宜活血通脉,软坚化瘀,消肿止痛。方药:痛风冲剂三号。皂角刺、大黄、透骨草、防己、防风、炙乳香、炙没药等。上药用开水适量,冲50g,熏洗,浸泡患处。水冷后可加热熏洗之。每日2~3次,每次半小时。

姜良铎[7]在医治痛风时,十分注意从排出体内浊毒与调整人体的整体状态方面论治。①排泄浊毒,打通人体排毒管道。采用萆薢、晚蚕沙、猪苓、茯苓为主药清化湿热浊毒,辅以虎杖清热解毒,乳香没药活血化瘀止痛,路路通以开闭通络。②灵活辨证,调整人体状态。认为痛风发病与人体不同状态特点相结合可以演化出具有多种不同个体特点的表现,在治疗上针对不同病程、症状、偏重、虚实,灵活处方。在排泄浊毒的基础上,辅以清热、利湿、化瘀、消痰、清肝、养阴、益气等诸法。如本病初期以浊毒湿邪蕴阻关节,局部红肿热痛,关节不可屈伸多见,治以泄浊排毒为主,以萆薢、晚蚕沙、猪苓、茯苓为君药;兼见湿邪重着,舌苔厚腻,肢体困重,泛泛欲呕者,加用土茯苓、苍术、薏苡仁;兼有湿热之邪壅滞三焦,舌红苔黄厚腻,口腻甜不欲饮,纳呆腹胀者,加以滑石、虎杖、黄柏、知母以清泄湿热、通利三焦;兼有瘀血内停,症见舌质紫黯有瘀点或瘀斑,脉细涩,局部疼痛剧烈,固定不移,皮色紫红色暗者,加以制乳香、制没药、路路通、泽兰、丹参之属以通络活血、化瘀止痛;兼有痰浊内盛,症见喉中痰鸣,时有气短,胸胁胀满不舒,犯恶欲呕,舌苔白腻,脉滑者,佐以象贝母、炒杏仁、制半夏、牛蒡子清化痰浊、利湿通经;兼有腑气不通,胃气不降,症见便干,便出不畅,纳呆不欲食,呃逆嗳气,腹胀不舒,舌苔黄厚者,加以瓜蒌、虎杖、酒大黄以通腑降气、泻下排浊;若兼有外感之象,症见关节疼痛伴有咽痛、咽痒,口干恶寒,周身疼痛不舒,多加以连翘、忍冬藤、炙麻黄等以疏风解表、清热解毒。日久关节症状反复发作,正气耗伤;可有气短,乏力,腰脊酸软,口干不欲饮,腹胀纳呆,大便溏薄不化,肢体肿胀困重,舌淡暗、苔少脉细的脾肾亏虚,水湿内停之象,治疗当加以扶正之品,如杜仲、巴戟天、黄芪、石斛等;如见肝气失于疏泄,肾虚兼有肝旺之象,症见肝区隐痛不舒,伴口苦咽干,泛酸嘈杂,腰膝酸软,舌淡少苔,常加以黄精、赤白芍、麦芽、延胡索等以柔肝养阴,行气止痛;若有便秘口苦,胁痛攻胀,头晕耳鸣,急躁易怒等肝经火旺的表现,亦可加入炒山栀子、生石决明、羚羊角粉、茵陈等品以清肝泻火、利湿降浊。③内外合治,协同发挥作用。治疗上除以排毒利湿的中药内服外,还配以外洗方以活血化瘀、通络止痛。常用羌活、独活、乳香、没药、红花、白芷、鸡血藤、当归、大黄等药,并常加以芒硝一味,其外用可清热泻火,软坚散结。药浴后可使毛细血管扩张,促进炎性产物的吸收、加快局部组织的新陈代谢,起到消肿止痛、通络排毒的作用,更能产生直接的治疗作用。

吕承全[8]认为本虚标实为痛风的病机要点,以湿热痹阻为标,脾肾亏虚为本,从而确立了清热利湿治其标、化浊破瘀通经络、调补脾肾固其本三大治疗法则。临床所见湿聚、络痹、虚损,三者常常互见,因此临证时三法不可偏执,当三法合参,依据脉证而有所侧重。在急性发作期,关节肿痛伴有发热者,当重用生石膏、知母直折邪热,土茯苓、薏苡仁、猪苓、萆薢、威灵仙清利湿浊,急则治标。关节疼痛,骨节结石者,则重用炒山甲、郁金、川芎、三棱、莪术、红花、赤芍、络石藤、忍冬藤之属破瘀散结通络,以除顽石,畅经络。在慢性缓解阶段,脾肾亏虚尤为突出,须重用巴戟天、淫羊藿、生地黄、熟地黄、肉苁蓉、炒杜仲、白术、薏苡仁、山药等健脾益肾之品,扶正固本,方可做到有主有次,丝丝入扣。同时吕老强调痛风患者应当注意饮食宜忌,少食肥甘腥荤及高嘌呤食物,做好医患配合,方能药到病除,效如桴鼓。

张荒生[9]认为痛风原因在于脾肺肾功能不足。脾之运化功能失调,对厚味、酒食运化不及,致痰湿内生,凝滞于关节。六腑以通为用,肺之肃降功能失调,饮食物入于六腑而腐熟消化不及,久而化热熏蒸脏腑肌肉。肾司二便功能失调,则湿浊排泄缓慢,以致痰浊内聚。脏腑积热,湿热毒邪流注关节、肌肉、骨骼,气血运行不畅而成痹痛,亦即痛风性关节炎。治疗本病要脏腑同治,脏之功能宜调,六腑宜通,使湿热之实邪自二便而解。自拟痛风汤:生石膏(先煎)40g,知母10g,黄柏10g,生地黄15g,牡丹皮10g,赤芍10g,白茅根10g,忍冬藤20g,全蝎10g,桑寄生10g,滑石15g,淡竹叶6g,车前草15g,灯心草4g,黄连6g,甘草6g。每日1剂,水煎,分3次服用。1个月为1个疗程,一般进行2个疗程。本病责脏于脾,其表在胃。急则从表,取胃腑为君,故方中重用君药石膏辛甘大寒入胃腑,清热泻火;胃为土腑,其母脏为心而作臣,故方中臣药:淡竹叶清热除烦、生津利尿;黄连清热燥湿、泻火解毒。土腑本脏为脾,其子为肺与大肠,共取为佐,故方中:知母、滑石、灯心草、车前草祛湿利尿,使湿热之邪从小便而解,辅以桑寄生强筋壮骨,牡丹皮、赤芍、生地黄益肝肾之阴,凉血散瘀而止痛;黄柏滋肾阴、泻相火,共全佐药功。全蝎通络止痛,白茅根、忍冬藤清热解毒为信使之药;甘草调和诸药。

（三）其他治疗

1. 外治法

（1）外敷慈附膏[10]：局部。药物组成及制作：山慈菇、赤芍各 200g，生大黄 150g，香附 100g。将上述药物研成极细粉末，过 60 目筛，将饴糖 600g 与蒸馏水 400ml 混匀，取凡士林 1 000g，加热至 70℃，共搅拌融化，待温度降到 40℃左右时，加入药粉。冷却后加入药罐，密封备用。用法：将药膏均匀地涂在患处，纱布棉垫敷盖，胶布固定，3 日换药 1 次。3 次为 1 个疗程。外敷慈附膏中大黄能消肿止痛，香附理气止痛，山慈菇含秋水仙碱，秋水仙碱是治疗痛风之特效药，其奏效快但毒性较大，有严重的胃肠道反应，如恶心、呕吐、腹泻等迫使患者不得不停止服用，使治疗不彻底。但通过外敷治疗，患处红肿的皮肤毛细血管扩张，有利于药物有效渗透，使患者能够坚持治疗，同时也是治疗能够取得速效的关键。

（2）外敷芙黄膏：根据红肿灼热面积大小每次使用 20~50g，均匀涂布在双层纱布上外敷，每次不超过 12 小时，24 小时更换 1 次。极少数患者出现外敷处皮肤痒疹现象，可加用丹皮酚软膏，每次 1~3g 与芙黄膏混合使用。

（3）药物熏洗[11]：马钱子、生半夏、艾叶各 20g，红花 15g，王不留行 40g，大黄、海桐皮 30g，葱须 3 根，煎汤 2 000ml。置于桶内，熏蒸时温度不要太高，等待药液变温后，以低于 40℃为宜，浸洗患处，每日 2 次，7 日 1 个疗程。

（4）针灸：选穴曲池、合谷、足三里、三阴交、太冲、中脘、天枢、气海、肾俞、气海俞、大肠俞、中空等穴随症加减，急性期发作期用泻法，缓解期用平补平泻，均留针 30 分钟，每日或隔日 1 次。

（5）拔罐：急性发作期，局部毫针密集点刺后拔罐，每次留罐 5 分钟。

2. 食疗方

（1）薏仁粥：取适量的薏苡仁和白米，两者的比例约为 3：1，薏苡仁先用水浸泡四五个小时，白米浸泡 30 分钟，然后两者混合，加水一起熬煮成粥。

（2）冬瓜汤：取冬瓜 300g（不连皮），红枣五六颗，姜丝少许。先用油将姜丝爆香，然后连同冬瓜切片和红枣一起放入锅中，加水及适量的调味料煮成汤。

二、西医治疗

（一）药物治疗[3]

1. 降尿酸治疗的指征　目前国内一般推荐：痛风性关节炎发作 ≥2 次；或痛风性关节炎发作 1 次且同时合并以下任何一项：年龄 <40 岁、血尿酸 >480μmol/L、有痛风石或关节腔尿酸盐沉积证据、尿酸性肾石病或肾功能损害［估算的肾小球滤过率（estimated glomerular filtration rate，eGFR）<90ml/min］、高血压、糖耐量异常或糖尿病、血脂紊乱、肥胖、冠心病、卒中、心功能不全，则立即开始药物降尿酸治疗。

2019 年美国风湿病学会会议上公布的痛风临床实践指南（草案）中，对药物降尿酸治疗的指征按照不同推荐强度给出了建议：

①强烈建议药物治疗：痛风出现影像破坏，频繁发作（≥2 次 / 年），存在痛风石时；②建议药物治疗：既往曾发作 1 次以上，但属于非频繁发作（<2 次 / 年）；第 1 次发作但符合以下条件者：慢性肾脏病 3 期以上，血尿酸 ≥9mg/dl（540μmol/L）或存在泌尿系结石；③一般不

建议药物治疗：不符合上述条件的第 1 次发作者；即使影像学（包括彩色超声或双能 CT）提示存在 MSU 结晶沉积的无症状高尿酸血症者。

2. 降尿酸治疗的时机 因血尿酸波动可导致痛风急性发作，大多数痛风指南均不建议在痛风急性发作期开始时使用降尿酸药物，须在抗炎、镇痛治疗 2 周后再酌情使用。如果在稳定的降尿酸治疗过程中出现痛风急性发作，则无须停用降尿酸药物，可同时进行抗炎、镇痛治疗。

3. 降尿酸治疗的目标和疗程 痛风患者降尿酸治疗目标为血尿酸<360μmol/L，并长期维持；若患者已出现痛风石、慢性痛风性关节炎或痛风性关节炎频繁发作，降尿酸治疗目标为血尿酸<300μmol/L，直至痛风石完全溶解且关节炎频繁发作症状改善，可将治疗目标改为血尿酸<360μmol/L，并长期维持。因人体中正常范围的尿酸有其重要的生理功能，血尿酸过低可能增加阿尔茨海默病、帕金森病等神经退行性疾病的风险。因此建议，降尿酸治疗时血尿酸不低于 180μmol/L。

4. 降尿酸治疗 降尿酸药物的选择需个体化。目前国内常用的降尿酸药物包括抑制尿酸合成（别嘌醇和非布司他）和促进尿酸排泄（苯溴马隆）两类。别嘌醇和非布司他均是通过抑制黄嘌呤氧化酶活性，减少尿酸合成，从而降低血尿酸水平；而苯溴马隆则通过抑制肾小管尿酸转运蛋白 -1，抑制肾小管尿酸重吸收而促进尿酸排泄，降低血尿酸水平。

（1）别嘌醇：作为一线治疗选择。成人初始剂量 50~100mg/d，每 4 周左右监测血尿酸水平 1 次，未达标患者每次可递增 50~100mg，最大剂量 600mg/d，分 3 次服用。肾功能不全患者需谨慎，起始剂量每日不超过 1.5mg/eGFR，缓慢增加剂量，严密监测皮肤改变及肾功能。eGFR 15~45ml/min 推荐剂量为 50~100mg/d；eGFR<15ml/min 禁用。由于 HLA-B*5801 基因阳性是应用别嘌醇发生不良反应的危险因素，建议如条件允许治疗前进行 HLA-B*5801 基因检测。

（2）非布司他：初始剂量 20~40mg/d，每 4 周左右评估血尿酸，不达标者可逐渐递增加量，最大剂量 80mg/d。轻中度肾功能不全（eGFR ≥ 30ml/min）者无需调整剂量，重度肾功能不全（eGFR<30ml/min）者慎用。基于非布司他和别嘌醇用于合并心血管疾病痛风患者中的心血管安全性（CARES）研究，非布司他可能造成合并心血管疾病的痛风患者的死亡风险增加，虽然目前尚无定论，但对有心血管疾病病史或新发心血管疾病者，需谨慎使用并随访监测，警惕心血管血栓事件的发生。

（3）苯溴马隆：成人起始剂量 25~50mg/d，每 4 周左右监测血尿酸水平，若不达标，则缓慢递增剂量至 75~100mg/d。可用于轻中度肾功能异常或肾移植患者，eGFR 20~60ml/min 者推荐剂量不超过 50mg/d；eGFR<20ml/min 或尿酸性肾石病患者禁用。对使用促尿酸排泄药物是否需要碱化尿液仍有争议，目前多数学者仍认为需要碱化尿液维持尿 pH 6.2~6.9。

5. 急性期治疗 急性期治疗原则是快速控制关节炎症和疼痛。急性期应卧床休息，抬高患肢，最好在发作 24h 内开始应用控制急性炎症的药物。一线治疗药物有秋水仙碱和非甾体抗炎药，当存在治疗禁忌或治疗效果不佳时，也可考虑短期应用糖皮质激素抗炎治疗。若单药治疗效果不佳，可选择上述药物联合治疗。对上述药物不耐受或有禁忌时，国外也有应用白细胞介素 -1（IL-1）受体拮抗剂作为二线痛风急性发作期的治疗。目前无证据支持弱阿片类、阿片类止痛药物对痛风急性发作有效。

（1）秋水仙碱：建议应用低剂量秋水仙碱，首剂 1mg，此后 0.5mg、2 次 /d。最宜在痛风急性发作 12h 内开始用药,超过 36h 疗效明显下降。当 eGFR 30~60ml/min 时,秋水仙碱最大剂量 0.5mg/d;eGFR15~30ml/min 时,秋水仙碱最大剂量 0.5mg/2d;eGFR<15ml/min 或透析患者禁用。该药可能造成胃肠道不良反应,如腹泻、腹痛、恶心、呕吐,同时可能出现肝、肾损害及骨髓抑制,应定期监测肝肾功能及血常规。使用强效 P 糖蛋白和 / 或 CYP3A4 抑制剂(如环孢素或克拉霉素)的患者禁用秋水仙碱。

(2)非甾体抗炎药:痛风急性发作应尽早应用足量非甾体抗炎药的速效剂型,主要包括非特异性环氧化酶(COX)抑制剂和特异性 COX-2 抑制剂。非特异性 COX 抑制剂需注意消化道溃疡、出血、穿孔等胃肠道风险;特异性 COX-2 抑制剂的胃肠道风险较非特异性 COX 抑制剂降低 50% 左右,但活动性消化道出血、穿孔仍是用药禁忌。此外,非甾体抗炎药也可出现肾损害,注意监测肾功能;肾功能异常的患者应充分水化,并监测肾功能,eGFR<30ml/min 且未行透析的患者不宜使用。特异性 COX-2 抑制剂还可能增加心血管事件发生的风险,高风险人群应用须谨慎。

(3)糖皮质激素:主要用于急性痛风发作伴有全身症状或秋水仙碱和非甾体抗炎药无效或使用禁忌或肾功能不全的患者。一般推荐泼尼松 0.5mg/(kg·d)连续用药 5~10d 停药,或用药 2~5d 后逐渐减量,总疗程 7~10d,不宜长期使用。若痛风急性发作累及大关节时,或口服治疗效果差,可给予关节腔内或肌内注射糖皮质激素,如复方倍他米松和曲安奈德,但需排除关节感染,并避免短期内反复注射。应用糖皮质激素注意高血压、高血糖、高血脂、水钠潴留、感染、胃肠道风险、骨质疏松等不良反应。

6. 药物降尿酸治疗期间预防痛风急性发作 降尿酸治疗期间易导致反复出现急性发作症状,可给予预防治疗。在初始降尿酸治疗的 3~6 个月,口服小剂量秋水仙碱 0.5mg,1~2 次 /d。当秋水仙碱无效或存在用药禁忌时,考虑低剂量非甾体抗炎药作为预防性治疗。上述两药使用存在禁忌或疗效不佳时,也可应用小剂量泼尼松(5~10mg/d)预防发作,但应注意糖皮质激素长期应用的副作用。

7. 肾脏病变的治疗 除积极控制血尿酸水平外,碱化尿液,多饮多尿,十分重要。对于痛风性肾病,在使用利尿剂时应避免影响尿酸排泄的噻嗪类利尿剂、呋塞米、依他尼酸等,可选择螺内酯等。碳酸酐酶抑制剂乙酰唑胺兼有利尿和碱化尿液作用,亦可选用。降压可用血管紧张素转化酶抑制剂,避免使用减少肾脏血流量的 β 受体阻滞剂和钙通道阻滞剂。

(二)手术治疗

手术对象主要是指关节及附近的结石。

1. 凡结石直径超过 2cm 或出现多个结石,使体内尿酸池明显增大,影响降尿酸治疗者。

2. 已有溃疡、窦道或骨髓炎形成,使破口长期不愈合者。

3. 结石影响关节功能、活动明显受限的患者。

三、中西医结合治疗思路与方法

西药对痛风急性期的症状控制有特效,但常规用药其副作用较大,尤其是胃肠道反应十分明显,往往使患者不能坚持治疗而影响疗效。为了尽量减少副作用,可配用胃黏膜保护剂,抑酸和保护胃黏膜,减轻药物的刺激和不良反应。而中医对痛风的防治具有独特的优势,痛风这一代谢性疾病与脾肾二脏清浊代谢的紊乱关系尤为密切[12]。因此,根据这一机理,运用祖国医学中"治病必求于本"的精髓思想融入于痛风病的治疗中,辨证治疗恒以

"泄浊化瘀，调益脾肾法"贯彻其始终。通过泄降浊毒、宣通气化来排泄和降低尿酸，调益脾肾、泄浊扬清以抑制和减少尿酸生成。在中医辨证的基础上慢性期间歇期可以单纯使用中药治疗。急性期可以配以西药治其标，坚持服用中药、中成药治其本，充分发挥中西药的协调作用。

【调摄与护理】

一、调摄

1. 采用低热能膳食，节制饮食，防止过胖，避免高嘌呤食物（如动物内脏、豆类、浓肉汤、海鲜等），严格戒酒，每日饮水量 2 000ml 以上，以保证足够尿量。具体饮食方法可参照本文食疗章节。

2. 戒酒：不可饮酒，尤其是啤酒、黄酒。一旦血中酒精浓度高达 200mg/dl，血中乳酸会随着乙醇的氧化过程而增加，令肾脏的尿酸排泄受阻，结果使血中尿酸增加。

3. 防止和治疗尿酸钠盐结晶在关节、肾脏其他部位沉积所引起的合并症。防止尿酸结石形成。

4. 防止或治疗能使痛风恶化的疾病，如高甘油三酯症、高血压、肥胖等。

二、护理

1. 急性发作期应根据病情轻重，定时测体温、脉搏、呼吸、血压等，定期检查血尿酸盐、血常规、尿常规、肝肾功能、心电图等。

2. 急性发作时应卧床休息，抬高患肢，以减轻疼痛，一般休息至关节痛缓解 72 小时后可开始恢复活动。

3. 避免诱因，如暴食酗酒、受凉受潮、过度疲劳、精神紧张，防止关节损伤，慎用影响尿酸排泄的药物等。

【转归与预后】

一、转归

1. **由热转寒，由急性期转为慢性期**　早期正气未衰，阳气尚旺，急性发作多表现为关节肿痛、身热、口渴的风湿热痹或湿热痹证。反复发作，久病不愈，阳气不足，关节肿痛不红不热，或冷痛，恶寒明显，身热较轻，或无热象，发作频繁，关节肿痛逐渐致畸形、僵硬，虽经治疗，关节痛楚不能完全解除，以致病情由风湿热痹或湿热痹证渐转成风寒湿痹或寒湿痹证，由急性期转成慢性期。

2. **由表入里，由实转虚**　早期多为风、寒、湿、热之邪侵犯经脉，气血运行不畅而导致风寒湿热痹证。反复不愈，则血脉瘀阻之证，津液、痰浊凝聚，以致关节、筋骨肿大变形，刺痛不移，此时则病入筋骨，转成痰瘀痹阻之证。久病不愈，气血不足，正气渐虚，神疲乏力，心悸气短，腰膝酸软，面色少华，此时心肾亏虚，病入脏腑，转成气血不足、肝肾亏虚之证。病情深重则可并发脏腑的其他病证。可见久病缠绵，则病变由表入里，由浅入深，由实转虚。

二、预后

痛风已不能单纯看成一种关节痛,高尿酸血症目前已划归在代谢综合征范围,和糖耐量异常(糖尿病、糖耐量减退)、中心性肥胖、高血压、脂代谢紊乱、微量白蛋白等代谢异常的疾病一样,均与心脑血管病的发生相关。已有研究证明,血尿酸水平升高与心血管病死率密切相关,提示高尿酸血症是冠心病患者不良预后的独立危险因素。痛风的反复发作,对关节破坏和肾损害,构成了对人体生活质量的影响和生命的威胁。痛风除少数由药物等引起者,可停用而达到对因治疗外,大多尚缺乏对因治疗和根治措施。痛风性关节炎反复发作,久病不愈,可导致或加速受病关节畸形、僵硬。痛风本身不致缩短寿命,但伴有心血管及肾脏进行性病变者,则预后不良。

【现代研究】

一、病因病机的研究

迄今尚无统一认识,归纳有关文献大体有外因、内因、内外因并论说。

1. **外因**　顾氏[13]等则指出,本病"由于平素过食膏粱厚味,以致湿热内蕴,兼因外感风邪,侵袭经络,气血不能畅通而成"。

2. **内因**　朱氏[4]认为,痛风乃浊毒滞留血中,不得泄利,初始未甚,可不发痛,然积渐日久,愈滞愈甚,或偶适外邪相合,终必瘀结为害,或痹阻经络突发骨节剧痛,或兼夹凝痰变生痛风结节,久之,痰浊瘀腐则见溃流脂浊,痰瘀胶固以致僵肿畸形。由于郁闭之邪最易化热,其证又多兼热象,如湿浊蕴热,煎熬尿液,可见石淋尿血;浊毒久稽,损伤脾肾,寒热错杂,壅塞三焦,而有"关格"险恶之症。凡此种种,皆浊毒瘀滞为殃,非风邪作祟之征。由于此浊毒之邪非受自于外,而主生于内,盖痛风患者,多先有先天禀赋不足,或年迈脏气日衰,若加不节,沉湎醇酒,恣啖膏粱肥甘厚味,长此以往,即会引起脏腑功能失调,其中脾肾二脏清浊代谢的紊乱尤为突出,脾失健运,升清降浊无权,肾乏气化,分清别浊失司,于是水谷不归正化,浊毒随之而生;滞留血中,终则瘀结为患。

3. **内外因并论**　路氏[6]认为本病的病因病机主要有:血中有热,污浊凝涩;饮食不洁,酒色过度;正气不足,外感风寒暑湿之毒;情志不畅,伤脑动神等,致内脏功能失调,气血偏盛,阴阳失衡,而诱发本病,认为其发病或因血热,外受风寒,涉水立湿;或因饮食不节,恣啖肥甘,饮酒过度,损伤脾胃;或因劳倦过度,思虑伤脾所致。脾虚胃弱,升降失司,久必伤及肾气,肾气虚则气化不利,清浊不分,水湿内蕴久则化热。内外之邪相引,则易诱发痛风。王乙黎等[14]认为,无论是六淫诸邪,还是痰浊、瘀血,对本病而言,最终均可结为"毒",其邪毒的滋生主要来源有三:一是饮食偏嗜致毒,二是六淫之毒,三是七情化毒。

二、辨证分型的研究

目前有关该病的辨证分型各家不一,综合来看多从以下几方面分型:有的按痹证分型,分为风寒湿痹、风湿热痹、痰瘀痹阻、气血亏虚四型。有的按阶段分型,如朱氏[5]提出急性期以清热通络、祛风除湿大法为主,以阻止病情发展。若已发展到慢性期阶段,治疗上以泄浊化瘀、蠲痹通络为大法,又需针对兼夹痰浊、血瘀、寒凝者,随证参用化痰泄浊、祛瘀通络,温经散寒之品。同时根据阴阳气血的虚衰,注意培本,补养气血,调补肝肾。路氏[6]亦将痛风分为急性期、恢复期论治。急性期,治法清热利湿,疏风通络,消肿止痛。慢性期,治法健脾益气,补肾通络,疏风定痛。有的根据主要病理因素分型,如钱氏[15]分为湿热型和痰瘀互阻型。有的还根据病理性质分型,如郭氏[16]将本病分为真寒假热型和真热型。

三、辨病结合辨证治疗研究

1. 本病急性期主要表现为突发的关节红肿热痛,辨证多为湿热蕴毒证。此阶段治疗着眼于抗感染,所以应加强清热解毒,通络止痛,可用虎杖、白花蛇舌草、山慈菇等。

2. 慢性期红肿不明显,多有较明显的关节僵硬、畸形,是由于湿热阻络,气血津液运行不畅,津凝为痰,血滞为瘀所致。治疗应加强化痰祛瘀,如制天南星、白芥子、僵蚕等。

3. 痛风石形成,或关节变形明显,辨证多为痰瘀痹阻证。

4. 痛风性肾病肢体浮肿者,以脾肾阳虚证较多见。

5. 痛风并发尿酸性肾结石者属中医淋证范畴,多为膀胱湿热所致。

6. 本病主要是由于高尿酸引起,因此在治疗时可重用化湿利水之品,如车前子、玉米须、汉防己、茯苓、猪苓、滑石、金钱草等,以促进尿酸的排泄。

(朱婉华　蒋　恬)

参 考 文 献

[1] 姜泉,韩曼,唐晓颇,等.痛风和高尿酸血症病证结合诊疗指南[J].中医杂志,2021,62(14):1276-1288.

[2] 倪青.高尿酸血症和痛风病证结合诊疗指南[J].世界中医药,2021,16(2):183-189.

[3] 徐东,朱小霞,曾学军,等.痛风诊疗规范[J].中华内科杂志,2020(6):421-426.

[4] 姚祖培,陈建新.朱良春治疗痛风的经验[J].中医杂志,1989(3):16.

[5] 蒋熙,朱琬华.泄浊化瘀治疗痛风的经验体会[J].江苏中医,1990(3):7-8.

[6] 路洁,魏华.路志正教授论治痛风的学术思想[J].浙江中医学院学报,2005,29(6):30-31.

[7] 张永生.姜良铎教授治疗痛风经验[J].北京中医药大学学报,2002,25(2):61-62.

[8] 张琳琪.吕承全治疗痛风经验[J].北京中医药大学学报,2003(3):88-89.

[9] 王进军,张荒生.张荒生治疗痛风经验[J].实用中医内科杂志,2006,20(1):23.

[10] 吴忠源,宫慧娟,黄素芳,等.中药内服外敷治疗痛风性关节炎35例[J].中国医药导报,2009,6(17):76-77.

[11] 叶伟洪.消痛饮治疗痛风性关节炎18例报告[J].中医杂志,1990(4):40-41.

[12] 蒋恬,顾冬梅,江汉荣,等.从浊瘀内阻、脾肾失调重新认识痛风[J].南京中医药大学学报,2016,32(1):4-5.

[13] 顾伯华.中医外科临床手册[M].上海:上海科学技术出版社,1980:188.

[14] 王乙黎,严余明.痛风从毒论治的体会[J].中国医药学报,2003,17(6):364.

[15] 钱祖稀.泄浊清热通络法治疗痛风300例[J].中国中医药科技,1997,4(1):614.

[16] 郭焕章,邱青中.高原痛风病中医辨证分型初探[J].中国中医骨伤科杂志,1991,7(1):34.

第 9 节　白塞综合征

白塞综合征(Behcet syndrome,BS)又称贝赫切特综合征,是一种以血管炎为基础病理表现的慢性、系统性疾病,主要表现为口腔溃疡、阴部溃疡、眼炎及皮肤病变,也可累及心血管、消化道、神经、肺、肾、关节等组织器官。大部分患者预后良好,眼及内脏受累者预后不佳。

白塞综合征在东亚、中东和地中海地区发病率较高,故被称为丝绸之路病。我国发病率为 14/10 万人,任何年龄均可患病,好发年龄为 15~50 岁,中位发病年龄 34 岁。男女发病率相似,但男性患者血管、神经系统及眼部受累较女性多且病情重。目前认为本病属于异质性疾病,涉及多种病因,与遗传、免疫异常、微生物感染和环境因素有关。病理基础是血管炎,全身血管均可受累,以小血管和静脉为主,约 10%~20% 患者合并大中血管炎,是致死致残的主要原因[1-3]。

根据本病之临床表现,与中医学的狐惑病非常相似,故可参考狐惑病的内容论治。

【病因病机】

本病的病因,有内外之分:内因为素体肝肾亏虚,阴虚内热,虚火上浮;外因为感受湿热毒邪,燔灼营血。

1. 感受湿热毒邪　外感湿热毒邪,或热病、斑疹余毒未尽,与湿浊相合而致湿热毒邪内壅,燔灼营血,经络瘀阻。上扰则口、咽喉、眼侵蚀赤肿,下注则二阴溃烂浸淫,外侵肌肤则斑疹疮疡,甚至内损脏腑气血,引发本病。

2. 饮食、情志所伤　饮食不节或过食肥甘厚腻,使脾运失健、湿邪内蕴,聚湿生热;或长期忧思郁怒,则肝失疏泄,郁久化热,侮土而湿邪内生,又致湿热互结致病。

3. 素体阴虚内热　先天禀赋不足,肝肾阴虚,阴虚阳盛;或房室不节,扰动相火,消烁真阴,或热病后期,邪热伤阴,虚火上浮,熏蒸内外,均可损及口咽、眼、前后二阴,导致肿赤溃疡为患。

湿热毒邪壅盛,不得透泄,充斥上下,循经走窜于眼目、口咽、二阴、四肢等处而致蚀烂溃疡。湿蕴脾胃,纳化受阻,则厌食恶心;湿热夹邪毒下注,以致气凝血滞而成阴蚀;内入营血,郁于肌肤可引起皮肤损害;湿热毒邪郁久化火,肝火内炽,上炎于目,蚀于口,则病损及眼与口。湿热久羁,热伤阴液,劫烁肝肾之阴,肝肾阴虚,经脉失其濡养,孔窍失其滋润,亦可致经循部位溃疡;阴虚日久,阴损及阳,还可见阳虚阴盛,寒湿凝滞之证,病情反复缠绵难愈。

本病病位在肝脾,并涉及心、肾、三焦,与其经络病变亦有密切的联系。其病性为本虚标实,以肝肾阴虚为本,湿热毒邪、经络瘀阻为标。早期多为实证,中晚期则多为本虚标实,主要病机为湿热毒邪熏蒸,内则损伤脏腑,外则发为痈疡。

【诊断要点】

(一)临床表现

本病全身各系统均可受累,但多种临床表现同时出现较为少见,有时须经历数年甚至更长的时间才相继出现。

1. **口腔溃疡** 几乎所有的患者均有复发性口腔溃疡(每年发作>3次),且常为首发症状。溃疡可以发生在口腔的任何部位,多位于舌缘、颊、唇、软腭、咽、扁桃体等处。溃疡大小不一,小的溃疡最常见,多为米粒或黄豆大小,圆形或椭圆形,边缘清楚,深浅不一,底部有黄色覆盖物,周围为一边缘清晰的红晕伴有疼痛。1~2周可自行消退不留瘢痕。大的溃疡(直径1~3cm)疼痛剧烈,持续时间可达6周,部位较深,甚至遗留瘢痕。

2. **生殖器损害** 51.7%~93%患者出现生殖器溃疡,病变与口腔溃疡基本相似,但出现次数少。溃疡深大,疼痛剧烈,愈合较慢。受累部位为女性的外阴、阴道、宫颈,男性的阴囊、阴茎、龟头,也会出现在会阴或肛周。

白塞综合征患者合并附睾炎发生率约为4%~10%,具有特异性,起病急,表现为单或双侧附睾肿大疼痛和压痛,1~2周可缓解,但容易复发。

3. **皮肤病变** 39.4%~87.1%的患者可出现皮损,皮肤表现多种多样,有结节红斑、疱疹、丘疹、痤疮样皮疹,假性毛囊炎,多形红斑、环形红斑、坏死性结核疹样损害、大疱性坏死性血管炎、脓皮病等。以痛性结节性红斑最多见,女性多发,常发于下肢,愈合后见色素沉着,组织病理提示血管炎。假性毛囊炎、痤疮样皮疹、血栓性浅静脉炎男性患者多见。针刺试验,出现红斑或脓疱阳性指征,对本病具有重要的诊断价值。

4. **眼炎** 50%左右的患者眼部受累,虹膜睫状体炎最常见。主要表现为视物模糊,视力减退,眼球充血,眼球痛,畏光流泪,异物感等。虹膜睫状体炎具有自限性,2~3周可自行消退,但治疗不及时,可能引起虹膜后粘连。眼后段受累更为严重,常表现为静脉性视网膜血管炎。葡萄膜炎反复发作,可引起瞳孔膜闭、黄斑萎缩、视神经萎缩和青光眼等,甚至导致不可逆的视力丧失。

5. **血管损害** 2.3%~50%白塞综合征患者可出现血管受累,尤以男性多见。血管受累患者病情较重,是本病死亡主要原因之一。75%血管事件首次出现在白塞综合征起病后五年以内。动静脉均可累及,静脉受累更为常见。包括血栓性浅静脉炎和深静脉血栓形成,深静脉血栓是最常见的血栓类型,特别是下肢静脉更易受累,约占所有血管损害的60%~80%。发病率高,双侧受累,治疗效果差,易复发。可见间歇性跛行,超半数患者可出现慢性肢体疼痛、水肿、色素沉着等严重的血栓后综合征,并可继发下肢溃疡。动脉受累,可出现动脉壁的弹力纤维破坏及动脉管壁内膜纤维增生,造成动脉狭窄、扩张,临床可见头晕、头痛、晕厥、无脉等症状。更严重者,如出现动脉瘤破裂,死亡率极高。血管受累病变复发率高,2年复发率为23%,5年复发率为38.4%。

6. **神经系统损害** 又称神经白塞综合征,发病率为2.3%~44%,是本病最严重的并发症之一,多见于男性患者。分为脑实质损伤、非实质受累和周围神经系统受累三类。脑实质损伤是本病最多见的神经系统损害,可见亚急性发作的头痛、颅神经麻痹、共济失调、偏瘫,是本病主要的致残、致死原因。非实质受累主要指颅内静脉窦血栓形成,多为亚急性或慢性病程,主要表现为剧烈头痛、恶心呕吐、视盘水肿,腰椎穿刺提示颅内压升高。周围神经病变主要表现为感觉运动障碍,急性炎症性脱髓鞘性多发性神经病等。

7. **消化道损害** 又称肠白塞综合征,发病率为4%~38%。从口腔到肛门的全消化道均可受累,以回肠末端、回盲部、升结肠等肠道部位的受累最多见,可单发或多发,深浅不一,临床可表现为上腹饱胀、嗳气、吞咽困难、中下腹胀满、隐痛、阵发性绞痛、腹泻、黑便、便秘,严重者可出现消化道的溃疡、出血、肠穿孔、肠梗阻和瘘管形成等。典型肠白塞综合征镜下表现为卵圆形或椭圆形溃疡面,直径多>1cm,创面深,底部平坦,有穿孔倾向。肠白塞综合征需与炎性肠病、肠结核等肠道病变相鉴别。

8. 肺部损害　肺部损害发生率较低,约 5%~10%,但大多病情严重,可出现肺动脉瘤、肺血栓,肺动脉高压等。肺受累时患者有咳嗽、胸痛、呼吸困难等,严重者出现大咯血,甚至危及生命。

9. 关节损害　5.3%~93% 的患者有关节症状。表现为相对轻微的局限性、非对称性关节炎。主要累及膝关节和其他大关节。有时在 HLA-B27 阳性患者中可累及骶髂关节,与强直性脊柱炎表现相似。关节表现主要是局部红肿热痛,但大多预后较好,甚少出现关节变形。

10. 其他　肾脏损害较少见,可有间歇性或持续性蛋白尿或血尿,肾性高血压,肾病理检查可有 IgA 肾小球系膜增殖性病变或淀粉样变。

心脏受累较少,可有心肌梗死、心瓣膜病变、传导系统受累、心包炎等。心腔内可有附壁血栓形成,少数患者心脏呈扩心样改变、缩窄性心包炎样表现,心脏病变与局部血管炎有关。

(二) 辅助检查

1. 本病无特异性实验室异常。活动期可有红细胞沉降率增快、C 反应蛋白升高;部分患者冷球蛋白阳性。血小板凝集功能增强。HLA-B51 阳性率 57%~88%,与眼、消化道病变相关。

2. 颅脑 MRI 和 CT、电生理、脑脊液检查有助于神经白塞综合征的诊断并助于排除感染。MRI 是诊断神经白塞综合征的金标准,颅脑磁共振静脉血管成像或 CT 静脉成像用于诊断静脉窦血栓。

胃肠影像学及内镜检查、血管造影、彩色多普勒超声有助诊断病变部位及范围。

肺 X 线片可表现为单或双侧大小不一的弥漫性渗出或圆形结节状阴影,肺栓塞时可表现为肺门周围的密度增高的模糊影。高分辨的 CT 或肺血管造影、同位素肺通气 / 灌注扫描等均有助于肺部病变诊断。

3. 针刺反应实验:特异性高,具有诊断意义。用 20 号无菌针头在前臂屈面中部斜行刺入约 0.5cm 沿纵向稍作捻转后退出,24~48 小时后局部出现直径>2mm 的毛囊炎样小红点或脓疱疹样改变为阳性。静脉穿刺或皮肤创伤后出现的类似皮损具有同等价值。

(三) 诊断标准

1. 国际白塞病委员会 1990 年制定的国际分类标准[2],见表 3-9-1。

表 3-9-1　1990 年版白塞综合征国际分类标准

1. 反复口腔溃疡	1 年内反复发作 3 次。有医生观察到或有患者诉说有阿弗他溃疡
2. 反复外阴溃疡	有医生观察到或有患者诉说外阴部有阿弗他溃疡或瘢痕
3. 眼病变前和 / 或后葡萄膜炎	裂隙灯检查时玻璃体内有细胞出现或由眼科医生观察到视网膜血管炎
4. 皮肤病变	由医生观察到或患者诉说的结节性红斑、假性毛囊炎或丘疹性脓疱;或未服用糖皮质激素的青春期后患者出现痤疮样结节
5. 针刺试验阳性	试验后 24~48 小时由医生看结果

注:有反复口腔溃疡并有其他 4 项中 2 项以上者,可诊断为本病,但要除外其他疾病。

其他与本病密切相关并有利于诊断的症状有:关节痛或关节炎、皮下栓塞性静脉炎、深部静脉栓塞、动脉栓塞和 / 或动脉瘤、中枢神经病变、消化道溃疡、附睾炎和家族史。

2. 2014 年国际诊断(分类)标准[3],见表 3-9-2。

表 3-9-2　2014 年版白塞综合征国际分类标准

2014 年白塞综合征的国际标准评分系统:得分 ≥ 4 提示诊断白塞综合征

症状 / 体征	分数
眼部病变	2
生殖器溃疡	2
口腔溃疡	2
皮肤损害	1
神经系统表现	1
血管表现	1
针刺试验阳性 *	1

注: * 针刺试验是非必须试验,最初的评分系统未包含此项目。如果进行了针刺试验,且结果为阳性,则需额外加 1 分。

值得注意的是,并非所有白塞综合征患者均能满足国际研究组的标准;对血管及神经系统病变的关注应成为进行疾病评价的一部分;患者的多种表现可以在几年内陆续出现,医生的记录应作为诊断依据。

【治疗】

一、中医治疗

(一)辨证论治

白塞综合征乃肝脾肾三经之病变。首先要辨病位:以眼目红赤为主,当责之于肝;以口唇破溃、皮肤红疹为主,当责之于脾;以前后二阴溃疡为主,当责之于肾。其次要辨病之虚实,病程较短,局部肿痛明显,溃疡数目较多者,多为实火;病程较长,反复发作,肿痛不甚,溃疡数目不甚多,但难以愈合者,多系虚火所致。

治疗当以清热除湿,泻火解毒为原则。气郁化火者,佐以理气解郁;阴虚火旺者,滋阴降火;阴损及阳,虚阳上扰者,又当温阳潜降;病久不愈者,还应加入活血行瘀之品。

1. 溃疡表现的辨证

(1)肝脾湿热证

本证多见于急性活动期,由湿热偏盛,内蕴肝脾而成。

症状:起病急,病程短,口腔黏膜溃烂,外阴溃疡,灼热疼痛,分泌物量多,双目红赤,畏光流泪,视物模糊,或下肢皮肤红斑结节,或伴有畏寒发热,心烦易怒,口干,胸闷纳呆,妇女带下黄稠,小溲短赤,舌苔黄腻,脉濡数或弦数。

治法:清热化湿,泻火解毒。

方药:龙胆泻肝汤合甘草泻心汤加减。

龙胆草 6g,栀子 10g,黄芩 10g,柴胡 6g,生地黄 12g,车前子(包煎)10g,当归 10g,通草 6g,生甘草 10g,黄连 3g,干姜 3g,法半夏 10g,党参 10g,大枣 5 枚。

加减：胸闷、纳呆、舌苔厚腻者，加藿香、佩兰各 10g；食少、便溏，加炒白术 10g、茯苓 10g。

中成药：可根据具体病变部位选择黄连上清丸或者龙胆泻肝丸。黄连上清丸，多用于白塞综合征上焦热盛，症见口舌生疮，咽喉红肿，大便干燥者。每次 6g，每日 2 次，口服。龙胆泻肝丸，多用于湿热蕴阻引起的下焦部位病证，如外阴溃烂等症状。每次 6g，每日 2 次，口服。

临床体会：本证临床多为常见，治疗以清热祛湿为主。龙胆泻肝汤以清泻肝经湿热为主，病情急性期可优先选择本方治疗，但应注意本方过于苦寒，尤其龙胆草等对胃肠道有一定刺激，故用量、疗程须谨慎，不宜过量或过久使用。甘草泻心汤为《金匮要略》治狐惑的名方，临床用于湿热偏盛，或兼有气虚者。

(2)气郁化火证

本证多见于白塞综合征活动期，由肝气郁结，日久化火而成。

症状：反复发生口腔及外阴溃疡，皮肤结节红斑，眼红目赤，心烦，口干口苦，胸胁胀满，小便黄赤，大便干结，舌质红，苔薄或薄黄，脉弦数。

治法：清肝泻火，疏利气机。

方药：丹栀逍遥散加减。

牡丹皮 10g，栀子 10g，柴胡 6g，当归 10g，川木通 6g，麦冬 10g，生地黄 12g，知母 10g，白术 10g，生甘草 3g。

加减：胸胁胀闷明显，妇女乳房作胀，月经不调，加香附、枳壳各 10g；气滞血瘀，皮疹紫黯，舌暗脉涩，加桃仁、红花各 6g；面红目赤，大便干结，苔黄燥，加芦荟 10g、大黄 6g。

中成药：加味逍遥丸，每次 6g，每日 2 次，口服。

临床体会：本证女性多见，病情轻重与情绪或经期有密切关系，常随郁怒等情况出现病情加重。肝气郁结，郁而化火，应以疏肝理气、清热养阴为主，随证治之。除药物治疗外，还要对患者进行心理疏导。

(3)心脾积热证

症状：口舌、外阴破溃，创面颜色鲜红，局部伴明显疼痛，心烦口苦，唇红，夜寐不宁，大便秘结，小便短赤，舌质红，苔黄，脉数而有力。

治法：清心泻胃，散火解毒。

方药：清胃散合导赤散加减。

黄连 3g，生地黄 12g，牡丹皮 10g，当归 6g，升麻 6g，通草 5g，淡竹叶 10g，生甘草 5g。

加减：口臭唇干，胃中烦渴，多食易饥，加藿香、栀子各 10g，防风 6g，生石膏 15g；烦躁不安，夜寐不宁，加川黄连 3g、酸枣仁 10g。

中成药：牛黄清胃丸，每次 6g，每日 2 次，口服。

临床体会：清胃散是白塞综合征临床常用方之一，尤其方中生地黄有清热凉血生津之用，现代医学认为生地黄具有调节免疫作用，还有修复口腔外阴黏膜之功，用量根据实际情况一般为 10~30g。

(4)阴虚火旺证

症状：病程日久，口腔及外阴溃疡反复发作，头目眩晕，腰膝酸软，手足心热，女子月经不调，男子遗精，夜寐梦多，口干口苦，舌质红，苔少，脉细数。

治法:滋补肝肾,养阴清热。

方药:知柏地黄丸加减。

知母10g,黄柏10g,熟地黄12g,山茱萸10g,山药12g,茯苓10g,泽泻10g,牡丹皮10g。

加减:心悸怔忡、神疲乏力、兼心脾两虚,加党参、当归、黄芪各10g;如腰膝酸软,形体瘦削,加女贞子、墨旱莲各10g。

中成药:知柏地黄丸,每次6g,每日2次,口服。

临床体会:本证辨证要抓住两点,一是病情日久反反复复,二是局部溃疡疼痛,但疼痛隐隐发作,程度较轻微,而且溃疡部位颜色较暗。

(5)虚阳上扰证

症状:口腔溃疡反复不愈,疮面周围色暗红,口渴喜热饮,饮亦不多,面色萎黄或苍白虚浮,腰膝酸软,形寒怕冷,腰以下为甚,失眠,下利清谷,舌淡苔薄,脉大而无力。

治法:温补肾阳,引火归原。

方药:金匮肾气丸合交泰丸加减。

制附子6g,熟地黄12g,山茱萸10g,山药12g,茯苓12g,泽泻12g,牡丹皮10g,黄连3g,肉桂3g。

加减:腹胀便溏,脉沉迟,脾胃虚寒者,可加用白术、干姜各10g。

中成药:右归丸,每次8粒,每日2次,口服。金匮肾气丸,每次8粒,每日2次,口服。

临床体会:本证临床上较为少见,但疾病日久,有口腔反复溃疡表现,极易误诊为热证,需注意分辨。

2. 眼炎表现的辨证

(1)热毒炽盛证

症状:反复出现一侧或双侧目睛红赤疼痛,急性起病,甚则眼睑红肿焮热疼痛难忍,眼干痒或流泪,伴口腔、阴部溃疡,便干,溲赤,烦躁易怒,舌红苔薄黄,脉弦数。

治法:清热解毒。

方药:普济消毒饮加减。

黄芩10g,黄连3g,炒牛蒡子10g,生甘草10g,板蓝根10g,炒栀子6g,连翘10g,柴胡8g,升麻6g。

加减:热毒偏盛,出现烦热之象,失眠,面红,月经先期,经量增多等可加赤芍、牡丹皮、生地黄等凉血清热之品。

中成药:牛黄解毒片,每次3片,每日2~3次,口服。眼炎明显,鱼腥草滴眼液,每次1滴,每日6次,滴眼用。

临床体会:肝开窍于目,白睛属肺,故本证多从肝、肺论治,清肝热、疏风热,如出现热盛伤阴之证,注意加用麦冬、百合等养阴之品固护真阴。

(2)肝阴不足证

症状:眼炎发作日久,视物模糊,眼睛干涩隐痛,抱轮微红,口干,口溃久久不愈,大便干,舌暗红,苔薄少欠润,脉细弱。查视神经萎缩或黄斑萎缩。

治法:养阴益肝。

方药:滋阴退翳汤加减。

知母10g,熟地黄25g,玄参10g,麦冬10g,白蒺藜10g,菊花6g,木贼6g,菟丝子10g,蝉蜕 6g,炙甘草 6g。

加减:久病及肾,出现腰膝酸软、健忘耳鸣等症状者,合用六味地黄丸;阴虚火旺,出现失眠心烦,舌红等加黄柏、牡丹皮、栀子、天冬等中药清热养阴。

中成药:明目地黄丸,每次 9g,每日 2 次,口服,或杞菊地黄丸,每次 6~9g,每日 2 次,石斛夜光丸,每次 6g,每日 2 次,口服。

临床体会:本证常见于年老久病之人,需实时固护正气,养益真阴,不可过于攻伐。肝肾同源,精血同源,日久者可适当加用养血益精之品,如当归、阿胶、黄精等。

(3)血瘀络热证

症状:本证型主要见于白塞眼病缓解期,患者病情趋于稳定,且无活动性炎症,眼底检查多有小动脉闭塞性视网膜炎引起的缺血性改变及视神经萎缩。

治法:清热活血通络。

方药:温清饮合升降散加减。

当归 15g,白芍 10g,熟地黄 15g,黄连 3g,黄芩 8g,黄柏 10g,栀子 10g,白僵蚕(酒炒)6g,全蝉蜕 6g,姜黄 9g,川大黄(生)12g。

加减:针对血管闭塞性视网膜炎,加用活血通络药物,以改善视网膜血液循环,提高视功能,如活血通络之红花、川芎等,切对病机清热泻火、散结通络。对气血不足,尤其对表现为卫气不足,容易感冒,在季节变化时易复发者,适当加用扶正药物,如黄芪、党参、白术、升麻等。

中成药:血府逐瘀颗粒(胶囊、口服液),每次 6g(3 粒、10~20ml),每日 3 次,口服;合清热散结片,每次 2~3 片,每日 3 次,口服。

临床体会:荧光素眼底血管造影可以发现血管闭塞性视网膜炎,为中医瘀血辨证提供更为精确的辨证依据。基本治法当化瘀通络,并结合患者其他临床表现进行灵活辨治。

3. 神经系统表现的辨证

(1)痰蒙神窍证

症状:头痛头晕,言语謇涩,行走不稳,甚则肢体一侧痿废不用,口溃阴蚀,咳吐黏痰,舌淡红苔腻,脉沉滑。

治法:化痰开窍醒神。

方药:急性期用苏合香丸开窍醒神,缓解期用涤痰汤送服定痫丸。

涤痰汤方:胆南星 10g,姜半夏 8g,枳实 10g,茯苓 15g,陈皮 10g,竹茹 15g,石菖蒲 6g,人参 10g,炙甘草 6g。

加减:痰浊化火,出现痰黄、小便黄、脾气急躁者,加浙贝母、夏枯草、连翘等清热化痰中药。

中成药:苏合香丸,每次 1 丸,每日 1~2 次,口服。

临床体会:本证急性发作期病情凶险,需密切监测生命体征,必要时可针刺风池、太冲、足三里、神门、水沟等穴化痰开窍醒神。

(2)气虚血瘀证

症状:头痛时作,肢体一侧痿软无力,面色萎黄,气短乏力,口角流涎,局部溃疡,自汗,舌淡紫或有瘀斑,苔薄白,脉细涩或细弱。

治法:益气活血。

方药:补阳还五汤加减。

黄芪 50g,桃仁 8g,红花 6g,赤芍 10g,当归尾 10g,川芎 10g,地龙 10g,川牛膝 10g。

加减:血虚加枸杞子、何首乌;肢冷,阳失温煦,加桂枝、细辛。

中成药:益气养血口服液,每次 15~20ml,每日 3 次,口服;合血府逐瘀胶囊(口服液),每次 4 粒(20ml),每日 3 次,口服。

临床体会:本证多见于脑部血管受累,出现脑梗死表现者。须注意疾病后期的康复治疗,也可结合针灸、推拿等帮助患者恢复。

4. 消化系统表现的辨证

(1)脾胃气滞证

症状:脘腹胀痛时作,嗳气,便秘或泄泻,纳食欠佳,局部溃烂疼痛,舌淡红,苔薄或腻,脉弦或滑。查体:腹部压痛、包块。

治法:理气止痛。

方药:五磨饮子合金铃子散加减。

木香 6g,沉香 3g,槟榔 6g,枳实 10g,乌药 6g,川楝子 6g,延胡索 6g。

加减:泄泻明显的须加用健脾止泻中药,如茯苓、白扁豆或改用参苓白术散。

中成药:气滞胃痛颗粒,每次 3~6g,每日 2 次,口服。或四磨汤口服液,每次 20ml,每日 2~3 次,口服。

临床体会:白塞综合征属于慢性病,服药日久伤及脾胃者,尤其需要注意适时固护脾胃,根据患者情况或理气,或健脾,随证治之。

(2)湿热下注证

症状:腹痛,里急后重,便下黏液脓血,肛门灼热,小便短赤,可伴有身热、口干口苦、口臭等,舌质红,苔黄腻,脉滑数。

治法:清热化湿,调气行血。

方药:芍药汤加减。

黄连 3g,黄芩 10g,白头翁 10g,木香 6g,炒当归 10g,炒白芍 15g,生地榆 10g,白蔹 10g,肉桂(后下)3g,生甘草 6g。

加减:若便血量多者,加槐花 10g,金银花炭 10g,牡丹皮 10g,三七粉 3g,以凉血止血;热毒重者,加金银花 10g,大黄 6g,败酱草 10g,以清热解毒;湿热蕴结肠道致便血者,日久不愈,湿热未尽而营阴已亏,加乌梅 10g,麦冬 10g,石斛 10g,以养阴护液。

中成药:枫蓼肠胃康分散片(颗粒),每次 4~6 片(3g),每日 2~3 次,口服。

临床体会:尤其肠白塞综合征患者,镜下可见典型血管炎表现,溃疡面大而深,导致便血症状发生,注意加用凉血止血之品以治其标,待血止热清,注意培补正气,减少疾病复发。

5. 皮肤表现的辨证

痰热瘀阻证

症状:下肢皮下结节时发,按之硬痛,皮肤局部发红,口腔溃疡,心烦,小便黄,大便偏干,舌偏红,苔黄腻,脉弦数。查体:针刺局部皮肤红斑。

治法:活血祛痰,清热止痛。

方药:上中下通用痛风方加减。

姜南星 10g,苍术 10g,炒黄柏 10g,川芎 10g,白芷 15g,炒神曲 30g,桃仁 15g,威灵仙

9g,羌活 9g,防己 15g,桂枝 9g,红花 4.5g,龙胆草 6g。

加减:湿热明显者,去除羌活、桂枝,热象明显者加生石膏 30g,热象过重可加重石膏用量至 60~100g。

中成药:锡类散,每日 3 次,吹敷患处,新癀片每次 4 片,每日 3 次口服,或适量研粉,醋调外敷,每日 1 次。

临床体会:本证常见于疾病发作期,须关注疾病活动相关指标,密切监测病情。

(二) 医家经验

赵炳南[4]认为本病主要由于脾肾阴虚、湿热蕴毒所致。早期多以湿热为患,多用胃苓汤或龙胆泻肝汤加味;对于病情日久,正气已衰,长期使用激素治疗未能控制者,可用益气养阴清热佐以利湿之剂,如六味地黄丸加味;在病情稳定阶段常用养阴清肺膏、地黄丸、石斛夜光丸巩固疗效。金莲花具有消炎解毒、消肿止痛、收敛口腔溃疡的作用,故常用于治疗口腔溃疡。马蔺子其性甘平无毒,能生津止渴,清热解毒,对于口腔溃疡有消炎止痛的作用。

朱良春[5]发现本病常伴有神志不安,恍惚迷乱或精神抑郁,多疑善虑等症,说明其与情志变化有关。常用自拟基本方"百合梅草汤"治疗,方取百合交心益志,清泄肺胃之热,而通调水道,导泄郁热之功,又取其益气、利气、养正祛邪、渗利和中之妙用。土茯苓味甘淡而平,益脾胃,通肝肾,清湿热,解邪毒,强筋骨,利小便,除湿毒。本病湿热相搏成病,责其脾胃虚弱,脾胃何以弱,肝木克之。故用乌梅敛肝舒脾。重用甘草乃取仲景"甘草泻心汤"之意。脾经湿热见证者用基本方合泻黄散。

张志礼[6]认为本病因先天禀赋不足,肾阴虚弱,肝肾亏损加之后天失养,兼感外邪,致使阴阳不调,气血失和。病理基础是阴虚阳亢,对炎症反应强烈。肺脾肾三脏虚损为本病的发病基础,加之后天失于调养、过度疲劳、饮食不洁、七情损伤等因素,致使机体出现阴阳不调,气血失和,发为本病。八纲辨证为阴虚阳亢、阴阳不调。即使早期或急性期,虽有毒热炽盛的标象,仍脱离不了正虚邪实的本质,常出现阴虚阳亢、虚火上炎等复杂征象及上实下虚、上火下寒等错综复杂的证候。因此扶正祛邪、和阴阳是治疗本病的根本法则,除湿解毒清热又是不可缺少的手段,要始终以滋补肝肾、健脾益气为主导思想,佐以清热解毒除湿。

路志正[7]认为本病湿邪为主,化浊祛湿贯穿疾病始终。今人贪凉,湿邪侵袭人体;加之平素嗜食肥甘辛辣、恣食生冷,损伤脾胃;或热病后余热未尽,影响脾胃功能;或长期精神紧张,情志不宣,郁久化火,波及脾胃;或素体脾虚,均可使脾胃运化失职,津液不得转输,停聚而成湿。湿邪伤人最缓最隐而难觉察,其性重浊黏腻,一旦侵入人体则深入脏腑,隐匿经隧,循经上蚀下注,形成本病。同时湿邪又会随人体体质的差异发生不同的变化。或夹热熏蒸;或湿热久停,蒸腐气血,化热成毒,上下相蚀;或日久伤及气阴,致使虚实兼夹,缠绵难去。临证治疗应抓住湿邪的病理特点,"中土安则四脏皆安",所以在治疗上化浊祛湿贯穿疾病的始终。再据其不同的病理阶段辨证施治。湿热蕴结,上蚀下注,治宜辛开苦降,寒温并用,泻脾和胃;湿毒瘀阻,上下相蚀,治宜化浊祛湿,解毒清热;气阴两虚,湿热内蕴,治宜益气阴,清湿热,理肝脾。

周仲瑛[8]认为白塞综合征之发生多由感受湿热毒邪或热病后余毒未尽,或脾虚湿热内聚,或阴虚生热酿湿而致。湿热蓄积体内,不得化解,转酿为毒,伤害脏腑功能,导致实质性损害。临床常见证型为肝脾湿热、肝肾阴虚、脾肾阳虚三证。治疗初起以清湿热、解毒邪为其大法,中晚期则多属本虚标实或正虚邪恋,需要以扶正为主或攻补兼施。在用药方面一定要结合具体病位灵活应用。周老认为本病临床脾肾阴虚、湿热蕴毒之证最为多见。临证时要抓住本病的病理性质,辨清热偏重、湿偏重、湿热并重三类倾向,针对"湿象"和"热象"孰轻孰重及其消长变化,决定祛湿与清热的主次,并结合每个人的特点辨证施治。早期多以湿热为患,多用甘草泻心汤、龙胆泻肝汤加味;热毒偏盛者,以犀角地黄汤为基础,佐以升降散,配以玄参、凌霄花、苍耳草清热凉血,解毒透邪,伍以漏芦、土茯苓、墓头回清热解毒。若长期使用激素治疗未能控制,病情日久,正气已衰者,益养阴清热佐以利湿之剂,如用知柏地黄汤加味;在病情稳定阶段常用六味地黄丸、石斛夜光丸巩固疗效。周老还强调本病易反复发作,故平素要注意各方面调养并坚持长时间治疗,以冀巩固。

沈丕安[9]认为,白塞综合征是一种自身免疫疾病,湿热瘀毒是自身免疫异常后的病理产物。湿热久停,蒸腐气血,而成瘀浊,瘀证相当于西医上说的血管炎,即血管微循环的变化。湿热瘀毒阻滞脉络,气血痹阻不畅是白塞综合征的根本诱发因素,受损脏腑以肝脾肾为主。肝肾中病,必累及奇经八脉。白塞综合征临床表现不仅累及口、眼、生殖器,还经常延血管循行,累及皮肤、黏膜、关节、心血管、消化道、神经系统、肺、肾等,这一临床分布特点与奇经八脉分布类似。因此在白塞综合征的诊治中,沈老十分重视奇经八脉的作用,奇经八脉中尤为推崇任、冲二脉,在处方用药上除了注重肝肾两脏外还要补任调冲。常用入任、冲二脉的生地黄、黄芩以养阴清热。热甚加石膏以增泻火之力;湿甚加土茯苓除湿;血瘀明显者加牡丹皮、郁金以辛润通络调冲;加莪术以搜络通痹;皮肤瘙痒酌加白鲜皮、地肤子凉血祛风止痒。这些药物针对性强,既提高了疗效,又减轻了毒副反应。奇经八脉虽隶属于肝肾,但又依赖脾胃水谷精气以涵养。因此,沈老处方用药时又多注意顾护脾胃,常以黄连、吴茱萸共奏辛开苦降,和胃降逆之效;以陈皮、佛手、枳壳共担疏肝下气通腑之责;若遇带脉不摄,平素易泻者,酌加芡实、高良姜等固摄之品,佐以健脾化湿之剂,如藿香、白豆蔻等。处方忌用虫类药物以防出现机体变态反应。

冯兴华[10]认为白塞综合征乃湿热毒邪或外感,或内伤,蕴结化热,湿热胶结,郁而化火成毒,熏蒸内扰所致。湿、热、毒邪壅结脾胃者,实证、热证居多,辨为湿热蕴毒,壅结脾胃证,治宜清热燥湿,解毒化浊,方选芩连平胃散合白虎汤加减。冯老随证喜用藿香芳香化浊,理中州湿浊痰涎;玄参、赤芍、淡竹叶、炒栀子以清热解毒,泻热凉血;防风可取其火郁发之之效。诸药合用,使湿浊化、热毒清而病自愈。又有肝热脾湿相互为患,肝郁化火,犯脾扰心,当疏肝解郁,健脾化湿,泻心除烦,宜用丹栀逍遥散加味。冯老在丹栀逍遥散的基础上,常入防风疏肝理脾,香附开郁散气,生地黄养肝血以复肝之疏泄之功,丹参破宿血,养新血,又能宁心安神。总体取其疏肝解郁,健脾化湿,泻心除烦,养血安神之效。久病湿热蕴毒入血凝结者,当清热解毒,逐瘀散结,方选四妙勇安汤加减,后期可选四君子汤加味。冯老喜在组方中加用赤芍、川芎、红花、莪术、丹参以活血通络;更加穿山甲,味淡性平,气腥而窜,通关达窍,开凝散血;加用连翘、蒲公英、炒栀子以清热解毒,连翘亦能散结;黄柏、生薏苡仁清热燥湿;牛蒡引药下行。治疗后期当瘀血大散,可健脾益气,扶正化浊,使中焦斡旋,升降复得,脾胃健运,湿郁得化,热毒得清,清气得升,中州健而邪自除。

(三) 其他治疗

1. 单方验方

(1)清热除湿汤:当归、土茯苓、赤小豆、守宫、蜂房、生甘草、板蓝根、鹿角、连翘、薏苡仁、泽泻各 10g。水煎服,每日 1 剂。适用于白塞综合征发作期。

（2）百合知柏汤：百合、知母、黄柏、沙参、麦冬、苍术各 10g，生甘草 5g。水煎服，日 1 剂。适用于白塞综合征辨证属阴虚火旺者。

（3）白塞氏病方：制附子 10g，肉桂 6g，党参、白术各 10g，干姜 6g，茯苓、三棱、莪术、当归尾、赤芍、红花各 10g，甘草 6g。水煎服，日 1 剂。适用于白塞综合征辨证属阳气不足，瘀血内阻者。

2. 外治法

（1）陈艾叶 30g，黄药子 20g，白矾 3g。煎水洗外阴，日 2 次。用于外阴溃疡。

（2）苦参汤：苦参、蛇床子、白芷、金银花、野菊花、黄柏、地肤子、石菖蒲、猪胆汁。煎汤外洗，治外阴溃疡。

（3）蛇床子汤：蛇床子、当归尾、威灵仙、苦参。煎汤外洗，治外阴溃疡。

3. 针灸

针刺疗法：湿热内蕴，脾胃不和，出现口腔及外阴溃疡，目睛发红，烦躁不安，脘腹纳呆食少，舌红苔黄腻。选择足三里、关元、三阴交、阳陵泉、太冲等。太冲、阳陵泉泻法，其他采用补法。双侧取穴留针约 30min，每 5min 行针 1 次，每日 1 次。

刺络拔罐疗法：取翳明、太阳、睛明、瞳子、阳白、风池、翳风、肝俞、大椎、神道、合谷等穴位，每周 3 次，每次选数穴，先行针刺，然后在该穴上用七星针叩刺数分钟，直到皮肤出血，再加拔火罐吸出瘀血。眼部炎症急性发作时，则在十井、耳尖、攒竹等处加用点刺放血法。

4. 推拿　用 40~50℃热水或中药水剂浸泡双足 15~20min，后按压足部心、肝、胆、脾、胃、肺、肾、大小肠、眼、大脑、膀胱、舌、口腔、阴道、直肠、肛门等反射区，采用轻重结合，力度适宜，节奏均匀，循序渐进的手法，每日 1 次，每次 40~50min，并配合半小时内饮用白开水300~500ml。

5. 茶饮疗法　西洋参 6g（先下），麦冬 10g，川贝 10g，凤凰衣 10g，甘草 6g。水煎服代茶饮，养阴清热，促进黏膜修复。土茯苓 100g，山药 50g，甘草 60g。煎汤代茶饮，补气祛湿，用于白塞综合征恢复期的治疗。

二、西医治疗

本病目前尚无根治办法，治疗的目的在于控制症状，防止复发和防治重要脏器损害，延缓疾病进展。

1. 一般治疗　急性活动期应适当休息；口腔溃疡者应避免进食热性刺激性食物；合伴感染者可行相应的治疗。

2. 局部治疗　口腔溃疡可局部用糖皮质激素膏等，生殖器溃疡用 1：5 000 高锰酸钾清洗后加用抗生素软膏；眼结膜炎、角膜炎可应用皮质激素眼膏或滴眼液，眼葡萄膜炎须应用散瞳剂，以防炎症后期，出现局部组织粘连。

3. 全身治疗[11]

（1）皮肤黏膜受累：非甾体抗炎药对缓解发热、皮肤结节红斑、口腔生殖器溃疡症状有一定疗效。常用药物及用量：布洛芬每次 0.4~0.6g，每日 3 次；双氯酚酸钠每次 25mg，每日 3次；萘普生 0.2~0.4g，每日 2 次。较严重的口腔、生殖器溃疡，可考虑沙利度胺或硫唑嘌呤，但注意妊娠妇女禁止使用沙利度胺，防止出现畸形胎儿。秋水仙碱可抑制中性粒细胞趋化，进而减轻炎症反应,改善结节红斑和口腔溃疡,减少疾病复发。常规剂量每次 0.5mg,每日 2~3 次。注意恶心、呕吐、腹胀、腹泻等不良反应。一般小剂量使用,可有效减少不良反应发生。使用秋水仙碱治疗结节性红斑无效患者,可改用全身性糖皮质激素。阿普斯特是一种新型选择性磷酸二酯酶 -4(PDE-4)抑制剂,能够使白塞综合征患者口腔溃疡的发生率和严重程度明显下降,但需注意阿普斯特导致的腹泻、恶心和头痛等不良事件。

(2)眼部受累:白塞综合征眼部受累是疾病加重的表现之一,且治疗难度大。因此,评估白塞综合征眼部病变十分重要,早期有效诊治,有利于降低失明率。虹膜睫状体炎,采用眼表散瞳药物和糖皮质激素滴眼液。青年、男性等预后不良因素者,应考虑全身免疫抑制剂进行治疗。硫唑嘌呤可有效保护视力,减少葡萄膜炎复发率。环孢素 A 可降低眼炎发生,尤其适用对秋水仙碱或其他免疫抑制剂效果不佳的眼白塞患者,使用剂量 3~5mg/(kg·d),注意监测血压和肝肾功能。多种单抗类 TNF-α 拮抗剂、干扰素 α 对难治性或复发性白塞综合征葡萄膜炎有疗效,有助于糖皮质激素和免疫抑制剂药物的减量。

(3)消化道受累:轻、中度肠白塞综合征患者可首选 5- 氨基水杨酸和柳氮磺吡啶。5- 氨基水杨酸常规量 2.25~3g/d。柳氮磺吡啶口服成人量:初始剂量为每日 2~3g,分 3~4 次口服,如无明显不适渐增至每日 4~6g,待症状缓解后逐渐减至 1.5~2g/d。使用时注意头痛、恶心、呕吐和明显的可逆性少精子症等。中重度肠白塞综合征患者可使用糖皮质激素,起始剂量泼尼松 0.5~1.0mg/kg(或相当剂量),中重度活动期患者选用环磷酰胺(0.4~0.6g/2w)诱导缓解,对环磷酰胺使用有禁忌证或者难治性肠白塞综合征患者,可改用他克莫司治疗。食管溃疡或常规治疗无效的肠白塞综合征患者,可以使用沙利度胺或 TNF-α 拮抗剂。药物治疗反应差,且伴有肠瘘等并发症患者,建议考虑外科治疗。但需注意术后疾病复发问题,2 年累积复发率达 30%~44%。在围手术期控制疾病活动有助于降低复发率。

(4)关节受累:白塞综合征急性关节炎患者,宜首选非甾体抗炎药或秋水仙碱。急性单关节炎还可考虑糖皮质激素关节腔内注射治疗。复发性和慢性关节炎使用甲氨蝶呤、硫唑嘌呤、干扰素 α 或 TNF-α 拮抗剂。

(5)心脏与大血管受累:内科治疗方面,白塞综合征急性深静脉血栓患者,建议用糖皮质激素和免疫抑制剂。白塞综合征引起的深静脉血栓治愈困难且复发率高。可考虑采用高剂量糖皮质激素、环磷酰胺联合使用,或者 TNF-α 拮抗剂等生物制剂。白塞综合征严重主动脉瓣关闭不全者,可行主动脉瓣置换术。

(6)神经系统受累:实质型神经白塞综合征患者治疗选择糖皮质激素和免疫抑制剂。急性期可采用大剂量激素冲击疗法 1g/d,连用 5~7 日,序贯口服泼尼松 1mg/(kg·d),后逐渐减量维持 3 个月至半年防止复发。本病常用免疫抑制剂有环磷酰胺、硫唑嘌呤、吗替麦考酚酯。生物制剂方面,推荐使用 TNF-α 拮抗剂,有利于常规激素加免疫抑制剂方案的药物减量及改善病情。

三、中西医结合治疗思路与方法

运用中西医结合治疗白塞综合征,一方面能够控制病情进展,缓解临床症状,另一方面,中医治疗可减少西医治疗对于患者产生的毒副作用,中药治疗还可减轻激素撤药后的反跳现象。

急性发作时,患者可出现发热、红细胞沉降率增快或急性严重的多系统多部位局部损害等,西药应根据损害部位加强局部用药,如有危及生命中枢神经系统病变时,应及时短期使用皮质类固醇制剂,并加用免疫抑制剂,病情控制后,及时调整剂量。中医治疗以清热除湿、泻火解毒为主要法则。

病久患者局部损害呈反复性发作与缓解交替出现,西药治疗应根据个体情况应用免疫抑制剂,可选用环磷酰胺、环孢素、甲氨蝶呤等。中医治疗应攻补兼施,以益气养阴、清热除湿为主要法则。

晚期患者主要表现为不可逆的各系统损害,如视力显著减退或失明、血管损害等,此时西药治疗应充分个体化,竭力缓解病情。对血栓性病变一般主张使用肠溶阿司匹林、双嘧达莫、丹参片等作用缓和的抗凝、抗血小板药物。中医治疗以滋补肝肾或温阳健脾、活血化瘀、清热解毒为法则。

【调摄与护理】

一、调摄

1. 外感后应及时治疗,以免反复迁延。并避免劳累,预防感冒。
2. 保持局部清洁,经常清洁口腔,或用药物漱口,勤换衣裤,促使溃疡尽快修复。
3. 生活规律,饮食应清淡,对于肥甘厚味、烟、酒等蕴热生湿之品应严加节制。
4. 患病后要保持心情愉快、舒畅,切勿精神紧张、情绪急躁,或忽视病情,延误治疗。

二、护理

1. 本病病情时有反复,要做好患者思想工作,以使医护密切配合。尤其是本病之蚀烂部位较多,患者至为痛苦,故应及时给予适当处理。同时,还应给患者以耐心解释,使之了解本病特点,坚持治疗。
2. 口腔溃疡患者每餐后用肉桂、黄连煎水漱口,外用锡类散,外生殖器、肛门溃疡患者给予1∶5 000温高锰酸钾溶液坐浴。
3. 合并眼部病变时,病室光线宜略暗,少看电视,夏天到室外戴墨镜,利于眼炎恢复。
4. 保持皮肤清洁,有感染破溃时每日皮肤换药。注射治疗时要注意注射部位更换,对已发生的脓疱疹,每日局部皮肤消毒,避免发生感染。
5. 关节疼痛时要注意卧床休息,将痛肢垫高,采取舒适体位,以减轻疼痛,病情稳定疼痛减轻后,可适当增加活动。
6. 出现神经系统损害时,严密观察血压、神志、瞳孔等改变,必要时吸氧,迅速给予降颅内压药物,长期卧床者应预防褥疮发生。

【转归与预后】

本病一般呈慢性,缓解与复发可持续数周或数年,甚至长达数十年,难以根治。患者初病多实,日久正气损伤,可出现虚实夹杂、正虚邪恋表现,当扶正补虚兼顾。部分患者因眼炎遗有视力障碍,病情严重者会出现神经、心血管等系统损害,但除少数因内脏受损死亡外,大部分患者的预后良好。

【现代研究】

一、病因病机研究

综合文献报道,白塞综合征的病因主要与饮食辛辣肥甘、感受湿邪、产后郁热、情绪不遂等有关。朱良春[6]认为白塞综合征常见眼睑、口唇局部溃烂,而眼睑、口唇为脾所主,皆因脾气不运,湿邪内蕴,蕴久化热,湿热相搏而成。外阴部从经络循行来看与肝有关,多属肝经湿热。王文春[12]主任认为白塞综合征多由长期忧思郁怒,过度劳累,睡眠不足等导致肝郁、脾虚、肺肾阴亏,复因正气虚弱,风温、湿热邪气外侵,阻于黏膜、肌肤关节,熏蒸气血,以致经络阻隔,气血凝滞所致。金实[13]教授认为本病的基本病机为阴虚血热、络脉瘀滞。治疗上强调标本兼顾、扶正祛邪,并以滋阴凉血、祛邪畅络作为治疗本病的基本大法。张鸣鹤[14]教授认为白塞综合征病机为湿、热、毒、瘀、虚,热毒是其病机关键。湿热可分为上中下三焦,中焦湿热是疾病的起源,祛除中焦湿热是治疗和预防疾病的关键所在。杨进[15]教授认为白塞综合征初期以实邪为主,其以湿热、热毒为主要致病之邪,故首先当清络中湿热毒邪,以清热利湿通络、泻火解毒通络为主要大法。湿热毒邪胶结久而不解,病久本虚标实,耗气伤阴,气虚行血无力则络中血液瘀滞更甚,阴液耗伤血液黏稠则络中血液更易凝滞,气虚者,从补气行气通络着手,阴虚者以养阴通络,滋补肝肾为主。病至后期,阴损及阳,导致脾肾阳虚,络中寒凝,寒凝则会加重络中气滞血瘀的状态。周仲瑛[16]教授认为白塞综合征的辨证立足于复合病机,其中湿热内蕴、肝肾阴虚、络热血瘀是主要病机。刘珊[17]等统计30余年文献,发现白塞综合征出现频次前10位的证候类型依次为:肝肾阴虚、湿热内蕴、热毒蕴结、阴虚火旺、脾肾阳虚、湿热毒结、肝胆湿热、肝脾湿热、脾胃湿热、瘀血阻滞。白塞综合征病位与肝、脾、肾三脏密切相关,病性中实证主要以热、湿、毒为主,虚证以阴虚为主。

二、辨证论治研究

钱先[18]教授从《金匮要略》经典出发,结合本病初期症状常见有咽喉、前后二阴溃疡,视物不清、心神不安、烦躁等,此系湿热内蕴,疮毒内扰所致,治以清热燥湿,和中解毒,方用仲景《金匮要略》之甘草泻心汤加减。后期如见湿毒不化、目黑酿脓,治以赤小豆当归散清热利湿、行瘀排脓。方中赤小豆清热渗湿、解毒排脓,当归化瘀生新。李发枝[19]教授认为本病可辨证分期论治,早期多为实证,中晚期多为本虚标实,病变涉及肝、脾、心、肾诸脏,重点在脾胃。脾胃是生湿之源,湿热贯穿本病始终。本病治疗初期以清热利湿、解毒祛邪为主,中晚期则以补虚佐以祛邪解毒之法。湿热内蕴,治宜清热除湿,方用甘草泻心汤;湿热蕴蒸,日久化热,治宜清热泻火解毒,方用金匮泻心汤;阴虚内热,病及于肾,治宜滋肝肾、清虚热,方用十味地黄丸。黄清春[20]教授认为白塞综合征的主要表现为上焦火热壅盛、下焦湿热留驻之象,治疗原则早期以祛邪为主,清热燥湿、凉血解毒、托毒外出;后期祛邪扶正双管齐下,淡渗利湿、清透虚热、补益肝肾。针对白塞综合征上焦火热、下焦湿热之象,拟四妙散为基础方辨证加减,形成自拟白塞氏方,具体方药如下:关黄柏15g,盐牛膝15g,薏苡仁15g,苍术10g,丹参15g,甘草5g,知母20g,青蒿30g,茯苓15g,两面针15g,败酱草20g;目赤溃烂者加菊花、牡丹皮;心烦急躁者加栀子;阴虚燥热者加麦冬、玄参、生地黄。病程日久肝脾肾受累的后期急性活动白塞综合征患者,黄教授擅于自拟白塞氏方基础上合六味地黄丸或金匮肾气丸,补益肝肾。徐玲[21]主张从脾胃论治白塞综合征,将其分为 3 型论治:湿热内蕴证,治以升阳除湿、疏风清热,方以当归拈痛汤加减;脾虚湿聚证,治以益气健脾,方以黄芪补中汤加减;阴虚内热证,治以散郁养阴,方以自拟散瘀养阴汤加减。

三、中西医结合治疗研究

黄清春[20]教授强调白塞综合征治疗以中病即止为原则,强调用药的安全性,疾病活动期提倡西药联合用药为主、中药汤剂为辅,以求尽快控制病情;缓解期以中药汤剂为主导配合小剂量西药维持治疗。对于疾病活动期但未出现脏腑损害的患者,小剂量激素联合白芍总苷胶囊、硫酸羟氯喹为主要治疗方案,再配合中药汤剂辅助治疗。对已达缓解期的患者,黄教授主张根据患者症状缓解情况,逐渐减停激素,治疗方案逐渐转变为中药汤剂为主,重在调整全身脏腑气血,配合低剂量西药维持治疗。朱琳等[22]应用中药自拟方联合小剂量沙利度胺治疗白塞综合征患者 30 例,中药基本方为黄连、当归、黄芪、黄芩、墨旱莲、炒黄柏、生薏苡仁、生甘草、土茯苓、菊花、芦根、赤芍、生地黄、红花、麦冬、枸杞子。结果,30 例患者中,控制 18 例,好转 9 例,无效 3 例,总有效率达 90.0%;且所有患者治疗期间均未出现严重并发症。李华英等[23]将白塞综合征患者 114 例随机分为 2 组:对照组 57 例,予泼尼松、左旋咪唑等药物治疗;治疗组 57 例,在对照组基础上予赤小豆当归散加减治疗。结果,总有效率治疗组为 94.7%,对照组为 78.9%,组间比较,差异有统计学意义(P<0.05);且治疗组的各纤维蛋白溶解系统指标均低于对照组(P<0.05)。曲环汝等[24]将气虚瘀毒证白塞综合征患者 40 例随机分为对照组和治疗组各 20 例,对照组予沙利度胺治疗,治疗组在对照组治疗基础上予益气解毒祛瘀方内服,方由黄芪、生地黄、莪术、黄芩、土茯苓、金雀根、制大黄、生甘草、炙甘草组成。结果,总有效率治疗组为 95.00%,对照组为 85.00%,组间比较,差异具有统计学意义(P<0.05);两组治疗前后口腔溃疡发作情况及 ESR、CRP 水平均有显著改善(P<0.05),且治疗后治疗组的口腔溃疡间歇时间长于对照组(P<0.05),ESR 则低于对照组(P<0.05);不良反应发生率对照组为 35.0%,治疗组为 5.0%,2 组比较,差异有统计学意义(P<0.05)。谷占卿等[25]将 50 例白塞综合征患者随机分为治疗组 27 例,对照组 23 例,对照组予硫唑嘌呤片治疗,治疗组在对照组基础上予化痰祛瘀方加减治疗,方由半夏、当归、生地黄、茯苓、炒桃仁、生姜、赤芍、川芎、陈皮、甘草、鸭跖草、天名精、鬼箭羽、酒乌梢蛇组成。结果,治疗组的总有效率为 96.3%,优于对照组的 87.0%(P<0.05);2 组治疗后 CRP、IgA 水平均较本组治疗前降低(P<0.01),且治疗组降低较对照组更明显(P<0.05)。

(汪 悦 平 凡)

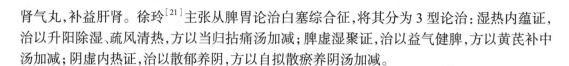

[1] 林玮, 张文. 贝赫切特综合征病因和发病机制 [J]. 中华临床免疫和变态反应杂志, 2015, 9 (1): 67-72.

[2] 中华医学会风湿病学分会. 白塞病诊断和治疗指南 [J]. 中华风湿病学杂志, 2011, 15 (5): 345-347.

[3] DAVATCHI F, KHALIL SA, CALAMIA K T, et al. The International Criteria for Behcet's Disease (ICBD): a collaborative study of 27 countries on the sensitivity and specificity of the new criteria [J]. J Eur Acad Dermatol Venereol, 2014, 28 (3): 338-347.

［4］ 孙刘红. 浅谈赵炳南治疗狐惑病的经验 [C]// 中华中医药学会. 中华中医药学会皮肤科分会第六次学术年会、赵炳南学术思想研讨会、全国皮肤科中医外治高级研修班论文集. 中华中医药学会, 2009: 184-186.

［5］ 邱志济, 朱建平, 马璇卿. 朱良春治疗白塞氏综合征 (狐惑病) 用药经验和特色选析: 著名老中医学家朱良春教授临床经验 (36)[J]. 辽宁中医杂志, 2002 (12): 708-709.

［6］ 张志礼. 张志礼皮肤病临床经验辑要 [M]. 北京: 中国医药科技出版社, 2001: 181-182.

［7］ 岳树香. 路志正教授从湿论治白塞氏病经验 [J]. 中国中医急症, 2009 (7): 1114-1115.

［8］ 魏晴雪, 皇玲玲, 郭立中. 周仲瑛教授从瘀热论治白塞病验案 2 则 [J]. 江苏中医药, 2009, 41 (8): 43-44.

［9］ 陆瑾. 沈丕安治疗白塞病经验.[J] 河北中医, 2012, 34 (5): 646-647.

［10］ 刘宏潇, 冯兴华. 冯兴华教授治疗白塞病验案 3 则 [J]. 中医药学报, 2013, 4 (12): 61-62.

［11］ 郑文洁, 李璐. 关于《2018 年最新白塞综合征临床管理 EULAR 指南》解读 [J]. 中华临床免疫和变态反应杂志, 2018, 12 (3): 259-262.

［12］ 金刚, 王思农, 张博. 王文春老中医治疗白塞病经验介绍 [J]. 医药前沿, 2013 (8): 317-318.

［13］ 孟闯闯, 金实, 柯娟, 等. 金实教授应用滋阴凉血畅络法治疗白塞病经验 [J]. 浙江中医药大学学报, 2019, 43 (4): 319-320.

［14］ 孙亚楠, 付新利. 张鸣鹤治疗白塞病临床经验 [J]. 山东中医杂志, 2017, 36 (6): 489-490.

［15］ 柴守范, 杨进. 从络病论治白塞病的理论探析 [J]. 江苏中医药, 2009, 41 (12): 6-7.

［16］ 李玲, 周学平. 国医大师周仲瑛治疗白塞病经验拾粹 [J]. 中华中医药杂志, 2019, 34 (3): 1023-1025.

［17］ 刘珊, 王鑫, 吕行, 等. 白塞病中医证候与证素分布特点的文献研究 [J]. 风湿病与关节炎, 2018, 7 (4): 35-39.

［18］ 杜晓萌, 钱先. 钱先教授结合《金匮要略》论治白塞病 [J]. 吉林中医药, 2019, 39 (3): 294-296.

［19］ 师卿杰. 李发枝治疗白塞病经验 [J]. 中医学报, 2018, 33 (12): 2329-2332.

［20］ 伍嘉琪, 晏菁遥, 黄清春. 黄清春教授中西医结合治疗白塞病经验 [J]. 中医药导报, 2018, 24 (19): 119-121.

［21］ 成洁, 董军胜. 徐玲主任医师从脾胃论治白塞病的经验 [J]. 陕西中医, 2014, 35 (4): 477-478.

［22］ 朱琳, 陈鹏. 中西医结合治疗白塞病临床疗效 [J]. 中国实用医药, 2014, 9 (18): 30-31.

［23］ 李华英, 段颖, 刘士霞. 赤小豆当归散加减治疗白塞病综合征的临床疗效观察 [J]. 临床合理用药, 2016, 9 (4): 58-59.

［24］ 曲环汝, 奚善君, 曹左媛, 等. 益气解毒祛瘀方联合沙利度胺治疗白塞病临床观察 [J]. 上海中医药杂志, 2016, 50 (5): 48-50.

［25］ 谷占卿, 王勇, 郝静敏, 等. 化痰祛瘀方加减联合硫唑嘌呤片治疗白塞病 27 例临床观察 [J]. 河北中医, 2015, 37 (4): 494-496.

第 10 节　混合性结缔组织病

混合性结缔组织病（mixed connective tissue disease, MCTD）是一种血清中有高滴度的斑点型抗核抗体（ANA）和高滴度可提取抗核糖核蛋白（抗 U1-RNP）抗体，临床上有雷诺现象、双手肿胀、多关节痛或关节炎、肢端硬化、肌炎、食管运动功能障碍、肺动脉高压等特征的临床综合征[1]。有些患者随疾病的进展可成为某种确定的弥漫性结缔组织病，如系统性硬化病（SSc）、系统性红斑狼疮（SLE）、多发性肌炎 / 皮肌炎（PM/DM）、类风湿关节炎（RA）。

MCTD 概念由 Sharp 等人于 1972 年首先提出。本病可累及全部种族,临床表现相似。普遍认为其发病率低,女性多见,占 80%,中青年女性多见。发病年龄在 4~80 岁之间,平均年龄 37 岁。国内回顾性研究[2]显示,男女性别比例为 1∶6.6,发病时年龄 8~67 岁,平均年龄(37.63 ± 14.5)岁。

混合性结缔组织病在中医学文献中无相似的病名,与皮痹、肌痹、阴阳毒、尪痹、脉痹等有相似之处。有急性心内膜炎、心肌损害者属"心痹""心悸";有肺功能异常、呼吸困难为"肺痹""喘证";胸腔积液为"悬饮""支饮";食管功能障碍临床出现吞咽困难、恶心、呕吐、腹泻者为脾胃损伤,归为"脾痹";有肾炎、肾功能损害者可属"肾痹""水肿";有肝脏损害者属"肝痹""黄疸""胁痛";有雷诺现象为"脉痹"等。

【病因病机】

本病因先天禀赋不足,或素体肾阳衰微,外感六淫之邪,乘虚而入,客于肌肤经络之间,营卫不和,气血凝滞,瘀血痰阻,血脉不通,皮肤受损,渐及皮肉筋骨,则病变由表入里,损及脏腑而发本病。

一、先天禀赋不足

先天禀赋不足之人,阴阳失调,偏于肾阴亏虚,则属阴虚内热。外邪乘虚而入,"邪入于阴则痹"。痹阻先在阴分,阴虚为本,血虚有火。病久阴血暗耗,阴损及阳,气阴两虚,时有外感诱发,病深则阴阳两虚。

二、肾阳衰微

素体肾阳衰微,阴寒内凝,复感外邪而发。病程迁延日久者,痹阻络脉之邪可内舍于脏腑,使脏腑功能失调,元阳亏虚,真阴不足,气血虚衰,全身多部位和脏器损害,甚至危及生命。

三、六淫外感

素体营血不足,卫外不固,腠理不密,风寒湿之邪乘虚外袭,凝结于肤腠,阻滞于经络,致使营卫失和,气血瘀滞,痰瘀痹阻,失于濡养;或外邪郁而化热,化热则伤阴,湿热交阻或暑热由皮肤而入,酿成热毒;或燥气伤津,津亏血燥。总之,风、寒、暑、湿、燥、火,外能伤肤损络,内能损及营血脏腑。

四、瘀血痰阻

由于病久气血运行不畅,而致血停为瘀,湿凝为痰。痰瘀互结,复感外邪,内外互结,阻闭经络、肌肤、关节、血脉,甚至脏腑。阻塞上焦,心肺损伤,气喘胸闷,胸痛心悸;阻于中焦,脾胃受损,运化失职,胃纳不佳,生血不足,血虚有火,热迫血行,血不循经,溢于脉外则衄血、紫斑、皮疹或见血尿;阻于下焦,肝肾受损,濡养腰府不能发为腰酸;水液代谢失衡发为浮肿,腹水贫血;上颠入脑则偏瘫痫病。痰瘀交阻或瘀热内生,凝聚皮肤肌腠,气血痹阻,失于濡养,则手浮肿呈腊肠样肿胀,指尖皮肤变硬,甚或溃疡和坏死;血脉痹阻,阳气不达四末,故肢端皮肤或白或青紫;阻于经络肌腠关节则关节酸痛,肌肉酸痛无力。

【诊断要点】

一、临床表现

MCTD 患者可表现出组成本疾病的各种结缔组织病（SLE、SSc、PM/DM 或 RA）的临床症状，然而多种临床表现并非同时出现，重叠的特征可以相继出现，不同的患者表现亦不尽相同。MCTD 患者几乎所有器官均可受累。

1. **早期症状**　大多数患者有疲劳、肌痛、关节痛和雷诺现象。在该病早期与抗 U1-RNP 抗体相关的常见临床表现是双手肿胀、关节炎、雷诺现象、炎性肌病和指端硬化等。

2. **发热**　约 1/3 的 MCTD 患者有不明原因的发热，可能是 MCTD 最显著的临床表现和首发症状。

3. **皮肤病变**　大多数 MCTD 患者在病程中出现皮肤病变，以雷诺现象最常见和最早出现，常伴有手指肿胀或全手肿胀，严重者可以出现指端坏死。有些患者表现为类似 SLE 样皮疹，尤其是面颊红斑和盘状红斑。还可见皮肤硬化、皮肤钙化、结节性红斑、毛细血管扩张、脱发等其他临床表现。

4. **关节病变**　几乎所有 MCTD 患者早期都会出现关节痛和关节僵硬，且较 SLE 更为常见和严重。60% 的患者最终发展为明显的关节炎，放射学检查通常以缺乏严重的侵蚀性损害为特征，但有些患者可见关节边缘侵蚀和关节破坏。

5. **肌肉病变**　肌痛是最常见的表现之一，但大多数患者没有明确的肌无力、肌电图异常或肌酶的改变。

6. **心脏**　心脏的三层结构均可受累。最常见的改变是右心室肥厚、右心房扩大和心脏传导异常。20% 的患者心电图（ECG）不正常。心包炎是心脏受累最常见的临床表现，见于 10%~30% 的患者。心脏病变常见而且症状隐匿，20% 的 MCTD 患者直接死因是心脏病变。

7. **肺脏**　3/4 的患者有肺部受累，早期通常症状隐匿。肺部病变包括胸腔积液、肺动脉高压、间质性肺病、肺血管炎、血栓栓塞疾病、肺泡出血、感染、阻塞性气道疾病[3]。肺动脉高压是 MCTD 最严重的肺并发症，也是 MCTD 死亡的主要原因之一[1]。30%~50% 的患者可发生间质性肺病，早期症状有干咳、呼吸困难、胸膜炎性胸痛。未经治疗的间质性肺病通常会进展，4 年随访中 25% 的患者可发展为严重肺间质纤维化，肺纤维化是成年患者最常见的病变和死因[4]。

8. **肾脏**　约 1/4 的 MCTD 患者有肾脏损害，通常为膜性肾小球肾炎，有时也可导致肾病综合征。很少发生弥漫性肾小球肾炎和实质间质性病变。

9. **消化系统**　60%~80% 的患者可出现胃肠道受累，表现为消化道运动异常，食管上段和下段括约肌压力降低，食管远端 2/3 蠕动减弱，进食后发噎和吞咽困难，并可有腹腔出血、胆道出血、十二指肠出血、巨结肠、胰腺炎、腹腔积液、蛋白丢失性肠病、原发性胆汁性肝硬化、自身免疫性肝炎、吸收不良综合征等。

10. **神经系统**　中枢神经系统的损害并不是 MCTD 的显著临床特征，最常见的受损是三叉神经病变。该病头痛常见，多为血管源性。有些患者可出现脑膜刺激征，脑脊液检查显示无菌性脑膜炎。

11. **血管**　几乎所有患者早期可出现雷诺现象。中小血管内膜轻度增生和中层肥厚是

MCTD 特征性的血管病变,也是本病肺动脉高压和肾血管危象的特征性病理改变。

12. **血液**　常见贫血和白细胞减少。75% 的患者有贫血,60% 的患者抗人球蛋白试验阳性。与 SLE 相似,75% 的患者有白细胞减少,主要影响淋巴细胞系,与疾病的活动有关。

二、辅助检查

1. **实验室检查**　100% 的 MCTD 患者血清中都有高滴度的斑点型 ANA。大多数患者的抗 U1-RNP 抗体在早期出现,并贯穿病程始终。免疫印迹检测常有抗 U1-RNP 抗体。抗体滴度可以波动,但和病情活动无关。抗 U1-RNP 抗体可诱导内皮细胞释放致炎细胞因子,在血管病变中起致病作用。高丙球蛋白血症可见于 75% 的患者。抗心磷脂抗体阳性常与肺动脉高压相关。血清补体大多正常或中等量减少。几乎所有的患者红细胞沉降率增快。50%~70% 的患者类风湿因子(RF)阳性,常与严重的关节炎相关。50% 的患者抗 CCP 抗体阳性。伴有肌炎的患者肌酸激酶大多会增高。抗 Sm 抗体阴性,抗 ds-DNA、抗着丝点抗体、抗 PM1 抗体常为阴性。尿常规可见蛋白尿。

2. **影像学检查**　胸部 X 线片:可见肺部渗出、胸腔积液、心脏肥大,肺动脉高压患者可见肺动脉扩张。

受累关节 X 线片:可见关节间隙变窄、非对称性关节周围侵蚀,类似于银屑病关节炎的损毁性关节炎也可发现,罕见外周关节骨量减少和骨坏死。

超声心动图:可见心包积液、二尖瓣脱垂、左心室肥大,以及肺动脉高压的相应改变。

心电图:可见束支传导阻滞、房室传导阻滞、心包炎、心包积液的相应表现。

肺功能检查:可见 CO 弥散功能、用力肺活量、用力呼气量的下降,6 分钟步行试验异常,见于伴间质性肺病患者。

CT:磨玻璃样变、小叶间隔增厚和胸膜下蜂窝样变是成年患者最常见的 CT 表现。常在肺周和下叶发现有磨玻璃影、条索状改变、胸膜下微结节、小叶间隔增厚、牵引性支气管扩张,而蜂窝样改变、肺大疱、肺气肿和小叶中心结节不常见[5]。

血管造影:血管造影显示 MCTD 患者中等大小血管闭塞的发生率高,且大多数患者的甲襞毛细血管显微镜检查血管襻扩张和缺失的模式与 SSc 患者的表现相同。

右心导管检查:右心导管检查证实静息状态下平均肺动脉压>25mmHg,是确诊肺动脉高压的金标准。

三、诊断和鉴别诊断

(一) 诊断及标准

对有雷诺现象、关节痛或关节炎、肌痛、手肿胀的患者,如有高滴度斑点型 ANA 和高滴度抗 U1-RNP 抗体阳性,而抗 Sm 抗体阴性者,应考虑 MCTD 可能。高滴度抗 U1-RNP 抗体是诊断 MCTD 必不可少的条件,此抗体可被看作 MCTD 的血清学标志物。如果抗 Sm 抗体阳性,应首先考虑 SLE。目前较为常用的 MCTD 的诊断标准是 Alarcon-Segovia 标准和 Kahn 标准,两个诊断标准的敏感性和特异性分别为 62.5%~81.3% 和 86.2%。

1. **Alarcon-Segovia 诊断标准(1986 年墨西哥)**

血清学标准:抗 U1-RNP ≥ 1∶1 600(血凝法)。

临床标准:①手肿胀;②滑膜炎;③肌炎(生物学或组织学证实);④雷诺现象;⑤肢端

硬化。

确诊标准:血清学标准及至少3条临床标准,必须包括滑膜炎或肌炎。

2. Kahn诊断标准(1991年法国)

血清学标准:存在高滴度抗U1-RNP抗体,相应斑点型ANA滴度≥1∶1 200。

临床标准:①手指肿胀;②滑膜炎;③肌炎;④雷诺现象。

确诊标准:血清学标准及雷诺现象和其他3项临床标准中至少2项。

(二)鉴别诊断

MCTD应与SLE、SSc、PM、DM、RA等弥漫性结缔组织病相鉴别。MCTD诊断的关键线索是雷诺现象、手肿胀、多关节炎、炎性肌病、高滴度的斑点型ANA和抗U1-RNP抗体。对于临床上有雷诺现象、关节痛或关节炎、肌痛、手肿胀的患者,可查ANA和抗Sm抗体,如果ANA呈现高滴度斑点型,抗Sm抗体阴性者,要考虑MCTD的可能,并进一步测定抗U1-RNP抗体。如果抗Sm抗体阳性,可排除MCTD的可能,SLE是可能的诊断。如果抗U1-RNP抗体高滴度阳性,高度怀疑MCTD,并需与其他CTD鉴别。与SSc相比,MCTD的多发性关节炎、肌炎、淋巴结病、白细胞减少和高球蛋白血症发生率高。与SLE相比,MCTD的双手肿胀、肌炎、食管运动功能失调和肺受累更多见,而严重的肾脏和中枢神经系统受累较SLE少见,抗ds-DNA抗体、抗Sm抗体通常阴性,血清补体水平不低。MCTD与PM/DM相比,雷诺现象、关节炎、双手指肿胀、食管运动功能失调、肺受累明显增高,且有高滴度的抗U1-RNP抗体,而缺乏在PM中特有的抗Jo-1抗体和抗PM-1抗体。此外,MCTD可能在某一时期以SLE样症状为主要表现,在另一时期又以SSc或PM/DM、RA样症状为主要临床表现,或最终转为某一特定的结缔组织病。因此,即使对已确诊为MCTD的患者,仍要密切观察病情发展。

【治疗】

一、中医治疗

(一)辨证论治

早期轻症以风热犯肺为主。慢性活动期以阴虚内热证为最常见,可贯穿在整个病变过程中。阴虚内热常与血热、瘀热相互胶结,较易为外邪所诱发而急性发作。急性发作以气营热盛证为主,高热退后,向阴虚内热证转化。中晚期多以脾肾两虚、气血不足、痰浊瘀阻证为主。

1. 风热犯肺证

症状:发热恶风,肢体肌肉酸痛、关节酸痛,咽痛咳嗽,眼睑浮肿,面部及全身皮肤肿胀或多样红斑皮疹,手指肿胀,肢端发白或青紫,舌淡红苔白,脉数。本证多见于MCTD早期轻症。

治法:宣肺清胃,佐以通络。

方药:银翘散合白虎加桂枝汤加减。

金银花20g,连翘15g,生石膏^(先煎)30g,薏苡仁20g,黄芩10g,知母10g,荆芥10g,杏仁10g,桑枝15g,蝉蜕6g,大青叶30g,地龙15g,生甘草5g,虎杖15g,防风10g,防己10g,秦艽10g,川牛膝12g,桂枝10g,炒芥子9g,烫水蛭3g。

加减：若肌肉酸痛，关节痛较重，酌加片姜黄 15g、忍冬藤 20g、络石藤 15g 等，清热祛湿，通络止痛；若汗出恶风较重，酌加生黄芪 20g、白术 15g、防风 10g，益气固表，调和营卫以扶正祛邪。

中成药：银翘解毒片，每次 4 片，每日 2~3 次，口服；清开灵胶囊，每次 2~4 粒，每日 3 次，口服；雷公藤多苷片，每次 10~20mg，每日 2 次，口服。

临床体会：本证多见于 MCTD 早期轻症，"邪之所凑，其气必虚"，若无脾胃经脉空虚或肺卫不固、营卫不调作基础，外邪很难留恋肌腠。皮肤、肌肉组织相连，气血相通。MCTD 是皮痹、肌痹、脉痹、尪痹、阴阳毒等多种病证的存在，因此风热犯肺，损伤肺卫的同时，也易损伤阳明胃经等，故治法以宣肺清胃，佐以通络，使风热之邪从外而解。同时，关节炎，关节酸痛和肌肉酸痛多见，可参照治疗类风湿关节炎的用药。应抓住时机，及时治疗，以防病情加重。

2. 阴虚内热证

症状：长期低热，淋巴结肿大，手足心热，面色潮红，斑疹鲜红，齿衄咽痛，便秘溲赤，肢体肌肉关节酸痛，眼睑呈紫蓝色，掌趾瘀点，指端青紫，五指难展，舌红苔薄，脉细数。本证在 MCTD 慢性活动期最为常见。

治法：养阴清热，化瘀通络。

方药：玉女煎合增液汤加减。

生地黄 30g，生石膏[先煎] 30g，麦冬 15g，玄参 15g，黄芩 10g，薏苡仁 20g，知母 10g，忍冬藤 30g，虎杖 15g，川牛膝 10g，生甘草 5g，地龙 15g，桑枝 10g，鳖甲[先煎] 20g，秦艽 10g，豨莶草 15g，络石藤 20g，生黄芪 20g。

加减：肌萎无力者，酌加白鲜皮 30g、党参 15g、当归 10g 等，补中益气，养血生肌；低热重者，酌加青蒿 15g、地骨皮 15g、银柴胡 10g 等，以退虚热；口干较重者，酌加芦根 15g、石斛 15g、天花粉 15g 等，生津止渴；咽喉肿痛重者，酌加金银花 20g、连翘 15g、板蓝根 20g 等，清热解毒，利咽消肿；热伤血络，瘀点紫斑皮疹迭起，或齿衄、溲赤较重者，酌加仙鹤草 15g、茜草 15g、墨旱莲 15g 等，清热凉血止血；脱发显著者，酌加制何首乌 15g、墨旱莲 20g、熟地黄 15g 等，补肝益肾，养血生发；淋巴结肿大者，重用玄参 20g，酌加生牡蛎 20g、浙贝母 10g、夏枯草 20g 等，软坚散结。

中成药：白芍总苷胶囊，每次 2~3 粒，每日 2~3 次；口服；知柏地黄丸，每次 6g，每日 2 次，口服。

临床体会：MCTD 多发于青年女性，"女子体阴而用阳"，"阴常不足，阳常有余"。又久病耗伤阴液，阴虚内热，阴虚火旺。舌红少苔为阴虚内热现象，故养阴清热是治疗本病的根本方法。如长期服用激素者，常见苔白厚腻，只要胃纳大便正常，不能以湿重辨证，可舍苔从证，不影响重用养阴清热治疗。

3. 气营热盛证

症状：高热不恶寒或稍恶寒，颜面红赤，斑疹鲜红，咽干口燥，渴喜冷饮，尿赤短少，关节酸痛，手浮肿腊肠样肿胀，肢端皮肤变化明显或白或青紫，掌趾瘀点，眼睑紫蓝，肌痛无力，舌红苔黄或舌红绛少苔，脉滑数或洪数。本证为热毒炽盛、气营两伤，相当于 MCTD 因感染而诱发急性发作期。

治法：清热泻火，化瘀解毒。

方药:清瘟败毒饮加减。

生石膏^{先煎}30g,知母 15g,生地黄 30g,玄参 15g,黄芩 15g,牡丹皮 15g,赤芍 10g,金银花 30g,连翘 20g,大青叶 30g,白花蛇舌草 20g,虎杖 15g,桑枝 10g,地龙 15g,川牛膝 12g,木瓜 15g,防己 10g,黄芪 15g,寒水石^{先煎}30g,滑石 15g,淡竹叶 10g,炙甘草 5g。

加减:若稍有恶寒者,可加桂枝 10g,调和营卫,温通经络;衄血、尿血者,酌加仙鹤草 20g、藕节炭 15g、白茅根 20g 等,清热凉血止血;如有头痛、呕吐、寒战、舌苔黄厚、脉滑数,热毒较盛者,酌加黄连 10g、栀子 10g、黄柏 10g 等,清热解毒;咽干、渴喜冷饮较重,酌加芦根、石斛、玉竹各 15g 等,养阴清热,生津止渴。

临床体会:MCTD 高热常由感染诱发,热毒炽盛,治疗以清热解毒为主,及时控制感染。如发热、淋巴结肿大,热盛血热,痰瘀互结,而非热毒,发热日久却无中毒症状,治疗重在清热凉血,活血化瘀,泻火化痰,但也不可忽视解毒。

中成药:安宫牛黄丸,每次 1 丸,每日 1 次,冷开水送服;清开灵胶囊,每次 2~4 粒,每日 3 次,口服,儿童酌减;正清风痛宁缓释片,每次 2 片,每日 3 次,口服。

4. 瘀热痹阻证

症状:手足瘀点累累,斑色暗红,手浮肿呈腊肠样肿胀,双手白紫相继,双腿青斑如网,脱发,口舌糜烂,鼻衄肌衄,关节红肿热痛,肌肉酸痛无力,眼睑紫蓝,小便短赤,低热或自觉烘热,淋巴结肿大,烦躁不安,舌红苔薄,或舌红而光,或鲜红起刺,或边有瘀斑,脉弦细数。本证相当于 MCTD 慢性活动期以手足血管炎、雷诺现象、关节痛或关节炎、多发性肌炎和皮肌炎为主,并出现肾炎蛋白尿、血尿者。本证为瘀热痹阻,脉络受损,迫血妄行所致,和痰瘀互结复感外邪而发。

治法:清热解毒,凉血化瘀。

方药:犀角地黄汤加减。

水牛角^{先煎}30g,生地黄 30g,知母 15g,玄参 15g,丹参 20g,牡丹皮 15g,赤芍 15g,红藤 20g,虎杖 15g,黄芩 10g,桑枝 10g,地龙 15g,川牛膝 15g,防己 10g,木瓜 15g,薏苡仁 20g,白茅根 20g,猪苓 15g,茜草 15g,生黄芪 30g,生甘草 5g。

加减:妇女闭经者,酌加当归 10g、益母草 20g;肌衄者,酌加生何首乌、生藕节、生地榆各 15g;雷诺现象较重,寒热错杂,酌加桂枝 10g、红花 10g、烫水蛭 3g,与清热散瘀药寒热并用;手浮肿呈腊肠样肿胀较重,酌加白芥子 9g、胆南星 6g、土鳖虫 10g,配合地龙化瘀祛痰、通络消肿。

临床体会:MCTD 血管炎和雷诺现象,多为阴虚内热,瘀热痹阻,脉络受损所致。控制血管炎症,应养阴清热为主,结合凉血化瘀。若关节炎、关节痛和肌肉酸痛因湿热痰瘀痹阻所致者,治以清热祛湿、化瘀通络、消肿止痛。常选用四妙丸加味,其组成:苍术 15g、黄柏 10g、薏苡仁 20g、秦艽 10g、桑枝 10g、忍冬藤 20g、络石藤 15g、威灵仙 15g、防己 10g、透骨草 15g、川牛膝 15g、桑寄生 20g、虎杖 15g、五加皮 10g、五灵脂 15g 等;可酌加土鳖虫 9g、地龙 15g、全蝎 6g 等虫类药物,以及白芥子 10g、胆南星 6g、法半夏 9g 等化痰药物。

中成药:湿热痹颗粒,每次 10g,每日 3 次,口服;犀角地黄丸,每次 12g,每日 2 次,雷公藤多苷片,每次 20mg,每日 3 次。

5. 热郁积饮证

症状:咳嗽气喘,胸闷胸痛,心悸怔忡,时有低热、咽干口渴、烦躁不安、红斑红疹,手浮肿呈腊肠样肿胀,肢端青紫,肌肉酸痛无力,眼睑紫蓝,舌红苔厚腻,脉滑数或濡数,偶有结代。本证为热郁上焦,心肺受阻,相当于 MCTD 引起心肺损害,表现为间质性肺炎、心包炎、心肌炎、肺动脉高压。

治法:清热蠲饮,化瘀通痹。

方药:葶苈大枣泻肺汤合泻白散加减。

葶苈子 15g,桑白皮 15g,防己 10g,知母 15g,生地黄 30g,沙参 15g,黄芩 10g,薏苡仁 20g,猪苓 15g,茯苓 15g,郁金 15g,杏仁 15g,枳壳 10g,甘草 5g,生黄芪 30g,虎杖 15g,桑枝 15g,秦艽 10g,忍冬藤 30g,地龙 15g,威灵仙 15g,水蛭 6g,川牛膝 15g,地骨皮 20g,大枣 5 枚。

加减:白痰多者,酌加白芥子 15g、紫苏子 10g 等,祛胸膈间痰涎;咳嗽重者,酌加浙贝母 10g、半夏 9g、陈皮 15g,化痰止咳;心悸、脉结代者,酌加丹参 20g、石菖蒲 10g、龙齿 10g,开窍通闭,宁心安神;气短胸闷,酌加紫苏子 10g、瓜蒌皮 20g、厚朴 15g,宽胸顺气;胸痛彻背者,酌加薤白 15g、丹参 15g,通阳散结,活血化瘀;发热者,加生石膏 30g 以加强清热之力。

临床体会:积饮本为阴邪,但因本证热郁上焦,心肺受阻,气血瘀滞,肃降失司,水为火郁,积饮内停。治疗上重在清热蠲饮,佐以化瘀通痹;而不能用宣痹通阳之法治积饮;切不能忘记养阴清热治病之本。

中成药:雷公藤多苷片,每次 20mg,每日 3 次,口服;五苓胶囊,每次 2~4 粒,每日 2 次,口服;昆明山海棠片,每次 2 片,每日 3 次,口服。

6. 脾肾两虚证

症状:面色无华,或时有潮红,指甲亦无华,神疲乏力,畏寒肢冷,或时而午后烘热,口干舌燥,斑疹暗红,面浮肿,眼睑紫蓝,手肿胀,指尖皮肤变硬,甚至溃疡和坏死,肢端或白或青紫,两腿浮肿如泥,进而腰股俱肿,关节肌肉酸痛,麻木无力,纳呆食少,脘腹胀满,小便短少,舌体胖,舌质偏淡或偏红,苔薄白或薄腻,脉弦细或细数或细弱。本证可见于 MCTD 慢性期,手指硬皮样改变明显,胃肠道蠕动缓慢,肾低蛋白血症,肾功能不全,或有蛋白血尿。

治法:健脾益肾,化瘀利水。

方药:独活寄生汤合阳和汤加减。

独活 10g,桑寄生 15g,秦艽 10g,生地黄 15g,熟地黄 15g,白芍 10g,当归 10g,川芎 10g,党参 20g,生黄芪 20g,白术 15g,茯苓 20g,炙甘草 6g,猪苓 15g,五加皮 10g,防己 10g,赤小豆 20g,骨碎补 15g,怀牛膝 15g,泽泻 15g,龟甲(先煎)15g,杜仲 15g,白芥子 10g,桂枝 10g,炮姜 6g。

加减:血红蛋白、白细胞下降明显者,重用黄芪 30g,酌加制首乌 15g、黄精 20g、鸡血藤 20g 等,补气养血;虚火上浮者,酌加知母 15g、牡丹皮 10g、黄柏 15g 等,清热降火;腰膝酸痛者,重用杜仲 20g、桑寄生 20g,酌加续断 15g、狗脊 15g,补肝肾,强筋骨;畏寒肢冷、脉细弱、舌淡苔薄者,酌加淡附片(先煎)10g,温阳散寒。伴蛋白尿、血尿者,酌加芡实 15g、山茱萸 15g、山药 20g,并重用黄芪 30g,益气固涩。

中成药:昆仙胶囊,每次 2 粒,每日 2~3 次,口服;盘龙七片,每次 4 片,每日 3 次,口服;祛风止痛胶囊,每次 6 粒,每日 2 次,口服;金匮肾气丸,每次 6g,每日 2 次,口服。

临床体会:对手指硬皮样改变明显,指尖皮肤变硬,治疗要以补益气血、活血通络为主,以防溃疡和坏死。对胃肠道功能异常,重用白术、茯苓、党参、炙甘草等健脾益气之药。

MCTD 肾脏改变通常较轻,表现为蛋白尿或血尿,临床以养阴清热为主配合活血、止血、收涩、利尿之品治疗。但偶尔肾脏受累成为主要临床问题,患者可死于进行性肾功能衰竭。

7. 其他临床表现辨证治疗

(1)MCTD 患者出现神经系统病变,虽然仅占 10%,但也要引起注意。若出现头痛、头晕、三叉神经病变,脑电图示轻度脑损害,治以健脑化瘀、祛风除痰,方用生地黄 30g,枸杞子 15g,麦冬 15g,生何首乌 15g,知母 10g,天麻 10g,白蒺藜 9g,蔓荆子 15g,赤芍 15g,川芎 10g,泽兰叶 15g,茯苓 15g,半夏 10g,陈皮 10g,菊花 15g,钩藤 10g。

加减:头痛严重酌加全蝎 10g、蜈蚣 2 条平肝息风、解痉止痛;面瘫酌加制白附子 10g、炒白僵蚕 15g、地龙 15g 等,息风解痉,祛逐风痰;神志不清,酌加安宫牛黄丸,醒脑丸,清热解毒,醒脑开窍。癫痫抽搐,酌加制天南星 9g、石菖蒲 10g、竹沥 10g 等,清热化痰,息风解痉。

(2)肝脾大,重用疏肝理气、活血化瘀药物,如丹参 15g、柴胡 10g、川楝子 10g、郁金 15g、红花 10g、刘寄奴 20g、生山楂 20g、三棱 10g、莪术 10g 等。

(3)口眼干燥明显,重用养阴药物如石斛 10g、玉竹 15g、白芍 10g、五味子 15g、山药 20g、天花粉 15g、沙参 15g、麦冬 15g 等。

(4)伴桥本甲状腺炎,重用玄参 15g、生牡蛎 15g、浙贝母 10g、昆布 15g、海藻 10g、连翘 20g、青皮 15g、夏枯草 15g 等,软坚散结,以消瘿瘤。

(二)医家经验

谢海洲教授认为[6]风湿病是一类多病因,多系统的疾病,应该因时、因地、因人分型辨证论治,此病多以邪犯肺卫证、气营热盛证、阴虚内热证、脾肾两虚证四型为常见。如邪犯肺卫证方用银翘散合白虎汤加减;气营热盛证方用清瘟败毒饮加减;阴虚内热证方用玉女煎合大补阴丸加减;脾肾两虚证方用独活寄生汤加减。

(三)其他治疗

1. 中药注射剂

(1)疏血通注射液。主要成分:水蛭、地龙。具有活血化瘀、通经活络之功效。用法:静脉滴注,每次 6ml,加入 5% 葡萄糖注射液(或 0.9% 氯化钠注射液)250~500ml 中,缓慢滴入,每日 1 次,7~14 日为 1 个疗程。

(2)注射用血栓通(冻干)。主要成分为三七总皂苷。具有活血祛瘀、通脉活络之功效。用法:静脉滴注,每次 250~500mg,加入 10% 葡萄糖注射液 250~500ml 中稀释,每日 1 次,7~14 日为 1 个疗程。

以上介绍的两种中药注射剂针对 MCTD 的心脑血管疾病、肺动脉高压、肺间质纤维化以及雷诺现象、手指肿胀和硬化,甚或溃疡和坏死等中医辨证为瘀血阻络证者具有很好的预防和治疗作用。

2. 单方验方

(1)经验方:青风藤 20g,土鳖虫 10g,五灵脂 15g,川芎 10g,地龙 20g,全蝎 10g,僵蚕 15g,水蛭 6g,虎杖 15g,秦艽 10g,鸡血藤 20g,黄芪 20g,骨碎补 20g,白芍 10g,片姜黄 20g,木瓜 15g,桂枝 10g,川牛膝 15g,白芥子 15g,红花 15g,伸筋草 20g,日 1 剂,水煎服,分早晚各 1 次。MCTD 表现为关节痛或关节炎、肌痛、雷诺现象、手指肿胀和硬化。

(2)积雪苷(积雪草提取精制而成)[7]:文献报道积雪苷能抑制成纤维细胞的增殖,动物实验说明对结缔组织的基质和纤维成分具有抑制作用。剂量为每次服 3~4 片(每片含积雪苷 6mg),每日 3 次;或肌内注射 2ml(含积雪苷 20mg),每周 2~3 次,连续用 3 个月能使肿胀硬化皮肤变软。对缓解关节痛,愈合溃疡等均有相当效果。适用于 MCTD 的手指肿胀或硬化,雷诺现象和指端溃疡,关节痛或关节炎。

3. 外治法

(1)黄药子 250g 加水煎熬,趁热熏洗双手指。用于 MCTD 双手硬皮样改变和雷诺现象。

(2)伸筋草洗方(《赵炳南临床经验集》)。组成:伸筋草 30g,透骨草 15g,艾叶 30g,刘寄奴 15g,桑枝 30g,官桂 15g,苏木 9g,穿山甲 15g,草红花 9g。上药碾碎,装入纱布袋内,用桑枝加水锅上蒸后用或煮水浸泡后用。功用:活血通络、温经软坚,用于雷诺现象和双手硬皮样改变明显。

(3)紫草洗方(《赵炳南临床经验集》)。组成:紫草 30g,茜草 15g,白芷 15g,赤芍 15g,苏木 15g,南红花 15g,厚朴 15g,丝瓜络 15g,木通 15g。水煎 15~20 分钟外洗。功用:行气活血,化瘀消斑。

二、西医治疗

本病的治疗以 SLE、PM/DM、RA 和 SSc 的治疗原则为基础。治疗的目的在于控制症状和对症治疗,主要针对患者临床表现和受累器官的治疗。

1. 雷诺现象:首先保暖,避免手外伤、寒冷刺激和使用 β- 受体阻滞剂,戒烟,避免情绪激动等。口服二氢吡啶类钙通道阻滞剂(如硝苯地平),重度难治性病例可给予内皮素受体拮抗剂(如波生坦片)、磷酸二酯酶 5 抑制剂(如他达拉非)或前列腺素类似物(如伊洛前列素),局部应用硝酸盐制剂亦有效。

2. 以关节炎或关节痛为主要表现者,一般对非甾体抗炎药(NSAID)和羟氯喹治疗敏感,伴心肌炎或束支传导阻滞的患者应慎用羟氯喹。难治者可应用小剂量糖皮质激素和甲氨蝶呤。

3. 以肌炎为主要表现者,选用糖皮质激素和免疫抑制剂治疗。轻症和慢性病程应用小量至中等量激素,如泼尼松每日 10~30mg;急性起病和重症患者应用泼尼松每日 60~100mg,同时加用甲氨蝶呤,每周 10mg。对糖皮质激素抵抗者可静脉滴注免疫球蛋白。

4. 肺动脉高压:是 MCTD 患者致死的主要原因,应早期积极治疗。无症状肺动脉高压:使用糖皮质激素和环磷酰胺、小剂量阿司匹林和 ACEI,如卡托普利 12.5~25mg,每日 2~3 次;酌情使用内皮素受体拮抗剂,如波生坦。伴有症状的肺动脉高压:静脉注射前列环素,应用 ACEI、抗凝、内皮素受体拮抗剂波生坦、安立生坦片,酌情使用磷酸二酯酶 5 抑制剂西地那非、免疫抑制剂环磷酰胺联合糖皮质激素等药物治疗。

5. 肾脏病变:膜性肾小球肾病,轻型不需要处理;进展性蛋白尿者使用 ACEI 或小剂量阿司匹林联合双嘧达莫;严重者酌情使用泼尼松 15~60mg/d,加环磷酰胺冲击治疗每月 1 次,或苯丁酸氮芥每日给药。肾病综合征:对糖皮质激素反应差,试用泼尼松 15~60mg/d,加环磷酰胺冲击治疗每月 1 次或苯丁酸氮芥每日给药;小剂量阿司匹林联合双嘧达莫预防血栓形成并发症;ACEI 减少蛋白丢失。有肾功能衰竭患者应进行透析治疗。

6. 消化道:食管功能障碍者,吞咽困难,轻者无需治疗。食管疾病对糖皮质激素治疗敏感。食管运动功能失调患者给予促胃动力药物。胃食管反流可使用质子泵抑制剂(PPI),改善生活方式及饮食结构,抬高床头卧位,戒烟,避免刺激饮食。严重者使用抑酸与促胃动力药联合治疗；内科治疗无效者，可采取手术治疗。胃灼热、消化不良：抬高床头、禁烟、减轻体重、避免摄入咖啡因；应用 H_2 受体阻滞剂、PPI；使用甲氧氯普胺和抗幽门螺杆菌药物。小肠细菌过度繁殖可应用四环素、琥乙红霉素。吸收不良患者应给予无乳糖饮食，使用中链脂肪酸代替长链脂肪酸。

7. 心肌炎：试用糖皮质激素和环磷酰胺，避免应用地高辛。不完全性传导阻滞，避免应用抗疟药。

8. 血液：自身免疫性溶血性贫血和血小板减少症初始治疗，可给予糖皮质激素，无效者，可考虑利妥昔单抗。

三、中西医结合治疗思路与方法

MCTD 的病因及发病机制尚不明确。可表现出组成本病中的各个结缔组织病（SLE、SSc、PM/DM 或 RA）的任何临床症状。然而 MCTD 具有的多种临床表现并非同时出现，患者表现亦不尽相同。中医药治疗的优势主要体现在治法多样化，通过辨证和辨病相结合，调整人体异常的免疫功能，改善局部及全身症状，尤其在缓解雷诺现象、关节痛或关节炎、肌痛、手指肿胀或硬化等症状方面优于单纯西医治疗，不但近期疗效肯定，并可取得稳定的远期疗效。中药与西药合用后可增加疗效，并减少毒副作用，降低复发率。同时对 MCTD 多系统损害如肺动脉高压、肾脏病变、肺脏病变、胃肠道病变、神经系统、血管病变以及血液系统病变等都有较好的治疗作用，并能提高患者的生活质量。

因此，对于以关节炎为主要表现者，轻者可应用非甾体抗炎药和中药治疗，可以增强疗效，减轻或消除非甾体抗炎药的毒副作用。如果以重症关节炎、肌炎为主要表现，以及多系统损害者，可以在使用西药糖皮质激素和 / 或免疫抑制剂治疗的同时，配合中医辨证论治，不但有助于改善症状、控制病情、巩固疗效、减少西药的用量，还能减轻西药的毒副作用。

MCTD 是临床上有 SLE、SSc、PM/DM 及 RA 等疾病特征的综合征，也是临床治疗比较困难的问题，中西医结合治疗研究的重点应放在中药能否防治本病早期的多系统的、多器官损害方面。目前应充分利用有扩血管、改善微循环、软化皮肤和免疫调节作用的中药和中药制剂，并不断开发出确实有效的中成药制剂。

【调摄与护理】

一、调摄

1. 及时控制感染。

2. 慎用某些诱发药物，以避免本病的发作。

3. 疾病未得控制时，不宜妊娠。妊娠期患者一般均有症状减轻，激素只需减至最低有效剂量，但需密切注意分娩后病情突然恶化。

4. 避免日光暴晒及照射紫外线。

5. 内热重患者宜食凉性食物，而牛肉、羊肉、驴肉等温性食物易诱发和加重病情；水果也宜选用生梨、西瓜、生藕等。菠菜能发疮和增加蛋白尿和管型，花菜能加重脱发的进程，均宜忌口。不宜饮酒，也不宜用药酒、补酒治疗。

二、护理

1. **常规护理**　注意病室消毒不要用紫外线。

2. **危重患者护理**　高热患者应定时测体温,并给予物理降温,反复查血常规和血培养,仔细检查有无感染病灶。肾功能不全者要记录 24 小时尿量或出入量,有腹水要记录腹围,低脂低盐饮食,控制蛋白摄入,增加碳水化合物,肾功能、血清蛋白、电解质、血气分析、血压、心电图要随时检查。要防止褥疮,防止尿路感染、皮肤感染及口腔真菌感染。

3. **心理护理方面**　要消除患者顾虑,医患密切配合,树立战胜疾病的信心。此外,做好家属工作,配合医护人员做好患者的心理护理和生活护理,更是起着非常重要的作用。

4. **辨证施护**

(1)阴虚内热证的患者畏热,但肢端更要注意保暖,用温水冲洗,否则会加重关节酸痛、肌肉酸痛。

(2)观察面部红斑和皮疹消退情况,不要用合成化妆品,防止刺激皮肤。

(3)昏迷患者饮食、中药可鼻饲。

(4)口腔溃疡和口腔真菌,可用珠黄散漱口,外用西瓜霜。

【转归预后】

一、转归

1. **病邪由表入里,正气由盛转衰**　早期病变在表,皮肤、肌肉、经络、血脉、关节受损,风与瘀热为多,感受外邪,气营热盛,壮热不已,属实证。病邪久恋,伤阴动火,阴虚内热,则虚中有实。如未及时治疗,则由表入里,先在上焦心肺,瘀热阻塞水道,以积饮为多;若病势由上而下,中焦损伤脾胃,下焦损伤肝肾,正气渐衰,阴损及阳,病情渐重,需缓缓而图之;若病邪由下而上弥漫三焦,五脏俱损,上入颠脑,则病情危重。

2. **气营热盛转为三焦热毒**　气营热盛,壮热不已,红斑衄血,指端硬化,甚至溃烂;热毒弥漫三焦,或咳嗽、喘促、恶心呕吐、头痛神昏,或全身出现红斑瘀点、凝血现象,则可危及生命。

3. **脾肾两虚转为脾肾衰败**　如此则脾不能运化其水谷精微,胃不受纳,甚至恶心呕吐,四肢肌肉无力;肾气衰微、气化失权,三焦阻塞,水湿泛滥,二便不通,终成水毒、关格重症(肾衰、尿毒症)。

二、预后

MCTD 预后相对良好,但并非所有的患者都是如此,进展性肺动脉高压和心脏并发症是患者死亡的主要原因。心肌炎、肾血管性高血压、脑出血亦可导致死亡。携带高滴度抗 U1-RNP 抗体者较少发生严重肾脏并发症和危及生命的神经系统病变。IgG 型抗心磷脂抗体阳性与 MCTD 严重病变相关。MCTD 患者中几乎 1/3 的患者可完全缓解,1/3 的患者病情发展出现致命的并发症。本病预后取决于受累器官、炎症程度和疾病的进展速度,死亡率在 8%~36%[8]。肺动脉高压是最常见的死因。肺间质病变、感染、心血管病变和恶性肿瘤是其他死因[9]。

【现代研究】

有关中医药治疗 MCTD 的现代研究资料较少,张华东等认为[6]MCTD 的辨证要点在早期以风热犯肺为主,其病较轻,急性发作为风热犯肺和气营热盛证,待高热退后,向阴虚内热转化;在慢性活动期以阴虚内热证为主,阴虚内热常与血热、瘀热相互胶结贯穿在整个病变过程中,较易为外邪所诱发而急性发作。中晚期患者多以脾肾两虚,气血不足,痰浊瘀阻为主,病势缠绵,日久难愈。因此本病风热犯肺证以病在卫气,多实证,发热、关节肌肉及皮肤改变为辨证要点;气营热盛证以病在气营,为实证,高热、神昏及皮肤红斑红疹及瘀点改变为辨证要点;阴虚内热证以病在脾肾,为虚证,潮热盗汗、关节灼痛、筋骨痿软为辨证要点;脾肾两虚证以病在脾肾,为虚证,手足呈腊肠样肿胀,指尖皮硬,畏寒肢冷,肢端或白或青紫,关节肌肉酸麻无力为辨证要点。刘华[10]认为 MCTD 中医学病因病机主要为阳气虚弱、寒邪侵袭、血脉瘀滞为患;治疗以温阳益气、祛寒活血通络为主,常用方剂二仙汤、黄芪桂枝五物汤、补阳还五汤及三藤汤(雷公藤、鸡血藤、红藤)。张镜人认为[11],本病发生主要为人体的正气虚弱,遭受风、寒、湿三气的侵入合而为痹也。如久病不愈,入络则血脉凝滞,不行则造成瘀血阻络。治疗原则为益气和营,温阳通络,兼补肝肾。

(王素芝　徐鹏刚)

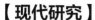

参 考 文 献

［1］中华医学会风湿病学分会. 混合性结缔组织病诊断及治疗指南 [J]. 中华风湿病学杂志, 2011, 15 (1): 42-44.

［2］石宇红, 李茹, 陈适, 等. 91 例混合性结缔组织病患者的临床特点及转归 [J]. 北京大学学报 (医学版), 2012, 44 (2): 270-274.

［3］UNGPRASERT P, WANNARONG T, PANICHSILLAPAKIT T, et al. Cardiac involvement in mixed connective tissue disease: a systematic review [J]. Int J Cardiol, 2014, 171 (3): 326-330.

［4］BERARD R A, LAXER R M. Pediatric mixed connective tissue disease [J]. Curr Rheumatol Rep, 2016, 18: 28.

［5］KOZUKA T, JOHKOH T, HONDA O, et al. Pulmonary involvement in mixed connective tissue disease: high-resolution CT findings in 41 patients [J]. J Thorac Imaging, 2001, 16 (2): 94-98.

［6］张华东, 赵兵. 混合性结缔组织病的辨证施治 [J]. 中华中西医杂志, 2003, 4 (24): 3292-3293.

［7］蒋明, 朱立平, 林孝义, 等. 现代临床医学丛书: 风湿病学 (下册) [M]. 北京: 科学出版社, 1996: 1078.

［8］GUNNARSSON R, HETLEVIK S O, LILLEBY V, et al. Mixed connective tissue disease [J]. Best Pract Res Clin Rheumatol, 2016, 30 (1): 95-111.

［9］HAJAS A, SZODORAY P, NAKKEN B, et al. Clinical course, prognosis, and causes of death in mixed connective tissue disease [J]. J Rheumatol, 2013, 40 (7): 1134-1142.

［10］刘华. 强的松治疗混合性结缔组织病的中药属性探讨 [J]. 现代中西医结合杂志, 2000, 9 (16): 1528.

［11］张蓓莉. 张镜人临证经验拾掇 [J]. 辽宁中医杂志, 2002, 29 (2): 65-67.

第 11 节　结节性红斑

结节性红斑(erythema nodosum,EN)系多种原因引起的发生于皮下脂肪的非特异性炎症性疾病。临床特征为散在的皮下深在性触痛结节,好发于小腿伸侧,直径约 1~10cm,表面皮肤初呈红色,平滑有光泽,略微高出皮面,几天后损害变平,留下挫伤样青紫色斑。不发生溃疡,愈后不留瘢痕。

本病好发于青壮年,尤以女性为多,男女之比约 1.3∶6[1]。一般易在春、秋季发病。目前病因尚未完全明了,一般认为系多种因素如病毒、链球菌、真菌及结核感染或药物(溴化物、碘化物、磺胺药)等引起的血管反应,亦可作为某些疾病如肉样瘤、麻风、淋巴瘤、结缔组织病等病的一种证候,但也有不少患者找不出病因。发病机理可能属于Ⅲ型变态反应,可形成的抗原抗体复合物较小,穿过并损伤血管壁,引起血管炎反应及浅层脂膜炎,当抗原抗体消失,损害随之修复。亦有人认为本病属于Ⅳ型变态反应[2]。

结节性红斑在中医学文献中无相似的病名记载,但其临床表现类似于"室火丹","初发时必在腓肠如指大……色赤而热"[3],也有"瓜藤缠""湿毒流注""梅核火丹"等病名的记载。如清代《医宗金鉴·外科心法要诀》曰:"此证生于腿胫,流行不定,或发一二处,疮顶形似牛眼,根脚漫肿……若绕胫而发,即名瓜藤缠,结核数枚,日久肿痛。"[4]详尽地描述了本病的病位及临床特点。

【病因病机】

本病的病因不外乎内、外二因。外因多与久居潮湿之地或过度劳累,风寒湿毒邪气入侵有关;内因与正气不足,内有阴虚血热、营卫失调、过食辛辣厚味有关。

一、外感邪气,内有湿热

表虚之人,腠理空疏,风寒湿邪入侵,加之体内有湿热之邪,外邪与湿热之邪相搏,蕴蒸肌肤,经络痹阻,瘀血凝滞而成。

二、湿毒下注,郁于肌肤

素体脾虚,或忧思伤脾,或过食肥甘厚味、醇酒炙煿食品,损伤脾胃,湿浊积聚,或寒湿积久不化,中焦脾阳不运,致使湿浊积聚,湿毒循经流注肌肤,阻隔经络,致气滞血瘀而成。

三、血热内蕴,发为红斑

或素体血热,或阴虚生热,或过食辛辣之品,血热内生,加之外感湿热,瘀阻发斑。

四、痰瘀互结,气血郁滞

脾气虚弱,运化失司,痰浊内生,阻碍气机之运行,从而瘀血内生;或病久瘀血入络,气机不畅,水液停滞,聚而为痰,痰气、痰瘀互结而发病。

五、阳气虚弱,寒湿凝聚

阳虚之人,卫外失固,易受寒湿之邪侵袭,客于肌肤,阻塞腠理经络,气血凝滞而发病。

【诊断要点】

一、临床表现

结节性红斑可急性发病,亦可隐袭起病。部分患者于发病前 1~2 周有上呼吸道感染史。患者往往有周身不适、乏力、低热、关节及肌肉酸痛等前驱症状。皮损惯发于小腿伸侧,有时大腿下段和臀部亦可波及,但上肢及颜面部位通常不受侵犯。皮疹表现为皮下结节,其表面皮肤始为鲜红,约经 2 周后,逐渐变成暗红色或淡紫红色,数目多少不定,大小直径约 1~10cm,常呈群集或散在对称性分布。结节永不破溃,但若近邻的损害彼此融合可形成较大硬块。于是容易压迫局部血管,致使静脉回流受阻,故此可引起下肢局部水肿。病损结节处自觉疼痛,触压疼痛较明显。病程须经 3~6 周,结节方可逐渐消退,但屡见再发。

二、辅助检查

1. 血常规化验,急性单纯性的病例血象常有白细胞计数轻度升高,分类相对淋巴细胞增多;有时抗链 "O" 可增高,红细胞沉降率中度增快、C 反应蛋白增高。

2. 若怀疑有结核感染要做 PPD、胸部 CT、痰找抗酸杆菌、痰培养或支气管肺泡灌洗液结核分枝杆菌聚合酶链反应(PCP)等,结核感染 T 细胞斑点实验(T-spot)对潜伏型结核感染具有较高检出率。

3. 当怀疑系统性红斑狼疮等免疫性疾病时应检查抗核抗体谱、补体、抗磷脂抗体谱等。

4. 若为慢性复发性的病例,常常有其他疾病伴发,并可有相应疾病的实验室改变支持,如 EB 病毒 DNA、人巨细胞病毒抗体和乙型肝炎病毒表面抗原和丙型肝炎病毒抗体。

三、诊断标准

1. 多见于青年女性。发斑前和发斑时可有发热、喉痛、全身不适和关节疼痛等全身症状。

2. 皮损主要发生于小腿伸侧面,对称分布,股部等处亦可累及。

3. 基本损害为鲜红色、疏散分布、高出皮面的结节,呈花生米至樱桃大小,有疼痛及压痛,在压力下结节颜色不变,结节散在,数目甚则数十个,不易破溃。

4. 具有自限性,一般在 3~6 周,但常复发。

本病常需与硬红斑鉴别。后者起病缓慢,结节主要发于小腿屈侧,一般为 3~5 个,呈暗红色,核桃大小,质较硬,可破溃成溃疡,愈后留瘢痕,自觉疼痛较轻,病程为慢性经过。组织病理学检查呈结核性改变,且病变部位的血管之管壁有炎症浸润、增厚、管腔闭塞和血栓形成。

【治疗】

一、中医治疗

(一) 辨证论治

1. 风热夹湿证

症状：红斑色红高起，疼痛伴发热、恶寒、头疼、肢节酸痛，色淡红，苔薄白略腻，脉浮数或浮滑。

治法：疏风散热，除湿通络。

方药：清热通络汤加减。

金银花 30g，鸡血藤 30g，连翘 15g，威灵仙 10g，忍冬藤 20g，络石藤 20g，草薢 10g，黄芪 15g，地龙 10g，苍术 20g，黄柏 15g。

加减：若发热、汗出加柴胡 10g、知母 15g、石膏 20g。咽痛加牛蒡子 10g、薄荷 5g；湿盛加薏苡仁 20g、滑石 10g。

2. 湿热下注证

症状：红斑及结节大小不等，色鲜红，灼热，绕胫而发，时有疼痛，伴有口渴不欲饮，胸闷脘痞，困倦嗜卧，关节沉重酸痛，小便黄，舌质红，苔厚腻，脉滑数。

治法：清热利湿，活血通络。

方药：茵陈赤小豆汤合三妙丸加减。

茵陈 15g，赤小豆 15g，连翘 15g，忍冬藤 20g，薏苡仁 20g，苦参 15g，汉防己 15g，泽泻 15g，苍术 10g，黄柏 10g，牛膝 15g，赤芍 15g，玄参 15g。

加减：下肢浮肿者加冬瓜皮 15g。结节肿大者加夏枯草 15g、生牡蛎 15g。

中成药：四妙丸，每次 6g，每日 2 次；当归拈痛丸，每次 9g，每日 2 次；湿热痹颗粒，每次 5g，每日 3 次。

3. 血热内蕴证

症状：结节大小不一，颜色鲜红，压痛明显，或灼热疼痛伴有发热，口渴烦躁，关节肿痛，大便秘结，小便短赤，舌红少苔，脉弦数。

治法：清热凉血，化瘀通络。

方药：通络方加减。

牡丹皮 15g，赤芍 15g，王不留行 10g，泽兰 10g，当归 10g，红花 10g，桃仁 10g，川牛膝 15g，白花蛇舌草 30g，土茯苓 30g，银花藤 30g，生甘草 5g。

加减：血热甚者加生地黄、紫草各 15g，玄参 20g；瘀滞甚者加三棱、莪术各 10g，地龙 15g。疼痛甚者加乳香 10g、没药 10g。

4. 寒湿阻络证

症状：结节色淡或紫暗，遇寒加重，常反复发作，伴有面色白、关节痛，手足逆冷，舌淡，苔白腻，脉沉细无力。

治法：温经散寒，除湿通络。

方药：当归四逆汤加减。

当归 10g，桂枝 15g，细辛 3g，芍药 15g，甘草 3g，鸡血藤 30g，牛膝 15g，大枣 15g。

加减：寒甚者加吴茱萸 15g、干姜 15g；湿甚者加白术 20g、茯苓 15g；瘀滞甚者加丹参 20g、川芎 10g。

中成药：寒湿痹片，每次 4~6 片，每日 3 次。

5. 气滞血瘀证

症状：病情缓慢，反复发作，皮损略红，稍高出皮面，疼痛拒按，舌质暗或有瘀斑，脉沉涩。

治法：活血化瘀，软坚散结。

方药：桃红四物汤加味。

桃仁 10g，红花 12g，生地黄 15g，当归 10g，川芎 10g，赤芍 10g，鬼箭羽 15g，丹参 20g，鸡血藤 30g。

加减：若病初有湿热加金银花 20g、薏苡仁 15g、黄柏 12g；结节大者加夏枯草 15g、生牡蛎 30g；痒者加苦参 15g、白鲜皮 15g；痛甚加延胡索 12g。

中成药：瘀血痹片（胶囊），每次 6 片（粒），每日 3 次；或活血舒筋酊，每次 10~20ml，每日 3 次。

（二）医家经验

石红乔[5]提出结节性红斑病根为寒瘀，病位在筋脉，表象常为瘀热，故治疗应从寒瘀着手，标本兼治，着重防护。由于结节性红斑好发于中青年女性，妇女以血为本、以血为用，在月经、胎孕、产褥期易耗血而致血虚，加之情志失畅或劳累过度，房事不节，贪凉受冻等，导致气血虚弱，卫表不固，难以抵御寒邪侵袭，阴寒之邪阻遏阳气而致病。初病为寒邪隐伏，故温化寒瘀、行滞通络为治疗基本大法。

张鸣鹤[6]治疗本病以凉血解毒、软坚散结为主要治疗大法，并自拟辨证主方：白花蛇舌草 20g，半枝莲 20g，连翘 20g，牡丹皮 20g，赤芍 15g，地榆炭 20g，山慈菇 10g，漏芦 15g，桃仁 10g，红花 10g，莪术 12g，荜澄茄 12g，收效良好。

崔德彬[7]等认为解决本病的关键是"结节"，其形成不外乎湿热、寒湿、痰湿等因素瘀滞在经脉而引起，最终还是着眼在瘀滞上，从中医的传统理论来讲，下肢出现紫红色硬结节，也是瘀和热引起，所以用清热凉血化瘀之品，既能清热消炎，又能化瘀消肿散结，以改善局部微循环，故活血化瘀之品有积极的治疗作用。常用加味桃仁承气汤治疗该病，效颇佳。

（三）其他疗法

1. 单方验方

（1）季青片：每次 4 片，每日 3 次。

（2）二妙丸：每次 6g，每日 2 次。

（3）鸡血藤浸膏片：每次 5 片，每日 3 次。

（4）雷公藤多苷片：每次 10~20mg，每日 3 次，口服，2 个月为 1 个疗程。

2. 外用药

（1）金黄如意膏外敷，每日 1 次。

（2）赤小豆适量，捣烂碾细末，水调后外敷，每日 1 次。

（3）熏洗方：威灵仙 30g，苦参 30g，生地榆 60g，红藤 60g，煎药汁湿敷外洗，每日 2 次。

二、西医治疗

主要是寻找病因，治疗和消除原发疾病，急性发作时应适当休息，减少活动以缩短病程。对症处理：阿司匹林、非甾体抗炎药（NSAID）如吲哚美辛治疗本病有效。有明显感染者，可用抗生素,青霉素或红霉素等,用量视病情而定。病情较重、反复发作者可短程、小剂量使用糖皮质激素、非甾体抗炎止痛药、免疫抑制剂之类药联合使用。扶他林乳胶剂、肝素钠乳膏外搽有助红斑吸收。

【调摄与护理】

本病是因血热、湿热之毒或寒湿之邪而引起,因此应从以下几方面调摄护理。

1. 充分告知患者该病病程较短,病情较轻,一般不留后遗症。切勿情绪紧张。
2. 春秋季节注意下肢保暖防寒,避免寒冷刺激。
3. 饮食宜进清淡易于消化之品,切忌辛辣厚味和鱼腥发物。
4. 避免过度劳累,不要久立、久行。
5. 患病后应注意卧床休息,减少活动,抬高患肢,有利疾病恢复。

【转归与预后】

结节性红斑的转归与预后较好。本病起病较急,其基本病理是气滞湿阻,瘀血痰浊,性质多属实证,也有虚实夹杂证。一般通过及时治疗调护,3~6 周红斑可以消退,很快就会控制病情,但易于反复。本病皮损不化脓,愈后不留痕迹,不累及脏器,病情较轻。

【现代研究】

一、病因病机的研究

崔德彬[7]等归纳本病的病因病机主要有三:其一湿热蕴结,流注下肢,阻滞经脉;其二瘀血阻滞,日久不去,瘀阻脉络;其三湿寒凝滞,运行不畅。可见湿热、瘀滞、寒湿是该病的主要病理因素,临床上往往相互夹杂,致使病情复杂。

王见宾[8]等认为本病致病因素大致有:①血分有热。若素体血分有热,外感湿邪,湿热互结,阻塞经络,致气血运行失畅而发病。②湿热下注。脾虚失司,水湿内生,湿郁化热,或过食膏粱厚味、醇酒炙煿之品,湿热内生,循经下注,阻隔经络,致气滞血瘀而发病。③寒湿凝聚。体虚之人,气血不足,卫外失固,寒湿之邪易于侵及肌肤,致使经络阻隔,气血凝滞而发病。④痰瘀互结。脾气虚弱,运化失司,痰浊内生,阻碍气机之运行,从而瘀血内生;或病久瘀血入络,气机不畅,水液停滞,聚而为痰,痰气、痰瘀互结而发病。

二、辨证分型的研究

戴迭勤[9]辨证分为湿热型和气滞血瘀型。①湿热型:症见下肢大小不等红斑及结节,色鲜红,灼热,下肢酸痛,口渴不欲饮,舌质红,苔黄腻,脉滑数。治以清热解毒,凉血活血。处方:金银花、鸡血藤、白花蛇舌草各 15g,连翘 12g,生地黄、赤芍、当归、黄柏、防己各 10g,丹参 20g。②气滞血瘀型:症见病情缓慢,反复发作,皮损略红,稍高出皮面,疼痛拒按,舌质暗或有瘀斑,脉沉缓。治以活血化瘀,软坚散结。处方:当归、桃仁、浙贝母、木瓜各 10g,丹参 20g,牡蛎、鸡血藤各 15g,牛膝 12g,红花 6g。共治疗 30 例,总有效率 93%。

石红乔[10]运用中医辨证分型治疗结节性红斑。①寒凝气滞型:症见皮损暗红,伴关节痛,遇寒加重,肢冷,舌质淡,苔白,脉沉迟。治以温经散寒,行气活血止痛。处方:黄芪 30g,

厚朴 10g,延胡索 15g,泽兰 10g,茜草 10g,牛膝 12g,鸡血藤 20g,海风藤 15g,乳香 12g,没药 9g,鹿角胶或阿胶 10g。②痰湿阻络型:症见小腿结节,肿胀,酸痛不适,面色黄,乏力,皮损反复缠绵不愈,口不渴,大便偶溏,舌淡,苔白腻,脉缓。治以健脾除湿,行气化痰。处方:黄芪 30g,延胡索 15g,泽兰 10g,茜草 10g,牛膝 12g,厚朴 10g,鸡血藤 20g,海风藤 15g,乳香 12g,没药 9g,路路通 20g,苍术 12g,白术 12g,白芥子 12g,茯苓 15g。③湿热内蕴型:症见发病急骤,皮下结节灼热红肿,伴关节痛,咽痛,发热,便干溲黄,舌质微红,苔白腻,脉滑微数。治以清热利湿,行气活血通络。处方:黄芪 30g,川芎 15g,牛膝 15g,泽兰 10g,茜草 10g,栀子 12g,黄柏 12g,白花蛇舌草 20g,夏枯草 20g,大黄(后下)5g。

陈威[11]辨证论治为:①风寒湿邪,积聚经脉,治以疏风除湿,散寒通络法,方用羌活胜湿汤加减;②湿热下注,经络凝滞,治以清热利湿,通络化瘀法,方用三妙丸加味;③气滞血瘀,阻遏络脉,治以活血化瘀,舒筋通络法,方用复元活血汤加减;④脾气虚弱,湿浊壅塞,治以益气健脾,化湿祛浊法,方用六和汤加减;⑤肝肾亏虚,经脉失濡,治以滋补肝肾,濡养经脉法,方用虎潜丸加减。

王见宾[8]等辨证分型为:①血热偏盛,结节大小不一,色泽鲜红,压痛明显,自觉灼痛不适,关节痛楚,身热,大便秘结,小便短赤,舌质红,苔薄黄,脉滑数或浮数。治宜清热凉血、解毒化瘀。方用通络方加减(生地黄、紫草、赤芍、泽兰、牛膝、红花、青皮、白花蛇舌草、土茯苓、忍冬藤、丝瓜络、赤小豆等)。②湿热下注,下肢结节,肤色深红,腿踝浮肿,甚则局部漫肿,压之凹陷,疼痛轻微,关节疼痛明显,身倦乏力,小便短赤,大便不调,舌质红,苔黄腻,脉沉濡或沉细数。治宜清热利湿、活血通络。方用凉血五根汤加减(紫草根、茜草根、黄柏、汉防己、天花粉、白茅根、伸筋草、桃仁、红花、忍冬藤、木瓜等)。③寒湿凝聚,结节暗红或紫暗,反复发作,经久不愈,伴面色㿠白,心悸气短,手足厥冷,舌淡苔薄白,脉细弱。治宜散寒祛湿、通络和营。方用黄芪桂枝五物汤加减(黄芪、桂枝、赤芍、红花、炒白术、秦艽、炙甘草、熟附片、肉桂、鸡血藤、细辛等)。④痰瘀互结,结节坚硬,顽固难消,久治不愈,足踝肿胀,下肢沉重,畏寒肢冷,肤色紫暗,舌有瘀点、瘀斑,苔白滑,脉沉细弦滑。方用阳和汤合桃红四物汤加减(熟地黄、麻黄、白芥子、桃仁、红花、三棱、莪术、半夏、蜈蚣等)。

三、有效方剂的临床研究

钱焕祥[12]用自拟除湿逐瘀汤(当归、桃仁、皂角刺、苍术、黄柏、泽泻、防风各 10g,土牛膝、秦艽各 15g,土茯苓 30g,甘草 6g)随证加减治疗结节性红斑 42 例,每日 1 剂,水煎服,1周为 1 个疗程。结果显效 20 例,有效 17 例,总有效率 88.1%。

刘俊起[13]自拟清热散结汤(栀子、防己各 10g,金银花、蒲公英、赤芍、皂角刺各 20g,炮穿山甲、制乳香、制没药各 6g,生地黄、丹参各 30g)治疗结节性红斑 76 例,10 日为 1 个疗程,效果理想。

余开梅等[14]运用清热解毒活血方加减治疗结节性红斑 30 例(牛膝、当归、赤芍、丹参、金银花、鸡血藤各 10g,黄芪、生地黄各 20g,连翘、蒲公英各 15g,甘草 6g),另用青霉素 80 万单位肌内注射,每日 2 次。结果治愈 25 例,有效 3 例,无效 2 例,总有效率 93.3%。

朱鑫鸿[15]用四妙勇安汤加味(金银花 30g,玄参 30g,当归 15g,忍冬藤 30g,蒲公英 15g,鸡血藤 15g,川牛膝 15g,泽兰 10g,青风藤 15g,海风藤 15g,生牡蛎 30g,甘草 6g)治疗结节性红斑 47 例,15 日为 1 个疗程,1~3 个疗程后统计疗效,结果:治愈 44 例,显效 3 例。

侯新安[16]应用自拟紫草凉血汤(紫草根、茜草根、川牛膝、木瓜、黄柏各10g,防己、鸡血藤、赤芍、伸筋草各15g,红花6g)加减治疗结节性红斑30例,疗程2周,总有效率96%。有清利湿热,活血化瘀的功效。

周晓莉[17]"散结通络汤"治疗结节性红斑疗效观察:荔枝核、橘核、皂角刺各30g,莪术、焦三仙、苍术、黄柏、牛膝、三棱各10g,水蛭6g,蜈蚣3条,免煎剂颗粒,每日1剂,连服1个月,对照组白芍总苷胶囊,结果显示能明显改善结节性红斑的红肿疼痛症状,降低ESR、CRP,且优于对照组。

参考文献

[1] 奥多姆 R B. 安多鲁斯临床皮肤病学 [M]. 北京: 科学出版社, 2004: 150.

[2] 杨国亮. 皮肤病学 [M]. 上海: 上海医科大学出版社, 1991.

[3] 巢元方. 诸病源候论 [M]. 黄作阵, 点校. 沈阳: 辽宁科学技术出版社, 1997: 145.

[4] 吴谦. 医宗金鉴 [M]. 北京: 人民卫生出版社, 1963: 332.

[5] 石红乔. 从寒瘀论治结节性红斑 [J]. 山西中医, 2004, 20 (2): 61.

[6] 王钰, 姜萍, 郭祖正, 等. 张鸣鹤治疗结节性红斑经验 [J]. 中国中医基础医学杂志, 2021, 27 (9): 1491-1493.

[7] 崔德彬, 王旭东, 朱秀平. 中医药治疗结节性红斑的研究进展 [J]. 中医药信息, 1995 (6): 8-9.

[8] 王见宾, 黄静, 张毅. 结节性红斑的宏观和微观辨证论治 [J]. 中国中医急症, 2004, 13 (10): 670-671.

[9] 戴迭勤. 中西医结合治疗结节性红斑30例 [J]. 广西中医药, 1994, 17 (6): 22.

[10] 石红乔. 结节性红斑的辨证治疗 [J]. 山西中医, 1998, 14 (1): 52-53.

[11] 陈威. 辨证治疗结节性红斑57例 [J]. 陕西中医, 2000, 21 (11): 482.

[12] 钱焕祥. 除湿逐瘀汤治疗结节性红斑42例 [J]. 安徽中医学院学报, 1998, 17 (5): 322.

[13] 刘俊起. 清热散结汤治疗结节性红斑76例 [J]. 湖北中医杂志, 1999, 21 (5): 220.

[14] 余开梅, 龚梅芳, 徐刚. 清热解毒活血方治疗结节性红斑30例临床观察 [J]. 湖北中医杂志, 1999, 21 (11): 494.

[15] 朱鑫鸿. 四妙勇安汤加味治疗结节性红斑47例 [J]. 甘肃中医学院学报, 2001, 1 (1): 42.

[16] 侯新安. 紫草凉血汤治疗结节性红斑30例 [J]. 陕西中医, 2006, 27 (12): 1512-1513.

[17] 周晓莉, 乔平平, 郭洪波, 等. 散结通络汤治疗湿热瘀阻型结节性红斑临床观察 [J]. 山西中医, 2019, 35 (2): 20-22.

(吉海旺)

第12节 大 动 脉 炎

大动脉炎(Takayasu arteritis, TA)是一种慢性进行性、非特异性炎性疾病,主要累及大血管,特别是主动脉弓及其分支,其次为降主动脉、腹主动脉和肾动脉,肺动脉、冠状动脉也可受累。因受累血管的部位和严重程度不同会出现不同的临床表现,从单纯的无脉到严重的脑血管病、充血性心力衰竭等。受累的血管可为全层动脉炎,早期血管壁为淋巴细胞、浆细胞浸润,偶见多形核中性粒细胞及多核巨细胞。由于血管内膜增厚,导致管腔狭窄或闭塞,少数患者因炎症破坏动脉壁中层,弹力纤维及平滑肌纤维坏死,而致动脉扩张、假性动脉瘤或夹层动脉瘤。

本病多发于年轻女性,女性患者通常为男性患者的3~10倍,30岁以前发病约占90%[1],40岁以后较少发病,国外资料患病率2.6/100万。病因迄今尚不明确,一般认为可能由感染引起的免疫损伤所致,而内分泌异常及遗传因素则可能为致病内因。

大动脉炎在中医学文献中无相似病名的记载,根据本病的临床表现,属中医学"脉痹""血痹""眩晕"等范畴。当肢体动脉狭窄和闭塞,缺血严重而发生肢端坏疽者,又称为"脱疽"。

【病因病机】

本病多由先天禀赋不足或后天失调,致气血阴阳不足,复感外邪,留于经脉,气血运行不畅,脉络瘀阻所致。

一、禀赋不足

先天不足,形体失充,或强劳过度,耗伐肾精肾阳,肾阳为一身阳气之本,肾阳虚衰,阴寒内盛,心阳无力振奋,脾阳运化无力,则推动气血无力,寒凝血脉,痹阻不通,而发本病。

二、气血两虚

久病体虚,气血亏损;或妇女妊娠及产后出血过多,气血两伤;或外感阳热之邪久恋不去,耗气伤阴;或素体内热久蕴,气血内耗。气虚运血无力,血行缓慢,血虚无以化气,经脉空虚,终致瘀阻脉络,血脉闭塞,而罹患本病。

三、正虚感邪

先天不足,气血失调,风寒湿邪外侵,化生热毒,阻于脉络;或素体阳盛,内有蕴热,复感湿热毒邪,内外合邪,热毒蕴结经络,使其壅滞闭塞而发病。或热邪内炽,耗灼阴液;或肝郁化火,灼伤阴津;或久病暗伤,肝肾阴虚,阴不制阳,水火失济,阳亢于上,阴亏于下,皆可致无脉证。

四、气血瘀阻

忧郁恼怒伤肝,肝郁气滞日久,或术后、产后、外伤后长期卧床伤气,均可因气机郁滞,致血行迟缓,瘀阻血脉,而产生气郁血瘀之脉痹。

五、痰浊瘀阻

素体脾虚,或膏粱厚味,以致谷不化精,痰浊内生;或情志不遂,肝气郁结,气郁生痰。痰浊流注,阻滞经络,血行受阻而成痰瘀阻脉。

总之,本病为机体虚弱,气血阴阳不足,外感六淫之邪乘虚而入,致瘀血痰浊内生。气血阴阳不足为其本,热毒、瘀血、痰浊为其标。与心、肝、脾、肾关系密切。先期邪气盛,湿热毒瘀;后期正气耗伤,气血两虚,或肝肾阴虚,肝阳上亢,或脾肾阳虚,寒凝血瘀。基本病机以虚损、瘀滞为特点,血瘀贯穿于病程始终。

【诊断要点】

一、临床表现

(一) 全身症状

在局部症状或体征出现前数周,少数患者可有全身不适、易疲劳、发热、食欲不振、恶心、出汗、体重下降、肌痛、关节炎和结节红斑等症状,可急性发作,也可隐匿起病。当局部症状或体征出现后,全身症状可逐渐减轻或消失,部分患者则无上述症状。

(二) 局部动脉狭窄或闭塞所致的缺血表现

按受累血管部位不同,临床表现差异很大,临床按病变部位不同分成 5 种类型:头臂动脉型(主动脉弓综合征)、胸 - 腹主动脉型、主 - 肾动脉型、混合型和肺动脉型。

1. **头臂动脉型(主动脉弓综合征)**　主要累及升主动脉、主动脉弓以及弓上分支。

升主动脉累及时,升主动脉瘤样扩张或动脉瘤形成较狭窄更常见,可牵拉主动脉瓣,造成主动脉瓣关闭不全,叩诊心界扩大,主动脉瓣听诊区可闻及舒张期吹风样杂音;随着病程的延长,患者有心悸、胸闷、胸痛、活动耐量下降,严重时可有夜间端坐呼吸、咳粉红色泡沫痰等急性左心衰的表现。颈动脉或椎动脉狭窄和闭塞,可引起脑和头面部不同程度缺血的症状,出现颈痛、头晕、眩晕、头痛、记忆力减退、视力减退、视野缩小甚至失明;脑缺血严重者可有反复黑矇、晕厥、抽搐、失语、偏瘫或昏迷;极少数患者因局部缺血产生鼻中隔穿孔、上颚或耳郭溃疡、牙齿脱落和面肌萎缩;颈动脉狭窄处,查体可有局部压痛,听诊闻及动脉杂音,但杂音强度和狭窄程度间并非完全呈比例,轻度狭窄或闭塞时,杂音不明显。累及锁骨下动脉时,可表现为单侧或双侧上肢血压下降,甚至测不到血压,双上肢血压不对称,收缩压差 ≥ 1.33kPa(10mmHg),触诊单侧或双侧脉搏减弱或无脉,听诊狭窄血管所在的锁骨下区可闻及收缩期杂音,少数缺血严重者可有肢体跛行、麻木、酸痛、发凉甚至肌肉萎缩。锁骨下动脉盗血综合征主要表现为患侧上肢活动时发生一过性头晕或晕厥。

2. **胸 - 腹主动脉型**　主要累及胸主动脉和腹主动脉及其分支。

胸主动脉受累较少见,可有血管狭窄或扩张,大多数胸主动脉受累患者无症状,少数可有高血压、胸痛、背痛,发生胸主动脉夹层时胸痛剧烈。腹主动脉之腹腔干、肠系膜动脉受累时主要表现为腹痛、腹泻、便血、肠功能紊乱甚至肠梗阻,严重者有节段性肠坏死;腹主动脉严重狭窄或闭塞,可表现为下肢跛行和高血压;腹主动脉听诊区可闻及收缩期血管杂音。髂动脉受累时由于缺血,下肢出现无力、疼痛、皮肤温度下降、间歇性跛行等症状,查体下肢动脉搏动减弱或消失、下肢血压下降。

3. **主 - 肾动脉型**　主要累及腹主动脉和肾动脉。

肾动脉可单侧或双侧受累出现高血压,表现为头痛、头晕、心悸。高血压为本型的一项重要临床表现,主要是肾动脉狭窄引起的肾血管性高血压。高血压危象时,上肢血压超过230/120mmHg,并出现剧烈头痛、恶心、呕吐、谵妄、抽搐、急性心衰、少量蛋白尿和血尿等。不及时诊治者常为难治性高血压。

4. 混合型(广泛型) 具有上述3种类型中2种以上的临床表现,为我国大动脉炎患者最常见的类型,多数患者病情较严重。

5. 肺动脉型 本病合并肺动脉受累并不少见,上述4种类型均可合并肺动脉受累,单纯肺动脉受累者罕见。肺动脉高压大多为晚期并发症,约占1/4,多为轻度或中度,重度少见,临床可有心悸、气促、咯血,重者右心衰竭,肺动脉瓣区可闻及收缩期杂音和肺动脉瓣第二音亢进。

二、辅助检查

(一) 实验室检查

1. 炎症指标 活动期,红细胞沉降率、C反应蛋白、血清淀粉样蛋白A、免疫球蛋白、补体等通常呈低滴度至中等水平升高,但非特异性,需排除感染等。

2. 细胞因子 IL-6、TNF-α、IL-1β、IL-8、IL-2R、MMP-9、PTX-3等细胞因子在活动期明显升高。初诊时IL-6呈中等水平升高的患者,容易复发。

3. 免疫指标 尚未发现特异性自身抗体,部分患者抗内皮细胞抗体、抗心磷脂抗体等阳性,自身抗体阳性患者更容易出现血管闭塞和血栓性事件。

4. 感染筛查 大动脉炎与结核、疱疹病毒等感染有一定相关性,初诊时需通过T-spot试验、结核菌素试验、抗疱疹病毒抗体、疱疹病毒DNA等筛查相关病原体。

(二) 影像学检查

数字减影血管造影成像(DSA)是诊断大动脉炎的金标准,但因其有创性、放射性、造影剂毒性和对血管壁评估价值有限等局限,近年来,逐渐被核磁共振血管成像(MRA)、电子计算机断层扫描血管成像(CTA)、正电子发射计算机断层显像(PET-CT)、彩色多普勒超声等取代,DSA目前主要用于外科术中的血管评估和血流动力学测定。

1. MRA 欧洲抗风湿病联盟(EULAR)大血管炎诊治指南推荐MRA作为首选的影像学检查方法,用于大动脉炎血管管腔改变和血管壁炎症的评估,可明确血管狭窄程度,病变累及范围,病变的活动性,可用于病变进展评估及疗效监测。

2. CTA CTA增强三维重建技术对血管腔空间结构的评估有优势,可直接显示受累血管管腔变化,管径的大小,管壁是否光滑,受累血管的范围和长度,但不能观察血管壁厚度改变。当患者体内有金属植入物、钆造影剂过敏等MRA检查禁忌的时候,可以选择CTA;不推荐用于肾功能减退、碘剂过敏患者。

3. PET-CT 主要用于血管壁炎症的评估,通过血管炎症部位糖摄取增加导致SUV值升高,可帮助判断血管局部炎症活动状态,且显像能够在动脉血管壁结构发生改变前发现炎症反应,利于早期诊断,系统综述结果显示其灵敏度和特异度达81%和74%。

4. 动脉超声 可探查主动脉及其主要分支管壁增厚、狭窄或闭塞(颈动脉、椎动脉、锁骨下动脉、四肢动脉、腹主动脉、肾动脉、髂动脉等),但对其远端分支探查较困难,胸廓内主动脉因受心脏搏动和肺内气体等影响无法有效显示。超声造影技术是对传统超声成像领域的拓展,可以通过静脉注射超声造影剂以实时动态显示增厚管壁新生的滋养血管情况,增厚管壁造影剂有无增强可判断大动脉炎的活动性。"通心粉"征是大血管炎特征性表现。无创的超声检查可适用于血管壁厚度变化的动态随访。

5. DSA 对头颅部动脉、颈动脉、胸腹主动脉、肾动脉、四肢动脉、肺动脉及心腔等均可进行此项检查。缺点是对脏器内小动脉,如肾内小动脉分支显示不清。目前主要用于外科术中的血管评估和血流动力学测定。

三、诊断标准

采用1990年美国风湿病学会(ACR)的分类标准和2018年ACR更新的大动脉炎分类标准。

(一)1990年ACR的分类标准[2]:

1. 发病年龄≤40岁 40岁前出现症状或体征。

2. 肢体间歇性运动障碍 活动时1个或更多肢体出现逐渐加重的乏力和肌肉不适,尤以上肢明显。

3. 肱动脉搏动减弱 一侧或双侧肱动脉搏动减弱。

4. 血压差>10mmHg 双侧上肢收缩压差>10mmHg。

5. 锁骨下动脉或主动脉杂音 一侧或双侧锁骨下动脉或腹主动脉闻及杂音。

6. 动脉造影异常 主动脉一级分支或上下肢近端的大动脉狭窄或闭塞,病变常为局灶性或节段性,且不是由动脉硬化、纤维肌发育不良或类似原因引起。

符合上述6项中的3项及以上者可诊断本病。近年血管造影常由MRA、CTA等替代。

(二)2022年ACR及欧洲抗风湿病联盟更新的大动脉炎分类标准(表3-12-1)[3]:

表3-12-1　2022年美国风湿病学会/欧洲抗风湿病联盟制定的大动脉炎分类标准

	项目	分值
准入条件	①诊断年龄≤60岁	
	②影像学存在血管炎证据	
分类标准	**临床标准**①女性	+1分
	②心绞痛或缺血性心脏疼痛	+2分
	③上肢和/或下肢跛行	+2分
	④血管杂音	+2分
	⑤上肢动脉搏动减弱	+2分
	⑥颈动脉搏动减弱或消失或颈动脉触痛	+2分
	⑦双上肢收缩压差值≥20mmHg	+1分
	影像学标准①受累动脉数量1支	+1分
	2支	+2分
	≥3支	+3分
	②双侧动脉成对受累	+1分
满足准入条件后得分≥5分即可诊断为大动脉炎	③腹主动脉伴肾动脉或肠系膜动脉受累	+3分

注:采用该分类标准的前提是已经诊断为大血管炎或中等血管炎,且排除模拟血管炎。

【治疗】

一、中医治疗

(一) 辨证论治

本病以热毒、瘀血、痰浊为标,脏腑阴阳气血不足为本。急性活动期以邪实为主,应用清热解毒或养阴清热、活血通脉法,可控制急性血管炎症,迅速缓解症状。慢性期以脾肾阳虚、气血双亏为主,应用温补阳气、益气养血、活血化瘀法,可扶正固本,改善血运,有利于改善预后。

1. 热毒瘀阻证　本证多见于大动脉炎活动期和慢性炎症期。多由脏腑失调,内有蕴热,感受风寒湿邪,从阳化热,或感受湿热毒邪,热毒蕴结经络,脉络瘀阻不通所致。

症状:发热,口干喜饮、烦躁,肌肉关节酸痛,或患侧肢体发凉、麻木、无脉,大便干,小便黄赤,舌红苔黄或薄黄,脉数或无脉。

治法:清热解毒,活血化瘀。

方药:五味消毒饮合桃红四物汤加减。

金银花 30g,野菊花 15g,蒲公英 30g,紫花地丁 30g,虎杖 20g,桃仁 12g,红花 10g,当归 12g,川芎 15g,赤芍 20g,丹参 15g,鸡血藤 30g。

加减:湿热盛出现身体困重,关节肿胀,脘腹胀满,舌苔黄腻者,加黄柏 12g,苍术 15g;午后潮热,自汗盗汗者,加青蒿 15g,白薇、银柴胡各 10g。

中成药:清热解毒口服液,每次 20ml,每日 3 次,口服;或清开灵胶囊,每次 2 粒,每日 3 次,口服;或新癀片,每次 2 片,每日 3 次,口服。

临床体会:本证病理关键在于热盛化毒兼瘀滞,临床既突出表现为发热、倦怠、关节疼痛,以及红细胞沉降率快等毒热证;又有无脉、肢凉、麻木,以及血管杂音、血液高凝状态等血瘀证表现,故当以解毒化瘀为法。

2. 气血两虚证　本证多由久病体虚,气血亏损;或妇女妊娠及产后出血过多,气血两伤;或外邪久恋不去,气血内耗所致。气血亏虚,血脉不荣,脉络瘀滞,而出现本证。多见于本病的稳定期。

症状:面色少华,头痛眩晕,心悸气短,倦怠乏力,肢体发凉、麻木,活动后加重。舌质淡,苔薄白,脉沉弱或无脉。

治法:补气养血,活血通络。

方药:三痹汤加减。

黄芪 30g,党参 30g,鸡血藤 30g,熟地黄 15g,当归 15g,川芎 15g,赤芍 15g,丹参 15g,牛膝 15g,白术 15g,茯苓 15g,甘草 10g。

加减:瘀血重者,加水蛭 6g,莪术 15g,地龙 10g;胃纳差者,加神曲 15g,鸡内金 15g;肢体发凉明显者,加制附片(先煎)、桂枝各 15g。

中成药:人参养荣丸,每次 6g,每日 2 次,口服;或独活寄生丸,每次 6g,每日 2 次,口服。

临床体会:本证久病气血两亏,或痹久气血内耗,治疗应注意循序渐进,切不可操之过急及用药过量,否则,大剂甘温滋腻之品滞碍脾胃气机,妨碍精微化生,反致病情加重。

3. 阴虚阳亢证　本证多由阴虚体质之人，或热邪伤阴，或肝郁化火，灼伤阴津，或久病暗伤，肝肾阴虚，阴不制阳，水火失济，阳亢于上，阴亏于下而成。主要涉及肝肾阴虚。

症状：腰膝酸软，头痛，眩晕，耳鸣，心烦易怒，肢体麻木或偏瘫，舌红，脉弦数或无脉。

治法：滋阴潜阳，活血化瘀。

方药：天麻钩藤饮合桃红四物汤加减。

天麻15g，钩藤20g，石决明20g，龙骨30g，牡蛎30g，川牛膝15g，川芎15g，丹参15g，赤芍20g，桃仁10g，红花10g，鸡血藤30g。

加减：关节痛，红细胞沉降率快者，加牡丹皮、虎杖各20g，秦艽15g；头痛重者，加白菊花10g，白芷12g；血压高者，加夏枯草15g，磁石20g。

中成药：脑立清丸，每次10丸，每日2次，口服；或杞菊地黄丸，每次6g，每日2次，口服。

临床体会：本证病机关键在于肝肾阴虚，肝阳上亢，为虚热证。与素体阳盛，内有蕴热，感受阳热之邪，或感风寒湿邪，郁而化热而成的实热证不同，临床应予鉴别。

4. 脾肾阳虚证　本证多由素体禀赋阳虚，或病程迁延日久，阴液亏虚，阴损及阳转化而成。肾阳为一身阳气之本，肾阳虚衰，脾土失温，则成脾肾阳虚证。脾肾阳气不足，不能温养肢体，经脉失于温煦，阴寒内盛，寒凝血脉，痹阻不通，而发本证。本证多见于大动脉炎慢性期或稳定期。

症状：形寒肢冷，腰膝酸软，头晕气短，面色无华，食少纳呆，倦怠乏力，肢体麻木，舌淡，舌体胖大有齿痕，脉沉细或无脉。

治法：温肾健脾，散寒活血。

方药：肾气丸合阳和汤加减。

熟地黄30g，山茱萸15g，山药20g，黄芪30g，鸡血藤30g，党参15g，干姜10g，赤芍15g，怀牛膝15g，肉桂6g，白芥子10g，熟附子10g，麻黄6g，鹿角胶10g(烊冲)，地龙12g，炙甘草10g。

加减：阳虚肢冷甚者，加巴戟天、淫羊藿各15g；便溏者，加薏苡仁30g，莲子肉10g。

中成药：金匮肾气丸，每次6g，每日2次，口服；或右归丸，每次9g，每日2次，口服。

临床体会：本证多见于脉痹后期，脾肾阳气虚衰，阳虚生内寒，阳虚为本，寒凝为标，治疗应以温阳扶正为主，散寒通络为次，用药时鹿角胶、肉桂、干姜必不可少。本证顽固难愈，凡无化热征象者，宜坚持长期服药治疗。

5. 气血瘀阻证

症状：胸背胀痛，四肢麻木，肢体倦怠，头痛目眩，胸闷，善太息，或女子月经不调，经行腹痛而有血块，舌质暗，或瘀点瘀斑，苔薄白，脉弦或无脉。

治法：疏肝理气，活血化瘀。

方药：血府逐瘀汤加减。

当归10g，生地黄15g，川芎15g，赤芍15g，桃仁10g，红花10g，柴胡10g，枳壳10g，怀牛膝15g，鸡血藤30g，丹参15g，土鳖虫10g，水蛭6g，甘草6g。

加减：气虚加黄芪20g，党参15g；痛甚加乳香10g，延胡索15g；头晕易怒加白菊花10g，决明子15g；经脉拘急加僵蚕、地龙各10g。

中成药：血府逐瘀口服液，每次20ml，每日3次，口服；或复方丹参滴丸，每次270mg，每日 2 次,口服。

临床体会:本证可单独出现,但往往与前述各证兼夹出现而贯穿于病程始终。故活血化瘀法适用于大动脉炎各个时期的治疗。大动脉炎以青年女性发病居多,病情变化与情志影响关系密切,治疗中须嘱患者注意情志调养,保持心情舒畅,切忌忧郁恼怒。

(二) 医家经验

初洁秋[4]认为大动脉炎活动期,应以清热解毒或清热利湿、活血通脉法为主治疗;慢性期,以活血化瘀通脉法为主,并根据辨证论治,佐以补气养血、滋阴潜阳、疏肝理气、温肾健脾法治疗;瘢痕期,应重用软坚散结通脉中药治疗,如鳖甲、穿山甲等。

孔海云等[5]认为本病病机特点以禀赋不足、正气内亏为本,瘀血内阻为标,结合中医脏腑理论,临床按以下分型论治。①心气亏虚,血脉瘀阻:治以温阳益气,活血通窍,方用黄芪桂枝五物汤合通窍活血汤加减。②肝脾两虚,血脉瘀阻:治以健脾养肝,活血通络为原则,用十全大补丸健脾养肝以治本,根据症状表现及瘀阻不同部位而加用活血通络药。以肾性高血压为主加用丹参、赤芍、桃仁、红花、益母草等活血化瘀;以下肢冷痛为主者加用海风藤、鸡血藤、地龙、乌梢蛇等祛风活血通络;以腹痛、呕吐为主者加用少腹逐瘀汤。③肾气亏虚,瘀血内阻:用金匮肾气丸温补肾气治本,再根据受累器官的不同及临床证候的轻、重、缓、急,选用活血通络方剂,如通窍活血汤、桃红四物汤、少腹逐瘀汤、身痛逐瘀汤等。④肺肾亏虚,痰瘀互结:治以回阳救逆,平喘利尿,用参附汤合苏子降气汤。病情缓和后,可用温肾纳气、补肺祛痰加活血化瘀药,如济生肾气丸或八味肾气丸合血府逐瘀汤加减。⑤五脏亏耗:阴阳衰竭,治疗原则应补气活血以改善器官微循环,而不是解决血管病变,因此时的血管病变一般需外科手术重建,已非药力所及。

杨能华等[6]认为大动脉炎的基本病机为脉络瘀阻,气血运行不畅,故治疗重点当益气化瘀,基本方:生黄芪 30g,党参 20g,桂枝 6g,当归 10g,制乳香 6g,赤芍 15g,丹参 20g,生地黄 12g,川芎 10g,红花 6g。并强调益气化瘀法治疗本病,重在补气行气,气足则能催血行、促血生、行血滞,从而达到活血化瘀通脉的目的。

张素清[7]认为本病总属本虚标实,本虚指肝肾气血阴阳不足,但以阳气亏虚推动血脉无力为本,瘀血、痰浊、寒湿为标,内外合邪,痰浊瘀血痹阻脉道,使脉道受损,经络阻塞,气血运行不畅,脉络瘀滞发为本病。治疗重视气血同补,舒经通络,兼补肝肾,自拟温阳通脉汤为基础方,方由黄芪、黄精、当归、淫羊藿、红藤、鸡血藤、路路通、怀牛膝、丹参、红花、甘草组成。

张宏亮[8]认为本病气虚阳微为本,脉络阻滞为标,故以温阳益气治其本,祛瘀通络治其标。临证常以熟地黄、茯苓、黄芪、桂枝、肉桂、附子、人参温阳益气为主,当归、地龙、桃仁、红花、延胡索祛瘀通络为辅。

甘可等[9]根据临床并结合现代医学,认为大动脉炎心脏损害者为"脉痹侵心",血府伏火是其宿根和首发病因,病位在心肾,病机为本虚标实,心肾阴虚为本虚之质,标实为热毒、瘀血、气滞、痰浊等相兼为患。临床辨治谨守病机本虚标实,主以四甲复脉汤(三甲复脉汤加炮山甲)养心益肾通脉;且不忘宿根血府伏火,治以清解匀散;需时时顾护脾胃,以防胃气衰败;同时兼参证素灵活辨治。

翁维良[10]在活血通络基础上,根据疾病不同发展阶段本虚标实的偏盛,运用搜风通络、清热解毒、清肝平肝等不同治法治疗本病。①活血通络为基本治法。常用活血药物有穿山龙、地龙、路路通、姜黄、赤芍。针对不同病情特点,活血药物的选择有所不同,病情尚轻时选用川芎、牛膝、赤芍、丹参等,病势重时则酌情加用桃仁、红花、地龙、三七粉等破血逐瘀之品。活动期重用藤类等通络药物如络石藤、海风藤、穿山龙、路路通等,恢复期多用芍药、当归配伍桂枝养血和营。②疾病活动期搜风通络、清热利湿。③从肝论治控制血压。从肝论治,体现在以下 4 个方面:运用夏枯草、菊花、黄芩等清肝以清肝热;运用天麻、钩藤、珍珠母平肝以潜肝阳;运用枸杞子、墨旱莲、女贞子柔肝以养肝阴;运用五味子、酸枣仁、合欢皮等心肝同治。治疗目的为稳定血压,同时活血通络以缓解患者因大动脉炎血管狭窄所造成的压差较大问题。

(三)其他治疗

1. 中成药

(1)雷公藤制剂:雷公藤片,每次 2 片,每日 3 次,口服,可连续服用 3~4 个月。雷公藤多苷片,每次 10~20mg,每日 3 次,口服,3 个月为 1 个疗程。本制剂有一定毒性,尤应警惕其生殖毒性。服药期间需定期复查血常规和肝功能。

(2)盐酸川芎嗪注射液:40~80mg 加入 5% 葡萄糖注射液或生理盐水 250~500ml 中,静脉滴注,每日 1 次,10 日为 1 个疗程,一般使用 1~2 个疗程。

(3)丹参注射液:10~20ml 加入 5% 葡萄糖注射液 100~500ml 中,静脉滴注,每日 1 次。

2. 外治法　外用熏洗法能够促进肢体血液循环,改善组织缺血状况,消除肢体发凉、怕冷、麻木、疼痛等临床症状。在大动脉炎的急性活动期应慎用。

(1)活血止痛散:透骨草 10g,延胡索 10g,当归 10g,姜黄 10g,川椒 10g,海桐皮 10g,威灵仙 10g,川牛膝 10g,乳香 10g,没药 10g,羌活 10g,白芷 10g,五加皮 10g,苏木 10g,红花 10g,土茯苓 10g。将上药装入纱布袋内,加水煎煮后,趁热熏洗患肢,每日 1~2 次,每次 60 分钟。适用于大动脉炎慢性期瘀血较重,肢体麻木、疼痛者。

(2)回阳止痛洗药:透骨草 30g,当归 15g,赤芍 15g,川椒 15g,苏木 15g,生胆南星 10g,生半夏 10g,生草乌 10g,川牛膝 10g,白芷 10g,海桐皮 10g。将上药装入纱布袋内,加水煎煮后,趁热熏洗患肢,每日 1~2 次,每次 60 分钟。适用于大动脉炎慢性期属脾肾阳虚证者。

3. 针灸

(1)针刺:上肢取曲池、内关、合谷、太渊、尺泽;下肢取足三里、三阴交、血海、阳陵泉、太冲。得气后,强刺激,留针 30 分钟,每日或隔日 1 次,20~30 次为 1 个疗程。

(2)耳穴:主穴为心、交感、肾、肾上腺、皮质下,配穴为脾及相应症状部位。每次 2~3 个穴,耳针刺,埋针或王不留行压穴。

(3)穴位注射:取曲池、足三里。药用维生素 $B_1$100mg,维生素 B_{12}250μg,或氢溴酸山莨菪碱 10mg。患肢穴位注射,每日 1 次,15~30 次为 1 个疗程。

二、西医治疗

治疗以糖皮质激素联合免疫抑制剂如环磷酰胺、甲氨蝶呤、来氟米特、吗替麦考酚酯、硫唑嘌呤等为主,它们能使血管炎的渗出病变得到有效控制而使大多数患者获得缓解。难治病例可考虑生物靶向药物如 IL-6 受体阻滞剂或单抗类 TNF 抑制剂。

(一)治疗原则

1. 风湿免疫科为主导,多学科协作诊疗。

2. 早期诊断、全面评估、分层干预、达标治疗。

3. 充分内科治疗基础上,对部分患者可选择适宜的外科干预。

4. 重视患者宣教。

(二) 一般治疗

活动期注意休息、避免感染。有上呼吸道、肺部或其他脏器感染,应有效控制感染,高度怀疑有结核病者,应同时抗结核治疗。伴有高血压患者,应积极控制血压。

(三) 内科治疗

1. **诱导缓解期**　指治疗 6~12 个月后达到临床缓解。

(1)糖皮质激素:初诊或治疗后大复发的活动期大动脉炎患者需足量的泼尼松或其等效物治疗,起始剂量为 0.8~1.0mg/kg,每日 1 次,口服,持续 4~8 周后逐渐减量,按每 7~10 日减 10% 起始剂量或根据病情调整,24 周达到 10mg,每日 1 次,口服,继续缓慢减量至 ≤5mg,每日 1 次维持,总疗程 1~2 年后部分病情持续缓解患者可考虑停用。

(2)羟氯喹:羟氯喹 100~200mg,每日 2 次口服,对减少复发有利。

(3)轻中型患者:需联合口服缓解病情抗风湿病药如甲氨蝶呤 7.5~15mg,每周 1 次;或来氟米特 10~20mg,每日 1 次;或吗替麦考酚酯 0.5~0.75g,每日 2 次;或硫唑嘌呤 50mg,每日 1 次。

(4)重型患者:加强抗炎和抗免疫治疗,在密切监测骨髓抑制、肝肾毒性等药物不良反应的情况下,缓解病情抗风湿病药的口服剂量增加到最大耐受剂量,或者静脉滴注环磷酰胺 0.5~0.75g/m^2 体表面积,每月 1 次,累积剂量达 6~8g,后续改口服的缓解病情抗风湿病药维持。重型患者存在传统缓解病情抗风湿病药禁忌时,可考虑生物制剂如 IL-6 受体阻滞剂托珠单抗,或单抗类 TNF 抑制剂,但目前生物制剂的疗程尚无循证学证据。用生物制剂前务必排查潜在结核、肝炎病毒感染等,并警惕用药期间感染的发生。

(5)难治患者:经过足疗程、足量治疗后仍不能达到临床缓解的患者为难治患者,应更换为另一种传统缓解病情抗风湿病药,或由传统缓解病情抗风湿病药更换为生物制剂,或由一种生物制剂更换为另一种生物制剂。

2. **维持稳定期**　诱导缓解期后,在维持疾病持续缓解的前提下,糖皮质激素逐渐减量至最低维持量或停用,缓解病情抗风湿病药逐渐减量至最低有效剂量,生物制剂逐渐延长使用时间间隔或更换为口服的缓解病情抗风湿病药。

3. **复发期**　稳定期患者再次出现疾病活动,根据有无全身症状、局部缺血表现的程度、炎症指标升高等确定为小复发或大复发。小复发患者原治疗药物剂量增加,大复发患者予以糖皮质激素剂量加至标准剂量,联合原有缓解病情抗风湿病药或更换为新的一种缓解病情抗风湿病药或生物制剂。

(四) 外科治疗

1. **紧急手术指征**　危及生命的极危重患者如急性 Stanford A 型主动脉夹层、主动脉瘤濒临破裂、急性冠脉综合征或急性心肌梗死等,可紧急进行外科手术以挽救患者生命。

2. **择期手术指征**　在积极而充分的内科治疗控制疾病活动和血管炎症后,仍需通过外科干预进一步保护脏器功能、改善预后的情况,应考虑择期外科手术,包括经皮肾动脉球囊扩张术、肾动脉搭桥术、自体肾移植等;升主动脉置换术或升主动脉联合瓣膜置换术;颈动脉扩张术、颈动脉搭桥术;胸腹主动脉支架植入或置换术等。

三、中西医结合治疗思路与方法

大动脉炎是一种病变广泛、极易复发的慢性免疫性血管疾病,病情复杂,多系统损害,危害严重,治疗困难。及时有效地控制病变发展,提高和巩固临床疗效,缓解组织器官缺血状态,预防复发是临床治疗的关键。中西医结合治疗大动脉炎能够取长补短,发挥各自治疗方法的优势。中医药治疗的优势主要体现在治法多样化,中医辨证论治能够平衡阴阳,整体调节,协调脏腑阴阳气血的功能,对复杂多变的症状进行总体调治;同时根据大动脉炎病变过程中各期的病理学特点和不同的病变类型,有针对性地应用现代医学有效的治疗方法,缓解病情,减轻脏器组织的损害,降低复发率和病残率,争取较好的转归和预后。结合的重点应放在病因治疗、尽快控制症状、减少药物不良反应、改善预后等方面。

1. 病因治疗　由于大动脉炎西医的病因迄今不明,故病因治疗主要为中医治疗。中医认为本病病因不外邪实与正虚两个方面,邪实为风寒湿热毒邪与瘀血、痰浊;正虚为先天禀赋不足,气血亏虚,肝肾虚损。因此紧紧抓住这两个方面,辨证与辨病相结合,既能祛邪,又能扶正固本,调节机体整体功能。

2. 尽快控制症状、减少药物不良反应　症状轻,红细胞沉降率正常或轻度升高者,可不用糖皮质激素,单用中药治疗,就可缓解症状、控制炎症反应、改善局部缺血状况。如为急性活动期,特别是重危患者,单用中药治疗难以阻断病情的发展,则应以西药糖皮质激素和免疫抑制剂为主,结合中药辨证论治,以辅助治疗及减少激素的毒副作用。经治疗后,病情渐趋稳定,激素减至半量以下时,应逐渐以中药治疗为主,待激素减至最小维持量或完全撤减后,仍应长期用中药维持治疗一段时间,以巩固疗效,预防病情复发。实践证明,中药健脾消导药可减轻激素及免疫抑制剂对胃肠道的刺激;补肾养血药可减轻免疫抑制剂对骨髓和性腺的抑制,还能减少药源性库欣综合征的发生。

3. 改善预后　感染常常是本病复发和加重的原因,运用中药扶正祛邪,可以提高机体的抵抗能力,从而延长本病的缓解期。药理实验也证实,益气药党参、黄芪、白术及复方玉屏风散具有提高人体免疫功能的作用。长期运用这类药物,能逐渐改善机体的免疫状态,从而减少各种病菌感染的机会,以降低复发率,争取较好的转归和预后。

总之,西药在迅速缓解病情方面优于中医药,中医药在巩固病情、防止复发和维持长期缓解方面优于西药。中西医结合治疗,可增加疗效,减少药物毒副反应,降低复发率,改善预后。

【调摄与护理】

一、调摄

1. 患者应正确对待疾病,增强战胜疾病的信心,保持心情愉快,睡眠充足,避免精神紧张及过度疲劳。

2. 起居有常,居住环境不宜过冷和潮湿,温度适宜,避免风寒湿热之邪的侵袭。

3. 肢体注意防寒,衣着要宽松,鞋、袜、手套要软暖合适,不宜过紧,以免影响血液运行。

4. 适当锻炼,增强体质,提高机体抗病能力。

二、护理

(一) 一般护理

根据病情轻重,定时测体温、脉搏、血压,定期化验血常规、尿常规、大便常规及做心电图、彩色多普勒超声等检查。对高热患者,应定期测体温并予物理降温,反复查血常规和血培养,仔细检查有无感染病灶,及时采取相应的治疗措施。若肢体麻木、疼痛甚,给予相应的对症治疗。若动脉狭窄、闭塞甚者,及时采取手术治疗。对肾功能不全者,要记24 小时出入量,定期检查肾功能、电解质、心电图等。要防止褥疮、尿路感染、口腔真菌感染。

(二) 辨证施护

1. 毒热证患者多喜凉恶热,故应告诫之不可过于贪凉,洗浴仍以温水为宜,以免寒冷之气从肌表内侵,加重病情。

2. 气血虚和脾肾虚者,患肢怕冷麻木,要注意保暖,用温水浸洗,不能过热,否则会加重患肢缺血。

3. 痰瘀凝滞及气滞血瘀的患者,要保持情志稳定,切勿急躁生气,还应加强肢体锻炼。

【转归与预后】

一、转归

本病初期,其证较轻,治疗及时,易于控制;若治疗不当或调护失宜,病邪久恋,耗伤气血,致气血两亏,瘀血阻络,则缠绵不愈;病久迁延,正气渐衰,病位由浅入深,伤及脾、肝、肾诸脏,可转化成肝肾阴虚、脾肾阳虚证;甚至出现肝肾阴虚,动风动血,窍闭神昏的重证,或脾肾阳虚,寒湿内盛,寒凝血瘀,阳微欲绝的危证,治疗较为棘手。

二、预后

大动脉炎为慢性进行性血管病变,受累后的动脉由于侧支循环形成丰富,故大多数患者经过及时正确的治疗,病情可得到控制,预后良好,长期生存率高。但如治疗不及时,或病情反复活动时,易导致并发症。并发症有脑出血、脑血栓、心肌梗死、主动脉瓣关闭不全、心力衰竭、肾衰竭、失明等。死因主要为脑出血、肾衰竭。早期诊断及正确合理的中西医结合治疗可改善预后。

【现代研究】

一、病因病机的研究

迄今尚无统一认识,归纳有关文献大体有毒热血瘀论、气虚血瘀论、阳虚血瘀论等。

1. **毒热血瘀论**　初洁秋[11]认为大动脉炎活动期与慢性炎症期的主要病机是:由于各种感染所引起的自身免疫性大动脉炎症,其抗原抗体反应所形成的血管壁增厚、管腔狭窄、血栓形成等病理改变,在临床上表现为急性或慢性炎症期症状,如发热、倦怠无力、关节疼痛等宏观证候,及实验室检查白细胞增高、红细胞沉降率增快、抗链 "O" 增高、抗主动脉抗体效价增高、γ-球蛋白增高、抗核抗体效价增高等微观所见均属毒热证；而管腔狭窄或闭塞所引起的器官组织供血不全证，如无脉、肢体凉麻无力、昏厥、头昏头痛、间歇跛行、血管疼痛等宏观证候，以及血管杂音、血液高凝状态、动脉造影或血管彩超血流图之所见等微观证候均属血瘀证，活动期以毒热证为主，兼血瘀证；慢性期以血瘀证为主，兼缓缓进行的毒热证。故治疗应以清热解毒、活血化瘀法为主。

2. 气虚血瘀论 陈子胜[12]认为本病病因多由先天禀赋不足或后天失调，致气血阴阳不足，外邪风、寒、湿乘虚而入，致瘀血、痰浊内生。气血阴阳不足，尤以气阴双亏为其根本，瘀血、痰浊、寒湿为标，因虚致瘀为其根本病机，所以益气养阴通脉为治疗本病的通则，用自拟方（西洋参、黄芪、当归、川芎、桃仁、红花、熟地黄）加减治疗本病68例，总有效率89.71%。杨能华等[6]认为本病病机为脉络瘀阻、气血运行不畅，即所谓"脉不通、血不流"，患者除了血管闭塞（无脉）外，还常存在气虚的临床表现，故采用益气化瘀法治疗本病疗效明显优于单纯活血化瘀法。所治28例患者在治疗前后大部分均做了血液流变学及体液细胞学检查，治疗后多数患者全血黏度、血浆黏度、全血还原黏度、红细胞压积等值均有明显改善，并能降低IgG、IgA的含量，从而改善了血液黏度，促进血液循环及抑制血小板聚集，证明益气化瘀中药有改变血液流变学性质的作用。

3. 阳虚血瘀论 陈建宗等[13]认为，大动脉炎的主要病机是阳气不足，推动无力，寒凝血脉，痹阻不通，自拟温阳益气通脉汤（附子、干姜、肉桂、细辛、黄芪、当归、丹参、川芎、桂枝、川牛膝、水蛭）辨证加减治疗14例，疗效满意。

二、辨证分型的研究

由于大动脉炎的病证比较复杂，目前，有关本病的辨证分型各家不一，综合起来多从以下几方面分型：①以气血阴阳失调分型有阴虚内热型、气血两虚型、气滞血瘀型、阳虚寒凝型等；②以病因病机结合脏腑辨证分为心脾两虚、瘀血阻络型，肝脾两虚、瘀血阻络型，脾肾阳虚、寒凝血瘀型，肝肾阴虚、风痰阻络型等；③根据不同病理时期的临床表现分为热毒阻络型，阴虚内热型，气滞血瘀型，气血虚弱型，血瘀阻络型，肝肾阴虚、肝阳上亢型，脾肾阳虚型等。综合文献资料，热毒阻络型、阴虚内热型、气滞血瘀型、气血虚弱型、血瘀阻络型、肝肾阴虚型、脾肾阳虚型在大动脉炎中所占的比例较高。

周涛等[14]将大动脉炎分为：①阴虚内热型，治以养阴清热，解毒活血，方用养阴活血汤，生地黄30g，玄参30g，石斛30g，赤芍30g，当归12g，青蒿12g，紫草12g，牡丹皮12g，牛膝10g，川芎10g，黄芩10g，生甘草10g；②脾肾阳虚型，治以温肾健脾，散寒活血，方用阳和汤加减：熟地黄30g，黄芪30g，鸡血藤30g，党参30g，干姜15g，桂枝15g，制附子10g，白芥子10g，鹿角胶10g，红花12g，甘草5g；③气血两虚型，治以益气养血，活血通络，方用顾步汤加减，黄芪30g，党参30g，鸡血藤30g，石斛30g，当归15g，丹参15g，赤芍15g，牛膝15g，白术15g，甘草10g。并根据不同兼证加减。

赵晓刚等[15]将大动脉炎按病因病机结合临床表现分为：①湿毒阻络型，方用新加四物汤加减；②心脾两虚，瘀血阻络型，方用黄芪桂枝五物汤加减；③脾肾阳虚，寒凝血瘀型，方用桂附八味合阳和汤加减；④肝肾阴虚，风痰阻络型，方用天麻钩藤饮加减。

张凤山[16]临床辨治分为以下6型：①热毒阻络型，治以清热解毒、活血通络，方用四妙勇安汤加减；②阴虚内热型，治以养阴清热、活血通络，方用养阴活血汤加减；③脾肾阳虚型,治以温肾健脾、散寒活血,方用阳和汤加减;④气血两虚型,治以补气养血、活血通络,方用黄芪桂枝五物汤加减;⑤肝肾阴虚,肝阳上亢型,治以平肝潜阳,方用镇肝熄风汤加减;⑥气滞(虚)血瘀型,治以活血化瘀、行气养血止痛,方用血府逐瘀汤加减。

陈宝贵[17]认为,大动脉炎病机多属本虚标实,气血阴阳不足为本,痰瘀互结为标,又复感风、寒、湿、热等邪气,渐致脉络痹阻不通。临床分为①风寒客络证:治以祛风散寒、益气通阳,方用黄芪桂枝五物汤加减,并重用黄芪 30~60g;②气虚血瘀证:治以益气活血、通经活络,方用补阳还五汤加减,并在此基础上灵活运用水蛭、地龙等虫类药;③阴虚阳亢证:治以滋阴潜阳、平肝息风,方用大定风珠合左归丸加减;④湿热毒盛证:此证患者多为疾病初发或正值急性活动期,治以清热解毒、利湿通络,方用五味消毒饮合四妙勇安汤加减。并根据不同兼证加减。

三、辨病结合辨证治疗研究

初洁秋[4,11]认为大动脉炎活动期(再发活动期)以毒热证为主,兼血瘀证;慢性期(缓解期)以血瘀证为主,兼缓慢进行的毒热证。故活动期治疗应以清热解毒或清热利湿、活血通脉法为主;慢性期,以活血化瘀通脉法为主,并根据辨证论治,佐以补气养血、滋阴潜阳、疏肝理气、温肾健脾法治疗,以调整机体免疫功能,防止病变进展,维持病情稳定;瘢痕期,应重用软坚散结通脉中药治疗。共分为 6 型论治:①热毒阻络型(活动期),治以清热解毒,活血化瘀,方用四妙勇安汤加味;②湿热郁阻型(活动期),治以清热利湿,活血通脉,方用甘露消毒饮加减;③气血虚弱型(慢性期),治以益气补血,活血通脉,方用黄芪桂枝五物汤加味;④气滞血瘀型(慢性期),治以疏肝理气,活血化瘀,方用血府逐瘀汤加味;⑤肝肾阴虚,肝阳上亢型(慢性期),治以滋阴潜阳,活血通脉,方用镇肝熄风汤加味;⑥脾肾阳虚型(慢性期),治以温肾健脾,活血通脉,方用阳和汤加味。

李晓波等[18]将 80 例中医辨证符合肝肾阴虚、血脉瘀阻型的多发性大动脉炎患者,随机分为治疗组与对照组各 40 例,2 组均给予抗炎、抗凝、抑制免疫等基础治疗,治疗组在此基础上加用具有补益肝肾、活血通脉作用的自拟活血通脉饮(基础方:熟地黄 25g、山茱萸 15g、山药 15g、枸杞子 12g、茯苓 10g、泽泻 10g、牡丹皮 10g、女贞子 12g、白花蛇舌草 30g、丹参 30g、毛冬青 30g),水煎服,2 组疗程均为 8 周。结果显示,治疗组患者残存管腔内径、血管内膜厚度及狭窄率均较同期对照组明显改善,且红细胞沉降率、C 反应蛋白水平也较对照组降低明显,愈显率明显高于对照组。研究表明,常规西药联合自拟活血通脉饮可有效扩张动脉血管腔,降低再狭窄率,减轻炎症反应,其机制可能与抗炎、抗凝等作用有关。

安喆等[19]将 68 例中医辨证符合脾肾阳虚证的多发性大动脉炎住院患者,随机分为观察组与对照组各 34 例,两组均给予静脉滴注丹参川芎嗪注射液、银杏叶提取物注射液基础治疗,观察组在此基础上加用具有补气生血、益肾填精作用的自拟补肾活血方(黄芪 45g、熟地黄 30g、赤芍 30g、当归 15g、鸡血藤 15g、防风 10g、牛膝 10g、威灵仙 10g、山药 15g、丹参 10g、茯苓 15g、槲寄生 15g、干姜 10g、地龙 10g、川芎 15g、延胡索 15g、水蛭 5g、穿山甲 5g、三棱 15g、莪术 15g),水煎服,根据患者兼症加减。两组疗程均为 4 周。结果显示:观察组治疗后红细胞沉降率、C 反应蛋白水平较对照组降低明显,症状与体征变化愈显率高于对照组,临床疗效优于对照组;治疗前后红外热像检查双足皮温,观察组皮温较对照组升高明显。研究表明,自拟补肾活血方对脾肾阳虚型多发性大动脉炎有良好的疗效,可有效改善缺血区的血供,减轻临床症状。

　　总之,在大动脉炎的临床治疗研究中,多数医家认为急性活动期以清热解毒、活血化瘀为主要治法,能够消除血管炎症,控制病情进展;慢性期则以益气养血、滋补肝肾、活血化瘀为主要治法,可以提高抗病能力,促进病情稳定,改善组织缺血状态;稳定期则以活血化瘀、软坚散结为主要治法,能够改善血液流变性质,扩张血管,促进侧支循环建立,增加组织血液供应,改善临床症状和体征。

（周翠英　孙素平）

参 考 文 献

［1］蒋明, 朱立平, 林孝义. 风湿病学 [M]. 北京: 科学出版社, 1995: 1192.

［2］中华医学会风湿病学分会. 大动脉炎诊断及治疗指南 [J]. 中华风湿病学杂志, 2011, 15 (2): 119-120.

［3］大动脉炎多学科慢病管理共识专家组. 中国大动脉炎全病程多学科慢病管理专家共识 [J]. 复旦学报 (医学版), 2023, 50 (5): 1-22.

［4］初洁秋. 多发性大动脉炎中西医结合治疗现状与展望 [J]. 中国中西医结合杂志, 2004, 24 (9): 775.

［5］孔海云, 陈利平, 谢天忠. 多发性大动脉炎的临床分型与中医辨证论治的关系 [J]. 上海中医药杂志, 1994 (1): 4-6.

［6］杨能华, 施义. 益气化瘀法治疗多发性大动脉炎 28 例临床观察 [J]. 湖南中医杂志, 1998, 14 (1): 14.

［7］马振, 杨国春, 黄晓莉. 张素清教授治疗多发性大动脉炎经验 [J]. 中国中医急症, 2011, 20 (7): 1083-1084.

［8］李素琴, 张宏亮. 张宏亮主任医师治疗多发性大动脉炎经验 [J]. 辽宁中医药大学学报, 2010, 12 (2): 118-119.

［9］甘可, 蔡云. 大动脉炎心脏损害中医辨证论治阐微 [J]. 中国中医基础医学杂志, 2019, 25 (11): 1525-1527.

［10］张菀桐, 王旭杰, 高蕊, 等. 翁维良教授活血通络法治疗多发性大动脉炎长时医案举隅［J］. 天津中医药, 2020, 37 (2): 165-170.

［11］初洁秋. 中西医结合诊治大动脉炎的临床经验 [J]. 中国中西医结合外科杂志, 1998, 4 (6): 375-377.

［12］陈子胜. 益气养阴通脉法治疗多发性大动脉炎 [J]. 疑难病杂志, 2002, 1 (2): 108-109.

［13］陈建宗. 益气温阳通脉汤治疗多发性大动脉炎 14 例 [J]. 江西中医药, 1998, 29 (1): 37.

［14］周涛, 刘春梅, 孙连庆, 等. 中西医结合治疗多发性大动脉炎 48 例 [J]. 山东中医药大学学报, 2002, 26 (6): 430-431.

［15］赵晓刚, 胡晓晨, 姜长玲, 等. 辨证论治多发性大动脉炎 50 例 [J]. 中医药信息, 1995 (4): 43.

［16］王晓东, 于慧敏. 张凤山教授治疗多发性大动脉炎经验 [J]. 中医药学报, 2012, 40 (2): 125-126.

［17］张露丹, 张美英, 陈宝贵. 陈宝贵教授治疗大动脉炎经验采撷 [J]. 天津中医药, 2020, 37 (7): 762-765.

［18］李晓波, 郝占峰, 雷小明. 补益肝肾活血通脉法对多发性大动脉炎动脉管腔的影响 [J]. 现代中西医结合杂志, 2018, 27 (13): 1412-1414.

［19］安喆, 杨超, 陈文阁. 补肾活血方治疗多发性大动脉炎的临床观察 [J]. 中医药学报, 2020, 48 (11): 46-48.

第 13 节　结节性多动脉炎

结节性多动脉炎(polyarteritis nodosa,PAN)是一种原因不明以中小动脉坏死性炎症为主要病变的疾病,又称多动脉炎(polyarteritis),或结节性动脉周围炎(periarteritis nodosa)。Chapel hill 系统性血管炎统一命名研讨会(2012 年)将 PAN 定义为[1]:一种累及中小动脉的坏死性血管炎,不累及微小动脉、毛细血管以及静脉,无肾小球肾炎改变,与 ANCA 无关。

1866 年,Kussmaul 和 Maier 首先描述了这一疾病,他们观察到在血管炎的病程中,因该病发展过程中炎性渗出及增殖,使受累动脉出现节段性结节而得名。结节性多动脉炎可以是原发的,也可以继发于某些疾病,如类风湿关节炎、干燥综合征等,随着对疾病理解的加深,其定义也越来越严格[2]。随着对该病的认识逐渐加深,常可得到较早诊断和正确治疗,故典型的节段性改变已很少见,结节性多动脉炎不是常见病,因诊断标准不完全相同而影响流行病学调查结果,据国外资料报道,英国的一个流行病研究报道,结节性多动脉炎的发病率为 4.6/100 万,美国明尼苏达州报道的发病率为 9/100 万,但在美国阿拉斯加的爱斯基摩人群的乙肝患者中结节性多动脉炎的发病率达 77/100 万。说明不同地区不同患者人群发病率有所不同。国内尚无大型流行病学数据。该病多见于男性,男女比例报道不一,为(2~4):1,任何年龄段均可发病,但以 40~60 岁年龄段最为常见。根据查珀尔希尔共识会议(Chapel Hill Consensus Conference,CHCC)的定义,小动脉,毛细血管、小静脉的血管炎是诊断 MPA 的必备条件,尽管中到小血管也可累及。相反,经典的 PAN 不能累及微小血管,也不具有肾小球肾炎。因此,MPA 和 PAN 的主要区别在于是否出现微小血管病变,而非是否有中等血管的受累。从现在的定义看,MPA 的发病率较 PAN 要高,后者是指不伴有肾小球肾炎和小动脉、毛细血管和小静脉血管炎的、累及中到小血管的坏死性炎症,而 MPA 除具有与 PAN 相似的临床症状外,还有特征性的小血管受累,导致急进性肾小球肾炎和肺的毛细血管炎[3]。

根据结节性多动脉炎临床有肌肉疼痛、皮肤发斑、皮色黯黑或苍白或皮肤甲错、红纹赤缕、脉搏微弱或无脉症症状,与《内经》"脉痹"、《金匮要略》"血痹"的记载相似。本病临床上以皮下结节,皮肤红肿、紫斑与坏死,以及发热、高血压、腹痛等为主要临床表现,也有人认为属于中医学"脉痹""脱疽""皮痹"等范畴[4-5]。

【病因病机】

本病系风寒湿邪外侵,阻塞气血,运行不畅,邪闭不通而发病。

一、营卫不和

邪之所凑,其气必虚。风寒外感,卫强营弱,腠理不固,卫气外泄,营阴不得内守,肺胃失和而出现发热,恶风,汗出,头痛,肢体肌肉疼痛等症,结节以下肢为甚,肤色鲜红或黯紫,结块压痛明显,偶伴有瘀斑或网状青斑,脉细缓或弱。此证多见于本病的初期。

二、毒热阻络

湿热淫经,络脉受损,热毒化火内郁,火毒内阻,血行不畅,瘀滞筋脉而出现发热,腹痛,关节酸痛,患处络脉红热灼痛或有条索状物,舌苔黄,脉滑数或弦数。毒热为阳邪,阳络伤则血上溢,阴络伤则血下溢,故可出现咯血或二便出血等出血诸症。

三、肝肾阴虚

肝肾不足,筋脉失养,肝阳偏亢,导致清阳不升,浊阴不降,出现头痛、眩晕、腰膝酸软,骨蒸潮热,失眠盗汗,夜重日轻,形体消瘦,肌肉麻木不仁,咽干耳鸣等症,舌质红少苔,脉细数。

四、脾肾不足

脾、肾久病耗气伤阳,以致肾阳虚衰不能温养脾阳,或脾阳久虚不能温养肾阳,终则脾肾阳气俱伤而成,或寒邪偏甚,或阳气不足,失于温煦,可使寒凝气滞,血脉瘀阻,出现神疲乏力,体重减轻,少气懒言,食少便溏,腰膝酸软,眩晕耳鸣,皮损暗红,关节疼痛,或睾丸肿痛等症,舌苔薄白或有齿痕,脉沉细。

五、肝风内动

肝阳偏亢,风阳上扰或邪热久羁,热伤阴血,虚风内动,血不养筋而出现心悸,发热,神昏谵语甚或惊厥,肢体麻木甚至半身不遂,头痛眩晕,双下肢或四肢见多形性结节,脉细弱数或无脉,舌质红,舌苔少。此证多见于本病的晚期或病情处于危笃阶段。

总之,风寒湿邪侵入血脉,血凝不畅,不通则痛,故见结节、疼痛;肝肾不足,筋脉失养,阴虚火旺,虚火袭于经脉,故见红肿疼痛;不能濡养肝木,肝火偏亢而内动,故有头痛眩晕等症;心阳不足,温煦力弱,进而使心血瘀阻,出现胸痛,心悸不安等症。本病也可因脾肾两虚,复感外邪、湿热淫经,络脉受损,瘀血凝阻,甚或出现尿血、便血。病机是本虚标实,脾肾气阴不足,外邪乘虚而入,湿热瘀毒,侵袭经脉,深入脏腑而发病。此外,肝肾亏虚,气阴不足,易致外邪入侵,痹阻经脉,气血运行不畅,致气滞血凝,阻于体表经络则见皮肤结节、网状青斑、肢体疼痛,影响脏腑则见各脏腑病变;邪阻于内,郁久化热,外蕴肌肤经络,故见发热,皮肤红肿疼痛。

结节性多动脉炎因其临床表现多样而分属于中医多种病症范畴,与肝、脾、肾不足,热毒、痰结、血瘀关系密切,最终导致脉络阻塞,气血凝滞,血瘀痹阻而成本病。

【诊断要点】

一、临床表现

PAN为系统性疾病,多种组织器官均可受累,临床表现呈复杂多样性。发病早期常以不典型的全身症状多见,也可以某一系统或脏器为主要表现,急性或隐匿起病。由于侵及血管的部位和性质不同,故临床表现多种多样。起病可隐匿、轻度、局限,亦可迅速、暴发而很快死亡。任何器官累及均可有早期表现。

1. **全身症状**　全身的任何器官可能最终都会受累,发病早期多有发热、乏力、消瘦、肌痛、关节痛等全身症状。约 50% 有皮肤受累表现。根据受累系统和内脏的不同,病情变化有很大差异。急性或隐匿起病,常伴发热,发热可呈持续性或间歇性,体温可高达 39℃ 以上,也有表现为低热。其他全身症状如全身疲劳不适、乏力、头痛、食欲不振和体重减轻等,随着不同器官受损的出现可出现相应的临床表现。

2. **肾脏表现**　肾脏病变最为常见,表现为肾脏组织梗死、血肿形成,常由于肾组织微动脉瘤破裂所致,80%~90% 有不同程度肾损害。临床上表现有蛋白尿、血尿甚至各种管型。严重时出现肾功能衰竭,发展迅速者数周进入尿毒症期。患者可因肾功能衰竭死亡,肾血管造影常显示多发性小动脉瘤及梗死,由于输尿管周围血管炎和继发性纤维化可出现单侧或双侧输尿管狭窄,可伴 ANCA 阳性[6]。

3. **消化系统表现**　消化系统受累常见。腹腔动脉受累时,依据受累动脉不同表现出各种特征表现,严重者可同时出现多脏器受累表现。因病变部位及范围不同,症状体征各异。腹痛是常见的消化系统征象,常被误诊为急腹症。

4. **神经系统表现**　神经系统受累并不少见,周围神经和中枢神经均可累及,以周围神经病变常见,两者也可同时出现。可致垂腕、垂足、感觉缺失等,是 PAN 典型表现之一。

5. **心脏及血管系统表现**　本病累及心脏主要表现为冠状动脉炎性缺血、梗死或心力衰竭、心包炎及心律失常。心力衰竭为结节性多动脉炎主要死亡原因之一。

6. **呼吸系统表现**　PAN 的肺部表现包括肺部浸润、结节、空洞或间质纤维化。由于过去血管炎分类混淆,较早报道本病有哮喘、嗜酸性粒细胞增多,可归入于另一类,其特点为肉芽肿形成、嗜酸性粒细胞增多伴显著呼吸道疾病,大多数"累及肺部的结节性多动脉炎"则改称为"肺嗜酸性肉芽肿性多血管炎"。本病呼吸道征象主要为胸痛、咳嗽、呼吸困难、哮鸣音和咯血。肺及 / 或气管的血管的动脉炎可引起阻塞、梗死和肺内出血或出血性胸膜渗液。还可有肺水肿、肺炎、气管炎及肺动脉高压。

7. **皮肤表现**　20%~30% 患者伴皮肤损害。如紫癜、溃疡、网状青斑及远端指 / 趾缺血性改变。典型的有皮下红斑结节、溃疡、坏疽、蔓形青紫和网状青紫、荨麻疹。皮下结节是本病的典型特征,结节坚实,小腿和前臂、躯干、面、头皮和耳垂等为好发部位,可单个或多个,直径 1~2cm,大多沿浅表动脉分布,沿血管壁出现。急性期有触痛及红斑,有压痛,可自由推动或与其上皮肤粘连,部分患者可见雷诺征。

8. **骨骼肌系**　关节肌肉痛常见,肢体疼痛是由于神经病变、缺血或肌纤维内的血管损害所致。关节痛可呈游走性。腓肠肌严重疼痛多见,部分患者有肌痛的症状,但广泛的肌病和肌酶谱升高不多见。

9. **其他表现**　本病发生眼部症状约占 10%。高血压性小动脉病变时有眼底出血渗出、视野缺损、结膜炎、结膜水肿、角膜溃疡。本病男性患者可有睾丸疼痛,偶可引起睾丸缩小。颞动脉受累表现为咀嚼痛。内分泌腺血管可发生病变,但临床表现少见。

二、辅助检查

1. **血常规**　有正细胞正色素性贫血,或为再生不良性贫血,白细胞常增多、核左移,嗜酸性粒细胞增多,肺浸润和哮喘者嗜酸性粒细胞增多多见。

2. 尿液及肾功能检查　蛋白尿和显微镜下血尿常见,多与发热等并存。

3. 血清学检查　红细胞沉降率多增快,常大于 60mm/h,并常与病情活动相关;C 反应蛋白水平升高,白蛋白水平下降,γ 球蛋白增多,总补体及 C3 补体水平下降常反映疾病处于活动期。类风湿因子、抗核抗体可呈阴性或低滴度阳性。肝脏病变明显,凝血时间可延长,常见凝血因子减低。乙型肝炎病毒表面抗原约有 30% 的阳性率。HBsAg 阳性和阴性者本病无区别。皮肤病灶内有 HBsAg、补体和 IgM。有 HBsAg 及其抗体者,在疾病活动时免疫复合物水平与活动程度相一致。约 20% 的患者可以出现核周型抗中性粒细胞胞质抗体(p-ANCA)阳性。Ⅷ因子相关抗原水平可以增高。

4. 骨髓象　骨髓象示嗜酸性粒细胞增多、纤维蛋白溶解度降低。

5. 病理　活检对诊断有很重要的意义,应选择适当的器官做活检,活检部位有:皮下结节和皮疹、肌肉触痛处、病变神经附近组织、睾丸、肾脏。一般反对盲目活检,因易引起出血。肾活检可显示坏死性肾小球炎,包括肾小球丛的类纤维蛋白坏死、上皮细胞增生、新月体形成、肾小球丛皱缩、近端肾小管萎缩纤维化等。如皮肤、睾丸或周围神经受累时,活检常可得到满意的阳性结果。直肠和肌肉活检的阳性率不高。因本病病变呈节段性分布,故应尽可能多部位活检。同一组织切片也应进行仔细全面的观察。内脏器官如肌肉、周围神经、肾脏、睾丸、肝脏或直肠的活检较皮肤活检更有意义,因后者不能反映系统受累的情况。对于有病变的组织可先行组织活检,如活检阴性或病变组织取材不便则应行动脉造影检查。这样可将诊断的敏感性和特异性提高到 85% 和 96%。临床常进行活检的组织包括皮肤、腓肠神经、睾丸以及骨骼肌。组织学的发现为灶性坏死性血管炎,血管壁通常伴有炎症细胞浸润。腓肠神经在 PAN 中经常受累,即使无临床症状,检查也常发现神经传导异常。在行腓肠神经活检时,对于病变部位应整段取出,以获得足够的神经外膜血管供病理检查。

PAN 的组织学检查显示为包括多形核细胞、嗜酸性粒细胞、单核细胞在内的多种细胞成分的透壁性浸润,在血管壁常伴有纤维素样坏死。有时可见血栓形成。病变可呈节段性分布,以血管分叉处多见。病变晚期血管壁的炎症成分消失,代之以纤维素性增厚。不同取材部位的血管以及同一血管同时出现不同阶段的病变。

6. 血管造影及其他　①彩色多普勒超声:四肢动脉相对表浅时可应用超声进行筛查,可探及受累血管的狭窄、闭塞或动脉瘤形成。② CT 检查:腹部可以用 CT 血管成像作为筛查手段。较大血管受累者可查及血管呈灶性、节段性分布,受累血管壁水肿等。③静脉肾盂造影:可见肾梗死区有斑点状充盈不良影像。④选择性内脏血管造影:受累血管可呈节段性狭窄、闭塞,动脉瘤和出血征象。该项检查在肾功能严重受损者慎用。

三、诊断标准

目前仍使用美国风湿病学会(ACR)1990 年分类标准进行诊断。但此分类标准已经出现了明显的局限性。标准提出时,ANCA 检查还未广泛普及和受到重视,2012 年 Chapel hill 会议则强调了 PAN 检查 ANCA 阴性。

目前多采用美国风湿病学会 1990 年的 PAN 的分类标准[7],见表 3-13-1。

表 3-13-1　美国风湿病学会 1990 年的结节性多动脉炎分类标准

标准	说明
1. 体重下降 ≥ 4kg	病初即有体重下降 ≥ 4kg,除外节食或其他因素
2. 网状青斑	四肢或躯干呈斑点及网状青斑
3. 睾丸疼痛或触痛	除外由于感染、外伤或其他原因所致的睾丸疼痛或压痛
4. 肌痛、无力	弥漫肌痛(除外肩胛带和髂关节带)、
或下肢触痛	肌无力或下肢肌触痛
5. 单神经病或多神经病	
6. 舒张压 ≥ 12.0kPa(90mmHg)	高血压且舒张压 ≥ 12.0kPa(90mmHg)
7. 血肌酐或尿素氮水平升高	血尿素氮 ≥ 14.3mmol/L(40mg/dl)或肌酐 ≥ 132.7μmol/L(1.5mg/dl),并除外脱水或梗阻因素
8. 乙型肝炎病毒	血清中检测到乙型肝炎表面抗原或乙型肝炎表面抗体
9. 血管造影异常	包括内脏血管动脉瘤或阻塞,除外动脉硬化、纤维组织性和肌性发育不良或其他非炎症性原因
10. 中小动脉活检	病理显示动脉壁内有粒细胞或粒细胞和单核细胞浸润

注:表内 10 条中至少有 3 条为阳性者,可以诊断为结节性多动脉炎。敏感性为 82.2%,特异性为 86.6%。

在有不明原因腹痛、发热、肾功能衰竭或高血压时,或当疑似肾炎或心脏病患者伴有嗜酸粒细胞增多或不能解释的症状时,应考虑 PAN 的可能性。原因不明的全身性疾病伴对称或不对称地累及主要神经干亦应警惕 PAN。

因为 PAN 无特异性血清反应,根据典型的坏死性动脉炎的病理改变,或对中等血管做血管造影时显示的典型动脉瘤做出诊断。又因病变的局灶性,活检有时可能得不到阳性结果。如其他部位不能提供所需诊断的标本,应提倡做睾丸活检。对有肾炎者做肾脏活检、对严重肝功能异常者做肝脏活检。

【治疗】

一、中医治疗

(一)辨证论治

本病辨证在于分清虚、实、寒、热,实热毒盛络阻者,皮损色紫或鲜红、灼热疼痛,兼有口干或苦、欲冷饮;虚寒者,皮损色与正常皮肤近似,无压痛,畏寒,偶伴低热,舌淡苔薄质胖。根据临床症状大致可归纳为毒热阻络证、营卫不和证、脾肾不足证、肝肾阴虚证和肝风内动证。

1. 营卫不和证

症状:发热,恶风,汗出,头痛,肢体肌肉疼痛,皮肤结节以下肢为甚,肤色红或黯紫,结块压痛明显,偶伴有瘀斑或网状青斑,舌质淡,苔白,脉细或弱。

治法:调和营卫,祛邪消瘀。

方药:桂枝汤合桃红四物汤加减。

桂枝 10g,白芍 10g,当归尾 10g,桃仁 10g,赤芍 10g,苏木 6g,青皮 6g,制香附 6g,威灵仙 9g,牛膝 9g,地龙 9g,忍冬藤 15g,夏枯草 15g,甘草 6g。

加减:低热加地骨皮、青蒿各 10g;项部肌肉疼痛或僵硬加葛根 15g;胃脘不适加佛手片、香橼皮各 10g;纳差加炒谷芽、炒麦芽各 15g。

临床体会:多见于初期或病情复发。病机为风寒外感,卫强营弱。调和营卫,驱邪外出,则发热、恶风、汗出、头痛消失,但当中病即止,及时停用解表之品,而活血化瘀治疗则贯穿于疾病的始终。

2. 毒热阻络证

症状:发热,腹痛,关节酸痛,患处络脉红热灼痛或有条索状物,或经脉循行排列多形结节,色鲜红或紫红,按之则痛,或肢端溃烂,身热口渴不欲饮,或便血,或尿血,或咯血,小便黄赤,舌红,苔黄,脉滑数或弦数。

治法:清热解毒,活血化瘀。

方药:四妙勇安汤加味。

金银花 30g,当归 15g,甘草 6g,玄参 15g,茵陈 15g,黄柏 10g,赤芍 15g,赤小豆 15g,牛膝 25g,苍术 20g,忍冬藤 20g,紫丹参 15g,鸡血藤 15g,地龙 12g。

加减:热盛者加羚羊角粉 0.2g(冲服),蒲公英 20g,紫花地丁 20g;湿盛者宜加土茯苓 20g,车前子 15g;瘀滞明显者加泽兰 15g,水蛭 10g。

中成药:西黄丸,口服,每次 3g,每日 2 次。

临床体会:本证临床突出一个“热”字:发热、患处络脉红热灼痛、结节色鲜红或紫红、身热口渴不欲饮、出血、小便黄赤、苔黄、脉滑数、弦数等,热毒阻滞,瘀血阻滞,在应用清热解毒方药时,不忘化瘀通络之品,本型多见于急性发作期,诊断明确时患者常已经服用大量激素治疗,此时不忘加用滋阴之品。

3. 肝肾阴虚证　本证为肝肾两脏阴虚,临床较为少见,多见于由久病失调,房室不节,情志内伤等引起。

症状:肌肉麻木不仁,形体消瘦,咽干耳鸣,以下肢结节为多,或硬结状,红斑,常伴腰膝酸软,骨蒸潮热,失眠盗汗,夜重日轻。舌红少苔,脉细数。

治法:滋补肝肾,活血通络。

方药:大补阴丸合左归丸加减。

黄柏 20g,知母 20g,赤芍 12g,牡丹皮 12g,熟地黄 10g,龟甲 10g,当归 10g,牛膝 10g,菟丝子 10g,枸杞子 10g,桑寄生 15g,鸡血藤 15g,甘草 6g。

加减:心烦热加栀子 10g,酸枣仁 15g;头晕目眩加黄精 15g,女贞子、杭菊花各 10g。

中成药:六味地黄丸,每次 6g,每日 2 次,口服;或左归丸,每次 6g,每日 2 次,口服。

4. 脾肾不足证　多由脾、肾久病耗气伤阳,以致肾阳虚衰不能温养脾阳,或脾阳久虚不能温养肾阳,终则脾肾阳气俱伤而成。

症状:神疲乏力,体重减轻,少气懒言,食少便溏,腰膝酸软,眩晕耳鸣,沿下肢内侧脾肾经循行排列多形性结节、色接近正常皮肤或稍偏白,可自由推动,无压痛或少许压痛。苔薄,舌质胖嫩或有齿痕,脉沉细涩、尺部无力。

治法:健脾益肾,活血化瘀。

方药：归脾丸合右归丸加减。

黄芪 30g，怀山药 12g，茯苓 12g，山茱萸 12g，熟地黄 12g，赤芍 12g，桂枝 12g，牡丹皮 12g，桃仁 9g，红花 9g，威灵仙 15g。

加减：关节疼痛加羌活 9g，海桐皮、秦艽各 10g；纳差加炒谷芽、炒麦芽各 15g；便溏加白扁豆 15g，白术 12g，薏苡仁 15g。

中成药：归脾丸，每次 6g，每日 2 次，口服；或右归丸，每次 6g，每日 2 次，口服；或金匮肾气丸，每次 6g，每日 2 次，口服。

临床体会：若脾阳虚衰，脾虚及肾，当以健脾温肾，治疗以附子理中丸为主；若命火衰微，脾阳更弱，则以四神丸温肾健脾，固涩止泻。

5. 肝风内动证 本证多见于本病的晚期或病情处于危笃阶段。

症状：心悸，发热，神昏谵语甚或惊厥，肢体麻木甚至半身不遂，头痛眩晕，双下肢或四肢见多形性结节，色黯紫，舌质红，苔少，脉细弱数甚或无脉。

治法：滋阴平补，息风开窍，活血通络。

方药：镇肝熄风汤加减。

生赭石 30g，牛膝 30g，生龙骨 30g，生牡蛎 30g，白芍 15g，生麦芽 15g，天冬 15g，青蒿 15g，钩藤 15g，生地黄 15g，石菖蒲 6g，远志 15g，田七末 1.5g（冲服）。

加减：发热，加羚羊角 15g，蒲公英 30g，紫花地丁 15g，金银花 30g；病久体虚者加高丽参 10g，冬虫夏草（另炖）5g，怀山药 15g；津亏口渴者加石斛 15g，玉竹 15g，知母 15g；结节不散者加土贝母 15g，地龙 12g。溃疡日久不敛加白薇 12g，鹿角胶（烊化）15g，地骨皮 15g；神志不清，神昏谵语者加安宫牛黄丸。

临床体会：本证病情危急，若出现神昏谵语甚或惊厥，及时予安宫牛黄丸 3g，胃管鼻饲，若痰多易堵塞气道，及时行气管插管或外科手术等以渡过难关。

（二）医家经验

韩姿辰等[8]认为，本病可归属于中医脉痹范畴。作者回顾性收集 1 例 PAN 并多神经病变病例，患者四肢麻木疼痛，双足底疼痛剧烈伴蚁行感，双下肢活动不利，临床表现及辅助检查符合 PAN 诊断，经激素、免疫抑制剂联合应用及中医清热解毒、祛湿活血（四妙勇安汤合四妙散加减，处方：金银花 30g，玄参 30g，当归 12g，生地黄 30g，赤芍 15g，苍术 15g，黄柏 15g，薏苡仁 30g，五灵脂 15g，蒲黄 9g，醋延胡索 30g，炙甘草 6g）治疗，临床症状显著缓解，实验室指标转阴。

（三）其他治疗

1. 单方验方

（1）雷公藤制剂：雷公藤多苷片，每次 10~20mg，每日 3 次，口服，3 个月为 1 个疗程。本药有一定毒性，服药期间需定期复查血常规和肝功能。

（2）白芍总苷胶囊：每次 0.3~0.6g，每日 3 次，口服，3 个月为 1 个疗程。主要不良反应为大便性状的改变。

（3）复方血栓通胶囊：本品主要成分是三七、黄芪、丹参等。口服，每次 3 粒，每日 3 次（每粒 0.5g）。

（4）正清风痛宁缓释片：每次 60~120mg，每日 2 次，口服，2 个月为 1 个疗程。主要不良反应为皮肤潮红、灼热、瘙痒、皮疹；偶见胃肠不适、恶心、食欲减退、头昏、头痛、多汗；少数患者发生白细胞减少和血小板减少;罕见嗜睡。

2. 外治法　杜毒酒:蟾酥 9g,阿魏 12g,藤黄 15g,雄黄 13g,马陆 1g,花楸木 15g,加入 50% 酒精 300ml 中浸泡 24 小时后略加温备用,外涂结节处。

3. 针灸

(1)毫针:上肢,主穴为内关、太渊、尺泽,配穴为曲池、合谷、通里、肩井。下肢,主穴为足三里、三阴交、太冲、太溪。泻法,每日 1 次,留针或加电刺激 15~30 分钟,15 次为 1 个疗程。

(2)耳针:取热穴(位于对耳轮上端,上下角交叉处稍下方)、交感、心、肾、皮质下、内分泌、肾上腺、肺、肝、脾。方法:每次选 3~5 穴,留针 30 分钟,间隔 5 分钟捻转 1 次。

(3)头针:取血管舒缓区、运动区,每日针 1 次,留针 30 分钟。

二、西医治疗

根据 PAN 病情决定治疗方案。目前该病治疗的主要用药是糖皮质激素联合免疫抑制剂。据临床表现不同和病变累及的器官、范围和程度不同而个体化。

1. 一般治疗　一般治疗包括去除感染灶,避免应用过敏性药物,发作期注意休息及积极治疗基础病等。

2. 糖皮质激素　糖皮质激素是治疗 PAN 的首选药物,及早使用可以改善预后。如病情较轻,无严重不可逆的内脏损害,开始即以激素单独治疗,泼尼松初始剂量一般为每日 1mg/kg,分次或顿服。如临床症状改善,红细胞沉降率下降,补体水平回升,则说明治疗有效。常需维持 1~2 个月,然后改为隔日服 1 个月。如病情无反复,则可按此剂量治疗数月,治疗期间应注意激素的副作用,如低钾血症、水钠潴留、高血压、继发性糖尿病、骨质疏松及继发感染等。如果联合使用环磷酰胺(CTX),则泼尼松的减量可加快(每 2~4 周减量 5~10mg),可减少激素的副作用。大部分患者需采用环磷酰胺冲击联合使用激素的疗法。值得指出的是,并不是所有的 PAN 患者都必须加用免疫抑制剂治疗,而上述激素的使用原则也应在具体运用时个体化。对于轻症患者,国外推荐只需要激素治疗,用量为每天泼尼松 1mg/kg,当疾病缓解后逐步减量。当泼尼松减量至 15~20mg/d,若疾病复发,可考虑加用免疫抑制剂。当疾病快速恶化时,可尝试注射用甲泼尼龙琥珀酸钠冲击治疗(1 000mg/d,共 3 日)。重要器官受累时,免疫抑制剂与激素合用。

3. 免疫抑制剂[9]　通常首选环磷酰胺与糖皮质激素联合治疗。也可应用硫唑嘌呤、甲氨蝶呤、苯丁酸氮芥、环孢素、吗替麦考酚酯、来氟米特等。注意药物的不良反应。但以环磷酰胺最有效,可维持较长时间的缓解。常用剂量,每日口服环磷酰胺 2mg/kg 即可取得很好的疗效。如不能耐受或因肠道疾患影响药物吸收,则予静脉给药,剂量同前。使用期间如外周白细胞减少,则应调整剂量,使白细胞数不低于 $3.0 \times 10^9/L$(1 500/mm³)。持续用药 1 年至病情完全缓解,然后逐渐减量,每 2 个月减少 25mg,最终至停用。通常临床上用环磷酰胺和激素联合治疗的效果更好,同时又可减少激素的用量。用药期间应注意其副作用,主要为骨髓抑制、出血性膀胱炎和对生殖功能的影响。长期使用还应注意诱发肿瘤的可能。环磷酰胺冲击治疗的剂量应个体化,从 0.5~1.2g,每周 1 次到每月 1 次不等,根据患者的血液学检查,以及肾功能决定。

4. 抗凝药物及扩张血管药物　因病程中常有血栓形成,如出现血管闭塞性病变,加用阿司匹林每日 50~100mg;双嘧达莫 25~50mg,每日 3 次;低分子肝素、丹参等,同时要积极控制好血压。

5. 乙型肝炎病毒感染的 PAN 患者的特殊治疗　对乙型肝炎病毒感染的 PAN 患者，宜慎重控制上述药物的使用。HBV 阳性的结节性多动脉炎为一特殊类型。激素和环磷酰胺治疗结节性多动脉炎，可以改善预后、控制动脉炎，但也可能导致 HBV 持续感染，阻止 HBsAg(+) 向 HBsAb(+) 转换。因此与 HBV 复制相关 PAN 患者，可应用小剂量糖皮质激素，尽量不用环磷酰胺，必要时可用吗替麦考酚酯，每日 1.5g，分 2 次口服。应强调加强多学科合作，请相关科室会诊，合理加用抗病毒药物，如干扰素 α-2b、拉米夫定等治疗。

6. 非甾体抗炎药　本类药物对 PAN 无治疗作用，但可部分缓解发热、肌痛等症状。有多神经炎者，宜加用神经营养药。

7. 手术治疗　本病偶须紧急手术，特别是对于胃肠道穿孔、内脏破裂、缺血或出血等严重并发症，需要外科手术或介入治疗[10]。

8. 其他治疗　尽管使用激素及细胞毒性药物已使结节性多动脉炎的预后明显改善，但仍有部分患者严重的器官损害得不到控制。近年来，已出现几种治疗手段试用于临床，取得一定疗效。

(1)生物制剂：近年来已有多个个案报道有关生物制剂治疗 PAN 的成功病例，但目前仍不能替代激素和环磷酰胺，生物制剂在 PAN 中的应用仍有待进一步研究。

(2)静脉注射免疫球蛋白：临床发现，静脉注射免疫球蛋白后出现 ANCA 独特型抗体，系统性血管炎缓解期的血清中可测到同样的抗体。使用这种抗体能使部分患者的病情得以缓解。临床上经静脉注射免疫球蛋白后，血 ANCA 滴度下降，CRP 水平降低，ESR 下降甚至正常。

(3)血浆置换：血浆置换能于短期内清除血液中大量免疫复合物，对重症患者有一定疗效，需注意并发症如感染、凝血障碍和水及电解质紊乱。用于某些病情较重，内脏器官受累，尤其是血清抗体阳性的患者，但应用经验不多。PAN 患者使用血浆置换并不能增加环磷酰胺或激素治疗的疗效。但对于难治性的 PAN、透析替代治疗的患者以及 HBV 相关的 PAN 患者，可考虑使用血浆置换。不论是采用血浆置换还是静脉滴注大剂量免疫球蛋白，都应同时使用糖皮质激素和免疫抑制剂。

9. 如合并有心衰、冠脉缺氧缺血或梗死、心律失常、心包炎者，均需住监护病房至病情稳定。

三、中西医结合治疗思路与方法

糖皮质激素是治疗结节性多动脉炎的首选药物。而糖皮质激素对机体的作用随剂量不同而异，超生理量才能迅速消除关节肿胀，减轻疼痛和晨僵。中医认为激素属纯阳之品，在激素应用时中药选方用药切忌温燥，在激素引起阴虚阳亢的副作用时，及时投以滋阴降火之中药，既保证了激素在急性期的大剂量应用，又能减少激素的副作用。

由于 PAN 是一种特异质疾病，临床需要灵活掌握用药方案。中医药治疗的优势主要体现在治法多样化，通过辨证和辨病相结合，调整人体异常的免疫功能，改善局部及全身症状。中药与西药合用后可增加其疗效并减少毒副作用、降低复发率。如果发生了系统性损害或合并其他的自身免疫病，可以在使用西药皮质激素或 / 和免疫抑制剂治疗同时，配合中医辨证论治，不但有助于改善症状，控制病情，巩固疗效，减少西药的用量，还能减轻西药的毒副作用。

目前发现的一部分具有免疫调节作用中药的有效成分、作用方式、途径等也应进一步深入探讨,明确药理机制,以期开发出确有实效治疗结节性多动脉炎的中成药制剂。

【调摄与护理】

一、调摄

1. 急性发作时,应卧床休息,避免强体力劳动,发作期间应卧床休息,抬高患肢,避免长时间站立或行走。

2. 平素宜避风寒,防潮湿,冬季注意保暖,以防复发。

3. 生活调理,调起居,防止感冒;保持皮肤清洁,防止皮肤感染等。

4. 饮食调理。结节性多动脉炎以实证居多,尤以热毒最为常见,因此宜食用清淡性凉利湿之物,忌辛辣、肥甘厚味之品,如辣椒、畜肉等。薏苡仁清热利湿,绿豆、赤小豆清热解毒,祛邪而不伤正,补而不滞,煮粥或煮汤饮用均可。蔬菜水果除韭菜、葱、姜等性热之品外,一般均可食用;其中马齿苋、芥菜、慈姑、鲜藕等尤长于清热解毒凉血,可选用。热重伤津者,可用西瓜、梨、西红柿等生食或挤汁,也可煮汤代茶饮。

5. 精神调理。做好病情解释工作,消除患者对疾病的悲观情绪,同情、关心和体贴患者,鼓励患者树立与疾病做斗争的信心,保证有良好的休息和充足的睡眠。

二、护理

(一) 一般护理

病情较重者,定时检查血压、心率、呼吸,静养为主,减少活动量。劳逸适度,起居有常,节制房事,保精固元。保持精神愉快,心情舒畅,加强情志护理,开展卫生宣教,使患者正确认识自身的疾病。急性期应卧床休息,可以减轻疲劳和症状,但也会导致肌肉软弱萎缩、褥疮、关节挛缩等。故而如非禁忌活动的患者,都应该在容许范围内在护理者帮助下洗澡,做被动运动练习。卧床者应交替使用气垫或泡沫垫,多翻身,以及改变姿势。长时间的关节屈曲,容易发生屈曲挛缩,从而造成患者严重病残。故而需要护理者经常检查患者姿势。

(二) 辨证施护

1. 对热毒阻络证,出现发热,腹痛,关节酸痛,患处络脉红热灼痛或有条索状物,或经脉循行排列多形结节等症者,要注意体温变化,可用如意金黄散外敷结节处,用扶他林霜剂外用疼痛处止痛。

2. 对脾肾不足证出现神疲乏力,体重减轻,少气懒言,食少便溏,腰膝酸软,眩晕耳鸣者,可配合补肾益肾中药食疗,如山药 20g,黄芪 15g,芡实 15g,薏苡仁 30g,煲猪肾 1 个等治疗。

【转归与预后】

一、转归

热毒阻络,起病急,变化迅速,易致血热妄行而出现便血,或尿血,或咯血;日久耗气伤阳,以致肾阳虚衰不能温养脾阳,或脾阳久虚不能充养肾阳,终则脾肾阳气俱伤;或久病失调,情志内伤,出现肝肾阴虚,治疗较为棘手。

二、预后

未经治疗的 PAN 患者的预后极差,5 年生存率仅有 13%。常见死亡原因包括心、肾或其他重要器官的衰竭、胃肠道并发症或动脉瘤破裂等。自从应用激素和环磷酰胺治疗 PAN 后,患者的 5 年生存率显著提高,可达 80%。治疗中可发生潜在致命的机会性感染,应予注意。年龄 >50 岁患者预后差[11]。

PAN 是一种进行性伴系统或内脏损伤的严重疾病,影响预后的因素主要为少数病例可自然缓解,但通常呈间歇性、进行性加重的过程。未经治疗 5 年存活率 15% 左右。故一旦明确诊断应积极进行治疗。如累及主要脏器如肾脏,则生存率下降。死亡原因常为肾衰竭、心力衰竭、脑血管意外及胃肠道血管损伤等。高血压可加重肾脏、心脏及脑的损害,致死率升高。治疗过程中出现的并发症如继发感染也影响后期的死亡率。总之,尽早诊断、及时治疗可极大改善患者的预后。死亡原因多为肾脏损害或心脑肾联合损害。虽然众所公认并用肾上腺皮质激素及免疫抑制剂(尤其环磷酰胺)治疗 PAN 后预后大为改善,但多数报告为回顾性病例,系列较小,病期不同,开始研究前已行的治疗不同,各报告方法学有偏倚很难相互对比,回顾性分析其数据库后发现,对于 PAN 患者而言,影响其 5 年生存率的因素有:年龄 >65 岁、肾功能不全(血清肌酐 ≥ 150μmol/L)、伴有症状的心功能不全、严重胃肠道受累(穿孔、出血、胰腺炎),其中严重胃肠道受累所占比重最大[12]。

【现代研究】

一、病因病机的研究

亓雪等[13]认为本病多因感受风热毒邪,毒邪内蕴结聚,阻滞经络,气血不行,瘀血内结;或感受湿邪,郁久化热,湿热内蕴,阻滞经络,湿瘀互结;亦可因情志不畅,肝气郁滞,气滞血瘀,脉络痹阻所致。

二、中西医结合治疗研究

李颜兵等[14]应用环磷酰胺 2mg/(kg·d) 及中药(组方:生地黄 20g、赤芍 12g、白芍 10g、当归 10g、川芎 6g、山茱萸 12g、茯苓 20g、牡丹皮 10g、泽泻 20g、知母 15g、炒黄柏 10g、连翘 20g、玄参 15g、益母草 12g、白芷 15g、土贝母 20g、地丁 20g、青风藤 20g、秦艽 20g、蒲公英 20g)治疗 6 例 PAN,除 1 例中断治疗外,余 5 例症状得以控制。

(钟秋生 邓兆智)

═══════ 参 考 文 献 ═══════

[1] JENNETTE J C, FALK R J, BACON P A, et al. 2012 revised international chapel hill consensus conference nomenclature of vasculitides [J]. Arthritis Rheum, 2013, 65: 1-11.

[2] HERNÁNDEZ-RODRÍGUEZ J, ALBA M A, PRIETO-GONZÁLEZ S, et al. Diagnosis and classification

of polyarteritis nodosa [J]. Autoimmun, 2014, 48-49: 84-89.

［3］ DE VIRGILIO A, GRECO A, MAGLIULO G, et a1. Polyarteritis nodosa: A contemporary overview [J]. Autoimmun Rev, 2016, 15 (6): 564-570.

［4］ 黄帝内经 [M]. 田代华, 整理. 北京: 人民卫生出版社, 2005: 60-85.

［5］ 周仲瑛. 中医内科学 [M]. 2 版. 北京: 中国中医药出版社, 2007: 463-472.

［6］ 侯霜. ANCA (+) 的结节性多动脉炎肾损害一例报告并文献复习 [J]. 罕少疾病杂志, 2017, 24 (4): 41-42.

［7］ JR L R, MICHEL B A, BLOCH D A, et al. The American College Of Rheumatology 1990 criteria for the classification of polyarteritis nodosa [J]. Arthritis and Rheumatism, 1990, 33 (8): 1088.

［8］ 韩姿辰, 艾邸, 刘金粉, 等. 中西医结合治疗结节性多动脉炎并多神经病变个案报道 [J]. 山东中医杂志, 2019, 38 (6): 582-585.

［9］ 王一妃, 孙颖. 免疫抑制剂在原发性小血管炎治疗中的应用 [J]. 中国实用医药, 2017, 12 (13): 123-125.

［10］ 申权, 杨维竹, 江娜, 等. 系统性血管炎并发症的介入诊治 (附 5 例报告)[J]. 临床放射学杂志, 2017 (1): 115-118.

［11］ 中华医学会风湿病学分会. 结节性多动脉炎诊断和治疗指南 [J]. 中华风湿学杂志, 2011, 15 (3): 192-193.

［12］ GUILLEVIN L, PAGNOUX C, SEROR R, et al. The five-factor score revisited: assessment of prognoses of systemic necrotizing vasculitides based on the French Vasculitis Study Group (FVSG) cohort [J]. Medicine, 2011, 90 (1): 19-27.

［13］ 亓雪, 张玥, 王占坤. 中西医结合治疗以手部坏疽为首发的结节性多动脉炎 1 例 [J]. 中医药导报, 2019, 25 (16): 136-138.

［14］ 李颜兵, 张旺怀, 杨艳红, 等. 结节性多动脉炎 15 例临床分析 [J]. 现代中西医结合杂志, 2010, 19 (3): 291-292.

第 14 节　风湿性多肌痛和巨细胞动脉炎

　　风湿性多肌痛（polymyalgia rheumatica, PMR）和巨细胞动脉炎（giant cell arteritis, GCA）流行病学特征相似, 而且经常出现在同一个体中。约有 40%~60% 的 GCA 常合并 PMR[1], 并有 20%~40%GCA 以 PMR 为主要首发症状, 提示两者关系密切, 且认为是一种疾病过程的不同表现, 因此本章中放在一起讨论。

　　PMR 是表现为近端肌肉疼痛、晨僵伴有发热、红细胞沉降率（ESR）升高等全身反应的一种临床综合征。其病因和发病机制尚不明确, 与年龄、遗传、环境、感染、免疫异常等多因素可能有关。本病好发于 50 岁以上的人群, 女性多见, 有明显的地域性分布和家族聚发趋势, 一般为良性过程。随着年龄增长发病率相对上升, 70~80 岁达到高峰, 但在 80 岁以后发病率又有所下降[2]。女性患者易合并焦虑、抑郁状态, 以及营养不良及睡眠障碍[3]。PMR 可与其他风湿疾病合并存在, 最常见的是 GCA, PMR 可合并周围神经病, 包括腕管综合征、多发性单神经病和对称性多神经病[4-5]。本病也可作为副肿瘤综合征的风湿方面征象出现在肿瘤患者中[6]。

　　GCA 是一种主要累及主动脉弓发出的大中动脉的系统性血管炎。因血管损伤和全身炎症反应而出现相应的临床表现。病理改变为大中血管内层弹性蛋白为中心的坏死性全层动脉炎,常呈节段性或广泛性损害,引起受累血管壁增厚、管腔狭窄,相应器官供血不足,造成组织缺血,其中颞动脉受累最为常见。临床表现主要为一侧或双侧颞部头痛、头皮压痛、视力丧失和间歇性下颌运动功能障碍。绝大多数发生于 50 岁以上人群,女男比例约为 (2~3):1,且具有显著的地域分布特征。GCA 在欧美国家在 50 岁以上人群中的发病率为 20/10 万,在日本发病率为 1.47/10 万[1]。

风湿性多肌痛患者以肌肉疼痛、僵硬为主要表现,属中医"痹病"范畴,与中医"痛痹""肌痹""历节"的症状极为相似。巨细胞动脉炎可归类至中医的"头痛""脉痹""脑风"等范畴。

【病因病机】

风湿性多肌痛多为正气虚弱复感外邪所致。肌肉关节疼痛内因主要以脾、肝、肾三脏功能虚弱,营卫失和为主,外因责之于感受风寒湿热之邪,邪犯脏腑,痹于筋脉,留着关节而成。巨细胞动脉炎所表现出的头痛与《素问·风论》"脑风""首风"有相似之处,结合受累部位在于脉的特点亦可归属脉痹的范畴。大凡头痛,病因不外外感头痛和内伤头痛两大类。

一、正气不足

久病体虚损及肝肾,或发汗太过,营阴虚弱,腠理不密,卫外不固;或过度劳累、忧思过度,妇女产后,瘀血阻滞,新血不生,以致脾胃虚弱,精血暗耗,阴血亏虚,"女子以血为本","肝肾同源",肾精不充,冲任督带气血不足,腠理疏松,外邪乘虚侵袭而发为痹证。肝肾阴虚,肝阳上亢,循经上扰清窍或气血亏虚,肾精不足无以充养髓海,髓海空虚,可导致头痛。

二、感受外邪

气候乖异,寒暑不均,冷热无常,或久居湿地,冒雨涉水,六淫邪气乘虚侵袭人体,留滞肌肤、经络、肢节,痹阻清窍,气血被阻,运行不畅。风寒湿热邪虽各有偏盛,但常常兼夹致病。若以风邪为首,疼痛多流窜于肢体经络之间,风邪为导致头痛的主要因素;若以寒邪为主,则疼痛固定,甚则痛如针刺;若以湿邪为主,则肌肉酸痛重着乏力,头重如裹;以热为主,发热关节红肿或头胀而痛,甚至头痛如裂。

三、痰凝血瘀

正气虚弱,风寒湿邪气痹阻,五脏气机紊乱,升降无序,导致脏腑经络功能失调,气血失和,气机郁滞或七情过用,伤及肝气,气郁血瘀,均可造成瘀血痹阻留滞肌肉筋骨关节,引起或加重本病。

本病病变演化过程中,可累及表里、经络、肢窍、脏腑多个部位,寒热虚实,瘀血痰浊,错综互见,临证时须当明辨。

【诊断要点】

一、临床表现

风湿性多肌痛的临床表现可分为一般症状和典型症状。

1. 一般症状　前驱症状包括乏力、纳差、体重减轻及发热等,发热无一定规律,多数为 38℃左右,高热和畏寒少见。可突然起病,晨间醒来出现肩背或全身酸痛、不适、低热、乏力等症状;亦可隐袭起病,历时数周或数月。

2. 典型症状　颈肌、肩肌及髋部肌肉僵痛,可单侧或双侧,也可局限于某一肌群。严重者不能起床,上下肢抬举受限,不能下蹲,上下楼梯困难等。但这些症状与多发性肌炎不同,活动困难并非真正肌肉无力,而是肌肉酸痛所致。有些病变也可累及肢带肌肌腱附着部,有些也可出现腕及指间关节疼痛和水肿,甚至出现胸锁、肩、膝或髋关节的一过性滑膜炎。

老年人有不明原因发热、ESR 增快和不能解释的中度贫血,并伴举臂、穿衣、下蹲及起立困难,在排除肿瘤等其他疾病后要考虑风湿性多肌痛。

巨细胞动脉炎 1/3 发病可能是突发性的,但多数患者确定诊断之前已有数月病程和临床症状如发热、乏力及体重减轻。与受累动脉炎相关的症状是巨细胞颈动脉炎的典型表现,头痛、视觉症状、颌跛行,50% 的 GCA 病程中出现 PMR。

(1)头痛:GCA 头痛是除全身症状以外最常见的症状,呈急性或亚急性发作,可一侧或两侧,其疼痛的区域多为炎症动脉分布区,最常见于颞部,也常见于枕部或其余部位[7]。疼痛多呈现张力性疼痛,或浅表性灼痛,或发作性撕裂样剧痛,疼痛部位皮肤可红肿并有压触痛,有时可触及头皮结节或结节样暴张的颞浅动脉等。头痛剧烈程度与血管炎严重程度不一定一致,典型的颞动脉受累表现为动脉屈曲、暴张、搏动增强,也可因血管闭塞而搏动消失。

(2)其他脑动脉供血不足症状:病变累及眼部动脉时,包括睫后动脉、眼支动脉、视网膜动脉、枕皮质区动脉,患者可出现视力障碍,表现为视物模糊、一过性黑矇、眼痛、偏盲、复视(累及动眼神经、展神经或滑车神经),甚至失明。导致巨细胞动脉炎视力障碍的主要原因是前部缺血性视神经病变,其发生率为 6%~15%;少见原因为视网膜动脉闭塞,后部缺血性视神经病变和皮质盲[8-9]。咀嚼肌、吞咽肌和舌肌供血不足时,表现典型的间歇性运动停顿,如咀嚼肌痛导致咀嚼暂停及吞咽或语言停顿等。

(3)其他动脉受累表现:10%~15% 的患者表现出上、下肢动脉供血不足的征象,出现上肢间歇性运动障碍或下肢间歇跛行;颈动脉、锁骨下动脉或腋动脉受累时,可听到血管杂音,搏动减弱或搏动消失(无脉症),以及周边感觉异常和组织偶尔坏疽;主动脉弓或主动脉受累时,可致主动脉弓壁层分离,产生动脉瘤或夹层动脉瘤,如果患者合并严重炎症和高血压,发生胸主动脉瘤和腹主动脉瘤的可能性为正常人的 17 倍和 2~4 倍[10]。冠状动脉及其分支病变可导致心肌梗死、心力衰竭、心肌炎和心包炎等。必要时可行 CT 动脉血管成像(CTA)或磁共振动脉血管成像(MRA)对全身大中血管检查。

(4)神经系统病变:由于颈动脉或椎动脉病变,如 30% 的患者可出现发作性脑缺血、痴呆、偏瘫或蛛网膜下腔出血等,可出现严重的并发症如脑卒中,是本病的主要死因之一。巨细胞动脉炎波及前庭蜗神经可出现耳鸣、耳聋等症状,波及四肢则导致多发性单神经病、多发性周围神经病和上下肢末梢神经炎等。巨细胞动脉炎也可有抑郁、记忆减退、失眠等症状。

二、实验室检查

风湿性多肌痛和巨细胞动脉炎的共同点：

1. 轻至中度正细胞正色素性贫血，血小板计数常升高。

2. ESR 显著增快；C 反应蛋白（CRP）、白细胞介素 6（IL-6）增高，且与病情活动密切相关。

3. 肝功能可轻度异常，肌酶、肌电图、肌肉活检正常。

4. 抗核抗体和其他自身抗体及类风湿因子通常均为阴性。

风湿性多肌痛 B 超、MRI 检查可发现肩、膝或髋关节有少量滑膜腔积液，为非特异性炎症反应；巨细胞动脉炎则表现为白蛋白减少，多克隆高球蛋白血症，α_2 及 β 球蛋白增高及抗磷脂抗体阳性。动脉组织活检是诊断巨细胞动脉炎的可靠手段，颞动脉活检是 GCA 诊断的金标准。活检的阳性率在 40%~80%，阴性不能排除 GCA 诊断。

影像学检查：为了探查不同部位的血管病变，可采用血管造影、彩色多普勒超声、CTA 和 MRA 等。PET/CT 也可以发现大血管的炎症病变，但是不能反映颅外动脉的病变情况。颞动脉造影可发现颞动脉管腔不规则及狭窄等表现，也对确定颞动脉的活检部位有判断价值。

眼底检查：早期常为缺血性视神经炎、视神经乳头苍白、水肿，视网膜水肿、静脉曲张。可见棉絮样斑及小出血点，后期可见视神经萎缩等。因而确定 GCA 诊断与及早治疗是防治失明的重要原则。

三、诊断标准

风湿性多肌痛的诊断尚无"金标准"，主要依据临床经验排除性诊断，临床可采用如下两个标准。

（一）2011 年中华医学会风湿病学分会公布的 PMR 诊断标准[11]。

1. 起病年龄 ≥ 50 岁。

2. 颈、肩胛带及骨盆带三处易患部位至少有两处出现肌肉疼痛和晨僵。

3. ESR ≥ 40mm/h 或小剂量糖皮质激素有效。

4. 满足 1、2，如 ESR 正常，则对小剂量糖皮质激素（泼尼松 10~15mg/d）治疗迅速反应可代替标准 3。

在除外类风湿关节炎、肌炎、肿瘤、感染等其他疾病的情况下，满足以上 3 条标准可以做出诊断。

（二）2012 年 EULAR/ACR 公布的 PMR 分类标准[12]。

基本条件：

1. 年龄 > 50 岁。

2. 双肩胛部疼痛。

3. CRP 和 / 或 ESR 增高。

同时满足以上 3 项，再对患者进行以下评分（表 3-14-1）。在不包括超声检查结果的情况下，评分 ≥ 4 分时可以诊断 PMR，诊断的敏感性和特异性分别为 68% 和 78%；纳入超声检查结果后，评分 ≥ 5 分可以考虑 PMR 的诊断，敏感性为 66%，特异性 81%。

表 3-14-1　评分细则

评分项目	分值 (不含超声检查)	分值 (含超声检查)
晨僵>45min	2	2
髋部疼痛或活动受限	1	1
类风湿因子或抗环瓜氨酸肽抗体阴性	2	2
不伴有其他关节受累	1	1
超声检查标准:		
(1)至少一侧肩部存在三角肌下滑囊炎和/或肱二头肌腱鞘炎和/或盂肱关节滑膜炎(后侧或腋窝处),同时至少一侧髋部存在滑膜炎和/或转子滑囊炎	—	1
	—	1
(2)双肩均存在三角肌下滑囊炎、肱二头肌腱鞘炎或盂肱关节滑膜炎	0~6	0~8

巨细胞动脉炎目前采用 1990 年美国风湿病学会(ACR)分类诊断标准。

1. 发病年龄 ≥ 50 岁。

2. 新发生的头痛。

3. 颞动脉异常:颞动脉压痛或触痛、搏动减弱,除外颈动脉硬化所致。

4. ESR 增快:魏氏法测定 ESR ≥ 50mm/h。

5. 动脉活检异常:活检标本示血管炎,其特点为单核细胞为主的炎性浸润或肉芽肿性炎症,常有多核巨细胞。

符合上述 5 条标准中的至少 3 条可诊断为巨细胞动脉炎[12]。

【治疗】

一、中医治疗

(一) 辨证论治

1. 风寒湿痹证

症状:周身肌肉或关节疼痛,痛处冷或如湿状,屈伸不利,肌肤麻木不仁,遇寒加重,得热痛减,或疼痛无定处,晨僵,常因天气变化而加剧,或畏寒发热,颞侧头痛,头皮压痛,视物模糊,舌淡,苔薄白,脉沉弦。

治法:祛风散寒,温经通络。

方药:羌活胜湿汤合乌头汤加减。

羌活 10g,独活 10g,川芎 10g,炙甘草 6g,桂枝 10g,防风 9g,海风藤 15g,制川乌 6g,麻黄 6g,白芍 10g,黄芪 30g,当归 10g。

加减:偏于风者加荆芥 12g;偏于湿者加防己、炒苍术各 10g,生薏苡仁 30g;上肢痛者加威灵仙、姜黄各 10g;下肢痛者加牛膝、木瓜、续断各 10g;麻木者加鸡血藤 30g;头痛明显者加藁本 9g、蔓荆子 9g。

中成药:寒湿痹片(颗粒),每次 4 片(1 袋),每日 3 次;通络开痹片,每次 3 片,每日 3 次;川芎茶调颗粒 1 包,每日 3 次。

临床体会:风寒湿痹阻脉络,不宜过汗,否则风虽祛而湿尚存,服药后微似汗出为好。乌头祛寒止痛效果较好,但具有一定的毒性,一般用量 9~15g,先煎 30min,以解其毒,并可加入白蜜。

2. 湿热瘀阻证

症状:周身上下肌肉酸痛、沉重,胸闷不适,甚则发热,口干口苦,局部关节或有红肿热痛,烦闷不安,小便黄,纳差,便结,或新近出现的发热、头涨痛或刺痛,头侧筋脉突出或发红,局部筋脉跳痛明显,有灼热感,或伴视力下降,舌质红,苔黄腻,脉滑或细数。

治法:清热通络,宣痹除湿,凉血化瘀。

方药:白虎桂枝汤合宣痹汤或清营汤加减。

偏重湿热证:生石膏(先煎)30g,桂枝 10g,知母 10g,甘草 6g,粳米 10g,防己 10g,杏仁 10g,连翘 10g,滑石 10g,薏苡仁 30g,半夏 10g,蚕沙 10g,赤小豆 30g,栀子 10g。

加减:高热汗出、烦闷者加寒水石 30g;壮热不退、便秘腑实者加大黄 10g,芒硝 5g;低热加青蒿 12g;关节肌肉拘挛疼痛者加忍冬藤、豨莶草、络石藤各 15g,威灵仙 10g;头痛加藿香 6g、荷叶 6g、佩兰 9g。

中成药:湿热痹片(颗粒),每次 6 片(5g),每日 3 次;新癀片,每次 2~4 片,每日 3 次。

偏重热瘀证:清营汤加减主要用于有典型头部症状的患者。

水牛角粉 30g,生地黄 15g,玄参 9g,竹叶心 3g,麦冬 9g,金银花 20g,连翘(连心用)15g,黄连 3g,丹参 12g。

加减:头痛皮肤红肿明显加大青叶 15g、肿节风 15g、赤芍 12g,配合柴胡 9g、升麻 6g 疏散风热,引药上行;视力下降加菊花 12g、青葙子 10g。

中成药:养血清脑颗粒,每次 4g,每日 3 次;肿节风分散片,每次 4 片,每日 3 次。

临床体会:本证湿热瘀交织为患,或偏重湿热,或偏重热瘀。湿热主要表现为关节肌肉酸痛,沉重,关节局部红肿。治疗当清热利湿,宣痹通络为主,为风湿性多肌痛活动期常见的证型;热瘀证为血热瘀阻清窍脉络,不通则痛,治疗重在清热凉血,化瘀通络。在巨细胞动脉炎病情活动时常见此证型。

3. 营卫不和证

症状:肌肉关节疼痛,痛处游走,恶风头痛,汗出,项背不舒,发热或微恶寒,舌质淡红,苔薄白,脉浮缓。

治法:调和营卫,通络止痛。

方药:黄芪桂枝五物汤。

黄芪 20g,桂枝 12g,芍药 12g,生姜 18g,大枣 3 枚,炙甘草 6g。

加减:项背不舒明显加葛根 20g;恶风汗出明显加防风 12g、白术 20g、煅龙骨牡蛎各 20g;头痛加白芷 9g、蔓荆子 9g。

中成药:玉屏风颗粒冲剂,每次 5g,每日 3 次。

临床体会:卫外的阳气虚弱,或阳气郁于肌表、头窍,内迫营阴外出均可表现为营卫不和证,前者常表现为不发热而汗出,后者时发热而自汗出。阳气因肌表风寒湿而郁,则须加重疏风散寒解表之力。

4. 痰瘀互结证

症状:长期头痛,头侧脉络迂曲硬结,皮色黯或头痛昏蒙,视物昏花,关节肌肉肿胀疼痛,皮色黯,肌肤甲错,麻木不仁或胸脘满闷,泛吐痰涎,吞咽咀嚼受限,舌体胖大色暗,有瘀斑或瘀点,苔白腻,脉沉弦。

治法:活血化痰,通窍止痛。

方药:通窍活血汤合半夏白术天麻汤加减。

赤芍 12g,川芎 9g,桃仁 10g,红花 9g,半夏 9g,天麻 6g,茯苓 12g,橘红 9g,白术 18g,甘草 3g。

中成药:血府逐瘀胶囊,每次 6 粒,每日 2 次;活血止痛软胶囊,每次 2 粒,每日 3 次;大活络丸,每次 9g,每日 3 次。

加减:硬结明显凝聚者,加白僵蚕 10g、蜈蚣 2 条、白芥子 6g。眩晕较重,风痰上扰,加僵蚕 10g、胆南星 9g;肝经有热,目赤口苦,加菊花 10g、夏枯草 15g。

临床体会:本证多见于疾病的中晚期,痰瘀互结痹阻脉络较重,治疗用药宜重,疗程宜长,否则疗效欠佳。在活血化瘀止痛的同时,配合化痰散结,调理气机升降药物,同时配伍虫类药物,可增加解痉息风,破瘀活络的功效。

5. 气虚血瘀证

症状:肌肉关节疼痛,尤以胸背胀痛为甚,每因情绪变动而增减,肢体倦怠,头痛目眩,善太息,纳差,失眠,舌质暗,或瘀点瘀斑,苔薄白,脉弦。

治法:疏肝理气,活血祛瘀。

方药:血府逐瘀汤加减。

柴胡 12g,桃仁 10g,川芎 12g,当归 10g,生地黄 12g,香附 6g,牡丹皮 12g,赤芍 12g,延胡索 15g,甘草 6g,红花 9,枳壳 10g,川牛膝 15g,白术 15g。

加减:瘀血重加丹参 15g;全身痛重加海桐皮 12g、羌活 10g;气虚加黄芪 20g、党参 15g;头痛头晕加白菊花 10g、白芷 10g;失眠加炙远志 6g、炒酸枣仁 20g。

中成药:血府逐瘀片,每次 6 片,每日 2 次;盘龙七片,每次 3~4 片,每日 3 次;活血止痛软胶囊,每次 2 粒,每日 3 次。

临床体会:肝失疏泄,气机运行阻滞,运血无力,瘀阻脉络。临证疏肝理气的同时,亦勿忘健脾,肝脾两脏常相互影响。风湿性多肌痛以女性发病居多,病情变化与情志影响关系密切,治疗中注意情志的调养。本证可单独出现,亦常与其他各型相兼出现。

6. 肝肾阴虚证

症状:肌肉关节烦痛,僵硬不适,入夜尤甚,腰酸膝软,神疲乏力或伴头昏、头痛且空,眼花目眩,失眠多梦、五心烦热,颌部间歇性活动障碍,舌红或脉沉细或细数。

治法:滋补肝肾,通络止痛。

方药:左归丸合独活寄生汤加减。

熟地黄 20g,山茱萸 10g,枸杞子 10g,山药 10g,菟丝子 10g,川牛膝 10g,鹿角胶(烊化)10g,龟甲胶(烊化)10g,独活 10g,桑寄生 30g,秦艽 10g,防风 10g,细辛 3g,当归 10g,白芍 10g,川芎 10g,茯苓 30g,甘草 6g,杜仲 10g。

加减:阴虚火旺者加知母、黄柏各 10g;关节肿胀者加苍术 10g、薏苡仁 30g;关节强直者加全蝎 4g、蜈蚣 2 条;颌部症状明显的患者加白芷 10g。

中成药:知柏地黄丸,每次 9g,每日 2 次;益肾蠲痹丸,每次 6g,每日 2 次。

临床体会:本证见于年老体弱久病之人或长期应用激素免疫抑制剂的患者,常合并骨关节炎、骨质疏松症等多种骨病,治疗重在扶正祛邪,在补虚培本的同时,佐以祛风散寒、除湿祛瘀之品,结合受累部位选用引经药物。

7. 脾肾阳虚证

病程久,全身酸痛或多部位肌肉酸痛,遇冷加重,或头痛,头皮疼痛,视物模糊或眼睑下垂,听力下降。伴面色少华,腰膝酸软,形寒肢冷,小便清长,大便溏薄,舌淡红苔白,脉沉细。

治法:温肾健脾,通络止痛。

方药:附子理中丸合肾气丸加减。

炙附子 6g,干姜 9g,桂枝 9g,熟地黄 15g,山药 20g,山茱萸 15g,白术 20g,党参 30g,茯苓 15g,泽泻 15g,牡丹皮 15g,羌活 9g,独活 15g,陈皮 9g。

中成药:金匮肾气丸,每次 6g,每日 2 次;右归丸,每次 6g,每日 2 次。

临床体会:本证见于年老体弱或长期应用激素免疫抑制剂的患者,常合并骨关节炎、骨质疏松症等多种骨病,治疗重在扶正祛邪,在补虚培本的同时,佐以祛风散寒、除湿祛瘀之品。痹久出现心悸、气短,动则加重,面色少华,舌质淡,治宜补气养血,养心安神,人参养荣汤加减。

(二) 医家经验

朱跃兰教授[13]认为本病阳气不足,外邪侵袭、痰瘀互结致阳气运行、敷布失常出现一系列临床表现。治疗上强调温补、温通并用,温通重于温补,根据病情轻重程度及变化灵活使用活血、破血法,并善用虫药化痰通络,同时强调外治法在本病治疗中的协同作用。

胡荫奇[14]认为风湿性多肌痛基本病机为脾肾亏虚为本、湿热内蕴为标,并认为血瘀贯穿肌痹整个发病过程。治疗上活动期清热除湿,多选健脾化湿之剂以达培土固本之效,缓解期补益脾肾、益气养血,使生化有源、分肉得养,并将活血通络贯穿治疗始终,且选用活血养血之品通补并用、化瘀扶正;同时善于辨证施治与辨病用药相结合,遣方用药擅长运用经现代药理研究具有类激素作用的中药药对治疗,比如穿山龙与萆薢配伍治疗湿热痹阻兼痰瘀之证,知母与穿山龙配伍治疗肌肉关节疼痛明显伴有发热者。

(三) 其他治疗

1. 单方验方

(1)生理盐水 500ml 加复方丹参注射液 16ml 静脉滴注,每日 1 次,连用 15 日为 1 个疗程,1 个疗程后休息 3~5 天,共 4 个疗程。

(2)雷公藤多苷片[15]、痹祺胶囊[16]、颈复康颗粒[17]:口服雷公藤多苷片 1 次 20mg,每日 3 次。痹祺胶囊 1 次 4 粒,每日 3 次,联合小剂量激素治疗。颈复康颗粒口服 1 次 2 袋(10g),每日 2 次,服药期间忌食生冷、油腻食物,2 周为 1 个疗程。

(3)昆仙胶囊:昆仙胶囊[18]0.3~0.6mg,每日 3 次,饭后服用。具有补肾通络,祛风除湿之功效。

2. 针灸

(1)体针疗法[19]

取穴:第一组,患者仰卧,取穴合谷、太冲、曲池、太阳、上星、百会;第二组:患者俯卧,取穴后溪、申脉、风池、天柱、膈俞、天宗、秉风、曲垣、肩中俞、肩外俞。

操作:合谷、太冲、风池、天柱、后溪、申脉施以捻转泻法,曲池、膈俞、天宗、秉风、曲垣、肩中俞、肩外俞施以提插泻法,上星、百会、太阳平刺 0.5 寸,不施手法以免出血。疼痛剧烈者施以温灸,并配合刺络拔罐。

(2)经络诊察法取穴疗法[20]:风湿性多肌痛患者病变经络多见于太阴经、太阳经和厥阴经。"合主逆气而泄"取手太阴肺经之合穴尺泽,足太阴脾经之合穴阴陵泉以调经化湿。手太阳小肠经后溪常可及明显脆络和压痛,足太阳膀胱经京骨等处可及细小结节。用后溪、京骨温阳散寒以疏解一身重痛。调整厥阴经多用"四关"穴,即太冲配合谷以疏解一身之风,在患者大陵和行间处常可诊察到脆络、压痛,双侧取之以清厥阴郁热。针对巨细胞动脉炎引起的头痛[21],王乐亭结合头痛部位辨经络的不同,治疗以循经选穴以及远端和近端取穴,或补或泻。正头痛以百会、风府,对太阳、风池、合谷;肝阳上亢选用太冲、阳陵泉;气血虚弱选用足三里、三阴交。贺普仁治疗头部双侧头痛时,以通经活络、疏经止痛为基本原则,取穴选用丝竹空透率谷、合谷、列缺、足临泣,头痛如破用命门,重刺肝俞治眉棱骨疼;陆瘦燕和朱汝功以"同名经脉气相同"和"荥输治外经"为理论基础,在治疗两侧少阳经头痛时,取穴分别为侠溪、足临泣、三阴交、支沟,以及头痛部位所属经脉的荥穴和输穴。

(3)"合谷刺"加梅花针疗法[22]:按疼痛部位,以阿是穴为主,取 5 寸芒针针入近骨处之深部肌肉,刺入后提针至皮下,分别向左右两侧各斜刺 1 针,呈"个"字形,留针 0.5h 后出针不按压针孔,1 次 /d,15 日为 1 个疗程,疗程间休息 5 日,连用 3 个疗程。按要求每个疼痛部位均需采用压痛最显著点(阿是穴),以上述针法依法治疗。针毕,按经络循行,在原阿是穴上或下配取 1~2 穴,局部皮肤常规消毒后,用梅花针叩刺(范围略大于火罐),见皮肤出血后,即用闪火法,将罐罩上,留罐 5~10min,起罐后,用消毒干棉球将血污擦净,再用艾条温和灸 5~10min,隔 2 日治疗 1 次,5 次为 1 个疗程,疗程间休息 5 日。据初步观察,用梅花针叩刺后,每次可拔出 5~10ml 液体。

(4)温针灸疗法[23]:以膀胱经及督脉穴取穴为主,配以局部取穴。大椎、肾俞、风门、曲池(双)、天宗(双)、命门(双)、承扶(双)、委中(双)、承山(双)、环跳(双)、秩边(双)。操作方法:患者仰卧,常规消毒,用 2 寸毫针刺入上述穴位,得气后,用预先备置好的长度为 1cm、直径为 0.5cm 的艾炷捏于针柄上,点燃,直到燃尽为止,使热力透入患处,每穴 2~3 壮,留针。

(5)火针疗法[24]:主穴取受损关节周围阿是穴、血海、足三里、肾俞。腕部关节疼痛加外关、腕骨,肘部关节疼痛加合谷、手三里、曲池,膝部关节疼痛加梁丘、阳陵泉、犊鼻,踝部关节疼痛加昆仑、照海。平均每次取穴 10 个左右。用文氏细火针和中火针,小关节选细火针,将针在酒精灯火心上烧通红,迅速刺入穴位 0.25~0.5cm,快入快出,浅而点刺。大关节用中火针,用酒精灯将针烧至白亮,迅速刺入 1.0~3.0cm,速进疾出。拔针后速以无菌棉球按压,灼热甚者给以万花油外涂防烫伤。每周 3 次,2 周为 1 个疗程。治疗期间嘱避免过度劳累,保暖,功能锻炼。

3. 经筋疗法

(1)以头颈肩背筋区为施治的重点区域,以理筋手法,舒筋解结。

(2)运用多种针刺法,对颞筋区的颞动脉形成的病灶及筋结病灶,施以移行点刺、轻点刺络、病灶直刺等,对炎症的颞动脉,运用微针针尖,对其管壁,施以微量移行点刺。同时,对颈项筋区、肩背筋区,将牵连受累及的肌筋,施以针刺治疗。

(3)对可行拔火罐治疗的额、颞、颈、背筋区施以拔火罐治疗,令之筋舒络活,利于病变中的颞动脉获得康复的良性客观环境。

(4)运用紫草油或煎剂、生姜片对硬结的颞动脉及颞肌与颞筋膜,实施擦治。起到增强舒筋活络的作用。

(5)教导患者练习"静功",自我按摩点穴等,持之以恒的自我简便的调治方法,以调整机体的功能平衡。

4. 外治法[19]　吴震西治疗双侧头痛时,以"纳鼻而通十二经"为理论基础,采用"塞鼻法",将川芎、白芷、炙远志、冰片研末,塞入布包中纳入鼻中,左痛塞右,右痛塞左,头痛可迅速缓解;程爵棠采用放血疗法,对于双侧头痛的患者,用三棱针在双太阳、双耳尖点刺放血,或用手指挤压出血,疗效显著。

5. 食疗

(1)蚕沙川芎茶(《中医良药良方》):川芎 9g,薄荷 7g,白芷 10g,蚕沙 15g,生甘草 3g。用上药 10 倍剂量共研细末,每用 30g,以纱布袋装封,置保温瓶中,用沸水 500ml 冲泡,分 2~3 次饮用,可用于治疗巨细胞动脉炎引起的头痛。

(2)三藤酒(《民间验方》):络石藤 90g,海风藤 90g,鸡血藤 90g,桑寄生 90g,木瓜 60g,五加皮 30g。以上 6 味,切成薄片,置入容器中,加白酒 3L 浸泡,制成药酒,每日 1~2 次,每次 30ml,空腹温饮。用于风湿性多肌痛引起的肩颈及髋部肌肉僵痛。

(3)豨莶根猪蹄汤(《福建民间草药》):豨莶草根 60g,猪蹄 1 个,黄酒 100ml,上三物一同放入水中,文火炖至猪蹄熟烂,食肉饮汤。用于风湿性多肌痛引起的筋骨不利,肌肉麻木不仁。

(3)木瓜薏米粥:此症急性期若出现关节红肿热痛,食疗要针对湿热之邪清热利湿,木瓜、薏苡仁有祛风湿、清湿热的功效,还可通经络、舒筋骨、止痹痛,且口感好,易消化。方法:木瓜 1 个,蒸熟去皮之后待用,薏苡仁 100g、大米 50g,煮粥。

6. 认知行为疗法[25]　认知干预是通过改变思维和行为的方法改变不良认知,达到消除不良情绪和行为的短程心理疗法。以个体和集体治疗相结合的方式进行,每周 1~2 次,每次 40min,持续 12 周。具体分 4 个步骤进行。行为干预包括呼吸配合、骨骼肌放松训练和想象训练[26]。方法:让患者躺在床上,轻闭双眼,自然地做几次深呼吸,集中注意力,从头顶到脚底或从脚底到头顶按顺序逐一放松各个部分的肌肉,想象全身肌肉放松好像刚刚泡过澡一样舒服,想象身体正在康复,同时给予指导性语言引导,每次 30min,第 1 周每 2 日 1 次,第 2 周起每周 2 次。

7. 其他传统疗法

(1)传统蜂针疗法[27]:蜂针治疗采用中华蜜蜂活蜂直刺法,主穴包括受损关节周围阿是穴、血海、足三里、肾俞,若腕部关节疼痛加外关、腕骨,肘部关节疼痛加合谷、曲池,膝部关节疼痛加梁丘、犊鼻,踝部关节疼痛加昆仑、照海。平均每次取 10 个穴。操作:用镊子轻夹住蜜蜂的腰部,蜇刺在患者已消毒的穴位上,一般留针 5~10min 后,将蜂刺拔出。蜂针治疗后观察 15~30min,若局部红肿直径小,而又无局部不适和全身反应者,为试针阴性反应,可接受常规的蜂针治疗,1 只蜂蜇 1 个穴位,用蜂数目由初期的少量到多量,逐日增加,为了安全起见,最初治疗蜂量一般由 1~2 只开始,隔天增加 2~3 只,视患者的体质和病情而定,每日蜂量可达 8~20 只。1~2 日 1 次,15 日为 1 个疗程。

(2)中药熏蒸疗法[28]:方剂组成为羌活 20g,独活 20g,桂枝 15g,川乌 20g,草乌 20g,姜黄 20g,千年健 30g,威灵仙 20g,杜仲 20g,续断 20g,牛膝 20g,冰片 1g。治疗方法:熏蒸时将熏蒸方药装入纱布袋中,放入熏蒸治疗仪药箱内煮沸,蒸气温度设置在 55℃左右。20min/

次,1 次 /d,20 次为 1 个疗程。朱跃兰教授[13]在熏蒸法的中药选择中,常以虫类药物配合藤类药物,虫类药物为主,不仅减少了口服虫类药物的毒副作用,并且增强了药物的透皮性,促进药物的吸收,使药效直达病所。风湿性多肌痛患者病变部位多为身体背侧,如肩背、腰脊,且背侧属阳,朱教授在患者接受中药熏蒸疗法时常常嘱患者背部靠近蒸气的熏发口,一方面驱邪气外出,另一方面可扶助阳气生发,增强人体抗病能力和修复能力。

(3)蒙医沙疗和药浴[29-30]:治疗过程,患者在沙疗前 1 周开始口服防止上火的蒙药,在沙疗期间根据患者的实际病情酌情口服和外用蒙药,沙疗结束后口服调节气血寒热平衡的蒙药。疗程:刚开始为 10min,以后每次增加 5 分钟,逐步达到 30 分钟左右,每日 1 次,7~14 次为 1 个疗程。沙温应保持在 45~50℃左右。也可将蒙医沙疗与药浴(如三子散、文冠木 9 味汤、乌兰 13 味汤、云香 15 味丸、驴血 25 味丸等)结合,1 日蒙医药浴 2 次、蒙医沙疗 1 次。

二、西医治疗

1. **一般治疗**　做好解释工作,解除患者顾虑,遵循医嘱,合理用药,防止疾病复发。进行适当的运动锻炼,保证充足的睡眠。

2. **药物治疗**　①非甾体抗炎药:对初发或较轻病例可给予非甾体抗炎药,约 10%~20%的 PMR 患者单用非甾体抗炎药可以控制症状,包括双氯芬酸、美洛昔康、塞来昔布等,但须预防非甾体抗炎药的并发症,避免长期使用。②糖皮质激素:推荐使用最小有效剂量的糖皮质激素个体化地治疗 PMR 患者。一般首选泼尼松 10~25mg/d 口服。若诊断无误,1 周内症状迅速改善,CRP 可短期恢复正常,ESR 逐渐下降。对病情较重、发热、肌痛、活动受限者,可用泼尼松 15~30mg/d,随着症状好转,ESR 接近正常,然后逐渐减量,维持量为 5~10mg/d 或等效剂量的其他激素,疗程不短于 6~12 个月。肌内注射甲泼尼龙可作为口服糖皮质激素的替代疗法,用法用量为每 3~4 周注射 1 次,每次 120mg,维持 3 个月,随后每 2~3 个月减 20mg[31]。③免疫抑制剂:对使用糖皮质激素有禁忌证,反应不佳或减量困难及出现严重不良反应的患者,可早期联合使用免疫抑制剂甲氨蝶呤每周 7.5~15mg,或其他免疫抑制剂如硫唑嘌呤、来氟米特、环孢素、环磷酰胺等。

巨细胞动脉炎患者一经诊断,为防止失明,即应给予足量糖皮质激素并联合免疫抑制剂治疗,并尽可能明确受累血管的部位、范围以及程度等,依据病情轻重和治疗反应的差异,个体化调整药物的种类、剂型、剂量和疗程。激素初始剂量为泼尼松(或同等剂量激素)40~60mg/d,一般在 2~4 周内头痛症状可见明显减轻。眼部病变治疗反应较慢,可进行局部治疗,有失明风险的患者可以采用甲泼尼龙 1 000mg/d 的冲击治疗。ESR 的正常可能需要数周来进行评判,血清 IL-6 的升高程度可较好地反映 GCA 的活动度。一般糖皮质激素在 2~4 周后进行减量,每周 1 次或两周 1 次,每次减药幅度为当前剂量的 10%,以达到 10~15mg/d 的最小剂量。大多数的患者需最小剂量持续服药 1~2 年,有些患者需要终身服药;免疫抑制剂选择环磷酰胺 0.50~0.75g/m² 静脉滴注,3~4 周 1 次,或环磷酰胺 0.2g,静脉注射,隔日 1 次。剂量及疗程需根据患者病情反应而定。也可以选用甲氨蝶呤 7.5~25mg/qw,给药途径采用口服,深部肌内注射或者静脉注射均可。在使用免疫抑制剂过程中需要定期复查血常规、肝肾功能以及尿常规,避免不良反应。来氟米特、羟氯喹以及硫唑嘌呤也可配合糖皮质激素应用。可选用的生物制剂[32]有托珠单抗、阿巴西普和优特克单抗,新型生物制剂 Janus 激酶(Janus kinases,JAK)抑制剂正在研发推广中。试验表明[33]初始治疗应考虑托珠单抗(tocilizumab),托珠单抗在 GCA 中具有显著的糖皮质激素节约效应。

三、中西医结合治疗思路和方法

中西医结合治疗的重点应全面认识疾病,辨病与辨证相结合是主要的思路与方法,治疗应有效控制病变发展,缓解组织器官缺血状态,减少药物不良反应,预防复发。

风湿性多肌痛患者以肌肉疼痛僵硬为主要表现,发病初期疼痛可影响四肢活动,严重影响患者的生活,甚者可失去自理能力。晚期可出现失用性肌萎缩。小剂量糖皮质激素治疗敏感。但应用激素治疗过早停药易致复发,须维持治疗 1~2 年后停药观察。中医认为该病多因老年人脏腑功能虚弱,气血不足,营卫失司,风寒湿热邪乘虚入侵而发病,病机特点是本虚标实。治当标本兼顾,病证同治,防止复发。若患者肌肉酸痛较为剧烈,病程较短,虚证不明显,以邪实痹阻为主,可辨病选用雷公藤配合在治疗方剂当中,以活血通络、开痹止痛。治疗的始终,须贯穿扶助正气的思路,以防疾病复发。扶正重在健脾补益肝肾,兼顾肺气,益气养血,和营固卫。小剂量激素与中药扶正祛邪之剂联合应用,既可迅速消除疼痛,又能防止复发,缩短疗程,并可减少激素的毒副作用。

巨细胞动脉炎的炎症发生始于主动脉弓的中等肌性动脉,颞部疼痛、视神经病变、间歇性下颌运动障碍为典型三联征,几乎所有未接受治疗的患者均有 ESR 的升高,结合 50 岁以上成人发病特点,中西医结合治疗的重点应全面认识疾病,及时有效控制病变发展,缓解组织器官缺血状态,减少药物不良反应,预防复发。辨病与辨证相结合是主要的思路与方法,诊断明确,病情进展快的患者尽早足量开始糖皮质激素的治疗,预防视觉丧失。激素减量以临床症状好转、体征无复发,ESR、CRP 不升高为减量标准。辨证配合中药,可辅助治疗、减少激素的用量及毒副作用[33]。经治疗后病情趋稳定,应逐渐以中药治疗为主,可长期维持一段时间。中医认为本病病因不外虚实两端,患者均年过半百,脏腑功能虚弱,正气不足,六淫杂至,易袭阳位,侵蚀血脉,痰浊瘀血阻滞脉络。本病基本病理特点为邪居阳位、血脉不通,法当头痛与脉痹同治,辨证用药的同时,注重循经、引经以及久病入络的药物选择。

【调摄与护理】

一、调摄

1. 本病多发于老年人,病程较长,病情易反复,因此患者易产生激动抑郁等负面情绪,注意调畅情志,保持心情舒畅。

2. 避风寒,防潮湿,多晒太阳,冬季注意保暖,进行适当的运动,保持足够的休息和睡眠。防止上呼吸道感染、尿路感染等,避免疾病复发或加重。

3. 饮食清淡,多食新鲜蔬菜水果,多食鱼油、蜂蜜、种子类食物,禁烟酒,少饮茶、咖啡,忌食辛辣刺激、生冷性寒之品。

二、护理

(一) 一般护理

要注意四肢肌肉关节适度锻炼,避风寒,忌疲劳,动静结合,争取彻底长时期缓解或治愈。患者出现寒战时给予热水袋热敷,避免烫伤。高热时用物理降温冰袋冷敷,温水擦浴,酒精擦浴,冷生理盐水灌肠等。采用药物降温时,用药后半小时必须测体温,出汗较多应及时处理,防止虚脱。嘱多进食低盐、低脂、高蛋白、含钾和钙的食物。

（二）辨证护理

1. **心理护理**　针对有负面情绪患者,护理人员及患者家属主动与患者进行交流,使患者可以正确认识疾病,缓解患者的紧张情绪,使患者有积极的情绪接受治疗,必要时可以采用呼吸配合骨骼肌的方法来使患者缓解情绪。在总体治疗上,先以解郁疏肝、即心理治疗为先,辨证治疗为后,保持良好的心理状态,方能取得满意效果。

2. **疼痛护理**　本病疼痛症状突出,疼痛的护理愈显重要。指导患者以最舒适的体位卧床休息,头痛发作严重的患者应适当休息,腰背疼痛卧位时可使身体消除压力、减少张力、松弛肌肉,使疼痛缓解。若患者疼痛甚,应遵医嘱服用糖皮质激素或者非甾体抗炎药。另外可对非热证患者应用温水浴、热敷治疗,指导配合前述的食疗方剂,以缓解疼痛,促进恢复。

3. **视力护理**　视力受损的患者注意用眼不要过度,疲劳时可用热毛巾熏浴双眼,多食用含维生素及微量元素丰富的食物,可泡菊花 12g、枸杞子 12g 代茶饮,注意防跌倒。

4. **药物护理**　对长期使用糖皮质激素的患者应特别注意防止其毒副反应及并发症(如高血压、糖尿病、白内障、骨质疏松)。及时给予必要的辅助治疗如补充钙剂、维生素 D 等甚为重要。

5. **运动护理**　鼓励患者进行循序渐进的肢体锻炼。提高肌力最有效的方法为等长运动和等张运动。鼓励患者积极做力所能及的各种健身活动,如坚持每日散步、游泳、太极拳、骑车等,提高身体素质,有助病情恢复。

6. **辨证护理**　对风寒痹阻证的患者,避免环境潮湿、寒冷,根据季节、气候变化及时更换衣物,可减轻病症发作。辨证属湿热痹阻的患者应忌食温燥伤阴的食物,如辣椒、花椒等辛辣刺激之品以及羊肉、洋葱、生姜、大蒜等,饮食宜清凉,多食用苦瓜、冬瓜、黄瓜、萝卜、芹菜、绿豆等凉性食物,可适量食用河虾、鸭肉等。

【转归与预后】

一、转归

在风湿性多肌痛中若出现下列情况应注意除外合并巨细胞动脉炎:小剂量糖皮质激素治疗反应不佳;颞动脉怒张、搏动增强或减弱并伴有触痛;伴有头皮痛、头痛或视觉异常等,均需进一步做颈动脉超声、血管造影或颞动脉活检等。只有 10%~15% 的单纯性风湿性多肌痛颞动脉活检呈阳性。

二、预后

风湿性多肌痛经过适当的治疗,病情可迅速控制、缓解或痊愈;亦可迁延不愈或反复发作,病情进展可逐渐出现肌肉失用性萎缩或肩囊挛缩等严重情况。如不发展为巨细胞动脉炎,预后较好。

巨细胞动脉炎属血管炎性疾病,对糖皮质激素反应较好,可迅速控制病情和防止失明等严重并发症[34]。一般经数月至数年多数患者呈自限性,激素逐渐减量至减停。患者预后不良主要包括原有症状的复发和新发症状的出现,主要有永久性视力丧失、神经系统缺损症状、心肌梗死、胃肠缺血坏死、肺栓塞等缺血性并发症。传统的动脉粥样硬化如高血压、高血脂、糖尿病、吸烟等可增加并发症的概率。

【现代研究】

一、病因病机的研究

多数学者认为风湿性多肌痛属于中医"行痹""肌痹"范畴。由于年过半百,正气先虚,其病因不出风、寒、湿、热、痰、瘀、虚之七端,其病位广泛,皮腠、关节、脏腑、经脉;其病性则不越本虚标实,虚实夹杂之藩篱,并因人因时因证因期而各有侧重。把握基本病机,治当标本兼顾,病证同治,治法为健脾化湿通络,分别从祛风散寒、清热利湿、蠲痰活血、健脾益肾等角度予以灵活加味。巨细胞动脉炎因其炎症区域集中于颞动脉区,可将其划分于"少阳头痛"。少阳头痛病因可分为外感和内伤两大类[35]。外感六淫邪气或内在肝胆气机不利,均可致胆经之火上逆于头部诸窍。可采用和解少阳,清解祛邪之法,使得体内内外宣通,半表半里之邪得以缓解。运用中药辨证治疗,分清患者各个阶段的不同证型进行治疗,比单纯用激素治疗疗效更好,经中药治疗后复发率也大大降低。

二、辨证分型的研究

目前有关该病的辨证分型研究较少,多为经验性的,医家多采用八纲脏腑辨证,一般来讲,初期多实,后期多虚,但往往多虚实并见。虚证多责之营卫失调,气血不足,脏腑虚损,尤以脾肾阳虚,肝肾阴虚为主,实证当辨寒热风湿,瘀血痰浊。

赵旭颖[36]等通过计算机检索中国知网、万方数据库等公开发表的风湿性多肌痛文献24篇,共669例患者,根据Excel表及"中医传承辅助平台"对文献研究分析,归纳有寒湿痹阻、瘀血痹阻、脾肾阳虚、肝肾阴虚、气血不足、湿热内蕴6个中医证型。寒湿痹阻、瘀血痹阻证型在风湿性多肌痛发病中最为常见,治疗当温阳散寒,活血通络。

三、病证结合治疗研究

方大年认为[37]巨细胞颈动脉炎因其大都局限于一侧颞动脉分布区域,属中医少阳头痛范围。根据"高巅之上,唯风可到""久病入络""偏者主乎少阳"等理论,以疏肝祛风,疏通经络为治疗原则,用柴胡细辛汤治疗。方剂组成:柴胡、川芎、当归尾、丹参、制半夏、泽兰、土鳖虫、黄连各9g,细辛3g,薄荷5g。水煎服,每日1剂,日服2次。伴局部颞动脉僵硬,触痛明显者加夏枯草15g;伴局部皮肤红肿明显者,加野菊花10g。丁元庆[38]认为颞动脉炎发作时头痛剧烈,诊为"雷头风",痰热上扰,清阳不升为主要病机,采用清震汤加味治疗,方剂组成:土茯苓90g,升麻15g,荷叶12g,苍术9g,川芎9g,当归18g,天麻15g,浙贝母15g,羚羊粉1g(冲),珍珠粉2g(冲),先煮土茯苓,取其汁代水煎药,每日1剂,日服2次,治疗颞动脉炎,疗效显著。风湿性多肌痛多从痹论治,方选乌头汤[39-40]、桂枝芍药知母汤[41-42]、柴胡桂枝汤[43]、加味独活寄生汤[44]、八珍颗粒联合身痛逐瘀汤[45]取得良好的疗效。刘桂云温经补肾方[46]:细辛5g,制附子、人参各10g,巴戟天、肉苁蓉、淫羊藿各12g,秦艽、黄芪、地龙、杜仲各15g,牛膝20g,桂枝6g,蜈蚣1条。标本兼顾以达温阳散寒、通络止痛之治疗目的。

(刘　英　于子涵)

参 考 文 献

［1］风湿性多肌痛和巨细胞动脉炎诊断和治疗指南 [J]. 中华风湿病学杂志, 2011, 15 (5): 348-350.

［2］RAHEEL S, SHBEEB I, CROWSON C S. Epidemiology of polymyalgia rheumatica 2000—2014 and examination of incidence and survival trends over 45 years: a population based study [J]. Arthritis Care Res, 2017, 69 (8): 1282-1285.

［3］廖秋菊, 黄旭, 魏廉, 等. 不同性别老年风湿性多肌痛患者的临床特点及诊治分析 [J]. 山西医科大学学报, 2018, 49 (5): 522-527.

［4］BROMBERG M B, DONOFRIO P D, SEGAL B M. Steroid-responsive electromyographic abnormalities in polymyalgia rheumatica [J]. Muscle Nerve, 1990, 13 (2): 138-141.

［5］SCHWARTZ M S, BRUCKNER F E. Peripheral nerve involvement in polymyalgia rheumatica [J]. Muscle Nerve, 1996, 19 (10): 1352-1353.

［6］SUZUKI S, IKUSAKA M, MIYAHARA M, et al. Positron emission tomography findings in a patient with multiple myeloma of polymyalgia rheumatica-like symptoms caused by paraneoplastic syndrome [J]. BMJ Case Reports, 2014, 2014.

［7］黄光. 巨细胞动脉炎的临床分析附 8 例报告 [J]. 北京医学, 2010, 32 (2): 111-113.

［8］余兵, 孙雪, 叶阮健. 巨细胞动脉炎 2 例报告并文献复习 [J]. 临床荟萃, 2010, 25 (7): 622-623.

［9］胡治平, 杨期东, 李景和. 巨细胞动脉炎的神经系统临床特征 [J]. 中华医学杂志, 2002, 82 (7): 453-455.

［10］黄勤. 颞动脉炎一例 [J]. 中国卒中杂志, 2007, 2 (8): 690-693.

［11］中华医学会风湿病学分会. 风湿性多肌痛和巨细胞动脉炎诊断及治疗指南 [J]. 中华风湿病学杂志, 2011, 15 (5): 348-350.

［12］DASGUPTA B, CIMMINO M A, KREMERS H M, et al. 2012 provisional classification criteria for polymyalgia rheumatica: a European League Against Rheumatism/American College of Rheumatology collaborative initiative [J]. Arthritis Rheum, 2012, 64: 943-954.

［13］徐江喜, 韦尼, 常冰, 等. 朱跃兰教授治疗风湿性多肌痛经验 [J]. 环球中医药, 2019, 12 (1): 132-134.

［14］赵敏, 杨元斐. 胡荫奇治疗风湿性多肌痛经验 [J]. 中国中医基础医学杂志, 2017, 23 (11): 1642-1643.

［15］顾向浩, 陈鹏. 雷公藤多苷片联合泼尼松片治疗风湿性多肌痛 32 例 [J]. 风湿病与关节炎, 2014, 3 (2): 11-13.

［16］王波, 张葆, 王洪武. 痹祺胶囊联合泼尼松治疗风湿性多肌痛 18 例临床观察 [J]. 中华中医药杂志, 2009, 24 (5): 596-598.

［17］杨守玉. 颈复康颗粒治疗风湿性多肌痛 40 例临床观察 [J]. 中医杂志, 2011, 52 (S1): 140-141.

［18］叶静华, 蔡小燕, 林小军, 等. 昆仙胶囊联合泼尼松片治疗风湿性多肌痛临床疗效 [J]. 实用药学杂志, 2020, 36 (15): 2138-2142.

［19］周时伟, 杨晔. 针刺对风湿性多肌痛的治疗 [J]. 针灸临床杂志, 1998 (3): 37-38.

［20］孙洁, 李春颖, 孟笑男. 王居易教授经络诊察治疗风湿性多肌痛的临证经验 [J]. 中国针灸, 2019, 39 (4): 419-422.

［21］陈艺钦. 头痛辨治的文献综述及张根明教授辨治头痛的经验总结 [D]. 北京: 北京中医药大学, 2016.

［22］陈兴华. "合谷刺" 加梅花针叩刺治疗风湿性多肌痛 [J]. 江西中医药, 2001 (3): 43.

［23］马晓东, 姜琪. 温针灸治疗风湿性多肌痛治验 2 例 [J]. 针灸临床杂志, 2004 (9): 40.

［24］解金枝, 温伟强, 张洪玉. 火针治疗风湿性多肌痛临床研究 [J]. 实用中医药杂志, 2019, 35 (4): 488-489.

［25］张伟英, 杨忠琴. 认知行为疗法对纤维肌痛综合征患者心理状态的影响 [J]. 护理与康复, 2010, 9 (11): 982-984.

［26］黄秀婷, 林少虹, 付顺控, 等. 护理干预对高压氧治疗患者焦虑的影响 [J]. 护理与康复, 2008 (6): 457-458.

［27］温伟强, 朱辉军, 黄胜光, 等. 蜂针合身痛逐瘀汤治疗风湿性多肌痛 37 例 [J]. 天津中医药, 2011, 28 (5): 392-394.

［28］吴名波, 沈鹰, 孙维峰, 等. 中药熏蒸疗法治疗痹证临床疗效观察 [J]. 时珍国医国药, 2010, 21 (12): 3223-3225.

［29］王春光, 于国锋. 蒙医沙疗治疗风湿性多肌痛 180 例 [J]. 中国民族医药杂志, 2014, 20 (8): 14.

［30］王春光, 哈斯额尔敦. 蒙医药浴结合沙疗治疗风湿性多肌痛 100 例临床研究 [J]. 中国民族医药杂志, 2014, 20 (6): 22.

［31］刘洪江, 朱华群, 贾园. 2015 年欧洲抗风湿病联盟/ 美国风湿病学会关于风湿性多肌痛管理建议 [J]. 中华风湿病学杂志, 2015, 19 (11): 790-791.

［32］刘国平. 生物制剂治疗巨细胞动脉炎的研究进展 [J]. 疑难病杂志, 2019, 18 (11): 1179-1182.

［33］STONE JH, TUCKWELL K, DIMONACO S, et al. Trial of tocilizumab in giant-cell arteritis [J]. N Engl J Med, 2017, 377: 317–328.

［34］贺菊丽. 天麻钩藤饮对巨细胞动脉炎的疗效分析 [J]. 吉林医学, 2014, 35 (11): 2324-2325.

［35］王萍萍, 张景凤, 傅强. 吴瑭应用清胆络法治疗头痛探析 [J]. 中国中医急症, 2015, 24 (6): 1027-1028.

［36］赵旭颖, 黄育玲, 罗斌. 风湿性多肌痛用药规律分析 [J] 吉林中医药, 2018, 38 (9): 1087-1090.

［37］方大年. 柴胡细辛汤治疗颞动脉炎 102 例疗效观察 [J]. 甘肃中医学院学报, 1999, 16 (1): 22.

［38］黄粤, 丁元庆. 颞动脉炎治疗经验 [J]. 山东中医杂志, 2006, 25 (1): 33.

［39］白琳. 乌头汤治疗风湿性多肌痛的临床疗效分析 [J]. 实用临床医药杂志, 2019, 23 (22): 27-29.

［40］徐俊. 乌头汤加味治疗风湿性多肌痛 38 例 [J]. 中国中医急症, 2004, 13 (4): 230.

［41］李怀民. 桂枝芍药知母汤合身痛逐瘀汤临证思辨和应用 [J]. 风湿病与关节炎, 2017, 6 (5): 45-47.

［42］傅淑芳. 桂枝芍药知母汤联合小剂量泼尼松治疗风湿性多肌痛临床观察 [J]. 光明中医, 2012, 27 (9): 1852-1854.

［43］陈爱萍, 张秦, 张胜昔. 柴胡桂枝汤合小剂量激素治疗风湿性多肌痛临床观察 [J]. 北京中医药, 2008 (10): 791-793.

［44］杨孝兵, 蒋峰, 秦理. 加味独活寄生汤配合糖皮质激素治疗风湿性多肌痛疗效观察 [J]. 中华中医药学刊, 2011, 29 (2): 425-427.

［45］李征. 八珍颗粒联合身痛逐瘀汤治疗风湿性多肌痛临床研究 [J]. 现代中西医结合杂志, 2015, 24 (30): 3360-3362.

［46］刘桂云, 龚小琦. 温经补肾方治疗风湿性多肌痛 32 例疗效观察 [J]. 新中医, 2008 (7): 53-54.

第 15 节　过敏性紫癜

过敏性紫癜(Henoch-Schönlein purpura, HSP)是儿童时期最常见的血管炎之一，以非血小板减少性紫癜、关节炎或关节痛、腹痛、胃肠道出血及肾炎为主要临床表现。主要病理变化为全身性小血管炎。除毛细血管外，也可累及微动脉和微静脉。

HSP 多发于学龄期儿童，3~14 岁为好发年龄。男孩多于女孩，男女发病比例大约为(1.4~2)：1。儿童的年发病率为 14/10 万。以秋冬季节多发。病因及发病机制目前尚不完全清楚。感染(细菌、病毒、寄生虫等)、食物(牛奶、鸡蛋、鱼虾等)、药物(抗生素、磺胺类、解热镇痛剂等)、虫咬及预防接种等都可以作为致敏因素,使具有敏感素质的机体产生变态反应,主要是速发型变态反应和抗原抗体复合物反应造成的一系列损伤。大多数病例查不到所接触的抗原。多数患儿发病前有上呼吸道感染史。

HSP 主要发病机制可能为 IgA_1 分子糖基化异常及清除障碍,沉积于小血管壁引起自身炎症反应和组织损伤[1],故于 2012 年国际查珀尔希尔共识会议(CHCC)重新修订的系统性血管炎分类标准中将其命名为 IgA 血管炎。

HSP 属中医"发斑"和"血证"的范畴,有"肌衄""葡萄疫""斑疹""斑毒"等名称。根据本病发病类型的不同,中医又将其分别归属于"腹痛""便血""痹证""尿血""水肿"等范围。

【病因病机】

先天不足、外感六淫、饮食不节、瘀血阻滞均可引起血液不循经脉运行,溢于脉外导致紫癜发生。如《诸病源候论》中说"斑毒之病,是热气入胃,而胃主肌肉,其热挟毒蕴积于胃,毒气熏发于肌肉,状如蚊蚤所啮,赤斑起,周匝遍体"。《外科正宗》中亦说:"葡萄疫,其多生于小儿,感受四时不正之气,郁于皮肤不散,结成大小青紫斑点,色若葡萄,发在遍体头面,乃为腑症。自无表里,邪毒传胃,牙根出血,久则虚人。"

一、先天不足

由于禀赋不足,脾肾素亏,气虚失摄,血不归经或阴虚火旺,热伤血脉均可致血溢肌肤而发病。

二、外感六淫

外感风热燥邪,热迫营血,伤及血络,血溢脉外,发为紫斑。湿热之邪侵及肠络,可致便血,湿热下注,侵及下焦,络脉受损,导致尿血。

三、饮食不节

嗜食肥甘厚味或辛辣之品,以致湿热蕴积,损伤脾胃之气,脾虚失摄,血不循经,溢于脉外发为本病。

四、瘀血阻滞

多为邪热炽盛,煎熬津液使血液黏滞或病久不愈,离经之血瘀阻于内,而导致瘀血滞留,血行障碍,血不归经,使出血加重或反复出血不止。

本病的形成,虽有不同的病因病机,但总不外乎实证和虚证两大类,实证多为血热、湿毒、瘀血。虚证多为阴虚火旺和脾肾不足。急性发作期以湿热内盛,血热妄行多见,属热证、实证;慢性期则以气血阴亏,血脉瘀滞为主。

【诊断要点】

一、临床表现

50%~90% 儿童患者和 30%~50% 的成人患者在发病前 1~3 周有上呼吸道感染史,起病多急骤,以皮肤紫癜为首发症状。也可伴不规则发热、乏力、食欲减退。若紫癜早期缺如往往会给诊断带来一定困难。

1. 皮肤症状　皮疹是本病的主要表现。以四肢远端、臀部多见,皮疹重的也可波及面部及躯干。特征性皮疹为大小不等、高出皮肤、压之不褪色的红色斑丘疹,皮损部位还可形成出血性血疱,甚至坏死,出现溃疡。皮疹可融合成片,一般 1~2 周内消退,多不留痕迹。皮疹可反复出现,迁延数周或数月甚至 1 年以上。大约 1/3 的患者在随访期出现复发,最多可达 10 余次。部分患者还可伴有手臂、足背、眼周、前额、头皮及会阴部神经血管性水肿、疼痛。

2. 消化道症状　儿童较常见,大多数的患儿可在病程中出现,成人约 50%。消化道症状多在皮疹出现后 1 周内发生。表现为腹部弥漫性疼痛,餐后加剧,有压痛,一般无肌紧张及反跳痛。可伴有呕吐,部分患者可出现血便、呕血、肠黏膜水肿,还可引起机械性肠梗阻。如果腹痛在皮肤症状前出现易误诊为外科急腹症,甚至误行手术治疗。肠套叠、肠穿孔及坏死性小肠炎是较严重的并发症,需外科手术治疗。

3. 肾脏表现　30%~50% 的患者出现肾脏损害。可为肉眼血尿或显微镜下血尿及蛋白尿或管型尿。肾脏症状可发生于过敏性紫癜病程的任何时期,多数于紫癜后 2~4 周出现,但也可出现于皮疹消退后或疾病静止期。有 10% 的患者紫癜可在肾脏症状出现数周或数月后才出现。故开始易误诊为原发性 IgA 肾病。肾脏受累轻重不等,肾病综合征的发病率为 8%~32%,重者可出现肾衰竭。部分患者的血尿、蛋白尿可持续很久。

4. 关节症状　大多数患者仅有少数关节疼痛或关节炎。踝关节为最常受累的部位。其他如膝关节、腕关节、肘关节及手指关节也可受累。表现为关节及关节周围软组织肿胀、疼痛,可伴活动受限。关节病变多在数日内消失而不留关节畸形。

5. 其他症状　少数患者可出现中枢神经系统症状,表现为头痛、抽搐和偏瘫。部分患者出现情绪低落、行为异常。严重可出现昏迷、蛛网膜下腔出血、脑部血肿、视神经炎及急性炎症性脱髓鞘性多发性神经病。还可出现肌肉内、结膜下及肺出血。也可引起腮腺炎、心肌炎、胆囊炎及睾丸炎。

二、辅助检查

1. 实验室检查　本病无特异性实验室检查。血小板计数正常或升高。白细胞总数正常或增高,部分患儿可高达 $20 \times 10^9/L$ 以上,伴核左移。红细胞沉降率可增快,C 反应蛋白增高,部分患儿出现免疫功能紊乱,急性期血清 IgA、IgM 可升高,少数患儿可出现抗核抗体阳性,但滴度不高。凝血功能检查通常正常,部分患儿纤维蛋白原含量、D- 二聚体含量可增高。有消化道症状患儿大便潜血可阳性。肾脏受累的可出现血尿、蛋白尿,严重者可出现低蛋白血症。约半数患儿脑电图异常,表现突发的慢波或尖波。

2. 影像学检查

(1)超声检查:超声检查对于 HSP 消化道损伤的早期诊断和鉴别诊断起重要作用。有消化道症状者可进行腹部 B 超检查,有利于肠套叠的早期诊断。

(2)内镜检查:消化道内镜能直接观察 HSP 患儿的胃肠道改变,严重腹痛或胃肠道大出血时可考虑内镜检查。

3. 皮肤活检

对于临床皮疹不典型患者可行皮肤活检协助诊断。典型的皮肤病理改变为白细胞碎裂性血管炎,免疫荧光可见 IgA、C3、纤维蛋白、IgM 的沉积。

三、诊断及鉴别诊断

1. **诊断标准**　目前儿童 HSP 的诊断参照 2010 年欧洲风湿病联盟(EULAR)和儿童风湿病国际研究组织(PRINTO)及儿童风湿病联盟(PRES)共同制定的标准(表 3-15-1)。

表 3-15-1　过敏性紫癜诊断标准(EULAR/PRINTO/PRES,2010)

1. 皮肤紫癜　分批出现的可触性紫癜,或下肢明显的瘀点,无血小板减少
2. 腹痛　急性弥漫性腹痛,可出现肠套叠或胃肠道出血
3. 组织学检查　以 IgA 免疫复合物沉积为主的白细胞碎裂性血管炎,或以 IgA 沉积为主的增殖性肾小球肾炎
4. 关节炎或关节痛
(1)关节炎:急性关节肿胀或疼痛伴有活动受限
(2)关节痛:急性关节疼痛不伴有关节肿胀或活动受限
5. 肾脏受累
(1)蛋白尿:>0.3g/24h,或晨尿样本白蛋白肌酐比>30mmol/mg
(2)血尿,红细胞管型:每高倍视野红细胞>5 个,或尿潜血 ≥2+,或尿沉渣见红细胞管型

注:其中第 1 条为必要条件,加上 2~5 中的至少 1 条即可诊断为 HSP;非典型病例,尤其在皮疹出现之前已出现其他系统症状时易误诊,需注意鉴别诊断。

2. **鉴别诊断**　本病须与特发性血小板减少性紫癜,其他风湿性疾病如系统性红斑狼疮、干燥综合征及色素性紫癜性皮肤病,急腹症等疾病相鉴别。

【治疗】

一、中医治疗

(一) 辨证论治

过敏性紫癜起病较急,除皮肤紫癜外,可伴有腹痛、呕血、便血、尿血。本病多由于湿热蕴积,外感风热毒邪,逼迫营血,血热妄行,皮肤出现紫癜;湿热痹阻,损伤经络,可引起下肢关节肿疼,热毒瘀结肠胃可引起腹疼剧烈,呕吐、便血;病邪深入下焦可引起尿血。急性期属实证、热证,治疗上以清热祛湿解毒、凉血止血为主。慢性期则以气血不足,血脉瘀滞为主,属虚证、瘀证,治疗上以益气养血、活血化瘀为主。恢复期病情易反复发作,属气阴两虚,络脉不固证,治疗上应益气养阴固络。因离经之血即为瘀血,活血化瘀应贯穿始终。

1. **毒热伤络证**

症状:起病急骤,四肢可见(尤以双下肢多见)较密集的红色或紫色斑疹,大小不等,高出皮肤,压之不褪色,并可伴有腹痛、血便、尿血及关节肿痛、血管神经性水肿。或伴有发热、心烦;舌质红绛,苔黄白,脉弦数或滑数。

治法:清热解毒,凉血止血。

方药:消斑青黛饮合犀角地黄汤加减。

青黛 3g,紫草 9g,地丁 9g,鲜芦根或茅根各 30g(干药量减半),生地黄 10g,赤芍 10g,

牡丹皮 10g,地肤子 10g,白鲜皮 15g,生薏苡仁 30g,败酱草 10g,土茯苓 10g,小蓟 10g,连翘 10g,藕节 10g,知母 10g,黄柏 10g。

加减:尿血者,加仙鹤草 15g,茜草 10g;腹痛者,加炙延胡索 10g,橘核、乌药各 10g;便血者,加地榆炭、槐角各 10g;关节肿痛者,加木瓜 10g,鸡血藤 15g。

临证体会:本证多是发病初期,毒热炽盛,邪火内实,热毒郁蒸肌肤,气血相搏,灼伤脉络,迫血妄行所致,皮疹颜色多鲜红或深紫。

2. 湿热痹阻证

症状:四肢皮肤紫斑缠绵不愈,时消时现,可伴纳差,腹胀、腹痛、呕吐,小便黄赤,大便稀溏,或伴关节疼痛、肿胀及四肢肌肉酸痛、沉重;舌红,苔黄腻,脉滑数或弦数。

治法:清热祛湿,活血通络。

方药:四妙散加减。

生薏苡仁 30g,滑石 10g,苍术 6g,白术 6g,黄柏 10g,怀牛膝 10g,赤芍 10g,牡丹皮 10g,败酱草 10g,芦根 15g,白茅根 15g,土茯苓 10g,小蓟 15g,鸡血藤 15g。

加减:关节肿痛者加木瓜、伸筋草各 10g;腹胀、呕吐者加木香 4g,竹茹、化橘红各 6g。

临证体会:本证多为湿热素盛之体,复感外邪,内外合邪,交阻经络,气血痹阻不通,关节肿胀疼痛;腹胀、呕吐多为湿热蕴积胃肠,阻滞气机所致。

中成药:湿热痹颗粒(5g/ 袋),口服,3~6 岁 2.5g/ 次;>6 岁 5g/ 次,1 日 2~3 次。

3. 胃肠瘀热证

症状:腹部剧痛,纳差,呕吐,严重者可伴呕血、便血,下肢皮肤斑点瘀紫,舌红,苔黄,脉滑。

治法:解毒和血,化瘀止痛。

方药:膈下逐瘀汤加减。

五灵脂 10g,当归 10g,川芎 6g,赤芍 10g,牡丹皮 10g,生山楂 10g,郁金 10g,乌药 10g,炙延胡索 10g,橘核 10g,木香 6g。

加减:胃热炽盛者,加生石膏 15g,知母 10g;便血者,加血余炭、地榆炭、槐角各 10g;呕吐者,加半夏、化橘红、竹茹各 6g。

临证体会:本证多由肠胃瘀热互结,阻滞络脉,郁闭不通,导致气滞血瘀引发,化火灼伤胃肠脉络,可见呕血、便血。

4. 肝肾阴虚证

症状:皮肤紫癜时隐时现,或紫癜已消失,血尿持续不消失或仅有镜下血尿,可伴腰酸背痛、五心烦热、潮热盗汗,舌质红,苔薄白或腻,脉滑数或细数。

治法:滋阴益肾,凉血止血。

方药:知柏地黄汤加减。

知母 10g,生黄柏 10g,生牡蛎 30g,生地黄 10g,熟地黄 10g,砂仁 4g,山茱萸 10g,怀牛膝 10g,茅根 15g,赤芍、白芍各 10g,牡丹皮 10g,连翘 10g,赤小豆 30g,小蓟 10g,藕节 10g,生牡蛎 30g。

加减:血尿重者,加仙鹤草 15g,茜草、藕节、血余炭、蒲黄炭各 10g。

临证体会:本证多在疾病中后期,血尿持续数周或数年、每遇外邪侵袭或劳倦内伤而病情反复或加重,多为病久损及肝肾,肝肾阴虚,虚火内扰,伤及阴络,血不归经而致。

中成药：知柏地黄丸(6g/丸)，口服，3~5岁2g/次；5~10岁3g/次；>10岁6g/次，1日2次。

5. 脾肾阳虚证

症状：皮肤紫癜已消退或偶有反复新出。尿中表现大量蛋白尿，可伴面色㿠白或苍黄，神疲乏力，腰酸膝软，食欲不振，大便正常或时溏，舌质淡或胖大边有齿痕，舌苔薄白，脉象沉缓。

治法：健脾固肾，益精养血。

方药：金匮肾气丸加减。

黄芪12g，当归9g，熟地9g，生地9g，山药9g，肉桂9g，附子9g，补骨脂9g，鹿角胶9g，续断9g，覆盆子9g，菟丝子9g。

加减：蛋白尿重者，加苦参9g、石韦9g、凤尾草9g、倒扣草9g；浮肿、尿少者加茯苓皮9g、大腹皮9g、桑白皮9g。

临证体会：本证多见于疾病日久损伤脾肾阳气，精微不能固存，导致大量蛋白丢失，同时津液运化失调，水泛外周，可致水肿。

6. 气虚血瘀证

症状：皮肤紫癜消退，但每遇感冒或劳累易反复出现，并伴食欲不振，神倦乏力，面色无华，舌质淡红或暗红有瘀点，舌苔少，脉沉涩。

治法：健脾益气，活血化瘀。

方药：四君子汤合桃红四物汤加减。

生黄芪12g，党参9g，当归9g，茯苓9g，白术9g，生地黄9g，赤芍9g，川芎9g，桃仁9g，红花9g，牡丹皮9g，丹参9g。

加减：纳食欠佳者，加谷芽9g、稻芽9g；皮疹少量出现者，加青黛3g、紫草9g。

临证体会：本证多见于疾病的恢复阶段，患儿素体脾肾不足，病久气血不畅，脉络瘀滞所致。

(二) 医家经验

王鹏飞[2]认为紫癜的发生多属于温病后期，风热毒之邪未尽，蕴郁血分，伤及经络，迫血妄行而致。属血热、血瘀范畴。治疗HSP以紫草散为基础方，药物组成：青黛、紫草、白芷、乳香、寒水石。随证加减：关节疼痛明显者加钩藤、千年健、威灵仙；皮损严重者，加红花、焦山楂、白芷；血尿、蛋白尿，加益母草、牡丹皮、茜草；腰痛明显者加茴香、沉香；气血虚者，加黄精、黄芪、何首乌。

裴学义[3]认为本病的临床表现繁多，病因病机虽有不同，但综合分析其特点，本质为湿热交织、耗血动血之象，病位主要责之肺脾肾，病因可归为风、热、湿(毒)、瘀、虚五个方面。认为本病脾肾不足，湿热郁滞是本，肺气不足，外邪侵袭为标。急性发作期以湿热内盛，血热妄行多见，属实证、热证。慢性期则以气血阴亏，血脉瘀滞为主，属虚证、瘀证。治疗上以清热祛湿凉血为主，以青黛、紫草、地丁、赤芍、牡丹皮、生薏苡仁、败酱草为基本方剂。出现腹痛，呕吐，便血，证属湿热蕴结，痹阻胃肠，方中加橘核、乌药、炙延胡索、乳香、没药。呕吐加竹茹、化橘红，便血加地榆炭、槐角。伴关节肿痛者，证属湿热蕴结，痹阻经络，方中加怀牛膝、鸡血藤、木瓜、伸筋草等清热祛湿，通经活络。中后期合并紫癜肾炎以血尿为主者，证属湿热下注，伤及肝肾，方中加鲜茅根、小蓟、连翘、赤小豆、藕节、知母、黄柏、仙鹤草、茜草、莲须、豆豉等清利下焦湿热,凉血止血。若素体脾肾不足,湿热之邪,损阴及阳者,以蛋白尿为主者,方中加苦参、石韦、凤尾草、倒扣草、生山药、芡实、生地黄、熟地黄、山茱萸、生牡蛎、菟丝子、覆盆子、续断等除肾经湿热,健脾固精。

周仲瑛[4]认为过敏性紫癜的病因为感受外邪,邪实正虚,风热与瘀热、湿热交争,相搏为患。认为瘀热相搏,贯穿疾病始终,无论疾病早中晚期,瘀热导致血溢脉外是基本病机,治疗注意扶正祛邪,虚实同治。治法气血同调,治气、治血兼顾。凉血化瘀贯穿始终,忌收涩止血。清热祛风法用于风热外感型,以银翘散和升降散加减。清热凉血法用于血热妄行型,以犀角地黄汤加减。清热化湿法用于湿热内蕴型,以消风散合四妙丸加减。泻下通瘀法用于过敏性紫癜腹型,以大黄牡丹汤加减。补气健脾法用于过敏性紫癜久治不愈,反复发作,以补中益气汤合玉屏风散加减。益肾清利法用于紫癜反复难愈,或有紫癜性肾炎以知柏地黄汤合二至丸加减。

赵健雄[5]治疗 HSP 分为三方面。①以祛邪为主:认为风邪夹热、夹湿、夹毒最为常见。治疗以疏风解表散邪为主,辅以凉血止血之法。用消风散加减。②滋阴降火次之,小儿素体阳常有余,阴常不足,若里热过盛可灼阴劫液,或紫癜反复不愈,损及肝肾,耗伤津血,或久用激素治疗,损伤肝肾之阴,阴虚则火旺,虚火内扰,迫血妄行。治疗以滋补肝肾之阴为主。常用大补阴丸加减。③活血化瘀贯穿始终,瘀为病理产物,又为致病因素,外感内伤,伤及血络,血溢脉外,形成瘀血,瘀血滞留,阻滞脉络,使新血不循常道,复而外溢,形成恶性循环。常用桃红四物汤加减。

旷惠桃[6]认为本病初起为风湿热袭表灼血,中期为血分湿热,灼伤津血,化为瘀血,后期为气阴两虚,脾肾不足,湿热之邪蕴结。初期重用祛邪药,中期祛邪扶正并用,后期重以扶正,兼以祛邪。以防风、荆芥、蝉蜕祛风清热,苦参清热燥湿,当归补血行血,川芎活血行气,祛风止痛。六药为基本方,共奏养血活血、祛风解表、清热利湿之功。

裴正学[7]认为本病有风热伤络、瘀血阻络及脾肾阳虚三方面,治疗以清热解毒、凉血活血、健脾温肾为主。治疗不离清热解毒,方中必用金银花、蒲公英、败酱草。"治风先治血,血行风自灭",方中加用赤芍、牡丹皮以行血活血。关节疼痛者以桂枝芍药知母汤祛风胜湿。后期以四君子汤健脾益气,山药、黄精、菟丝子、女贞子、墨旱莲等补肾填精。

马宽玉[8]认为本病急性期多因血热,缓解期多属气不摄血,主要与心、脾、肺有关。外邪入侵,易犯心肺二脏,致心肺蕴热,脉络损伤,发为紫癜。血溢脉外而成瘀,瘀血阻滞,血不归经,致病反复不愈,心脾耗伤,气血亏虚,气不摄血,而出现紫癜、尿血、便血。基本组方为生地炭、金银花、板蓝根、牡丹皮、紫草、玄参、赤芍、荆芥、防风、牛蒡子、丹参、生甘草、大枣。合并关节型加川牛膝、独活、防己;合并腹型加白芍、延胡索;便血者加地榆炭、蒲黄炭、茜草炭;合并肾型出现血尿者加白茅根、小蓟;尿有蛋白者加黄芪、益母草、车前子、茯苓;病程较长、反复发作,面色萎黄,神情倦怠加黄芪、党参、白术等。

王烈[9]以风毒伤络、血溢为斑立论。拟解毒祛风汤为治疗主方,组成有主药紫草、白鲜皮、徐长卿,协同药物为生地黄、赤芍、牡丹皮、甘草。结合临证有两辨法,其一,辨常证,即单纯性紫癜,限于皮肤改变为血外溢之证,重在辨其斑色,若斑色为红,加黄芩,斑色紫青,加丹参,斑色紫黑,加大黄;其二,辨异证,即混合性紫癜,除皮肤紫癜外,有肠胃、肾、关节等血内溢之证。若见吐血,加仙鹤草;便血,加槐花;尿血,加白茅根;关节肿痛,加茜草。有反复发作和迁延日久以及异证久治不愈者均属难证,证治应重于益气固络。临证用黄芪、当归益气血,佐鱼鳔、黑豆、黑芝麻、金樱子固络。

(三)其他治疗

(1)雷公藤制剂:1mg/(kg·d),最大量 30mg/d,分 3 次口服,3~6 个月为 1 个疗程。服药期间定期复查血常规及肝肾功能。

(2)保肾康:主要成分为川芎嗪,8~10mg/(kg·d),最大量 300mg/d。分 3 次口服。直至症状完全消失。静脉滴注:川芎嗪 5~8mg/(kg·d),加入 5% 的葡萄糖注射液中,浓度低于0.1%。疗程 1~3 周。

(3)云南白药:2~5 岁 0.03g/ 次,5 岁以上 0.06g/ 次,最大不超过 0.5g/ 次,每日 3 次,2 周为 1 个疗程。疗程间隔 3 日,一般需要 2~3 个疗程。

(4)复方丹参注射液:0.5~1ml/(kg·d),加入 5% 的葡萄糖注射液中静脉滴注。1 次 /d,连续 10 日为 1 个疗程。

二、西医治疗

HSP 单纯皮疹目前尚无特殊疗法。主要采取对症和支持疗法。

1. 过敏性紫癜治疗[10]

(1)一般治疗:急性期注意休息,免剧烈活动,伴有胃肠道损害时需注意控制饮食,以少渣易消化食物为主。严重腹痛或呕吐者给予流食或半流食,必要时暂时禁食并胃肠外营养支持治疗。

(2)抗感染治疗:急性期伴呼吸道感染时可给予抗感染治疗,急性期控制感染对 HSP 的发生并无治疗作用。

(3)抗过敏、解痉、抑酸治疗:①抗过敏治疗,伴荨麻疹或血管性水肿的,可口服氯苯那敏、盐酸西替利嗪片等。其他维生素 C、葡萄糖酸钙等药物可减轻水肿,有利于缓解病情。②解痉治疗,对频繁呕吐、胃肠道症状明显的患者可联用山莨菪碱 0.1~0.3mg/(kg·d),可迅速缓解痉挛症状。③质子泵抑制剂治疗,质子泵抑制剂的抑酸作用能保护胃黏膜,减轻黏膜水肿及出血。

(4)激素治疗:糖皮质激素治疗可较快缓解急性 HSP 的胃肠道症状,缩短腹痛持续时间。

(5)丙种球蛋白治疗:丙种球蛋白可调节免疫,降低血管通透性,减轻平滑肌痉挛,可有效缓解难治和病情危重 HSP 患者的临床症状。丙种球蛋白的使用剂量为 400mg/(kg·d),持续冲击 3~5d。

(6)其他治疗:血液净化技术可消除患儿机体中的抗原 - 抗体复合物,能明显稳定病情,改善远期预后。但目前,对于轻、中度过敏性紫癜及紫癜性肾炎的一线治疗方法仍以药物治疗为主。

2. 紫癜性肾炎治疗[11]　关于 HSPN 各种药物或方法应用的选择,需根据患儿临床表现及肾病理分级,优先根据肾病理分级选择治疗方案。没有病理诊断时,次选临床分型决定治疗方案。

(1)孤立性血尿或病理 I 级仅对 HSP 治疗,应长期随访。

(2)孤立性微量蛋白尿或合并镜下血尿或病理 IIa 级,对于持续蛋白尿 0.5~1g/(d·1.73m²) 的 HSPN 患者,应使用 ACEI/ARB。

（3）非肾病水平蛋白尿或病理分级Ⅱb、Ⅲa级对于持续蛋白尿>1g/(d·1.73m²)，已应用 ACEI 或 ARB 治疗，肌酐清除率(GFR)>50ml/(min·1.73m²)的 HSPN 患儿，给予激素 6 个月。

（4）肾病水平蛋白尿、肾病综合征、急性肾炎综合征或病理Ⅲb、Ⅳ级，2009 年指南建议首选糖皮质激素(GC)联合环磷酰胺(CTX)冲击治疗，当 CTX 效果欠佳或不能耐受时，可换其他免疫抑制剂。方案如下：

1）GC 联合 CTX 冲击治疗：泼尼松 1.5~2mg/(kg·d)，口服 4 周后改隔日口服，4 周后阶梯减量，在使用 GC 基础上应用 CTX 静脉冲击治疗，常用方法为：8~12mg/(kg·d)，静脉滴注，连续应用 2d，间隔 2 周为 1 个疗程；500~750mg/(m²·次)，每月 1 次，共 6 次。CTX 累积量 ≤168mg/kg。

2）GC 联合环孢素 A(CsA)：CsA 口服 4~6mg/(kg·d)，每 12 小时 1 次，于服药后 1~2 周查血药浓度，监测谷浓度在 100~200μg/L，诱导期 3~6 个月，诱导减量后阶梯减量。

3）GC 联合 MMF：MMF 20~30mg/(kg·d)分 2 次口服，3~6 个月后阶梯减量，持续 12~24 个月。

4）激素联合硫唑嘌呤：硫唑嘌呤 2mg/(kg·d)，通常持续 8 个月 ~1 年。

5）注射用甲泼尼龙琥珀酸钠联合尿激酶冲击及咪唑立宾在改善小于 50% 新月体患者的蛋白尿和 HSPN 组织学严重度方面是有效的，但对于大于 50% 新月体患者的 HSPN 则疗效欠佳。

（5）急进性肾炎或病理Ⅴ级、Ⅵ级，现多采用三至四联疗法，常用方案：①注射用甲泼尼龙琥珀酸钠冲击 1~2 个疗程后口服泼尼松 +CTX(或其他免疫抑制剂)+ 肝素 + 双嘧达莫；②注射用甲泼尼龙琥珀酸钠联合尿激酶冲击 + 口服泼尼松 +CTX+ 肝素 + 双嘧达莫。

三、中西医结合诊疗思路

过敏性紫癜是儿童时期最常见的血管炎性疾病，中医属于"发斑""血证""葡萄疫"的范畴。根据临床不同类型又可以将其归属于中医的"腹痛""便血""痹证""尿血"范围。目前过敏性紫癜、紫癜性肾炎的病因及发病机制尚未完全阐明，国内外也缺乏统一的治疗方案。临床研究显示中药治疗可以减轻糖皮质激素、免疫抑制剂等药物引发的副作用，以及对激素的依赖，在控制病情复发、延缓并发症发生方面可发挥积极的作用。因此，在疾病的不同阶段发挥中西医各自的优势，取长补短，提质增效是中西医治疗本病的诊疗思路。

过敏性紫癜以皮疹为主要表现的，可以以中药治疗为主，采用清热解毒，凉血和血法，伴有关节症状可以加入活血通络之品，若关节肿痛明显，活动受限的可短期加用低剂量激素。腹痛伴呕吐、便血等消化道症状严重的，常规给予激素治疗，疗程 1~2 周，同时可配以和血化瘀，理气和中的中药辅助治疗。

对于紫癜性肾炎，孤立性血尿或病理Ⅰ级可以中药治疗为主；表现血尿、蛋白尿，24 小时蛋白尿小于 500mg/d 可以中药治疗为主；持续蛋白尿 0.5~1g/(d·1.73m²)或病理Ⅱa 可以中药联合西药 ACEI 或 ARB 治疗为主，若控制不满意可加服激素治疗；对于非肾病水平蛋白尿或病理Ⅱb、Ⅲa级，持续蛋白尿>1g/(d·1.73m²)，GFR>50ml/(min·1.73m²)的，则以激素治疗为主,若控制不满意可加服免疫抑制剂治疗;肾病水平蛋白尿、肾病综合征、急性肾炎综合征或病理Ⅲb、Ⅳ级的以激素、抗凝联合免疫抑制剂如环磷酰胺、吗替麦考酚酯、硫唑嘌呤、环孢素 A 等治疗,上述在激素、免疫抑制剂等治疗的基础上,均可联合健脾益肾,活血祛瘀的中药配合治疗,以协助控制病情,使激素、免疫抑制剂能够顺利减停,减少西药长期应用引起的副作用。[11]

疾病的缓解期则可采用中药进行体质调理,促进机体康复,减少疾病复发。恢复期多采用益气健脾补肾、活血祛瘀之法。

【调摄与护理】

一、调摄

1. 急性期适当休息,避免剧烈活动。给予易消化,少渣饮食。

2. 腹部症状明显时给予流食或禁食,随着病情稳定逐渐从流食过渡到半流食、普通饮食。

3. 禁食时应注意液量营养的补充,维持电解质平衡。

4. 腹型紫癜应注意大便颜色,有无血便,腹痛剧烈不缓解时,注意合并急腹症的可能,需随时到医院就诊。

5. 有呼吸道等感染时应积极控制感染。

6. 定期监测尿常规,一般至少监测 6 个月。

二、护理

(一) 一般护理

本病易反复,应鼓励患者提高对本病治疗的依从性。充分与患者进行沟通,告知患者容易造成复发的相关危险因素,如注意预防呼吸道感染,适当控制运动量等。

对患者开展有关过敏性紫癜的健康教育及指导,介绍成功的病例及针对性的治疗方案,教会患者采取恰当的家庭护理保健措施,以让患者以积极的心态配合治疗及康复。部分患者病情易反复,合并肾脏损害时常迁延不愈,但本病预后大多良好,应针对不同情况给予患者耐心诱导,嘱其遵医嘱定期随诊,鼓励患者增强战胜疾病的信心。

(二) 辨证施护

1. 由于过敏性紫癜是毛细血管的变态反应性疾病,皮肤比较敏感,适宜穿纯棉类宽松的衣物。密切观察皮疹的形态、颜色、数量以及分布情况。保持皮肤清洁,避免搔抓。如有破溃需及时处理,结痂处不可抠除、撕揭痂皮,防止出血或皮肤继发破溃感染。如局部出现感染时可医院就诊或必要时局部涂莫匹罗星软膏对症治疗,伴有痒感者可外涂炉甘石洗剂。注意保持皮肤及床单清洁干燥,避免和消除不必要的刺激。

2. 发病期间尤其合并关节症状时,应适当休息、劳逸结合。病情稳定后可适当增加体力活动,避免剧烈运动。频繁剧烈运动可增大毛细血管损伤的风险,从而易造成皮疹反复。若消化道症状明显,伴有腹痛、呕吐、血便时,应先暂禁食并及时到医院就诊。随着腹部症状的缓解,逐渐恢复正常饮食。

【转归与预后】

一、转归

儿童过敏性紫癜早期病在肌肤、经络,多为外邪入袭,搏于气血所致,及时解毒和血,往往预后良好。若邪与湿合,或素体脾胃虚弱,伤及胃肠,出现湿阻中焦,胃肠瘀热,则易变生他证,出现腹部的合并症状;若先天脾肾不足,湿热下注则可伤及肾络,病邪持续深入可致气血瘀阻,运行不畅,精气不固而外泄,可致疾病迁延,缠绵难愈。

二、预后

HSP 多数预后良好,但该病复发率为 2.7%~66.2%[12],具有频繁复发、迁延难愈的特点,复发间隔时间数日至数年不等。消化道出血较重者,如诊治及时,一般病情都可以控制。

肾脏受损程度是决定预后的关键因素。研究显示严重的腹痛及反复的皮肤紫癜是过敏性紫癜患儿引起肾损害的高危因素之一[13]。皮肤活检直接免疫荧光检查显示 IgM 和 IgA 同时沉积预示肾脏受累风险高,IgM 或 C3 沉积则提示肾脏受累的风险显著升高[14]。

也有研究发现,HSPN 患儿的 24 小时尿蛋白定量和尿蛋白/尿肌酐水平在肾脏病理Ⅰ级和Ⅱa 级之间无显著差异,在Ⅱb 级、Ⅲa 级和Ⅲb 级之间亦无显著差异,然而病理分级为Ⅱb 级、Ⅲa 级和Ⅲb 级的 HSPN 患儿的尿蛋白水平明显高于病理分级为Ⅰ级和Ⅱa 级的 HSPN 患儿,因此,24 小时尿蛋白定量和尿蛋白/尿肌酐可作为 HSPN 病理分级的预测指标[15]。

紫癜性肾炎患者占儿童透析患者的 2%~3%。Narc 系统分析指出,孤立性血尿或不伴肾病水平蛋白尿患儿有 1.6% 呈持续性肾损害,而肾炎或肾病水平蛋白尿患儿中 19.5% 有持续性肾损害。

连续 6 个月尿检正常者较少发生远期肾损害,但仍需注意每年随访 1 次。对合并严重肾脏病变的患者应在成人期长期监测,尤其当注意妇女,她们比男性预后更差,所有儿童期曾患紫癜肾的妇女,即使仅有轻微症状,仍应在孕期及产后仔细监护。怀孕时可能会增加存活肾单位的负担导致长久的肾损害[16]。

【现代研究】

一、病因病机的研究

过敏性紫癜病因不外乎内因、外因两方面。内因是患者的体质因素,主要为素体湿热内蕴、脾肾不足或肝肾阴虚。外因为感受风、湿、热、毒之邪扰动血络,或因为食用辛燥动风之品,或因虫咬、外伤等灼伤血络,血液妄行,逸于脉外而发病。

孙郁芝[17]认为该病多因外邪入侵、热毒内蕴、迫血妄行、损伤脉络、血溢脉外而致。病久成瘀,瘀热互结形成本虚标实之证。

叶传蕙[18]认为先天禀赋不足,复感外邪为发病的主要原因,而瘀血是贯穿该病始终的病机之一。患者先天阴虚血燥,营血之中已有伏火,复感风热、温热、热毒之邪,从而两热相搏,血热炽燔,灼伤肤络,血溢肌表发为紫癜。

肖达民[19]认为小儿紫癜多发于外感风邪,且小儿阴常不足,若热伏血分,内燔营血,热伤经络,迫血妄行,外溢肌肤发为紫癜;也因饮食不节,损伤脾胃,气血不足,致脾不统血,肝不藏血而使血离经脉,临床可见皮肤紫癜、关节出血、便血、尿血同时并存。病机关键为风、热(毒)、虚、瘀。

何伟强[20]认为紫癜之为病,反复发作,缠绵难愈,当责之气阴两虚及湿热。久病不愈,耗伤阴血,气随血耗,或因大量服用激素等药物致气阴两亏,气虚则无力行血,易致血瘀;阴虚则易致火旺,滋生痰湿、痰热。血瘀为主要的病理环节及致病因素。

汪受传[21]认为,伏风内潜、外风引发、瘀热伤络为小儿过敏性紫癜的病机关键。因患儿先天禀赋有异,伏风内潜,为外感风、湿、热邪或过敏性食物、药物所引发,小儿"阴常不足,阳常有余",感受风、湿、热等外邪后易从阳化热,动扰血分,血溢脉外,离经之血留为瘀血。疾病后期因病势缠绵,加之出血,使阴液暗耗,虚热内生,致使瘀热相合,伏于体内,成为疾病反复的夙因。

丁樱[22]认为该病多因风热毒邪浸淫腠理,深入营血,燔灼营阴;或素体阴虚,热伏血分,复感风邪,与血热相搏,壅盛成毒,致使脉络受损,血溢脉外。其病机可归为热、虚、瘀三种,以风热为标,以虚为本,瘀血贯穿疾病始终。临床施治多以急性期和迁延期分期论治,急性期以风热伤络、血热妄行为主要证型,常兼见湿热痹阻或热伤胃络。迁延期以阴虚火旺、气不摄血为主要证型。气滞血瘀证可见于各个阶段和类型。

张士卿[23]根据多年临床实践,认为敏毒是引起过敏性紫癜的主要诱因和重要病因,并在病程演变中起着主导作用,同时,敏毒常与湿、热、瘀血夹杂,相兼为因,客于脉络,致络损血溢而为紫斑。

二、辨证分型的研究

时振声[24]将该病分为 6 型:①风热搏结型,方用银翘汤加味;②热盛迫血型,方用犀角地黄汤、银翘散加减;③肝肾阴虚型:方用小蓟饮子、知柏地黄汤、血府逐瘀汤加减;④湿热内蕴型:三仁汤或四妙散加减;⑤寒凝血滞型,方用当归四逆汤、桂枝茯苓丸加减;⑥脾气虚损型,方用归脾丸加桂枝茯苓丸。

李宜放[25]将本病分为:①风热毒夹瘀型;②阴虚血热夹瘀型;③湿热内阻夹瘀型;④气阴两虚夹瘀型;⑤脾肾两虚夹瘀型。

孙郁芝[17]治疗紫癜肾炎总结出 8 个证型,11 种治法。①风热夹瘀型;②里热炽盛、血溢成瘀型;③阴虚内热、络阻血瘀型;④气阴两虚、湿热夹瘀型;⑤脾肾两虚、水湿夹瘀型;⑥湿热蕴结夹瘀型;⑦气虚兼湿热夹瘀型;⑧肝肾阴虚兼湿浊夹瘀型。11 种治法:①祛风活血解毒法;②利湿活血解毒法;③凉血活血解毒法;④祛瘀活血解毒法;⑤益气活血解毒法;⑥养阴活血解毒法;⑦滋阴活血解毒法;⑧化浊活血解毒法;⑨滋肾养肝,活血解毒法;⑩益气养阴,活血解毒法;⑪健脾益肾,活血解毒法。

邢向晖[26]提出利湿、理肝、祛瘀三方面辨证施治。①湿邪留恋,治以利湿祛邪。②七情致病,治以调肝理脾。③瘀血阻络,治以活血化瘀。

高敏等人[27]对 14 809 例过敏性紫癜患儿进行回顾性分析,发现风热伤络证 372 例,血热妄行证 10 307 例,湿热痹阻证 182 例,阴虚火旺证 70 例,气不摄血证 306 例。提示临床过敏性紫癜患儿中医分型中以血热妄行证多见。

张士卿[23]将该病分为：①热毒发斑证，方用犀角地黄汤加减；②湿热发斑证，方用四妙丸加减；③热盛发斑兼有外感证，方用麻黄连翘赤小豆汤加减；④气阴不足证，方用参芪地黄汤加减；⑤肺气不足证，方用玉屏风散合过敏煎加减；⑥脾气不足证，方用保和丸加减；⑦虫证发斑证，方用自拟乌梅化虫汤加减。

钟坚[28]根据临床常见证候将其分为三型。①血热妄行，热毒兼瘀：以皮肤瘀点、紫斑为主，色紫深，量多成片，便秘溲赤，或兼便血、腹痛、尿血。基本方：水牛角、白茅根、赤芍、生地黄、丹参、川牛膝、地龙、车前子、牡丹皮、蝉蜕、生甘草。②风热夹湿袭络：表现为发热恶风，紫斑色红、瘙痒，关节肿痛、酸重。基本方：金银花、连翘、荆芥、防风、蝉蜕、地龙、牛膝、生薏苡仁、红花、生甘草。③气虚夹瘀，脾不统血：紫斑反复发作、迁延不愈，斑色黯淡，面色无华，神疲乏力，食少纳呆。基本方：黄芪、党参、当归、桂枝、赤芍、蝉蜕、茯苓、丹参、炙甘草等。

（胡 艳 刘宏潇）

参 考 文 献

［1］ LAU K K, SUZUKI H, NOVAK J, et al. Pathogenesis of Henoch-Schonlein purpura nephritis [J]. Pediatr Nephrol, 2010, 25 (1): 19-26.

［2］ 北京儿童医院. 王鹏飞儿科临床经验选 [M]. 北京: 北京出版社, 1981: 99.

［3］ 胡艳, 幺远, 柳静, 等. 裴学义老中医治疗过敏性紫癜的经验 [J]. 中国中医急症, 2009, 18 (4): 577-578.

［4］ 陈令媛, 雷森皓, 陈健, 等. 国医大师周仲瑛论治过敏性紫癜经验 [J]. 光明中医, 2018, 33 (9): 1247-1248.

［5］ 匡钱华, 董林. 赵健雄教授治疗过敏性紫癜的经验 [J]. 甘肃中医学院学报, 2005, 22 (4): 1-2.

［6］ 王字智, 农康康, 许亮. 旷惠桃教授治疗过敏性紫癜性肾炎的经验总结 [J]. 中医药导报, 2005, 11 (4): 8.

［7］ 白丽君, 梁恬. 裴正学主任医师治疗过敏性紫癜的经验 [J]. 河北中医, 2006, 28 (4), 245.

［8］ 尤敏玲. 马宽玉主任医师治疗过敏性紫癜的经验 [J]. 现代中医药, 2004 (5): 8-9.

［9］ 王烈. 婴童厄话 [M]. 北京: 中国中医药出版社, 2016: 150-151.

［10］ 吴小川, 唐雪梅, 胡坚, 等. 儿童过敏性紫癜循证诊治建议 [J]. 中华儿科杂志, 2013, 51 (7): 502-507.

［11］ 张廷廷. 儿童紫癜性肾炎的诊治进展 [J]. 国际儿科学杂志, 2019 (12): 859-863.

［12］ TRAPANI S, MICHELI A, GRISOLIA F, et al. Henoch Schonlein purpura in childhood: epidemiological and clinical analysis of 150 cases over a 5-year period and review of literature [J]. Semin Arthritis Rheum, 2005, 35 (3): 143-153.

［13］ CHEN O, ZHU XB, REN P, et al. Henoch Schonlein purpura in children: clinical analysis of 120 cases [J]. Afr Health Sci, 2013, 13 (1): 94-99.

［14］ ATAEEPOUR M, MONAJEMZADEH M, SADEGHI P, et al. Direct immunofluorescence results of the skin biopsy and frequency of systemic involvement in children with Henoch-Schonlein purpura [J]. Fetal PediatrPathol, 2019, 38 (2): 121-126.

［15］ YE Q, SHANG S Q, LIU A M, et al. 24h Urinary protein levels and urine protein/creatinine ratios could probably forecast the pathological classification of HSPN [J]. PLoS One, 2015, 10 (5): e0127767.

［16］ JAANA R, MATTI N, OLLI K. The adult kidney 24 years after childhood Henoch-Schonlein purpura: a retrospective cohort study [J]. The Lancet, 2002, 360 (9334): 666-671.

［17］ 庞晓英, 高继宁. 孙郁芝教授治疗过敏性紫癜性肾炎的临证经验 [J]. 中国中西医结合肾病杂志, 2005, 6 (8): 491-493.

［18］ 刘玉宁, 赵宗江, 郭江中. 叶传蕙教授对过敏性紫癜性肾炎的中医治疗 [J]. 中国中西医结合肾病杂志, 2003, 4 (3): 128-130.

［19］ 肖达民. 中医药治疗过敏性紫癜的思路与方法 [J]. 新中医, 2001, 33 (12): 6.

［20］ 何伟强, 蔡川川. 中西医治疗过敏性紫癜 65 例 [J]. 实用中西医结合杂志, 2006, 6 (1): 37.

［21］ 李维薇, 汪受传. 汪受传从伏风瘀热论治小儿过敏性紫癜经验 [J]. 中医杂志, 2017, 58 (7): 556-558.

［22］ 郭庆寅, 张霞, 朱庆军. 丁樱教授分期辨治儿童过敏性紫癜的经验 [J]. 黑龙江中医药, 2020, 49 (5): 62.

［23］ 王正平, 张弢, 张毅, 等. 张士卿基于敏湿热瘀辨治过敏性紫癜经验 [J]. 中国中医药信息杂志, 2022, 29 (3): 137-141.

［24］ 时振声. 时门医述 [M]. 北京: 中国医药科技出版社, 1994: 427.

［25］ 李宜放, 高继宁, 米彩云. 辨证治疗过敏性紫癜性肾炎 82 例临床观察 [J]. 中医药研究, 2001, 17 (5): 21-22.

［26］ 王静, 邢向晖. 邢向晖治疗小儿过敏性紫癜经验 [J]. 中医儿科杂志, 2005 (1): 10-12.

［27］ 高敏, 丁樱, 任献青, 等. 河南省 14809 例儿童过敏性紫癜中医证型与发病规律回顾性分析 [J]. 中医杂志, 2021, 62 (9): 772-776.

［28］ 王体华. 钟坚治疗过敏性紫癜的临床经验 [J]. 山西中医, 2005, 21 (6): 5.

第 16 节　雷诺综合征

雷诺综合征（Raynaud's syndrome, RS）是一种由寒冷或情绪应激诱发的阵发性皮肤苍白、青紫而后潮红的一种肢端细小动脉痉挛性疾病。本病病理特点为指/趾端、鼻尖、耳部等特定部位皮肤动脉血流异常。本病最早在 1862 年由 Maurice Raynaud 报道, 在 1901 年被命名为雷诺现象（Raynaud phenomenon, RP）, 1932 年有学者将其分为两种类型：①原发性 RP, 是指反复发作血管痉挛而不合并其他疾病；②继发性 RP, 即诊断时有相关伴随疾病, 之后学者将两种现象合并称为雷诺综合征。近年来发现原发性和继发性有明显区别, 因此将原发性 RP 称为雷诺病, 继发性 RP 称为雷诺综合征。目前, 雷诺综合征、雷诺现象、雷诺病三种病名并存。

本病患病率报道 3%~5% 不等, 原发性雷诺综合征好发于 15~30 岁的年轻女性, 男女比例 1∶9, 60 岁以上老人患病率 0.1%~1%, 发病率报道不一, 与地区气候、工作环境和种族特点有关, 有时原发性与有潜在疾病的继发性 RS 难以鉴别, 一般发病时年轻（<20 岁）、对称性、轻至中度、无指/趾端溃疡或组织坏死、甲襞微循环正常、抗核抗体阴性, 提示为原发性 RS；继发性雷诺综合征占 RS 患者 10%~20%, 患病率与发病年龄及所继发疾病有关, 大部分继发于结缔组织病, 其中继发于硬皮病者超过 80%, 研究显示, 37.2% 的结缔组织病以雷诺综合征为首发表现。还可继发于职业创伤、恶性肿瘤、内分泌系统疾病、感染、药物、血黏度高、压迫性或闭塞性血管病等。

本病类似于中医脉痹、寒痹、麻痹、厥证的范畴, 如《医宗金鉴》曰 "脉痹, 则脉中血不流行而色变也",《医学正传》谓 "夫所谓不仁者, 或周身或四肢唧唧然麻木不知痛痒, 如绳扎缚初解之状, 古方名为麻痹者是也",《伤寒论》云 "手足厥冷、脉微欲绝者", 这些论述均符合雷诺综合征的描述。

【病因病机】

中医学认为气虚血瘀、阳虚寒盛为发病的主要因素,情志刺激和寒邪侵袭为发病的重要条件。

一、气虚血瘀

来自人体内部的原因是导致疾病发生的主要因素。因气为血之帅,故气行则血行。若气虚不用,鼓血无力必致血行不畅而发生瘀滞,正如清代王清任云:"元气既虚,必不能达于血管,血管无力,必停留而瘀。"瘀血阻络,则发本病。

二、阳虚寒盛

素体阳虚,寒自内生,感受邪气易从寒化,寒胜则血凝滞,血流不畅,而发本病。

三、情志怫郁

若情志怫郁,则肝气郁结,气机阻滞,疏泄失司,阴阳失调,气血不和,经脉阻塞,甚可伤及脏腑,脉络血瘀而诱发本病。

四、寒邪侵袭

寒为阴邪,其性收引。《素问·举痛论》说:"寒气入经而稽迟,泣而不行。"寒邪外淫经络,令血凝涩而不流畅,内外合邪,则络脉气血瘀阻,瘀阻则发本疾。

本病为本虚标实之证,气虚、阳虚为本,气滞血瘀为标。

【诊断要点】

一、临床表现

本病典型表现为当受寒冷或情绪变化等刺激时肢端皮肤依次出现苍白、发绀和潮红"三相"颜色变化或至少有苍白到发绀"双相"颜色变化。常先从指尖开始,之后波及整个手指,甚至手掌。原发患者常对称发作,继发患者常单侧发病;本病好发于手指,但较少累及大拇指,偶累及足趾,仅约 5% 的 RS 患者以足趾症状为首发表现,极少患者舌、鼻、耳可发生雷诺表现,以鼻阻、麻木、构音困难及"三相"或"双相"颜色变化为主要临床表现。

原发 RS 患者一般症状较轻,继发 RS 患者(如硬皮病)可进一步加重,出现疼痛或感觉异常,甚至指腹凹陷、痛性浅表小溃疡,这是疾病累及小血管和皮肤小动脉所致;还可出现手指远端深大溃疡、血管闭塞(如指端血管)、严重血管痉挛,若病情不能逆转,还可因深部组织梗死而导致整个肢端或肢体坏死。

对 RS 严重程度的评估有多种办法[1]。①传统方法:让患者记录日常活动时 RS 发作频率和持续时间;②雷诺状况评分(Raynaud's condition score,RCS):RS 活动度的日常评估方法,主要评估对患者的影响,包括发作频率、持续时间、严重程度、RS 发作对患者生活功能的影响等项目,每项按照 0~10 分计分;③Taylor-Pelmear 分期[2]来表示发作的频繁程度和累

及的范围,具体如下表 3-16-1:

表 3-16-1　Taylor-Pelmear 分期

期	级	临床表现
0	—	无发作
1	轻	偶发,累及一个或多个指尖
2	中	偶发,累及一个或多个指尖或指中部
3	重	常发,累及大多数手指的全部
4	极重	同第 3 期,伴指尖皮肤的损害和可能的坏疽

二、辅助检查

1. **激发试验**　①冷水试验:指 / 趾浸入 4℃冷水中,75% 可诱发颜色变化;②握拳试验:两手握拳 1.5 分钟后,于弯曲状态松开手指,部分患者可出现发作时的颜色改变;③将全身暴露于寒冷环境,同时将手浸于 10~15℃水中,发作的阳性率更高。

2. **自身抗体**　在原发性 RS 中,抗核抗体一般为阴性,也可低滴度阳性,抗核抗体阳性多提示进展为结缔组织病可能;若自身抗体有抗着丝点抗体、抗拓扑异构酶 I 和抗 RNA 聚合酶Ⅲ抗体,以及指甲毛细血管镜异常,则提示进展为硬皮病可能性大。

3. **常规检查与炎性指标**　血常规、生化、蛋白电泳、甲状腺功能,以及胸部放射学检查,有助于鉴别原发与继发 RS;红细胞沉降率和 C 反应蛋白可异常,但不能作为区别原发、继发的指标。

4. **指甲毛细血管镜**　可用显微镜或检眼镜观察甲皱毛细血管[3],评估内容包括:毛细血管形态、分布、动脉和静脉平均直径、平均毛细血管长度、平均毛细血管密度(正常 7~12 根毛细血管 /mm)、乳头层下静脉丛等。在 RS 中可见毛细血管数减少,毛细血管管径及形态均异常,如曲折、扩张、增长、缩短、出血、无血管等表现,乳头层下静脉丛较正常人更明显。原发性 RS 一般正常,异常者提示为结缔组织病继发雷诺现象。

5. **指动脉造影**　分别在冷刺激前后做,如发现血管痉挛,可于动脉内注射盐酸妥拉唑林后再次造影,了解血管痉挛是否缓解。造影可以显示动脉管腔变小,严重者可见动脉内膜粗糙、管腔狭窄,偶见动脉闭塞。

三、诊断标准

2014 年由 Maverakis[4]等 12 位专家组形成了新的雷诺现象诊断国际共识,包括:3 步法雷诺现象诊断方法、原发性雷诺现象诊断标准。

1. **3 步法雷诺现象诊断流程**

第一步,询问筛选问题:手指(脚趾)是否经常对寒冷刺激敏感,若是,进入第二步。

第二步,评估颜色改变:血管痉挛期间指 / 趾端皮肤颜色是否有双相变化(白和紫),若是,进入第三步。

第三步,诊断疾病计分:

  a)症状可否由除寒冷刺激外因素诱发(例如情绪);

  b)疾病发作是否累及双侧肢体,即使不同时和/或不对称;

  c)伴有麻木和/或感觉异常;

  d)疾病发作时皮肤颜色变化的界限是否清楚;

  e)患者是否提供发作时强烈支持诊断的影像资料;

  f)指/趾端以外的部位是否有时也可发作,例如鼻子、耳朵等;

  g)发作期间指/趾端皮肤颜色是否有三相变化(白、紫、红)。

若满足第 3 步(a~g)中 ≥ 3 条,即可诊断雷诺现象。

2. 原发性雷诺现象诊断标准

①符合雷诺现象的诊断;②毛细血管镜镜下未见结构异常;③体格检查中未发现提示继发性 RP 的体征,如溃疡、坏疽、钙化;④无结缔组织疾病病史,如系统性硬化症、红斑狼疮等;⑤抗核抗体阴性或者弱阳性;满足① ~ ⑤项即可诊断为原发性 RP。

【治疗要点】

一、中医治疗

(一)辨证论治

1. 血虚寒凝证

症状:肢端发凉、冰冷、呈苍白或丹红色,受寒冷或情绪刺激即刻引起发病,冬季明显加重,夏季缓解,苔薄白,舌质淡,脉微细。

治法:温经散寒,养血通脉。

方药:当归四逆汤加味。

桂枝 10g,细辛 3g,当归 10g,芍药 15g,通草 6g,大枣 5 枚,桃仁 10g,片姜黄 12g,甘草 6g,炒枳壳 12g。

加减:神疲乏力者,加炙黄芪 20g,党参 12g,熟地黄 10g;纳差便溏者,加建莲肉 15g,茯苓 20g;胃脘胀满冷痛者,加高良姜 10g,香附 10g;肢端冷痛剧烈者,加制附片 6g,干姜 6g,鸡血藤 20g。

中成药:风湿液,每次 10~15ml,每日 2~3 次;独活寄生丸,每次 1 丸,每日 2 次,温开水加黄酒少许空腹冲服;盘龙七片,每次 4 片,每日 3 次。

2. 阳虚寒凝证

症状:肢端厥冷,肤色苍白,发作频繁,以冬季为著,面色㿠白,畏寒喜暖,小便清利,口不渴,舌质淡,舌苔白,脉迟细或沉细。

治法:温补和阳,散寒通滞。

方药:阳和汤加味。

熟地黄 15g,鹿角胶(烊化)10g,姜炭 10g,肉桂 4g,麻黄 5g,白芥子 10g,黄芪 15g,生甘草 6g,细辛 3g,骨碎补 12g。

加减:寒甚病重者加制附片 6g,干姜 6g 以助阳散寒止痛;纳差大便溏稀者可加炒白术 10g,茯苓 15g,莲肉 10g,干姜 6g;神疲乏力气短者,加党参 12g,山茱萸 12g。

中成药：尪痹胶囊(片/颗粒)，每次 4~6 粒(片/g)，每日 3 次；祛风止痛胶囊，每次 6 粒，每日 2 次；蚁参蠲痹胶囊，每次 4 粒，每日 3 次。

3. 气虚血瘀证

症状：间歇性发作，手足指趾苍白发冷，渐转青紫，伴有麻木、刺痛感，得温缓解，伴倦怠乏力气短易汗出，苔白，舌质淡红，脉细弱。

治法：益气温阳，活血通络。

方药：黄芪桂枝五物汤加味。

黄芪 30g，桂枝 15g，杭白芍 15g，生姜 3 片，大枣 5 枚，当归 12g，片姜黄 12g，炒枳壳 12g，生甘草 10g。

加减：乏力气短自汗者，加炙黄芪 20g，党参 15g，白术 10g，五味子 6g；指端痛甚者，加没药 10g，鸡血藤 30g，丹参 15g，红花 10g；纳差腹胀者，加白术 12g，厚朴 10g，茯苓 15g，陈皮 10g。

中成药：人参再造丸，每次 1 丸，每日 2 次，黄酒为引，或温开水送下；痹祺胶囊，每日 4 粒，每日 3 次，口服；养血荣筋丸，每次 1~2 丸，每日 2 次，口服。

4. 正虚瘀毒证

症状：发作呈持续状态，患肢皮肤干燥、脱屑、萎缩或增厚，指甲呈纵向弯曲、畸形，指垫消瘦，末节指骨脱钙，指尖溃疡，延及指甲下，引起指甲和甲床分离，疼痛剧烈，甚则指端坏疽，舌暗紫而淡，边有瘀斑，脉涩而沉。

治法：益气养血，逐瘀通络。

方药：十全大补汤合大黄䗪虫丸加味。

党参 15g，云苓 15g，白术 12g，甘草 6g，生地黄 15g，白芍 12g，当归 10g，川芎 10g，黄芪 30g，肉桂 3g，姜黄 10g，红花 10g。

加减：指端痛甚者，加片姜黄 12g，炒枳壳 12g，没药 10g，鸡血藤 30g，丹参 15g，红花 10g；神疲乏力气短者，加炙黄芪 20g，党参 10g，山茱萸 15g，茯苓 10g；若胃气虚弱，纳差脘腹闷滞不舒者，加砂仁 6g，佩兰 9g，陈皮 12g，紫苏梗 12g，炒枳壳 12g，白术 10g。

中成药：益肾蠲痹丸，每次 8~12g，每日 3 次；瘀血痹胶囊，每次 4~6 片，每日 3 次；养血舒筋酊，每次 20ml，每日 3 次；活血止痛胶囊，每次 6 粒，每日 2 次。

5. 瘀血毒热证

症状：血瘀日久化热，热聚生毒而致手指或足趾局部发生轻浅溃疡，甚或发生局部坏疽，其指、趾发热、发红、肿胀疼痛，舌质红，苔黄腻，脉弦滑。

治法：清热凉血，化瘀通络。

方药：四妙勇安汤加味。

金银花 20g，当归 10g，玄参 12g，甘草 10g，蒲公英 20g，紫花地丁 20g，连翘 20g。

加减：若脘闷纳呆甚者可加陈皮 10g、砂仁 6g；若伴低热、无汗或微汗出而热不得解、五心烦热可加青蒿 10g、炙鳖甲 20g、知母 12g；若口黏、胸闷者加紫苏梗 12g、杏仁 6g、茯苓 10g、陈皮 12g；若腹中不适、便意频频、大便黏滞不爽者加焦槟榔片 10g、炒枳壳 10g、木香 6g。

中成药：痛风定胶囊(片)，每次 4 粒，每日 3 次；当归拈痛丸，每次 9g，日服 2 次；湿热痹颗粒，每次 1 袋，每日 3 次；新癀片，每次 2~4 片，每日 3 次。

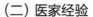

（二）医家经验

李济仁教授[5]认为雷诺病从脉痹论治，发病内有气血不足，外受风寒湿热之邪，基本病理改变为虚、痰、瘀。初期偏于祛邪，后期多予扶正。临证时予以温经散寒、活血化瘀治疗阳虚血瘀证，除湿化痰、活血通络治疗痰湿阻络证，益气养血、活血通络治疗气血两虚证，清热解毒、凉血化瘀通络治疗热毒血瘀证。

董振华[6]认为本病属本虚标实之证，本虚多为气血不足、脾肾阳虚，标实多为寒凝、血瘀、气滞、热毒，而络脉瘀阻贯穿始终。无论何种疾病伴雷诺现象，均需加活血化瘀药物。临床常分为以下证型：①虚寒瘀滞型，多见于系统性硬皮病、混合性结缔组织病、类风湿关节炎等，治宜温阳散寒、活血通络，轻者用黄芪桂枝五物汤合四藤一仙汤（鸡血藤、钩藤、海风藤、络石藤、威灵仙）加减，重者用阳和汤加减或当归四逆汤加味。②气滞血瘀型，多继发于免疫性血管炎、复发性多软骨炎、干燥综合征等，治宜行气活血、通络止痛，方选血府逐瘀汤加减，如血瘀严重、疼痛剧烈者，可加乳香、没药、延胡索、苏木、路路通、鬼箭羽以破血逐瘀，通络止痛。③热毒瘀滞型，多继发于皮肌炎、系统性红斑狼疮、干燥综合征等，治宜清热凉血、解毒化斑、活血止痛，常用四妙勇安汤或温清饮合犀角地黄汤加桑枝、鬼箭羽、土鳖虫、路路通、乳香、没药等活血通络止痛之品。

唐祖宣[7]认为本病主要病机为气虚血瘀、阳虚阴盛，治疗以温经散寒、活血通络为主，并将该病辨证分为阳虚瘀阻型和气虚血瘀型。①阳虚瘀阻型，治以补益脾肾，温经通络，药用：炮附片、生黄芪、党参、桂枝、水蛭、地龙、牛膝、细辛、肉桂、甘草、当归、白芍、炮姜等。②气虚血瘀型，治以养血益气，疏通血脉，药用：生黄芪、桃仁、党参、牛膝、当归、白芍、甘草、桂枝、川芎、鸡血藤、丹参。同时注重中医外治，局部熏洗，熏洗中药药物组成：川椒、川芎、红花、乳香、没药各15g，刘寄奴、炮附片、伸筋草、透骨草各30g。

范永升[8]认为阳虚寒凝是本病主要病机，气滞血瘀是发生该病的病理基础，治疗方面首重扶正而兼顾祛邪，以温阳祛瘀通络为核心治法。认为RS临床上以寒凝脉络、心肾阳虚、血脉痹阻3种证型多见，且三者往往错杂在一起，宜温阳祛瘀通络之法，方药以黄芪桂枝五物汤加减，常重用黄芪及川芎各30g，临证时灵活化裁，心肾阳虚，配伍淫羊藿、鹿角霜；寒凝脉络，伍淡附片，变生姜为干姜；血脉痹阻，配伍红花、鸡血藤、丹参；肝血亏虚，配伍当归、柴胡、郁金；上肢重则加片姜黄入上肢活血，下肢重则加川牛膝引血下行；若患者伴有肝气郁结、精神抑郁等证候，可酌情配伍郁金、柴胡、木香等疏肝解郁之剂。

庞鹤[9]认为"脉络痹阻不通"为本病发生发展的关键枢机，治疗上以活血通络为基本治法。临床中将该病辨证分为阳虚寒凝、脉络瘀阻、肝郁气滞三型，病皆属虚实夹杂，实证为主。①阳虚寒凝型：治以温阳散寒、活血通络，方用阳和汤合黄芪桂枝五物汤、麻黄附子细辛汤加味。②脉络瘀阻型：治以活血通络、温阳通脉，方用黄芪桂枝五物汤合血府逐瘀汤加味。③肝郁气滞型：治以疏肝理气、活血通络，方用黄芪桂枝五物汤合逍遥散加味。此外，在临床处方中常合用地龙、䗪虫、水蛭等虫类药以破血通络、祛瘀生新。同时强调内外合治，对于无指端破溃者，常予红花、桃仁、鸡血藤、路路通等药物外用泡洗，活血通络。局部溃疡者，常用中药外用促进创面愈合，如三七粉、血竭粉、松花粉，用于小面积、无坏死组织、无感染的创面，具有极好的收敛效果。

（三）其他治疗

1. 中成药辨证论治

（1）寒证：①尪痹片（胶囊/颗粒）；②寒湿痹片（胶囊/颗粒）；③瘀血痹片（胶囊/颗粒）。

（2）热证：①二妙丸、三妙丸、四妙丸；②湿热痹片（胶囊/颗粒）；③知柏地黄丸；④瘀血痹片（胶囊/颗粒）；⑤当归拈痛丸。

2. 外治法

（1）寒证

治疗方法：中药热敷、中药离子导入，半导体激光照射，超声药物透入，针灸，拔罐等。每日 3~4 次，每次 1~2 项。

治疗药物：寒痹外用方（川乌 10g，桂枝 15g，透骨草 20g，乳香 10g，没药 10g，制延胡索 15g），骨痛贴膏。

（2）热证

治疗方法：湿包裹，药敷，半导体激光照射，针灸等。

治疗药物：热痹外用方（黄柏 15g，知母 15g，大黄 15g，冰片 6g，忍冬藤 20g，川牛膝 15g 等），每日 3~4 次，每次 1~2 项。

3. 外用中成药　局部溃疡坏死者，可用生肌玉红膏、紫草膏、如意金黄散等配合外用。

4. 针灸疗法

（1）针刺疗法：①合谷、八邪、手三里、外关、八风、三阴交、足三里、绝骨；②中脘、关元、脾俞、肾俞。两组穴位轮流，温针治疗，间日 1 次，30 次为 1 个疗程。

（2）灸法：①大椎、至阳、命门、上脘、中脘；②足三里、膈俞、脾俞、胃俞、肾俞。两组穴位轮流，间日 1 次，每次灸 7~9 壮。

二、西医治疗

目前 RS 无根治方法，对于继发性 RS，重点是治疗原发病。西药治疗主要是缓解症状、减慢进展，适用于非药物治疗对血管痉挛和生活质量改善不明显的患者[10]。

（一）药物治疗

1. 钙通道阻滞剂（CCB）　推荐作为一线治疗药物，常用二氢吡啶类钙通道阻滞剂，主要作用为周围血管扩张、抗血小板和白细胞，可使指端血管痉挛的发作次数明显减少，个别患者发作可完全消失，一般以最小副作用、最大疗效单药治疗。①硝苯地平，10~30mg，每日 3 次，口服；②硝苯地平控释片，30~120mg，每日 1 次，口服；③氨氯地平，5~10mg，每日 1 次，口服；④非洛地平，2.5~10mg，每日 2 次，口服；⑤依拉地平，2.5~5mg，每日 2 次，口服；⑥地尔硫草，30~120mg，每日 3 次，口服，较二氢吡啶类效果差；⑦地尔硫草控释片，120~300mg，每日 1 次，口服，较二氢吡啶类效果差。此类药物常见不良反应有面部发红、发热、头痛、踝部水肿、心动过速等。

2. 5 型磷酸二酯酶抑制剂（PDE5i）　推荐作为二线治疗药物，通过增强 cGMP 途径导致血管扩张，适用于钙通道阻滞剂治疗后效果不佳，或副作用不耐受，或治疗后仍持续出现指/趾端溃疡的患者，一般此类药物与钙通道阻滞剂联合使用。①西地那非，20mg，每日 3 次口服，或 30mg，每日 2 次口服；②他达拉非，20mg，隔日 1 次口服；③伐地那非，10mg，每日 2 次口服。

3. **前列腺素类** 前列环素（PGI$_2$）和前列地尔（PGE$_2$）具有较强的血管扩张、抗血小板聚集、血管重建、刺激 NO 释放的作用，对难治者疗效较好，缺点是需静脉用药且不稳定。伊前列醇，0.5~6ng/（kg·min），每日 1 次，持续 6~24 小时静脉滴注，2~5 日为 1 个疗程；伊洛前列素，0.5~2ng/（kg·min），每日 1 次，持续 6~24 小时静脉滴注，2~5 日为 1 个疗程。此药目前作为治疗的三线选择药物。

4. **选择性 5- 羟色胺再摄取抑制剂** 能够有效地抑制神经元从突触间隙中摄取 5- 羟色胺，可用氟西汀 20~40mg，每日 1 次口服。研究表明，氟西汀每日 20mg 能显著改善原发性和继发性 RS 患者症状。

5. **血管紧张素转换酶抑制剂** 氯沙坦，25~100mg，每日 1 次口服，与 CCB 合用，能够使肢端皮肤血流增加，降低原发性 RP 的发病频率，对 RS 的治疗有益。

6. **其他血管活性药物** ①交感神经阻断剂：哌唑嗪，1~5mg，每天 2 次口服；②血管扩张剂：硝酸甘油，1/4~1/2 混于 2% 油膏外用；③磷酸二酯酶 4 抑制剂：己酮可可碱，400mg，每日 3 次口服；④内皮素受体拮抗剂：波生坦，可降低硬皮病合并 RS 患者肢端溃疡的发生率，但对原发性 RS 无效，适用于硬皮病合并 RS 指 / 趾端溃疡患者。以上药物均对 RS 症状有改善作用。

7. **抗血小板药物** 适用于 RS 患者伴有溃疡、血栓者，常用药物有阿司匹林、双嘧达莫、低分子肝素等，没有高凝状态的不推荐长期使用抗凝剂。

（二）手术治疗

经内科治疗无效或者病情严重导致肢端溃疡、坏疽的 RS 患者可采用外科治疗，外科治疗可缓解疾病症状，但不能根治。目前常用手术方法包括胸 / 腰交感神经切除术、星状神经节阻滞术、动脉外膜剥脱术、动静脉吻合血管扩张术、介入治疗、清创术、局部肉毒碱注射等。

【调摄与护理】

一、常规调摄

很多患者通过常规调摄，就能够使疾病基本缓解，无需服用药物治疗，常规调摄对本病有很重要的意义。尽量选择向阳的居室居住，保持室内干燥、温暖、空气新鲜；寒冷可诱发 RS 患者症状发作，因此避免受寒是最有效的治疗方法，全身和局部保暖能明显增加皮肤血流；避免快速温度变化，避免迅速进入空调房，避免在寒冷、微风环境生活；吸烟和 RS 有一定的关系，甚至可加重 RS 患者的病情，因此戒烟是非常有必要的。

二、心理调护

雷诺综合征迁延难愈，许多患者因长时间被疾病困扰，情绪消极，甚至丧失治疗信心。医务工作者应充满爱心与耐心，多与患者进行沟通，给患者予开导、抚慰和鼓励，使患者正确了解自己的病情、认识疾病治疗的过程与方法，使患者树立战胜疾病的信心。嘱患者舒畅情志，避免剧烈的情绪波动和精神紧张。

三、生活调护

患者应养成良好的生活习惯，提倡温水洗手、洗脚，避免衣物潮湿，戒烟，适量饮酒。另外,本病属于慢性疾病,许多患者可伴有不同程度的体重下降、乏力等,所以饮食方面应选择高蛋白、高维生素、营养丰富、易消化的食品,如牛奶、鸡蛋、鲜鱼、豆制品、精肉、新鲜的青菜、水果、谷物等,冬天还可多进些温补性的食物,如牛羊肉、骨头汤等。

四、治疗调护

避免使用拟交感神经药物、注意缺陷多动障碍类疾病治疗药物、偏头痛类药物,避免雌激素、咖啡因、非选择性β受体阻滞剂的运用。

注意煎药、服药的方法和时间,注意对服药后疗效及不良反应的观察。寒证者中药汤剂宜饭后热服。热证者汤剂宜偏凉饭后服用。使用外用药时,注意皮肤过敏情况,熏洗时勿烫伤,抹药时勿用力过度,以免损伤皮肤。患处溃破时要用清热解毒之品,如三黄膏、如意金黄膏等外敷;更应注意皮肤的清洁干燥。若兼见发热、恶寒、身痛等全身症状时,更应及时采取对症治疗,控制感染。

【转归预后】

一、转归

1. **病情由轻渐重,病势由浅渐深** 雷诺综合征早期仅见于冬季或寒冷刺激后,或情志失调后即刻发作,夏季或得热后即可缓解,然而随病进则寒凝愈重,阳虚愈甚,发作渐渐频繁,兼见面色㿠白、畏寒喜暖、小便清长等一派虚寒症状。

2. **气虚血瘀证转为瘀血毒热证** 血瘀日久,热聚化毒,渐至指/趾端发热发红、肿胀疼痛,以及局部溃疡或坏疽的瘀血毒热证。

二、预后

雷诺综合征在病变早期若避免情绪波动、寒冷刺激,以及戒烟,即可减少发作,延缓疾病进展,愈后较佳;若辨证确属气虚血瘀证时,及时选用益气活血养血之品,以使局部营养障碍得以改善,防止其发展成瘀血毒热证,愈后尚可。若已出现瘀血毒热证时多愈后差,除应采用辨证论治的口服药物外,还应注意患者局部的用药和保护,若同时存在系统性红斑狼疮、硬皮病、皮肌炎、类风湿关节炎等原发病时,则应该积极控制这些原发病,有利于本病的治疗,亦可直接影响本病的愈后。

【现代研究】

一、病因病机

张伯礼教授论治脉痹经验,可为本病论治参考[11]。张教授认为,脉痹为本虚标实之病,本虚是发病基础,虽病在肢体,但其本出于脏腑阴阳,标实为发病与加重的关键,要细分湿、热、痰、浊、毒、瘀,补虚不要峻补,多用平补、清补之品,治实勿要孟浪,中病即止。具体用药上强调:①脉痹初起常见湿热浊毒为患,但至热渐清毒欲散之时,务必细察阳气的盛衰,清热不忘温阳;②脉痹虽病在血脉,脉道瘀阻壅滞不利,气血常有虚候,应重视补养气血,化瘀兼顾气血;③湿浊蕴毒是脉痹发病与加重的关键,湿浊胶结难化,治之宜早务尽,可用五化之法,芳化、清化、燥化、温化、气化;④运达脾胃后天,选药则轻柔和缓,减少刺激,药量不宜过大,并重视调理气机。

宋旭明[12]等认为雷诺病由于外感风寒、血虚及里有郁热而引起。本虚标实为病机,先天素体禀赋不足、后天七情内伤、饮食偏差,致使气血生化无源,后天不荣先天,先后天同病导致脾胃亏虚或肝肾亏损是本虚。寒邪久郁,阻滞经络,营卫不通致内生郁热、痰湿、瘀血等为标实。

孙宏伟[13]认为少阳气机不利、肝失疏泄、阴寒内生、血脉痹阻为雷诺病病机。

罗涛[14]认为雷诺病病机为肺脾肾亏虚,冲任不调,气血不足,外感寒湿。

二、辨证论治

黄春林教授[15]认为本病为脾肾阳虚、外受寒邪侵袭而发,据本病证候特点,分寒凝血脉、脾肾阳虚、血脉瘀阻、血瘀肉腐四个基本证型。缓解期多表现为脾肾阳虚证,发作期多表现为寒凝血脉证,病情经久不愈者,每有血脉瘀阻表现,甚至发展为血瘀肉腐之证,四个基本证型有时单独出现,有时混合互见。

谭静洲[16]将雷诺病分为阴寒型,药用附子、干姜、黄芪、肉桂、熟地黄、细辛、当归、麻黄、鹿角胶、川芎、甘草;血瘀型,药用当归、赤芍、川芎、桃仁、红花、丹参、鸡血藤、牛膝、金银花、没药、乳香;湿热型,药用金银花、连翘、防己、黄柏、黄芩、苍术、当归、赤芍、丹参、苦参、泽泻、甘草。

张国斌[17]应用当归四逆汤加减治疗原发性雷诺综合征31例,其中治愈19例,总有效率93.5%,治疗时间最短者1个疗程,最长者6个疗程。

杨治萍[18]等应用黄芪桂枝五物汤加味治疗雷诺综合征70例,结果治愈46例,总有效率94.2%。

倪爱华[19]等把阳和汤作为基本方治疗雷诺病60例,结果治愈39例,显效12例,总有效率95%。

蓝美成[20]把补阳还五汤作为基础方,辨证加减治疗雷诺病38例,结果治愈28例,总有效率94.8%。

(阎小萍　王建明　张英泽)

参 考 文 献

[1] MERKEL P A, HERLYN K, MARTIN R W, et al. Measuring disease activity and functional status in patients with scleroderma and Raynaud's phenomenon [J]. Arthritis Rheum, 2002, 46 (9): 2410-2420.

[2] GEMNE G, PYYKKO I, TAYLOR W, et al. The Stockholm Workshop scale for the classification of cold-induced Raynaud's phenomenon in the hand-arm vibration syndrome (revision of the Taylor-Pelmear scale) [J]. Scand J Work Environ Health, 1987, 13 (4): 275-278.

[3] HERRICK A L. The pathogenesis, diagnosis and treatment of Raynaud phenomenon [J]. Nat Rev Rheumatol, 2012, 8 (8): 469-479.

[4] MAVERAKIS E, PATEL F, KRONENBERG D G, et al. International consensus criteria for the diagnosis of

Raynaud's phenomenon [J]. J Autoimmun, 2014 (48-49): 60-65.

［5］王传博, 李艳, 舒春. 李艳传承国医大师李济仁论治脉痹之思路与方法 [J]. 中医临床研究, 2019, 11 (32): 111-113.

［6］王景, 宣磊, 董振华. 董振华治疗结缔组织病伴雷诺现象经验 [J]. 北京中医药, 2017, 36 (10): 875-877.

［7］刘韧, 唐静雯, 许开威. 唐祖宣主任中医师运用温阳法治疗雷诺病经验 [J]. 中医研究, 2012, 25 (2): 35-37.

［8］陈秀芳, 范永升. 范永升教授应用温阳祛瘀通络法治疗雷诺氏征经验 [J]. 中华中医药杂志, 2011, 26 (4): 726-727.

［9］林晶, 余威, 张凡帆, 等. 庞鹤治疗雷诺氏综合征经验 [J]. 湖南中医杂志, 2020, 36 (10): 19-20.

［10］LIS-SWIETY A. Recent advances in the workup and management of Raynaud phenomenon [J]. Pol Arch Intern Med, 2019, 129 (11): 798-808.

［11］李霄, 马妍, 崔远武, 等. 张伯礼辨治脉痹经验 [J]. 中医杂志, 2018, 59 (14): 1189-1192.

［12］宋旭明, 谭高平. 针灸治疗雷诺氏综合征的辨治思路 [J]. 针灸临床杂志, 2005, 21 (9): 12-13.

［13］孙宏伟. 雷诺氏病中医证治述要 [J]. 实用中医内科杂志, 2004, 18 (5): 407.

［14］罗涛. 通痹汤治疗雷诺病 39 例 [J]. 实用中医药杂志, 2005, 21 (3): 141.

［15］韩云, 刘旭生. 名中医黄春林教授治疗雷诺氏病经验 [J]. 黑龙江中医药, 2000 (6): 2-3.

［16］谭静洲. 中药治疗雷诺氏病 28 例疗效观察 [J]. 黑龙江医药, 1996, 9 (6): 358-359.

［17］张国斌. 当归四逆汤加减治疗原发性雷诺综合征 31 例 [J]. 吉林中医药, 2004, 24 (9): 23.

［18］杨治萍, 唐盛瑞. 黄芪桂枝五物汤加味治疗雷诺综合征 70 例 [J]. 新疆中医药, 2011, 29 (4): 122-123.

［19］倪爱华, 朱会友. 阳和汤治疗雷诺氏病 60 例 [J]. 实用中医药杂志, 1998 (8): 11.

［20］蓝美成. 补阳还五汤治疗雷诺氏病 38 例 [J]. 广西中医药, 2000, 23 (3): 17-18.

第 17 节　血栓性静脉炎

　　血栓性静脉炎[1]是指静脉管腔内的急性非化脓性炎症引起血管壁增生, 管腔变窄, 血流阻滞而致静脉血回流障碍, 伴有血栓形成的周围血管疾病。临床以肢体突发性广泛性肿胀、局部疼痛、体表可触及条索状物为主要表现, 急性期可见周围皮肤红肿热痛, 后期遗留静脉功能不全。发生率女性稍多于男性, 老年人多于青年人。多发生在四肢, 下肢多于上肢, 其次为胸、腹壁的浅静脉, 少数呈游走性。

　　血栓性静脉炎可以分为血栓性浅静脉炎与血栓性深静脉炎。血栓性浅静脉炎多发于四肢或胸部的浅表静脉, 沿浅静脉出现硬条索状肿物, 短 2~5cm, 长的如柳条, 压痛明显, 沿静脉周围有的伴发红肿、灼热等炎症反应。血栓性深静脉炎好发于下肢的小腿腘静脉及股髂静脉, 前者为小腿肿胀, 后者以大腿肿胀为主。

　　引起静脉血栓形成的诱因很多, 长期卧床、久坐、制动、手术、麻醉导致静脉血流滞缓等; 或静脉注射刺激性溶液或高渗溶液导致化学性损伤[2], 创伤性的机械性损伤, 感染和炎症性的感染性损伤, 均可出现静脉壁损伤而继发; 或先天性血栓抑制剂缺乏、纤维蛋白溶解异常、血纤维蛋白原增高, 后天性的创伤、休克、手术、肿瘤、雌激素、怀孕等使血液呈高凝状态, 继而致下肢静脉血液淤积或形成血栓, 部分患者可因血栓脱落造成肺动脉栓塞, 引发致命性风险。目前比较公认的静脉血栓形成有三大因素: 血流滞缓、血液高凝、静脉壁损伤, 其中血管内皮损伤因素包括浅静脉注射、静脉置管、外伤、感染等；血流淤滞因素包括肢体制动、静脉曲张等；血液高凝因素包括肿瘤、妊娠、感染、静脉炎等。在上述因素中，任何一个单一因素都不足以致病，必须是多种因素的组合，尤其是血流滞缓和血液高凝状态。

本病主要侵袭中小浅静脉血管，内膜下有成纤维细胞浸润伴继发血栓形成，静脉壁有结缔组织增生和炎性浸润，偶有巨细胞。深静脉血栓形成则先是血小板黏附，聚集在血管内膜局部，释放活性物质，使血小板进一步聚集，被激活的凝血因子也逐渐增多，纤维蛋白形成并网络红细胞终成血栓。血栓可以引起炎症，炎症也可以引起血栓，两者互为因果。

血栓性静脉炎是临床常见疾病，属于祖国医学"恶脉""脉痹""青蛇毒""黄鳅痈""赤脉"等范畴。现代则多将其归属于血痹、脉痹、瘀证、水肿等范畴进行论治。

【病因病机】

本病多以外因致病居多，如外感风寒、湿热，外伤经脉等，但情志不畅、禀赋不足等内因亦可导致本病发生。

一、外伤经脉

跌仆、注射、手术等伤及血脉，脉道阻塞，气血运行不畅，气滞血瘀发为本病。

二、寒湿凝滞

外感寒湿之邪，寒湿凝滞，血流不畅，气血津液运行失常，则痰凝血瘀而发为本病。

三、湿热蕴结

湿热之邪外侵，或寒湿内侵，蕴久化热，或恣食辛辣肥甘、醇酒厚味，腻滞脾胃，导致湿热内生，流注经脉，痹阻血络，则局部肿痛。

四、气血虚弱

妊娠、肿瘤、偏瘫、久坐、久卧之人气血耗损，血行迟缓，脉道瘀阻，易发本病。

五、肝气郁结

七情太过，肝脉郁阻，肝失条达，疏泄不利，而致血脉痹阻而发病。

本病的致病因素固然良多，但基本病机为湿热蕴结、瘀血内阻，气血运行不畅，"瘀"是本病的主要特点。《备急千金要方》云："气血瘀滞则痛，脉道阻塞则肿，久瘀则生热。"血脉受损既是因，也是果，循环往复，病情愈发缠绵而加重。因此本病若延误诊治，病程将趋于漫长和反复。

【诊断要点】

临床表现

（一）血栓性浅静脉炎

多发生于四肢浅表静脉，如大、小隐静脉，头静脉等。急性期常表现为患肢局部疼痛、肿胀,沿受累静脉可摸到条索状硬物,周围皮肤温度增高、红肿。一般无明显的全身症状。1~3周后静脉炎症可逐渐消退,局部遗留有硬条索状物和皮肤色素沉着。本病有复发倾向,长期以来一直被认为是良性、自限性疾病而未引起足够重视。

（二）深静脉血栓形成

症状常轻重不一,主要取决于受累静脉的部位、阻塞的程度和范围。多发生于下肢,与创伤、骨折、妊娠、手术有关或由血栓性浅静脉炎发展而来。部分患者可无症状,而以肺栓塞为第一症状,其炎症和血栓形成多发生于小腿静脉或腘静脉内,局部疼痛,行走时加重。轻者仅有局部沉重感、站立时明显。患肢肿胀,小腿肌肉、腘窝、腹股沟内侧等处压痛。直腿伸踝试验（Homan 征）阳性,腓肠肌压迫试验（Neuhof 征）阳性。此外,常可见远侧静脉压增高引起的浅静脉曲张。当静脉血栓延伸至髂静脉、股静脉时,患肢疼痛加剧,表现为痉挛性疼痛,伴有凹陷性水肿,出现股内侧及同侧下腹壁静脉曲张。可伴有轻度的全身症状,如发热、乏力、心动过速等。

【辅助检查】

血栓性浅静脉炎一般无须做特殊的实验室检查。深部静脉血栓形成可做下列检查。

1. **血常规**　有感染因素时,白细胞可升高。

2. **D- 二聚体**　发生静脉血栓时 D- 二聚体可增高。

3. **静脉压测量**　患肢的静脉压增高。正常站位时足背静脉弓的平均压力为 18.8cmH$_2$O,而颈静脉压为 7cmH$_2$O。平卧时在上、下肢的相当部位,下肢静脉压比上肢稍高。周围大静脉的正常压力平均为 6~12cmH$_2$O,但患肢常 >20cmH$_2$O。

4. **非创伤性检查**

（1）放射性核素检查:包括放射性核素 ^{125} 碘纤维蛋白原摄取试验、高 ^{99m} 锝酸盐法等。

（2）超声检查:利用多普勒原理来检测静脉阻塞,采用如深呼吸、Valsalva 动作或腿部挤压,改变静脉血流以检测阻塞静脉;用彩色血流多普勒实时显像法对膝以上深静脉血栓形成有良好的特异性和敏感性,可代替 X 线静脉造影检查。

（3）体积描记法:包括电阻抗体积描记法（IPG）、应变体积描记法（SGP）、静脉血流描记法（PRG）和充电体积描记法（PPG）等。适用于髂、股、腘静脉的急性血栓形成者。

（4）皮肤体温测定:可检测深静脉血栓形成。

5. **X 线静脉造影**　是诊断深静脉血栓形成的“金标准”,可显示静脉阻塞的部位、程度、范围和侧支循环血管的建立情况。

6. **磁共振静脉显像（MRV）**　对近端主干静脉（如下腔静脉、髂静脉、股静脉等）血栓的诊断有很高的准确率。

7. **螺旋 CT 肺血管造影**　用以排查肺栓塞。

【诊断标准】

根据浅表静脉区的红肿和扪及压痛的条索状物等特点,即可诊断血栓性浅静脉炎。凡在术中、产后或因全身性疾病长期卧床的患者中,突然出现小腿深部疼痛、压痛、肿胀,Homan 征和 Neuhof 征阳性时,应考虑小腿深部静脉血栓形成的可能。结合超声检查、静脉造影等辅助检查以确诊。

【鉴别诊断】

1. **软组织皮肤感染** 症状主要以细菌感染为主,不会出现沿静脉管腔走行的红、肿、热、痛的症状,可与血栓性静脉炎鉴别。

2. **急性蜂窝织炎** 是皮下、筋膜下、肌间隙或深部疏松结缔组织的急性、弥漫性、化脓性感染,常见致病菌为金黄色葡萄球菌,病变局部红、肿、热、痛,并向周围迅速扩大,红肿的皮肤与周围正常组织无明显的界限,而血栓性静脉炎一般都沿静脉管腔走行。

【治疗】

一、中医治疗

(一) 辨证施治

血栓性静脉炎是因血行不畅,瘀血阻滞而发生的一系列脉络阻塞性疾病。瘀血阻滞,不通则痛,故发肢体疼痛;气血不畅,凝聚肌肤,津液敷布受阻则肿胀;瘀血内蕴,蕴久化热而致局部发热;脉络损伤,血溢肌肤则局部发红;湿热熏蒸则皮肤瘙痒、青紫。本病多属实证,虽病因多端,但证候并不复杂。中医药治疗多以清热利湿、活血化瘀为主。

1. **湿热蕴结证**

症状:肢体或胸腹有串珠状红肿硬物,触痛,患肢肿胀,沉重,局部有微热,精神困倦,语声重浊,食欲欠佳,口干不欲饮,大便干,小便黄,舌质胖嫩或有齿痕,苔黄厚腻,脉弦滑。

治法:清热祛湿,通脉止痛。

方药:四妙勇安汤加味。

玄参 30g,当归 30g,金银花 30g,甘草 10g,威灵仙 10g,五加皮 6g,川牛膝 15g。

加减:湿热偏重者加黄柏 10g、地龙 10g;气虚者加黄芪 15g、党参 10g;血瘀者加桃仁 10g、红花 10g、丹参 15g;痛剧者加全蝎 8g、蜈蚣 2 条。

中成药:三黄片,每次 4 片,每日 3 次,口服。二妙丸,每次 6g,每日 2 次,口服。

2. **寒湿阻滞证**

症状:胸腹或四肢有线状褐色硬物,疼痛,触痛,感寒痛甚,面色㿠白。四肢厥冷,纳差,大便溏,小便清,舌质淡红,苔白腻,脉沉细。

治法:散寒除湿,温经通络。

方药:乌附麻辛桂姜汤。

制川乌 8g,制附片 8g,麻黄 10g,细辛 3g,桂枝 10g,干姜 10g,甘草 10g。

加减:湿重者可加薏苡仁 15g,独活、防己、萆薢各 10g;血瘀甚者加桃仁、红花、川芎各 10g。

3. **肝气郁结证**

症状:胸壁、乳房部或腹部呈淡红色结节或条索状硬物,疼痛、咳嗽、深呼吸疼痛更甚,胸胁满胀,多疑,易怒,夜寐不安,纳差,舌质暗红,苔黄,脉弦涩。

治法:疏肝解郁,活血通络。

方药:逍遥散或三灵汤。

柴胡 10g,白术 10g,白芍 15g,当归 10g,香附 10g,郁金 10g,茯苓 10g,炙甘草 10g,生姜 10g,薄荷 6g。

加减：肝郁兼热者加黄芩 10g、丹皮 15g；湿重者加萆薢 10g、苍术 15g；瘀重者加桃仁、红花各 10g。

中成药：加味逍遥丸，每次 6g，每日 2 次，口服。

4. 气滞血瘀证

症状：近期有注射史或外伤史，患肢可扪及串珠状或条索状硬物，或全身发热，肢体肿胀，疼痛剧烈，行走时更甚，面色晦滞，舌质紫暗或有瘀点，苔白，脉沉弦或弦涩。

治法：活血化瘀，舒筋通络。

方药：身痛逐瘀汤或桃红四物汤。

桃仁 10g，红花 10g，当归 10g，秦艽 10g，川芎 12g，甘草 8g，羌活 10g，没药 10g，五灵脂 10g，牛膝 12g，地龙 10g。

加减：肢体肿胀，疼痛甚者，可加郁金 12g、莪术 9g 行气活血、化瘀止痛。

中成药：活血止痛胶囊，每次 4~6 粒，每日 2~3 次，口服；三七片，每次 2~6 片，每日 3 次，口服。

5. 气血两虚证

症状：多因久病、久卧、久坐而致气血耗损，脉道瘀阻，病程较长。面色憔悴，头晕目眩，消瘦，乏力，心悸，四肢或胸腹有沿静脉走行的淡褐色色素沉着，触之稍痛。舌质淡，苔白，脉沉细。

治法：益气养血，化瘀通络。

方药：八珍汤加减。

当归 10g，生熟地各 10g，赤芍 15g，川芎 10g，党参 15g，茯苓 10g，白术 10g，炙甘草 10g，丹参 15g，红花 10g。

加减：湿重者加萆薢 10g、防己 12g；气虚甚者加黄芪 25g；血瘀甚者加桂枝、桃仁、红花各 10g。

中成药：补中益气丸，每次 6g，每日 2 次，口服；八珍丸，每次 6g，每日 2 次，口服。

(二) 医家经验

奚九一[3]认为本病应分为急性发作期与慢性迁延期。对于急性活动期，奚老明确指出必"祛邪为先"，治疗首当清营凉血，泻瘀通络。忌用活血扩张药物，因血栓性深静脉炎急性期侧支循环尚未完全建立，若采用活血扩脉法，则事与愿违，反而加重病情。故选用清营化瘀冲剂和清络通脉片为宜，其主要成分为水牛角片、生地黄、紫草、牡丹皮、赤芍以清营凉血；益母草以利尿消肿解毒；生大黄、玄明粉以泻瘀通腑、消肿解毒。此期若伴发热，则加人工牛黄粉以增强清热泻火解毒之力；遇有大便秘结者，上方可加量频频顿服，使大便一日保持 2~4 次，这是因为阻塞症状明显者必逐之而后方通，而壅滞之瘀随泻随消，故不必畏其药峻。同时再外敷将军散(主要由大黄粉、玄明粉、赤小豆粉等组成)以清热消肿、化瘀散结、通络止痛。对于慢性迁延期，其疼痛虽不明显，但有压痛或灼热，患肢肿胀，张力较高，自觉重坠无力且朝轻暮重。奚老强调此时有两种治疗方法：若见患部皮肤灼热，则表示瘀热稽留，治疗仍应以清营凉血泻瘀为主，但因日久邪伏较深，瘀阻较重，草木之品难以透达，故需加用虫蚁之类以搜剔窜透、破血祛瘀。用清营化瘀冲剂合大黄䗪虫丸共奏清营凉血、通经消瘀之功；若无灼热感，则应治病求本、扶正善后，采用益气化湿、通脉消肿法，以益气通脉片合利湿消肿冲剂主之。方中黄芪、党参、白术益气利水；茯苓皮、马鞭草、薏苡仁化湿通络消肿；当归、三七、益母草活血祛瘀、止痛消肿；水蛭、土鳖虫破血逐瘀、通脉止痛。采用上法的意义在于一则促进机化以杜绝其病继续蔓延发展,二则可以通过益气以调畅经脉,恢复其自身的功能,扶正以祛邪并能防止复发。

迟景勋[4]认为"血栓性静脉炎"属祖国医学脉痹范畴,以肢体肿胀、疼痛为主要临床表现,可发生于身体任何部位,尤以下肢多见。临床常见患肢或患处肿胀、疼痛,发于下肢则有深、浅静脉之分,其主要病因是湿热之邪所致。湿热之邪蕴结,脉络阻滞,营血受碍,水津外溢。因此,临证首辨湿与热孰轻孰重,根据病情,组方用药。其一:湿重于热者,表现为下肢漫肿,皮薄光亮,舌苔白腻,脉多滑。拟用自制脉痹汤:茵陈20g,赤小豆18g,薏苡仁30g,苍术10g,黄柏10g,防己12g,泽泻12g,佩兰10g,苦参12g,白豆蔻10g,木通6g,地龙12g,牛膝10g,滑石10g。用茵陈、苍术、黄柏、苦参燥湿清热,泽泻、防己、木通、滑石利水渗湿、宣通血脉,薏苡仁、赤小豆健脾利湿、行血消肿,佩兰、白豆蔻醒脾化湿、芳香化浊,地龙、牛膝通络引经。其二:热重于湿者,表现为下肢红肿,皮红灼热,舌红苔黄,脉数。用五神汤加味:金银花30g,茯苓12g,牛膝12g,车前子10g,当归10g,蒲公英30g,紫花地丁12g,炒地龙12g,生甘草3g。方中金银花、蒲公英、紫花地丁清热解毒,茯苓、车前子健脾利湿,当归、牛膝引药入经,炒地龙清热通络,生甘草解毒、调和诸药。

(三) 其他治疗

1. 中药制剂

(1)复方丹参注射液:10~20ml加入5%葡萄糖注射液中静脉滴注,每日1次。

(2)川芎嗪注射液:40~80mg加入5%葡萄糖注射液中静脉滴注,每日1次。

(3)脉络宁注射液:10~20ml加入5%葡萄糖注射液中静脉滴注,每日1次。

(4)葛根素注射液:200~400mg加入5%葡萄糖注射液中静脉滴注,每日1次。

(5)红归酊:红花、当归等量泡酒,15ml口服,每日3次。

(6)丹红注射液:40ml加5%葡萄糖注射液250ml稀释后缓慢静脉滴注,每日1次。

(7)脉络舒通颗粒:每袋20g,每次1袋,每日3次,口服。

2. 外治法

(1)大黄、芒硝各250g,研磨后用醋调成糊状,敷于患处。

(2)鲜马齿苋捣烂外敷。

(3)金黄膏外敷。

(4)红花100g,75%酒精500ml,浸泡7天后涂擦患处,每日3次。

(5)六神丸50粒研末加白酒适量,调糊状,外敷患处,干燥后滴酒精保持湿润,每日1次。

(6)威灵仙、山豆根、连翘、水蛭按5:5:5:1研末[5],每150g加250g凡士林加热搅匀,待温度降至60℃时加冰片25g,再搅匀,冷却,备用。

(7)鲜丝瓜叶10片,洗净捣烂敷患处,每日2次。

(8)将军散:生大黄粉500g,玄明粉250g,冰片100g,面粉850g,用温水、稀醋调匀如糊,涂敷患肢,包裹,每日换药1次。

(9)一边黄洗剂:一枝黄花、半边莲、黄精水煎外洗,适用于慢性期。

(10)海桐皮汤洗剂:海桐皮、白蒺藜、皂荚、威灵仙水煎外洗,适用于稳定期。

3. 食疗

(1)当归炖羊肉:当归30g,生姜10g,羊肉200g加水适量炖熟后服用,适用于寒湿阻滞型。

(2)赤豆冬瓜皮汤:赤小豆、冬瓜皮各 60g,水 1 碗,炖服,利水消肿功效好。

(3)赤豆桃仁莲藕汤:赤小豆 60g,桃仁 15g,莲藕 100g,炖服,功效活血消肿。

二、西医治疗

(一)血栓性浅静脉炎的治疗

1. 一般治疗 卧床休息,抬高患肢,局部热敷,必要时穿弹力袜或用弹性绷带包扎,避免久坐久立。

2. 药物治疗 吲哚美辛,每次 25mg,口服,每日 3 次;或保泰松,每次 0.1g,口服,每日 3 次;或阿司匹林,每次 0.5~1g,口服,每日 3 次,缓解疼痛。合并感染者给予头孢菌素类抗生素治疗,而化脓性血栓静脉炎应给予足量抗生素治疗。局限性浅静脉炎一般可不予抗凝治疗,广泛或呈进行性发展时应结合抗凝治疗。

(二)深静脉血栓形成的治疗

深静脉血栓可导致严重甚至致命性的肺栓塞,因此治疗应包括深静脉血栓本身以及预防肺栓塞发生。急性期治疗主要有手术治疗和非手术治疗;慢性期治疗方法包括药物治疗、手术治疗和压迫治疗等。

1. 急性期治疗

(1)一般治疗:①卧床休息 1~2 周,可减轻疼痛,并使血栓紧贴于静脉壁的内膜上;抬高患肢有利于静脉回流,促进肿胀消退;②保持大便通畅,避免用力排便致血栓脱落导致肺栓塞;③起床后应穿长筒弹力袜。

(2)抗凝治疗:抗凝治疗是深静脉血栓治疗中应用最早且最为广泛的方法,通过抗凝以抑制血栓蔓延,配合机体自身的纤溶系统溶解血栓,以减少肺栓塞的发生。抗凝时间可贯穿整个病程,一般需要 1~2 个月,严重患者可持续半年至 1 年,甚至终身服用抗凝药。

(3)溶栓治疗

1)静脉溶栓疗法:主要针对新鲜血栓,越早使用效果越好,适用于发病后 24 小时内。常用的药物有链激酶(SK)、尿激酶(UK)和组织型纤溶酶原激活物(t-PA)。

2)介入溶栓疗法:适用于发病后 10 天内或合并肺栓塞时。可采用 UK 灌注。

(4)介入治疗:腔内法下腔静脉滤网置换术,通过在下腔静脉内放置滤网,使下腔静脉血栓脱落后不至于引起肺栓塞。

(5)手术治疗:对内科治疗无效的患者,在严格掌握适应证并配合抗凝治疗时,可考虑手术治疗。

2. 慢性期治疗 使用弹力绷带或弹力袜等物理治疗,可改善症状,减轻患肢肿胀感,加速肿胀消退。药物治疗一般选择口服华法林、噻氯吡啶或氯吡格雷等。腔内介入治疗主要针对大血管。手术治疗主要是再建静脉旁路,主要有大隐静脉 - 腘静脉旁路术,耻骨上静脉旁路术和股 - 腔静脉等人造血管旁路术。

三、中西医结合治疗思路及方法

血栓性浅静脉炎适合于中医药内服外敷治疗[6]。中药治疗不仅有独到之处而且可以治愈本病。深静脉血栓形成予中医药治疗的同时,要及时用抗凝、溶栓等西药治疗,后期仍用中药内服外敷予以调理。合并肺栓塞者要及时运用西药对症治疗,积极抢救,以挽救患者的生命。因此,治疗本病不能拘泥于某一种方法,综合施治,中西医结合才是治愈本病的关键。

【调摄与护理】

一、调摄

1. 卧床休息,抬高患肢,保持心情愉快。

2. 急性感染期,饮食宜清淡富含营养,应戒辛辣、燥热之品,进食营养丰富的半流质饮食,多饮水,记录出入量以防血液黏稠度升高。在缓解期,通常以补益肺、脾、肾为主,不宜进食鲤鱼、虾、蟹、生鸡等发物。

3. 后期使用松紧适当的弹力袜,逐渐起床活动,减少下肢血液的滞留,防止血栓再形成。

二、护理

早期休息为主,晚期适当活动,避免情绪波动,指导患者局部热敷和正确使用弹力袜。指导患者缓解疼痛的方法,如:改变体位,湿、热敷等。向患者解释高危因素,如妊娠、肥胖、手术、老年者、久坐、久卧都可发病或加重病情。

【转归与预后】

一、转归

血栓性浅静脉炎可以是隐匿、慢性、亚急性或急性,大多局限,若治疗护理不当会缠绵难愈,后转化成深静脉血栓形成,而深静脉血栓形成则有肺栓塞风险。

二、预后

血栓性浅静脉炎虽病程长,但也是可治愈的。局限性血栓性浅静脉炎不需住院,适当休息治疗即可痊愈。广泛而严重的血栓性静脉炎若能得到及时正确的治疗,也能康复,如延误则会进行性加重或形成坏疽。深静脉血栓形成早期血栓易脱落,导致肺栓塞而危及生命,需正确及时治疗。

【现代研究】

一、病因病机的研究

多数医家认为本病的发生多由湿热蕴结、寒湿凝滞、外伤经脉等因素导致气血运行不畅,血滞脉中,“瘀”是本病的主要特点。

丁志远[7]等认为肢体血栓性浅静脉炎的中医病因为“湿”“热”“瘀”相互作用,致使气血运行不畅,留滞脉中而发病,脉络湿热瘀阻是其主要病机。

王泽明[8]对血栓性浅静脉炎与痰瘀相关学说的认知进展进行了综述,指出血栓性浅静脉炎与痰瘀同病、痰瘀同治的密切关系,针对痰瘀同治理论,临证时应治痰兼顾化瘀,治瘀不忘祛痰,做到见瘀之证而防痰之生,见痰之象而防瘀之结,及早化解和防止痰瘀互化与互结,防止疾病向纵深发展。

陈啸[9]等探讨了肢体血栓性浅静脉炎主要中医证型患者体内的炎症因子与健康人之间的差异,发现肢体血栓性浅静脉炎湿热蕴结型、瘀血阻络型患者体内炎症因子生成增多,强调治疗应注重清热解毒中草药的使用,并注意利湿活血通络,使湿热去,络脉通,血流通畅,同时配合西药进行及时有效的溶栓、抗凝等治疗。

庞鹤[10]认为急性血栓性浅静脉炎的病机是气虚血瘀、湿毒阻络,治疗上采用辨证求因、辨证、辨病、整体与局部辨证相结合的方法,同时注重调畅气机、内外同治,辅以合理的膳食搭配、起居锻炼等。对于静脉曲张严重的患者建议及早手术治疗。

二、辨证分型、治则治法研究

徐新玉[11]等在常规应用肝素钠静脉滴注的基础上,采用大黄牡丹汤加味(大黄12g、牡丹皮12g、桃仁12g、冬瓜仁15g、芒硝10g、水蛭10g)治疗下肢血栓性静脉炎44例,结果治疗组总有效率95.45%,高于对照组的86.36%($P<0.05$),两组患者治疗前后髌骨上下缘10.0cm周径差值改善情况比较,治疗组较对照组改善明显($P<0.05$)。为中医治疗血栓性疾病提供了一种新的方法。

侯玉芬[12]将血栓性浅静脉炎主要分为湿热型和瘀结型两型:湿热型治以清热利湿、活血化瘀,方用八妙通脉汤加味(金银花30g、玄参30g、当归20g、生甘草10g、薏苡仁30g、苍术15g、黄柏12g、牛膝10g);瘀结型宜活血化瘀、通络散结,方用活血通脉饮加减(丹参30g、赤芍30g、当归15g、川芎15g、鸡血藤15g、牛膝15g、金银花30g、土茯苓30g)。强调内治与外治相结合,保守治疗与手术治疗相结合,防治结合,以降低发病率。

董雨[13]等采用温通法治疗下肢血栓性浅静脉炎慢性期(瘀阻脉络证),以救生汤为基础方(川附片、公丁香、生姜、木香、赤芍、当归),以化瘀通络法之活血通脉汤(生黄芪、鸡血藤、苦地丁、蒲公英、天葵子、天花粉、丹参、赤芍、乳香、没药)为对照,结果显示与化瘀通络法相比,温通法治疗下肢血栓性浅静脉炎慢性期(瘀阻脉络证)在2~12周时改善患肢皮肤红肿、疼痛疗效显著,在4~24周时缓解患处条索、硬结疗效显著,在16~24周时改善患肢色素沉着疗效显著,其治愈率高、复发率低,认为温通法安全有效。

(周祖山　何彦春　李光耀)

参 考 文 献

[1] 陈灏珠, 林果为, 王吉耀. 实用内科学 [M]. 北京: 人民卫生出版社, 2016: 1645-1648.

[2] 吴梦涛, 李凡东, 金星. 血栓性浅静脉炎的新见解 [J]. 中国普外基础与临床杂志, 2012, 19 (9): 101-103.

[3] 朱景琳, 奚九一, 曹烨民. 奚九一辨治血栓性静脉炎经验 [J]. 上海中医药杂志, 2010, 44 (12): 9-10.

[4] 孙庆, 张幼雯, 宋奎全. 全国名老中医迟景勋学术渊源及治疗血栓性静脉炎的临床经验 [J]. 中医临床研究, 2018, 10 (8): 132-133.

[5] 付常庚, 樊炜静, 陈泽吉, 等. 中医外治法在血栓性浅静脉炎防治中的应用 [J]. 现代中西医结合杂志, 2019, 28 (35): 3977-3981.

［6］高杰, 张婷, 付晨菲, 等. 血栓性浅静脉炎中西医治疗概述 [J]. 中国老年学杂志, 2017, 37 (12): 3089-3092.

［7］丁志远, 陈新梅, 李国文, 等. 复方中药治疗血栓性浅静脉炎的研究进展 [J]. 中成药, 2021, 43 (2): 453-459.

［8］王泽明, 张嗣兰. 血栓性浅静脉炎与痰瘀相关学说的认知进展 [J]. 中国中医急症, 2010, 19 (5): 838-840.

［9］陈啸, 李梅, 苗进. 血栓性浅静脉炎炎症因子与中医证型相关性研究 [J]. 山西中医, 2015, 31 (11): 49-52.

［10］李光宗, 杨宝钟, 李友山, 等. 庞鹤教授经方治疗急性血栓性浅静脉炎经验总结 [J]. 现代中医临床, 2017, 24 (5): 44-47.

［11］徐新玉, 吐苏娜依, 袁丽. 大黄牡丹汤加味治疗下肢血栓性静脉炎 44 例 [J]. 中国中医急症, 2014, 24 (8): 1541-1542.

［12］杨康, 张玥, 张玉冬, 等. 侯玉芬教授治疗肢体血栓性浅静脉炎经验浅谈 [J]. 亚太传统医药, 2015, 11 (18): 56-57.

［13］董雨, 游伟, 王雨, 等. 温通法治疗下肢血栓性浅静脉炎慢性期 (瘀阻脉络证) 的临床观察 [J]. 世界中医药, 2016, 11 (3): 422-426.

第 18 节　血栓闭塞性脉管炎

血栓闭塞性脉管炎 (thromboangiitis obliterans, TAO), 是一种累及四肢中、小动静脉的慢性、节段性、闭塞性疾病, 其病理特征是炎性血栓形成, 简称脉管炎[1]。在 20 世纪初, Led Buerger 首先描述了此病的病理特征, 故又将本病称为 Buerger 病。该病早期症状表现为患肢发凉、麻木、间歇性跛行、游走性血栓性静脉炎, 后期可出现静息痛、患肢端坏死或者溃疡、干性坏疽或湿性坏疽等。

TAO 全世界范围内均有发病的报道, 但不同地区的发病率存在差异[2]; 近年来患病率呈下降趋势, 多见于亚洲人, 在我国常见于寒冷的北方地区, 多发于有吸烟史的男性青壮年。但近年来女性患者发病率从 11% 上升至 23%, 发病率约为 8/10 万。该病的病因尚不明确, 治疗手段有限, 预后较差, 5 年的截肢风险为 25%, 10 年的截肢风险为 38%, 20 年的截肢风险为 46%。

本病属中医学中 "脱疽" 范畴。早在两千多年以前的《黄帝内经》中就有本病的描述: "发于足趾, 名脱痈, 其状赤黑"。汉代《神医秘传》载有 "此症发于手指或足趾之端, 先痒而后痛, 甲现黑色, 久则溃败, 节节脱落", 并应用大剂量的解毒活血药 (金银花、玄参、当归、甘草) 内服治疗。南北朝龚庆宣著《刘涓子鬼遗方》将 "脱痈" 改称为 "脱疽", 并沿用至今。唐代孙思邈著《千金翼方》也有 "脱疽" 记载, 并主张 "毒在肉则割, 毒在骨则切" 的手术治疗原则。

【病因病机】

本病是由于先天禀赋不足, 肝肾亏虚、脾肾阳衰; 或情志内伤、饮食不节; 或外感寒湿、外伤染毒等, 导致脉络瘀阻, 阳气不能温达四末。若外邪蕴热, 阴虚火旺, 或郁久化热, 热毒炽盛, 则灼皮腐肉, 烂筋蚀骨, 趾 / 指节脱落。

一、肝肾亏虚

肝藏血,主筋;肾藏精,主骨;精血同源,共养筋骨。《灵枢·营卫生会》曰:"老者之气血衰,其肌肉枯,气道涩。"《外科正宗》:"房劳过度,气竭精伤。"故先天禀赋不足或后天房事不节,耗伤精血,肢末失养则麻木枯萎;或肝肾阴亏,虚火内生,亦可灼皮腐肉,伤筋蚀骨,发为脱疽。

二、脾肾阳虚

肾气旺盛,则五脏充沛,气血畅行,若机体脾肾阳虚,四肢经络失去温煦,寒凝血瘀,则有肢端发凉、疼痛、畏寒、皮色苍白、裹足不履。

三、情志内伤

郁怒伤肝,忧思气结,肝郁气结则血瘀,经脉不畅,筋失所养,复加郁久化热,腐肉伤筋;忧思伤脾,脾阳不振,运化失职,后天生化不足,不能输布精微于血脉,血脉失充,筋骨失养而萎用。

四、饮食不节

《外科证治全生集》:"脱疽……均是火毒内蕴所致。"过食膏粱厚味,辛辣烟毒、脾胃乃伤,运化失职,痰浊内生,久蕴化热,积久成毒,留滞于筋脉之中,腐肉烂筋,乃生本病。

五、寒湿凝聚

严寒涉水,步履冰雪,或久居湿地,寒湿外侵。《素问·举痛论》曰:"寒气入经而稽迟,泣而不行,客于脉外则血少,客于脉中则气不通,故卒然而痛。"寒湿为阴邪,最易伤人阳气,血得温则行,遇寒则凝,湿聚寒凝,寒凝血瘀,经络阻塞不通,不通则痛。寒湿蕴久化热,热盛肉腐则形成溃疡、坏疽。

六、外伤染毒

肌肤外伤,毒侵腠理,凝聚脉络,毒邪腐筋蚀骨,以致脱疽。

本病之后期,由于邪正相争,缠绵不解,肝、脾、肾脏气失和,先、后天均失充养,气血生化不足;或趾/指骨脱落后,脓水淋漓不尽,久不收口,耗伤气血,故又可出现气血亏虚证。

【诊断要点】

一、临床表现

(一) 症状和体征

1. **间歇性跛行**　病程早期,患肢肢端发凉、麻木或足底发紧感(胼胝感),行走一段路程(500~800 米)后,小腿或足部肌肉发生胀痛或抽痛,被迫止步休息,片刻后,疼痛缓解,再次行走后疼痛复又出现。

2. **静息痛**　若病情继续发展,即使肢体处于休息状态时,疼痛仍然不止,称为静息痛。

这种疼痛剧烈、呈持续性,夜间尤甚。患者常抱膝抚足而坐,彻夜不眠。患肢抬高时疼痛加重,下垂后症状稍可减轻。

3. **肢端发凉和感觉异常**　患肢皮温较正常低1℃以上,对寒冷十分敏感,患足常有胖胀感、针刺感、麻木感或烧灼感。

4. **肢端营养障碍综合征**　表现为皮肤变薄、干燥无汗、肤色苍白或潮红或紫黯,汗毛脱落,趾/指甲生长缓慢、增厚变形;趾/指腹瘪陷,小腿或足部肌肉萎缩。

5. **无脉症**　足背动脉、胫后动脉、桡动脉或尺动脉搏动减弱或消失。

6. **游走性血栓性浅静脉炎**　约50%的患者在发病前或发病过程中,在小腿或足部反复出现游走性血栓性浅静脉炎。浅表静脉呈黯红色条索,结节状,伴有轻度疼痛。急性发作持续2~3周后,肿痛逐渐消退,间隔一段时间后,其他部位又重复出现相同症状。

7. **肢端溃疡或坏疽**　大多数为干性坏疽,常先在一或两个趾/指的末端或甲旁出现,然后累及整个趾/指。开始时趾/指端塌瘪干枯,坏死组织脱落后可形成经久不愈的溃疡。溃疡面对触痛异常敏感。

(二) 临床分期

1. **局部缺血期**　患肢发凉、怕冷、麻木不适和轻度疼痛,间歇性跛行,冬季症状加重。足部和小腿反复发作游走性血栓性浅静脉炎。足背动脉和胫后动脉搏动减弱或消失。Buerger试验(+)。

2. **营养障碍期**　凉麻症状加重,跛行距离明显缩短,并出现静息痛,夜间疼痛剧烈,患者常抱足而坐,终夜难眠。出现营养障碍征(皮肤弹性消失、汗毛减少或脱失、趾甲肥厚生长缓慢、肌肉萎缩),可出现末梢神经炎。肢端有触电样或针刺样疼痛以及感觉障碍,肢端皮肤呈潮红、紫红或青紫色,患肢动脉搏动消失。

3. **组织坏死期**　肢端出现干性或湿性坏疽。常先从大或小趾开始,向上蔓延,逐渐延及各趾及足背,甚至超过踝关节。坏疽组织脱落则产生溃疡,然后再发生新的坏疽。继发感染时,则红肿明显,流脓味臭,剧烈疼痛。感染严重者,可出现大面积湿性坏疽,伴有高热、剧痛、贫血、衰竭等全身毒血症表现。根据坏疽的范围可分为三级:Ⅰ级:坏疽局限于趾/指部。Ⅱ级:坏疽延及趾跖/指掌关节及跖/掌部。Ⅲ级:坏疽延及足跟、踝关节或踝关节以上。

二、辅助检查

(一) 体格检查

(1)Buerger试验(肢体抬高试验):患者取平卧位,抬高下肢与床面呈45°角,3分钟后,若足部呈苍白或蜡黄色,伴有肢体麻或疼痛;然后坐起使下肢自然下垂,皮色缓慢恢复超过45秒且色泽呈斑块状或潮红,提示足部供血障碍。

(2)血管通畅试验:按压桡动脉,让患者反复握住和松开拳头,如果原手指缺血区恢复颜色,说明尺动脉侧支健全,否则提示尺动脉存在闭塞,同理,按压尺动脉,可检测桡动脉是否闭塞。

(3)皮温测定:在室温下,皮肤温度如果比健侧皮温低2℃,则表示供血不足。

(4)神经阻滞试验:通过腰麻或硬膜外麻醉对腰交感神经进行阻滞,如果患肢皮温无明显增高,提示存在远端肢体动脉闭塞;如阻滞后患者皮肤温度升高超过1~2℃者,提示肢体远端动脉的痉挛性缺血。

（二）影像检查

（1）多普勒肢体血流超声检查（首选）：可直观看出病变范围以及程度，结合血流描计可测量算出血管腔直径、闭塞程度以及血流速度。

（2）CTA 检查：能形象地看到阻塞部位和程度，以及侧支循环的建立情况。

（三）实验室检查

（1）凝血功能检测：凝血酶原时间缩短，FIB、FDP 升高，D- 二聚体升高。

（2）同型半胱氨酸检测：明显升高。

（3）免疫球蛋白检测：免疫球蛋白及其复合物、T 细胞亚群检测均有可能出现增高或者阳性表现。

三、诊断标准

目前没有公认的 TAO 诊断标准，临床上常用的有以下两个标准[3]：Shionoya 标准和 Olin 标准。2019 版《血栓闭塞性脉管炎中西医结合专家共识》[4]中采用 Olin 标准，并加以补充，具体的诊断标准如下：

1. 多见于 45 岁以下男性；

2. 绝大多数有烟草接触史；

3. 下肢远端缺血的存在：跛行、静息痛、缺血性溃疡或坏疽，经非侵入性血管检查证实；

4. 排除明确的自身免疫性疾病，血液高凝状态，糖尿病等相关血管硬化性病变和腘动脉陷迫综合征；

5. 排除有近端来源栓子；

6. 症状 / 非症状肢体的临床表现与动脉造影表现一致；

7. 舌苔和脉象：①舌象，舌质多见淡紫、青紫、可见瘀点 / 斑，苔白润或见舌质红或绛，苔黄或黄腻或舌质淡，苔薄白等；②脉象，可见弦紧或沉涩或弦数或滑数或弱或细无力等；③肢体远端动脉（趺阳脉）减弱或消失。

【治疗】

一、中医治疗

（一）辨证论治

1. 寒凝血瘀证

症状：患肢发凉麻木、喜暖怕冷，患肢肢端皮肤苍白或潮红、紫红，间歇性跛行，但无溃疡或坏疽。舌质淡，苔薄白，脉细沉或迟。

治法：温经散寒，活血通络。

方药：阳和汤加减。

熟地黄 30g，白芥子 9g，鹿角霜（胶）9g，肉桂 9g，生甘草 9g，麻黄 3g，炮姜炭 9g。

加减：寒重加熟附子 9g（先煎）、制川草乌各 9g（先煎）；瘀重加地龙 15g、红花 6~9g、鸡血藤 30g；气虚加黄芪 30g 或党参 15g；血虚加全当归 15~30g、白芍 9~15g；病在上肢加桂枝 9g；病在下肢加牛膝 15g。

中成药:参桂再造丸,每次 5g,每日 2 次,口服;祛风止痛胶囊,每次 6 粒,每日 2 次;活血舒筋酊,每次 10~15ml,每日 3 次。通痹片,每次 2 片,每日 2~3 次,口服。

2. 气滞血瘀证

症状:患肢足部紫红、黯红或青紫,足趾或足底有瘀斑,肢端呈持续性疼痛,遇寒或活动时疼痛加重,舌质红或紫暗,苔薄白,脉沉细涩。

治法:疏通经络,活血化瘀。

方药:当归活血汤加减。

当归 30g,红花 9~15g,赤芍 15g,乳香 6g,没药 6g,桃仁 9~15g,甘草 9g。

加减:偏热者加玄参 30g、忍冬藤 30g;偏寒者加肉桂 9g、熟附子 6~9g(先煎)、干姜 6g;气血两虚者加炙黄芪 30g、党参 15g;瘀重酌加蜈蚣、土鳖虫、全蝎等虫类药。

中成药:瘀血痹胶囊(片),每次 5 粒(片),每日 3 次;活血止痛胶囊,每次 4 粒,每日 3 次。

3. 湿热阻络证

症状:患肢发凉和怕冷的程度较轻,行走时酸胀、沉重、乏力加重,足部潮红或紫红肿胀,反复发作游走性血栓性浅静脉炎,红肿热痛,面色萎黄,纳呆,口渴不欲饮,或肢端溃疡糜烂,舌质红,苔黄腻,脉弦滑数。

治法:清热利湿,活血通络。

方药:茵陈赤小豆汤(济南市立医院经验方)加减。

茵陈 15~24g,赤小豆 30~60g,鸡血藤 30g,生薏仁 30g,苍术 9g,苦参 9g,防己 9g,泽泻 9g,黄柏 9g,牛膝 18g,赤、白芍各 18g,忍冬藤 30g。

加减:条索红肿灼热明显时,可酌加牛角片、生地黄、牡丹皮。

中成药:四妙丸,每次 6g,每日 2 次;湿热痹颗粒(片),每次 5g(6 片),每日 3 次;通塞脉片,每次 6 片,每日 3 次。

4. 热毒蕴结证

症状:患肢坏疽或溃疡,局部红肿灼热,疼痛剧烈,烦渴引饮,脓多味臭,伴有全身发热等毒血症。舌红绛,苔黄腻或黄燥,脉滑数、洪大或弦数。

治法:清热解毒,凉血止痛。

方药:四妙勇安汤加味。

金银花 30g,玄参 30g,当归 15~60g,生甘草 9~15g,牡丹皮 15g,怀牛膝 15g,忍冬藤 15g,苍术 9g,防己 9g,紫草 9g,红花 6g。

加减:舌苔黄厚腻湿热并重的加大黄 6g、黄柏 12g、栀子 15g、黄芩 12g 等苦寒清热解毒药;舌红绛伤阴加麦冬 15g、生地黄 18g、石斛 15g 等;疼痛甚者,加延胡索 15g,乳香、没药各 6g。

5. 气血两虚证

症状:患者体弱,消瘦无力,肢体肌肉萎缩,皮肤干燥,脱屑,趾甲松厚,生长缓慢,创面经久不愈,脓液稀少,舌质淡白,苔薄白,脉沉细无力。

治法:补养气血。

方药:人参养荣汤加减。

黄芪 30g,当归 15g,党参 15g,石斛 12g,怀牛膝 12g,杭白芍 9g,白术 9g,茯苓 9g,陈皮 9g,肉桂 6g,远志 6g,甘草 3g。

加减:若心悸失眠,加夜交藤 15g、酸枣仁 9g;腰酸甚者,加山茱萸 9g、菟丝子 15g。

中成药：活血通脉丸 9g，每日 2~3 次；养血荣筋丸 6g，每日 2 次。

(二) 医家经验

白祯祥教授[5]认为在脱疽的发病中，肾虚为疾病根本，贯穿始终。其将脱疽病因病机分为肾阳虚、肾阴虚、血瘀，并提出扶正补肾祛邪的治疗原则。临证施治中，强调灵活运用益肾气、助肾阳、滋肾阴之类药物。治疗中选用附子、鹿角胶、山茱萸、淫羊藿、熟地黄、巴戟天、枸杞子、川牛膝、杜仲、地龙、山甲珠、丹参、鸡血藤、黄芪、赤芍等补肾药物。其中山茱萸、枸杞子、杜仲滋肾阴；淫羊藿、巴戟天壮肾阳；熟地黄养血滋阴润肝肾；鸡血藤、丹参、地龙、赤芍活血化瘀通脉；重用川牛膝活血化瘀通经络，引药下行达病所助药效。诸药合用，共奏补益肾阴肾阳、活血通脉之功。并指出附子在治疗脱疽中的重要作用。附子性大热而味甘辛，有回阳救逆、补火助阳、散寒止痛之效，上助心阳可通脉，中温脾阳助散寒，下补肾阳以益火。

郑学军教授[6]认为血瘀不畅、经脉不通贯穿疾病始终。治疗以活血通络为主，均选用当归，取其"温补脏腑经络之气"的治疗作用，配合丹参、鸡血藤、赤芍、川芎、红花、益母草等药。在活血通脉的基础上，根据辨证进行组方配伍，常以味甘性温的黄芪为君药，可补气升阳、益气帅血，擅用制附子、细辛、干姜温阳散寒；重用金银花、连翘、毛冬青清热解毒，以石斛、玄参育阴清热。

唐祖宣[7]在临证中擅用真武汤、麻黄附子细辛汤、附子汤。其认为真武汤所治之脱疽乃肾阳衰微，脾湿肝郁所致，在治疗时加生姜、黄芪、桂枝、潞党参、川牛膝等中药可补元阳、除阴翳、清水源。方用大辛大热之附子为主药，温肾阳化气行水；茯苓、白术健脾渗湿；白芍入肝，辅肝之体而助肝之用，使肝脏发挥疏利水湿之功；生姜味辛性温，既可协附子温阳化气，又能助苓、术和中降逆，共奏温补肾阳，疏肝健脾除湿之效。脾肾调达，气血畅行，四肢自得温养。麻黄附子细辛汤所治之脱疽乃阳虚寒盛，水不化气，表寒湿阻所致。方中附子主温经补阳，麻黄用于发汗解毒，而细辛则是温经驱寒，三者可以驱散患者体内的阴寒之症。附子与麻黄搭配，去除邪气而不伤根本之气；细辛与附子合用，通经活络，达到上下通顺之效果；麻黄与细辛合用，温阳通肤，湿寒之邪自体表祛除；加用附子则减轻麻黄与细辛搭配发汗所致的耗损元阳之可能。方虽仅三味药，却可温阳除湿，化气行水，令寒湿之邪无所遁从，四末得以温通。附子汤所治之脱疽乃寒凝气滞，经络不通所致。临床辨证中常见手足发凉，麻木疼痛，色呈苍白，潮红或青紫，恶寒身重，舌淡，苔白多津，脉沉细等证。方中参附同为主药，有益气回阳复脉之力；苓、术相伍为辅，有健脾利水之效；芍药有酸甘化阴之功。

全小林教授[8]认为该病患者素体正气不足，寒湿邪入侵，壅滞经络，深入骨髓。由于寒性收引，湿性重浊，易侵及下肢，加之吸烟过度致血管收缩，循环不畅，引起下肢的缺血坏死而导致本病。认为本病证型为脾肾阳虚，寒湿血凝为主。治法：通阳祛寒，益气活血。

(三) 其他治疗

1. 单方验方

(1) 复脉方：黄芪 50g，肉桂 10g，红花 15g，当归 20g，川芎 15g，金银花 30g，乌梢蛇 30g，白花蛇舌草 30g，甘草 20g。具温经通络止痛功效，用于阳虚寒凝血瘀者。

(2) 消炎通脉合剂：金银花 40~60g，玄参 24~30g，当归 24~30g，赤芍 12~15g，川芎 10g，桃仁 12g，红花 10g，牛膝 5~20g，防己 10~12g，络石藤 15~20g，制川乌 5~9g，甘草 12g。具清热解毒、活血消肿止痛功效，用于湿热血瘀者。

2. 中药制剂

蕲蛇酶每次 75~150μg，川芎嗪注射液每次 200~500mg，脉络宁注射液每次 20~40ml,均加入 5% 葡萄糖注射液或 0.9% 生理盐水 250~500ml 中静脉滴注,每日 1 次,2 周为 1 个疗程。

3. 外治法

(1)熏洗疗法

1)毛冬青 100g,水煎温洗患肢,适用于无坏疽溃疡者。

2)大黄、乌梅、五倍子、苦参、白鲜皮、马齿苋各 30g,煎水浴洗患肢。

(2)湿敷治疗:中药制剂湿敷可选用双黄连溶液、黄柏溶液。适用于坏疽溃疡面积较大,渗出较多者。

(3)外敷软膏:脉管炎溃疡面的处理以保护疮面,防治感染,改善血运,促进生肌,减少刺激为原则。龙珠软膏、叶绿素软膏,有清热解毒,刺激性小的特点。生肌玉红膏有改善血运,促进肉芽上皮生长的作用。

4. 挑刺法
在患侧背部 3、4、5 胸椎旁,距中线 2~3cm 处(有色素沉着),常规皮肤消毒,用三棱针垂直刺入 0.2~0.3cm,然后倾斜针体突然挑出,患处可有酸麻发热感并向足部扩散。一般 1 周可重复 1 次,用于疼痛剧烈不能入睡者。

二、西医治疗

(一) 扩张血管药物

可选用妥拉苏林、酚妥拉明、酚苄明、苄丙酚胺、烟酸、尼麦角林等。

(二) 抗生素

溃疡和干性坏疽没有感染时,可不用抗生素。如有继发性感染,应根据细菌培养结果选用敏感抗生素。

(三) 溶栓抗纤药物

溶栓抗纤药物可抑制血栓形成,临床上分为抗血小板聚集剂以及抗凝剂。抗血小板聚集剂可预防血小板聚集,从而减少血栓的形成。临床上常用的药物包括阿司匹林、双嘧达莫、西洛他唑、噻氯匹定和低分子右旋糖酐。抗凝剂包括肝素,以及目前新型口服抗凝剂可嘧啶、利伐沙班。

(四) 前列腺素类药物

伊洛前列素是依前列醇的同类物,因其具有较强的血小板活化抑制作用,可抑制血小板凝集减少血栓形成。波生坦是双重内皮素受体拮抗剂,通过竞争拮抗内皮素受体发挥作用,可降低全身血管阻力,以达到舒张血管的目的。

(五) 手术治疗

1. 腰交感神经节切除术
先施行腰交感神经阻滞试验,如阻滞后患者皮肤温度升高超过 1~2℃者,提示痉挛因素超过闭塞因素,可切除同侧 2、3、4 腰交感神经,解除血管痉挛和促进侧支循环建立。

2. 自体骨髓细胞移植
应用自体骨髓干细胞移植进行治疗,建立静脉通路,局部麻醉后,穿刺抽取髂后上棘骨髓 200ml 送至实验室,使用密度梯度离心法将干细胞分离出,将分离出的干细胞稀释为 60ml 的混悬液,使用 20ml 注射器吸取,沿患肢小腿内侧 Linton 线后 2cm 处进行干细胞肌内注射处理,约 17~20 个注射点,3~4ml 干细胞混悬液 / 点,呈扇形注射。

3. 动脉血栓内剥脱术　全身肝素化的状态下依次游离患处动脉,依照患者血管纵轴走向,纵向切开动脉前侧壁,剥离清除血管内部的机化血栓,术后使用 Fogarty 导管辅助检查患肢血运重建状况。

（六）介入疗法

1. 经皮腔内血管成形术　在狭窄闭塞的血管腔处进行球囊扩张、支架植入、溶栓和取栓等操作,可快速打通狭窄闭塞的血管腔、清除机化血栓,改善患肢远端缺血,促进患肢缺血性溃疡的愈合。

2. 射频消融术　通过高温射频烧灼交感神经节,从而阻断交感神经收缩血管的作用,以达到扩张血管的目的。

3. 经皮穿刺腔内消融术　应用带有旋切头的导管旋切血管内血栓。

三、疼痛的处理

（一）缺血性疼痛

1. 2% 利多卡因静脉滴注　将利多卡因 0.2g 加入 5% 葡萄糖注射液 500ml 中静脉滴注,每日 1 次。

2. 动脉注射药物　如罂粟碱 30~60mg 或 25% 硫酸镁 10ml 或山莨菪碱 10mg 用生理盐水 20~40ml 稀释后缓慢泵入,每日 1 或 2 次。此方法具有见效快,止痛效果佳的优点。

3. 穴位封闭　常用药物为维生素 B_1 100mg 加于 2% 利多卡因 10~15ml,行患肢股动脉周围封闭,或足三里穴位封闭。

（二）神经性疼痛

1. 针刺疗法,取患肢足三里、三阴交、阳陵泉、绝骨、合谷等穴。

2. 吲哚美辛栓,每次 1 枚 100mg 纳肛,具有良好止痛效果。

3. 口服盐酸曲马多、吗啡缓释片,必要时使用镇痛药如盐酸哌替啶、吗啡等。

4. 神经阻滞麻醉,2% 利多卡因 10~15ml 行腘窝部神经阻滞麻醉。

四、疮面换药

1. 干性坏疽　用 0.5% 碘伏棉球擦拭患处后采取暴露疗法。应保持干燥,不宜用湿敷,待分界线清晰后方能手术截除坏死组织。

2. 湿性坏疽　换药时操作要轻柔,避免使用含腐蚀性或刺激性药粉或药液外涂疮面。对未松腐的坏死组织不宜强行剪除,以防加重感染及坏疽。可选用双黄连溶液、黄柏溶液或 0.2% 呋喃西林溶液湿敷。

五、中西医结合治疗的思路与方法

2019 版《血栓闭塞性脉管炎中西医结合专家共识》认为:炎性反应是该病根本病因,中医表述为"邪"。各种因素导致的炎性反应,特别是自身免疫性疾病导致的炎性反应,是引起血栓闭塞性脉管炎的病因,只是目前还不能找到明确的致炎因子,所有可以明确致炎因子的类似表现的疾病,均要从血栓闭塞性脉管炎中排除。比如:红斑狼疮性血管炎、雷诺综合征,中医表述为:素体阳气不足、脾肾亏虚,多有外感寒湿、寒邪客脉、跌仆或金石所伤等外因为病,加之烟毒侵袭、饮食不节、情志不遂、房事不节等内因,导致气血凝滞、脉道阻塞、心气不足、血脉不至而为病。急性期，诸病因而致湿热蕴结，热毒炽盛而发病；慢性期多见气阴两虚、气血两虚等本虚表现。

TAO 是临床比较难治的周围血管疾病，目前病因尚不明确，多认为吸烟是重要的影响因素，现代医学治疗本病有一定的优势，但临床复发率高、截肢率也高。随着中医学的不断完善，众多医家挖掘古代经典医籍中的相关记载，并根据自身临床经验，提出寒、瘀、湿、热、毒、虚为致病的关键，从温阳、散寒、活血燥湿、解毒、补虚等角度治疗此病，取得了一定疗效。未来，随着医学技术的不断进步，数据挖掘中医治疗 TAO 的辨证用药遣方规律对本病的中医药治疗有一定的积极意义，值得临床进一步研究。

【调摄与护理】

血栓闭塞性脉管炎的发病与寒湿、外伤、情绪波动、吸烟等多种因素有关，因而要重视生活及饮食调理。

一、生活调护

1. 患者平常着衣应宽松，舒适，衣领袖口裤边过紧会影响肢体末端血液循环。秋冬季尤应注意四肢的防冻保暖，棉被宜轻软保暖。

2. 患足应穿透气性好的鞋袜，宜穿特制的宽大棉（毛）袜和棉鞋，忌穿尼龙袜、胶鞋，以防潮湿引起感染；及时修剪趾／指甲，修剪时避免损伤。

3. 患肢未破溃时，常用温水洗泡，以促进局部血液循环，洗后及时用软毛巾擦干。忌用过热过冷的水或用力擦洗。水温过高易烫伤肢体皮肤，水温过低易致肢端血管痉挛。

4. 寒冷季节尽量减少户外活动，以免风寒湿侵袭。可参加气功、八段锦等健身活动，增强体质，改善肢体血运。

5. 忌烟。烟草中的尼古丁可刺激肾上腺素分泌，造成血管收缩、痉挛，降低皮肤温度，使病情加重。

二、饮食调理

饮食不节对本病的发生发展和转归确有一定影响。在缓解期，宜食营养丰富，易消化食物，如瘦肉、鸡蛋、牛奶等。气血两虚者可用党参、黄芪、白术、大枣炖牛肉食用。配合药膳疗法，通常以补益肺、脾、肾为主，如乌蛇通脉酒（乌梢蛇、制附子各 20g，赤芍 15g，白酒 500ml）；毛冬青炖猪蹄（毛冬青 150g，猪蹄 1 只，葱、姜、料酒、精盐、味精各适量）；黑豆活血粥（黑大豆、粳米各 100g，苏木 15g，鸡血藤 30g，延胡索末 5g，红糖适量）。急性感染期，饮食宜清淡而富含营养，但不宜进食鲤鱼、虾、蟹、牛肉、羊肉等"发物"，忌辛辣、燥热之品，宜食清热解毒、易消化的食物，如绿豆、赤小豆、薏仁粥、梨、西瓜、马齿苋草。可饮用菊花茶、金银花露或用荷叶、淡竹叶、鲜车前煎汤代茶。

三、情志调理

由于长期剧烈疼痛的折磨和对致残的担心，患者均有很大的心理负担，医护人员及家人应有耐心多与患者沟通，疏解其心理压力，增加患者战胜疾病的决心和毅力。

【转归与预后】

一、转归

脉管炎在局部缺血期,病变相对表浅,寒湿仅侵袭肌肤、经络、血脉,若能治疗得当,寒湿瘀邪得以驱除,阳气恢复,经脉得以温通,则肢端发凉、麻木、疼痛可消失,可达阶段性临床治愈。若寒湿瘀邪黏滞,久客经脉,肢端失气血温养,邪正相争,日久出现肢端营养障碍。若寒湿瘀邪,久蕴化热,侵脏入筋,则腐肉烂筋蚀骨,肢端溃破、坏疽形成,肢节脱落,即转为病程急性期。此期积极治疗,湿热瘀邪得以驱除,病可转为稳定期。若溃口久治不愈,耗伤气血,致气血亏虚,则脱疽缠绵不愈。

二、预后

血栓闭塞性脉管炎是一种难治的周围血管病。本病一旦发生,很难根治,但积极治疗,尚可缓解,可阻止病情发展,防止坏疽形成。即使出现坏疽,绝大部分患者经局部清创或截趾/指术后,可控制病情。但仍有研究表明[9],34%的血栓闭塞性脉管炎患者在确诊后的15年内会经历截肢。在缓解期,中医药治疗是防治脉管炎的重要措施。平时要慎起居,节饮食,防外伤,保持心情舒畅,适当锻炼,严格戒烟,继续服用益气活血药物以巩固疗效,防止病情反复。尽管这样,本病目前仍有较高(约42%)的复发率。

【现代研究】

一、病因病机研究

曹烨民[10]教授认为,素体阳虚即为血栓闭塞性脉管炎的病机根本。本病病机复杂,虽多见寒、湿、热、毒及瘀诸邪有余,气、血、阴、阳常不足,但最终都与素体阳虚紧密相关;并认为本病基本病机为素体阳虚,外邪乘袭,内邪滋生,邪毒久蕴,耗伤气血,肢节失养,坏疽脱落。

王云超[11]根据门纯德教授提出的:"脱疽"以寒为"本",以瘀为"标",以热为"变"理论,认为该病的病因病机属于阳虚血瘀。阳气内虚,寒邪外袭,筋脉收引,气血瘀滞,不通则痛,而发此病。《素问·举痛论》言"寒气客于脉外则脉寒,脉寒则缩蜷,缩蜷则脉绌急",正如血栓闭塞性脉管炎的疾病表现:寒邪留置脉络则痛有定处,肤色苍白或青紫,甚或跌阳、太溪等脉搏微弱或消失;留置筋骨则疼痛较剧,屈伸不利,动则痛甚。加之"邪之所凑,其气必虚",日久阴伤气耗,阴损及阳,更致阳气衰微。

何飞[12]等研究认为"血瘀""热毒"是血栓闭塞性脉管炎的主要病机之一,贯穿疾病的终末。"病在脉者,调治于血""病在血者,调治于络",根据本病"湿、热、瘀、毒"的病因病机和症状特点,辨治采用"清热凉血、活血化瘀"法中药内服加外用治疗,以四妙勇安汤为基础方,活血养阴、清热解毒。

二、辨证分型、治则治法研究

刘泓利[13]等通过对相关文献、专病会议指南以及学术界对于血栓闭塞性脉管炎辨证的研究分析,认为各辨证标准文献之间,学术界与辨证标准文献之间,以及学术界内部,均存在差异。并建议建立 TAO 中医辨证与疾病分期相照应的辨证规范。

郑学军、崔海燕[6]等根据血栓闭塞性脉管炎的发展经过,将该病分为寒凝经脉型、气虚血瘀型、阴虚毒热型 3 型,与西医的局部缺血期、营养障碍期及坏死期相对应。

三、数据挖掘研究

章新根等[14]通过收集中国知网全文期刊数据库(CNKI)中中医药治疗 TAO 的文献,通过对文献报道的方剂进行筛选建立方剂数据库,研究显示治疗 TAO 的前 13 味的药物为:甘草、当归、黄芪、丹参、红花、赤芍、金银花、川芎、牛膝、玄参、没药、乳香、鸡血藤,这些药物以活血为主,佐以益气、清热、养阴药物。常用的药对组合中,以甘草—当归、当归—黄芪、丹参—当归、当归—红花、当归—赤芍最为常见,具有活血化瘀、补益气血、清热解毒的功效,而常见药对组合则以活血、祛瘀、通络药物为基础,通过分析其用药规律,发现血栓闭塞性脉管炎的治疗以活血化瘀、补益气血、清热解毒为主。

四、实验研究

李慧宇[15]等对四妙勇安汤的药理分析中总结发现,血栓闭塞性脉管炎的发病机制与机体的炎症环境、血管舒张能力及凝血状态等因素相关。血栓闭塞性脉管炎患者机体内炎性因子水平显著升高,并导致炎症反应,如 TXA_2 促进血小板聚集,导致血管痉挛,从而形成血栓;TXB_2 诱导产生血液高凝现象,TNF-α 导致内皮细胞功能障碍,IL-6 会增强炎症反应。Capcase-1 参与炎性反应并诱导 HMGB1 的释放,IL-1β、IL-18 亦为炎性因子,通过复杂机制参与血栓闭塞性脉管炎的发展病程。这些结果表明,炎症因子的产生、凝血状态的紊乱、血管功能的破坏以及血栓形成等因素均在血栓闭塞性脉管炎的发病机制中起重要作用。

王梦丽[16]研究发现,在正常状态下,体内血栓素 A_2 和前列环素之间是一种动态平衡,TAO 状态下血栓素 A_2 增多,前列环素降低,体内凝血—抗凝血平衡被打破,凝血功能亢进,凝血酶原转化为凝血酶,血液处于高凝状态,血小板聚集,最终导致血栓的形成。TXB_2 和 6-KPGF1α 分别是血栓素 A_2 和前列环素的稳定水解产物。血栓素 A_2 可促进血小板聚集和黏附,引起血管收缩,血小板聚集,使血液黏稠度增加,引发血栓形成;前列环素可以保护血管,抑制血小板的聚集,调节微血管血流。

郭轶[17]在其对 TAO 患者血管壁的免疫病理学研究中,发现 TAO 组 29 例患者血管壁均明显增厚,以内膜增生为主,增生的内膜中均可见明显的淋巴细胞浸润。TAO 组中 CD3+、CD20+ 细胞平均数较对照组均明显增高,TAO 组中 CD3+ 细胞平均数高于 CD20+ 细胞平均数。其分布也存在差异,70% 的 CD3+ 细胞分布在内膜中线偏内皮细胞侧,97% 的 CD20+ 细胞分布在内膜中线偏内弹力膜侧。并得出结论:① TAO 患者血管壁有明显的炎症反应及其导致的结构破坏,其病变主要集中在内膜区,为机体自发性免疫损伤。浸润细胞以淋巴细胞为主,主要侵犯内膜。内膜区的自发性免疫炎症损伤为 TAO 发病的病理基础,也是 TAO 患者血管壁的主要病理改变。② TAO 患者血管壁的免疫损伤与其发病关系密切,以 CD3+T 淋巴细胞直接引起的细胞免疫损伤在及因 CD3+T 淋巴细胞对体液免疫抑制作用的降低而加重的体液免疫损伤在血管壁的免疫损伤中均起十分重要的作用,故 CD3+T 淋巴细胞对 TAO 的发病起更直接、更重要的作用。③ TAO 是一种体液免疫亢进及细胞免疫功能低下的自身免疫性疾病。T 淋巴细胞功能异常对其发病起更重要作用。T 淋巴细胞功能调节治疗和干细胞移植可能是将来 TAO 治疗的重要手段。

（莫爵飞 苗倩倩）

参 考 文 献

［1］王徐红, 柳国斌, 徐磊. 近 40 年中医药治疗血栓闭塞性脉管炎研究文献可视化分析 [J]. 中国中医药信息杂志, 2022, 29 (11): 21-26.

［2］梅菲, 王科委, 孙建锋, 等. 血栓闭塞性脉管炎的诊疗进展 [J]. 血管与腔内血管外科杂志, 2021, 7 (11): 1296-1301.

［3］张帆, 郭建明, 郭连瑞. 血栓闭塞性脉管炎的诊断与鉴别诊断 [J]. 血管与腔内血管外科杂志, 2019, 5 (6): 545-548.

［4］中国中西医结合学会周围血管疾病专业委员会血栓闭塞性脉管炎专家委员会. 血栓闭塞性脉管炎中西医结合专家共识 [J]. 血管与腔内血管外科杂志, 2019, 5 (6): 471-479.

［5］郝国君, 杨小红, 白癜祥. 白癜祥教授从肾虚论治脱疽经验浅析 [J]. 天津中医药, 2022, 39 (1): 11-14.

［6］崔海燕, 郭继臻, 李贝, 等. 郑学军分期辨证治疗血栓闭塞性脉管炎经验介绍 [J]. 山西中医, 2020, 36 (2): 6-8.

［7］穆俊平, 范竹雯, 李杨, 等. 国医大师唐祖宣教授经方学验探析 [J]. 光明中医, 2017, 32 (18): 2629-2631.

［8］郭艳青, 逄冰, 刘洪兴. 仝小林治疗血栓闭塞性脉管炎经验 [J]. 中国临床医生, 2014, 42 (4): 85-86.

［9］LE JONCOUR A, SOUDET S, DUPONT A, et al. Long-term outcome and prognostic factors of complications in thromboangiitis obliterans (Buerger's disease): a multicenter study of 224 patients [J]. J Am Heart Assoc, 2018, 7 (23): 1-9.

［10］张国奇, 曹烨民. 曹烨民扶阳固本法为主治疗血栓闭塞性脉管炎经验 [J]. 上海中医药杂志, 2017, 51 (3): 23-25.

［11］王云超. 论 "温阳四法" 在血栓闭塞性脉管炎的应用 [J]. 中医临床研究, 2017, 9 (34): 77-79.

［12］何飞, 吕延伟, 李大勇, 等. 清热凉血化瘀法配合外用熏蒸对血栓闭塞性脉管炎患者氧化应激及 t-PA 影响 [J]. 辽宁中医药大学学报, 2018, 20 (2): 118-121.

［13］刘泓利, 梁茂新, 李国信, 等. 血栓闭塞性脉管炎辨证规范和辨证差异性比较 [J]. 中华中医药杂志, 2021, 36 (2): 1064-1067.

［14］章新根, 蔡海英. 多发性大动脉炎中医治疗方剂用药规律挖掘分析及临床应用举隅 [J]. 中国中药杂志, 2016, 41 (9): 1754-1758.

［15］李慧宇, 孙晖, 张爱华, 等. 四妙勇安汤治疗血栓闭塞性脉管炎化学成分及药理作用研究进展 [J]. 中国医药导刊, 2022, 24 (4): 393-397.

［16］王梦丽, 楚尧娟, 左莉华, 等. 脉络舒通丸对血栓闭塞性脉管炎模型大鼠的治疗作用 [J]. 中国药理学与毒理学杂志, 2022, 36 (1): 17-24.

［17］郭轶. 血栓闭塞性脉管炎患者血管壁的免疫病理学研究 [D]. 重庆: 重庆医科大学, 2008.

第19节 风 湿 热

风湿热(rheumatic fever,RF)是一种由咽喉部感染 A 组乙型溶血性链球菌后反复发作的急性或慢性的全身结缔组织炎症,主要累及关节、心脏、皮肤和皮下组织,偶可累及中枢神经系统、血管、浆膜及肺、肾等内脏。临床表现主要为关节炎、心脏炎、环形红斑、舞蹈症和皮下结节等。急性发作后常遗留轻重不等的心脏损害,其中以瓣膜病变最为显著,形成慢性风湿性心瓣膜病。

本病好发于 5~15 岁的儿童和青少年,3 岁以下的婴幼儿极为少见。除舞蹈症好发于青春期女孩外,其他形式的发病率无明显性别差异。1992—1995 年我国中小学生发病率为20/10 万,风湿性心脏病为 22/10 万,风湿热患病率约 80/10 万,农村发病率高于城市。20 世纪中期世界各国风湿热发病率明显下降,尤其是发达国家,但近 20 年风湿热发病率开始回升,且城市中产阶级、比较富裕家庭的儿童发病率高,说明急性风湿热的流行病学规律在发生改变。而且随着社会的发展,风湿热的临床表现也发生变异,暴发型少,隐匿型发病较多,轻度或不典型病例增多。

中医虽无风湿热的病名,但其主要临床表现在历代医著中有相似的描述。多数医家认为,以关节炎症状为主者可归属于"风湿热痹""湿热痹""热痹"等范畴;以心脏炎性症状为主者,则可归属于"心悸""怔忡""心痹"等范畴。

【病因病机】

本病的发生主要是由于正气不足,感受风、寒、湿、热之邪所致。患者素体虚弱,卫气不固,腠理不密,故外邪易于入侵;既病之后,又无力驱邪外出,以至风、寒、湿、热之邪留恋,并可进一步深入血脉脏腑。正如《灵枢·五变》"粗理而肉不坚者,善病痹";《济生方》"皆因体虚,腠理空疏,受风寒湿气而成痹也"。

一、正气不足,卫外不固

本病的发生与体质、年龄关系密切。儿童和青少年因生长发育尚未完全,肾之精气尚未完全充足,故其腠理空疏,卫外不固,易感外邪而发病。

二、风寒湿热,侵袭人体

风、寒、湿、热之邪是引起本病的主要外因,上述病邪多相互兼夹,如风寒、湿热、风寒湿、风湿热等。多由于居住严寒之地,又缺乏必要的防寒保暖措施,或当风冒雨,汗出入水等原因,邪气注于经络,留于关节,使气血痹阻而发病。

三、郁久化热,酿生痰瘀

素体阳盛或阴虚内热,感邪后易从阳化热;风、寒、湿之邪留着经络日久则郁而化热;久病气血津液运行不畅,而致血停为瘀,湿聚成痰,进一步痹阻经络。

四、正虚邪伤，累及脏腑

正气损伤，卫外不固，风寒湿热等外邪杂至伤人而为痹，痹证日久或邪气亢盛，内舍于脏腑，可导致脏腑痹，其中以心痹最为常见。如《素问·痹论》："心痹者，脉不通，烦则心下鼓，暴上气而喘。"

总之，风湿热主要因先天禀赋不足，营血虚于里，卫气虚于外，腠理空疏，致风、寒、湿、热之邪趁虚而入，痹阻经络，气血运行失畅，留滞筋骨关节。若失治误治导致久病入络或邪气亢盛，累及脏腑，多发心痹。因此，风湿热的发生，一般以正气不足为内因，风寒湿热之邪为外因。初起多以邪实为主，病位在肢体经络；久病常见正虚邪恋，病位深入筋骨或脏腑。

【诊断要点】

一、临床表现

风湿热缺乏典型和特异性的临床表现，症状轻重不一，甚至可无任何症状（即隐匿型）。多数患者在发病前2~6周会出现发热、咽痛、颌下淋巴结肿大、咳嗽等上呼吸道感染的症状，起病时有周身乏力、食欲减退、烦躁等症状[1-2]。以下为风湿热常见临床表现。

（一）发热

大部分患者有不规则的轻度或中度发热，但亦有呈弛张热或持续低热者。伴有心率加快，大量汗出，但往往与体温不呈比例。

（二）关节炎

关节炎是最常见的初发症状，典型的表现为游走性、对称性、多发性关节痛，主要累及四肢大关节，局部可有红、肿、热、痛等炎症表现。部分患者可累及手足小关节或脊柱关节。急性炎症消退后，关节功能可完全恢复，不遗留关节强直或畸形，但易反复发作。关节局部炎症程度与有无心脏炎症或心瓣膜病变无明显关系。

（三）心脏炎

为风湿热临床最重要的表现，发生率可达40%~80%，也是儿童期充血性心力衰竭的最常见病因。

1. **心肌炎**　几乎所有风湿热患者的心肌均有不同程度的病变，病变轻微的局限性心肌炎可无明显临床症状。弥漫性心肌炎可表现为心前区不适、心悸、呼吸困难等。常见以下体征：①心动过速，且与体温升高不呈正比；②心脏增大；③心音减弱、低钝，有时可出现奔马律；④心律失常。

2. **心内膜炎**　二尖瓣最常受累，主动脉瓣次之，三尖瓣和肺动脉瓣极少累及。凡有心肌炎者，几乎均有心内膜受累表现。临床体征主要为心前区杂音，以二尖瓣关闭不全产生的心尖区收缩期杂音最为常见；主动脉瓣关闭不全时在心底部可听到舒张中期柔和吹风样杂音。

3. **心包炎**　多与心肌炎和心内膜炎同时存在，是严重的心脏炎的表现之一。表现为心前区疼痛，早期可闻及心包摩擦音，继以心包积液。X线检查示心影增大呈烧瓶状。

（四）环形红斑

常分布于躯干和四肢内侧，呈淡红色环状或半环形，环内皮肤颜色正常，边缘略隆起的红晕样皮疹。皮疹不痒不硬，时隐时现，压之褪色，历时可达数月之久。

（五）皮下结节

结节如豌豆大小，数目不等，较硬，触之不痛。常位于肘、膝、枕部、前额、棘突等骨质隆起或肌腱附着处，与皮肤无粘连。常数个聚集成群，对称分布。结节存在少则数周，多则数月，亦可隐而复现。皮下结节多伴有严重的心脏炎。

（六）舞蹈症

多发于5~12岁的女性，青春期尤为多见。多在链球菌感染后2~6个月发病，系风湿热后期炎症侵犯中枢神经系统的表现，主要为面部肌肉和四肢不自主的无意识动作以及情绪不稳定，头面部出现挤眉、伸舌、眨眼、摇头、转颈等动作，肢体表现为伸直和屈曲、内收和外展、旋前和旋后等无节律的交替动作，上肢较下肢为重，远端较近端明显；兴奋、激动、精神进展及疲劳时加剧，入眠后则可消失。

（七）其他

可有腹痛、鼻衄、大量出汗、面部苍白等症状，偶可累及其他部分而引起风湿性胸膜炎、腹膜炎、肾炎或脉管炎等。

二、辅助检查

（一）实验室检查

1. 风湿活动期，溶血性链球菌咽部拭子培养可呈阳性。

2. 近期感染溶血性链球菌，血清溶血性链球菌抗体升高。

（1）抗链球菌溶血素"O"（ASO）：>500单位。

（2）抗链球菌激酶：>80单位。

（3）抗透明质酸酶：>128单位。

3. 白细胞计数轻度或中度增高，中性粒细胞轻度增高，红细胞计数和血红蛋白含量轻度降低。

4. 尿常规检查可见少量蛋白、红细胞和白细胞。

5. 非特异性血清成分改变

（1）红细胞沉降率（血沉）：风湿热活动时，血沉加快。

（2）C反应蛋白（CRP）：风湿热活动时，CRP水平升高，病情缓解时下降。

（3）蛋白电泳：白蛋白降低，γ球蛋白、α_2巨球蛋白升高。

（4）血清IgA、IgM、IgG：急性期升高。

（5）血清补体：活动期血清总补体、补体C3降低。

6. 一些特殊意义的指标测定

（1）抗心肌抗体：风湿性心脏炎患者阳性。

（2）抗头状核抗体或抗下丘脑抗体：舞蹈症患者阳性。

（3）A组溶血性链球菌胞壁多糖抗体或胞壁M蛋白抗体：可作为风湿热的特异性抗体。

（二）心电图

以P-R间期延长最为常见，可有ST段和T波改变，Q-T间期延长和心室内传导阻滞等。

（三）超声心动图

可有心脏增大、心瓣膜水肿和增厚、闭锁不全或狭窄，以及心包积液等。

三、诊断标准

迄今风湿热尚无特异性的诊断标准,临床常用 2002—2003 年世界卫生组织(WHO)制定的风湿热与风湿性心脏病诊断标准(表 3-19-1),以及美国心脏协会(AHA)2015 年修订的 Jones 诊断标准(表 3-19-2)。

表 3-19-1　WHO 风湿热与风湿性心脏病诊断标准(基于改良的 Jones 标准)

诊断分类	诊断标准
首次风湿热发作	2 个主要或 1 个主要合并 2 个次要表现并存在前期 A 组链球菌感染
风湿热复发且无确诊的风湿性心脏病	2 个主要或 1 个主要合并 2 个次要表现并存在前期 A 组链球菌感染
风湿热复发且伴有已确诊的风湿性心脏病	2 个次要表现并存在前期 A 组链球菌感染
风湿性舞蹈症,隐匿性风湿性心脏炎	不需要风湿热主要表现或 A 组链球菌感染证据
风湿性心脏病慢性瓣膜病变(患者首次以二尖瓣狭窄,二尖瓣双病变或主动脉瓣病变为主要临床表现)	不需要风湿热任何诊断标准即可诊断风湿性心脏病
主要表现	心脏炎,多关节炎,舞蹈症,环形红斑,皮下结节
次要表现	发热,多关节炎;急性期反应物升高(ESR 或白细胞数);PR 间期延长
近期链球菌感染证据	ASO 或链球菌抗体升高;咽拭子培养阳性;A 组链球菌抗原检测阳性;近期患猩红热

表 3-19-2　美国心脏协会 2015 年修订 Jones 诊断标准

A. 存在前期 A 组链球菌感染的所有人群

诊断:初次急性风湿热	2 个主要标准,或 1 个主要 +2 个次要标准
诊断:复发急性风湿热	2 个主要标准,或 1 个主要 +2 个次要标准,或 3 个次要标准

B. 主要标准

低危险人群	中度和高度危险人群
心脏炎(临床和 / 或亚临床)	心脏炎(临床和 / 或亚临床)
关节炎(多发性关节炎)	关节炎(单发或多发性关节炎,多发性关节痛)
舞蹈症	舞蹈症
环形红斑	环形红斑
皮下小结	皮下小结

C. 次要标准

低危险人群	中度和高度危险人群
多发性关节痛	多发性关节痛
发热(>38.5℃)	发热(>38℃)
ESR>60mm/h 和 / 或 CRP>3mg/dl	ESR>30mm/ 第一小时和 / 或 CRP>3mg/dl
PR 间期延长(除非心脏炎作为主要标准)	PR 间期延长(除非心脏炎作为主要标准)

注:低危险人群,急性风湿热的年发病率 ≤2/10 万学龄前儿童或所有年龄风湿性心脏病年患病率 ≤1/1 000。

亚临床心脏炎见表 3-19-3 的超声心动图诊断的瓣膜炎。

表 3-19-3　美国心脏协会 2015 年风湿性瓣膜炎的超声心动图发现

形态学改变	多普勒改变
急性二尖瓣改变	病理性二尖瓣反流(全部 4 个标准符合)
瓣环扩大	至少在 2 个切面上可见
腱索延长	至少 1 个切面上反流束长度>2.0cm
腱索断裂,导致连枷瓣叶伴严重二尖瓣反流	峰值速度>3m/s
二尖瓣前叶(或较少见后叶)脱垂	至少 1 个反流频谱波形为全收缩期
瓣叶尖串珠 / 结节状改变	
慢性二尖瓣改变:未见于急性心脏炎	
瓣叶增厚	
腱索增厚	
瓣叶活动受限	
钙化	
主动脉瓣变化:急性及慢性心脏炎	病理性主动脉瓣反流(全部 4 个标准符合)
不规则或局灶性瓣叶增厚	至少在 2 个切面上可见
瓣叶对合缺损	至少 1 个切面上反流束长度>2.0cm
瓣叶活动受限	峰值速度>3m/s
瓣叶脱垂	至少 1 个反流频谱波形为全舒张期

"可能风湿热"的诊断标准

1. 不典型或轻症风湿热　对于不典型或轻症风湿热,临床上往往达不到上述标准,因此,可按以下步骤进行诊断:①细心问诊及检查以确定有无主要或次要表现。如轻症的心脏炎常表现为无任何原因而出现逐渐加重心悸、气短。低热需做定期体温测量才能发现,临床上可仅有头晕、疲乏主诉。②有条件的医院可做特异性免疫指标检查。如抗心肌抗体(AHRA),只需荧光显微镜即可实施,抗 A 组链球菌菌壁多糖抗体(ASP)和外周血淋巴细胞促凝血活性试验(PCA)阳性高度提示风湿性心脏炎存在。③彩色多普勒超声心动图、心电图和心肌核素检查可发现轻症及亚临床型心脏炎(有时对临床表现单纯关节炎的病例也可测出阳性结果)。④排除风湿热可能的疾病,应与下列疾病鉴别:类风湿关节炎、反应性关节炎、结核感染过敏性关节炎、亚急性感染性心内膜炎、病毒性心脏炎等。上述疾病的早期与风湿热引起的关节炎或心脏炎常易混淆,容易造成误诊,排除性诊断是确诊风湿热的一个不可缺少的诊断步骤。

2. 风湿性心瓣膜病有下列情况之一者 ①无其他原因短期内出现进行性心功能减退或顽固性心力衰竭,或对洋地黄治疗的耐受性差;②进行性心悸、气促,伴有发热、关节痛、鼻出血;③新近出现心动过速、心律失常、第一心音减弱、病理性杂音或进行性心脏增大,并伴有有意义的免疫指标或血中急性反应物增高;④新出现的心悸、气促,伴有有意义的心电图、超声心动图或X线改变或有意义的免疫指标上升或急性蛋白升高;⑤新近出现的心脏症状,抗风湿治疗后改善。

【治疗】

一、中医治疗

(一) 辨证治疗

本病外因为感受风、寒、湿、热之邪,内因为先天禀赋虚弱、气血阴阳不足。外邪阻滞,气血运行不畅,痹阻经络,可导致筋骨关节疼痛,而表现为痹证;邪毒亢盛或久病邪气深入脏腑,内舍于心,可出现心脏炎相关症状,表现为心痹等脏腑痹;或邪热伤阴,真阴受损而出现舞蹈症相关症状,表现为阴虚动风之证。上述症状在临床中可先后或同时出现,因此,在辨证中应灵活对待,勿执一端。风湿热总由感受风、寒、湿、热邪所致,故祛风、散寒、除湿、清热、舒筋通络为治疗的基本原则,但久病入络又耗伤气阴,导致正虚邪恋,痰瘀互结,因此,益气养阴、化痰行瘀亦常使用。

1. 风热袭表证

症状:恶风发热,咽喉肿痛,口干口渴,肌肉关节不舒,舌质红,苔薄黄,脉浮数。

治法:清热解表。

方药:银翘散加减。

金银花15g,连翘15g,薄荷(后下)6g,牛蒡子9g,板蓝根30g,芦根30g。

加减:咽喉肿痛重者,加浙贝母6g,射干、杏仁、僵蚕各9g;发热重者加葛根15g,柴胡、黄芩各9g,重用生石膏20g;关节红肿疼痛明显者,加生石膏30g,知母、桂枝各9g,白芍12g,蚕沙6g,威灵仙15g;热毒炽盛者,酌选清瘟败毒饮或化斑汤加减;兼湿邪者,可酌加藿朴夏苓汤。

临床体会:本证初起由于风热之邪上犯,起病急、变化快、热势高,除咽喉疼痛外,会很快出现皮肤红斑、关节红肿热痛诸症。正确及时治疗,是遏制病情发展与转变的关键,处理得当,可以防止病变累及心脏。

2. 风湿热痹证

症状:多个关节疼痛,局部红肿热痛,得冷稍舒,痛不可触,可兼见恶风发热,口渴,烦闷不安等全身症状,或风湿结节,或环形红斑,小便黄赤,大便黏滞,舌质红,苔黄腻,脉滑数。

治法:清热化湿,祛风通络。

方药:白虎桂枝汤加味或宣痹汤。

生石膏(先煎)30g,知母10g,甘草10g,桂枝10g,忍冬藤10g,连翘12g,黄柏9g,海桐皮

30g,威灵仙 30g,桑枝 15g。

加减:痛甚者加制川乌、制草乌各 3g;热重者加水牛角 30g,牡丹皮 9g;风重者加秦艽 12g,防风 9g,乌梢蛇 9g;湿重者,加苍术 9g,防己 10g,薏苡仁 30g。

临床体会:风湿热与其他痹证比较,其发病急,全身症状明显,且邪气极易内舍脏腑,以致病情多变。病虽属风湿热杂至为患,但仍有偏盛或并重的问题,因而,治疗亦有所偏重。若以湿邪为主,其治首当调理脏腑气机,灵活运用温、燥、化、宣、通、渗等治湿大法,或多法合用,上、中、下三焦同治,宣上、运中、渗下并施,并以中焦为重点;调理脏腑气机则以肺之宣肃、脾之运化、肝之疏泄、肾之开阖及三焦之气化为主。

3. 寒湿化热证

症状:关节局部红肿热痛,但关节僵滞,活动后减轻,兼见恶风畏寒,舌质红,苔白或黄白相间,脉弦紧或滑数。

治法:清热化湿,祛风散寒。

方药:桂枝芍药知母汤合麻黄杏仁薏苡甘草汤加减。

桂枝 10g,白芍 12g,知母 10g,制附子(先煎)6g,防风 10g,杏仁 10g,炒白术 10g,薏苡仁 30g,麻黄 3g,忍冬藤 15g。

加减:痛甚者,加制川乌(先煎)、制草乌(先煎)各 3g;神疲乏力者加黄芪 15g;风盛者,加秦艽 10g,豨莶草 10g,威灵仙 10g。

临床体会:寒湿化热证应注意关节局部辨证与整体辨证相结合。此证大多表现为关节局部的红肿热痛等热证以及全身的寒证,如面色㿠白、肢体倦怠、畏寒肢冷、口渴喜热饮、小便清长、大便溏、舌青紫、苔白、脉沉细或紧。还可见关节局部肿,伴皮肤青紫色暗、温度降低等寒湿症状,而见心烦、口渴、小便黄赤、大便干结等全身热证。因此,寒湿化热既可表现为关节局部的寒证伴有全身的热证,也可表现为关节局部的热证同时伴有全身的寒证。风湿热的辨证中整体辨证是基础,局部辨证是补充,局部辨证包含于整体辨证中,两者关系密切,对于寒热错杂的寒湿化热辨证具有重要的意义。

4. 阴虚热痹证

症状:低热,倦怠乏力,心悸,烦躁,头面部出现无意识挤眉、伸舌、眨眼、摇头、转颈等动作,舌质红,苔少,脉细数。

治法:育阴清热,息风定惊。

方药:一贯煎加减。

生地黄 12g,北沙参 30g,麦冬 10g,当归 10g,白芍 12g,知母 10g,龟甲(先煎)15g,丝瓜络 20g,地骨皮 10g,钩藤 18g,地龙 12g,天麻 10g。

加减:心气不足,气阴两虚者,加西洋参 9g,五味子 6g,黄精 15g;心烦少寐者,加酸枣仁 9g,生龙牡各 15g,胆南星 6g;便干者,加桃仁 9g,火麻仁 12g。

临床体会:此证患者多为素体阴虚或热盛伤津所致,此时心阴损伤亦重,是顾护的重点,须时刻注意因心脏炎而出现的临床征象,如心慌、胸闷、胸痛、气短,或"先安未受邪之地",增加益气养阴,活血通络之品,既病防变。

5. 痰瘀痹阻证

症状:关节疼痛肿胀,活动不利,肌肤发热,经久不愈;或伴有皮下结节,红斑色紫暗,舌质暗,有齿痕,苔白或黄白相间而厚腻,脉多弦滑。

治法：清热化痰，祛瘀通络。

方药：双合汤加减。

桃仁 9g，红花 9g，当归 12g，川芎 9g，白芍 12g，茯苓 12g，半夏 9g，陈皮 6g，白芥子 9g，炒枳壳 9g。

加减：痰浊留著，皮下结节明显者，加浙贝母 9g，制南星 9g；瘀血明显，关节肿大明显者，加土鳖虫 9g，莪术 9g；痰瘀互结，疼痛明显者，加全蝎 3g，蜈蚣 1 条，乳香 6g，没药 6g。

临床体会：风湿热病程日久，病邪阻滞，反复发作；经络气血不通，运行不利，酿成痰瘀互结之变，留著筋骨关节，可见皮下结节。治疗时，多选用虫类药物，如全蝎、蜈蚣、乌梢蛇、蕲蛇、蜂房、土鳖虫等，搜邪通络，配以当归、生地、白芍、鸡血藤等养血活血，攻补兼施，扶正祛邪。

6. 心痹

（1）实证

症状：持续低热或中度发热，昼轻夜重，身热早凉，汗多；心悸，心前区不适，胸闷或灼痛；甚或面色苍白，呼吸困难，浮肿等症，舌质红，苔黄，脉细数。

治法：清营解毒，救心开痹。

方药：参珠救心丹。

西洋参 9g，丹参 20g，苦参 15g，珍珠粉（冲服）1g，蚤休 20g，麦冬 10g，五味子 6g，生地黄 12g，玄参 12g，玄参 12g，牡丹皮 9g，菖蒲 9g，郁金 10g，天竺黄 10g。

加减：出现面色苍白，呼吸困难时，可改用参附龙牡汤合生脉散加减，即人参 9g，制附子（先煎）9g，麦冬 15g，五味子 9g，生龙牡（先煎）各 30g。

（2）虚证

症状：两颧潮红，心悸气短，疲劳乏力，低热，胸闷，舌质淡红或暗红，苔少，脉细涩或结代。

治法：气阴双补，养心活血。

方药：生脉散合炙甘草汤。

人参 9g，麦冬 12g，五味子 6g，炙甘草 12g，桂枝 6g，生地黄 12g，阿胶 9g，白芍 9g，大枣 15g，生姜 6g，丹参 20g，川芎 9g。

加减：气虚甚，加黄芪 20g，炒白术 12g；阴虚甚，加石斛 9g，枸杞 12g；瘀血甚，加红花 9g，丹皮 9g。

临床体会：本证相当于风湿热的急性和慢性心脏炎，证属本虚标实，治疗应扶正祛邪，扶正以益气养阴为主，如人参、沙参、黄芪、白术、麦冬、玉竹等，改善心功能为主；祛邪以活血为主，心主血脉，心病必然血脉不和，瘀血内生，但应用活血化瘀药物不可太过，慎用破血消癥，多用益气活血养血之品，如丹参、白芍、牛膝、川芎、鸡血藤、山楂等。

（二）医家经验

王士相[3]教授认为风湿热依据临床表现可分为以下几个证型：

（1）湿热痹：发病急骤，高热多汗，大关节明显红肿热痛，皮肤环形红斑，脉滑数。用加减木防己汤：桂枝、防己、海桐皮、生石膏、黄柏、木通、生薏苡仁。无汗加独活，关节红肿热痛、高热、环形红斑、结节者，加水牛角、丹皮、赤芍、大黄（勿后下）；关节红肿痛极重者，加羚羊角、山栀、龙胆草。

(2)阴虚热痹:关节痛,红肿或不甚红肿,低热,心率快,咽干痛,舌质红绛,或光绛无苔,脉数或沉细数。自拟阴虚热痹方:忍冬藤、连翘、牛蒡子、栀子、知母、桔梗、麦冬、生地、玄参、桑枝、寄生、海桐皮、防己。咽痛明显可服用六神丸及锡类散吹喉。

(3)心痹:实证心率快,心前区不适,心悸气短,此时仍以桂枝、木通、防己、甘草为主药。在此基础上,同时用渗湿透营之品,如生薏苡仁、赤小豆、赤芍、丹皮,同时含服六神丸。俟湿热渐退,酌加人参、生地、麦冬、赤芍、白芍。虚证可见面白、短气,脉细数无力,可用古方人参丸加减:桂枝、防己、木通、黄柏、白人参、黄芪(如服用后咽痛者,黄芪可煎水去汤,再与其他药物同煎)、生地、熟地、麦冬、茯神、远志、石菖蒲、白芍、甘草。

(4)寒湿痹:周身痹痛,不发热或偶有发热,不肿,或肿而不红,或遇寒加重。可用当归四逆汤加减:桂枝、白芍、甘草、当归、细辛、木通、牛膝、桑枝、桑寄生、狗脊、党参、白术、秦艽、黄芪。

冯兴华[4]教授将风湿热分为湿热痹证、风寒夹湿、虚实夹杂3个证型,湿热痹证中热重于湿用白虎加苍术汤加减,湿重于热用《温病条辨》宣痹汤合四妙散加减;风寒夹湿用羌活胜湿汤加减;虚实夹杂中湿热痹阻,气阴亏虚用当归拈痛汤加减;风寒痹阻,气血肝肾不足用独活寄生汤加减。

张学文[5]教授以益心扶正、除湿透邪、化痰活血为主治疗风湿性心脏病。胸阳痹阻证治以经验方宽胸通痹汤(瓜蒌、丹参、生山楂、酸枣仁、鹿衔草、薤白、降香、麦冬、葛根、川芎、赤芍、桂枝、三七);心血瘀滞证治以经验方通脉舒络饮(黄芪、当归、赤芍、桃仁、地龙、川芎、丹参、桑寄生、生山楂、鸡血藤、路路通、红花);气阴两虚证治以炙甘草汤合五味子汤(炙甘草、人参、五味子、炙黄芪、麦冬、生地、酸枣仁、生山楂、龙骨);心阳不振证治以保元汤合桂枝龙骨牡蛎汤加减(炙甘草、人参、炙黄芪、酸枣仁、生山楂、龙骨、肉桂);心衰治以桃红四物汤加味(桃仁、红花、赤芍、泽泻、川芎、当归、地黄、丹参、生山楂、益母草、茯苓、三七)。

(三) 其他疗法

1. 中成药

(1)风湿热初期,以风热为主,可选用银翘片、银黄颗粒、穿心莲片等。

(2)风湿热痹型可选用四妙丸。

(3)寒湿化热型可选用独活寄生合剂。

(4)痰瘀痹阻型可选用益肾蠲痹丸。

2. 单方验方

(1)桃仁、白芥子各 6g,以鸡蛋清调成糊状,敷于关节疼痛部位,治疗痹证关节疼痛。

(2)地锦草、老鹳草、马鞭草各 100g 水煎,外洗关节,可止痛消肿。

3. 食疗

(1)西瓜雪梨汁[6]:清热生津止渴。西瓜汁、雪梨汁适量。

(2)花旗参生地瘦肉汤:清热养阴,生津安神。花旗参 5~10g,生地 30g,瘦猪肉 100g 煲汤,油盐适量。

(3)薏苡仁粥:清热利湿。薏苡仁 30~50g,粳米 100g,煮粥。

(4)赤小豆粥:清热利水消肿。赤小豆 50g,粳米 100g,煮粥,咸甜皆可。

4. 针灸疗法
风湿热以关节损害为主者,多有红肿热痛,故一般只针不灸,手法以泻为主。取穴以循经为主,或取阿是穴,忌关节腔深刺、强刺激。常用的取穴与配穴方法:上肢肩胛、肘关节取穴,主穴选肩髃、曲池、合谷、肺俞,配穴选支沟、后溪、尺泽、曲泽、天井、肩髎;下肢关节取穴,主穴选肾俞、大肠俞、八髎、腰俞、环跳、阳陵泉、足三里,配穴选风市、伏兔、阴市、行间、解溪、委中、承山、八髎、绝骨、昆仑、照海、然谷、内庭、中冲、中封。

风湿热以心脏炎为主者,取内关、合谷、大陵、神门、通里、心俞、大椎、膏肓、肺俞、肩井、乳根、膻中、足三里、三阴交、曲池等穴,可选 4~5 穴,平补平泻,留针 20~30min。

舞蹈症取穴以督脉为主,配合肝肾经穴[7]。主穴:百会、大椎、风府、人中。配穴三阴交、太冲、合谷、阳陵泉、足三里。发热取曲池,烦躁取神门,摇头取风池,弄舌努嘴取颊车、廉泉,上肢动取肩俞、曲池、阳溪、合谷、八邪,下肢动取环跳、阳陵泉、悬钟、承扶、足三里、解溪、八风等。阳经多用泻法,阴经多用补法。留针 20~30min。

二、西医治疗

总的治疗原则包括:早期诊断,合理治疗,防止病情进展造成心脏不可逆的病变。控制和预防 A 组溶血性链球菌感染,防止疾病复发,根据病情合理选用抗风湿药物,使心脏炎、关节炎、舞蹈症及风湿热症状迅速缓解,解除风湿热带来的痛苦。

(一) 一般治疗

风湿热活动期必须卧床休息,同时注意防寒保暖。无明显心脏受损表现,在病情好转后,逐渐增加活动量,直至症状消失,血沉正常。如有心脏炎者,在症状消失、血沉正常后仍需卧床休息 3~4 周,然后逐渐恢复活动。

(二) 抗生素的应用

1. 青霉素　成人每次 120 万单位,儿童每次 60 万单位,肌内注射,每日 1 次,连用 7~14 天。对于再发风湿热或感染预防用药,苄星青霉素成人每次 120 万单位,儿童每次 60 万单位,肌内注射,每月 1 次。

2. 其他　对青霉素耐药或过敏者,可选用克林霉素 20~40mg/(kg·d),分 3 次连续口服 10 天。或阿奇霉素,第 1 天口服 500mg,第 2~5 天,每天口服 250mg;或第三代头孢菌素,口服 10 天。

(三) 抗风湿治疗

1. 非甾体抗炎药　以阿司匹林和水杨酸钠最为常用。阿司匹林成人 4~6g,儿童 80~100mg/kg,分 4~6 次口服;水杨酸钠每日 6~8g,分 4 次口服。症状控制后,剂量减半,维持 6~12 周。如有胃部刺激症状,如恶心、呕吐、食欲减退等,可用氢氧化铝,不宜服用碳酸氢钠。

2. 糖皮质激素　当急性风湿热患者出现心脏炎时,应及时加用糖皮质激素。治疗开始用量宜大,可用泼尼松或泼尼松龙成人 30~40mg/d,儿童 2mg/(kg·d),分 3~4 次口服,病情缓解后逐渐减量至 5~10mg 维持,总疗程至少 12 周。

病情严重者,可用氢化可的松 200~300mg 缓慢静脉滴注;或地塞米松 5~10mg 静脉滴注。少数患者停药后可出现低热、关节酸痛及血沉增快等"反跳现象",严重者可突然发生心包炎或心力衰竭。如在糖皮质激素撤减前 2 周加用阿司匹林至停药后 2~3 周,可减少和防止"反跳现象"的发生。

糖皮质激素还可用于阿司匹林治疗无反应的严重关节炎,疗程 6~8 周。

（四）舞蹈症的治疗

首先给予患者安静的环境,避免强光和噪声的刺激。必要时在上述抗风湿治疗的基础上,加用镇静药如地西泮、苯巴比妥等药物。

三、中西医结合治疗思路与方法

风湿热在我国虽然得到了有效的控制,但近 20 年风湿热发病率又开始回升,多表现为隐匿型或不典型病例,因此,以中医为主的中西医结合治疗方法可以发挥独特的优势。对于早期不典型的病例,根据关节局部症状结合全身表现进行辨证施治。本病多以外感病邪诱发,所以该阶段以实证为主,常见风湿热痹。如果病情较重,邪气极易深入脏腑,内舍于心,因此,治疗时需注意益气养阴,活血化瘀等法的应用,"先安未受邪之地",预防疾病进展。风湿热造成的心瓣膜损害对本病的预后具有重要影响,也是临床治疗比较棘手的问题,因此,中西医结合治疗的研究重点可以放在中药干预后改善风湿热对心瓣膜损害的预防及治疗方面。

糖皮质激素是治疗本病的常用药物,但该药副作用较大,而且减停药物时会出现病情反弹,因此,中西医结合的增效减毒治疗方案对提高疗效具有重要意义,值得进一步研究。

【调摄与护理】

一、调摄

1. 疾病活动期注意休息,待病情稳定后加强体育锻炼,增强体质,提高抗病能力。避免阴寒潮湿的居住环境,注意防寒保暖,及时增减衣物。在传染病流行期间尽量避免到人多拥挤的公共场所。

2. 保持心情舒畅,情绪稳定,树立战胜疾病的信心。有病早治,合理用药,坚持正规治疗。

3. 饮食宜清淡,易于消化,忌肥甘厚味、烟酒以及辛辣之品。同时注意营养均衡,适量摄入高质量蛋白。

4. 若有心脏炎者,须在急性症状消失和血沉恢复正常后,继续卧床休息 3~4 周,然后逐渐恢复活动。

二、护理

（一）一般护理

1. 做好患者的心理护理,讲清楚病情的轻重和预后,一方面使患者予以重视,接受正规治疗;另一方面可以消除紧张恐惧心理,增强战胜疾病的信心,并积极配合医务人员的工作。

2. 保持病房或患者居室定时通风,保持空气新鲜、干燥,温度适宜。

3. 住院期间以静养为主,减少活动,注意休息。定时检查血压、心率、呼吸。

4. 饮食以清淡易消化为主。发热患者,可以配合冬瓜汤、绿豆汤、西红柿汤等,忌烟酒及辛辣之品。

（二）辨证施护

1. 风热袭表证出现恶风发热、咽痛等症,衣被不宜过厚,以免出汗过多;又不宜直接吹风,以致复感外邪;发热时忌物理降温,防止汗孔闭塞,邪无出路。咽喉肿痛者,可服用金银花泡茶；肌肉关节不舒者，注意休息；忌服滋腻补益之品。

2. 风湿热痹证，一般发病较急，病情较重，应嘱患者注意静养，情绪平稳，尽量减少活动；关节红肿热痛明显者，可用药物外敷，减少活动。饮食宜清淡易于消化，忌烟酒及辛辣之品。

3. 寒湿化热证，可根据关节局部的寒热辨证，选择中药进行熏洗。注意防寒保暖，及时增减衣被。

4. 阴虚热痹证，可出现面部无意识挤眉、伸舌、眨眼、摇头等动作，首先应给予一个安静的环境，避免强光和噪声的刺激，防止外伤。还要做好心理疏导，消除患者紧张情绪，增强战胜疾病的信心。

5. 痰瘀痹阻证，患者居室防湿保暖，汤药宜温服，忌食油腻肥甘，避免助湿生痰。平时注意适当运动，保持关节活动的功能，促进气血流通。

6. 心痹证患者，急性期需卧床休息，保持心情舒畅，情绪稳定；饮食清淡。慢性期，适当增加运动，提高身体素质，预防呼吸道感染；注意营养均衡，适当补充高质量蛋白；保持室内通风干燥，空气新鲜，被褥干燥轻暖；定期检查血压、心率、心瓣膜等心脏功能结构相关指标。

【转归与预后】

一、转归

本病初起多是感受风湿热邪，温邪上受，病在肺卫，治疗及时，易于控制；若病势凶猛或失治误治，病邪入里而致热病甚至心痹，则治疗较为棘手。

二、预后

大约70%的急性风湿热患者可在2~3个月恢复。急性期65%左右的患者心脏受累，如不及时合理治疗，70%可发生心脏瓣膜病。初次发病时心脏炎的轻重或复发次数是风湿性心脏病预后的主要因素。绝大部分多发性关节炎可痊愈。舞蹈症预后一般良好，4~10周后大多数能自然痊愈，很少复发，极少数可遗留精神症状。

【现代研究】

一、辨证论治研究

对风湿热的辨证论治，潘澄濂[8]认为：风湿表证，治以祛风解表，佐以渗湿，选用麻杏苡甘汤或麻黄加术汤；风湿流注气分，以祛风渗湿为大法，方用宣痹汤（半夏、蚕沙、薏苡仁、赤小豆、滑石、栀子、防己、连翘、杏仁）；湿热郁蒸，气阴两虚，以养阴益气，清营祛风为大法，采用秦艽鳖甲汤加减（地骨皮、银柴胡、秦艽、知母、当归、鳖甲等）。诸症加减，如风盛者加防风、独活，冬月可加麻黄；寒盛者加桂枝或附片；湿盛者加苍术或厚朴；偏热者加金银花、连翘或黄柏、知母；气虚者加黄芪、党参；血虚者加当归、地黄；阴虚者加鳖甲、玄参或生地黄、麦冬、石斛等。

王为兰[9]认为：风湿热初期为风热客于上焦，热毒蕴于肌腠，治以疏风利咽，清热解毒，以银翘散加减(金银花、连翘、桔梗、生甘草、薄荷、板蓝根、锦灯笼、牛蒡子、鲜芦根)。病情进一步发展,出现关节炎,为风热袭于肌腠,湿热阻滞经络,治以清热疏风、祛湿通络,以白虎加桂枝汤加减(生石膏、知母、生甘草、桂枝、黄柏、苍术、防己、薏苡仁、忍冬藤、桑枝)。若热重于湿,可重用生石膏、黄柏,加金银花、连翘、黄芩、栀子;热重伤阴,加天冬、麦冬、石斛、木瓜、生白芍、当归、丹参、玄参,而祛风燥湿药不应再用。热重伤气,可用白虎加人参汤合生脉散。湿重于热,可用白虎加苍术汤去粳米,偏于湿阻上焦者,加白蔻、防风、藿香;湿阻中焦,加半夏、陈皮、厚朴;湿阻下焦,加防己、白术、生薏苡仁。湿热阻滞经络,见关节游走性疼痛,加薄荷、防风、威灵仙;关节周围微肿,按之不陷而胀痛,去生石膏、知母,加木香、陈皮、杏仁;关节周围出现环形红斑或结节,加当归、赤芍、丹参、桃仁、红花、泽兰、青皮;红斑结节难消,加山甲、皂角刺、水蛭、山慈菇。

邱健行[10]将本病分为:①风湿热邪,外袭伤表,用麻杏苡甘汤或越婢加术汤加减,以祛风解表,清热化湿;②风湿热邪,痹郁流注,用宣痹汤或白虎汤加苍术、桂枝汤加减,以清化湿热,疏风通络;③邪气留恋,气阴两虚,用秦艽鳖甲汤或拯阴理劳汤加减,以养阴益气,清解余邪;④邪气凝滞,心脉瘀阻,用桃红饮或身痛逐瘀汤加减,以行气化瘀,通经活络。

二、分型治疗研究

大部分医家皆按病因病机分型,有分热型、风寒湿痹两型的;有分为热型、寒型、风型三型的;有分为风、寒、湿、热四型的;有分为风、寒、湿、热、虚五型的,或风、寒、湿、气滞血瘀、气血弱五型的。亦有按八纲分型,分为单纯虚证、虚证兼寒重、虚证兼湿重、虚证化热、实证等 5 型。亦有病因病机结合症状、脏腑、八纲分型的,分为风偏重、寒偏重、湿偏重、瘀血凝滞、风痰入络、气血虚弱、肝肾两亏等证型。

三、方药应用研究

盛国荣[11]应用风湿汤治疗风湿热以关节症状为主者:方由防己、蚕沙、地龙、牛膝、秦艽、薏苡仁、威灵仙、当归组成。偏寒者加附子、桂枝、杜仲、白术,痛甚者加小金丹;虚寒者,加十全大补丸或人参再造丸或人参养营汤;虚兼湿者,加草薢、五加皮、苍术、瞿麦、萹蓄、木瓜。通经舒筋加桑枝、钩藤、续断、鸡血藤、穿山甲、乌梢蛇、僵蚕、川芎;祛风止痛加防风、羌活、白芷、没药、乳香、天麻、独活、延胡索、蜈蚣、全蝎;逐湿利尿加薏苡仁、苍术、木通、车前子、草薢、木瓜、瞿麦、萹蓄、五加皮;益气补阳加人参、白术、附子、黄芪、杜仲、干姜、鹿茸、狗脊、枸杞、补骨脂、首乌、肉苁蓉。

宋孝志[12]应用鸡鸣散治疗风湿性心脏病慢性心力衰竭:证见心肺瘀滞,口唇青紫,心悸,咳唾白沫;脾肾阳虚,寒湿泛滥,足胫浮肿;水寒上冲,喘促不得卧,呕恶,烦闷窒胸,舌胖苔白水滑,脉结代或虚弱无力,用鸡鸣散(槟榔、紫苏、吴茱萸、陈皮、木瓜)。复感外邪,加桂枝、防风、炙甘草;低热、关节烦痛,舌苔白腻,脉紧或结代,加羌活、草薢;咳嗽、痰黄、动则喘而汗出,胸中窒闷,双下肢浮肿,加黄芩、半夏、瓜蒌、生薏苡仁;口唇青紫,颜面晦暗,手足青紫逆冷,痰中带血,喘憋不安,舌暗有瘀斑,加益母草、丹参、桃仁、红花、茜草;心悸、喘而汗出,腰以下浮肿,四末厥冷,舌胖苔水滑,脉微细欲绝,加人参、附子、浮小麦。

陈苏生[13]应用风心保安汤治疗风湿性心脏病:方由当归、白(芍)赤、蜜炙麻黄、桂枝、丹参、桃仁、杏仁、远志、酸枣仁、磁石、茯苓(神)组成。陈苏生认为本病治疗原则当以散血通瘀为主，尤其是宣畅肺循环之瘀血更为重要。肺为相傅之官，治节出焉，肺循环通畅，对于改善全身血循环症状很重要。辨证加减：咳嗽加百部、紫菀、车前草；发绀加红花；心悸多汗加生龙牡，柏子仁；心区痛、胸闷加香附、乌药、苏子、制半夏；纳呆加苍术、川朴；失眠加夜交藤、合欢皮、生龙牡；痰多易咳加制半夏、陈皮；痰黏不易咳加冬瓜子、瓜蒌皮。

四、针灸治疗研究

对于湿热交阻型急性风湿热，可针刺项丛(脑户、风府、哑门，再从下脑户分别至乳突根部后颅骨肌层 6 等分 6 个刺激点)共 15 个刺激点，以及大椎、曲池、郄门、三阴交，配合上肢的八邪、合谷、中渚、腕骨、外关，下肢的八风、解溪、丘墟、阳陵泉、阴市。项丛采取点刺法，平补平泻，垂直进针 0.5~0.8 寸，不作提插捻转，留针 20~30min；大椎、郄门行补法，其余穴位均泻法，留针 20~30min[14]。

针刺内关穴可以改善风湿性心脏病患者的心功能[15]。取双侧内关穴，向两穴同时进针，针刺角度要直，深度 0.5~1.0 寸。进针得气后，医者双手同时使用捻转方法，捻转幅度 120°~180°，频率 80~100 次/min 的中等刺激；捻转 2min 后再留针 15min，即可起针。隔日针刺 1 次，12 次为 1 个疗程。

(范永升 谢冠群)

参考文献

[1] 中华医学会风湿病学分会.风湿热诊断和治疗指南 [J].中华风湿病学杂志,2011,15 (7):483-486.
[2] 林果为,王吉耀,葛均波.实用内科学 [M].15 版.北京:人民卫生出版社,2017:2597-2609.
[3] 曲竹秋,丁秀雯,王崇仁.王士相老中医治疗风湿热的临床经验 [J].天津中医药,1987,4 (1):6-8.
[4] 冯兴华,黄金海.风湿性关节炎的中医辨证治疗 [J].中国临床医生,2001,29 (2):36-37.
[5] 刘绪银.益心活血透邪治疗风湿性心脏病——国医大师张学文治疗心系疾病经验之三 [C]//2011 年中华名中医论坛暨发挥中西医优势防治肿瘤高峰论坛论文集.2011.
[6] 魏文康.风湿热的饮食防治 [J].心血管病防治知识,2007,6 (9):46-47.
[7] 金春花.针灸治疗小儿舞蹈症 29 例 [J].长春中医药大学学报,2010,26 (4):567-567.
[8] 潘澄濂.对风湿热辨证和治疗的探讨 [J].新中医,1981,14 (3):1-4.
[9] 王北.王为兰教授治疗风湿热的辨证体会 [C]//第十二届全国中医风湿病学术研讨会专辑.2008.
[10] 邱健行.风湿热的辨证论治体会 [J].广州中医药大学学报,1987,4 (1):28-31.
[11] 盛国荣.治疗风湿性关节炎 620 例初步经验介绍 [J].上海中医药杂志,1959,5 (6):41-42.
[12] 王玉芬,刘小北.宋孝志运用鸡鸣散治疗风湿性心脏病慢性心力衰竭的经验 [J].中国农村医学,1996,24 (3):48-49.
[13] 陈熠.陈苏生 [M].北京:中国中医药出版社,2001:12.
[14] 江有源.针刺治疗急性风湿热 46 例临床分析 [J].中国针灸,1993,13 (2):3-4.
[15] 钱黛华,周毓美,陈梅芳,等.针刺内关穴治疗风湿性心脏瓣膜疾病疗效的探讨 [J].中国针灸,1982,2 (4):8-9.

第 20 节　强直性脊柱炎

强直性脊柱炎（ankylosing spondylitis，AS）是目前世界性的难治性自身免疫性疾病，以骶髂关节慢性、进行性炎症和脊柱强直为主要特点[1]。我国发病率约为 0.3%，主要累及脑、体力劳动处于最佳状态的 30 岁以内的青年男性，致残率高，严重影响患者生存质量。炎症、骨破坏以及新骨形成是 AS 发展过程中三个典型的病理改变，发病和 HLA-B27 密切相关。AS 病因未明，遗传、免疫和环境因素在本病的发病中发挥作用。AS 的病理学标志和早期表现之一为骶髂关节炎，脊柱受累到晚期的典型表现为竹节样改变。肌腱末端病为本病特征之一。

强直性脊柱炎属中医学"脊强""痹病""骨痹""肾痹"等范畴。在长期的临床实践中，对本病的证治不断总结完善，形成了独具中医优势特色的诊治方案[2-3]。

【病因病机】

先天禀赋不足，肾督亏虚，"至虚之处，必是留邪之所"，风寒湿热之邪乘虚内袭，内外合邪，邪气内盛，正气为邪气所阻，不得宣行，因而留滞督脉，发为骨痹；痹证日久，气血凝滞，耗伐正气，则使肾督亏虚之证加重，"肾水衰耗，不能上润于脑，则河车之路干涩而难行"，影响筋骨的荣养淖泽而致脊柱伛偻，终成"尻以代踵，脊以代头"之象。

1. **肾督亏虚**　本病发病部位主要在脊柱、腰尻，两者皆属肾与督脉。"腰为肾之府"，"尻耳俱属于肾"，这就决定了肾在本病病因、病机中的主宰地位。肾为先天之本，为水火之脏，藏真阴而寓元阳，藏精主骨生髓，肾旺则骨有所养而坚固有力，肾亏则骨失充养，"肾虚不足，阳气者不能温煦，阴精者失于濡养，故腰背既冷且痛"。然"督之为病，脊强而厥"，督脉者，夹脊抵腰中，行于背正中，总督一身之阳，为肾之精气通行之道路。故《医学衷中参西录》中云："凡人之腰疼，皆脊梁处作疼，此实督脉主之……肾虚者，其督脉必虚，是以腰疼。"

2. **六淫外邪入侵**　先天禀赋不足之人，本有肾精亏虚，又久居寒湿或湿热之地，严寒冻伤，贪凉露宿，涉水冒雨，或汗出等致使外邪乘虚侵袭人体，注于肌腠经络，滞留于关节筋骨，导致气血痹阻，诱发本病，或使本病病情加重。风寒湿热之邪内袭，或风寒湿日久化热，或直接感受湿热之邪，湿滞热蒸，蕴结不开，荣卫气血经脉受阻，运行不通，不通则痛，发为脊强之病。

3. **饮食劳倦所伤**　饮食不节或不洁，饥饱无常，暴食暴饮，嗜食膏粱厚味，损伤脾胃，脾失健运，水湿不化，蕴湿化热，湿热内生，湿热邪气痹阻气血经脉，滞留于关节筋骨而发为本病。或平素劳累过度，将息失宜，精气亏虚，卫外不固，腠理空虚，感受外邪贼风，病程日久，伤及筋骨、关节。

4. **痰瘀内生**　病程日久，外邪痹着腰部，久滞不散，邪气久羁，深经入骨，津血凝滞不行，变生痰浊瘀血，痰瘀互结，留于百节导致脊骨经络痹阻，气血运行不畅，"不通则痛"；瘀血久滞不散，附注筋骨、关节，流注于膜原、经络，伏于督脉，终致脊柱强直，发为龟背；气血津液凝滞，痰瘀内阻，削伐正气，则使肾督更亏，外邪乘虚复入，终致骨痹反复发作，缠绵不愈。

正如《类证治裁》所说:"久痹,必有湿痰、败血瘀滞经络。"

本病肾督亏虚为本,寒湿、湿热为标,痰瘀贯穿疾病始终。肾虚督寒,阳气不足,水液代谢失常,气血失于正常运行,而致体内痰浊内生,瘀血停留。痰浊、瘀血着于督脉,随于经络,流注脊柱,充塞关节,深入骨骱骨髓,至脊柱强直转侧不能。

【诊断要点】

一、临床表现

1. **症状** 本病起病隐匿,下腰痛和脊柱僵硬是最常见的表现。患者逐渐出现腰背部或骶髂部疼痛和 / 或发僵,半夜痛醒,翻身困难,晨起或久坐后起立时腰部发僵明显,但活动后减轻。咳嗽、打喷嚏、突然扭动腰部疼痛可加重。疾病早期疼痛多在一侧呈间断性,数月后疼痛多在双侧呈持续性。随病情发展,由腰椎向胸颈部脊椎发展,则出现相应部位疼痛、活动受限或脊柱畸形。24%~75% 的 AS 患者在病初或病程中出现外周关节病变,以膝、髋、踝和肩关节居多,肘及手和足小关节偶有受累。非对称性、少数关节或单关节及下肢大关节的关节炎为本病外周关节炎的特征。髋关节受累占38%~66%,且多发于起病后头 5 年内,表现为局部疼痛,活动受限,屈曲挛缩及关节强直。

本病的全身表现轻微,少数重症有发热、疲乏、消瘦或其他器官受累。跖底筋膜炎、跟腱炎和其他部位的肌腱末端病在本病常见。1/4 患者在病程中发生眼葡萄膜炎,单侧或双侧交替,一般可自行缓解,反复发作可致视力障碍。神经系统症状来自压迫性脊神经炎或坐骨神经痛、椎骨骨折或不全脱位以及马尾综合征。极少数患者出现肺上叶纤维化,有时伴空洞形成。主动脉瓣关闭不全及传导障碍见于 3.5%~10% 的患者。AS 可并发 IgA 肾病和纤维样变性。

2. **体征** 骶髂关节和椎旁肌肉压痛为本病早期的阳性体征。脊柱活动受限,胸廓扩张受限,胸椎后凸,四肢关节肿胀,有压痛,髋部疼痛,活动受限,多呈屈曲挛缩状态,下肢肌肉萎缩,肌腱附着点压痛或肿胀。常用的检查方法为:枕墙距,胸廓扩张度,Schober 试验,骨盆挤压、分离试验及 4 字试验。

二、实验室检查

1. 活动期患者可见红细胞沉降率增快,C 反应蛋白明显增高及轻度贫血。血清碱性磷酸酶轻度或中度增高。类风湿因子阴性和免疫球蛋白轻度升高。

2. 约 90% AS 患者 HLA-B27 阳性,可以帮助诊断,但不能依此确定诊断。

3. X 线检查。①骶髂关节:早期可见关节附近有斑片状骨质疏松区,继之出现骨侵蚀、软骨下骨皮质硬化,关节间隙变窄,最终骶髂关节完全强直;②脊椎:早期椎体骨质疏松和方形变形,椎小关节模糊,晚期椎旁韧带钙化与骨桥形成,呈竹节状;③髋关节:髋关节间隙变窄和模糊,软骨破坏,骨小梁通过,最终骨性强直。

三、诊断标准

沿用美国风湿病学会 1984 年修订的纽约标准。

临床标准:①下腰背痛的病程至少持续 3 个月,疼痛随活动改善,但休息不减轻;②腰椎在前后和侧屈方向活动受限;③胸廓扩展范围小于同年龄和性别的正常值。

确诊标准:具备单侧Ⅲ~Ⅳ级或双侧Ⅱ~Ⅲ级 X 线骶髂关节炎,加上临床标准 3 条中至少 1 条。

附:骶髂关节炎 X 线分期标准

0 级:正常骶髂关节。

Ⅰ级:可疑或轻微的骶髂关节炎。

Ⅱ级:轻度骶髂关节炎(关节边缘模糊,近关节区域硬化,关节间隙轻度变窄)。

Ⅲ级:中度骶髂关节炎(关节边缘明显模糊,近关节区域硬化,关节间隙明显变窄,骨质破坏明显)。

Ⅳ级:骶髂关节融合或完全强直,伴或不伴硬化。

四、鉴别诊断

1. **类风湿关节炎**　多见于女性,四肢大小关节对称性肿痛为其临床特点,手关节为易受累关节,较少累及腰椎、胸椎及骶髂关节,多数患者类风湿因子阳性,HLA-B27 呈阴性。

2. **椎间盘突出**　椎间盘突出是引起炎性腰背痛的常见原因之一。该病限于脊柱,无疲乏、消瘦、发热等全身表现,ESR 和 CRP 均正常。它和 AS 的主要区别可通过 CT、MRI 或椎管造影检查得到确诊。

3. **弥漫性特发性骨肥厚综合征**　多见于老年人,骨质增生明显,脊柱活动无明显受限,X 线检查见韧带钙化,常累及颈椎和低位胸椎,经常可见连接四节椎体前外侧的流注形钙化与骨化,而骶髂关节和脊柱骨突关节无侵蚀,晨起僵硬感不加重,红细胞沉降率正常及 HLA-B27 呈阴性。

【治疗】

一、中医治疗

(一) 辨证论治

1. 寒湿痹阻证

症状:腰骶冷痛,连及背脊,甚至连及颈项,或髋、膝关节冷痛。疼痛遇寒湿天气加重,得温则减,喜温恶寒,甚者腰骶脊背拘急僵硬,转侧不利。口淡不渴,肢冷,小便不畅,舌淡红,苔白厚,脉弦紧。

治法:散寒除湿,通络止痛。

方药:肾着汤加减。

茯苓 30g,炒白术 15g,干姜 9g,炙甘草 6g,桂枝 9g,制附片 9g,生黄芪 15g,羌活 12g,当归 12g,赤芍 15g。

加减:若腰膝疼痛加牛膝、杜仲、续断等;颈痛加葛根;膝关节或下肢肿者加生薏苡仁、苍术,关节肿甚加泽泻、猪苓。

中成药:盘龙七片,每次 4 片,每日 3 次,口服;风湿祛痛胶囊,每日 6 粒,每日 2 次,口服;正清风痛宁缓释片,每次 2 片,每日 2~3 次,口服;腰痛宁胶囊,每次 4~6 粒,每日 1 次,黄酒或温开水送服,外用东乐膏外敷;三乌胶或三乌丸,每次 5g,每日 2 次,饭后口服。

2. 湿热痹阻证

症状：腰骶、颈、背、腰疼痛，痛处伴有热感或重坠感，疼痛夜甚，拒按，俯仰不利，或膝、踝关节肿热疼痛，或目赤肿痛，肢体沉重，口渴不欲饮，或有发热，小便黄，大便秘结等，舌暗红，苔黄或厚腻，脉滑数。

治法：清热除湿，祛瘀通络。

方药：清热强脊汤（自拟经验方）。

苦参12g，金银花30g，黄柏15g，苍术12g，土茯苓30g，丹参30g，莪术9g，萆薢15g，川芎9g。

加减：发热者加柴胡、黄芩、生石膏；关节肿甚加泽泻、猪苓、车前子；颈痛、活动不利加葛根；疼痛重加桃仁、红花；目赤肿痛，可用龙胆泻肝汤；为加强清热作用，还可酌情选用蒲公英、山慈菇、白花蛇舌草。

中成药：四妙丸，每次6g，每日2次，口服；湿热痹颗粒（片），每日5g（4~6片），每日3次，口服；滑膜炎颗粒，每次1袋，每日3次，口服；外用消痛贴膏、雪山金罗汉止痛涂膜剂。

3. 肾阳亏虚证

症状：腰骶、颈、背疼痛，转侧俯仰不利，晨僵，或颈背酸楚，腰膝酸软疼痛，足跟痛，伴精神疲惫，面色不华，手足不温，喜暖畏寒，小便清长、大便稀溏。舌淡，苔薄白，脉沉细或弱。

治法：温阳补肾，蠲痹止痛。

方药：补肾强脊汤（自拟经验方）。

制附子9g，淫羊藿12g，巴戟天12g，怀牛膝15g，杜仲15g，熟地黄12g，枸杞子15g，丹参30g，当归12g。

加减：颈肩疼痛加葛根、羌活、桂枝；下肢疼痛加独活；下肢关节肿胀者加生薏苡仁、苍术，肿胀甚者加泽泻、猪苓；疼痛重者加桃仁、红花、穿山龙、威灵仙；若腰痛脊强、腰膝较重者可加狗脊、续断；气短乏力者可加黄芪、党参；兼有气虚不足者，可选用独活寄生汤加减。

中成药：益肾蠲痹丸，每次6g，每日2次，口服；尪痹胶囊，每次4~6粒，每日3次，口服；通痹胶囊，每次4粒，每日3次，口服；瘀血痹片，每次6片，每日3次，口服；活血止痛软胶囊，每次2粒，每日3次，口服；蚁参蠲痹胶囊，每次4粒，每日3次，口服。

4. 肝肾阴虚证

症状：腰脊酸痛，转侧俯仰不利，甚者偻俯，腰膝酸软隐痛，足跟痛，头晕耳鸣，咽干，手足心热，潮热盗汗。舌红，少苔，脉沉细，或细数。

治法：滋补肝肾，荣养筋骨。

方药：左归丸加减。

熟地黄12g，山茱萸15g，山药15g，枸杞子15g，龟甲6g，鹿角胶6g，菟丝子15g，牛膝15g。

加减：阴虚火旺见潮热汗出、手足心热者，加黄柏、知母；咽干口渴者加麦冬、桔梗；腰膝疼痛、舌质暗者加当归、赤芍、桃仁、红花；关节肿胀者加生薏苡仁、苍术；腰痛甚加续断、杜仲或合青娥丸；下肢痿软无力者，可加用虎潜丸。

5. 瘀血痹阻证

症状：腰脊、髋、膝关节疼痛，疼痛夜甚，俯仰屈伸不利，活动受限，甚至僵直变形。肌肤干燥甚或甲错。舌暗或紫，有瘀点或瘀斑，脉细或涩。

治法：活血化瘀，通络止痛。

方药：身痛逐瘀汤加减。

桃仁 9g，红花 9g，当归 12g，川芎 9g，没药 6g，五灵脂 9g，地龙 12g，牛膝 15g，秦艽 12g，羌活 12g。

加减：腰痛重者加续断、杜仲、狗脊；关节肿胀加生薏苡仁、苍术，甚者加泽泻、猪苓；肢冷不温者加制附子、桂枝；关节热痛者加黄柏、金银花、蒲公英。

中成药：瘀血痹胶囊，每次 5~6 粒，每日 3 次，口服；活血止痛胶囊，每次 4 粒，每日 3 次，口服；活血舒筋酊，每次 15~20ml，每日 3 次，口服；外用狗皮膏（改进型）、祖师麻膏药、麝香活血化瘀膏、麝香壮骨膏。

(二) 医家经验

焦树德[4]认为强直性脊柱炎晚期患者见脊柱僵硬、腰脊变曲不能伸直的病症与《内经》中所述"大偻"相似，于是提出了"大偻"之名。大偻（强直性脊柱炎）的发生主要是素体肾、督二经阳气不足，感受风寒湿邪，阳气不得开阖，气血不化，经脉痹阻。在治疗上，焦老据正邪的性质分为三证进行论治：肾虚督寒证，治以补肾强督治偻汤；邪郁化热证，治以补肾强督清化汤；邪痹肢节证，治以补肾强督利节汤；邪及肝肺证，治以补肾强督调肝汤。

王为兰[5]在其代表著作《中医治疗强直性脊柱炎》中，提出肾虚督滞是强直性脊柱炎的基本病因病机，肾虚是强直性脊柱炎病理基础，督滞是发病关键。强直性脊柱炎的病机就是肾气、肾精虚亏，痰、瘀、湿、浊着于督脉，从轻到重，终致强直。在治疗上，王老将强直性脊柱炎分为明显型和隐匿型，明显型又分为急性发作期和缓解期，隐匿型可分为肾阳偏虚、肾阴偏虚、肾阴阳两虚、肝肾阴虚、脾肾阳虚、气血两虚、肝郁肾虚、脾湿肾虚等八种证候。

朱良春[6]对强直性脊柱炎提倡辨证与辨病相结合，治疗上倡导益肾壮督治其本、蠲痹通络治其标；遣方用药时倡导虫类药与草木药相伍。朱老认为强直性脊柱炎的病理特点为以肾督亏虚为本，寒湿痰瘀阻于经脉为标，两者相兼而发病。治疗上朱老认为本病宜标本同治，在益肾壮骨、荣筋强骨的基础上，蠲痹通督，泄浊祛瘀。只有在大力扶正的基础上攻逐痰浊瘀血，方可奏效。并把本病划分为肾督阳虚、寒湿瘀阻证和肾督阴虚、湿热瘀滞证两大证型，分别运用温肾壮骨、散寒通络和滋养肝肾、清化湿热瘀滞的方法，同时配合外洗方和功能锻炼。

娄多峰[7]以虚邪瘀阐述强直性脊柱炎的病因、病机，能执简驭繁，把握本质。提出并创立了强直性脊柱炎等风湿病虚邪瘀病因说与虚邪瘀病理说，统称风湿病虚邪瘀学说。娄老认为本病治疗必以滋补肝肾，疏督壮骨，通络祛邪为主，主张按三型进行辨证论治，肾虚督寒证，以补肾强督、温经散寒、活血化瘀为法；肝肾两虚、筋骨失荣，以滋补肝肾、壮骨荣筋为法；督脉邪壅、郁久化热证，以益肾壮督、清热活络为法。

张鸣鹤[8]认为强直性脊柱炎本在先天禀赋不足，肾虚督空，复感风寒湿热之邪，久郁或从阳化热成毒，因毒致痹而成标实之证，瘀血贯穿疾病始终。张老认为热毒痹阻经络，流注肢体骨节是强直性脊柱炎的关键病机。张老立足"热痹"论，创立了清热解毒、补肾壮督、活血化瘀、利湿通络四种强直性脊柱炎基本治法。

陈湘君[9]认为强直性脊柱炎主要病机在于肾虚督寒、痰瘀阻络。先天肾阳虚衰，督脉失温，易感寒湿之邪，停滞局部，则内寒与外寒相合为病。治疗分为急性期和慢性期两期，急性期以温阳祛寒为治则，方取乌头汤之义，慢性期以益肾温督，化痰通络为治则，方取阳和汤合独活寄生汤之义,对于那些寒湿较重、僵痛明显的患者,陈师多主张内外合治,结合运用外敷白芥子饼的方法加强局部的温经通络作用。

二、西医治疗

强直性脊柱炎的治疗方法包括教育、物理治疗、药物治疗及手术治疗等。治疗 AS 的目的是要减轻关节的僵硬,肿痛及其他症状;更为重要的是控制病情的进展,阻止不可逆的韧带钙化、骨关节改变。要求尽可能地保护关节和肌肉的功能,改善患者的生活质量。治疗 AS 的药物品种很多,但是基本上可以将其分类为:①非甾体抗炎药(NSAID);②慢作用抗风湿药(SAARDs);③糖皮质激素;④生物制剂等。

1. **非甾体抗炎药(NSAID)**　可迅速改善患者腰背部疼痛和发僵,减轻关节肿胀和疼痛及增加活动范围,无论早期或晚期 AS 患者的症状治疗都是首选。吲哚美辛对 AS 的疗效尤为显著,但不良反应较多。吲哚美辛 25mg,每日 3 次,饭后即服。夜间痛或晨僵明显者,睡前用吲哚美辛栓剂 50mg 或 100mg 纳肛。其他可选用的如阿西美辛 90mg,每日 1 次;双氯芬酸通常每日总剂量为 75~150mg;萘丁美酮 1 000mg,每晚 1 次;美洛昔康 15mg,每日 1 次。

2. **慢作用抗风湿药(SAARDs)**　柳氮磺吡啶可改善 AS 的关节疼痛、肿胀和发僵,并可降低 IgA 水平及其他实验室活动指标,特别适用于改善 AS 患者的外周关节炎,并对本病并发的前葡萄膜炎有预防复发和减轻病变的作用。开始剂量为每次 0.25g,每日 3 次,以后每周增加 0.25g,至每次 0.5g、每日 3 次或每次 1g、每日 2 次。使用剂量一般每日 2.0g,维持 1~3 年。其副作用有恶心、呕吐、头痛、皮疹、白细胞或血小板减少及男性精子减少和形态异常(停药后可恢复)。磺胺药过敏者禁用。

活动性 AS 患者经柳氮磺吡啶和非甾体抗炎药治疗无效时,可采用甲氨蝶呤,本品对外周关节炎、腰背痛和发僵及虹膜炎,以及 ESR、CRP 有改善作用,但对中轴关节的影像学改变无改善证据。通常以 7.5~15mg 口服或肌内注射,每周 1 次,疗程半年至 3 年不等。不良反应包括胃肠不适、肝损伤、肺间质炎症和纤维化、血细胞减少等。

3. **糖皮质激素**　伴长期单关节(如膝)积液,可行长效皮质激素关节腔注射。重复注射应间隔 3~4 周,一般不超过 3 次。糖皮质激素口服治疗既不能阻止本病的发展,还会因长期治疗带来不良反应。

4. **生物制剂**　抗肿瘤坏死因子 -α(TNF-α)用于治疗活动性或对抗炎药治疗无效的 AS。注射用重组人 Ⅱ 型肿瘤坏死因子受体抗体融合蛋白(益赛普)25mg,皮下注射,每周 2 次,连用 6 个月,病情缓解后逐渐减量至停用。治疗中患者可继续原用剂量的抗风湿药物。本品主要不良反应为感染、结核及肝功能异常等,使用前应排除感染、结核、肝炎等。

晚期患者关节畸形、僵直者,可行矫形手术、人工关节置换术等。

三、治疗体会

1. **肾精亏虚为本,寒湿湿热为标**　本病临床患者多为青年男性,素禀属阳,正所谓“其热者阳气多,阴气少,病气胜阳遭阴,故为痹热”,寒湿之邪从阳化热,或风热之邪直中肌肤,两阳相合,化热化火,变生热毒,攻于骨节,留滞筋脉而为热痹。亦有直接感受湿热之邪者,湿热之邪久郁不解,湿滞热蒸,蕴结不开,荣卫气血经脉受阻,运行不通,不通则痛,发为“脊强"之病。

2. **活血化瘀贯穿疾病始终**　王清任言,"总逐风寒,去湿热,已凝之血,更不能活,如水遇风寒,凝结成冰,冰成风寒已散,明此义,治瘀证何难"。在 AS 疾病发展各阶段总有血瘀作祟,活血化瘀之法应贯穿治疗始终。然瘀各不相同,有实瘀、虚瘀、寒瘀、热瘀、湿瘀、痰瘀之别,治疗当结合证情之缓急,寒热之微甚,瘀痹之轻重,脏腑之虚实,有所针对,方不致胶柱鼓瑟。如热瘀者,当清而通之;寒瘀者,当温而通之;湿瘀者,要渗利而通之;虚瘀者,要补而通之;实瘀者,要泻而通之;痰瘀者,要化而通之。病轻日短,瘀尚未成,意在活血行血,使局部血流通利,不给外邪提供立足之地;重病日久,瘀血形成,意在活血化瘀逐瘀,使瘀血去,结滞清,脉络通畅,痹痛可止。

【调摄与护理】

一、调摄

1. **环境**　《黄帝内经》云"风寒湿三气杂至,合而为痹",因此预防风邪、寒邪、湿邪等外感邪气的侵袭是日常护理的要点。要注意腰部保暖,避免让腰部接触潮湿、阴冷的环境。居室宜向阳、通风,室内保持干燥。避免外感。

2. **饮食**　寒证,以肢冷、畏寒等为常见症状,饮食宜温热之品,忌食生冷。热证,以发热、外周关节肿热疼痛、口渴心烦为常见症状,饮食宜清淡,忌食辛甘厚味。

3. **劳逸**　强直性脊柱炎急性活动期应注意休息,避免负重,以免加重自身病情。避免长时间保持一个姿势不动(如躺着看电视、长时间上网等)。

二、护理

强直性脊柱炎正确的康复锻炼可以保持未受累的脊椎和关节的活动功能,改善已受累的脊柱的功能。加强脊柱及四肢关节的活动度和灵活性,预防或延缓畸形的发生;增强腰背肌、肩带肌等肌肉的力量,发挥肌肉关节的代偿功能,改善受累关节的活动,缓解病情;防止或减轻肢体因废用导致肌肉萎缩,维持骨密度和强度,防止骨质疏松;发挥膈肌和肋间肌对胸廓呼吸功能的代偿作用,加强训练胸式呼吸可防止和改善肋椎关节的活动功能。

【转归与预后】

肝肾亏虚为本,风、寒、湿、热、瘀血及痰浊痹阻,经脉不畅为标,血瘀贯穿疾病始终。虚者责之肝肾亏虚,筋骨失养,肾督亏虚为本;实者责之风、寒、湿、热、瘀血及痰浊痹阻,经脉不畅。强直性脊柱炎晚期典型表现为椎体方形变、韧带钙化、脊柱"竹节样"变等脊柱强直畸形,以及髋关节受累,关节活动受限,甚则残废。因此,应早期干预、积极治疗,控制炎症活动,降低致残率。

【现代研究】

一、中医药治疗强直性脊柱炎临床研究

中国中医科学院广安门医院承担国家"十一五"科技攻关疑难病研究"中医药治疗强

直性脊柱炎规范化及疗效评价"，集合全国多中心优势力量，采用中医辨证论治应用中医补肾活血法和清热活血法治疗 AS，并与西药柳氮磺吡啶比较。研究结果表明[3,10]，中药组起效迅速，且能有效而稳定地改善 AS 患者 ASAS20、50、70 的达标率；中药组在治疗 24 周后可明显改善 BASDAI、BASFI、BASMI、总体关节肿胀指数、脊柱疼痛、EI 指数、夜间疼痛等指标，对于颈、背、髋关节疼痛，活动受限，晨僵均有明显改善，与西药组比较有统计学差异；中药组在对中医证候疗效评分及积分评分的改善上与西药组相比有统计学差异，说明中药组起效迅速，且能有效而稳定地改善 AS 的中医证候。本研究为强直性脊柱炎中医药治疗提供了高水平循证医学证据。

二、中医药治疗强直性脊柱炎实验研究

在国家自然科学基金支持下，以 AS 患者及正常人髋关节囊成纤维细胞作为实验对象，观察补肾活血方药含药血清对体外培养 AS 成纤维细胞增殖、成骨表型表达状况及成骨性标志基因 mRNA 和蛋白表达的影响，对中医补肾活血法治疗 AS 干预成纤维细胞增殖、成骨分化及凋亡的分子机制进行了开创性研究。本研究发现[11-13]，体外培养强直性脊柱炎成纤维细胞具有增殖异常活跃、凋亡受抑及向成骨型定向分化的生物学特性，可能是导致 AS 骨化的重要因素；从成纤维细胞增殖、分化、凋亡及基因表达和调控等多角度、深入探讨了补肾强脊颗粒及君药有效组分淫羊藿苷抗 AS 骨化的作用的可能机制[14,15]。首次提出"中医补肾活血法具有抗 AS 骨化作用，可能是通过抑制成纤维细胞成骨标志基因的表达及阻断细胞因子对 AS 成纤维细胞向成骨型转化的诱导作用而实现的"，并验证其客观性。研究从现代生命科学细胞分子生物学角度探讨了中医补肾活血法治疗 AS 抗骨化可能的作用环节，从一个侧面揭示了"肾藏精""肾主骨"的科学内涵，使中医补肾活血法治疗骨痹研究整体水平达到新的高度。

（冯兴华　刘宏潇）

参 考 文 献

［1］SIEPER J, PODDUBNYY D. Axial spondyloarthritis [J]. Lancet, 2017, 390 (10089): 73-84.

［2］刘宏潇, 高凡珠, 冯兴华. 从三首古方探讨强直性脊柱炎的辨证治疗 [J]. 中医杂志, 2017, 58 (18): 1603-1606.

［3］冯兴华, 姜泉, 刘宏潇, 等. 中医辨证治疗强直性脊柱炎的临床疗效评价 [J]. 中国中西医结合杂志, 2013, 33 (10): 1309-1314.

［4］郭晓东. 从补肾祛寒治尪汤看焦树德教授治疗强直性脊柱炎的思路 [J]. 风湿病与关节炎, 2013, 2 (2): 47-48.

［5］马丛, 王北. 王为兰益肾通督法治疗强直性脊柱炎临证经验 [J]. 北京中医药, 2016, 35 (4): 333-337.

［6］蒋恬, 朱婉华. 国医大师朱良春"益肾蠲痹法"治疗强直性脊柱炎经验 [J]. 北京中医药, 2022, 41 (8): 844-846.

［7］李满意, 娄玉钤. 娄多峰从虚邪瘀辨治强直性脊柱炎经验 [J]. 北京中医药, 2022, 41 (8): 849-852.

［8］邓长财, 鞠中斌. 张鸣鹤治疗活动期强直性脊柱炎经验探讨 [J]. 山东中医药大学学报, 2006 (5): 372-373.

［9］王政, 陈湘君. 陈湘君治疗强直性脊柱炎经验 [J]. 辽宁中医杂志, 2000 (5): 196.

［10］刘宏潇, 冯兴华, 何夏秀, 等. 补肾强脊颗粒治疗强直性脊柱炎疗效与安全性评价 [J]. 中国中西医结合杂志, 2006 (5): 403-406.

［11］JIANG N, LIU H X, LIANG H Y, et al. Osteogenic differentiation characteristics of hip joint capsule fibroblasts obtained from patients with ankylosing spondylitis [J]. Ann Transl Med, 2021, 9 (4): 331.

［12］LIU H X, JIANG N, LIANG H Y, et al. Bushen Qiangji Granule medicated serum inhibits osteogenic differentiation of fibroblasts in ankylosing spondylitis by inhibiting the BMP/Smads signal pathway in vitro [J]. Chin J Integr Med, 2016, 22 (11): 817-822.

［13］ZHOU Y Y, LIU H X, JIANG N, et al. Elemene, the essential oil of Curcuma wenyujin, inhibits osteogenic differentiation in ankylosing spondylitis [J]. Joint Bone Spine, 2015, 82 (2): 100-103.

［14］马晓娟, 刘宏潇, 赵哲, 等. 淫羊藿苷对强直性脊柱炎成纤维细胞向成骨型分化的影响 [J]. 辽宁中医杂志, 2021, 48 (6): 186-190.

［15］付姣, 赵哲, 刘宏潇, 等. 丹参酮ⅡA 通过影响 BMP/Smad 信号对强直性脊柱炎异位成骨的干预作用 [J]. 辽宁中医杂志, 2021, 48 (5): 141-144.

第 21 节　银屑病关节炎

　　银屑病关节炎（psoriatic arthritis, PA）是一种与银屑病相关的慢性炎症性肌肉骨骼疾病，主要表现为外周关节炎、附着点炎、指 / 趾炎和脊柱关节炎[1]。PA 的具体表现形式复杂、多变，且致残率非常高，严重影响了患者的工作能力和生活质量。约 20% 的银屑病患者在整个病程中会发生 PA。关于银屑病与 PA 发病间的关系，多数研究认为，约 75% 的 PA 患者先出现银屑病皮疹，其中多数经 5~10 年后出现 PA；约 15% 患者先出现 PA，后出现银屑病皮疹；10% 左右患者两者同时出现[2]。

　　银屑病患者可发生关节炎最早在 1818 年由法国 Alibert 医生作过描述，1860 年，法国 Bazin 医生提出 "关节炎型银屑病" 这一病名。在其后近百年的时间里，人们一直将银屑病关节炎和类风湿关节炎联系在一起，互相混淆。直到 1959 年，Wright 开始使用 "银屑病关节炎" 这一病名，1964 年，美国风湿病学会首次将 PA 作为一个独立疾病，以区别于其他关节炎。

　　PA 可发生于任何年龄，高峰年龄为 30~50 岁，无性别差异，但脊柱受累以男性较多。在美国，PA 患病率为 0.6‰~2.5‰[3]。我国 PA 患病率约为 1.23‰。PA 的发病机制尚不明确，皮肤和关节病变可能由相同的机制发生作用。一般认为遗传、免疫和环境因素是参与发病的重要因素。基本的病理改变是滑膜炎，受累关节的早期病变为滑膜增厚及肿胀，其后为纤维性反应、绒毛形成及炎细胞浸润。银屑病关节炎患者的关节液、滑膜及皮损中可出现高表达的炎症因子，机体炎症状态是关节破坏的重要介质，患者在长期慢性炎症的影响下，可引起血管增生，出现血管翳，关节随之出现肿胀、变形等改变。病理改变过程，除与炎症因子的高表达有关外，还与患者的免疫功能相关。以白介素家族为主的炎症因子，在滑膜组织纤维化过程中存在促进作用，同时也是患者骨质改变的重要因素。在近端指间关节和腕关节，过度的纤维组织反应可引起关节融合。远端指间关节的晚期表现为关节破坏、骨吸收及肌腱附着点的骨质增生。

本病与中医学痹病中的尪痹、历节病、骨痹和肾痹较为相似。其皮肤损害则相当于"白疕""蛇虱""疕风"等病种。

【病因病机】

PA 的致病原因多由先天禀赋不足,肾精亏虚,机体阴阳失调,复感外邪所致。或因素体阳虚,复感风寒湿邪,或因素体阳盛,内有蕴热,复感阳邪,内外相合,痹阻经络,阴津营血不能达于肌表,由此造成皮肤关节等损害。

一、先天不足

先天肾精亏虚,化血减少,皮肤失于濡养,可致皮肤干燥黑裂;肾精化生肾气不足,不能温煦他脏和筋骨关节,易感外邪而发为此病。

二、肝气郁结

情志不遂,郁怒伤肝,肝气郁结,郁久化火,火热伤阴,阴虚血燥,既不能充润肌表,又不能通利关节筋骨,由此引发本病。

三、感受风寒

素体阳虚,卫气不固,腠理空疏,风寒湿三气杂至,阻于经络关节,发为痹证。寒为阴邪,其性凝滞,脉络瘀阻,不能通达肌肤,表皮失荣,发为白疕。

四、感受风热

素体阳盛,内有蕴热,复感风热,内外合邪,热势鸱张,热伤阴液,阴虚血燥,表皮失润,发为白疕。风热侵袭筋骨肢节,发为痹证。

五、感受热毒

热毒炽盛可以直中肌肤,侵扰关节,引发本病。或因药物中毒,内生热毒;或内有湿热,复感热毒,内外合邪,侵扰皮表,流注关节,亦可引发本病。

总之,本病总属本虚标实,以先天不足、肾精亏虚为本,以风、寒、热、毒为标。本病病位在皮肤和筋骨、关节,与肝肾二脏关系密切。邪气中因于热者十居八九,因于寒者为数不多,然因于寒者脉络凝滞易生瘀血。因于热者,热伤阴液,阴虚血燥,血行不畅,亦易产生瘀血。因此,瘀血阻络往往贯穿于病程的始终。

【诊断要点】

一、临床表现

本病多呈隐匿发病,约 1/3 患者呈急性发作,起病前常无诱因。PA 的典型临床表现包括外周关节炎、中轴病变、附着点炎、趾/指炎、皮肤和指甲病变。

（一）关节表现

关节症状多种多样,除四肢外周关节病变外,部分可累及脊柱,其表现可以从"腊肠指"

到残毁型关节炎。临床上根据患者病变关节的多少和部位,可以分为五种类型,60% 类型间可相互转化,合并存在。

1. **单关节炎或少关节炎型**　最为常见,约占 70%,通常只累及单个或二三个关节,以手、足远端或近端指 / 趾间关节多见,膝、踝、髋、腕关节亦可受累,分布不对称,由于伴发腱鞘炎症,受损指 / 趾可呈典型的腊肠指 / 趾,常伴有指 / 趾甲病变。本型患者中约 1/3~1/2 可演变为较为对称的多关节炎型。

2. **远端指间关节炎型**　占 5%~10%,病变累及远端指间关节,为典型的 PA,它几乎总是伴发银屑病指甲病变。

3. **残毁性关节炎型**　约占 5%,是 PA 的严重类型,多发于 20~30 岁,受累指、掌、跖骨可发展到严重的骨溶解,指节为望远镜式的套叠状,关节可强直,畸形。常伴发热、体重下降和严重而广泛的皮肤病变,经常伴发骶髂关节炎。

4. **对称性多关节炎型**　约占 15%,病变以近端指 / 趾间关节为主,可累及远端指 / 趾间关节及大关节如腕、肘、膝和踝关节等。此型受累的关节数目一般不及类风湿关节炎多,畸形程度亦较轻。

5. **脊柱炎型**　约占 5%,年龄大的男性多见,以脊柱和骶髂关节病变为主(常为单侧),下背痛或胸壁痛等症状可缺如或很轻,脊柱炎表现为韧带骨赘形成,严重时可引起脊柱融合,骶髂关节模糊,关节间隙狭窄甚至融合,可影响颈椎导致寰枢椎半脱位。

近来也有学者将 PA 分为三种类型:①类似反应性关节炎伴起止点炎的单关节和少关节炎型;②类似类风湿关节炎的对称性多关节炎型;③类似强直性脊柱炎的以中轴关节病变(脊柱炎、骶髂关节炎和髋关节炎)为主,伴有或不伴有周围关节病变的脊柱病型。

PA 的关节周围病变特征包括:附着点炎,如跟腱和跖腱膜附着部位的炎症可表现为足跟痛;腱鞘炎,如手屈肌腱腱鞘炎、尺侧腕伸肌腱腱鞘炎;趾 / 指炎,表现为整个手指或足趾的弥漫性肿胀,称为“腊肠指”。还有部分患者出现伴凹陷性水肿的手足肿胀,通常不对称。

(二) 皮肤表现

PA 主要依靠存在银屑病而与其他炎性关节病相区别。银屑病皮肤损害好发于头皮及四肢伸侧,尤其肘、膝部位,要特别注意隐藏部位的皮损如头发、会阴、臀、脐等。表现为丘疹或斑块,圆形或不规则形,上覆盖有银白色鳞屑。刮除鳞屑后为发亮的薄膜,再轻刮薄膜可见点状出血(Auspitz 征),该特征对银屑病具有诊断意义。35% 的患者皮肤病变的严重性和关节炎症程度有相关性。

(三) 指 / 趾甲表现

指 / 趾甲病变也是 PA 的特征性改变,约 80% PA 患者有指 / 趾甲病变,而无关节炎的银屑病患者指甲病变仅占 20%。最常见的指 / 趾甲损害是顶针样凹陷,其他表现有指甲脱离、甲下角化过度、增厚、横嵴及变色。

(四) 其他表现

1. **全身症状**　少数有发热、疲劳、体重减轻等。

2. **眼部病变**　7%~33% 患者有眼部病变如结膜炎、葡萄膜炎、虹膜炎和干燥性角膜炎等。少数患者可以出现主动脉瓣关闭不全、传导阻滞、肺纤维化及淀粉样变等。

3. **合并疾病**　PA 患者心血管病变风险增加,包括动脉粥样硬化、心血管死亡、心肌梗死、中风等。此外,PA 也与代谢综合征、糖尿病、抑郁和焦虑等疾病有一定相关性。

二、辅助检查

(一) 实验室检查

无特异性,病情活动时红细胞沉降率加快,C 反应蛋白升高。可有轻度贫血。滑液检查呈非特异性反应,白细胞轻度增加,以中性粒细胞为主。自身抗体如类风湿因子、抗核抗体和抗环瓜氨酸肽抗体在少数患者出现低滴度阳性。约半数患者 HLA-B27 阳性,多与骶髂关节和脊柱受累显著相关。

(二) 影像学检查

1. 周围关节炎　骨质有破坏和增生表现。手和足的小关节呈骨性强直,指/趾间关节破坏伴关节间隙增宽,末节指/趾骨远端有骨质溶解、吸收而基底有骨质增生,近端指骨变尖和远端指骨骨性增生兼有则形成有特征性的"铅笔帽"样畸形。受累指间关节间隙变窄,融合、强直和畸形。长骨骨干可见绒毛状骨膜炎。

2. 中轴关节炎　骶髂关节多为单侧受累,关节间隙模糊,变窄,融合。脊柱受累时椎间隙变窄,强直,不对称性韧带骨赘形成,椎旁骨化。特点是相邻椎体的中部之间的韧带骨化形成骨桥,呈不对称分布。如有颈椎受累,可见寰枢关节的侧方及枢椎下的颈椎半脱位。

在检测关节和关节周围软组织炎症方面,磁共振成像(MRI)可能比常规 X 线摄影更敏感。中轴和骶髂关节的 MRI 表现包括髂骨和骶骨骨髓水肿、糜烂、关节周围脂肪沉积、硬化和新骨形成,脊柱 MRI 还可见非对称性韧带骨赘、糜烂性椎间盘(Andersson)病变等表现。

肌骨超声检查主要用于评估 PA 外周关节滑膜炎、附着点炎、肌腱炎等情况。检查结果包括关节间隙增宽、软骨边界不清、骨侵蚀以及肌腱和腱鞘外观改变。附着点炎的超声检查特征包括低回声、附着点厚度增加、钙化、骨赘和多普勒血流增强。

三、诊断标准

2006 年 CASPAR 研究提出了 PA 的分类标准[4],内容如下:有炎性关节疾病(包括外周关节炎、脊柱炎或附着点炎)的患者,同时以下评分 ≥ 3 分的患者应诊断为银屑病关节炎。

1. 皮肤银屑病:①现患有银屑病(2 分);②既往银屑病史(1 分);③银屑病家族史,如患者未受影响(1 分)。

2. 银屑病指甲改变(指甲剥离、凹陷)(1 分)。

3. 趾/指炎,现患有或既往有(1 分)。

4. 类风湿因子阴性(1 分)。

5. X 线片示关节旁新骨生成(1 分)。

本标准的特异性为 98.7%,敏感性为 91.4%。

【治疗】

一、中医治疗

(一) 辨证论治

银屑病关节炎多由阴虚血燥所致,少数病例也有偏重风寒者。必须详加审查,否则一寒一热,背道而驰,疗效适得其反。有关热盛的病例也有阴虚血热,湿热蕴结与热毒炽盛等区别。一般可分为以下几个证候。

1. 风寒阻络证

症状：多见于儿童或初发病例。皮损红斑不显，鳞屑色白而厚，皮损多散见于头皮或四肢，冬季易加重或复发，夏季多减轻或消退。关节疼痛游走不定，遇风冷则加重，得热则舒，舌质正常，苔薄白，脉弦紧。

治法：祛风散寒，活血通络。

方药：黄芪桂枝五物汤合身痛逐瘀汤加减。

生黄芪20g，桂枝12g，秦艽15g，羌活15g，当归15g，桃仁10g，红花10g，乌梢蛇15g，牛膝20g，地肤子12g，甘草6g。

加减：如皮损增厚，瘙痒较重，可加莪术、白鲜皮各10g；关节疼痛较重，加川椒、苏木、红花各10g。恶寒肢冷，遇风冷关节痛甚，得温则舒，可加制川乌或熟附子各3g。

中成药：雷公藤多苷片，每次10~20mg，日服3次。

2. 血热风燥证

症状：皮损遍及躯干四肢，且不断有新的皮损出现。皮损基底部皮色鲜红，鳞屑增厚，瘙痒，夏季加重。常有低热，关节红肿发热，疼痛较为固定，得热痛增。大便干结，小便黄赤，舌质红，苔黄，脉弦细而数。

治法：散风清热，凉血润燥。

方药：消风散合解毒养阴汤加减。

荆芥12g，防风12g，金银花20g，蒲公英20g，生地黄30g，牡丹皮20g，赤芍20g，当归12g，蝉蜕10g，石斛15g，苦参12g，知母15g，生石膏(先煎)30g，地肤子20g。

加减：如皮损继续扩大或有新起者可加菝葜、鬼箭羽各15g。服药后胃内不适或大便稀溏者，去苦参、生石膏，加炒白术10g，生地黄酌情减量或改用天冬、麦冬。如关节疼痛不减甚或加重者，酌加苏木、红花、片姜黄各10g。

中成药：雷公藤多苷片，每次10~20mg，日服3次。

3. 湿热蕴结证

症状：皮损多发于掌跖及关节屈侧和皮肤皱褶处。皮损发红，表皮湿烂或起脓疱。低热，关节红肿，灼热疼痛。下肢浮肿或有关节积液。阴雨天症状加重。神疲乏力，纳呆，下肢酸胀沉重，舌质暗红，苔黄腻，脉滑数。

治法：清热利湿，祛风活血。

方药：四妙散合身痛逐瘀汤加减。

苍术10g，黄柏12g，生薏苡仁20g，秦艽15g，羌活15g，白鲜皮20g，苦参12g，茯苓30g，猪苓15g，桃仁10g，土茯苓30g，川牛膝20g。

加减：体温持续升高，皮损无好转者，酌加金银花、连翘各15g，栀子、牡丹皮各10g；肿胀积液增多者，可加车前草、防己各12g。全身乏力、下肢沉重者，加生黄芪30g，木瓜、络石藤各10g。

中成药：雷公藤多苷片，每次10~20mg，日服3次；湿热痹颗粒，每次5g，每日3次，口服；四妙丸，每次6g，每次2次，口服。

4. 热毒炽盛证

症状：全身皮肤鲜红或呈暗红色，或有表皮剥脱，或有密集小脓点。皮肤发热，或有高热,口渴喜冷饮,便干,尿黄赤,四肢大小关节疼痛剧烈,屈伸困难,舌质红绛,苔少,脉象洪大而数。

治法:清热解毒,凉血活血。

方药:解毒清营汤加减。

金银花 30g,连翘 20g,蒲公英 20g,板蓝根 20g,生地黄 20g,牡丹皮 20g,知母 15g,生石膏 60g,石斛 25g,赤芍 20g,丹参 20g,水牛角粉 30g。

加减:如高热持续不退者,重用以上清热解毒药,或加用紫花地丁、白花蛇舌草各 30g,也可同时增服紫雪丹、羚羊角粉。如口干渴大便干秘者,加大黄 10g、玄明粉 3g 以通腑泄热。

中成药:复方青黛丸,每袋 6g,每次服 6g,日服 2 次。应用时需注意其便血、急性肝损伤、血液系统损害等不良反应。普连膏:成分为黄芩末 1 份,黄柏末 1 份,凡士林 8 份,均匀涂于皮损,每日 2 次,治疗银屑病进行期或血热型。复方青黛膏:为青黛粉 50g,黄柏粉 20g,滑石粉 20g,炉甘石粉 20g。以凡士林 2 000ml 为基质,100℃溶解后加入药物,调匀。从小剂量开始随患者耐受情况逐渐加量涂于皮损,每日早晚各 1 次。

5. 肝肾亏虚证

症状:病程迁延不愈,皮损红斑色淡,大多融合成片,鳞屑不厚,关节疼痛、强直变形,腰酸肢软,头晕耳鸣,舌质暗红,苔白,脉象沉缓,两尺脉弱。男子多有遗精阳痿,妇女月经量少,色淡或经期错后。

治法:补益肝肾,祛风活血。

方药:大补元煎合身痛逐瘀汤加减。

生地黄 20g,熟地黄 20g,当归 15g,杜仲 12g,山茱萸 12g,枸杞子 15g,秦艽 15g,桃仁 10g,红花 10g,羌活 12g,川芎 12g。

加减:如银屑病皮损加重或不断有新的皮损出现,则应去羌活、川芎之辛燥药味,加牡丹皮、赤芍各 15g,水牛角粉 5g 以清热凉血。关节红肿者,去滋腻之生熟地黄,加金银花、连翘、板蓝根各 15g,黄柏、川牛膝各 10g 以助清热化湿、活血通络。

中成药:青鹏膏剂每一患处每次 1g(挤出膏剂约 5cm),外用,早晚各 1 次。

临床体会:本病关节病变的发病机制除了风寒阻络证以外,不同于类风湿关节炎。因此,不宜过用祛风散寒胜湿的药物以免化燥、助热、伤阴,加重病情。经络瘀滞的现象则较为普遍。因瘀血贯穿于疾病的始终,故活血化瘀、疏经通络的治法适用于各个证型,只是所占的比重有所不同。

(二) 医家经验

房定亚[5]认为银屑病病机多为风燥热瘀,蓄而不散,"燥久生热,热久生毒"。银屑病关节炎急性期多为热毒之邪胶着关节,使气机阻滞,导致关节红热,痛如锥刺或如毒虫咬伤。且起病急骤,病情发展迅速。中药治以消热解毒,活血通痹,用四妙勇安汤加味治疗。

王玉玺[6]认为银屑病关节炎病机为寒湿痹阻经络,流注关节,气血凝滞,不通则痛,瘀久化热成毒,发于皮肤而成白疕。寒湿毒邪凝滞为本,治疗原则当祛寒除湿,温经通络,化瘀止痛,本解标自消。需要注意切不可一见到银屑病皮疹,就以热毒论治,临床上当细审症、明辨因,以求正治。自拟乌头通痹汤,临床加减。

张立亭[7]认为银屑病关节炎临床最常见的两种类型为湿热内蕴型和风热化燥、阴虚血燥型。根据不同的证型及分期,临床应用自拟白疕 1 号、2 号、3 号、4 号方。

查旭山[8]认为银屑病关节炎多由内外两因合而致病。外有风寒湿邪入侵,寒湿痹阻经络,内则正气不足,阳气亏虚,外邪易侵,发为痹证。查教授认为可从表里、寒热、真假三个方面进行辨证,四诊合参,可知其"里有真寒,外有假热",灵活运用"通脉四逆汤"加减以治之。

宋欣伟[9]认为银屑病关节炎可分为三期,分别采用不同的方药治疗。急性发作期病因多为湿热较壅盛,热结成毒,不能濡养筋脉,治以清热之法,方选龙胆泻肝汤加减。处方:龙胆草、黄连、牡丹皮、焦山栀、柴胡、黄芩、生地黄、车前草、青风藤、海风藤等。在慢性迁延期热入血络,出现湿热血瘀并见,治以清热活血、祛瘀通络为主,方以自拟骨痹一号方。病久则耗气动血,正气亏虚,治以补脾益气、滋阴补肾,方以自拟虚痹一号方。

卢芳[10]认为银屑病关节炎发生的病因为内、外两方面,外为感受风寒湿热之邪,内为血分燥热,内生湿热瘀毒,痹阻经络,不通则痛,且血瘀贯穿疾病的全过程。湿热血瘀为本病基本病机。临床常用自拟方抑免汤。

(三) 其他治疗

(1)苦参注射液:每日 5~10ml,加入生理盐水 250ml 或 5% 葡萄糖注射液 250ml 静脉滴注,适用于湿热明显者。

(2)肿节风注射液:肌内注射每日 2ml,静脉滴注每日 2~8ml,适用于湿热蕴结,关节肿胀明显者。

(3)复方青黛膏[11]:成分为青黛粉 50g,黄柏粉 20g,滑石粉 20g,炉甘石粉 20g。以凡士林 2 000ml 为基质,100℃溶解后加入药物,调匀。从小剂量开始随患者耐受情况逐渐加量涂于皮损,每日早晚各 1 次。

(4)祛风活血洗药(山东中医药大学附属医院处方):蛇床子、地肤子、苦参、黄柏、透骨草各 15g,大黄、白鲜皮、乳香、没药、苏木、红花、大枫子各 10g,水煎成 500ml,熏洗四肢关节及皮损,每日 1 次。

(5)普连膏[12]:成分为黄芩末 1 份,黄柏末 1 份,凡士林 8 份,均匀涂于皮损,每日 2 次,治疗银屑病进行期或血热型。

(6)青鹏膏剂[13]:主要成分为棘豆、亚大黄、铁棒锤、诃子、毛诃子、余甘子、安息香、宽筋藤、人工麝香,涂于关节肿痛处,每一患处每次 1g(挤出膏剂约 5cm),用手按摩 3~5min 或到不黏手为宜,早晚各 1 次。

二、西医治疗

PA 治疗目的在于缓解疼痛、抑制关节和皮肤的炎症、阻止和延缓关节破坏,维持和改善关节功能,因人而异制定治疗方案。

(一) 一般治疗

应注意休息,适当进行关节功能锻炼,避免过度疲劳和关节损伤,忌烟、酒和刺激性食物。

(二) 药物治疗

银屑病的药物治疗应兼顾关节和皮肤病变。

1. 非甾体抗炎药　常用的药物有萘普生、布洛芬、双氯芬酸、吲哚美辛、萘丁美酮、尼美舒利、美洛昔康、塞来昔布等。

2. 病情改善药　用于缓解关节破坏,单用无效时可联合应用。

(1)甲氨蝶呤(MTX):对皮肤和关节损害均有效,可作为治疗首选药。可口服、肌内注射和皮下注射,开始 10mg 每周 1 次,如无不良反应、症状加重者可逐渐增加剂量至 15~25mg 每周 1 次,待病情控制后逐渐减低,维持量 5~10mg 每周 1 次。当每次剂量大于 15mg 时,宜皮下注射。

(2)柳氮磺吡啶(SSZ):可减轻外周关节炎的疼痛、肿胀和晨僵。从小剂量开始逐渐增加可减轻副作用,一般起始剂量 250~500mg 每日,每周增加 500mg,直至 2.0g 每日,疗效不明显者可增加到 3.0g 每日。

(3)环孢素:对皮肤和关节病变均有效,但由于不良反应较多,适用于病情较重且对 MTX 和 SSZ 无效的患者。常用量 3~5mg/(kg·d),维持量是 2~3mg/(kg·d),建议 1 年内维持治疗,超过 1 年则不良反应较多。

(4)沙利度胺:对皮肤和关节病变均有效。常用剂量为每晚 1 次 50~150mg。

(5)其他药物:如硫唑嘌呤、来氟米特、吗替麦考酚酯等,对 MTX 或 SSZ 疗效较差或不能耐受者可考虑使用。

3. 糖皮质激素　口服小剂量的糖皮质激素一般仅用于等待病情改善和药物起效之前的过渡治疗。出现关节外损害如眼炎、肺纤维化等表现也是应用激素的指征。

4. 依曲替酯(Etretinate)　属视黄酸类药物,用于治疗皮肤损害。开始 0.75~1mg/(kg·d),分 2 次口服。病情缓解后逐渐减量,疗程 4~8 周。

5. 生物制剂　对于病情较重,出现关节侵蚀性改变或功能受限的患者,或对上述药物反应不佳或不耐受者,可以采用生物制剂治疗。一般以 TNF 抑制剂作为首选,常用依那西普、英夫利西单抗、阿达木单抗、戈利木单抗等。对于 TNF 抑制剂反应不佳或不耐受者,或银屑病皮损严重者,可选用 IL-17A 抑制剂,如司库奇尤单抗、依奇珠单抗等。

6. 局部用药

(1)糖皮质激素:关节腔注射长效糖皮质激素一般仅适用于急性单关节炎或少关节炎型,但不应短期内反复应用,一年不宜超过 3 次。注射时应避开皮损处。

(2)银屑病皮损局部用药:依据皮损类型、病情等不同而选用不同药物,外用糖皮质激素一般用于轻、中度银屑病,可每日、隔日或每周 1~2 次使用。焦油类制剂易污染衣物、有异味,用药部位应避免日光照射 72 小时,不良反应较少,一般以局部刺痛和烧灼感多见。蒽林对轻、中度银屑病有效,适用于肥厚革化的斑块性损害,但对正常皮肤有刺激性炎症反应,且易污染衣物,霜剂、凝胶制剂可减轻不良反应。维生素 D 衍生物卡泊三醇适用于轻、中度的斑块型银屑病,不良反应主要是局部有瘙痒、疼痛、红斑等刺激症状。水杨酸制剂有助于消除鳞屑。他扎罗汀属维甲酸类药物,主要用于改善红斑和鳞屑症状,不良反应主要是局部刺激症状。

(三) 物理治疗

1. 光疗　适用于皮损面积较大的中、重度银屑病患者。传统的光疗方法有 UVB 光疗和 PUVA 疗法。UVB 光疗是指用 B 波段即中波紫外线照射治疗,主要不良反应是对皮肤有刺激作用。PUVA 疗法是指应用有光感作用的补骨脂素(psoralen)等药物后再使用 A 波段即长波紫外线(UVA)进行照射治疗,主要不良反应有恶心、呕吐、头痛、皮肤瘙痒和发红,长期应用可出现皱纹、色素沉着或减退等皮肤老化现象,而且要注意服药后 24 小时内需佩戴防 UVA 的眼镜。窄谱 UVB(narrow-band UVB)是目前治疗斑块型和点滴型银屑病的新型光疗方法,不良反应较轻。长期多次使用上述光疗的患者皮肤肿瘤的发生率增高。

2. 其他方法　温泉水浴、泥疗等对皮肤和关节症状也有一定的缓解作用。

(四)外科治疗

关节破坏严重出现关节畸形和功能障碍的患者可考虑外科手术治疗。

三、中西医结合治疗思路与方法

PA 是主要累及皮肤和关节的自身免疫性疾病,病因不明,发病机制也较为复杂,西医目前主要治疗手段是 NSAID、免疫抑制剂、生物制剂、物理治疗和局部用药。近些年有学者提出达标治疗的策略[14-15],即经过治疗达到缓解或低活动度的目标,这对 PA 的临床诊疗有重要指导意义。中医药治疗主要通过辨证施治,配合中药外用,治疗方法较为多样化。此外,中药的辨病治疗也很重要。在临床用药时,可适当加入疗效确切的具有免疫抑制和抗炎作用的中药。糖皮质激素也应严格掌握适应证,慎重使用,因长期大量使用激素也会伤阴耗液,加重阴虚内热的症状,造成病情的恶化。

中西医结合系统治疗 PA 在临床研究方面,需要进一步规范辨证和辨病结合治疗,通过规范的临床观察和疗效评价,摸索疗效确切且不良反应小的治疗方案;在实验研究方面,进一步加强有效单味药的药理研究,寻找有效成分。

【调摄与护理】

一、调摄

1. 因病程长,难以治愈,病情易反复发作,所以患者应有长期治疗的思想准备。保持心情平稳,避免烦躁、焦虑、抑郁等情绪变化。注意休息,保证睡眠,生活规律,避免过度劳累。

2. 饮食宜低脂肪、高蛋白、高维生素食物,多吃蔬菜、水果,忌烟、酒、海鲜及辛辣刺激物。

3. 居住环境宜洁净,湿温度适中,气候变化时注意及时更换衣物。

二、一般护理

对患者进行健康教育,增加患者对疾病的认识,配合治疗。加强心理护理,避免不良情志刺激,使患者保持乐观情绪。教育患者注意避免银屑病的诱发因素如上呼吸道感染,某些药物如碳酸锂、β 受体阻断剂、血管紧张素转换酶抑制剂等,可能致敏的化妆品、染发剂等,吸烟,饮酒及外伤等。注意皮肤护理,患者应穿着宽松、柔软、棉质的衣裤,勤沐浴,每天或隔日 1 次,床铺保持清洁,不要搔抓皮损。风寒型的患者,应注意适当保暖。关节红肿明显者,不宜使用热敷或热疗。鼓励患者适当进行关节功能活动,但应注意避免劳累。因关节间隙变窄或因肌腱、韧带挛缩而造成的关节运动障碍者,每天应进行被动性活动,促使功能改善。活动困难的患者应给以拐杖、推车等辅助工具,下蹲困难的患者,排便时应准备能搬动的椅式或凳式厕坐器。

三、辨证施护

1. **寒证**　因寒冷可以诱发或加重关节和皮肤损害,所以首先居住环境需要保持适当的温度和湿度,其次天气突然变化时需增加衣物以保暖。疼痛关节可以进行适当温度的热敷或热疗,并坚持进行功能活动,有条件者可行温泉浴。所服中药可三煎,头两煎内服,第三煎外洗皮损及关节疼痛处。饮食方面可适当添加性温具有散寒活血通络的食物,如当归生姜羊肉汤等,忌食生冷瓜果。

2. **热证**　居处环境避免湿温度过高,可使用空调等降低湿度和温度,尽量保持皮损处的干燥。坚持关节功能锻炼,如关节肿痛剧烈,可进行被动活动。皮损湿烂或有脓疱,渗出明显者,可用中药三煎凉置后外洗皮损和肿胀关节。饮食宜清淡,忌食肥厚滋腻之品,忌酒,可食用芦根二豆粥(芦根、赤小豆、绿豆、大米)、赤豆薏苡仁粥等。

3. **虚证**　由于病程长,皮损反复发作,部分患者出现关节畸形,因此容易出现抑郁、焦虑、恐惧等不良情志,需有针对性地进行心理疏导。因正气不足,易感外邪,所以需注意避风寒,根据天气变化更换衣物。坚持关节功能锻炼,关节变形、活动困难者,可器械辅助进行被动活动。中药三煎后皮损和关节局部外洗。饮食宜高蛋白、高维生素、低脂,保证日常营养供给,也可食用熟地山米粥(熟地黄、山药、薏苡仁)食补。

【转归与预后】

1. PA 是一种破坏性侵蚀性关节病变。自然病程差别很大,但多为进展性,其中约 5% 进展成为残毁型,表现为关节破坏和严重致残。

2. 关节炎的发作常是隐袭的,但也可急性发作。破坏型(残毁型)关节炎型约占 5%,是银屑病关节炎的最严重类型。PA 患者关节炎发作与皮损加重常常密切相关[16]。男性患者有更为进展的关节病。

3. 皮损是 PA 患者最为痛苦及烦心的临床症状,反复发作,迁延难愈,致使患者不能坚持治疗[16]。

4. 一般有银屑病家族史,20 岁前发病,HLA-DR3 或 DR4 阳性、侵蚀性或多关节病变及广泛皮肤病变预后较差。

5. 风热血燥或湿热蕴结证的患者,误用了温热药物,不仅会使关节肿痛加重,亦易诱使皮损泛发全身,并可以因失治、误治内生热毒或复感热毒而演变为热毒炽盛证;属于风寒阻络证的患者有自愈倾向,在炎热季节病情可以明显减轻或完全缓解。治疗效果一般也较理想,但治愈后也有复发可能;对热毒炽盛证的患者必须积极、认真地治疗,如高热不能得到有效的控制,红皮损害不能稳定好转,可演变为全身皮肤剥脱糜烂,热毒可以由浅入深,病及脾、肺、肝、肾诸脏,病势险恶,危及生命。

【现代研究】

目前国内对中医药治疗银屑病关节炎的研究报道相对较少。

一、病因病机的研究

1. **血热论**　房定亚认为病因多由机体阴阳失调,复感外邪,或因素体阳盛,内有蕴热,复感阳邪内外相合,痹阻经络,窜入关节,腐蚀营血,由此造成皮肤关节等损害。银屑病病机多为风燥热瘀,蓄而不散,"燥久生热,热久生毒",银屑病关节炎急性期多为热毒之邪胶着关节,使气机阻滞,导致关节红热,痛如锥刺或如毒虫咬伤,且起病急骤,病情发展迅速[8]。卢君健[17]认为本病是在肾阴亏损或阴阳失衡的基础上引起血热。外受风邪或夹杂燥热之邪客于皮肤,内外合邪而发病。风邪客于经络,留于关节,加以风热相搏、气血壅滞,湿毒留恋则关节肿胀、肝胆湿热、脾胃不和、胸脘痞闷、口苦咽干而不欲饮者,为本病之关节型。病程日久耗伤阴血,阴虚甚而血燥,肌肤失养,血燥生风而层层白屑。若气血郁滞至皮肤则致肥厚,疹大如地图。张鸣鹤认为,风、热、毒、瘀是银屑病关节炎的根本病机,患者或因情志内伤,或因饮食失节伤及脾胃,以致郁热内生,复感风热毒邪,内外相合,热毒深入血分,血热夹风泛溢肌肤则表现为皮肤鳞屑、红斑;风热毒邪流注关节,痹阻经络,则出现关节红肿疼痛,甚则强直变形[18]。

治疗血热证当以清热凉血为原则。房定亚治疗本病以清热解毒,活血通痹之四妙勇安汤加味(金银花、玄参、生地黄、生甘草、虎杖、白花蛇舌草、山慈菇、鹿衔草、当归、白芍等)。卢君健则治以清热凉血活血,方选清营汤、清热地黄汤和四妙勇安汤加减,或用自拟白疕1号方(生地黄30g,丹参15g,鸡血藤30g,白茅根30g,赤芍15g,紫草根15g,生槐花30g)。张鸣鹤治以清热解毒凉血、活血祛风除湿,同时注重顾护脾胃,用药常选白花蛇舌草、半枝莲、连翘、田基黄、黄柏、青黛、蝉蜕、蜂房、地肤子、白鲜皮、红花、鬼箭羽、荜澄茄等。

2. 寒湿毒滞论　王玉玺认为本病病机为寒湿痹阻经络,流注关节,气血凝滞,不通则痛,瘀久化热成毒,发于皮肤而成白疕。病机以寒湿毒邪凝滞为本。治疗当以祛寒除湿、温经通络、化瘀止痛为原则,本解标自消,方用自拟乌头通痹汤(麻黄、桂枝、苍术、防风、蜂房、制附片、制川乌、威灵仙、雷公藤、菝葜、鬼箭羽、鸡血藤、络石藤、防己、全蝎、生甘草)[9]。

3. 湿邪困阻论　林昌松教授[19]认为本病的病机在于湿邪困阻,脉道不利,率先提出以"祛湿通脉"法治疗该病,自拟断藤益母汤:昆明山海棠45g(先煎3.5h),续断15g,益母草15g,全蝎5g,薄树芝15g,乌梢蛇10g,银花藤15g,豨莶草30g。

二、辨证分型的研究

中医药治疗 PA 目前尚缺乏统一的辨证分型,多由各医家根据各自临床经验总结而成。如邓丙戌等[20]将本病分为毒热阻络、寒湿痹阻、肝肾亏损3个证型,卢君健则分为血热、血燥两型,朱晓鸣[21]分为风寒湿痹、风盛血燥、毒蕴营血三型,范中旗[22]分为血燥、血热和血瘀三型,郭会卿[23]将其辨为阴虚血燥、湿热蕴结、风热血燥、火毒炽盛四型。范永升[24]将本病分为风热血燥、湿热蕴毒、阴虚血瘀三型。

(张鸣鹤　樊冰)

参 考 文 献

［1］SINGH J A, GUYATT G, OGDIE A, et al. Special article: 2018 American College of Rheumatology/National Psoriasis Foundation Guideline for the Treatment of Psoriatic Arthritis [J]. Arthritis Care Res, 2019, 71: 2-29.

［2］戴生明. 银屑病关节炎的危害、诊治现状 [J]. 诊断学理论与实践, 2018 (3): 238-243.

［3］OGDIE A, WEISS P. The epidemiology of psoriatic arthritis [J]. Rheumatic Dis Clin North Am, 2015, 41 (4): 545-568.

［4］TAYLOR W, GLADMAN D, HELLIWELL P, et al. Classification criteria for psoriatic arthritis: Development of new criteria from a large international study [J]. Arthritis Rheum, 2006 (54): 2665-2673.

［5］祁玉军, 王佳晶. 房定亚用四妙勇安汤加味治疗银屑病关节炎 [J]. 北京中医药, 2002, 21 (2): 80-81.

［6］刘环清, 马来莹. 王玉玺教授治疗关节型银屑病的经验琐谈 [J]. 中医药学报, 2002, 30 (2): 54-54.

［7］张立亭. 银屑病性关节炎治疗分析 [J]. 山东中医杂志, 2002, 21 (10): 597-598.

［8］邓婉莹, 陆泽楷, 黄树宏, 等. 查旭山教授运用通脉四逆汤加减治疗关节型银屑病经验 [J]. 四川中医, 2018, 36 (4): 20-22.

［9］沈卫星, 宋欣伟, 石伟一. 宋欣伟治疗银屑病关节炎经验介绍 [J]. 新中医, 2017, 49 (2): 186-187.

［10］王晶亚, 朴勇洙, 贺春雪, 等. 国医大师卢芳自拟抑免汤治疗湿热血瘀型银屑病关节炎经验 [J]. 湖南中医药大学学报, 2018, 38 (8): 849-852.

［11］赵文杰, 陈丽红. 复方青黛膏对寻常型银屑病皮损内 VEGF 的影响 [J]. 长春中医药大学学报, 2015, 31 (5): 1046-1048, 1095.

［12］黄玉华, 董亦秋. 普连膏治疗银屑病血热型疗效观察 [J]. 实用中医杂志, 2015, 31 (2): 141-142.

［13］彭光辉, 张尚军, 陈璟, 等. 青鹏膏剂治疗银屑病关节炎临床疗效观察 [J]. 河北医科大学学报, 2010, 31 (7): 805-807.

［14］SMOLEN J S, BRAUN J, DOUGADOS M, et al. Treating spondyloarthritis, including ankylosing spondylitis and psoriatic arthritis, to target: recommendations of an international task force [J]. Ann Rheum Dis, 2014, 73 (1): 6-16.

［15］SMOLEN J S, SCHÖLS M, BRAUN J, et al. Treating axial spondyloarthritis and peripheral spondyloarthritis, especially psoriatic arthritis, to target: 2017 update of recommendations by an international task force [J]. Ann Rheum Dis, 2018, 77 (1): 3-17.

［16］徐健, 吕昭萍, 李喜枝, 等. 寻常型银屑病转变为银屑病关节炎 1 例附文献复习 [J]. 皮肤病与性病, 2008, 30 (4): 52-55.

［17］卢君健. 结缔组织病中西医诊治学 [M]. 北京: 人民卫生出版社, 1992: 335.

［18］王鹏飞, 李仓廪, 李作强, 等. 张鸣鹤治疗银屑病关节炎经验 [J]. 中医杂志, 2019, 60 (14): 1185-1187.

［19］杨美凤, 史周薇, 韩隆胤. 林昌松教授诊治银屑病关节炎经验 [J]. 中医研究, 2020, 33 (5): 35-39.

［20］邓丙戌, 张志礼, 王萍, 等. 中西医结合治疗关节病型银屑病 48 例 [J]. 北京中医, 2002, 21 (4): 227-229.

［21］夏俊杰. 朱晓鸣治疗银屑病性关节炎的经验 [J]. 湖北中医杂志, 2000, 22 (5): 6.

［22］范中旗. 中医药辨证分型治疗牛皮癣性关节炎 16 例小结 [J]. 中医正骨, 1998, 10 (2): 99-100.

［23］曹玉举. 郭会卿教授治疗银屑病关节炎经验 [J]. 中医研究, 2013, 26 (3): 54-57.

［24］包洁, 赵婷, 杜羽, 等. 范永升诊治银屑病关节炎临证经验 [J]. 中华中医药杂志, 2020, 35 (4): 1863-1865.

第 22 节　炎性肠病性关节炎

炎性肠病性关节炎（arthritis with inflammatory bowel disease）主要指的是由溃疡性结肠炎（ulcerative colitis, UC）和克罗恩病（Crohn disease, CD）两种炎性肠道疾病所引起的关节

炎,是血清阴性脊柱关节病分类中的一种独立类型。溃疡性结肠炎和克罗恩病一起统称为炎性肠病(inflammatory bowel disease,IBD)。二者虽然是两种不同的疾病,但临床表现都具有慢性迁延、反复发作、不易根治的特点。炎性肠病患者的 HLA-B27 阳性率并不比正常人增高,而合并脊柱炎的炎性肠病患者大约有 50%~70% 为 HLA-B27 阳性。溃疡性结肠炎和克罗恩病的关节表现相似,包括外周关节炎和中轴关节病变,并可伴发关节外或肠道外其他临床表现。常侵犯下肢大关节为主,并有单侧、非对称性的特点,血中类风湿因子阴性,属于脊柱关节病范围。

溃疡性结肠炎和克罗恩病的患病率大致相同,我国患病率偏低,但现有的流行病学数据表明我国 IBD 发病率和患病率均呈上升趋势[1]。该病男女均可受累,青壮年和儿童多见。其中 5%~15% 的患者会发生外周关节炎,克罗恩病稍多于溃疡性结肠炎;10%~20% 的患者中轴关节受累。病因及发病机制迄今未明,一般认为与遗传、免疫、病毒感染、肠道通透性改变、肠道菌群失调有关。其外周关节炎的病理表现溃疡性结肠炎为非特异性滑膜炎,克罗恩病则是肉芽肿表现[2]。炎性肠病不仅可以破坏外周及中轴关节,还能出现杵状指、葡萄膜炎、血管炎和皮肤损害,严重者可累及肝肾等内脏器官。

炎性肠病性关节炎在中医学文献中无相似病名的记载,但其典型的肠道和关节临床表现在许多古典医籍中有类似的描述。现代多数学者认为宜将本病归属"痹病"范畴中的"肠痹"或"痢风"加以辨证分析,也有将炎性肠病归于"久泻""痢后风"范畴。

【病因病机】

本病病因既有先天禀赋不足,或内伤致病,又有外邪犯及肠道,或外邪侵袭肌表发病。病机虽见寒、热、虚、实、痰、瘀之不同,复杂多变,病情急时凶险,缓时缠绵,病程日久难愈,但总以正虚为本,邪实为标。与其他痹病有异,本病多先伤脏腑肠道,而后显形于外。

一、正气不足是根本内因

先天禀赋不足,素体气虚,或因饮食不节,情志不遂,起居失调,胃肠虚弱,邪至肠道。或脾虚不运,肌肤失养,腠理空虚,卫外不固,外邪易于入侵,阻塞气血经络,留注于经络、关节、肌肉、脊柱,而致本病。也可以因房劳过度内伤肾气,精气日衰,则邪易妄入,又因过逸之人,缺少锻炼,正气渐虚,筋骨脆弱,久致脾肾虚损,气虚血亏,后天失于濡养,稍有外感或饮食不节,邪易乘虚而入,与血相搏,阳气痹阻,经络不畅,瘀痰内生,留注关节。若久痹不愈,可以内舍于脏腑;而本病则多为脏腑之痹,显形于外。其虚证所表现出来的症状除了与其阴阳所偏,寒热所别,五脏归属不同外,还与其所感外邪的性质有关。

二、饮食失节是常见内因

大肠乃胃腑之延续,胃失和降,脾失健运,每每产生食积、痰浊、气血瘀滞壅滞肠道而发为本病,故饮食不节或饮食不洁是炎性肠病的常见病因。包括喜食寒凉、辛辣、油腻之品或暴饮暴食等,皆可损伤脾胃。脾失运化,湿浊内生,或从寒化,或从热化,导致寒湿或湿热阻滞肠道,气血壅遏,化腐成脓。腐败不洁食物及酒类属热毒之品,食之亦可损伤脾胃,湿热、热毒内生,下注于肠道,热盛肉腐,损伤脂膜血络,利下脓血。脾失健运,胃失通降,食滞肠腑,大肠传导失司,气机阻滞不通,又可见腹痛、里急后重等症。

三、六淫诸邪是发病外因

在炎性肠病的病因中,六淫诸邪既可伤于肠胃,气血不足,脉道闭痹而发病;也可侵袭肌表使其痹更重。

四、疫戾之气易致重症急症

炎性肠病性关节炎病机总以本虚标实为主。若值夏秋热郁湿蒸之际,湿热邪盛,内侵人体,蕴于肠腑,此时热盛、湿盛,蕴而成毒,此即《景岳全书·痢疾》所说:"……炎暑大行,相火司令,酷热之毒蓄积为痢。"痢后气血亏虚,脏腑虚弱,湿热、寒湿、痰瘀阻滞经络,发为痢风,则关节症状明显。如明缪希雍《先醒斋医学广笔记》所提:"湿热无自而出,遍攻肢体骨节间,以致项强、目赤,肩臂腕膝足胫俱发肿,痛甚不能转侧……"又如《续名医类案》:"痢后腰腿挛痛,不能俯仰,此肾虚风寒湿所乘也。""疫疠之气,最为重毒",疫毒致病力更强。疫毒之邪直中肠腑,起病急骤。疫毒蕴结肠胃,与气血相搏,肠道气机壅滞,又有邪毒熏灼肠道,脉络受损,化腐成脓,下利脓血、腹痛等症更为明显。若患者久病,气阴大伤,脾胃亏虚,复感疫疠之气,邪毒炽盛,充斥三焦,又易内陷心包,进迫厥阴、少阳,或耗竭气阴,甚至出现高热、神昏、脱证或者死亡。

五、瘀血痰浊使病因病机纷繁缭乱

瘀血痰浊可以是诱发炎性肠病的病因,也是病邪作用人体的病理性产物。一方面,炎性肠病的发病在中医认为正气不足,脏腑气血阴阳失调是其内部的重要因素,并会产生瘀血与痰饮。而另一方面,炎性肠病又是一种慢性缠绵日久的病变,留连日久,与外邪的作用相合,又可以加重瘀血和痰浊。

炎性肠病性关节炎以脾胃虚弱为本,邪实为标。急性期以标实为主,尤以湿热多见;慢性期脾胃亏虚多见,正如《素问·痹论》所说:"脾痹者,四肢懈惰,发咳呕汁,上为大塞;肠痹者,数饮而出不得,中气喘争,时发飧泄。"且不耐寒暑、劳累、饮食、情志等方面影响而复发。

【诊断要点】

一、临床表现

(一) 肠道症状

发热、腹胀、腹痛、腹泻、里急后重、有大量黏液脓血便、恶心、呕吐、纳差、消瘦、乏力、贫血、低蛋白血症,甚至可侵犯肠系膜淋巴结,出现肠周脓肿、肠粘连和肠壁增厚,形成腹部包块,严重者造成肠梗阻、溃疡穿孔和肠道瘘管形成,少数可以癌变。

溃疡性结肠炎和克罗恩病都是肠道的免疫性疾病,有其相同的一面也有不同之处。溃疡性结肠炎为慢性非特异性结肠炎症,甚至发生溃疡,主要累及结肠黏膜和黏膜下层;多自远段结肠开始,逆行向近段发展,可累及全结肠及末段回肠,呈连续性分布,主要表现为持续或反复发作的腹泻、腹痛和黏液脓血便,可并发急性结肠扩张、肛裂、直肠脱垂、结肠狭窄、假性息肉形成等。克罗恩病多在青年期慢性起病,是慢性肉芽肿性炎症,病变可累及胃肠道各部位,以末段回肠及其邻近结肠为主,呈节段性、非对称性分布;临床表现为腹痛、腹泻、瘘管、肛周病变和全身症状等,重者可并发肠梗阻,病程长者可发生癌变,脓血便发生较溃疡性结肠炎少。

(二) 关节症状

1. 外周关节症状　本病患者可发生外周关节炎。任何外周关节均可受累,甚至可见关节积液。大关节和下肢关节受累多见,如髋、膝、踝和足关节最为常见,也可发生在掌指关节和近端指间关节,溃疡性结肠炎肩关节受累更多见。关节炎表现为少数关节、非对称性、一过性和游走性,关节炎的轻重与肠道病变的严重程度有关,复发和消退交替出现,很少发生关节畸形。也可见小关节受累,呈慢性表现,严重者可发展为关节畸形。腊肠指 / 趾、肌腱末端病,尤其跟腱炎和足底筋膜炎均可见。克罗恩病关节炎可见杵状指和骨膜炎。

2. 中轴关节受累　炎性肠病患者可以发生脊柱关节炎,包括骶髂关节炎和明显的脊柱炎,非对称性骶髂关节炎的频率可能比特发性强直性脊柱炎高。溃疡性结肠炎和克罗恩病的中轴关节受累非常相似。二者累及中轴关节时均表现为腰、背、胸、颈或臀部疼痛,出现骶髂关节炎或明显的脊柱炎,有下背部炎性疼痛,有特征性临床体征的腰部和颈部活动受限,扩胸度减小。常为隐匿性发病。

大多数炎性肠病病例关节症状后于肠道表现或同时出现,但少数也可能先于肠道症状数年出现。

(三) 肠道外和关节外症状

炎症性肠病的肠外表现除关节症状外,还可涉及皮肤、眼、肝胆胰、泌尿生殖系统、神经系统、肺、心脏、血液系统等各个器官、系统,且已经有一个肠外表现的患者比无肠外表现的患者更易合并其他肠外表现。

1. 皮肤、黏膜和眼病变　出现于活动性肠病及外周关节炎。可见疼痛而深在的口腔溃疡、结节性红斑、坏疽性脓皮病、杵状指、葡萄膜炎、结膜炎和外层巩膜炎。克罗恩病最常见结节性红斑,溃疡性结肠炎则为严重的坏疽性脓皮病。眼葡萄膜炎及中轴关节受累者均与HLA-B27 密切相关。在 IBD 中,葡萄膜炎常为双侧性,慢性化趋势更常见。

2. 肌病　炎性肠病相关的肌病罕见,UC 较 CD 多见,包括多肌炎、皮肌炎、重症肌无力等。

3. 肝胆胰　包括原发性硬化性胆管炎(primary sclerosing cholangitis,PSC)、小胆管PSC/ 胆管周围炎、胆管癌、PSC/ 自身免疫性肝炎(autoimmune hepatitis,AIH)重叠综合征、IgG4 相关性胆管炎、IBD 相关急慢性胰腺炎、胆石症、门静脉血栓、肝脓肿、自身免疫性胰腺炎、脂肪肝、肝淀粉样变性、肉芽肿性肝炎等。

4. 泌尿生殖系统　包括肾结石、肾小管间质性肾炎、肾小球肾炎、肾脏淀粉样变性、尿路瘘管形成等,多数患者无明显症状,临床上可能出现蛋白尿、急性肾损伤、慢性肾功能不全等。

5. 神经系统　炎症性肠病合并神经系统的表现较罕见,包括周围神经病变、脱髓鞘性疾病、视神经病变等。

6. 肺脏　更多见于 UC,且气管病变更多见于女性,不与肠道活动相关,包括肺功能异常、上气管异常、大气管异常、小气管异常、间质病变、自身免疫病和其他肺部表现等,大多无症状,可经肺功能检查和高分辨胸部 CT 发现。

7. 心脏　心脏受累较为罕见,但可能导致严重的后果,包括心肌炎、心包炎、缺血性心脏病等。

8. 血栓栓塞　患病率较一般人群高,与炎性肠病活动度相关。其中静脉系统血栓形成风险较高,深静脉血栓形成和肺栓塞是最常见的类型,心脑血管事件及急性肠系膜缺血的风险也有增加,但其他外周动脉血栓栓塞事件的风险不会增加。

9. 血液系统　如贫血(缺铁性贫血多见)。另外,溃疡性结肠炎患者可合并特发性血小板减少性紫癜,合并骨髓增生异常综合征则以克罗恩病常见。

10. 内分泌与代谢　包括生长发育障碍、青春期延迟、性腺功能减退、脂质异常及胰岛素抵抗、代谢性骨病等。另外,炎性肠病也可能合并自身免疫性甲状腺疾病。

二、辅助检查

(一)实验室检查

1. 基因检测　全基因组关联研究确定了至少163个与炎性肠病相关的单核苷酸多态性,其中110个同时见于UC和CD。除了人类白细胞抗原(HLA)之外,最强的关联基因是第16号染色体上的NOD2(原名CARD15)基因及第1号染色体上的IL-23R基因。虽然基因图谱已显示出有意义的临床关联性,除了HLA-B27,目前基因分型仍不是常规的临床检查手段。HLA-B27的阳性率在炎性肠病患者中并不高于正常人,但并发脊柱炎的炎性肠病患者大约有50%~70%阳性,在仅有骶髂关节炎存在时,HLA-B27的出现率较低。克罗恩病伴有脊柱关节炎时HLA-Bw62的频率明显增高。

2. 细胞因子　IL-1、IL-2、IL-6、IL-17升高。

3. 类风湿因子(RF)　70%~90%的患者RF阴性。

4. 血常规　白细胞增高,血小板明显增高,有时可达到$(70\sim1\,000)\times10^9/L$。贫血是慢性炎症和慢性胃肠道失血的表现。

5. 红细胞沉降率　增快,C反应蛋白和免疫球蛋白升高,补体下降。

6. P-ANCA及C-ANCA　前者的阳性率为60%~80%,后者的阳性率为10%~20%。通常为核周型P-ANCA。

7. 关节液检查　为非特异性炎症,细菌培养为阴性。

8. 粪便钙卫蛋白和血清乳铁蛋白　IBD复发时,粪便钙卫蛋白可明显升高。乳铁蛋白、粪便钙卫蛋白、多形核白细胞作为联合指标可以用来诊断溃疡性结肠炎。有条件的单位可以粪便钙卫蛋白和血清乳铁蛋白等作为IBD确定诊断的辅助指标[1]。

(二)其他检查

1. 关节X线检查　可见关节周围软组织肿胀、近关节面轻度骨质疏松,偶有骨膜反应、骨侵蚀。慢性病例可见关节间隙狭窄。骶髂关节炎表现同强直性脊柱炎。

2. 结肠镜检查　纤维性结肠镜检查可显示肠道病变。

(1)溃疡性结肠炎:多从直肠开始,呈连续性、弥漫性分布。轻度炎症的内镜特征为红斑,黏膜充血和血管纹理消失;中度炎症的内镜特征为血管形态消失,出血黏附在黏膜面、糜烂,常伴有粗糙呈颗粒状的外观及黏膜脆性增加(接触性出血);重度炎症内镜下表现为黏膜自发性出血及溃疡。缓解期可见正常黏膜表现,部分患者可有假性息肉形成,瘢痕样改变。对于病程较长的患者,黏膜萎缩可导致结肠袋形态消失、肠腔狭窄,以及炎(假)性息肉。伴巨细胞病毒感染的UC患者内镜下可见深凿样或纵行溃疡,部分伴大片状黏膜缺失。有条件者可进一步采用内镜下黏膜染色技术或选用共聚焦内镜检查。

（2）克罗恩病：早期表现为阿弗他溃疡，随着疾病进展，溃疡可逐渐增大加深，彼此融合形成纵行溃疡。其病变内镜下多为非连续改变，病变间黏膜可完全正常。常见内镜下表现为卵石征、肠壁增厚伴不同程度狭窄、团簇样息肉增生等。少见直肠受累和 / 或瘘管开口，环周及连续的病变。

3. 钡餐灌肠检查　可显示肠道病变。溃疡性结肠炎见：①黏膜粗乱和 / 或颗粒样改变；②肠管边缘呈锯齿状或毛样改变，肠壁有多发性小充盈缺损；③肠管短缩，袋囊消失呈铅管样。克罗恩病所见为多发性、跳跃性病变，病变处见裂隙状溃疡、卵石样改变、假息肉、肠腔狭窄、僵硬，可见瘘管。目前钡剂灌肠检查已经逐渐被结肠镜所取代，但对于肠腔狭窄无法进镜者仍有诊断价值。

4. 黏膜活检　溃疡性结肠炎组织学检查呈炎症性反应，固有膜全层侵害，同时常可见糜烂、溃疡、隐窝脓肿、腺体排列异常、杯状细胞减少及上皮变化。克罗恩病可见透壁性淋巴细胞增生、非干酪样肉芽肿形成，裂隙状溃疡与黏膜下层增宽等表现。

5. 腹部 B 超探查　溃疡性结肠炎可见肠壁增厚、肠系膜弥漫性水肿、肠管僵直短缩等。克罗恩病可见反映肠蠕动减弱、肠壁增厚与狭窄、近端扩张等声像改变。

6. CT 及 MRI 检查　当炎性肠病存在小肠受累，CT 或磁共振肠道成像（CT/MRI enterography，CTE/MRIE）可更清晰提示小肠病变，克罗恩病可见内外窦道形成、肠腔狭窄、肠壁增厚、强化，形成“木梳征”和肠周脂肪液化等征象。

三、诊断标准

炎性肠病性关节炎目前没有统一的诊断标准。具备溃疡性结肠炎或克罗恩病的诊断条件，出现以下肢大关节为主的非对称性关节炎或脊柱炎，伴有或不伴有肌腱端炎、皮肤、眼病变，并排除其他关节炎者即可诊断炎性肠病性关节炎。炎性肠病包括溃疡性结肠炎和克罗恩病的确诊需要综合临床、内镜、影像及病理表现，并且在排除感染性肠炎和其他非感染性肠炎后作出诊断。

（一）IBD 的病理学系统化诊断方法

首先采取系统化诊断方法判断是否为 IBD，其次进一步鉴别溃疡性结肠炎和克罗恩病。该方法中的参数包括组织结构的改变、上皮的改变和黏膜固有层的变化等。

1. 组织结构的改变　隐窝扭曲，隐窝长度，隐窝基底距黏膜距离，隐窝间距离。隐窝分支，黏膜表面绒毛转化。

2. 上皮的改变　杯状细胞数目，上皮内有无淋巴细胞，帕内特细胞生化及幽门腺化生，隐窝炎 / 隐窝脓肿，有无特定的微生物。

3. 黏膜固有层的改变　有无炎症反应，炎症反应的性质为急性或慢性，炎症反应的分布为局灶性或弥漫性、表浅或基底部、隐窝内或黏膜固有层、黏膜层或黏膜下层，有无特定的微生物，有无纤维化，有无肉芽肿。

4. 黏膜肌及黏膜下层的改变　黏膜肌有无增生、纤维化，黏膜下层有无神经纤维增生，黏膜下层淋巴管有无扩张。

（二）溃疡性结肠炎的形态特点

1. UC 的结构改变　包括隐窝分支、扭曲、萎缩。黏膜表面绒毛改变，镜下表现为隐窝开口增宽,黏膜表面不平整,严重时呈手指状突起。上皮的改变有隐窝炎和隐窝脓肿;上皮的炎性损伤可导致黏蛋白丢失,镜下表现为杯状细胞减少;左半结肠出现帕内特细胞化生;黏膜固有层呈现弥漫性淋巴细胞和浆细胞浸润,炎症反应分布均匀,黏膜肌底部浆细胞增多。

2. UC 分为活动期、缓解期和静止期　活动期表现为血管充血,黏蛋白缺失,隐窝炎和隐窝脓肿,上皮剥脱,溃疡形成。缓解期表现为血管充血减轻,中性粒细胞逐渐消失,隐窝脓肿逐渐消失,基底部浆细胞仍保留,上皮再生,细胞增殖带扩大。静止期表现为黏膜萎缩、分支、隐窝变浅、帕内特细胞化生,淋巴细胞增生。由于 UC 病变主要在黏膜层,内镜活检足趾内出现上述诊断要点,所以内镜活检标本诊断 UC 准确率高。如果看到隐窝排列整齐,结构没有紊乱,即使看到隐窝炎、隐窝脓肿,也不能轻易诊断为 UC。

(三) 克罗恩病的形态特点

浅表部位的、贴近淋巴小结的炎症反应是 CD 早期特点,内镜可见到口疮样溃疡,显微镜下为黏膜局部糜烂,杯状细胞相对正常。CD 炎症反应呈多灶性,且程度不均匀,可观察到明显的炎症反应灶向正常黏膜跳跃的特点,表现为同一块活检足趾炎症反应分布不均匀。CD 炎性细胞多样,包括组织细胞、中性粒细胞、淋巴细胞、浆细胞及嗜酸性粒细胞。上皮样肉芽肿具有一定的诊断价值。肉芽肿一般较小,由数个上皮样细胞聚集组成,有时出现单个多核巨细胞。CD 活检上皮样肉芽肿的检出率比手术切除标本低。由于 CD 是肠壁全层的炎症反应,而内镜活检只能取到肠壁黏膜层和浅表黏膜下层,这给诊断带来一定的难度。补充上消化道包括食管、胃及十二指肠的活检,若发现上皮样肉芽肿或局灶性增强型胃炎,可以协助诊断 CD[3]。

【治疗】

一、中医治疗

(一) 辨证论治

本病早期常伴腹痛、腹泻、关节肌肉疼痛等,以湿热更为多见,以后胃肠症状虽然可能消失,但腰背四肢肌肉关节可以持续疼痛,甚至逐渐畸形。属于本虚标实,早期病势较急,以标实为主。慢性期易复感,病程迁延,日久难愈,继而损伤脾、胃、肝、肾脏腑之气,以本虚为主。常起于胃肠,而伤腰背四肢肌肉关节,最终又导致多脏器受损,因此脏病先见于里后见于表病同见,证候纷繁复杂。

治疗大法是急性期重肠胃,慢性期重关节;先治肠胃,后治关节;急性期重祛邪,慢性期重补益;脾胃治疗为本,关节筋骨治疗为标,或标本同施,辨证论治。在辨证分型中湿毒蕴结证、湿热迫血证、脾阳亏虚证以治疗胃肠为主,湿热阻络证、寒湿痹阻证、肝肾亏虚证乃病之后期,胃肠症状减缓或消失,治疗当以筋骨为主。

1. 湿毒蕴结证　多发于本病急性期或急性复发,为湿热毒气蕴结肠胃,既可因气血运化不足,也可因湿热阻络,使关节肌肉失于濡养而致。

症状:低热,身重,腹胀,腹痛,腹泻,里急后重,大便黏腻臭秽,恶心呕吐,腹部癥瘕痞块,腰背疼痛,膝踝关节红、肿、热、痛,不可触,屈伸不利,或关节游走疼痛,足趾手指漫肿疼痛,目赤肿痛,心烦口渴,溲黄味重,口舌溃疡,舌质红,苔黄腻,脉滑数。

治法：祛湿解毒，通络止痛。

方药：葛根芩连汤合宣痹汤加减。

葛根 15g，秦皮 10g，黄柏 10g，黄连 6g，防己 10g，防风 10g，滑石 30g，炒苍术 10g，炒薏苡仁 30g，连翘 15g，栀子 8g，半夏 10g，晚蚕沙（包）15g，赤小豆 15g，赤芍 10g，牡丹皮 10g，败酱草 18g，甘草 10g。

加减：腹胀加佛手 10g，八月札 12g；腹痛剧烈加延胡索 12g，白芍 15g；发热加生石膏（先煎）30g、知母 10g；目赤肿痛加谷精草 12g、夏枯草 20g；上肢关节肿痛加桑枝 15g、忍冬藤 18g；下肢关节肿痛加车前草、白茅根各 15g。

中成药：葛根芩连微丸，每次 1g，每日 3 次，口服；滑膜炎冲剂，每次 12g，每日 3 次，口服。

临床体会：此证常常是胃肠症状在先，关节受累在后。热毒征象突出，综合全身表现，胃肠湿毒重于关节肌肉，用药时偏治胃肠而大于关节肌肉。

2. 湿热迫血证　本证是炎性肠病关节炎中急重的证候。多为湿热毒邪不解，久居胃肠，迫血妄行，湿热交结。经脉不通，而导致关节肿疼，主要表现在胃肠湿热毒邪，深入营血；关节红肿热痛，肌肤起有红点或紫斑。

症状：发热，腹痛，腹胀，大便赤黄相间或有黏液脓血便、里急后重、癥瘕痞块、肛门灼热红肿疼痛或见鲜血，手足心热，心烦失眠，纳少，腰背疼痛，关节红肿，不能屈伸，皮肤斑疹，不恶风寒，舌质红绛，苔黄腻，脉滑数。

治法：清热凉血，祛湿通络。

方药：白头翁汤合四妙丸加减。

白头翁 15g，秦皮 10g，黄柏 10g，黄连 8g，生薏苡仁 30g，川牛膝 15g，生地榆 15g，牡丹皮 10g，玄参 10g，茜草 10g，白茅根 15g，三七粉（冲）3g，冬瓜皮 15g，冬瓜子 15g，艾叶 5g，生甘草 6g。

加减：大量黏液脓血便加白及 12g；肛门灼热红肿疼痛甚或溃烂鲜血加败酱草 15g、青黛（包）3g、槐角 10g；癥瘕痞块加三棱、莪术各 10g；皮肤斑疹加地丁、蒲公英各 15g；关节疼痛加秦艽、鸡血藤各 15g。

中成药：荷叶丸，每次 9g，每日 2 次，口服；四妙丸，每次 6g，每日 2 次，口服；皮肤斑疹加银翘解毒颗粒，每次 5g，每日 2 次，口服；肛门红肿溃烂可外用锡类散。

临床体会：本证病机关键在于湿热之毒迫血妄行，湿热交结于关节。此胃肠血证急暴，当速清热解毒，凉血通络，急治胃肠，兼顾关节；欲止血，先清热，热毒不清，妄血不止；虽欲止血，但不宜过涩留瘀，经脉不通，痹必重也；旧血不祛，新血不生。

3. 脾阳亏虚证　本证多由寒湿伤脾，损伤脾阳；或久病缠绵，湿热困伐脾土，脾阳亏虚，运化不利，气血生化无源，气血匮乏，血脉涩滞，经脉失于温煦而成痹。脾不运化，下利清谷，脾不统血，便血耗气。

症状：间断腹泻，时发时止，下利清谷，或便血色淡，腹胀腹痛，关节疼痛，劳累遇寒加重，恶风怯寒，面色萎黄或苍白，神疲肢倦，身重乏力，消瘦纳差，舌质淡，苔白或腻，脉沉细。

治法：健脾益气，和血通脉。

方药：参苓白术丸合胶艾汤加减。

生黄芪 30g，党参 10g，白术 10g，茯苓 15g，当归 10g，莲子肉 15g，炒薏苡仁 30g，山药

10g,升麻 5g,桔梗 10g,阿胶(烊化)8g,艾叶 10g,五味子 10g,川芎 10g,芍药 12g,砂仁(后下)6g,炙甘草 5g。

加减:腹胀加藿香、紫苏梗(后下)各 10g;关节疼痛加桑枝、怀牛膝、续断各 10g;胃寒肢冷加制附片(先煎)6g、桂枝 8g;便溏加炮姜 8g、灶心土(先、包)30g。

中成药:八珍颗粒,每次 3.5g,每日 3 次,口服;固本益肠片,每次 4 片,每日 3 次,口服。合参苓白术丸每次 6g,每日 2 次,口服。

临床体会:本证病机关键在于脾阳不足。便血要分清是湿热迫血行,还是脾不统血,可从便血的色、味、质区分;虚证也要明确在于脾,还是在于肝肾,方能用药准确。

4. 湿热阻络证　本证系湿热邪气余毒未尽,已离胃肠,转攻关节筋骨,湿与热结,痹阻经脉,气血不畅,关节肌肉失养而致。

症状:腰背疼痛,髋、膝、踝等关节热痛肿胀,关节屈伸不利,四肢酸胀困乏,手指或足趾红肿,痛不能触,或见潮热、恶热,口干不欲饮,五心烦热,腹满纳呆,大便黏腻臭秽,便下不爽,舌质暗红,苔黄厚腻,脉滑数。

治法:清热除湿,通络止痛。

方药:除风湿羌活汤加减。

苍术 10g,黄柏 8g,黄连 12g,茯苓 20g,泽泻 15g,陈皮 6g,柴胡 10g,猪苓 15g,滑石 30g,大腹皮子各 10g,防己 10g,青蒿 10g,羌活 6g,独活 6g,牡丹皮 10g,赤芍 10g,川芎 9g,地龙 10g,川牛膝 10g,木瓜 10g。

加减:腰背疼痛加续断、杜仲各 15g;手指或足趾红肿加金银花 15g,蒲公英、片姜黄各 10g;皮疹加天葵、紫草各 10g;五心烦热加银柴胡、地骨皮各 10g;溃疡疼痛加地丁、蚤休各 10g。关节畸形加炮山甲、土鳖虫各 9g。

中成药:湿热痹片,每次 6 片(或湿热痹颗粒,每次 1 袋),每日 3 次,口服;四妙丸,每次 6g,每日 2 次,口服。

临床体会:本证胃肠腑症已经基本缓解,关节肌肉症状独重,正当大力清热凉血,但因痹之已久,在清热祛湿药和凉血活血药的选择与剂量上应根据血热和湿与热之偏盛而灵活加减。

5. 寒湿痹阻证　本证多因感湿受寒,使人卫外功能减弱,致风寒湿邪入侵,阻滞经络,血脉痹阻,关节凝滞,使气血运行不畅,而成痹病。

症状:恶风寒,手足逆冷,腰脊僵硬,痛掣尻尾,四肢关节冷痛,肢体刺痛或麻木不仁,屈伸不利,晨僵明显,遇寒加重,得热缓解,舌质淡,舌体胖,苔白,脉弦紧。

治法:散寒除湿,温经止痛。

方药:蠲痹汤加减。

黄芪 30g,炮附子(先煎)10g,防风 10g,羌活 6g,独活 6g,姜黄 10g,当归 12g,川芎 10g,制水蛭 5g,蜈蚣 2 条,鸡血藤 15g,透骨草 12g,伸筋草 15g,狗脊 12g,杜仲 15g,怀牛膝 12g,桃仁 10g,红花 10g,炙乳香 6g,炙没药 6g,甘草 6g。

中成药:寒湿痹片,每次 4 片,每日 3 次,口服;追风透骨丸,每次 6g,每日 2 次,口服。

临床体会:本证往往为炎性肠病性关节炎慢性期,湿热余邪已尽,胃肠功能已经恢复,关节症状受寒而发,恶寒疼痛明显,用药不必考虑以往热毒,尽可专用散寒温通之品。寒性凝滞,湿性黏滞,本证可重用活血散寒药物,配合血肉有情之品。

6. 肝肾亏虚证　本证多因素体亏虚,或病程日久,正气渐虚,筋骨脆弱,久致肝肾虚损,气血不足,经脉失于温煦而成。

症状:腰膝酸软,恶寒肢冷,驼背畸形,关节肿大,腰背、四肢关节痛,屈伸不利,足跟疼痛,肢体乏力,肌肉消瘦,头晕耳鸣,遗精阳痿,舌质淡暗,苔白,脉沉细。

治法:补益肝肾,强壮筋骨。

方药:消阴来复汤加减。

鹿角镑(先煎)15g,附子(先煎)10g,枸杞子10g,菟丝子15g,当归12g,补骨脂12g,益智仁9g,小茴香12g,狗脊12g,广木香(后下)10g,独活10g,怀牛膝12g,地龙12g,巴戟天12g,醋三棱10g,土贝母10g。

加减:关节肿者加皂角刺10g、炮山甲10g;关节痛甚加全蝎5g、蜈蚣2条;腰脊疼甚加续断15g、淫羊藿15g;恶寒肢冷加千年健、追地风各10g。

中成药:尪痹片,每次4片,每日3次,口服;益肾蠲痹丸,每次8g,每日2次,口服。

临床体会:本证首先是风寒湿痹或热痹久病不愈,气血痹阻日久,瘀血痰浊阻痹经络而致驼背畸形,关节肿大;其次是外邪入侵,日久不去,使气血伤耗加重,而造成不同程度的气血亏虚证,甚至出现阴阳俱损的证候。属于炎性肠病关节炎的晚期,治疗以扶正固本为主,兼治瘀血痰浊,稍加理气药,补而不腻。

(二) 医家经验

路志正[4]认为本病对消化道损伤严重,胃肠症状严重时,患者脾胃无法接受清热凉血、活血化瘀、通络止痛等类药物,亦无法接受血肉有情之品的治疗,此时要先调理脾胃,在胃肠功能有所恢复的情况下,再考虑使用以上药物治疗。总而言之,炎性肠病性关节炎的治疗大法是急性期重肠胃,慢性期重关节;先治肠胃,后治关节;急性期重祛邪,慢性期重补益;脾胃治疗为本,关节筋骨治疗为标,或标本同施,辨证论治。

卢君健[5]认为炎性肠病性关节炎急性期是湿热型,治宜清热利湿,方用葛根芩连汤加减。气滞血瘀者加厚朴、木香、槟榔、丹参;痰瘀交结加皂角刺、桃仁、红花、海藻、昆布;肠腐脓血加秦皮、白头翁;便血多加地榆、三七、槐花;上肢肿痛加络石藤、豨莶草、桑枝、忍冬藤;下肢肿痛加牛膝、木瓜、黄柏;皮肤脓疱加蒲公英、连翘、野菊花;目赤肿痛加青葙子、夏枯草、龙胆草。炎性肠病慢性期为脾虚型,治以益气健脾,方用参苓白术散合六君子汤加减。恶寒肢冷加干姜、附子;湿盛加苍术、藿香、厚朴;胁痛嗳气加柴胡、枳壳、香附、白芍;肾阳虚加菟丝子、巴戟天、淫羊藿、鹿茸;肾阴虚加六味地黄丸;腰脊冷痛、强直加制川乌、独活、蜂房、鹿角、威灵仙、土鳖虫。

周翠英[6]将炎性肠病性关节炎分为四型:①热毒内攻,痹阻经络型,治宜清热解毒,通络止痛,方用白虎汤合五味消毒饮加减(石膏[先煎]30g,知母15g,蒲公英20g,地丁15g,金银花30g,野菊花15g,忍冬藤20g,地龙15g,黄柏12g)。②湿热蕴蒸,流注关节型,治法清热利湿,宣痹止痛,选方加味四妙散加减(黄柏12g,苍术20g,当归尾10g,川牛膝15g,汉防己15g,川萆薢20g,海桐皮15g,土茯苓30g,忍冬藤20g,车前子15g,白术10g,木瓜15g)。③卫阳虚弱,邪犯经络型,治以祛风胜湿,温阳散寒,方用羌活胜湿汤合桂枝汤加减(羌活12g,独活12g,防风15g,威灵仙12g,秦艽15g,桂枝12g,白芍20g,细辛3g,茯苓20g,炒白术10g,生姜6g,甘草6g)。④脾胃亏虚,关节失濡型,治以健脾和胃,益气通络,方选参苓白术散合六君子汤加减(党参15g,白术12g,茯苓20g,陈皮10g,砂仁6g,半夏10g,黄芪15g,

炒三仙各 10g,白扁豆 19g,当归 12g)。

娄玉铃[7]认为本病多与湿热有关,将本病分为三型:①热毒内攻,痹阻经络,治法清热解毒,通络止痛,用方白虎汤合五味消毒饮加减。②卫阳虚弱,三邪犯经,治以祛风胜湿,温阳散寒,方用羌活胜湿汤合桂枝汤加减。③湿热蕴蒸,流注关节,治宜清热利湿,宣痹止痛,方选加味四妙散加减。

(三) 其他治疗

1. 单方验方

(1)雷公藤制剂:雷公藤多苷片,每次 10~20mg,每日 3 次,口服。本药有一定毒性,对肝肾功能、造血系统均有影响,尤其是对生殖系统损伤最大,生育年龄人群慎用,服药期间需定期复查血常规和肝功能。

(2)鱼腥草注射液:每次 100ml,静脉滴注,每日 1 次,连续 15 日为 1 个疗程。适用于急性期湿热内盛者。

(3)清开灵注射液:40ml 加入 5% 葡萄糖注射液 500ml,静脉滴注,每日 1 次,15 日为 1 个疗程。适用于急性期热毒内盛者。

(4)生脉注射液:40ml,加入 5% 葡萄糖注射液 250~500ml 中,静脉滴注,每日 1 次,连续 15 日为 1 个疗程。适用于痢后、久病气阴两虚者。

(5)灯盏花注射液:20ml,加入 250ml 生理盐水中静脉滴注,每日 1 次,连用 14 日为 1 个疗程。适用于久病瘀血内停,或经络痹阻,或心脉痹阻而出现关节疼痛、胸闷心痛等症状者。

(6)复方丹参注射液:30ml,加入 5% 葡萄糖注射液或 0.9% 生理盐水 500ml 中,静脉滴注,每日 1 次,连用 14 日为 1 个疗程。适用于久病瘀血内停,心脉痹阻而出现胸闷心痛等症状者。

(7)血栓通注射液,每次 2~5ml,用 10% 葡萄糖注射液 250~500ml 稀释后使用,静脉滴注,每日 1 次。适用于久病瘀血内停者。

2. 外治法

(1)肛门红肿或溃疡可外敷锡类散。

(2)四生丸加减肛门熏洗:生荷叶 10g,生柏叶 10g,生艾叶 10g,生地黄 10g,马齿苋 10g,白鲜皮 10g,天葵 10g,白及 10g,金银花 10g,蒲公英 10g,黄柏 10g,栀子 10g,放入容器中加水煮沸后,先以蒸气熏、后洗,每次 15~30 分钟,每日 3~5 次,治疗 10 日。

(3)槐花散加减灌肠:槐角 10g,侧柏叶 10g,大青叶 15g,金银花 20g,地丁 10g,黄柏 10g,败酱草 30g,白茅根 15g,茜草 10g,棕榈炭 10g。此法适用于便血明显,证属湿毒蕴结、热迫血行者。

(4)中药熏蒸:制附片 10g,白芷 12g,炙乳香 6g,炙没药 6g,伸筋草 15g,羌活 12g,独活 12g,细辛 10g,川芎 30g,桂枝 10g,透骨草 15g,威灵仙 20g,放入容器中加水煮沸后,先以蒸气熏、后洗,每次 15~30 分钟,每日 3~5 次,治疗 10 日。此法可用于关节症状明显,证属寒湿痹阻、肝肾亏虚、痰瘀久滞者。

(5)中药离子导入:制附片 10g,桃仁 12g,红花 10g,炙乳香 6g,炙没药 6g,土茯苓 30g,伸筋草 15g,羌活 12g,独活 12g,细辛 10g,川芎 30g,当归 15g,透骨草 15g,樟脑 15g,车前子 15g,血竭 10g,鸡血藤 30g。取穴为患侧关节阿是穴,每次 15~30 分钟,每日 1~2 次,治疗 15 日。

(6)药浴：制川乌 10g,樟脑 15g,松节 20g,桃仁 12g,红花 10g,炙乳香 6g,炙没药 6g,伸筋草 15g,透骨草 15g,细辛 10g,川芎 30g,川椒 10g,血竭 10g,鸡血藤 30g,每次外洗 15~30 分钟,每日 1~2 次,治疗 15 日。

3. 针灸

(1)膝关节肿痛者,针刺足三里、脾俞、膝眼、委中、鹤顶、犊鼻、阳陵泉、阴陵泉。

(2)踝关节肿痛者,针刺中渚、太溪、阳陵泉、照海、昆仑、委中、劳宫。

(3)腰背疼痛者,可艾灸督脉和膀胱经局部穴位及辨证取穴,配以血海、昆仑、委中、劳宫。

4. 食疗

黄芪山药莲子粥、参枣米饭、八宝饭、茯苓饼、薯蓣汤、扁豆花茶、苡仁丝瓜粥、附片蒸羊肉(《中华临床药膳食疗学》)[8]。可选莲子红枣山药粥、茯苓冬瓜扁豆汤、鲜藕赤豆紫米汤等具有健脾益气,祛湿通络作用的制剂,常食乌梅、大枣、薏苡仁、莲子、藕、白扁豆、山药、茯苓膏等健脾之品。

二、西医治疗

对于炎性肠病性关节炎目前缺少有效的根治手段,治疗原则主要是控制病情,减少发作,消除消化道症状,改善关节功能,减少并发症出现,选择治疗效果好、副作用少的药物。

1. **一般治疗**　适当休息,避免过劳,预防消化道感染,注意保暖,饮食要干净卫生,选用营养丰富容易消化的食物,避免食用刺激性食物。所有脊柱关节炎或外周关节炎的患者都应该戒烟,并适当运动。早期、病情控制良好的患者,运动目标是恢复整个脊柱的灵活度和正常姿态,而情况日益严重的患者的运动目标是保持自己现有的运动状态[9]。

2. **柳氮磺吡啶(SASP)和 5- 氨基水杨酸(5-ASA)**　柳氮磺吡啶每日 3~4g 口服,活动期中度克罗恩病患者每日剂量可达 4~6g,活动期用药至临床症状缓解或内镜下黏膜炎症缓解,后以缓解期用量维持,一般为 2~3g/d,可连续使用 3~5 年或长期维持;5- 氨基水杨酸美沙拉秦每日 2~4g 口服。二者同时减轻消化道和关节症状。

3. **糖皮质激素**　病情中度可使用泼尼松 40~60mg/d,严重者氢化可的松 200~400mg,静脉滴注,每日 1 次,连用 14 日为 1 个疗程。14 日后改泼尼松维持量。还可使用得宝松关节腔内注射。

4. **甲氨蝶呤**　每周 10~25mg,口服或静脉注射。对肠道和关节均有治疗作用。

5. **硫唑嘌呤和巯嘌呤**　每日 1.5g,口服。用于治疗克罗恩病和关节炎。

6. **环孢素 A**　每日每千克体重 2.5~3.5mg。可抑制白介素 -2 的产生。

7. **甲硝唑**　用于治疗克罗恩病,每日 100~200mg,静脉滴注,每日 1 次,6 个月无效停药。

8. **他克莫司**　按体重每日 0.1~0.2mg/kg 分两次口服。可抑制 T 细胞的活化,以及白介素 -2、白介素 -3、γ 干扰素等的产生。

9. **来氟米特**　负荷量 50mg/d,3 天后改为维持量 20mg/d。病情缓解后,可改为 10mg/d,口服。

10. **其他免疫抑制剂**　抗疟药氯喹 0.25g,每日 1 次,口服;羟氯喹 0.2g,每日 2 次,口服。这几种免疫抑制剂可以抑制滑膜炎症,减少关节破坏。

11. **可用于 IBD 的生物制剂**　有肿瘤坏死因子 -α 抑制剂,抗 IL-12/23、抗 α4β7、SIP、

JAK1/2/3 制剂。同时对 CD 和关节炎有效的生物制剂有英夫利西单抗、阿达木单抗,同时对 UC 和关节炎有效的生物制剂有英夫利西单抗、阿达木单抗、戈利木单抗以及靶向小分子化合物托法替布。

12. 非甾体抗炎药　具有良好的关节止痛效果,考虑到对消化系统的反应,要首先选用选择性 COX-2 抑制剂,可以相对减少药物副作用。

13. 手术治疗　出现急性肠梗阻、肠穿孔、瘘管等手术指征时,可以考虑手术治疗。

三、中西医结合治疗思路与方法

炎性肠病性关节炎是一种严重影响消化道功能,并且累及肌肉关节和其他脏器的一种自身免疫性疾病,在西医治疗中必然要使用各种免疫抑制剂、激素、非甾体抗炎药,这几类药物可以引起严重的消化道反应,肝肾功能、造血和凝血系统异常,激素还可以引发高脂血症、高血压等对心脏循环系统产生不良影响,而炎性肠病有显著的消化道损害,导致长期大量的便血,损害可以累及心、肝、脾、肾等脏器,急性期的患者很难耐受免疫抑制剂和非甾体抗炎药所产生的消化道反应,这成为目前西医治疗炎性肠病性关节炎难以克服的药物治疗作用与副作用的一对矛盾。而中医强调个体差异,通过辨证论治,采用多种治疗方法,内治与外治及灌肠等综合治法相结合,灵活选方,调整药物,对于该病的不同阶段采用不同的治则,不同的兼症各有加减,调节人体免疫功能,改善局部及全身症状,控制病情,减少复发,减少并发症,减少脏器损害,具有良好的短期与长期治疗效果;与西药联合使用,可以明显减少免疫抑制剂、激素、非甾体抗炎药的用量,减少并改善西药使用过程中带来的毒副作用,帮助免疫抑制剂和激素顺利撤减。

【调摄与护理】

一、调摄

1. 病情容易反复,要合理安排生活起居,注意休息,劳逸结合,调整心态,乐观向上。
2. 注意保暖,避免风寒湿邪侵袭,预防上呼吸道感染。
3. 注意食品卫生,避免食用不洁或腐烂变质食物,出现肠炎。戒烟酒,忌食辛辣厚味等刺激性食物,少食生硬等不易消化食品。宜进食稀软清淡、营养充足、易于消化之品。

二、护理

(一) 一般护理

消化道病情较重者,随时注意大便的量、次数、质地、有血与否,出血量多的患者定时检查血压、心率、呼吸、脉搏等生命指标,多休息,静养为主。使患者主动配合治疗,对治疗充满信心,心情开朗,保持心理上的平静,情绪上稳定,疾病疗效就会提高,焦虑急躁或悲观抑郁,会增加胃肠道反应。平时要避风寒,节饮食,调情志,慎起居,免劳累,积极锻炼,劳逸结合,增强体质,帮助消化功能和关节功能的恢复。加强个人卫生,预防上呼吸道、泌尿系统、消化系统及生殖系统感染,防止疾病复发。

(二) 辨证施护

1. 腹胀腹痛,嗳气返酸,予以无渣易消化产气少的饮食,做轻柔的腹部按摩,必要时可予气滞胃痛冲剂 6g,每日 3 次,口服。

2. 腹泻便血的患者要观察排便次数、性质、量及伴随的脱水、发热、里急后重等症状,及时准确地采集标本送检。病情较重体质虚弱者大便失禁后要保持床褥清洁,防止褥疮,做好肛周护理,可用如意金黄散、锡类散或鲜芦荟捣汁外敷。

3. 关节疼痛,活动受限的患者,可以通过理疗、中药熏蒸泡洗、中药药浴、中药离子导入等,也可用扶他林、骨友灵等药对疼痛部位外涂或狗皮膏外贴以止痛。关节功能锻炼对于关节的保护作用,是药物无法替代的,还可以提高患者体质减少疾病复发,关节锻炼操可以帮助恢复关节活动范围,有针对性地选择床操、体操、太极拳、五禽戏、八段锦、保健按摩,使患者筋骨舒展,气血流通,精神愉快,保持脏腑功能,有利于肢体功能恢复,促进病情好转。

4. 由于皮疹、皮肤的溃烂等,皮肤的渣屑、脓血、排泄物及呕吐物的污染,身上的污垢就比别人多。这些污垢影响了皮肤正常的分泌和排泄功能,对皮肤产生不良刺激,使细菌容易繁殖,感染的机会就大大提高。对生活不能自理的患者应定期给予洗澡、更衣、理发、修面、剪指甲,以防止患者抓伤皮肤和溃疡,将细菌带入口中或皮肤,有头虱、体虱应先灭虱,处理大小便等排泄物,随时更换衣物,清洗局部,以保护皮肤,减少刺激,既让患者感到舒适,又能促进血液循环,有助于皮肤的分泌和排泄功能,有利于皮肤病变的治疗,并可预防感染和其他并发症的发生。局部涂以锡类散或冰硼散等。

5. 发热患者,体温在 37.5℃以上者,每日测量 4 次;温度在 39℃以上者,每 4 小时测 1次,应采取物理降温,如冰枕,在腋下、腹股沟处放置冰袋或酒精擦浴;药物降温可用解热镇痛药,或中药紫雪散、安脑丸口服,柴胡注射液肌内注射或清开灵注射液、穿琥宁注射液和醒脑静等静脉滴注;针灸降温取曲池、大椎、外关、合谷等穴位。

【转归与预后】

一、转归

炎性肠病性关节炎发病初期,起病急,多以湿热、热毒侵犯胃肠,或湿热入营,迫血妄行等常见,乃属于肠痹等范畴,以后或同时累及以下肢为主的关节红、肿、热、痛,表现为湿热阻络证候,此内外均以湿热为主;湿热日久,耗伐脾土,虽有腹痛、腹泻、便血、里急后重等症状,但热势已衰,或即使留有余邪,仍以脾阳亏虚为主,下肢关节红、热消失,肿或不肿,然疼痛而恶寒,此二者,治疗均以胃肠为主,关节为辅。本病的慢性迁延期,胃肠症状缓解或明显减轻,而腰背疼痛,屈伸不利,夜痛不能卧,膝痛不远行,关节症状的表现尤为突出,治疗的重点应该从脾胃转至关节,临床常见湿热阻络证、寒湿痹阻证、肝肾亏虚证。痹病大部分转归是五体痹,日久不解可转为五脏痹。然本病与绝大多数痹病不同,却是先以胃肠起病,以后或同时出现关节症状,乃脏腑痹在前,后转五体痹,此为邪毒先伤胃肠是也。

二、预后

本病病程长,大多能够控制病情,但因反复发作,难以根治。炎性肠病患者大部分没有关节炎,炎性肠病性关节炎患者的病情,因肠病的控制,关节症状可以减轻或缓解,单侧膝、踝关节的肿痛,大都呈一过性,随胃肠症状的缓解而消失,加重与缓解交替出现,一般不出现畸形,预后良好,基本不影响生活;但是炎性肠病的反复发作,出现骶髂关节炎、脊柱韧带钙化甚至骨桥形成的患者,病情将逐渐加重,脊柱活动范围逐步减少,甚者出现驼背,严重影响工作生活。病程中出现大量消化道出血、并发消化道和关节外表现、内脏损害者病情较重,可因消化道穿孔出血、梗阻坏死等造成死亡,少数患者可出现癌变。

【现代研究】

一、病因病机的研究

目前对于炎性肠病性关节炎的中医病因病机认识不一,总结近 10 年有关文献大致从内伤病因和外感病因论述,内伤病因有禀赋不足、饮食失节、七情损伤、劳倦内伤;外感病因有寒湿、湿热、疫毒。本病的发生是由于外感六淫疫毒、内伤先天不足及七情所伤或二者同时作用,耗伤脾阳,湿聚成痰,加之外感热毒,内外相合而成痢;正气内虚,气血不足,内外合病,经脉闭阻而成痹。

二、辨证分型的研究

关于炎性肠病性关节炎的中医辨证分型目前各家不一,大致分成:湿毒内攻、湿热蕴蒸、卫阳虚弱、脾阳亏虚 4 型。认为本病急性期以湿热为主。

吴启富等[10]将炎性肠病辨证分型为:①热毒炽盛,痹阻经络证,治以清热解毒,通络止痛,方用白虎汤合五味消毒饮加减:生石膏(先煎)30g,知母 15g,蒲公英 20g,紫花地丁 15g,金银花 30g,野菊花 15g,忍冬藤 20g,地龙 15g,黄柏 12g,苍术 10g,白术 10g,牡丹皮 12g,白茅根 30g,泽泻 10g,黄连 6g,丹参 12g。②湿热蕴蒸,流注关节证,治宜清热利湿,宣痹止痛,选方加味四妙散加减:黄柏 12g,苍术 20g,当归尾 10g,川牛膝 15g,汉防己 15g,萆薢 20g,海桐皮 15g,秦艽 10g,土茯苓 30g,忍冬藤 20g,车前子 15g,白术 10g,木瓜 15g。③卫阳虚弱,邪犯经络证,治法祛风胜湿,温阳散寒,方用羌活胜湿汤合桂枝汤加减:羌活 12g,独活 12g,防风 15g,威灵仙 12g,秦艽 15g,桂枝 12g,白芍 20g,细辛 3g,茯苓 20g,炒白术 10g,生姜 6g,甘草 6g,荆芥 10g,葛根 10g。④脾胃虚弱,关节失濡证,治以健脾和胃,益气通络,方用参苓白术散合六君子汤加减:党参 15g,白术 12g,茯苓 20g,陈皮 10g,砂仁 6g,姜半夏 10g,炙黄芪 15g,炒三仙各 10g,白扁豆 10g,当归 12g,伸筋草 30g,木瓜 10g,桑枝 10g,羌活 10g,鸡血藤 30g。

李满意等[11]认为肠痹总不外"虚、邪、瘀"三类,以此为纲将辨证分为 3 候 6 型:①邪实候——疫毒壅滞证,治以清热解毒,祛湿通络,方用葛根芩连汤(《伤寒论》)合宣痹汤(《温病条辨》)加减;湿热阻络证,治以清热除湿,通络止痛,方用宣痹汤(《温病条辨》)合四妙丸(《成方便读》)加减;寒湿痹阻证,治以散寒除湿,温经止痛,方用蠲痹汤(《医学心悟》)加减。②正虚候——脾胃虚弱证,治以健脾和胃,益气养血,方用参苓白术丸(《太平惠民和剂局方》)合胶艾汤(《千金翼方》)加减;肝肾亏虚证,治法:补益肝肾,强壮筋骨,方用消阴来复汤(《医醇賸义》)加减。③痰瘀候——痰瘀痹阻证,治以活血化瘀,祛痰通络,方用身痛逐瘀汤(《医林改错》)合双合汤(《杂病源流犀烛》)加减。

三、辨病结合辨证治疗研究

目前,对于炎性肠病主要认为是病在胃肠,以湿毒内攻、湿热蕴蒸证、脾胃亏虚证多见,采用清热解毒、清热利湿、健脾和胃的治疗法则,选用白虎汤合五味消毒饮加减、四妙散加减、参苓白术散加减。炎性肠病性关节炎在炎性肠病的基础上通过辨证、立法、处方、选药,配以活血止血、凉血活血、养血活血、散寒活血、通络止痛、散结化痰药等辨治本病。

(张华东　陈　祎)

参 考 文 献

[1] 中华医学会消化病学分会炎症性肠病学组. 炎症性肠病诊断与治疗的共识意见 (2018 年, 北京)[J]. 中华消化杂志, 2018, 38 (5): 292-311.
[2] 菲尔斯坦. 凯利风湿病学 [M]. 栗占国, 等译. 10 版. 北京: 北京大学医学出版社, 2020: 1442.
[3] 范新娟, 田素芳, 李增山, 等. 溃疡性结肠炎与克罗恩病的病理鉴别诊断 [J]. 中华炎性肠病杂志, 2018 (3): 4.
[4] 张华东, 路洁, 边永君, 等. 路志正教授治疗炎性肠病性关节炎的辨证体会 [J]. 中华中医药杂志, 2006 (7): 412-414.
[5] 卢君健. 结缔组织病中西医诊治学 [M]. 北京: 人民卫生出版社, 1992: 590-593.
[6] 周翠英, 孙素平, 傅新利. 风湿病中西医诊疗学 [M]. 北京: 中国中医药出版社, 1998: 507-518.
[7] 娄玉钤. 中国风湿病学 [M]. 北京: 人民卫生出版社, 2001: 2301-2304.
[8] 冷方男, 王凤岐, 王洪图. 中华临床药膳食疗学 [M]. 北京: 人民卫生出版社, 1993: 119, 309-312.
[9] 治疗指南有限公司. 治疗指南: 风湿病学分册 [M]. 董怡, 张波, 吴东海, 等译. 北京: 化学工业出版社, 2018: 134.
[10] 吴启富, 叶志忠. 风湿病中医特色治疗 [M]. 沈阳: 辽宁科学技术出版社, 2002: 174-179.
[11] 李满意, 刘红艳, 陈传榜, 等. 肠痹的证治 [J]. 风湿病与关节炎, 2021, 10 (6): 57-60.

第 23 节　反应性关节炎

反应性关节炎(reactive arthritis, ReA)是一种继发于肠道、泌尿生殖道、呼吸道等部位感染之后而出现的无菌性炎性关节病,除关节受累外,通常还伴有皮肤黏膜的损害、泌尿生殖道炎症、结膜炎和虹膜炎等关节外表现,也可累及内脏[1]。本病与人类白细胞抗原 HLA-B27 具有相关性,关节受累表现为非对称性、以下肢关节为主,并可累及脊柱,故又将 ReA 归于脊柱关节病范畴。流行病学调查显示,ReA 全球成人患病率约为 0.06%~1%,好发于 18~40 岁男性,其中 20~29 岁为高峰期[2-3]。

【发病机制】

ReA 的病因和发病机制至今仍未明确。多数认为其发病与感染、遗传、免疫失调等因素相关。研究表明 1%~3% 的病原微生物感染可伴发 ReA,主要分为以下几类:

①胃肠道病原菌:沙门菌、志贺菌、大肠杆菌、空肠弯曲菌、耶尔森菌(尤其是小肠结肠炎耶尔森菌和假结核分枝杆菌)、隐孢子虫等;②泌尿生殖道病原菌:沙眼衣原体、淋

球菌、化脓性链球菌、解脲支原体、生殖支原体、溶组织内阿米巴、兰氏贾第鞭毛虫、鹦鹉热衣原体；③呼吸道病原菌：肺炎衣原体、肺炎支原体；④人类免疫缺陷病毒、流产布鲁氏菌[4-6,1]。

ReA 和未分化的周围型脊椎关节炎共享 HLA-B27 亚型血清和滑膜液细胞因子谱，60%~80% 的 ReA 患者 HLA-B27 阳性，且这类人群表现出更严重、更易复发的关节炎及关节外症状[7]。当人体被病原体感染后，活动度低的病原体或其菌体成分可通过血液和细胞途径运行到关节，在 HLA-B27 或 HLA-B39 等其他 HLA 存在下发生交叉反应，形成免疫复合物，从而引起关节炎症[8-9]。另有研究认为 Toll 样受体（toll-like receptor，TLR）能够识别细胞外细菌并诱导 ReA 免疫反应[10]。

ReA 在中医学文献中无相似病名记载，根据其临床表现，医家多将其归属"痹证""热痹""肠痹""胞痹"范畴[11]。

【病因病机】

本病起病较急，病因复杂，内因多为先天禀赋不足，脏腑亏虚，气血失调，外因责之风寒湿热等邪气侵袭，致气血运行不畅，痹阻经脉，遂成本病。病初多以邪实为主，病位在表，或在肢体关节、筋骨经络；久病入络，痰瘀胶结，正虚邪恋，多属虚实夹杂，病位可涉及筋骨、脏腑。《类证治裁》载："诸痹……良由营卫先虚，腠理不密，风寒湿乘虚内袭，正气为邪所阻，不能宣行，因而留滞，气血凝涩，久而成痹。"是对其病因病机的高度概括。

一、先天不足

肾为先天之本，贮藏长养四肢百骸的精气，若先天禀赋不足或素体虚弱，肾精匮乏，"水不涵木"，损及肝木。肾藏精主骨，肝藏血主筋，肝肾亏虚，精血衰少，致使筋骨关节失于充养发为痹证。再有脾胃虚弱，水谷精微运化失司，气血化生乏源，营卫亏少，腠理疏于固护，易遭外邪侵袭。邪气内舍胞中，或肺气亏虚，肃降无权，水道通调不利，不能下输膀胱而致痹；或肾阳不足，气化蒸腾失司，致小便不得出而发为痹；或肾阴亏耗，"州都之官"津液乏源，致小便不利而为痹；或饮食不洁，或过食辛辣厚味，肠胃受损，水湿不运，酿生湿热而致痹。

二、外邪侵袭

气候骤变，寒温不适，起居失宜，调护失当，风、寒、湿、热、毒邪气可乘虚而入，经脉气血为邪气所扰，运行不利，痹阻不通。邪气往往相互兼夹致病，但以热毒损人最甚。正如《备急千金要方》所言"热毒流于四肢"，"着人久不治者，令人骨节蹉跌，此是风之毒害者也"。提示热毒壅盛，流窜四肢，致使筋骨关节肿痛难忍。

三、正虚邪伤

《灵枢·百病始生》载："风雨寒热不得虚，邪不能独伤人……此必因虚邪之风，与其身形，两虚相得，乃客其形。"强调正气亏虚是发病的内在条件。患病后若不及时治疗或失治、失养，再有劳倦内伤，产后失调等原因，导致正气不足，卫外不固，气血亏虚，阴阳失调，脏腑虚衰，腠理空疏，复感于外邪，致使病变丛生。

四、房劳过度,邪侵下焦

节制房事是养生的基本原则之一。若房劳过度,"以妄为常","以欲竭其精",则会导致肾中阴精过多耗散,致使人体失于濡养。《素问·生气通天论》曰:"阴者,藏精而起亟也;阳者,卫外而为固也。"表明阴阳互根互用的关系。当阴精受损时,卫阳也会变得衰少,从而难以抵御邪气。此时浊邪趁虚侵入下焦,痹阻脏腑经络关节而发病。

五、痰瘀痹阻

《医学传心录·痹症寒湿与风乘》言:"风寒湿气侵入肌肤,流注经络,则津液为之不清,或变痰饮,或成瘀血,闭塞不通。"具体概括了邪气侵入机体后所引发的一系列病变。营卫二气在人体环周不休而为治。当风寒湿热病邪趁虚侵入,沿经脉流窜,留及筋骨,气虚则无力鼓动运行,邪难得散,致气血津液运行不利,日久津凝化痰,血停成瘀,痰瘀胶结,痹阻经脉,则病情反复发作,缠绵不愈。

综上所述,本病的基本病机为气血不足,肝肾亏虚,风寒湿热邪气乘虚侵袭,痹阻经脉、关节、肌肉,气血不畅,日久酿生痰浊、瘀血。病性为本虚标实,以气血不足、肝肾亏虚为本,风、寒、湿、热、痰、瘀为标。

【诊断要点】

一、临床表现

1. **全身症状**　一般在感染后 2 周出现发热、体重下降、倦怠无力和大汗。热型为中、高热,大多不受退热药影响,通常持续 10~40 天,可自行缓解。

2. **关节表现**　首发症状以急性关节炎多见,典型的关节炎出现在感染后 1~6 周。初次发病症状通常在 3~4 个月内消退,但有复发倾向。

(1)外周关节炎:多为单一或少关节炎,非对称性分布。关节炎一般持续 1~3 个月,个别病例可长达半年以上,好发于下肢,膝、踝和跖趾关节最为多见,上肢关节也可受累,髋关节病变不多见,而胸锁、肩和颞颌关节受累更少[12]。受累关节表现为红肿热痛和触痛,膝关节常有明显肿胀及大量积液,背部不适常放射到臀部和大腿,在卧床休息和不活动时加重。

(2)骶髂关节炎:骶髂关节或其他脊柱关节受累也是本病的一个特点,总体发生率约占50%,表现为下背痛、骶髂关节区疼痛及局部压痛。有研究显示,49% 的 ReA 患者以腰痛为首发症状[13],56.3% 的慢性 ReA 患者出现放射学骶髂关节炎,但最终只有约 10% 达到强直性脊柱炎临床诊断标准[14]。

(3)附着点炎:多见于跟腱附着点、足底筋膜附着点,表现为跟腱炎、跖底筋膜炎及足跟痛等。跟腱炎与关节炎可同时在手指或脚趾产生特征性的腊肠样指 / 趾。

3. **关节外表现**　关节外表现可为本病提供重要的诊断线索,常见关节外症状包括:

(1)泌尿生殖系统表现:典型者是在性接触或痢疾后 7~14 天发生无菌性尿道炎。男性患者有尿频、尿道烧灼感和尿道口红肿,可见清亮的黏液样分泌物,也可以出现自限性的出血性膀胱炎或前列腺炎。旋涡状龟头炎为阴茎龟头和尿道口无痛的浅表性红斑溃疡,见于20%~40% 的患者。龟头炎的发生与尿道炎有无或轻重无关,一般在几天或几周内痊愈,极少数可持续几个月。女性患者可表现为无症状或症状轻微的膀胱炎和宫颈炎,有少量阴道分泌物或排尿困难。

(2)皮肤表现:超过 50% 的患者出现皮肤黏膜症状。溢脓性皮肤角化症为病变皮肤过度角化,见于 10%~30% 的患者,通常出现于足底和手掌,也可累及指甲周围、阴囊、阴茎、躯干和头皮。开始为红色基底上清亮的小水疱,之后发展成斑、丘疹,并形成角化小结节,这种皮损无论从临床表现还是从组织病理上都很难与脓疱性银屑病相鉴别。类似于银屑病的指甲角化可见于约 6%~12% 的患者。5%~15% 的患者可出现一过性浅表口腔溃疡,溃疡多位于硬腭和软腭、牙龈及舌黏膜,开始表现为水疱,之后逐渐发展成浅小、有时融合的溃疡,多为无痛性。结节红斑是耶尔森菌感染的临床表现,常见于女性,HLA-B27 阴性及缺乏胃肠道症状的患者[14]。

(3)眼部表现:结膜炎多见于急性 ReA 患者,可以是单侧或双侧受累,伴有无菌性分泌物,1~14 周多可自发缓解,但容易复发。5% 的患者出现急性前葡萄膜炎(虹膜炎),表现为眼睛疼痛、发红和畏光,预后一般较好,但若不治疗,仍有 11% 的患者出现失明。持续性或慢性 ReA 患者以葡萄膜炎最常见[15],角膜炎、角膜溃疡、表面巩膜炎、视神经和球后神经炎、前房积血也可发生。

(4)心脏表现:包括主动脉病变、传导异常、心包炎、心脏瓣膜病[16]。主动脉环和升主动脉是最常受累的部位,少数患者由于主动脉中层病变和主动脉根部扩张最终导致主动脉关闭不全。5%~14% 的患者可出现心电图异常,慢性病患者(病程超过 10 年)最常报道为 I 度房室传导阻,可能进展为 II 度或完全性房室传导阻滞。

(5)其他表现:蛋白尿、镜下血尿或无菌性脓尿可见于大约 50% 的性传播型 ReA,常常无临床症状。肾小球肾炎和 IgA 肾病可见于少数严重的系统性坏死性血管炎、血栓性浅表性静脉炎、紫癜、淀粉样变性、颅神经和周围神经病的患者,该并发症较为少见。

二、辅助检查

1. **病原体培养** 病原体培养是诊断 ReA 的重要实验室检查,可分离出致病微生物。出现泌尿生殖道、肠道或呼吸道炎症时可取分泌物或排泄物进行微生物培养。

2. **血液检查** 急性期可见白细胞总数增高,红细胞沉降率(ESR)增快,C 反应蛋白(CRP)升高。慢性患者可见轻度正细胞性贫血,补体轻度升高。血清类风湿因子和抗核抗体阴性。

3. **关节液培养** 诊断 ReA 前应尽可能抽取关节腔积液进行细胞计数、细菌培养、葡萄糖水平以及偏光显微镜下晶体检查,可排除感染性和晶体性关节炎。急性期 ReA 关节液中性粒细胞增多,滑液微生物培养为阴性,但其沉淀物或滑膜中可检出活动度极低的衣原体或其菌体成分的 DNA,或抗原,衣原体抗体滴度升高。

4. **HLA-B27 检测** HLA-B27 阳性与中轴关节病、心肌炎和眼葡萄膜炎相关。因此,HLA-B27 检测仍有帮助识别出有疾病持续可能的价值。这类患者需要在早期给予改善病情抗风湿药。

5. **放射学检查** 放射学检查并非诊断的必要条件,但对于病情评价非常重要。ReA 病程早期,放射学表现可完全正常或仅显示软组织肿胀,随着关节炎反复发作,约 20% 的患者出现放射学异常,最具特征性的受累部位包括足趾关节、跟骨、踝和膝关节,中轴部位则包括骶髂关节、脊柱、耻骨联合和胸肋关节等。炎症部位非对称性骨化是最具诊断价值的放射学特征。肌腱附着点,尤其是跟腱、足底肌腱和筋膜处可见骨膜反应和骨侵蚀。侵蚀性关节可累及足小关节,有 12% 的患者出现足畸形,伴有独特的边缘和绒毛状周围骨炎。沿着掌指、跖趾和指趾体部出现线形骨周围炎。10% 的患者在疾病早期即发生骶髂关节炎。慢性 ReA 患者最终约有 70% 出现单侧(早期)或双侧(晚期)关节异常。"非对称性椎旁逗号样骨化"是 ReA 独特的影像学发现,多累及下 3 个胸椎和上 3 个腰椎,椎体方形变不常见。

三、诊断标准

现临床仍采用 1996 年 Kingsley 与 Sieper 提出的 ReA 的分类标准[17],见表 3-23-1。

表 3-23-1　反应性关节炎诊断标准

1. 外周关节炎,表现为下肢为主的非对称性寡关节炎
2. 前驱感染的证据,包括: ①如果关节炎发病前 4 周内有典型的腹泻或尿道炎表现,则实验室证据可有可无; ②如果缺乏感染的临床证据,则必须具备实验室感染的证据
3. 排除引起单或寡关节炎的其他原因,如其他脊柱关节病、感染性关节炎、莱姆病及链球菌 ReA
4. HLA-B27 阳性、ReA 关节外表现(如结膜炎、虹膜炎、心肌炎、心脏与神经系统病变)或典型的脊柱关节病临床表现(如炎性下腰痛、交替性臀区疼痛、肌腱端炎或虹膜炎)均不是 ReA 诊断的必备条件

注:(1)需除外其他风湿病;(2)实验室感染证据包括:①大便培养阳性;②晨尿或泌尿生殖道拭子查沙眼衣原体阳性;③抗耶尔森和抗志贺菌抗体阳性;④抗沙眼衣原体阳性;⑤ PCR 检查关节液衣原体 DNA 阳性等。

【治疗】

一、中医治疗

(一) 辨证论治

1. 湿热蕴结证

症状:咽喉、泌尿系或胃肠道热病之后出现膝、肩、肘、腕、踝关节红肿热痛,不可屈伸,活动障碍,伴有发热烦渴,小便黄,大便秘结,舌红苔黄腻,脉弦数。

治法:清热利湿,疏经通络。

方药:白虎桂枝汤合四妙散。

生石膏(先煎半小时)30g,知母 15g,桂枝 15g,黄柏 10g,苍术 15g,薏苡仁 30g,牛膝 15g。

加减:咽喉肿痛加金银花、连翘、桔梗各 10g,板蓝根 15g;尿频尿急尿痛加瞿麦、萹蓄各 15g,栀子 10g,白茅根 20g,半枝莲 10g;目赤肿痛加菊花、龙胆草各 10g;大便秘结加大黄 6g;关节疼痛较重加海桐皮、海风藤、防己、秦艽各 10g。

中成药:四妙丸,每次 6g,每日 2 次,口服;雷公藤多苷片,每次 10~20mg,每日 2~3 次,口服。

临床体会:该证以湿遏热伏,流注关节,阻滞气血为病机关键,治疗重在祛邪。临床上根据湿热之邪的偏盛采用不同的治法和方药:表邪未尽,风热外袭者以疏风解表,清热解毒为主,可选银翘散加减;湿邪盛者以利湿为重,兼清热通络,可选茵陈五苓散或甘露消毒丹加减;热邪盛者重在清热,兼利湿通络,可予四妙散加减。

2. 寒湿痹阻证

症状:关节肿胀疼痛,皮肤不红,痛有定处,屈伸不利,昼轻夜重,畏寒喜暖,面色苍白或萎黄,舌质淡胖,舌苔白腻,脉弦紧或弦缓。

治法:温经散寒,祛湿通络。

方药:桂枝附子汤加味。

制附子15g,黄芪15g,桂枝10g,白芍15g,白术15g,茯苓15g,海桐皮10g,海风藤10g,羌活10g,独活10g,炙甘草10g。

加减:痛甚者加川乌6g;湿气胜者加薏苡仁、苍术各15g,痛在上肢加羌活、防风各10g;痛在下肢加独活15g,怀牛膝10g。

中成药:正清风痛宁片,每次20~80mg,每日3次,口服;雷公藤多苷片,每次10~20mg,每日2~3次,口服;昆仙胶囊,每次2粒,每日2~3次。

临床体会:该证多因素体阳虚,风寒湿邪侵袭或寒湿内生,流注经络,痹阻关节所致。因外邪侵袭者,当根据风、寒、湿邪气的偏盛选择祛邪的药物,同时兼顾正气,配伍当归、白芍、鸡血藤等养血之品,取"治风先治血,血行风自灭"之义;寒湿内生者,多因脾肾阳虚,温煦失司所致,故可予附子、干姜、肉桂、淫羊藿等辛温之品。附子有毒,应开水先煎。

3. 痰瘀互结证

症状:关节肿胀日久,活动受限,疼痛固定,痛如锥刺,昼轻夜重,口干不欲饮,舌质紫暗,或有瘀斑、瘀点,苔白腻或黄腻,脉细涩或细滑。

治法:化瘀除痰,活血通络。

方药:身痛逐瘀汤合二陈汤加减。

秦艽10g,川芎10g,桃仁10g,红花10g,羌活10g,当归15g,五灵脂10g,香附10g,牛膝10g,地龙10g,陈皮10g,法半夏10g,茯苓30g,甘草10g。

加减:兼气虚加黄芪、党参各30g;兼湿热者加苍术、知母各15g,黄柏10g;兼血虚加阿胶、鸡血藤各10g;关节冷痛加附子、桂枝各15g;血瘀郁热者加忍冬藤、蒲公英各15g。

中成药:活血舒筋酊,每次5~10ml,每日2次,口服;痛舒胶囊,每次3~4粒,每日3次,口服;瘀血痹胶囊,每次6粒,每日3次,口服;雷公藤多苷片,每次10~20mg,每日2~3次,口服;雪山金罗汉止痛涂膜剂,外用适量,每日2次。

临床体会:该证多因疾病经久不愈,或因邪气久居体内,气血周流不畅,或因久病正气耗损,气化功能失司,痰瘀内生所致。痰瘀既是疾病日久产生的病理产物,又可作为病因作用于人体,故治疗当以化痰祛瘀为要。若痹痛顽固者,可用虫类药搜剔经络之瘀,如乌梢蛇、土鳖虫、僵蚕等。

4. 肝肾阴虚证

症状:关节疼痛微热,腰膝酸软,头晕耳鸣,咽干喜冷饮,大便干结,小便黄短,舌红少苔,脉细数。

治法:滋补肝肾,强筋健骨。

方药:知柏地黄汤加减。

知母10g,黄柏10g,熟地黄15g,龟甲(先煎半小时)15g,山药15g,山茱萸15g,牡丹皮

10g,续断 15g,菟丝子 10g,独活 15g,桑寄生 15g,甘草 10g。

加减:腰痛明显加狗脊、杜仲各 15g;大便干燥加生地黄 30g、黑芝麻 15g;关节痛甚酌加独活、羌活、威灵仙各 10g,鸡血藤、络石藤各 15g。

中成药:尪痹片,每次 4 片,每日 3 次,口服;独活寄生合剂,每次 15~20ml,每日 3 次,口服;雷公藤多苷片,每次 10~20mg,每日 2~3 次,口服。

临床体会:此证虽以肝肾阴虚为主,但仍留有余邪,治疗时不应只一味滋补肝肾,当佐以清热解毒的药物。阴阳互根互用,阴虚不愈,易累及阳气,导致阴阳两虚,故在滋阴的同时可少佐补阳药,所谓"阴得阳升而泉源不竭"。

5. 气血亏虚证

症状:关节疼痛,肿胀麻木,行动不便,面色苍白,心悸气短自汗,神疲乏力。舌淡苔薄白,脉细弱。

治法:补益气血,通经活络。

方药:八珍汤合桂枝汤加味。

党参 30g,茯苓 30g,白术 15g,黄芪 30g,川芎 10g,熟地黄 15g,当归 15g,桂枝 15g,白芍 15g,羌活 10g,独活 10g,海桐皮 10g,淫羊藿 15g,生姜 10g,大枣 10g,甘草 10g。

加减:偏气虚者加黄芪 30g;偏血虚者加当归 20g、阿胶 10g;上肢关节疼痛加秦艽、防风各 10g;下肢关节疼痛加牛膝 10g、桑寄生 15g。

中成药:痹祺胶囊,每次 4 粒,每日 2~3 次,口服;昆仙胶囊,每次 1~2 片,每日 2~3 次,口服。

临床体会:该证多因气血亏虚,卫外不固,营阴外泄,关节失养所致。此类患者以虚为本,但常兼见风寒湿痰瘀之标,治疗当以扶正为主,祛邪通络为辅。同时要注意顾护脾胃,脾胃健运则气血生化有源,故多考虑性味甘温,入脾、胃经的药物,同时慎用苦寒或滋腻之品以防损伤中焦。

(二) 医家经验

莫成荣[18]认为 ReA 以正气亏虚为内因,风寒湿热之邪为外因,采用扶正祛邪为治疗 ReA 的根本大法。根据邪正消长变化,分清主次先后,分别采取扶正为主兼顾祛邪,或以祛邪为主兼顾扶正,或祛邪扶正同用的方法。具体分为 3 型:①邪实型,此为热痹实热内盛兼阴液亏少之证候,当以祛邪为主,兼顾扶正,治以清热解毒逐痹,兼以养阴清热,予三妙丸加减;②正虚型,此为肝肾不足或长期妄用温燥之品损伤肝肾之阴,筋骨失于濡养所致,当以扶正为主兼顾祛邪,治以滋肾养肝,兼以活血通络,予六味地黄丸加减;③正虚邪恋型,治以温通经脉,活血通络,予桃红四物汤加减。在具体辨证用药中,以湿热为主者,多选苍术、黄柏、鱼腥草、蒲公英、忍冬藤、连翘等清热利湿解毒之品;以瘀血为主者,多选红花、赤芍、川芎、路路通等活血通络之品。

蔡辉[19]认为"毒邪"始终贯穿 ReA 整个病理过程。先天禀赋不足,内生虚毒导致机体阴阳失和,气血运行不畅,是导致发病的内因;外感毒邪是发病的先决条件;毒邪入里,脏腑失和,气血失调,痰瘀互结,导致 ReA 的继发改变。临床需遵循"解毒邪"原则,做到首辨风寒湿热毒邪,次辨疾病病期,三辨正邪之偏盛。疾病初期先驱表邪,风之毒邪偏盛以肢体关节游走性疼痛为特点者,可予防风汤、独活寄生汤加减,配合利尿通淋或荡涤肠胃之品。寒之毒邪偏盛,以关节冷痛,部位固定者,宜助阳散寒,宣痹止痛;湿邪偏盛,以肢体关节重着、肌肤麻木为特点者,应除湿通络,重在利湿。疾病后期感染症状消失,关节症状明显,毒邪已流注骨节,痰瘀等病理因素掺杂,宜宣痹止痛,并且针对痰瘀等病理因素施以化痰逐瘀的方药。

（三）其他治疗

1. 单方验方

(1)桑枝膏(《景岳全书》):由单味桑枝组成,具有舒筋活络,祛风除湿作用。

(2)三妙散(《医学正传》):由苍术、黄柏、牛膝以 3∶2∶1 比例研末,面糊为丸而成,具有清热燥湿之功。

2. 外治法

(1)云南白药酊:外用,取适量擦揉患处数分钟,日 3~5 次。

(2)肿痛气雾剂:摇匀后喷于患处,日 2~3 次。

(3)中药外敷:根据证候辨证选用清热除湿、活络止痛的热痹散,或温经散寒、活络止痛的寒痹散外敷,促使关节消肿止痛。

(4)中药熏洗:川乌 10g,草乌 10g,红花 15g,鸡血藤 30g,川芎 30g,木瓜 30g,牛膝 30g,透骨草 30g,伸筋草 30g,桂枝 30g,桑枝 30g。将上药放置器皿中,以水按 1∶5 加入,以没过药物 3 寸为度,煎煮 30 分钟后将患处置于器皿上熏蒸,或加水熏洗,每次熏洗 20~30 分钟,每日 1~2 次。处方有毒,忌口服。

(5)针刺疗法:取穴以合谷、内关、犊鼻、鹤顶、梁丘、血海、足三里、昆仑、太溪、三阴交为主,日 1 次,每次留针 20~30 分钟,10 日为 1 个疗程。

加减:湿热蕴结加大椎、曲池、行间、内庭清热除湿,只针不灸,大椎、曲池可点刺出血;寒湿痹阻加肾俞、关元温补阳气,祛寒除湿,针灸并用,或用温针灸法;痰瘀痹阻加丰隆、脾俞、膈俞、血海健脾化痰,活血祛瘀;肝肾亏虚加肝俞、肾俞、太冲、太溪补益肝肾;气血亏虚加气海、血海、足三里、中脘补气养血,调理脾胃。

3. 食疗　赤小豆粥(《饮食辨录》):赤小豆 30g,白米 50g,白糖适量。先煮赤小豆至熟,再加白米作粥加糖,能除湿热。

二、西医治疗

目前尚无特异性或根治性治疗方法,和其他炎性关节病一样,治疗目的在于控制和缓解疼痛,防止关节破坏,保护关节功能。

（一）一般治疗

急性关节炎应卧床休息,但须避免固定关节以免引起纤维强直和肌肉萎缩。急性炎症症状缓解后尽早开始关节功能锻炼。

（二）药物治疗

1. 非甾体抗炎药　非甾体抗炎药(NSAID)是急性 ReA 的首选药物,可快速减轻关节肿胀和疼痛,增加活动范围,还可延缓骨赘形成[20]。临床可根据关节炎症程度不同,选择性给予不同的药物。常用药物包括双氯芬酸钠缓释片、洛索洛芬钠片、塞来昔布、依托考昔等。用药过程中应定期监测血常规及肝肾功能,避免药物引起的不良反应。有消化道出血风险的患者应尽量选择依托考昔、塞来昔布等 COX-2 选择性抑制剂,因此类药物可能会引起心血管不良事件,心功能不全者慎用。双氯芬酸钠凝胶、洛索洛芬钠凝胶膏等可作为软组织炎症局部外用药。

2. **抗生素**　在感染早期采用抗生素治疗,可起到预防关节炎发生及持续的作用[21]。但抗生素对于已有的关节炎本身是否有益尚缺乏证据。对于从尿、便及生殖道分离或培养出细菌的患者,应给予对革兰氏阴性菌敏感的抗生素或根据药敏试验进行治疗。临床发现,氧氟沙星治疗并发的尿道感染能降低ReA患者关节炎复发的风险;对溶血性链球菌感染引起的ReA则采用青霉素或红霉素治疗。但抗生素对于肠道型ReA通常无效,并不推荐在ReA发生之后使用。此外,对于慢性ReA的治疗也不建议长期使用抗生素。

3. **糖皮质激素**　糖皮质激素(GC)适用于对NSAID治疗反应不足或疾病持续活动的患者。一般不主张全身应用GC治疗ReA,关节炎本身不是应用激素的指征。对于大部分关节疼痛和肿胀剧烈的患者,局部使用GC就能有效缓解症状。临床上常给予关节腔穿刺抽取关节液后,关节腔内注射曲安奈德或倍他米松(得宝松)等药物,对缓解关节肿痛十分有效。但注射间隔不应少于3个月。当患者对局部GC治疗无反应或有大量关节受累或合并关节外表现,如合并虹膜炎或虹膜睫状体炎时,可启动全身GC治疗,剂量和疗程应根据关节炎的严重程度决定,通常从泼尼松每天口服20~40mg开始,症状缓解后尽快减量至最低有效剂量,疗程一般在4个月内。另外,还应进行眼科检查,酌情外用GC治疗;对于溢脓性皮肤角化症,外用GC也能起到改善作用。

4. **改善病情的抗风湿药**　当NSAID不能控制症状,关节炎症持续3个月以上或存在关节破坏的证据时,可加用改善病情的抗风湿药(DMARD)。应用最广泛的是柳氮磺吡啶,尤其适用于肠炎继发或伴有肠道炎症的ReA患者,推荐剂量为开始每天500mg并逐渐增加到每天2次,每次1 000mg,最高剂量可达到每天3 000mg[21]。当患者出现皮疹、发热和肝氨基转移酶异常综合征时,应立即停止使用柳氮磺吡啶,以免造成严重后果[5]。对于重症难以缓解的ReA,可考虑给予甲氨蝶呤7.5~10mg,每周1次。有研究发现,甲氨蝶呤对黏膜损害尤为有效,但应避免使用于HIV感染后ReA患者。有报道提示,环孢素及硫唑嘌呤对于慢性ReA患者亦有效,但均为小样本的观察,对其治疗效果及不良反应的评价尚需进一步研究。羟氯喹、沙利度胺(反应停)等对本病的治疗尚无成熟经验,可否将其用于重症或慢性ReA仍无定论。

5. **生物制剂**　根据一些小规模的开放临床试验和病例报道,生物制剂可以改善难治性ReA症状和炎症标志物水平[5,22-26]。经过6个月NSAID联合DMARD的常规治疗后,无效者改用肿瘤坏死因子抑制剂,如依那西普、英夫利西单抗、阿达木单抗[27]。具体用法与不良反应可参考西医总论。

6. **其他治疗**　除了传统药物治疗外,微生物生态系统疗法和粪便微生物移植被认为是ReA的潜在新疗法,目前处于小规模试验阶段,仍需大样本验证其临床疗效[28-29]。

三、中西医结合治疗思路与方法

ReA是一种自限性疾病,经过及时治疗,患者一般可完全恢复正常,但是本病有复发倾向。少部分患者病情缓解后仍有慢性、破坏性和致残性的关节炎、肌腱炎或肌腱末端炎,甚至还可致视力障碍或失明。根据其发病诱因、病情程度及复发倾向,在治疗上应强调个体化及规范化的治疗。西医目前尚无特异性或根治性疗法,治疗目的在于控制和缓解炎性疼痛,防止关节破坏,保护关节功能以及防治关节外损害。治疗主要分三个方面:①针对关节炎症反应,主要以NSAID为主,症状严重的关节炎可考虑小剂量激素短期使用;②对于关节外症状明显者,如虹膜炎或虹膜睫状体炎或伴有肠道表现者,优先考虑糖皮质激素及慢作用药,但慢作用抗风湿药用于重症或慢性 ReA 仍无定论；③对于从尿、便及生殖道分离或培养出细菌的患者,应给予对革兰氏阴性菌敏感的抗生素或根据药敏试验进行治疗。ReA 患者的抗生素治疗的目的在于控制感染,而不是治疗关节炎本身,抗生素本身并不能阻止关节内病理过程。因此,ReA 是否应长期应用抗生素尚无定论。

中医治疗 ReA 辨证要点主要在于分清寒热虚实,病程长短和病位,确定治则。早期病多实证,但有寒热之分,寒证疼痛固定,恶寒怕冷,得温痛减,舌淡苔白腻,脉弦紧；热证则关节红肿热痛,发热烦渴,舌红苔黄腻,脉弦数。日久病深,气血耗损,气不行血,瘀血凝滞,气不化湿,湿聚为痰,痰瘀互结,痹阻经络、肌肉、关节。在中医整体观的指导下,通过辨证和辨病相结合,分期论治,结合内服外敷及中医特色治疗等方法,可快速改善局部及多系统症状,在缓解关节肌肉疼痛、提高生活质量等方面疗效明显,优于单纯西医治疗。

慢作用抗风湿药均有明确的副作用,长时间用药易造成消化道反应、血液系统受累、过敏、肝肾毒性等药源性损害,使治疗难以为继。中西医协同,发挥中医药增效减毒作用,在减少西药使用量、减少副作用发生方面具有优势。同时通过整体调理,对关节炎及关节外表现均有良好的控制作用,降低病情复发率。因此,对于仅有关节炎表现的 ReA,单用中药内服外敷就可取效。对于合并关节外表现及黏膜损害的病症,可以在使用糖皮质激素和／或免疫抑制剂基础上,配合中医中药辨证论治,不但有助于改善症状,控制病情,巩固疗效,减少西药的用量,还能扶助正气,减轻西药的毒副作用,改善抗生素带来的一系列祛邪伤正问题。

ReA 的多系统损害以及复发倾向是疾病防治的重点和难点。中西医结合治疗 ReA 的研究重点应放在中药是否能够防治本病复杂的关节外表现,控制病情反复乃至慢性迁延不愈,还可积极找寻中医药改善微生物生态系统方面的循证依据。中西医结合治疗对于 ReA 疾病的改善优于单纯中医或西医治疗,并可减少不良事件的发生,中西医协同是未来治疗的趋势,具有广阔发展前景。

【调摄与护理】

一、调摄

(一) 积极治疗原发病

本病在发病前后多有肠道感染、泌尿生殖系感染、结核感染或链球菌感染、扁桃体炎等病史,故首先应积极彻底治疗原发疾病,如反复扁桃体炎造成扁桃体隐窝脓肿,致使 ReA 反复发作者,应行扁桃体切除术等。另外,应避免不洁性交,预防性病。

(二) 避风寒,慎起居

本病的发生多与气候和生活环境有关,平素应注意防风寒、慎重起居,避免风寒湿邪及热毒之邪的侵袭。

(三) 节饮食

本病可继发于肠道感染,患者饮食宜清淡可口、易于消化,保证优质蛋白及维生素的摄入。避免误食馊腐不洁之物,避免饮食过量或恣食肥甘辛辣生冷。

(四) 劳逸结合

ReA 急性期应注意休息,避免负重,以免加重自身病情。疾病缓解后应加强锻炼,增强体质,以提高机体抗病能力。

二、护理

(一) 一般护理

根据病情轻重,定时测量体温、呼吸、脉搏、血压,尤其对发热的患者要注意监测体温,对不同原发病的患者,要根据病情定期化验血、尿、粪,尤其对结核感染患者要注意结核菌素试验及影像学检查,被褥床单要勤洗勤换,营养不良者要配营养套餐[30]。

(二) 对症护理

恶寒发热,关节红肿疼痛,屈伸不利者,应卧床休息,避免过多活动,但要保持肢体、关节功能位,受压部位用海绵或棉垫保护,防止褥疮发生。肿痛消退后及时进行功能锻炼,以防关节周围组织粘连引起关节活动障碍。口腔及生殖器黏膜溃疡要注意局部卫生,同时配合中药治疗。

(三) 情志护理

肝主筋,肝肾同源,筋骨的病变与肝关系密切,情志为肝所主,情志不畅则影响肝,使病情缠绵不愈,故情志护理非常重要,尤其对关节炎反复发作的患者,做好心理疏导、卫生宣教工作,使其正确认识自己的病情,树立战胜疾病的信心,使患者了解这类疾病大多数不会造成关节变形留下残疾,而影响工作、学习和生活等。

(四) 辨证施护

1. 证属湿热熏蒸,流注关节者,病房宜凉爽,饮食宜清淡,多食水果蔬菜,忌辛辣厚腻燥热之物。急性肿痛期,应尽量减少活动,以免增加痛苦。

2. 证属寒湿痹阻关节者,病房宜温暖、干燥、防寒、避潮湿,可予热水袋或电热器保暖。饮食忌寒凉、生冷,进食时饭菜要温热,汤中可加生姜、胡椒等以温经通络。服药时宜温服或热服,并注意中药的毒副作用。

3. 证属肝肾亏虚者,病房宜温暖向阳,室内阳光柔和,可常食用补肾养肝之品,如枸杞子、山药、党参、枣皮等,并配合功能锻炼,以改善关节功能[31]。

4. 对结核感染体内活动病灶,痰检阳性的患者,要做好预防隔离工作,按传染病护理常规护理。

【转归与预后】

一、转归

本病因患者体质不同,感受外邪的性质不同,发病轻重的不同,治疗调摄方式不同,其转归预后都有所差异。起病初期多因寒湿痹阻、湿热蕴结,病位较为表浅,如辨证准确,治疗及时,调摄得当,可望痊愈。若病程缠绵,正虚邪恋,形成肝肾气血亏虚之虚证,或虚实夹杂证,治疗较为棘手。

二、预后

早期诊断、早期干预,是决定 ReA 预后的关键因素[32]。本病为自限性疾病,虽发病有轻重缓急的不同,但大多数关节炎一般在 3~5 月内消退或痊愈,不遗留关节破坏和功能障碍,预后良好。但在未经治疗的情况下,约有 10%~30% 的 ReA 有可能发展成为慢性破坏性关节炎[33]。个别病例反复发作,病程长达 1 年,甚至 10 年,并发心、肺、肾疾病者,预后欠佳。

【现代研究】

一、病因病机的研究

目前对 ReA 大样本的前瞻性研究和中医药治疗的资料不多。迄今尚无统一认识,归纳有关文献,大体本病以风寒湿热邪气为致病外因,但更应强调"邪之所凑,其气必虚",而突出以"正气虚"为内因。病因病机为肝肾不足,气血虚弱,复感风寒湿热所致。基本病理特点为正虚有邪,寒热错杂。

二、辨证分型的研究

目前,有关该病的辨证分型各家不一,综合来看多从以下几方面分型:以热痹、肠痹分型有湿热熏蒸、流注关节证,寒郁化热、郁于关节证,余邪留恋、阴虚阻络证;以邪正消长变化而论有邪实型、正虚型、正虚邪恋型;有学者以毒邪而论,首辨风寒湿热毒邪,次辨疾病病期,三辨正邪之偏盛。

三、辨证论治的思路

现代医家多从邪实论治,王孝成[34]认为,过食肥甘厚味,产生湿浊之邪伏于大肠,当外感风寒与伏湿相合,结于肢节经络,则发为本病,辨证论治的基础要把握风寒湿邪的病邪特征,外邪侵入,舍于肠腑,阳明气血不通,而致肠痹;或复感他痹,经久不愈,体虚不胜,外邪入侵,二邪杂糅,客肠腑而致痹。提倡温阳健脾、散寒除湿,兼行血脉的治法,采用陈士铎《辨证录》中逐痹丹加减治疗本病,经 4 周的临床随机对照试验发现逐痹丹加减可降低 ReA 寒湿痹阻证患者中医证候积分,降低 ESR、CRP 水平($P<0.05$)。

王志红[35]等人以荆芥连翘汤加减治疗 24 例年龄段在 38~66 岁之间,中医证属湿热蕴结、气滞血瘀的 ReA 患者。每日口服 1 剂,以 1 周为 1 个疗程。结果显示 1 个疗程后,治愈2 例,显效 11 例,有效 9 例,无效 2 例($P<0.05$)。

杨敏[36]认为 ReA 病机在于外感风邪,与湿相并,而致风湿合邪为患。感受外邪之后易郁而化热,或痹证迁延不愈,痹阻经络关节,气机不畅,郁热难散,以致病变部位出现关节红肿疼痛、发热等症。临床治疗以清热解毒、祛风通络、活血化瘀止痛为治则,自拟三藤清痹汤,药物组成为青风藤、鸡血藤、忍冬藤、石膏、桑枝、牡丹皮、赤芍、白芍、穿山龙、知母、黄柏、薏苡仁、陈皮、甘草。临床药理研究发现其中多味药物具有抗炎止痛、免疫调节作用。

张意侗[37]以滑膜炎颗粒,组方:夏枯草、土茯苓、薏苡仁、汉防己、丹参、泽兰、川牛膝、当归、黄芪、丝瓜络、豨莶草、女贞子、功劳叶,治疗膝 ReA 湿热阻络证并评价其疗效。发现滑膜炎颗粒联合布洛芬能够降低患者 VAS 评分、ESR、CRP 水平,提升 Lysholm 功能评分、ROM 评分方面优于基础治疗组及布洛芬组。证明滑膜炎颗粒联合布洛芬具有缓解关节疼痛、促进关节积液吸收、减轻关节肿胀、改善关节功能、恢复关节活动度、降低炎性指标的作用。同时,药理研究发现该方可能是通过降低血清 TNF-α、IL-1β 含量,抑制炎性增殖和炎性组织前列腺素合成,调节 T 细胞活化等方面起到治疗的作用。

(彭江云　刘　念)

参 考 文 献

［1］ PENNISI M, PERDUE J, ROULSTON T, et al. An overview of reactive arthritis [J]. JAAPA, 2019, 32 (7): 25-28.

［2］ HAYES K M, HAYES R J P, TURK M A, et al. Evolving patterns of reactive arthritis [J]. Clin Rheumatol, 2019, 38 (8): 2083-2088.

［3］ ZENG H, LUO B, ZHANG Y, et al. Treatment of reactive arthritis with biological agents: a review [J]. Biosci Rep, 2020, 40 (2): 20191927.

［4］ 林果为, 王吉耀, 葛均波. 实用风湿病学 [M]. 5 版. 北京: 人民卫生出版社, 2017: 15228.

［5］ SCHMITT S K. Reactive Arthritis [J]. Infect Dis Clin North Am, 2017, 31 (2): 265-277.

［6］ GARCÍA-KUTZBACH A, CHACÓN-SÚCHITE J, GARCÍA-FERRER H, et al. Reactive arthritis: update 2018 [J]. Clin Rheumatol, 2018, 37 (4): 869-874.

［7］ PARIDA J R, KUMAR S, AHMED S, et al. Reactive arthritis and undifferentiated peripheral spondylo-arthritis share human leucocyte antigen B27 subtypes and serum and synovial fluid cytokine profiles [J]. Rheumatology (Oxford), 2021, 60 (6): 3004-3011.

［8］ TAN FILEMON K, FARHEEN K. The potential importance of Toll-like receptors in ankylosing spondylitis [J]. Int J Clin Rheumatol, 2011, 6 (6): 1457-1463.

［9］ REVEILLE, JOHN D. An update on the contribution of the MHC to as susceptibility [J]. Clinical Rheuma-tology, 2014, 33 (6): 749-757.

［10］ TSUI F W, XI N, ROHEKAR S, et al. Toll-like receptor 2 variants are associated with acute reactive arthritis [J]. Arthritis Rheum, 2008, 58 (11): 3436-3438.

［11］ 王志君, 梁丙楠, 付滨. 痢后风与肠道型反应性关节炎关系探讨 [J]. 山东中医杂志, 2018, 37 (4): 277-278.

［12］ LAHU A, BACKA T, ISMAILI J, et al. Modes of presentation of reactive arthritis based on the affected joints [J]. Med Arch, 2015, 69 (1): 42-45.

［13］ TERENZI R, MONTI S, TESEI G, et al. One year in review 2017: Spondyloarthritis [J]. Clin Exp Rheu-matol, 2018, 36 (1): 1-14.

［14］ MANASSON J, SHEN N, FERRER HRG, et al. Gut microbiota perturbations in reactive arthritis and postinfectious spondyloarthritis [J]. Arthritis Rheumatol, 2018, 70 (2): 242-254.

［15］ KOVALEV IUN, IL'IN I I. Ophthalmological aspects of Reiter's disease [J]. Vestn Oftalmol, 1990, 106 (4): 65-69.

［16］ CHEETI A, CHAKRABORTY R K, RAMPHUL K. Reactive Arthritis [M]. Treasure Island (FL): Stat-Pearls Publishing, 2021: 1724.

［17］ 中华医学会风湿病学分会. 反应性关节炎诊断及治疗指南 [J]. 中华风湿病学杂志, 2010, 14 (10): 702-704.

［18］ 朱巍. 莫成荣教授治疗反应性关节炎经验拾萃 [D]. 沈阳: 辽宁中医药大学, 2009.

［19］ 陆乐, 蔡辉. 从毒邪论治反应性关节炎 [J]. 中医学报, 2017, 32 (3): 402-404.

［20］ CARTER J, HUDSON A. Reactive arthritis: clinical aspects and medical management [J]. Rheum Dis Clin N Am, 2009, 35 (1): 21-44.

［21］ LUCCHINO B, SPINELLI F R, PERRICONE C, et al. Reactive arthritis: current treatment challenges and future perspectives [J]. Clin Exp Rheumatol, 2019, 37 (6): 1065-1076.

［22］ SIEPER J. Disease mechanisms in reactive arthritis [J]. Curr Rheumatol Rep, 2004, 6 (2): 110-116.

［23］ VISWANATH V, VISHWANATH T, JOSHI P, et al. Sustained cutaneous remission with adalimumab in reactive arthritis: A case series [J]. Dermatol Ther, 2020, 33 (6): e13965.

［24］ COURCOUL A, MUIS PISTOR O, TEBIB JG, et al. Early treatment of reactive arthritis with etanercept and 2 years follow-up [J]. Joint Bone Spine, 2017, 84 (3): 367.

［25］ THORSTEINSSON B, GEIRSSON AJ, KROGH N S, et al. Outcomes and safety of tumor necrosis factor inhibitors in reactive arthritis: a nationwide experience from iceland [J]. J Rheumatol, 2020, 47 (10): 1575-1581.

［26］ ZENG H, LUO B, ZHANG Y, et al. Treatment of reactive arthritis with biological agents: a review [J]. Biosci Rep, 2020, 40 (2): 1927-2019.

［27］ ZENG H, LUO B, ZHANG Y, et al. Treatment of reactive arthritis with biological agents: a review [J]. Biosci Rep, 2020, 15 (3): 1520-1631.

［28］ CAMINER A, HABERMAN R, SCHER J. Human microbiome, infections, andrheumatic disease [J]. Clin Rheumatol, 2017, 36 (12): 2645-2653.

［29］ WENDLING D, PRATI C, CHOUK M, et al. Reactive arthritis: treatment challenges and future perspectives [J]. Curr Rheumatol Rep, 2020, 22 (7): 29.

［30］ 曾梅凤, 邹敏. 赖特综合征患儿六例的护理体会 [J]. 解放军护理杂志, 2011, 28 (22): 57-58.

［31］ 刘小萍, 储兰芳. 反应性关节炎的中西医结合护理 [J]. 现代中西医结合杂志, 2011, 20 (34): 4444-4445.

［32］ BENTALEB I, ABDELGHANI K B, ROSTOM S, et al. Reactive Arthritis: Update [J]. Curr Clin Microbiol Rep, 2020 (26): 1-9.

［33］ CHUN C, KINGSBURY D J. Poststreptococcal reactive arthritis: diagnostic challenges [J]. Perm J, 2019, 23: 18. 304.

［34］ 王明希. 逐痹丹加减治疗反应性关节炎 (寒湿痹阻证) 的临床研究 [D]. 长春: 长春中医药大学, 2017.

［35］ 王志红, 金哲峰. 荆芥连翘汤治疗膝反应性关节炎 24 例临床分析 [J]. 中国医药科学, 2011, 1 (17): 120.

［36］ 杨敏. 三藤清痹汤治疗反应性关节炎 80 例临床观察 [J]. 内蒙古中医药, 2013, 32 (8): 12-13.

［37］ 张意侗, 谢秋芳, 梁晖, 等. 滑膜炎颗粒治疗湿热蕴结型痛风性关节炎的临床研究 [J]. 现代中药研究与实践, 2020 (4): 70-73.

第 24 节　颈　椎　病

颈椎病是一种常见的颈段脊柱慢性退行性疾病, 又称颈椎退行性关节炎、颈肩综合征或颈椎综合征等。它是指颈椎间盘退行性变, 及其继发性椎间关节退行性变所致脊髓、神经根、椎动脉、交感神经等邻近组织受累而引起的相应临床症状和体征。[1]常在中年以后发病, 男性多于女性。

中医学关于颈椎病的论述, 散见于"痹证""头痛""眩晕""项强""项筋急"和"项肩痛"等, 为后世治疗颈椎病提供了宝贵的经验。

【病因病机】

《素问·逆调论》说:"骨痹, 是人当挛节也……人之肉苛者, 虽近衣絮, 犹尚苛也, 是谓何疾? ……曰:荣气虚, 卫气实也, 荣气虚则不仁, 卫气虚则不用, 荣卫俱虚, 则不仁且不用, 肉如故也, 人身与志不相有, 曰死。"这里所描述的病症与脊髓型颈椎病相类似。明张璐在《张氏医通》中说:"肾气不循故道, 气逆挟脊而上, 致肩背痛……或观书对弈久坐致脊背痛。"指出了类似颈椎病的形成原因,同时他还详细地记载了肩背臂痛的辨证施治,中医学关于颈椎病病因病机的论述,可从如下方面认识。

一、风寒湿侵袭

风为百病之长,寒性收引、凝滞,湿性重着。风寒湿三邪夹杂侵袭颈部筋肉,使颈筋气血凝滞,经络痹阻,筋脉不舒而发生颈项疼痛,此种情况多在睡眠时、颈肩外露,遭受风寒湿邪侵袭而发病。

二、血瘀气滞

由于颈部筋肉急性损伤或慢性劳损,而使颈筋损伤撕裂,血不循经,溢于脉外,瘀阻不行,气机受阻,不通则痛,而发为本病。

三、脾肾虚寒

脾主运化,化生气血,肾主藏精,脾肾之阳气相互温煦,故谓“先天生后天,后天养先天”。脾肾阳虚,虚寒内生,气血生化不足,精血亏虚,筋骨失于濡养,每易遭受风寒湿邪侵袭而使经络痹阻,不通则痛。

四、肝阳上亢

肝为刚脏,主升发,肾主水,肝与肾的关系是肝肾同源,乙癸同源,若素体肝肾亏虚,水不涵木,不能制约肝阳,以至亢逆于上,肝风内动,上扰清空,以致头涨痛、眩晕、失眠。

五、痰浊中阻

肾阳亏虚,阳虚水停,加之风邪侵入,风痰相搏、阻滞经络,或风痰上扰清空,或痰湿阻于中焦,而见头痛、眩晕,或脘闷不舒。

六、气血虚弱

年老体弱或久病劳损以致气血虚弱,不能濡养经筋,营行不利,相搏而痛,肌肉、筋脉失于濡养则可使肩臂麻木不仁,血虚不能上荣可见头晕,面色不华。

七、肝肾亏虚

素体虚弱或年老体衰,肝肾亏虚,筋骨失健,筋弛骨痿,气血不足,循行不畅,或因疲劳过度,或因复遭风寒侵袭,从而导致经络受阻,气血运行不畅,筋肉僵凝疼痛而发病。此为本虚标实之证。

【诊断要点】

一、颈型颈椎病

(一) 临床表现

多见于青壮年,也可个别见于中老年。颈部酸、胀、痛、不适,自觉头部不知放在何种位置好。颈部活动受限或强迫体位,头痛,肩背部僵硬发板。部分患者可反射性地出现短暂上肢感觉异常,咳嗽、喷嚏时疼痛加重,麻木不加重。

颈部僵直,患者颈部多呈"军人立正"姿势,颈椎活动受限,椎旁肌、斜方肌、胸锁乳突肌有明显压痛,患椎棘突间亦有明显压痛。椎间孔挤压试验及臂丛神经牵拉试验均为阴性。

(二) 影像学检查

X 线检查:应拍摄颈椎正位、侧位、双斜位、开口位 X 线片。可见:颈椎生理曲度变直,椎间关节失稳,出现"双边""双突"等征象。

二、神经根型颈椎病

(一) 临床表现

30 岁以上发病,起病缓慢,病程较长,可因劳累,损伤而急性诱发。现发病年龄有变小趋势。多见于 C_{5-6}、C_{6-7} 椎间。颈肩臂疼痛,可为持续性隐痛或酸痛,也可为阵发性剧痛,或为针刺样、烧灼样疼痛。咳嗽、喷嚏等腹压增高的动作可使疼痛加重。下颈段的病变可出现肩臂手沿神经根分布区的疼痛和麻木,疼痛多呈放射性。感觉障碍,与根性痛相伴随,以麻木如隔布样,感觉过敏,或感觉减弱等为多见。与受累神经根支配区范围相一致。病程较长者可有患肢肌力减退,握物不稳。如同时伴有交感神经损害,可出现患侧手指肿胀,头痛,眼痛,出汗等症状。

颈肌紧张,颈部变直,常处于某一保护体位,被动、主动活动均受限,颈后伸时易诱发出现疼痛。病变节段之颈椎棘突及棘突旁压痛明显,甚至可出现放射痛。斜方肌、冈上肌、冈下肌、菱形肌等处可找到压痛点。严重者患肢肌力减退,肌张力降低,肱二、三头肌腱反射,桡骨膜反射减弱。椎间孔挤压试验:出现颈痛及肩臂放射痛者为阳性。臂丛神经牵拉试验:出现神经根性痛及放射痛者为阳性。

压头试验阳性:患者端坐,头后仰并偏向患侧,术者以双手掌放于头顶部,依纵轴方向施加压力时,出现颈部痛并向患肢放射者为阳性。

(二) 辅助检查

1. X 线检查　应拍颈椎正位、侧位、双斜位、开口位 X 线片。正位片可见钩椎关节增生。侧位片可见颈椎曲度变直,或反张,或椎节不稳,出现双边、双突影。项韧带钙化,椎间隙变窄。椎体后缘骨质增生。斜位片可见钩椎关节增生,椎间孔变窄、变形,关节突关节增生。开口位可见齿状突偏歪。

2. CT 检查　CT 检查可清楚地显示颈椎椎管和神经根管狭窄,椎间盘突出及脊神经受压情况。

3. MRI 检查　MRI 可以从颈椎的矢状面、横断面及冠状面观察椎管内结构的改变,对脊髓、椎间盘组织显示清晰。

4. 神经肌电图检查　受累的神经根支配肌节可出现低电压、多相运动电位等。正中经、尺神经的传导速度可有不同程度降低。颈椎退变增生的节段不同,受累的神经根亦有所不同,临床上最常见的是 C_{5-6},C_{6-7} 节段。

三、椎动脉型颈椎病

(一) 临床表现

头痛、头晕常可因颈部的突然旋转而加重。头痛多偏于一侧,以颞部多见。疼痛多为跳痛、胀痛。头晕较为多见的特点是天旋地转,可伴有耳鸣、耳聋等迷路症状。严重者可出现猝倒:突然发作,当在某一体位转动颈部时,肌张力突然消失而跌坐在地;随后可立即清醒,可立即站起、意识清楚。自主神经紊乱症状:恶心、呕吐、多汗或无汗、流涎,心动过缓或心动过速,胸闷,胸痛,或霍纳征阳性。视力减退,视力模糊,或失明。发音不清,吞咽障碍,喝水返呛,声音嘶哑。神经衰弱,记忆力减退。严重者可出现锥体束受累症状和共济失调的表现。

颈肌紧张,痉挛。病变椎体节段多在第三四颈椎处,棘旁可有压痛。颈部不敢活动,否则会使头晕、头痛明显加重。若病变累及脊髓或神经根时则会出现相应的体征。斜方肌及胸锁乳突肌痉挛发硬。旋转试验可加重患者的头晕、头痛症状。

(二) 影像学及其他辅助检查

1. **X线检查** 侧位片较重要,可见椎间关节增生,椎间隙变窄,颈曲变直或反张,椎间节段失稳。正位片可见椎体棘突偏歪向一侧,斜位片可见钩椎关节增生,椎间孔变窄、变形。注意要常规摄张口位片,观察寰枢椎是否有移位。

2. **经颅多普勒检查** 可见椎基底动脉供血不足或障碍的表现,对本型颈椎病的诊断有重要意义。

3. **椎动脉造影检查** 可由肱动脉或股动脉插管,插到椎动脉处注入造影剂。如见椎动脉扭曲、狭窄(骨赘压迫),可考虑手术治疗。椎动脉造影多用于术前定位。

4. **脑血流图检查** 对椎动脉型颈椎病的诊断有参考价值。多在颈椎自然位置和转颈位置分别检查,如出现主波峰角变圆、重搏波峰低或消失,主波上升时间延长,波幅降低则可提示椎基动脉区缺血性改变。

5. **脑电图检查** 脑电图检查对椎动脉型颈椎病的诊断意义尚在探索研究阶段。有报道说本病80%有低电压活动,并可在颞部见到转移性慢波及小尖波。

6. **磁共振血管成像(MRA)** 椎动脉显影显示椎动脉狭窄、迂曲或不通等。

四、交感神经型颈椎病

(一) 临床表现

颈部脊髓没有交感神经细胞,所有的交感纤维都是从胸部上升来的。颈脊神经无白交通支,而仅以灰交通支与交感神经节相连。本型的发病机制尚不太清楚,一般认为各种结构颈椎病变的刺激可通过脊髓反射或脑、脊髓反射而产生一系列交感神经症状。

交感神经型颈椎病是以交感神经兴奋的症状为主,如头痛或偏头痛,有时伴有恶心、呕吐。颈部疼痛,患者常诉说有脖子支持不住自己头部重量的感觉。眼部的症状表现为视物模糊,视力下降、眼窝胀痛、流泪,眼睑无力,瞳孔扩大或缩小。常有耳鸣、听力减退或消失。还可有心前区痛、心律不齐、心跳过速和血压升高等心血管症状。如为交感神经抑制症状,主要表现为头昏、眼花、流泪、鼻塞、心动过缓、血压下降及胃肠胀气等。

头颈部转动时颈部和枕部不适与疼痛的症状可明显加重。压迫患者不稳定椎节的棘突可诱发或加重交感神经症状。

（二）辅助检查

1. X 线检查　X 线检查除显示颈椎常见的退行性改变外，颈椎屈、伸位检查可证实有颈椎节段不稳，其中以颈 3/4 椎间不稳最常见。

2. CT、MRI 等　检查结果与神经根型颈椎病相似。

五、脊髓型颈椎病

（一）临床表现

多见于中年以上的患者，有颈部慢性劳损的病史，或落枕病史，或颈部外伤史。颈部症状不多，或仅有轻微的颈部不适。多先表现为一侧或两侧下肢麻木无力、双腿沉重发紧、步态不稳、笨拙，行走时有踏棉感。继而表现为一侧或双侧上肢麻木、疼痛无力、握力减退、持物易坠，不能完成精细动作，如扣纽扣，夹花生米等，或出现肌肉萎缩。颈部发僵，颈后伸时上肢或四肢窜麻。胸、腹部或骨盆区有束带感。严重者行走困难，二便失禁或尿潴留，甚则四肢瘫痪，卧床不起。部分患者可表现出交感神经症状，如头晕、头痛、半身汗出。

颈棘突或棘突旁压痛，颈后伸、侧弯受限。下肢肌张力增高，肌力减退。胸、腰部出现束带感，但不规则，临床上不能按感觉出现障碍的水平定位病变节段。下肢多有感觉障碍。生理反射亢进：肱二头肌、肱三头肌肌腱反射，桡骨膜反射，跟、膝腱反射均亢进。病理反射阳性：如霍夫曼征阳性，踝阵挛、髌阵挛阳性，巴宾斯基征阳性，查多克征阳性。浅反射如腹壁反射，提睾反射多减退或消失，肛门反射常存在。部分患者可出现感觉分离、即同侧触觉，深感觉障碍，对侧痛，温觉消失但触觉正常。此多在脊髓半侧受压而引起的布朗 - 塞卡综合征中出现。

（二）辅助检查

1. X 线检查　颈椎正侧及双斜位片可见颈椎曲度变直或向后成角，多节椎间隙狭窄，椎后缘骨质增生、钩椎关节增生致椎间孔变窄，项韧带钙化。侧位片上椎管矢状径与椎体矢状径比值小于 0.75，可认为有椎管狭窄。椎管正中矢状径数值多在 13.0mm 以下。

2. CT 检查　可见椎体后缘骨赘，或后纵韧带骨化、黄韧带肥厚或钙化，颈椎间盘突出。测量椎管正中矢状径、数值小于 10.0mm，提示椎管绝对狭窄，脊髓受压。

3. MRI 检查　MRI 对颈椎间盘退行性变以及脊髓受压迫程度均能较清晰地显示。T_2 加权像可见椎间盘髓核信号减低，突入椎管、硬膜囊受压，出现压迹。在 T_1 下加权矢状和轴状面上，均能清晰地显示脊髓受压程度，硬膜囊变形和蛛网膜下腔狭窄情况。长期脊髓受压，T_1 加权像上表现为低信号，在 T_2 加权像上表现为高信号或局限性高信号灶。此外，MRI 亦能显示骨质增生及神经根和椎间孔改变。

4. 脊髓造影　可以了解脊髓受压的部位和性质。

六、混合型颈椎病

多见于中老年人，体力劳动者多见。具有两型或两型以上颈椎病的症状体征（具体表现见前述各型颈椎病的临床表现）。

X 线检查：可见颈椎广泛骨质增生，椎间隙变窄，钩椎关节增生，椎间孔变窄，或椎体节段失稳,项韧带钙化等。必要时可行 CT、MRI、椎动脉造影、经颅多普勒等辅助检查。

七、其他型颈椎病

吞咽困难,轻度:仰头位时吞咽困难明显,低头时减轻。当吞服硬质食物时更加困难,有的可表现为食后胸骨后有烧灼感和刺痛感。中度:不能吞食硬质食物,只能吞食软质食物,或流食,半流食。重度:只能进食牛奶、豆浆、水等液体。颈部肌肉酸痛、紧张。或伴有神经根型、椎动脉型、脊髓型或交感型颈椎病的表现,尤其以交感神经紊乱症状较为多见。

X线检查:颈椎侧位片可见颈椎椎体前缘有典型的鸟嘴样骨赘,或相连形成骨桥。好发部位多在 C_{5-6} 间隙。钡餐透视可清晰地观察到食管受压狭窄的程度及狭窄的部位。一般情况下 X 线即可确诊无需做 CT 和 MRI 检查。

【治疗】

治疗颈椎病的方法很多,可根据类型、病情轻重、病期长短以及患者的健康状况来进行选择。

一、非手术疗法

(一) 手法治疗

推拿治疗颈椎病,可调整颈椎内外平衡状态,恢复颈椎正常生理曲度,扩大椎间隙,消除神经根炎性水肿,缓解肌肉痉挛,改善局部血液循环状态。多采用理筋整复,活血理气的手法。

1. 孙氏手法

(1)孙氏治疗颈型颈椎病手法

1)孙氏牵引揉捻法(出自《中医药治疗颈痛》,下同):患者端坐位,医者立于患者背后,先以擦法放松颈肩部、上背部约 5 分钟,再按揉捏拿颈项部,然后以牵引揉捻法操作:双手拇指分别置于两侧枕骨乳突处,余四指环形相对,托住下颌。双前臂压住患者双肩,双手腕立起,牵引颈椎。保持牵引力约 1 分钟,同时环转摇晃头部及做头部的前屈后伸运动数次。然后医者改为左手托住下颌部,同时用肩及枕部顶在患者右侧颞枕部以固定头部,保持牵引力下以右手拇指按在痉挛的颈部肌肉处做自上而下的快速揉捻,同时将患者头部缓缓向左侧旋转,最后以颈部的散法和劈法结束治疗。适于颈型颈椎病。

2)孙氏拔伸推按法:患者坐位,医者站于患者侧前方,一手扶住患者头部。另一手握住患者右手 2~5 指,肘后部顶住患者肘窝部。令患者屈肘,然后医者一手推按头部,另一手将患者上肢向相反方向用力。最后以劈法和散法放松软组织,结束治疗(做完一侧后,接着做另一侧)。适于颈型颈椎病。

(2)孙氏治疗神经根型颈椎病手法:患者取端坐位,医者立于其身后,先以轻柔的按揉手法,或用拇、食指相对揉,或用掌根揉,在颈项肩背部操作 5~10 分钟,以充分放松痉挛的肌肉,找到局部的痛点或筋结后,以拇指做轻重交替的按揉顶压和弹拨手法,以局部产生酸、胀感为宜,此手法不宜过重。然后点揉肩中俞,提拿肩井数次,再以拇指点按风池、风府、大杼、大椎、肩髃、肩外俞、曲池、手三里、合谷、内关、外关等穴。拿揉颈项部、三角肌及上臂、前臂肌肉数次,再以擦法在颈项肩背部大范围操作,松解粘连、镇痉止痛。然后以食、中指搓揉两侧颈肌、斜角肌、胸锁乳突肌、斜方肌、肩胛提肌。待颈部肌肉完全放松后,行扳法。医者以左肘置于患者颌下,右手托扶枕部,在牵引力下轻轻摇晃数次,使颈部肌肉放松。保持牵引力,使患者头部转向左侧,当达到有固定感时,在牵引下向左侧用力,此时可听到一声或多声弹响,本法可旋完一侧再旋另一侧。最后以劈法和拍法结束操作。

(3)孙氏治疗椎动脉型颈椎病手法:手法操作务求柔和沉稳,不可用暴力、蛮力,否则可加重病情。患者取端坐位,医者立于患者身后,先以轻柔的揉、按、揉等手法在颈项肩部施术,放松局部痉挛的肌肉,然后在颈项部痛点明显的硬性筋结处用揉捻法操作,力度宜轻柔。将筋结揉开后,以中、食指在两侧分别同时搓揉胸锁乳突肌和斜方肌。再以揉拿的手法按揉捏拿颈项及肩井。并以拇指分别点按风池、风府、大椎、天宗等穴。触及颈项部觉肌肉已放松后可行扳法。以左肘置于患者颌下,右手托扶枕部,使患者头部转向左侧,当感觉有固定感时,在牵引力下向左侧用力,此时可听到一声或数声弹响,本法操作完左侧可再旋右侧,最后以劈法和拍法结束手法。

(4)孙氏治疗交感型颈椎病手法:在治疗本病时强调,推拿手法务必轻柔,切不可用力,否则必会加重患者的症状。

患者取端坐位,医者立于患者身后,先以掌根揉、拇指食指揉拿等在患者颈项肩背部操作5分钟,放松项肩部肌肉,然后重点揉捻痉挛的胸锁乳突肌、由上而下往复揉捻、推揉,在胸锁乳突肌找到筋结或痛点后即重点施以揉捻点按等手法。孙氏临床上观察到如筋结出现在右侧胸锁乳突肌下端、患者多表现咽部症状,如出现在左侧胸锁乳突肌下端多表现为胸痛,如出现在左侧胸锁乳突肌中部多表现为类冠心病样心绞痛。手法操作时可根据症状寻找相应部位的筋结和痛点。医者以点穴手法分别点按百会、风池、风府、大椎、大杼等穴位。以揉法,揉捏等手法在颈项、肩背等处再重复操作数次。最后以扳法结束治疗。扳动时医者先以左肘置于患者颌下,右手托扶患者枕部、嘱患者放松颈部肌肉,保持牵引力,使患者头部转向左侧,当感到有固定感时,在牵引力下向左侧用力,此时可听到一声或数声弹响。扳完一侧再行另一侧扳动,操作方法同前一侧。

(5)孙氏治疗脊髓型颈椎病手法:脊髓型颈椎病可归属于"痹证"或"痿证"范畴,本手法仅适用于痹证型。孙树椿教授运用舒筋活络、活血止痛、理筋整复的手法治疗脊髓型颈椎病,使局部气血通畅,突出的颈椎间盘移位,回纳,改变脊髓与致压物的解剖关系,松解局部粘连,最大限度地减轻脊髓受到的压迫,以利脊髓表面血管的侧支循环建立,促使脊髓功能的恢复。

操作:患者取端坐位,医者立于其身后,先以轻柔的揉、按、揉手法在颈部操作,放松颈部肌肉2~3分钟。孙氏认为:脊髓型颈椎病者病位深在,深层组织筋肉痉挛僵硬较甚,故主张治疗的手法力度宜深、有力。触及颈项部的压痛点及痛性筋结后以持续、有力、沉稳的揉捻手法施术,同时配以点按和弹拨手法。拿揉颈项、肩背部,同时做头部的前屈、后伸、侧屈及左右旋转活动。点按风池、风府、天柱、大杼、大椎、肩井、肩中俞等穴位致局部产生酸、麻、胀的感觉。以两前臂压住患者双肩,双手腕兜起,向上用力,牵引颈椎。保持牵引力下,环转摇晃头部数次。医者以扳法结束治疗,即先以左肘放于患者颌下,右手托扶患者枕部,在牵引力下轻轻摇晃数次,放松颈部肌肉,保持牵引力,使患者头部转向左侧,当达到有固定感时,在牵引力下向左侧用力,此时可听到一声或多声弹响。做完左侧再行右侧扳法治疗。

注意事项:手法操作应在明确诊断的基础上进行。手法宜严格掌握适应证和禁忌证。

操作时手法宜轻柔沉稳,切忌粗暴。治疗时常配合颈牵、理疗等,可收到较好的疗效。防止肩颈部受凉,注意保暖,平素多行颈部练功活动。

2. 冯氏整复手法(引自《中西医结合骨伤科学》)　患者取端坐位,一人用右拇指摸清偏歪的颈椎棘突,左拇指侧向顶住偏歪棘突的右侧,使患者屈颈 30°~40°,向右转 45°,右手掌扶住左面颊,向上用力使患者头颈沿矢状轴上旋转 45°,助手则用手掌压住患者右颞顶部,向下压头颅。术者将左拇指顶住偏歪的棘突,听到弹响后,按摩颈部,放松椎旁肌肉。

3. 吴氏手法　吴毅文运用理筋整复手法,将刺激通过交感神经链传导到交感神经中枢,反射性地使交感神经紧张度减低,血管扩张,改善了椎动脉的血供,椎动脉给脊髓前中央动脉和脊髓后动脉提供血供,故随着椎动脉血供的改善,脊髓的血供亦随之改善,脊髓的功能也将逐渐恢复。另外,拔伸手法的刺激可使颈椎间盘内压力降低,促使椎间盘还纳,相应地扩大了椎管容积,从而减轻对硬脊膜和脊髓的压迫。

操作:患者取端坐位,医者站于其后。脊髓型颈椎病如合并有椎动脉供血不足症状者,则先按治疗椎动脉颈椎病的方法推头部;如合并有交感型症状者,按交感型治疗先推三把;如有上肢麻痛症状者,则从第 6 颈椎横突推向肩顶部,并用㨰法交替进行,操作 3~5 分钟。脊髓型手法推颈肩背,腰骶部。根据颈项肌张力的不同,重点推肌张力较高的一侧,然后以指尖推项韧带,推大椎穴各 100 次。再沿棘突两侧由上而下直擦到骶骨上,再沿肩胛骨内侧缘由上到下直擦到骶部,擦法要使作用力深达竖脊肌鞘膜,骨膜处。以分筋法在棘突两侧,由上向下,向外推开,然后提拿肩背部。分筋法、擦法、提拿法交替进行,重复 3~4 次。如以下肢症状为主者应多擦或推腰骶部肌张力较高的一侧。医者以一肘弯曲托住患者下颌,一手托扶枕部,使头前倾 5°,沿纵轴向上轻轻拔伸,循序渐进。最后取风池点按,提拿肩井,按内关、涌泉,如伴有大小便障碍者加取八髎穴。每次 30 分钟,每日 1 次。30 次为 1 个疗程。

(二)中药治疗

1. 辨证论治

颈椎病是由于脾肾不足,外感风寒湿之邪,或颈椎姿势不当,而成局部气血凝滞,不通则痛。究其病机或不通而痛或不荣而痛,虚则不外肝、脾、肾三脏亏虚,实则不外风寒湿证,血瘀气滞证,急则治标,缓则治本。

(1)风寒湿证

症状:颈肩臂疼痛,麻木,颈部活动不利、僵硬,恶风寒,无汗,全身发紧、口不渴。舌质淡红,苔薄白,脉弦紧。

治法:祛风散寒除湿,通络蠲痹止痛。

方药:蠲痹汤加减(《医学心悟》)。

羌活 12g,桂枝 12g,秦艽 10g,海风藤 15g,桑枝 15g,当归 12g,川芎 9g,木香 6g,乳香 6g,炙甘草 10g。

加减:寒湿偏盛可加制附子 10g(先煎),若上肢麻痛较重可加蜈蚣 2 条、全蝎 3g,以通经络。

中成药:颈复康颗粒,每次 5g,每日 3 次,口服。

(2)血瘀气滞证

症状:头颈、肩背、上肢麻木,疼痛,多为刺痛,痛有定处,夜间加重。或有手部大、小鱼际肌萎缩。可兼有面色不华、倦怠少气。舌质紫暗,或有瘀点瘀斑,脉弦涩或细涩。

治法：活血行气，通络止痛。

方药：身痛逐瘀汤加减。

桃仁 10g，红花 12g，生地黄 15g，当归 15g，赤芍 15g，秦艽 10g，醋香附 15g，地龙 10g，没药 9g，焦神曲 15g，羌活 9g。

加减：兼有面色不华、倦怠乏力症状者可加党参 10g、黄芪 15g、白术 15g、茯苓 15g。如病久不愈，肢麻较重者加全蝎 5g，蜈蚣 3 条，以加强通络之功。

中成药：瘀血痹胶囊(片)，每次 5~6 粒(片)，每日 3 次，口服；活血止痛软胶囊，每次 2 粒，每日 3 次，口服；活血舒筋酊，每次 15~20ml，每日 2 次，口服。

(3)脾肾虚寒证

症状：颈部冷痛、肩臂麻木、窜痛、颈部僵硬发板。四肢不温、畏寒喜暖、疲乏无力。舌淡胖，苔薄白，脉弦细弱。

治法：温阳益气，舒筋活络，行气止痛。

方药：黄芪桂枝五物汤加减。

生黄芪 20g，桂枝 12g，当归 15g，白芍 20g，鸡血藤 15g，生姜 3 片，大枣 20g。

加减：兼有气虚头晕者可加天麻 15g，若肾阳不足腰疼者可加狗脊 15g、鹿角胶 10g(烊)。若麻痛甚者可加制川乌 6~10g、全蝎 5g 以加强通络止痛的功效。

中成药：尪痹片，每次 4 片，每日 3 次，口服；祛风止痛胶囊，每次 6 粒，每日 2 次，口服。

(4)肝阳上亢证

症状：眩晕，耳鸣，头痛，听力下降，失眠多梦，面红，目赤，性情急躁易怒，腰膝酸软，肢麻震颤。舌红少津，脉弦细。

治法：平肝潜阳，活血通络。

方药：天麻钩藤饮加减。

天麻 15g，钩藤 15g，黄芩 12g，炒栀子 10g，炒杜仲 15g，益母草 12g，桑寄生 15g，茯苓 12g，夜交藤 15g，生石决明 20g(先煎)，川牛膝 12g。

加减：若肝火旺，口苦、咽干者可加川楝子 15g、麦冬 12g、菊花 12g。若肾阴虚明显可加黄柏 12g、知母 20g、玄参 15g，若眩晕、耳鸣较重可加生牡蛎 15g(先煎)、代赭石 12g(先煎)。

中成药：天麻丸，每次 6g，每日 2~3 次，口服。

(5)痰浊中阻证

症状：头重头晕、恶心、泛泛欲呕、肢倦乏力，胸脘痞闷，纳呆。甚则昏厥猝倒。舌淡，苔白厚腻，脉濡滑。

治法：燥湿化痰，通络止痛。

方药：半夏白术天麻汤合二陈汤加减。

清半夏 9g，天麻 12g，炒白术 15g，陈皮 12g，茯苓 15g，炙甘草 6g，泽泻 20g，生姜 15g。

加减：恶心重者可加代赭石 15g(先煎)，降逆止呕；郁久化热，出现痰热明显者加郁金 15g、黄芩 12g；若失眠多梦者可加莲子肉 15g、夜交藤 15g。

中成药：半夏白术天麻丸，每次 6g，每日 2~3 次，口服；二陈丸，每次 9~15g，每日 2 次，口服；眩晕宁片(颗粒)，每次 2~3 片(8g)，每日 3~4 次，口服。

(6)气血两虚证

症状：头晕、目眩、面色苍白、身疲乏力，四肢倦怠，心悸气短。舌质淡，苔薄白，脉细无力。

治法：益气养血，通络止痛。

方药：归脾汤加减。

炙黄芪 15g，党参 12g，炒白术 15g，当归 12g，茯苓 15g，远志 9g，炒酸枣仁 15g，龙眼肉 12g，广木香 6g，生姜 3 片。

加减：若寒象者可加制附子 6g、肉桂 5g，心悸明显者可加五味子 10g、麦冬 15g，兼有气虚血瘀者可加桃仁 15g、红花 15g、葛根 15g、丹参 15g。

中成药：痹祺胶囊，每次 2~4 粒，每日 3 次，口服。

(7)肝肾亏虚证

症状：颈肩臂疼痛、麻木，可向臂、手部出现放射痛。颈部活动不利症状，可因劳累或寒冷后而加重，可同时兼有腰酸膝软、头晕眼花、耳鸣、耳聋、倦怠乏力的症状。舌质暗红，脉沉细弱。

治法：补肝益肾，宣痹止痛。

方药：归芍地黄汤合芍药甘草汤加减。

当归 15g，白芍 20g，茯苓 15g，生地黄 15g，牡丹皮 9g，山药 15g，山茱萸 10g，泽泻 9g。

加减：若兼有寒湿症状可加熟附子 6g、肉桂 6g。气虚明显者可加黄芪 15g、党参 15g。

中成药：壮骨关节胶囊(丸)，每次 2 粒(6g)，每日 2 次，口服；仙灵骨葆胶囊，每次 3~4 粒，每日 2~3 次，口服。

2. 中药外治法

(1)贴法：具有活血化瘀、通络止痛、祛风散寒的中药外贴患处对各型颈椎病均可起到较好的辅助治疗作用。因其可改善局部肌肉痉挛，促进血液循环，缓解局部症状。

1)狗皮膏(改进型)、麝香壮骨膏、东乐膏等外贴颈部病变节段处的皮肤。

2)颈痛贴膏：羌活 15g，独活 15g，秦艽 12g，桑枝 12g，川乌 20g，草乌 20g，桂枝 15g，徐长卿 15g，白芍 20g，五加皮 15g，刘寄奴 20g，乳香 15g，没药 15g，伸筋草 25g，透骨草 20g，川椒 10g，海桐皮 15g，上述诸药，共为细末，以饴糖调匀外贴于患处，若寒邪较重加细辛 10g、附子 10g。

3)伸筋活络膏：熟地黄 75g，狗脊 50g，制乳香 50g，制没药 50g，土鳖虫 20g，制马钱子 20g，羌活 30g，独活 30g，细辛 20g，川椒 20g，川乌 20g，草乌 20g，艾叶 20g，防风 20g，红花 30g，威灵仙 50g，杜仲 50g，上述诸药，共研细末，以饴糖或蜂蜜调匀后外摊于患处。本方对于肝肾亏虚，复感风寒之邪而发病者有较好的疗效。

(2)擦法：用伤筋药水、活血酒等擦剂，每日擦揉颈部患处，可缓解肌肉痉挛，活血止痛，适于作为其他疗法的辅助疗法。

(3)热熨法：①熨药方，透骨草 50g，伸筋草 50g，威灵仙 50g，生山楂 50g，乌梅 25g，急性子 25g，半夏 25g，川乌 25g，草乌 25g，川椒 20g，细辛 20g，海桐皮 20g，红花 20g，木鳖子 20g，羌活 20g，艾叶 20g，防风 20g，上药共为粗末，搅匀，装布袋封口，放入水盆内煮沸后，趁热(勿烫伤皮肤)外敷于患处，每次使用时间在 1 个小时以上，凉后可加热后继续使用。每剂药可用 5~6 次。本方具有温经通络、舒筋散结、驱寒止痛的功效。②止痛散，防风、荆芥、当归、艾叶、牡丹皮、鹤虱、升麻各 20g，透骨草、赤芍、苦参各 30g，川椒 10g，甘草 10g，海桐皮 20g，上药共为粗末，搅匀，装布袋封口，上笼蒸热后外敷于患处，每次使用 1 小时，凉后加热

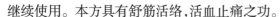

继续使用。本方具有舒筋活络,活血止痛之功。

(三) 针灸疗法

针灸治疗不能从根本上治愈本病,常需与推拿、颈牵、药物等疗法相配合才能达到较好的治疗效果。但针灸治疗本病亦能舒筋活络、调和气血,改善微循环,提高痛阈,消除炎症,增强机体的免疫功能,促进损伤修复,从而恢复机体功能。

1. 针法

(1)毫针:取穴风池、颈夹脊、天柱、肩井、肩中俞、阿是穴、肩外俞、肩髎、曲池、手三里、外关。操作:急性期麻痛较重时可用泻法刺激,症状缓解后用中等量刺激。针刺时可留针30分钟。每次选5~7个穴位,每日1次,10次为1个疗程。

(2)梅花针:取穴阿是穴,风池,风府,大椎,颈夹脊等。从上到下叩刺,阿是穴可重叩,以局部微出血为宜。每日治疗1次。

(3)耳针:取穴颈、颈椎、神门、肝、肾等相应部位。以强刺激捻转数秒后,留针约30分钟,每日治疗1次。或用揿针埋藏,或用王不留行贴压。

(4)电针:取穴同毫针法。选3~5对穴位,用疏波或疏密波,电流输出量应从小到大,或以患者能忍受为度,每日治疗1次,每次30分钟。

2. 灸法 取穴:可同毫针法的取穴。操作:可用艾条灸、艾炷灸、温灸器灸。每次选穴3~5个,灸30分钟,每日1次,10日为1个疗程,1个疗程结束后间隔2~3天可行第2个疗程。

3. 穴位注射疗法 取穴:双侧风池、天柱;药物:复方当归注射液或丹参注射液;治疗:穴位常规消毒,直刺进针,得气后回抽无回血即可注入药液,每穴注入0.5~1ml,隔日1次,操作时应严格掌握针刺的方向和深度。

4. 穴位埋线法 取穴:同毫针,每次选取5~8个穴位。治疗:常规消毒局部皮肤,用无菌镊子将一段1~2cm长的可吸收外科缝线放置在埋线针针管的前段,左手拇食指绷紧或捏起进针部位皮肤,右手持针,刺入所需的深度,稍微做提插,待出现针感后,边推针芯,边退针管,将可吸收外科缝线埋入穴位中。用无菌棉球按压针孔片刻,检查没有出血情况后覆盖创可贴,以免针孔出现感染,48小时勿沾水,每周1次,3次为1个疗程。

5. 针刀疗法[2] 针刀是中西医结合的特殊产物,可以对颈肩部粘连的软组织进行切割,使局部肌肉痉挛得以缓解,减轻神经根卡压状况,以维持颈椎生物力学平衡,临床上可酌情应用。操作:根据检查结果和症状标记颈椎各横突体表定位点及压痛点,患者取仰卧位或健侧卧位,暴露并常规消毒标记处,使用1%利多卡因1ml逐层麻醉皮肤、浅筋膜、深筋膜、肌肉,以小针刀垂直于皮面刺入,深抵韧带、肌肉,行松解剥离术。在棘突点进行松解时,针刀线应平行于肌纤维走向,针刀垂直刺入并深抵棘突上,行纵行切割;随后调整针刀操作方向,使刀口线垂直于棘突连线,于相应棘突之上下缘行横行切割。颈肩部严格按照四步进针规程进针,纵行松解两刀。术毕,出针点予无菌敷料压迫,患者静卧无异常后方可离开,并嘱患者避免剧烈活动。

(四) 中药离子导入疗法

1. 对于颈椎病症状明显时如颈肩臂麻木疼痛、颈肌痉挛、颈部僵硬发板者,可以改善局部的血液循环,促进炎性介质的代谢、消除水肿,改善症状。方药及操作如下:川芎40g,当归40g,川乌20g,草乌20g,羌活30g,秦艽30g,威灵仙20g,透骨草30g,伸筋草30g,葛根

30g,桂枝 30g,白芷 20g,红花 25g,丹参 25g,赤芍 25g。上药加水 1 500ml,煎至 1 000ml,过滤后浓缩至 500ml 备用。治疗时患者取俯卧位,以 10.0cm × 12.0cm 的绒布垫浸透药液,水平放置在颈部病变部位,上置一铅板接于电疗机的阳极,肩胛部(患侧)亦置一湿绒布垫及铅板,接于电疗机的阴极。最初电流量 15~20mA,以后可逐渐减至 10mA,每次治疗时间为 25~30 分钟,每日 2 次,12 日为 1 个疗程。

2. 对颈椎病症状明显时出现头晕、头痛起一定的辅助治疗作用。方药及操作如下:葛根、桂枝、川乌、草乌、赤芍、川芎、生南星各 100g,乳香、没药、羌活、当归、伸筋草、白芷、藁本各 50g,干姜 70g,细辛 30g。上药加水 3 000ml,浸泡 4 小时,以文火煎至 1 000ml,过滤后浓缩至 500ml 备用。治疗时,患者取俯卧位,将药液均匀洒在 10.0cm × 12.0cm 绒布垫上,置于颈项后,上置一铅板接于电疗机阳极,肩胛部(患侧)亦置一清水浸过的湿绒布,上置一铅板接于电疗机阴极调节输出电流强度至 10mA,或以患者能忍受为度,每次治疗 25~30 分钟,每日 2 次,以 10 日为 1 个疗程。间隔 3 日可行第 2 疗程治疗。

(五)牵引疗法

可行坐位或卧位的颈椎牵引,多采用枕颌带牵引,应注意角度、重量、时间三要素。颈牵重量宜在 5~10kg,以患者能忍受程度及不出现不良反应为原则。牵引角度可采用中立位或略屈曲约 15° 位。每次牵引不少于 30 分钟,每日 2 次,15 日为 1 个疗程。本法可被动扩大椎间隙、椎间孔,减轻神经根压迫刺激,利于水肿消除,也可松解局部粘连,并调整脊椎的内外平衡。注意:牵引后如症状加重,不宜再用。

(六)封闭治疗

复方丹参注射液或复方当归注射液 5ml 加 1% 普鲁卡因 5ml、复方倍他米松注射液 1ml 行痛点封闭,多可使症状缓解,并促进病损组织修复,效果较好。7 日 1 次,3 次为 1 个疗程,治疗时可行深部压痛点如棘突、棘间或椎旁、肩部等处的注射,注射时应回吸后再注药,以免刺入血管引起不良反应。

(七)物理治疗

可采用超短波、磁疗、蜡疗、红外线疗法,低、中频脉冲电刺激疗法,水疗等疗法,可消炎消肿,镇痉止痛,缓解肌肉痉挛,降低纤维结缔组织张力,松解粘连,软化瘢痕,以起到促进神经、肌肉和关节运动功能恢复的作用。

(八)西药治疗

当颈肩臂疼痛较为剧烈,睡眠休息均受影响时,可服用消炎镇痛类药物,如布洛芬缓释胶囊(芬必得)、氯唑沙宗片等,和镇静催眠药,如地西泮片。如症状不缓解亦可静脉滴注脱水药如 20% 甘露醇,静脉快速滴入,或肌内注射呋塞米 20mg,每日 1 次。平素可口服维生素 B_1 和维生素 B_{12} 以促进神经组织的能量供应,改善神经组织的代谢和功能。

(九)局部制动

颈椎病患者一般不需要固定,但在颈椎病急性发作期可适当固定颈部。这样可限制颈椎活动和保护颈椎,减少神经根的磨损,减少椎间关节创伤性反应,有利于组织水肿的消退,巩固疗效,防止复发。

常用的颈部固定工具是围领和颈托,它们可用纸板、皮革和石膏制作。一般固定于颈椎中立位,硬纸板围领可连续应用 1~2 周。如佩戴时间较长,可以引起颈部肌肉萎缩,关节僵硬,以及对围领的依赖性。并且在突然解除后往往症状加重。而石膏围领主要用于手术治疗后的患者。

(十) 练功疗法

本疗法适用于各型颈椎病。颈椎病患者需要适当休息,但不能绝对化。需积极地进行功能活动,以调整颈椎和周围软组织的关系,缓解脊髓及神经根的病理刺激,改善血液循环,松弛痉挛肌肉,增强肌力和颈椎的稳定性,缓解颈椎病的症状。

在颈椎病的急性发作期应以静为主,动为辅;在慢性期以动为主,做与项争力、左顾右盼、哪吒探海、回头望月等活动,由轻到重逐渐增加,以患者能适应为度。但椎动脉型颈椎病患者不宜做颈部的旋转运动。此外,还可做体操、打太极拳、练八段锦等运动。

(十一) 心理治疗[3-4]

给予颈椎病患者心理干预可减轻其焦虑及抑郁,提高患者配合度及满意度,从而提高疗效、改善预后。主要包括心理疏导、加强对疾病的认知、心理健康教育。

二、手术治疗

颈椎病手术仅适用于极少数经过严格的长期非手术治疗无效且有明显的颈脊髓受压或有严重的神经根受压者。颈椎病手术由于是在颈脊髓周围进行,故属于有危及患者生命安全或有可能造成严重残废的重大手术。因此,必须全面考虑,认真对待,严格掌握手术指征。

(一) 手术适应证

1. 诊断明确、经正规非手术疗法无效者　即在临床医生指导与观察下,经过住院或门诊治疗超过 1~2 个疗程确实无效或无明显好转的病例。

2. 全身情况尚好者　指各主要脏器(肝、心、肾、肺等)无严重病变,凝血机制正常,可以承受手术(含麻醉等)者。

3. 医疗单位设备及技术力量有施术条件者　除颈椎施术技术外,尚包括术中或术后出现意外情况需会诊、急救及协同处理时,各有关科室(包括内科、麻醉等)具有抢救能力者。

4. 其他　包括:①有手术适应证而全身或局部某些情况不适应手术者。对诸如局部感染、妊娠等病例,原则上应暂缓手术,待情况允许后再行施术。②对精神状态异常者应首先选用药物等措施控制发作、待能合作后方可施术。

(二) 手术禁忌证

1. 全身状态不佳者　主要脏器伴有明显器质性改变而不能承受手术与麻醉者。

2. 诊断不清者　亦不宜施术。

3. 高龄、已失去工作生活自理能力者　一般不采取手术疗法。

4. 病程过长脊髓已明显变性者　因疗效差,易发生意外而不宜施术。

【调摄与护理】[5]

1. 避免长时间低头劳作,在伏案工作时,每隔 1~2h 稍活动颈部。

2. 座椅的高度以端坐时双脚刚能触及地面为宜。

3. 避免长时间屈颈斜枕、半躺看书等。

4. 睡眠时应保持头颈部处于一条直线,枕头长要超过肩,枕头的颈部稍高于头部,避免颈部悬空。

5. 颈部防风寒湿邪侵入,同时保暖。

6. 咽炎、扁桃体炎等咽喉部疾病的防治有利于颈椎病的恢复。

7. 开车、乘车注意系好安全带或扶好扶手,防止急刹车致颈部"挥鞭样损伤",乘车、体育锻炼时做好自我保护,避免头颈部受伤。

【现代研究】

目前有关该病的辨证分型各家不一,综合来看多从以下几方面分型:①根据中医病因病机分型,分为风寒湿证、气滞血瘀证、脾肾虚寒证、肝阳上亢证、痰浊中阻证、气血两虚证、肝肾亏虚证。②另一比较公认的颈椎病分型方法[6],将颈椎病分为落枕型(相当于西医颈型颈椎病)、痹证型(相当于神经根型颈椎病)、痿证型(相当于脊髓型颈椎病)、眩晕型(即椎动脉型颈椎病)、五官型(相当于交感型颈椎病),该分型方法在临床工作者的辨证施治中亦有很好的指导意义。③有的医家根据自身多年临床经验将颈椎病分为不同证型,杨友发等[7]运用六经分型辨证将颈椎病分为太阳型、少阳型、阳明型、太阴型、少阴型、厥阴型等六型,分经辨证施治,取得了较好的临床效果。④由于颈椎病病证复杂多样,有的学者认为可根据西医病理分型将颈椎病分为颈型、神经根型、脊髓型、椎动脉型、交感神经型等,然后在西医病理分型基础上,同时运用中医证候分析,指导处方用药[8]。⑤有的医家[9]从"五体痹"理论对颈椎病辨证分型,按"邪之所处"分为皮痹、肉痹、筋痹、骨痹、脉痹 5 种类型,并提出"皮痹宜宣散皮络以通经""肉痹宜疏通肌肉以止痛""筋痹宜松解经筋以解痉""骨痹宜正骨整脊以复位""脉痹宜流利血脉以止晕"的治疗原则。

虽然不同派别或医家在颈椎病中医证候分型的观点上不尽相同,但由于其病因病机不离气、血、痰、瘀,因此各种分型方法的主要证候基本相似,只要各医者坚持中医临床思维,重视对患者四诊信息的搜集及病因病机的把握,辨证施治,结合理疗、针灸、手法等其他治疗手段,便能获得一定疗效。

【医家经验】

韦贵康[10]:认为本病为本虚标实之证,因劳则耗伤肝肾精髓,或年老精髓渐衰于内,气血不足,经络受阻,督脉空虚,筋骨失养,加之感受风寒湿邪,或跌仆损伤,产生痰瘀等病理产物,导致颈项部督脉气血瘀滞,发为本病,治疗上应以活血化瘀、解痉止痛为法,自创治疗颈椎病的基础方剂"痛安汤",组成:丹参30g,三七9g,龙骨30g,降香30g,白芍15g,甘草5g,两面针12g。加减:瘀肿甚加红花6g、白花蛇舌草12g;眩晕甚加钩藤12g,天麻12g,血压偏高加牛膝12g,泽泻12g;血压偏低加升麻12g,黄芪15g;四肢痿软无力加鹿角胶12g(烊化);病灶较深加穿山甲12g。

孙树椿[11]:认为神经根型颈椎病病因病机属于正虚邪实,以肝肾亏虚为主,肝主筋,肾主骨,中老年肝肾亏虚,气血不足导致筋骨失去濡养,外邪侵袭,痹阻经络导致本病,风寒湿邪及瘀血阻滞为本虚标实,同时外邪、劳损、长期姿势不良等也是发病的重要因素。并提出采用"活血化瘀、理气止痛治标;补益气血、滋补肝肾治本"为治疗的原则,用颈椎 1 号方治疗神经根型颈椎病,组成:羌活、葛根、白芍、川芎、延胡索、三七粉、桂枝、威灵仙、甘草,并配合孙氏颈椎旋转手法来治疗颈椎病。

郭维淮[12]:根据颈椎病的病因病机,将其分为落枕型、痹证型、痿证型、眩晕型四型,郭老认为颈椎病系本虚标实证,是在气血亏虚的基础上,外邪侵袭而发病,因此治疗本病初以补气为先,以达扶正祛邪之目的。①落枕型:治宜益气活血,通经止痛,内服:黄芪 30g、当归 10g、葛根 12g、白芷 10g、姜黄 10g、白芍 10g、桂枝 6g、丹参 20g、川芎 6g、威灵仙 10g、甘草 3g;②痹证型:治宜益气活血,通痹止痛。内服:黄芪 30g、当归 10g、白芷 10g、葛根 12g、姜黄 10g、桂枝 6g、香附 15g、威灵仙 10g、僵蚕 10g、川芎 10g。加减:痛重者加制川乌 10g、附子 10g;酸困重者加蔓荆子 10g、藁本 10g、防风 10g;麻木者加全蝎 10g。③眩晕型:症见眩晕、心悸、气短、四肢无力、脉细、舌淡,治宜益气养血,舒筋通络,内服:黄芪 30g、当归 10g、白芍 10g、柴胡 10g、天麻 10g、菊花 10g、党参 15g、枸杞子 10g、甘草 3g。症见眩晕耳鸣、失眠多梦、舌红少津、脉弦细,内服:当归 10g、白芍 15g、柴胡 10g、天麻 10g、熟地黄 20g、山药 15g、茯苓 10g、山茱萸 12g、丹参 12g、黄芪 20g、甘草 3g。症见头重眩晕、心悸、舌体胖、苔厚腻、脉细滑,治宜健脾化痰,疏肝解郁,内服:黄芪 30g、当归 10g、白芍 15g、白术 10g、茯苓 10g、柴胡 10g、天麻 10g、菊花 10g、陈皮 10g、甘草 3g。④痿证型:治宜益气活血,除风镇惊,内服:黄芪 30g、当归 10g、沙参 15g、茯神 12g、辛夷 10g、琥珀 6g、钩藤 10g、生首乌 20g、益母草 10g、丹参 20g、桑寄生 12g、丝瓜络 10g、莪术 6g、甘草 3g,荷叶引。

(孙树椿　马桂琴　张亚男)

参 考 文 献

［1］陈孝平. 外科学 [M]. 2 版. 北京: 人民卫生出版社, 2010: 1036-1042.

［2］韩超然, 白晶, 郑成俊, 等. 局部药物注射联合小针刀治疗神经根型颈椎病临床观察 [J]. 医学综述, 2020, 26 (10): 2056-2060.

［3］金美荣. 颈椎病康复理疗患者的心理干预效果的研究 [J]. 世界最新医学信息文摘, 2018, 18 (103): 329.

［4］杨雪颖. 颈椎病康复理疗患者的心理干预方法研究 [J]. 现代医学与健康研究, 2018, 2 (14): 119.

［5］中医康复临床实践指南·项痹 (颈椎病) 制定工作组. 中医康复临床实践指南·项痹 (颈椎病)[J]. 康复学报, 2020, 30 (5): 337-342.

［6］黄桂成, 赵和庆, 孙玉明. 颈椎病的中医特色疗法 [M]. 上海: 上海中医药大学出版社, 2004.

［7］杨友发, 洪流. 颈椎病的六经分型辨证 [J]. 中医正骨, 2005, 17 (11): 70-71.

［8］蓝鳌, 姚敏, 王晶, 等. 颈椎病不同中医证候分型的研究概况 [J]. 中国中医骨伤科杂志, 2015, 23 (4): 67-70.

［9］朱佳玲, 李胜. 从 "五体痹" 辨证分型探讨推拿治疗颈椎病 [J]. 中国中医基础医学杂志, 2017, 23 (8): 1124-1125.

［10］童基伟, 尹绍锴, 周帼一, 等. 国医大师韦贵康应用痛安汤治疗颈椎病经验 [J]. 中国民族民间医药, 2020, 29 (9): 76-78.

［11］白玉, 邓素玲, 孙树椿. 跟随孙树椿教授治疗神经根型颈椎病的临床体会 [J]. 中医正骨, 2013, 25 (11): 64-66.

［12］郭艳诗. 名老中医郭维淮治疗颈椎病经验总结 [J]. 中国中医骨伤科, 1994 (1): 46-47.

第 25 节　骨质疏松症

　　骨质疏松症,是一种骨微观结构改变,骨密度降低,骨骼变脆,受到轻微暴力易发生骨折的全身性代谢性骨病。其多发于老年人,尤以绝经后妇女多见。许多骨质疏松症患者早期无明显症状,当出现腰背疼痛或者周身骨骼疼痛,或脊柱变形、驼背,甚至发生骨折后才引起患者的重视,是老年人致残、病死的主要原因之一。

　　骨质疏松症主要由骨代谢紊乱引起,其中骨形成和骨吸收之间的不平衡起主要作用。骨质疏松症分为原发性和继发性两大类,原发性骨质疏松症包括绝经后骨质疏松(Ⅰ型)、老年骨质疏松(Ⅱ型)和特发性骨质疏松(包括青少年型),继发性骨质疏松症指由任何影响骨代谢的疾病和 / 或药物及其他明确病因导致的骨质疏松。目前认为,原发性骨质疏松症的发生与激素调控、营养状态、物理因素、免疫状况及遗传等因素有关,继发性骨质疏松症的发生与年龄增长、活动受限、多病共存、多重用药等因素有关[1]。有研究发现,全球的总患病率为 6.6%~19.3%[2],其中在我国调查显示,其发病率高达 25%[3]。

　　中医学典籍中无"骨质疏松"这一病名,根据其病因病机和临床表现,它与中医的"骨痿""骨痹""骨枯""骨极"和"骨蚀"等极为相似。以腰背、肢体痿弱无力为主症者,可按"骨痿"论治;以腰背部疼痛为主症者,可按"骨痹"论治。

【病因病机】

　　本病起病隐袭,多由先天禀赋不足,后天调养失宜,久病失治误治,或年老气血虚弱所致,病程较长,与脾、胃、肾等多个脏腑功能失调有关。

　　1. **素体亏虚**　先天禀赋不足、素体虚弱;或年老脏衰,肝肾两虚,精血不足;或久病重病之后气血亏虚。血生精,精生髓,精血不足,则髓亏,不能滋养骨骼发为骨痿。

　　2. **脾胃虚弱**　长期饮食不节,饮食偏嗜,饮食不洁,皆可导致脾胃受损。脾胃为气血生化之源,后天之本,脾主肌肉四肢,脾旺则四肢强健,脾虚则无以生髓养骨而发本病。

　　3. **肾精亏虚**　如《素问·痿论》"肾气热,腰脊不举,骨枯而髓减,发为骨痿"。肾为先天之本,主骨生髓,髓藏于骨,滋养骨骼。肾精充足则骨髓生化有源,骨骼得以滋养而强劲有力;肾精亏虚则骨枯髓减,骨髓空虚,骨骼痿弱无力则骨痿乃发。

　　4. **瘀血致痿**　王清任《医林改错》云"元气既虚……血管无气,必停留而瘀",瘀血既是病理产物,又为致疾因素。患者年老体弱,久病不愈,气血亏虚,气虚无以行血,滞而为瘀;瘀血不去,新血不生,气血失充,骨失所养,发为骨痿。

　　总之,骨痿基本病机为肾虚精亏,骨枯髓减,肾虚为骨质疏松之根本,又兼有脾虚、血瘀。其中肾虚、脾虚为重要病因,血瘀为促进因素[4]。本病属本虚标实、多虚多瘀、虚中有实之证。

【诊断要点】

一、临床表现

1. **疼痛** 疼痛是骨质疏松症患者最主要和最常见的主诉。原发性骨质疏松患者由于骨质丢失量的部位的关系,最易引起腰背痛,也可出现全身骨骼疼痛,如髋、膝、腕关节疼痛。疼痛通常在翻身、起坐时及长时间行走后出现,在日常活动如用手向上持物、绊倒、用力开窗等情况下诱发或加剧,并可能伴有肌肉痉挛,甚至活动受限。

2. **脊柱畸形** 主要表现为身高缩短和驼背。隐袭起病,患者身高变矮往往是一个重要的早期特征,当有较多椎体压缩时身长缩短更为显著。脊椎椎体前部几乎多为松质骨组成,而且此部位是身体的支柱,负重量大,尤其第 11、12 胸椎及第 3 腰椎,负荷量更大,容易压缩变形,使脊椎前倾,背曲加剧,形成驼背[5]。胸廓畸形,还可使肺活量和最大换气量显著减少,严重者影响心肺功能,患者往往可出现胸闷、气短、呼吸困难等症状。

3. **骨折** 骨质疏松症发生骨折的特点:①属于脆性骨折,在扭转身体、持物、开窗等日常室内活动中,即使没有明显较大的外力作用,亦可发生骨折。②骨折发生的部位较固定,多发于胸腰椎椎体、髋部和前臂远端、股骨颈部、肱骨外科颈,其中脊椎压缩性骨折发生率很高。椎体压缩性骨折除了导致患者腰背疼痛及活动受限、脊柱畸形,还可引起便秘等胃肠道功能障碍。髋部骨折是最严重的骨质疏松性骨折,如发生髋部骨折后 1 年之内,死于各种合并症者达 20%,而存活者中约 50% 致残,生活不能自理。③各种骨折的发生分别与年龄及女性绝经有一定关系。

二、辅助检查

(一)基本实验室检查

1. **钙、磷、碱性磷酸酶(ALP)** 血清钙、磷的变化是反映全身骨质代谢情况的重要指标[6]。原发性骨质疏松症患者通常血钙、磷和碱性磷酸酶值在正常范围,当骨质疏松进展时或发生骨折时 ALP 升高;合并骨软化症时血钙偏低;尿钙和尿磷大致正常或偏低,尿钙特别低时应考虑合并骨软化症,如过多时可认为骨质疏松正在进展。

2. **尿羟脯氨酸** 骨质疏松症时往往增高。

(二)骨转换生化标志物

骨转换生化标志物(bone turnover marker,BTM):包括骨形成和骨吸收标志物,临床中骨质疏松的患者骨代谢相关生化因子的改变及敏感度远远早于骨密度的改变,能够从分子生物学水平动态提供成骨与破骨情况。通过 BTM 联合骨密度可以使我们更早了解骨代谢情况,评估病情进展,判断再骨折风险,并可作为后续抗骨质疏松药物疗效评估监测的基线[7]。骨质疏松症患者的骨转化标志物平均值均高于正常同龄个体。

1. **骨形成标志物**

(1)Ⅰ型胶原 N 端前肽(P1NP):血清 P1NP 是由成骨细胞合成并释放出前胶原纤维的细胞外分解产物,是新骨形成特异和敏感的生化指标。骨质疏松性 P1NP 也是有效反映骨质疏松性脊柱骨折患者治疗效果和预后的指标。

(2)血清碱性磷酸酶(ALP):ALP 活性升高是临床上反映肝胆或骨骼病变的重要且简便

的诊断指标之一,当 ALP 升高特别是轻度升高时,较难区分其类型,因而对骨质疏松症的诊断特异性较低[8]。在排除非骨源性疾病因素后,ALP 升高者的骨质疏松发生率较高。当绝经后骨质疏松症发生时,血液中 ALP 含量增多。

2. 骨吸收标志物

(1) Ⅰ型胶原交联 C- 末端肽(CTX): CTX 为骨重建过程中Ⅰ型胶原降解后释放入血的片段,其水平随着破骨细胞功能的提高而增加,是反映骨吸收的一种生化指标,如果空腹血清Ⅰ型胶原 C- 末端肽交联(S-CTX)高,说明骨组织代谢处于高分解状,提示骨吸收速率增快,加速骨量的丢失而使骨密度降低,与骨质疏松的严重程度呈正比[9]。

(2)晨空腹尿钙 / 肌酐比值(U-Ca/Cr):空腹尿钙 / 肌酐比值是在清晨排尿后禁水留取中段尿测定,既方便又受饮食影响较少,是传统的骨吸收生化指标,可反映体内钙代谢及骨代谢变化,可以作为评估绝经后骨质疏松症患者骨吸收状态的生化指标[10]。

(三) 骨代谢调节激素

1. 甲状旁腺素(PTH)　PTH 是一种由甲状旁腺主细胞合成的多肽,是体内重要的调节钙平衡和骨重建的激素,对骨形成和骨吸收具有双重效应。PTH 水平增高后,骨密度就会相应降低;其持续升高可促进骨吸收,诱发骨质疏松。但 PTH 如果在体内持续维持在低水平,也会引起骨量慢性丢失,骨折风险也会增加[11]。

2. 25- 羟维生素 D(VIT-D)　维生素 D 是调节钙磷代谢的重要物质,血清 25- 羟维生素 D 水平是公认的衡量维生素 D 营养状况的金指标,是预测骨质流失的重要指标。25- 羟维生素 D 水平的缺乏会引起人体对钙离子的吸收减少,进而影响骨矿化与骨基质的形成,导致骨质疏松发生[12]。

(四) X 线检查

1. 胸腰椎 X 线平片　除跟骨需拍侧位片外,其他部位骨结构应拍正、侧位片。照片的清晰度、对比度、细致度应较高,软组织、骨组织层次结构清楚。一般认为采用胸腰椎 X 线平片摄影,往往加拍四肢骨,尤其是跟骨、掌骨、指骨、前臂骨及股骨的 X 线片。主要观察骨骼的密度、皮质的形态及骨小梁的数量、形态、分布等。一般认为骨矿物质含量(bone mineral content,BMC)丢失 20%~30% 甚至 50% 时在常规骨 X 线平片上才能显示,因此不能用于早期诊断骨质疏松。但根据临床症状和体征选择性进行相关部位的骨骼 X 线影像检查,可反映骨骼的病理变化,为骨质疏松症的诊断和鉴别诊断提供依据。胸腰椎侧位 X 线影像可作为骨质疏松椎体压缩性骨折及其程度判定的首选方法。

2. 双能 X 射线吸收测定法(dualenergy X-ray absorptiometry,DEXA)　双能 X 线骨密度检测可作为骨质疏松筛选的金标准,该种检查方式可以快速地测量腰椎以及脊柱的骨密度情况,但双能 X 射线吸收测定法存在放射性、价格昂贵等局限性。

三、诊断标准

骨质疏松症的诊断主要基于 DEXA 骨密度测量结果和 / 或脆性骨折。须鉴别是原发性还是继发性骨质疏松症,可参考年龄、病史和实验室检查等综合考虑。参考 2017 年我国《原发性骨质疏松症诊疗指南》诊断标准如下[13]。

1. 基于骨密度测定的诊断　DEXA 测量的骨密度是目前通用的骨质疏松症诊断指标。对于绝经后女性、50 岁及以上男性,建议参照 WHO 推荐的诊断标准,基于 DEXA 测量结果进行诊断(见表 3-25-1)：骨密度值相比同性别、同种族健康成人的骨峰值下降不超过 1 个标准差属正常；骨密度值降低 1~2.5 个标准差为骨量低下(或低骨量)；骨密度值降低达到和超过 2.5 个标准差为骨质疏松；骨密度降低程度符合骨质疏松诊断标准，同时伴有一处或多处脆性骨折为严重骨质疏松。

骨密度通常用 T- 值(T-Score)表示，T- 值 =(实测值 – 同种族同性别正常青年人峰值骨密度)/ 同种族同性别正常青年人峰值骨密度的标准差。基于 DEXA 测量的中轴骨(腰椎 1~4、股骨颈或全髋)骨密度或桡骨远端 1/3 骨密度对骨质疏松的诊断标准是 T- 值 ≤ –2.5。

表 3-25-1　基于 DXA 测定骨密度分类标准

分类	T- 值
正常	T- 值 ≥ –1.0
低骨量	–2.5<T- 值 <–1.0
骨质疏松	T- 值 ≤ –2.5
严重骨质疏松	T- 值 ≤ –2.5+ 脆性骨折

基于 DXA 测定骨密度分类标准，对于儿童、绝经前女性和 50 岁以下男性，其骨密度水平的判断建议用同种族的 Z- 值表示，Z- 值 =(骨密度测定值 – 同种族同性别同龄人骨密度均值)/ 同种族同性别同龄人骨密度标准差。将 Z- 值 ≤ –2.0 视为"低于同年龄段预期范围"或低骨量。

2. **基于脆性骨折的诊断**　脆性骨折是指受到轻微创伤或日常活动中即发生的骨折。如髋部或椎体发生脆性骨折，不依赖于骨密度测定，临床上即可诊断骨质疏松。而在肱骨近端、骨盆或前臂远端发生的脆性骨折，即使骨密度测定显示低骨量(–2.5<T- 值 <–1.0)，也可诊断骨质疏松。骨质疏松的诊断标准见表 3-25-2。

表 3-25-2　骨质疏松诊断标准

骨质疏松的诊断标准(符合以下 3 条中之一者)
• 髋部或椎体脆性骨折
• DEXA 测量的中轴骨骨密度或桡骨远端 1/3 骨密度的 T- 值 ≤ –2.5
• 骨密度测量符合低骨量(–2.5<T- 值 <–1.0)+ 肱骨近端、骨盆或前臂远端脆性骨折

【治疗】

一、中医治疗

(一) 辨证论治

原发性骨质疏松症[14]分为如下常见证型：肾阳亏虚证、肝肾阴虚证、脾肾阳虚证、肾虚血瘀证、脾胃虚弱证和血瘀气滞证。

1. 肾阳亏虚证

症状：腰背冷痛，酸软乏力，驼背弯腰，活动受限，畏寒喜暖，遇冷加重，尤以下肢为甚，小便频数,舌淡苔白,脉弱等。

治法:补肾壮阳,强筋健骨。

方药:右归丸加减。

熟地黄 12g、制附子 6g、肉桂 12g、山药 12g、山茱萸 12g、菟丝子 12g、鹿角胶 12g、枸杞子 12g、当归 12g、杜仲 12g、生甘草 6g。虚寒症状明显者,可酌加仙茅、淫羊藿、肉苁蓉、骨碎补等以温阳散寒。

中成药:金天格胶囊,每次 3 粒,每日 3 次,口服;尪痹片(胶囊),每次 4 片(粒),每日 3 次,口服;骨疏康胶囊,每次 3 粒,每日 3 次,口服;仙灵骨葆胶囊,每次 3~4 粒,每日 3 次,口服。

临床体会:本病属肾阳虚证者较多,其他证型也容易兼有此证,如以兼证为主者,则按兼证辨证治疗。若出现腰膝酸软,驼背弯腰,发脱,齿摇,男子精少,女子"天癸"早竭,舌淡,少苔,脉沉细,无明显阴阳偏盛者,予青娥丸加减。

2. 肝肾阴虚证

症状:腰膝酸痛,手足心热,下肢抽筋,驼背弯腰,两目干涩,形体消瘦,眩晕耳鸣,潮热盗汗,失眠多梦,舌红少苔,脉细数等。

治法:滋补肝肾,填精壮骨。

方药:六味地黄丸加减。

熟地黄 12g、山萸肉 12g、山药 12g、牡丹皮 12g、泽泻 12g、茯苓 12g。阴虚火旺症状明显者,可酌加知母、黄柏;酸痛明显者,可酌加桑寄生、牛膝等。

中成药:六味地黄丸,每次 6g,每日 2 次,口服;骨松宝胶囊,每次 2 粒,每日 3 次,口服,或骨松宝颗粒,每次 5g,每日 3 次;复方补骨脂颗粒,每次 20g,每日 2 次,口服。

临床体会:血虚阴衰,熟地为君;精滑头昏,山茱为君;小便或多或少,或赤或白,茯苓为君;小便淋沥,泽泻为君;心虚火盛及有瘀血,丹皮为君;脾胃虚弱,皮肤干涩,山药为君。若兼咳嗽气促,加五味子、麦冬;若阴虚较重者,加天冬、麦冬;若阴虚盗汗者,加地骨皮;若腰膝疼痛,可予独活寄生汤加减。

3. 脾肾阳虚证

症状:腰膝冷痛,食少便溏,腰膝酸软,双膝行走无力,弯腰驼背,畏寒喜暖,腹胀,面色白,舌淡胖,苔白滑,脉沉迟无力等。

治法:补益脾肾,强筋壮骨。

方药:补中益气汤合金匮肾气丸加减。

黄芪 15g、白术 12g、陈皮 12g、升麻 9g、柴胡 9g、人参 9g、当归 15g、地黄 12g、山药 15g、山茱萸 12g、泽泻 12g、茯苓 12g、牡丹皮 12g、桂枝 12g、制附子 9g、牛膝 20g、车前子 12g、炙甘草 12g。

中成药:补中益气丸,每次 6g,每日 2 次,口服;金匮肾气丸,每次 6g,每日 2 次,口服;苁蓉益肾颗粒每次 2g,每日 2 次,口服;淫羊藿总黄酮胶囊,每次 2 粒,每日 3 次,口服。

临床体会:若阴寒内盛,腹中冷痛,腹胀腹泻,小便不利,夜尿频多者,予附子理中汤加减。

4. 肾虚血瘀证

症状:腰脊刺痛,腰膝酸软,下肢痿弱,步履艰难,耳鸣,舌质淡紫,脉细涩等。

治法:补肾强骨,活血化瘀。

方药：补肾活血汤加减。

熟地黄 12g、菟丝子 12g、杜仲 12g、枸杞子 12g、当归尾 15g、山萸肉 15g、肉苁蓉 12g、没药 12g、独活 12g、红花 12g。

中成药：盘龙七片，每次 4 片，每日 3 次，口服。

临床体会：若伴有久病咳喘，呼多吸少，气短，动则喘甚者，加五味子、补骨脂。

5. 脾胃虚弱证

症状：腰背酸痛，体瘦肌弱，食少纳呆，神疲倦怠，大便溏泄，面色萎黄，舌质淡，苔白，脉细弱等。

治法：益气健脾，补益脾胃。

方药：四君子汤合参苓白术散加减。

白扁豆 12g、白术 10g、茯苓 12g、甘草 12g、桔梗 12g、莲子 12g、人参 12g、砂仁 9g、山药 20g、薏苡仁 20g。

中成药：四君子颗粒，每次 15g，每日 3 次，口服；参苓白术丸，每次 6g，每日 2 次，口服；或人参健脾丸，每次 9g，每日 2 次，口服。

临床体会：若大便稀薄者，加肉豆蔻；若水肿者，加桂枝、补骨脂；气血虚甚者，予八珍汤加减；眩晕心悸明显者，可加大熟地黄、白芍用量，并加黄芪；心悸不寐者加远志、炒酸枣仁。

6. 血瘀气滞证

症状：骨节刺痛，痛有定处，痛处拒按，筋肉挛缩，多有骨折史，舌质紫暗，有瘀点或瘀斑，脉涩或弦等。

治法：理气活血，化瘀止痛。

方药：身痛逐瘀汤加减。

秦艽 12g、川芎 15g、桃仁 12g、红花 15g、甘草 12g、羌活 12g、没药 12g、当归 15g、香附 12g、牛膝 15g、地龙 10g。以上肢为主者，加桑枝、姜黄；下肢为甚者，加独活、汉防己、鸡血藤以通络止痛。

中成药：瘀血痹胶囊（片），每次 6 粒（片），每日 3 次，口服；活血止痛软胶囊，每次 2 粒，每日 3 次，口服。

临床体会：根据"通则不痛"原则，酌加威灵仙、延胡索、三七等活血通络之品，但须慎用祛风止痛等燥烈伤阴之品，以免"祛邪伤正"，并在治疗过程中注意"护胃气"。

（二）医家经验

刘柏龄[15]认为肾脏虚衰是本病的主要内因，发病日久，亦可兼有脾虚。风寒湿邪侵袭及发生外伤是导致患者出现腰背痛主要的外在因素。临床上采用补肾益脾壮骨法治疗脾肾两虚型骨质疏松，自拟方"补肾益脾壮骨汤"（药物组成：淫羊藿、肉苁蓉、鹿角霜、熟地黄、鹿衔草、当归、黄芪、牡蛎、杜仲、鸡血藤、黄精、白术、陈皮）取得显著的疗效。

常虹[16]认为本病多因脏腑气化功能失常，水液吸收、排泄障碍所致。肾为生痰之本，脾为生痰之源，肺为贮痰之器，痰生则全身气机不利，水液代谢失常；凝聚于骨，久则不通、不荣，水谷精华无以荣骨，最终骨枯髓减。在防治过程中擅长使用植物花、叶、茎，轻清宣散之品，取类比象，以求其宣散、运化痰湿，又体现了运脾的学术思想。常用药物如玫瑰花、凌霄花、鸡冠花、红姑娘、栀子、荷叶、大青叶、紫苏、浮萍、蓝刺头、淫羊藿、夏枯草、珍珠草等。

罗铨[17]认为骨质疏松症的主要病因为先天禀赋不足，后天失于调养，久病失治，老年衰退所致。辨证分：①脾肾阳虚证，治以补益脾肾，强筋壮骨，方用右归丸。临证虚寒证候明显者，加仙茅、肉苁蓉、淫羊藿、干姜等辅以温阳散寒。②肝肾阴虚证，治以滋补肝肾，填精壮骨，方用左归丸。临证加木瓜、枸杞子、桑椹、旱莲草、女贞子，以滋补肾阴，濡养筋骨；阴虚火旺证明显者，可加知母、黄柏。③气滞血瘀证，治以理气活血，化瘀止痛，方用活络效灵丹加减。骨痛以上肢为主者酌加桑枝、姜黄，下肢为甚者加独活、防己以通络止痛；久病骨节变形、痛剧者，选用虫类走窜通络之品如全蝎、蜈蚣、乌梢蛇、地龙，以通络活血。

杨泽晋[18]认为肝肾不足、筋骨不坚为本病基本病机，气虚血瘀、气滞血瘀是其发生发展的重要环节，治疗上应补益肝肾，活血养骨，通络止痛。根据其多年临床经验总结，归纳使用其验方骨痿方(药物组成：黄芪、熟地黄、当归、丹参、醋延胡索、骨碎补、淫羊藿、肉苁蓉、菟丝子、三七粉、白芍、怀牛膝、甘草)用于治疗骨质疏松症，每获良效。

姚新苗[19]提出了以下学术思想，①理筋为先："肝主筋""肾主骨""肝肾同源""筋骨并重"的治疗原则贯穿于本病治疗的始终。在"筋骨并重"的基础上更重视"筋"的作用，通过针刀治疗、康复锻炼等"理筋为先"，实现筋复骨正，从而达到"骨正筋柔，气血以流"。②从瘀论治：久病必虚，久病及肾，肝肾同源，久病多瘀，骨质疏松症日久其本必虚，而其实多瘀。临床论治主张补虚泻实、攻补兼施，以补肾活血为法。常选用鸡血藤、延胡索、川芎、丹参、郁金、赤芍、牛膝等活血之品，对于气血虚弱的骨质疏松症患者宜在补益气血的基础上予活血化瘀。若瘀证确实较重，尤其对于自发性骨质疏松性骨折患者，则加用三棱、莪术，必要时予炮山甲、水蛭等破血逐瘀。同时，化瘀不忘行气，酌情添加川楝子、陈皮、枳壳等品，以达到活血不伤正、扶正不留瘀的目的。③健脾为要：脾胃乃气血生化之源，而筋、骨的濡养有赖脾胃的健运，所以在临床中重视调护脾胃，强调脾胃为接骨续筋之源。脾胃虚弱者，常合用六君子汤或参苓白术散，酌情添加焦山楂、焦神曲、炒谷芽、炒麦芽、炒鸡内金等消食导滞之品以护胃养胃。④补肾为本：在从瘀论治、健脾为要的同时，尤其强调"补肾为本"，并创立了治疗骨质疏松的基础方剂"益骨汤"(方药组成：补骨脂、骨碎补、怀山药、生地黄、丹参)，具补肾填精、活血通络之功效。经过多年来的研究，发现益骨汤含药血清能明显增加成骨细胞数量、碱性磷酸酶的表达水平及矿化结节的形成，证实了益骨汤含药血清可以促进成骨细胞增殖、分化及矿化。

邓运明[20]认为骨痿的核心病机为肾虚血瘀，肾阳虚为本，血脉瘀为标，而肾损致督虚。设立骨疏康方(药物组成：鹿角霜 30g，黄芪、煅龙骨、煅牡蛎各 20g，杜仲、骨碎补、菟丝子各 15g，牛膝、锁阳、枸杞子、徐长卿、丹参、当归、五加皮、鸡血藤各 10g)以温肾通督，益精活血。

刘庆思[21]认为骨质疏松症为本虚标实之疾，以肾虚为主，脾虚为要，血瘀为害。在多年的临床实践中不断研究总结，以肾阳虚型为临床多见证型立法创方，在治疗时不单纯一味使用补肾法，而是将补肾、健脾、活血结合使用，提出了补肾壮骨、健脾益气、活血通络的三个基本治则，独创骨康方(药物组成：补骨脂、淫羊藿、菟丝子、熟地黄、白芍、黄芪、丹参、当归)治疗本病，并随症加减。若阳虚寒湿盛，酌配吴茱萸、干姜、附子等温阳祛寒湿之品；若阴虚为主，则适当剔除温燥药物，适当加入何首乌、枸杞子、鳖甲等补阴之品；若兼有肝郁诸症，可加入木香、佛手、香附等行气解郁药物；若为气滞血瘀，以疼痛较重为主，则适当加红花、桃仁等活血化瘀药物。

(三) 其他治疗

1. 单味药　秦臻等[22]通过统计分析和对药物性味功效的归纳，总结出"补肾填精，强筋壮骨"是绝经后骨质疏松症的基本治则,辅以益气健脾、活血通经之法。临床防治的核心药物是淫羊藿、熟地黄、黄芪、当归、茯苓、白术、杜仲、丹参、党参、牛膝。其中淫羊藿、熟地黄为补肾填精核心药物。

2. **中药联合针灸** 郭继锋[23]采用中药联合针灸治疗骨质疏松症,中药方剂采用补肾中药方,方剂组成:巴戟天15g,山药12g,熟地黄12g,黄芪10g,丹参10g,白术10g,龙骨9g,用水煎服,日1剂,分早晚两次服用。针灸治疗:于患者足三里、脾俞、肾俞、悬钟穴进行温针灸治疗,将艾条切成1cm长的小段,固定在穴位针柄上,点燃艾条后施灸并留针30min,艾条燃尽后取针,1次/d。然后于患者三阴交、阳陵泉、肝俞穴以毫针进行针刺,留针时用艾条温和灸2~3穴,治疗1个疗程为15天。

3. **雷火灸联合振动训练** 朱璐等[24]比较雷火灸(穴取腰阳关、命门、肝俞、肾俞、大肠俞)联合振动训练与单纯振动训练治疗原发性骨质疏松症腰背痛的临床疗效,发现雷火灸联合振动训练在缓解原发性骨质疏松症腰背痛强度、减轻多裂肌紧张度及提高生活质量方面疗效优于单纯振动训练。

4. **中药熏药** 方药组成:透骨草20g,牛膝、伸筋草、舒筋草各15g,羌活、川芎、骨碎补、淫羊藿、补骨脂、防风、艾叶、红花、川乌、草乌各12g,乳香、没药各10g,甘草6g,将中药药液加热升温成中药蒸汽,对患者疼痛部位直接进行熏蒸治疗,30min/次,药温39~45℃,每2天1次,3次/周,连续治疗12周,对绝经后骨质疏松症患者腰背痛有良好的改善作用[25]。

二、西医治疗

(一) 药物治疗

1. 骨健康基本补充剂

(1)钙剂:钙在骨骼方面的主要生理作用为获得理想的峰值骨量、减缓骨丢失、改善骨矿化和维护骨骼健康。我国营养学会建议成人每日需摄入800mg的钙,绝经后妇女和老年人每日需摄入1 000mg的钙。对于中老年人,应根据实际情况合理补钙,食物应是人体摄入钙的主要来源,但食物中的钙不能满足人体的需要时,应考虑服用钙剂[26]。

(2)维生素D:目前学术界一致将保持维生素D的最佳营养状态作为骨质疏松症治疗的核心。钙剂联合活性维生素D治疗老年骨质疏松的临床疗效确切,可改善患者动态、静态平衡能力,提高髋骨密度和生活质量,且安全性较高。

2. 抗骨质疏松药物

(1)双膦酸盐类:双膦酸盐类药物是目前各国指南认可的治疗骨质疏松症的一线药物,在骨骼系统中至少可以保持长达10年之久。阿仑膦酸钠是第一个被FDA批准用于预防和治疗骨质疏松症的双膦酸盐类药物,唑来膦酸为新一代的双膦酸盐制剂,具有强效的骨组织结合力。使用唑来膦酸治疗后其骨代谢标志物均会在短时间内明显降低,最后趋于缓慢降低或维持一个较低的水平。

(2)降钙素类:鲑鱼降钙素逐渐在骨质疏松症的治疗中得到广泛的应用,它为一类人工合成的降钙素。单独给予患者降钙素治疗极易导致低血钙及由低血钙引起的继发性甲状腺功能亢进症发生。因此,临床上通常将降钙素联合钙剂应用于骨质疏松症的治疗中。阿法骨化醇能够促进肠道对钙的吸收,纠正低血钙,降低过高的甲状旁腺激素水平。鲑鱼降钙素联合阿法骨化醇较单用钙剂对绝经后骨质疏松症患者,具有更显著的治疗效果,能够有效提高骨密度,改善骨代谢,并且止痛效果迅速,改善患者生活质量[27]。

3. 绝经激素治疗类药物　绝经激素治疗类药物能抑制骨转换阻止骨丢失,一般在绝经后 5~8 年疗效最明显,包括雌激素补充疗法和雌、孕激素补充疗法。

4. 选择性雌激素受体调节剂类　选择性雌激素受体调节剂是近年研发的、用于代替一般雌激素来治疗骨质疏松症的药物,该药物实际上是雌激素受体的部分激动剂,可选择性作用于骨组织,用于治疗骨质疏松症的安全性较高、不良反应较少[28]。

5. 甲状旁腺素类似物　甲状旁腺素 1-34 是唯一的合成肽,刺激骨形成的药物激活成骨细胞和抑制破骨细胞。特立帕肽是人内源性甲状旁腺素的活性片段,间断小剂量使用能够刺激成骨细胞活性,增加骨形成。该药适用于多次脆性骨折、高龄、对双膦酸盐无法耐受、双膦酸盐药物疗效不佳的患者。

6. 锶盐　锶盐可提高骨密度,降低椎体及非椎体骨折风险。雷奈酸锶是 2004 年上市的首个具有双重抗骨质疏松作用的药物。其最大优点是见效快,缓解疼痛明显,应用方便,患者依从性好。因本药会增加静脉血栓栓塞、严重心脏问题、严重皮肤反应等风险,根据最新 EMA 所发布的药物警告,雷奈酸锶仅用于治疗骨折高危的绝经后女性的严重骨质疏松症以及骨折风险增高的男性严重骨质疏松症。

7. 维生素 K 类　维生素 K_2 是人类饮食中维生素 K 的主要结构形式,在人体内可直接发挥生理作用,具有抗骨质疏松的骨骼健康效应,可以促进骨形成、抑制骨吸收、促进骨矿化,提高骨质量和骨强度,是预防骨质疏松的良好营养补充剂。

8. 抗 RANKL 单抗类药物　地舒单抗能使绝经后骨质疏松症患者在 10 年内骨密度持续增加,有效降低椎体、非椎体和髋部骨折的风险,展现出良好的长期用药疗效与安全性。肾功能不全患者用药无需调整剂量。

(二) 物理疗法

物理疗法简便、无创、有效而安全,对骨折愈合有促进作用。低强度脉冲超声、脉冲电磁场、体外冲击波、功能性电刺激和振动波等多种物理治疗方法均可选用。

(三) 运动疗法

《骨质疏松症康复指南》[29] 提出适宜的运动不仅能够产生机械刺激促进骨质形成,还能调节机体内分泌系统,提高机体雌激素水平,从而在一定程度上促进骨质生成,有效防止骨质流失,进而起到预防及治疗骨质疏松的作用。常规治疗配合有氧运动,包括快走、游泳、骑自行车、健身操、广场舞、瑜伽、慢跑等,能更有效减轻骨质疏松症患者的疼痛,提高患者生活质量。

(四) 营养疗法

骨质疏松症患者应加强营养、均衡膳食,建议摄入富含钙质、低盐和适量蛋白质的均衡膳食,推荐每日蛋白质摄入量为 0.8~1.0g/kg 体质量,并每天摄入牛奶 300ml 或相当量的奶制品。

三、中西医结合治疗思路与方法

骨质疏松症是一种因为骨量降低以及骨组织微结构破坏退化而容易发生骨折的全身代谢性疾病,发病率较高。在治疗时至少要考虑 4 个方面:①原发性骨质疏松的治疗主要以调整生活方式、骨健康基本补充剂、抗骨质疏松药物为主;②继发性骨质疏松在治疗骨质疏松基础上,应积极寻找病因,控制原发疾病;③康复治疗主要以物理、运动、作业等疗法为主;④抗骨质疏松需要长期、个体化、药物联合或序贯治疗。

中医药在治疗骨质疏松症的临床研究中已经积累了大量的经验,运用整体观念对患者进行全身调治,通过辨证和辨病相结合,根据具体病情状况选取适宜药物,可缓解疼痛等症状,提高患者生活质量。中药不仅具有良好的抗骨质疏松效果,而且可通过多环节、多层次、多靶点的整合调节,远期疗效明显。同时可联合针灸、雷火灸、中药熏药等外治法,能较快改善症状,缩短疗程,改善骨代谢,增加骨密度,降低骨质疏松发生风险,且安全性较高。

随着临床治疗骨质疏松症的研究不断深入,新药大大增加,但是很多的药物有较大不良反应或不适合长期用药,因此用药上存在一些限制。中医药具有独特的优势,其治疗着重于整体,可对内分泌、免疫等多个系统同时进行调节,改善患者骨质疏松状况。中西医结合治疗能够优势互补,增效减毒。

【调摄与护理】

一、调摄

骨质疏松症的环境因素中日光照射作用非常重要,合理进行户外活动,保证充足的阳光照射,照射时间>30min/d,但并非时间越长效果越好。研究表明,紫外线照射可以有效增加维生素D缺乏性骨的骨密度,减少阿尔茨海默病合并骨质疏松症患者的跌倒频率,从而预防椎体骨折。

二、护理

为确保骨质疏松症预防、治疗的有效性,需在专业医护人员指导下进行,针对不同的骨质疏松症分型提供针对性的护理措施,对骨质疏松症的防治有积极意义。

1. **健康宣教** 强化健康宣教,使患者对疾病有正确的认识,提高患者对疾病相关知识的认知程度,对其健康行为及心理状态具有积极影响。

2. **运动指导** 每日坚持出门运动至少1h;运动内容包括散步、慢跑、广场舞、太极拳、保健操等;患者可根据自己喜好选择最佳运动方式,运动过程遵循适度原则,循序渐进。

3. **饮食指导** 根据不同的证型指导其饮食:肾阳不足建议适当食用干姜、山药之品,以温补肾阳;肾气亏虚建议适量食用枸杞子、山药等补肾健脾之品,忌不易消化、生冷油腻之品。膳食中注意补充维生素D和维生素C,多吃新鲜蔬菜、水果、豆制品。根据患者的不同情况教会患者几种食疗方法,如红糖芝麻糊:红糖25g,黑芝麻25g,藕粉100g,将炒熟的黑芝麻加藕粉放入红糖中食用,每日1次。

4. **心理支持** 抑郁情绪通过神经内分泌网络对骨矿化、骨形成、骨破坏三方面产生影响,最终可导致骨量的减少以至骨质疏松。随着医学理念发展,医学模式由以往的"生物医学模式"逐渐迈入"生物-心理-社会医学模式",心理状态对疾病治疗及康复的影响引起临床广泛关注。帮助患者获得社会支持,积极地、有意识地培养和增强他们对社会支持的主观感受,提高主观支持程度,尤其是获得家属的支持,从而延缓骨质疏松患者病情进展[30]。

【转归与预后】

一、转归

许多骨质疏松症往往在骨折发生后才被发现。胸、腰椎体压缩性骨折,导致脊柱后弯、胸廓畸形、驼背、身高变矮,影响内脏功能,其中以肺脏功能受损较为突出。

二、预后

轻度或中度骨质疏松症,如注意调护,重视防治,不发生椎体塌陷及压缩性骨折或其他部位骨折,一般预后良好;如发生骨折则给患者造成痛苦最大,有的严重限制患者活动,或长期卧床不起,甚至缩短寿命,预后不良。

【现代研究】

一、病因病机的研究

中医认为本病以肾虚为本,与肝脾关系密切,涉及他脏。李建国等[31]认为绝经后骨质疏松症的发病与肝脾肾关系密切。随着女性身体机能下降,易于肾精亏虚、肝郁血虚、脾胃虚弱等。且女性绝经后肾精亏虚不能化生肝血,肝血虚弱无以滋养肾精;同时肾虚不能温煦脾胃化生气血,脾胃虚弱,气血不足以滋养肾精;肝血虚导致肝郁、疏泄失职,脾胃运化功能减弱,气血不足以养肝,使肝血亏虚加重。由此看出,绝经后骨质疏松症的发病为多脏器相互作用的结果,常伴随肝、脾、肾的亏虚。

二、辨证分型的研究

郭会卿[32]将骨质疏松症分为肝肾亏虚型、脾胃虚弱型、肾虚督寒型、气血亏虚型、血瘀阻络型。王和鸣[33]将骨质疏松症分为肾虚精亏证、脾肾阳虚证、肝肾阴虚证、气滞血瘀证、正虚邪侵证进行论治。靳华等[34]将绝经后骨质疏松症分为肾阳虚型、肝肾阴虚型、脾肾阳虚型、血瘀气滞型。李志远等[35]对 108 例原发性骨质疏松症患者中医辨证论治疗效观察,分为肝气郁结 10 例、气滞血瘀型 22 例、肝肾阴虚 35 例、脾肾阳虚 41 例。

三、西医方法研究中医药治疗骨质疏松症的机理

补肾治法可促进下丘脑 - 垂体的活动,从而纠正免疫系统功能低下,促进钙质沉积,提高骨密度[36]。现代研究[37]表明,一些补肾、补肝、健脾类的中药,如枸杞子、女贞子、仙茅、菟丝子等补肾药物,通过影响下丘脑 - 垂体系统的功能,从而改善内分泌失调情况,使雌激素水平增加,刺激 Ia 羟化酶的活性,使 1,25- 羟维生素 D_3 增高,有利于机体对钙的吸收,从而改善骨骼情况;淫羊藿及其提取物通过对 BMSCs 的诱导作用来促进成骨细胞的增殖分化和抑制破骨细胞的作用来促进骨的形成,抑制骨的吸收,重建骨的平衡,有效防治骨质疏松症[38];鹿角胶、珍珠母,现代研究已经证明它们既含钙质,又有补肾壮骨之效[39]。

(高明利　于静　冯博)

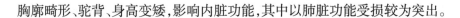

[1] 胡洁玫, 刘晨. 骨质疏松症流行病学概况及相关危险因素 [J]. 世界最新医学信息文摘, 2019, 19 (42): 55-57.

［2］ MARIE-JOSÉE B, LOUIS-GEORGES S M, LOUIS C, et al. Hypomagnesemia during teriparatide treatment in osteoporosis: incidence and determinants [J]. Journal of bone and mineral research, 2018, 33 (8): 1444-1449.

［3］ JIANG Y, ZHANG P, TU L, et al. Prevalence of comorbidities and evaluation of screening in Chinese with spondyloarthritis [J]. Clinical Rheumatology, 2018, 37 (2): 423-428.

［4］ 邓昶, 周明旺, 付志斌, 等. 骨质疏松症的中医病因病机及其治疗进展 [J]. 中国骨质疏松杂志, 2017, 23 (8): 1105-1111.

［5］ 董涢. 骨质疏松症的发病机制与预防 [C]// 中华医学会、中华医学会骨质疏松和骨矿盐疾病分会. 中华医学会第三次骨质疏松和骨矿盐疾病中青年学术会议论文汇编. 2011: 70-71.

［6］ 杨锋, 孙玉华, 刘佃滨, 等. 骨质疏松患者骨碱性磷酸酶、钙、磷代谢变化及与牙槽骨骨密度的相关性 [J]. 中国骨质疏松杂志, 2017, 23 (9): 1160-1166.

［7］ 丁悦, 张嘉, 岳华, 等. 骨质疏松性椎体压缩性骨折诊疗与管理专家共识 [J]. 中华骨质疏松和骨矿盐疾病杂志, 2018, 11 (5): 425-437.

［8］ 王欣怡, 张本生, 刘晓蓉, 等. 阿仑膦酸钠对绝经后骨质疏松症老年女性血清总碱性磷酸酶、骨特异性碱性磷酸酶的影响 [J]. 中国药师, 2017 (7): 1260-1261, 1298.

［9］ 赵玺, 赵文, 孙璟, 等. 骨代谢指标与骨关节炎及绝经后骨质疏松症的关系 [J]. 中国组织工程研究, 2014, 18 (2): 245-250.

［10］ 杨红斌, 朱庆文, 喻战军, 等. 阿仑膦酸钠治疗绝经后骨质疏松症空腹尿钙和尿肌酐及其比值变化特点 [J]. 中国全科医学, 2009, 12 (12): 1051-1053.

［11］ 王毅. 甲状旁腺激素和 25 羟维生素 D 对 2 型糖尿病患者并发骨质疏松症的影响 [J]. 安徽医药, 2018, 22 (10): 1901-1904.

［12］ 周华, 赵清, 谢念伶, 等. 重庆地区骨质疏松患者 25- 羟维生素 D 与骨代谢的相关性分析 [J]. 国际检验医学杂志, 2017, 38 (2): 163-165, 171.

［13］ 夏维波, 章振林, 林华, 等. 原发性骨质疏松症诊疗指南 (2017)[J]. 中国骨质疏松杂志, 2019 (3): 281-309.

［14］ 葛继荣, 王和鸣, 郑洪新, 等. 中医药防治原发性骨质疏松症专家共识 (2020)[J]. 中国骨质疏松杂志, 2020, 26 (12): 1717-1725.

［15］ 孙铁锋, 李振华. 对国医大师刘柏龄治疗骨痿症的验案探析 [J]. 当代医药论丛, 2015, 13 (21): 250-251.

［16］ 赵军, 师建平, 常虹. 全国名中医常虹主任医师防治 "骨痿" 临床经验 [J]. 西部中医药, 2022, 35 (1): 51-53.

［17］ 刘芳, 罗珺钰, 罗耀辉, 等. 罗铨教授诊治骨质疏松症的经验 [J]. 云南中医中药杂志, 2021, 42 (7): 4-7.

［18］ 赵廷虎, 杨泽晋, 陈汉鑫. 杨泽晋教授 "从虚从瘀" 论治骨质疏松经验心得 [J]. 临床医药文献电子杂志, 2019, 6 (63): 21.

［19］ 陈华, 陈智能, 姚新苗. 姚新苗教授防治骨质疏松症的学术思想略谈 [J]. 浙江中医药大学学报, 2019, 43 (5): 413-417.

［20］ 李华南, 吴继超, 贾蒙, 等. 邓运明从肾虚血瘀论治骨痿经验介绍 [J]. 新中医, 2018, 50 (10): 253-255.

［21］ 盛朝辉, 林晓生, 孙东平, 等. 刘庆思教授防治骨质疏松症经验述要 [J]. 新中医, 2012, 44 (12): 177-178.

［22］ 秦臻, 任艳玲, 史馨钰. 绝经后骨质疏松症的中药用药规律研究 [J]. 时珍国医国药, 2018, 29 (10): 2531-2534.

［23］ 郭继锋. 中医中药及针灸治疗骨质疏松及对症局部因子和基因的影响 [J]. 现代诊断与治疗, 2019, 30 (14): 2361-2363.

［24］ 朱璐, 徐道明, 吴文忠, 等. 雷火灸联合振动训练治疗原发性骨质疏松症腰背痛疗效观察 [J]. 中国针灸, 2020 (1): 17-20.

［25］罗勇，陈世寅，薛亮，等.中药熏药联合鲑鱼降钙素对绝经后骨质疏松症患者腰背痛的影响研究［J］.实用医院临床杂志，2019，16（5）：69-72.

［26］公双双，吕静，王双艳.老年人补钙作用的研究进展［J］.当代医学，2017，23（31）：178-182.

［27］万军.鲑鱼降钙素联合阿法骨化醇治疗绝经后骨质疏松症的临床研究［J］.中国医药指南，2018，16（36）：1-3.

［28］毛哲渊，周中.骨质疏松症临床治疗的研究进展［J］.山东医药，2019，59（31）：110-113.

［29］袁涛，王忠太.骨质疏松症康复指南（上）［J］.中国康复医学杂志，2019，34（11）：1265-1272.

［30］佟强，李红，方小正，等.老年男性抑郁情绪对原发性骨质疏松症骨代谢影响［J］.中国骨质疏松杂志，2014，20（9）：1117-1119.

［31］李建国，谢兴文，李宁，等.绝经后骨质疏松症的中医脏腑认识及治疗现状［J］.中国中医基础医学杂志，2019，25（3）：410-412，420.

［32］胡盼盼，孟得世，王树伟，等.郭会卿教授治疗骨质疏松症经验［J］.中医研究，2019，32（8）：38-40.

［33］王上增，沈锦涛.王和鸣教授治疗骨质疏松症经验总结［J］.亚太传统医药，2016，12（23）：77-79.

［34］靳华，洒玉萍，武娟，等.辨证施治治疗绝经后骨质疏松症的研究概况［J］.世界最新医学信息文摘，2018，18（51）：41-42.

［35］李志远，吴泽莉，方坚.中医辨证论治原发性骨质疏松症疗效观察［J］.中医药临床杂志，2019，31（2）：323-326.

［36］廖志光，黄永兴.补肾活血方治疗创伤骨折后骨质疏松症对骨密度影响［J］.中国医学工程，2015，23（12）：45，50.

［37］彭聪聪，盘荣贵，黄鹏.基于现代研究中医药防治原发性骨质疏松症思路与方法研究进展［J］.世界最新医学信息文摘，2019，19（82）：108-109.

［38］李建国，谢兴文，李鼎鹏，等.中药淫羊藿治疗骨质疏松症的研究进展［J］.中国骨质疏松杂志，2018，24（3）：389-393.

［39］张伟.中医疗法临床治疗54例原发性骨质疏松症分析研究［J］.中西医结合心血管病电子杂志，2019，7（25）：190.

第26节 骨关节炎

骨关节炎（osteoarthritis，OA）是以关节软骨局灶病变、软骨下骨肥厚反应和关节边缘骨赘形成为特征的慢性关节疾病。临床以关节疼痛、肿胀、晨僵、活动受限和关节畸形为主要表现。好发于负重大、活动多的关节，如膝、手、髋、脊柱等。骨关节炎根据其病因可分为原发性骨关节炎和继发性骨关节炎。本节以论述原发性骨关节炎为主。

OA是最常见的一种关节炎，影响约15%的人口，65岁以上的人群50%以上为OA患者，累及部位主要有膝、髋、手等关节。我国膝关节症状性OA患病率为8.1%，且呈明显的地域差异，西南地区及西北地区发病率最高，区域特征方面，农村地区膝关节症状性OA患病率高于城市；城市人口手部关节患病率为3%（男性）和5.8%（女性），髋关节影像学患病率为1.1%（男）和0.9%（女）。髋、膝关节OA的发病率均随年龄的增加而增高，且女性发病率高于男性。目前发病原因不明，可能与衰老、肥胖、炎症、创伤、性激素水平下降等因素有关。[1-3]

该病属于中医风湿病（痹证、痹病）范畴，中医诊断为"骨痹"。"病在骨，骨重不可举，寒气至,骨髓酸痛,名曰骨痹",其记载首见于《素问·长刺节论》中,认为是一种寒湿病。[4]

【病因病机】

骨痹的形成,乃邪实正虚之变。邪实是外力所伤、瘀血内滞或外邪侵袭,经脉痹阻。如《素问·痹论》曰:"风寒湿三气杂至,合而为痹也。"正虚是肾元亏虚、肝血不足、脾气虚弱等,致骨失所养,筋骨不坚,不能束骨而利机关。邪实、正虚,往往交杂兼并为患,难以截然分开。[5]

一、肾元亏虚,肝血不足

肾为先天之本,主骨,充髓。肾气盛,肾精足,则机体发育健壮,骨骼的外形及内部结构正常强健。肝为藏血之脏,肝血足则筋脉强劲,束骨而利关节,静可以保护诸骨,充养骨髓;动可以约束诸骨,免致过度活动,防止脱位。然人过半百,正气渐衰,脏腑虚亏,肝肾精血不足;肾元亏虚,肝血不足,筋肉不坚,荣养乏源,一经频繁活动,易致退行性病变。

二、外力损伤

无论扭伤、挫伤、撞击、跌伤,或长时间姿势不正确,均可引起受力最集中的局部发生气血逆乱,严重的导致筋损骨伤,血流不循常道而溢于脉外,形成瘀血凝滞,必然引起关节结构的损伤,失去滋养,久而久之,则出现退行性病变。

三、外感风寒湿邪

在气候发生剧变而防御机能下降的情况下,这种气候变化即可以成为致病因素。再者年老体弱,气血不足,卫外不固,腠理不密,风寒湿邪更易乘虚内侵、痹阻经络。风寒湿邪可以三种或两种同时入侵而发病,也可以单独为害。或由风邪束于肌表,或由寒邪收引血脉,或由湿邪浸淫经络,气不能贯通,血不能畅行,乃生成邪瘀痹阻之证。

肾为先天之本,脾为后天之本。外邪致病往往是在肝脾肾不足、先天亏虚等情况下,而后感外邪,阻滞气血,运行不畅,从而成为发病原因。

【诊断要点】

一、临床表现

(一) 症状

本病多表现为慢性迁延性发病,起病缓慢,无明显周身症状,只有少数病例表现为急性炎症过程。其特点为逐渐发生的关节疼痛、肿胀、晨僵、关节积液及骨性肥大,可伴有活动时的骨擦音、功能障碍或畸形。[6-8]

1. **关节疼痛**　本病最常见的表现是关节局部的疼痛,负重关节及双手最易受累。一般早期为轻度或中度间断性隐痛,休息时好转,活动后加重,随病情进展可出现持续性疼痛,甚至睡眠中痛醒,或导致活动受限。

2. **关节僵硬**　关节僵硬一般指静止后僵硬,无论何时,病变关节若保持一个姿势较长时间不活动,当开始活动时则出现关节僵硬或胶黏感,称为静止后僵硬。常见于:①晨僵,患者可出现晨起时关节僵硬及黏着感,活动后可缓解。本病的晨僵时间较短,一般数分钟至十几分钟,很少超过半小时。②坐位一段时间后,站起时困难,且不能立即行走,需活动几下关节后才能较方便行走,尤其见于老年人下肢关节病变。若继续进行较多的关节活动,则疼痛加重。

3. 关节肿胀　早期为关节周围的局限性肿胀,随病情进展可有关节弥漫性肿胀、滑囊增厚或伴关节积液。后期可在关节周围触及骨赘。

4. 其他症状　随着病情的进展,可出现关节弹响、关节挛缩、不稳定、休息痛,负重时加重,并可发生功能障碍。在整个病程中,多数患者存在局部畏寒凉、喜温热,遇阴雨天或气候变化时病情加重。

(二) 体征

1. **压痛**　受累关节局部可有压痛,在伴有关节肿胀时尤为明显。

2. **关节摩擦音**　主要见于膝关节的骨关节炎。由于软骨破坏、关节表面粗糙,出现关节活动时骨摩擦音(感)、捻发感或咔哒声,或伴有关节局部疼痛。

3. **滑膜炎**　局部发热、渗出、滑膜增厚,还可伴有关节压痛、肌无力、肌萎缩等。

4. **关节畸形和半脱位**　疾病后期,由于软骨丧失、软骨下骨板塌陷、骨囊变和骨增生,可出现受累关节畸形和半脱位。

5. **活动受限**　出现伴有疼痛或不伴有疼痛的关节活动减少。

二、不同部位的骨关节炎

1. **手**　指间关节炎多为原发性,远端指间关节肥大,在末端指骨底部出现结节,质硬似瘤体,称为赫伯登结节,出现于近端指间关节的称为布夏尔结节。结节一般不疼痛,但可有活动不便和轻度麻木刺痛,并可引起远端指间关节屈曲及偏斜畸形,部分发展较快的患者可有急性红肿疼痛表现。第一腕掌关节受累后,其基底部的骨质增生可出现方形手畸形。

2. **膝**　是最常累及的关节之一,多见于肥胖女性,疼痛表现为休息痛,可有关节积液,活动时关节有摩擦音,病情进展时膝关节活动受限,可引起失用性肌萎缩,甚至发生膝外翻或内翻畸形。

3. **脊柱**　颈椎受累比较常见,可有椎体、椎间盘以及后突关节的增生和骨赘。钩椎关节边缘的骨赘可使颈神经根穿离椎间孔时受挤压,而出现反复发作的颈局部疼痛,且可有手指麻木及活动欠灵等。椎体后缘的骨赘可突向椎管而挤压脊髓,引起下肢继而上肢麻木无力,甚而有四肢瘫痪。颈椎受累压迫椎基底动脉,引起脑供血不足的症状。胸椎退行性变较少发生。而在腰椎,主要症状为腰痛伴坐骨神经痛,体检局部有压痛,直腿抬高试验阳性,可有感觉、肌力和腱反射的改变。

4. **髋**　髋关节的原发性骨关节炎在我国较为少见,多继发于股骨头及股骨颈骨折后缺血性坏死,或先天性髋脱位,类风湿关节炎等疾病。临床以髋部疼痛为主要表现,如疼痛呈持续性,可出现走路跛行,病情严重时,髋关节屈曲内收,代偿性腰椎前凸,检查髋关节局部压痛,活动受限,"4"字试验阳性。

5. **足**　跖趾关节常有受累,除了出现局部的疼痛、压痛和骨性肥大外,还可出现趾外翻等畸形。

6. **其他**　原发性全身性骨关节炎常发生于绝经期妇女,有多个关节累及,一般均有急性疼痛阶段,急性症状缓解后,关节功能不受损。弥漫性特发性骨质增生症多见于老年男性,骨赘大量增生,患者有轻度疼痛和关节强硬感,尚能够保持较好的活动。

三、辅助检查

1. 常规化验　包括血、尿常规,肝肾功能、血糖、血脂、电解质、红细胞沉降率、C 反应蛋白、类风湿因子、补体等。

2. 滑膜液检查　主要是大关节,尤其是膝关节的滑膜液检查。滑膜液透明、淡黄色、黏稠度正常或降低,但黏蛋白凝固良好。滑膜腔积液的分析有助于排除其他关节疾病。

3. 影像学检查　超声、X 线、CT、磁共振成像、关节镜检查等,其中关节镜检查是骨关节炎诊断的金标准,可以直接观察关节软骨的肿胀、磨损情况,明确半月板的破裂部位及退变程度,以及滑膜增生程度等。但关节镜缺点为不能显示软骨深层改变及软骨下骨质改变情况,且属于有创检查。

X 线平片无法反应软骨早期的病变,而随病程进展,在中晚期 X 片可表现为关节间隙狭窄,软骨下骨囊性变,关节边缘骨赘形成等,晚期可出现关节游离体甚至关节半脱位等。如下蹲痛则加拍髌骨轴位像,可发现髌外倾或半脱位。

CT 检查作为平片的一种补充,能够消除重叠影,分辨一些复杂结构,OA 患者中常表现为受累关节间隙狭窄、软骨下骨硬化、囊性变和骨赘增生等,多用于 OA 的鉴别诊断。同时骨关节炎后期关节滑膜炎,出现积液时能够发现关节囊扩张,显示均匀液体性密度影。缺点:对身体有少量的辐射,对软组织的分辨力比较差。

MRI 可显示早期关节软骨退变、软骨下骨硬化、小的囊性变、膝关节交叉韧带松弛变细、半月板变性、撕裂及滑囊病变、关节腔积液等病变情况,对诊断和治疗具有较大的指导作用。优点:对身体没有辐射,对软组织的分辨率比 CT 以及其他的检查要高;缺点:对骨骼病变的显示差,对带有心脏起搏器,体内有金属异物以及病情危重的患者不能检查。

四、诊断标准

骨关节炎的诊断主要依据病史、临床表现、体格检查、实验室及影像学等辅助检查,诊断并不困难。尤其是 X 线检查是本病的重要诊断依据,但 X 线表现并非特异性。对于老年关节痛患者,如无其他检查异常,则多为骨关节炎。目前,国内多采用美国风湿病学会 1995 年修订的诊断标准(表 3-26-1)。

表 3-26-1　美国风湿病学会 1995 年修订的骨关节炎诊断标准

1. 手关节标准
①近 1 个月内大多数时间有手痛、发酸、发僵
②10 个指定手关节中 2 个以上硬性组织肥大
③掌指关节肿胀 ≤2 个
④远端指间关节硬性组织肥大在 1 个以上
⑤10 个指定关节中 1 个或 1 个以上畸形(注:10 个指定关节指双侧第 2、3 指远端指间关节和第 1 腕掌关节)
满足①+②+③+④条或①+②+③+⑤条,可诊断为手骨关节炎

续表

2. 膝关节标准

临床标准

①近 1 个月内大多数时间有膝关节疼痛

②膝关节活动时有摩擦音

③晨僵<30min

④年龄 ≥38 岁

⑤膝关节检查有骨性肥大

满足①+②+③+④条,或①+②+⑤条或①+④+⑤条者,可诊断为膝关节骨关节炎

临床及放射学诊断标准

①近 1 个月内大多数时间有膝关节疼痛

②X 线检查示关节边缘骨赘

③关节液实验室检查符合关节炎

④晨僵<30min;年龄 ≥40 岁

⑤膝关节检查有骨性肥大

满足①+②条,或①+③+⑤+⑥条或①+④+⑤+⑥条者,可诊断为膝关节骨关节炎

3. 髋关节标准

临床诊断

①近 1 个月内大多数时间有髋关节疼痛

②髋内旋 ≤15°

③髋外旋>15°

④红细胞沉降率 ≤45mm/h

⑤髋晨僵 ≤60min

⑥红细胞沉降率未做,髋屈曲<115°,年龄>50 岁

满足①+②+④条,或①+②+⑤条或①+③+⑥+⑦条者,可诊断为髋关节骨关节炎

临床及放射学诊断标准

①近 1 个月内大多数时间有髋关节疼痛

②红细胞沉降率 ≤20mm/h

③X 线片示股骨和 / 或髋臼有骨赘

④X 线片示髋关节间隙狭窄

满足①+②+③条,或①+②+④条或①+③+④条者,可诊断为髋关节骨关节炎

　　本病应与类风湿关节炎、痛风、感染性关节炎、银屑病关节炎、髋关节结核等相鉴别,也应与筋痹、骨痿相鉴别。

【治疗】

一、中医治疗

(一) 辨证论治[9-10]

　　骨关节炎临床证候有寒热虚实之分,治疗要点在于辨别寒热虚实、病程长短和部位,确定治疗原则。早期病多实证,但又有寒热之分。早期治疗以祛邪为主,反复发作,迁延不愈,日久气血耗损,瘀血凝滞,湿聚为痰,痰瘀互结,痹阻经络,脉络失养而发病。

1. 寒湿痹阻证

症状：肢体、关节酸痛，关节屈伸不利，局部皮色不红，触之不热，得热痛减，遇寒增剧，关节屈伸不利，活动时疼痛加重。舌质淡，苔白薄或白滑，脉弦紧。

治法：祛风散寒，化湿通络。

方药：乌头汤加减。

制川乌(先煎)，制附子(先煎)，白芍，肉桂，秦艽，细辛，干姜，防风，当归，川椒，茯苓，甘草。

加减：上肢关节疼痛明显者，加羌活、姜黄；下肢关节疼痛明显者，加独活、牛膝、木瓜；关节疼痛剧烈者，加蕲蛇、蜈蚣。

中成药：尪痹片(胶囊)，每次 4 片(粒)，每日 3 次，口服；祛风止痛胶囊，每次 6 粒，每日 2 次，口服；杜仲补腰合剂，每次 l5ml，每日 3 次，口服；三乌胶或三乌丸，每次 5g，每日 2 次，口服。

临床体会：制川乌(先煎)、制附子(先煎)应开水先煎 3 小时，或高压锅煮 1 小时，舌尝不麻为度。肝肾亏虚之体，寒邪最易侵入，阴寒凝滞，瘀阻经脉而发痹痛。故调补肝肾以治本，祛风散寒、化瘀通络以治标。标本兼治，内外并举，方能奏效。

2. 湿热痹阻证

症状：关节红肿热痛，局部触之发热，活动不利，口渴或渴不欲饮，汗出，头身重痛，颜面潮红，口苦黏腻，小便黄，大便干。舌质红，苔黄腻，脉滑数或濡数。

治法：清热化湿，活血通络。

方药：宣痹汤合四妙丸加减。

防己，杏仁，滑石，连翘，半夏，赤小豆，黄柏，苍术，牛膝，薏苡仁，防风，豨莶草。

加减：关节肿痛明显者，加忍冬藤、蜂房、没药；大便秘结者，加大黄、虎杖；湿胜者，加苍术、萆薢；热甚者，加黄柏、防己、连翘等。

中成药：四妙丸，每次 6g，每日 2 次，口服；湿热痹颗粒(胶囊)，每次 5g(4 粒)，每日 3 次，口服；或新癀片，每次 4 片，每日 3 次，口服。

临床体会：OA 本为中老年疾病，肾虚血瘀为本病的最基本病机，故寒证虚证为多。然而，随着病程迁延，寒湿瘀久也可热化，饮食过于肥甘或居住暖气房时间过长，或处岭南地域，体质湿热者也不少，所以本证表现湿热者也不少，也需细察详辨。

3. 痰瘀互结证

症状：痹痛日久，关节刺痛、掣痛，疼痛较剧，痛有定处或痛而麻木浮肿，不可屈伸，关节僵硬，骨节变形，关节及周围皮肤呈暗瘀色。舌苔白腻，舌体紫暗或有瘀点、瘀斑，脉细涩。

治法：活血祛瘀，化痰通络。

方药：二陈汤合身痛逐瘀汤加减。

半夏，陈皮，羌活，桃仁，红花，当归，川芎，没药，五灵脂，牛膝，地龙，全蝎，蜈蚣，胆南星，乳香，皂角刺，僵蚕，白芥子。

加减：痛在腰腿者，去羌活，加乌梢蛇、独活；痛在腰以上者，去牛膝，加姜黄；痛在颈肩者，加葛根、威灵仙。

中成药：瘀血痹片(胶囊)，每次 5~6 片(粒)，每日 3 次，口服；盘龙七片，每次 4 片，每日 3 次，口服；活血止痛软胶囊，每次 2 粒，每日 3 次，口服；雪山金罗汉止痛涂膜剂，适量外用，每日 2 次。

临床体会：本证病机关键是肾虚血瘀，脾为后天之本，实乃脾肾俱亏，治疗当以益肾祛瘀补脾为大法。临床上可以四君子汤(常以黄芪易人参)益气补中、健脾养胃,菟丝子、枸杞子、鹿衔草补肝肾、强筋骨、祛风湿,三棱、莪术、田七片破血散瘀、行气止痛,佐少量怀牛膝引药下行,直达病所,可收到意想不到的效果。

4. 气血两虚证

症状:关节疼痛经久不愈,筋脉拘急,筋肉萎缩,关节变形,屈伸不利,尿多便溏,或心悸气短,食少乏力,面色㿠白或萎黄,头晕耳鸣。舌质淡白,苔薄白,脉沉细。

治法:益气养血,活血通络。

方药:三痹汤加减或八珍汤。

续断,杜仲,牛膝,秦艽,独活,防风,细辛,川芎,党参,白术,茯苓,黄芪,当归,熟地黄,白芍,甘草。

加减:畏寒肢冷者,加肉桂、制附子(先煎);腰痛甚者,加狗脊、巴戟天;关节痛甚者,加桑寄生、鸡血藤、刘寄奴、透骨草;跟骨痛甚者,加乳香、没药。

中成药:痹祺胶囊,每次4粒,每日3次,口服;八珍颗粒,每次1袋,每日2次,口服。

临床体会:本证气血两虚,非十全大补汤不能胜任。老龄阶段,虽为气血两虚证,肾气也不足,也可用补中益气汤和桂枝汤加淫羊藿、巴戟天等共奏益气养血,通经活络,补肾壮阳之功。

5. 肝肾亏虚证

症状:骨痛缠绵,腰膝酸软,关节屈伸不利,或麻木不仁,畏寒喜温,心悸气短,舌淡苔白,脉细弱。

治法:补益肝肾,强筋壮骨。

方药:独活寄生汤加味。

独活,防风,细辛,秦艽,肉桂,桑寄生,杜仲,牛膝,续断,川芎,当归,熟地黄,白芍,茯苓,党参,甘草。

加减:食少纳呆者,加砂仁、炒白术、山楂;关节冷痛明显者,加制附子(先煎)、制川乌(先煎);关节肿胀明显者,加鹿衔草、防己。

中成药:骨龙胶囊,每次5粒,每日3次,口服;仙灵骨葆胶囊,每次3粒,每日2次,口服;骨松宝颗粒,每次5g,每日3次,口服。

临床体会:中老年患者,腰腿酸软,关节疼痛无力,活动不灵活,不能久立远行,病情反复不愈,遇劳则腰脊、颈项或四肢关节疼痛更剧。证属肾虚髓亏,治当补肾益精。肾虚为本病的最基本病机,补肾则为最基本大法,而六味地黄丸为最基本用药。临床上常根据偏阴虚、偏阳虚及患病部位的不同而随证加减。肝主筋,肾主骨,肝肾同源。肾虚髓亏,肝血也常不足。本病患者年老肝肾亏虚为本,故须肝肾同治,强筋壮骨,不可偏废,才能相得益彰。

(二) 医家经验

娄多峰教授[11]治疗本病运用"虚邪瘀"辨证论治,即正气亏虚、外邪侵袭、痰瘀气滞,强调要把握"扶正勿碍祛邪,祛邪勿伤正气"的原则,总结出多首治疗OA有效的经验方。草薢归膝汤,药用草薢30g,当归25g,怀牛膝、五加皮、千年健、木瓜、赤芍各20g,香附15g,甘草3g。可除湿化瘀,蠲痹通络,适用于以湿阻血瘀证为主症的膝关节滑膜炎。老寒腿方,药用首乌、熟地黄、桑寄生各20g,独活、狗脊、当归、丹参、鸡血藤各15g,川牛膝、木瓜各10g。滋补肝肾,强筋壮骨,活血养血,通络止痛,适用于以肝肾亏虚,邪痹血瘀为主症的老年性OA。另外,针对OA的疾病特点,娄多峰教授强调应长期坚持、杂合以治,重视

"治未病"。

朱良春教授[12]在多年治疗痹病的经验中总结出治证与治病、扶正与逐邪、通闭与解结的三个环节,三个环节环环相扣,紧密相连。治疗骨痹常用骨碎补、补骨脂、鹿衔草、威灵仙、桑寄生等延缓关节软骨退变,抑制新骨增生。如对于血瘀、痰瘀所致膝关节肿胀、拘挛,常用蜈蚣、全蝎、水蛭、僵蚕、土鳖虫、天南星、白芥子等,此类药物消肿散结、专走经络、善治骨痛,对痹病均有良好疗效。此外,朱良春教授擅用虫类药和对药,虫类药搜痰剔络、舒筋通络,疗效较佳;对药能增强疗效,提升药力,通络止痛。

李济仁教授[13]认为骨痹乃因先天不足、肾气亏虚,或后天失养、房事不节,或惊恐伤肾等,使风寒湿热毒邪内侵,或有痰湿瘀浊留滞于骨。据临床常分为风湿证、寒湿证、湿热证、热毒证、痰瘀证。风湿证,予以羌活胜湿汤加减,药物组成:羌活、独活、防风、防己、秦艽、桂枝、白芍、透骨草、炙甘草。寒湿证,予以乌头汤加减,药物组成:制川乌、制草乌、炙麻黄、桂枝、细辛、防己、透骨草、蜂房、骨节草、炙甘草。湿热证,予以清络饮加减,药物组成:川草薢、川黄柏、苦参、青风藤、蒲公英、当归、鸡血藤、活血藤、雷公藤(先煎)、生地黄。热毒证,予以二十四味败毒散加减,药物组成:土茯苓、黄柏、知母、连翘、栀子、忍冬藤、生地黄、当归、牡丹皮、甘草。痰瘀证,予以益肾清络活血方加减,药物组成:炙黄芪、炒当归、活血藤、鸡血藤、青风藤、半夏、雷公藤(先煎)、苦参、草薢、黄柏、蜈蚣、乌梢蛇。

(三) 其他治疗

1. 单方验方

(1)蠲痛健膝汤:由千斤拔20g,穿山龙、鸡血藤、伸筋草各18g,狗脊、路路通各15g,威灵仙、木瓜、牛膝各12g,独活、红花各10g组成。本方治疗64例膝关节骨性关节炎,痊愈31例,好转30例,无效3例,总有效率95.3%。

(2)当归四逆汤加减:由鸡血藤25g,当归、白芍各15g,乌梢蛇、通草各12g,大枣10g,桂枝9g,细辛、炙甘草各6g组成。应用本方治疗膝关节骨关节炎85例,优30例,良28例,可23例,无效4例,总有效率达95.27%,优良率达68.23%。

(3)强骨散:由红花、制乳香、制没药、葛根、生麻黄、细辛、赤芍、威灵仙、骨碎补、地龙、蜂房、鸡血藤、天南星、天麻、熟地黄、山茱萸、巴戟天、菟丝子、当归、川芎、桃仁等组成。应用本方治疗颈椎增生,取得较好临床疗效。

(4)黄芪续断牛膝汤:由骨碎补、怀牛膝各15g,续断、鹿角霜、川芎各12g,细辛10g,黄芪30g组成。发于颈椎者加葛根、白芷各10g;发于腰关节者加杜仲12g,熟附片10g;发于膝关节者加松节12g,木瓜15g;夹瘀者加鸡血藤、丹参各20g。应用本方治疗老年性骨关节炎64例,显效89.06%,总有效率为92.19%。

(5)蠲水汤:由白花蛇舌草、土茯苓、泽泻各30g,车前草20g,赤芍、夏枯草、透骨草、黄柏各15g,刘寄奴、王不留行各12g,全蝎9g(研末冲服)组成。应用本方治疗膝关节退变合并滑膜炎42例,取得了理想的疗效,总有效率为95%。

2. 外治法
以活血止痛,散寒除湿,温经通络为主要治疗原则,常用药物为:威灵仙、透骨草、土鳖虫、乳香、没药、穿山甲、川乌、草乌、蜈蚣、制马钱子、白芥子、细辛、生南星等。配合手法、针灸、推拿按摩、理疗、熏蒸等方法治疗。通过药物的局部热力和药力以及外力等作用,改善关节的微循环,降低骨内压,恢复关节功能活动,以达到治疗目的。

(1)药浴疗法:炒艾、生川乌、木瓜、防风、五加皮、地龙、当归、羌活、伸筋草各30g,用纱布包裹后入水煎煮,沸腾 5 分钟左右,趁热熏蒸洗浴患处,并轻轻按揉。每日 1~2 次,每次约 1 小时,每剂连用 5~7 天。2 个月为 1 个疗程。或艾叶 9g,透骨草 30g,花椒 6g,水煎,利用其热气熏洗患处,每日 1~2 次。用法:用蒸熏治疗机,每日蒸熏 2 次,每次 30~40 分钟,3~4 周为 1 个疗程。

(2)膏药外贴:通络骨质宁药膏、罗浮山风湿药膏、复方南星止痛膏、祖师麻膏药等贴患处。

(3)乳剂或擦剂:白脉软膏、辣椒碱软膏、雪山金罗汉止痛涂膜剂等,外擦患处。

(4)推拿疗法:通经络,畅气血,具有消癖、行滞、散肿、止痛的功效,并有增进局部营养、防止肌肉萎缩废用、促进瘢痕变软和修复损伤的作用;其次,推拿疗法还可调补气血,固本复元。

(5)针刺疗法:据针灸治疗的选穴和应用原则,常用处方为:主穴,肩井、曲池、合谷、外关、环跳、阳陵泉、足三里;配穴,颈痹加天柱、风池、风门。指痹加阳池、阳溪、八邪,腰痹加委中、肾俞、华佗夹脊,膝痹加阳眼,髋痹加腰阳关、环跳,跟痹加昆仑,手关节加八邪、外关。风邪偏盛加膈俞、血海、风府,痛痹加肾俞、关元、三阴交,湿邪偏盛加足三里,热邪偏盛加大椎、曲池、涌泉。

3. 食疗

(1)猪蹄方:猪蹄 2 只,松萝茶、川椒各 24g,金银花 20g,生姜 10g,陈皮 10g。加水煮至猪蹄烂熟为止,吃猪蹄,并服汤药,隔日 1 剂。本方适用于骨痹肝肾亏虚者。

(2)牛膝茎叶粥:取牛膝茎叶干品,每次 20g,甘草 6g,加水 200ml,煎至 100ml,去渣留汁,入粳米 100g,再加水 500~700ml,煮成稀粥,每日早晚分 2 次服用,10 日为 1 个疗程。适用于肝肾不足之关节疼痛,腰膝酸痛,筋骨无力等证。

(3)三七丹参粥:三七 10~15g,丹参 15~20g,鸡血藤 30g,洗净,加入适量清水,煎煮取浓汁,再把粳米 300g 加水煮粥,待粥将成时加入药汁,共煮片刻即成。每次随意食用,每日 1 剂。适用于瘀血内阻,经脉不利的关节疼痛。

总之,骨关节炎病性属于虚实错杂,其辨证首当明虚实之主次。属劳损为主者,以虚证突出,尤以肝肾亏虚为本,故挑一些补肝肾、健脾胃的食物,如牛膝、猪蹄、鸡爪、鹿茸、羊腿、蹄筋、猪肾等;属外伤等引起者,以瘀滞为主要表现,挑一些活血化瘀的食物,如三七、丹参、桃仁等。

二、西医治疗

目前尚无根治方法,治疗目的是缓解症状、改善和提高生活质量。

1. 一般治疗　加强患者教育,使患者了解本病的治疗原则、锻炼方法,以及药物的用法和不良反应等。

2. 非甾体抗炎药(NSAID)　非甾体抗炎药主要抑制环氧合酶使前列腺素生成受抑制而起作用,能缓解症状,不能改变病变发展。

3. 糖皮质激素　对于骨关节炎有多量积液者特别合适。关节腔注射肾上腺皮质激素是治疗膝骨关节炎及其导致关节腔积液的有效方法。当膝骨关节疼痛、肿胀时,抽取关节腔积液后注射激素,能短时间内减轻关节疼痛并且增加股四头肌力量。但激素长期反复关节内应用对关节软骨有损害作用,不宜多用。

4. 改善症状的药物及软骨保护剂

(1) 双醋瑞因：是 IL-1 抑制剂，可抑制软骨降解、促进软骨合成并抑制滑膜炎症。它不仅能改善骨关节的症状、减轻疼痛，改善关节功能，且具有后续效应，连续治疗 3 个月后停药，疗效至少持续 1 个月；它还可以延缓骨关节炎病程的进展，具有结构调节作用。该药不抑制前列腺素的合成。成人用量：每日 2 次，每次 50mg，餐后服用，一般服用时间不少于 3 个月。

(2) 硫酸软骨素：主要成分为硫酸软骨素钠盐和硫酸软骨素钙盐等，主要应用于关节炎等。作为治疗关节疾病的药品，常与葡萄糖胺配合使用，具有止痛、促进软骨再生的功效，对改善老年退行性改变、关节炎有一定的效果，可以改善关节问题。用法：每日 1 200mg，口服、针剂注射。副作用：偶有胸闷、恶心、牙龈少量出血等症状。

(3) 氨基葡萄糖：为天然氨基单糖，是人体关节软骨基质合成蛋白聚糖所必需的重要成分。治疗膝关节炎主要通过修复关节软骨，催生关节滑液，使关节面之间不再发生硬性摩擦，不再出现疼痛、肿胀、骨摩擦音等症状，并通过对关节软骨的修复，使关节间隙恢复正常，关节功能得到彻底恢复。用法：常用剂量每日 1 500mg，分 2~3 次服用，一般患者建议服用氨基葡萄糖片 3~6 个月。

(4) 双膦酸盐：在骨关节炎治疗中的主要作用机制是抑制破坏软骨细胞溶解矿物质，同时防止矿物质外流，还可以抑制胶原酶和前列腺素 E_2，从而减少骨赘的形成。

(5) 维生素 A、维生素 C、维生素 D、维生素 E：近年来研究发现，其主要通过抗氧化机制而有益于骨关节炎的治疗。维生素 D 则通过对骨的矿化和细胞分化的影响在骨关节炎治疗中发挥作用。

(6) 透明质酸钠：透明质酸钠为关节腔滑液的主要成分，为软骨基质的成分之一，关节腔内注射透明质酸溶液，减轻滑膜炎症、软骨破坏，改善关节功能，阻断局部病变的恶性循环。用法用量：用于膝骨关节炎时，在膝关节腔内注射；用于肩周炎时，肩关节腔内或肩峰下滑囊内注射。每次 2ml，1 周 1 次，5 周 1 个疗程。

另外，近期研究发现，甲氨蝶呤可明显改善骨关节炎患者关节炎症。

5. 外科手术治疗　对于经内科保守治疗未能控制症状，有关节软骨明显破坏，关节狭窄强直、半脱位、脱位，有手术适应证者，可以考虑按外科手术诊疗共识进行治疗。

【调摄与护理】

一、调摄

1. 因病程长久，病情易反复，故患者应增强战胜疾病的信心，保持心情愉快，适当休息，睡眠充足，避免精神紧张及过度疲劳。

2. 注意室内保持适宜的温度及湿度，避免风寒湿热之邪的侵袭。

3. 饮食宜进清淡、易于消化之品，注意保证充足的营养。可以多吃含蛋白质、钙质、胶原蛋白、异黄酮的食物，如奶及奶制品、豆及豆制品、鱼虾、海带、黑木耳、鸡爪、猪蹄、羊腿、蹄筋等，这些既能补充蛋白质、钙质，防止骨质疏松，又能营养软骨，还能补充雌激素，使骨骼、关节更好地进行钙质的代谢，减轻关节炎的症状。尽量少吃高甜食物、肥腻食物等，因为这些对骨关节炎患者可能产生不良的反应，使症状加重，因此应少吃或不吃。有内热者，饮食宜清淡，忌食肥甘厚味及辛辣之品，如胡椒、葱姜、韭菜等燥烈之物及油腻生硬之品，以防损伤脾胃。

二、护理

（一）一般护理

加强患者健康教育,改变不良生活方式,控制体重,减少关节负重;注意保暖,避免长久站立、跪位、蹲位、上下阶梯等。劳逸适度,起居有常,节制房事,保精固元。保持精神愉快,心情舒畅,加强情志护理,开展卫生宣教,使患者正确认识自身的疾病,并懂得自我保健常识,注意体育锻炼,以增强体质,提高抗病能力。

（二）辨证施护

1. 应根据患者不同体质、不同证候、病情轻重、病变部位,制定合理护理方案和康复训练方案。

2. 对不同患者制定个体化运动疗法,在医护人员指导下进行非负重状态下活动,可选择保健操、太极拳、八段锦等锻炼方式,增强肌肉力量,加强关节稳定性,亦可进行有氧运动,如游泳、骑车、步行等。

3. 虚证、寒证患者,居住的房间宜向阳温暖,多晒太阳,避免风寒湿邪;风湿热痹患者,病房宜通风凉爽,但要避免吹对流风,室温不宜过高,避免潮湿,局部禁用温热疗法。

4. 物理治疗:包括电疗、磁疗、醋疗、蜡疗、水疗、光疗及中医针灸、推拿、按摩、牵引、熏蒸等,这些方法既可改善局部的血液循环,促进滑膜炎症的吸收、消散,缓解肌肉的痉挛,降低骨内高压,提高氧分压,又可加快关节软骨的新陈代谢。

【转归与预后】

一、转归

骨关节炎发病率较高,是最常见的风湿性疾病之一,随着人口老龄化以及慢性劳损的增加,此病已严重影响中老年人的健康及生活质量,成为我国人口与健康领域迫切需要解决的问题之一。初期证多风寒湿痹或湿热痹阻或瘀血阻络,病变在肢体经络,治疗及时,易于控制;中期证属肝肾亏虚,则缠绵不已;病久迁延,由气及血,阴损及阳,后期多为气阴两虚,形成虚实夹杂证,治疗较为棘手。

二、预后

本病虽然病程长,难以根治,但属良性疾病,大多能够控制病情而得到缓解。部分患者病情呈加重与缓解交替出现。一般预后良好,基本不影响寿命。

【现代研究】

一、中医病因病机研究

先天禀赋不足,或长期劳作虚损,或外邪侵入、外伤久积,或年迈多病致脏腑、气血功能失调等是 OA 的主要病因。肝藏血,血养筋,故肝主筋;肾藏精,生髓,故肾主骨。由于以上原因,导致肝肾亏虚,血不养筋,筋不能维持骨节之张弛,关节则失滑利,肾虚而髓减,筋骨失养,腰膝酸软无力,关节活动不利。综历代各家及现代观点,认为本病病机为肝脾肾亏虚,气血不足,感受风寒湿之邪,痰瘀阻滞,久病入络。主要病机简而言之,为"虚""邪""痰""瘀""湿"五字,属本虚标实。

二、辨病辨证研究

近年来中医药治疗骨关节炎进展很快,归纳有关文献,由于对骨关节炎病因病机认识的不同,辨证用药呈现多样化。辨证分型论治法一般采用汤药剂型,能兼顾单个患者的个体差异,特异性处方用药,具有高度的灵活性,体现出中医学辨证论治的特点。2021年中华中医药学会发布的《骨关节炎病证结合诊疗指南》[14]将本病证候分为肝肾亏虚证、寒湿痹阻证、湿热痹阻证、痰瘀痹阻证、气血两虚证等五型,这种分类方法为临床所广泛采用。按照中医辨证论治的原则分型论治、组方用药,重在调节机体的整体功能状态,即"治本"。以补益肝肾,补脾益气,益气活血等为基本治疗原则,常用药物为怀牛膝、杜仲、熟地黄、桑寄生、续断、骨碎补、丹参、赤芍、当归、黄芪、党参、独活、羌活、川芎等。如娄玉钤、王少山等主张分为初、中、后三期辨证论治,初期证多瘀血阻络,当活血化瘀,祛风散寒,理气止痛,方用身痛逐瘀汤加减;中期证属肝肾亏虚,当补益肝肾,祛风通络,除湿止痛,方用独活寄生汤加减;后期多为气阴两虚,当培补肝肾,益气活血,佐以通络,方用十全大补汤加减。

三、治法处方研究

骨关节炎的治疗方法多种多样,药物治疗发挥了重要的作用。梁桂洪等[15]研究发现,龙鳖胶囊具有阻断Yes相关蛋白(YAP)抑制剂维替泊芬诱导的软骨细胞凋亡的作用,通过中药成分抑制软骨细胞凋亡成为缓解软骨退变的有效途径。闫兆威等[16]研究发现,关节腔注射天然木脂素苷类成分具有明显抗骨性关节炎的作用,为研发一种天然来源新型的骨性关节炎候选治疗药物奠定了基础。如何最大限度地恢复患者的关节功能,提高生活质量,需要科学地评估患者的状况,采取合理的治疗方案。但目前为止,仍然没有根治骨关节炎的方法,使用中药内服、外用、熏蒸、敷贴、关节腔注射等不同方法,均有一定的疗效,在骨关节炎的治疗中起到了举足轻重的作用。值得注意的是,本病应该预防为主,做到早诊断、早治疗,预防本病的发生与发展。

(张剑勇　邱侠　贾二涛)

◁◁◁◁◁◁◁◁◁◁◁◁◁◁ 参 考 文 献 ▷▷▷▷▷▷▷▷▷▷▷▷▷▷

[1] COOPER C. Global, regional, and national, prevalence, and years lived with disability for 328 diseases and injuries for 195 countries, 1990-2016: a systematic analysis for the global burden of disease study 2016 [J]. Lancet, 2017, 390 (10100): 1211-1259.

[2] TM G, CR S. Innate inflammation and synovial macrophages in osteoarthritis pathophysiology [J]. Clinical And Experimental Rheumatology, 2019 (5): 57-63.

[3] 周翠英. 风湿病中西医诊疗学 [M]. 北京: 中国中医药出版社, 1998: 453.

[4] 陆志正, 焦树德. 实用中医风湿病学 [M]. 北京: 人民卫生出版社, 1996: 610-611.

［5］娄玉钤. 中国风湿病学 [M]. 北京: 人民卫生出版社, 2001: 2324-2326.

［6］杜建. 中西医临床老年病学 [M]. 北京: 中国中医药出版社, 1998: 452.

［7］蒋明, DAVID Y, 林孝义, 等. 中华风湿病学 [M]. 北京: 华夏出版社, 2004: 1252-1298.

［8］HARRIS E D. 凯利风湿病学 [M]. 左晓霞, 陶立坚, 高洁生, 等译. 北京: 人民卫生出版社, 2006: 1276-1313.

［9］李志铭. 李志铭经验妙方 [M]. 深圳: 海天出版社, 2013: 134-144.

［10］刘维, 喻建平. 中医风湿病学临床研究 [M]. 北京: 人民卫生出版社, 2019: 288-289.

［11］李满意, 娄玉钤. 娄多峰教授治疗骨关节炎经验总结 [J]. 风湿病与关节炎, 2015, 4 (7): 43-46.

［12］周松林, 丁婧, 张帅浩. 朱良春教授治疗膝骨性关节炎临床经验探析 [J]. 亚太传统医药, 2019, 15 (4): 109-110.

［13］王传博, 舒春. 李艳传承国医大师李济仁论治骨痹之思路与方法 [J]. 中医研究, 2020, 33 (3): 38-40.

［14］中华中医药学会. 骨关节炎病证结合诊疗指南 [J]. 中华中医药杂志, 2021, 36 (2): 929-933.

［15］梁桂洪, 黄和涛, 潘建科, 等. 龙鳖胶囊含药血清对 YAP 抑制剂诱导人软骨细胞凋亡的保护作用及机制研究 [J]. 中国药房, 2021, 32 (12): 1442-1448.

［16］闫兆威, 张敏, 魏明刚, 等. 天然木脂素苷类成分 eleutheroside E 对膝骨性关节炎的治疗作用及其与 MMPs 相互作用方式的分析 [J]. 天然产物研究与开发, 2021, 7 (6): 1-12.

第 27 节　腰椎间盘突出症

腰椎间盘纤维环部分或全部破裂, 连同髓核一并向外膨出, 压迫和刺激相应水平的神经根、马尾神经或脊髓, 引起腰痛、下肢放射痛和一系列神经症状者, 称为腰椎间盘突出症 (lumbar intervertebral disc herniation, LIDH)。腰椎间盘突出症为腰腿痛常见原因之一, 其主要症状为腰痛及下肢痛。

腰椎间盘突出症的发病率约为门诊腰腿痛患者的 15%, 本病多见于壮年男性体力劳动者, 以工人为最多, 易发于 20~40 岁之间, 平均年龄为 30 岁, 男女之比约为 (10~30)∶1。发病的部位以 L_4/L_5 之间最多, L_5/S_1 次之, L_3/L_4 较少见。

中医学很早就有对腰椎间盘突出症症状的论述。如《素问·刺腰痛论》中有"肉里之脉令人腰痛, 不可以咳, 咳则筋缩急",《灵枢·经脉》中有"项如拔, 脊痛, 腰似折, 髀不可以曲, 腘如结, 踹如裂, 是为踝厥",《医学心悟》中亦有"腰痛拘急, 牵引腿足"。这些论述多将腰椎间盘突出症归于"腰腿痛""腰尻痛""痹证"等的范畴。

【病因病机】

本病系感受外邪、跌仆损伤而致经脉受阻, 气血运行不畅, 不通则痛。腰为肾之府, 腰部病变首先当责之于肾, 本症发生多由素体虚弱, 肝肾不足, 气血亏损, 病情迁延日久之后, 可造成下肢痿废不用。

经络理论认为, 本病为经脉失养, 加之腰部跌仆闪挫损伤经络, 或复感风寒湿邪, 邪滞经络所致。督脉行于身后正中, "挟脊抵腰中, 入循膂属肾", 与肾、腰的关系密切。同时, 督脉统帅一身阳气, "实则脊强, 虚则头重", 因此周身阳气亏虚或受损受邪皆首累督脉, 而督脉的亏虚也会累及全身阳脉。在六阳脉中,足三阳经脉发于上,行于下,通行腰腹。其中胆经行于身侧,膀胱经行于腰部,二者既为阳脉又与腰部的关系密切,故极易受累。又胆、膀胱与肝、肾互为表里,肝肾不足,两经病变必然累及胆经和膀胱经。胆经"机关不利,不利者,腰不可以行",膀胱经"足太阳之疟,令人腰痛"。因此本病与督脉、胆经、膀胱经三者关系最为密切。

从虚实辨证角度而言,督脉为诸阳脉之海,气血亏虚,阳气不振,风寒之邪,损伤阳气,故督脉易虚不易实;胆经、膀胱经归于十二经脉,为经气循行之江河,外邪滞留或跌仆闪挫易致经脉损伤,气血运行不畅,故易实不易虚。

因此,腰椎间盘突出症的经络辨证为本虚标实之证。若以督脉阳气亏虚为主,则见全身乏力,腰部无力畏寒,喜暖喜按,下肢寒冷,酸胀拘急,麻木不仁等症;若以胆经、膀胱经受邪,气血不畅为主,则见腰部板滞,疼痛拒按,下肢疼痛,屈伸不利等症。

【诊断要点】

一、临床表现

(一) 病史
大部分患者有腰部外伤、慢性劳损或受寒湿史。

(二) 症状
腰椎间盘突出症的主要症状为腰部疼痛及下肢放射性疼痛,两者可同时存在,也可单独发生。

1. **腰痛**　多在下腰部、腰骶部或局限于一侧。并因疼痛和肌肉痉挛而影响腰部伸屈活动。

2. **下肢痛**　疼痛沿下肢坐骨神经或某个神经根的分布区向下放射,一般由臀部开始向下肢放射至大腿后侧、小腿的外侧,以至足背、趾,疼痛区域较固定,患者多能指出其具体的部位。下肢的放射性疼痛多因站立、用力、咳嗽、喷嚏或运动而加剧,休息后可减轻;但个别在站立、行走时疼痛减轻,也有夜间休息时症状加重,但经过充分休息后疼痛多能减轻。

3. **其他伴随症状**　病程较久或神经根受压较重者,常有下肢麻木感觉,麻木区与受累神经根的分布区域是一致的,限于小腿的外侧或足部。中央型突出可发生鞍区麻木;有的患者感到下肢发凉,客观检查患肢温度较健侧为低;有的足背动脉搏动亦弱,此为交感神经受刺激所致。

(三) 体征
本病体征可分为两大类,即腰部与脊柱体征及神经根受压体征。

1. **腰部与脊柱体征**

(1)姿势的异常:患者为了避免神经根受压,多自然地将腰固定于某适当的姿势,从而出现腰部过度前凸、变平或侧弯。

(2)脊柱运动受限:脊柱屈曲、伸展、侧弯及旋转等均不同程度受限,尤以后伸受限最大。患者在站立时,脊柱稍后倾时,即感腰及下肢痛加重。

(3)压痛点及放射痛:压痛点多在下腰椎棘突间及椎旁 1~2cm 处,相当突出物的平面,用力下压时,压力至黄韧带、神经根和突出物,可引起下肢放射痛,疼痛的部位符合受累神经根所分布的区域,此为诊断本病的可靠依据。此种放射疼痛,不同于一般扭伤或劳损引起的牵扯痛,借以鉴别扭伤或劳损。

2. 神经根受压体征

(1)直腿抬高试验阳性、足过度背屈试验阳性、起坐伸膝试验阳性、屈颈试验阳性、颈静脉压迫试验阳性。

(2)神经肌肉系统检查:突出的椎间盘压在神经根上,可使其支配区域的感觉障碍,肌力减弱,腱反射减弱或消失,肌肉萎缩,这为进一步证实诊断提供了重要依据。

二、实验室检查

一般血、尿检查均属正常,如诊断难以肯定,需与其他病相鉴别时应做化验检查,如血常规、红细胞沉降率、类风湿因子等。必要时进行腰椎穿刺,测定脑脊液压力,做奎肯施泰特试验,进行脑脊液常规检查。以除外结核、类风湿和脊髓瘤等。

三、影像学检查

1. X 线片检查 患者应常规拍摄腰椎正侧位平片,必要时加摄双斜位片。X 线检查对腰椎间盘突出症的诊断只作为参考,其重要性在于排除腰椎其他病变,如结核、肿瘤、强直性脊柱炎和腰骶先天畸形。

2. 脊髓造影 目前仍是公认的手术前最可靠的检查方法,能排除神经肿瘤及其他神经系统疾患和神经症引起的腰腿痛。一般造影形态可分成三种情况:脊膜囊压迫现象,多见于中央型压迫;神经鞘袖压迫,多见于侧方型;脊膜囊及神经鞘袖压迫,多见于较大的侧方型压迫。

3. CT 检查 对腰椎间盘突出症的诊断较为灵敏,可进一步了解椎管内的情况,疾病的程度,如椎间盘突出的程度、椎管狭窄的情况、神经受压的程度等等。但是 CT 检查有辐射效应,且 1 次只能观察几个层面,不利于大面积检查。

4. MRI 检查 可清楚显示邻近椎间盘的变化及硬膜囊和脊髓受压的状况,进一步了解腰部软组织、韧带、椎间盘、椎管内容物、脊髓、椎体的情况,尤其对了解整个腰段椎间盘的退变、突出程度,脊髓的变性程度等有很大的诊断价值。但对骨组织的显影不如 CT 和 X 线检查。

5. 肌电图检查 对临床不典型的病例具有一定的意义。可作为辅助诊断。

四、诊断与鉴别诊断

1. 诊断标准 按照《腰椎间盘突出症》[1]诊断标准。

①腿痛重于腰痛,腿痛呈典型的坐骨神经分布区域的疼痛。②按神经分布区域的皮肤感觉麻木。③直腿抬高较正常减少 50%,兼或有健侧直腿抬高试验阳性,弓弦试验(即腘窝区域指压胫神经引起肢体远近两端的放射痛)阳性。④出现四种神经体征中的两种征象(肌肉萎缩,运动无力,感觉减退和反射减弱)。⑤与临床检查一致的影像学检查发现,包括椎管造影、CT、MRI 检查等。

2. 鉴别诊断 腰椎间盘突出症需要与存在腰腿痛表现的梨状肌综合征、腰椎管狭窄症、腰椎肿瘤、腰椎结核、马尾神经瘤、腰椎滑脱症、强直性脊柱炎、带状疱疹等疾病相鉴别[2]。

(1)梨状肌综合征:多无腰部症状和体征,首发症状多为臀部疼痛,梨状肌紧张试验阳性。

(2)腰椎管狭窄症:腰腿痛伴间歇性跛行,症状重而体征较少,CT或MRI可显示不同程度的腰椎管狭窄。

(3)腰椎肿瘤:腰椎肿瘤表现的疼痛不因活动和体位改变而变化,疼痛呈持续性逐渐加重,并可出现括约肌功能障碍,影像学检查无退行性改变,椎骨可有破坏,椎管造影和MRI检查可见椎管内有占位性病变。而腰椎间盘突出症疼痛活动时加重,可明确鉴别。

(4)腰椎结核:腰痛可伴有坐骨神经痛,常有全身症状,午后低热,乏力盗汗,腰部强直,红细胞沉降率增快,下腹部可触及冷脓肿。X线片示椎间隙模糊、变窄,椎体相对边缘有骨质破坏。

(5)马尾神经瘤:以神经纤维瘤为多见,初期一般腰痛及局部压痛不明显,也无脊柱侧凸、下腰椎活动受限等症状。发病较为缓慢但持续加重,无间歇性缓解,卧床时感到疼痛加重,夜不能眠。严重者可由肿瘤压迫马尾神经,发生下肢感觉与运动障碍,以及括约肌功能紊乱。脑脊液总蛋白量增高,脊髓造影显示有占位性改变。

(6)腰椎滑脱症:腰椎滑脱是指腰椎的椎体间发生错位。发生腰椎滑脱后,患者可以没有任何症状,也可能出现各种相关症状,如腰痛,下肢疼痛、麻木、无力,严重时出现大小便异常。滑脱较重的患者可能会出现腰部凹陷、腹部前凸,甚至躯干缩短、走路时出现摇摆。X线或CT等影像学检查可鉴别。

(7)强直性脊柱炎:本病早期可表现与腰椎间盘突出症类似的腰腿痛症状,有可能造成误诊,临床应注意鉴别诊断。本病多见于青壮年男性,有明显家族遗传特征。初发关节常是骶髂关节、腰椎。活动期可有红细胞沉降率和C反应蛋白升高,90%左右的患者HLA-B27阳性,血清类风湿因子多为阴性。X线片早期见骶髂关节及腰椎小关节模糊、粗糙,逐渐显示局部骨质疏松,间隙增宽。后期脊柱呈"竹节样"改变。

(8)带状疱疹:带状疱疹是由水痘带状疱疹病毒引起的急性炎症性皮肤病,中医称为"缠腰龙""蛇串疮"等,其主要特点是簇集水疱,沿一侧周围神经作群集带状分布,常伴有明显神经痛。偶可见累及坐骨神经,表现为坐骨神经支配区域的臀腿部疼痛,诊查时充分暴露疼痛区域可做出鉴别诊断,但发病早期及疱疹表现不典型时也容易漏诊。

【治疗】

一、推拿治疗

手法治疗具有活血化瘀,舒筋活络,整复腰椎畸形之功效,达到使髓核位移,松解神经根受压的目的,因而能取得比较满意的效果。

(1)治疗原则:调整突出物与受压神经根之间相对位置,提供神经缓冲空间,消除或减轻神经机械压迫;抑制脊柱肌群紧张,阻断病理循环链;消除椎管内外无菌性炎症,根除痛源,促进神经传导功能恢复。

(2)手法适应证:适用于初次发作,病程尚短,或病程长但症状较轻;单侧隐藏型和突出型,青壮年患者为宜。

（3）手法禁忌证：中央型突出的患者；骨质增生明显，或突出物有钙化者；病程长，多次手法治疗不佳或反复发作者。

（4）操作常规：分为松解手法和脊柱手法。松解手法主要采用㨰法、拇指弹拨法和擦法，刺激关键穴位为腰椎横突外缘、髂嵴上缘、髂腰三角等竖脊肌附着区域，臀中肌、臀大肌、梨状肌、阔筋膜张肌、下肢外侧足少阳胆经路线、小腿后侧足太阳膀胱经路线；脊柱手法主要为轻巧的腰椎旋转扳法和腰椎后伸扳法，也可采用腰椎短杠杆微调手法。切忌手法粗暴。

（5）辨证论治

1）气滞血瘀证：可在椎间孔封闭下或骶管裂孔封闭下进行推拿治疗，以减轻疼痛，便于手法操作。手法前，应配合脊柱短时间机械牵引。脊柱手法应注意轻巧，避免椎管内外软组织无谓的机械损伤和严重的手法后反应，但下肢的松解手法刺激可适度加强。

2）寒湿犯腰证：腰骶部松解手法刺激可适度加强，操作时间延长，加横擦肾俞、命门，横擦八髎。还可配合中药熏蒸或湿热敷。

3）湿热痹阻证：手法刺激可适度加强，操作时间延长，加点按膀胱俞、秩边、大椎、曲池等穴来清利湿热。

4）肝肾亏虚证：慎用大幅度的腰椎旋转扳法和后伸扳法，强化腰椎导引以提高腰椎稳定性。

（6）注意事项

1）推拿治疗时，对突出物巨大或有钙化者、马尾神经受压者、继发椎管狭窄者，不宜用后伸扳法或踩跷法。

2）保守治疗期间可用腰围保护，但不宜长期使用。

3）慢性患者应卧硬板床并进行腰背肌功能锻炼。

4）避免久坐，忌坐沙发、矮凳；避免腰部遭受震荡，不宜重体力劳动或剧烈运动，避免剧烈咳嗽或打喷嚏，保持大便通畅。

5）正规保守治疗半年以上，放射性腰痛症状未见好转，甚至加重者，或症状严重，有明显神经根传导功能障碍，尤其是肌力明显减弱并影响工作生活者，或有马尾受压，二便功能障碍者应建议手术治疗。

二、中医治疗

（一）辨证论治

1. 气滞血瘀证

症状：腰腿痛如针刺，痛有定处，日轻夜重，腰部板硬，俯仰转侧困难，痛处拒按。舌紫暗，或有瘀斑，脉弦紧或涩。

治法：活血化瘀，行气止痛。

方药：身痛逐瘀汤加减。

秦艽9g，川芎9g，桃仁6g，红花6g，甘草3g，羌活9g，没药9g，香附9g，五灵脂9g，牛膝9g，地龙9g，当归15g。

加减：疼痛剧烈加延胡索，酒大黄各10g；大便干燥加生大黄10g。

中成药：活血止痛软胶囊，每次2粒，每日3次；三七伤药胶囊，每次3粒，每日3次。

临床体会:患者有外伤史。伤后即感腰部不能活动,疼痛难忍,脊柱侧弯。对于非过敏体质患者加用虫类药如全蝎、蜈蚣等有时会取得较好效果,在煎药时可用黄酒代水煎,取加速其活血通络作用。

2. 寒湿犯腰证

症状:腰腿冷痛重着,转侧不利,静卧痛不减,受寒及阴雨疼痛加重,肢体发凉。舌淡,舌苔白或腻,脉沉紧或濡缓。

治法:祛风散寒,兼以化湿。

方药:独活寄生汤加减。

独活 6g,桑寄生 18g,秦艽 12g,防风 6g,细辛 3g,当归 12g,芍药 10g,川芎 6g,熟地黄 15g,杜仲 12g,牛膝 6g,党参 12g,茯苓 12g,甘草 3g。

加减:疼痛剧烈加制川乌 5g,制乳香、制没药各 6g。

中成药:腰痛宁胶囊,每次 4~6 粒,每日 3 次;外用东乐膏,祛痛橡胶膏,狗皮膏(改进型),每次 1 贴,每日 1 次。

临床体会:该型多无明显外伤史及明显诱因,检查见脊柱侧弯,生理前凸消失。如湿邪重着,出现"腰重如带五千钱,如沐水中"的症状,也可仿《金匮要略》肾着汤加减治之。

3. 湿热痹阻证[2]

症状:腰部疼痛,重着而热,暑湿阴雨天加重,口渴不欲饮,身体困重,小便短赤,大便不畅,舌质红,苔黄腻,脉濡数或滑数。

治法:清利湿热,通络止痛。

方药:四妙丸加减。

炒苍术 10g,关黄柏 10g,川牛膝 15g,炒薏苡仁 18g,木瓜 12g,绵萆薢 20g,防己 10g,忍冬藤 15g。

加减:热甚加金银花 20g,土茯苓 30g;痛甚加全蝎 6g,莪术 6g,制没药 9g。

中成药:湿热痹颗粒,每次 5g,每日 3 次,口服;或二妙丸,每次 6g,每日 3 次。

临床体会:湿热腰痛久蕴转虚,血脉痹阻,伴有肾虚者,临床治疗时可加入桑寄生、杜仲等补肾健骨之品。

4. 肝肾亏虚证 素体禀赋不足,或长期患有慢性病,以致肾脏精血亏损,无以滋养经脉,以致腰腿疼痛,酸重无力,缠绵数年,时轻时重。

症状:腰部酸痛,腿膝乏力劳累更甚,卧则痛减。偏阳虚者畏寒肢冷,面色浮白,少气懒言,腰腿发凉,小便清长,或有阳痿、早泄,妇女带下清稀,舌淡,脉沉迟;偏于阴虚者头晕目眩,耳鸣耳聋,咽干口渴,面色潮红,怠倦乏力,心烦失眠,多梦,或有遗精,妇女带下色黄味臭,舌质红少苔,脉弦细数。

治法:补益肝肾,填精补髓。

方药:阳虚者可用右归饮加减。

熟地黄 24g,山茱萸 9g,枸杞子 12g,山药 12g,杜仲 12g,附子 6g,肉桂 6g,菟丝子 12g,鹿角胶 12g,当归 9g,随症加减。

阴虚者用左归饮加减。

熟地黄 24g,山茱萸 12g,川牛膝 9g,菟丝子 12g,枸杞子 12g,山药 12g,龟甲胶 12g,鹿角胶 12g,随症加减。

中成药：尪痹片(胶囊)，每次 4 片(粒)，每日 3 次；金天格胶囊，每次 3 粒，每日 3 次；壮骨关节丸，每次 6g，浓缩丸，每次 10 丸，每日 2 次；阳虚者也可用健步壮骨丸，每次 1 丸，每日 2 次；阴虚者可用健步丸，每次 9g，每日 2 次。

临床体会：腰椎间盘突出症急性发病时必然有气滞血瘀的病理因素在内，病久后瘀血加重络脉阻塞，因此即使是肝肾阴虚型，必然有瘀之病理因素在内，故治疗必加活血通络之品。

(二) 医家经验

石仰山[4-5]教授对于腰椎间盘突出症一般均从痰瘀、风湿或肝肾不足、肝肾亏损来辨证，强调风寒湿邪在发病中的作用，注重温经通络，另外也佐入豁痰透剔之品，如金钱白花蛇、地龙等虫类药，既有祛风搜剔之功能，又可豁痰通络。如石氏验方黑虎丹，内有善散顽痰的五倍子，涤化痰涎的蜈蚣等，再合活血通利之品而得消散瘀结之功；亦可用威灵仙消痰涎，散癖积，"以此疏通经络，则血滞痰阻，无不立豁"(《药品化义》)。如因阳气不充，以致督脉不固，经脉营卫循环失和，则方选石氏验方地龙汤加减治之，方中加益气温阳之品黄芪、桂枝，使阳气充沛，督脉气血运行通畅，风寒湿之邪自可祛之。石氏在立方用药时注重整体与局部，辨证与辨病相结合，其地龙汤治腰痛，黄芪、桂枝振奋督脉阳气，便充分说明了这一点。

黄锦芳[6]等将椎间盘突出症分三型六亚型。其中气滞血瘀(瘀阻偏重亚型，血瘀生热亚型)治以活血祛瘀，行气止痛，方用活络效灵丹加味，原方活血祛瘀、通经止痛；加入三七、桃仁、延胡索、牛膝、地龙，以增强祛瘀、理气、通络之效；有化热者加生地黄、牡丹皮；化热夹湿加二妙散；后期着重益气通阳、活血补肾，方用黄芪桂枝五物汤加味，黄芪量宜大，原方益气、温经，再加入桃仁、丹参、姜黄活血祛瘀；桑寄生、熟地黄养血补肾，若肾阴虚可加六味地黄汤。寒凝湿滞型(寒凝偏重亚型，湿滞偏重亚型)治以温阳化湿、舒筋活络，方用附桂甘姜苓术汤加味，甘姜苓术汤温中散寒利湿；附片、肉桂温化阴寒之凝；加细辛、木瓜以舒筋止痛；桃仁、桑寄生祛瘀养血；黄芪、白芍益气存阴；若湿滞偏重去肉桂加桂枝，苍术以温化湿邪；后期寒湿温化之后可改用芪桂五物汤加减。通过上述不同治疗，达到消除神经根炎症、水肿、粘连，促进髓核还纳的目的，优良率达 85%。

鲍杰[7]等认为腰突症属中医"腰腿痛""痹证"范畴，治疗以外治为主，所用热熨药由川乌、草乌、大黄、桂枝等 15 味中草药组成，蒸热后反复热熨腰骶部痛处，优良率 70%，总有效率 86.6%，表明中药热熨治疗能显著改善血瘀型腰突症患者血液高黏滞状态，有较强的镇痛消炎作用。

孙树椿[8]教授指出，腰椎间盘突出不等于腰椎间盘突出症。腰椎间盘突出症的治疗目的是消除局部炎症，松解压迫和粘连。炎症和粘连解除后，虽然髓核还处于突出状态，但症状可以完全解除。目前手法仍是治疗腰椎间盘突出症的主要方法，孙老创立的三搬法治疗腰椎间盘突出症有明显疗效，手法操作应轻、柔、和，禁止粗暴。具体手法如下：先予侧擦法、摩法、指揉法、掌揉法、散法、按压法等松解手法放松痉挛的腰部肌肉，关键是找到明确的压痛点，在压痛点局部定点揉按；然后以三搬法治疗。患者仰卧位，自然放松，医者站在患者健侧。搬肩推腰：左手搬起患者肩部，右手在腰部患处轻轻推按。搬腿推腰：右手搬起患者大腿，左手在腰部患处轻轻推按。搬肩推臀：患者侧卧，上部腿屈膝屈髋，下部腿伸直。医者一手搬肩右后，另一手推臀向前，使腰部旋转。推搬数次后，令患者放松，待有固定感时，突然发力推之，此时腰部常可发出响声。对侧同法再做 1 次。最后予仰卧晃腰法：患者仰卧位，医者站在患者侧方。嘱患者屈膝屈髋。医者双手置于小腿部做旋转摇晃。然后用力按压小腿,使之极度屈膝屈髋,最后伸直下肢,手法完毕。在临床治疗时,要注意明确手法适应证,一定要看髓核突出的方向和大小,注意辨清突出的程度及分型,中央型突出、巨大的突出应予手术治疗,出现鞍区症状应予急诊手术治疗。

(三) 其他治疗

1. 单方验方

(1)忻氏劳伤腰痛汤:杜仲12g,补骨脂12g,枸杞子9g,熟地黄30g,当归10g,羌活10g,独活10g,鹿角霜9g,炙龟甲12g,广木香9g,核桃肉9g。

(2)核归丸:核桃仁、黑芝麻各21g,杜仲、菟丝子、当归各60g,续断、木瓜、延胡索各30g,骨碎补45g,香附15g。

(3)地龙舒腰汤:麻黄3g,秦艽、赤芍、当归、川芎、地龙、威灵仙、川牛膝各9g,三七末4g,陈皮6g。若下肢疼痛剧烈者,加制川乌6g,独活9g;兼有游走窜痛者,加木瓜6g,防己9g;下肢麻木者,加土鳖虫9g,蜈蚣2条;夜寐不安者,加合欢皮、远志、茯苓各9g;胃脘胀闷,纳呆者,加生山楂、佛手、鸡内金各9g。

2. 卧床休息 临床实践证明,大多数具有腰痛腿痛症状,特别是病理类型为突起型的腰椎间盘突出症患者,卧床休息可使疼痛症状明显缓解或逐步消失。腰椎间盘压力在坐位时最高,站位居中,平卧位最低。制动可以解除肌肉收缩力与椎间各韧带紧张力对椎间盘所造成的挤压,处在休息状态利于椎间盘的营养,使损伤纤维环得以修复,突出髓核回纳。因此可以说卧床休息是非手术治疗的基础。

绝对卧床是指患者需整天躺在床上,吃饭、洗漱,甚至小便都应尽量在床上完成。特别在最初的几天以及行手法治疗之后,这样做是十分必要的。卧床时可将双膝、双髋屈曲,这对腰4/5椎间隙突出的患者特别有效。或选择自感舒适的侧卧、俯卧体位。患者必须绝对卧床下直到症状明显缓解,一般需要2~3周或更长时间。常用下肢直腿抬高试验来评价症状改善的程度。卧床休息一个阶段后,随着症状改善,患者急欲下地活动,此时应告诫患者最好是卧床时间不短于3周。另外,患者下地活动时应小心,避免再度扭伤。有些患者卧床数周或更长时间症状仍得不到改善,其原因就是没有完全卧床休息,还像正常人一样从事家务劳动或工作。

3. 针灸 适用于所有患者,取针后拔罐或配合其他治疗,效果更好。

(1)体针:参照《针灸治疗学》[9]关于腰痛和坐骨神经痛辨证分型。经络辨证:疼痛在腰脊正中部为督脉病证;疼痛在腰脊两侧、臀部及下肢后侧为足太阳经脉病证;疼痛在腰脊两侧、臀部及下肢外侧为足少阳经病证。病因及脏腑辨证:寒湿腰痛、湿热腰痛、瘀血腰痛、肾虚腰痛。

主穴:腰夹脊穴、环跳、委中。

配穴:疼痛部位以督脉为主,加命门、腰阳关;疼痛部位以足太阳经为主,加肾俞、大肠俞、殷门、承山、昆仑;疼痛部位以足少阳经为主,加风市、阳陵泉、悬钟、足临泣。瘀血腰痛者加膈俞;寒湿腰痛者加腰阳关;湿热腰痛者加大椎、曲池;肾虚腰痛者加肾俞、太溪。

治疗:主穴采用泻法,以沿腰腿部足太阳、足少阳经产生向下放射感为度。寒湿证加艾灸;瘀血证加刺络拔罐法:选穴以阿是穴和委中穴为主,用皮肤针叩刺出血,再拔以火罐;肾虚证配穴用补法,肾阳虚者加灸法。

(2)夹脊电针法

1)治疗:用3.5寸毫针两枚在椎间盘突出节段患侧华佗夹脊处刺入3寸,以直刺为主,要求酸麻至下肢为宜,予平补平泻手法,然后接通 BT-701 型电麻仪,用连续频率脉冲波刺激。电针输出大小以耐受为宜,每次 45~60 分钟。急性期隔日 1 次,缓解期每周 2 次,10 次为 1 个疗程。

2)临床体会:在治疗过程中,患者在通电的一瞬间有明显痉挛紧束感,约数秒钟后渐感适应,故应注意调节电针输出强度。3 日 1 次的针刺频度对慢性神经源性痛的治疗效果最好,过频或过疏疗效均不满意。急性期以每周 2 次最佳,稳定期每周 1 次效果较好,治疗较频时不但疗效不明显,有时炎症局部肿胀反而加重。

(3)耳穴疗法:取穴腰椎、骶椎、坐骨、臀、肾、神门等。治疗:取患侧穴位,进针后强刺激,并嘱患者活动腰部;或用揿针埋藏或用王不留行贴压。

(4)穴位注射法:取穴同体针,每次选择 2~6 个穴位;药物:复方当归注射液或丹参注射液;治疗:穴位常规消毒,直刺进针,得气后回抽无回血即可注入药液,每穴 0.5~1ml,每日或隔日 1 次,7~10 日为 1 个疗程。

(5)穴位埋线法:取穴同体针,每次选取 5~8 个穴位。治疗:常规消毒局部皮肤,用无菌镊子将一段 1~2cm 长的可吸收外科缝线放置在埋线针针管的前段,左手拇食指绷紧或捏起进针部位皮肤,右手持针,刺入所需的深度,稍微做提插,待出现针感后,边推针芯,边退针管,将可吸收外科缝线埋入穴位中。用无菌棉球按压针孔片刻,检查没有出血情况后覆盖创可贴,以免针孔出现感染,48 小时勿沾水,每周 1 次,3 次为 1 个疗程。

(6)针刀疗法:针刀可松解粘连组织,改善软组织的血供,并减少对神经的卡压,临床上可酌情应用。一般取棘间点、横突点、关节突关节点、脊神经后支卡压点、股后和小腿后外侧点进行针刀松解治疗。1 周 1 次,3 次 1 个疗程。

4. 牵引疗法　目前多采用骨盆牵引与机械牵引,可减轻椎间盘压力,促使髓核不同程度地回纳;促进炎症消退;解除肌肉痉挛;解除腰椎后关节负载。适用于腰椎间盘突出症不宜推拿和其他疗法的患者,亦可作为辅助治疗,效果较好。

(1)手法牵引:患者俯卧或仰卧,助手将患者肩部紧紧固定,术者双手握住患者的踝部,身体后靠对躯干施加牵引。取卧位患者,则在牵引中,试着将脊柱后伸。此种牵引对滑膜嵌顿或小的髓核突出往往有效。

1)骨盆牵引法:患者仰卧于牵引床上,骨盆处捆一较宽的骨盆带,在骨盆带的两侧稍偏后各系绳索,通过床尾的滑车,再系牵引锤,重量 15~20kg,重量逐渐加重,但要小于患者体重的 2/3,不能使患者感到疼痛。床尾抬高 15~20cm,使头低脚高,借体重做反牵引。每日 1~3 次,每次半小时到 1 小时,一般牵引 3~4 周。症状减轻后,可在腰围的保护下,下床活动,锻炼腰背肌肉,逐渐恢复轻工作。少数患者在牵引后有腰腿痛加重倾向,应停止牵引治疗。

2)手法牵引按抖疗法:患者俯卧位,于下胸及髂股部各垫一枕至下腰部悬空,助手牵引两端以增宽椎间隙的同时,术者有节律地快速按抖腰椎间盘突出椎节 10~20 分钟。

3)门框牵引法:适用于青壮年男性患者,患者双手攀门框,双足离地后做前后摆动动作,利用体重进行牵引,上肢有力者还可在足部挂重物以加大牵引力。

4)胸部、骨盆牵引:Cyriax 介绍一种胸部、骨盆牵引,此法是在骨盆牵引的基础上又加上胸部牵引带形成对抗牵引,并加用牵引力测量仪以了解牵引力的大小。

5)垂直悬吊牵引:患者胸部绑置牵引带,仰卧于可自动控制的悬吊牵引床上,床面与地面斜置成夹角,从 30° 开始每天增加 5°,8 天内达成 70°~90°,每天 4 小时分几次完成。该法不适用于体重过大和有心、肺疾病的患者,当髓核已突出于后纵韧带后面游离于椎管内亦不宜使用。若最初几天内出现坐骨神经痛加剧,应停用此法。

(2)机械牵引:原理与骨盆牵引相同,但重量、时间均通过机械控制。目前介绍的有自控脉冲牵引治疗床、振动牵引床、立式自动控制腰牵引器等,部分牵引床可设置振动或被动运动以配合治疗。

5. 外治法　中药熏蒸、热敷等方法常与理疗、手法等联合运用,有利于中药的吸收,局部发挥作用。可温经通络,舒筋活血,缓解肌肉痉挛,减轻疼痛,促进恢复。

6. 导引　通过脊柱导引来增加腰背肌肉力量,保护椎间盘,常用"三点""五点"拱桥式、"飞燕式"和"反弓式"功法。宜在急性期过后进行。

7. 食疗

(1)药膳

1)温肾药膳:适用于腰腿痛,腿膝乏力,劳累更甚,卧则减轻,偏阳虚者手足不温、少气、懒言、舌质淡、脉沉细,偏阴虚者咽干口渴、面色潮红、心烦失眠、舌红少苔,脉弦细数。①杜仲炖猪腰:杜仲 15g,公猪肾(猪腰子)1 对,上药慢火熬 3 小时,吃肉喝汤。②虫草炖乳鸽:冬虫夏草 5g,杜仲 10g,肉苁蓉 10g,用温水洗净后加少量黄酒炖 1 小时;乳鸽 2 只,上笼蒸 1 小时至鸽肉酥,去杜仲、肉苁蓉即可,喝汤食肉。③茴香煨猪腰:茴香 15g,猪腰 1 个,将猪腰对边切开,剔去筋膜,然后与茴香共置锅内加水煨熟,趁热吃猪腰,用黄酒送服。

2)祛风散寒除湿药膳:适用于腰腿冷痛重者,转侧不利,静卧痛不减,受寒及阴雨天加重,肢体发凉,舌淡,舌苔腻,脉沉紧或濡缓。①丝瓜藤 1 节连根,在火上炖干后,研成末,每日 2 次,每次 3g,用黄酒送服。②葡萄根炖猪蹄:猪蹄 1 只,白葡萄根 60g,黄酒适量,猪蹄刮干净,剖开,同洗净的白葡萄根加水和黄酒各半炖煮,至肉熟即可,吃肉喝汤。

(2)药酒:中医认为酒能活血通络,祛寒除痹,少量低度的饮酒对治疗腰椎间盘突出症并不是主要方法,而是一种辅助方法,其中起作用的除了酒精外,主要是因为酒中溶解的药物作用。

1)活血化瘀药酒:①虎杖延胡索酒,虎杖 150g,延胡索 60g,白酒 1 500ml,上药浸于白酒中,浸泡 10 日。每日早、中、晚各服 10~30ml。②土鳖红花酒,土鳖、红花各 10g,白酒适量。急性腰扭伤者,以土鳖、红花混入水,加酒 200ml,用文火蒸 15~30 分钟,分 3 次服。慢性腰扭伤者,将土鳖、红花混研为极细末,用温白酒分 2 次送服。

2)补肾助阳药酒:①腰痛酒,杜仲 15g,补骨脂 9g,苍术 9g,鹿角霜 9g。上药研成粗粉,加入白酒 500ml,浸泡 7 日,过滤去渣即成。口服每次 2 酒杯,早晚各 1 次,连服 7 日。②二冬二地酒,菟丝子,肉苁蓉各 120g,天冬、麦冬、生地黄、熟地黄、山药、人参、五味子、木香、车前子各 30g,白酒 3 000ml。将上药共捣为粗末,用白布包贮存,置于容器中,白酒浸泡 7~12 日后饮用。

三、西医治疗

(一) 外治法

西药主要用脱水、消炎、镇痛、扩血管药物改善局部血液循环等方法,缓解腰椎间盘突出症急性期或急性发作期的症状,改善恢复期后遗腰腿痛等。

1. **脱水疗法** 用 20% 甘露醇 250ml 静脉滴注,脱水 6 日停药。在脱水的同时,给予 10% 葡萄糖注射液 500ml 加胞二磷胆碱 0.5g,肌苷 0.2g,维生素 B_6 0.2g 静脉滴注 15 日。在消除突出部位周围组织水肿的同时,还能解除神经根鞘内水肿,减小神经根刺激。

2. **封闭疗法** 本法对腰椎间盘突出症病史短、突出物小者效果较好。对突出物大,压迫神经根,或突出物钙化,或伴有椎管狭窄者,能缓解部分症状;但因顽固的机械刺激未能解除,局部血液循环差,炎症不易消退,症状不易完全消失,应考虑手术治疗。

(1)骶管注射疗法:取俯卧位,髋部垫高 30~35cm,双髋关节各外展 10°~15°,内旋 5°~10°。常用的注射药物[10]为 2% 利多卡因 10ml、维生素 B_1 200mg、维生素 B_{12} 1 000μg、地塞米松注射液 5mg、0.9% 生理盐水 35ml。先定位骶骨裂孔,常规消毒皮肤,无菌操作下注射器取 9 号针头,抽取药液,在骶管裂孔中心垂直刺入皮肤,皮下后将针头斜向头侧,针体几乎与骶骨纵轴线一致,继续进针通过骶尾韧带(刺过骶尾韧带时有突破落空感),回抽无脑脊液及血液时即可推注药液。推注药液速度不宜过快,一般 5~10 分钟推注完毕。5~7 日注射 1 次,共 4~6 日。

(2)硬膜外封闭:操作及原理与骶管注射相似。取侧卧位,患肢在下,有利于药液弥散。多在腰 2/3 或腰 3/4 间隙,一般为病变节段上两个间隙,但亦有在病变间隙穿刺注药以达到分离粘连目的的。

(3)痛点封闭疗法:适用于腰部和下肢有明确局限性压痛的腰椎间盘突出症病例。治疗效果常与注射部位是否准确有密切关系。2% 普鲁卡因 2ml 或利多卡因 2~4ml 加醋酸可的松 25mg 或曲安奈德注射液 40mg 痛点注射,每周 1 次,3 次为 1 个疗程。该封闭疗法只能用作缓解症状,而不能作为主要治疗措施根除病因,并且其缓解疼痛症状疗效亦不及硬膜外封闭疗法。

(二) 手术治疗

1. **手术适应证**

(1)严重疼痛,经各种非手术疗法无效。

(2)症状显著,屡次复发,造成长期痛苦,影响工作、学习和生活的青壮年患者。

(3)中央型突出,马尾神经压迫症状明显,有括约肌功能障碍者。

(4)神经症状迅速恶化,出现肌肉麻痹和垂足者。

(5)有神经根粘连,表现为严重持久麻木或感觉异常者。

2. **手术禁忌证**

(1)腰椎间盘突出症影响生活和工作不明显者。

(2)腰椎间盘突出症首次或多次发作,未经保守治疗。

(3)腰椎间盘突出兼有较广泛的纤维织炎,风湿等症状。

(4)临床疑为腰椎间盘突出症,但 X 线等检查未见有特殊征象。

3. **手术方法** 腰椎间盘突出症的术式可分为四类[11]:

(1)开放性手术:后路腰椎突出椎间盘组织摘除术;腹膜后入路椎间盘切除术。

(2)微创手术:经皮穿刺介入手术;显微镜椎间盘切除术;显微内窥镜腰椎间盘切除术;经皮内镜腰椎间盘切除术。

(3)腰椎融合术。

(4)腰椎人工椎间盘置换术。

4. 注意事项 对于术前定位,术中未发现椎间盘突出时,必须找出相应神经根。观察神经根的改变和神经出椎间孔处。观察有无神经根嵌压、神经纤维瘤和硬膜外囊肿等类似腰椎间盘突出症的疾病。如果无此异常发现,必须探查另一间隙。

椎间盘突出后或合并椎管内改变的因素,如黄韧带肥厚,关节突肥大,侧隐窝狭窄,必须在摘除椎间盘同时予以解决。特别年龄40岁以上,病史较长者。早期椎间盘突出压迫神经根是主要矛盾。后期神经根通道的狭窄,也是一个不可忽视的因素,只有神经根充分减压,才能获得较好的术后效果。

5. 手术疗效的影响因素[11] 吸烟、高龄、肥胖、糖尿病、抑郁症、术前肌力减退甚至完全性神经功能损伤、术前病程大于3个月、合并下肢骨关节病等是腰椎间盘突出症手术预后不良的影响因素。

四、中西医结合治疗思路与方法

一般认为[12]腰椎间盘突出症初发、病程短、突出少、不伴有侧隐窝狭窄和青年发病者,首选中医疗法。腰椎间盘突出巨大、死骨游离型、合并骨化、椎管或神经根管狭窄、黄韧带肥厚,以及增生为主的老年性腰椎间盘突出症,以西医疗法为优。徐东来等[13]、吕朝晖等[14]采用诊断依据和相关因素计分方式量化手术和非手术疗法指征。姜宏等[15]将该病分5型治疗,概念清楚、准确、易操作,值得临床推广。①P型:单纯凸起;②SE型:突出未穿破后纵韧带;③TE型:凸出穿破后纵韧带;④SQ型:游离型突出;⑤CE型:中央型突出,仅限于椎间隙水平,但未穿破后纵韧带。其中P型、SE型为非手术疗法适应证。SQ型急性期或发病初期无马尾神经受压症状可选手术。TE型首选非手术疗法,3~6个月无效可手术。CE型手术治疗。总之,腰椎间盘突出症治疗方法的选择,应据患者年龄、体质、病情、病程、工种、经济情况以及影像学检查等综合考虑,严格把握适应证,选择合适的中西医治疗方法。

【调摄与护理】

(一)卧位医疗体操锻炼
此套体操是针对腰椎间盘突出症的特点而编排的,共分14节,患者坚持进行,可以增加腰腿部肌肉的力量,从而缓解腰痛症状。

第1节——握拳屈肘屈踝运动

预备姿势:患者仰卧位,两腿自然伸直,两臂置于体侧。动作:①两手握拳,同时屈曲两肘关节和踝关节。②还原成预备姿势,重复12~16次。

第2节——交替屈伸腿运动

预备姿势:同第一节。动作:①左腿屈膝上抬(尽量贴近腹部)。②还原成预备姿势。③~④同①~②,但左右腿交换。左右各重复1次,共6~8次。

第3节——举臂挺腰运动

预备姿势:同第一节。动作:①两臂上举(吸气),同时尽量挺腰。②还原成预备姿势(呼气)。重复12~16次。

第4节——交替直抬腿运动

预备姿势:同第一节。动作:①右腿伸直上抬(尽量抬高)。②还原成预备姿势。③~④同①~②,但左右腿交替。左右各重复6~8次。

第5节——转体击拳运动

预备姿势：患者仰卧位，两手握拳，屈肘。动作：①下肢伸直不动，上体抬起，同时左转，左拳向右前方击出。②还原成预备姿势。③～④同①～②，但方向相反，击右拳。左右各重复6~8次。

第6节——屈腿挺腰运动

预备姿势：患者仰卧位，屈双膝，两手握拳，屈双肘置于体侧。动作：①身体抬起，尽量挺胸、挺腹。②还原成预备姿势。重复12~16次。

第7节——抱腿呼吸运动

预备姿势：同第一节。动作：①两臂侧平举，同时吸气；屈曲左膝，上体抬起，两手抱膝，同时呼气。②还原成预备姿势。③～④同①～②，但抱右膝。左右各重复6~8次。

第8节——仰头挺胸运动

预备姿势：患者仰卧位，两手握拳，屈肘置于体侧。动作：①下肢体固定不动，挺胸，头后仰。②还原成预备姿势。重复12~16次。

第9节——直腿提髋运动

预备姿势：与第一节相仿，但两脚勾起。动作：两膝伸直，利用腰肌力量左右交替向上提髋，做形似踏步的运动。重复12~16次。

第10节——直腿前屈后伸运动

预备姿势：患者左侧卧位，右手扶床，右腿在上伸直，左腿在下微屈。动作：①右直腿前屈，然后用力前伸，挺腰仰头。②还原成预备姿势。再右侧卧位，同①～②。重复左右腿各6~8次。

第11节——单直腿后上抬运动

预备姿势：患者俯卧位，两臂及两腿自然伸直。动作：①左下肢伸直并尽量向后上抬。②还原成预备姿势。③～④同①～②，但向后上抬右下肢。左右交替，各重复6~8次。

第12节——俯卧撑运动

预备姿势：患者俯卧位，两肘屈曲，两手置于胸前按床，两腿自然伸直。动作：①两肘伸直撑起，同时上体向后抬起，挺胸仰头。②还原成预备动作。重复12~16次。

第13节——"船形"运动

预备姿势：患者俯卧位，两臂伸直于体侧。动作：①两臂、两下肢伸直并同时用力向后上抬起，同时挺胸抬头。②还原成预备姿势。重复进行12~16次。

第14节——伏地挺胸撑起运动

预备姿势：患者臀部后坐，跪撑于床上，两手撑于前方。动作：①屈双臂，上体尽可能俯卧床面并向前移，然后两臂伸直撑起。②还原成预备姿势。重复进行12~16次。

（二）运动方式指导

1. **半坐立运动**　平躺于硬板床上，将膝部与髋部弯曲，双手紧握置于脑后或双手平伸至膝部，后将身体向前屈曲，使其手或肘部趋向膝部，维持5~10秒，再回复原来姿势。

2. **骨盆倾斜运动**　护理人员将手置于患者腰椎处，命患者缩紧腹部肌肉，使背部腰椎部位下压至床面而触及护理人员的手。

3. **膝胸运动**　保持骨盆倾斜的姿势，后以手环抱一侧或双膝往胸部屈曲，维持此姿势5~20秒，然后放松。

（三）姿势指导

1. 使用双腿的方法

（1）需长时间站立时，应让双腿轮流休息，以一脚直立，而将另一脚放在脚凳上。

（2）站立时收下巴，头抬高，背部平直并保持骨盆紧缩。

（3）蹲下时，应弯曲髋关节与膝关节，切勿弯曲腰部。

（4）举物时，将两腿分开，蹲下，缩紧臀部和腹部肌肉，尽量将身体靠近物品，使腰椎平直，骨盆向下，由臀部及下腿肌肉来承担物品重量。

2. 采取正确的坐姿

（1）要有坚固的椅背，椅子的宽度和高度应适当，使髋部和膝部自然屈曲，避免肌肉过度牵拉，使两腿能自然垂到地面，最好是让膝关节高于髋关节。

（2）切勿猛然坐到椅子上，长时间坐于椅子上后，可以交叉双膝来减轻紧张，并收缩腹部以挺直背部，尽可能保持颈部与背部成一直线。

3. 躺卧床上的姿势　侧卧时，应弯曲膝关节。仰卧时，以枕头支持膝部，并在头下或颈下放置平整的枕头，以免颈部、手部及肩部发生张力。勿俯卧，因为此姿势会促使背部产生凹陷，使背部、颈部产生张力。

【预防与保健】

一、健康检查

对于青少年或工作人员的检查应定时进行。对于已从事剧烈腰部运动工作的运动员及杂技演员等，应注意有无发生椎弓根骨折等。

二、改善劳动姿势

长期弯腰用力或长期从事坐位工作的工作者需密切注意劳动姿势，避免长时间保持同一姿势或长时间弯腰。

三、加强肌肉锻炼

强有力的背部肌肉可防止腰背部软组织的损伤，腹肌和肋间肌的锻炼，可增加腹内压和胸内压，此有助于减轻腰椎负荷。

四、家庭生活中的预防

家务劳动要适宜，避免过于弯腰。取物时避免扭腰，防止腰部负荷过大和减轻负荷的作用。

五、预防教育

预防教育可树立患者治疗腰背痛的信心，避免错误治疗，减少个人和社会的损耗。

（孙树椿　张亚男　马桂琴）

〔1〕 胡有谷. 腰椎间盘突出症 [M]. 北京: 人民卫生出版社, 2011.

〔2〕 中华医学会疼痛学会脊柱源性疼痛学组. 腰椎间盘突出症诊疗中国疼痛专家共识 [J]. 中国疼痛医学杂志, 2020, 26 (1): 2-6.

〔3〕 周仲瑛. 中医内科学 [M]. 北京: 中国中医药出版社, 2003: 518.

〔4〕 石印玉, 陆品兰, 石鉴玉, 等. 石筱山石幼山治伤经验及验方选 [M]. 上海: 上海中医药大学出版社, 1999: 278.

〔5〕 石仰山. 中华名中医治病囊秘·石筱山石仰山卷 [M]. 上海: 文汇出版社, 1998: 120.

〔6〕 黄锦芳, 郭团年, 赖选魁. 腰椎间盘突出症分型治疗研究 [J]. 中国骨伤, 1998, 11 (3): 45.

〔7〕 鲍杰, 韦坚, 韦贵康. 中药热熨治疗血瘀型腰椎间盘突出症疗效观察及其血液流变学的影响 [J]. 中医正骨, 2002 (11): 7-8.

〔8〕 于栋, 张军, 唐东昕. 孙树椿治疗腰椎间盘突出症经验 [J]. 中国中医骨伤科杂志, 2007, 15 (12): 65.

〔9〕 王启才. 针灸治疗学 [M]. 北京: 中国中医药出版社, 2005: 629-631.

〔10〕 周肆ród, 杨军, 孟庆刚, 等. 骶管注射疗效与腰椎间盘突出症不同节段、类型、病程的关系 [J]. 中国骨伤, 2013, 26 (7): 580-583.

〔11〕 中华医学会骨科分会脊柱外科学组, 中华医学会骨科分会骨科康复学组. 腰椎间盘突出症诊疗指南 [J]. 中华骨科杂志, 2020, 40 (8): 477-487.

〔12〕 黄保中. 腰椎间盘突出症治疗方法及其选择 [J]. 中医正骨, 2003, 15 (5): 57.

〔13〕 徐东来, 徐遗根, 刘锁华, 等. 腰椎间盘突出症疗法选择量化标准的探讨 [J]. 中医正骨, 1997, 9 (3): 11.

〔14〕 吕朝晖, 温振杰, 吴学样, 等. 腰椎间盘突出症临床分级与治疗方法的选择 [J]. 中医正骨, 2001, 13 (3): 11.

〔15〕 姜宏, 施杞, 王拥军. 腰椎间盘突出症后的自然吸收与非手术疗法的探讨 [J]. 颈腰痛杂志, 1999, 20 (4): 315.

第 28 节　肩关节周围炎

　　肩关节周围炎 (periarthritis of shoulder) 简称肩周炎, 是由肩周的韧带、肌腱、滑囊或关节囊等软组织的退行性变或慢性非特异性炎症所引起的疾病。主要症状是肩部疼痛, 可放射到上臂及前臂, 活动时加剧, 严重者不敢活动患肢。急性期疼痛剧烈, 患者因疼痛而难以入睡。早期因肩关节周围疼痛会引起局部肌肉痉挛, 使肩关节活动受限; 后期肩关节周围软组织广泛粘连, 导致上肢活动受限, 病程较久者, 可出现肩部肌肉萎缩, 部分患者留有不同程度的肩关节功能障碍。本病是一种自限性疾病, 经过数月以上时间后, 多数患者的肩痛逐渐缓解, 肩关节功能逐渐恢复。本病以女性为多见, 多发生于 50 岁左右, 故有人称它为"五十肩"。

　　肩周炎形成的原因, 可分为原发性和继发性两种。随着年龄的增长, 肩部组织发生退行性变和慢性劳损, 逐渐形成原发性肩周炎。而继发性肩周炎, 最常见的是肩部或上肢急性创伤后较长时间的固定, 造成肩关节囊粘连或挛缩而发生肩周炎。另外, 糖尿病、颈椎病、冠心病、肺癌等疾病有时以肩关节疼痛为首发症状, 因影响肩关节活动形成继发性肩周炎。

肩周炎属于中医学痹证的范畴,早在《素问·痹论》中,即有"着痹[1]、骨痹、筋痹、脉痹"等分类。晋代皇甫谧《针灸甲乙经》中称其为"肩胛周痹",并描述其症状为"肩痛不可举,引缺盆痛"。隋唐时期提出发病与体虚、劳伤、风寒湿邪及筋骨损伤有关。至明清以后,根据其临床特征而称之为"冻结肩""漏肩风""锁肩风"等,并形成了辨证用药、针灸、药熨、按摩推拿和练功疗法等较为系统的治疗方法。

【病因病机】

本病的形成有内因和外因两方面因素。肝肾亏损、气血虚衰[2]是内因;而六淫、劳损和外伤等是常见的外因。《医宗金鉴》指出肩背痛有"经络气滞、气虚、血虚、兼风、兼痰"等证候。病机有虚实之分:实证为感风寒湿邪,筋脉阻滞,气血运行不畅而产生疼痛。虚证一是因为过劳或受外伤,损及筋脉,导致肩部气血阻滞;二是由于年老体弱,脏气虚衰,肩部筋脉及肌肉失于气血的濡养,易受风寒湿邪侵袭而发病。

一、肝肾亏损

肝藏血、主筋,肝血充盈,才能使肢体的筋得到充分的濡养;肾主骨,主生髓,骨的生长、发育、修复均依赖肾脏精气的滋养和推动。五旬之人,肝肾亏损,不能濡养筋骨,使筋失所养,血虚生痛,日久则筋骨衰颓,筋脉气血运行不畅而导致肩关节活动不利甚至疼痛。

二、气血虚衰

气血由脾胃生化而成,老年之人,脾胃虚弱,气血生化功能减退,造成气血虚衰,传输功能失调,外不能充养四肢肌肉,内不能灌溉五脏,日久将出现肌肉萎缩,四肢疲惫,举动无力,甚则造成筋挛肉缩、关节僵硬和屈伸不利。又因脾虚失运,造成水湿运化不利,水湿内停,聚而生痰,凝结于肩,阻碍肩部筋脉气血的运行而致肩部疼痛。

三、感受外邪

在肝肾两虚与气血虚衰的基础上腠理空虚,复因久居湿地,风雨露宿或睡眠露肩受风,风寒湿邪内袭,客于筋脉或关节,阻滞经络,气血运行不畅,使筋肉挛急而疼痛。或因外伤筋骨,劳累过度,筋脉受损,致伤后瘀血停聚于肌肉筋骨之间,瘀血内阻,脉络不通而发病。

总之,本病是在肝肾亏损、气血不足、退变劳损等基础上,导致肩部筋脉失养与筋骨不健,又感受风、寒、湿等外邪,瘀阻肩部经络而致病。也有因遭受外伤等而致疾病发生者。

【诊断要点】

一、临床表现

肩周炎多为单侧发病,左侧较右侧多见,少数患者可双侧同时发病。多数患者发病前无明显诱因,有些可有肩部受寒、外伤或局部外固定史。肩周炎的发生与发展,大致可分为3期,即急性期、肩凝期、恢复期。各期之间无明显界限,病程长短不一,因人而异。

1. **急性期** 肩部呈持续性的胀痛或烧灼样痛,有些患者的疼痛可扩大到枕部、腕部或手指;有的可放射至后背、肱三头肌或肱二头肌以及前臂的伸面;有的夜间疼痛影响睡眠。

肩部活动常使疼痛加重,肩关节活动范围减小,特别是肩外展、外旋和内旋的功能受限明显;患肩多有肿胀并有明显触压痛。

2. **肩凝期**　此期肩痛逐渐减轻,而肩关节的活动范围减小,一般当侧卧位患肩受压不再疼痛时,表明已进入此期。肩关节外展活动被"耸肩"动作替代、肩周压痛、肩胛带肌张力减低、穿衣梳头以及背手活动明显受限是常见的体征。病程较久者,患侧上肢可有不同程度的肌肉萎缩,严重者可出现肩肱关节和肩胛骨与胸壁结构活动的"肩胸联动征",有些肩关节的功能基本丧失。

3. **恢复期**　肩痛逐步缓解,肩关节的功能逐渐恢复,有些患者的肩功能可恢复正常,部分患者留有不同程度的肩关节功能障碍。

二、诊断标准

1. **病史**　发病年龄多在 50 岁左右,发病前大多无明显诱因,少数可有受寒、轻微外伤或肩部过久固定史。

2. **症状**　多数为慢性发作,初期肩部呈活动性疼痛,气候变化或劳累后疼痛加重。急性发生者则发病即呈持续性胀痛或刀割样痛,疼痛可向颈项及上肢或肘部放射,当肩部偶然受到碰撞或牵拉时,常可引起撕裂样剧痛。昼轻夜重的疼痛为本病一大特点,多数患者常诉说后半夜痛醒,不能成寐,尤其不能向患侧侧卧,此症状因血虚而致者更为明显;因受寒而致病者,则对气候变化特别敏感,不少患者患肩怕冷,即使在暑天,肩部也畏风,终年用棉垫包肩。

3. **体征**　慢性发病者,早期可表现肩关节外展或内、外旋方向的活动受限,随着病情进展,肩关节各方向的主动和被动活动均受限,梳头、穿衣、洗脸、叉腰等动作障碍,是常见的体征。严重时出现肩关节外展时的"耸肩"或"肩胸联动征"体征。急性发病者,患肩因动则痛剧,而呈固定的强迫体位。早期可见三角肌或冈上肌等肩周肌肉痉挛,晚期可见失用性肌萎缩。

4. **压痛**　急性发病者,患肩因触之痛剧而拒压。慢性起病者,肩周可触到明显而固定的压痛点,压痛点大多在肱二头肌长头腱沟、肩峰下滑囊、喙突或冈上肌附着点等处。

5. **影像检查**　本病初期的肩部 X 线平片,多无异常征象,中期和末期可见肱骨头上移及骨质疏松。肩关节造影可显示关节挛缩的征象。MRI 扫描,可帮助分辨肩周组织损伤的类型及其程度。

【治疗】

一、中医治疗

(一) 辨证论治

本病乃由老年体弱,肝肾两虚,气血不足,风寒湿邪侵袭肌体,痹阻经络,气血运行不畅所致,虽病邪各异,病程长短不一,临床证候不同,但总的治则应是:扶正祛邪,疏通经络。具体治法是:疏风祛湿、温经散寒、活血通络、补益气血,宜随证选用。

1. **风寒湿痹阻证**

症状:肩部疼痛,痛处不移,或向颈部及前臂放射,遇寒痛剧,得热则减,舌质胖淡,苔薄白或白腻,脉弦紧。

治法：祛风散寒,除湿通络。

方药：蠲痹汤加减。

生黄芪 15g,羌活 9g,防风 6g,桑枝 15g,姜黄 6g,桂枝 9g,赤芍 9g,当归 9g,细辛 6g,炙甘草 6g。

加减：寒盛加制附子 10g 温阳散寒;湿盛加千年健、豨莶草各 15g 通经利湿;风盛加秦艽、荆芥各 10g 温经祛风。

中成药：追风透骨丸(片、胶囊)每次 6g,每日 2 次;黑骨藤追风活络胶囊每次 3 粒,每日 3 次。

临床体会：本证多因年老体弱,气血失调,风寒湿邪乘虚入袭而致。气血为寒湿之邪阻遏,不通则痛。治疗以生黄芪、羌活、防风为主药,祛风利湿;桂枝、细辛、姜黄、赤芍、当归增强黄芪行气活血的功效;甘草调和诸药,共奏温而不燥、祛邪而不伤正之优点。

2. 寒凝血瘀证

症状：患肩刺痛,固定不移,痛处拒按,动则痛剧,昼轻夜重,上肢活动受限,重者不能梳头、穿衣,舌质紫暗有瘀斑,苔薄白,脉沉涩。

治法：温经散寒,活血舒筋。

方药：乌头汤合补阳还五汤加减。

黄芪 20g,川乌 10g(先煎),赤芍 30g,白芍 30g,地龙 15g,川芎 9g,桃仁 9g,红花 9g,防风 6g,路路通 9g,细辛 6g,鸡血藤 15g。

加减：痛甚加桂枝 10g 温通经脉,散寒止痛;体虚加党参 10g,配合黄芪以补气生血;久病入络加蜈蚣 2 条、全蝎 6g 以搜风通络;瘀重加乳香、没药各 5g 活血止痛。

中成药：骨龙胶囊每次 4~6 粒,每日 3 次;活血舒筋酊每次 10~15ml,每日 2 次,活血止痛软胶囊,每次 2 粒,每日 3 次;疏风定痛丸,每次 3g,每日 2 次,口服;祛痛橡胶膏外用,每次 1 贴,每日 2 次。

临床体会：疼痛固着不移,形同冻结,夜痛为甚为本病的特点。舌质紫瘀为血行不畅,脉沉涩为寒凝血瘀之象。故用乌头、细辛、防风辛温大热之品温经散寒止痛;川芎、桃仁、红花活血化瘀,行气止痛;用地龙、路路通、鸡血藤通经活络之功,并有舒筋之用;全方具有温经散寒,活血行气,舒筋止痛的功效。

3. 气血虚损证

症状：面色少华,患肩酸痛,时轻时重,缠绵不愈,患侧上肢肌肉萎缩无力,气短食少,舌质淡红,苔薄白,脉沉细。

治法：补益气血,行瘀通痹。

方药：黄芪桂枝五物汤合独活寄生汤加减。

黄芪 30g,桂枝 9g,赤白芍 20g,当归 10g,羌活 20g,独活 20g,地龙 15g,防风 6g,秦艽 10g,党参 20g,炙甘草 6g。

加减：肾气虚加用补骨脂、鹿角霜、淫羊藿各 10g 补肾填髓,温阳散寒。

中成药：通痹片(胶囊)每次 2 片(粒),每日 2~3 次;换骨丹每次 1 丸,每日 2 次;养血荣筋丸每次 1~2 丸,每日 2 次。

临床体会：痹阻日久,气血衰少,正虚邪恋,肌肤失充,筋骨失养,而致肩部酸痛无力,肌肉萎缩,故以补气生血的黄芪、当归和温经散寒的桂枝为主共奏益气补血、行瘀通痹止痛之功。

(二) 医家经验

许建安[3]教授突出寒邪在该病发生发展中的重要影响,提出"寒为主因"的观点,认为肩周炎以"寒"为主,寒性收引,易伤阳气,使筋脉拘急,气血运行不通,且肩周炎又以疼痛为主症,"痛者,寒气多也,有寒,故痛也",加之患者常诉因气候寒冷而疼痛加剧,喜温怕冷,昼轻夜重,说明肩周炎以"寒"为主因。治疗应从寒邪着手,寒者热之,主张以"温药"祛寒通络,寒祛则症自除。

苏肇家[4]等认为肩周炎的病机可以从肝肾虚损、正气不足、外邪客络等方面来考虑,苏老认为,肝主筋、藏血,经脉之所宗,肾藏精、主骨生髓,为五脏六腑之本。肩周炎的发生多在50岁左右,人过中年,肝肾渐衰,阳气虚弱,可致气血不足,筋脉空虚,正气不振,以致筋脉肌肉失去濡养;而又受外邪所乘,易使气血凝滞,阳气不布,脉络不通,病程缠绵日久,使肩关节肌肉软组织粘连,出现肩关节功能障碍,活动受限。在临床治疗中采用局部取穴结合远端取穴,并加用温针;注重"病在上,取之下""左取右,右取左"的应用方法来治疗该病。

王作顺[5]教授提出肩周炎风邪致病的观点,认为风由腧穴而入,内不得入,外不得出,伏于肩背,气血不通,发为臂痛。临床中,患者除臂痛、臂不举外,往往兼有肩背怕风,头眩晕。他提出风邪多与湿邪、寒邪相兼,杂合而致机体内生痰饮、痰阻经络的病因病机,治疗当以祛风散寒除湿主之,见风邪所致之臂痛,可用秦艽天麻汤加减治疗。

严隽陶[6]教授提出在肩周炎的治疗上,提倡分期论治,分为三期:急性发作期(疼痛期)、慢性凝结(冻结期)、缓解恢复期。对于急性疼痛期,提出手法轻柔缓和,不宜配合被动运动,以达到解痉止痛的目的,到粘连冻结期则强调手法力量适当增强,并配合肩关节的被动运动以松解粘连,同时在整个治疗过程中,强调患者主动的肩关节功能锻炼必不可少。

(三) 针灸疗法

1. **耳针**　取穴:肩区、锁骨、肝、肾皮质、神门等穴。针法:先用针柄在耳穴部位反复点压,寻找反应区或压痛点,定准穴位后再刺入耳针,留针30分钟,间歇运针。亦可在上述穴位贴压王不留行,定时按揉刺激并令患者配合活动肩部,3~5日更换1次。

2. **体针**　主穴:肩髃、极泉、肩井、肩前、曲池。配穴:天宗、巨骨、合谷、尺泽、太渊等穴位。针法:先针刺肩部三穴,用平泻平补令其针感传至手指,根据肩痛的程度,可酌情增加1~2个穴位,每日针疗1次。

3. **头皮针**　取穴:顶颞前斜线(前顶穴至悬穴的连线)中1/3阶段。患单肩者针对侧,患双肩者针双侧。针法:用28~32号5cm不锈钢毫针,取穴进针,根据患者肩部病位,病在肩前者针尖朝向阴面,病在肩后者针尖朝向阳面。手法用抽气法运针,以患部疼痛消失或减轻为得气。隔日1次,10次为1个疗程,每疗程间隔5日。注意事项:在留针或运针时,嘱患者做手臂上举、后伸、内收、外展等动作,活动范围和强度由小到大,越大越好。

4. **芒针**　取穴:肩髃、极泉、肩贞、条口、曲池、手三里。针法:取芒针,施以肩髃或极泉透刺肩贞、条口透刺曲池或手三里,留针10~20分钟,每日1次。

5. **水针**　取穴:在患肩寻找阿是穴3~5个。针法:选用丹参注射液或当归注射液等,每穴位注射0.5~1ml,隔日1次,10次为1个疗程,休息3~5日后再进行下1个疗程。

6. **梅花针**　取梅花针,以中度力量叩刺患肩周围及肩颈和肩背处,3~4日治疗1次。

7. **挑刺疗法** 取穴：取患肩阿是穴，尤以皮下可触及的结节为佳。治法：用细三棱针挑刺，3 日 1 次或每周 1 次。

8. **灸法** 取穴：肩髃、肩髎、天宗、患肩阿是穴。灸法：用艾条温和灸，白天 5~10 分钟，每日 1 次，10 日为 1 个疗程。施灸时，以患者感觉温热舒适及皮肤潮红为度。

(四) 手法治疗

在急性发作期，忌采用局部直线弹拨、刮筋等手法，因此期的组织脆弱，手法可加重病理改变，使病情恶化。在慢性期，通过手法治疗，以达到促进炎症吸收与分解组织粘连的功效。手法治疗中，手法的力度应先轻后重，先用轻手法治疗观察患者的反应后，再选用适当的力度进行治疗。手法治疗后，再辅以肩部的热敷或超短波等理疗，可促进炎症的消退和滑囊积液的吸收。肩周炎常用的治疗手法如下：

1. **拔筋刮筋法** 患者取坐位自然下垂上肢，医者用一手扶患肩，另一手的示指、中指卡在三角肌上，自肩峰向下行拔筋手法，重复 3~5 次。然后使患侧的肘关节屈曲 90°，放置在医者的膝部并使肩外展近 90°，医者一手的拇指屈曲，放在肱骨结节间沟部位，另一手的掌心压在屈曲的拇指背上，以臂力推动拇指，推刮 3~4 次，使力劲而柔，力达深部，以起到拔筋效果。拔筋和刮筋手法，有舒筋活络，消炎镇痛的作用。

2. **推顺通络法** 用手掌或拇指，从腕部向肩部直推数次至十数次。再在肩部依次采用搓、擦、揉、按的舒筋通络手法，数遍至十数遍。

3. **牵抖弹拨法** 患者取坐位，医者双手握住患者的双侧手腕，一边用力向下牵引上肢，一边用力均匀颤动患肢 3~5 次。再用弹筋的手法，依次弹动患侧的肩前筋、外侧筋、腋后或腋下筋及肩胛内上角诸筋，最后提弹斜方肌或胸大肌。

4. **点穴解痉法** 取肩井、天宗、抬肩(肩峰前下 1.5 寸)、举臂(抬肩穴下 2 寸)、曲池或合谷等穴位，用点按手法解除肌肉痉挛。

5. **屈肘旋肩法** 患者取坐位，术者立其身后，以右侧为例，术者右手的虎口背托于患者的右腕上，屈肘内收并带动患者屈肘，患者肘关节的活动随术者肘关节的屈伸而屈伸，先由胸前内收和逐渐上举，再缓慢外旋、外展和后伸，幅度由小变大，重复数遍。

二、物理疗法

(一) 肩部冷敷

急性期疼痛显著者，可使用冰袋局部冷敷[7]，冷敷可减少肩部组织的充血水肿和疼痛。一般局部冷敷 5 分钟，间歇 2 分钟，每次冷敷 40~50 分钟，每天 2 次。冷敷后疼痛减轻时，患肩尤其要注意制动休息，避免因过早活动引起炎性反应的加重。

(二) 肩部制动

急性期因肩部的活动往往使疼痛加剧，故此期以制动为主，可使用三角巾悬吊患臂，制动 3~5 日。在亚急性期，随着组织充血水肿的消退和疼痛的减轻，肩关节的活动范围逐渐增大，此时，制动的时间与运动量的强度即发生矛盾，长时间的制动将造成组织之间的粘连，过量的运动又不利于损伤组织的修复，此期应在有效镇痛和舒筋活络治疗的前提下，每天定时和定量地进行耸肩、内收肩和扩展肩的活动，活动量以不引起疼痛加重为原则，以预防组织间的粘连。而在慢性期或粘连期，应在舒筋活络、分离粘连和消炎镇痛的基础上，积极进行肩关节的运动锻炼，促进肩关节功能的恢复。

(三) 功能锻炼

积极进行肩背部的肌力锻炼和肩关节的功能锻炼,是预防和治疗肩周炎的重要措施。急性期或慢性期的功能锻炼,必须在有效镇痛的条件下进行;对组织间轻度或局限性粘连者的功能锻炼,应在分离组织粘连之后再进行;而对重度或大面积的组织粘连以及关节已经挛缩者,要在松解术后进行功能锻炼。不恰当或强行的被动锻炼,有可能造成组织损害的范围扩大或更严重的伤情。在肩周炎的不同时期,应选择不同的锻炼方法:

1. **主动耸肩** 该锻炼在肩部制动期间即可进行,耸肩幅度由小到大,频率由慢到快。

2. **弯腰旋肩** 站立位弯腰,两臂自然下垂,垂下的上肢依次做顺时针和逆时针的旋肩运动各 10 圈,环转的范围从小到大,反复环旋肩 5 遍。

3. **爬墙展肩** 患者面壁并尽量上举患肢,将手掌贴在墙壁上,依靠手指逐步向上移动的拉力,展拉肩关节。

4. **器械锻炼法** 患者正立位,两足分开与肩同宽,患臂在体后,健臂在体前,两手分握滑轮绳索的两端,借助拉绳的一上一下,缓慢交替锻炼 30~50 次。

5. **直棍锻炼法** 取一直棍,健侧从肩上,患侧从肩下持棍,在体后如搓澡式上下交替推拉。每日 3 次,每次 30~50 次。

6. **徒手锻炼法** 两手相嵌置枕后,两臂交替做收紧与展开的动作,每日 3 次,每次 30~50 次。

(四) 肩部理疗

1. **肩部热敷** 选用热毛巾局部湿热敷,也可选用骨友灵搽剂、跌打万花油等药液涂抹肩部后再热敷,或用"加减舒筋活络汤及复元活血汤"等中药局部熏洗或热敷,每次热敷 40~50 分钟,每日 1~2 次,连续 3~5 日。

2. **肩部理疗** 选用蜡疗、短波或超短波以及红外线等理疗设备,做肩部透热治疗,每日 1 次。

3. **火罐疗法** 在患肩寻找阿是穴 1~2 个,先在肩部较大范围用闪罐或推罐法,后在阿是穴留罐 10 分钟,隔日 1 次。

4. **刮痧疗法** 取患肩脊处,自上而下,颈肩处由颈到肩峰,肩周部由肩峰向三角肌为止点,即肩胛大角方向刮拭,以皮肤潮红或出瘀斑为度,1 周 1 次。

(五) 直流电离子导入

阴极下可选用"正骨水或红花油"以及中药液等药物,阳极下放置生理盐水,进行治疗。治疗中应一边缓慢增加电流量,一边询问患者的感觉,直至达到需要的电流强度和要求的感觉为止。治疗后应告知患者,治疗局部可能会有轻微的痒感,可轻揉痒处或用热毛巾湿敷止痒,勿用手抓挠,以免抓破皮肤。

三、西医治疗

(一) 内服药物

肩痛较重者,可选扶他林,每次 25mg,每日 3 次,口服;或芬必得,每次 300mg,每日 2 次,口服。

(二) 局部封闭

封闭疗法治疗肩周炎主要包括局部痛点、肱二头肌长头肌腱腱鞘、肩胛下肌腱上滑囊、

肩峰下 - 三角肌下滑囊、冈下肌肌腱上滑囊、关节腔内药物注射,或通过麻醉药物进行臂丛神经阻滞[8]。注射药物主要是糖皮质类激素、麻醉药物,如复方倍他米松注射液、地塞米松注射液、曲安奈德注射液、利多卡因注射液。局部封闭治疗后,再进行肩部热敷或超短波等理疗,不但有助于药物和炎性反应物的吸收,而且有助于组织的修复。患有糖尿病、高血压或骨质疏松的老年患者,可选用当归注射液、复方丹参注射液等药物,每次 2~4ml,局部封闭。局部封闭的部位必须准确,并注意严格无菌操作,以免发生感染。由于曲安奈德或醋酸泼尼松龙混悬液属于激素类药物,使用中应严格掌握其适应证,一般具有以下四种情况时,可选用激素类药物进行局部封闭治疗。

1. 试验诊断　在可疑同一个部位中有两种组织损伤时,用局部封闭治疗其中的一种损伤组织,帮助鉴别另一种损伤组织的部位和类别。

2. 消炎镇痛　急性期疼痛显著,影响工作和休息,口服消炎镇痛类药物仍不能减轻疼痛时,可在肩部压痛点进行局部封闭,一般治疗 1 次,疼痛减轻或缓解时即停用。

3. 慢性炎症　持续或反复发作的肩痛并有固定的压痛点或压痛区,按压痛点或痛区时能使疼痛发生变化者,可在压痛点进行局部封闭,每周 1 次,最多不能超过 2 次。

4. 分离粘连　肩峰下滑囊炎粘连期,可用局部封闭分离粘连。

(三) 松解术

1. 针刀松解　对组织间的局限性粘连或肌腱在附着部的增厚性损害者,可采用小针刀进行分离。

2. 药物松解　选用玻璃酸钠[9]20mg、当归注射液或复方丹参注射液等注射剂 2~4ml,利用液压分离的作用,进行肩峰下滑囊或组织间粘连局部的药物松解术。也可用冷生理盐水 30~40ml,进行滑液囊或关节囊扩张疗法[10]。药物松解治疗每周 1 次,最多不能超过 3 次。治疗后应及时进行强化性的功能活动,促使肩关节生理功能的恢复。

3. 手术松解　经过保守治疗疼痛已基本缓解,但肩关节仍挛缩,或经过 3 个月以上的保守治疗仍持续疼痛者,可在麻醉下施行松解术。术后 3 天开始作物理治疗,先在三角巾悬吊下做钟摆式的摆动运动,然后按肩关节康复治疗计划,逐步增大关节的活动范围和增强肌力的训练,一般在术后 3 个月内,肩关节活动范围可恢复到正常或接近正常。但对高龄或有重度骨质疏松的患者,手术松解术应列为禁忌。

四、中西医结合治疗思路与方法

马利辉[11]等应用温针灸联合超短波和动态干扰电治疗肩周炎患者,可抑制患者炎症反应,减少疼痛递质水平,改善肩关节活动度,缓解患者疼痛,提高生活质量。

王学勤[12]等在麻醉下手法松解的治疗原理是在静脉麻醉下,通过手法被动牵拉撕裂肩关节内韧带和关节囊,使患者肩关节活动度即刻得到明显改善。

王燕伟[13]将 56 例肩周炎患者随机分为 2 组,对照组 28 例予传统推拿手法治疗,治疗组 28 例予神经阻滞联合推拿手法治疗。结果:治疗组治疗后疼痛 VAS 低于对照组($P<0.05$);治疗组总有效率 96.4%,对照组总有效率 82.1%,治疗组疗效优于对照组($P<0.05$)。由此可见,神经阻滞联合推拿手法综合治疗肩周炎,相较于单纯推拿手法治疗,更能缩短治疗周期,提高疗效。

程鑫等[14]将 98 例肩周炎患者随机分为 2 组,对照组 49 例予小针刀结合推拿治疗,治疗组在对照组治疗基础上加用肩关节松动术及玻璃酸钠注射液注射治疗。结果：治疗组治疗后肩关节活动度优于对照组（$P<0.05$）。

傅希一等[15]对 95 例肩周炎患者，按就诊顺序随机分为观察组和对照组，观察组以心理治疗＋局部封闭＋功能锻炼，对照组以局部封闭＋功能锻炼，治疗结果经统计学处理，观察组的治疗效果明显优于对照组。

【调摄与护理】

一、注意防寒保暖

由于自然界的气候变化，寒冷湿气不断侵袭机体，可使肌肉组织和小血管收缩，肌肉较长时间的收缩，可产生较多的代谢产物，如乳酸及致痛物质聚集，使肌肉组织受刺激而发生痉挛，久则引起肌细胞的纤维样变性，肌肉收缩功能障碍而引发各种症状。因此，在日常生活中注意防寒保暖，特别是避免肩部受凉，对于预防肩周炎十分重要。

二、加强功能锻炼

中年以后特别要注重关节的运动，每天坚持进行肩背肌功能锻炼，如在家里进行双臂悬吊，使用拉力器、哑铃以及做双手摆动等运动，但要注意运动量，以免造成肩关节及其周围软组织的损伤。

三、纠正不良姿势

对于经常伏案、双肩经常处于外展工作的人，应注意调整姿势，避免长期的不良姿势造成慢性劳损和积累性损伤。

四、注意相关疾病

注意容易引起继发性肩周炎的相关疾病，如糖尿病、颈椎病、肩部或上肢损伤、胸部外科手术以及神经系统疾病，患有上述疾病的人要密切观察是否产生肩部疼痛症状，肩关节活动范围是否减小，并应进行肩关节的主动运动和被动运动，以保持肩关节的活动度。

【转归与预后】

本病的病因病机不同，其自然病程也长短不一，多数患者可自行痊愈，短则数月，长则 1年，有的长达数年之久，部分患者遗留不同程度的肩关节功能障碍。早期诊断和积极治疗以及正确调理，可加速康复，缩短病程。

【现代研究】

一、病因病机的研究

肩周炎的确切病因迄今未明。除肩部退变、劳损、扭挫伤以及外固定过久等病因之外，颈椎病[16]、冠心病等肩外病变[17]，也可引起肩痛和运动受限。此外，精神因素[18]、体内的感染病灶、内分泌紊乱、糖尿病等疾患均可诱发肩周炎。最近的流行病学调查发现，肩周炎患者糖尿病的患病率高达 24.2%,且这部分肩周炎患者病情更严重,疼痛更显著,病程迁延,治疗效果差,常表现为顽固性疼痛。研究发现,在糖尿病患者中超过 50% 的患者并发周围神经病变,并且糖尿病患者周围神经退行性病变发生较早,常表现为局部皮肤温度下降、痛觉过敏、异常疼痛及触痛等。因此,研究者推测周围神经退行性变及其引起的痛觉过敏、异常疼痛是糖尿病肩周炎患者顽固性疼痛的基础。另一方面,研究认为晚期糖基化终末产物(AGE)与糖尿病患者并发肩周炎及糖尿病患者肩部疼痛相关。李博源[19]等认为肩周炎肩关节活动受限的分子生物学研究主要集中在炎症和纤维化的病理过程。目前的分子生物学研究已经在很大程度上证明炎症和纤维化是肩周炎的基本病理变化。细胞因子如 IGF-2、ASIC、TGF-β、MMP 和 TIMP 可能参与上述过程,特别是 TGF-β 和 MMP 之间的平衡紊乱可能在肩周炎纤维化过程中起着非常重要的作用。李起鸿等检查 350 例颈椎病患者,同时存在冻结肩者 83 人,占 23.7%,发病均为隐袭性,83 例中 82 例先有颈椎病症状,其后再发生冻结肩。李承球等统计 210 例肩周炎中,肱二头肌长头腱鞘炎占 45.9%,冈上、下肌腱炎占 21.5%,肩峰下和三角肌滑囊炎占 23.7%,冻结肩仅占 8.9%。陈忠和等[20]提出测量“肩肱角”的角度,辨别肩痛的性质,对鉴别颈肩综合征、肩部软组织损伤和肩凝症,具有一定的临床应用价值。因此,在查找肩痛和活动障碍的病因时,要强调理学检查的重要性,在肩痛的患者中,遇有以下三条线索时,应查找肩外原因:①虽有肩痛,但理学检查中,肩部却无客观体征;②虽有主动活动时疼痛,被动活动的范围却无异常;③主诉疼痛在冈上肌肌腱、锁骨关节、肱二头肌长头肌腱或腱鞘等部位,局部却无按压痛。

二、临床诊断的研究

从 1872 年 Duplay 首次提出“肩周炎”的病名以来,迄今已有 130 年,国内外学者都把肩关节周围软组织病变引起的肩痛和功能障碍,统称为肩关节周围炎。1934 年 Codman 把无明确外伤原因的肩痛和功能障碍,命名为“冻结肩”,以区分外伤性与非外伤性肩周炎。1943 年 Lippman 强调,所谓“冻结肩”是肱二头肌腱炎所致。1945 年 Moseley 和 1951 年 Mclaughin 则指出,肩峰下滑囊炎和冈上肌腱病是肩周炎的主要原因。近年来的研究认为,肩周炎是一种肩部非单一组织损害性疾患,在肩周炎的早期或其病程中,存在着不同程度的“肱二头肌长头腱鞘炎、三角肌下滑囊炎、冈上肌腱炎”等疾患。目前,国外肩关节外科文献中,肩周炎的临床诊断已很少应用,而在国内仍通用,但近期国内部分著作已把“肩峰下滑囊炎、冈上肌腱炎、肱二头肌长头腱鞘炎”等疾患与肩周炎分开。

肩周炎具有一定的自限性,但现代研究长期随访未经治疗的患者发现,约 40% 的患者有残余肩关节功能障碍和中度疼痛,有 5% 的患者可有重度疼痛。需要鉴别肩袖撕裂、盂肱关节和肩锁关节疾病、神经根型颈椎病与肩周炎的区别,以上疾病大多与主动活动受限有关,而被动活动影响较少,而肩周炎以被动受限为首要关注点。肩部 X 线检查包括前后位、外展位以及肩盂关节与结节间沟的平片。中老年人应拍摄颈部的正、侧位片,必要时拍摄双前斜位或动力性侧位片,有助于病因的鉴别诊断。肩周炎患者的 X 线片检查大多正常,偶有显示骨质疏松,主要用作排除诊断。肩关节造影显示关节囊容量明显减少(5~10ml),正常对照组为 25~30ml。目前,核磁共振成像(MRI)提供的影像学依据与肩周炎松解手术中的发现一致性较高,MRI 下可见肩袖间隙喙肱韧带和关节囊增厚,喙突下脂肪三角完全闭塞(喙突下三角征)。超声也被应用于诊断肩周炎,其可测量喙肱韧带的厚度,增厚的喙肱韧带可提示肩周炎的发生。在任何情况下,即使无异常征象也不能排除病变,而有阳性征象,对解释疼痛的病因和其体征也是不够的,因为有些软组织的病变不能从目前的影像检查中显现。高频超声波是一种无创伤性检查,对于排除肌腱套撕裂特别有帮助。而肩部 MRI 扫描,对诊断肌腱、韧带、腱鞘或纤维软骨关节疾病,以及关节盂的撕裂伤有一定的帮助。EMG 检查对于区分中枢神经与周围神经的损害,具有较好的价值,临床怀疑肩外性肩周炎,尤其是怀疑颈椎间盘疾病挤压臂丛神经根引起肩痛和功能障碍时,此项检查是一可靠的手段。

因此,运用人体解剖、病理和病因学等医学知识,借助近代电子、光学及影像技术,依靠病史和理学检查手段,准确定性与定位引发肩痛和活动障碍的疾病,不但有利于肩周炎的分类诊断,也有助于提高疗效。

(宋宝欣　于志谋)

参 考 文 献

［1］韦以宗. 中国骨伤科学辞典 [M]. 北京: 中国中医药出版社, 2001: 246-249.

［2］张安桢, 武春发. 中医骨伤科学 [M]. 北京: 人民卫生出版社, 1988: 445.

［3］卞胡伟, 蒋涛, 许建安, 等. 许建安教授"从寒论治"肩周炎经验 [J]. 时珍国医国药, 2017 (12): 2999-3000.

［4］尹平, 苏肇家, 徐世芬. 苏肇家针灸治疗肩周炎经验辑要 [J]. 中医药导报, 2017, 23 (14): 55.

［5］杜文龙, 王作顺. 王作顺从痰、风辨治肩周炎经验 [J]. 湖北中医杂志, 2016, 38 (3): 35-36.

［6］孙武权, 严隽陶, 孙国荣, 等. 严隽陶推拿治疗肩关节周围炎经验 [J]. 按摩与导引, 2004 (6): 2-3.

［7］晏宏伟. 冷、热敷在急性踝关节扭伤中的应用及其意义 [J]. 中医正骨, 2003 (4): 40.

［8］周平辉, 周蜜娟, 胡铂, 等. 超声引导下注射治疗肩关节周围滑囊炎的疗效观察 [J]. 实用医学影像杂志, 2020, 21 (1): 22-24.

［9］郝军, 王志伟. 施佩特治疗肩关节周围炎的临床验证报告 [J]. 中医正骨, 2003 (9): 12.

［10］卢勇. 冷盐水液压扩张疗法治疗肩关节周围炎 [J]. 中医正骨, 1996 (4): 32.

［11］马利辉, 邰浩凯. 温针灸联合超短波和动态干扰电对肩周炎患者肩关节活动及疼痛情况的影响 [J]. 中医药信息, 2022, 39 (1): 55-59.

［12］王学勤, 胡琼英, 韩志明, 等. 静脉麻醉下手法松解联合中药熏蒸在肩周炎患者康复治疗中的应用研究 [J]. 现代医药卫生, 2019, 35 (19): 3038-3040.

［13］王燕伟. 神经阻滞联合推拿手法治疗粘连期肩关节周围炎 28 例 [J]. 河南中医, 2018, 38 (12): 1918-1920.

［14］程鑫, 聂娟, 龚国平, 等. 小针刀联合肩关节松动术、玻璃酸钠治疗肩周炎的效果观察 [J]. 航空航天医学杂志, 2020, 31 (10): 1194-1196.

［15］傅希一, 苏惠. 心理治疗提高肩周炎疗效临床观察 [J]. 中国疗养医学, 2004 (4): 36.

［16］王岩译. 坎贝尔骨科手术学 [M]. 北京: 人民军医出版社, 2015: 5, 2079-2080.

［17］谭雁夫, 艾双春. 冻结肩发病机制的研究进展 [J]. 中国老年学杂志, 2020, 40 (24): 5371-5375.

［18］杨健. MRI 检查在肩袖损伤及肩周炎鉴别诊断中的临床应用价值 [J]. 影像研究与医学应用, 2020, 4 (19): 247-248.

［19］李博源, 邱庭辉, 潘海乐, 等. 肩周炎活动受限的分子生物学研究新进展 [J]. 中国组织化学和细胞化学杂志, 2019, 28 (2): 181-182.

[20]　陈忠和. 肩肱角的概念及其在肩痛症诊治中的价值 [J]. 中医正骨, 1996 (8): 25.

第 29 节　肋 软 骨 炎

肋软骨炎（costal chondritis）又称非特异性肋软骨炎,是一种发生于肋软骨与胸骨交界处的非化脓性肋软骨炎性疾病。1921 年 Tietze 首次报道本病,故又称 Tietze 综合征[1]。本病是临床上多见易复发的疾病,主要表现为局限性胸前疼痛、肿胀与压痛。20~30 岁女性多见,男女比为 1∶9。肋软骨炎病因尚不明确,一般认为与劳损或外伤有关,搬运重物,急剧扭转或胸部挤压等使胸肋关节软骨损伤,或因慢性劳损或病毒感染等,导致胸肋关节面软骨水肿、增厚的无菌性炎症反应而发病[2-3]。

本病属于中医的"胁痛"范畴。

【病因病机】

本病病因有情志不舒,久病入络及外伤,或过度劳累,或饮食不节,或感受外邪所致。情志不舒,肝气郁滞,经脉受阻胁肋,不通则痛;久病入络及外伤,气滞血瘀,结下胁肋;劳累过度易耗伤正气,气虚则行血无力,也致瘀血阻络;饮食不节,痰浊内生,痰滞肋络,肋部气血不通;调护不慎,感受外邪,外邪侵袭经络,气滞血凝,气血壅遏不通,不通则痛。

正气亏虚,肝气郁滞或外伤及感受外邪使经脉阻隔,痰湿、瘀血壅阻于肝胆二经,流注于胁肋间,邪毒结滞不散,气血凝滞而致,胁肋部为肝经分布,故其发病与肝脏关系密切。

一、气滞痰瘀

肝为刚脏,主疏泄,喜条达而恶抑郁,长期的精神不快,情志不遂,心情郁闷,渐至肝气郁结,失其条达,肝郁气滞,脉络受阻,经气不利,血行不畅则成瘀,气血结滞,脉络不通,不通则痛。情志抑郁,或暴怒伤肝,肝失条达,疏泄不利,气阻络痹,而致肋痹;或产后恶露不尽,或气郁日久,血流不畅,瘀血停积,肋络痹阻,而致本病;或强力负重,长期劳损,肋络受损,瘀血停留,而致肋痹;或饮食不节,痰浊内生,痰滞肋络,肋部气血不通,而致本病。

二、肝阴不足

肝藏血,体阴用阳,人体阳常有余,阴常不足,而肝脏尤为如此。情志不畅,肝郁日久,郁而化火,暗耗肝阴,肝阴血更显不足,再加上郁结之肝气不能正常疏泄,横逆侵犯脾胃,导致脾胃失其健运,气血生化之源不足,随之又加重肝阴血不足。肝阴血不足,一则筋脉失其濡养而发病;二则体阴用阳功能失常,即肝失疏泄,气机运行不畅,反过来又会加重肝郁气滞。久病或劳欲过度,肝肾亏虚,精血亏损,血虚不能养肝,肋部脉络筋骨失养,而致肋痹;或他病之后,气血脏腑亏虚,肝阴不足,或阴虚火旺,皆可致肋部筋脉肌肉失养,而致本病。清代医家张璐在《张氏医通》云:"房劳肾虚之人,胸膈胁肋多隐隐微痛,乃肾虚不能纳气,气虚不能生血之故。"

三、感受外邪

居处潮湿,冒雨涉水,或调护不慎,感受风寒,而致邪气侵袭,痹阻肋部而致痹;或感受湿热之邪,或邪郁日久化热,肝胆失其疏泄条达,痹阻肋部筋脉,而致本病。此外,风热外邪侵袭经络,致气机不利而成气滞,气为血之帅,血为气之母,气行则血行,气滞则血凝,瘀久化热,气随热结,血随气滞,气血壅遏不通,不通则痛而成肋痹。

综上所述,情志不畅,气滞痰瘀,肝阴血不足,肝失疏泄,脾失健运;正气不足,气血生化不足,互为因果,而感受外邪,也致气滞不通。

【诊断要点】

一、临床表现

1. **发病可急可缓**　发病有急有缓,急性者可突然发病,自觉胸胁部胀痛,跳痛或酸痛,疼痛可放射至腋下、肩背部、颈部,或感胸闷气短、低热、周身不适,或纳眠不佳,休息及健侧屈胸卧位时可缓解,深呼吸、咳嗽、情志不畅及劳累后加重;隐袭者发病缓慢,呈钝痛、胀痛不适,常反复发作,时轻时重。肋软骨增宽,肋弓呈唇样外翻。2、3 肋骨软骨处呈弓状隆起,以第 2 肋软骨最为常见。受累的软骨局部肿大隆起,伴有钝痛或锐痛。

2. **局部软组织肥厚**　相邻肋间饱满、肿胀、钝痛。疼痛可放射至肩背、腕、颈胸等部位,有时胸部憋闷。

3. **严重者疼痛呈持续性**　休息、侧卧或屈胸缓解,常随深呼吸、咳嗽动作或胸、肩部运动而突然加重,被迫停止活动,病程长短不一,且易反复发作。

二、辅助检查

X 线片可见肋软骨(1 个或多个)梭形肿胀,肋骨软骨交界处隆起、肋软骨增宽,肋弓唇样或外翻。其余检查无特殊。

肋软骨炎声像图表现为肋软骨肿大,边缘模糊,回声减低;肋骨骨折声像图表现为肋软骨边缘线成角、错位,失去连续性。肋软骨超声显像清晰,肋软骨炎、肋软骨骨折具有较典型的超声图像。高频超声检查对肋软骨疾病具有较高诊断价值[4]。

【治疗】

一、中医治疗

(一) 辨证论治

1. **肝气郁结证**　本病多因情志不舒,肝失条达,肝郁气滞,脉络受阻,胸胁为肝经所络属,病位在胸胁。

症状:患处突然肿起胀痛,深呼吸痛、咳痛、压痛,情志不遂时加重,伴胸闷胀痛太息,伴嗳气不舒,局部肿大,结块不硬,纳呆,大便不畅,舌质淡红、苔薄白,脉弦或弦细。

治法:疏肝理气,散结止痛。

方药:柴胡疏肝散加减。

柴胡 12g,枳壳 9g,香附 9g,川芎 9g,生甘草 6g,郁金 10g,八月札 10g,炒延胡索 15g,白芍 15g。

加减:头痛口苦加黄芩、栀子各 10g,菊花、夏枯草各 15g;失眠加合欢皮 12g,夜交藤 20g,珍珠母 20g;纳差加神曲、炒谷芽、炒麦芽各 12g。

中成药:逍遥丸,每次 6g,每日 2 次,口服;柴胡舒肝丸,每次 8g,每日 2 次,口服;延胡索止痛颗粒剂,每次 5g,每日 3 次,口服。

临床体会:若肝郁化火,症见烦热口干,便秘尿赤,舌红苔黄,可用丹栀逍遥丸。

2. **瘀血阻滞证**　本证多为气郁日久,痹阻胁络,或闪挫外伤致血瘀阻络,或有明显的外伤史。

症状:患处固定、肿大,呈刺痛,按压及上肢活动时加重,局部增粗肿大,结块坚硬,痛有定处,呈持续性刺痛,疼痛难忍,口干,疼痛以夜间及阴雨天为甚,舌质暗或有瘀斑瘀点,脉涩而弦。

治法:活血化瘀,散结定痛。

方药:复元活血汤加减。

炒黄芩 10g,皂角刺 12g,天花粉 10g,红花 10g,赤芍 10g,柴胡 6g,瓜蒌皮 12g,丹参 15g,炒延胡索 15g,当归 12g。

加减:夜寐不安者,加酸枣仁 12g,夜交藤 15g;胀痛者,加青皮 6g,制香附 10g;结块坚硬如石者,加皂角刺、猫爪草各 15g,生牡蛎 30g。

中成药:活血止痛软胶囊,每次 2 粒,2 日 3 次;复方丹参片,每次 4 片,2 日 2~3 次,口服;血府逐瘀胶囊,每次 4 粒,每日 3 次;雪山金罗汉止痛涂膜剂外用,适量。

临床体会:本型常与肝气郁结混杂在一起,可根据病情变化酌用复元活血汤加减治疗。

3. **痰湿凝结证**　本证常为脾失健运,运化失司,湿痰内生,痰阻气机,结于胸胁。

症状:胸胁肿胀而痛,肢重倦怠,纳谷不馨,咳吐浊痰,舌质淡、苔腻,脉濡。

治法:祛湿化痰,散结定痛。

方药:二陈汤合海藻玉壶汤加减。

姜半夏 9g,茯苓 15g,陈皮 6g,桂枝 6g,柴胡 6g,玄参 12g,生牡蛎 30g,海藻 10g,昆布 10g,浙贝母 10g,薤白 10g。

加减:痰湿化热者去薤白、桂枝,加龙胆草 12g,车前草 15g,胆南星 6g;刺痛甚者,加延胡、当归各 10g;便溏质软者,加苍术、白术各 10g,怀山药 20g。

中成药:二陈丸,每次 6g,每日 3 次,口服。

4. **热毒蕴结证**　本证实为感受热毒之邪,结于胸胁,肺失宣肃,气随热结,血随气滞。

症状:胁肋灼热疼痛剧烈,局部肿块,按之灼手,身热,咽干,口渴,心烦,便燥,尿黄,舌质红、苔薄黄腻,脉弦数。

治法:清热解毒,散结定痛。

方药:五味消毒饮加减。

金银花 20g,蒲公英 20g,板蓝根 15g,野菊花 15g,当归 15g,夏枯草 15g,贯众 10g,柴胡 6g,生甘草 6g,天花粉 10g,黄芩 10g。

加减:咳嗽者,加鱼腥草 20g,野荞麦 15g;食欲不振者,加山楂、神曲各 12g。

中成药:三黄片,每次 6g,每日 3 次,口服。

5. 气虚血瘀证　本证多属心脾两虚,运行无力,气血凝滞,瘀阻脉络。

症状:肿块渐成,隐痛阵阵,偶感刺痛,心悸,体倦乏力,语言气馁,面色无华,舌质暗、苔薄白,脉沉细无力。

治法:益气活血,消肿定痛。

方药:补阳还五汤加减。

生黄芪 40g,当归 15g,党参 15g,川芎 6g,柴胡 6g,桂枝 6g,红花 6g,赤芍 12g,郁金 9g,地龙 9g。

加减:夜寐不安者,加远志、酸枣仁各 12g;便溏者,加苍术 10g,陈皮 6g。

中成药:归脾丸,每次 6g,每日 2 次,口服。

(二) 医家经验

郑钢等[5]应用复元活血汤合八珍汤联合利多卡因封闭治疗气血亏虚型肋软骨炎 40 例。药物组成:党参 30g,白术 15g,当归 15g,黄芪 15g,茯苓 12g,焦三仙 10g,桃仁 9g,陈皮 9g,白芍 9g,川芎 6g,甘草 6g,红花 6g。每日服用 1 剂,于早晚温服。利多卡因封闭治疗,即把 5ml 2% 的利多卡因(规格: 5ml: 0.1g)溶于 25mg 醋酸氢化可的松中封闭治疗,每周治疗 1 次,疗程 1 个月。优良率达到 95.0%。

(三) 其他治疗

1. 单方验方

(1) 七叶皂苷钠[6]:外搽患处,轻轻揉搓,4 次 /d,每次搽 2 遍,以不溢出为度。均治疗 5 日。

(2) 宽胸逐瘀饮[7]:柴胡 10g,桂枝 12g,徐长卿 10g,桃仁 6g,红花 6g,郁金 12g,木香 12g,延胡索 10g,川楝子 10g,当归尾 15g,川芎 15g,青皮 10g,陈皮 12g,蒲公英 15g,酒大黄 10g,丝瓜络 6g,细辛 3g,甘草 5g。随症加减。中药每日 1 帖,每日 2 次。5 日为 1 个疗程,治疗共 2 个疗程。

(3) 红消炎膏[8]:由硇砂、硼砂、朱砂、胆南星、芒硝、冰片、独活、草乌、滑石、麝香、雄黄、饴糖等组成,研末后调制成膏药,适量均匀涂于纱布上,厚度 2~3mm,范围略大于患病部位,敷于患处,胶布固定,每 3 日更换 1 次。6 日为 1 个疗程,共 3 个疗程。

2. 外治法

(1) 泽兰合剂[9]:由泽兰 10g,红花 6g,桃仁 10g,乳香、没药各 6g,续断、骨碎补各 10g 组成。用法:将上述药物按比例共研细末,白酒调成糊状外敷于患处,外可加纱布、胶布固定,以防脱落,每日换药 1 次。

(2) 药灸[10]:生五灵脂 20g,生青盐 15g,夜明砂 6g,乳香 3g,没药 3g,木通 9g,炮山甲 3g,干葱头 6g,上药研面备用。用温灸罐放置艾绒,约装 3/4 再放置灸药面,每罐艾绒放置灸药面约 2g,与艾绒混合后点燃,放置于肋软骨压痛处。患者可于罐下垫纱布防止烫伤,至艾绒熄灭为止,1 次 /d,5 次为 1 个疗程。

3. 针灸　喻超[11]运用针刺治疗肋软骨炎 35 例,操作方法:患者取仰卧位,双手自然置于床面上。穴位常规消毒,选直径 0.3mm、长 50mm 毫针,刺患侧阳陵泉及双侧尺泽、手三里,肝气郁结者加太冲,均进针 15mm,留针 30min,其间行提插捻转平补平泻法 3 次。每日 1 次,3 次为 1 个疗程。一般治疗 1 个疗程,即 1 个疗程后评定疗效。结果总有效率达 100%。

郑凯等[12]应用经筋针刺疗法治疗非特异性肋软骨炎 25 例。操作方法：足太阳经筋上选取双侧胃俞、脾俞、胆俞、肝俞、胃脘下俞、膈俞、督俞、心俞、厥阴俞、肺俞、大杼；足少阳经筋上选取患侧京门、章门、腹哀、日月、期门、食窦、天溪、气户、气舍，每次每条经筋分别选取 5~8 个经筋点进行针刺，针刺方法：用 75% 酒精消毒，采用 1.5~2 寸无菌针灸针进行针刺，针刺采用提插、捻转手法，穴位得气后留针 15~20min，每日治疗 1 次，7 日为 1 个疗程，共 2 个疗程。治疗总有效率达 96.00%。

4. 正骨　全晓彬等[13]应用正骨法治疗非化脓性肋软骨炎 52 例。操作方法：患者靠墙直立位，低头。双手十指交叉放在颈后，双肘向中间相互靠拢。医者站在患者右前侧，摸准偏歪的胸椎棘突，左手伸直拇指、屈曲其余四指呈握拳状，放在患者背后，以大鱼际处抵住患椎棘突，手背顶在墙上。右手握住患者屈曲的肘部，用力向患者后上方推，可感觉患椎有被推动移位感，常伴有"哒"的响声。再重新触诊患椎棘突是否复正，若尚未复正，可重复进行复位操作。1 周 2 次，2 周为 1 个疗程。有效率达 96.15%。

二、西医治疗

目前国内外对肋软骨炎的治疗并没有很好的办法，部分患者使用 NSAID 类药物效果不佳，顽固性的疼痛长期存在。因肋软骨炎的病理改变为软骨细胞体积增大，肋软骨的膨胀增生导致骨膜张力增高，从而刺激其表面的肋间神经皮支末梢，产生疼痛。肋软骨炎的组织病理中存在非特异慢性炎性细胞浸润。如淋巴细胞、浆细胞及散在的巨噬细胞，炎症反应与病变组织细胞增生同时存在。免疫增强药物可加速 T 淋巴细胞的转化，使病灶部位细胞和体液免疫反应加速，增强浆细胞抗体生成和巨噬细胞吞噬能力。尽快清除病灶处可能存在的病毒等病原体，减少乃至纠正在免疫增强药使用前可能存在的免疫功能紊乱造成的副损伤。调控免疫紊乱。

三、中西医结合治疗思路与方法

由于肋软骨炎病因不明，单一治疗效果往往不理想。中医药治疗的优势主要体现在治法多样化，通过辨证和辨病相结合，调整人体阴阳，改善局部及全身症状，尤其在缓解肋软骨炎症状方面疗效明显。中药与西药合用后可增加其疗效并减少毒副作用、降低复发率，提高患者的生活质量。近年来有应用中西医结合治疗肋软骨炎的报道。苗湿平[14]应用甲钴胺肌内注射联合中药血府逐瘀汤加味治疗 117 例肋软骨炎，总有效率达 94.87%。

【调摄与护理】

一、调摄

1. 本病除上述药物治疗外，精神治疗极为重要，医者应关心患者的疾苦，做好思想工作，充分调动患者的积极因素，正确对待客观事物，解除思想顾虑，树立革命乐观主义和战胜疼痛的信心，否则郁结不解，徒恃药石，其效不著。

2. 注意室内保持适宜的温度及湿度，避免风寒湿及燥热之邪的侵袭。

3. 饮食可进理气解郁之品，如百合、佛手等。

二、护理

(一) 一般护理

本病预后较好,病情较重者,尽量减少上肢和胸部的负重活动,保持精神愉快,心情舒畅,加强情志护理,使患者正确认识自身的疾病,并懂得自我保健常识,积极参加适合自身的文娱活动。

(二) 辨证施护

1. 对气血阻滞,瘀血结聚,血络不通所致的肋软骨炎可用跌打丸 2~3 粒,加白酒或 75% 酒精适量,加热成不流动的糊状物,外敷患处,用氧化锌胶布固定,每日换药 1 次,1 周为 1 个疗程。一般 1~2 个疗程痊愈。

2. 对证属瘀血阻滞证,可配合频谱治疗仪给予局部治疗。

3. 叶琳琳[15]通过多源治疗仪照射联合中药外敷对肋软骨炎护理观察,研究结果显示,多源治疗仪的主要 4 个作用如下:改善血液循环;改善人体免疫功能;促进组织康复及再生;有效调节神经体液。在发生炎症时,血管扩张,通透性会增高,组织发生肿胀,使患者产生疼痛感,采用多源红外仪照射可使照射处局部循环加速,加速对炎症的吸收,进而减轻或消除患者的疼痛。传统的黑膏药成分包括防风、羌活、柴胡、川芎、郁金、香附、秦艽、桂枝、甘草、白芷、知母、连翘、乳香、没药等成分,具有消肿止痛,活血化瘀的成效。对于肋软骨炎患者采用中医药物外敷进行调理,外敷中药可通过皮肤透入机体起到消炎、止痛、活血化瘀、通经走络、开窍透骨、祛风散寒等作用。通过外敷的中药膏药刺激机体的神经末梢,通过反射,扩张血管,促进局部血液循环,改善周围组织营养,达到消肿、消炎和镇痛的目的。因此,多源治疗仪照射联合中药外敷对肋软骨炎患者起到了减轻疼痛,提高治疗有效率的显著效果。

【转归与预后】

一、转归

本病多因情志不舒,久病入络及外伤所致,过度劳累则耗伤正气,气虚则行血无力,导致血瘀加重。发病后肋软骨处肿大隆起结块,但皮肤不红,自感胸部钝痛或锐痛,有压痛,严重时深呼吸、咳嗽或活动患侧上肢时疼痛加剧,甚至不能举臂。

二、预后

本病预后较好,疼痛消失后,肿块可存留较长时间,肿大的肋软骨甚至可持续数月或数年之久,有时劳累后疼痛还会发作。

【现代研究】

一、病因病机的研究

1. **肝气郁结论**　多数学者认为本病为肝气郁结所致,胁肋疼痛多由肝胆经气不利所致,"少阳为枢",流通畅达则不郁不结,邪客少阳使少阳枢机运转不利。

2. **气滞血瘀论**　胸部属于足厥阴肝经分布,肝的主要生理功能是主疏泄和主藏血,主筋,在志为怒,肝失疏泄,则气的升发就显现不足,气机疏通和畅达就会受到阻碍,气机郁结,会导致血行障碍,形成血瘀,出现胸胁等局部的胀痛不适等病理现象。所以气滞血瘀型肋软骨炎在临床中最常见,故主张采用血府逐瘀汤加减配以梅花针叩刺、拔罐治疗本病[16]。

3. **虚邪瘀论**　本病病因有感受外邪、情志不遂、肝肾亏虚、强力劳损等多种因素,但概括起来不外"虚邪瘀"3 个方面。基本病机为气滞血瘀,经络痹阻,筋骨失养。病性有虚有实,实证以外邪、气滞、痰瘀为主;虚证多属阴血亏损,肝失所养。此外,病情日久,亦可出现虚实并见。本病若及时治疗,预后较好;但久病迁延失治,导致胸廓活动受限,预后较差。因此肋痹治疗,应积极正确及时。病初多实,以通络为原则;病久多虚,治宜扶正为主。另外,本病重视针灸、推拿和运动疗法的运用,伴发经筋痹者,应兼顾治疗[17]。

二、辨证分型的研究

孙晓涛[18]运用复元活血汤治疗肋软骨炎,总结分为 5 型:①气滞血瘀型,治以活血化瘀,疏肝通络。方拟复元活血汤加减:当归 15g,桃仁 12g,炮穿山甲 9g,天花粉 9g,延胡索 12g,红花 6g,乳香 10g,没药 10g,青皮 6g。②肝郁气滞型,治以疏肝解郁,行气活血,方拟复元活血汤合逍遥散加减:柴胡 15g,当归 10g,白芍 10g,红花 12g,炮穿山甲 9g,川芎 9g,桃仁 9g,郁金 12g,香附 9g,薄荷(后下)6g。③痹阻脉络型,治以散寒除湿,活血行气。方拟复元活血汤加减:柴胡 15g,当归 12g,红花 12g,甘草 6g,炮穿山甲 9g,制大黄 15g,桃仁 12g,羌活 12g,独活 12g,细辛 3g。④气血亏虚型,治以益气养血,和血散瘀,方拟复元活血汤合八珍汤加减:党参 30g,黄芪 15g,白术 15g,茯苓 12g,甘草 6g,当归 15g,白芍 9g,川芎 6g,桃仁 9g,红花 6g,陈皮 9g,焦三仙(山楂、神曲、麦芽)各 10g。⑤痰湿阻滞型,治以祛痰散结、活血行气。方拟复元活血汤合二陈汤加减:陈皮 12g,制半夏 12g,瓜蒌 15g,茯苓 9g,甘草 6g,柴胡 12g,当归 12g,红花 6g,炮穿山甲 9g,桃仁 12g,延胡索 15g。以上药剂,日 1 剂,水煎分 2 次口服,7 日为 1 个疗程。治疗肋软骨炎 50 例,治疗时间最短 1 个疗程,最长 6 个疗程,有效率为 94.0%。

三、辨病结合辨证治疗研究

张宇[19]应用血府逐瘀汤加味治疗肋软骨炎 29 例。处方:桃仁、红花、生地黄、柴胡、牛膝、赤芍各 15g,当归、枳壳、川芎各 20g,桔梗、生甘草各 10g,穿山甲、莪术各 12g。若伴胁肋胀痛不适,范围较广,深呼吸时牵掣痛重者加郁金、沉香各 15g;胁肋刺痛,轻扣痛不可忍者加丹参 20g,延胡索 15g;时发胸闷,胸廓部似有板压样疼痛感者加瓜蒌、薤白各 15g。有明显病毒感染史者加板蓝根 20g,连翘 10g,水煎服,每日 1 剂,分 2~3 次服用。结果痊愈 16 例,有效 9 例,无效 4 例。痊愈者中,最少服药 12 剂,最多 25 剂。张炜等[20]有类似报道。

(钟秋生　邓兆智)

参 考 文 献

[1] 白旭东. 非特异性肋软骨炎诊疗体会 [J]. 中国药物与临床, 2018, 18 (12): 2211-2212.

[2] 王敏, 黄树林. 十七味大活血胶囊联合醋氯芬酸治疗肋软骨炎临床观察 [J]. 实用中医药杂志, 2021, 37

(5): 847-848.

［3］ 王树伟, 郭会卿. 郭会卿教授运用失效逍遥散联合外治法治疗肋软骨炎临证经验 [J]. 中国民族民间医药, 2020, 29 (3): 74-76.

［4］ 吕海霞. 高频超声在肋软骨炎中的诊断价值 [C]// 中国超声医学工程学会. 中国超声医学工程学会第七届全国肌肉骨骼超声医学学术会议论文汇编. 2019.

［5］ 郑钢, 李菁. 复元活血汤合八珍汤联合利多卡因封闭治疗气血亏虚型肋软骨炎的临床效果研究 [J]. 内蒙古中医药, 2017, 17 (9): 35-36.

［6］ 董立平, 王威. 七叶皂苷钠搽剂治疗非特异性肋软骨炎的疗效观察 [J]. 中外医疗, 2013 (35): 26-28.

［7］ 刘洪宝. 自拟 "宽胸逐瘀饮" 结合手法治疗肋软骨炎临床体会 [J]. 按摩与康复医学, 2011, 2 (5): 6-7.

［8］ 张嫣, 袁益民. 红消炎膏外敷治疗非特异性肋软骨炎 46 例 [J]. 山东中医杂志, 2015, 34 (11): 850-851.

［9］ 张书春. 泽兰合剂治疗非特异性肋软骨炎临床观察 [J]. 河北中医药学报, 2013, 28 (4): 28.

［10］ 李冠麟. 药灸治疗肋软骨炎 36 例疗效观察 [J]. 国医论坛, 2013, 28 (4): 40.

［11］ 喻超. 针刺治疗肋软骨炎 35 例 [J]. 中国针灸, 2013, 33 (10): 870.

［12］ 郑凯, 董宝强, 王芳玉, 等. 经筋针刺疗法治疗非特异性肋软骨炎疗效观察 [J]. 中华中医药学刊, 2016, 34 (6): 1489-1491.

［13］ 全晓彬, 木荣华. 正骨治疗非化脓性肋软骨炎 52 例 [J]. 浙江中医药大学学报, 2011, 35 (6): 885-886.

［14］ 苗湿平. 中西医结合治疗肋软骨炎的疗效观察 [J]. 中西医结合心血管病杂志, 2015, 3 (12): 53.

［15］ 叶琳琳. 研究多源治疗仪照射联合中药外敷对肋软骨炎患者进行治疗护理的效果 [J]. 中国伤残医学, 2016, 24 (24): 91-92.

［16］ 韩明亮. 中医综合疗法治疗泰奇氏综合征 30 例 [J]. 光明中医, 2016, 31 (23): 3431-3433.

［17］ 李满意, 娄玉钤, 潘宏伟. 肢体痹的源流及临床意义 [J]. 风湿病与关节炎, 2013, 2 (9): 54-60.

［18］ 孙晓涛. 复元活血汤加减治疗肋软骨炎的疗效观察 [J]. 世界最新医学信息文摘, 2017, 17 (A4): 146.

［19］ 张宇. 血府逐瘀汤合中药外敷治疗肋软骨炎 48 例 [J]. 临床医药文献电子杂志, 2018, 5 (69): 28.

［20］ 张炜, 袁福宁. 血府逐瘀汤治疗非特异性肋软骨炎 1 例体会 [J]. 海峡药学, 2016, 28 (8): 219-220.

第 30 节 骨 坏 死

骨坏死 (osteonecrosis) 又称骨无菌性坏死或缺血性坏死, 是指骨细胞、骨髓造血细胞和脂肪细胞等骨骼活组织成分的死亡所引起的病理过程, 可发生于所有长管骨的骨端、骨突以及短骨的原发或二次骨化中心, 但以股骨头、月骨、跗舟骨及距骨处较多见, 其中股骨头坏死 (femoral head necrosis) 的发病率最高, 病损最严重, 后遗症多, 也是最为难治的一种骨坏死。可发生在任何年龄, 无明显性别差异, 而股骨头坏死则以 30~60 岁最多见。

中医古籍中虽无骨坏死病名的记载, 但根据其发病部位、病理机制与证候特征, 应归属于 "骨痹" "髋骨痹" "骨痿" 或 "骨蚀" 等病证范畴。

【病因病机】

骨坏死是由诸多不同致病因素所导致的一种疾病, 除创伤造成的骨坏死缘于血运被完全阻断比较明确外, 其他的病因尚不十分清楚。中医认为主要病因为先天禀赋不足、肾精亏虚、后天失养、寒湿痹阻、外伤瘀阻或慢性劳损[1], 使气血不足, 筋骨失养或寒湿凝结气血。

《难经》云"足少阴气绝,即为骨枯";《赤水玄珠》谓:"膏粱之人,久服汤药,醉以入房,损其真气,则肾气热而腰脊痛不能举,久则髓减骨枯,发为骨痿。"

一、肝肾亏损

先天禀赋不足,或久病损及肝肾,或长年因患风湿病服用大量热性中药而耗伤阴血。肾虚而不能主骨,髓失所养,肝虚而不能藏血,营卫失调,气血不能温煦、濡养筋骨,致生本病。

二、脾肾阳虚

素体阳虚,或罹患风湿病年久,服用各种药物,脾胃受损,逐渐伤及脾肾之阳,或长期大量服用糖皮质激素由阴虚内热而渐致阳气受损。脾肾阳虚,温运无力,湿滞为痰,血滞为瘀,交相痹阻骨络,而致本病。

三、寒湿痹阻

寒湿为阴邪,寒主收引、凝滞,易伤阳气,伤于人则经脉拘急,气血运行不利,痹阻于骨,骨失温煦濡养;而湿邪重浊而黏滞,阻碍气机,伤于人则气机不利,凝而为痰,留滞骨脉,致局部气血痹阻,发为本病。

四、各种损伤

包括劳逸失度、外力创伤、伤后失治或误治等,《素问·宣明五气篇》曰:"久坐伤肉,久立伤骨,久行伤筋。"跌仆闪挫可致局部血脉受损,离经之血阻于脉络,气血不畅,不能周荣,筋骨失养,而成本病。其他病因引起的骨坏死,在不同程度上也都存在着局部瘀血痹阻的病理机制。

本病的发生与发展,为外因和内因相互作用、局部和整体相互影响,使人体阴阳失衡,气血失调而致病。肝、脾、肾三脏与骨坏死的关系最密切,肾为先天之本,主骨生髓,肾健则髓充,髓满则骨坚。反之,则髓枯骨萎,失去应有的再生能力。肝主筋藏血,与肾同源,两脏荣衰与共,若肝脏受累,藏血失司,不能正常调节血量,若血液藏运不周,营养不济,亦是造成骨坏死的重要因素之一。脾胃为后天之本,气血生化之源,脾健胃和,则水谷腐熟,化生气血,以行营卫。若脾失健运,生化气血无源,则筋骨肌肉皆无气血以生,则导致"骨痿"等疾病发生。

【诊断要点】

一、临床表现

股骨头坏死是骨坏死中发病率最高,病损最严重,后遗症多和最为难治的一种骨坏死,其临床表现的特征是:早期症状以疼痛为主,伴有痛性的功能受限;中晚期则以髋关节的功能障碍为主,伴有活动性疼痛。[2-3]

1. **症状**　股骨头坏死的疼痛部位,大多在髋关节周围,也可表现在大腿内侧、前侧或膝部。在患病早期,多数患者在髋部的活动中发生隐痛或钝痛,制动休息后则疼痛缓解。少数患者则急性发作而出现髋部的剧烈疼痛,休息或卧床难以缓解。到中后期,出现明显的髋关节功能受限并有活动性疼痛加重。

2. **体征**　患侧髋关节外展或旋转受限及活动性疼痛,是常见的体征。"4字试验"阳性征,是股骨头坏死最早出现的阳性体征,并伴随股骨头坏死的全病程。在影像学检查未见异常征象时,该阳性体征对股骨头坏死的早期诊断以及髋关节功能的恢复程度,均具有重要的价值。

二、辅助检查

1. **实验室检查**　目前对骨坏死尚无特异性的实验室检查。实验室检查的结果只能间接地为医生提供一些可能发生骨坏死的提示和佐证。早期股骨头缺血坏死,血液黏稠度显著增高,其中全血比黏度、血浆比黏度、纤维蛋白原增高,红细胞沉降率方程 K 值、血小板黏附率升高。

2. **X 线检查**　X 线检查是诊断骨坏死最常用的一种方法,用于诊断已发生结构或形态学改变的骨坏死,X 线断层平面,可进一步显示骨坏死区的部位、范围和程度。具有简单、直观、方便、经济的特点,同时也是观察骨坏死治疗效果的一种常用有效的方法。此项检查的不足,是要等到骨坏死造成骨组织在 X 线影像上的密度发生改变时,才能显示异常征象。

3. **CT 检查**　CT 扫描检查具有分辨力和精确对比的特点,能对骨坏死作出早于 X 线片的诊断,敏感性较高(92.6%),特异性强。骨坏死的异常征象:早期可有正常星状结构变形,其周围星芒挤在一起或相融合,负重骨小梁增粗紊乱,或出现局限性囊样变疏松区及散在的斑点状钙化区;中晚期,骨轮廓变形、碎裂及髓腔硬化等。

4. **ECT 检查(同位素扫描或称骨闪烁摄影)**　此项检查主要用来了解局部血流和代谢改变的一种高敏感方法。骨缺血坏死早期,因局部缺血而呈现"冷区",而后期修复则出现"热区",它可早于 X 线平片 2~5 个月出现改变。但它在骨坏死区的血供有所改善后,可以转为阴性征象,而且无特异性,故需将之与 X 线平片相对比,而后作出正确的诊断。4 个月后浓集区仍不下降,则表示股骨头坏死,坏死区表现均匀浓集者,多表示全头散在坏死区同时有修复,而坏死区表现稀疏,同时其周围出现浓集者,表示有未能修复的较大坏死灶。核素扫描虽能早期发现骨坏死,但其特征性表现有限,解剖分辨力有限,并有假阴性结果。

5. **MRI 检查(磁共振)**　为目前诊断骨坏死较为敏感的一种检查方法,具有清楚地显示骨骼系统形态、结构和功能的特点,不仅可早期发现骨坏死,而且特异性很强,没有假阴性结果,可清楚地提供骨坏死的病理变化和解剖学变化。

6. **骨功能探测(FEB)**　这是一种安全、简便、有效的早期诊断方法,包括骨髓内压测定、骨髓静脉造影和髓心活检:

(1)骨髓内压测定(IMP):正常股骨头的骨髓基础内压力<4kPa,加强试验时其压力也<5.3kPa,大于此压力为异常。1938 年 Larsen 创立了骨髓压力的测定方法,至今已发现大量骨坏死病例出现 IMP 升高。通过 IMP 的测定,可早期发现骨坏死,使其获得治疗。

(2)髓心活检:可从其局部(特别是高度怀疑坏死的部位)取出适量的骨组织,通过病理检查,进一步诊断骨坏死的发生和程度。

7. **B 型超声检查**　有学者认为,B 超能在 X 线作出诊断之前,发现具有特异性的关节软骨的改变,即关节软骨的增厚、宽窄不一或毛糙不平的征象,但未见大宗病例报道。

8. **数字减影血管造影(DSA)**　表现为股骨头血供减少、受损和中断,对预防股骨颈骨折后骨坏死的发生有重要的指导意义。非创伤性股骨头坏死,早期出现静脉瘀滞、回流受阻,中期表现为动脉缺血,晚期为动脉闭塞。建议在明确骨坏死诊断后,对拟进行保髋手术治疗的患者进行 DSA 检查,为手术方案的制定提供依据。

三、诊断标准

国家中医药管理局的《中医病症诊断疗效标准》中,股骨头坏死的诊断标准如下。

1. 有髋部外伤史或有长期服用激素史等易引起股骨头坏死的诱因;

2. 髋部疼痛,以内收肌起点处为主,疼痛可呈持续性或间歇性,可向下放射,痛至膝关节;

3. 行走困难,呈跛行,进行性加重;

4. 髋关节功能障碍,以内旋或外展受限为主,被动活动髋关节可有周围组织的痛性痉挛;

5. X 线摄片可见股骨头密度改变及中后期的股骨头塌陷。

四、股骨头坏死的分期和分型

股骨头坏死的分期方法较多,2020 年中国成人股骨头坏死临床诊疗指南推荐了两种分期方法。其中 ARCO 分期是 ARCO 委员会在综合 Fi-cat 分期、Steinberg 分期和日本骨坏死研究会分期后制定的分期系统,较之前的任何一种分期方法都更系统、更全面、更实用。

（一）分期

1. ARCO 分期

1 期：X 线片正常,MRI 有异常。

分期表现：MRI 上可见坏死区域周围低信号带病变,骨扫描可见一冷区,X 线片无异常改变。

2 期：X 线片、MRI 均有异常。

分期表现：X 线片或 CT 可见骨硬化、局部骨质疏松或囊性变,但无证据显示软骨下骨折、坏死部分骨折或股骨头关节面变平。

3 期：X 线片或 CT 显示软骨下骨折。

3A 期(早期)分期表现：X 线片或 CT 可见软骨下骨折、坏死部分骨折和 / 或股骨头关节面变平,股骨头塌陷 ≤2mm。

3B 期(晚期)分期表现：X 线片或 CT 可见软骨下骨折、坏死部分骨折和 / 或股骨头关节面变平,股骨头塌陷>2mm。

4 期：X 线片显示骨关节炎。

分期表现：X 线片可见髋关节骨关节炎伴关节间隙狭窄,髋臼改变及破坏。

2. Steinberg 分期

0 期：X 线片、骨扫描与 MRI 正常。

Ⅰ期：X 线片正常,骨扫描或 / 和 MRI 出现异常。

A 轻度　股骨头病变范围<15%

B 中度　15%~30%

C 重度　>30%

Ⅱ期：股骨头出现透光和硬化改变。

A 轻度　　<15%

B 中度　　15%~30%

C 重度　　>30%

Ⅲ期：软骨下塌陷（新月征），股骨头没有变扁。

A 轻度　　<关节面长度 15%

B 中度　　关节面长度 15%~30%

C 重度　　>关节面长度 30%

Ⅳ期：股骨头变扁。

A 轻度　　关节面长度<15% 或塌陷<2mm

B 中度　　关节面长度 15%~30% 或塌陷 2~4mm

C 重度　　关节面长度>30% 或塌陷>4mm

Ⅴ期：关节狭窄或髋臼病变。

A 轻度

B 中度

C 重度

Ⅵ期：严重退行性改变。

（二）分型

选用 MRI 冠状面 T_1WI 或 CT 扫描冠状面重建图像，选择正中层面，确定坏死部位。依圆韧带前缘及后缘划线将此平面分成三柱：内侧柱，占 30%；中央柱，占 40%；外侧柱，占 30%。中国分型（中日友好医院分型）依坏死灶占据三柱情况进行分型：M 型，坏死灶占据内侧柱；C 型，坏死灶占据中央柱、内侧柱；L 型，坏死灶占据全部三柱。依坏死灶占据外侧柱状态，外侧型又分为三种亚型：L1 型，坏死灶占据部分外侧柱，尚有部分外侧柱存留；L2 型，坏死灶占据全部外侧柱，部分占据中央柱，内侧柱未受累；L3 型，坏死灶占据整个股骨头。

【治疗】

一、中医治疗

（一）辨证论治

骨坏死的治疗，应强调早期诊断、早期治疗和中西医疗法相结合的综合治疗。中医一般把骨坏死分为以下 4 型。

1. 气滞血瘀证

症状：髋部有外伤史，髋部疼痛，或有肿胀瘀斑，夜间尤甚，痛有定处，痛处拒按，或有跛行及髋关节功能障碍，舌质紫暗，脉沉涩。

治法：活血行气，舒筋活络。

方药：桃红四物汤加减。

当归尾 20g，桃仁 9g，红花 9g，血竭 6g，丹参 15g，延胡索 9g，柴胡 9g，桂枝 9g，牛膝 9g，党参 9g，生熟地各 15g，炙甘草 5g。

中成药:活血止痛软胶囊,每次2粒,每日3次;七厘散,每日2次,每次半支;或跌打丸,每日2次,每次1丸。

2. 脾肾阳虚证

症状:髋部疼痛,持续绵绵,腰酸腿软,畏寒怕冷,面色㿠白;身倦乏力,动则汗出,纳少腹胀,便溏溺白,足胫浮肿或全身水肿,舌质淡,苔白滑,脉沉细迟弱。或有长期服用糖皮质激素史。

治法:温补脾肾,益气活血通络。

方药:自拟骨坏死Ⅱ号方。

熟地黄15g,鹿茸6g,淫羊藿10g,白术10g,茯苓10g,炮干姜10g,丹参20g,土鳖虫6g,白芥子6g,骨碎补15g,牛膝10g,炙甘草6g,大枣4枚。

中成药:金匮肾气丸,每日2次,每次1丸;金天格胶囊,每次4粒,每日3次。

3. 肝肾亏损证

症状:髋骨疼痛,持续不减,病程已久,髋关节屈伸不利,腰膝酸软,舌苔薄白,脉沉细。

治法:补益肝肾,养血活血。

方药:归芍地黄汤合保元汤加减。

熟地黄15g,山药15g,枸杞子15g,全当归15g,白芍10g,黄芪30g,丹参15g,穿山甲10g,地龙10g,骨碎补10g,杜仲10g,牛膝6g。

中成药:追风透骨丸,每次6g,每日3次;金天格胶囊,每次4粒,每日3次;六味地黄丸或乌鸡白凤丸,每日2次,每次1丸。

4. 寒湿痹阻证

症状:视寒湿二邪的偏重,证情有所不同。寒邪盛者,髋部冷痛,痛处不移,肢体发冷,得热痛减,入夜痛甚,舌淡苔薄白,脉沉弦。湿邪盛者,髋部重着钝痛,肢体困重,舌质淡,苔白腻,脉沉或濡。

治法:散寒除湿,行瘀通痹。

方药:独活寄生汤加减。

独活10g,桑寄生15g,秦艽10g,鸡血藤10g,川乌6g,牛膝5g,生熟地各10g,补骨脂15g,骨碎补15g,全蝎6g,地龙6g,丹参15g,炙甘草6g,细辛3g。

中成药:疏风定痛丸,每日2次,每次1丸;盘龙七片,每次4片,每日3次;或寒湿痹冲剂合瘀血痹冲剂,每日2次,每次各1袋。

(二) 医家经验

丁锷[4]以中医学整体观和辨证观为指导,以瘀、痰、虚三论为依据,结合自己多年的临床经验,提出了虚实辨证、分期论治的治疗原则。认为该病早期以实邪为主,即痰瘀阻滞为主,包括破瘀化痰、理气散结、通络止痛。中期多虚实夹杂,但仍以实邪为主,故治疗应攻补兼施,一方面破瘀、化痰,一方面益气养血。后期则以虚损为主要病机,或肝肾虚或气血虚,治疗以补中扶正为主,主要方法是益气养血、补肾壮骨。此外,在辨证分期论治的同时口服活血祛瘀之中成药,并以患肢制动为基础,配合中药外敷或手术等方法治疗本病,取得了良好的临床疗效。

李桂文[5]运用四物强骨方治疗股骨头坏死,证属气血虚,肝肾亏损,气滞血瘀,经络痹阻者。方用:熟地黄12g,当归10g,川芎6g,赤芍12g,续断12g,杜仲12g,黄芪20g,乳香

8g,没药8g,秦艽10g,牛膝10g,血竭8g,甘草6g。气虚气短、乏力、自汗加重黄芪用量,加红参、西洋参、白术;气滞血瘀、舌质有瘀点加桃仁、红花、丹参;湿重加茯苓、萆薢、车前子、薏苡仁、泽泻;食欲不振、胃纳欠佳加神曲、山楂、麦芽、鸡内金;疼痛剧烈加乌药、延胡索、降香;腰腿酸软、乏力、耳鸣、夜尿多、肾阳虚加附子、鹿角胶。

郝贵华[6]认为股骨头坏死主要为肝肾亏虚、不能濡养筋骨而致,用"骨浊汤"内服治疗,药用:淫羊藿20g,何首乌20g,巴戟天15g,乳香10g,没药10g,川楝子15g,血竭10g,枸杞子15g,鹿角10g,熟地黄15g,杜仲15g,丹参15g,川芎15g,当归15g。若气虚加党参、黄芪;若风寒湿重加茯苓、威灵仙、独活、附子。在骨浊汤中,用淫羊藿、何首乌、巴戟天、枸杞子、鹿角、熟地黄、杜仲、当归,补肝肾,补气血,壮筋骨;乳香、没药、川楝子、血竭、丹参、川芎,活血化瘀,行气止痛。

(三) 其他治疗

1. 熏洗和热敷法

(1)行气散瘀消肿止痛热敷方:适用于Ⅰ期股骨头坏死或以疼痛为主症者。由当归、透骨草、赤芍、苏木、乳香、没药、红花、桂枝等组成。

(2)舒筋活血通络散结热敷方:适用于髋关节功能障碍较重的股骨头坏死患者。由透骨草、鸡血藤、天仙藤、伸筋草、当归、刘寄奴、木瓜、乳香等组成。

(3)熏熨方:由骨碎补、莪术、石菖蒲、苍耳子、乳香、没药、牛膝、生川乌、生草乌、伸筋草、独活等组成。将药物装入布袋内浸透蒸热至45℃,放在髋部先熏后敷,设法使药袋温度保持在40℃左右,每次熏熨60分钟。

(4)熏方:由川桂枝、细辛、生川乌、生草乌、生南星、生半夏、荜茇、山柰、桃仁、红花、伸筋草、丁香等组成。加水加热后熏于髋部,<70℃,每日熏1次,每次30分钟。

(5)药浴方:由骨碎补、透骨草、伸筋草、急性子、生南星、苏木等组成,药物浸透后煎煮1小时,浴时温度控制在40℃,每次浴泡30~40分钟。

2. 外敷膏药

(1)活血止痛膏:鹿角胶100g,川椒60g,荜茇100g,炙南星60g,洋金花50g,制马钱子40g,雄黄40g,透骨草200g,土鳖虫200g,红花200g,穿山甲50g,制乳香100g,制没药100g,细辛50g,大黄100g,冰片10g,煅自然铜100g,共为细面,炼蜜调成糊状备用。1~2日换药1次。

(2)通痹散:川乌10g,草乌10g,高良姜15g,肉桂10g,生南星15g,细辛10g,麻黄15g,荜茇15g,红花15g,白芥子30g,白胡椒15g,公丁香15g,干姜15g,附子10g,天麻10g等,共研细末,调匀备用。用白酒适量调匀部分药末,敷于环跳穴,厚0.5cm,外用毛巾盖上,每日1次,贴敷1~2小时。

这类方剂的组成原则与熏洗热敷方几近。外敷时既可敷于环跳穴,也可敷于髋关节前、外及后面。

3. 推拿疗法

推拿对骨坏死的修复有促进作用。它通过对髋关节周围经络筋脉、穴位起刺激效应,促进血流动力学及微循环等之变化,以改善骨内静脉郁滞,降低骨髓内压力,最终改善骨的血液供应,为新骨生成提供必要的微环境。还可解除髋部周围的肌肉痉挛,防止下肢肌肉失用性萎缩,减轻关节囊粘连,避免因骨外的原因加重髋关节的功能障碍。

部位选择患肢髋关节局部,患肢胃经、胆经、膀胱经的经络循行部位及其穴位。手法选择擦、揉、推、拿、按、搓、摇摆等。施用手法时宜缓慢、柔和,由轻到深透有力,切忌暴力。

4. 针灸疗法

(1)两组穴位交替使用:①秩边、环跳、承扶、委中、承山;②伏兔、血海、阴市、阴陵泉、足三里、丰隆、解溪、太冲。补法或平补平泻,留针30分钟。半个月为1个疗程,间休5日。

(2)温针:针刺环跳、秩边、居髎、冲门、风市、足三里、绝骨等穴,针后髋部加火罐。7日1个疗程,间休3日。

5. 中药离子导入 可通过中药渗透作用,使药物直达病所,以达活血化瘀、舒筋通络的目的。处方为防己、自然铜、威灵仙、薏苡仁、川牛膝、杜仲、海桐皮、乳香、没药、川芎、血竭等,各50g,浸泡2小时后,煎30分钟成汤剂,装瓶中放冰箱备用。用时取出适量加热到35℃,浸泡药垫,根据药液的离子性,正极导入。将正极铅板相连的药垫置于患髋腹股沟中部下方,负极放在与正极相对应的环跳穴,用沙袋固定。操作时以患者有麻震感为宜。每日1次,每次30分钟,每2周为1个疗程。间休3日。

6. 功能锻炼 股骨头坏死发生后,应在髋关节不负重的情况下积极进行功能锻炼。它可松弛髋关节挛缩,增强肌力,恢复肌肉和髋关节的功能,促进气血流通,改善微循环,为骨坏死的修复提供良好条件。功能锻炼应在康复医生的指导下进行。

二、西医治疗

根据骨坏死的不同病因和病变的不同发展阶段,采取不同的治疗方案。

(一) 非手法治疗

1. 限制负重 无论采取中西医哪种方法治疗股骨头坏死,当高度怀疑本病但未得到明确诊断,或诊断后尚未得到彻底治愈之前,应反复叮嘱患者患肢少负重,尤其对于股骨头坏死区还未发展至塌陷、变形的患者,限制其患侧关节负重,能在一定程度上推迟病程发展,在不可逆病理变化来到之前,为治疗争取时机。可拄双拐行走,必要时卧床休息,并加患肢皮牵引。

2. 药物治疗 有增加骨量,减慢骨的吸收与塑形,抑制破骨细胞的双膦酸盐类药物,抗凝药、血管扩张药等;对于高脂血症患者需要用他汀等降脂类药物。最理想的时机在于预防,对可能发生股骨头坏死的高危人群,如股骨颈骨折患者、长期酗酒、大剂量使用激素人群,有条件者可早期药物干预。药物只能作为手术治疗的辅助手段。分期而言,Ⅰ期是药物治疗的理想选择;其次疼痛发生前的Ⅱ期坏死;再其次,Ⅱ期坏死已发生疼痛;Ⅲ期坏死并非禁忌证,但合理选择相当困难[7]。

3. 皮牵引 牵引时应使患肢处于外展内旋位。这样既可缓解周围软组织的痉挛,又能增加髋臼对股骨头的包容量,使压力平均分布,避免应力集中而致股骨头坏死加重或塌陷变形。牵引重量宜适中,因人而异,对一般成人应掌握在4kg。每日牵引1次,持续3~4小时。

4. 减停激素 对正在服用糖皮质激素的风湿性疾病的患者,在可能的情况下,应更换其他西药或改用中医药治疗,同时在医嘱下逐渐减少激素的用量,以至最终停用。

5. 电刺激 有成骨作用,能促进骨折愈合。电刺激可作为骨坏死的独立治疗方法或手术辅助治疗。

(二) 手术疗法

目前,西医对股骨头坏死主要靠手术治疗。常用手术方法有以下几种。

1. **髓芯减压联合人工材料植入**　髓芯减压后,促进新血管的再生,恢复坏死区的血液循环。近期的效率较高,对于缓解和消除临床症状有极明显的效果。常见有钽棒植入术等。钽金属具有良好的生物兼容性,也被称为骨小梁金属。在坏死股骨头减压的基础上植入多孔钽金属棒,为股骨头及软骨下骨板提供安全而有效的力学支撑,从而易于软骨下骨修复和塑形,为骨质爬行替代修复骨坏死创造条件。对于年龄较轻、活动要求高的患者,可选择性行钽棒等保髋治疗,争取推迟关节置换的时间。钽棒植入作为一种微创术式,可以为二期置换手术创造一定条件[8]。

2. **新鲜胎儿软骨移植术**　主要适用于 Marcus 病理分期第 2、3 期的 55 岁以下的中青年患者。具有恢复股骨头外形、恢复关节软骨的效果。

3. **骨膜移植术**　该技术利用骨膜内层在无氧被动运动中可生成关节软骨的理论,来修复骨坏死引起的关节软骨的破坏。

4. **血管、骨瓣移植术**　可以实施于 Marcus 病理分期 1~3 期股骨头坏死区 1/2 股骨头的患者。作用在于减压效应,提供新血液供应,提供新生骨生长的微环境,并带入数量不等的各种成骨效应细胞,经传导和诱导作用在坏死骨小梁表面形成新骨,修复死骨,使坏死骨小梁复活,提供机械支持,以防止股骨头塌陷。

5. **截骨术**　用于 2 期坏死区小于 1/3 股骨头的患者及部分 3 期的患者。期望通过增加股骨头负重面积,减少股骨头所受压力,把坏死灶移出负重区,改变股骨头的角度,而使股骨头关节面不要塌陷。

6. **人工关节置换术**　用于 3~6 期的患者。可行金属杯关节成形术、关节表面置换术、股骨头置换术、全髋关节置换术等。由于目前人工关节置换有许多问题尚未解决,如松动、下陷、磨损等,所以这种治疗方法只适用于 60 岁以上的患者,不适用于较年轻的患者。

总之,因骨坏死的病因至今仍有许多问题不清楚,虽有许多手术治疗方法可供选择,但因缺乏大量长期成功的病例以供分析比较,迄今尚不能确定哪种方法最佳。

三、中西医结合的治疗思路与方法

国内近几年开展内服中药、静脉注射、介入、中药熏蒸汽浴、手术联合中药治疗等中西医结合综合治疗股骨头坏死,临床上取得良好疗效。李顺平等[9]应用"动脉介入"灌注"复方丹参注射液、尿激酶、低分子右旋糖酐注射液"等中西药物治疗股骨头无菌性坏死,结果显示:该方法使药物直接进入靶血管,减少了药物毒副作用,较传统手术治疗经济简便,可以迅速减轻或缓解疼痛,使相当程度的关节功能得到恢复,促进坏死骨修复,阻止或延缓股骨头坏死的发展,推迟股骨头置换的时间。覃祖恩[10]采用"五孔三维减压术"结合中药治疗股骨头缺血性坏死,适用于儿童和成人Ⅰ~Ⅱ期的股骨头坏死。该手术分别在股骨头的矢状面、水平面、额状面钻孔减压,符合几何学中的三维结构,具有不需切口、减压充分和不易塌陷的特点。术后应用"丹参、血塞通"治疗,能有效改善股骨头血液循环,对股骨头血液循环的重建,恢复股骨头血液循环起到积极作用,并能预防血栓形成,其疗效与国内有关报道相近。齐玉国等[11]对 56 例股骨头无菌坏死的患者进行髓芯减压术后、结合应用高压氧[12]、中药股骨头 1 号等中西医结合治疗,结果显示,施行打孔减压可直接解除该部位的压力,改善血流。而高压氧治疗可使血液中的氧含量明显增加,氧分压提高,氧的有效弥散距离加大,从而改善股骨头缺血缺氧处的氧供,有利于组织修复。血氧和组织氧分压的提高促进了局部毛细血管再生,进一步改善股骨头部位的营养状态。配合中医中药补肝益肾和活血化瘀药物的治疗,标本兼治,得到较好的治疗效果。

【调摄与护理】

一、预防为主

生活中要注意少饮酒,最好不饮酒;髋关节因创伤骨折后,要及时和正确地治疗,避免发生创伤性股骨头无菌性坏死。因病使用激素治疗时,要在医师指导下服用药物,医务人员也不要滥用激素;接触放射线时要注意防护。对于易发生此病的高危人群如高空或潜水工作者,要定期检查,向患者作好预防性解释,提高其对骨坏死的认识。

二、积极治疗

发生本病后,要及早治疗,以免延误病情。患病后应积极配合治疗。在保守治疗时应保护性负重,避免撞击性和对抗性运动。使用双拐减少股骨头承重,可有效减轻疼痛,延缓股骨头塌陷时间,但不主张使用轮椅。术后康复锻炼,可防止股骨头坏死患者失用性肌肉萎缩,是促使其早日恢复功能的有效手段。功能锻炼应以主动活动为主,被动活动为辅,由小到大、由少到多,逐渐增加;并根据股骨头坏死的分期和分型、治疗方式、髋关节功能评分及步态分析结果选择适宜的锻炼方法,如平卧分腿法、坐位踢腿法等。必须控制饮酒和严禁酗酒,因酒精中毒造成的高脂血症,可引起脂肪栓子的栓塞,因此,饮酒既是造成骨坏死的诱因之一,又可加重病情,对治疗十分不利,故应严格限制。对于"药酒"也应遵照医嘱服用。患者应保持工作和生活环境的干燥,注意保暖,不可在寒冷的地方久坐或睡眠,以避免病情加重。早期患者可在患髋自用"活血化瘀"类中药热敷,并行推拿按摩手法,以促进局部血液循环,缓解关节周围肌肉痉挛,防止肌肉萎缩。手术治疗患者需做好手术后护理。

【转归与预后】

目前对骨坏死,尚缺乏一种可靠有效的治疗方法。本病的病理过程一经启动,仅靠外因很难阻断,恢复期较漫长,一般为 3~5 年。其恢复的程度与诊断及治疗的早晚、坏死灶的大小、坏死的程度及治疗是否恰当有关。骨坏死的病理改变开始于骨质的缺血,引起骨组织的各种细胞迅速坏死、溶解、固缩;肾上腺皮质激素引起的骨坏死,还可见到骨髓内脂肪组织增多,脂肪细胞增大。随后,引起周围正常骨组织的反应性改变,表现为毛细血管、成纤维细胞和巨噬细胞组成的肉芽组织向坏死骨区长入,取代坏死骨,使坏死骨吸收。在血液循环得到恢复和坏死骨吸收的同时,有新生骨沉积,开始了再生、修复和重建过程,最后新骨形成,骨小梁结构和骨外形逐步恢复,当骨密度均匀一致并普遍出现正常骨小梁时,即为本病愈合的主要标志。与此同时,滑膜细胞增生,形成血管翳样结构,将关节软骨表面吸收,造成关节软骨的破坏。上述骨质的坏死、再生、修复现象,常由于某种原因而重复出现,最后多形成不可恢复的退行性骨关节病。

【现代研究】

一、病因病机的研究

现代医学认为,股骨头坏死是一种原因不明的病症,髋关节创伤、先天性骨发育不良、激素、辐射、气压病、酒精中毒、血液病、胰腺炎、脂肪肝、糖尿病、代谢性疾病、结缔组织病、血管疾病等多系统的疾病和因素,均可引起股骨头缺血性坏死。随着中医药事业的不断发展,诸多医家对本病有了更全面更系统的认识。罗元方[13]认为:先天不足,后天失养,肝肾不足是致病的内因。徐传毅[14]指出:血瘀是本病的重要致病因素,而往往气滞又是血瘀的成因之一,因此,气滞血瘀可致肌肉筋骨失于温煦濡养,最终致病。丁锷认为:股骨头坏死的原因有三,即瘀、痰、虚。而局部伤损是本病发生的常见诱因。许书亮[15]认为:本病发病机制为脾肾亏虚,跌打损伤。阎贵旺[16]认为:肾精亏虚和长期过劳,为本病发病基础。

二、辨证分型的研究

张铁刚等[17]将股骨头坏死的辨证分为三型,一为气滞血瘀型,二为肝肾亏虚型,三为气血两虚型。王平等[18]将激素型股骨头坏死分为:瘀滞型、痹痛型及筋骨劳损型。罗元方等将本病分为二期四型并辨证施治,早期包括外伤劳损型和瘀血化热型;中后期包括气虚血瘀型和肾虚寒凝型。

（宋宝欣　黄学民）

参 考 文 献

［1］季春明, 李延臣. 股骨头坏死的中医药研究进展 [J]. 中医药学报, 2005, 33 (5): 57-58.

［2］FICAT R P. Idiopathic bone necrosis of the femoral head: Early diagnosis and treatment [J]. J Bone Joint Surg Br, 1985, 67 (1): 3-9.

［3］HARRIS E D. 凯利风湿病学 [M]. 左晓霞, 陶立坚, 高洁生, 等译. 北京: 人民卫生出版社, 2006: 1550-1551.

［4］王峰, 周章武. 丁锷教授诊治股骨头坏死学术经验 [J]. 安徽中医学院学报, 1999, 18 (5): 47-48.

［5］李桂文. 四物强骨方 [J]. 广西中医药, 2004, 27 (3): 45.

［6］周红军, 李宏久, 孟祥臣. 郝贵华主任医师治疗股骨头坏死的经验 [J]. 中华中医药学刊, 2007, 25 (6): 1108-1109.

［7］陈雷雷, 何伟. 股骨头坏死药物治疗进展 [J]. 中华关节外科杂志 (电子版), 2013, 7 (3): 77-78.

［8］佟刚, 赵鉴非. 多孔金属钽棒在早期股骨头坏死治疗中的应用 [J]. 中华骨科杂志, 2010, 30 (1): 34-36.

［9］李顺平, 胡鸣, 张会文. 中西医结合介入治疗股骨头无菌性坏死临床分析 [J]. 华西医学, 2008, 23 (3): 550-551.

［10］覃祖恩. 钻孔减压结合中药治疗股骨头缺血坏死 43 例 [J]. 广西中医学院学报, 2007, 10 (3): 28-29.

［11］齐玉国, 兰云, 刘俊卿, 等. 中西医结合治疗股骨头无菌坏死 56 例临床分析 [J]. 中国中医骨伤杂志, 2006, 4 (14): 61-62.

［12］岳勇, 黄湘梅. 高压氧在骨科治疗应用近况 [J]. 中华航海与高气压医学杂志, 2003, 10 (2): 116.

［13］罗元方. 中医治疗股骨头软骨炎 14 例疗效分析 [J]. 中国骨伤, 1992, 5 (1): 12.

［14］徐传毅. 从 "瘀血" 理论辨识股骨头坏死 [J]. 中国中医基础医学杂志, 2002, 8 (5): 18.

［15］许书亮. 股骨头无菌坏死的辨证分型与治疗 [J]. 中国中医骨伤科杂志, 1991, 7 (3): 17.

［16］阎贵旺. 活络骨化丸治疗股骨头无菌性坏死 27 例 [J]. 辽宁中医杂志, 1990 (3): 21.

［17］张铁刚, 章艳霞, 李敏, 等. 股骨头坏死中医三型分治的临床总结 [J]. 中国中西医结合外科杂志, 1998, 4 (6): 354.

［18］王平, 高红艳. 辨证分型治疗激素型股骨头坏死 117 例 [J]. 上海中医药大学学报, 2003, 17 (1): 36.

第 31 节　结节性脂膜炎

结节性脂膜炎（nodular panniculitis）是一种原发于脂肪小叶的非化脓性炎症。本病为多发性、对称性成群的皮下脂肪层炎性硬结或斑块, 伴反复发热, 可损害内脏。以前人们常称为 Weber-Christian 综合征。由于这一综合征的临床特征和系统性累及的程度有很大差异, 其中不少患者已被发现有明确的病因而被另行分类和命名。近年人们逐渐不再用 Weber-Christian 综合征这一名称, 而改用结节性脂膜炎。该病临床表现多样但缺乏特异性, 除有发热、皮下结节、内脏损害等特征外, 还常伴有关节痛、皮肤溃破、乏力、咳嗽、胸闷、肌肉酸痛、腹痛等非特异性症状。根据病变是否累及内脏可分为皮肤型和全身型。

本病临床少见, 好发于女性, 约占 75%, 任何年龄均可发病, 但以 30~50 岁最为多见。病因尚不清楚。可能与脂肪代谢过程中某些酶异常有关。感染、外伤、药物过敏、化学或物理因素以及胰腺疾病等为诱因, 导致免疫反应异常而发病, 但尚未发现特异自身抗体。其组织病理学特征是脂肪细胞的坏死和变性, 主要发生在脂肪小叶。本病可与红斑狼疮、硬皮病、皮肌炎和结节性多动脉炎等自身免疫性疾病同时存在[1-2]。结节性脂膜炎与中医学的 "瓜藤缠" "湿毒流注" 相似, 出现皮下结节类似 "皮中结核" 或 "恶核", 可归属于痰核、痰痹范畴。

【病因病机】

本病的主要特征是成批反复发作于躯干或四肢的大小不等的皮下结节, 有疼痛感及压痛。皮下结节属痰核。结节处疼痛及压痛, 或见皮色紫暗为有瘀血, 故此病的基本病机为气血运行不畅, 痰瘀交阻于脂络, 脉络痹阻, 胶着成结所致。

痰核是因外感六淫、饮食不节、情志失调、劳倦内伤等造成人体水液运化失常, 饮邪积聚不消而成, 与肺、脾、肾三脏功能失调关系最为密切, 肺失宣降, 津液不布, 凝聚为痰; 脾失健运, 胃失和降, 水湿内停, 聚湿成痰; 肾阳虚弱, 津液不能蒸腾气化, 都会导致体内聚饮成痰。痰形成后可随气升降流行, 内而脏腑, 外而筋骨皮肉, 泛滥横溢, 无处不到。若痰流注脂络, 结聚于躯干、四肢等局部, 则会出现大小不等的皮下结块, 其肿硬如核大, 皮色不变, 称为 "痰核"。

结节性脂膜炎患处可有疼痛、压痛, 皮色紫暗, 此乃瘀血所致。导致瘀血产生的情况包括气虚致瘀: 气为血之帅, 血为气之母, 血液的正常运行依靠气的推动, 气虚则无力推动血液运行,导致血行迟缓,日久形成瘀血;寒邪致瘀:血得温则行,得寒则凝,寒邪侵犯经脉,经脉收引,血液运行迟缓,甚至血液凝滞,导致血瘀或加重原有的血瘀症状;热邪致瘀:热邪循经入血,血与热邪互结,血液受热邪煎熬而黏滞,运行不畅,形成瘀血,瘀血形成后,又每与热邪互结而形成瘀热,瘀热阻于脂络,并与痰相合,甚至蕴热成毒,导致结块皮色鲜红,灼热疼痛拒按,可称之为痰痹。结节性脂膜炎病程较长,后期常表现为正虚邪恋,虚实夹杂,痰瘀互结,久积不去,出现错综复杂的病机。其中瘀血的形成是其重要的一环。瘀血形成后,又可以加重结节性脂膜炎的病情。

本病初期以邪实(痰瘀)为主,随着疾病的发展,患者除有结聚于躯干、四肢等处大小不等的皮下结块外,还渐出现四肢乏力,面色少华,消瘦,肌肉和关节酸痛,腰膝酸软等肝脾肾亏损的症状,可出现内脏损伤,如肝脏、心肌、肾脏、神经系统等均可受累,出现肝肾功能异常、蛋白尿等。由于“瘀血不祛,新血不生”,故可见面色少华,出现贫血。痰核、痰痹即成,日久化热,痰热交阻,毒伏于内,无路可出,积聚于皮里膜外之脂络,若加之外感邪气引动,而致痰毒萌发,欲窜于外,则引起高热、结节红肿疼痛或溃破。其病急性发作期多以痰热、痰瘀为主;缓解期以脾虚湿盛为主。

【诊断要点】

一、临床表现

(一) 皮损

皮下结节是本病的主要特征。结节大小不等,直径一般为 1~4cm,亦可大至 10cm 以上。起始于皮下的部分结节向上发展,皮面可轻度隆起,呈现红斑和水肿;部分则仍潜于皮下,表面皮肤呈正常皮色,但结节常与皮肤粘连,活动度小。自觉痛感和触痛明显。结节常成批出现,对称分布,好发部位为臀部和下肢,但于前臂、躯干和面部也可出现。结节消退后,局部皮肤出现程度不等的凹陷和色素沉着,这是由于脂肪萎缩、纤维化而残留的萎缩性瘢痕。少数结节在脂肪坏死时其上之皮肤也被累及而发生坏死破溃,并有黄棕色油状液体流出,称为“液化性脂膜炎”。结节每隔数周或数月反复发作,多数发作时有发热,热型不定,有低热、不规则热或高热,高者可达 40℃,呈弛张热型,持续 1~2 周后逐渐下降。除发热外,还可有乏力、食欲减退、肌肉和关节酸痛等。

(二) 内脏损害

内脏损害出现的时间与皮损出现的时间可不一致。消化系统症状最常见,侵犯肠系膜、大网膜或腹膜后脂肪组织者,有恶心、呕吐、腹部胀痛、腹部包块等。最常受累的脏器为肝脏,患者可出现肝大、黄疸和肝功能异常等。呼吸系统受累,可出现胸膜炎、胸腔积液、肺脂肪栓塞、肺内一过性肿块以及渗出性胸膜炎等症状。严重时可累及血液系统,表现为全血细胞减少、严重出血倾向,甚至发生弥散性血管内凝血。此外,心肌、肾脏、神经系统等均可受累。内脏广泛受累者预后很差,常死于循环衰竭、出血、败血症和肾衰竭等。

二、辅助检查

多为非特异改变。可出现红细胞沉降率显著加快,白细胞轻度增高,尿液检查可见有血尿和蛋白尿。如肾脏受累,肾功能异常,可见血尿、蛋白尿。可有免疫学异常,如补体降低、C

反应蛋白和免疫球蛋白升高。抗链球菌溶血素 O、抗核抗体、类风湿因子均为阴性。如累及肺脏,X 线检查可发现肺纹理增加、肺门阴影增强等。心肌受累时,心电图可有心动过速、心律失常等表现。血清与尿淀粉酶,血清脂肪酶和 α_1- 抗胰蛋白酶正常,这可与继发于胰腺疾病的脂膜炎鉴别。

三、诊断标准

目前采用中华医学会风湿病学分会结节性脂膜炎的分类标准(2004)。

1. **临床特征**

(1)好发于青壮年女性;

(2)以反复发作与成批出现的皮下结节为特征,结节消退后局部皮肤出现程度不等的凹陷和色素沉着;

(3)常伴发热、关节痛与肌痛等全身症状;

(4)当病变侵犯内脏脂肪组织,视受累部位不同,出现不同症状。内脏广泛受累者,可出现多脏器功能衰竭、大出血或并发感染。

2. **病理诊断**　皮肤结节活检,其组织病理学改变是诊断的主要依据,它可分为三期:

(1)第一期(急性炎症期):在小叶内脂肪组织变性坏死,有中性粒细胞、淋巴细胞和组织细胞浸润,部分伴有血管炎改变。

(2)第二期(吞噬期):在变性坏死的脂肪组织中有大量巨噬细胞浸润,吞噬变性的脂肪细胞,形成具有特征性的"泡沫细胞"。

(3)第三期(纤维化期):泡沫细胞大量减少或消失,被成纤维细胞取代;炎症反应被纤维组织取代,最后形成纤维化。

四、鉴别诊断

本病依据成批反复发作的皮下结节,结节有疼痛感,压痛明显,消退后局部有凹陷伴有内脏损害症状,大多数发作时伴有发热,结合组织病理学改变可做出诊断。临床上应与以下几种疾病鉴别。

1. **结节性红斑**　春秋季好发,结节多局限于两小腿上 1/3 伸侧,对称分布,不溃破。3~4 周后自行消退,消退后无凹陷、萎缩。全身症状轻,无内脏损害。

2. **皮下脂膜炎样 T 细胞淋巴瘤**　皮下结节或斑块好发于肢体,其次为躯干,无压痛,发热、肝脾大、全血细胞减少及出血倾向,与全身型结节性脂膜炎相似。但脂肪组织中有肿瘤细胞浸润,均为中小多形 T 细胞,脑回状细胞核具有重要诊断价值,常有反应性吞噬性组织细胞出现。免疫组化 CD45RO 和 CD4 阳性,而 CD20 阴性。

3. **结节性多动脉炎**　皮下结节多分布于四肢,尤其是下肢,并沿动脉走行分布,单发或数个聚集于一处。皮肤病变损害多样,还可表现为瘀斑、坏死、痛性溃疡等,内脏损害以肾脏与心脏最多见,外周神经受累十分常见。皮肤活检主要为小血管和毛细血管的坏死性炎症。

4. **硬红斑**　结节呈紫红色,位于小腿屈侧,破溃后形成穿凿性溃疡。是一种由结核分枝杆菌引起的皮下中、小动脉血管炎,可伴脂肪坏死。组织病理为结核性肉芽肿。

5. **皮下脂质肉芽肿病**　好发于青壮年肥胖女性和儿童,结节无明显自发性疼痛,消退后无萎缩和凹陷,无全身症状,有自愈倾向。

【治疗】

一、中医治疗

(一) 辨证论治

1. 热毒蕴结证

症状:高热不退,关节肌肉痛,皮下骤起结节,或躯干,或四肢,结节皮色鲜红,灼热拒按,全身乏力。舌质红、苔黄,脉滑数。病久则结节枯萎、塌陷,但易反复发作。

治法:清热解毒,软坚散结。

方药:五味消毒饮加减。

金银花 30g,蒲公英 30g,紫花地丁 30g,野菊花 30g,天葵子 12g,连翘 12g,桃仁 12g,红花 12g,王不留行 15g,皂角刺 12g。

加减:如高热不退,可酌加白花蛇舌草、板蓝根各 30g,生石膏(先煎)60g,羚羊角粉(冲服)1 支(1g);关节肌肉痛加青风藤、片姜黄各 15g,忍冬藤 30g;结节有液化倾向的加薏苡仁、土茯苓各 30g,川贝母 6g。

中成药:雷公藤多苷片,每次 20mg,每日 3 次;新癀片,每次 4 片,每日 3 次;连翘败毒丸,每次 6g,每日 2 次,口服。

临床体会:本证见于急性发作期。痰、火、毒是主要致病因素,应重用清热解毒化痰药,金银花、蒲公英、紫花地丁、野菊花等用量至少为 30g。此外,为防止热入营血,可酌加入清热凉血药,如牡丹皮、赤芍各 15g。

2. 风痰凝聚证

症状:皮下结节此起彼伏、游走不定。结节表面皮色不变,久则枯萎消散,局部皮肤塌陷,既不液化亦不破溃。或关节疼痛,或下肢浮肿,舌尖红,苔薄黄,脉弦数。

治法:散风清热,化痰散结。

方药:夏枯草汤加减。

夏枯草 30g,薏苡仁 30g,金银花 15g,连翘 12g,红花 9g,桃仁 12g,浙贝母 12g,土茯苓 30g,土贝母 12g,三棱 12g,全蝎 9g,白花蛇舌草 30g。

加减:关节肌肉疼痛甚加延胡索、羌活、川芎各 15g;下肢浮肿,加茯苓、泽泻各 15g,路路通 12g。

中成药:昆仙胶囊,每次 2 片,每日 2 次;夏枯草颗粒,每次 1 袋(2g),每日 2 次,开水冲服;西黄解毒胶囊,每次 2 粒,每日 3 次,口服。

临床体会:本证多见于结节性游走性脂膜炎。皮下结节此起彼伏、游走不定乃风痰作祟,治风痰常用天南星、白附子、僵蚕等。朱丹溪治痰重视调理人体气机,纠正七情之偏,故常伍用行气之品。同时他认为"痰在胁下,非白芥子不能达;痰在皮里膜外,非竹沥、姜汁不可达;痰在四肢,非竹沥不开"。

3. 脾虚湿热证

症状:结节皮色紫红,疼痛拒按,数日后软化,有波动感,结节可吸收遗留凹陷萎缩,或破溃溢出油脂状液,常伴发热,腹痛,乏力纳差,舌质红,苔黄腻,脉滑数。

治法:健脾除湿,清热解毒。

方药:除湿解毒汤加减。

生薏苡仁 30g,苍术 12g,白术 15g,金银花 20g,连翘 15g,紫花地丁 20g,土茯苓 15g,栀子 10g,牡丹皮 15g,滑石 15g,浙贝母 10g,生甘草 6g。

加减:热盛去滑石,加黄柏 9g、苦参 15g;结节液化,可去栀子、牡丹皮,加猪苓、泽泻各 30g。

中成药:正清风痛宁缓释片,每次 2 片,每日 2~3 次,口服;当归苦参丸,每次 1 瓶(6g),每日 2 次,口服;四妙丸合连翘败毒丸,均每次 6g、每日 2 次,口服。

临床体会:本证常见于结节性液化性脂膜炎。脾为生痰之源,脾虚失于健运则生痰湿,痰湿内蕴日久则化热,故处方用药应以健脾燥湿清热为主,燥脾湿,助中焦之转输,乃绝痰之源的治本之法。方中苍术、白术、薏苡仁其意即在于健运中州以实脾土。皮下结节如液化或破溃,可加用穿山甲,同时外敷生肌散。

(二) 医家经验

张镜人[3]将结节性脂膜炎分为:急性炎症期,属热毒蕴盛脉络,法当清热化湿,凉血解毒。药用大生地 15g、连翘 15g、银花藤 30g、黄芩 10g、黄柏 10g、牡丹皮 10g、土茯苓 15g、川草薢 10g、生薏苡仁 15g、赤小豆 30g。巨噬细胞期,痰核阻滞脉络,法当软坚散结,化痰通络。药用生牡蛎(先煎)30g、象贝母 10g、海藻 10g、夏枯草 10g、茯苓 10g、远志 3g、桑枝 15g、丝瓜络 10g。纤维化期,法当活血化瘀、理气通络。药用当归 10g、丹参 10g、赤芍 10g、桃仁 10g、红花 3g、三棱 10g、莪术 10g、土鳖虫 5g、王不留行 10g、大地龙 10g。

随症加药:高热选加寒水石 15g、石膏 30g、知母 10g;红肿甚者,选加蒲公英 30g、半枝莲 30g、重楼 10g;两下肢肿胀,选加茯苓皮 30g、车前子(包)10g、泽泻 15g、牛膝 10g。

张老认为脂膜炎前期宜注重清热解毒,中期宜注重化痰软坚,后期宜注重活血化瘀。然脂膜炎的发热往往反复不愈,持续时期较长。日久可不同程度地损伤阴分,而见口干、舌红、脉细数等症。用药必须顾护阴分,切忌刚燥。若内脏损伤者,则应根据不同的脏腑病变辨证论治。

张鸣鹤[4]认为,结节性脂膜炎的发病机制为痰核流注,蕴于血络肌肤,导致血瘀湿困。治疗上宜健脾化湿、祛痰逐瘀,方用白术 20g、猪苓 20g、泽泻 20g、白花蛇舌草 20g、土茯苓 20g、连翘 20g、莪术 15g、红花 10g、桃仁 10g、白芥子 12g、小茴香 6g。方中白术补中,猪苓、泽泻健脾化湿以杜其源;白花蛇舌草、土茯苓解毒利湿散结以资其功;连翘于外疏散风热,于内清热解毒,迫邪外出;因其病势缠绵,结节反复,故以桃仁、红花、莪术活血破血;白芥子与小茴香共为反佐。张教授认为白芥子性辛温,能温中散寒以防凉药碍胃,既起反佐之用,又是涤痰搜刮要药,该药利气通络,散结行滞,行气消痰尤为功著。诚如戴原礼所云:"故善治痰者,不治痰而治气,气顺则一身津液亦随气而顺矣。"[5]如血热有瘀者宜清热凉血、软坚活血。药用牡丹皮 20g、半枝莲 20g、胆南星 6g、熟大黄 10g、黄柏 12g,清热凉血以泻其热,兼以软坚活血。同时应结合患者体质、病程发展阶段等随证加减,方能取得疗效。

(三) 其他治疗

1. 专方治疗

(1)柴胡桂枝汤加味:柴胡 12g,黄芩 10g,党参 10g,半夏 12g,桂枝、赤白芍各 9g,金银花、蒲公英、鸡血藤、薏苡仁各 30g,丝瓜络、乳香、没药各 6g,制南星 9g,生姜 6g,大枣 6 枚,甘草 6g[6]。

(2)清热燥湿活血汤:金银花 15g,连翘 12g,苍术 10g,黄柏 15g,白花蛇舌草 25g,大青叶12g,丹参15g,虎杖12g,生地黄12g,玄参12g,当归10g,赤芍12g,白鲜皮12g,生甘草10g[7]。

(3)脂膜炎1方:金银花30g,连翘15g,白鲜皮15g,焦栀子15g,牡丹皮15g,生地黄15g,防己10g,赤芍15g,牛膝15g,皂角刺10g,地龙10g,大黄15g,生甘草10g。热重于湿,急性期者。

(4)脂膜炎2方:黄柏15g,苍术15g,白鲜皮15g,防己15g,皂角刺10g,秦艽15g,香附15g,连翘15g,赤芍15g,茯苓25g,地龙10g,牛膝15g,甘草10g。湿重于热,缓解期者。

(5)脂膜炎3方:秦艽15g,防己15g,白鲜皮15g,生地黄15g,当归20g,白芍15g,海风藤15g,牡丹皮15g,石斛20g,天冬20g,沙参20g,茯苓15g,甘草10g。稳定期,阴虚阳亢者[8]。

2. **熏洗疗法** 熏洗疗法是利用药物煎汤,趁热在肿痛关节处进行熏蒸、淋洗的治疗方法(一般先用药液蒸汽熏,待药液温时再洗)。熏洗处方:四生汤加味[9]。生川乌、生草乌、生半夏、生南星、乳香、没药、透骨草、象贝母、夏枯草各1份,冰片9g(后下)。操作方法:将方四生汤煎液,再用水将药物稀释成合适的浓度,并加热至需要的温度,注入浴盆内备用。在药液中沐浴15~30分钟,浴毕,用温清水冲洗,再用干毛巾拭干,穿好衣服。一般每天熏洗1~2次,每次20~30分钟。其疗程视疾病而定,以病情缓解为度。

二、西医治疗

(一) 一般治疗

祛除病因,停用可疑的致敏药物。消除感染灶,适当选用广谱抗生素治疗。系统型患者,急性期应卧床休息,补充足够的热量、蛋白质和维生素。

(二) 药物治疗

对单纯的皮肤型可仅给予局部用药对症处理,对发病较急或多脏器受累,但症状相对较轻的用中、小剂量的糖皮质激素与非甾体抗炎药即可控制病情,重症患者则需糖皮质激素与免疫抑制剂联合应用。上述疗效不佳者,也可考虑生物制剂治疗。

1. **糖皮质激素** 急性期可选用,疗效肯定。泼尼松常用剂量为40~60mg/d,当症状缓解后2周逐渐减量。病情严重者,可给予甲基泼尼松龙冲击治疗。

2. **非甾体抗炎药(NSAID)** 可使发热、关节痛和全身不适减轻。临床常用的药物包括双氯芬酸钠、洛索洛芬钠、美洛昔康、塞来昔布等。非甾体抗炎药副作用以胃肠道及肾功能损害最常见。因此,不宜长期单独使用大量NSAID治疗。

3. **免疫抑制剂** 较常用的有硫唑嘌呤、环磷酰胺、羟氯喹或氯喹、沙利度胺(反应停)、环孢素A等。①硫唑嘌呤:常用口服剂量从每日1~1.5mg/kg体重开始,以后增至2~2.5mg/kg体重。常见副作用为肠道不适,偶见骨髓抑制。②环磷酰胺:常用剂量为每日2.5~3mg/kg体重。使用期间要定期查血常规和肝肾功能。③氯喹或羟氯喹:氯喹每日250mg,2~4个月后减至250mg、每周2次。羟氯喹每日200mg,6个月后改为200mg、每周2次。氯喹起效较羟氯喹快,但副作用明显高于羟氯喹,长期服用要警惕视网膜病变。一般要求用药后每半年做1次眼科检查。④环孢素A:常用剂量为每日2.5~4mg/kg,分2~3次服用。环孢素A是一种强免疫抑制剂,对骨髓无毒性,也不影响吞噬细胞功能,较少诱发或加重感染。⑤沙利度胺:常用剂量为每日100~200mg,晚上或餐后至少一小时服用,如体重少于50kg,要从小剂量开始。由于有致胎儿畸形作用,孕妇禁用。

4. 生物制剂　肿瘤坏死因子-α(TNF-α)抑制剂依那西普、英夫利西单抗治疗结节性脂膜炎有效。[10]有报道英夫利西单抗对结节性脂膜炎诱导缓解和维持治疗有显著疗效[11-12]。依那西普推荐剂量和用法为25mg/次,皮下注射,每周2次。英夫利西单抗治疗结节性脂膜炎推荐剂量为每次3mg/kg,第0周、第2周、第6周各1次,之后每4~8周1次。这类制剂可有注射部位反应或输液反应。生物制剂可能有增加感染和肿瘤的风险。用药前应进行结核筛查,除外活动性感染和肿瘤。

三、结节性脂膜炎误诊原因

由于该病起病隐匿,临床表现多样化,症状无特异性,可见发热,关节痛、血液、心脏、消化、泌尿等系统损伤及眼部改变等不同的临床表现。因而误诊率高,误诊疾病种类多。有报道结节性脂膜炎误诊率高达64.3%[13]。如1例结节性脂膜炎患者被误诊为痛风治疗5年[14]。此外,由于其为少见疾病,无特异性实验室及影像学检查手段,没有及时做皮下结节活检等也是易致误诊的重要原因。所以临床医师应提高对本病的认识,诊断时应详细询问病史,对有发热、反复发作性皮下结节且遗留萎缩性凹陷病史者,应怀疑本病,并尽早行组织病理学检查,以早期明确诊断。

四、中西医结合思路与方法

笔者的临床体会,采用中西医结合治疗结节性脂膜炎,至少有两方面优势:一是有助于皮下结节的消除,尤其对预防及缓解皮下结节的僵硬、纤维化有良好疗效。结节性脂膜炎初期,皮下骤起结节,按之不硬,此时用清热解毒、软坚散结之剂与糖皮质激素合用疗效较单用激素为佳。在疾病后期(纤维化期),表现为结节僵硬,无触痛,此时单用激素、免疫抑制剂疗效皆不令人满意,而采用中药化痰软坚,活血化瘀,辅以小剂量免疫抑制剂的方法,则可使僵硬结节逐渐软化缩小。二是可减少西药的毒副作用。治疗结节性脂膜炎的西药,大多有一定的毒副作用,如激素可导致代谢紊乱、骨质疏松,诱发或加重感染;非甾体类药物可引起胃肠道不适,恶心,呕吐,甚至出血;硫唑嘌呤、环磷酰胺等免疫抑制剂对肝肾及骨髓、血液系统的影响等。有时由于这些毒副作用导致结节性脂膜炎治疗中断。中西医结合治疗,用健脾和胃、益气养血、补益肝肾等方法,就可以有效地减轻这些毒副作用,减少这些药物对内脏的损害,保证结节性脂膜炎治疗用足疗程,不致停药反跳,引起复发,半途而废。而且通过扶正中药的治疗,结节性脂膜炎患者体质往往会有不同程度的提高,对药物副作用的耐受性也随之增强。临床实践表明,中西医结合在本病的诊治方面起着积极有效的作用。

【调摄与护理】

(一)体温过高

发热期间,应加强支持治疗、预防感染,体温超过39℃者行药物或物理降温。退热期观察出汗情况,防止虚脱。同时做好口腔、皮肤护理,保证患者清洁舒适,防止并发症。[15]

(二)焦虑

本病由于反复发作,呈慢性病程,又有皮损疼痛和反复发热等症状,患者常产生忧郁、焦虑心理。因此要经常与患者沟通,病情稳定后,可适当增加户外活动。纳差、发热时,可给葡萄糖、氨基酸静脉滴注,补充能量。

【现代研究】

景洪贵[16]在结节性脂膜炎的治疗中,主张健脾益肾,凉血解毒,除湿散瘀,内外合治。①健脾益肾:脂膜炎发病有两大特征,一是有家族史,即与先天禀赋有关。先天为肾主。二是该病能直接损害消化器官功能,长期消化不良,呈现贫血、消瘦等脾虚表现。人以脾为本,主肌肉及四肢,而本病好发于四肢肌肉,脾病故也。健脾益肾是治愈本病的关键。常选人参、黄芪以益气健脾;枸杞子、女贞子、怀牛膝以补肾强身。②凉血解毒:本病急性发作期出现发热,皮下结节,红肿热痛,皆属热毒炽盛,伤及血络。选金银花、连翘、鬼针草、透骨消清上焦,黄柏清下焦,牡丹皮凉血。③除湿散瘀:本病以下肢多见,潮湿或寒冷易发,故认为与湿邪相关,治疗提倡除湿;湿热用茵陈、白蔻仁;寒湿用苍术;用薏苡仁淡渗利湿。同时,鉴于结节质硬、固定、压痛,认为瘀邪所致,主张散瘀,常选用桃仁、红花、泽兰以活血,枳壳以调气。另,脂膜炎急性发作期,用消炎止痛膏(黄柏、冰片、白芷、皂角刺等)外贴患处。

赵锦鹏[17]治疗57例脂膜炎患者,均以皮肤结节来就诊,全部病例经活体组织切片确诊。采用消斑汤(自拟方):黄柏、秦艽、地骨皮、川牛膝、赤芍、地丁各10g,土茯苓、鸡血藤、丹参各30g,乳香、没药各6g。热重加金银花30g,山栀子10g;瘀血重加红花、穿山甲各10g。结果治愈51例,好转6例,总有效率100%。赵氏认为脂膜炎系热毒内蕴,外受寒湿,以致经络受阻,气血凝滞,营卫失调所致。治疗以清热利湿,活血祛瘀为主。方中黄柏、秦艽、地骨皮、土茯苓、川牛膝、地丁清热利湿;鸡血藤、乳香、没药、丹参、赤芍活血祛瘀,可奏清热凉血燥湿、活血通络散结之功。

青玉凤等[18]报道了一例罕见的以蜂窝织炎为表现的结节性脂膜炎。该患者为男性,26岁。因发热伴左臀部皮肤红肿热痛1个月就诊。患者发热体温最高达40℃,弛张热型,伴畏寒、寒战,同时出现臀部有大片皮肤红肿热痛,体温高时皮肤红肿热痛更明显,伴有乏力、四肢酸痛。查体见左臀部有一17cm×15cm大小的暗红色皮疹,肿胀,高出皮面,皮温高、质较硬、触痛明显、无波动感,其余部位未见皮疹,浅表淋巴结未触及。血常规示白细胞2.3×10^9/L,血红蛋白138g/L,血小板120×10^9/L,中性粒细胞45%,C反应蛋白42.4mg/L,抗核抗体谱、抗中性粒细胞胞浆抗体均正常,胸片正常。考虑为急性蜂窝织炎,先后用氨苄西林、头孢拉定加喹诺酮类抗生素,亚胺培南西司他丁钠,去甲万古霉素加克林霉素抗感染治疗长达28天均无效。此后臀部皮肤活检:镜下见结缔组织水肿,有少量淋巴细胞、浆细胞及组织细胞呈小叶性分布,未见血管炎,表皮及真皮大致正常。诊断为结节性脂膜炎(系统型),给予醋酸泼尼松60mg/d、保肝及对症治疗,待血细胞恢复正常后加免疫抑制剂治疗,病情逐日好转出院。

除以蜂窝织炎为表现的结节性脂膜炎外,临床上还可见以机化性肺炎为首发表现,并见发热、皮下结节等症状的结节性脂膜炎[19];以腹痛、发热、皮下结节为表现的胰源性脂膜炎[20]等。因此对有皮下结节的患者不管其结节为何种类型,临床表现如何,都应及早做皮下结节活检以免延误诊治。

(苏　励)

参 考 文 献

[1] 叶德富. 结节性脂膜炎诊治指南 (草案)[J]. 中华风湿病学杂志, 2004, 8 (4): 253-255.

[2] 蒋明, DAVID YU, 林孝义, 等. 中华风湿病学 [M]. 北京: 华夏出版社, 2004: 1566.

[3] 张镜人. 中华名中医治病囊秘: 张镜人卷 [M]. 上海: 文汇出版社, 1998: 99.

[4] 李艳, 付新利. 张鸣鹤教授治疗结节性脂膜炎验案 2 则 [J]. 风湿病与关节炎, 2017, 6 (1): 44-45.

[5] 戴原礼. 秘传证治要诀及类方 [M]. 北京: 人民卫生出版社, 2006: 86.

[6] 马永安. 柴胡桂枝汤加味治疗脂膜炎举隅 [J]. 河南中医, 2004, 24 (10): 32.

[7] 高歌. 清热祛湿活血法治疗结节性脂膜炎 39 例 [J]. 中国中西医结合杂志, 1999, 19 (1): 50-51.

[8] 宋博毅. 中草药治疗结节性脂膜炎 30 例 [J]. 中国煤炭工业医学杂志, 2005, 8 (6): 659-660.

[9] 苏励, 陈琼. 类风湿性关节炎中医治疗 [M]. 北京: 金盾出版社, 2004: 25.

[10] LAMAS-VELASCO M, REQUENA L. Panniculitis with crystals induced by etanercept subcutaneous injection [J]. J Cutaneous Pathol, 2015, 42 (6): 413-415.

[11] A1-NIAIMI F, CLARK C, THORRAT A, et al. Idiopathic lobular panniculitis: remission induced and maintained with infliximab [J]. Br J Dermatol, 2009, 161 (3): 691-692.

[12] MIRANDA-BAUTISTA J, FERNANDEZ-SIMON A, PEREZ-SANCHEZ I, et al. Weber-christian disease with ileocolonic involvement successfully treated with infliximab [J]. World J Gastroenterol, 2015, 21 (17): 5417-5420.

[13] 邓云华, 徐祖森, 陈兴平, 等. 结节性脂膜炎误诊分析 [J]. 麻风皮肤病杂志, 2002, 18 (3): 245-246.

[14] 武加标, 任敏, 赵东宝. 抗肿瘤坏死因子拮抗剂治疗结节性脂膜炎 1 例 [J]. 中华临床免疫和变态反应杂志, 2015, 9 (4): 330-332.

[15] 杨丽娟, 孙仲伟, 陈仲汉, 等. 冯兴华治疗结节性脂膜炎发热验案 1 则 [J]. 北京中医药, 2016 (11): 1085-1086.

[16] 吴远明. 景洪贵治疗结节性脂膜炎经验 [J]. 实用中医内科杂志, 2000, 14 (1): 46.

[17] 赵锦鹏. 散结汤治疗脂膜炎 57 例 [J]. 陕西中医, 2008, 29 (7): 868.

[18] 青玉凤, 袁国华, 周京国, 等. 以蜂窝织炎为表现的结节性脂膜炎 1 例并文献复习 [J]. 临床荟萃, 2008, 11 (23): 828.

[19] 阮航, 陈郴, 胡娱新, 等. 以机化性肺炎为首发表现的结节性脂膜炎 1 例报道和文献学习 [J]. 中国实验诊断学, 2019, 23 (1): 46-48.

[20] 陈浩, 钱保林, 王安康, 等. 胰源性脂膜炎 1 例报告 [J]. 临床肝胆病杂志, 2019, 35 (10): 2298-2299.

第 32 节　坐骨神经痛

坐骨神经痛(sciatica)系指多种病变引起沿坐骨神经通路及其分布区的疼痛综合征。疼痛性质多呈钝痛、麻痛、灼痛、窜痛, 腰痛放射性下肢痛症状体征是其特点。

坐骨神经痛的病因可分为原发性和继发性。原发性坐骨神经痛又称坐骨神经炎, 临床少见, 多与感染中毒有关, 如牙齿、扁桃体、鼻窦中细菌病毒立克次体等随血流侵袭坐骨神经束膜及内外膜毛细血管,其内皮细胞炎症引起神经炎症病变。继发性坐骨神经痛指相邻组织病变或全身代谢疾病、结缔组织病等刺激压迫坐骨神经及其分支而产生疼痛,临床常见。依病变部位不同,分为根性坐骨神经痛和干性坐骨神经痛。坐骨神经根周围病变引发神经痛病因:①椎管内疾患,脊髓和马尾神经炎症、蛛网膜炎、硬膜外脓肿、肿瘤、外伤、血管畸形等;②脊柱疾患,腰椎间盘突出及脊柱滑脱、先天性腰椎管狭窄、隐性脊柱裂、脊椎峡部不连、腰椎结核、脊柱炎等。干性坐骨神经痛的主要病因:①腰椎病变,腰椎骶化、第三腰椎横突过长等;②骨盆及盆腔疾患,骶髂关节炎及脱位、盆腔炎、坐骨神经盆腔出口狭窄、梨状肌病变、肿瘤及淋巴转移瘤、妊娠子宫压迫等;③下肢疾患,外伤骨折、髋关节脱位及代谢性疾病等。[1]

坐骨神经痛好发于成年人,青壮年多见,男性多于女性,与外伤、劳动强度、居住环境等有关。本病属于中医学"腰腿痛""腰股痛""腰胯痛"等范畴。

【病因病机】

本病发生由于风寒湿热之邪,乘虚侵入人体,引起气血运行不畅,经络阻滞;或跌仆外伤,导致气血瘀滞,经络不通。发病部位主要在足太阳、足少阳两经循行的腰、臀及下肢部位。本虚标实,虚实夹杂是其病机特点。

(一) 素体虚弱

腠理疏松,营卫不固,风寒湿三邪杂至,乘虚入里,阻滞血脉经络,引发风寒湿痹阻型腰腿痛。寒湿偏盛,寒为阴邪,凝滞主收引,则肢体关节冷痛;湿为阴邪,重浊黏滞,表现为肢体关节肿胀重着、痛处不移。

(二) 素体阳盛

内有蕴热、外受风寒湿邪化热入里,或风寒湿邪蕴久化热,或湿热之邪直中入里,均致湿热交蒸,阻滞气血经脉,出现湿热痹阻型腰腿痛。

(三) 跌仆损伤

持重闪挫,腰部用力不当,致经脉损伤,气血瘀滞。或痹病日久不愈,邪气阻遏,致气血不畅,瘀血阻滞,肢节肿痛,局部疼痛不移,造成瘀血痹阻型腰腿痛。

(四) 痹病缠绵

病邪深入,由肌肤经络内入脏腑,造成肝肾亏损型腰腿痛。肾虚则主骨功能减退,出现腰腿足跟酸痛,眩晕耳鸣,遇劳加重。肝虚则藏血主筋功能失调,出现筋痹疼痛、肢节屈伸不利等。

【诊断要点】

(一) 临床表现

1. 根性坐骨神经痛

(1)坐骨神经痛多单侧急性或亚急性发病,亦有慢性反复发作,少数两侧发病或交错发生。

(2)疼痛限于坐骨神经通路及分布区域:位于腰骶部、臀部、股后,向小腿后外侧、踝足背外侧放射。久坐、久站、行走牵拉坐骨神经致疼痛加剧。

(3)常见减痛姿势:喜向健侧侧卧,患侧屈髋屈膝,久致脊柱弯向患侧。就座时健侧臀部先着力,站位时身体重心移向健侧。拾物不敢弯腰,以减少对脊神经根的刺激,患侧屈膝下蹲。

(4)神经损害体征：臀、大腿、小腿肌张力下降，肌肉松弛，轻度萎缩，小腿外侧、足背痛觉、触觉减退或消失，跟腱反射减弱或消失。

(5)根性坐骨神经痛常在弯腰、过量负重、跌仆外伤后，突发腰痛如折，而后疼痛迅速沿患侧臀部、股部至小腿后外侧向下放射。L_4/L_5、L_5/S_1 棘突及椎旁常有明显压痛点。咳嗽喷嚏、排便用力、站立弯腰等腹压增高时可使疼痛加重。直腿抬高试验阳性、拉塞格征阳性、颏胸试验阳性、压颈试验阳性等。

(6)病程日久，自主神经受损致患肢血供及营养障碍，可见畏寒、皮肤干燥、汗出障碍等。

(7)脊髓压迫出现二便失禁及下肢感觉麻木等。

(8)根性坐骨神经痛试验检查：直腿抬高试验阳性；直腿抬高加强试验阳性；间接直腿抬高试验阳性；弯腰拾物征阳性；坐骨神经牵拉试验阳性；拉塞格征阳性；屈颈试验阳性；颏胸试验阳性；压颈试验阳性。

2. 干性坐骨神经痛

(1)多急性、亚急性发病，少数慢性发病。腰骶部压痛不明显。不因咳嗽、喷嚏、排便屏气等腹压增高活动而使疼痛加重。

(2)疼痛自病变部位沿坐骨神经径路向下肢放射，可至足底。

(3)病变部位常见明显压痛点

1)坐骨孔点：坐骨孔上缘，相当于秩边穴。

2)转子点：坐骨结节和大转子之间，相当于环跳穴。

3)腘窝：腘窝中央，相当于委中穴。

4)腓点：腓骨小头之下，相当于阳陵泉穴。

5)踝点：外踝下处，相当于昆仑穴。

6)跖点：足底中央处，相当于涌泉穴。

(4)感觉障碍：受损神经干及以下神经支配区感觉减退或消失，绝大多数患者足底麻木感。

(5)运动障碍：患侧坐骨神经支配肌群肌力减退，如大腿外旋、膝关节屈曲受限，足下垂，踝反射减弱或消失。

(6)干性坐骨神经痛试验检查：拉塞格征阳性；下肢外旋试验阳性；骨盆分离试验阳性。

(二) 其他检查

引起坐骨神经痛病因很多，通过检查可进一步明确病因。

1. 实验室检查　血常规、血糖、红细胞沉降率、血尿酸等辅助检查可查明感染、中毒、代谢性疾病等病因引起的坐骨神经痛。

2. 脑脊液检查　根性坐骨神经痛常见脑脊液压力增高，蛋白质含量明显增高。

3. 神经电生理　通过测定不同节段神经根所支配肌肉的肌电图，根据异常肌电位分布的范围，判断受损的神经根。再由神经根和椎间孔的关系推断神经受压的部位。

4. 影像检查　腰骶椎 X 线片可发现脊椎病变、椎间隙前窄后宽、脊柱侧弯等椎间盘突出的征象，或骨盆、骶髂关节炎、先天畸形、脊柱结核等。CT、MRI 可明确脊柱、椎管内病变，如椎间盘突出、椎管狭窄、椎管内肿瘤等。B 超可查明盆腔疾患。

5. 脊髓造影及脊髓血管造影　可显示动静脉畸形、椎管内肿瘤、脊髓蛛网膜炎等。

（三）诊断标准

1. 临床症状特点

(1) 好发于青壮年,多急性、亚急性及慢性发病。

(2) 多单侧下腰部、臀部发病,沿坐骨神经分布区域传导放射性疼痛。

(3) 常见坐骨神经通路诸压痛点为阳性。

(4) 因站立、行走、弯腰、咳嗽、喷嚏、排便屏气等腹压增高动作使疼痛加剧。

(5) 常有特殊减痛姿势。

2. 坐骨神经受损体征

(1) 臀、大腿、小腿肌肉张力下降,肌肉松弛或轻度萎缩。

(2) 小腿外侧和足背痛觉、触觉减退或消失,或其他坐骨神经支配区域感觉异常。

(3) 踝、跖反射减弱或消失。

3. 坐骨神经牵拉征

(1) 直腿抬高试验和直腿抬高加强试验:患者仰卧,检查者一手握足踝,另手缓慢抬高膝关节伸直的下肢。抬高小于 70° 时,出现放射性疼痛为直腿抬高试验阳性。低于直腿抬高试验高度,检查者用力背屈患侧踝关节,下肢放射性疼痛加重为加强试验阳性,这是由于踝关节背屈增加了神经根紧张。

(2) 拉塞格征:患者仰卧屈髋屈膝 90°,当屈髋 90° 时,伸膝引起患肢疼痛或肌肉痉挛者为阳性。

(3) 腘窝神经压迫试验:在拉塞格试验阳性基础上,伸膝压迫腘窝产生疼痛为阳性。

(4) 弯腰试验:弯腰拾物引起疼痛为阳性。

(5) 间接直腿抬高试验:抬高健侧腿时,引起患侧腿放射痛为阳性。健侧抬高,其神经根牵拉硬膜囊向下移动,从而相应改变了患侧神经根与突出物的相对位置,而诱发了疼痛。

(6) 颏胸试验:取仰卧位,将患者头颈主动或被动前屈使下颏接触胸壁,引起或加剧疼痛为阳性。

(7) 坐骨神经牵拉试验:取坐位颈部屈曲位,当患侧髋关节屈曲 90°,伸膝引起下肢放射痛为阳性。

(8) 压颈试验:压迫一侧或两侧颈静脉 1~3 分钟出现腰痛和患侧下肢放射痛为阳性。

(9) 屈颈试验:患者仰卧,自动或被动屈颈;也可坐位或半坐位,下肢伸直时向前屈颈,引起下肢放射痛为阳性。由于硬脊膜被牵拉刺激神经根,引起根性坐骨神经痛。

(10) 骨盆分离试验:患者仰卧,检查者两手按住两髂前上棘,推骨向外分离,如为骶髂关节病变,则可引发放射性疼痛为阳性。

诊断依据腰腿痛的临床表现、坐骨神经受损体征和牵拉疼痛征检查,可诊断为坐骨神经痛。应进一步查明原发性还是继发性、根性还是干性坐骨神经痛等。X 线片和盆腔 B 超常规检查,必要时做腰椎穿刺、椎管造影、CT 或 MRI、肌电图等,以明确坐骨神经痛的病因。

4. 病因诊断临床特点

(1) 腰椎间盘突出:病前常有腰痛史,多因腰部外伤、劳损或受寒诱发,L_4/L_5、L_5/S_1 椎间盘发病率高达 90% 以上,两椎间盘同时突出约 15%,男多于女,左侧多于右侧,病情易反复。X 线片显示前凸变直或反弓、椎间隙变窄、脊柱侧弯。CT 可清楚显示腰椎间盘突出的位置及程度。

(2)腰椎管狭窄:腰腿痛,腰痛后伸时加重。有典型的间歇性跛行,短暂休息后疼痛减轻或消失。X 线片、CT、MRI 显示腰椎管前后径小于 14mm 即可诊断。

(3)椎管内肿瘤:主要表现脊髓压迫症进行性加重,有相应节段支配区域的感觉过敏或缺失、运动障碍、二便失禁,腰椎穿刺示脑脊液压力减低,蛋白含量升高,MRI 可明确诊断。

(4)骶髂关节炎:骶髂关节骨质炎性改变,出现骶部叩击痛,骨盆分离试验阳性,X 线明确显示关节模糊。

(5)坐骨神经盆腔出口狭窄:20 世纪 80 年代末被命名。长期以来,"梨状肌综合征"曾与该病混淆。经研究查明,梨状肌病变只占本病原因的 10%。多由中深层软组织炎症纤维粘连、瘢痕、脂肪堆积或肌肉变性等导致坐骨神经盆腔出口狭窄。其出口在体表投影为股骨大粗隆与坐骨结节连线内 1/3 上方 2.5~4cm 处,有明显压痛点,压痛向大腿后下方放射。直腿抬高试验、屈颈试验、下肢内旋试验均阳性。

(6)梨状肌综合征:多因急性损伤和慢性劳损,如下肢过度外展外旋蹬踏动作,或由蹲位猛然站立等导致梨状肌受损。临床特征:①直腿抬高试验,下肢抬高 60° 之内,疼痛明显,但抬高超过 60° 时,疼痛反而减轻;②下肢外旋试验,下肢外展外旋,梨状肌收缩,可诱发坐骨神经痛。

【治疗】

一、中医治疗

(一) 辨证论治

1. 风寒湿痹阻证

症状:肢体关节冷痛,游走不定,恶风畏寒,遇风寒痛增,得温热痛减,局部肿胀,肌肤不仁,触之不热,四肢拘急,屈伸不利,舌质暗淡,苔薄白,脉浮紧等。

治法:祛风散寒,除湿通络。

方药:蠲痹汤加减。

羌活 15g,独活 15g,桂心 10g,秦艽 15g,海风藤 15g,桑枝 15g,当归 10g,川芎 15g,乳香 6g,广木香 10g,细辛 3g,苍术 15g,甘草 3g。

加减:风偏盛加防风 15g;寒盛加制附子 10g;湿盛加防己、萆薢各 15g,薏苡仁 20g。

中成药:盘龙七片,每次 4 片,每日 3 次,口服;风湿灵片,每次 6 片,每日 3 次,口服,孕妇忌服;疏风活络片,每次 2~3 片,每日 2 次,口服。

临床体会:本证多见于腰腿痛初期或发作期,一般病邪充斥,经脉不通,正气未衰。诊治按风寒湿三邪所偏,辨证治疗,疗效和预后良好。

2. 寒湿痹阻证

症状:腰腿冷痛重着、牵扯下肢,屈伸不利,昼轻夜重,遇寒冷阴雨痛增,得温热痛减,形寒肢冷,腿足拘紧,肢体困重,舌淡,苔白滑,脉弦紧。

治法:散寒止痛,祛风除湿,温经通络。

方药:《金匮要略》乌头汤。

川乌(先煎)9g,麻黄 9g,黄芪 9g,白芍 9g,炙甘草 9g,蜂蜜 50~200g。

加减:疼痛以膝踝为主加牛膝、木瓜各 25g 通经活络、祛湿定痛;以腰脊痛为主加桑寄生、骨碎补各 30g,狗脊 20g 强腰壮骨;上肢痛加羌活、姜黄、桑枝各 15g,以祛风通痹定痛。

中成药:祛风止痛胶囊,每次 6 粒,每日 2 次;寒湿痹冲剂,每次 1~2 袋,每日 3 次;腰痛宁胶囊,1 次 4~6 粒,每日 1 次;外用祛痛橡胶膏,每次 1 贴,每日 1 次。

临床体会:乌头汤重在温经散寒、定剧痛,乌头久煎 1 小时以上有助于缓解毒性。乌头用同等量甘草共煎或与蜂蜜同煎均可减缓毒性。方中麻黄,遇高血压、心脏病患者宜减量慎用。临床时患者只要无明显热象引发腰腿痛,均可酌加制川乌、制草乌各 3~6g,制附子、肉桂、川椒各 9g 等大辛大热之品以祛寒止痛,但乌头煎剂不宜大量久服。

3. 湿热痹阻证

症状:腰腿肿痛而热,发热,肢体困重,牵扯下肢,屈伸不利,得冷则舒,遇热加重,口干不欲饮,小便短赤,便秘,舌红苔黄厚腻,脉滑数。

治法:清热除湿,疏风通络。

方药:四妙散加减。

苍术 15g,黄柏 10g,薏苡仁 30g,川牛膝 15g,草薢 15g,忍冬藤 30g。

加减:湿盛加防己、蚕沙各 9g,地肤子 15g,滑石 30g,赤小豆 20g;热盛加黄芩、栀子各 15g,虎杖 12g,鬼箭羽、苦参、知母、黄柏各 12g,连翘 30g;麻木加木瓜 30g,穿山龙 50g,地龙 12g。

中成药:湿热痹颗粒(片),每次 1~2 袋(6 片),每日 3 次,忌辛辣油腻食物;四妙丸,每次 6~9g,每日 3 次;当归拈痛丸,每次 1 袋,每日 3 次。

临床体会:本证属湿热痹阻气血经络,留滞肢节。患者素体不一,湿热之邪在病程中处于动态变化状态,依其偏湿、偏热或湿热并重不同,可灵活加减运用四妙丸,湿邪黏滞重着与热相搏,不宜速去,只宜缓图。

4. 瘀血痹阻证

症状:腰腿刺痛,或腰痛如折,牵扯下肢,痛有定处,昼轻夜重,拒按,俯仰转侧困难,患肢麻木,肌肤紫暗干燥甲错或有硬结,舌质紫暗或瘀斑瘀点,脉涩弦。

治法:活血化瘀,通络止痛。

方药:身痛逐瘀汤加减。

当归 15g,川芎 6g,桃仁 10g,红花 10g,乳香 6g,没药 6g,地龙 12g,川牛膝 15g。

加减:肢体关节疼痛加秦艽、羌活各 15g,威灵仙、独活各 12g 宣痹定痛;少腹痞块,痛经,偏寒者加小茴香、肉桂各 15g,干姜 12g 温经止痛;偏热者加牡丹皮、赤芍各 15g;气滞者加延胡索、香附各 15g;瘀积肿痛加三七 10g,茜草 30g。

中成药:瘀血痹片(胶囊),每次 6 片(粒),每日 2~3 次,口服;活血止痛软胶囊,每次 2 粒,每日 3 次,黄酒或温开水送服;云南白药,每次 0.5g,每日 2 次。瘀肿青紫,外涂红花油,或外贴东乐膏、活血解痛膏。

临床体会:本证多由跌仆闪挫、外伤术后,复感外邪而致瘀积肿痛。病初创伤肢体红肿热痛,须加牡丹皮 15g,丹参、忍冬藤、连翘、水牛角各 30g 祛瘀涤热。病久气血耗损,当伍黄芪 30g,当归 15g 益气养血。偏寒者加桂枝、肉桂、制附子各 15g 温经散寒。气行血行,可加香附、郁金各 15g 理气活血。外伤肌肤瘀肿,加活血化瘀药三七、水蛭各 9g,茜草 15g,化瘀血不伤新血。

5. 肝肾亏损证

症状:腰腿痛或酸痛,牵扯下肢,屈伸不利或麻木不仁。遇劳加重,腰膝酸软,肌肉瘦削,眩晕耳鸣,足跟痛。偏阳虚者,面色无华,畏寒肢冷,性欲减退,神疲,尿频,心悸气短,舌淡苔白,脉细弱。偏阴虚者,潮热盗汗、消瘦、失眠、五心烦热,舌红少苔,脉细数。

治法:补肝益肾,祛风除湿。

方药:独活寄生汤加减。

独活 12g,细辛 3g,防风 9g,秦艽 12g,桑寄生 18g,杜仲 12g,牛膝 10g,川芎 12g,当归 12g,地黄 15g,白芍 12g,党参 12g,茯苓 15g,肉桂 9g,甘草 6g。

加减:疼痛甚者,加制川乌 6g、金钱白花蛇 1 条、地龙 9g 助搜风通络止痛;寒邪重加制附子 15g;阴虚加知母 12g;湿邪重加防己、蚕沙各 12g。

中成药:尪痹片(胶囊),每次 6 片(粒),每日 3 次;金天格胶囊,每次 3 粒,每日 3 次;壮骨关节胶囊,每次 2 粒,每日 2 次;益肾壮骨胶囊,每次 3 粒,每日 3 次;健步壮骨(虎潜)丸,每次 10g,每日 2~3 次。

临床体会:本证迁延日久,或反复发作,导致脏腑功能减弱,肝肾亏损,气血虚弱,故腰膝酸软,臀沟变浅,臀腿肌力减低,肢体麻木,肌肉萎缩,步履艰难。肝肾不足加续断 15g,狗脊 15g,骨碎补 15g,淫羊藿 15g,鹿角胶 10g;气血亏虚者加党参 15g,黄芪 30g,当归 15g,白芍、熟地黄各 12g,川芎 9g。腿足麻木不仁,踝跖活动受限加搜风散瘀药,如炮山甲 6g,蜈蚣 1~2 条,乌梢蛇 12g 等。肢体顽麻、重着、肿胀,痰瘀互结者加僵蚕 10g、白芥子 10g。

(二) 医家经验

朱良春[2]认为坐骨神经痛从部位方面说主要痛在下部,因湿性下趋,又因臀部肌肉丰厚,寒湿之邪外袭后,易滞留于肌肉而致脉络痹阻。原发性坐骨神经痛虽有虚、有实或虚实夹杂之证,但与椎间盘突出继发的坐骨神经痛有在骨在脉之别,治疗上:①呈反射性剧痛和麻木,患肢不能伸直,舌淡苔薄白,脉沉弦,且每晨剧痛加重,盖寒主收引,故患肢不能伸直,病多在筋,晨起痛重亦属寒瘀证候,常选《金匮要略》"乌头桂枝汤"合《伤寒论》"甘草附子汤"合方化裁,方名"寒瘀湿痹汤",药用:生川乌(均切厚片,粉末弃之,不需先煎)10g,桂枝、炒白术各 30g,生白芍 50g,生甘草 15g,干姜 10g,白酒 250g。酒水各半浸泡 2 小时后,加水同煎 60~70 分钟(久煎毒减)。另处外擦方:生马钱子薄片、生草乌片各 30g,共煎 1 小时,取汁 400ml 左右后,加食用陈醋 100ml 混合,纱布蘸擦痛处,每日 3 次,1 剂可用 5~7 天。此内服外擦法对寒瘀湿痹证坐骨神经痛价廉效宏,屡收著效。②坐骨神经痛病延日久,证属虚证或虚实兼夹,应从肝肾虚论治,常选张锡纯治疗肝虚腿痛之"曲直汤"加减化裁,肝肾两虚者合"右归饮"加减,肝虚或肝阴虚者合"芍药甘草汤"化裁,自拟"加减曲直汤"基本方,药用:炙山茱萸、生地黄、生白芍、鸡血藤各 30g,知母、当归、乳香各 10g,威灵仙、生甘草各 15g,制附子、肉桂各 9g,生黄芪 20g。

(三) 其他治疗

1. 单方验方

(1) 加味活络效灵丹:丹参 15g,当归 12g,赤芍 12g,牛膝、鸡血藤、威灵仙、伸筋草各 15g,乳香、没药各 3~5g,水煎服,每日 1 剂,早晚分服。

(2) 生川乌、生草乌各 30g,吴茱萸 10g,共为细末,放入食盐,炒至黑色,布包熨患处,反复多次使用,每次 20~30 分钟。

2. 穴位注射　取穴承扶、环跳、殷门、委中、阳陵泉等,注射方法:正清风痛宁注射液,每穴 1ml(25mg),每次注射 2 穴。复方当归注射液,或祖师麻注射液、黄瑞香注射液,每穴注射

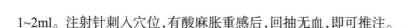

1~2ml。注射针刺入穴位,有酸麻胀重感后,回抽无血,即可推注。

3. 针灸

(1)运用针灸疗法疏通经络,使疼痛迅速减轻或缓解,达到止痛效果。临床上多按疼痛部位、放射径路而循经取穴:如足太阳经选肾俞、承扶、承山等;足少阳经选环跳、阳陵泉、昆仑等。按辨证取穴:寒湿证取命门、腰阳关、关元;瘀血证取膈俞、血海;气虚取足三里、三阴交;血虚证取绝骨、三阴交、阴陵泉。

(2)在针柄上加艾灸,使针尖温度约达40℃,温经散寒、通络止痛作用明显,可收到事半功倍的疗效。

4. 耳针　坐骨神经、神门、膀胱、臀等耳穴,强刺激后留针1~2小时。

5. 推拿

(1)牵引按压法:患者俯卧,助手双手拉住患者腋部,另一助手拉住两踝,向两端牵引10分钟;或骨盆牵引20分钟后,术者用双手拇指按压椎间盘突出部位,用力由轻到重,增宽椎间隙,使突出物还纳,缓解神经根压迫症状。

(2)由腰骶始沿坐骨神经径路,用推、揉、搓、按压等手法,特别对条索结节和诸压痛点为重点反复施术,达到舒筋活络、缓解痉挛、消肿止痛之目的。

6. 针刀疗法[3]　在坐骨神经相关区域寻找压痛点(L_4—S_1的棘间和棘突上、臀大肌骶骨附着点、臀中肌髂骨附着点、髂嵴后缘、股骨中段、下段髂胫束覆盖区、梨状肌体表投影区、腓骨头前下方、腓骨长肌、小腿三头肌)。凡有硬结和条索状物用针刀松解剥离,可纵行或横行切几刀,肌肉变硬者,以松解筋膜为主。1周松解1次。尤须注意这些压痛点临近坐骨神经,施术部位要避开坐骨神经及血管。

7. 理疗　直流电中药离子导入、超短波疗法、短波透热疗法、红外线疗法、音频电流疗法等辅助治疗,可改善局部血液循环,改善神经根炎症充血和水肿,缓解疼痛和肌肉痉挛。

二、西医治疗

(一)一般治疗

卧床3~7天,屈髋屈膝位,睡硬板床。腰椎间盘突出症引起者急性期卧床2~3周,疼痛减轻、病情稳定后可逐渐活动,避免肌肉挛缩。

(二)西医治疗

1. 止痛药　针对个体情况酌选一种。布洛芬缓释胶囊300mg,口服,早晚各1次。百服宁(对乙酰氨基酚薄膜衣片)500mg,每天3~4次。阿司匹林250mg,口服,每日3次。有出血倾向者不用。痛剧时应用曲马多,每次20mg,口服。

2. 神经营养药　维生素$B_1$100mg,每日1次,肌内注射。或维生素B_{12}0.5~1mg,每日1次,肌内注射。

3. 腰骶硬膜外介入治疗

(1)骶部硬膜外介入治疗:包括骶管封闭,是顽固性根性坐骨神经痛常用的疗法,可消除神经根水肿,抑制前列腺素等炎性物质生成。宜在骶骨与尾骨之间进行,或根据病变部位或受累神经确定封闭部位。炎性疾病应加甾体类药即糖皮质激素。注射方法同硬膜外麻醉,直接注入0.5%利多卡因5ml,加复方倍他米松(得宝松)1ml、生理盐水15ml,首次用药隔两周第二次给药,后每隔3周给药,2~3次为1个疗程,多处注射总量不超过6支。或0.5%利多卡因 5ml 加曲安奈德 20mg,加生理盐水 15ml,每 2 周 1 次,注射 1~3 次。高血压、糖尿病、溃疡病、精神病、活动性感染、孕妇及哺乳期妇女禁用糖皮质激素。

硬膜外注药的疗效,约 2/3 的患者注射即刻至 2 日有减痛止痛功效,1/3 患者 5~6 日疼痛缓解、症状改善。一般注射 1~2 次多有良好疗效。注射要求严格消毒,注射技术可靠,勿将药液误注入血管或蛛网膜下腔,以防误注后惊厥、昏迷、呼吸循环骤停、截瘫等意外发生。

(2)干性坐骨神经痛介入治疗:坐骨神经分布区及痛点的介入治疗,借助低浓度的局麻药,加上正清风痛宁注射液及甾体类糖皮质激素具有明显的消炎止痛作用。

1)髂后上棘与股骨大转子连线介入治疗:患者侧卧,健侧伸直,患侧在上屈髋屈膝,膝内侧垫枕。穿刺点:由髂后上棘与股骨大转子连线中点、垂直向下 3cm 处为穿刺点,垂直进针 5~8cm,引发患者出现下肢放射痛时,稍拔针 1mm,固定针头,注入 1% 利多卡因 5~10ml,加正清风痛宁注射液 25.0~37.5mg、地塞米松 2mg,能收到明显的抗炎、消肿、止痛、抗过敏作用。

2)骶尾关节与股骨大转子连线的中点为穿刺点,垂直进针,注药方法同上。患者俯卧,定位简单准确,临床上常用。

3)坐骨结节与股骨大转子连线的中点为穿刺点,注药方法同上。患者侧卧,屈髋、90°屈膝,使坐骨神经接近皮肤。

4)梨状肌介入治疗:俯卧位,两腿伸直,腹下垫枕。穿刺点在髂后上棘与股骨大转子连线中外 1/3 处、垂直向下 1cm 处,垂直进针达髂骨后拔针 1~2cm(梨状肌部位),注药同上。

5)在神经疼痛部位的腘点、腓点、踝点亦可按上述方法介入治疗,均要注意药液勿入血管,反复回抽注射器,确认无回血再注药。如出现一过性麻痹和疼痛,属神经损伤,一般数日可恢复正常。

三、中西医结合治疗思路与方法

坐骨神经痛是受多种病因引起的沿坐骨神经分布区域产生的疼痛综合征。治疗应根据病因分别治疗,除了治疗控制原发病外,采用中医综合疗法或中西医结合疗法,绝大多数患者疼痛得以缓解或治愈。

中医疗法的优势体现在:治疗方法的多样化,通过辨证和辨病相结合治疗,针对性地改善全身状况,综合运用针灸、针刀、推拿、牵引、理疗及外用药,均能有效改善患者局部及全身症状。不但近期疗效肯定,远期疗效亦较明显。康复期应用中医疗法巩固治疗,可避免西药的毒副作用,明显降低复发率。

西医诊断和治疗优势:CT、MRI 可清楚显示椎间盘突出的位置程度、与神经根等相邻组织的关系。采用红外热像扫描诊断,可明了神经血管肌肉的关联情况,明了炎症疼痛部位、性质、程度,如疼痛区域缺血还是充血? 偏热还是偏冷? 为微创介入治疗起到更精确的靶向指示作用。西医疗法除病因治疗外,可根据患者的症状、体征对症用药,可短期选用抗炎镇痛、消肿利水、营养神经、改善循环等药品和疗法,起效较快,疗效良好。

根性神经疼痛严重患者,除中西医结合治疗控制病情、全身调理外,可实施神经阻滞、骶管、硬膜外、O_3 经皮注射或穴位介入治疗。症状顽固者,采用化学融盘、激光髓核气化、射频、等离子等治疗手段。少数椎管、盆腔内肿瘤应及时手术治疗。腰椎间盘突出、腰椎管狭窄、坐骨神经出口狭窄、梨状肌病变等继发性坐骨神经痛,经半年系统保守治疗无效,疼痛进行性加重,可采用相应手术治疗。

【调摄与护理】

(一) 调摄

1. 保持室内空气流通,适宜的温度、湿度,避免风寒湿热侵袭。

2. 饮食宜清淡,易消化,富营养。禁生冷油腻食品。

3. 病易反复,病程较长,安慰患者,消除烦躁苦恼情绪,使患者愉悦,减轻疼痛。

4. 疼痛相邻部位注意保暖,用热水袋、拔火罐,注意防止烫伤。

(二) 护理

1. 病初卧硬板床休息 3~7 天,屈髋屈膝以减痛。腰椎间盘突出症引起者卧床 3~7 周,尽量减少活动。病情稳定后,再逐渐活动。

2. 注意观察疼痛的部位、性质、程度、时间及伴随症状,以及时发现原发病。

3. 首选和重视病因治疗,如腰椎间盘突出症引发者,采用护腰带等保护措施,预防复发。

4. 康复锻炼:疾病稳定恢复期适量增加活动,指导正确的锻炼方法,防止肌力下降和肌肉萎缩。

【转归与预后】

一、转归

大部分患者,除治疗原发病外,经中医辨证论治、综合治疗或中西医结合治疗,一般 1~3 个月即可明显好转,预后好。效著者旬日见效。少数腰椎间盘突出和椎管狭窄等继发性严重患者经保守正规治疗 6 个月无效,症状进行性加重,需手术治疗。

二、预后

本病病程较长,容易反复,多属良性疾病,绝大多数患者得以治愈或缓解,部分患者病情呈加重与缓解交替出现。一般预后良好,较少影响生活。少数患者延治误治,调摄失宜,病情反复,可遗下腰痛、下肢痛,甚至迁延数年不愈。

【现代研究】

(一) 病因病机的研究

多数医家认为本病由于腰骶部外伤,或受风寒湿热侵袭经脉,气血瘀阻不通所致。

(二) 辨证分型的研究

本病的辨证分型无统一的意见,一般多归纳为:寒湿痹阻证、湿热郁阻证、瘀血痹阻证、寒湿瘀阻证、肝肾亏虚证。

1. **寒湿痹阻证**　谈芳芳[4]选择坐骨神经痛患者 92 例,按 1:1 的比例随机分为两组。对照组给予针刺治疗(双侧环跳、昆仑、委中、承山、阳陵泉、阿是穴);治疗组在对照组的治疗基础上给予通络益肾汤(黄芪、独活、地龙、杜仲、桑寄生、怀牛膝、防风、茯苓、川芎、芍药、当归、薏苡仁、制川乌、制草乌、甘草片)加减。两组均以治疗 14 天为 1 个疗程,1~3 个疗程后判定疗效。结果显示治疗组治愈 17 例,显效 21 例,有效 7 例,有效率为 97.83%;对照组治愈 7 例,显效 14 例,有效 20 例,有效率为 89.13%。说明通络益肾汤联合针刺治疗坐骨神经痛疗效确切。

2. 风湿热痹证　朱惠姗等[5]选取 112 例风湿热痹证坐骨神经痛患者,按随机抽签分为观察组和对照组,对照组采取西药治疗,观察组采用大秦艽汤(秦艽、草薢、防己、生石膏、羌活、独活、黄芩、防风、当归、川芎、赤芍、白芷、牛膝、苦参、苍术、黄柏、生地黄、细辛)治疗,两组均治疗 4 周后比较临床疗效,统计两组治疗前后腰腿压痛、下肢放射痛、穴位压痛评分及直腿抬高试验结果评分、腰椎 JOA 评分、生活质量问卷(SF-36)评分及不良反应发生率。结果发现观察组治疗总有效率为 96.67%,显著高于对照组 85.00%,治疗后两组腰腿压痛、下肢放射痛、穴位压痛评分均显著降低,腰椎 JOA 评分均显著升高,且观察组改善较对照组更为显著;治疗后两组 SF-36 各维度评分均显著升高,且观察组明显高于对照组。说明大秦艽汤治疗湿热蕴结型坐骨神经痛可显著提高临床疗效,改善疼痛症状及功能障碍,提高生活质量。

3. 瘀血痹阻证　白国梁[6]选择 100 例坐骨神经痛患者,分为对照组与观察组,对照组采用身痛逐瘀汤(炒五灵脂、地龙、香附、羌活、桃仁、当归、没药、甘草、川芎、牛膝、红花)治疗,观察组则采用身痛逐瘀汤联合针灸治疗,比较分析两组的治疗效果。观察组的临床治疗效果(94.00%)远比对照组(80.00%)高。说明坐骨神经痛患者给予身痛逐瘀汤与针灸进行治疗,不仅能有效缓解患者疼痛程度,还能改善其下肢疼痛情况,临床治疗具有较高的安全性与有效性。

厉强等[7]选取 72 例瘀血痹阻证坐骨神经痛患者随机分为观察组和对照组,每组 36 例,观察组服用舒筋健腰丸(鸡血藤、桑寄生、菟丝子、狗脊、没药、黑老虎、牛大力、两面针、延胡索、乳香、金樱子、女贞子、千斤拔),对照组服用布洛芬和维生素 B_1。结果显示,在缓解腿痛、改善生活自理能力及行走功能方面,观察组优于对照组;临床疗效方面,观察组总有效率 94.4%,对照组总有效率 83.3%;不良反应观察组显著低于对照组。说明舒筋健腰丸能有效改善腰椎间盘突出所致坐骨神经痛的临床症状,改善患者的功能障碍。

4. 寒湿瘀阻证　刘艳平等[8]选取 144 例坐骨神经痛患者随机分为两组,治疗组[腰痛宁胶囊组(马钱子、麻黄、苍术、乳香、没药、全蝎、土鳖虫、僵蚕、川牛膝、甘草)]72 例,对照组(腰痛宁胶囊安慰剂组)72 例。治疗方法:两组患者分别服用相应药物,每次 5 粒,黄酒兑少量温开水送服,每日 1 次,睡前半小时服。连续用药 14 天为 1 个疗程。结果治疗组疾病控显率明显优于对照组;疼痛改善方面,治疗组的疾病(中医证候)控显率明显优于对照组。提示腰痛宁胶囊治疗坐骨神经痛(寒湿瘀阻证)具有较好的疗效,明显优于安慰剂,试验期间未发现严重不良反应,安全性较好。

方俐[9]将 86 例寒湿瘀阻证坐骨神经痛患者随机分为对照组和研究组,每组 43 例。对照组给予甲钴胺片治疗,研究组在对照组治疗基础上联合活血温经通络汤(当归、三七粉、水蛭、川芎、熟地黄、黄精、黄芪、桃仁、红花、赤芍、木香、丹参、地龙、牛膝、丝瓜络、全蝎、乌梢蛇、制草乌、桂枝、羌活、独活、秦艽、威灵仙、甘草片)治疗。治疗 1 个月后,比较两组患者治疗前后疼痛情况。结果显示治疗后,两组患者疼痛数字评分法(NRS)评分均较治疗前明显降低,且研究组 NRS 评分明显低于对照组。说明采用活血温经通络汤联合甲钴胺片治疗坐骨神经痛,可显著缓解患者疼痛,对改善其生活质量具有重要价值。

5. **肝肾亏虚证**　任红伟[10]将坐骨神经痛肝肾亏虚证患者 66 例,按照随机数字表法分为对照组和治疗组,每组 33 例。对照组给予坐骨神经痛常规基础治疗。给予布洛芬、吲哚美辛常规剂量服用。治疗组在对照组治疗的基础上给予独活寄生汤(党参片、肉桂、茯苓、炒白术、川芎、当归、桑寄生、秦艽、细辛、炒杜仲、续断、怀牛膝、熟地黄、白芍、防风、独活、甘草)加味。治疗后,治疗组总有效率为 96.97%,对照组总有效率为 78.79%,治疗组疗效优于对照组。

熊家平[11]认为本病根于肾精亏虚,治法以益肾通脉为主,突出滋肾养血,多选用熟地黄、枸杞子、杜仲、菟丝子、淫羊藿、怀牛膝等。临证时除肾虚为主外,常见寒湿、湿热、血瘀三证。寒湿证当温里散寒、除湿止痛,药用独活、威灵仙、木瓜、淫羊藿、五加皮。湿热者当清热利湿止痛,药用秦艽、伸筋草、路路通等。以上两型均重视选用独活、威灵仙。瘀血者当活血化瘀止痛,药用川芎、延胡索、当归、鸡血藤等。

唐志万[12]应用麻黄汤合独活寄生汤加减,内服并外敷中药治疗原发性坐骨神经痛 113 例,结果发现痊愈 32 例,显效 16 例,疗效满意,实践证明中药内外结合治疗原发性坐骨神经痛确有疗效。

(三) 辨病结合辨证治疗研究

张泳南等[13]在中医辨证论治的同时,重视西医辨病分型对针刺治疗坐骨神经痛的提示作用。

1. **原发性坐骨神经痛**　据西医病理,在急性期应避免对坐骨神经的直接刺激。针灸临床发现,此病按《灵枢·周痹》辨证,循经取穴则疗程长,且恢复不完全。所以在西医辨病指导下,急性期应取整体治疗为主,以埋线疗法、耳针疗法、刺络疗法和巨刺、缪刺针法为宜。这种方法,有利于炎性神经康复,减少后遗症。

2. **根性坐骨神经痛**　最常见的病因是椎间盘病变和椎关节病变。故在西医定位诊断明确后,实行辨证治疗,取穴应以发病椎体部的督脉经穴、夹脊穴及 L2 穴、L3 穴(奇穴)为主;针刺深度应达病变部位,用泻法,可温针灸,可用电针;针刺应直达椎间孔附近,最好出现轻微的循坐骨神经的电击样针感。这样有利于消除病变部位由于水肿、瘀血等原因所造成对坐骨神经根的压迫,并可提高受压神经的痛阈值。

3. **高位干性坐骨神经痛**　指椎间孔外至腰骶肌下潜行段坐骨神经受刺激引发的坐骨神经痛。实行辨证治疗时,取穴重点可参照根性坐骨神经痛。对腰骶肌损伤引发者应着重治疗损伤部。可用锋勾针法、针刀疗法或水针疗法,以缓解患肌痉挛或肿胀,消除对坐骨神经的刺激。

(四) 其他治疗研究

陈栎等[14]选取 90 例腰椎间盘突出症所致坐骨神经痛患者,按随机单盲对照试验方法分为治疗组和对照组各 45 例。治疗组采用电针联合易罐疗法治疗,对照组采用温针灸治疗,2 组均治疗 10 天。比较 2 组临床疗效及治疗前后视觉模拟评分法(VAS)评分和改良 Oswestry 功能障碍指数(ODI)。治疗组总有效率和愈显率分别为 95.6%、75.6%,对照组总有效率和愈显率分别为 86.7%、44.5%。2 组总有效率比较,差异无统计学意义。治疗组愈显率高于对照组。治疗后,2 组 VAS 评分均较治疗前降低,治疗组 VAS 评分低于对照组;2 组改良 ODI 均较治疗前降低,治疗组改良 ODI 低于对照组。电针联合易罐疗法治疗腰椎间盘突出症所致坐骨神经痛,可显著缓解患者的临床症状,减轻其疼痛,改善其腰腿功能,疗效优于温针灸治疗。

马超等[15]选取200例确诊为腰椎间盘突出性坐骨神经痛患者作为研究对象,200例患者随机分组,对照组和观察组各100例。对照组患者给予牵引治疗,观察组在此基础上,给予电刺激疗法。研究结果显示,观察组患者治疗总有效率(84.0%)显著高于对照组(62.0%)。观察组患者治疗后疼痛分级指数(PRI)、疼痛视觉模拟量表(VAS)、现时疼痛强度(PPI)评分均显著低于对照组,改良Oswestry功能障碍指数(ODI)和日本骨科协会(Japanese Orthopedic Association,JOA)评分改善率均显著高于对照组。结果表明电刺激治疗可以显著改善患者的临床症状和体征,进而提高患者的肢体活动能力。

霍金等[16]将56例干性坐骨神经痛患者随机分为温电针齐刺组和电针齐刺组,每组28例。温电针齐刺组采用温电针齐刺环跳穴,电针齐刺组采用电针齐刺环跳穴,均针刺委中、阳陵泉、承山,隔日治疗1次,10天为1个疗程,共治疗2个疗程。分别于治疗前、第1个疗程后、第2个疗程后观察两组患者疼痛分级指数(PRI)、疼痛视觉模拟量表(VAS)、现时疼痛强度(PPI)评分,并比较两组临床疗效。结果显示两组治疗第1个疗程、第2个疗程后PRI、VAS、PPI评分均降低,且第2个疗程后低于第1个疗程后。温电针齐刺组PRI、VAS、PPI评分降低幅度大于电针齐刺组。温电针齐刺组总有效率为92.9%(26/28),高于电针齐刺组的78.6%(22/28,P<0.05)。结果表明温电针齐刺环跳穴能有效缓解干性坐骨神经痛患者的疼痛,疗效优于电针齐刺环跳穴。

张竞争等[17]选取腰椎间盘突出症坐骨神经痛患者82例为研究对象,按照入院先后顺序抽签,随机分为对照组42例和干预组40例;对照组实施中频脉冲电治疗,干预组在对照组基础上增加半导体激光治疗。比较两组干预前后疼痛、炎症因子及临床疗效。结果显示两组干预后疼痛评级指数(PRI)评分、视觉模拟评分(VAS)、现时疼痛指数(PPI)及简易疼痛问卷(McGill)总得分均低于干预前,并且干预组PRI、VAS、PPI、McGill总得分低于对照组。两组干预后血清β-内啡肽(β-EP)水平显著升高,肿瘤坏死因子-α(TNF-α)、白细胞介素-6(IL-6)降低,且干预组β-EP高于对照组,TNF-α、IL-6低于对照组。干预组总有效率高于对照组。结果表明中频脉冲电结合半导体激光治疗腰椎间盘突出症坐骨神经痛临床效果显著,值得临床推广应用。

杨瑾[18]将96例坐骨神经痛患者根据随机数字表法分为对照组(给予电脑中频治疗仪治疗)与治疗组(给予电脑中频治疗仪联合电针治疗)各48例,观察两组治疗效果。结果显示治疗组的VAS评分及JOA评分改善幅度均显著优于对照组,P<0.05;治疗组的有效率为95.83%,显著高于对照组的77.08%,P<0.05。结果显示对坐骨神经痛患者给予电脑中频治疗仪联合电针治疗,能够有效减轻疼痛程度,缓解临床症状,提高临床疗效。

崔怀峰等[19]选取坐骨神经痛患者100例,按照随机对照盲法的原则分为两组,各50例。对照组行传统针灸推拿治疗,观察组采用浮针联合拉伸疗法。对比两组总有效率及治疗前后疼痛评分。结果显示观察组总有效率高于对照组;观察组治疗后VAS评分低于对照组,JOA评分高于对照组。结果表明浮针联合拉伸疗法治疗坐骨神经痛疗效确切,具有操作简单、安全性高等优势。

罗飞鹏等[20]选择108例根性坐骨神经痛患者,采用随机数字表法分成两组,每组54例。两组均予以针刺、电脑中频经络通治疗仪、TDP常规治疗,对照组加入中药封包外敷治疗,治疗组加入中药蜂蜡外敷疗法。比较两组ODI、SF-MPQ-2评分、住院时间、住院费用、复发率、临床疗效、不良反应情况。结果：治疗后及随访 2 个月后，治疗组 ODI、SF-MPQ-2 评分均低于对照组；治疗组住院时间短于对照组，住院费用低于对照组；治疗组总有效率为 96.30%，显著高于对照组的 75.93%；治疗组不良反应发生率低于对照组，差异无统计学意义；治疗组复发率低于对照组。结果表明，中药蜂蜡外敷疗法治疗根性坐骨神经痛的临床效果显著，能够提高日常活动功能，缩短治疗周期，降低治疗成本，安全性高。

（刘　健　万　磊）

参 考 文 献

［1］孙树椿, 孙之镐. 临床骨伤科学 [M]. 北京: 人民卫生出版社, 2006: 866-867.

［2］邱志济, 朱建平, 马璇卿. 朱良春治疗坐骨神经痛廉验特色选析 [J]. 辽宁中医杂志, 2003, 30 (12): 955-956.

［3］朱汉章, 柳百智. 针刀临床诊断与治疗 [M]. 北京: 人民卫生出版社, 1999: 146.

［4］谈芳芳. 通络益肾汤联合针刺治疗坐骨神经痛 46 例 [J]. 中医研究, 2019, 32 (12): 19-21.

［5］朱惠姗, 孙文琳. 大秦艽汤治疗湿热蕴结型坐骨神经痛 56 例疗效观察 [J]. 四川中医, 2019, 37 (12): 105-107.

［6］白国梁. 身痛逐瘀汤联合针灸治疗坐骨神经痛临床观察 [J]. 光明中医, 2019, 34 (9): 1403-1404.

［7］厉强, 刘文东, 于鹏飞. 舒筋健腰丸治疗腰椎间盘突出所致坐骨神经痛 (肝肾亏虚证) 的临床研究 [J]. 中药材, 2018, 41 (3): 737-739.

［8］刘艳平, 李引刚. 腰痛宁胶囊治疗寒湿瘀阻型坐骨神经痛临床疗效观察 [J]. 中草药, 2015, 46 (19): 2916-2918.

［9］方俐. 活血温经通络汤联合甲钴胺片治疗坐骨神经痛的临床观察 [J]. 中国民间疗法, 2019, 27 (24): 46-47.

［10］任红伟. 独活寄生汤加味治疗坐骨神经痛肝肾亏虚证的临床观察 [J]. 中国民间疗法, 2018, 26 (4): 26-27.

［11］方铁根. 熊家平教授治疗坐骨神经痛经验 [J]. 中国中医急症, 2003, 12 (3): 250.

［12］唐志万. 中药内外合治原发性坐骨神经痛有疗效 [N]. 大众健康报, 2020-09-15 (38).

［13］张泳南, 任宇丁. 以中医辨证为纲突出西医分型治疗坐骨神经痛 [J]. 实用中西医结合杂志, 1996, 2 (9): 73.

［14］陈栎, 黄跃鹏, 潘鸿锥, 等. 电针联合易罐疗法治疗腰椎间盘突出症所致坐骨神经痛临床研究 [J]. 新中医, 2021, 53 (11): 145-148.

［15］马超, 李星. 电刺激治疗腰椎间盘突出性坐骨神经痛的临床疗效及对外周血活性氧水平的影响 [J]. 山西医药杂志, 2021, 50 (7): 1105-1108.

［16］霍金, 赵罔琪. 温针结合电针齐刺环跳穴为主治疗干性坐骨神经痛临床观察 [J]. 中国针灸, 2021, 41 (3): 275-278.

［17］张竞争, 郭闯. 中频脉冲电结合半导体激光治疗腰椎间盘突出症坐骨神经痛的临床效果 [J]. 中国医药导报, 2021, 18 (6): 111-114.

［18］杨瑾. 电脑中频治疗仪联合电针治疗坐骨神经痛的疗效观察 [J]. 中国医疗器械信息, 2021, 27 (2): 149-150.

［19］崔怀峰, 火兴珠. 浮针联合拉伸疗法治疗坐骨神经痛的临床疗效观察 [J]. 新疆中医药, 2020, 38 (4): 23-25.

［20］罗飞鹏, 杨帏勋, 杞锦政. 根性坐骨神经痛采用中药蜂蜡外敷疗法的临床效果 [J]. 中外医学研究, 2020, 18 (19): 10-12.

第 33 节　纤维肌痛综合征

纤维肌痛综合征 (fibromyalgia syndrome, FMS) 是一种病因不明的以全身广泛性疼痛及明显躯体不适为主要特征的临床综合征, 常伴有疲劳、睡眠障碍、晨僵以及抑郁、焦虑等精神症状。FMS 可分为原发性和继发性两类。前者为特发性, 不合并任何器质性疾病; 后者继发于骨关节炎、类风湿关节炎、系统性红斑狼疮等风湿性疾病, 亦可继发于甲状腺功能低下、恶性肿瘤等非风湿性疾病[1]。由于对其认识不足, 本病常被误诊为神经症。本病过去曾被称为纤维织炎, 但因其本身并无炎症存在, 故 1990 年美国风湿病学会 (ACR) 将其正式命名为纤维肌痛综合征。本病的全球发病率约为 2%~8%, 其中女性发病率约为男性的 3 倍[1-3]。目前我国缺乏确切的纤维肌痛综合征的多中心流行病学调研数据[4]。FMS 病因未明, 一般认为与多种因素, 包括遗传因素、环境因素、性激素、病毒感染、物理创伤、情感伤害有关。虽然 FMS 患者在临床上表现为肌肉和软组织的疼痛及压痛, 但 FMS 的病变部位不在肌肉, 大量的临床和实验室研究已经证实 FMS 的病变部位在中枢神经系统。

中医学无相似病名的记载, 其临床表现与中医学 "痹证" 之 "周痹" "肌痹" 相近。

【病因病机】

本病外因为风寒湿邪痹阻脉络、肌腠, 内因为肝郁脾虚、气血不足, 肌腠失养, 故而发病。

(一) 肝郁脾虚

本病与过劳、精神紧张关系密切。肝藏血而主筋, 为罢极之本。若肝气郁滞, 疏泄不畅, 则气血痹阻不能濡养肌腠而作痛; 肝失条达, 则情志抑郁, 焦虑难眠, 精神易疲; 肝气郁滞、木郁乘土或思虑伤脾均可致脾运失司, 可见腹痛泄泻、泻后痛减等症。

(二) 阴血亏虚

本病多见于女性, "女子以血为本", 经、孕、胎、产皆可致营血亏虚, 冲任督带气血不足。此外, 大病久病之后, 精血暗耗, 外邪侵袭而发为本病。

(三) 风寒湿邪为患

素体虚弱, 气血不足, 卫外不固, 风寒湿三气杂至, 侵犯肌肤, 阻闭气血, 脉络不通, 发为本病。

【诊断要点】

(一) 临床表现

1. **特征性症状**　全身广泛性疼痛和僵硬是纤维肌痛综合征患者具有的特征性症状。疼痛常初发于某一部位, 特别是颈和肩, 随后可累及全身多部位。以颈、腰、肩和骨盆等处多见, 且常呈对称性。患者还可出现晨僵现象, 且不易恢复, 久坐也感到僵硬。其僵硬主要发生于躯干, 与类风湿关节炎的外周关节僵硬不同。

另一个症状为广泛存在的压痛点,这些压痛点存在于肌腱、肌肉及其他组织中,往往呈对称性分布。

2. 常见症状　包括乏力、睡眠障碍、不宁腿综合征、慢性下腰痛、肠激惹综合征、情感障碍、颞颌关节疼痛、慢性紧张性疼痛和偏头痛、雷诺现象,有些患者还有口干和眼干等,少数患者可以出现低热。此外,眩晕、对寒冷的耐受性差和对多种化学物质过敏也是常见症状。

3. 其他症状　临床上还观察到许多 FMS 患者除有上述症状外,自述麻木和关节肿胀,但无客观体征,某些还伴有认知障碍和情感异常。

纤维肌痛综合征并非排除性疾病,有自身的临床特点,不明原因出现全身多部位慢性疼痛,伴躯体不适、疲劳、睡眠障碍、晨僵以及焦虑、抑郁等,经体检或实验室检查无明确器质性疾病的客观证据时,需高度警惕纤维肌痛综合征可能[5]。

(二) 辅助检查

1. 实验室检查　部分患者可以出现轻度贫血、红细胞沉降率轻度升高和甲状腺功能异常;偶有血清低滴度抗核抗体阳性或轻度 C3 水平减低[1],但并没有系统性风湿病的其他临床表现。

2. 影像学检查　磁共振成像(MRI)上可能出现额叶皮质、杏仁核、海马和扣带回等激活反应异常,以及相互之间的纤维联络异常[1]。

(三) 诊断标准

FMS 的诊断方法在过去近 20 年中被不断更新调整[4]。

1. 1990 年 ACR 首次发布 FMS 的诊断分类标准[6]　同时满足下述 2 个条件者即可诊断。

(1)持续 3 个月以上的全身性疼痛:身体的左右侧,腰的上下部及中轴骨骼(颈椎或前胸或胸椎或下背部)等部位同时疼痛时才认为是全身性疼痛。

(2)用拇指按压(按压力约为 4kg)18 个压痛点中至少有 11 个点疼痛。这 18 个(9 对)压痛点部位分别是:颈肌枕部附着点、斜方肌上缘中点、第 5 至第 7 颈椎横突间隙的前面、冈上肌起始部、肩胛棘上方近内侧缘、肱骨外上髁远端 2cm 处、第二肋骨与软骨交界处的外上缘、臀外上象限的臀肌前皱襞处、大粗隆后方(大转子后 2cm)、膝内侧脂肪垫关节褶皱线的近侧(膝内侧鹅足滑囊区)。

2. 2010 年 ACR 更新 FMS 疾病诊断分类标准[7]　满足以下 3 条可以诊断。

(1)弥漫疼痛指数(WPI)≥ 7 和症状严重(SS)积分 ≥ 5;或 WPI 为 3~6 和 SS 积分 ≥ 9。

(2)症状持续相同水平在 3 个月以上。

(3)患者没有其他疾病的不可解释的疼痛。

其中,① WPI:患者在过去 1 周内出现以下部位疼痛者,每个部位得 1 分,最高分 19 分。如:左、右肩部区域;左、右臀部区域;左、右上臂;左、右颌部;左、右臀部;左、右前臂;左、右大腿;左、右小腿;胸;颈;腹部。② SS 评分:包括症状评分(乏力,无恢复性睡眠,认知功能障碍)和躯体症状评分,总得分最高 12 分。症状评分是对上周内三大症状的严重度进行评分(最高 9 分):0= 无;1= 轻度或间断出现;2= 中度,经常出现和 / 或中度症状;3= 严重,持续出现,影响生活。

躯体症状为以下总体症状严重性评分(最高 3 分):肌痛,肠激惹综合征,乏力 / 疲劳,思维或记忆问题,肌无力,头痛,腹痛 / 痉挛,麻木,头晕,失眠,抑郁,便秘,上腹痛,恶心,紧张,胸痛,视物不清,发热,腹泻,口干,瘙痒,喘鸣,雷诺现象,风团,耳鸣,呕吐,烧心,口腔溃疡,味觉改变,抽搐,眼干,憋气,食欲丧失,皮疹,光过敏,听力降低,易出现瘀斑,脱发,排尿次数增多,排尿疼痛及膀胱痉挛等。0= 无躯体症状;1= 少许症状;2= 中等量症状;3= 许多症状。

3. 2016 年对 FMS 诊断分类标准进行修订[5]　要求患者需同时满足以下所有条件。

(1)弥漫疼痛指数(WPI)≥ 7 和症状严重程度评分(SSS)≥ 5,或弥漫疼痛指数(WPI)为 4~6,同时 SSS 评分≥ 9。

(2)全身疼痛,5 个区域内至少有 4 个出现疼痛,其中颌、胸和腹部的疼痛不包括在全身疼痛的范围内。

(3)症状持续在相同水平 3 个月以上。

(4)纤维肌痛的诊断并不影响其他疾病的诊断,不排除其他临床疾病的存在。

界定:

1)WPI 是指患者在过去 1 周内出现疼痛的部位数量,患者多少个部位有疼痛,评分在 0~19 之间(表 3-33-1)。

表 3-33-1　躯体疼痛部位区域划分

左侧上肢(区域 1)	右侧上肢(区域 2)	轴向区域(区域 5)
左颌	右颌	颈部
左肩	右肩	上背部
左上臂	右上臂	下背部
左下臂	右下臂	胸部
		腹部
左侧下肢(区域 3)	右侧下肢(区域 4)	
左髋(臀部,转子)	右髋(臀部,转子)	
左大腿	右大腿	
左小腿	右小腿	

2)SSS 分数:疲劳、睡醒后萎靡不振、认知障碍,上述 3 个症状在 1 周前的严重程度按以下积分:

无 =0 分,轻微、间断 =1 分,中等、经常存在 =2 分,重度、持续、影响生活 =3 分。

SSS 的总分为上述三种症状的积分(0~9)加上患者过去 6 个月内出现的以下症状积分(0~3)的总和:①头痛(0~1);②下腹部疼痛或者绞痛(0~1);③抑郁(0~1)。最终分数在 0~12 之间。

纤维肌痛严重程度(FS)评分为 WPI 和 SSS 的总分。

如何早期准确诊断纤维肌痛综合征是临床医生所面临的难题。2010 年 ACR 诊断分类标准删除“压痛点体格检查”的诊断方法,强调医生对纤维肌痛综合征临床症状的识别,简化诊断流程,已广泛应用于纤维肌痛综合征科研及临床。而 2016 年 ACR 再次更新纤维肌痛综合征临床诊断分类标准,通过划分疼痛“区域”减少“局部疼痛综合征”的误诊,强调对全身疼痛症状的评价[4]。

【治疗】

一、中医治疗

(一)辨证论治

纤维肌痛综合征是因禀赋素虚,阴阳失调,气血不足,营卫不和,或者肝郁脾虚,以致风寒湿热之邪乘虚内侵,造成以广泛性肌肉骨骼疼痛、僵硬为主要特征的疾病。疾病进程缓慢,初期病邪多留于肌表,阻于经络,气血运行不畅,不通则痛,故见全身多处肌肉触压痛、僵硬等症。肝肾亏虚,脾失健运,气血生化乏源,气血不足则营卫失调,腠理不固,卫外不密,里虚复感外邪,病程迁延难愈,日久则五脏气机紊乱,脏腑经络功能失调,因而证候错综复杂。

1. 寒湿痹阻证

本证为纤维肌痛综合征最常见的证候,因外感寒湿之邪,侵犯肌腠,阻闭气血,脉络不通而发病,故肌肉、骨骼尽痛。

症状:肌肉骨骼酸胀、疼痛,躯干僵硬,四肢痿弱无力,每遇寒肢端发凉、变色疼痛,舌淡苔白腻,或舌有齿痕。脉沉细或濡缓。

治法:散寒除湿,解肌通络。

方药:独活寄生汤加减。

独活9g,桑寄生6g,秦艽6g,川芎6g,当归6g,芍药6g,防风6g,细辛6g,干地黄6g,肉桂心6g,茯苓6g,杜仲6g,牛膝6g,党参6g,甘草6g。

加减:关节痛甚者加威灵仙15g,青风藤9g;皮肤晦暗者加丹参12g;舌苔厚腻湿盛者加薏苡仁30g,苍术9g;大便溏泻者加莲子肉10g。

中成药:盘龙七片,每次4片,每日3次;伸筋活络丸,每晚2g,每日1次,口服。或风湿痹康胶囊,每次3粒,每日1次,口服。或祛风止痛片,每次6片,每日2次,口服。

2. 湿热阻络证

本证多发于夏季,由外湿侵袭,郁而化热所致。

症状:肌肉骨骼疼痛,四肢沉重,抬举无力,身热不扬,汗出黏滞,食欲不振,胸脘痞闷,困倦思睡,舌红苔白腻或黄腻。脉濡数或滑数。

治法:清热除湿,解肌通络。

方药:当归拈痛汤加减。

当归9g,防风9g,猪苓9g,泽泻9g,黄芩9g,知母9g,羌活15g,茵陈15g,炙甘草15g,升麻6g,葛根6g,苍术6g,苦参6g,党参6g,白术4.5g。

加减:久痛大痛加附子(先煎)10g;腰痛者加续断、桑寄生各24g;口渴加天花粉30g,麦冬15g;失眠加五味子12g,夜交藤30g;疲劳乏力加黄芪30g;痰黏稠不易咳出,加半夏、胆南星各9g;舌体暗红加川芎10g,丹参15g。

中成药:湿热痹颗粒,每次1袋,每日3次;二妙丸,每次6g,每日3次,口服。

临床体会:本方多用于纤维肌痛综合征初期,邪在浅表,应先治标,如经过阶段治疗,效验不佳,不宜久服。

3. 气血两虚证

症状:肌肉骨骼酸软、掣痛,皮色苍白无泽,肌肤干燥脱屑,面色萎黄,形体消瘦,自汗,四肢乏力,头昏,气短。舌淡苔薄白。脉沉细无力。

治法:益气养血,佐以通络。

方药:黄芪桂枝五物汤加减。

黄芪 9g,桂枝 9g,芍药 9g,生姜 18g,大枣 4 枚。

加减:肌肤麻木者加丝瓜络 10g;肌肉瘦削明显者加山药 15g;纳差加炒山楂、炒麦芽各 15g;头晕目眩者加柴胡、升麻各 6g。

中成药:参芪五味子片,每次 3~5 片,每日 3 次;或贞芪扶正胶囊,每次 6 粒,每日 2 次,口服。

临床体会:"邪之所凑,其气必虚",邪气稽留,日久不除,正气渐耗,则会出现正气不足的表现,往往虚实并见,此时应分清虚实主次。

4. 脾肾阳虚证

本证多见于疾病后期,复感于邪,内舍于脾,脾阳不振,脾气虚衰,累及于肾,从而表现出脾肾阳虚证候。

症状:肌肉疼痛、松弛无力,四肢怠惰,手足不遂,或面色萎黄,或面色㿠白,身体消瘦,脘腹胀闷,毛发稀疏,畏寒肢冷,舌淡苔白,脉沉或弱。

治法:温补脾肾,益气养血通络。

方药:右归丸加减。

熟地黄 25g,山药 12g,山茱萸 9g,枸杞子 9g,杜仲 12g,菟丝子 12g,鹿角胶(烊化)12g,当归 9g,制附子(先煎)6g,肉桂 6g。

加减:皮肤颜色暗滞,或舌暗有瘀斑者,加赤芍、丹参各 15g;纳差者加山楂 15g;关节痛甚者加威灵仙 15g,青风藤 10g;腹胀甚者加厚朴、木香各 10g;骨松宝颗粒,每次 1 袋,每日 2 次。

中成药:金乌骨通胶囊,每次 3 粒,每日 3 次;尪痹片(胶囊),每次 4~6(片)粒,每日 3 次;或金匮肾气丸,水蜜丸每次 4~5g(20~25 粒),大蜜丸每次 1 丸,每日 2 次。

临床体会:脾肾阳虚证多为疾病久治不愈,阳损及阴,阴阳俱损,正气不足,卫外不固,外邪容易再犯,内患容易再起。同时治疗中不能忽视疏通气血。

5. 肝气郁结证

本证多因情志失调,忧思郁怒使肝失调达,肝气郁结,气机不畅,血行受阻,脉络瘀滞致周身疼痛而发病。

症状:肌肉骨骼疼痛,头痛,焦虑易怒,寐差多梦,疲乏无力,腹痛腹泻,舌质红,苔薄黄。脉弦细。

治法:疏肝解郁,理气止痛。

方药:逍遥散加减。

柴胡 9g,当归 9g,茯苓 9g,白术 9g,白芍 9g,炙甘草 4.5g。

加减:食滞腹胀者加神曲 12g,山楂 15g;女子月事不行,或胸胁胀痛不移,加丹参、桃仁、红花各 9g;嗳气频频可加旋覆花、代赭石各 15g。

中成药:加味逍遥丸,每次 6g,每日 2 次,口服。

临床体会:本病的病因部分与情志有关。肝气郁结,气机不畅。以疏肝解郁,调和气血为法,治肝为主,盖肝气一疏,气行血畅,气滞血瘀得解而诸症渐除。

（二）医家经验

张凤山[8]认为本病多责于素体虚弱，正气不足，腠理不密，卫外不固，风、寒、湿等邪气留滞经络，痹阻经脉气血，病邪在肌表关节不解，病久入络，加之七情所伤，气血瘀阻（肝郁为主）而为病，方用《丹溪心法》之越鞠丸或《医林改错》之身痛逐瘀汤加减治疗。前者为治疗郁证之代表方剂，为开郁疏肝而设，行气解郁为主，能使气机舒畅，气行则血行，气滞血瘀则解。该方可治气、血、痰、火、湿、食六郁之证。而身痛逐瘀汤全方逐瘀通络为主，祛风除湿为辅，气血两调，瘀、风、寒、湿四因同治，对久痹入络、气血凝滞所致的疼痛有较强的治疗作用，故使得疼痛得以缓解。除了注重疏肝解郁，行气活血，通络定痛外，还要高度重视对睡眠障碍的治疗。临证时常加炒酸枣仁、合欢皮、首乌藤各20~30g，以养心安神，解肝郁，益肝血安神。

郭会卿[9]认为，FMS发病的外因多为风湿寒邪侵袭，内因多与情志、气滞、血瘀相关，虚实夹杂，本虚标实。实，当从风寒湿及肝郁论述，而虚当从脾而论。治疗上当以疏肝健脾为法，使实邪去，正气盛，病去而正气不伤。药用茯苓15g、白术15g、延胡索30g、郁金10g、香附10g、木香10g、徐长卿15g、首乌藤30g、姜半夏9g、橘红10g、甘草6g、大枣5枚。方中茯苓味甘以健脾，淡以渗湿。延胡索活血、行气、止痛，改善全身多部位疼痛。香附理气疏肝解郁。木香升降诸气，与香附同用能疏泄和中。郁金行气解郁。白术燥湿健脾。姜半夏、橘红燥湿化痰。徐长卿、首乌藤疏风通络止痛。大枣补中益气，养血安神。甘草健脾益气，调和诸药。诸药合用，共奏疏肝健脾、通络止痛之功。

姜泉[10]认为，本病多因先天禀赋不足，气血不足，筋脉失于濡养，或为情志失调、饮食失宜，以致肝郁脾虚，肝气郁滞，疏泄不畅，不通则痛，肝气不舒，疏泄不利，脾气运化失职，以致气血生化乏源，亦加重气血亏虚，气血不足则营卫失和，腠理不固，以致外感风、寒、热等外邪，里虚外邪痹阻经络而发病。内外合犯，以致筋脉阻滞，气血运行受阻，或外感邪气、正气不足，以致灼伤筋脉，可见全身弥漫性疼痛，肝气郁滞，失于条达，气血运行不畅，可使肌肤腠理失养，进一步加重疼痛，亦可情绪抑郁、焦虑难眠，肝郁乘脾，以致脾运失司，可见腹痛、腹泻等胃肠刺激症状，脾主肌肉，亦可见困倦乏力之症。在治疗疾病的过程中重视从肝论治、调理脾胃与身心同治三法结合。

周彩云[11]认为肝阴、肝血不足为本病的主要病机，而脾胃亏虚为发病重要因素，并依据五行理论灵活施治：即以滋水涵木、调补中土为主，佐金平木、潜阳归元为辅。五行中水本生木，通过填补阴精补充肝之阴血不足。肝阴得补，则阴可涵阳，肝阳无妄动之患。调补中土，中土健旺则不受木乘，且中土得补则自可生化气血。金本克木，若五行中木行亢盛，则金难制木，甚至金反受木侮，故可通过补金来佐制木气，以恢复五行动态平衡。肝阴不足，阳气上浮，故在调整五行之外，应重潜虚阳，令上焦清虚之地不受浮阳所扰，使浮阳重归下焦本位。周教授自拟水木归元汤，基本处方：熟地黄15g，生地黄15g，白芍15g，当归12g，百合15g，陈皮10g，青皮10g，醋香附8g，生白术12g，党参15g，砂仁8g，清半夏8g，生龙骨30g，炙甘草8g。方中生地黄、熟地黄滋养阴精。白芍、当归直补肝阴、肝血。百合，养阴润肺，宁心安神，定惊益志。青皮、陈皮理气、降气，佐金制木。香附开郁止痛。生白术、党参、砂仁、炙甘草四药调补中土脾胃。清半夏防阴药滋腻兼而降逆。炙甘草补中益气，缓急止痛，调和诸药。

冯兴华[12]认为本病属痹证之周痹、气痹，多因情志失调，肝气郁结，气血不畅，脉络瘀滞而发病,治疗以疏肝解郁通痹为法,方用丹栀逍遥散加减。

(三) 其他治疗

1. 中成药

(1)白芍总苷胶囊:每次0.3~0.6g,每日3次,口服,3个月为1个疗程。主要不良反应为腹泻或便溏。

(2)正清风痛宁缓释片:每次20mg,每日2次,口服。主要不良反应为皮肤瘙痒。

2. 单方验方 洋金花酒[13]:洋金花10g,续断50g,淫羊藿50g,桂枝50g,独活50g,赤芍50g,红花30g,威灵仙50g,穿山甲30g,地龙20g,全蝎20g,当归30g,金钱白花蛇3条,川乌20g,草乌20g,制乳香20g,制没药20g,忍冬藤30g,黄芪100g,羌活50g,防风50g。加白酒200ml泡浸1个月备用。

用法:取洋金花酒加温,加适量酒精,用消毒棉球浸湿药液,涂擦疼痛部位,并在局部轻揉按摩15~20分钟,每日3~4次,每日用量不超过10ml。

3. 针灸 针刺肝俞、脾俞、血海、足三里、三阴交、内关、阿是穴、阳陵泉、阴陵泉等穴。

二、西医治疗

纤维肌痛综合征是一个难治性疾病,目前治疗主要致力于减轻症状,提高患者生活质量,包括改善睡眠状态、降低痛觉感受器的敏感性、改善肌肉血流等,但不能根治。治疗多采用综合治疗,包括宣教、药物、心理和行为治疗以及针对并存综合征的治疗,而疗效主要根据治疗前后压痛点数目及症状的变化而判定。

1. 健康教育 首先要告知患者FMS不是一种危及生命的疾病,也不会造成终身残疾,以解除患者的焦虑和抑郁,这一点非常重要。但也应该告知患者FMS是一种需要治疗的终身疾病,即使经过治疗,大多数患者还会有轻度的疼痛和乏力。此外,为了鼓励患者尽可能接受各方面的治疗,向患者提供有关本病的教育材料通常有助。

2. 药物治疗[1]

(1)已证明单用非甾体抗炎药疗效不大,但和中枢神经系统药物联合有协同作用。

(2)抗抑郁药为治疗FMS的首选药物,可明显缓解疼痛,改善睡眠,调整全身状态,但对压痛点的改善效果不理想。①三环类抗抑郁药(TCAs)阿米替林和胺苯环庚烯是目前治疗本病的理想药物。可通过阻断血清素向5-羟吲哚乙酸的转化,从而提高体内血清素的通过,并通过抗抑郁,增加非动眼睡眠,解除肌痉挛等作用,达到改善睡眠、减少晨僵和疼痛的效果。阿米替林10mg,根据情况可缓慢增至20~30mg,或胺苯环庚烯10~40mg,均为睡前1次口服。其副作用为口干、咽痛、便秘。②5-羟色胺(5-HT)再摄取抑制剂(SSRJs):该类药物与TCAs联合治疗效果优于任何一类药物单用。常用药物有氟西汀。起始剂量20mg,2周后疗效不明显,可增至40mg,晨起1次顿服;舍曲林,每日50mg,晨起顿服;帕罗西汀,每日20mg,晨起顿服。③5-羟色胺和去甲肾上腺素(NE)再摄取抑制剂(SNRIs):如度洛西汀,对伴或不伴精神症状的FMs患者均可明显改善疼痛、压痛、晨僵、疲劳,可提高生活质量。用药剂量为60~120mg,分2次口服,不良反应包括失眠、口干、便秘、性功能障碍、恶心及烦躁不安、心率增快、血脂升高等;米拉普伦,可降低FIQ、VAS评分,改善FMS的疼痛及全身不适症状。用药剂量为25~100mg/d,分2次口服;文拉法辛起始剂量为37.5mg/d,分3次口服,剂量可根据疗效酌情增加至75mg/d。④高选择性单胺氧化酶抑制剂(MAOIs):

MAOIs 抗胆碱能不良反应或中枢兴奋作用较少。对于 FMS 患者,吗氯贝胺可缓解疼痛,调节情绪,治疗剂量为 300~450mg/d,分 2~3 次口服。

(3)肌松类药物环苯扎林:治疗剂量为 10mg 睡前口服,或每次 10mg,每日 2~3 次。不良反应常见,如嗜睡、口干、头晕、心动过速、恶心、消化不良、乏力等。

(4)第 2 代抗惊厥药普瑞巴林的起始剂量 150mg,分 3 次口服,1 周内如无不良反应,剂量增加至 450mg/d,可与 TCAs、SSRIs 或 SNRIs 等联合应用。但其不良反应常见,与剂量相关,包括头晕、嗜睡、体质量增加、水肿等。

(5)非麦角碱类选择性多巴胺 D_2 和 D_3 受体激动剂:普拉克索耐受性好,不良反应轻微。起始剂量为 0.375mg/d,分 3 次口服,每 5~7 天增加 1 次剂量,若患者可耐受,剂量增至最佳疗效,每日最大剂量 4.5mg。

(6)镇静药:可有助于 FMS 患者改善睡眠,但缓解疼痛效果不明显。唑吡坦 10mg 或佐匹克隆 3.75~7.5mg,每晚睡前口服。

(7)其他 5- 羟色胺受体拮抗剂:托烷司琼每日 5mg 口服可明显减轻疼痛,改善 FMS 症状。

3. **非药物治疗**　包括心血管功能锻炼、增强肌肉力量、理疗、生物反馈治疗、行为治疗和压痛点局部注射。

三、中西医结合治疗思路与方法

纤维肌痛综合征是一种非关节性的自身免疫性疾病,由于其病理生理至今不明,因此对 FMS 治疗方法不多。中医中药具有抗炎、镇痛、改善血循环、补益脏腑、调整气血阴阳等多方面功效,毒副作用小,能够标本兼治。恰到好处地选用中西药物,取长补短,可增加其疗效并减少毒副作用、降低复发率,并能提高患者的生活质量。

FMS 患者需终身服药,通过中药治疗能逐渐减少西药的药量,降低其毒副作用。中医药对于治疗 FMS 有一定优势,但部分报道并没有采用统一的诊断标准,因此取得的疗效也缺乏客观化的评价。因此,应进一步探索本病的西医病理和中医病机,为从根本上治疗本病提供理论依据。

【调摄与护理】

一、调摄

1. 因病程长久,病情易反复,故患者应增强战胜疾病的信心,保持心情愉快,适当休息,睡眠充足,避免精神紧张及过度疲劳。

2. 加强营养,饮食有节,咸淡适宜。

3. 进行室内外体育锻炼,增强体力,渐使肌肉丰满。

4. 预防感冒,室内保持适宜的温度及湿度,避免风寒湿及燥热之邪的侵袭,避免汗出当风。

二、护理

1. 患病期间,保持室内空气新鲜,温度适宜,床位便于活动。

2. 本病病程较长,患者不容易坚持治疗,要对患者说明坚持治疗的重要性,鼓励自我锻炼,肢体常活动,局部多按摩。

3. 对肌无力者应常帮助翻身和肢体活动,进食困难时要嘱患者注意体位,防止呛噎。

4. 疼痛甚者,可将每日煎服的中药渣加水再煎,以熏洗、外敷痛处,或配合针灸、理疗等外治疗法。

【转归与预后】

一、转归

本病初期多寒湿阻络,或风寒湿入里化热,如果辨证准确,治疗及时,病情可以好转。若正虚邪进,则可能影响肝肾脾胃。脾病则身倦乏力,腹胀纳呆。肝肾受累,则气血亏虚,皮色苍白无泽,肌肤干燥脱屑,面色萎黄,形体消瘦,自汗,四肢乏力,头昏气短。脾肾双亏,水谷不化或痰湿内蕴,则顽疾怪病常出。

二、预后

大多数患者的慢性疼痛和乏力会持续存在,但大多数仍然可以正常生活。总的来说,FMS 患者的寿命与无 FMS 者没有明显差异。

【现代研究】

(一)病因病机的研究

焦娟等[14]认为 FMS 属中医“筋痹”范畴,发病多以脏腑功能失调、正气不足为内因,风寒湿热等邪气侵袭为外因,其基本病机为筋脉痹阻、筋膜失养。其中阴血亏虚既可导致筋脉空虚,外邪侵袭,又可造成血不荣筋,筋失所养;同时阴血亏虚,则肝血不足,所致之肝气郁结,失于疏泄,可影响其他脏腑功能以及气血津液的运行,导致百症丛生。阴血亏虚,肝气失于疏泄,导致患者出现弥漫性疼痛、疲乏、失眠、情绪失调、头痛等多种纤维肌痛综合征的非特异临床症状。因此,阴血亏虚、肝气郁结是纤维肌痛综合征的重要病因病机。

而徐长松[15]认为 FMS 以“气伤”为主。情志抑郁,气机失宣,真气不行,气血郁滞肌肤筋膜,是导致痹痛的主要原因。其发病与六淫外袭、七情失调有关,主要病机为枢机不利、气机失宣、真气不行、气血郁滞。因而患者出现肢体广泛性疼痛,胸胁苦满,伴有情绪低落,畏寒怕冷,疲乏无力,正是为少阳枢机不利,阳气失于宣达所致。

(二)专方研究

谢幼红[16]认为 FMS 的发病与肝郁脾虚密切相关,故以逍遥散加减治疗 FMS。药用柴胡 10g,白芍 20g,当归 10g,茯苓 15g,白术 10g,生黄芪 20g,桂枝 10g,香附 10g,穿山甲 10g,甘草 10g。舌质红,烦躁明显,加牡丹皮 10g,黄芩 10g;少寐、惊悸多梦加酸枣仁 15g,夜交藤 10g。其中,柴胡、当归及白芍疏肝解郁,养血柔肝,既可养肝体,又能遂其条达之性,气行血畅,痹痛自除;黄芪、白术、茯苓、甘草健脾益气,使中州健运,化源不竭,木无以乘;香附、穿山甲理气活血,通络止痛。中药治疗后 FMS 的症状与体征均可获明显改善。

戴京璋[17]等认为瘀血阻滞,经脉不通是直接导致 FMS 疼痛等症状的主要病理机制。故以“纤维肌痛合剂”(主要药物:当归、鸡血藤、柴胡、郁金、黄芪、薏苡仁、合欢皮等。寒湿偏重者加桑寄生、羌活、独活、威灵仙等;有化热征象者加知母、黄柏、赤芍、忍冬藤等)调畅气血,疏通经络,蠲痹止痛,并配合针灸按摩(针刺以肝、胃、心经穴位及背俞穴为主,对于颈、背、腰部位疼痛者施以按摩)等方法综合治疗原发性纤维肌痛综合征患者,效果良好,同时发现中医药综合治疗后可逐渐减少合并使用西药剂量。

(三) 针灸和拔罐治疗

多数学者认为 FMS 属于中医痹证之"周痹""筋痹"范畴,其病机是气机郁结,血运受阻,不通则痛。结合本病肝气不利、筋脉痹阻的病机,针刺治疗 FMS 大多以整体辨病、局部 + 循经取穴的原则,在疏肝理气的基础上着重选取压痛点所对应的腧穴或循经区域的腧穴,以达到疏通气血、蠲痹止痛的目的。取穴可有天柱、肩井、曲垣、手三里、曲泉配以整体辨证选穴百会、三阴交、足三里、太冲。辨证取穴如疏肝调神(针百会、印堂、四关穴)、疏肝解郁(针肝俞、脾俞、膈俞、血海、合谷、太冲、足三里、三阴交)、调心健脾(针神道、灵台、百会、颈夹脊、天柱、风池、脾俞、委中、合谷、外关、三阴交、太溪、昆仑)等[18]。可使用的针具亦从毫针、火针到近现代发展起来的头针、小针刀、腹针、揿针、电针、梅花针等均有较好应用,亦可配合拔罐操作。

柯美家等[19]将电针、梅花针、中药联合应用于纤维肌痛综合征治疗中。电针:以太阳膀胱经第一侧线处相应 6 对背俞穴结合阿是穴,毫针刺入得气后予疏密波刺激,留针 30min,1次 /d,治疗 5 天后停 2 天,连续治疗 4 周。梅花针:电针治疗结束后应用轮流取穴法选取 6个阿是穴,进行梅花针叩刺至皮肤出现潮红,随后在叩刺部位拔火罐,以皮肤渗血为宜,留罐5min,取下后消毒渗血部位,6h 内避水,每周 2 次,连续治疗 4 周。配合中药柴胡桂枝汤治疗本病效果佳。

黄铝等[20]以口服正清风痛宁片联合一三针法之解痉止痛松筋骨针联合治疗,针刺取穴:全息止痛穴、三间、劳宫、鱼际,贴骨进针以达到最大最强针感,针对患者病情和个体差异留针 30~60min,连续治疗 1 周为 1 个疗程,可有效减轻患者疼痛,提高其生活质量与心理健康状态。

王寿彭[21]等从患者严重精神、神经症状和剧烈的躯体疼痛入手进行辨证归经:症见多梦易醒、心悸、健忘、易汗出、脉多细弱为心血亏损型,归属于心经、心包经、小肠经;症见心烦口渴、头晕耳鸣、四肢无力、脉细数为阴虚火旺型,归属肾经、膀胱经、任脉;症见脘闷嗳气、脘腹胀满、大便不调、脉弦滑为脾胃不和型,归属脾经、胃经、三焦经、大肠经;症见烦躁易怒、头晕头痛、胁胀满、苔黄、脉弦为肝胆火旺型,归属肝经、胆经、肺经。躯体疼痛部位亦按其处于经络走行范围进行归经。之后按经取五输穴中的井穴和输穴及阿是穴针刺治疗,疗效优于单纯药物治疗。

梁艳等[22]运用揿针疗法,取肝俞、脾俞、膈俞、血海、足三里、三阴交、内关、阿是穴等穴进行埋针,隔日一换。留置期间每隔 3~6h 左右按压埋针部位 1~2min,以加强刺激,增强疗效。治疗 2 周后观察,揿针组疗效优于口服普瑞巴林组。

蒋振亚[23]等以电针神堂、魂门、魄户、意舍、志室五穴、后背部河车路走罐并闪罐配合口服阿米替林治疗 FMS 患者,疗效优于针罐及西药治疗。

(四) 手法治疗

推拿手法治疗为非侵入式操作,治疗过程较为舒适,对于 FMS 亦有一定的优势。

杨晓明等[24]以宫廷理筋八法为主要手法,并配合疼痛部位穴位的点穴手法治疗 FMS。患者先采取俯卧位,身体放松,先以揉散法治疗于患者背部督脉及两侧膀胱经,然后用双手拇指沿着膀胱经于背部走行路线依次按揉经脉诸穴,再用快速的散法在整个背部进行操作,最后在腰骶部根据患者情况采用腰部拔罐法。而后使患者仰卧,分别对患者双侧上肢及下肢依次进行捋顺手法,并在双侧肘关节、腕关节及膝关节行拔罐屈转法和关节周围的归合法。随后让患者采用坐位,医师在患者枕骨下肌肉附着处及颈肩部应用捻散法,寻找患者颈肩部压痛明显处,在阿是穴行点按法,之后在肩部进行归合法,最后以颈肩部的快速空心掌拍打结束。6 周后患者的临床症状明显改善。

曾展鹏等[25]运用整脊疗法治疗纤维肌痛综合征,针对不同的脊椎节段应使用不同的整复手法:对脊椎后关节的微细错动改变,即有偏歪、增高突起、棘间隙改变和有压痛的棘突,运用手法进行矫正复位。对颈椎和上段胸椎的改变可用颈椎定位旋转复位法整复;对中下段胸椎的改变可用膝顶复位法或迭掌按压复位法整复;对腰椎的改变可用腰椎斜扳复位法或反背复位法;骶髂关节的改变可用单髋过屈或过伸的复位法。每周 2 次,4 周为 1 个疗程,可明显改善患者症状。

(五) 中西医结合治疗

方兴刚等[26]认为 FMS 可归属于中医学的"痛痹""肌痹""郁证""痹证"范畴,外因责之于风、寒、湿邪,内因大多为七情所伤、肝郁气滞,内外因素相合,气郁血瘀,痹阻经络,发为本病。普巴瑞林为抑制性神经递质 γ- 氨基丁酸类似物,是目前临床用于治疗 FMS 的常用药物,但常伴随眩晕、嗜睡等不良反应。而芍药甘草汤加味方中以白芍、炙甘草养阴柔肝、缓急止痛,共为君药;柴胡、郁金疏肝理气,酸枣仁、当归养血舒筋,是为臣药;佐以川芎、丹参、木瓜、伸筋草、秦艽活血、行气、通络,桂枝温经散寒、祛风通络,夜交藤养心安神,生姜、大枣补中焦、调胃气;地龙走经络、通血脉,走窜全身,为使药。诸药共用,养血柔筋、疏肝活络之功兼备。中西医结合可更好地改善患者的躯体症状及心理症状。

(六) 其他疗法

运动疗法以运动学、生物力学、生理学及病理学等为基础,以改善躯体、生理、心理和精神的功能障碍为主要目标,符合新的医学模式,已成为现代社会最受欢迎的临床和康复医疗重要手段之一。纤维肌痛综合征的运动疗法涉及水中和地面不同的环境,包括有氧运动(太极运动、瑜伽锻炼)、力量训练、柔韧性训练和多种运动形式的组合等,在减轻疼痛、疲劳、抑郁和改善生活质量、身体功能状况方面均显示了较好的应用价值[27]。

此外还有超激光[28]、阿是穴埋线[29]、银质针[30]、刮痧[31]等多种方法可供临床选择。

(方勇飞　高乐女)

参 考 文 献

[1] 中华医学会风湿病学分会. 纤维肌痛综合征诊断和治疗指南 [J]. 中华风湿病学杂志, 2011, 15 (8): 559-561.

[2] CLAUW D J. Fibromyalgia: a clinical review [J]. JAMA, 2014, 311 (15): 1547-1555.

[3] COHEN H. Controversies and challenges in fibromyalgia: a review and a proposal [J]. Ther Adv Musculo-skelet Dis, 2017, 9 (5): 115-127.

[4] 吴庆军, 张奉春, 陈予暄. 纤维肌痛综合征的诊断和治疗进展 [J]. 中华风湿病学杂志, 2018 (2): 134-137.

［5］ WOLFE F, CLAUW D J, FITZCHARLES M A, et a1. 2016 Revisions to the 2010/2011 fibromyalgia diagnostic criteria [J]. Semin Arthritis Rheum, 2016, 46 (3): 319-329.

［6］ WOLF F, SMYTHE H A, YUNUS M B, et al. The American College Of Rheumatology 1990 criteria for the classification of fibromyalgia [J]. Arthritis Rheum, 1990, 33 (1): 160-172.

［7］ WOLFE F, HAUSER W. Fibromyalgia diagnosis and diagnostic criteria [J]. Ann Med, 2011, 43 (7): 495-502.

［8］ 孔德军, 王振宇. 张凤山治疗纤维肌痛综合征的经验 [J]. 中医杂志, 1998, 39 (9): 533.

［9］ 胡盼盼, 孟得世, 陈良飞. 郭会卿教授治疗纤维肌痛综合征经验采撷 [J]. 风湿病与关节炎, 2019, 8 (6): 49-50, 55.

［10］ 张柔曼, 姜泉. 姜泉治疗纤维肌痛综合征的经验 [J]. 中国中医骨伤科杂志, 2019, 27 (10): 88-89, 93.

［11］ 李诗雨, 王鑫. 周彩云治疗纤维肌痛综合征经验 [J]. 北京中医药, 2018, 37 (11): 1059-1061.

［12］ 杨同广. 冯兴华教授治疗纤维肌痛综合征经验 [J]. 新中医, 2001, 33 (3): 10-11.

［13］ 郑春雷. 洋金花酒内服外治纤维肌痛综合征 132 例 [J]. 四川中医, 2001, 19 (10): 24-25.

［14］ 焦娟, 韩曼, 付静思, 等. 从血虚肝郁论纤维肌痛综合征的病因病机 [J]. 中医杂志, 2020, 61 (23): 91-92, 96.

［15］ 徐长松. 从疏达少阳治疗纤维肌痛综合征 [J]. 国医论坛, 2020, 35 (6): 64-65.

［16］ 谢幼红. 疏肝健脾法治疗纤维肌痛综合征 56 例临床观察 [J]. 中医杂志, 2005, 46 (5): 361-362.

［17］ 戴京璋, 王军, 郭俊海, 等. 中医药综合治疗原发性纤维肌痛综合征 396 例临床观察 [J]. 北京中医药大学学报, 2009, 32 (4): 64-65.

［18］ 姜泉, 肖东溁, 张剑勇, 等. 针刺治疗纤维肌痛综合征现状及思考 [J]. 世界中西医结合杂志, 2020, 15 (3): 580-584.

［19］ 柯美家, 李乾. 电针梅花针联合中药治疗纤维肌痛综合征疗效观察 [J]. 现代中西医结合杂志, 2021, 30 (1): 70-73.

［20］ 黄铝, 程凌, 熊伟. 一三针法之解痉止痛松筋骨针联合正清风痛宁治疗纤维肌痛综合征临床观察 [J]. 中国中医药现代远程教育, 2021, 19 (7): 120-122.

［21］ 王寿彭, 王小凡, 张大旭, 等. 辨经针刺为主治疗纤维肌痛综合征疗效观察 [J]. 中国针灸, 2002, 22 (12): 807.

［22］ 梁艳, 龚正寿, 张勇, 等. 撳针治疗纤维肌痛综合征临床疗效分析 [J]. 辽宁中医杂志, 2017, 44 (9): 115-117.

［23］ 蒋振亚, 李常度, 邱玲, 等. 针罐药结合治疗纤维肌痛综合征: 多中心随机对照研究 [J]. 中国针灸, 2010, 30 (4): 6-10.

［24］ 杨晓明, 张洋, 刘长信, 等. 宫廷理筋手法治疗纤维肌痛综合征临床观察 [J]. 安徽中医药大学学报, 2018, 37 (4): 54-56.

［25］ 曾展鹏, 周琦石, 黄学员, 等. 整脊疗法治疗纤维肌痛综合征 28 例疗效观察 [J]. 新中医, 2011, 43 (9): 54-55.

［26］ 方兴刚, 柏中喜, 汪嫚, 等. 芍药甘草汤加味联合普瑞巴林治疗肝郁脾虚型纤维肌痛综合征的临床观察 [J]. 上海中医药杂志, 2021, 55 (5): 46-49.

［27］ 刘国平, 岳敬艳. 运动疗法在纤维肌痛综合征康复治疗中的应用 [J]. 中国疗养医学, 2018, 27 (6): 596-598.

［28］ 周志华, 俞蔚影, 吴洲红, 等. 超激光治疗原发性纤维肌痛综合征疗效观察 [J]. 中国中医急症, 2003, 12 (6): 522.

［29］ 张针. 阿是穴埋线治疗肌纤维肌炎 [J]. 四川中医, 1991 (9): 48.

［30］ 槐洪波, 林建, 朱彤, 等. 银质针骨骼肌附着点松解术治疗纤维肌痛综合征的疗效分析 [J]. 中国康复医

学杂志, 2009, 24 (6): 88-89.

［31］唐素敏, 柳恩伦, 王志文. 刮痧治疗纤维肌痛综合征临床研究 [J]. 四川中医, 2008, 26 (7): 108-109.

第 34 节　幼年特发性关节炎

幼年特发性关节炎 (juvenile idiopathic arthritis, JIA) 是小儿常见的风湿病之一。指 16 岁以下儿童持续 6 周或 6 周以上的不明原因的慢性关节炎。本病以慢性关节肿胀、疼痛,常伴发热,也可伴皮疹、内脏损害为特征,临床表现有较大差异,可分为不同类型,故命名众多。1977 年美国定名为幼年类风湿关节炎 (juvenile rheumatoid arthritis, JRA),欧洲为幼年慢性关节炎 (juvenile chronic arthritis, JCA),1994 年国际抗风湿病联盟 (International League Against Rheumatism, ILAR) 将其统一命名为幼年特发性关节炎,以此替代 JRA 和 JCA 这两个诊断分类标准[1],2001 年在加拿大的埃德蒙顿 ILAR 又对这一标准进行了修订[2],目前我国也主要参照这个诊断分类标准。国际儿童风湿病试验组织 (PRINTO) 于 2018 年 10 月提出幼年特发性关节炎新分类标准专家共识[3],这一新的幼年特发性关节炎 (JIA) 分类标准还在完善中,这一学科的新动向及进展对 JIA 的诊治及研究具有重大意义。

本病病因及发病机制迄今未明,一般认为与感染、免疫、遗传有关。主要病理改变为慢性非化脓性滑膜炎,此外,胸膜、心包膜、眼、肝脾及肾脏等关节外组织亦可发生病变。本病可发生于任何年龄,因临床分型不同,年龄及性别有所差异。

本病属中医“痹病”的范畴,与中医古籍中所描述的“风湿”“鹤膝风”“历节”等病相似。

【病因病机】

中医认为本病主要由于气血两虚,营卫失和,腠理不固或素体蕴热,外感风、寒、湿邪,阻滞经络,气血运行不畅,筋骨失养或痰湿瘀阻致关节肿痛,活动受限。日久内舍肝肾可致关节挛缩、僵直。

一、感受外邪,经络受阻

由于居处寒湿,涉水冒雨,气候变化等外在因素,又感受了风寒湿热之邪。外邪侵袭人体,留滞筋骨,经脉受阻,气血运行不畅,发为本病。

二、正气偏虚,腠理不密

小儿脏腑娇嫩,形气未充,气血未壮,不耐风寒。或先天禀赋不足,正气偏虚,腠理不密,卫外不固。外邪乘虚侵袭肌肤,注于经络关节,气血痹阻,关节疼痛而成痹证。

三、素体蕴热,从阳化热

小儿体禀纯阳,素体经络蕴热,阳气偏盛,“阳常有余,阴常不足”,感受外邪,易从阳化热,或初感寒热之邪,郁于阴分,日久化热而为湿热痹。正邪交争,由表入里或由里出表,均

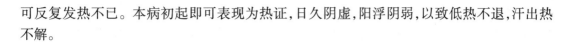

可反复发热不已。本病初起即可表现为热证,日久阴虚,阳浮阴弱,以致低热不退,汗出热不解。

四、痰凝血瘀,阻滞经脉

外感湿邪不除或脾虚失运,水湿不化,日久聚湿成痰,气血运行不畅,渐成血瘀。

五、痹证日久,肝肾亏虚

痹病日久不愈,气血津液运行不畅,血脉瘀阻,津液凝聚,痰瘀互结,痹阻经络。

【诊断要点】

一、临床表现

1. **关节炎**　关节炎是本病的必要条件,表现为关节肿胀,或关节活动受限伴疼痛或压痛,关节炎为固定性,非游走性,持续时间至少 6 周,并需除外机械损伤或其他类似原因。可伴有晨僵,但患儿对晨僵多表述不清,往往有晨重暮轻,或活动后减轻等描述。各关节均可受累,以腕、肘、膝、踝最为常见,手足指趾关节受累以多关节炎型多见,颞颌关节受累表现为张口受限和关节疼痛,可见脊柱关节受累如颈、胸、腰、骶。但需注意除外感染、占位、畸形等其他因素,以免造成误诊。寰枢椎关节炎可导致半脱位应注意早期发现,及时颈托防护,防止猝死等不良事件的发生。腘窝部可见腘窝囊肿、髌上囊肿等。全身型关节症状个体之间差异较大,大小关节均可受累,可表现为关节疼痛,肿胀,活动受限,病初以关节疼痛伴轻度肿胀多见,发热时伴随关节症状加重,热退后有缓解,受累关节以膝、腕、踝多见,随着疾病的进展逐渐从少关节到多关节,病情反复发作亦可累及到颈椎、颞颌、手小关节和髋关节造成关节强直畸形,预后不良。

2. **发热**　全身型 JIA 发热为其主要表现,发热特点为弛张高热,体温高峰每日或隔日高达 39℃以上,甚至可达 41℃,然后可降至正常,发热时多伴皮疹、畏寒、肌肉酸痛,关节肿痛加重,热退后精神状态好转,可玩耍如常。发热症状抗感染治疗无效,至少持续 2 周,才符合诊断标准。除全身型外的其他分型亦可见发热,以不规则多见,常为低热或中度发热。

3. **皮肤病变**　全身型患儿多伴有皮疹,皮疹多是分散分布,为 2~5mm 的红色麻疹样斑丘疹不伴痒感,皮疹常见于躯干和肢体的近端,亦可见荨麻疹样、多形红斑样皮疹,皮疹与发热有密切关系,表现为热出疹出,热退疹退。

类风湿结节在 JIA 中发生率低,仅见于多关节炎类风湿因子阳性的患儿,表现为单发或多发的皮下硬结,可以移动无触痛,结节表面可有红斑,结节多发生于关节伸侧,常对称分布,可与其下的关节囊相连,侵入骨膜形成溃疡。

4. **眼部病变**　20%~50% 的少关节炎型可出现虹膜睫状体炎即葡萄膜炎,以慢性葡萄膜炎多见,病变常从眼前房起病,发病隐秘,需裂隙灯检查发现。严重者可表现为眼红、疼痛,畏光,流泪等症状,2/3 为双侧受累,有患儿以葡萄膜炎为首发症状,反复发作可引起结膜上皮钙质沉着,角膜病变,白内障继发青光眼,严重可造成失明。抗核抗体阳性患儿眼部受累发病率高。与附着点相关的关节炎型,葡萄膜炎发生率为 15%~20%,表现为急性虹膜睫状体炎,须及时发现,尽早治疗。通常建议每 3 个月进行 1 次裂隙灯检查。多关节炎型约

5%的患儿出现葡萄膜炎,如无临床表现每6个月进行眼裂隙灯检查,全身型很少出现,1年1次眼部检查。后葡萄膜即脉络膜受累较少见,另外,干燥性角膜炎、巩膜炎、视神经乳头炎及黄斑水肿等眼部病变亦有报道。

5. 淋巴结、肝脾病变　全身型中全身淋巴结、肝脾大可单独存在,也可同时出现,具有诊断意义,淋巴结肿大,病理表现为反应性增生,以颈部、腋下、腹股沟等浅表淋巴结为主,呈对称性、质软、大小不一,有轻度压痛,不伴皮温增高,无波动感,无融合,偶可见坏死。腹腔肠系膜淋巴结肿大可出现腹痛、腹胀。

肝大一般为轻到中度,可伴有肝功能的异常,部分患儿出现黄疸,甚至急性重型肝炎,肝功能衰竭致死亡。20%~25%患儿出现脾大,多为轻中度,不伴有脾亢的表现。

6. 肌腱附着点　肌腱附着点病和腱鞘炎系指肌腱末端在骨的附着点(如跟腱和跖底筋膜附着于跟骨的后面和下面)或肌腱韧带和关节囊附着于骨处(如腓肌外侧)的炎性病变。表现为局部肿痛、压痛或微红或热,主要在下肢,发病早期在足的某个部位(如足底筋膜跟骨、第5跖骨基部、第1和第5跖骨头附着点以及跟腱骨附着点等)。以后发展到多处,呈对称或非对称性分布,一般持续3~9个月,反复发作,部分和完全缓解,或严重和持久的病变均可见。

7. 其他系统表现

(1)呼吸系统:肺部受损多见于全身型,其他分型相关报道少见。全身型患儿可出现弥漫性肺间实质浸润,表现为阵发性咳嗽、咳痰、咯血、胸闷、喘憋,可伴胸腔积液、胸膜炎、胸膜增厚,病情反复控制不佳可导致肺纤维化,肺功能异常,纤维支气管镜灌洗液检查可见肺含铁血黄素细胞,部分患者可发展为肺动脉高压。

(2)心血管系统:心脏受损以心肌炎、心包炎多见。心包受累为3%~9%,最常见心包积液,可无症状,心脏彩超得以发现。全身型心包炎可为首发症状,临床表现为胸闷、喘憋、呼吸困难,或心前区胸背疼痛,查体表现心音减低,心率增快,心脏扩大,可闻及心包摩擦音。全身型急性期伴随发热可出现急性心包压塞。心肌炎亦较为隐秘,严重可引起心脏扩大、心力衰竭、心瓣膜关闭不全等。

(3)血液系统:贫血是JIA最常见的血液系统损害,多为轻中度,以小细胞低色素及正细胞性贫血多见,造成的原因为多方面的,与铁缺乏、铁利用障碍、骨髓增生异常、外周红细胞破坏增加及部分肺或消化道出血等多种因素相关。全身型白细胞变化明显,表现为白细胞明显增高,可达$(30~50)\times 10^9$/L,以多形核白细胞为主,随着炎症反应的控制,白细胞逐渐恢复正常。如白细胞降低应注意合并噬血细胞综合征(hemophagocytic syndrome,HS),血小板在疾病活动期常表现为升高,血小板高达$1\,000\times 10^9$/L,常为疾病恶化的征兆,全身型急性期如血小板降至262×10^9/L为巨噬细胞活化的表现,需积极治疗。

(4)全身型幼年特发性关节炎合并噬血细胞综合征(HS):约7%~15%的患儿可出现,为一种危及生命的严重并发症,常发生于疾病的活动期,也可见于静止期。表现为持续高热、肝脾淋巴结肿大,严重肝损害,血细胞下降(可以一系或三系),凝血功能障碍,神经系统病变。该病起病急,进展快,可造成多器官衰竭甚至死亡,如诊断不及时死亡率可达30%~50%。在非全身型患儿也有报道发生MAS,但发生率明显低于全身型。[4-6]

(5)神经系统损害:仅有少部分患儿表现为神经系统损害,多见于全身型,可有头痛、惊厥发作、神经精神症状等表现。

(6)消化系统改变:有腹痛、腹泻、腹胀等消化道症状,亦有假性肠梗阻、腹膜炎等报道,但需注意除外药物因素所致的胃肠道症状。

(7)肾脏损害：肾脏损害表现为蛋白尿，多发生于反复发作的多关节炎或全身型,出现淀粉样变的患儿。

二、辅助检查

1. **外周血常规** 表现为白细胞增高，以中性粒细胞增高为主，全身型表现尤为突出，白细胞总数可达(20~50)×10⁹/L，伴核左移。贫血多为正细胞低色素性，血红蛋白一般在70~100g/L。血小板升高与疾病活动性相关，计数高达 1 000×10⁹/L，常为疾病恶化的征兆，血小板在急性期突然下降提示巨噬细胞活化可能。

2. **炎症指标** 红细胞沉降率(ESR)、C反应蛋白是监测炎症或疾病活动的指标，与疾病活动情况呈正相关。但在合并巨噬细胞活化时红细胞沉降率可突然降至正常。全身型活动期可出现高球蛋白血症及血清铁蛋白明显升高，部分可达 10 000ng/ml，随疾病缓解而逐渐下降。

3. **自身抗体** 类风湿因子作为关节炎特异性IgG抗体，在JIA中阳性率仅有3%~7%，出现在多关节炎型，关节软骨破坏较重的患儿，其在JIA中无诊断意义。高滴度的类风湿因子需注意除外干燥综合征等其他结缔组织病和肿瘤。抗瓜氨酸抗体在JIA中阳性率也极低，其阳性提示多关节病变。抗核抗体在JIA中阳性率约40%，为轻到中度增高，荧光染色表现为均质型和颗粒型，抗核抗体在少关节炎中出现提示合并葡萄膜炎风险增高，但与关节炎严重程度及活动性无关。

4. **附着点炎症** 相关型80%~90%的患儿HLA-B27阳性，RF阴性、ANA可阳性。

5. **超声表现** 超声的优势在于显示关节积液、滑膜增生和滑膜囊肿，比X线和临床检查更为敏感，可准确发现亚临床滑膜炎，对关节内疗法的疗效进行评估。对于JIA患儿，在可探及范围，超声对骨皮质缺损的显示与X线平片相当，甚至优于平片，其不足之处在于显示大关节和复杂关节欠佳，而幼儿配合程度以及探头声窗可能影响检查结果。

6. **关节X线** 早期受累关节表现仅为关节肿胀、渗出，X线平片很难分辨，晚期典型表现为软组织肿胀；骨膜炎常见于指骨、掌骨和跖骨近段；骨质疏松表现为包括由关节炎症充血所致关节骨质疏松和因患肢活动减少或类固醇类药物治疗所致的全身骨质疏松；关节间隙变窄、不规则、骨侵蚀、关节强直；局部生长障碍表现为继发于炎症诱导的慢性充血和生长因子释放所致的骨骼发育提前或骨骺增大，骺板提前闭合所致的肢体变短及由于生长部位受到异常牵拉或继发于肌肉挛缩和关节周围纤维化所致的局部骨骼塑形异常、关节对位异常。X线对评价骨骼成熟度和双上肢长度差异具有优势，有助于排除其他病因；但儿童骨骼发育尚不成熟，X线不能显示软骨结构和JIA早期滑膜增生、关节积液等改变，具有很大局限性。

7. **关节MRI** ①关节积液：T₁WI低信号，T₂WI高信号；②滑膜炎：滑膜增厚，增强后可见强化；③骨髓水肿：骨小梁区域内边界不清、含水量增多信号；④骨侵蚀：骨骼表面至少两个层面可见的边界清晰的液性区或滑膜信号区；⑤软骨损伤：软骨变薄，边缘不规则或缺失；⑥腱鞘炎：腱鞘呈渗出信号，增强扫描可见强化；⑦附着点炎：肌腱附着部位的炎症信号，常见于附着点炎相关型JIA。

三、诊断标准

根据国际风湿病联盟幼年特发性关节炎诊断分类标准的定义：是指16岁以下儿童的持

续 6 周以上的不明原因关节肿胀,除外其他疾病。进行诊断并不困难,但诊断中至少需要观察 6 周,尤其是关节炎症状应有慢性、持续性的特征。关节炎的诊断:一个或更多关节有炎症表现,如肿胀或积液,并伴有至少两项以下体征(活动受限、触痛,活动时疼痛及局部皮温增高),仅有关节疼痛或触痛不能诊断关节炎。同时本病为慢性关节炎,关节炎需持续至少 6 周,并须除外感染、肿瘤等其他引起的关节炎。[7](见表 3-34-1 至表 3-34-5)

表 3-34-1　ILAR 幼年特发性关节炎分类标准

幼年特发性关节炎
是指 16 岁以下儿童的持续 6 周以上的不明原因关节肿胀,除外其他疾病。根据发病特点分为 7 型:
1. 全身型 一个或以上的关节炎,同时或之前发热至少 2 周,其中连续每天弛张发热时间至少 3 天,伴随以下一项或更多症状 短暂的、非固定的红斑样皮疹 全身淋巴结肿大 肝脾大 浆膜炎 应除外下列情况:a、b、c、d
2. 少关节型(持续性与扩展性) 发病最初 6 个月 ≤4 个关节受累,有两个亚型 (1)持续性少关节型 JIA,整个疾病过程中关节受累数 ≤4 个 (2)扩展性关节型 JIA,病程 6 个月后关节受累数 ≥5 个 应除外下列情况:a、b、c、d、e
3. 多关节炎型(RF 阴性) 发病最初的 6 个月 ≥5 个关节受累,类风湿因子阴性 应除外下列情况:a、b、c、d、e
4. 多关节炎型(RF 阳性) 发病最初 6 个月 ≥5 个关节受累,并且在最初 6 个月中伴最少间隔 3 个月且 2 次以上的类风湿因子阳性。 应除外下列情况:a、b、c、e
5. 银屑病性关节炎 1 个或更多的关节炎合并银屑病,或关节炎合并以下至少任何 2 项: (1)指 / 趾炎 (2)指甲凹陷或指甲脱离 (3)家族史中一级亲属有银屑病 应除外下列情况:b、c、d、e
6. 与附着点炎症相关的关节炎 关节炎合并附着点炎症,或关节炎或附着点炎症,伴有下列情况中至少 2 项: (1)有骶髂关节压痛和 / 或炎症性腰骶部疼痛(目前表现或病史) (2)HLA-B27 阳性 (3)6 岁以上发病的男性患儿 (4)急性或症状性虹膜睫状体炎 (5)家族史中一级亲属有强直性脊柱炎、与附着点炎症相关的关节炎或骶髂关节炎、炎症肠病性关节炎、赖特综合征、急性虹膜睫状体炎 应除外下列情况:a、d、e

续表

幼年特发性关节炎
7. 未分化的幼年特发性关节炎

不符合上述任何 1 项或符合上述 2 项以上类别的关节炎

除外标准：这一标准适用于所有类型的 JIA，每一型的可能除外原则如下

a. 银屑病或一级亲属患银屑病

b. 男孩 6 岁以上发病的关节炎，HLA-B27 阳性

c. 强直性脊柱炎、肌腱附着点炎症、炎症性肠病性关节炎、赖特综合征、急性虹膜睫状体炎，或一级亲属患以上任意一种疾病

d. 类风湿因子 IgM 间隔 3 个月以上 2 次阳性

e. 患者有全身型 JIA 表现

注：①指 / 趾炎，一个以上指 / 趾肿胀，多为不对称分布，超过关节边缘；②肌腱附着点炎，骨筋膜、关节囊、肌腱或肌腱接头处压痛；③炎症性腰骶痛，休息时腰骶痛合并晨僵，活动后好转；④指甲凹陷，任何时间一个以上指甲有 2 处以上的凹陷；⑤受累关节数，能在临床上被独立评价的关节分开计算；⑥RF 阳性的实验室检查，乳胶凝集法类风湿因子 IgM 间隔 3 个月以上两次阳性；⑦银屑病，内科医生诊断，不必须是皮肤科医生；⑧弛张热，每天最高温度 ≥39℃，低温降至 37℃以下；⑨浆膜炎，包括心包炎、胸膜炎、腹膜炎；⑩骶髂关节炎，骶髂关节压痛；⑪脊柱关节病，肌腱和脊柱关节的炎症；⑫葡萄膜炎，慢性的虹膜睫状体炎，由眼科医生诊断。

表 3-34-2　美国幼年特发性关节炎分类标准

1. 发病年龄在 16 岁以下
2. 关节炎：一个或更多关节有炎症表现，如肿胀或积液，并伴有至少两项以下体征 活动受限、触痛，活动时疼痛及局部皮温增高
3. 病程 6 周以上
4. 根据病程最初 6 个月发病方式分为 多关节炎型：受累关节 ≥5 个 少关节炎型：受累关节 ≤4 个 全身型：除关节炎外有特征性发热、皮疹、肝脾淋巴结肿大和浆膜炎
5. 除外其他幼年型关节炎

表 3-34-3　欧洲慢性关节炎分类标准

1. 发病年龄<16 岁
2. 一个或更多关节炎
3. 病程 ≥3 月
4. 根据发病特点分为 少关节型：<5 个关节 多关节型：>4 个关节，类风湿因子阴性 斯蒂尔病：关节炎伴特征性发热 幼年型类风湿关节炎：>4 个关节，类风湿因子阳性 幼年强直性脊柱炎
幼年银屑病性关节炎

表 3-34-4　全身型幼年特发性关节炎合并噬血细胞综合征的新分类标准(2014 ULAR/ACR)

1. 铁蛋白>684ng/ml
2. 血小板 ≤ 181 × 10⁹/L
3. 谷草转氨酶>48U/L
4. 甘油三酯>1 560mg/L
5. 纤维蛋白原 ≤ 3 600mg/L
诊断条件:1 为必备条件,2~5 满足任意 2 条或 2 条以上(注:实验室数据异常需排除伴发免疫介导的血小板减少症,传染性肝炎、内脏利什曼病或者家族性高脂血症等疾病)

表 3-34-5　2018 年国际儿童风湿病试验组织(PRINTO)幼年特发性关节炎新分类标准

1. 全身型 JIA 定义:为不明原因(排除感染性、肿瘤性、自身免疫性或单基因自身炎症性疾病)发热(每天发热体温高峰 ≥ 39℃并于热峰间隔期可下降到 ≤ 37℃,至少连续 3 天,发热反复出现,持续 2 周及以上),伴有 2 个主要标准或 1 个主要标准加 2 个次要标准 主要标准:①可消退(非固定的)红斑性皮疹;②关节炎 次要标准:①全身淋巴结肿大和 / 或肝肿大和 / 或脾大;②浆膜炎;③持续 2 周或更长的关节痛(无关节炎);④白细胞增多(≥ 15 000/mm³)伴中性粒细胞增多
2. RF 阳性 JIA 定义:关节炎超过 6 周,同时至少间隔 3 个月 2 次实验室检测 RF 阳性或至少 1 次环瓜氨酸肽(CCP)抗体阳性
3. 脊柱炎相关 JIA 定义:外周关节炎合并附着点炎。或关节炎或附着点炎加上超过 3 个月的炎症性腰背部疼痛和骶髂关节炎的影像学异常。或关节炎或附着点炎加以下任意 2 项:①骶髂关节压痛;②炎性腰背痛;③ HLA-B27阳性;④急性(症状性)虹膜睫状体炎;⑤一级亲属的 SpA 病史 外周关节炎持续时间至少 6 周
4. ANA 阳性 JIA 定义:关节炎病程>6 周,发病年龄 ≤ 6 岁,ANA 抗体(免疫荧光试验测定)阳性且滴度大于 1∶160,2 次阳性至少间隔 3 个月。排除 SJIA、RF 阳性关节炎及附着点炎和 / 或脊柱炎相关 JIA
5. 其他类型 JIA 定义:①关节炎 ≥ 6 周;②不符合以上各型 JIA 的标准
6. 未经分类的 JIA 定义:①关节炎 ≥ 6 周;②符合以上 4 型中的 1 种以上

四、鉴别诊断

　　以关节炎为表现的患儿应注意除外化脓性关节炎、结核性关节炎、骨髓炎、莱姆关节炎。全身症状多的 JIA 患儿应注意与系统性红斑狼疮、风湿热、传染性单核细胞增多症及白血病、败血症等疾病鉴别。与附着点炎症相关的关节炎(幼年强直性脊柱炎)要注意与炎症性肠病、赖特综合征等鉴别。个别 JIA 患儿有严重的肺部病变时应注意与各型儿童细菌性、病毒性肺炎鉴别。

【治疗】

一、中医治疗

(一) 辨证论治

由于小儿体质的不同,感受风寒湿三气偏盛不一,加之病情发作或缓解相互转化夹杂,因此证候错综复杂,辨证论治时要抓住标本缓急及寒热虚实。风寒湿热之邪是病之标,气血亏损、肝肾不足是病之本。早期多属实证,宜祛邪为主;日久损及肝肾,气血不足,邪气留恋,宜扶正为主。辨证的关键在于分清寒热。本病临床证候无论多么复杂多变,不外湿热和寒湿两大类。热证主要表现为关节肿胀,触之发热,得冷则舒,与气候变化无关。舌质红,苔白腻或黄腻。寒证以关节冷痛为主,触之发凉,得热则舒,对天气变化敏感。舌质多淡,苔白腻。大量临床观察表明,JIA 以湿热痹多见。

1. 湿热痹阻证

证候:此型患者常见于患病初期,关节肿胀疼痛,伴有重着感,触之皮温高,活动受限,可伴有发热,口渴不欲饮,肌肉疼痛重着,舌质红苔黄腻,脉滑数。

治法:清热除湿,宣痹通络。

方药:四妙散合宣痹汤加减。

苍术 9g,黄柏 6g,防己 9g,滑石 9g,生薏苡仁 12g,牛膝 9g,忍冬藤 15g,青风藤 30g,威灵仙 9g,桑枝 9g,丝瓜络 15g,桃仁 9g,萆薢 9g。

加减:热重于湿,出现皮疹,需加强宣化畅中、清热利湿之功,以三仁汤化裁。

中成药:湿热痹颗粒,3~6 岁,0.5 袋 / 次,>6 岁,1 袋 / 次,每日 2~3 次。正清风痛宁片,1~2 片 / 次,每日 2 次。需从小剂量开始服用,2 周后慢慢加量,以避免毒副作用,有皮疹及白细胞减少需停药。滑膜炎颗粒,3~6 岁,0.5 袋 / 次,>6 岁,1 袋 / 次,每日 2~3 次。四妙丸,水丸,每 15 粒重 1g,口服,每次 3~6g,每日 2 次。

临床体会:本证型在临床较为常见,湿热合邪,缠绵难解,治以清利湿热通络为主。

2. 气营两燔证

证候:此型多见于全身型,表现为弛张高热,口渴喜饮,斑疹鲜红,口鼻咽干痛,肌肉关节疼痛,甚至关节红肿,便干溲黄,舌质红,苔黄,脉数。

治法:清热解毒,祛风除湿。

方药:清营汤合白虎汤加减。

水牛角 6~9g,生石膏 15~30g(先煎),淡竹叶 9g,知母 9g,生地黄 12g,牡丹皮 9g,忍冬藤 30g,威灵仙 15g,地骨皮 15g,白薇 12g。

加减:皮疹隐隐,疹色暗淡,可加紫草、牛蒡子以活血解毒。便秘者加瓜蒌、火麻仁。

中成药:湿热痹颗粒,3~6 岁,0.5 袋 / 次,>6 岁,1 袋 / 次,每日 2~3 次。正清风痛宁片,1~2 片 / 次,每日 2 次。需从小剂量开始服用,2 周后慢慢加量,以避免毒副作用,有皮疹及白细胞减少需停药。四妙丸,水丸,每 15 粒重 1g,口服,每次 3~6g,每日 2 次。

临床体会:本证以高热、皮疹、关节肿痛为主要表现,实证居多,多见于全身型 JIA。当以清热凉血解毒为主,也有一些病情反复发作者,邪热日久耗伤津液,表现阴虚内热之象,临床应予鉴别。

3. 寒湿痹阻证

证候:此证多表现为发病缓慢,畏寒肢冷,关节强痛,遇冷加重,或关节肿胀痛,屈伸不利,舌质淡,苔白,脉细弱。

治法:温阳散寒,利湿活络。

方药:乌头汤合桂枝汤加减。

制川乌 3~6g(先煎 40 分钟),麻黄 3g,细辛 3g,豨莶草 10g,桂枝 10g,川芎 10g,生黄芪 15g,赤芍、白芍各 9g,续断 9g,青风藤 15g,寻骨风 15g,白芥子 9g,威灵仙 15g,鸡血藤 15g,全蝎 5g,丹参 9g,萆薢 9g。

中成药:寒湿痹颗粒,6~10 岁,0.5 袋 / 次,>10 岁,1 袋 / 次,每日 2 次,注意热痹禁用且不可久服。正清风痛宁片 1~2 片 / 次,每日 2 次。需从小剂量开始服用,2 周后慢慢加量,以避免毒副作用,有皮疹及白细胞减少需停药。

4. 肝肾不足证

证候:迁延日久,外邪伤及稚弱之阴阳,气阴耗伤,损及肝肾,以致肝肾不足。表现为关节疼痛肿胀、僵硬、变形,甚则筋肉挛缩。形体消瘦,自汗,气短乏力,口干,溲赤或低热如潮,五心烦热,两颧潮红,盗汗,舌红少苔或无苔,脉沉细无力或细数无力。

治法:益气养阴,补益肝肾。

方药:独活寄生汤加减。

黄芪 15g,党参 9g,独活 9g,桑寄生 30g,续断 15g,牛膝 9g,杜仲 9g,肉桂 3g,茯苓 15g,熟地黄 9g,赤芍、白芍各 9g,当归 9g,鸡血藤 15g,秦艽 9g。

中成药:正清风痛宁片,1~2 片 / 次,每日 2 次,需从小剂量开始服用,2 周后慢慢加量,以避免毒副作用,有皮疹及白细胞减少需停药。

临床体会:此型表明 JIA 病程已久,大多关节畸形,部分丧失功能活动,形成残疾,治疗较为困难,应以强壮筋骨,尽量恢复关节功能活动为主。此型也见于与附着点炎症相关型(幼年强直性脊柱炎)。

5. 瘀血阻络证

证候:此证多见于寒湿凝滞或痰热伤阴,迁延久病,导致气血不足,血行不畅,瘀血内停,经脉失养,痹阻不通,表现为关节刺痛,或夜间加重,肿胀不明显,肌肤干燥甚或甲错,舌质暗红,可见瘀点、瘀斑,苔薄白,脉细涩。

治法:活血化瘀,舒筋通络。

方药:身痛逐瘀汤加减。

当归 9g,川芎 9g,赤芍、白芍各 9g,桃仁 9g,红花 9g,乳香 3g,白芷 9g,香附 9g,地龙 9g,牛膝 9g,甘草 6g,茯苓 9g,威灵仙 9g。

中成药:瘀血痹胶囊,口服,>6 岁,3 粒 / 次,每日 3 次。经期慎用。正清风痛宁片,1~2 片 / 次,每日 2 次。需从小剂量开始服用,2 周后慢慢加量,以避免毒副作用,有皮疹及白细胞减少需停药。

(二) 医家经验

"九味蠲痹通络汤"是王静安[8]治疗幼年型类风湿关节炎的有效验方,由黄柏、防己、当归、苍术、蜈蚣、乌梢蛇、牛膝、薏苡仁、紫苏叶等组成。方中薏苡仁、苍术胜湿健脾,祛风通痹,防己祛风利水、消肿止痛,黄柏善清热除湿,治足膝疼痛,当归活血化瘀止痛,牛膝补肝肾强筋骨祛风湿,导邪下行,蜈蚣、乌梢蛇祛风通络,止疼痛解痉挛,二药为治顽痹要药。方中一味紫苏叶是王老多年来的临床用药经验,王老认为风为百病之长,六淫之中他邪皆依附其上,侵袭人体,客于肌肤关节经络,既邪自外而入内,亦可以从内引之外出。紫苏叶发泄散诸邪而化痰气。全方药虽九味,却融清热除湿祛风、活血化瘀、通络消肿止痛于一体,祛邪为主,散中有补,结合临床辨证化裁,守法治疗,常能获得满意疗效。

杨仓良[9]从毒辨治全身型幼年特发性关节炎湿热毒痹证 1 例,予"清热利湿排毒汤"加减,选用商陆 6g,重楼 10g,鱼腥草 15g,苦参 6g,滑石 6g,络石藤 16g,忍冬藤 10g,蒲公英 15g,紫草 6g,青黛 6g,甘草 12g。高热者,加水牛角 21g,大青叶 10g;咽喉肿痛者,加败酱草 10g;皮疹较多者,加苦参 6g,蝉蜕 3g。水煎 400ml,每日分 2 次保留灌肠,配以清热解毒中成药及抗生素、抗病毒的西药。从第 6 天开始以每 5 天减 5mg 的用量逐渐撤减醋酸泼尼松,至第 36 天时全部撤完。患者病情逐渐减轻,且未出现药物毒副反应。至第 45 天,皮疹、肿块及关节肿痛均消失,化验肝功能、肾功能皆正常。复查 B 超及心电图均正常时,出院。并将上述中药汤剂加减改为冲剂,再服半年停药,再次复查肝功能、肾功能皆正常。随访至今,一切正常。

(三) 其他治疗

1. **中药透药治疗** 采用中药定向透药治疗仪,离子导入治疗仪,将中药通过穴位导入,起到消肿止痛的作用。耦合剂采用中药冰乌膏:川乌、细辛、白芥子、苏木、枯矾、冰片等,时间 15~20min/ 次,每日 2 次。

2. **中药泡洗** 治疗下肢关节炎,采用泡洗桶对下肢关节进行中药泡洗,泡洗时间 15~20 分钟,每日 1~2 次。

(1)湿热痹阻:麻黄 10g,细辛 10g,忍冬藤 30g,青风藤 30g,海风藤 30g,知母 10g,茯苓 20g,泽泻 20g 等。

(2)寒湿阻滞:艾叶 30g,制川乌 15g,草乌 20g,川芎 15g,苍术 15g,白芷 20g,羌活 15g 等。

(3)痰瘀互结:桃仁 20g,红花 20g,白芥子 20g,半夏 10g,皂角刺 20g,乳香 20g,没药 20g,威灵仙 15g 等。

3. **中药贴敷** 以下各证型用药研粉,包成热罨包局部塌渍、熏洗配合中药离子导入,每日 1 次,每次持续 20~30 分钟,以 7 日为 1 个疗程。

(1)寒湿痹阻型:附片 20g,川乌 2g,川花椒 20g,细辛 10g,泽泻 20g,白术 20g,桑枝 20g,桂枝 20g,红花 30g,威灵仙 30g,芒硝 20g。

(2)痰瘀痹阻型:桃仁 20g,红花 20g,白芥子 20g,半夏 10g,皂角刺 20g,乳香 20g,没药 20g,牛膝 30g,伸筋草 30g,透骨草 30g。

(3)肝肾不足型:桑寄生 20g,独活 20g,羌活 20g,续断 20g,杜仲 20g,鸡血藤 30g,刺五加 20g,牛膝 30g,伸筋草 30g,透骨草 30g。

二、西医治疗

1. **一般治疗** 急性期卧床休息,增加营养,采取有利于关节功能的姿势。鉴于本组疾病关节肿胀疼痛反复发作,需长期治疗,对年长儿和家属有一定的心理压力,医护人员应予以心理支持,树立战胜疾病的信心。对于急性期关节剧烈疼痛伴有全身症状者应卧床休息,并注意休息的体位,尽量避免关节受压,为保持关节功能位,必要时短期夹板固定,以防畸形。与附着点炎症相关的关节炎应睡木板或硬床垫,避免睡高枕。缓解期病例一般不主张过多卧床休息,尽量鼓励患儿参加适当运动,尽可能像正常儿童一样活动。采用医疗体育、理疗等措施减轻关节强直和软组织挛缩。

2. **药物治疗**

(1)非甾体抗炎药:非甾体抗炎药是治疗 JIA 的一线药物,约 1/3 的 JIA 患儿对非甾体抗炎药敏感,单用即可控制临床症状及异常体征。但非甾体抗炎药治疗 JIA 仅能缓解症状、抗炎止痛,不能长时间抑制组织和关节的进行性损伤,不能延缓或阻止病情发展,而且 2/3 患儿的病情不能用非甾体抗炎药单独控制,因此需要给予二线药物等才能有效治疗。

(2)甲氨蝶呤(MTX):是治疗 JIA 的安全有效的药物,目前多主张对确诊为 JIA 的患者早期给予甲氨蝶呤治疗,为达到较好疗效,常需要较长时间服药,病情缓解后仍应持续服用一段时间。剂量,10~15mg/m²,每周 1 次,口服,24 小时后配合叶酸口服可减少副作用。甲氨蝶呤对少关节型疗效最好,也有助于控制银屑病型 JIA 的皮疹与关节炎,对全身型 JIA 效果较差。

(3)柳氮磺吡啶:主要用于少关节型或扩展性少关节型,附着点炎症相关型(脊柱关节病)。

(4)来氟米特:对改善患者关节疼痛、肿胀及晨僵作用与柳氮磺吡啶和甲氨蝶呤类似,可选择应用于难治性全身型 JIA。

(5)环孢素 A:单独治疗 JIA 的关节症状并不起效,但在治疗全身性 JIA 时有效,可以减轻炎症反应,缓解症状,使体内的炎性指标降低。尤其在合并噬血细胞综合征时,静脉应用环孢素 A 可以达到非常好的效果。

(6)其他 DMARD[10]:包括羟氯喹、青霉胺、他克莫司。这些药物通常用于难治性 JIA 或特殊适应证,如噬血细胞综合征,和 / 或具有其他风湿病特点的重叠综合征及不能耐受以上常用药的 DMARD 者。目前尚无明确的 JIA 应用这些药物的指南。常用 DMARD 不能控制的顽固 JIA 患者,可以选择 DMARD 的联合用药,但各药物的不良反应可能会叠加,需注意监测。有关 DMARD 联用的方案来源于成人类风湿关节炎(RA)资料,如 MTX、柳氮磺吡啶和羟氯喹三联用药,儿童难治性 JIA 一般建议选择 DMARD 与生物制剂联合治疗,传统 DMARD 的联合应用疗法可作为补充和选择性治疗方案。

(7)肾上腺皮质激素:全身糖皮质激素治疗仅适用于全身型 JIA 伴危及生命的合并症如心包炎、心肌炎。一般给予泼尼松 2mg/(kg·d)或同等剂量的其他制剂,合并巨噬细胞活化综合征的严重患儿可采用注射用甲泼尼龙琥珀酸钠 15~30mg/(kg·d)冲击治疗。其次,可用于治疗对非甾体抗炎药治疗无效或出现明显不良反应的全身型及严重多关节炎型,给予中小剂量泼尼松 0.25~1mg/(kg·d),并应尽快减量,疗程尽可能短。另外,少关节炎型患者可以局部使用糖皮质激素,于病变关节腔处注射长效糖皮质激素,每年每个关节腔内注射不超过4 次,间隔 4 周以上,负重的关节间隔 8~12 周,在并发虹膜睫状体炎时可局部应用糖皮质激素类眼药水滴眼。

(8)丙种球蛋白:大剂量静脉滴注丙种球蛋白治疗难治性全身型 JIA,已引起很多临床医师的重视,但随机双盲研究未能确定疗效优于安慰剂。建议丙种球蛋白用于治疗严重的全身型特发性关节炎患儿及长期治疗无效者。

3. 生物制剂　生物制剂精准靶向治疗方法,在 JIA 治疗中的地位逐渐提高,JIA 治疗也逐步进入生物制剂时代。[11-12]

(1)TNF-α 拮抗剂:目前指南建议使用 TNF 抑制剂作为第二或第三线 DMARD,用于难治性 JIA,对于临床提示有预后不良特征、多关节炎持续活动和有骶髂关节病变的患者,建议早期使用。

1)依那西普:0.8mg/kg,每周 1 次或 0.4mg/kg,每周 2 次,皮下注射,最大量每周 50mg。依那西普与 MTX 联合应用有较好的协同作用,研究的资料表明,依那西普耐受性好,对 JIA 患者的关节功能、生长发育,生活质量和阻止骨关节的破坏性进展和修复有很好的作用,远期不良反应和严重感染率低。

2)英夫利西单抗:目前尚没有被 FDA 批准用于治疗 JIA。现在推荐的剂量为每次 6~10mg/kg,用药时间为 0、2、6 周,随后每 8 周 1 次维持治疗。目前英夫利西单抗被视为依那西普治疗无效后的二线或三线用药,治疗 JIA 相关的葡萄膜炎的首选用药。

3)阿达木单抗:2008 年获得 FDA 批准用于 4 岁以上的多关节炎型 JIA 患者,欧洲批准用于 4~12 岁儿童 JIA 患者。用法为皮下注射,≤30kg,20mg,每 2 周 1 次;>30kg,40mg,每 2 周 1 次。阿达木单抗对 JIA 相关的葡萄膜炎有效。

(2)IL-6 拮抗剂:2011 年被 FDA 批准用于成人 RA 和儿童(2 岁以上)JIA 全身型。临床研究显示,托珠单抗可以显著改善 JIA 全身型的临床症状,快速稳定体温,停用激素,恢复影像学病灶,促进儿童生长参数的进步。12mg/kg(<30kg)或 8mg/kg(>30kg),每 2 周静脉滴注 1 次。严重不良事件包括输液反应、消化道出血、严重的感染、噬血细胞综合征、气管炎、肺炎、肺动脉高压、中性粒细胞减少症和肝氨基转移酶升高。

4. 外科治疗　JIA 患儿经过正规药物治疗,病情仍不能控制,可考虑手术治疗。JIA 滑膜切除的适应证与疗效尚有争论。一些矫正严重畸形的重建手术如全关节置换,均应待骨关节发育成熟时,约 18 岁后才能进行。

三、中西医结合治疗思路与方法

JIA 的治疗是一个长期的过程,治疗的选择往往取决于患儿的临床分型及对药物的敏感性。早期诊断,尤其是准确的鉴别诊断对于 JIA 患儿的治疗和预后都很重要。另外,JIA 的不同临床分型对于治疗的选择亦相当重要,例如,相对于其他类型的 JIA,全身型 JIA 涉及几乎所有的关节,其免疫系统损伤较重,而少关节型则损伤较轻,因此在选择免疫药物时务必明确诊断。预后差的患者需要采用积极的治疗方法。下列因素提示预后差:多关节型、RF 阳性、HLA-DR4 阳性、皮下结节、早期起病的对称性小关节受累、全身型 JIA 伴依赖糖皮质激素才能控制症状或伴 6 个月病程血小板计数 $>600 \times 10^9/L$。对于典型的严重全身型 JIA 患儿,多种药物治疗无效,必须服用大剂量激素;全身型 JIA 病情反复,迁延不愈,出现严重关节炎,长期服用激素减量困难的患儿;多关节型患儿起病后迅速发生关节活动受限,有骨质破坏倾向及类风湿因子阳性需考虑给予联合治疗。另外,免疫功能的监测亦相当重要,对于新的生物制剂在临床中的安全性以及远期疗效尚需观察证实。[13]

【调摄与护理】

一、调摄

1. 维护儿体正气,免受外邪侵袭。加强体育锻炼,增强体质,并注意气候变化,及时增减衣服,防寒保暖,避免潮湿,防止感冒,对预防本病有积极的意义。

2. 长期患病的 JRA 患儿,尤其是使用糖皮质激素者,其身高明显低于同龄儿,生长激素水平低下。此外,不少患儿有慢性蛋白质和热量缺乏所造成的营养不良。故应对 JRA 患儿定期测量身高体重,监测发育指标,注意调整饮食,补充营养。

二、护理

1. **一般护理** 病情较重者,如全身型 JRA,应随时监测体温、心率、呼吸、血压等生命指征。加强情志护理,开展卫生宣教,正确认识自身的疾病,保持患儿精神愉快,心情舒畅,树立信心,配合治疗。

2. **辨证施护** JIA 多易反复发作、迁延不愈、病程漫长,严重影响患儿生长发育,在饮食方面应注意保持足够热量摄入,给予高热量、高蛋白、高维生素、高钙食物,少食动物脂肪,多食新鲜易消化食物。饮食应多样化,补充足够的水分。多食水果蔬菜,少食肥甘厚味及辛辣食品。注意保持营养均衡,忌食生、冷、硬、辛辣刺激性食物,以免影响消化能力。湿热内蕴证宜选择清淡易消化、富含维生素的食物,少食肉类鱼虾。发热时密切观察体温变化,及时补充水。协助患儿局部关节运动,保持关节正常功能。根据证型不同配合中药熏蒸、按摩促进血液循环。脾肾阳虚患儿应经常食用一些性质温热,具有补益肾阳、温暖脾阳的食物,如鸡肉、羊肉等,忌食刺激性及寒凉的食物,中药宜温服。注意局部保暖,可局部给予湿热敷。

3. **特殊护理**

(1)疼痛护理:急性期以卧床休息为主,多注意保暖,协助取舒适体位,尽量保持关节的功能位。避免内、外环境的不良刺激,如寒冷、潮湿等,以免诱发或加重关节疼痛。教给患儿用放松、分散注意力的方法控制疼痛,以缓解焦虑达到减轻疼痛的目的。除口服药物治疗外,配合局部中药湿热敷、中药泡洗、中药熏蒸、按摩等方法以减轻和消除症状,缓解病理过程,保证关节功能,降低致残率。在疼痛症状缓解之后,应鼓励患儿及时下床活动,加强关节的功能锻炼,由被动向主动逐渐进行,以不感到疼痛疲劳为度,进行全关节活动锻炼及肌肉力量训练。

(2)发热护理:监测患儿体温变化,准确记录。及时给予头部冷敷、温水擦浴等物理降温措施。禁用酒精擦浴,防止皮疹或血管炎症状加重。观察体温升高时有无伴发皮疹等症状或体征;体温超过 38.5℃时,遵医嘱给予药物降温,避免发生热性惊厥。体温升高达 39.0℃以上,患儿如出现精神萎靡,烦躁不安,应注意让患儿卧床休息,以减少机体能量的消耗。发热时嘱患儿要多饮水,降温过程中要密切观察患儿,必要时遵医嘱给予静脉补液,适当补充电解质,避免高热汗出引起脱水、电解质紊乱。

(3)皮疹护理:观察皮疹的特点及部位,有无融合成片,是否会随着体温升降而出现或消退。密切观察皮疹的形态、颜色、数量以及分布情况,并做好详细记录。保持皮肤清洁,避免搔抓。可遵医嘱配合中药泡洗,以减轻血管炎性病变。如有破溃需及时处理,结痂处不可抠除、撕揭痂皮,防止出血或皮肤继发破溃感染。如局部出现感染可遵医嘱局部涂莫匹罗星软膏对症治疗,伴有痒感者可外涂炉甘石洗剂。每日可用清水清洁皮肤,忌用碱性肥皂、化妆品,避免接触刺激性的物品。注意保持皮肤及床单位清洁,避免和消除不必要的刺激。穿棉质宽松内衣,保持干燥。

(4)用药护理:糖皮质激素、非甾体抗炎药、免疫抑制剂、生物制剂等,使用时应严格遵守按时、按途径、按剂量正确给药。应用糖皮质激素时坚持按时、按量服用,不可擅自更改剂量或骤然停药。服用糖皮质激素时应注意监测血压变化,注意观察患儿的心率、心律及心音,有无烦躁不安、面色苍白、多汗、气急等心力衰竭表现。应用生物制剂时相关的不良反应有输液反应、增加感染的风险等,特别是机会性感染或分枝杆菌感染的发生。在治疗中除严格掌握用药指征、剂量及安全性、毒性反应外,更重要的是应告知家长及患儿相关的药物知识,消除其恐惧感并给予适当的对症处理。长期使用药物会刺激消化系统,所以应指导饭后服用。服药期间要注意做好防护,避免交叉感染。中药离子导入、中药熏蒸治疗等,调整电流强度及热度至患儿能耐受的程度,治疗中不要远离患儿,以免发生烫伤等情况。

4. **心理护理** JIA 为慢性病,需要长期治疗。随着病情加重会出现生活自理能力降低、自我形象紊乱等情况,给患儿及家长带来了沉重的精神压力及经济负担。情绪活动对人体内脏器官的功能有很大的影响。积极的情绪对人体活动有促进作用,而焦虑和抑郁等消极情绪可能导致机体神经活动功能失调,进而加重病情。优质的心理护理在治疗疾病方面有着积极的促进作用。多和患儿及家长交谈沟通,给予帮助和针对性疏导,向患儿和家长详细讲解疾病的发展和治疗知识,介绍成功的病例及针对性的治疗方案,教会患儿及家长能够采取恰当的家庭护理保健措施,帮助患儿及家长克服恐惧、焦虑、消极等心理,使患儿及家长树立战胜疾病的信心,以积极的心态配合治疗,可有效提高治疗效果。

5. **关节功能锻炼** 除急性期需卧床休息外,JIA 患儿禁忌长期卧床,应指导其从事能耐受的体育锻炼,对增加肌力、加大关节活动范围和改善功能很有好处。对受累关节选择一些针对性强的功能锻炼方法,如腕关节的背屈、掌屈活动;髋关节的旋前伸展活动;脚踏自行车,锻炼膝关节功能等。

【转归与预后】

研究显示 JIA 总体预后较差,30%~40% 逐渐进展为关节残疾,严重的残疾主要为关节功能丧失或因虹膜睫状体炎所致的视力障碍。病死率为 0.4%~2.0%,主要见于有淀粉样变性和噬血细胞综合征的全身型患者。50%~70% 的全身型和多关节炎型 JIA 患者、40%~50%的少关节炎 JIA 患者进入成人期后仍然有活动性病变。有些患者在数年缓解后在成人期偶尔会复发。

JIA 不同亚型预后不同,80%~90% RF 阴性的患儿预后良好,尽管其中一部分长期处于活动状态,但较少发生关节功能残疾。约 50% 以上 RF 阳性 JIA 多关节型患者要发生永久性关节破坏和残疾。全身型致死者极少,预后好坏取决于关节炎严重程度。全身型 JIA 可反复发作,大部分在急性热退后关节症状迅速消退,经 7~10 年随访,25% 左右发生严重关节畸形和功能障碍。全身型有重要脏器受累者未经及时和适当的治疗,可有生命危险。少关节炎型和多关节炎型临床经过可互相转化,关节炎持续活动 1~2 年有发生侵蚀性关节炎的危险。7%~48% 遗留有明显的关节功能障碍,少关节炎型可发生虹膜睫状体炎,导致失明。

与附着点炎症相关的关节炎型部分患儿最终可累及脊柱而发生强直性脊柱炎。

【现代研究】

(一) 病因病机的研究

李少川[14]认为,幼年特发性关节炎属中医"热痹"范畴,其病机为湿聚热蒸,蕴于经络。治疗以宣痹清热利湿,切忌酸甘滋阴。从本病发热持续不退来说,可知其病机并非单受六淫之邪而出现的表证,也不是邪入募原的半表半里证,更不是发热如潮的阳明腑证,而是以湿聚热蒸为其主要表现。因此,遇及此类病儿常宗吴鞠通宣痹汤化裁。

王静安认为幼年特发性关节炎在活动期或发作期也有热病居多、较少寒证的临床特点,虽有风寒湿痰瘀之因,久之亦多化热。这时临证常见患儿舌红脉滑数,患处多有红肿热痛,其理亦然。

朱良春[15]认为,幼年特发性关节炎(JIA)临床表现属中医"痹证""发热"范畴,患者多有先天禀赋不足、阳气先虚的因素,病邪乘虚袭踞经隧,气血为邪所阻,深入骨骺,胶着不去,痰瘀交阻,凝涩不通,邪正混淆,如油入面,为本虚标实之证。

(二) 辨证论治的研究

李少川认为本病主要为湿热痹阻证,治疗常以"宣痹汤"化裁,旨在宣痹清热利湿。一般情况下,常以银花藤、茯苓皮配方中之防己,恐其苦寒直折;海桐皮多配木瓜、丝瓜络,以防其燥热伤阴。若感受风邪,加薄荷、淡豆豉、荆芥穗以微苦微辛,疏散表邪;舌苔白而厚腻时,加佩兰、藿香、厚朴、黄连以芳香逐秽,苦温化湿;病延时久,关节疼痛不得转侧时,可加羌活、独活、川芎、当归以活血祛风祛湿。并反复强调:"不可错误认为此病高热持续不退,必然伤其阴液,而予生地、玄参、麦冬辈。妄投阴药,势必恋邪,对病不但无益,反而有害。"另外,切莫见斑治斑,防其邪热遏伏。本病在发热之时,常伴发皮疹,皮疹多为丘疹状及荨麻疹样大小不等的斑点,此乃湿热郁于肺胃,充斥内外,营血热炽,透于肌表而发。斑疹的出现,反映了邪气外透之象,宜见不宜多,不见则邪闭,湿热不得宣透;多见则说明湿热蕴阻之壅盛。从传统治则而论,"斑宜凉血,疹宜透泄"。不过,该病斑疹之发,乃湿聚热蒸,充于肌表所致。临床遇及此类情况,常以"三仁汤"化裁以宣化畅中、清利湿热。若伴有关节疼痛,加姜黄、桑枝以宣痹祛湿;疹色暗淡,疹形稀疏,加紫草、牛蒡子以活血解毒。脾胃的健运与否是改变变态反应的内在基础,感受时邪为诱发疾病的外因条件。从湿热发病的病机特点来看,"湿土之气,同类相召",湿热之邪,始虽外受,终归脾胃。常用王氏连朴饮化裁,每多奏效。

王静安认为虽见患儿遇阴雨天症状加重,仍不可作寒湿论处,故在治疗过程中清热消炎凉泄之药不可少,且量宜大,如方中黄柏、防己、薏苡仁、忍冬藤之属,亦是控制关节炎症,消除充血水肿,减少患处炎症所致免疫复合物形成堆积的关键之一。在治疗幼年特发性关节炎时,其病理产物以湿痰瘀浊最难剔除,一旦形成则阻滞气血经络,使病情反复难愈,反之又成为致病因素,形成恶性循环,给治疗带来极大困难。所以在治疗该病时,要始终不忘利湿化瘀和消痰,如方中当归、川芎、川红花、牛膝、防己、薏苡仁、橘络等皆是,尤其是蜈蚣、乌梢蛇等虫蛇类药品极善搜剔经络之邪散结通络止痛,为治顽痹之要药,在治疗后期病情趋于稳定,邪气势已大衰,宜渐增益气温通之品,如黄芪、桂枝等。

李嘉庆[16]运用中西医结合方法治疗幼年型类风湿关节炎30例,西药采用泼尼松、布洛芬。中医分型:邪痹少阳、枢机不利型多见于JIA全身型,方药取小柴胡汤合土茯苓饮加减。

热毒炽盛、邪痹关节型方药取四妙散加减。余毒未尽、气虚血瘀型多见于幼年特发性关节炎痊愈阶段。方药选自拟虚热痹方,药用金银花、黄芪、太子参、土茯苓、川牛膝、红花、苏木、生甘草、白薇。总有效率为93.3%。

王蔼平[17]应用中西医结合治疗 JIA 76 例,辨证分型为:风热犯表型拟银翘散加减(金银花、连翘、板蓝根、青风藤等);热炽气营型用白虎汤合清营汤加减(生石膏、知母、生地黄、玄参等);痰瘀热痹型用清热化痰汤加减(桂枝、茯苓、南星、贝母等),并配合西药如小剂量泼尼松、非甾体抗炎药甲氨蝶呤等,总有效率 96%。

翟作红拟扶正温经散寒、祛风胜湿通络大法,方药:黄芪、当归、制川乌、制草乌、桂枝、秦艽、羌活、独活、威灵仙、川牛膝、泽泻、茜草、丹参、白芍、赤芍、甘草。西药:甲氨蝶呤片、雷公藤多苷片。治疗 10 天。症状明显改善,3 个月后,症状基本消失,继服 1 年未见病情复发。

张恩霖[18]以雷公藤配合中医辨证的方法治疗 JRA。临床将 JRA 分为:①邪毒郁阻型治以清热凉血,解毒通络。方药:生地黄、牡丹皮、赤芍、石膏、知母、紫草、桑枝、忍冬藤、连翘。②湿热郁阻型治以清热祛湿通络。方药:苍术、黄柏、薏苡仁、秦艽、桑枝、忍冬藤、当归、赤芍。③寒湿郁阻型治以散寒除湿通络。方药:羌活、独活、防风、桂枝、威灵仙、川芎、当归、赤芍、鸡血藤、川乌。④久病虚损瘀滞型治以补肝益肾,益气养血。方药:黄芪、鸡血藤、桑寄生、牛膝、枸杞子、续断、淫羊藿。

(幺 远)

参 考 文 献

［1］江载芳, 申昆玲. 实用儿科学 [M]. 8 版. 北京: 人民卫生出版社, 2015.

［2］陈德济. 中医风湿病学 [M]. 北京: 中国医药科技出版社, 2003.

［3］ALBERTO M, ANGELO R, TADEJ A, et al. Toward new classification criteria for juvenile idiopathic arthritis: first steps, Pediatric Rheumatology International Trials Organization International Consensus [J]. J Rheumatol, 2019, 46 (2): 190-197.

［4］OMBRELLO M J, ARTHUR V L, REMMERS E F, et al. Genetic architecture distinguishes systemic juvenile idiopathic arthritis from other forms of juvenile idiopathic arthritis: clinical and therapeutic implications [J]. Ann Rheum Dis, 2017, 76 (5): 906-913.

［5］钱玉泉. 儿童风湿病国际试验组织关于全身型幼年特发性关节炎合并巨噬细胞活化综合征的新分类标准 [J]. 中华风湿病学杂志, 2016, 20 (7): 501.

［6］左学兰. 巨噬细胞活化综合征诊断和治疗新进展 [J]. 临床内科杂志, 2017, 34 (5): 319-311.

［7］何晓琥. 幼年特发性关节炎: 国际风湿病学会联盟新分类标准讨论稿 [J]. 中华儿科杂志, 2002, 40 (4): 254.

［8］郑家远. 幼年型类风湿关节炎的中医证治 [J]. 中华儿科杂志, 2006, 2 (2): 33-35.

［9］张智斌, 杨洁, 于娟. 杨仓良教授从毒辨治全身型幼年特发性关节炎临床经验 [J]. 风湿病与关节炎, 2014 (11): 50-54.

［10］周纬. 幼年特发性关节炎治疗进展 [J]. 临床儿科杂志, 2009, 27 (2): 117-122.

［11］吴建强, 卢美萍. 幼年特发性关节炎关节外表现诊治进展 [J]. 中华实用儿科临床杂志, 2021, 36 (1):

73-76.

[12] 李彩凤, 黄新翔, 王永福, 等. 幼年特发性关节炎诊疗规范 [J]. 中华内科杂志, 2022, 61 (2): 142-156.

[13] 刘蕾, 封其华. 幼年特发性关节炎病情评估方法研究进展 [J]. 中华实用儿科临床杂志, 2019, 34 (19): 1516-1520.

[14] 郝瑞芳. 李少川教授治疗全身型类风湿关节炎的经验 [J]. 中国中医药信息杂志, 2002, 9 (3): 65-66.

[15] 吴坚, 蒋熙, 姜丹, 等. 国医大师朱良春幼年特发性关节炎辨治实录及经验撷菁 [J]. 江苏中医药, 2014, 46 (9): 1-3.

[16] 李嘉庆. 中西医结合治疗幼年类风湿性关节炎 30 例 [J]. 山东中医药大学学报, 2001, 25 (2): 114-115.

[17] 王蔼平, 董熔, 王素芝. 中西医结合治疗幼年类风湿关节炎 76 例 [J]. 陕西中医, 2005, 26 (3): 217-219.

[18] 张恩霖. 雷公藤配合中医辩证治疗幼年类风湿性关节炎 46 例临床分析 [J]. 中华实用中西医杂志, 2002 (11): 1432-1433.

第 35 节　复发性多软骨炎

复发性多软骨炎（relapsing polychondritis，RP）是一种主要以软骨复发性炎症和进行性破坏为特点的系统性自身免疫病，可累及软骨和其他全身结缔组织，包括耳、鼻、眼、关节、呼吸道、心血管和神经系统等[1]。任何年龄均有发病，多数发病年龄为 40~60 岁。无性别及家族性发病的倾向。起病多突然，并常反复发作。病因和发病机制尚不明确，在遗传易感个体中，软骨微损伤导致软骨成分暴露，或病原微生物、药物与软骨结构之间的分子模拟可能诱发自身免疫性炎症而导致本病[2]。病理改变为炎性细胞浸润软骨，导致软骨基质疏松、坏死、溶解或液化，出现肉芽组织，并逐渐被纤维组织替代[3]。

复发性多软骨炎在中医学中无相似的病名记载。如病位在耳部，可归属于"断耳疮"范畴；如病位在鼻部，可归属于"鼻疮"范畴；如病位在躯干及四肢软骨，宜归属"痹证"范畴。又因其表现为局部皮肤的红肿、疼痛，似属中医"丹毒"范畴。因此可参考上述病证进行辨证论治。

【病因病机】

先天禀赋不足，外感时邪，从脉络而入，致正邪交争，相搏于血脉，瘀而化热成毒，毒热流注，上窜五官，使耳鼻红肿热痛，日久腐骨塌陷；蚀于眼部，络脉瘀阻；流注于肺，痰浊内阻，气道不利，咳喘由生；流注于关节，则关节肿痛。

一、外感时邪，内有湿热

本病初起多由感受风热疫毒之邪，时毒炽盛，加之体内有湿热之邪，外邪与湿热之邪相搏，蕴蒸软骨，上窜于眼睛、耳鼻、咽喉诸窍，影响营卫气血运行，经络被阻隔，瘀血凝滞而成。

二、脾胃虚弱，痰湿内生

平素脾胃虚弱，或劳倦过度，痰湿内生，加之风邪外犯，夹痰湿上窜于清窍，痰湿凝滞而为肿。

三、血热内蕴，发于软骨

素体血热内蕴，或过食辛辣肥甘厚味，血热内生，加之感受外来的湿邪、湿热相合，阻塞脉络，气血循行阻滞，痰湿瘀热结而为肿，故局部发红、灼热、疼痛等。

四、肝肾阴虚，清窍失养

热毒伤阴，导致肝肾阴虚，精血不足，眼睛、耳鼻、咽喉等清窍失于濡养，而致听力减退，视力障碍，关节疼痛，肢体麻木。

五、气血虚弱，寒湿阻络

外感风热毒邪久恋不去，耗气伤阴；或素体内热久蕴，气血内耗；或久病致气血两伤，而致寒湿侵袭，客于肌肤，阻塞清窍，则气血运行不畅，郁积而发本病。

本病的性质属于本虚标实，以标实为主，毒热、痰湿、瘀阻为标，肝肾阴虚或气血虚弱为本。基本病机是外感热毒，或素体痰湿壅盛，瘀血、痰热凝滞于经络，逆于肉里，流注筋骨，损及内脏。本病与一般痹证不同，发病表现以头面诸窍肿痛、充血为主，可同时侵犯多个脏腑，或更深更重。疾病往往虚实夹杂，且易于反复发作。本病病位在软骨，亦可累及全身，与耳、鼻、眼等清窍密切相关，甚可累及肺、肾、心、皮肤黏膜、肌肉关节。

【诊断要点】

一、临床表现[1,4-6]

1. **耳软骨炎**　耳郭软骨炎，耳郭塌陷畸形，呈"菜花耳"；外耳道萎缩，外耳道狭窄可致传导性耳聋；累及内耳及迷路可导致前庭功能损伤、共济失调、恶心及呕吐等。
2. **鼻软骨炎**　局部红肿、压痛，鞍鼻，鼻塞，流涕及鼻出血。
3. **眼炎性病变**　巩膜炎、结膜炎、眼葡萄膜炎及视网膜病变等。
4. **关节病变**　不对称、非侵蚀性关节炎，可累及四肢大小关节，胸肋软骨、胸锁关节、骶髂关节等。
5. **呼吸系统病变**　声音嘶哑，咳嗽，喘鸣，呼吸困难，气道塌陷等，气管狭窄继发肺部感染可导致患者死亡。
6. **心血管病变**　心肌炎、心内膜炎、心脏传导阻滞、主动脉瓣关闭不全、动脉瘤形成及破裂等。还可因血管炎而导致血栓形成。
7. **血液系统病变**　贫血、血小板减少，少数发生溶血性贫血。
8. **皮肤病变**　结节性红斑、紫癜、网状青斑、色素沉着、脱发及脂膜炎等。
9. **神经系统病变**　颅神经麻痹、小脑受累及癫痫、器质性脑病和痴呆，也可发生多发性单神经炎。
10. **肾脏病变**　血尿、蛋白尿或管型尿、严重肾炎、肾功能不全等。
11. **其他**　发热、体重下降、肌肉疼痛等。

二、辅助检查[1,5,7]

1. **血常规及红细胞沉降率**　活动期可见贫血、白细胞升高、红细胞沉降率增快。
2. **尿常规**　少数患者出现蛋白尿、血尿、管型尿。
3. **血清学检查**　部分患者抗核抗体阳性或类风湿因子阳性。
4. **影像学检查**　主动脉、耳郭、鼻、气管软骨可见钙化,肺部可见肺不张、肺炎、肺纤维化,关节无侵蚀性破坏。CT 和 MRI：CT 可发现气管和支气管狭窄变形与增厚钙化。呼气末 CT 扫描可观察气道的塌陷程度。MRI 有助于区分炎症性病变和纤维化病变。
5. **纤维支气管镜检查**　气管、支气管普遍狭窄,软骨环消失,黏膜增厚、充血水肿及坏死。
6. **肺功能测定**　显示吸气、呼气均有阻塞性通气功能障碍。
7. **心脏彩超**　可发现主动脉瘤、心包炎、二尖瓣或三尖瓣反流、心房血栓等。
8. **核素骨显像**　有助于评价骨和软骨受累的范围。

三、诊断标准[7-8]

1976 年 McAdam 等提出,具有下述临床表现 3 条或 3 条以上者可诊断为本病：①双耳软骨炎;②血清阴性的非侵蚀性多关节炎;③鼻软骨炎;④眼部炎症(包括结膜炎、角膜炎、巩膜炎、浅层巩膜炎及葡萄膜炎等);⑤喉和 / 或气管软骨炎;⑥耳蜗和 / 或前庭功能障碍,感觉神经性听力丧失,耳鸣和眩晕。

1979 年 Damiani 等对上述标准作如下修改：①具备其中 3 条或 3 条以上者;②至少具备 1 条并经组织学检查证实者;③2 个以上不同解剖部位的软骨炎,对激素或氨苯砜治疗有效者。

1989 年 Michet 等提出,具备以下 2 项主要表现,或 1 项主要表现 +2 项次要表现,可以诊断本病：①主要表现：双耳软骨炎,鼻软骨炎,喉气道软骨炎;②次要表现：眼炎,听力受损,前庭功能不全,血清阴性关节炎。

2018 年 Rose 等对 Michet 标准提出改良,主要表现修改为：①外耳软骨炎,②鼻软骨炎,③喉气管软骨炎,④眼炎;次要表现修改为：①听力损害,②前庭功能损害,③血清阴性关节炎和皮肤受累,④心血管受累。

四、鉴别诊断[5]

累及身体不同部位时,应与临床表现相类似的其他疾病相鉴别。如累及耳郭,应鉴别局部外伤、冻疮、丹毒、痛风、梅毒、麻风病;累及鼻软骨,应鉴别抗中性粒细胞胞浆抗体相关性血管炎、淋巴样肉芽肿、梅毒、麻风、淋巴瘤、结核等;累及眼部,应鉴别系统性血管炎、白塞综合征、干燥综合征、血清阴性脊柱关节病;累及气管支气管,应鉴别感染、结节病、肉芽肿、肿瘤、慢性阻塞性肺疾病,等。

【治疗】

一、中医治疗

(一)辨证论治

1. 热毒炽盛证

症状:初期多见发热,耳郭、鼻梁红肿、灼热、疼痛,痛不可触,局部色鲜红,或瘙痒,或伴有渗出,或表皮剥脱;或咽喉疼痛、嘶哑;或双眼充血发红;或见关节红肿、疼痛,口渴引饮,烦躁,便秘溲黄,舌质红绛,苔黄,脉滑数或弦数。

治法:清热解毒、活血祛风。

方药:四妙勇安汤合仙方活命饮加减。

金银花30g,玄参15g,当归10g,甘草6g,生黄芪15g,茯苓10g,赤芍10g,忍冬藤30g,赤小豆15g,蝉蜕8g。

加减:热盛加蒲公英、紫花地丁各20g。湿盛宜加土茯苓20g、车前子15g。瘀滞明显加丹参、泽兰各15g。咽喉疼痛加牛蒡子、马勃各10g。目赤加菊花10g、石决明(先煎)30g。便秘加大黄10g、芒硝5g。

中成药:金藤清痹颗粒,每次10g,每日3次;或六神丸,成年人每次10粒,每日3次。

体会:热毒炽盛患者除应服用清热解毒、凉血通络之品外,还应注意患处局部的用药和保护,可用金银花、蒲公英、紫花地丁、赤芍煎水泡洗患处,后外敷如意金黄散等。当邪热渐退,方药也随之调整,否则可损伤正气,引发变证。忌食辛辣、肥甘之品。

2. 湿热蕴结证

症状:关节红肿,局部扪之有热感,不能屈伸,耳郭、鼻梁红肿、疼痛,或局部有结节,甚者溃烂渗出,或伴见听力减退,或目赤眼红,或皮肤结节红斑,周身倦怠,口渴不欲饮,小便黄赤,或有低热,舌苔黄腻,脉濡数或滑数。

治法:清热利湿,宣痹止痛。

方药:四妙散加减。

黄柏10g,苍术10g,牛膝15g,汉防己10g,土茯苓30g,忍冬藤30g,车前子(包)10g,当归10g,玄参10g,赤小豆15g,赤芍10g,牡丹皮10g。

加减:热甚加栀子、连翘各10g。湿盛加茵陈10g、薏苡仁15g。痛甚加郁金、延胡索各10g。如出现红斑结节,加生地黄15g、牡丹皮6g、夏枯草10g以凉血解毒散结。胃脘满胀者加枳实、佛手各10g。

中成药:湿热痹颗粒,每次5g,每日2次;或四妙丸,每次6g,每日2次。

体会:湿热证有热重于湿、湿热并重、湿重于热的区别,应酌情考虑清热与祛湿药物的比例。由于热盛有伤阴之虞,祛湿时应慎用温燥药物。同时,湿为阴邪,易伤阳气,且湿热为患,多有脾胃内伤,中阳不振的基础,因此在治疗时不宜使用大剂苦寒药,以免克伐阳气或冰伏湿热。

3. 痰瘀阻肺证

症状:耳郭、鼻梁红肿,色暗,疼痛,有结节或瘀斑,胸闷咳嗽,喘息抬肩,声如拽锯,痰黄或有血丝,或心悸怔忡,或目赤,舌暗苔腻,脉沉涩或沉滑。

治法：清热化痰，通宣利肺。

方药：四神煎合麻杏石甘汤、苇茎汤、黛蛤散加减。

金银花20g，石斛20g，远志6g，生黄芪20g，川牛膝10g，炙麻黄6g，杏仁10g，生石膏^(打碎,先煎)30g，冬瓜仁15g，芦根15g，桃仁10g，黛蛤散10g。

加减：心悸多汗者加党参10g、麦冬15g、五味子10g。低热盗汗者加桑白皮10g、地骨皮10g。

中成药：止咳橘红丸，每次9g，每日2次；清肺抑火丸，每次6g，每日2次。

体会：瘀热内伏，痰火阻肺，气道狭窄，以致咳嗽喘憋，此时非解痉通气不能缓解，可加蜈蚣、白芍、石韦、蝉蜕、僵蚕等。

4. 肝肾阴虚证

症状：耳郭、鼻梁萎缩、变形，眩晕耳鸣，口干目涩，声音嘶哑，视物模糊，失眠盗汗，腰膝酸软，五心烦热，咳嗽少痰，肢体麻木，筋脉拘急，舌红少苔或无苔，脉沉弦或细数。

治法：滋补肝肾，养阴生津。

方药：杞菊地黄丸加减。

枸杞子15g，菊花10g，生地黄10g，牡丹皮10g，山药10g，土茯苓15g，泽泻10g，蒲公英20g，生甘草10g，墨旱莲10g，女贞子10g。

加减：虚火内盛加知母、黄柏各10g。眼干涩，视物模糊，加石斛15g、茺蔚子10g。烦热少痰加竹沥10g、胆南星6g。失眠不安加酸枣仁10g、夜交藤20g。

中成药：知柏地黄丸，每次6g，每日2次，口服；或大补阴丸，每次9g，每日2次，口服。

体会：本证为虚实错杂，根据邪正盛衰，随时调整补药与泻药之比重，循序渐进，不可急于求成，投大剂滋补，反而恋邪，迁延病情。

5. 气血两虚证

症状：耳郭、鼻梁萎缩、变形，或局部溃烂久不愈合，或局部皮肤干燥、脱屑，听力减退，视物模糊，四肢酸楚疼痛，倦怠无力，畏寒肢冷，心悸气短，头晕目眩，咳嗽无力，舌质淡苔白，脉微细或沉。

治法：益气养血，荣筋通络。

方药：八珍汤加减。

生黄芪15g，炒白术10g，茯苓10g，当归10g，赤芍10g，白芍10g，熟地黄15g，川芎10g，首乌10g，桂枝10g，鹿角胶10g。

加减：形寒肢冷加黑顺片6g、细辛3g。关节疼痛加穿山龙、徐长卿各15g。如溃疡久不愈合，可配合外敷生肌解毒之品，如生肌玉红膏等。

中成药：十全大补丸，每次9g，每日2~3次；或当归补血丸，每次6g，每日2次。

体会：此证系反复发作后局部组织营养不良所致，因而临证时要及时选用益气养血之品，同时加用活血药，从而及早改善这种局部营养障碍的状态。

(二) 医家经验

多数学者主张辨病与辨证相结合治疗本病。

张镜人[9]认为，本病属中医的骨痹范畴，病变部位在软骨，与肝脾肾有关。由于病证反复，正气虚弱，肝脾肾亏损，加之邪气久留不去。曾以扶正祛邪、健脾益肾柔肝为主治疗1例有效，药用：丹参、茺蔚子、赤芍、白芍、炒丹皮各9g，墨旱莲、炒桑枝各15g，茅莓根30g，独活

9g,仙鹤草 15g,刘寄奴 9g,炒续断 15g,炒牛膝、炒滁菊各 9g,白花蛇舌草 30g,香谷芽 12g,知母 9g。

胡陟等[10]认为,本病以耳部症状为主要临床表现者,可归属于中医"断耳疮"范畴。其病位与肝(胆)、脾(胃)、心经有关。病理因素为风邪、热毒、痰湿、血瘀。其病机为平素脾失健运,痰湿内生;或胃经湿热,循肝胆经上行于耳;加之风邪外犯,夹痰湿上窜耳郭,痰浊凝滞而为肿;热毒壅盛,血脉瘀阻,热腐肉败则肤色异常改变、渗液、溃脓、坏死。治法以清热解毒、祛风渗湿为主,佐以活血凉血。常用龙胆泻肝汤或五味消毒饮或仙方活命饮或四妙勇安汤加减,以本法与激素合用治疗 2 例有效。

房定亚[11]认为,本病以耳部症状为最突出的临床表现,可归属于中医"断耳疮"范畴。其病位在肝(胆)、脾(胃)、心经。病机为先天禀赋不足,加之后天调护不当,脏腑功能失调,内生热毒、痰湿,腐而生热,循肝胆经上行于耳。本病发作时耳郭红肿热痛,严重者渗液、溃脓、坏死,符合热毒的发病特点,"热毒伤络"是本病的病机关键,故以清热解毒为治疗大法,常选用四妙勇安汤、四神煎加减。

周彩云[12]也认为本病属于中医"断耳疮"范畴,主要病机为热毒蕴结,治疗应以清热解毒为法,配合西药能够增强疗效减少激素用量,曾以五味消毒饮加减治疗耳软骨炎 1 例有效,药用:金银花 20g、天葵子 15g、野菊花 15g、紫花地丁 10g、蒲公英 20g、生石膏(打碎,先煎)30g、知母 10g、生甘草 10g、赤芍 20g、芦根 30g、冬瓜皮 30g、猪苓 15g、百合 30g、酸枣仁 30g、炒栀子 10g、竹茹 10g。

董振华[13-14]认为,本病以呼吸道受累为主者,可从"喘证""咳嗽"论治,如既往存在关节肿痛者,也可从"肺痹"论治。本证为肺肾气虚、脾失健运,痰湿中阻,阻遏气道所致,属虚实夹杂之证。曾以金水六君煎为主治疗 1 例有效,药用熟地黄 30g,当归 15g,法半夏 20g,陈皮 15g,茯苓 30g,炙甘草 6g,党参 15g,麦冬 15g,五味子 10g,柴胡 10g,枳实 10g,赤芍 15g,紫苏子 10g,莱菔子 10g,白芥子 3g,葶苈子 15g,金荞麦 30g。

施杞[15]认为,本病属于中医学"痹证"范畴,病性为本虚标实。其本虚为气虚、肾虚,而标实则以痰、瘀为主,故治疗以益气化瘀、补肾祛痰为原则。曾以补中益气汤合杞菊地黄丸加减治疗 1 例有效。热象明显,加黄芩、虎杖、半枝莲、白花蛇舌草;关节疼痛,加露蜂房、土鳖虫、鸡血藤;关节肿胀,加半夏、苍术、茯苓、泽泻、薏苡仁。

金昕等[16]认为,本病属本虚标实,以标实为主,肝肾阴虚或气血亏虚为本,热毒、痰湿、瘀阻为标。临床表现以头面诸窍肿痛为主,亦可同时侵犯脏腑,虚实夹杂,易于反复。曾以导痰汤联合泼尼松、环磷酰胺治疗 1 例气管受累患者有效。药用:半夏 20g、陈皮 15g、枳实、茯苓各 15g、白术、当归各 12g、木香、桔梗、白前各 10g、甘草 6g、生姜 10 片。

刘健[17]认为,本病为本虚标实。病理因素为风邪、热毒、痰湿、血瘀等,患者脾胃不足,脾失健运,痰湿内生;或胃经湿热,循肝胆经上行于耳;加之风邪外犯,夹痰湿上窜于耳郭,痰浊凝滞而为肿;热毒壅盛,血脉瘀阻则肤色异常改变。治疗以清热利湿为主,佐以补脾益胃、活血祛瘀。

(三) 其他治疗

1. 单方验方

(1)雷公藤多苷片:每次 10~20mg,每日 3 次,口服,3 个月为 1 个疗程。本药有一定毒性,服药期间需定期复查血常规和肝功能,育龄期女性慎用。

(2) 白芍总苷胶囊：商品名为帕夫林,每次 0.3~0.6g,每日 3 次,口服,3 个月为 1 个疗程。主要不良反应为大便性状的改变。

2. 外治法

(1) 金黄如意膏或玉露膏外敷,每日 1 次。

(2) 鲜大、小蓟适量,杵烂外用,水调外敷,每日 1 次。

二、西医治疗[1,5,7]

(一) 一般治疗

急性发作期应卧床休息,视病情给予流质或半流质饮食,以免引起会厌和喉部疼痛。注意保持呼吸道通畅,预防窒息。

(二) 药物治疗

1. 非甾体抗炎药　仅有鼻、耳郭和关节软骨炎而无内脏受累的轻症患者可单用非甾体抗炎药。

2. 糖皮质激素　可抑制病变的急性发作,减少复发的频率及严重程度,用于病情较重者。开始剂量为泼尼松 30~60mg/d,分次或晨起 1 次口服。对有喉、气管及支气管、眼、内耳等累及的急性重症患者,糖皮质激素的剂量可酌情增加,甚至行甲泼尼龙冲击治疗。临床症状好转后,可逐渐减量,剂量在 15mg/d 以下时,可维持 1~2 年。

3. 免疫抑制剂　可选用环磷酰胺、甲氨蝶呤、硫唑嘌呤、环孢素 A、吗替麦考酚酯等免疫抑制剂口服。环磷酰胺剂量为 400mg 静脉注射每周 1 次,或 200mg 静脉注射,每周 2 次。要根据患者的耐受程度调节剂量,病情稳定后减量。甲氨蝶呤 10~30mg 每周 1 次口服或静脉注射。在使用免疫抑制剂时,应定期查血常规、尿常规、肝功能、肾功能,以防止不良反应发生。

4. 氨苯砜　氨苯砜在人体内可抑制补体的激活和淋巴细胞转化,也能抑制溶菌酶参与的软骨退行性病变。氨苯砜的平均剂量为 75mg/d,剂量范围 25~200mg/d,开始从小剂量试用,以后逐渐加量。因有蓄积作用,服药 6d 需停药 1d,持续约 6 个月。氨苯砜主要副作用为恶心、嗜睡、溶血性贫血、药物性肝炎及白细胞数量下降等。

5. 生物制剂　生物制剂可用于对传统治疗反应不佳的患者。应用较多且疗效较为肯定的是肿瘤坏死因子拮抗剂,如英夫利西单抗和阿达木单抗,以及白介素 -6 受体拮抗剂。生物制剂可以与免疫抑制剂联合使用。

6. 其他治疗　①眼部症状：局部用泼尼松眼膏或用氢化可的松滴眼液点眼。注意预防继发感染。当出现继发性白内障或青光眼时,给予相应治疗。②对气管软骨塌陷引起重度呼吸困难的患者,应立即行气管切开术。必要时用人工呼吸机辅助通气,以取得进一步药物治疗的机会。对于软骨炎所致的局限性气管狭窄,可行外科手术切除。积极预防和治疗肺部炎症。一旦发生肺部感染,应使用有效的抗生素。③复发性多软骨炎患者因心瓣膜病变引起难治性心功能不全时,应使用强心剂和减轻心脏负荷的药物,若有条件可行瓣膜修补术或瓣膜成形术,以及主动脉瘤切除术。

【调摄护理】

(一) 调摄

1. 要让患者认识到本病病程长,切勿精神紧张、情绪急躁,安心接受治疗。

2. 保持呼吸道通畅,避免呼吸道感染发生。

3. 饮食宜进清淡易于消化之品,切忌肥甘厚味和辛辣、鱼腥发物。

4. 按时滴眼药水和涂眼膏,以保护角膜,休息时尽量避免侧卧以免耳郭受压增加疼痛。

5. 注意休息,避免劳累。

（二）护理

按时给患者洗漱、擦浴、喂食。喂食时把床头摇高 15~30 度,患者自己进食的要嘱其慢吞细咽,防止呛咳和食物反流,引起吸入性肺炎或加重肺部感染。对于呼吸困难的患者,给患者采取半坐卧位、吸氧,鼓励其做有效咳嗽排痰,密切观察患者的呼吸、咳嗽、排痰以及血氧饱和度等情况,并在其床旁准备好气管插管或切开等抢救物品。

【预后转归】

本病 5 年生存率95%,10 年生存率91%。死亡的原因是感染、系统性血管炎和气道塌陷引起的突然窒息、动脉瘤的破裂、瓣膜性心脏病及肾衰竭。预后不良的原因有鼻软骨炎、关节炎,喉、气管损伤及镜下血尿[5,7]。

临床上本病并不罕见,诊断并不难,关键是医者临证时应想到本病。临床治疗有其自身的特殊规律,故应加以重视。

（房定亚　唐今扬）

参 考 文 献

[1] 唐福林. 风湿免疫科医师效率手册 [M]. 2 版. 北京: 中国协和医科大学出版社, 2010: 165-171.

[2] FIRESTEIN G S, BUDD R C, GABRIEL S E, et al. Kelley and Firestein's Textbook of Rheumatology [M]. 10th ed. Philadelphia: Elsevier Inc, 2017: 1788-1794.

[3] 蒋明. 图解风湿病学 [M]. 北京: 中国协和医科大学出版社, 2017: 489.

[4] 胡荫奇. 风湿性疾病诊断治疗指南 [M]. 北京: 中国协和医科大学出版社, 2006: 376.

[5] 中华医学会风湿病学分会. 复发性多软骨炎诊断和治疗指南 [J]. 中华风湿学杂志, 2011, 15 (7): 481-483.

[6] 蒋明, 朱立平, 林孝义, 等. 风湿病学 [M]. 北京: 科学出版社, 1996: 1271-1281.

[7] 段姣妞, 高晋芳, 张莉芸. 复发性多软骨炎的诊治进展 [J]. 中华风湿病学杂志, 2019, 23 (5): 356-360.

[8] ROSE T, SCHNEIDER U, BERTOLO M, et al. Observational study and brief analysis of diagnostic criteria in relapsing polychondritis [J]. Rheumatol Int, 2018, 38 (11): 2095-2101.

[9] 张蓓莉, 杨虎天. 张镜人临证经验拾掇 [J]. 辽宁中医杂志, 2002, 29 (2): 65-67.

[10] 胡陕, 曹济航. 中西医结合治疗耳廓复发性多软骨炎验案举隅 [J]. 南京中医药大学学报, 2006, 22 (2): 120-121.

[11] 潘峥. 房定亚辨病治疗复发性多软骨炎伴气道狭窄 2 例 [J]. 江苏中医药, 2014, 46 (2): 56-58.

[12] 李亚慧, 周彩云. 清热解毒法治疗复发性多软骨炎一例 [J]. 环球中医药, 2017, 10 (7): 891-892.

[13] 宣磊, 王景. 董振华临床验案选辑 [M]. 北京: 中国医药科技出版社, 2018: 314-319.

[14] 王景, 屈岭, 董振华. 中西医结合治疗复发性多软骨炎合并脂膜炎 1 例 [J]. 中国中西医结合杂志, 2007, 27 (9): 858-859.

[15] 程少丹, 叶秀兰. 施杞辨治复发性多软骨炎验案 1 则 [J]. 上海中医药杂志, 2012, 46 (9): 36-37.

[16] 金昕, 汲泓. 导痰汤联合西药治疗复发性多软骨炎 1 例报告 [J]. 实用中医内科杂志, 2014, 28 (5): 126-127.

[17] 龙琰. 刘健教授辨治儿童复发性多软骨炎验案举隅 [J]. 风湿病与关节炎, 2021, 10 (2): 43-44.

第 36 节　IgG4 相关性疾病

IgG4 相关性疾病(IgG4-related disease, IgG4-RD)是一种由免疫介导的慢性、系统性、自身炎症性疾病,同时也是近十几年才被认识的一个崭新疾病[1]。本病临床特点为血清 IgG4 水平升高,并伴 IgG4 阳性浆细胞浸润组织和器官,导致其增生肿大、组织破坏甚至功能衰竭; T、B 淋巴细胞及嗜酸性粒细胞在发病机制中起重要作用[2]。IgG4-RD 发病率约(0.28~1.08)/10 万,属于罕见病;男女比例 1∶0.77,中老年和男性居多,平均发病年龄 58 岁[3-4]。2001 年有学者报道自身免疫性胰腺炎患者血清 IgG4 水平异常增高,同时发生腹膜后纤维化[5],此后相关研究日趋增多,2012 年国际风湿界将这类疾病统一命名为 IgG4 相关性疾病[6]。

临床上 IgG4-RD 可出现一系列疾病症状,以组织和器官增生肿大为主要特点。如泪腺和唾液腺肿大、炎性假瘤、慢性甲状腺炎、自身免疫性垂体炎或胰腺炎、间质性肺炎或肾炎、腹膜后纤维化等;病变部分单独出现或同时出现。

中医学对 IgG4-RD 无对应的病名诊断,依据病变发生部位不同而有不同病名。如泪腺炎、眼眶特发性炎性假瘤名为"胞生痰核""鹘眼凝睛",如涎腺(颌下腺、腮腺)肿大称"发颐""腮颌发""颐发、汗毒"等,鼻部病变属于"鼻渊"等。

【病因病机】

IgG4-RD 起病隐匿,病程长,症状表现多端,中医学认为本病为内伤致病,涉及肝、脾、肾多个脏腑;机体形成痰浊、瘀血,既为病理产物,又互为继发性病因。

一、情志失调

本病以肿块、痰核、结聚为主要表现,与气机失常有关。肝主疏泄人体一身之气。如患者肝郁气滞,脏腑失和,或木不疏土,或肝郁化火,或肝气横逆克伐脾土,则湿阻、痰凝、瘀血阻滞络脉,凝聚成结。

二、饮食所伤,湿热内生

经云"饮食自倍,肠胃乃伤"。若酒食不节,饥饱失宜,或久嗜厚味肥甘,脾胃损伤,运化失司;水湿停聚,易酿生湿热。湿邪阻遏气机,中焦枢纽气机升降失常,痰气湿浊胶着,发为痰核肿物。《太平圣惠方·治食癥诸方》有言:"夫人饮食不节,生冷过度……与脏气相搏,结聚成块,日渐生长,盘牢不移。"

三、外感风毒之邪

本病发病部位多在眼睑、头面、体表或躯体上部,与风为阳邪,易袭阳位有关。风为百病之长,易夹诸邪兼夹致病,或夹带寒毒或夹带热毒。毒邪致病,有别于外感六淫之邪,发病迅疾,致病较重,变化亦快。毒邪较六淫之邪偏性更胜,且难以祛除。本病于病初热毒与体内湿热相裹,循经上炎,伤及头目,出现局部红肿;若湿热并重,则邪毒与湿热裹结,蕴于中焦,脾胃肝胆皆可受邪;若湿重于热,则下注肠道、腰腹、膀胱等,邪留之处,痰凝湿聚。

四、脾肾气虚

素体过劳,思虑伤脾,或饮食不节,损伤脾胃,脾失健运,不能输布水谷之精微,水湿痰浊内生,凝而化热,久蓄为毒;年高久病之人,肾精亏虚,水不涵木,肝开窍于目,上下窠属脾,故目胞肿胀;脾肾气虚,肝郁气滞,瘀血阻络,痰瘀互结,腹内发生癥瘕积聚。

总之,IgG4-RD 病性属于本虚标实,虚实兼杂。肝失疏泄、外感风毒、内蕴湿热、脾肾虚损、痰瘀互结是本病的基本病机。同时亦可因湿热风毒上干于肺,病久脾肾气虚,土不生金,子病及母,肺气不利,而有肺肾两虚等表现。临床基本以复合证候的形式出现。

【临床表现】

IgG4-RD 早期起病隐匿,缺乏特异性,炎性浸润和纤维化可导致组织或器官发生占位性病变,出现局部增生和肿大,甚至功能障碍[7-8]。临床医师需掌握诊断要点,根据望诊、触诊所及,获得拟诊思路,进一步通过理化检查得以验证诊断。

一、临床表现

IgG4-RD 可导致多个脏器同时或相继受累,也可只累及一个脏器,常见受累部位包括泪腺、唾液腺、甲状腺、眼眶、鼻窦、腹膜后、胰腺、胆管、肺、肾、淋巴结,甚至血管、脑垂体等。症状特点因发病部位不同而有所差异,如头面部病变可见眼眶炎性假瘤、对称性泪腺肿大、腮腺和颌下腺肿大;腺体无痛性肿大、口眼干燥者,称为米库利奇病(Mikulicz disease)。淋巴结受累可在颈部、纵隔、腹腔内等多部位出现。肺部受累表现为间质性肺炎、肺内结节。病变及消化系统可发生腹痛、黄疸、胰头局部肿大、胰体呈"腊肠样"等改变。病变累及胆管可发生节段性胆管狭窄伴梗阻,肾脏受累表现为间质性肾炎或肾功能不全;腹膜后受累可导致腹膜后纤维化,发生输尿管压迫可导致肾积水,IgG4 相关性主动脉炎可引起主动脉瘤或夹层[9-10]。

研究报道显示,约 37.7% 的 IgG4-RD 累及唾液腺[11],泪腺受累占 57.1%,颌下腺肿大占 28%,腮腺肿大占 16.8%。IgG4-RD 特征是从"炎症"阶段最终发展为"纤维化"阶段[12-14],具体见表 3-36-1。

表 3-36-1　IgG4-RD 在不同器官的表现

部位	名称	常见临床表现
唾液腺和泪腺	IgG4 相关性涎腺炎和泪腺炎	米库利奇病(Mikulicz disease)、Küttner 肿瘤 / 慢性硬化性涎腺炎,眼睑肿胀、眼干、口干较常见
眶周组织	IgG4 相关眼病	眼球突出、眼眶假瘤、巩膜炎、葡萄膜炎等
鼻腔 / 咽喉	嗜酸细胞性血管中心性纤维化	鼻腔及喉头多见炎症性纤维化

续表

部位	名称	常见临床表现
淋巴结	IgG4 相关淋巴结肿大	无痛性局限性或弥漫性淋巴结肿大
甲状腺	IgG4 相关甲状腺疾病	Riedel 甲状腺肿(可出现甲状腺功能减退或亚临床甲状腺功能减退)、水肿
主动脉	IgG4 相关主动脉炎	主动脉炎、动脉瘤
乳腺	炎性假瘤	乳腺肿物
肺	IgG4 相关肺病	间质性肺炎,呼吸困难、气短喘息、咳嗽等,或无临床症状;或发生肺内结节肿块
胰腺	自身免疫性胰腺炎	上腹部疼痛、无痛梗阻性黄疸、内分泌异常(糖尿病)等
胆道	IgG4 相关硬化性胆管炎	黄疸、消瘦、腹痛等
肾脏	IgG4 相关肾病	间质性肾炎、弥漫性肾肿大、肾盂积水,肾功能不全、低补体血症、蛋白尿等
前列腺	硬化性前列腺炎	尿频,尿急
腹膜后间隙	IgG4 相关腹膜后纤维化	腹膜后纤维化,梗阻性黄疸;下腹痛,腰痛、输尿管梗阻、肾积水、肾功能不全等
脑膜	IgG4 相关脑膜炎	头痛、神经麻痹、脊髓脊神经病等
垂体	自身免疫性垂体炎	头痛,视野缺损

二、体格检查

经验丰富的医生会通过临床观察及体格检查迅速发现 IgG4-RD 的特征性体征,如泪腺肿大、颌下腺肿大者外观表现类似"金鱼眼""青蛙下颌",为诊断提供思路。而病变累及呼吸系统、消化系统、泌尿系统、神经系统等时,因出现的相应体征为非特异性表现,如胸闷气短、腹部压痛、黄疸、水肿、头痛等,极易被医务人员忽视。

【辅助检查】

一、实验室检查

约 30% IgG4-RD 出现血清嗜酸性粒细胞增多[15],红细胞沉降率和 C 反应蛋白水平非特异性升高,约 89% 血清总 IgE 可升高,血清 IgG4 水平升高约占 95%;常伴有低补体,自身抗体阴性。若出现多克隆高丙种球蛋白(IgG)升高,或存在抗核抗体、类风湿因子等特异性自身抗体,诊断时应考虑合并其他疾病。

二、影像学检查

对于 IgG4-RD 常规发生的体表肿物、淋巴结肿大等,超声检查有助于了解组织器官的肿胀程度及形态;对诊断可疑者需进行胸腹 CT、头及躯干部位 MRI 等检查,一定程度上协助初步诊断,但目前仅胰腺受累者的 CT 影像学表现比较有特征性,即胰腺周围出现包壳状低密度或晕征。超声内镜有助于对腹腔深处的增生结节样病变完成组织活检,继而完成病理学诊断;本病的病理学表现为大量 IgG4 阳性淋巴细胞浸润,出现组织局部阻塞、受压迫等症状,也可因细胞浸润或纤维化导致器官功能衰竭。对于多器官受累者,PET/CT 可有效地评估疾病的轻重程度,但检查费用偏高,基层医院设备受限,广泛开展有一定困难。

【诊断要点】

IgG4-RD 的诊断目前为止没有统一的标准,应用最广泛的是 2020 年日本公布的标准[16]。(表 3-36-2)

表 3-36-2　IgG4-RD 综合诊断标准(2020 年)

1. 临床及影像学标准
一个或多个器官显示特征性的弥漫性 / 局限性肿大、肿块形成或结节样表现;
单一器官受累时,不包括单纯淋巴结肿大
2. 血清学诊断
血清 IgG4 升高(>135mg/dl)
3. 病理学诊断(下列 3 条标准中符合 2 条)
(1)大量淋巴细胞和浆细胞浸润,伴纤维化;
(2)组织中浸润的 IgG4+ 浆细胞与 IgG+ 浆细胞的比值>40%,且每高倍镜视野下 IgG4+ 浆细胞>10 个;
(3)典型的组织纤维化,尤其是席纹状纤维化或闭塞性静脉炎
确诊:1+2+3
可能:1+3
可疑:1+2

2019 年美国风湿病学会(ACR)和欧洲抗风湿病联盟(EULAR)发布了 IgG4-RD 的分类标准,为个性化治疗方法提供了新的方向[10]。

鉴别诊断:由于 IgG4-RD 表现与肿瘤相似,常需与恶性病变相鉴别。诊断方面,强烈推荐进行组织活检,如对于受累位置表浅的腮腺、皮肤或淋巴结进行活检,辅助确诊并排除恶性病变,或鉴别其他与 IgG4-RD 类似的疾病。深部组织器官活检病理较难获取,操作有困难,可通过细针穿刺活检,必要时手术获得组织活检送检完成病理学诊断。

【治疗】

一、中医治疗

(一) 辨证论治

本病表现多样,依据局部痰核或有形的坚硬结块的特征,结合个体差异,进行如下辨证论治。

1. 热毒炽盛证

主证:肿物初起,局部红肿炽热焮痛,如腮腺肿痛、目胞肿大或红肿、淋巴结肿痛;或鼻渊,鼻流腥臭浓涕,伴发热寒战、头痛,咽喉不利,口舌干燥烦渴,舌红苔黄,脉浮数有力。

治法:清热解毒,散结消肿。

方药:普济消毒饮、凉膈散合升降散加减。

牛蒡子 10g,黄芩 15g,黄连 10g,玄参 12g,蝉蜕 6g,炒僵蚕 15g,姜黄 8g,板蓝根 15g,炒栀子 12g,连翘 15g,薄荷(后下)10g。

加减:鼻渊者可选小柴胡汤合千金苇茎汤加减。处方:柴胡 15g,黄芩 12g,法半夏 9g,太子参 8g,芦根 30g,生薏苡仁 30g,桃仁 12g,冬瓜仁 15g,桔梗 10g,露蜂房 6g,生甘草 10g。久病酌加软坚散结之品,可合消瘰丸加减,加夏枯草 10g,玄参 12g,生牡蛎(先煎)30g,土贝母 10g,龙葵 10g,溃坚也可加皂角刺 6g。

中成药:牛黄上清丸,每次 1 丸,每日 2 次,口服;或蒲地蓝消炎片,每次 3 片,每日 4 次;或活血消炎丸,每次 3g,每日 2 次,口服。

临床体会:本病发作之初用清热解毒溃结消肿之法效果较好。

2. 湿热蕴结证

主证:腹部肿物、脘腹胀满或疼痛不适,目胞肿胀或突起,胞睑肿块,或伴身黄、目黄、小便黄赤;或头身重痛,倦怠乏力,不思饮食,呃逆等,伴有恶寒发热,舌红或红暗,苔黄腻,脉浮弦或弦数。

治法:清热利湿,软坚散结,理气消癥。

方药:小柴胡汤合甘露消毒丹、茵陈蒿汤加减。

柴胡 15g,黄芩 12g,法半夏 9g,太子参 8g,生甘草 6g,豆蔻(后下)9g,广藿香 10g,茵陈 30g,滑石 20g,川木通 6g,连翘 20g,浙贝母 15g,射干 10g,薄荷(后下)9g。

加减:热邪偏重,可加生石膏(打碎,先煎)30g、黄连 10g,清泄中焦热毒;见黄疸者,可加郁金 12g、生大黄 10g、炒栀子 10g;血热毒盛,加赤芍 15g、牡丹皮 12g、生地黄 30g、水牛角(先煎)30g;腹中痕积腹痛者,可加败酱草 30g、红藤 10g、蒲公英 30g 等;尿频、尿急、尿痛者,加金钱草 30g、车前子(包煎)15g、炒栀子 12g。

中成药:茵栀黄颗粒,每次 6g,每日 3 次,口服;三金胶囊,每次 2 粒,每日 3 次,口服;蒲公英颗粒,每次 1 袋,每日 3 次,口服。

3. 痰瘀互结,肝郁气滞证

主证:泪腺肿大、涎腺肿大,或浅表淋巴结肿大,或甲状腺肿物、乳腺结节,或胰腺肿大,伴胸闷憋气,善太息,乏力,舌暗红或紫暗,苔薄白或白腻,脉细滑或弦滑。

治法:疏肝理气,化痰活血,软坚散结。

方药:肝气实者用柴胡疏肝散,肝血虚者选逍遥散,加软坚散结之品,久病甚者可选双合汤加减。

柴胡 15g,陈皮 12g,赤芍 15g,川芎 9g,醋香附 15g,炒枳壳 10g,炙甘草 10g。

加减:甲状腺肿物,加夏枯草 10g、浙贝母 12g、玄参 12g;乳腺肿物,加王不留行 10g、橘叶 12g、延胡索 12g、玄参 12g、山慈菇 6g;腹腔肿物,加石见穿 15g、丹参 20g、莪术 10g、郁金 12g、红花 10g、土鳖虫 10g、炙没药 8g;咳喘痰多、头晕呕恶者,加竹茹 8g、胆南星 9g、全瓜蒌 15g、法半夏 9g、茯苓 12g;久病者,肝肾已亏,痰瘀互结,合用双合汤,可加当归 12g、白芍 15g、熟地黄 15g、桃仁 12g、红花 12g、白芥子 6g。

中成药:少腹逐瘀颗粒,每次 1 袋,每日 2 次,口服;小金丸每次 1.2g,每日 2 次,口服;加味逍遥丸,每次 6g,每日 2 次,口服。

4. 气滞痰凝,肝肾阴虚证

主证：泪腺肿大、涎腺肿大，或浅表淋巴结肿大，伴口眼干燥、头晕目眩、腰酸耳鸣、燥热便秘、五心烦热、舌红或暗，无苔，脉沉细。

治法：滋补肝肾，化痰活血，软坚散结。

方药：六味地黄丸类方(知柏地黄丸、麦味地黄汤)加减，合软坚散结药。

生地黄20g，熟地黄15g，山茱萸12g，山药15g，牡丹皮10g，泽泻8g，茯苓12g，知母10g，关黄柏10g，生牡蛎(先煎)20g。

加减：这一类型的治疗多用激素。阴虚火旺较甚，出现低热，则可合用青蒿鳖甲汤，选青蒿20g、炙鳖甲(先煎)12g、地骨皮12g、知母10g、银柴胡15g、生甘草9g等；软坚散结药可配伍白僵蚕15g、山慈菇6g、夏枯草12g、玄参12g、土贝母10g、皂角刺6g。

中成药：知柏地黄丸，每次30粒(6g)，每日2次，口服，合夏枯草胶囊，每次2粒，每日2次，口服。

5. 脾肾两虚，痰瘀癥积

主证：病程日久，癥积包块留滞体内，质地坚硬不移，伴或不伴疼痛；乏力消瘦，面色萎黄或黧黑，形体羸弱，纳差，舌质色淡或紫，舌苔灰白或舌光无苔，脉弦细或细数。

治法：健脾益气，养血活血，化瘀消癥，理气化痰。

方药：化癥回生丹，荆蓬煎丸化裁，或香砂六君子合少腹逐瘀汤等。

生黄芪15g，炙黄芪15g，太子参12g，茯苓12g，炒三棱9g，莪术12g，丹参18g，炙鳖甲(先煎)18g，桃仁10g，红花12g，玄参12g，肉桂5g，炒槟榔9g，青皮9g，炒枳壳10g，炒白术15g，炙甘草10g，生姜9g，大枣20g。

配伍：脾虚纳呆者，可加山药18g、木香8g、砂仁(后下)6g健脾和胃；舌质光红无苔、脉象细数者，为阴液大伤，偏心阴虚者加麦冬20g、五味子6g，胃阴虚者加生地黄20g、玉竹15g，肾阴虚者加黄精15g、山茱萸12g。

中成药：大黄䗪虫丸，每次3g，每日2次，口服；桂枝茯苓丸，每次3~6g，每日2次，口服。

(二) 其他治疗

1. 单方验方

(1)雷公藤制剂：雷公藤多苷片，每次10~20mg，每日3次，口服，3个月为1个疗程。本药有一定毒性，服药期间需定期复查血常规和肝功能。

(2)昆仙胶囊：每次2粒，每日3次。适合脾肾两虚，痰瘀阻络患者。本药有毒性，服药期间定期查血常规和肝功能。

(3)肿节风片：每次5片，每日3次，口服；或肿节风15g入汤剂，水煎服，可用于脘腹部、右上腹及下腹部的病变。

(4)复方丹参注射液：40ml，加入5%葡萄糖注射液250~500ml中，静脉滴注，每日1次，连续15天为1个疗程，适合肝郁气滞证及痰瘀互结证。

2. 外治法

(1)眼胞痰核：中药熏蒸可配合如意金黄散外敷。熏蒸用化坚二陈汤加减(荷叶、黄连片、炒僵蚕、甘草、茯苓、姜半夏、陈皮)，保持温度在50~70℃最佳。每次治疗时间为15min左右，每日进行2次；使用如意膏(天花粉320g、白芷160g、天南星64g、甘草64g、陈皮64g)外敷，将医用的凡士林油膏加在药末中熬成药膏[17]。

针灸：①刺血治疗，取穴为双侧耳尖、四缝、太阳、厉兑。两侧交替，每周1次[18]。②火针点刺经外奇穴大骨空穴,3 日 1 次,3 次为 1 个疗程[19]。

(2)急性腮腺肿痛:可用外敷法。①紫金锭(组成:山慈菇、红大戟、五倍子、千金子霜、朱砂、雄黄),每次 4 粒。取仙人掌鲜品适量去刺,加入紫金锭粒一起捣烂成糊状,外敷于患处,每日 1 次[20]。②取 20g 如意金黄散加 2ml 白醋调成糊状,混匀,通过压舌板将其涂抹于患处,以大于患处范围 2cm 为宜,厚度约为 2mm,于其上覆盖保鲜膜以保湿,后用胶布固定,每日 2 次[21]。

(3)甲状腺结节:选取结节处围刺为主,选取三阴交、中脘、阴陵泉、天突、太冲、丰隆、血海为配穴,每周艾灸上巨虚、石门和结节处,对于每个部位施针 15min,每 2 日针灸 1 次,泻法,每 10min 行针 1 次,留针 30min,每周 3 次,1 个月为 1 个疗程[22]。

二、西医治疗

糖皮质激素是治疗 IgG4-RD 的一线药物,该病是一个跨学科的系统性疾病,更需要多专科医务人员来共同关注,提高认知水平[23]。及时完成血清 IgG4 和组织病理学检查,可减少患者不必要的手术,避免漏诊误诊。大部分 IgG4-RD 对糖皮质激素治疗反应良好,2~4 周受累器官或组织肿胀明显减轻,血清 IgG4 水平明显降低,影像学改变需数周到数月。激素治疗不佳者,可考虑加用硫唑嘌呤、环磷酰胺、甲氨蝶呤等免疫抑制剂。治疗根据 IgG4-RD 的诊治国际共识[24],一线药物:中等量糖皮质激素,本病对激素反应良好,单用糖皮质激素有效率 95%~97%。二线药物:免疫抑制剂,激素助减或缓解期维持或用于复发,部分难治病例选生物制剂,针对 B 细胞单抗。

【辨证思路】

由于 IgG4-RD 症状具有多样性、广泛性特点,除上述以包块、肿物为主症者给予辨证治疗外,还应依据不同临床表现,按相应中医疾病进行辨证论治。如符合中医学头痛、喘证、腹痛、黄疸、腰痛、水肿、虚劳等,按照中医内科疾病的常规诊疗方案治疗即可。针对 IgG4-RD 的特征性表现作分析,整理中医治疗的辨证思路如下。

一、思路一——病机辨识,中西互参

本病在全部病程中均可发生不同程度的多器官增生样肿物,符合中医“痰”证特点。明杨清叟《仙传外科集验方》曰:“人身有痰,润滑一身,犹鱼之有涎。痰居胃中,不动则无病,动则百病生……其常道,则自胃脘达肺脘而出;其失道,自胃脘而流散,冷肌肉皮毛之间。”[25]宿痰失道,结于颈部为“颈生痰核”,结于舌上为“舌生痰核”,结于眼睑为“胞生痰核”,结于乳房为“乳生痰核”。“痰核”临床表现多在体表、头面部;“癥积”多发生在人体腹腔深入的内部,如肺部结节、胰腺肿物、腹膜后肿物、肾脏肿物等。

根据 IgG4-RD 肿物发生部位的不同,可将该病归属于以下不同的中医病名:

(1)涎腺肿大——“发颐”:IgG4-RD 常以单发或对称性腮腺、颌下腺肿大为特点,还可出现浅表淋巴结肿大,中医学称之为“发颐”,又名腮颌发、颐发、汗毒。临床上患者以颐颌部肿胀疼痛,张口受限,伴高热为特征。首见于《证治准绳·疡医》。多由风热邪毒蕴于少阳经脉,循经上攻颐颌,气血凝滞而发生局部肿胀疼痛、肿块。

(2)泪腺肿大——“眼胞痰核”:本病发生泪腺炎、眼眶炎性假瘤时,眼睑皮下可触及核状硬结、按之不痛且可推移,部分红肿疼痛,虽未发生眼睑破溃或未排出脓性分泌物及胶样

物,但病证特点与"眼胞痰核"相符合。"眼胞痰核"指因痰湿凝集于胞睑皮下、发生核状硬结,皮色如常、不红不痛、推之能移的眼病。眼胞痰核,又称胞生痰核,此病名始见于《眼科易知》[26],发病机理为脾虚失运,湿痰内聚,或脾胃蕴结湿热,灼湿生痰,痰热相结阻滞脉络,壅于胞睑之间而成。有现代学者提出部分炎性假瘤可归属于"鹘眼凝睛",治法多选用消法、清法,化痰散结法是基础[27]。

(3)胰腺肿大、腹膜后肿物——"癥积":IgG4-RD 常累及腹腔器官,最常见即为胰腺病变,出现胰腺囊肿、胆道梗阻、肾脏肿大、腹膜后肿物等。患者腹胀不适、腹痛、腹部包块的特征与中医学"癥积"特点相符。明汪机《医学原理》提出癥积之为病,"不越痰、血、饮、食、气、水六者,停蓄不散所致……怯者著而成病是也。"治以"攻补兼施,调养正气"为主[28]。部分胰腺受累的患者随病情进展,腹腔肿物局部发生对周围器官的挤压,继而出现类似中医"黄疸、水肿"的病证,甚至病程日久,器官功能衰竭,中医将其归属于"虚劳"范畴。

(4)鼻窦炎——"鼻渊":部分 IgG4-RD 发生鼻窦炎,鼻腔发生炎性纤维化增生样病变,造成鼻腔肿物,患者出现鼻塞、黄涕、鼻衄等表现,与"鼻渊"特点相符。鼻渊最早见于《内经》[29],胆热与热邪袭肺是导致鼻渊的病因。中焦痰热,肝胆火热,热邪夹痰,上扰清窍,壅塞鼻窦,清窍不利则发生鼻窦炎。临床上患者若鼻腔发生内膜下肿物,局部病变蔓延,出现鼻腔出血,属于中医学"鼻衄""血证"范畴。

二、思路二——分层辨证,多维思考

1. **辨病位** IgG4-RD 发生肿物、包块的部位可涉及头面部、颈胸、腰腹等,如《杂病源流犀烛》所云:"其(痰)为物则流动不测,故其为害,上至巅顶,下至涌泉,随气升降,周身内外皆到,五脏六腑俱有。"[30]因此临床辨证首先需辨清病变范围之"广",可循经辨证、进行脏腑定位。如眼胞痰核与脾胃二经蕴热、湿痰蕴积均相关;十二正经与奇经八脉气血的充盛通利与眼部疾病也密切相关。

2. **辨病性** 依据肿物部位、质地、温度、颜色、疼痛程度、溃脓表现等不同,辨证需区分虚实、寒热、表里,同时结合不同外邪侵袭机体与发病的密切关系,即辨病性之"杂"。如痰核肿物在体表、肤色如常、质地柔软光滑、边缘清楚可活动、无热胀疼痛者,且不伴全身发热表现,辨证多为表证、寒证、虚证。若肿物在人体内部,或表面红热疼痛,甚至溃脓、质地坚韧或坚硬,或伴全身发热烦渴、便秘黄疸等,则属于里证、热证、实证;热证加剧,病情进展,还可发展为热毒血热之证。

3. **辨缓急** 本病发生痰核肿物的过程有缓急差异。病史长、隐匿起病、形态变化缓慢、病变局限、质地软、活动度好者,为缓证、轻证。若起病急、病史短、形态变化迅速、病变范围广、包块质韧或硬,伴局部疼痛或全身脏腑功能失调表现者,属于急证、重证。

本病的中医辨证要素有"风、毒、热、痰(湿)、郁、瘀、虚",符合"痰核""癥积"特点,二者发病有相同的病理基础而又存在差异,存在病情层次递进关系。无论体表痰核或脏腑肿块,均互为导致气机凝滞、痰瘀互结的病因和病理产物。"痰"凝病程日久,加之寒温失时,饮食失节,情志不调,以致脏腑气弱,气滞血涩,聚结积久而成"积",故癥积为痰核病情之渐进发展。

三、思路三——层次递进、药达病所

1. **治痰核** 针对"痰核"治疗时,以"化痰散结"为主。具体分为理气化痰散结、清热化痰散结、温阳化痰散结、燥湿化痰散结、逐瘀化痰散结。痰浊在上焦、颈部者,可选择海藻玉壶汤、橘核丸、消瘰丸;发病初起有寒热表证者,可选五积散;有成饮之势者,可选越婢加术汤加减;痰核结于少阳或阳明经者,可选散肿溃坚汤;痰浊在中焦者,可选二陈丸;痰核结在肝胆兼有瘀血者,可选小金丹、鳖甲煎丸等;痰核蕴积胞宫者,宜选桂枝茯苓丸;久病导致脾肾阳虚者,宜选阳和汤等合方;痰核积久、热毒波及血络者,初病热毒在血络选活血散瘀汤、海藻溃坚丸,病耗伤阴精阴血可选大黄䗪虫丸。

2. **治癥积**　针对癥瘕积聚的辨证治疗,需明确证候要素"气""痰""瘀""虚"的偏重关系以及病程发展阶段的不同。明代李士材曰:"初者,病邪初起,正气尚强,邪气尚浅,则任受攻;中者,受病渐久,邪气较深,正气较弱,任受且攻且补;末者,病根经久,邪气侵凌,正气消残,则任受补。"以上明确提出了"癥积"的分期治疗以及正邪兼顾的治疗原则。对 IgG4-RD 发生肿物辨证属于气滞者,可参考"聚"证,可选大七气汤、木香顺气散、四逆散、柴胡疏肝散、四磨汤等;气滞血瘀者,可选膈下逐瘀汤;病位偏于中焦者,选鳖甲煎丸,后期可选化癥回生丹等;辨证属痰浊结滞者,可选二陈汤、海藏五饮汤、温胆汤、苍附导痰汤等,配伍大皂角、山楂、白芥子、莱菔子、贝母、瓜蒌、山栀子、川芎等;气滞痰浊日久导致脾胃气虚、痰浊瘀血互结者,可选消积保中丸等。

【调摄与护理】

病程长久,本病患者对药物耐受的个体差异大,药物撤减过程中病情易反复,故患者应增强战胜疾病的信心,心情愉快,适当休息,睡眠充足,避免精神紧张及过度疲劳,避免风邪的侵袭。有内热者,饮食宜清淡,忌食肥甘厚味及辛辣之品。忌发物、无鳞鱼、羊肉、鹅肉、鸽肉、狗肉等辛温动气及易引动病邪之品。忌食辛辣厚味,如胡椒、葱姜、韭菜等燥烈之物及油腻生硬之品,以防损伤脾胃,注意调配合理饮食,严禁暴饮暴食。应当多食清淡蔬菜、水果及牛乳等,湿热内蕴患者宜多食冬瓜、苦瓜、黄瓜、芹菜等。肝肾亏虚患者,多食黑色之品,如黑豆、黑木耳、紫米等。忌盲目进补,尤其是提高免疫力的补品。

【转归与预后】

一、转归

外感风毒之邪,腮腺、颌下腺、甲状腺的病变,以体表病变和半表半里为表现的,治疗及时,易于控制;湿热蕴结者,湿性黏腻不爽,病位涉及中焦肝胆脾胃、下焦肝肾,甚则上蒸于肺,缠绵不已,治疗困难;病久迁延,或慢性基础病太多,气血亏虚,痰浊瘀血阻络,二者同时作为致病因素,进一步耗伤气血阴精,变为癥瘕积聚之证,病位深,病情重,虚实夹杂,治疗较为棘手。

二、预后

本病为自身炎症性疾病,以器官肿大为主要表现,常累及多器官,对糖皮质激素反应良好,需要长期维持治疗。患者如发生缓慢进展的米库利奇病、慢性甲状腺炎、无痛性局限性淋巴结肿大等则预后良好;而本病的终末期或器官功能衰竭期,如发生肝硬化失代偿、蜂窝肺、梗阻性黄疸、腹膜后纤维化压迫输尿管导致肾积水、急性肾损害等,则临床治疗非常棘手,部分需手术以快速缓解症状。

　　无症状的淋巴结病或轻度颌下腺肿大患者可积极应用中医药治疗,预后较好,如重要脏器受累,如胰腺、肾脏、主动脉、纵隔、腹膜后和肠系膜等,可能导致严重的后遗症,需积极治疗。若重度纤维化病变,及长期重度纤维化病灶对药物反应均不佳,根据受累器官解剖学部位选择手术切除。

(马桂琴　宣 磊)

参 考 文 献

［1］ 张文. 关注一种新的自身免疫病: IgG4 相关性疾病 [J]. 中华风湿病学杂志, 2012, 16 (12): 793-795.

［2］ STONE J H, ZEN Y, DESHPANDE V. IgG4-related disease [J]. N Engl Med, 2012, 366 (6): 539-551.

［3］ UCHIDA K, MASAMUNE A, SHIMOSEGAWA T, et al. Prevalence of IgG4-Related Disease in Japan Based on Nationwide Survey in 2009 [J]. Int J Rheumatol, 2012 (1): 358371.

［4］ UMEHARA H, OKAZAKI K, MASAKI Y, et al. A novel clinical entity, IgG4-related disease (IgG4-RD): general concept and details [J]. Mod Rheumatol, 2012, 22 (1): 1-14.

［5］ HAMANO H, KAWA S, HORIUCHI A, et al. High serum IgG4 concentrations in patients with sclerosing pancreatitis [J]. N Engl J Med, 2001, 344 (10): 732-738.

［6］ STONE J H, KHOSROSHAHI A, DESHPANDE V, et al. Recommendations for the nomenclature of IgG4-related disease and its individual organ system manifestations [J]. Arthritis Rheum, 2012, 64 (10): 3061-3067.

［7］ 刘英贤, 谢燕丕, 李惠怡, 等. 过敏性哮喘患儿外周血 T 细胞免疫球蛋白及黏蛋白域 4 和血清免疫球蛋白 G4 的水平变化及意义 [J]. 中国医药, 2020, 15 (5): 685-689.

［8］ 吴超, 陈建军, 王凤英, 等. IgG4 相关性疾病 21 例临床分析 [J]. 疑难病杂志, 2018, 17 (9): 947-949.

［9］ 蔡柏蔷. 结缔组织疾病肺部表现 [M]. 北京: 人民卫生出版社, 2014: 321-323.

［10］ WALLACE Z S, NADEN R P, CHARI S, et al. The new 2019 American College of Rheumatology (ACR)/ European League Against Rheumatism (EULAR) classification criteria for IgG4-related disease [J]. Arthritis Rheumatol, 2020, 72 (1): 7-19.

［11］ WALLACE Z S, ZHANG Y, PERUGINO C A, et al. Clinical phenotypes of IgG4-related disease: an analysis of two international cross-sectional cohorts [J]. Ann Rheum Dis, 2019, 78 (3): 406-412.

［12］ CHEN L Y C, MATTMAN A, SEIDMAN M A, et al. IgG4-related disease: what a hematologist needs to know [J]. Haematologica, 2019, 104 (3): 444-455.

［13］ ZHANG W, JOHN H S. Management of IgG4-related disease [J]. Lancet Rheumatology, 2019, 1 (1): e55-e65.

［14］ PILLAI S, PERUGINO C, KANEKO N. Immune mechanisms of fibrosis and inflammation in IgG4-related disease [J]. Curr Opin Rheu-matol, 2020, 32 (2): 146-151.

［15］ WANG M, ZHANG P, LIN W, et al. Differences and similarities between IgG4-related disease with and without dacryoadenitis and sialoadenitis: clinical manifestations and treatment efficacy [J]. Arthritis Research and Therapy, 2019, 21 (1): 44.

［16］ UMEHARA H, OKAZAKI K, KAWA S, et al. The 2020 revised comprehensive diagnostic (RCD) criteria for IgG4-RD[J]. Mod Rheumatol, 2021, 31 (3): 529-533.

［17］ 王永炎, 严世芸. 实用中医内科学 [M]. 2 版. 上海: 上海科学技术出版社, 2009: 525.

［18］ 刘雯. 中药熏蒸配合如意膏外敷在治疗睑板腺囊肿中的应用 [J]. 中国现代药物应用, 2021, 15 (10): 220-222.

［19］ 旷秋和. 火针大骨空穴治疗霰粒肿 36 例 [J]. 中国民间疗法, 2015, 23 (3): 21.

［20］ 郑钦贤, 沈强. 紫金锭仙人掌外用合荆防败毒散加减内服治疗流行性腮腺炎的临床研究 [D]. 广州: 广

州中医药大学, 2009.

［21］顾瑞娟, 薛杨, 施玲. 如意金黄散外敷护理干预减少罂粟碱肌注致肿痛硬结的作用分析 [J]. 贵州医药, 2019, 43 (2): 320-321.

［22］拓珺, 白海涛, 冯彤丹, 等. 平消胶囊配合针灸治疗甲状腺结节疗效观察 [J]. 黑龙江医药, 2021, 34 (1): 110-112.

［23］季兰岚, 张卓莉. IgG4 相关疾病诊断及治疗的国际专家共识 [J]. 中华风湿病学杂志, 2016, 20 (8): 576-576.

［24］KHOSROSHAHI A, WALLACE Z S, CROWE J, et al. International consensus Guidence Statement on the treatment of IG4-related disease [J]. Arthritis Rheumatol, 2015, 67 (7): 1688-1699.

［25］杨清叟. 仙传外科集验方　秘传外科方 [M]. 北京: 人民卫生出版社, 1991: 20.

［26］中华书局. 眼科易知 [M]. 上海: 中华书局, 1918: 17.

［27］庄曾渊, 张红. 实用中医眼科学 [M]. 北京: 中国中医药出版社, 2015: 410-420.

［28］汪机. 医学原理 [M]. 储全根, 万四妹, 校注. 北京: 中国中医药出版社, 2009: 253.

［29］唐英, 杨正佳, 张茹, 等. 鼻渊的中医治疗概述 [J]. 中国医学创新, 2013, 10 (6): 159-161.

［30］沈金鳌. 杂病源流犀烛 [M]. 北京: 人民卫生出版社, 2006: 7.

第 37 节　原发性胆汁性胆管炎

原发性胆汁性胆管炎（primary biliary cholangitis, PBC）又被称为原发性胆汁性肝硬化（primary biliary cirrhosis, PBC），是一种以肝脏为主要靶器官的慢性进展性自身免疫性胆汁淤积性疾病，主要病理改变为肝内小胆管非化脓性炎症，最终导致肝纤维化及肝硬化。PBC主要发病人群为中老年女性，临床特点包括血清中高滴度抗线粒体抗体（anti-mitochondrial antibody, AMA）、胆碱酯酶升高及特征性的肝脏病理变化。该病主要由遗传、环境等因素所致，发病机制不明，临床表现隐匿，部分患者发现时已出现肝硬化。近年来随着对疾病认识的提高，越来越多早期患者被诊断，这些患者的肝脏病理尚处于小胆管炎症状态，治疗反应相对较好。2015 年，欧洲及美国肝病研究协会通过决议，将原名中的"肝硬化"更改为"胆管炎"[1]。

PBC 是一种全球性疾病，女性患病数约为男性 10 倍。PBC 在我国并非罕见，2010年我国 PBC 流行病学研究报道，其患病率为 49.2/10 万，其中，40 岁以上女性的患病率为 155.8/10 万[2]。随着对 PBC 的认识及临床诊断水平的提高，我国 PBC 患病率呈上升趋势。

PBC 在中医学文献中并没有相应的病名和诊断，可根据患者病程不同阶段的主要症状，分别归属于"黄疸""风瘙痒""血风疮"或"痒风""胁痛""虚劳""臌胀""积聚""水肿"等范畴。

【病因病机】

先天禀赋不足或后天调摄失调，在外感湿邪、饮食失宜、情志失调、劳倦内伤等因素影响下，致肝、脾、肾功能失调，渐致气郁、湿阻、热蕴、血瘀、水停而形成本病。

一、禀赋不足，精血亏虚

先天肝、脾、肾等脏腑功能不足者，较常人更易罹患本病。《素问·金匮真言论》曰："夫精者，身之本也。"肾精不充，先天不足会影响肝血生化、贮藏，其行使功能低下，肝脏则易受外邪内毒侵扰。《素问·五运行大论》曰："肾生骨髓，髓生肝。"《医宗必读》曰："乙癸同源，肾肝同治。"因此，肝肾亏虚，影响精血化生，是引起本病之根本。

二、平素体虚，外感湿邪

《素问·刺法论》曰："正气存内，邪不可干。"平素体虚或过度劳累之人，正气受损，邪气易攻，脾失健运，水湿内聚，气血乏源，发为乏力；夏秋之季，暑湿当令，或外感暑湿，由表入里，蕴结于体内，郁久化热，湿热熏蒸肝胆，肝失疏泄，胆汁泄溢，发为黄疸；邪郁化火，耗伤阴血，血虚生风，发为瘙痒等。

三、忧思郁怒，情志失调

肝为刚脏，以柔为体，以刚为用，主疏泄，调畅情志；情志不畅，郁怒伤肝，忧思伤脾；肝脏疏泄功能失常，进而影响脾胃升降功能，导致后天水谷精微运化失权，水液输布失常，聚久而生湿；气机不利，血滞而成瘀，常可见肝郁脾虚，甚则湿瘀互结。

四、劳倦内伤，脾气亏虚

《素问·举痛论》云"劳则气耗"，过度的体力劳动或者锻炼，以及内伤久病等最易耗伤脾气，脾主运化，脾气亏虚无以运化水谷精微及水湿之邪，致使正气日虚，湿邪日盛，可从阳化热，湿热之邪蕴结肝、胆、脾胃而发黄疸，泛溢肌肤而致皮肤瘙痒。亦可从阴化寒，或湿伤阳气，出现阳虚水盛之象。《风劳臌膈四大证治》云："劳倦所伤，脾胃不能运化而胀。"指出劳倦内伤亦是本病后期发展成为臌胀的重要原因。

五、酒食不节，药食不当

饮食不节，脾胃内伤，无以运化，嗜酒过度，恣食膏粱厚味及辛辣油腻之品则助湿生热，易致湿热内蕴，熏蒸肝胆，胆汁不循常道，泛溢肌肤则成黄疸，且皮肤瘙痒难止。《金匮要略》黄疸病指出："谷气不消，胃中苦浊，浊气下流，小便不通……身体尽黄，名曰谷疸。"《景岳全书·黄疸》也明确指出："因饮食伤脾而得者，曰谷疸；因酒后伤湿而得者，曰酒疸。"日久正气亏虚，气滞、血瘀、水停，而成臌胀。如《张氏医通》曰："嗜酒之人，病腹胀如斗……此乃湿热伤脾而成此病。"亦有医家提出，若为药毒所伤，直伤肝脾，长期可导致脾失运化，肝失疏泄，胆汁泛溢肌肤而发黄疸。

本病病因病机复杂，且随病程的发展而发生动态变化。病情早期或稳定阶段，其病机以肝脾功能失调为主，病理产物以"气虚""气滞"居多，病位多位于肝和脾；疾病中期或活动阶段，以"湿"和"瘀"为主要病理产物，病位以肝、脾和胆为主；疾病末期或肝硬化失代偿期，久病及肾，以多虚、多瘀为主要特点。病位涉及肝、肾、脾、胃、胆等多个脏腑，病性属本虚标实、虚实夹杂，在本为肝、脾、肾三脏虚损，在标为气郁、湿热、寒湿、水停、血瘀为患，正虚无以祛邪外出，邪气又攻伐正气，日久正气愈亏，邪气愈盛，气血水三者互结而发为臌胀，甚至血证等,病深难解。

【诊断要点】

一、临床表现

(一) 症状

1. **乏力**　乏力是大多数患者的首发症状,也是 PBC 最常见的症状,见于 40%~80% 的患者。乏力症状不具有特异性,与疾病严重程度、分期、预后等无明显相关性。严重的乏力可影响患者的生活质量。其病因目前尚不清楚,近些年研究发现,乏力与部分患者的抑郁、强迫行为及过度嗜睡有关。部分证据表明,其与下丘脑 - 垂体 - 肾上腺轴异常、5- 羟色胺水平减低及炎症因子增加相关。

2. **瘙痒**　瘙痒较疲劳更具特异性,约 20%~70% 的患者出现[3]。其中,10% 患者可出现较为严重的瘙痒。由于早期无症状患者诊断数量的增加,发生率有所下降。此症状通常夜晚较重,可为局部或全身性,接触纤维制品,遇热加重。目前,瘙痒出现的原因尚不清楚,可能与阿片样物质的增加、胆汁淤积等相关。

3. **消化道症状**　约 17% 患者可出现上腹中部或右上腹疼痛,常伴嗳气、食欲减退等。

4. **脂肪泻与代谢性骨病**　脂肪泻发生于病程晚期,其主要原因为胆汁淤积致使肠内胆盐含量减少,进而妨碍脂肪吸收。长期脂肪泻可导致患者缺乏维生素,其中,维生素 D 缺乏可导致代谢性骨病。

5. **其他风湿免疫病**　PBC 患者往往合并其他风湿免疫病,如干燥综合征、硬皮病、类风湿关节炎、皮肌炎、系统性红斑狼疮等。

(二) 体征

1. **黄疸**　患者以梗阻性黄疸为首发症状,提示肝内胆管受损,胆汁排出受阻。黄疸程度越深,表明病情越重。

2. **黄色瘤**　患者可出现高胆固醇血症,此为皮肤黄色瘤出现的主要原因。

3. **肝脾大**　患者可出现肝脏肿大,后期可出现脾大。

4. **肝硬化**　晚期 PBC 患者可出现肝硬化指征,如肝门静脉高压、食管胃底静脉曲张、蜘蛛痣、腹水等。

二、辅助检查

PBC 临床表现不具特异性,许多胆道及消化系统疾病均有类似临床表现,实验室检查是诊断 PBC 最具价值的手段。

(一) 血生物化学检查

以碱性磷酸酶(ALP)和 / 或 GGT 明显升高为主要特征,96% 的患者可有 ALP 升高,通常较正常水平升高 2~10 倍,可见于疾病的早期及无症状患者。可同时伴谷丙转氨酶(GPT)和谷草转氨酶(GOT)的轻度至中度升高。

(二) 免疫学检查

1. **抗线粒体抗体(AMA)**　是诊断 PBC 的特异性标志物,尤其是 AMA-M_2 亚型,敏感度和特异度高达 90%~95%[4]。但是,AMA 阳性也可见于各种肝内及肝外疾病,如自身免疫性肝炎(autoimmune hepatitis,AIH)、慢性丙型肝炎、各种原因所致急性肝衰竭、系统性红斑狼疮、干燥综合征、慢性细菌感染等,甚至是健康人群[5]。

2. 抗核抗体(antinuclear antibody,ANA)　大约 50% 的 PBC 患者 ANA 阳性,对于 AMA 阴性患者,ANA 可作为 PBC 辅助诊断,对病情进展及预后的判断有着重要价值。核膜型(主要以 gp210 和 p62 为靶点)和核点型(以包括 sp100 在内的多个蛋白为靶点)对 PBC 具有高度特异性。

(三)影像学检查

PBC 患者胆管影像学检查通常无明显异常。影像学检查的主要目的在于排除肝内外胆管梗阻及肝占位等病变,一般首选超声检查。必要时可进行磁共振胆胰管成像,甚至经内镜逆行性胰胆管造影术检查。瞬时弹性成像或磁共振弹性成像可判断肝脏硬度,可用于评估 PBC 患者的分期。

(四)病理特征和组织学分期

PBC 的病理学特点是累及小叶间胆管(简称小胆管)的慢性非化脓性破坏性胆管炎。有胆管周围淋巴细胞浸润且形成上皮样肉芽肿者,被称为旺炽性胆管病变,是 PBC 的特征性病变[6]。当大于 50% 的汇管区未见小动脉旁伴行小胆管时,即被定义为胆管减少或消失。Ludwig 等将 PBC 分为 4 期(表 3-37-1)。

表 3-37-1　PBC 的 Ludwig 分期

Ludwig 分期	组织学特点
Ⅰ期:胆管炎期	炎症局限于汇管区,受损的小胆管周围以淋巴、单核细胞浸润为主,亦可见浆细胞、嗜酸性粒细胞及少数中性粒细胞,有的胆管周围可见非干酪性肉芽肿,即特征性的旺炽性胆管病变
Ⅱ期:汇管区周围炎期	汇管区炎症可突破界板深入小叶内,同时汇管区周边带可见细胆管增生,形成胆管性界面炎
Ⅲ期:进行性纤维化期	部分纤维化扩大的汇管区之间以桥接纤维间隔相连
Ⅳ期:肝硬化期	汇管区之间的桥接纤维间隔分隔肝实质呈"七巧板"

三、诊断标准[7]

①存在胆汁淤积的生物化学证据(主要是 ALP 和 GGT 升高),且影像学检查排除了肝外或肝内大胆管梗阻;② AMA/AMA-M$_2$ 阳性,或其他 PBC 特异性自身抗体(抗 gp210 抗体、抗 sp100 抗体)阳性;③组织学上有非化脓性破坏性胆管炎和小胆管破坏的证据。

以上①~③条中,如满足 2 条,可诊断 PBC。

【治疗】

一、中医治疗

(一)辨证论治

1. 脾胃气虚证

症状:体倦乏力,神疲懒言,面色萎黄或面白无华,食少纳呆,口淡不渴,腹胀,食后加重,大便稀溏,舌淡胖有齿痕,苔白,脉沉细无力或濡细。

治法:健脾益气,除湿止泻。

方药:参苓白术散加减。

党参 9~15g,茯苓 10~15g,白术 6~12g,山药 10~30g,莲子肉 6~15g,薏苡仁 9~30g,白扁豆 9~15g,砂仁(后下)3~6g,桔梗 3~10g,炙甘草 2~10g。

加减:如脾胃气虚,清阳不升致乏力、纳差明显者,以补中益气汤加减;脾胃久虚出现呕吐、泄泻伤津、口渴欲饮者,以七味白术散加减;若腹痛绵绵,脾胃虚寒者,可用黄芪建中汤。

中成药:参苓白术散颗粒,每次 6~9g,每日 2~3 次,口服;补中益气丸,每次 6g,每日 2~3 次,口服;人参健脾丸,每次 8g,每日 2 次,口服。

临床体会:本证候常见于疾病早期,乏力为其常见症状,具体表现为嗜睡、倦怠、正常工作能力丧失、社会活动兴趣缺乏和注意力不集中等,从而导致生活质量的降低。多见于饮食、作息不规律、素体虚弱或过度劳累之人。脾主运化,健运失司,则易生内湿,故治疗过程中应注意,在补益中气的同时兼顾除湿,若湿浊明显者,可将上述方药中的白术改为苍术。

2. 肝郁脾虚证

症状:两胁不适,胸闷,善太息,皮肤瘙痒,或急躁易怒,身困乏力,纳差腹胀,大便稀溏或干结,舌淡红,苔薄白或稍腻,脉弦细或弦缓或沉细。

治法:疏肝健脾,清利湿热。

方药:逍遥散加减。

柴胡 3~10g,白芍 6~15g,当归 6~12g,白术 6~12g,茯苓 10~15g,茵陈 6~15g,石菖蒲 3~10g,郁金 3~10g,威灵仙 6~10g,牡丹皮 6~12g,黄芩 3~10g,甘草 2~10g。

加减:肝气郁结重者,常用连翘 6~15g;纳差明显者,可加焦三仙各 6~15g、鸡内金 3~10g;脾虚夹湿者,予山药 10~30g、莲子肉 6~15g、白扁豆 9~15g 等健脾化湿;心烦、口苦者可加栀子 6~10g 清肝泻火;情志欠佳者,予合欢皮 6~12g、远志 3~10g 等解郁开窍;焦虑、失眠者,予酸枣仁 10~15g、夜交藤 9~15g 等宁心安神。

中成药:丹栀逍遥丸,每次 6~9g,每日 2 次,口服。

临床体会:本证多见于精神压力大、思虑过度之人。小柴胡汤亦可酌情使用。情志不畅可使肝脏疏泄失司,气机不利,肝木克土,脾胃运化水谷精微失职,因此,常需对患者进行心情疏导,使其保持良好心态。肝脏体阴而用阳,在疏肝的同时也要注意养肝。

3. 湿热血瘀证

症状:身目黄染,面色晦暗,皮肤瘙痒,口苦口干,乏力腹胀,小便黄赤,腹水或下肢水肿,或齿衄,舌质红或暗红有瘀斑,苔黄腻或者少苔,脉沉细或沉滑。

治法:清热活血,行气利水。

方药:茵陈蒿汤合四物汤加减。

茵陈 6~15g,栀子 6~10g,大黄 3~15g,生地黄 10~15g,赤芍 6~12g,当归 6~12g,川芎 3~10g。

加减:皮肤瘙痒,可加白鲜皮 5~10g,苦参 5~9g,地肤子 9~15g;湿热较重者,可予白花蛇舌草 15~30g、苦参 5~9g、虎杖 9~15g 等清热解毒利湿热;如中焦脾胃湿热兼有,肝郁证表现为肝区胀痛,脘腹痞闷,呕恶纳呆者,常用柴平汤和解少阳,祛湿和胃;如湿热俱盛,热毒上壅,表现为咽喉肿痛,痰黏难咳,或伴有腮腺肿大者,选用甘露消毒丹合升降散加减。

中成药：茵栀黄口服液，每次 10ml，每日 3 次，口服；茵莲清肝颗粒，每次 10g，每日 3 次，口服。

临床体会：本证主要表现为黄疸，临床常用茵陈 50~100g 治疗黄疸，量大力专。湿瘀热邪困遏中焦脾胃，壅滞肝胆，瘀阻血脉，单纯的清热通腑，利湿退黄其效差，治疗当清热利湿，兼以凉血活血退黄。

4. 阳虚水泛证

症状：腹部胀满，朝宽暮急，面色苍黄，脘腹胀闷，食少纳呆，神疲乏力，肢冷浮肿，小便不利，舌淡暗，苔白，舌体胖大或有齿痕，脉沉尺弱或沉细。

治法：温肾助阳，化气行水。

方药：真武汤合五苓散加减。

茯苓 9~12g，白术 9~12g，白芍 9~15g，制附片 9~15g，生姜 9~12g，猪苓 9~12g，泽泻 5~10g，桂枝 3~6g。

加减：胁下癥块者，加鳖甲（先煎）9~25g、穿山甲 3~9g；大便完谷不化者，加诃子 3~10g、石榴皮 3~10g；大便不畅者，加大黄 5~10g；腹胀较甚者，加厚朴 3~10g、大腹皮 4.5~9g；食欲不振者，加砂仁（后下）3~6g、鸡内金 3~10g、谷芽 10~15g、麦芽 10~15g。

中成药：济生肾气丸，每次 6g，每日 3 次，口服；或金匮肾气丸，每次 5~6g，每日 2 次，口服。

临床体会：本证系素体阳虚，脾胃虚寒，湿从寒化，水邪泛滥而成，多见于本病中期，或过服寒凉之品者。治疗宜重视温阳散寒，根据寒湿轻重调整方中附子、桂枝用量。阳虚水泛证相当于肝硬化失代偿期，此时宜重视活血化瘀，活血化瘀药宜选用偏于辛温类的川芎、红花、当归等，以利于温阳散寒除湿。

5. 肝肾阴虚证

症状：肝区隐痛，腰膝酸软，眼干，口干，烦躁易怒，手足心热，耳鸣健忘，发脱齿摇，失眠，乏力，视物模糊，尿少色黄，便秘，舌质红，干燥无苔或剥苔，脉沉细。

治法：滋阴疏肝，益肾清肝。

方药：一贯煎或滋水清肝饮加减。

北沙参 6~9g，麦冬 6~12g，当归 9~15g，生地黄 18~30g，枸杞子 9~18g，川楝子 4.5~9g，或熟地黄 10~30g，山茱萸 5~10g，山药 15~30g，茯苓 9~15g，泽泻 5~10g，白芍 5~15g，山栀子 5~10g，牡丹皮 6~12g，当归 5~15g，柴胡 9~12g，酸枣仁 9~15g。

加减：腰膝酸软，加杜仲、续断、桑寄生各 10g；双眼干涩，加菊花、枸杞子、密蒙花、青葙子各 10g；失眠，加炒酸枣仁、柏子仁各 15g；多梦，加珍珠母 30g，生龙骨（先煎）30g；内热口干、舌绛少津者，加玄参 10~15g，石斛 6~12g，麦冬 6~12g；腹胀甚者，加大腹皮 4.5~9g，莱菔子 6~10g；兼有潮热、烦躁不寐者，加银柴胡 3~9g，地骨皮 9~15g，炒栀子 5~10g，夜交藤 9~15g；鼻衄、齿衄者，加鲜茅根 15~30g，茜草 10~15g，水牛角（先煎）15~30g，牡丹皮 6~12g，山栀子 5~10g，以清热凉血；兼湿热者，宜养阴清热，利湿退黄并用，加虎杖 9~15g，白花蛇舌草 15~60g，半枝莲 10~15g 等；夹瘀者，加丹参 5~15g，泽兰 10~15g，王不留行 5~10g 等。

中成药：六味地黄丸，每次 6g，每日 2 次，口服；兼虚热者，可选知柏地黄丸，每次 6~9g，每日 2 次，口服；兼双眼干涩者，可选杞菊地黄丸，每次 9g，每日 2 次，口服。

临床体会：本证系病程日久，伤及肝肾，肝肾阴亏而成，亦属原发性胆汁性胆管炎常见证型。治疗本证,一者养阴,二者利湿,三者防瘀,需权衡轻重,缓缓图治,并酌情加健脾行气之品,如党参、白术、香橼皮、玫瑰花等,使得脾气健运以利于除湿,水谷精气得以化生而真阴易复。生地黄、天冬一类的药物养阴而不助湿,一般用30g以上效果较好。楮实子兼滋阴利湿之功,最适宜本证,但剂量宜大,可用30~50g。此外,病久气血不和,易气滞血瘀,导致气血水三者互结而成臌胀,宜重视行气活血,加用桃仁、红花、川芎等活血化瘀,香附、枳壳、香橼等理气止痛。

6. 正虚瘀结证

症状:脘腹胀满,按之坚硬,腹大如鼓,胁下刺痛,面色黧黑,或见赤丝血缕,面颈等部位可出现蜘蛛痣,唇紫,口燥,心烦不寐,牙宣出血,时有鼻衄,甚至呕血及黑便,舌质暗,或有紫斑,脉细涩。

治法:滋养肝肾,活血化瘀,行气利水,软坚散结。

方药:猪苓汤合膈下逐瘀汤加减。

猪苓6~12g,茯苓9~15g,泽泻5~10g,阿胶(烊化)5~15g,滑石10~15g,五灵脂3~10g,当归5~15g,川芎3~9g,桃仁5~10g,牡丹皮6~12g,赤芍6~12g,乌药3~9g,延胡索3~10g,甘草1.5~9g,香附6~9g,红花3~10g,枳壳3~9g。

加减:如阴虚阳浮,症见耳鸣、面赤颧红者,加龟甲(先煎)9~24g、鳖甲(先煎)9~25g、牡蛎(先煎)3~10g;若出现吐血、便血者,宜用大黄、白及和三七粉凉开水调成糊状,慢慢吞服,以凉血、止血、散瘀;若出现神昏者,宜醒神开窍,湿热蒙闭心包者,用局方至宝丹,研化,吞服或鼻饲,以清热凉开透窍;痰湿蒙闭心包者,用苏合香丸,研化,吞服或鼻饲,以芳香温开透窍;若血脱气微,汗出肢厥,脉微欲绝者,急用独参汤,以益气固脱。

中成药:扶正化瘀胶囊,每次5粒,每日3次,口服;或复方鳖甲软肝片,每次4片,每日3次,口服;或安络化纤丸,每次1丸,每日2次,口服。

临床体会:本证系正气亏虚、肝肾虚衰,气滞、血瘀、水停互结在胁下而成,属于西医学中的原发性胆汁性胆管炎失代偿期,中医学根据其脘腹胀大如鼓的突出表现将其命名为"臌胀"。此时疾病已发展至末期,病情凶险,预后较差。病情进展到此阶段,应当重视扶正,除培补肝、脾、肾三脏之外,亦当重视调理脾胃,以资化源;若腹水严重时,亦可适当以舟车丸、十枣汤等类方药化裁,攻逐利水,但应中病即止或腹水退其七八即止,攻逐后调理脾胃以巩固疗效。

(二) 医家经验

王灵台[8]认为,本病属于本虚标实之证,正虚为本病发生发展的根本内因,饮食失调、感受外邪或情志不畅更进一步损伤肝、脾、肾三脏,造成气血功能紊乱,导致湿、热、瘀血蕴积于内而发。临证强调细辨虚实主次、瘀阻在经在络,治疗上采用调三脏、清湿热、祛瘀黄的治法,主张组方时应补而不壅、清而不伤、通而不峻。

金实[9]认为,PBC病位在肝胆,与脾胃关系密切,病机特点为在正虚为主的基础上,湿、热、郁、瘀互相胶结而成难解之势。治疗上应用疏、清、化、运、补法进行辨证论治,以药味为基础理论提出"辛散理用、酸敛治体、甘缓理虚"的肝病3法。

冯兴华[10]认为,肝胆不利贯穿于PBC始终,故强调疏肝利胆是治疗基本大法,辨证用药均要紧紧围绕这个核心。对于不同时期的PBC运用疏肝利胆、健运脾胃、清热利湿、行水逐癖、滋补肝肾等治法。处方用药中善用茵陈以达到清热利湿、利胆退黄的功效。

董振华[11]认为,本病病位主要在肝、脾,累及于肾,强调病机关键总以脾胃病变为中心,脾胃气虚贯穿疾病始终。主张辨病与辨证相结合,治疗时应以固护脾胃、培护正气为主,谨防攻伐太过。

刘平[12]认为,本病的病机以精气亏损、阴血虚弱(即气阴虚损)为本,瘀热内蕴为标。提出以益气养阴治本,清热凉血、祛瘀软坚治标的治疗原则。其中益气重在健脾,养阴兼顾肝肾,同时根据瘀热病机的兼夹不同,分别施以清热、祛瘀、软坚之法。

(三)其他治疗

1. **外治法** 有腹水者可以峻下逐水药物为主,并根据病情配以活血、理气、温阳等药物用酒精提取成流浸膏制成药浴液,进行洗浴。有黄疸表现的可加用利湿退黄药物,根据其寒热证候应用温阳散寒或清热解毒等药物,如有瘙痒可适量使用祛风药物。中药敷脐根据病证选用有益气养阴、清热解毒、利湿退黄、活血化瘀功效为主的中药制作成散、糊、膏、饼、捣泥的形式,敷于患者脐部。穴位外敷可选择期门、章门、日月、足三里、涌泉、关元等穴位。

2. **保留灌肠** 采用温补肾阳、益气活血、健脾利水、清热通腑之法,结合病症特点进行药物配伍,将中药煎剂或掺入散剂,自肛门灌入,保留在直肠、结肠,通过肠壁吸收药物以达到治疗作用。如有腹胀者可加用疏肝理气之品,有消化道出血可加凉血止血药。

3. **针灸** 针灸治疗选用神阙、足三里、三阴交、中脘、天枢、气海等具有温阳益气、健脾和胃化湿功效的穴位,可用普通针灸、温针灸或艾炷隔姜灸的方法,起到温经通络、活血行气、运化水湿的作用。

二、西医治疗

目的在于缓解症状,改善胆汁淤积的程度,延缓病情进展,进一步提高生活质量,尽可能延长患者的生存期。

(一)药物治疗

1. **熊去氧胆酸(UDCA)** 剂量为 13~15mg/(kg·d),分次或 1 次顿服,作为所有 PBC 患者国际公认的治疗药物,若能耐受,患者常需要终身服用。如果同时服用考来烯胺散,两者应间隔至少 4~6h。

2. **奥贝胆酸(OCA)** 对 UDCA 治疗 1 年不应答或者不完全耐受的患者,应使用 OCA,初始剂量 5mg/d,若肝生化指标仍异常且患者耐受良好,治疗 3 个月时调整为 10mg/d,不建议在失代偿期患者中使用 OCA。瘙痒和乏力是 OCA 最严重的不良反应,其中瘙痒呈剂量依赖性[13]。

3. **贝特类药物** 包括非诺贝特、苯扎贝特,可以改善对 UDCA 生化应答欠佳患者的生化指标,显著降低 GPT 水平;UDCA 联合苯扎贝特对瘙痒和肝纤维化也有一定帮助。非诺贝特是否能改善 PBC 患者的长期预后尚不清楚。

4. **布地奈德** 布地奈德联用 UDCA 对尚未发生肝硬化的 PBC 有益,但安全性与能否改善病死率和肝移植率还需要长期的随访资料进一步证实。对于接受 UDCA 单一治疗且病情稳定的患者,不建议加用布地奈德。不推荐布地奈德用于肝硬化或门静脉高压患者[14]。

5. **免疫抑制剂** 多项研究证明免疫抑制剂对 PBC 的疗效不确定,且可能存在不良反应,包括如肾上腺皮质激素(泼尼松、泼尼松龙)、硫唑嘌呤、甲氨蝶呤、环孢素 A 等。

6. **其他药物** 对瘙痒的治疗主要药物是考来烯胺散和利福平。考来烯胺散推荐剂量为 4~16g/d,服用 UDCA 等药物时,时间间隔需 4h 以上。若考来烯胺散不耐受或疗效不佳,可选用利福平,推荐剂量为 150mg 每日 2 次,疗效欠佳者可逐渐加量至 600mg/d,使用过程中需警惕肝脏损伤的发生。此外,阿片类拮抗剂、5- 羟色胺再摄取抑制剂、抗组胺药物,血浆置换、胆管引流、光疗等均可能对瘙痒有效。

（二）肝移植

PBC 患者属于肝硬化失代偿期,且终末期肝病模型(MELD) 评分>15 分,Mayo 评分>7.8 分,可考虑行肝移植[15]。顽固性瘙痒是 PBC 患者肝移植的有效适应证。由于肝移植后可能再次出现乏力,因此乏力不作为肝移植的指征。

三、中西医结合治疗思路与方法

原发性胆汁性胆管炎的病因病机复杂,病势缠绵,可能伴随多种并发症,中医药治疗的优势在于整体调节,其治法多种多样,并且辨证与辨病相结合,既能改善症状,又能取得稳定的远期疗效。中西医结合治疗能更好地改善 PBC 患者的症状体征,降低肝功能生化指标和主要免疫指标,使患者病情趋于稳定,同时对免疫具有更好的调节作用,可延缓疾病的进展,提高患者的生存质量。原发性胆汁性胆管炎如果进一步进展,可发展为肝纤维化、肝硬化、肝功能衰竭,因此中西医结合研究的重点应放在中药延缓病情进展、防治肝硬化、肝衰竭研究方面,以利于早期预防、早期诊断,早期治疗。

【调摄与护理】

一、调摄

（一）饮食调养

进食低脂肪、高蛋白质(肝性脑病除外)、高维生素、易消化的食物。以优质蛋白,如鱼、鸡蛋、豆制品为主。限制油脂摄入,每日不超过 20g。有腹水或水肿的患者,应根据尿量、体重指标控制水分、钠盐的摄入。肝硬化腹水应限制液体入量,可按前一天尿量再加 500ml。避免进食粗糙、坚硬、不易咬碎的食物,如油炸面食、硬质瓜果等;避免将鸡骨、鱼刺等咽下。忌辛辣、忌饮酒或刺激性食物。血氨偏高时,应限制蛋白质摄入,选择少量植物蛋白,例如豆制品。日常食用保证维生素的摄入。控制体重。

（二）情志调养

鼓励患者培养有益的兴趣和爱好,转移对疾病的注意力,减轻思想负担,建立病友间良好群体关系,互相照顾,增强生活信心,消除不安情绪。

（三）注意休息

保证充足的睡眠时间及睡眠质量。睡眠不足,肝脏病变不仅难以康复,反而会加剧。出现体力疲劳、头晕、脑涨、精力不集中时,要及时进行休息调整。

（四）规范服药,定期随访

指导患者定期行肝功能、胃镜、骨密度、脂溶性维生素、甲胎蛋白及 B 超检查。对于有肝硬化的患者,应充分告知使用非甾体抗炎药、苯二氮䓬类和氨基糖苷类药物的潜在风险。

二、护理

(一) 皮肤护理

针对皮肤瘙痒患者,防止抓破皮肤,造成皮肤感染或交叉感染,做到勤洗手、勤剪指甲,保持皮肤清洁。不宜用热水、碱性肥皂和酒精擦洗。适当用炉甘石洗剂或 0.25% 薄荷醇药水涂抹,可起到减轻瘙痒的作用。

(二) 心理疏导

当患者表现出紧张、焦虑不安、疑虑、恐惧和烦恼时,护理人员首先要与患者建立良好的护患关系,多与患者交谈,了解其心理状态。及时向患者解释病情经过及治疗方案等,让患者树立战胜疾病的信心。

(三) 并发症护理

加强对患者的宣教,增加患者的用药依从性。有口干和吞咽困难者,可尝试唾液替代品,如保湿漱口水、口腔喷雾剂等。建议患者适当的体育锻炼和补充钙剂及维生素 D。定期检测维生素 A、维生素 D、维生素 E、维生素 K 指标,根据临床症状及实验室检查结果,及时补充上述维生素。

(四) 健康指导

指导和帮助患者及家属了解有关 PBC 的一般知识和自我护理知识。建议家属积极和患者进行心理沟通,消除患者的焦虑、恐惧和紧张情绪,有利于病情的稳定和恢复。注意休息,过度劳累可增加患者的肝脏缺血、缺氧程度。坚持长期定时服药,避免漏服。

【转归与预后】

一、转归

PBC 不同患者病程进展不同,无症状者可在 2~7 年后出现症状,部分患者在 10~15 年内可能仅有轻微症状,部分则在 3~5 年内症状迅速恶化,最终进展至肝硬化。PBC 患者的中位生存期在不行肝移植的情况下为 16~18 年,晚期 PBC 患者行肝移植后 5 年生存期达 80%~90%。PBC 如诊治不及时,最终可进展至肝硬化门静脉高压及肝衰竭,其所致的死亡约占肝硬化所致死亡的 0.6%~2.0%。

二、预后

经 UDCA 规范治疗整体预后已经有明显改善。国内报道经 UDCA 治疗后的 PBC 患者 5 年、10 年无肝移植生存率分别为 78.0%~86.7%、71.1%~74.3%;5 年肝细胞癌发生率约为 1.62%;5 年失代偿发生率为 3.81%~4.31%。已出现肝硬化者预后较差,代偿期和失代偿期肝硬化 PBC 患者 5 年无肝移植生存率分别为 77.1% 和 35.9%[16]。

【现代研究】

一、病因病机研究

现代医家一致认为 PBC 的病因病机属于本虚标实。标实主要在于湿、瘀,而本虚则各有侧重,在于脾虚、肝血虚、肝气虚、肾虚等。王灵台[8]将本病病因分为外因与内因两个方面:饮食不节、感染外邪是主要外因,内因源于脏腑功能紊乱,认为病机关键以正虚为本,贯穿疾病始终,表现为脾、肝、肾三脏功能失调;湿、热、瘀血为标互结于肝络,使疾病缠绵难愈。李佃贵[17]认为本病因患者平素体虚,感染邪毒等导致肝脾受损,脏腑失调,肝气不舒,脾失健运,酿湿生浊,浊毒蕴久,损伤肝络,瘀血停滞,坚积而成。病机关键在于浊毒内蕴、肝络瘀滞。金实[9]认为禀赋不足、外感、内伤是本病的三大病因,肝脾受损,湿阻瘀滞,胆络失畅为病机关键。董振华[11]认为本病先天禀赋不足或饮食劳倦以致脾胃气虚,肝为木气,全赖土以滋养,脾胃虚损,不能滋养肝脏,肝失疏泄,其病位主要在肝、脾,易累及于肾,病性属本虚标实,虚实兼见,但病机关键总以脾胃病变为中心,脾胃气虚贯穿疾病始终。徐光福[18]从经络探讨本病,认为 PBC 属于中医学络病范畴,多因病邪缠绵不愈,蕴结肝胆之络,久之肝胆之络痹阻而成,提出胆瘀络闭、毒损肝络为病机关键。其疾病的演变过程为湿热—血瘀—瘀热—毒瘀—气阴亏损。

二、辨证分型研究

对于本病的辨证分型,各医家有不同的见解,但多采用气血津液和脏腑辨证相结合的原则。王灵台[8]将本病分为 5 型,即气阴两虚证、肝肾两亏证、肝郁脾虚证、湿热犯肝证、瘀血阻络证。董振华[11]根据脏腑辨证结合气血津液辨证的原则将本病分为肝郁脾虚、脾胃气虚、气阴两虚、肝肾阴虚、湿热蕴结、瘀血阻络 6 个证型。邵铭[19]将本病分为阴虚血瘀型、阴虚湿热型,并指出阴虚湿热型最为常见。张宁[20]通过检索中国期刊全文数据库、万方数据库和维普数据库发现,PBC 主要中医证型为以下 6 个,分别为肝郁脾虚型、肝肾阴虚型、湿热瘀血型、湿热蕴结型、脾胃气虚型、湿滞血瘀型。

三、辨病结合辨证研究

PBC 根据临床表现及各项生化指标将其分为 4 个阶段:临床前期、无症状期、临床期和失代偿期。根据疾病的不同分期结合中医辨证分型进行论治体现了辨病与辨证相结合的研究思路。常占杰[21]根据临床分期,将本病辨为气虚血郁;脾虚血瘀;气血亏虚,湿浊内蕴;脾虚水停或脾虚湿阻、脾不统血型 4 型。冯兴华[10]将疾病分为临床症状期、急性进展期、疾病后期及并发症期,再分别辨证为脾胃气虚证,肝胆湿热证,正虚脾弱证,气滞、水湿、瘀血互结证及肝肾阴虚证,并认为肝胆不利贯穿疾病始终。卢秉久[22]将本病分为早期、中期和晚期,对疾病不同时期分别进行辨证。早期主要为肝郁脾虚、湿浊中阻证;中期根据不同表现辨为湿热瘀血证和阳盛水虚证;晚期辨为水瘀互结证。

四、治法方药研究

李佃贵[17]用化浊解毒软肝方(田基黄 12g、茵陈 15g、虎杖 15g、绞股蓝 12g、黄连 12g、黄柏 15g、鳖甲[先煎]15g、山甲珠 15g、当归 12g、白芍 30g、红景天 15g)治疗 PBC,总有效率达90.0%,能明显改善患者的临床症状,恢复肝功能,减轻皮肤瘙痒程度等,提高患者生存质量。徐光福[18]用利胆通络解毒方(茵陈 15g、虎杖 15g、黄柏 15g、鳖甲[先煎]15g、山甲珠 15g、红景天 15g、地耳草 12g、绞股蓝 12g、当归 12g、郁金 12g、炒栀子 12g、白芍 30g)治疗 PBC,总有效率 91.67%,显效率为 50%,对于改善患者临床症状有较好的疗效,能在一定程度上改善肝脏影像学表现。吴秀霞[23]用疏肝利胆汤(柴胡 20g、黄芪 15g、白芍 15g、木香 15g、枳壳 10g、龙胆草 10g、黄芩 10g、茵陈 10g、金钱草 10g、大黄 8g)加减治疗 PBC,连续治疗 48周,并随访 6 个月,表明疏肝利胆汤能够降低早、中期 PBC 患者乏力、黄疸、皮肤瘙痒、胁下积块、肝区不适等积分,联合 UDCA 治疗早、中期 PBC 湿滞血瘀证具有协同增效的作用,在一定程度上可以逆转肝脏的病理改变,疗效优于对照组($P<0.05$)。袁超等[24]用柔肝补肾汤(醋鳖甲 15g、阿胶 10g、生地黄 15g、枸杞子 15g、北沙参 15g、麦冬 10g、当归 12g、桃仁 12g、茜草 15g、炒白芍 15g、黄精 15g、鸡内金 15g、地龙 10g、海漂蛸 10g)治疗 PBC 阴虚血瘀证患者,总有效率达 91.4%,治疗组在降低总胆红素、氨基转移酶水平及门静脉压力方面优于对照组($P<0.05$)。曾武武等[25]用护肝逐瘀汤(柴胡 15g、白芍 15g、郁金 15g、陈皮 10g、炒枳壳 10g、太子参 15g、怀山药 15g、茭白 12g、茯苓 30g、当归 15g、鸡血藤 15g、川牛膝 10g)治疗 PBC,总有效率为 85.5%,治疗组疗效优于对照组($P<0.05$),表明护肝逐瘀汤联合 UDCA可改善患者乏力、瘙痒等症状,降低氨基转移酶水平,抑制肝纤维化,改善免疫球蛋白 IgA、IgG、IgM 水平,改善 PBC 患者外周血 $CD4^+$、$CD8^+$、$CD4^+/CD8^+$、Treg 水平,调节细胞免疫功能。

(朱跃兰　刘小平)

参 考 文 献

[1] BEUERS U, GERSHWIN M E, GISH R G, et al. Changing nomenclature for PBC: from 'cirrhosis'to 'cholangitis'[J]. Gut, 2015, 64 (11): 1671.

[2] LIU H, LIU Y, WANG L, et al. Prevalence of primary biliary cirrhosis in adults referring hospital for annual health check-up in Southern China [J]. BMC Gastroenterology, 2010, 10 (1): 100.

[3] SHAH R A, KOWDLEY K V. Mechanisms and treatments of pruritus in primary biliary cholangitis [J]. Semin Liver Dis, 2019, 39 (2): 209-220.

[4] GRANITO A, MURATORI P, QUARNETI C, et al. Antinuclear antibodies as ancillary markers in primary biliary cholangitis [J]. Expert Rev Mol Diagn, 2012, 12 (1): 65-74.

[5] LEUNG P S, ROSSARO L, DAVIS P A, et al. Antimitochondrial antibodies in acuteliver failure: implications for primary biliary cirrhosis [J]. Hepatology, 2007, 46 (5): 1436-1442.

[6] LUDWIG J, DICKSON E R, MCDONALD G S. Staging of chronicnonsuppurative destructive cholangitis (syndrome of primary biliary cirrhosis)[J]. Virchows Arch A Pathol Anat Histol, 1978, 379 (2): 103-112.

[7] 中华医学会肝病学分会, 中华医学会消化病学分会, 中华医学会感染病学分会. 原发性胆汁性肝硬化 (又名原发性胆汁性胆管炎) 诊断和治疗共识 (2015)[J]. 肝脏, 2015, 20 (12): 960-968.

[8] 范兴良, 祝峻峰, 王灵台. 王灵台论治原发性胆汁性肝硬化 (胆管炎) 经验 [J]. 上海中医药杂志, 2016, 50 (8): 1-4.

[9] 王红霞, 金实. 金实教授治疗原发性胆汁性肝硬化经验 [J]. 吉林中医药, 2011, 31 (1): 37-38.

[10] 刘本勇, 陈绍瑜, 李丹, 等. 冯兴华治疗原发性胆汁性肝硬化经验 [J]. 中医杂志, 2015, 56 (6): 462-465.

[11] 刘颖, 董振华. 董振华教授治疗原发性胆汁性肝硬化的经验 [J]. 中国临床医生杂志, 2015, 43 (1): 85-86.

[12] 徐莹, 慕永平, 刘平. 刘平治疗原发性胆汁性肝硬化经验撷英 [J]. 上海中医药杂志, 2015, 49 (12): 1-4.

[13] KOWDLEY K V, LUKETIC V, CHAPMAN R, et al. A randomized trial of obeticholic acid monotherapy

in patients with primary biliary cholangitis [J]. Hepatology, 2018, 67 (5): 1890-1902.

［14］ HEMPFLING W, GRUNHAGE F, DILGER K, et al. Pharmacokinetics and pharmacodynamic action of budesonide in early-and late-stage primary biliary cirrhosis [J]. Hepatology, 2003, 38 (1): 196-202.

［15］ AGUILAR M T, CAREY E J. Current status of liver transplantation for primary biliary cholangitis [J]. Clin Liver Dis, 2018, 22 (3): 613-624.

［16］ CHEN S, DUAN W, LI M, et al. Prognosis of 732 ursodeoxycholic acid-treated patients with primary biliary cholangitis: A single center follow-up study from China [J]. J Gastroenterol Hepatol, 2019, 34 (7): 1236-1241.

［17］ 靳红燕, 李佃贵, 王彦刚, 等. 化浊解毒软肝方联合熊去氧胆酸治疗原发性胆汁性肝硬化 [J]. 医学研究与教育, 2013, 30 (1): 57-61.

［18］ 赫伟丽, 徐光福. 利胆通络解毒方联合熊去氧胆酸治疗原发性胆汁性肝硬化 [J]. 中国现代药物应用, 2014, 8 (23): 108-109.

［19］ 陈莉莉, 袁征, 邵铭. 邵铭教授治疗原发性胆汁性肝硬化经验探析 [J]. 四川中医, 2016, 34 (11): 3-5.

［20］ 张宁, 宫嫚, 周双男, 等. 原发性胆汁性肝硬化中医证候分型文献分析 [J]. 实用肝脏病杂志, 2013, 16 (5): 445-447.

［21］ 吴绍从. 常占杰教授中西医结合治疗原发性胆汁性肝硬化的经验 [J]. 现代中医药, 2011, 31 (5): 9-11.

［22］ 李偲, 卢秉久. 卢秉久教授辨治原发性胆汁性胆管炎经验撷菁 [J]. 中西医结合肝病杂志, 2019, 29 (4): 353-355.

［23］ 吴秀霞, 李鲜, 党中勤, 等. 疏肝利胆汤加减联合熊去氧胆酸治疗早、中期原发性胆汁性肝硬化的临床观察 [J]. 中国实验方剂学杂志, 2018, 24 (12): 175-181.

［24］ 袁超, 郝建梅, 陈香妮. 柔肝补肾汤治疗原发性胆汁性肝硬化效果观察 [J]. 现代中西医结合杂志, 2017, 26 (12): 1297-1300.

［25］ 曾武武, 吴学杰. 护肝逐瘀汤联合熊去氧胆酸对原发性胆汁性肝硬化患者免疫球蛋白及 T 淋巴细胞亚群的影响 [J]. 中华全科医学, 2019, 17 (3): 464-467.

第 38 节　SAPHO 综合征

SAPHO 综合征是一种累及骨关节和皮肤的慢性无菌性炎症, 是由滑膜炎 (synovitis)、痤疮 (acne)、脓疱病 (pustulosis)、骨肥厚 (hyperostosis) 和骨炎 (osteitis) 组成的一组综合征。最早由法国学者 Chamot 等[1]于 1987 年提出, SAPHO 综合征即取此五项临床表现的英文首字母命名组成。

SAPHO 综合征属于罕见病, 病因未明, 多见于欧洲及日本。国外报道其发病率约为 1/10 000[2]。本病好发于青中年, 女性多见, 病程迁延难愈, 容易反复发作, 除了极少数病例具有自限性外, 绝大多数长期处于疾病缓解或慢性静止状态。由于其独特而高度异质性的临床表现, 经常容易被误诊和漏诊。主要累及的靶器官是骨关节和皮肤, 前者最常侵犯的部位是胸锁关节、前胸壁和骶髂关节, 具有骨皮质肥厚和骨炎性改变等典型的放射学表现; 后者表现为痤疮和脓疱, 以面部和手部最为多见。骨关节和皮肤病变两大典型表现不一定同时出现。诊断主要根据其病史和症候群的典型改变。目前没有标准的治疗指南, 治疗多是经验性的报道, 旨在控制疼痛和皮疹、减轻炎症和避免致残。因其血清类风湿因子阴性、相对高发的中轴关节和骶髂关节受累,多数学者将其归纳在血清阴性脊柱关节病的范畴,是介于强直性脊柱炎与银屑病关节炎之间的疾病。

中医古籍无与 SAPHO 综合征相应之病名记载,根据其受累骨关节处肿痛、活动受限以及掌跖脓疱病和痤疮等皮肤病变的特点,骨关节病变可以归属于中医痹证中的骨痹、痛痹范畴;皮肤病变可按照中医"瘑疮""浸淫疮""痤疮"等病症进行论治。

【病因病机】

本病主要是在正气不足、脏腑功能失调的基础上,因情志失调、饮食劳倦,复加感受风寒湿邪,郁而化热,湿热搏结,热盛成毒,导致营卫失调,太阳、少阳经气运行不利,湿热毒邪痹阻经络而成。

一、禀赋不足

《类证治裁·痹证》云:"诸痹……良由营卫先虚,腠理不密,风湿寒乘虚内袭。正气为邪所阻,不能宣行,因而留滞,气血凝涩,久而成痹。"素体肝肾不足,或人到中年,阴精衰少,抗邪无力。肝主筋,肾主骨,肝肾亏虚则筋骨失养,复感寒湿之邪,痹阻经络,形成骨痹。《素问·长刺节论》云:"病在骨,骨重不可举,骨髓酸痛,寒气至,名曰骨痹。"常见骨节疼痛,四肢沉重难举,有麻冷感。

二、情志失调

本病骨关节病变所累及的前上胸壁、颈背、脊柱和骶髂关节等部位均为太阳经和少阳经循行之处。情志失调,肝郁气滞,风寒湿邪侵袭,太阳、少阳经气不利,运行不畅,不通则痛,故而循行之处疼痛反复发作,缠绵不愈。枢机不利、三焦气化失常,津液敷布障碍而致湿热蕴结,外不得宣泄,蕴郁成毒,阻于肌肤而生脓疱疹或痤疮。即《灵枢·玉版》所云"阴阳不通,两热相搏,乃化为脓"。

三、湿热蕴结

过食膏粱厚味,损伤脾胃,湿热内生,或暑热火毒,外客肌肤,与内湿相汇,湿热相搏,化为毒火,腐肉成脓。痹阻筋脉、肌肉、骨节,而致营卫行涩,气血凝滞,或因气血失和,湿热毒邪内生,浸淫肌肤,发为脓疱疮;流注关节,导致关节肿痛。《类证治裁》云:"风寒湿合而成痹,蕴邪化热,蒸于经络,四肢痹痛,筋骨不舒。"又云:"初因寒湿风郁痹阴分,久则化热攻痛。"湿性黏腻,与热胶结,因此病情反复,缠绵难愈。

四、瘀血阻络

气血亏虚,运行无力,日久瘀血内生,不通则痛,加重关节疼痛。瘀血阻滞气机运行,气滞不能布津,津液聚而成痰,痰瘀互阻,关节肿胀疼痛,僵硬不适,甚至致残。《杂病源流犀烛·痹证源流》云:"痹者,闭也,三气杂至,壅闭经络,血气不行,不能随时祛散,故久而为痹。"王清任《医林改错·痹证有瘀血说》均指此而言。

总之,本病的骨关节病变和皮肤病变,均是在禀赋不足、肝肾亏虚基础之上,或因情志不遂,或因饮食不节,或因湿热蕴毒,痹阻经络,导致脏腑功能紊乱、营卫气血不和,营卫行涩,气血凝滞,筋骨失养,湿热毒邪流注关节,浸淫肌肤所致,属于本虚标实之病。

【诊断要点】

一、临床表现

(一) 骨关节病变

主要表现为骨炎和骨肥厚,病变的骨、关节处肿胀疼痛、压痛和活动受限。最常见的是对称性前上胸壁肿痛(包括胸骨和锁骨以及胸锁关节),以及肋骨受累,发病率约90%;其次为骶髂关节、脊柱、下颌骨、趾骨联合处受累。病程迁延可导致病变部位骨肥厚甚至融合变形,变形后可压迫周围神经、血管结构引起疼痛、水肿。部分患者会出现骶髂关节炎,与血清性脊椎关节病不同的是本病常为单侧病变。

(二) 皮肤病变

皮肤损害中女性患者以掌趾脓疱为主,表现为手掌和/或脚掌部皮肤出现黄色无菌脓疱,还可以表现为脓疱性银屑病,但相对较少见。男性患者以严重痤疮多见,可表现为聚合性痤疮、暴发性痤疮、化脓性汗腺炎等。

皮肤损害和骨关节病变可同时出现,也可相距几月到数年不等,甚至有些患者无皮肤病变,给诊断带来一定的难度。本病可伴发炎症性肠病,以克罗恩病多见,也可有复发性口腔溃疡。病程迁延,且反复发作,具有间断发作和自行缓解的特点,而全身症状少见。

二、实验室检查

(一) 血清学检查

部分患者 ANA 可呈阳性,白细胞计数、ESR、CRP 等炎症指标可升高。免疫球蛋白和C3、C4 也可以升高,但均无特异性。有报道称 HLA-B27 阳性率约 30%。

(二) 影像学检查

影像学检查是确定骨损害的主要方法,表现为骨质增生和骨炎形成,慢性骨膜反应、皮质增生所引起的骨肥厚[3]。CT、MRI 对本病局部损害形态确定最为明显。由于 SAPHO 综合征患者的骨、关节损害常常多发,CT、MRI 具有一定局限性,核素全身骨扫描检查能够早期发现骨损害,在确定患者骨、关节病变范围及程度上具有一定优势,但是精细度相对较差,因此临床上最好选择骨扫描确定病变范围后逐一选择相对适合的影像学检查。

前上胸壁:^{99}Tcm-MDP 全身骨扫描表现为前上胸壁异常放射性浓聚灶。典型的图像为"牛头"征图像(同时有胸骨柄体连接与双侧胸锁关节和第一肋胸连接的受累,病变的双侧胸锁关节和第一肋胸连接相当于牛角,胸骨柄相当于牛颅骨的上半部)。有研究显示,骨扫描对前上胸壁部病变敏感性为 94%,但典型牛头征仅达 20%。

中轴骨:脊柱受累仅次于上胸壁和骶髂关节,以胸椎最多见,其次为腰椎、颈椎。椎体受累一般以椎体终板受侵蚀、硬化为主,表现为椎间隙变窄、椎旁骨化、楔形变。椎体的病变在MRI 上显示更明显。骶髂关节受累常为单侧,表现为髂骨骨质硬化或侵蚀性改变,被认为是特征表现。

外周骨:长骨病变最常发生在股骨远端以及胫骨近端,即膝关节附近,也可见于肱骨、腓骨、桡骨和尺骨,X 线表现为骨样硬化或骨小梁增粗。扁骨病变最常累及骶髂和下颌骨,甚至累及颞下颌关节。

（三）病理组织学检查

SAPHO 综合征的病理特征不具有特异性。急性期的骨活检以骨水肿、骨膜炎为主要表现,伴有中性粒细胞、浆细胞浸润;慢性期以骨质增生以及纤维化为主要特征[4]。

三、诊断标准

1994 年 Kahn 等[5]提出 SAPHO 综合征的 3 个诊断标准:①多病灶的骨髓炎,伴有或不伴有皮肤表现;②急、慢性无菌性关节炎,伴有脓疱性银屑病、掌跖脓疱病或痤疮;③存在无菌性骨炎伴有至少一种特征性皮肤损害。满足 3 个条件之一即可诊断。

2003 年 ACR 年会上 Kahn 做出以下修订:①骨和 / 或关节病并伴有掌跖脓疱病;②骨和 / 或关节病并伴有严重型痤疮;③成人孤立性无菌性骨肥厚或骨炎(痤疮丙酸杆菌感染除外);④儿童慢性复发性多灶性骨髓炎。在除外感染和肿瘤的情况下,具有以上任何一条即可诊断为 SAPHO 综合征。

目前国际上大多采用 2012 年 Nguyen[6]在 Semin Arthritis Rheum 中提出的 4 点诊断标准:①骨关节表现 + 严重痤疮(包括聚合性痤疮、暴发性痤疮、化脓性汗腺炎);②骨关节表现 + 掌跖脓疱病;③骨肥厚(上胸壁、脊柱、肢端骨)伴或不伴皮肤损害;④慢性多灶性复发性骨髓炎(CMRO)涉及中轴或外周骨,伴或不伴皮肤损害。满足以上 4 个条件之一即可诊断。

【治疗】

一、中医治疗

（一）辨证论治

SAPHO 综合征属于本虚标实之病。实证以肝胆气郁、湿热痹阻多见;虚证以肝肾不足、血虚风燥为主,各个证型可以相互兼夹。病机的关键是湿热痹阻、热毒蕴结,治疗时无论何种证型,均宜配伍清热利湿、凉血解毒之药。

1. 肝胆气郁证

症状:前上胸壁或胸锁关节、胸肋关节肿痛,按之痛剧,或兼有胁肋疼痛,口干口苦,关节酸痛,手足掌脓疱疹反复发作,或破溃流水。舌淡暗,苔白腻,脉弦细。

治法:疏肝理气,调和营卫。

方药:柴胡桂枝汤合验方疮疡三两三加减。

柴胡 15g,黄芩 10g,法半夏 10g,党参 10g,桂枝 10g,白芍 10g,生黄芪 30g,当归 30g,金银花 30g,生甘草 10g,土茯苓 30g,延胡索 10g,片姜黄 10g。

加减:脓疱疹严重,加野菊花 30g、赤小豆 30g;痤疮明显,加苦参 10g、牡丹皮 10g;腰骶部疼痛,加骨碎补 10g、续断 15g。

中成药:舒肝止痛丸,每次 6g,每日 2 次;疏风定痛丸,每次 6g,每日 2 次。

临床体会:柴胡桂枝汤出自《伤寒论》第 146 条:"伤寒六七日,发热,微恶寒,支节烦疼,微呕,心下支结,外证未去者,柴胡桂枝汤主之。"烦疼是言疼痛之剧烈。患者四肢关节疼痛难忍以致烦躁,绝非一般太阳病身疼痛所能比拟的,实因邪气已由少阳"气分"进入少阳

"血分",气血痹阻致"支节烦疼"。SAPHO 综合征骨关节病变最常见的部位是前上胸壁肿痛,特别是胸锁关节、上部胸肋关节、肋骨肋软骨联合、胸骨体柄联合。相当于中医的缺盆穴(缺盆穴位于人体的锁骨上窝中央,距前正中线 4 寸),属于少阳经循行部位。骨关节病变其次是脊柱受累,胸椎、腰椎、颈椎均可累及,又属于足太阳膀胱经和督脉循行之处。柴胡桂枝汤所治太阳少阳并病,其中小柴胡汤和解枢机、疏散邪热、清利肝胆,是少阳病主方;桂枝汤调和营卫、通络止痛,是太阳病主方。二方合用,从经络循行而言,可以直达病所。验方疮疡三两三治疗 SAPHO 综合征的皮肤损害乃房定亚教授之经验[7]。本方由生黄芪一两(30g)、当归一两(30g)、金银花一两(30g)、生甘草三钱(9g)、蜈蚣 1 条组成。以生黄芪、金银花补气托毒,是疮家圣药,既能生肌敛疮,又有通络开痹之功。当归为血中气药,既可补血,又可活血。甘草功擅解毒,主治疮疡肿毒,愈溃疡。四药合用,调和气血,托里解毒,治疗 SAPHO 综合征所致掌跖脓疱病疗效显著。

2. 湿热痹阻证

症状:掌跖皮肤出现密集脓疱,表面呈黄色,破裂后可出现脓水,也可见乳白色、白色脓头,反复发作。骨关节红肿热痛,按之痛剧,累及胸锁、肩部、脊柱、腰骶部关节,活动受限。口干黏,大便不畅,舌红苔黄腻,脉滑数。

治法:清利湿热,蠲痹止痛。

方药:当归拈痛汤合四妙丸加减。

当归 10g,苦参 10g,葛根 15g,土茯苓 30g,猪苓 10g,泽泻 15g,羌活 10g,独活 10g,茵陈 15g,黄芩 10g,苍术 10g,白术 10g,黄柏 10g,忍冬藤 30g,汉防己 10g,生薏苡仁 15g,晚蚕沙 10g,生甘草 6g。

加减:脓疱严重者,加连翘 15g、败酱草 30g;破溃流水,加车前子 10g、赤小豆 15g;关节疼痛明显,加海桐皮 10g、片姜黄 10g;胸胁疼痛,加柴胡 10g、黄芩 10g。

中成药:湿热痹颗粒,每次 6g,每日 3 次;当归拈痛丸,每次 9g,每日 2 次;四妙丸,每次 6g,每日 2 次。

临床体会:本证辨证要点为脓疱疹反复发作、破溃流水,关节红肿热痛,舌苔黄厚腻,关节疼痛程度较肝胆气郁证为轻。也可选用《温病条辨》宣痹汤加减。

3. 肝肾不足证

症状:腰骶部或髋部关节疼痛,屈伸活动困难,腰部僵硬,夜间加重,翻身及俯仰受限,时有腰部畏冷,大便不成形,妇女白带量多。舌暗红,苔薄白,脉沉细。

治法:补益肝肾,除湿散寒。

方药:独活寄生汤加减。

独活 10g,桑寄生 20g,当归 10g,熟地黄 15g,白芍 10g,川芎 10g,桂枝 10g,细辛 3g,防风 10g,土茯苓 30g,苍术 10g,白术 10g,干姜 10g,炒杜仲 10g,补骨脂 10g,牛膝 15g,炙甘草 5g。

加减:腰骶疼痛明显,加骨碎补 10g、狗脊 15g;腰腿剧痛,舌质紫暗有瘀斑,加丹参、鸡血藤各 30g;关节肿痛明显,加肿节风 30g、白芥子 10g。

中成药:风湿液,每次 1 支,每日 2 次;盘龙七片,每次 4 片,每日 3 次;尪痹片(胶囊),每次 6 片(粒),每日 2 次;尪痹颗粒,每次 6g,每日 2 次;金天格胶囊,每次 3 粒,每日 3 次;腰痛宁胶囊,每次 4~6 粒,每日 1~2 次。

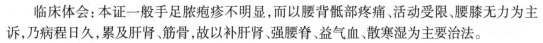

临床体会：本证一般手足脓疱疹不明显，而以腰背骶部疼痛、活动受限、腰膝无力为主诉，乃病程日久，累及肝肾、筋骨，故以补肝肾、强腰脊、益气血、散寒湿为主要治法。

4. 血虚风燥证

主证：皮肤干燥灼热，或泛发片状红斑，皮损基底部鲜红，表面白屑脱落，伴有瘙痒。手足掌脓疱疹，多关节肿痛，甚则变形。口干舌燥，手足心热，便干尿黄。舌红少津，苔黄少津，脉沉细。

治法：养血润燥，滋阴凉血。

方药：滋燥养营汤合犀角地黄汤加减。

生地黄15g，熟地黄10g，当归10g，白芍10g，黄芩10g，防风10g，秦艽10g，大青叶10g，牡丹皮10g，紫草15g，水牛角粉（包煎）10g，红藤30g，白茅根30g，生甘草6g。

加减：关节肿痛明显，加肿节风、石见穿各30g；脓疱疹明显，加金银花、蒲公英各30g；脓疱疹渗出多，加草薢15g、川木通6g。

中成药：大补阴丸，每次1丸，每日2次；或杞菊地黄丸，每次6g，每日2次。

临床体会：本证多见于合并银屑病的患者，皮肤鳞屑损害与掌跖脓疱并存，故治疗以滋阴凉血、养血润燥为主。

5. 血热蕴毒证

症状：颜面下颌皮肤痤疮疹，甚至前胸后背也可波及。疹色鲜红或痒痛，可见粉刺、丘疹等，严重者可出现毛囊闭锁三联征。或以红色或暗红色结节、囊肿为主，皮肤油腻；反复发作，日久则伴瘢痕或色素沉着。口干心烦，尿黄，舌红或暗红有瘀点，苔黄腻，脉滑数。

治法：凉血清热，活血解毒。

方药：温清饮合五味消毒饮加减。

黄芩10g，黄连6g，黄柏10g，炒栀子10g，当归10g，生地黄10g，白芍10g，川芎10g，牡丹皮10g，苦参10g，白芷10g，野菊花30g，金银花30g，蒲公英30g，地丁30g，龙葵15g，生甘草6g。

加减：粉刺脓出不畅，加桔梗10g、皂角刺10g；瘢痕结节，加丹参30g、露蜂房5g；皮肤瘙痒，加白蒺藜10g、地肤子15g；大便干燥，加熟大黄（后下）10g、玄明粉（冲服）3g。

中成药：连翘败毒丸，每次6g，每日2次；当归苦参丸，每次6g，每日2次。

临床体会：本证多见于青年男性合并痤疮的患者，中医病名肺风粉刺，《医宗金鉴》认为由肺经血热而成，用枇杷清肺饮治疗，但病重药轻，故推荐用温清饮合五味消毒饮加味。

（二）医家经验

周彩云等[7]认为，SAPHO综合征病机为气血失和，导致湿热毒邪内生，浸淫肌肤，发为脓疱疮；流注关节，导致关节肿。治疗以调和气血、清热利湿解毒为法。用验方疮疡三两三合四妙勇安汤加味治疗，疗效满意。

阎小萍[8]认为，SAPHO综合征的病因病机以肝肾亏虚为本，由风、寒、湿等邪气入侵，痹阻肌肉、筋骨、关节、经络，气血运行不畅所致，临床表现为肌肉、关节疼痛；寒湿内蕴于里从阳化热，热毒内生，化腐生脓则表现为掌跖脓疱疮和重度痤疮。在治疗上重视补肾固本、养肝荣筋，以达平补肝肾之功；加强祛风除湿、通络利节，以奏活利关节之效；强调凉血解毒、清热除湿，以清内蕴湿热之邪；健脾利湿，宣发肺卫，注重双调脾肺。

董振华[9]认为，本病属于中医骨痹和痈疽、肺风粉刺等范畴，病因是在情志、劳倦、饮食不节基础上感受风寒湿热毒邪,以太阳少阳两感、营卫气血失调、湿热蕴结成毒、瘀血阻络为主要病机,治疗以两解太少、清利湿热、凉血解毒为法,临床常用柴胡桂枝汤合验方疮疡三两三加减。

(三) 其他治疗

1. 单方验方

(1)雷公藤制剂:雷公藤多苷片,每次 10~20mg,每日 3 次,口服,3 个月为 1 个疗程。本药具有免疫调节,非特异性抗炎及抗肿瘤作用,适用于治疗多种变态反应性疾病及自身免疫性疾病,治疗掌跖脓疱病和关节疼痛有一定的疗效,但要注意其生殖系统、肝损害等副作用。

(2)白芍总苷胶囊:是从中药白芍中提取的一类糖苷类物质,可通过对细胞因子和炎性因子的调节,对免疫细胞的增殖和免疫活性物质的产生起到低浓度促进和高浓度抑制的双向作用,双向调节上皮细胞的增殖和分化,从而促进上皮细胞角化恢复正常,并减少中性粒细胞从真皮向表皮的移入,具有抗炎和免疫调节的作用,而且无细胞毒性。每次 0.3~0.6g,每日 3 次,口服,3 个月为 1 个疗程。主要不良反应为大便性状的改变。

(3)四妙勇安汤:金银花 50g,玄参 30g,当归 30g,生甘草 10g。每日 1 剂,水煎服,适用于 SAPHO 综合征关节红肿热痛、热毒炽盛证者。

2. 外治法

(1)掌跖脓疱病可用大青叶洗剂[10]:大青叶 30g、紫花地丁 10g、金银花 10g、苦参 15g、地肤子 15g、蛇床子 15g、车前子 15g、苍术 30g、明矾 10g。煎水放凉后湿敷患处,每日 1 剂,隔日 1 次,每次 1 小时。

(2)加味青黛散[11]:大黄 30g、青黛 30g、煅石膏(打碎,先煎)30g、寒水石(打碎,先煎)15g、滑石 15g、黄柏 30g。糜烂疮面,可直接将药粉敷布在疮面上;丘疹、脓疱、脓痂等皮损,用麻油将药粉调成糊状,涂在皮损上,每日 3 次。

(3)脓疱病外洗中药方:苦参、五倍子、黄柏、马齿苋、枯矾、威灵仙、白鲜皮、徐长卿、地肤子、艾叶各 30g,煎液外洗,每日 2 次。

二、西医治疗

目前对 SAPHO 综合征的治疗尚属经验性的,缺乏统一指南。治疗目标主要是缓解病情、减轻症状、提高生活质量。由于此病易被忽视,以致造成患者严重的身体和心理障碍,因此有必要辅以适当的心理治疗。

(一) 局部治疗

对于脓疱性皮损,可以使用外用药,如糖皮质激素、维 A 酸、补骨脂素联合紫外线,以及其他药物如地蒽酚,均具有不同疗效。

(二) 全身治疗

参照血清阴性脊柱关节病的治疗原则,应用非甾体抗炎药(NSAID)作为一线治疗;改善病情抗风湿药(DMARD)如甲氨蝶呤、环磷酰胺、柳氮磺吡啶等作为二线治疗,使用的剂量需考虑药物的不良反应。糖皮质激素尽量少用,且只在紧急情况下短期使用。

根据痤疮丙酸杆菌感染的假说,应用抗生素药物,如林可霉素、四环素类、大环内酯类药物,治疗本病可取得一定疗效。可能与此类药物能渗透细胞膜并杀死细胞内寄生的微生物(如痤疮丙酸杆菌等)有关。此外,抗生素药物还具有较好的抗炎和免疫调节作用。

由于本病间断、反复破坏骨、关节,并同时有新骨、骨膜生成,有学者将双膦酸盐制剂应用于本病治疗。有报道14例难治性SAPHO综合征患者,在抗风湿药物难以控制的情况下,应用帕米膦酸二钠可以有效地缓解症状[12]。

近年来,陆续有TNF-α拮抗剂治疗难治性SAPHO综合征的报道,并取得一定疗效。但可能诱发新发皮疹或停药后皮疹加重的副作用,潜在感染风险也不容忽视。

三、中西医结合治疗思路与方法

中医在治疗SAPHO综合征和控制病情复发方面具有明显的优势,尤其对皮肤病变引起的掌跖脓疱病和痤疮,如辨证用药准确,单纯中药内服配合外用即可以缓解症状和体征。对骨关节病变引起的疼痛,中药治疗虽不如非甾体抗炎药止痛效果强和快捷,但止痛作用持久,且无胃肠道的不良反应。对于难治性SAPHO综合征,尤其伴有骨破坏者,或严重掌跖脓疱病和痤疮合并感染者,需要加改善病情抗风湿药或双膦酸盐制剂、TNF-α拮抗剂等,中药仍具有减毒增效的作用。

【调摄与护理】

一、调摄

1. 保持心情愉悦,适当锻炼。起居有常,睡眠充足,避免精神紧张及过度疲劳。

2. 注意保持室内适宜的温度及湿度,及时通风换气,避免邪气的侵袭。

3. 饮食宜清淡,进食富含维生素的各类新鲜蔬菜、瓜果等,以及富含锌元素的食品,如莲子、芝麻、瘦肉、动物肝等。平日宜食性温、易消化食物,有计划地摄入高蛋白、高维生素、高钙饮食。养成良好的饮食习惯,禁食辛辣、发物,如虾、鱿鱼、韭菜等。避免多食动物性脂肪及其加工品、油炸食品,防止其促进皮脂腺分泌旺盛,促使痤疮加重。多饮水,以免大便干燥。

二、护理[13]

(一)心理疏导

本病迁延难愈,呈发作和缓解交替的慢性病程。故应开展卫生宣教,调动患者的积极情绪,鼓励患者树立战胜疾病的信心,走出情绪低谷,顺利配合治疗。

(二)痤疮的护理

需全面评估患者额面部、胸、背、臀部皮肤,遵医嘱皮肤外搽维A酸软膏等药物;嘱患者保持皮肤清洁完整,剪短指甲以防误伤皮肤,不可自行挤压病变皮肤。

(三)脓疱疹的护理

可在无菌操作下用注射器针头刺破疱壁,再用无菌棉签擦净脓液,外涂0.5%聚维酮碘、红霉素软膏,每日2次进行消毒。保持床位的清洁卫生,使用一次性护理垫放在足部位置,污染后随时更换。教会患者保持局部皮肤清洁干燥,不能挤压或摩擦疱疹。

(四)关节疼痛的护理

鼓励患者表达对疼痛的感受,建议患者多与家属、病友交流,通过聊天、听广播等方式转移注意力。帮助患者采取舒适体位,2h变换体位,不可长时间压迫一侧肢体,尽可能保持关节功能位置。注意疼痛急性期须严格卧床休息,缓解期进行关节功能锻炼。

【转归与预后】

SAPHO 综合征进展缓慢,无明显的残疾率,预后良好,病情缓解与复发可以持续多年,但对生活质量影响较大且复发率高,因此早期诊断与治疗非常重要。

【现代研究】

一、病因病机的研究

综合文献报道,SAPHO 综合征的病因主要与禀赋不足、情志不畅、饮食不节、感受外邪有关。

汪元等[14]认为,其主要病机为湿、热、毒三邪合犯的湿热蕴结证。多因禀赋不足,脾气亏虚,加之饮食不节,过食膏粱厚味,损伤脾胃,水湿运化失权而致湿热内生,复感暑热火毒,外客肌肤,与内湿相会,湿热相搏,化为毒火,血热外发则为红斑,热毒炽盛则化腐成脓。湿热毒邪阻痹筋脉、肌肉、骨节,而致营卫行涩,气血凝滞,不通则痛。

周彩云等[7]认为,本病病机为气血失和,导致湿热毒邪内生,浸淫肌肤,发为脓疱疮;流注关节,导致关节肿。治疗以调和气血、清热利湿解毒为法。

董振华[15]认为,SAPHO 综合征是太阳、少阳两经并病,病机为枢机不利、营卫不和、风湿热毒阻络,主要为湿、热、毒三邪合犯。从经络循行而言,人身颈项、后背、腰部及臀部为足太阳膀胱经脉走循之处;肩背两侧、胸胁为足少阳胆经经脉所过之处。SAPHO 综合征的骨关节病变主要累及前上胸壁、颈背、脊柱和骶髂关节等部位,均为太阳经和少阳经循行部位。风寒湿热毒邪侵袭人体,痹阻于经络,导致营卫气血功能失调,太阳、少阳经气不利,运行不畅,不通则痛,故而循行之处疼痛反复发作,缠绵不愈。

李炜等[16]认为,患者素体肝肾不足,肾为腰之府,主骨生髓,肝主筋,肝肾亏虚则筋骨失养,可见腰骶部及关节疼痛、屈伸不利。肝肾不足,气血亏虚,运行无力,日久瘀血内生,不通则痛,加重关节疼痛。瘀血阻滞气机运行,气滞不能布津,津液聚而成痰,痰瘀互阻,进一步加重多关节疼痛、屈伸不利。故辨证为肝肾不足、痰瘀互阻之证。

张鸣鹤[17]认为,本病或为湿热之邪侵袭人体,或感受湿邪,素体内热遇而化为湿热,或素体脾虚,湿邪内生,郁久化热,与外感之邪相搏引发疾病,或寒邪凝滞与湿相合郁久化热。湿热之邪或阻滞肝胆二经,或流注肌肤,或闭塞血脉,导致血瘀,引起骨、关节红肿疼痛、肌肤脓疱,若热盛肉腐则引起毛囊化脓。

刘东武等[18]依据掌跖脓疱病皮损特点及 SAPHO 综合征骨炎、关节炎的特异表现,提出先出现皮疹后出现骨及关节改变的患者的病因病机是外感湿热毒邪,内因肺气虚,肾精不足,邪气从肺传肾所致,是藏象学说之母病及子现象。先出现皮疹后出现骨、关节病变的 SAPHO 综合征明确体现了邪盛正虚的疾病演变过程,邪气从皮部、络脉、经脉、子脏一步步传变的过程,最终邪气传于肾而发骨病。

二、辨证论治的研究

由于本病罕见,中医药治疗的报道极少,且个案较多,治疗方案也不尽相同。

刘小平等[19]总结了 1999 年 1 月至 2016 年 5 月的国内 62 篇文献,报道 75 例 SAPHO 综合征患者的临床特征及治法。发现有 8 例是辨证论治采用中医药治疗。其中 2 例辨证肝肾亏虚,湿热瘀血痹阻,以独活寄生汤合四妙丸加减;1 例辨证肝肾亏虚,瘀血阻络,选用二仙汤加减;1 例辨证气血失和,湿热瘀毒留滞,以验方疮疡三两三加味;2 例辨证湿热内蕴,以清利湿热立法用药;2 例辨证肝胆气郁,湿热内蕴,以柴胡桂枝汤合用清热解毒治疗。8 例均提示湿热瘀毒邪气的存在,使用了清热解毒通络之药物,均起到了较好的疗效,说明该疾病的病因可能与湿热瘀毒相关。8 例患者中有 3 例辨证肝肾亏虚,说明本虚标实可能是本病发生的一个重要病机。

李忱等[20]用柴胡桂枝汤合验方疮疡三两三加味治疗 SAPHO 综合征 20 例,同时与口服西药阿仑膦酸钠作为对照组,结果显示中药组视觉模拟评分(visual analogue scale,VAS)、强直性脊柱炎活动指数(BASDAI)评分、强直性脊柱炎功能指数(BASFI)评分均获得改善,且中药组治疗后 VAS 评分和 BASDAI 评分均优于对照组,且无明显药物不良反应。

姚阳婧等[21]回顾性分析 11 例 SAPHO 综合征患者,在应用西药(非甾体抗炎药、甲氨蝶呤、柳氮磺吡啶、雷公藤多苷等)基础上,联合中药通痹汤(独活 10g,槲寄生 15g,杜仲 10g,淫羊藿 20g,蜈蚣 3 条,全蝎 3g,紫丹参 30g,徐长卿 15g,白花蛇舌草 10g,豨莶草 10g,老鹳草 10g,鹿含草 10g,海风藤 10g,络石藤 10g,忍冬藤 10g)治疗,患者骨关节疼痛有效缓解,皮肤症状得到有效控制,复查中性粒细胞、C 反应蛋白、红细胞沉降率等数值较入院时均明显下降,随访 3 年仅 1 例复发。

(董振华)

参 考 文 献

[1] CHAMOT A M, BENHAMOU C L, KAHM M F, et al. Le syndrome acné pustulose hyperostose ostéite (SAPHO): Résultats d'une enquête nationale 85 observations [J]. Rev Rheum, 1987, 54 (3): 187-196.

[2] HAYEM G. Valuable lessons from SAPHO syndrome [J]. Joint Bone Spine, 2007, 74 (2): 123-126.

[3] EARWAKER J W S, COTTEN A. SAPHO: syndrome or concept imaging findings [J]. Skeletal Radiol, 2003, 32 (6): 311-327.

[4] MAGREY M, KHAN M A. New insights into synovitis, acne, pustulosis, hyperostosis and osteitis (SAPHO) syndrome [J]. Curr Rheumatol Rep, 2009, 11 (5): 329-333.

[5] KAHN M F, KHAN M A. The SAPHO syndrome [J]. Baillieres Clin Rheumatol, 1994, 8 (2): 333-362.

[6] NGUYEN M T, BORCHERS A, SELMI C, et al. The SAPHO syndrome [J]. Semin Arthritis Rheum, 2012, 42 (3): 254-265.

[7] 周彩云, 马芳, 唐今扬. 中西医结合治疗 SAPHO 综合征 1 例 [J]. 中国中西医结合杂志, 2010, 30 (11): 1219-1220.

[8] 白雯, 金玥. 阎小萍治疗 SAPHO 综合征经验 [J]. 中医杂志, 2016, 57 (21): 1818-1820.

[9] 董振华. SAPHO 综合征中医证治探讨 [J]. 北京中医药, 2017, 36 (10): 869-872.

[10] 张大雷, 和翠霞, 张恒坡, 等. 大青叶洗剂治疗掌跖脓疱病的临床疗效和作用机制的初步研究 [J]. 皮肤病与性病, 2019, 41 (4): 476-478.

[11] 陈迎五. 中药外敷治疗脓疱疮 44 例 [J]. 中医外治杂志, 2006, 15 (6): 32.

［12］ HIROKO HATANO, HIDEO SHIGEISHI. A case of SAPHO syndrome with diffuse sclerosing osteomy-elitis of the mandible treated successfully with prednisolone and bisphosphonate [J]. J Oral Maxillofac Surg, 2012, 70 (3): 626-631.

［13］ 沈丽燕. 10 例 SAPHO 综合征患者的护理体会 [J]. 天津护理, 2015, 23 (5): 436-437.

［14］ 汪元, 刘健, 黄传兵, 等. 中西医结合治疗 SAPHO 综合征 2 例 [J]. 罕少见病杂志, 2009, 16 (6): 39-40.

［15］ 刘颖, 董振华. 柴胡桂枝汤加减治疗 SAPHO 综合征 2 例 [J]. 环球中医药, 2012, 5 (1): 60-62.

［16］ 李炜, 袁芳, 朱跃兰. 中西医结合治疗 SAPHO 综合征 1 例 [J]. 风湿病与关节炎, 2014, 3 (10): 42-44.

［17］ 张超, 付新利. 张鸣鹤治疗 SAPHO 综合征验案 1 则 [J]. 湖南中医杂志, 2016, 32 (5): 121-122.

［18］ 刘东武, 李佳, 于静, 等. SAPHO 综合征之湿热致病与肺病及肾病机 [J]. 中华中医药学刊, 2016, 34 (10): 2359-2361.

［19］ 刘小平, 侯秀娟, 朱跃兰. 基于国内文献的 SAPHO 临床特征及治疗研究探讨 [J]. 世界中西医结合杂志, 2017, 12 (4): 465-468.

［20］ 李忱, 刘晋河, 董振华, 等. 柴胡桂枝汤加减治疗 SAPHO 综合征临床观察 [J]. 中国中西医结合杂志, 2017, 37 (4): 429-432.

［21］ 姚阳婧, 李昀泽, 方祝元. 通痹汤治疗 SAPHO 综合征 11 例临床分析 [J]. 四川中医, 2018, 36 (2): 136-140.

第 39 节　ANCA 相关性血管炎

抗中性粒细胞胞质抗体（antineutrophil cytoplasmic antibody，ANCA）相关性血管炎（ANCA-associated vasculitis，AAV）是一类累及全身多系统的自身免疫性疾病，以免疫性小血管炎和致病性 ANCA 存在为特点。主要累及小血管如小动脉、微小动脉、微小静脉和毛细血管等。表现为发热、乏力、消瘦、皮疹、溃疡等症，又可见呼吸系统、神经系统、肾脏等受累表现。AAV 的发病机制尚未被阐明，可能与遗传、环境、细胞免疫及补体系统等多种因素有关[1-4]，可导致器官和血管的局灶坏死，若累及肺脏可引起肺泡出血，肾脏受累则可表现为新月体性肾炎和急性肾衰竭。该病自然病程死亡率高，预后差，5 年的病死率约 25%，现代医学缺乏特异的治疗方法，属国际重大疑难病。ANCA 相关性血管炎包括肉芽肿性多血管炎（granulomatosis with polyangitis，GPA）、显微镜下多血管炎（microscopic polyangitis，MPA）和嗜酸性肉芽肿性多血管炎（eosinophilic granulomatosis with polyangitis，EGPA）。

中医学无与此病相应病名，根据不同临床表现，分属于"脉痹""血痹""水肿""鼻衄""咯血""关格"等范畴。

【病因病机】

本病多由禀赋不足、正气亏虚，或外邪乘虚侵袭，致营卫气血失调，或浊邪内生，脏腑功能紊乱。毒邪与湿、热、瘀胶结于肌肤、血络、脏腑。起病急，病情复杂多变，若不及时干预，可迅速内犯脏腑，病情凶险，危及生命。病变多累及肌表及肺、肾。

一、正气亏虚

先天禀赋不足，脏腑功能虚弱，或强劳过度，正气亏虚。肺气不足，卫外不固，肺失宣肃，

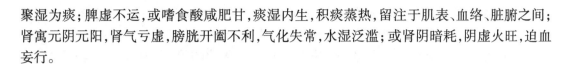

聚湿为痰;脾虚不运,或嗜食酸咸肥甘,痰湿内生,积痰蒸热,留注于肌表、血络、脏腑之间;肾寓元阴元阳,肾气亏虚,膀胱开阖不利,气化失常,水湿泛滥;或肾阴暗耗,阴虚火旺,迫血妄行。

二、毒邪为患

感受外毒,或外感风寒或风热之邪,未能及时表散,蕴热为毒。热毒从口鼻、皮毛入侵,肺卫首当其冲,毒邪蕴肺,壅阻肺气。或发于浊毒,肺为水之上源,脾主运化水湿,肾主气化,肺、脾、肾受累,水津代谢失常,湿浊内生;浊邪久蕴,变生毒邪,运行三焦,灼伤脉络,使病情更加凶险,缠绵难愈,变证丛生;或发于瘀毒、六淫外邪、七情内伤,恣食肥甘厚腻损及脾胃,致气机紊乱,脏腑功能失调,气血不和,日久津血凝滞,阻滞络脉,瘀血内生,蕴生瘀毒。

三、毒与湿、热、瘀胶结为患

该病起病凶险,脏腑受累,符合毒邪酷烈顽恶,致病迅猛,传变迅速的致病特点。毒邪在发病进程中,既是致病因素,又作为病理产物,与湿、热、瘀胶结,互为因果,内伤脏腑,外损肌肤,所到之处,痹阻脉道,损伤血络,脏腑受损,形体败坏。热毒、浊毒、瘀毒在发病中均占有重要地位,然三者又不能截然分开,往往胶结为患,使正气耗伤,缠绵难愈。

本病以正气亏虚为本,内外合邪,毒与湿、热、瘀胶结为患,痹阻血脉,败坏脏腑为病机特点。脏腑亏虚为本,湿、热、瘀、毒为标,与肺、脾、肾关系密切。

【诊断要点】

一、临床表现

AAV 患者的共同临床表现包括以下几个方面。

1. **全身表现**　发热、乏力、食欲减退和消瘦。也可出现关节肿痛、肌痛等症状。

2. **皮肤、黏膜**　是 AAV 最常受累的器官之一,主要表现为口腔溃疡、皮疹、紫癜、网状青斑、皮肤坏死、溃疡和坏疽、多发性指端溃疡等。

3. **眼**　结膜炎、眼睑炎、角膜炎、巩膜炎、虹膜炎,突眼等。眼底检查可以见到视网膜渗出、出血、血管炎表现和血栓形成,少数患者可以出现复视、视力下降。

4. **耳鼻喉**　耳部受累以中耳炎、神经感应性耳聋或传导性耳聋最常见;可出现耳郭红、肿、热、痛。鼻息肉是 EGPA 患者常见的鼻部受累表现,还可见鼻塞、脓血涕、脓血鼻痂、鞍鼻、嗅觉减退或丧失等。喉软骨和气管软骨受累可出现声嘶、喘鸣、呼吸困难。

5. **呼吸系统**　持续的咳嗽、咳痰、喘鸣,严重者会出现咯血、呼吸困难;哮喘是 EGPA 患者最早出现的呼吸道表现,可于其他表现之前数年出现。影像学可见浸润影、多发结节、空洞形成和间质病变。

6. **神经系统**　以周围神经受累多见。多发性单神经炎是最常见的周围神经病变,表现为感觉异常、手足发麻、垂腕、垂足等,是疾病严重的表现之一。中枢神经系统受累可表现为意识模糊、抽搐、脑卒中与脑脊髓炎等。

7. **肾脏**　肾脏是 AAV 最常受累的脏器之一,表现为血尿、蛋白尿、水肿、高血压[5]。肾功能损害严重者血肌酐升高,部分患者还会出现急进性肾功能衰竭。

8. **心脏**　表现为心包炎、心包积液、心肌病变、心脏瓣膜关闭不全,严重者还可出现冠脉受累,表现为心绞痛、心肌梗死。心脏受累并非常见,但与患者的预后密切相关。

9. **腹部**　腹部受累较少见,表现为腹痛、腹泻、便血、肠穿孔、肠梗阻和腹膜炎,少数患者还可出现急性胰腺炎。

除上述 AAV 的共同临床特点外,三种不同的 AAV 还具有各自不同的特点。

(一) 肉芽肿性多血管炎(GPA)

最常出现耳鼻喉、上呼吸道和肺部受累,也可累及肾脏等。超过 70% 的患者以上呼吸道受累起病,耳鼻喉受累表现为脓血涕、脓血痂、鼻塞、鼻咽部溃疡、鼻咽部骨与软骨破坏引起鼻中隔或软腭穿孔,甚至出现鞍鼻;气管受累常导致气管狭窄。70%~80% 的患者可出现肺部病变,表现为咳嗽、咳痰、咯血、胸痛和呼吸困难,结节和浸润、空洞,亦可见胸腔积液。也可出现不同程度的肾脏病变,严重者可发生进行性肾小球肾炎,导致肾衰竭。

(二) 显微镜下多血管炎(MPA)

肾脏是 MPA 最常受累的脏器,也可累及肺部、神经系统、耳鼻喉等。部分患者以急进性肾小球肾炎起病,而几乎所有患者都伴有肾脏损害,表现为镜下血尿和红细胞管型尿、蛋白尿,严重者出现肾功能不全。肺部受累表现为肺部浸润影、间质病变、小结节和气道改变等。神经系统以周围神经系统受累为主,中枢神经系统受累相对少见。耳鼻喉受累较少。

(三) 嗜酸性肉芽肿性多血管炎(EGPA)

以过敏性哮喘、外周血嗜酸性粒细胞增多、发热和肺部浸润影为特征,既往称为变应性肉芽肿血管炎,其病理特点是坏死性小血管炎,组织中有嗜酸性粒细胞浸润和肉芽肿形成。肺部表现是 EGPA 最突出的临床表现,包括哮喘和多变的肺部浸润影。上呼吸道受累以过敏性鼻炎、鼻息肉、鼻塞最多见;多发性单神经炎是 EGPA 位于第二位的最常见表现,可见于72% 的患者;冠状动脉受累虽不常见,却占死亡原因的 50% 以上。也可出现皮肤、耳部病变等,包括紫癜、皮下结节、听力下降和耳聋。EGPA 的肾脏病变相对于 GPA 和 MPA 较为少见,且通常程度较轻。

二、辅助检查

(一) 实验室检查

贫血、白细胞和血小板计数升高是全身炎症反应的常见表现。病变活动期可出现红细胞沉降率、C 反应蛋白升高,一些患者血清免疫球蛋白水平升高,少数患者可以出现血清IgG4 水平升高。EGPA 患者最突出的实验室检查是外周血嗜酸性粒细胞增多,部分患者血清 IgE 升高。有肾脏受累者可出现血尿、红细胞和红细胞管型与蛋白尿;肾功能损害者血肌酐水平可以升高。

自身抗体:ANCA 是 AAV 患者血清中最常见的自身抗体,是诊断 AAV 的重要依据。但不能单纯根据 ANCA 抗体检测结果来诊断或否定 AAV。ANCA 荧光图谱可分为胞浆型(c-ANCA)、核周型(p-ANCA)和非典型型(x-ANCA)。c-ANCA 的主要抗原为中性粒细胞的蛋白酶 3(PR3),是 GPA 相对特异性诊断抗体;p-ANCA 的主要抗原为髓过氧化物酶(myeloperoxidase,MPO)、乳铁蛋白、溶菌酶、β- 葡萄糖苷酸酶等,对 AAV 特异性较高的是针对髓过氧化物酶抗原产生的抗体,最常见于 MPA;x-ANCA 的抗原成分尚不清楚,在间接免疫荧光上与 p-ANCA 难以区分,主要见于非 AAV 疾病,如溃疡性结肠炎、克罗恩病和原发性硬化性胆管炎等。

(二) 影像学检查

影像学在 AAV 的诊断与病情监测中起重要作用。鼻窦受累时可出现鼻黏膜增厚、鼻窦炎症和乳突炎的表现,一些患者会出现鼻窦骨破坏,此时需与鼻窦恶性疾病鉴别;肺部受累可表现为胸腔积液、肺浸润影、结节和空洞,空洞多为厚壁空洞;EGPA 患者最常见的是肺部浸润影,可为一过性且部位多变;肺间质病变是 MPA 患者最常见的肺部病变;气道受累者可出现气道黏膜与管壁增厚、气道狭窄、气道软骨破坏和气管环结构消失、气管塌陷。

(三) 组织学检查

AAV 的主要病理改变为小血管壁的炎症与坏死,表现为包括中性粒细胞、淋巴细胞、巨噬细胞等各种炎细胞浸润及血管壁的纤维素样坏死,血管壁的纤维素样坏死是血管炎的特征性病理改变,是确诊 AAV 的金标准。发生炎症反应的血管壁会出现胶原沉积、纤维化,造成血管壁增厚、管腔狭窄,可继发血栓形成。除 EGPA 外,血管壁嗜酸性粒细胞浸润很少见。血管壁的炎症还会造成管壁弹力纤维和平滑肌受损,形成动脉瘤和血管扩张。在血管壁浸润的炎症细胞还会形成巨细胞和由不同炎症细胞组成的肉芽肿。

三、诊断标准

AAV 诊断参考现有 1990 年 ACR 分类标准[6-7]。

满足下列 4 条中的 2 条或 2 条以上可诊断为 GPA。①鼻或口腔炎症(痛性或无痛性口腔溃疡,脓性或血性鼻腔分泌物);②胸部 X 线异常:胸片示结节、固定浸润灶或空洞;③尿沉渣异常:镜下血尿(>5 个红细胞/HP)或红细胞管型;④病理:动脉壁、动脉周围或血管外部区域有肉芽肿炎症。

满足下列 6 条中的 4 条或 4 条以上可诊断为 EGPA。①哮喘;②嗜酸性粒细胞增多>10%;③单发或多发神经病变;④非固定性肺部浸润;⑤鼻窦异常(炎);⑥血管外嗜酸性粒细胞浸润。

目前 MPA 的诊断采用的是排除性诊断:①如果患者的临床表现和组织病理学改变符合系统性小血管炎,但是没有 GPA 的特征性改变且不符合 EGPA 分类标准者;或②临床表现符合系统性小血管炎,无病理学证据,无 GPA 的特征性临床表现,且不符合 EGPA 的分类标准,但肾脏活检符合肾脏血管炎表现(包括局限于肾脏的血管炎),且血清 PR3-ANCA 或 MPO-ANCA 阳性者,可考虑临床诊断为 MPA。

【治疗】

一、中医治疗

(一) 辨证论治

由于 AAV 临床表现无特异性,受累系统较多,只能根据其不同的临床症状和相应受累器官表现进行辨证论治。如以发热、关节痛、乏力、消瘦、紫癜等为主可以分别按温病、痹证、虚劳、血证论治;以咳嗽、咳痰、咯血、气短、呼吸困难等呼吸系统受累为主,可以按肺痹、肺痿、咳嗽论治;以蛋白尿、镜下血尿、腰痛、水肿等肾脏受累为主,可以按水肿、尿血、关格等论治。辨证分型内容如下：

1. **急性期**

(1)风热外袭,痰热蕴结证

症状:发热恶寒,头痛,咽痛,咳嗽,咳黄黏痰,鼻塞,脓血涕,鼻或口腔溃疡,或皮肤痛、肌痛,口微渴,肌表可见散在瘀斑瘀点,脉浮数而滑,舌红苔薄黄。

治法:辛凉解表,清肺平喘。

方药:银翘散合麻杏石甘汤、千金苇茎汤加减。

金银花30g,连翘12g,炙麻黄9g,炒杏仁12g,生石膏(打碎,先煎)30g,芦根30g,瓜蒌30g,桃仁6g,桔梗12g,薄荷(后下)6g,淡竹叶6g,荆芥12g,生甘草6g。

加减:发热不退,肺热甚者,加地骨皮、桑白皮泻肺经伏火;肺气不宣,喘咳重者,加紫苏子、杏仁降气止咳;痰热蕴肺,咳甚痰多者,加浙贝母、冬瓜仁、枇杷叶肃肺化痰;皮肤症状明显者,加紫草、蝉蜕消斑透疹。

中成药:银翘解毒颗粒,每次15g,每日3次,口服;复方鲜竹沥液,每次20ml,每日3次,口服;清肺抑火丸,每次6g,每日2次,口服。

(2)气血两燔,血热妄行证

症状:高热,口干喜饮,头痛,神昏谵语,烦躁,皮肤出现青紫瘀斑或瘀点,或伴鼻衄、齿衄,尿血,或咳嗽、咯血,呼吸不畅。小便短赤,大便干结,舌绛苔黄腻,脉沉数或浮数。

治法:清热凉血,泻火解毒。

方药:清瘟败毒饮合四妙勇安汤加减。

生石膏(打碎,先煎)30g,生地黄15g,水牛角(先煎)30g,黄芩12g,川黄连6g,栀子6g,玄参15g,金银花30g,连翘12g,当归12g,牡丹皮12g,生甘草6g。

加减:瘀斑、瘀点、出血甚者,加龙胆草、紫草、大青叶清热凉斑;大热渴饮,加石膏、天花粉清热生津;胸痛,呼吸不畅者,配瓜蒌皮、郁金宽胸理气;大便秘结者,加大黄、枳实通腑泻热。

(3)湿热蕴毒,血脉痹阻证

症状:发热口渴,乏力,头晕目眩,肢体困重或浮肿,或骨节疼痛,或耳郭肿痛,小便浑浊,或泡沫多,或伴有絮状凝块物,大便黏滞不畅,舌体胖大,质红,苔黄厚腻,脉滑数。

治法:清热利湿,益气活血。

方药:甘露消毒丹合四妙勇安汤、桃红四物汤加减。

茵陈30g,黄芩12g,广藿香12g,滑石粉(包煎)15g,豆蔻6g,连翘12g,金银花30g,玄参15g,当归12g,桃仁6g,红花6g,生甘草6g。

加减:骨节疼痛明显者,可加羌活、独活,祛风除湿止痛;若恶心呕吐者,加竹茹、旋覆花以止呕;若纳呆不食者,加鸡内金、麦芽、山楂消食健胃;若热盛肿满者,加栀子、大黄、泽泻、通草等清利湿热。

2. **慢性期**

(1)脾肺气虚,痰热蕴结证

症状:水肿渐退,消瘦,乏力,发热,咳喘,气短气促、动则尤甚,喉中痰鸣,痰多质黏厚,或咳血痰,胸中烦闷,小便不畅,大便干结,舌淡红苔黄厚,脉滑细数。

治法:益气养阴,清热化痰。

方药：升陷汤合生脉散、清气化痰丸加减。

生黄芪 30g，知母 12g，柴胡 9g，桔梗 12g，升麻 9g，麦冬 12g，五味子 9g，胆南星 6g，瓜蒌 30g，黄芩 12g，清半夏 9g，杏仁 12g，陈皮 12g，生甘草 6g。

加减：若气虚明显者，加人参补气；气分热盛者，可加黄连、知母等增强清热之力；咳喘甚，痰多黄黏稠者，加葶苈子、鱼腥草、薏苡仁化痰泄浊；腑气不通，痰壅便秘者，加瓜蒌、大黄通腑清肺泻壅。

（2）肺肾阴虚，虚火上炎证

症状：低热，气短，咳嗽，少痰，五心烦热，口干咽燥，腰膝酸软，泡沫尿，大便干，舌红少津，脉细弦。

治法：补肺益肾，滋阴清热。

方药：麦味地黄丸合百合固金汤加减。

麦冬 15g，五味子 9g，熟地黄 12g，生地黄 12g，山茱萸 15g，山药 15g，牡丹皮 12g，泽泻 30g，茯苓 30g，百合 15g，玄参 15g，生甘草 6g。

加减：若低热不退，加知母、黄柏滋阴退热；若口干、肌肤干燥者，加沙参、黄精、石斛、天花粉养阴生津。若心悸怔忡，烦躁不安者，加生龙牡、磁石重镇安神。

中成药：可根据不同证情选用杞菊地黄丸，每次 6g，每日 2 次，口服；或知柏地黄丸，每次 6g，每日 2 次，口服；或大补阴丸，每次 9g，每日 2 次，口服。

（3）脾肾衰败，湿浊弥漫证

症状：全身水肿，下肢明显，按之没指，尿少甚至尿量全无，或伴血尿、泡沫尿，身体困重，胸闷，纳呆，消瘦，恶心欲呕，面色暗，神疲乏力，大便不通，舌体胖、质暗，脉沉细弦。

治法：健脾补肾，降浊利水。

方药：香砂六君子汤合六味地黄丸加减。

党参 15g，茯苓 30g，炒白术 15g，清半夏 6g，陈皮 12g，木香 6g，砂仁（后下）6g，熟地黄 15g，山茱萸 15g，山药 15g，牡丹皮 12g，泽泻 30g，生甘草 6g。

加减：若气虚水泛，可重用黄芪益气利水；痰多者，加杏仁、陈皮化痰和胃；腰膝酸痛，加淫羊藿、菟丝子；若虚寒泄泻者，加白术、补骨脂健脾补肾；若痞满呕恶者，加苍术、厚朴、生姜燥湿止呕；若头晕目眩者，加天麻、僵蚕化痰息风。

中成药：金匮肾气丸每次 6g，每日 2 次，口服；或右归丸每次 9g，每日 2 次，口服。

本病除上述常见证候外，晚期还可见以消瘦、水肿、少尿或无尿、神疲乏力、四肢厥冷为主要表现的危重症，当以补天大造丸加减，滋阴补阳、调气和血。或可见以体倦神疲、肢体麻木、疼痛、感觉减退为主要表现的 ANCA 的周围神经受累病变，当以补阳还五汤合双合汤加鸡血藤、络石藤、蜈蚣、全蝎、土鳖虫等补气活血，涤痰通络。

（二）医家经验

李国勤[8]认为，GPA 属中医学"血痹"范畴，以肺肾两虚为主，气血不足是发病根本，感受外邪，是发病诱因。临证可分为急性期与缓解期。急性期以祛除外邪、化痰祛湿、祛瘀通络为主，兼以补益正气。缓解期患者多经过或仍需糖皮质激素治疗，其病机发展可大致分为：阴虚内热—气阴两虚—阴阳两虚的渐变过程，治疗以补肺益肾治其本为主，兼以祛邪。

饶向荣[9]认为，AAV 属中医"伏气温病"范畴，疾病活动期，以清热解毒、凉血化瘀、利湿泄浊为治疗的基本原则。疾病缓解期,重在益气养血和血,积极防治外感,兼清余邪,减少复发。临床按以下分型论治:①邪热内伏,蕴毒成结,治以清宣肺热、解毒散结,方以普济消毒饮加减。②热入营血,血热妄行,治以解毒祛湿、凉血化瘀为法。方以犀角地黄汤加减。若气血两燔,则用清瘟败毒饮。③热毒壅滞,血脉瘀阻,治以凉血化瘀、疏理三焦、利湿泻浊。方用犀角地黄汤合柴胡汤加减,亦可以犀地桑丹汤合三消饮等加减。④余邪未清,气阴两虚,治以益气养阴、清热利湿。方以参芪地黄汤合二妙丸加减。

二、西医治疗

目前尚无根治方法,需快速明确诊断、早期治疗,以防止重要脏器的不可逆损害。AAV的治疗可分为诱导缓解与维持缓解两个阶段[10]。诱导缓解旨在尽快控制病情活动,防止并发症的发生;维持缓解旨在减少复发,使疾病持续处于缓解状态。最终治疗目标是停药缓解,使用不良反应最小的药物诱导缓解及预防复发。

(一) 诱导缓解

诱导缓解治疗通常需足量糖皮质激素联合免疫抑制剂。AAV 临床极易复发,轻症复发可通过增加糖皮质激素剂量或调整免疫抑制剂的使用重新诱导缓解。出现重要脏器损害的重症复发,则需按照新发疾病重新评估治疗。对于因急进性肾小球肾炎导致的血清肌酐水平>500mmol/L(5.7mg/dl)或弥漫性肺泡出血患者,需行血浆置换治疗。

1. **糖皮质激素**(GC) 糖皮质激素是 AAV 诱导缓解的一线治疗药物[11]。起始剂量为泼尼松 1mg/(kg·d)或相当剂量,最大剂量为泼尼松 80mg/(kg·d)或相当剂量;重症患者需甲基泼尼松龙 500~1 000mg 静脉输液,每日 1 次,连续 3 日。

2. **免疫抑制剂** 环磷酰胺(CTX)是最常用于诱导缓解治疗的免疫制剂,通常使用方法为静脉输液,亦可口服。但研究显示 CTX 静脉输液较口服更能够实现诱导缓解,且累积剂量更少、不良反应更少。

甲氨蝶呤(MTX)、吗替麦考酚酯用于没有重要脏器损害的 AVV 患者。相对于糖皮质激素联合 CTX 而言,糖皮质激素联合 MTX 治疗后白细胞减少率较低,毒副作用相对较轻。而对于出现脑膜受累、眶后病变、心脏受累、肠系膜受累、急性发作的多发性单神经炎和任何严重程度的肺出血的患者,都不应使用 MTX 或吗替麦考酚酯来进行诱导缓解治疗。

利妥昔单抗(RTX)是一种与 B 细胞表面糖蛋白 CD20 特异结合的单克隆抗体,可以通过抗体依赖和补体依赖的细胞毒效应清除 B 细胞,以达到降低血清 ANCA 效价的效应[12]。对于复发的 AAV,利妥昔单抗的诱导缓解率高于 CTX。

(二) 维持缓解

维持缓解治疗主要为小剂量糖皮质激素联合一种免疫抑制剂治疗,以期疾病达到长期稳定缓解状态。建议使用环磷酰胺来诱导缓解,使用另一种不良反应更少的免疫抑制剂来维持缓解。此用途的 4 种主要药物有:硫唑嘌呤、甲氨蝶呤、吗替麦考酚酯、钙调蛋白酶抑制剂。一般来说,硫唑嘌呤为维持治疗的首选药物。利妥昔单抗既可用于诱导缓解治疗,也可用于维持缓解治疗,尤其对于复发或难治的 AAV 维持缓解疗效好,已成为 AAV 诱导缓解和维持缓解治疗的重要药物。来氟米特、复方磺胺甲噁唑(复方新诺明)也可以作为二线维持缓解的治疗药物。

【调摄与护理】

一、调摄

保持平和乐观的心境,良好的心态有益于身体康复。医者每次接诊时应不忘对患者进行心理疏导,引导患者积极主动地防病治病,树立战胜疾病的信心。

(一) 养成良好的生活习惯

饮食营养,作息规律,保证充足的睡眠;适当运动,避免过度劳累;病变活动期应适当卧床休息;日常饮食应选择营养高而全面、易消化吸收的蛋类、鲜奶及其制品、新鲜蔬菜、水果、肉类,不宜偏食,且饮食要有节制。

(二) 防止感染

患者应避免潮湿与受寒,随气温变化增减衣物,预防感冒;流行感冒季节尽量减少到公共场合,必要时做好个人防护如戴口罩;注意饮食卫生,禁食生冷食物。

二、护理

(一) 健康宣教

向患者普及科学的疾病防护知识,强调及时规范治疗的重要性和必要性,指导患者正确就诊及自我健康管理。

(二) 用药护理

用药前向患者讲述所使用药物的重要性,叮嘱患者按时、按量、规范服用药物,并注意观察是否有药物不良反应。

(三) 高热护理

严密监测患者体温,观察和掌握患者发热规律及热型变化;出汗时及时更换内衣床单,注意防寒保暖;嘱患者适量饮水,补充电解质;加强口腔和皮肤的护理,保持清洁卫生。

(四) 一般护理

合并全身多器官受累患者,常同时出现很多症状,针对不同情况要进行对症处理。如乏力的患者,加强其防跌倒、坠床等安全知识宣教,指导其循序渐进地增加体力活动;肺部受累患者出现咳嗽排痰等症状时,应及时指导患者有效咳嗽、排痰,协助患者翻身、叩背,配合雾化吸入,促进患者痰液排出,保持呼吸道通畅;肾脏受累患者应重点观察水肿部位、程度、消肿情况、尿的颜色、24 小时尿量和体质量的变化以及血压的变化;针对长期卧床患者及有皮疹表现患者,应注重皮肤护理,避免抓破皮肤,防止皮肤破溃,预防压疮。

【转归与预后】

一、转归

本病初起,病邪尚浅,正气未虚,及时透邪外出,预后尚佳。若失治误治,或病后调摄失宜,病邪久蕴成毒,传变入里,损伤血脉,致使肺脾肾三脏功能失调,出现气血水输布障碍,湿热瘀毒胶结的难治局面。

二、预后

尽早、规范的治疗能够显著提高患者生存率。未经治疗的 AAV 患者第 1 年死亡率约为 80%，感染是其主要原因[13]。年龄较大、肾功能不全、淋巴细胞计数较低或肺部受累者更容易感染[14]，预后更差。

（刘宏潇）

参 考 文 献

[1] MOISEEV S, COHEN TERVAERT J W, ARIMURA Y, et al. 2020 international consensus on ANCA testing beyond systemic vasculitis [J]. Autoimmun Rev, 2020, 19 (9): 102618.

[2] GRAYSON P C, PONTE C, SUPPIAH R, et al. 2022 American College of Rheumatology/European Alliance of Associations for Rheumatology classification criteria for eosinophilic granulomatosis with polyangiitis [J]. Arthritis Rheumatol, 2022, 81 (3): 309-314.

[3] ROBSON J C, GRAYSON P C, PONTE C, et al. 2022 American College Of Rheumatology/European Alliance of Associations for Rheumatology classification criteria for granulomatosis with polyangiitis [J]. Ann Rheum Dis, 2022, 74 (3): 393-399.

[4] KALLENBERG C G M. Advances in pathogenesis and treatment of ANCA-associated vasculitis [J]. Discovery Medicine, 2014, 18 (99): 195.

[5] GEETHA D, JEFFERSON A. ANCA-Associated Vasculitis: Core Curriculum 2020 [J]. Am J Kidney Dis, 2020, 75 (1): 124-137.

[6] KALLENBERG C G M. Key advances in the clinical approach to ANCA associated vasculitis [J]. Nat Rev Rheumatol, 2014, 10 (8): 484-493.

[7] CRAVEN A, ROBSON J, PONTE C, et al. ACR/EULAR-endorsed study to develop diagnostic and classification criteria for vasculitis (DC-VAS)[J]. Clin Exp Nephrol, 2013, 17 (5): 619-621.

[8] 刘雪, 李国勤. 李国勤治疗肉芽肿性多血管炎经验 [J]. 北京中医药, 2020, 39 (9): 957-959.

[9] 杨辰, 韦子卓, 方吕贵, 等. 从伏气温病辨治抗中性粒细胞胞浆抗体相关血管炎探析 [J]. 中国中医药信息杂志, 2016, 23 (2): 117-119.

[10] SAMMAN K N, ROSS C, PAGNOUX C, et al. Update in the Management of ANCA-Associated Vasculitis: Recent Developments and Future Perspectives [J]. Int J Rheumatol, 2021, 2021: 5534851.

[11] TIEU J, SMITH R, Basu N, et al. Rituximab for maintenance of remission in ANCA-associated vasculitis: expert consensus guidelines-Executive summary [J]. Rheumatology (Oxford), 2020, 59 (4): 727-731.

[12] KARRAS A, Lazareth H, Chauvet S. B-cell treatment in ANCA-associated vasculitis [J]. Rheumatology (Oxford), 2020, 59 (S3): 68-73.

[13] SHI L. Anti-neutrophil cytoplasmic antibody-associated vasculitis: prevalence, treatment, and outcomes [J]. Rheumatology International, 2017, 37 (11): 1779-1788.

[14] LAI Q Y, MA T T, LI Z Y, et al. Predictors for mortality in patients with antineutrophil cytoplasmic autoantibody-associated vasculitis: a study of 398 Chinese patients [J]. The Journal of Rheumatology, 2014, 41 (9): 1849-1855.

风湿病中医研究现状与展望

一、概述

风湿病是临床常见病、多发病、疑难病,其疾病谱分布广泛,包括 100 余种疾病。其中的自身免疫性疾病早在 1999 年世界卫生组织就将其列为继心血管疾病、癌症后威胁人类健康的第三大杀手,同时也被列入我国中长期科技发展纲要的十类重大疾病之一[1]。风湿病临床表现复杂多样,往往侵害人体多个系统,最终导致多种组织器官功能受损。每种疾病发病率不一,男女比例各不相同,在全球范围内,自身免疫性疾病总体的发病率和患病率分别约为 0.09%[2] 和 7.6%~9.4%[3];因病种不同,自身免疫性疾病的发病率和患病率均存在较大差异;在我国,常见风湿病的患病率为,类风湿关节炎(RA)0.35%[4],系统性红斑狼疮(SLE)0.03%~0.04%[5],强直性脊柱炎(AS)0.3% 等[6]。根据流行病学调查,我国风湿免疫病患者人群超过 8 000 万。

中医对风湿病的认识源远流长,疗效确切。最早可追溯到春秋战国时期,如《素问·痹论》《灵枢·周痹》,已对风湿病进行了系统的分类,后世医家循而揭之,历代皆有创新和发挥,形成了系统、完整的理论体系。对风湿病中医理论的全面继承和系统研究发展则始于 20 世纪 80 年代初期。1983 年 9 月在山西大同成立中华全国中医内科学会痹证学组,1989 年成立全国痹病专业委员会,到 1995 年 1 月成立中国中医药学会(现中华中医药学会)风湿病分会。各地学术组织随之逐步完善,国内外学术交流日渐增多,广大风湿病工作者薪火传承,勇于创新,运用现代科技手段不断深入研究,风湿病历经 40 年的发展,无论是学科建设、基础理论研究,还是应用研究,均取得了长足的进步。

二、学科建设

自中华全国中医内科学会痹证学组、全国痹病专业委员会到中国中医药学会(现中华中医药学会)风湿病分会至今,在路志正、王承德、姜泉四届主任委员带领下,风湿病分会已走过了 40 年发展历程。在全体常委、委员和风湿病同仁的共同努力下,组织建设不断强化,风湿病分会从无到有、从小到大、从弱到强、逐步发展,风湿病专业委员会遍布各省市共计 29 个。学会委员从几十人发展壮大到现 400 余人,组织全国风湿病学术会议 30 多次,举办高级风湿病学习班 40 多次。并于 2010 年成立世界中医药学会联合会风湿病专业委员会(以下简称"世界中联风湿病专委会",由王承德教授担任第一届、第二届专业委员会会长),面向世界,传播中医药文化,组织国际风湿病大会 10 余次。在风湿病学术发展、组织建设、人才培养、学科普及等方面做了大量的贡献,使中医风湿病分会成为国内具有影响力的学科分会之一,并受到国内外的关注。

2016 年风湿病分会对全国的风湿病从业人员进行了一次大规模的摸底调查工作,全面了解了我国中医风湿病从业人员情况。调查显示共有专科医护人员 5 659 名。本次调查研究开创了中医风湿病从业状况调查的先河,对准确掌握从业人员数量、有关信息、人才梯队建设情况、制订风湿病中医防治方案及指导风湿科医生更好地开展风湿病防治工作等具有重要作用。

世界中联风湿病专委会响应国家大湾区战略、"一带一路"倡议,组织澳门中医药学会参与粤港澳大湾区中医药业界的互动交流和合作,助推粤港澳大湾区建设和发展;与福建中医药大学合作共同创立中国 - 菲律宾中医药中心,目前已正式运营。响应国家抗疫、救灾、扶贫政策要求,积极开展中医药抗疫及精准扶贫公益活动,捐款、捐物、开展线上健康咨询,针对贫困地区开展学术、医疗、技术帮扶,充分发挥中医药在重大疾病防治中的作用,以及在健康中国建设中的作用。

三、学术引领

风湿病分会一直牵头组织全国中医风湿病专家对风湿病进行规范化、标准化的研究,制定了痹病的诊断和疗效评定标准,使痹证→痹病→风湿病的病名趋于合理化;制定了中医风湿病的五体痹(皮、肌、筋、脉、骨)、尪痹、燥痹的诊断和治疗评定标准;建立了中医风湿病专家共识,对风湿病中医治疗规范进行修订,建立中医风湿病行业标准。2017 年,由中华中医药学会风湿病分会牵头制订的《类风湿关节炎病证结合诊疗指南》正式颁布,2018 年制订《骨关节炎病证结合诊疗指南(草案)》,发布了《中国类风湿关节炎患者报告的临床结局量表专家共识》;同年启动《痛风和高尿酸血症病证结合诊疗指南》制订工作。依托中华中医药学会风湿病分会和国家中医重点专科尪痹(RA)协作组在国内外 29 个地区进行宣讲,共计118 场(包括基层巡讲 68 场),培养医生 20 000 余人,惠及患者 90 768 例。

学会专家不断创新科研工作及学术著作。先后承担了国家"七五"、"十一五"、"十二五"、国家重点研发计划等国家级和省部级风湿病科研课题的多项研究工作,科研水平和科研能力均有大幅度提升,取得了一批临床指导性的重大成果。先后出版了《痹病论治学》《路志正风湿病学》《朱良春益肾蠲痹法治疗风湿病》《痛风(浊瘀痹)诊疗与康复手册》《房定亚治疗风湿病传真》《房定亚风湿病新识》《风湿病免疫病学术思想与临床》《风湿病诊断治疗学》《中医风湿病学》等风湿病专著。组织编写的《中成药临床应用指南:风湿病分册》于 2018 年 8 月出版,指导、规范了基层及西医院风湿病中成药临床用药;"风湿病中医临床诊疗丛书"于 2019 年 8 月出版,丛书包括 17 个中医风湿病优势病种的分册,坚持中西医并重,突出中医特色,注重实用性、学术性、时代性、规范性,是一套既有学术价值又有实用价值的权威著作集。行业引领著作《实用中医风湿病学》已经出版 20 余年,经 2 版修订,日臻完善。为吸收学科发展的最新成就,掌握中医风湿病发展的前沿,专委会推出第 3 版《实用中医风湿病学》。

四、理论研究

(一) 病名规范

确立痹证→痹病→风湿病的一级病名。

　　由于历代医家对风湿病认识不同,以及中医学命名依据的多样性,古医籍中记载的风湿病名繁杂不一。有以病因命名者(热痹、湿痹、风寒湿痹等);有以主症特征命名者(行痹、痛痹、着痹、周痹等);有以病变部位命名者(皮痹、肉痹、脉痹、筋痹、骨痹、肺痹、脾痹、心痹、肝痹、肾痹等);有以病机命名者(虚痹、实痹);有以发病季节命名者(孟春痹、孟夏痹、孟秋痹、孟冬痹等)。据《中国痹病大全》的不完全统计,中医医籍中提到的与风湿病相关的病名共有 340 余种[7]。现代医学认为风湿病是一组疾病,可分为 10 大类 100 多种疾病。一病多名容易产生概念的歧义,给临床、科研和教学工作带来困难。过去的命名方法难以囊括所有风湿类疾病,在一定程度上影响了风湿病的研究进程。经过多次全国痹病学术研讨会的反复论证,确立了痹证→痹病→风湿病的风湿病病名,并在 1986 年卫生部召开的中医证候规范学术会议上正式确定。以"风湿"作为病名,既有较为严谨的内涵和外延,也符合中医疾病的命名原则,避免了以"痹"为病名所引起的与其他病种交叉错杂的弊端,利于中医规范化,并且基本囊括了西医的风湿病,利于中西医的交流。

(二) 理论创新

　　1. 提出二级病名　在确立了风湿病一级病名后,专家们结合自己的理论认识和临证经验,又创新性地提出了燥痹、尪痹、顽痹、产后痹、阴阳毒等二级病名,并主持修订了五脏痹、五体痹等诊疗规范,明确了概念、诊断及疗效评定标准,丰富了中医风湿病的理论内涵,为中医风湿病学的标准化、规范化奠定了基础。

　　燥痹[8-9]:历代古籍中无燥痹病名,1989 年路志正路老明确提出"燥痹"的病名,认为燥痹是由燥邪(外燥、内燥)损伤气血津液而致阴津耗损、气血亏虚,使肢体筋脉失养,瘀血痹阻,痰凝结聚,脉络不通,导致肢体疼痛,甚至肌肤枯涩、脏器损害的病证。外燥致痹多兼风邪,其治当滋阴润燥,养血祛风,方用滋燥养荣汤加减;内燥血枯,酌用活血润燥生津散加减。燥痹以阴血亏虚、津枯液涸、筋脉关节失濡为主要病机,治疗当以滋阴润燥为急。即使有兼夹之邪,也应在滋阴润燥的基础上佐以祛邪,不可喧宾夺主。

　　尪痹[10-11]:历代古籍中无尪痹病名,是焦树德老于 1981 年武汉"中华全国中医学会内科学会成立暨首届学术交流会"上首次提出的。焦老认为尪痹比一般的风、寒、湿痹更为复杂,病情更重。主要是风、寒、湿三气杂至之邪,尤其是寒湿之邪,深侵入肾累及肝,而致骨损筋挛。尪痹的产生,或因先天禀赋不足,或因后天失养、遗精滑精、房室过度、劳累过极、产后失血、月经过多等而致肾虚。肾为寒水之脏,寒湿之邪与肾同气相感,深侵入肾。肝肾同源,筋骨失养,久则关节变形,而成尪羸之疾。其中"寒湿之邪深侵入肾累及肝"是尪痹不同于其他痹证之处。焦老创制了"尪痹冲剂""尪痹康复Ⅰ号""尪痹康复Ⅱ号"等中药新药。

　　大偻[12-13]:首见于《黄帝内经》。焦树德老早期曾将强直性脊柱炎归于尪痹中,随着研究的不断深入,他认为应考虑建立新的中医病名,以适应临床治疗与研究的需要。提出将强直性脊柱炎称为"大偻",仍归于痹病的范畴。认为该病的发病是因"阳气者,开阖不得,寒气从之"而形成。肾督阳虚是本病的内因,寒邪入侵是其外因,内外合邪,阳气不化,寒邪内盛,影响筋骨的荣养而致脊柱伛偻,形成大偻。治疗以补肾强督为主,佐以活血脉、壮筋骨。如有邪郁化热者,可佐苦以坚肾、化湿清热之品,痹阻肢节者,可适加疏风、散寒、通利关节之品。常用经验方有补肾强督治偻汤、补肾强督清化汤、补肾强督利节汤。

　　顽痹[14-16]:朱良春朱老提出"顽痹",认为顽痹所涉及的病症都有关节疼痛、肿胀、拘挛、僵直等。顽痹的发生与卫阳空疏,屏障失固,病邪乘虚而入有关,故肾督亏虚乃本病的关键。

若肝肾精亏,肾督阳虚,不能充养、温煦筋骨,则使筋挛骨弱,邪留不去,痰浊瘀血逐渐形成,终使关节变形,活动受限,而成顽痹。益肾壮督乃治顽痹之本,包括两层含义,一则补益肝肾精血,二则温壮肾督阳气,阴充阳旺,自可驱邪外出,又可御邪再侵,筋强骨健,病可向愈。但朱老认为益肾壮督仅为扶正固本的重要治则,因顽痹病机复杂,若以此一法治疗顽痹恐难奏效,故又佐蠲痹通络以治标。蠲痹通络的方法很多,如养血祛风通络、散寒除湿通络、活血化瘀通络、虫蚁搜剔通络等,可依据病情,随证结合,灵活应用。朱老认为该病顽缠,绝非一般祛风散寒、燥湿清热、通络止痛之品所能奏效,创制了"益肾蠲痹丸"治疗顽痹,以虫类药为主组方,以益肾治本,通络治标。

产后痹:古代医学论著中无"产后痹"病名,最早的记载见于隋代巢元方《诸病源候论·产后中风候》:"产则伤动血气,劳损腑脏,其后未平复,起早劳动,气虚而风邪乘虚伤之,致发病者,故曰中风。"将本病命名为"产后中风"。宋代《产育宝庆集》首记载产后身痛:"产后遍身疼痛。"《中医妇科学》对本病的定义为:"产妇在产褥期内,出现肢体或关节酸楚、疼痛、麻木、沉重的症状,称为产后身痛,又称产后遍身疼痛、产后关节痛、产后痹证、产后痛风,俗称产后风。"古籍中病名记载较为繁乱,路志正教授在中华中医药学会风湿病分会会议上将本病中医病名命名为产后痹,既说明了疾病发生的特定人群、特定时间,亦阐明了疾病"痹则不通"的病机特点,将产后痹分为气血大伤、筋脉失荣证,肾虚骨节失养证,风寒湿痹阻证,瘀血阻滞经络证4个证型,被中医风湿界广泛应用。

阴阳毒[17-18]:对于阴阳毒,古今认识不一。《诸病源候论》中有伤寒阴阳毒与时气阴阳毒之分;《医宗金鉴》视瘰证为阴阳毒;《金匮玉函要略述义》将阴斑阳斑等同于阴毒、阳毒,近代亦有人认为斑疹、麻疹即阴阳毒。范永升教授基于古籍对阴阳毒症状的描述,结合自己的临床体会,认为现代医学的系统性红斑狼疮、过敏性紫癜、银屑病等,其病程某一段所表现的证型均与阴阳毒类似,将系统性红斑狼疮归属于阴阳毒。认为本虚标实是本病的特点,多以肝肾阴虚为本,以毒、热、瘀为标。在急性或亚急性发作期,常见高热、咽痛、口腔溃疡、面部或肢体红斑、关节疼痛等,多以热毒为主证。而在慢性缓解期,则多见低热、口干咽痛、面色灰滞、腰膝酸软等,以阴虚、血瘀证为主。清热解毒、滋阴益肾、活血祛瘀在治疗本病过程中并行不悖、相得益彰。

2. 病因病机方面 《素问·痹论》提出"风寒湿三气杂至,合而为痹"之论,历代医家多沿袭其说,强调外邪致痹的重要性。

然而随着时间的推移,人类的饮食、生活、工作环境等不同以往,临床疾病谱发生了深刻的变化,很多新生疾病不断涌入临床,风湿病发病的原因也随之复杂化。娄多峰认为,虚、邪、瘀三者是风湿病的三大致病因素[19];多数医家多认为本病的发病主要是内外合邪[20-21],王承德认为内外之间又以正虚为本,是发病的关键,提出风、寒、湿、热、痰浊、瘀血从内而生也可引起风湿病[20],同时提出痹必夹湿、痹多夹瘀、毒蕴血瘀、毒瘀互结之病机演变[20-24];姜泉认为湿热瘀阻是风湿病类风湿关节炎的核心病机之一[25];刘维认为痹病之所以缠绵不愈,反复发作,难以根治,终因一个"毒"字作祟,提出"毒痹论"[21]。现代医家通过自己的临证经验不断丰富和完善了风湿病的病因病机,使风湿病病机从单一的外感风寒湿邪至痹发展至内生风寒湿热痰浊瘀血以及湿热瘀毒至痹。

3. 创新辨证治疗学术思想 针对"风寒湿三气杂至合而为痹"的病因病机,历代主张风湿病的治疗以祛邪通络为主,该理论一直为后世医家所固守。现代医家汲取前人的经验,认为风、寒、湿、热之邪均可因虚而入致痹,初起以邪实为主,后期以正虚为主;风寒湿热之邪亦可自内而生致痹。后世医家对风湿病的辨证治疗进行了补充、创新和发展。

路志正教授提出"持中央,运四旁,怡情致,调升降,顾润燥,纳化常"系统调理脾胃治疗风湿病的学术思想,形成燥痹学说。总结出气阴两虚是燥痹的核心病机,燥痹属本虚标实之证,脏腑气阴两虚为本,燥邪侵袭为标。创立益气养阴、甘凉濡润治疗燥痹的根本大法,治疗时应重视对于燥邪的治疗,只有燥邪去才能气津生,而气阴得复[26-27]。

焦树德教授主张用"整体观"和"动变制化思想"分析疾病发生发展、传变转归的规律,创立了"尪痹"这一新的病名,包括西医学类风湿关节炎、强直性脊柱炎等病。指出寒湿之邪侵入肾脏为其主要病机,总结出肾虚寒盛证、肾虚标热轻证、肾虚标热重证、肾虚督寒证和湿热伤肾证 5 种证型,其中肾虚寒盛证是主证型,立补肾祛寒治尪汤(川续断、补骨脂、熟地黄、淫羊藿、制附子、骨碎补、桂枝、赤芍、白芍、知母、独活、防风、麻黄、苍术等)。倡导补肾驱寒治疗类风湿关节炎,补肾强督治疗强直性脊柱炎[28-29]。

谢海洲教授提出"治痹三要四宜"(三要:扶正培本、祛湿健脾、利咽解毒;四宜:寒痹宜温肾、热痹宜养阴、寒热错杂宜通、久病入络宜活血搜剔)的学术思想,已被国内外中医风湿病医生接受并运用于临床。无论寒痹、热痹、风痹,每多夹湿,主张把健脾放在首位,如用四君子汤、平胃散、胃苓汤之属加减变化,脾健血生化有源,水湿各有所归[30]。

朱良春教授辨证与辨病相结合,针对肢体疼痛、肿胀、僵直拘挛三大主症,提出益肾壮督治其本、蠲痹通络治其标的治疗大法,融理、法、方、药于一体,内治、外治于一炉的特色诊疗技术。遣方用药倡导虫类药与草木药相伍。并创立益肾蠲痹丸(由生地黄,熟地黄,乌梢蛇,蜂房等组成),为临床所常用[31-32]。

王为兰教授在多年的临床经验中,总结出治疗类风湿关节炎的辛开苦入法,应用苦寒清热药配以辛温药,寒热互用,通补兼施。创立养阴清热祛湿汤治疗类风湿性关节炎急性发作,选用半枝莲、白花蛇舌草、土茯苓、防己等清热祛湿;白芍、生地黄、桑枝、忍冬藤、生甘草等养阴通络止痛,桂枝、川乌温经和营止痛。同时强调卫气营血在痹证发病过程中的重要作用,除根据病情予疏风散寒、清热祛湿、通络止痛等外,首选桂枝汤加减调和营卫。常用的药物组合有:石膏、桂枝、知母、黄柏、全蝎、蕲蛇、蜂房等。而久痹不愈或痹病晚期,主要从阴虚内热型、阳虚寒湿型、寒热错杂型三大证型进行论治[33-35]。

沈丕安教授强调"本虚标实、扶正祛邪"的整体观和辨证辨病辨症相结合论治风湿病,不仅要运用传统的辨证论治,更要学会辨病和辨证论治相结合,注重辨证论治,根据药理作用或现代研究成果寻找特效药,创制新方,以便更好地服务临床[36]。其传承各家痹本于阴虚之说,创痹从阴虚论治理论,确立了"养阴清热"的治疗法则,创红斑汤、紫斑汤等 50 多个方剂治疗免疫性疾病及其并发症。

王承德教授倡导明标本、辨虚实、分寒热、审体质、识病邪、查病位的诊疗思路。提出"扶正培本"为治痹基本大法。在扶正方面,滋阴以清热,温阳以散寒,养血以祛风,健脾以化湿,益气以化瘀等。许多专家重视肝肾,他更强调调脾胃在治疗风湿病中的作用。痹病初期注意补脾胃,痹久注重益肝肾,药量宜重,守法守方,综合治疗风湿病[37-38]。善用经方,巧用毒药,常用附子、雷公藤、水蛭、全蝎、蕲蛇、蜈蚣等治疗风湿病。

范永升教授运用通阳法治疗风湿病,他认为充足通畅的阳气在风湿病的治疗过程中起着重要的作用,临证时应以通阳为原则,灵活运用祛湿、活血、理气等方法以通阳行痹,常选用苓桂术甘汤、黄芪桂枝五物汤、四逆散等方剂加减进行治疗[39]。

五、专病研究

广大风湿病工作者以专病研究为突破口,从病因病机、证候分类、治则方药等方面对风湿病学科进行了全方位的研究。本文对近十年文献及中医风湿病名家经验进行总结整理。

(一)类风湿关节炎

类风湿关节炎(rheumatoid arthritis,RA)属于国际公认的难治性、高致残性疾病,严重影响着患者的身心健康和生活质量。其三级诊断模式由痹证(痹病)→历节→证候演变为风湿病→尪痹→证候,为中西医病证结合研究奠定了基础。

1. 病因病机研究

(1)正气虚弱、复感外邪,气血不通、痰瘀互阻为RA的基本病因病机:类风湿关节炎属"痹证"范畴,亦被称为"历节风""鹤膝风""尪痹"等。《素问·痹论》云:"风寒湿三气杂至,合而为痹也。其风气胜者为行痹,寒气胜者为痛痹,湿气胜者为着痹也。"指出外感邪气是类风湿关节炎发病的外在因素。《素问·刺法论》曰:"正气存内,邪不可干。"《灵枢·百病始生》亦云:"风雨寒热不得虚,邪不能独伤人……此必因虚邪之风,与其身形,两虚相得,乃客其形。"明确正气虚是类风湿关节炎发病的内在因素。正气虚弱包括脏腑功能失调、营卫不和、气血亏虚、阴阳失调等[40-47]。凡禀赋不足、劳逸失度、情志饮食所伤等都极易招致外邪侵袭,感受风寒湿热之邪,是发病的外在因素,邪气痹阻经络,气血不通,痰浊瘀血内阻,流注关节而发病。现今多数医家赞同此种观点[48-51]。

焦树德[29]认为其病机主要是风寒湿三气共同致病,尤其是寒湿之邪,病至后期可累及肾,并影响到肝而引起相应症状。朱良春[48]认为RA的病因病机为风、寒、湿、热等外邪入侵,气、血、痰、瘀等内阻,导致经脉闭塞,气血凝滞,痰瘀胶结,致病情缠绵难愈。路志正[49]将RA的病因归纳为正气不足和感受风、寒、湿、热诸邪,在治疗上强调因人、因时、因地辨证施治。庞学丰[50]认为该病多为禀赋不足,正气亏虚,腠理不密,或病后、产后腠理不密,卫气不固,使风寒湿热之邪乘虚而入,痹阻经络、肌肉、关节,导致气血运行不畅。本虚标实为该病病变特点,本虚为气血、阴阳、脏腑虚损,标实为外感风寒湿热之邪,内生痰浊瘀血之患。王承德[51]将类风湿关节炎分为脾胃虚弱、气血不足、肝肾阴虚、肝肾阳虚型,兼见湿热胜、寒湿胜、风湿胜、瘀血等邪实之证。先由于脾胃、肝肾虚损,气血阴阳不足,抗邪无力,再受风寒湿热之邪,内外相合,才成痹证。二者缺一不可,而以内因为关键。病程短、病轻者多伤及气血,病程长、病势重者多损伤阴阳,气血虚久则导致阴阳亏,故补阳药中加益气之药,滋阴药需增养血之品。初中期,应注重补脾胃,益气血,兼顾肝肾;中晚期,应注重调肝肾,补阴阳,兼顾脾胃。王素芝[52]认为RA发病外因多为风寒湿热之邪,内因为气血虚弱,肝肾两虚,脾虚不运。其病机为外邪阻于经络,气血凝滞,痰湿瘀阻,搏结于关节,经久不愈,痼结根深,虽肝肾亏损为本,但血瘀痰阻贯穿整个病变过程中。

(2)RA的病因非独外感风寒湿热邪气,湿热毒蕴、瘀血痹阻是RA活动期的病机关键:RA的病因非独外感风寒湿热邪气,风寒、湿热、痰浊、瘀血也可自内而生[25],痰浊瘀血既为病理产物,又为致病因素,痰瘀互结,气血亏耗,病久入深,肝肾损伤,渐累及其他脏腑。许多医家根据临床上活动期RA的病机特点及证候分布规律,认为湿热瘀[53-54]、毒等[55-58]是RA致病的重要因素,提出湿热毒是活动期类风湿关节炎的病机关键,瘀血贯穿类风湿关节炎病程始终等辨证观点已成共识,从而丰富了《内经》的"风寒湿三气杂至,合而为痹"理论。

房定亚亦认为,早期 RA 的病机关键是"热毒湿瘀",因人体正气不足,感受风寒湿热等毒邪,邪正交争,经络阻隔,气血凝滞,痹阻于经络、关节、血脉、肌肉、筋骨,形成毒热内壅、湿瘀阻络之证[59]。姜泉从湿热瘀论治类风湿关节炎,认为湿热瘀是活动期类风湿关节炎的核心病机[25],并立清热活血方治疗类风湿关节炎患者,可有效控制疾病活动度、改善风湿病情,较之联合 MTX 具有更好的安全性[58]。马武开等认为,"毒蕴血瘀"是活动期 RA 发病的关键因素,风毒、热毒、湿毒等阻滞关节,气机不畅,毒与血结,毒蕴血瘀,导致关节疼痛剧烈。临床上根据热毒、湿毒、瘀毒的偏盛,采用清热、利湿、化瘀解毒法治疗获效颇多[56]。施杞从热毒痹论治急性期类风湿关节炎,认为本病由热毒蕴结,流注筋骨、关节,导致气血壅滞不通而引起;临证应从热毒痹论治,以清热解毒和祛风湿、通经络为主,兼疏风清热、清热利湿、滋阴清热、祛瘀化痰等[55]。岳爱连认为,"热毒"是本病发病的关键因素,素体阳盛或阴虚有热及寒湿入侵机体,留滞经络,郁久化热成毒,或直接感受热毒之邪,热毒交织,导致气血壅滞不通,痹阻脉络而致病[60]。

2. **证候研究** 早在 20 世纪 80 年代,中国中医科学院广安门医院自"七五"课题开展了 RA 证候的探索研究。在古籍文献基础上,根据 RA 疾病发展转归特点,筛选并确立 RA 常见证候,为 RA 诊疗的规范化、标准化和提高临床疗效奠定了基础。姜泉教授等总结 30 余年治疗中重度活动 RA 经验,提出了活动期 RA 湿热瘀理论[58],并通过全国范围内的 3 000 余例 RA 中医证候的调查研究,进一步证实该学术观点,突破了从风寒湿以及温肾散寒论治 RA 的中医传统治疗理念。近年来,关于 RA 中医证候的研究颇多,包括基本的临床经验辨证分型,以及影响证型的年龄、性别、病程、地域等方面的因素归类;与中医证候相关联的病理生理学、免疫学、分子生物学等指征之间的规律;辨病与辨证相结合治疗 RA 能提高整体疗效,并从现代药理学机制出发,沟通"方证"在分子生物网络之间的联系。

(1)临床辨证分型:近年来,随着对 RA 辨证分型临床实践的深入以及大样本的证型类别统计分析,证型分类的准确性不断提高。如高建华等收集分析 1 024 例 RA 门诊患者资料,发现 RA 常见的证型有脾肾亏虚证、痰湿阻络证、风寒湿痹证及湿瘀痹阻证[61];刘维等对 260 例 RA 患者中医证型聚类分析发现,RA 证型可分为湿热痹阻、寒湿痹阻、风湿痹阻、肾气虚寒、肝肾亏虚 5 种类别[62];侯雷等通过对中医辨证分型治疗 RA 的临床研究文献梳理显示,RA 的证候分布以湿热阻络型为主,其次为风寒湿痹型、风湿热痹型、寒湿阻络型、痰瘀互结型及肝肾两虚型[56]。

为进一步规范 RA 的中医临床诊疗,由中华中医药学会牵头,中华中医药学会风湿病分会组织行业内专家,收集、整理了有关风湿病的古代及现代文献资料,在循证医学和专家共识基础上制订了《类风湿关节炎病证结合诊疗指南》,明确了 RA 的常见证候包括:风湿痹阻证、寒湿痹阻证、湿热痹阻证、痰瘀痹阻证、瘀血阻络证、气血两虚证、肝肾亏虚证、气阴两虚证;并确立了常见证候的诊断要点、治则治法、常用方剂和中药[63]。

(2)证候相关因素:多种文献和临床调查研究从各证候比例、年龄、性别、病程、地域角度对 RA 证候进行了研究论述,有助于对中医证候进行全面把握,发现有效的治疗方法。

姜泉等对 1 602 例类风湿关节炎患者中医证候分布特点的多中心横断面调查研究显示,单一证候湿热痹阻证比例最高,占 43.86%,其他依次为寒湿痹阻证、肝肾不足证、痰瘀痹阻证、风湿痹阻证、气血不足证。除西南地区外,其他各地区 RA 患者均以湿热痹阻证为主要证候,湿热痹阻证在华北地区的证候分布中所占比例最高,为 57.08%;西南地区最低,为 25.48%。西南地区以寒湿痹阻证为主要证候,占 32.82%。湿热痹阻证是类风湿关节炎患者的主要证候类型,其地域分布广,病程较痰瘀痹阻证、肝肾不足证患者短[64]。

柳玉佳通过流行病学调查的方法对 217 例类风湿关节炎住院患者的中医证候、证素分布进行研究,结果显示,RA 常见的临床证候根据出现的频次高低依次为肝肾亏虚、湿热痹阻、寒湿痹阻、气血两虚、痰瘀痹阻、寒热错杂、风湿痹阻和气阴两虚,病位证素分布根据出现的频次高低依次为经络、肾、肝、脾和表,病性证素分布根据出现的频次高低依次为湿、热、寒、气虚、血虚、血瘀、痰、风、阴虚和阳虚[65]。

李哲对 257 例 RA 患者的中医证候分布与性别、年龄、主要实验室指标、入院前后 DAS 28 评分进行回顾性分析,发现类风湿关节炎各证型的发病年龄差异有统计学意义,年龄较轻者多为痰瘀痹阻型和湿热瘀阻型,年龄较大者多为痰瘀痹阻型和湿热痹阻型;在性别、病程、主要实验室指标、DAS 28 评分差异方面无统计学意义。类风湿关节炎患者寒湿瘀阻型和湿热痹阻型病程最长;各证型 DAS 28 评分前后无明显差异[66]。

邢丽丽等对辽宁地区 RA 患者中医证候规律的回顾性研究指出,RA 中医证型中以寒湿痹阻证最多见;肝肾阴虚证患者中女性更易发病,且发病年龄较小;肝肾阴虚证及痰瘀互结证病程较长且易出现贫血;湿热痹阻证炎症反应激烈,更易出现骨质侵袭[67]。

(3)证候客观指标

1)免疫指标:抗环瓜氨酸肽(CCP)抗体可在 60%~75% 的 RA 患者中出现,是特异性相对较高的实验室指标。葛瑶等研究了 101 例 RA 患者抗 -CCP 抗体在不同中医证候中的变化,发现在湿热痹阻证、痰瘀互结证、风寒阻络证、肝肾亏虚证 4 个中医证型中,湿热痹阻证中抗 -CCP 抗体阳性率显著高于其他证型,可作为疾病活动的重要指标[68]。靖卫霞等对 100 例 RA 患者依据中医辨证分型分为瘀证组 52 例和非瘀证组 48 例,观察 RA 实验室指标变化与瘀证的相关性。指出瘀证组 RF-IgG 与 IgM,RF-IgA 与 IgA,RF-IgM 与 PLT、ESR、IgM 有显著相关性($P<0.01$);RF-IgG 与 PLT、ESR、IgA,RF-IgA 与 PLT、CRP、ESR、IgM、C3,RF-IgM 与 C3、C4 有明显相关性($P<0.05$);非瘀证组 RF-IgG 与 IgM 有显著相关性($P<0.01$),其余均无明显相关性($P>0.05$)[69]。

2)血流动力学:血小板对炎症反应有影响,并参与 RA 的病程。申丹等[70]分析了多篇文献发现:血小板数量的多少与 RA 的发病和疾病活动性等方面有密切相关性,并与中医湿热痹阻证和痰瘀互结证等呈正相关。在临床诊断中,血小板的数量可能会对 RA 中医证候判别提供参考。

3)影像学:X 线及超声表现与通过四诊确定的中医证型之间有一定的相关性,对 RA 的早期诊断及疾病进程的判定有重要的临床意义[71]。何卫等对 150 例 RA 患者进行关节功能分级、X 线分期和中医辨证分型,并探索三者之间的关系,发现 RA 关节功能分级与 X 线分期呈正相关($P<0.01$),不同的证型关节功能分级不同。湿热痹阻证、寒湿痹阻证关节功能Ⅲ级分布最少,而气虚寒证、肝肾阴虚证则以关节功能Ⅲ级分布最多[72]。马俊福等纳入基线相同的湿热痹阻或寒湿痹阻型活动期 RA 患者 45 例(湿热痹阻型 20 例、寒湿痹阻型 25 例),比较各型在肌肉骨骼超声下表现的差异,发现多普勒血流信号在活动期 RA 的寒热证型表现有统计学差异,对于湿热痹阻证的诊断有一定的诊断价值,但需要结合其他检查指标[73]。

4）蛋白基因组学：蛋白质和基因组学在 RA 中医证型研究中的应用逐渐增多。血清蛋白质组学与临床辨证分型结合有助于寻找证候相关蛋白，从蛋白组学角度揭示中医证候科学内涵。孙志岭等通过比较寒湿痹阻与湿热痹阻、健康组的蛋白图谱，找到与寒湿痹阻证共同的差异蛋白点 13 个，通过质谱鉴定和数据检索确定 9 个与细胞增殖和分化相关的差异蛋白质，有潜在的作为 RA 寒湿痹阻证的诊断、辅助治疗作用，从蛋白质表达水平初步探讨 RA 中医寒湿痹阻证的本质[74]。王新贤以 RA 湿热瘀阻证与 RA 非湿热瘀阻证以及健康对照组各 30 例，筛选 RA 湿热瘀阻证差异蛋白，采用同位素标记相对和绝对定量蛋白质组学技术进行定量标记，再以超高效液相色谱 - 四极杆 - 静电场轨道阱高分辨质谱（UPLC-QE-MS）进行分析检测。选用 Thermo Proteome Discoverer 2.1 软件进行蛋白的检索和鉴定，并以 Western Blot 对筛选蛋白进行验证。结论显示 RA 湿热瘀阻证与疾病的活动性存在重要联系。LRG1 蛋白可作为 RA 湿热瘀阻证有价值的血清学标志物之一[75]。

3. 病证 - 方药研究　近年随着网络及计算机技术的普遍运用，基于数据挖掘技术的 RA 病证 - 法 - 方 - 药研究增多，加上分子生物学网络的构建，不同"病证"状态对应不同的生物标志物及网络靶标已经构成了生物学网络，通过网络分析技术解析分子之间关系，阐释方剂的配伍规律。

牛旭艳等应用数据挖掘、基因组学检测和网络构建等研究方法，筛选出治疗 RA 热证的常用 4 味中药的 123 个靶蛋白，与正常人比较存在 21 个差异基因，构建起 RA 热证和重要靶蛋白分子作用网络，由此寻找网络中相关的信号通路，可能就是对证中药治疗 RA 热证"药 - 证对应"的分子生物学机制之一。乌头汤、黄连解毒汤分别是辨证治疗 RA 寒证和热证两种基本证型的对应方剂[76]。姜淼等通过基因芯片技术、代谢组学等找到 RA 寒证、热证患者与健康人的差异基因和代谢物，构建出寒热二证的分子网络；在方证对应原则的指导下，根据寒热二证乌头汤、黄连解毒汤的化学成分及其作用的基因、蛋白等构建分子药理网络，寻找两者关联的靶基因、靶蛋白，了解它们的功能、相互关系和作用，将中药复方的研究与分子信息学、网络药理学技术相结合，寻找到药物作用的靶基因、靶蛋白、生物通路[77]。

在 RA 中医证候和病症规律研究成果基础上，全国 30 家单位 RA 领域知名专家携手合作，构建了 RA 病证 - 方药体系，形成了内治佐外治综合特色治疗方案，使得疾病活动度降低、缓解关节肿胀疼痛起效时间缩短、生活质量提高。通过开展 RA 疗效评价方法研究，构建基于我国 RA 患者报告的临床结局测量（PRO）量表，弥补了现代中医临床评价的缺陷，突出了中医学的优势和特点。在临床研究基础上，充分利用现代科技手段，从分子、细胞及整体水平，研究中医药抗炎机制和护骨机制。目前，在国家重点研发项目支持下，正在开展中医药治疗 RA 的万人级注册研究，并将深入地探索有效方药的药物有效成分及其靶标蛋白，为解决 RA 骨破坏这一治疗难题贡献中医力量。

（二）系统性红斑狼疮

系统性红斑狼疮（SLE）是一种自身免疫性疾病，临床表现复杂多样，系统累及广，个体差异大，治疗棘手。中医药因效佳毒少在 SLE 的治疗中发挥着增效减毒的作用，凸显了中西医结合的优势。针对病因病机形成了"4+1 致痹""三焦气化失常""伏邪学说"新理论。

1. 病因病机研究　当代中医风湿病医家们采用病因辨证、脏腑辨证、气血津液辨证、卫气营血辨证、经络辨证等全方位多角度思辨方法剖析 SLE 的病因病机。朱震等[78]检索中国学术期刊全文数据库中 1994—2012 年中医药治疗 SLE 相关文献资料，分析病位证素依次为肾、脾、肝、心,主要病性证素为热、阴虚、肾虚、脾虚、毒、血瘀。多数人认为 SLE 病因病机多为先天禀赋不足,感受热毒等邪,造成人体阴液亏虚,进而出现瘀血、痰饮等病理产物。因此,一般认为热毒、血瘀、阴亏是 SLE 发病的主要病机。发病部位主要在肾、脾、肝三脏,是以热、毒、瘀为标,脾肾亏虚为本的虚实夹杂疾病。

(1)先天禀赋不足:是 SLE 发病的基础。精,即是构成人体的基本物质及各种功能活动的物质基础,肾所藏之精禀受于父母,充实于后天。与现代的 SLE 有遗传倾向相似。大量研究表明红斑狼疮属于多基因疾病,遗传因素起着决定作用,其遗传度约为 56%,一级亲属的发病率为 1.58%,对具有这种遗传倾向者,常称为狼疮遗传素质或狼疮素质[79]。这与先天禀赋不足致 SLE 发病颇为相似。

(2)阴亏为本,热毒、瘀毒为标:如沈丕安教授[80]提出 SLE 病因病机为本虚标实,本虚为肾阴不足,标实为热、瘀、痰、毒,血络瘀滞,经脉痹阻,卫气内伐,外伤肤损络,内损营血、脏腑和三焦,即"4+1 致痹"理论。姜泉教授[81]认为 SLE 是内因先天禀赋不足,肝肾亏虚,阴阳失衡,气血失和,气滞血瘀;外因六淫之邪侵袭肌表,流注肌肤、肌肉、四肢关节,郁久化热成毒,进而内舍五脏六腑,内外合邪导致发病,证属本虚而标实,本虚包括肝肾阴虚、阴虚内热、脾肾阳虚,标实包括热毒炽盛、气滞血瘀、痰浊阻络。以阴虚血热为核心病机,瘀血阻滞贯穿疾病始终,故可概括为毒、瘀、虚 3 个主要方面。范永升教授[82]亦将 SLE 病机概括为"毒、瘀、虚"。周仲瑛[83]认为火毒是系统性红斑狼疮发病的主因,诸般兼夹皆因火毒,同时也认为本病发病与素体禀赋不足、肝肾阴虚、阴血耗损有关。

(3)素体亏虚,邪阻三焦:路志正[84]认为 SLE 多由素体不足,气血亏损所致,病邪以标实表现为主,病位在经络血脉,以三焦为治,与脾肾相关,并累及全身。睢书魁等[85-86]认为 SLE 病机可概括为"一本一标五痹",以素体不足、五脏亏虚为本,以代谢产物阻滞三焦为标,气血经脉运行不畅影响全身脏器而成"五痹"。周荣双等[87]认为 SLE 不是某单一因素所导致的单一脏器病变,而是涉及上、中、下三焦多个脏腑。由于三焦气化失常,气血精津衰败,痰瘀浊毒滋生,阴阳失调。该理论突破了以往脏腑辨证的局限,指出临床应重视调理三焦气化。

2. SLE 中医辨治 普遍主张辨病辨证结合、分期论治。SLE 在活动期、慢性缓解期以肝肾阴虚为本,毒、热、瘀为标的虚实兼夹之证,应始终注意解毒、祛瘀、滋阴治法的应用。但疾病发展的不同时期,虚、毒、瘀的表现会有所偏颇,因此临床用药亦要有所偏重。

(1)辨证分型:SLE 的中医证型目前尚无统一的标准,由于其病情变化多样,许多医家根据患者不同的病情,结合自身临床经验,灵活辨证治疗。朱震等[88]检索中国学术期刊全文数据库中从数据库创立至 2014 年 9 月中医药治疗 SLE 相关文献资料,得出常见证型频次10 以上从高到低的排序,依次为热毒炽盛证、阴虚内热证、脾肾阳虚证、肝肾阴虚证、气阴两虚证、瘀热痹阻证。

王俊志[89]根据该病病程发展特点,将其分为毒热炽盛、气阴两伤、阴虚火旺、风湿痹阻4 型。刘瑞萍[90]根据四诊特点,将 SLE 共分有脾肾阳虚证、热毒炽盛证及阴虚内热证 3 种证型。宫泽琨[91]将 SLE 分 4 种证型进行辨证施治,气血热盛型、脾肾阳虚型、气阴两虚血瘀型和气滞血瘀肝郁型。甄珠[92]根据辨证特点,将 SLE 分为热毒炽盛型、脾肾阳虚型、肝肾阴虚型进行研究。张绍杰[93]将该病分为热毒炽盛型、肝肾阴虚型、气阴两虚型、脾肾两虚型 4 型进行临床探讨。

（2）辨证治疗：SLE 的治疗原则为急性活动期以清热解毒治疗其标；病情稳定时益气养阴、调理气血、补益肝肾，或与清热解毒合而用之。把这一治疗原则作为治疗本病的总纲，然后根据各个脏器系统受累时的特点，进行药物增减。

当代医家辨治 SLE 的观点和方法，在病因病机、分型分期、治则治法和中医药的作用定位、定期等方面，普遍认为其病由热瘀毒和肾阴虚所致[94-100]。结合现代医学、中药药理学理论，主张辨病辨证结合、分期论治。急性活动期，中药配合激素治疗，不仅可以较快改善症状，控制病情发展，还可以减少激素用量，减轻激素的不良反应。辨证多以热毒炽盛、气血两燔为主，治疗多由犀角地黄汤、清营汤、五味消毒饮等[101-104]化裁经验方以清热解毒、凉血化瘀；亚急性或稳定期，配合中药治疗巩固疗效，达到平稳撤减激素，减少病情反复的目的。辨证以阴虚内热、肝肾阴虚、气阴两虚为主，方以青蒿鳖甲汤、玉女煎、六味地黄丸、二至丸等[103,105]化裁经验方。通过积极的中医药治疗，能有效控制病情的发展，减轻疾病对脏腑的侵害，改善患者生存质量。

3. 实验室指标与辨证分型的研究

（1）免疫指标：代荣琴等对 187 例 SLE 患者风湿热痹证、脾肾阳虚证、瘀热痹阻证和阴虚内热证 4 型与 ANA 谱的研究认为，ANA 和 Sm 抗体不能作为 SLE 中医辨证分型的依据；抗 ds-DNA 抗体可作为风湿热痹证临床辨证的参考指标；抗核小体抗体与 SLE 患者肾脏损伤有关，可作为脾肾阳虚证中医分型的参考依据[106]。

（2）体液及血液指标：孙静报道的 135 例 SLE 患者，分为阴虚、阳虚、阴阳两虚、阴虚火旺、实证（湿证、血瘀等）证型，各证型与 24 小时尿蛋白、CRP 存在明显相关性，其中阳虚、阴阳两虚证患者 24 小时尿蛋白阳性者较多，与阳虚失摄的病机密切相关；阴虚火旺患者的病情活动最明显，其次是阳虚和阴阳两虚患者，CRP 异常高、血小板减少和关节炎是病情活动性的重要表现，与疾病活动性呈正相关[107]。王颖等研究认为，SLE 患者热毒炽盛型比脾肾阳虚型、肝肾阴虚型的血 WBC 显著降低，可作为热毒炽盛型辨证的参考指标；红细胞沉降率可作为肝肾阴虚型辨证的参考指标[108]。

（3）细胞因子：王颖等将 44 例 SLE 患者分为热毒炽盛、脾肾阳虚、肝肾阴虚 3 型，患者的 IL-2 和 IL-10 浓度从热毒炽盛型、脾肾阳虚型、肝肾阴虚型依次递减，IL-2 浓度在热毒炽盛型明显高于脾肾阳虚型、肝肾阴虚型，而脾肾阳虚型与肝肾阴虚型相比差异无统计学意义。因此，高浓度的 IL-2 可作为热毒炽盛型的辨证参考指标。IL-10 浓度在热毒炽盛型与脾肾阳虚型中，两者相比差异无显著性；但热毒炽盛型、脾肾阳虚型与肝肾阴虚型相比明显升高，因此，血清 IL-10 浓度的高低也可以作为 SLE 辨证的参考指标[109]。孙然等研究发现，SLE 风湿热痹阻型中肿瘤坏死因子（TNF）值与脾肾阳虚组比较差异有统计学意义，可作为判断 SLE 证型及急性期和缓解期的参考指标[110-111]。赵高阳的研究证实 IFN-γ 在脾肾阳虚及肝肾阴虚型中浓度升高，脾肾阳虚型患者多有肾脏损伤，所以高浓度 IFN-γ 可作为脾肾阳虚型诊断和辨证的依据[112]。范永升等观察发现，阴虚内热证均有外周血单核细胞（PBMc）基因和细胞凋亡相关基因的差异表达[113]。

（三）干燥综合征

干燥综合征（SS）是一种系统性自身免疫性疾病，以侵犯唾液腺和泪腺等外分泌腺、淋巴细胞高度浸润为特征，与其他风湿病并发时，发病率翻倍，造成患者生活质量下降、疾病负担增加，中医药治疗有一定优势。现代医家采用脏腑辨证、三焦辨证、气血津液辨证、八纲辨证和六经辨证等全方位多角度辨治 SS,认为其发病部位主要在肾、肝、脾、肺四脏,是以气阴两虚为本,燥、毒、瘀等为标的虚实夹杂疾病。

20 世纪 80 年代路志正提出"燥痹"病名后,全国制定了燥痹(干燥综合征)诊疗方案,实施多中心临床验证,并在此基础上形成了燥痹中医临床路径,在全国推广应用。

1. 病因病机研究

(1)外燥致病说:燥邪为外感六淫邪气之一。《医门法律》指出燥邪主要从皮肤、精血、津液 3 个方面侵袭机体。《奇效良方·燥门》论燥热曰:"在外则皮肤皴揭,在上则咽鼻焦干,在中则水液衰少而烦渴,在下则肠胃枯涸、津不润而便难,在手足则痿弱无力,在脉则细涩而微。"指出燥邪侵犯人体不同部位的表现形式。《素问·至真要大论》曰"燥胜则干",认为外感燥邪在疾病发展过程中起重要作用。

(2)阴虚内燥论:先天不足,阴虚津亏,燥热内生。多数学者认为本病病变脏腑责之肝、肾、肺、胃,尤以肝肾阴虚多见。阴虚津亏是其本质。阴虚的脏腑,主要涉及肺胃、脾胃、肝肾,其中以肾为主。阎小萍教授认为 SS 病位在肾、肝、兼及肺、脾、胃、心,病机本质是"阴虚为本,燥热为标"[114]。冯兴华教授认为本病以"阴液不足,脏腑失养"为主要病机,常见肝肾、肺、脾胃阴虚证,兼见燥热、热毒、气虚、气滞和血瘀证,提出燥痹可从肝论治[115]。王北等[116]认为本病多见阴虚燥热证,从卫气营血角度将其分为热在卫分、热在气分和热伤营血。

(3)水津失布论:张晓强等[117]认为,SS 的根本病机在于三焦气化失司,津液输布失常。三焦气化功能与人体水液代谢之间联系密切,并根据这个联系确立了化气布津法以治疗 SS,可用五苓散为主方通阳化气、利水布津。使三焦气化功能正常,人体水液循行有序,则口眼肌肤润泽。高龙等[118]则认为,三焦的功能是运行水液、通行诸气、促进体内津液气化。三焦的通利与否,不仅影响到水液运行的迟速,也影响到肺、脾、肾等相关脏腑对水液调节的作用,治疗上具体可根据上燥治肺、中燥治脾胃、下燥治肝肾的思路,以达到气血阴阳的调和。

(4)燥、毒、瘀互结论:曾文卫、汲泓认为干燥综合征以阴虚为本,燥邪为标,虚燥瘀毒互结,进而导致疾病的发生,故治疗应侧重养阴润燥,兼顾补虚祛邪[119-120]。王莉澜等[121]认为干燥综合征基本病机为阴虚络滞、肺失宣布,病变因素有燥、热、痰、瘀、毒等,皆可影响气机的宣畅,故治疗上应强调滋阴通络、宣肺布津。王书臣认为本病发展中阴虚、燥毒、血瘀环环相扣,一损俱损[122]。杨仓良也认为痰瘀毒内生是干燥综合征发病及发展的病理基础[123]。朱跃兰认为本病瘀、毒、燥三者相互结合贯穿本病发生发展之终始[124]。

2. 证候研究

(1)证候分型:不同医家结合自身临床经验以及对疾病的认识,有不同的看法。如董振华重视瘀在本病形成中的重要作用,将本病分为燥毒瘀结型、阴虚血瘀型、气虚血瘀型、气滞血瘀型 4 型[125]。陆安康则认为阴液亏虚为本病病理基础,气血不足及痰瘀的产生是其内在病机,临床分为阴虚内热型、气阴俱虚型、湿热型、脾肾阳虚型、痰瘀阻滞型 5 型论治[126]。马武开等对干燥综合征中医证候分类临床文献研究结果显示,在符合研究标准的 16 篇文献共 1 316 例病例中,干燥综合征的证候分布特点以阴虚和阴虚夹实为主,阴虚是主要证候类型,瘀血是其发病中的 1 个主要因素[127]。刘维等对 376 例干燥综合征患者,根据中医辨证,将其分为 4 型,阴虚证候为干燥综合征患者的共有证候,除单纯的阴虚证候外,还有气阴两虚、阴虚热毒和阴虚血瘀等证候[128]。宋威江等人进行原发性干燥综合征中医证候分布及诊断标准进展研究,原发性干燥综合征最常见的证候为气阴两虚证(占证候分布的13.0%~52.6%)和阴虚血瘀证(占17.0%~30.2%)。主要证候要素包括阴虚证(5个标准涉及)、气虚证(3个)、血瘀证(3个)和热毒证(2个)。各证候要素常兼夹存在,组成复合证型,涉及脏腑包括肝、肾、肺、脾、胃,尤以肝肾阴虚证最为常见[129]。

中医证候分型尚无统一认识,但总离不开内燥津亏这一基础病机,兼有瘀血、燥毒、痰湿等相互作用,故从脏腑、三焦、气血津液辨证论治。

(2)证候与实验室指标的关系:刘维等对 376 例干燥综合征患者进行研究,结果显示,在 IgG、类风湿因子(RF)、红细胞沉降率(ESR)、C 反应蛋白(CRP)、血小板(PLT)水平比较方面,阴虚热毒型和阴虚血瘀型较其余两证型高。在白细胞水平方面,气阴两虚型明显低于其余各证型[128]。吴丹等对 100 例患者进行中医证候分类,结果显示:阴虚络滞证 RF 水平高于津亏血虚证、阴虚湿热证;阴虚络滞证、津亏血虚证、气阴两虚证抗核抗体(ANA)定量水平高于阴虚湿热证[130]。汪卫等研究中医证型与 ANA 之间的联系发现,在 76 例干燥综合征患者中有 50 例 ANA 阳性,肝肾阴虚证和气阴两虚证的滴度较高,且分别较其他三组证型有显著的统计学意义[131]。胡建东等对湿阻热郁型和阴虚燥热型干燥综合征患者研究发现,湿阻热郁型龋齿数量及含片溶解时间均多于阴虚燥热型,幽门螺杆菌阳性率及间质性肺病发病率高于阴虚燥热型。湿阻热郁型血 β_2-MG 及唾液 β_2-MG 水平高于阴虚燥热型[132]。

(四)强直性脊柱炎

强直性脊柱炎(AS)以骶髂关节慢性、进行性炎症和脊柱强直为主要特点,属中医学文献记载中的"腰痛""脊痹""肾痹""大偻"等病范畴。现代医家多认为本虚标实为本病的病机特点,治疗以补肾壮督治其本,清热利湿治其标,活血化瘀贯穿始终为主。

1. 病因病机研究　现代医家认为本病以肾督亏虚为本,风、寒、湿、热、痰、瘀、毒侵袭人体,经络痹阻不通,筋脉、骨节失养致病[133-134]。肾督亏虚又以肾阳亏虚为多见[135-137]。著名中医风湿病专家王为兰教授将强直性脊柱炎的主要病因病机概括为,肾督为病,脊强厥冷,肾之阳虚阴亏精气不足,既可内生寒热湿瘀痰邪,又可由六淫邪气及外伤而诱发,终致督脉虚滞,痹阻脊柱而成斯疾[135]。焦树德教授认为强直性脊柱炎病因由肾阳本虚,风寒湿邪深侵入肾、督,阳气不得开阖,筋骨失于荣养,造成骨损、筋挛、腰脊僵痛,导致形体尪羸。把强直性脊柱炎分为肾虚寒盛证、肾虚标热轻证、肾虚标热重证、肾虚督寒证,用补肾强督治尪汤为基础方加减治疗[136]。朱良春则认为该病的病因病机主要在于肾督阳虚、寒湿瘀阻,或肾督阴亏、湿热瘀滞,经络气血不通而致[137]。李济仁认为本病多由于先天禀赋不足,加之后天调摄失当,素体虚弱,肝肾不足,肾督亏虚,又风寒湿热之邪乘虚侵袭肾督,筋脉失调,骨质受损而成[138]。冯兴华教授通过分析本病与督脉、足太阳膀胱经、足少阴肾经的关系,总结肾虚是本病发病的根本,风寒湿热瘀是发病的诱发和加重因素[133]。林昌松等通过对就诊的 199 例门诊和住院患者问卷调查,得出湿热壅滞督脉是此病病情活动的主要因素,肾阴虚和肝肾亏虚是缓解期或中晚期患者发病的常见原因[139]。李奇等通过对 120 例符合纳入标准的 AS 患者研究,发现风、寒、湿邪是本病发病的关键因素,寒、热、湿、瘀痹阻是本病急性发病期的主要病机,肾阳亏虚和肝肾不足是慢性迁延期的主要病机[140]。

强直性脊柱炎的病因病机以"肾虚督空"为轴线。肾虚为本虚,外邪侵袭为标实。后期经脉痹阻,痰浊、瘀阻,遂发为强直、畸形,导致虚实夹杂的难治证候。

2. 辨证分型

(1)名医名家经验:焦树德教授认为强直性脊柱炎病因由肾阳本虚,寒邪侵袭肾督,阳气不得开阖,筋骨失于荣养所致。将其分为肾督虚寒证、邪郁化热证、痹阻肢节证、邪及肝肺证4个证型[136]。朱良春教授认为强直性脊柱炎以阳虚为本,发病与肾、督二者有关,本属肾督虚寒,以阴阳为纲,将其分为阳虚络瘀、阴虚脉痹两个基本证型[141]。路志正教授认为本病应属于传统医学中"骨痹"范畴,主要病位在筋骨,将其分为气血亏虚、肝肾亏虚两个主要证型,两个基本证型下夹有病理产物,如兼有风湿、寒湿、湿热、痰瘀等[142]。胡荫奇教授将其分为湿热痹阻、寒湿痹阻、肝肾阴虚、肾督阳虚、瘀血痹阻、痰瘀痹阻6种证型[143]。冯兴华教授依据中医理论对SA临床表现的分析归纳,结合以往老中医治疗该病的经验,认为肾虚督亏证、肝肾不足证、寒湿痹阻证、湿热痹阻证、瘀血痹阻证是强直性脊柱炎的基本证候。其中肾虚督亏内涵是肾虚偏于肾阳虚,肝肾不足偏于肾阴虚[144]。娄玉钤教授认为本病的病因病机为先天不足,素体体虚,风寒湿等邪气侵袭,将其分为肾虚督寒型,肝肾两虚、筋骨失养型和督脉邪壅、久郁化热型3型[145]。刘健教授将其分为脾虚湿滞证、肾虚督热证、肝肾亏虚证、风寒阻络证、痰瘀互结证5型,提出以"健脾益肾"为大法治疗强直性脊柱炎[146]。

(2)统计学方法对AS中医分型的研究分析:冯兴华等对包括国内五大省份AS患者符合诊断标准的291例病例进行辨证分型,统计结果显示湿热痹阻、肾阳亏虚、瘀血痹阻3型频率较高[147]。殷海波等对194例AS患者进行基本证型分布特点的研究,发现肾阳亏虚证(45.9%)、湿热痹阻证(38.7%)出现频率最高,并且多以主证存在[148];陶庆文等对107例强直性脊柱炎患者进行中医辨证分型,其中肾虚督寒证最多(60例),邪郁化热证(14例)、湿热伤肾证(14例)、邪痹肢节证(13例)和邪及肝肺证(6例)依次次之[149]。董秋梅等统计68例强直性脊柱炎患者资料,发现其中肾虚督寒证28例(41.18%)、邪痹肢节证22例(32.35%)、邪及肝肺证18例(26.47%)[150]。虽然上述研究样本量不甚大,但是在随机的分型当中肾虚督寒型毕竟占了相当大的比例。任泓吉等通过对1983—2013年中137篇关于"强直性脊柱炎证型分析"文献进行分析归纳,症状聚类分析结果显示可分为肾虚阳微、肝肾阴虚、寒湿痹阻、湿热痹阻、寒热错杂5型[151]。李坚等收集了CNKI中1979—2009年关于强直性脊柱炎中医证型的文献,发现证型频数最高的依次为湿热痹阻证(43.86%)、寒湿痹阻证(36.84%)、瘀血痹阻证(29.82%)、肝肾不足证(28.07%)4种证型。发现虚实夹杂证较多,本虚以肝肾亏虚为主,标实以痰瘀、寒湿、湿热为主[152]。

3. 治疗原则

此病的治疗,焦树德建议将"大偻"作为本病的中医病名,以补肾强督为主要治法,佐以壮筋骨、活血脉,立补肾强督方,由金毛狗脊、鹿角、熟地黄等药物组成,可奏补肝肾、强督脉、壮筋骨之功效[153]。王为兰教授通过大量临床实践,认为本病应遵守扶正祛邪、益肾通督之法则,拟定益肾通督为基本方,疗效满意[154]。李济仁认为治疗原则以培补肝肾、壮腰健骨为主,同时注重益气养血,擅用参、芪等,考虑到善补肾者,当脾胃求之,参芪味甘性温,为补脾胃之圣药;治标则祛风散寒,或化湿清热,活血通络舒筋为主,即标本兼顾,通补结合[138]。冯兴华教授认为肾虚是AS发病的根本原因,风、寒、湿、热及瘀血乘虚侵袭人体,阻滞于经络、筋脉、关节是AS发病的诱因及标实的表现,治以补肾活血、清热利湿、祛风胜湿,而补肾活血法为本病的最基本治法[155]。金实教授从络论治,治法为化痰祛瘀通络,常用白芥子、枳壳、桃仁、川芎等药加减[156]。黄仰模等着手于《金匮要略》,分析出祛风寒湿是本病的重要治法,同时强调补肾,辅以祛风湿热[157]。彭江云等认为本病急性期主要采用散

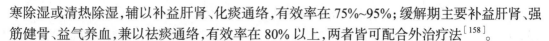

寒除湿或清热除湿,辅以补益肝肾、化痰通络,有效率在 75%~95%;缓解期主要补益肝肾、强筋健骨、益气养血,兼以祛痰通络,有效率在 80% 以上,两者皆可配合外治疗法[158]。

4. 实验研究

(1)中药降低炎性细胞因子含量,控制炎症反应:郭玉海等用 SD 大鼠和昆明种小鼠造模,观察强脊汤对机体免疫功能的影响,以 TNF-α、IL-2 为指标进行了实验观察,结果显示该方药对佐剂性关节炎模型大鼠体内的 TNF-α 水平具有明显的降低作用,并可双向调节免疫异常小鼠体内的 IL-2 水平[159]。范光顺以弗氏佐剂造模进行动物实验研究新痹痛灵对模型大鼠炎症的控制,结果显示新痹痛灵不仅减轻大鼠的慢性关节炎症反应,并且能使大鼠滑膜细胞异常升高的 IL-1β、TNF-α 和 PGE_2 炎症因子分泌功能趋于正常[160]。

(2)中药治疗对 AS 骨保护作用:高根德等将 46 只带有 C3B6 背景缺陷的基因 Ank/Ank 鼠分为 5 组,中药复方 3 组用不同浓度剂量灌胃治疗,对照组用生理盐水和磷酸柠檬酸盐(PC)治疗。从脊柱和骶髂关节的 X 线片和组织病理角度,观察骨赘、骨桥、椎间隙的变化,结果显示高浓度的中药对进展性 AS 的脊柱和骶髂关节的软组织的骨化具有明显的抑制作用。成纤维细胞是关节周围结缔组织的主要细胞,AS 成纤维细胞较正常人成纤维细胞增殖快,因而大量分泌胶原纤维等细胞外基质,因此推测 AS 患者的结缔组织纤维钙化,是通过成纤维细胞过度增殖分泌而逐渐骨化的[161]。梁慧英以体外培养的 AS 成纤维细胞为实验对象,采用血清药理学实验方法,研究补肾活血方对 AS 成纤维细胞 BMP/Smad 信号通路的影响,结果显示补肾活血方药通过抑制 MP/Smad 信号转导通路活化而抑制 AS 成纤维细胞表达成骨表型以延缓 AS 骨化发生[162]。

六、中药单味药研究

中药单味药的研究多从提取单味药的有效成分着手。如雷公藤中雷公藤多苷的研究,开创了中药提取免疫抑制剂的先河,其他单味药有效成分提取的有白芍总苷,青风藤中提取的青风藤碱研制的中成药正清风痛宁片治疗类风湿关节炎有效率可达 98.9%,论及的单味药还有秦艽、灯盏细辛、马钱子、草乌、山茱萸、姜黄等,这些单味药提取的有效成分大多有免疫抑制的作用。

(一)雷公藤

以雷公藤为代表的有效单味药现代化研究走向国际舞台,北京协和医院一项前瞻、随机、对照试验证实,单用雷公藤多苷片治疗 RA,其效果不亚于 RA 治疗的锚定药——甲氨蝶呤,因其起效快,两者联合使用疗效显著优于单用甲氨蝶呤(研究结果发表在国际风湿病学界最权威的《风湿病学年鉴》杂志)。

1. 现代研究

(1)化学成分:据文献报道,具有免疫调节和抗炎作用的雷公藤单体成分有雷公藤新碱、雷公藤春碱、雷公藤碱戊、雷公藤内酯酮、去甲泽拉木醛、雷公藤甲素、雷公藤红素、雷醇内酯等[163]。

(2)药理作用:现代药理研究表明,雷公藤具有抗炎、免疫抑制、抗肿瘤、抗生育、抗病毒、神经组织保护等作用。有降低血液黏滞性、抗凝、纠正纤维蛋白溶解障碍,改善循环的作用;有促进肾上腺合成皮质激素样作用;对免疫系统主要表现为抑制作用。研究表明,雷公藤及其主要成分可以显著抑制二甲苯或巴豆油致耳肿胀,减轻大鼠佐剂性关节炎的足肿胀度,降低蛋清或卡拉胶所致大鼠足肿胀的肿胀度。作用机制可能与抑制一系列重要的细胞因子如TNF-α、IL-2、IL-6、IL-8等和黏附分子如VCAM、ICAM等的表达相关;研究发现雷公藤可通过调节Th1/Th2的比值来达到调节机体免疫功能的作用;研究发现,雷公藤多苷、雷公藤甲素、雷公藤红素能上调护骨因子,抑制NF-κB受体激活蛋白配体而发挥骨保护作用;雷公藤内酯醇可明显降低滑膜组织中碱性成纤维细胞生长因子的表达,下调AA大鼠关节腔滑液水平的表达,抑制大鼠滑膜中新生血管的生成,抑制滑膜细胞的增殖。

2. **风湿病临床中的应用** 从1969年福建首次报道应用雷公藤治疗类风湿病以来,雷公藤广泛应用到治疗各种自身免疫性疾病中。从最初临床治疗类风湿关节炎、狼疮性肾炎、系统性红斑狼疮、紫癜性肾炎、白塞综合征、皮肌炎、麻风等,到动物模型研究其对自身免疫性贫血、自身免疫性糖尿病、自身免疫性肝炎、自身免疫性肌炎、自身免疫性葡萄膜炎等作用疗效,雷公藤在此领域的研究越来越深入和广泛,多种联合用药研究也相继开展。雷公藤在结缔组织病、红斑性皮肤病、皮肤血管炎等皮损性疾病中,并收到预期的良好效果,被称为"中药皮质激素"。

(二) 青风藤

青藤碱是从中药防己科植物青风藤中提取的一种生物碱单体,具有免疫抑制、镇痛、镇静、抗炎等药理作用[164]。相关产品有正清风痛宁片、盐酸青藤碱注射液、盐酸青藤碱肠溶片等,用于RA等各种风湿免疫性疾病、抗免疫排斥反应、肿瘤及肾脏疾病等。

1. **现代研究**

(1)化学成分:青风藤主要含挥发油、生物碱类、脂类、甾醇类等成分,其中生物碱为祛风止痛的主要有效成分。

(2)药理作用:青风藤生物碱类具有镇痛、抗炎、免疫抑制与免疫调节等作用。有研究表明青藤碱能显著抑制与CD147、MMP-2、MMP-9相关的细胞迁移和侵袭能力,并提出这可能是其治疗RA的机制;青藤碱(Sinomenine,SIN)能有效减少滑膜炎性因子TNF-α的表达,改善其病理改变,从而缓解佐剂性关节炎大鼠关节疼痛;研究发现SIN可呈剂量依赖性抑制TNF-α、IL-1β、IL-6等炎症因子的释放;青藤碱还能抑制活性氧的产生;降低NF-κB信号通路的活化,抑制小胶质细胞活化介导的炎症反应,从而部分改善脑出血所致的脑损伤。对免疫抑制的作用,有研究发现SIN可能是通过调控T细胞与Th17细胞在肠淋巴结内的出现频率,并促使淋巴细胞(尤其是T细胞)从肠道到关节的转运,从而起到抗RA的作用。

2. **风湿病临床中的应用** 青藤碱具有抗炎、镇痛、免疫抑制以及抗心律失常的作用,临床主要应用于治疗类风湿关节炎、红斑性狼疮肾病综合征等各种风湿及其他自身免疫性疾病和心血管方面的疾病。除了口服和肌内注射使用外,还有用穴位注射、关节腔内注射、痛点注射,并采用离子导入的方法给药,进行局部抗炎和止痛,取得了良好的临床疗效。

(三) 白芍

白芍具有养血柔肝、缓中止痛、敛阴收汗之功效,临床常用于治疗风湿及调节免疫等方面,应用历史久远。相关产品为白芍总苷胶囊(帕夫林)。

1. **现代研究**

(1)化学成分:白芍中含有多种化学成分,包括单萜及其糖苷类、三萜类、黄酮类、鞣质类等。

(2)药理作用:现代药理学研究表明白芍主要有抗炎、镇痛、保肝、调节免疫等药理作用。

白芍总苷在对 RA 的治疗过程中可从多个环节发挥其有效药理效应,并通过影响 RA 的炎症过程、细胞免疫和体液免疫以及调控多种炎性细胞因子而减轻自身免疫性炎症反应[165]。郭小靖等[166]研究表明,白芍总苷辅助治疗 RA,12 周的疗效优于对照组($P<0.01$),24 周的疗效比较,差异无统计学意义($P>0.05$),但不良反应发生率明显低于对照组($P<0.01$)。

2. 风湿病临床中的应用　白芍总苷临床多与甲氨蝶呤、柳氮磺吡啶、来氟米特等慢作用抗风湿药联合应用,治疗类风湿关节炎、强直性脊柱炎、干燥综合征、系统性红斑狼疮等自身免疫性疾病。

七、展望

近年来,中医药治疗风湿病发挥着越来越重要的作用,因其疗效确切,毒副作用少,普遍被广大患者接受。中医风湿病学科在诊断、辨证分型及治疗等各方面日臻完善。但由于风湿病属于多系统、复杂性疾病,国内外对本病的认识尚待进一步完善,针对中医风湿病学如何突破瓶颈、提升自我发展等问题,我们应从以下几个方面进行思考和展望。

(一) 进一步完善风湿病二级病名规范化的研究

1. 集全国中医风湿病专家的智慧,确立风湿病"二级病名"的范围,并做出规划,分期分批研究。

2. 遵循符合客观事物命名法特定内涵和外延界定的原则,以及命名方法和依据统一的原则,先易后难,逐步进行,明确每个"二级病名"的概念以及每个二级病名之间的鉴别。

3. 运用现代科学手段,借鉴西医实验室检查方法,深入探讨每个二级疾病的客观指标,从而使各个二级疾病能从客观上得到区别。

此外,还可根据每个二级疾病的概念和实验室指标,明确每个二级疾病包含的西医风湿类疾病。这样做既丰富了中医的内容,又符合当前临床科研工作具有"中西医双重诊断"的要求。

(二) 进一步完善中医风湿病证候规范化的研究

由于医家学派不同、观点不同,其辨证分型也有所不同,因此导致证型繁多,影响了中医治疗的可比性及评价。

1. 挖掘文献,探寻规律　从《内经》开始,对有关风湿病的文献进行系统整理,去伪存真,并进行多方面的验证工作,运用计算机技术和统计学方法,找出规律,澄清风湿病的证候概念、分类方法。

2. 组织专家,联合攻关　运用专家的辨证思维和临证经验,对证候概念、分类方法进行对比论证,综合分析,以寻找出基于专家共识的科学的、规范的证候分类方法。

3. 病证结合,深入探讨　风湿病是一类疾病的总称,其间包括多种不同的风湿病(二级病名)。对本病要用传统方法和现代医学检查、诊断手段,进一步修订具有中医特色的疾病、证候诊断、治疗和疗效评定标准,使之规范化、标准化,从而提高本类疾病的诊断和治疗水平。应该从每个二级病名着手,以单个二级病名为纲,所属的证候为目,病证结合,探讨其证候规律。

(三) 完善风湿病的中医临床科研设计方案

开展大样本多中心随机对照研究,注重远期疗效的观察,将具备随机、对照、干预、论证为特点的 RCT 实验运用到中医临床疗效研究中,进行系统评价;建立证候与实验指标间的动物实验模型,以中医学理论体系为指导,建立统一的规范化的临床诊断、治疗标准,为疗效提供更多科学可靠的依据。

(四) 加强风湿病病因学、发病学的调查研究

鉴于中医诊疗的灵活性和个体性,建立体现中医特色的软指标测量工具,促进具有中医特色的大样本风湿病流行病学调研。既要研究外邪在本类疾病发病中之作用,更要重视内因在发病中的作用,找出其规律性和特殊性,减少发病率和复发率。本病与感受外邪和寒冷季节有密切关系,要加强御寒保暖、防湿避风、劳逸适度、起居有节等的宣传,这对预防本病的发生是非常必要的。

(五) 举全国中医风湿病学科之力,研发治疗风湿病的特效药

历代治疗风湿病的方剂不下数百首,药物不下千余种,还有许多其他治疗方法,要挖掘和整理中医对本类疾病的治疗有效方药和其他疗法,并进一步总结名老中医治疗本病的宝贵经验方。深入地进行探索,全面更好地选方用药,创订新的处方,从而提高治疗效果,为攻克本病寻找新的线索。

一是对疗效确切可靠的复方或者单味药,采取科学而严谨的方法和方案,筛选提取中药的有效成分;寻求治疗本病的高效制剂,提高药物的临床疗效。

二是运用现代分子生物学技术,无机化学、有机化学技术及细胞、基因遗传学技术等现代医学手段,结合中医药探讨风湿病发病机制的信号传导路径,寻找治疗药物作用的新靶点,以期风湿病的治疗可以获得新途径和突破。

(六) 加强中医风湿病国际学术间的交流与合作

伴随着中医药现代化和国际化的进程,中医药日益走进世界各国,把中医药治疗风湿病的经验方法和有效药物推广到国际上去,提升中医药治疗风湿病在国际舞台的影响力,使中医药为更多的风湿类疾病患者服务,助力中医药国际学术发展。

（王承德、黄雪琪、张华东）

参 考 文 献

［1］陈凌. 评估辅助检查对风湿免疫病诊断的意义 [D]. 上海: 第二军医大学, 2016.

［2］COOPER G S, STROEHLA B C. The epidemiology of autoimmune diseases [J]. Autoimmun Rev, 2003, 2 (3): 119-125.

［3］COOPER G S, BYNUM M L, SOMERS E C. Recent insights in the epidemiology of autoimmune diseases: improved prevalence estimates and understanding of clustering of diseases [J]. J Autoimmun, 2009, 33 (3-4): 197-207.

［4］ALAMANOS Y, VOULGARI P V, DROSOS A A. Incidence and prevalence of rheumatoid arthritis, based on the 1987 American College of Rheumatology criteria: a systematic review [J]. Semin Arthritis Rheum, 2006, 36 (3): 182-188.

［5］CARTER E E, BARR S G, CLARKE A E. The global burden of SLE: prevalence, health disparities and socioeconomic impact [J]. Nat Rev Rheumatol, 2016, 12 (10): 605-620.

［6］吴珊珊, 段振华. 强直性脊柱炎流行病学研究进展 [J]. 安徽医科大学学报, 2013, 48 (8): 988-992.

［7］娄玉铃. 中国痹病大全 [M]. 北京: 中国科学技术出版社, 1993.

［8］许正锦, 黄小英, 谢俊杰. 路志正临证学术思想浅析 [J]. 上海中医药杂志, 2006, 40 (1): 121-122.

［9］路志正. 路志正医林集腋 [M]. 北京: 人民卫生出版社, 1990.

［10］魏宏剑. 浅谈焦树德教授的学术思想 [J]. 中医药导报, 2006, 12 (1): 18-19.

［11］何羿婷, 陈伟. 焦树德教授补肾祛寒法治疗尪痹、大偻经验介绍 [J]. 新中医, 2004, 36 (6): 7-8.

［12］项红. 焦树德治疗强直性脊柱炎的临床经验 [J]. 北京中医, 2004, 23 (3): 142-143.

［13］焦树德. "大偻" 刍议 [J]. 中国中医药信息杂志, 2000, 7 (6): 1-3.

［14］叶义远, 蒋怡, 马璇卿. 朱良春教授辨治痹证的经验 [J]. 上海中医药杂志, 2003, 37 (9): 6-7.

［15］秦克枫. 名老中医朱良春治痹用药经验管窥 [J]. 中医正骨, 2002, 14 (8): 51-52.

［16］冯蓓蕾. 朱良春治疗痹证的经验 [J]. 江苏中医, 2000, 21 (5): 9.

［17］范永升, 温成平. 阴阳毒证治探讨 [J]. 中国医药学报, 1997, 12 (4): 55-56.

［18］李正富, 范永升. 中医对系统性红斑狼疮的认识 [C]//2009 中国中西医结合系统性红斑狼疮研究学术会议资料汇编. 2009: 25-29.

［19］娄玉铃. 娄多峰教授学术思想 (风湿病) 介绍 [C]// 中华中医药学会风湿病分会 2010 年学术会论文集. 2010: 369-373.

［20］王承德. 痹病新识 [J]. 中医杂志, 1993, 34 (5): 314.

［21］刘维. 毒痹论 [J]. 中国中医基础医学杂志, 2007, 3 (1): 15.

［22］刘维, 王慧, 左芳, 等. 活血清痹方治疗类风湿性关节炎 60 例疗效观察 [J]. 中国中西医结合杂志, 1998, 18 (12): 748.

［23］王义军, 胡荫奇. 清热解毒活血通络法治疗活动性类风湿性关节炎初探 [J]. 陕西中医, 1999 (11): 508.

［24］陈伟, 焦树德. 补肾化瘀法阻止类风湿关节炎骨质破坏的研究现状与展望 [J]. 中国中医药信息杂志, 2002 (10): 9-11.

［25］姜泉, 周新尧. 从湿热瘀论治类风湿关节炎 [J]. 世界中西医结合杂志, 2010, 5 (4): 279-280.

［26］姜泉. 路志正调理脾胃治疗风湿病学术思想传承及临床应用研究 [D]. 北京: 中国中医科学院, 2012.

［27］王梓淞. 路志正教授益气养阴法论治原发性干燥综合征自身对照研究 [D]. 北京: 北京中医药大学, 2013.

［28］张英泽, 阎小萍. 焦树德教授根据 "动变制化思想" 和 "从化学说" 分型论治尪痹 [J]. 中医研究, 2012, 25 (12): 45-48.

［29］何羿婷, 陈伟, 焦树德. 应用焦树德教授学术思想临证体会 [J]. 中国中医基础医学杂志, 2004, 10 (4): 59-61.

［30］张华东, 赵冰, 王映辉, 等. 谢海洲教授 "治痹三要四宜" 学术思想之扶正培本法 [J]. 湖北中医杂志, 2008, 30 (11): 5-6.

［31］蒋恬, 顾冬梅, 朱婉华. 朱良春教授治疗风湿病学术思想和诊疗技术简介 [J]. 新中医, 2011, 43 (6): 150-151.

［32］孟庆良, 张子扬, 孟婉婷. 朱良春教授益肾蠲痹法治疗风湿病经验 [J]. 中医学报, 2017, 32 (11): 2013-2016.

［33］陈彦竹. 名老中医治疗痹证临床特色及用药规律的研究 [D]. 天津: 天津中医药大学, 2021.

［34］齐岩, 王德敏. 王为兰治疗痹证学术思想初探 [J]. 北京中医, 1992 (1): 11-13.

［35］李文芳, 王德敏. "养阴清热祛湿汤" 治疗类风湿性关节炎急性发作 60 例 [J]. 新疆中医药, 1992 (4): 10-12.

［36］薛纯纯, 张娜, 李晓锋. 当代中医药治疗疾病的思路探讨 [J]. 中华中医药杂志, 2018, 33 (10): 4268-4270.

［37］王承德. 痹病的病因病机及其辨治思路 [J]. 中医正骨, 1999, 11 (9): 47-48.

［38］黄雪琪, 沙正华, 林海. 王承德从湿论治风湿病 [J]. 中国中医基础医学杂志, 2017, 23 (8): 1121-1123.

［39］金萌, 王银兰, 刘艳, 等. 范永升教授运用通阳法治疗风湿病学术经验探析 [J]. 浙江中医药大学学报, 2021, 45 (11): 1169-1172.

［40］何力, 沈艳莉. 桂枝芍药知母汤治疗活动期类风湿性关节炎临床研究 [J]. 河南中医, 2016 (1): 22-23.

［41］贺选玲, 王莘智. 从虚论治类风湿性关节炎 [J]. 中国中医药现代远程教育, 2013 (15): 113-114.

［42］赵钟文, 吴宽裕, 乐宇民, 等. 扶脾养胃法治疗急性类风湿关节炎临床研究 [J]. 中国中医药信息杂志, 2008 (7): 61-62.

［43］杨鑫. 祛风除湿、益气养血法治疗类风湿关节炎合并贫血的临床研究 [D]. 南京: 南京中医药大学, 2013.

［44］王勇, 马玉琛, 王志丹. 类风湿关节炎贫血中医病机与治法浅谈 [J]. 世界中医药, 2013 (9): 1121-1123, 1127.

［45］张其慧. 从调和气血论治类风湿关节炎 [J]. 四川中医, 2009 (1): 26-28.

［46］周全, 高志卿. 论正虚在类风湿性关节炎发病中的作用 [J]. 中国中医基础医学杂志, 2009 (7): 519.

［47］李玉玲, 庞学丰, 雷宗尚, 等. 补益肝肾法治疗类风湿性关节炎探微 [J]. 河南中医, 2016 (2): 257-258.

［48］曾升海, 田惠民. 朱良春治疗痹病的用药经验介绍 [J]. 陕西中医, 2001, 22 (7): 409-450.

［49］商阿萍, 路洁. 路志正教授治疗类风湿关节炎经验 [J]. 河北中医, 2008, 30 (4): 341-343.

［50］刘欢, 庞学丰. 庞学丰辨治风湿病临床经验掇萃 [J]. 吉林中医药, 2008, 28 (10): 711-712.

［51］王承德. 扶正培本法为主治疗类风湿关节炎 60 例 [J]. 新中医, 1986 (2): 37-40.

［52］张静. 王素芝治疗尪痹经验 [J]. 山东中医杂志, 2013, 32 (3): 201-203.

［53］黄雪琪, 林海, 王承德. 类风湿关节炎活动期中医治疗思路 [J]. 中华中医药学刊, 2010, 28 (7): 1550-1551.

［54］马文辉, 刘敬虾, 姚博. 清痹汤加减治疗湿热瘀阻型类风湿关节炎 30 例 [J]. 光明中医, 2012, 21 (8): 1546-1548.

［55］肖涟波, 席智杰, 程少丹. 施杞从热毒痹论治急性期类风湿关节炎 [J]. 上海中医药杂志, 2017, 15 (12): 1-4.

［56］侯雷, 马武开. 类风湿关节炎中医证候分类临床文献研究 [J]. 中国中西医结合杂志, 2014, 34 (3): 279-283.

［57］屈静, 邹忆怀, 支楠. 毒邪学说的现代研究进展 [J]. 中国中医急症, 2012, 21 (10): 1629-1631.

［58］姜泉, 冯兴华, 王承德, 等. 清热活血方治疗类风湿关节炎患者 71 例临床观察 [J]. 中医杂志, 2012, 53 (6): 488-491.

［59］杨怡坤, 温艳东, 曹玉璋, 等. 房定亚教授从热毒湿瘀论治早期类风湿性关节炎 [J]. 中国中医基础医学杂志, 2011, 17 (10): 1161-1163.

［60］岳爱连. 从热毒论治类风湿性关节炎 [J]. 光明中医, 2010, 25 (4): 701.

［61］高建华, 张剑勇, 何伟珍, 等. 类风湿关节炎中医证型临床分布规律研究 [J]. 河北中医, 2012, 34 (9): 1292-1294.

［62］刘维, 王朝旭, 吴沅皞. 260 例类风湿关节炎患者中医证型聚类分析 [J]. 中医杂志, 2016, 57 (6): 508-511.

［63］姜泉, 王海隆, 巩勋, 等. 类风湿关节炎病证结合诊疗指南 [J]. 中医杂志, 2018, 11 (20): 89-95.

［64］王建, 巩勋, 唐晓颇, 等. 1602 例类风湿关节炎患者中医证候分布特点的多中心横断面调查 [J]. 中医杂志, 2018, 59 (11): 963-968.

［65］柳玉佳, 王莘智, 旷惠桃. 类风湿关节炎中医证候、证素分布的临床研究 [J]. 北京中医药大学学报, 2020, 43 (1): 79-83.

［66］李哲, 王庆国. 257 例类风湿关节炎患者中医证候分析 [J]. 世界中医药, 2015, 10 (3): 345-347.

［67］邢丽丽, 高明利. 辽宁地区类风湿关节炎患者中医证候规律的回顾性研究 [J]. 风湿病与关节炎, 2013, 2 (7): 35-37.

［68］葛瑶, 刘健. 类风湿关节炎患者抗环瓜氨酸肽抗体变化及相关性分析 [J]. 中国临床保健杂志, 2014, 17 (5): 531-533.

［69］靖卫霞, 鲁丽, 朱跃兰. 类风湿关节炎实验室指标变化与瘀证的相关性研究 [J]. 中医学报, 2013, 28 (3): 420-422.

［70］申丹, 杨卫彬, 王晓曼. 血小板与类风湿关节炎中医证候相关性初探 [J]. 世界中医药, 2016, 11 (8): 1040-1043.

［71］郭玲, 安娜, 唐先平, 等. 类风湿性关节炎膝关节病变的超声改变与中医辨证分型的相关性研究 [J]. 中国中医药信息杂志, 2010, 17 (11): 17-19.

［72］何卫, 夏雄智, 谢国平. 类风湿关节炎关节功能分级与中医证候的关系 [J]. 中医杂志, 2012, 53 (5): 413-415.

［73］马俊福, 侯秀娟. 肌肉骨骼超声表现与活动期类风湿关节炎湿热痹阻及寒湿痹阻证型的相关性研究 [J]. 中华中医药杂志, 2016, 31 (1): 244-247.

［74］孙志岭, 王玲, 王富强, 等. 类风湿关节炎寒湿痹阻证患者血清蛋白组学分析 [J]. 中国中西医结合杂志, 2013, 33 (7): 901-905.

［75］王新贤, 殷海波, 姜泉. 基于 iTRAQ 蛋白质组学技术筛选类风湿关节炎湿热瘀阻证血清标志物 [J]. 中国中西医结合杂志, 2019, 39 (10): 1209-1213.

［76］牛旭艳, 李健, 吕诚, 等. 类风湿性关节炎热证 "药- 证对应" 机制的网络药理学研究 [J]. 中国实验方剂学杂志, 2012, 18 (8): 299-303.

［77］姜淼, 刘忠, 谭勇, 等. 类风湿关节炎寒热方证对应的网络药理学研究策略 [J]. 中华中医药杂志, 2015, 30 (9): 3191-3195.

［78］朱震, 张世勤, 汪悦. 系统性红斑狼疮中医证素分布的文献研究 [J]. 辽宁中医杂志, 2013, 40 (3): 428-429.

［79］王米渠. 中医分子生物学: 分子中医学 [M]. 北京: 中国医药科技出版社, 2003: 248-249.

［80］陈薇薇, 沈丕安, 苏晓. 沈丕安从痹辨治系统性红斑狼疮学术经验 [J]. 上海中医药杂志, 2018, 52 (4): 2-5.

［81］韩曼, 姜泉. 中医治疗系统性红斑狼疮的思路与实践 [J]. 中华中医药杂志, 2017, 32 (10): 4537-4539.

［82］黄继勇. 范永升教授应用蒲公英治疗系统性红斑狼疮经验 [J]. 中华中医药杂志, 2013, 28 (7): 2037-2039.

［83］赵智强, 周仲瑛. 从阳毒辨治红斑狼疮 [J]. 中医药学报, 1998, 26 (4): 18-19.

［84］刘秉服. 路志正教授运用经方治疗红斑狼疮的经验 [J]. 中国中医药信息杂志, 2001, 8 (11): 72.

［85］眭书魁. 系统性红斑狼疮的中医病机研究 [J]. 河北中医, 2002, 24 (2): 153.

［86］眭书魁, 高建华, 马秀清. 狼疮饮治疗系统性红斑狼疮的临床研究 [J]. 河北中医, 2000, 22 (2): 88.

［87］周荣双, 刘德要, 范美丽. "三焦气化失常—系统性红斑狼疮" 相关论 [J]. 中国医学创新, 2014, 11 (18): 148-150.

［88］朱震, 张世勤, 高治国, 等. 系统性红斑狼疮证型及用药规律现代文献研究 [J]. 中医杂志, 2016, 57 (1): 71-74.

［89］王文生, 赵玉娟. 王俊志治疗红斑狼疮经验 [J]. 实用中医药杂志, 2014, 30 (2): 158-159.

［90］刘瑞萍, 朱妮, 李达, 等. 系统性红斑狼疮中医辨证分型与自身抗体谱的关系 [J]. 广东医学, 2012, 33 (2): 273-275.

［91］宫泽琨, 张峻岭. 系统性红斑狼疮中医证型与 IFN-γ、IL-2、IL-4、IL-10 的相关性研究 [J]. 中国中西医结合皮肤性病学杂志, 2016, 15 (1): 10-12.

［92］ 甄珠, 刘克芹. 可溶性黏附分子水平与系统性红斑狼疮中医辨证分型的关系 [J]. 长春中医药大学学报, 2015, 31 (2): 345-347.

［93］ 张绍杰, 汤水福. 狼疮性肾炎不同中医证型免疫荧光病理的差异探讨 [J]. 广州中医药大学学报, 2016, 33 (1): 16-19.

［94］ 张婉瑜, 刘宏潇. 冯兴华辨治系统性红斑狼疮经验 [J]. 中医杂志, 2011, 52 (22): 1903-1905.

［95］ 赵静, 曹洪欣. 曹洪欣论治系统性红斑狼疮经验 [J]. 中医杂志, 2018, 59 (3): 199-202.

［96］ 李荣良, 沈贤发, 薛鸾. 补虚泻实论治系统性红斑狼疮探讨 [J]. 陕西中医, 2017, 38 (8): 1118-1120.

［97］ 尤雯丽, 方勤. 系统性红斑狼疮的中医病机探讨 [J]. 中国民族民间医药, 2015, 24 (14): 7-9.

［98］ 惠新园, 杨勤军. 系统性红斑狼疮中医辨证分型及治疗进展 [J]. 江西中医药大学学报, 2016, 28 (5): 116-120.

［99］ 夏嘉, 江春春, 苏晓, 等. 系统性红斑狼疮中医病因病机及辨证分型的研究进展 [J]. 医学综述, 2015, 21 (3): 500-502.

［100］ 赵蓓俊, 茅建春, 陈湘君. 复方自身清对轻中度系统性红斑狼疮疗效观察 [J]. 世界中西医结合杂志, 2012, 7 (1): 37-39.

［101］ 秦颖, 孙素平. 周翠英治疗系统性红斑狼疮经验 [J]. 实用中医药杂志, 2016, 32 (5): 499-500.

［102］ 于海峰. 马红珍. 马红珍治疗系统性红斑狼疮经验 [J]. 江西中医学院学报, 2013, 25 (1): 22-24.

［103］ 王欣, 林丽, 曹惠芬. 孟如教授辨治系统性红斑狼疮经验总结 [J]. 云南中医中药杂志, 2016, 37 (7): 1-3.

［104］ 王冠华, 汪悦. 汪履秋治疗系统性红斑狼疮经验 [J]. 中医杂志, 2011, 52 (5): 378-379.

［105］ 李红毅, 沙海勇, 禤国维. 禤国维治疗系统性红斑狼疮经验 [J]. 中医杂志, 2011, 52 (S1): 36-37.

［106］ 代荣琴, 潘磊, 杨丽娟. 系统性红斑狼疮患者自身抗体与中医辨证分型的关系 [J]. 世界中西医结合杂志, 2016, 11 (6): 808-811.

［107］ 孙静, 谢志军, 郑卫军, 等. 系统性红斑狼疮疾病活动性与证型的关系研究 [J]. 浙江中医药大学学报, 2014, 38 (6): 686-689.

［108］ 王颖, 宋为民, 许爱娥, 等. 系统性红斑狼疮辨证分型与实验室指标关系的研究 [J]. 浙江中医杂志, 2005, 40 (8): 356-358.

［109］ 王颖, 尉晓冬, 宋为民, 等. 系统性红斑狼疮的中医辨证分型与白介素 2、白介素 10 的关系研究 [J]. 中国中西医结合皮肤性病学杂志, 2005, 4 (2): 63-65.

［110］ 孙然, 刘学明. 51 例系统性红斑狼疮中医辨证分型与抗核抗体谱的关系 [J]. 吉林中医药, 2005, 25 (10): 8-9.

［111］ 孙然, 侯云峰, 于秀明, 等. 93 例系统性红斑狼疮中医辨证分型的抗核抗体谱与肿瘤坏死因子分析 [J]. 中华中医药杂志, 2008, 23 (12): 1125-1128.

［112］ 赵高阳, 高玉洁, 息培红. SLE 中医辨证分型与血清 IFN-γ IL-10 之间关系的研究 [J]. 辽宁中医学院学报, 2006, 8 (3): 124-125.

［113］ 范永升, 黄继勇. HLA- II 类基因多态性与系统性红斑狼疮及其中医证型的相关性 [J]. 浙江中医学院学报, 2006, 30 (1): 99-100, 103.

［114］ 朱峰, 孔维萍, 朱笑夏, 等. 阎小萍 "辨五液, 调五脏" 论治干燥综合征经验 [J]. 中华中医药杂志, 2018, 33 (10): 4490-4493.

［115］ 孔祥民, 孙娜, 庞秀, 等. 冯兴华教授中医治疗原发性干燥综合征的经验研究 [J]. 中医临床研究, 2016, 8 (1): 12-14.

［116］ 王北, 席宁. 干燥综合征发热从温热病论治体会 [J]. 辽宁中医杂志, 2010, 37 (3): 470-471.

［117］ 张晓强. 化气布津法在治疗干燥综合征中的应用 [J]. 新中医, 2011, 43 (10): 137-138.

［118］ 高龙, 苏晓, 姚重华. 干燥综合征从三焦论治探讨 [J]. 辽宁中医药大学学报, 2013, 15 (4): 221-222.

［119］曾文卫. 探讨干燥综合征中医病机原因与分析 [J]. 内蒙古中医药, 2018, 37 (1): 30-31.

［120］杜彬, 汲泓. 汲泓教授诊治干燥综合征临床体会 [J]. 中国民族民间医药, 2018, 27 (2): 76-77.

［121］王莉澜, 陆燕. 金实治疗干燥综合征用药规律探析 [J]. 山东中医杂志, 2018, 37 (6): 510-512.

［122］罗海丽, 王书臣. 王书臣辨证治疗干燥综合征经验 [J]. 陕西中医, 2010, 31 (3): 333-334.

［123］杨仓良. 从毒论治干燥综合征探析 [J]. 世界中医药, 2013, 8 (4): 388-389.

［124］朱跃兰, 侯秀娟, 韦尼. 干燥综合征从燥毒癖辨证论治 [J]. 北京中医药大学学报, 2009, 32 (6): 416-418.

［125］董振华. 活血化瘀法在干燥综合征中的应用 [J]. 北京中医, 2001, 20 (3): 9-11.

［126］陆瑾. 陆安康教授治疗干燥综合征经验精粹 [J]. 中华中医药学刊, 2003, 21 (12): 1991-1992.

［127］马武开, 唐芳, 王莹, 等. 干燥综合征中医证候分类临床文献研究 [J]. 中华中医药杂志, 2013 (2): 482-485.

［128］刘维, 张磊, 刘晓亚, 等. 干燥综合征中医证候规律探讨 [J]. 中华中医药杂志, 2010, 25 (9): 1374-1376.

［129］宋威江, 罗静, 申洪波. 原发性干燥综合征中医证候分布及诊断标准研究进展 [J]. 中华中医药杂志, 2020, 35 (1): 380-382.

［130］吴丹, 钱先. 干燥综合征中医证候特点研究 [J]. 江苏中医药, 2010, 42 (11): 22-23.

［131］汪卫, 陶筱娟. 76 例原发性干燥综合征辨证分型与自身抗体的关系 [J]. 浙江中医杂志, 2008, 43 (2): 69-70.

［132］胡建东, 袁旭, 薛鸾. 湿阻热郁与阴虚燥热型原发性干燥综合征相关因素对比研究 [J]. 河北中医, 2012, 34 (5): 648-650.

［133］梁慧英, 冯兴华. 冯兴华教授对强直性脊柱炎病因病机认识的探析 [J]. 中华中医药杂志, 2011, 26 (9): 2012-2014.

［134］兰丽敏. 从毒瘀论治强直性脊柱炎的临床研究 [D]. 济南: 山东中医药大学, 2006.

［135］王为兰. 中医治疗强直性脊柱炎 [M]. 北京: 人民卫生出版社, 1999: 44-90.

［136］焦树德. 大偻 (强直性脊柱炎) 病因病机及辨证论治探讨 (下) [J]. 江苏中医药, 2003, 24 (2): 1-3.

［137］邱志济, 朱建平, 马璇卿. 朱良春治疗强直性脊柱炎用药特色选析 [J]. 辽宁中医杂志, 2001, 28 (11): 656-657.

［138］黄育芳, 张昭, 熊江华. 李济仁治疗强直性脊柱炎验案撷菁 [J]. 辽宁中医杂志, 2016, 43 (1): 43-44.

［139］林昌松, 陈纪藩, 黄仰模, 等. 强直性脊柱炎患者中医证型分布的调查研究 [J]. 陕西中医, 2005, 26 (6): 548-549.

［140］李奇, 张艳珍, 喻建平. 从中医证候逆向分析强直性脊柱炎的病因病机 [J]. 光明中医, 2011, 26 (4): 625-626.

［141］朱婉华. 大偻辨治 [N]. 中国中医药报, 2016-03-18.

［142］章天寿. 路志正治疗强直性脊柱炎经验 [J]. 中医杂志, 2002, 43 (7): 399-503.

［143］杜丽妍, 刘桑亿. 胡荫奇辨治强直性脊柱炎经验 [J]. 中医杂志, 2018, 59 (11): 918-920.

［144］冯兴华. 强直性脊柱炎证候规范之我见 [C]// 海峡两岸中医药发展大会风湿论文集. 2009: 171-175.

［145］赵敏. 娄玉钤治疗强直性脊柱炎经验 [J]. 中医杂志, 2010, 51 (11): 980-992.

［146］谈冰, 刘健. 刘健教授治疗强直性脊柱炎的学术经验 [J]. 中国临床保健志, 2015, 18 (5): 526-528.

［147］冯兴华, 姜泉. 中医辨证治疗强直性脊柱炎的临床疗效评价 [J]. 中国中西医结合杂志, 2013, 33 (10): 1309-1314.

［148］殷海波, 周雍明. 194 例强直性脊柱炎中医证候分布特点 [J]. 世界中西医结合杂志, 2007, 2 (1): 47-49.

［149］陶庆文, 阎小萍, 金笛儿, 等. 强直性脊柱炎骨密度变化与中医辨证分型关系探讨 [J]. 中国中西医结

合杂志, 2004, 24 (9): 843.

[150] 董秋梅, 阎小萍. 强直性脊柱炎 sICAM-1、sVCAM-1 水平变化与中医证型相关性研究 [J]. 中国中医药信息杂志, 2006, 13 (5): 18-20.

[151] 任泓吉. 强直性脊柱炎证型和用药规律的文献数据分析 [J]. 风湿病与关节炎, 2014, 3 (4): 34-38.

[152] 李坚, 李满意, 娄玉钤. 强直性脊柱炎中医证型分布规律研究 [J]. 世界中西医结合杂志, 2011, 6 (1): 6-7, 10.

[153] 焦树德. 从大偻论治强直性脊柱炎三方 [J]. 山东中医杂志, 2003, 22 (4): 235.

[154] 王北. 王为兰教授治疗强直性脊柱炎的临床经验 [J]. 北京中医药大学学报 (中医临床版), 2008, 15 (5): 23-24.

[155] 姜楠, 冯兴华, 王冬峰, 等. 冯兴华教授治疗强直性脊柱炎用药规律分析 [J]. 吉林中医药, 2012, 32 (5): 510-513.

[156] 韩善夯. 金实教授治疗强直性脊柱炎经验 [J]. 四川中医, 2005, 23 (11): 1-3.

[157] 黄仰模, 郑献敏, 赵威. 从《金匮要略》探讨强直性脊柱炎的辨证论治 [J]. 中医药学刊, 2006, 24 (2): 199-200.

[158] 彭江云, 李兆福, 刘维超, 等. 骨痹中医诊疗方案介绍 [J]. 云南中医学院学报, 2009, 32 (6): 43-47.

[159] 郭玉海, 史红霞, 王明喜, 等. 强脊汤治疗强直性脊柱炎的疗效及其与免疫性炎症因子关系的实验研究 [J]. 中医正骨, 2002, 14 (11): 3.

[160] 范光顺. 通痹灵治疗强直性脊柱炎临床和动物实验研究 [D]. 广州: 广州中医药大学, 2008: 21-24.

[161] 高根德, HOLLIS E K. 中药治疗强直性脊柱炎的实验研究 [J]. 中国中医骨伤科杂志, 2002, 10 (1): 11-14.

[162] 梁慧英. 补肾活血法治疗强直性脊柱炎临床研究及抗骨化分子机制的探讨 [D]. 北京: 中国中医科学院, 2011: 83-93.

[163] 钟点, 陈渊, 赵伟. 雷公藤红素抗炎及免疫抑制的研究进展 [J]. 药物生物技术, 2018 (1): 64-69.

[164] 高红强, 黄江波. 青藤碱在器官移植免疫耐受方面的研究进展 [J]. 中国实用医药, 2014, 9 (8): 259-261.

[165] 王红权, 詹杰. 白芍总苷治疗类风湿关节炎药理作用及机制 [J]. 医药导报, 2015, 34 (2): 199-201.

[166] 郭小靖, 李升, 黄玉珊. 白芍总苷辅助治疗类风湿关节炎的 Meta 分析 [J]. 井冈山大学学报, 2013, 34 (3): 83-87.

附2
风湿病的中医科研思路

风湿病是临床上的常见病、多发病,随着社会环境的变化及诊治水平的提高,对其认识也在逐步加深,然而其治疗仍然颇为棘手,临床中风湿病常具有以下基本特点。

①慢性病程、易复发:风湿病病势缠绵,病程长久,虽经药物干预控制后,可短暂好转,但经一定因素诱发,或控制不当,病情极易复发;②病情隐匿:风湿病始发症状多样,甚至可无明显症状,易被忽略,等到出现明显症状就医时,病情往往已经脱离可控范围,难以治愈;③病情复杂多变:风湿病往往病因、病机、病性、病程均复杂,变化多端,常常伴有多种合并症,具有多种脏器损害,并且不同疾病相互影响,治疗难度极大。

如何正确研究这类疾病以及以什么样的途径来研究这类疾病,推动中医风湿病学的进步与发展,为临床诊治提供支持,是我们中医风湿病研究者的目的;中医药现代化是中医学发展中的一个命题,中医药的科研发展,离不开现代科技手段的支持,运用现代科技的新理论、新技术、新成果,在发扬中医学自身思维优势的同时,加快中医药的研究,无疑成为发展中医的重要途径。

一、关于科研思维的培养

科学研究是发现新的理论、新的技术、新的方法的过程,是一种创造性的劳动。创新思维对科学研究十分重要,发现新的问题、提出新的假说、设计研究方案,都需要创造性思维,创造性思维具有未知性、不重复性、不可传承性,创造性思维不是先天具备的,虽然天赋是创造性思维能力形成的条件之一,但更重要的是要有浓厚的科研兴趣和科研氛围,在科研实践中不断探索和提高。中医学的发展过程无疑是一个不断超越、不断革新的过程,金元四大家的出现、伤寒学到温病学的发展,都是在中医学原有基础上的创新,虽然它不是在现代科技支撑下的进步,却是在大量实践经验基础上的创新。创造性思维具有前瞻性,前瞻性思维常常省略思维步骤,加大思维的前进跨度,跨越事物相关性的差距,迅速完成虚体和实体之间的转化,从而加大思维跨度。

随着现代生物技术的发展和计算机科技的日新月异,系统生物学随之诞生。系统生物学原理在复杂疾病病因学研究和诊断中的应用称为网络医学,也被称为系统医学。系统医学以系统论的方法来研究生物体,从分子、蛋白、基因的网络层面研究生物体复杂的变化,使现代医学有了系统的视角。系统医学或能克服分子线性通路的局限性,为疾病的诊断和药物的研发提供更全面的证据。从中医学的角度来讲,中医学本身就是系统思维的代表,其有着自身独特的理论体系和研究范式,但其理论与实践之间联系的抽象化、黑箱化,使其很多现象无法解释,机制无法阐明,从而影响到整体的取舍,运用系统生物学手段与中医学的理念相结合,或许可以为中医风湿病学的研究带来新的视野。

二、关于科研选题

临床与科研的结合是中医学的科学化、现代化之路,是还原论与系统性的统一。科学研究包括三要素:①提出问题,即研究什么;②猜想与假设,是根据过去的经验针对提出问题的答案;③设计并进行试验,即具体的研究方案。科研选题是科学研究的关键一步,是能否取得成果的前提,也决定着科研成果所能达到的高度。

科研选题的种类主要包括:

1. **调查研究**　如流行病学调查、临床病例研究报告、地方病调查等。

2. **实验观察**　此类选题通常是在一定的实验条件下给予人工处理因素,应用实验技术进行实验评价,如病理生理学、药理学、临床疗效观察、新技术临床应用等。

3. **资料分析**　此类研究题目是对既往医疗卫生资料,通过统计学处理后进行分析描述,中医风湿病学研究中,临床证型分析通常属于此类范畴。

4. **总结**　总结历代中医文献和名老中医治疗风湿病的思想和经验。

科研选题要遵循以下几个原则:

1. **科学性**　其强调要以科学实践反复证实的客观规律为基础,以唯物主义基本原理为指导,以事实材料为依据,根据文献材料和个人的理解体会,以归纳、演绎、分析推理等科学思维得出假说。

2. **创新性**　创新性原则要求所选的问题具有独创性和突破性,是别人没有提出过的问题,或是在别人成果基础上有所发展,能够填补某个学科或者某个领域的空白,创新性是科学研究的灵魂。

3. **可行性**　可行性原则是指选题时要考虑自身是否具备完成该课题的主观和客观条件,主观条件是指自身是否具有研究该课题所需要的知识、能力、经验、技能等为基础,客观条件是有没有研究所需要的经费、资料、设备、时间、技术支持等。

4. **价值性**　选择课题时必须考虑课题是否能够满足社会需要,解决社会问题,是否能够在理论上形成突破,推动学科的发展。

对于风湿性疾病的研究,中医药有着丰富的临床经验和良好的临床疗效,从中发现有效的治疗药物,形成有效的治疗方法,是中医风湿病学的重要方向。在中医风湿病的研究中,一系列的中药如雷公藤、青风藤、白芍、青蒿等在临床应用中已得到广泛应用并取得良好疗效,通过科研工作进一步寻找有效成分,确定临床应用范畴,阐释其作用机制,对于中医风湿病学的现代化有很大裨益。对于中医药有效方剂的研发,可以与中药学、药理学协作,进行医药结合研究,进行药效学、毒理药理学研究,从而可以为临床提供更多的参考。

现代科技的发展推动了西医学的进步,中医学也要借助现代科学的手段,借鉴研究思路和方法,吸收现代科学技术的成果,如生化、分子、生物免疫学、遗传工程学、影像学进行研究,选择某个指标或蛋白或通路等,使之更加系统化、整体化、科学化。

三、关于"疾病名称"的研究

正确的病名是对某种疾病矛盾运动全过程的综合概括,这个过程往往具有一定的独立性和比较规则的演化发展轨迹,且在其演化发展的过程中又可表现为若干相应的证候。中医学由于受多种因素的影响,对疾病的命名方法未能统一,而且大多数以主要临床特征表现为命名依据,致使疾病的内涵和外延含混不清,概念混乱。对风湿病的命名,有的以病因命名,如热痹、湿痹、风寒湿痹;有的以主症特征命名,如行痹、痛痹、着痹、周痹、众痹等;有的以病变部位命名,如皮痹、肉痹、脉痹、筋痹、骨痹、肺痹、脾痹、心痹、肝痹、肾痹等;有的以病机命名,如虚痹、实痹;有的以发病季节命名,如孟春痹、仲春痹、季春痹、孟夏痹等。这些命名方法有悖于命名法原则。这种命名依据的多样性和不一致性,容易造成概念的歧义,给风湿病的临床、科研和教学带来很多困难,在一定程度上影响了风湿病的研究进程。因此,对其病名要进行规范化研究。

新中国成立以来,中医院校的统编教材虽然在风湿病的命名上做了大量的统一的规范化工作,但论述失之于"浅"。全国中医学会内科学会痹证学组成立以后,通过召开几次大型专业学术讨论会,集全国有关专家的智慧,确立了风湿病的概念是指人体营卫失调,感受风寒湿三气,合而为病,或日久正虚,内生痰浊、瘀血、毒热,正邪相搏,使经络、肌肤、血脉、筋骨甚至脏腑的气血痹阻,失于濡养,出现肢体疼痛、肿胀、酸楚、麻木、重着、变形、僵直及活动受限等症状,甚至累及脏腑的一类疾病的总称,并将"风湿病"作为一级病名称谓,其他如行痹、痛痹、着痹、五体痹(筋、脉、肉、皮、骨)和五脏痹(肝、心、脾、肺、肾)、尪痹、燥痹等均作为二级病名。目前,风湿病作为一级病名,已基本确立,并得到全国有关专家的共识,而二级病名的规范化研究仍是薄弱环节,因此,对风湿病病名的规范化研究,主要是对其二级病名的研究。

四、关于"病因病机"的研究

由于历代医家对风湿病的不断临床实践和认识,使风湿病的病因病机理论逐步形成和完善。尤其是近年来,运用现代科学技术,借鉴现代医学知识对风湿病的临床和基础研究,使我们对其病因病机有了更深层次的认识。为了使风湿病病因病机研究有更大的提高和深化,我们认为,首先应该了解病因所包含的内容,以及风湿病的多因性和发病的复杂性,然后,病证同步探讨,引入实验研究,建立动物模型,多学科、多途径、多方法地进行研究。

(一)认识病因的内涵、疾病的多因性与发病的复杂性

中医对病因的认识是通过直接观察和审证求因两种方式得来的。前者与西医一样,如居住潮湿、跌打损伤等;后者则是将临床观察到的症状、体征及证候,根据"司内揣外"及"以近知远"的哲理加以类比归纳、推断疾病的病因,如对于临床表现以肢体关节疼痛游走不定为主的风湿病,因其表现来去迅速,动而多变,类似自然界风的特性,而认为本病是因"风气胜"而为病。事实上,这是对人体整体病理反应的类型所作的归类,并不都是以客观的物质实体为前提确定病因的。这样,使得同一"病因"有着不同的含义和本质的区别。就拿风湿病的外因来说,至少包括三方面因素:一是直接的气候环境因素;二是生物性致病因子,这些病因作用于人体后产生"风寒湿热"等证候;三是通过审证求因的推理过程得出的"此病因何而得"的病因学概念。因这 3 个方面有着本质的不同,所以,研究病因时,都应加以分析与区分。

历代医家已经观察到,有时仅仅一种致病因素并不足以发病,导致风湿病发生发展的因素是非常复杂的。《内经》就提出了"邪之所凑,其气必虚"和"正气存内,邪不可干"的

观点，《类证治裁》更明确指出"诸痹……良由营卫先虚，腠理不密，风寒湿乘虚内袭，正气为邪气所阻，不能宣行，因而留滞，气血凝涩，久而成痹"，表明风湿病的发生是在内外因同时起作用的情况下发生的。就外因而言，风湿病的病因也不是单一的，而是"杂至"的，如《素问·痹论》说"风寒湿三气杂至，合而为痹也"，说明了风湿病的形成是三类淫气共同作用的结果。不仅如此，这类疾病的发生与季节也有关，《素问·痹论》说："以冬遇此者为骨痹，以春遇此者为筋痹，以夏遇此者为脉痹，以至阴遇此者为肌痹，以秋遇此者为皮痹。"继而又云："五脏皆有合，病久而不去者，内舍于其合也。故骨痹不已，复感于邪，内舍于肾……皮痹不已，复感于邪，内舍于肺。"由此可见，风湿病至少与风寒湿三气杂至有关，与感受之季节有关，与病久而不已、复感于邪有关。就内因而言，《灵枢·五变》说"粗理而肉不坚者，善病痹"，说明了体质因素在风湿病发病中的重要性。因而风湿病的发生发展是由多种因素作用的结果，是复杂的，这就要求我们在运用现代科学方法研究其病因学说时，必须进行立体性、全方位的考虑，必须有特殊的设计思路。

关于体质因素与风湿病发病的关系，历代医家有过论述。近年来，也有人做过这方面的临床观察。如陶汉华观察到多数青少年男性患者，体型瘦长，营养较差；而妇女产后，气血大虚，偶着凉水，也易患本病。有人认为阳虚阴盛之人易患痛痹（多寒型）、行痹、皮痹、骨痹、肾痹，多与肺肾两脏有关；素体阳盛之人易患热痹、行痹、脉痹、心痹，多与心肺有关；脾虚或肥胖之人易患湿痹、脾痹，多与脾脏有关；素体气弱血虚之人，易患行痹、筋痹，多与肝脏有关。这些研究表明，不同体质的风湿病，具有向某一风湿病（二级病名）、某一证候发展的倾向性。因而体质因素既是疾病发生的内因，又是决定整个疾病发展过程和类型的重要因素之一。所以我们应该进一步探讨体质因素在中医风湿病发病中的作用，进一步探讨不同体质与不同风湿病（二级病名）的关系，以便寻找能动的防治风湿病的方法。

（二）病证同步探讨

风湿病是一类具有某些共同特征的疾病的总称，包括了多种疾病。从西医角度看，中医风湿病几乎囊括了美国风湿病协会确认的 10 大类、100 多种风湿病或关节病，中医对其病因病机的论述是一种总的认识、总的概念。事实上，每种西医疾病都有其不同于其他疾病的基本病理改变，并由此表现为相对固定的症状、体征、传变、预后，这些特定的发生发展规律，使其矛盾具有必然的特异性。例如，西医风湿类疾病中的自身免疫性疾病与代谢性疾病的发病原因、发病机制是完全不同的；中医对类风湿关节炎和痛风的病因病机论述也不尽相同。所以，我们认为对风湿病病因病机的研究，应逐个（二级病名）进行探讨。证候是对疾病过程中某一个体在某一阶段病因、病性、病位、病势的病理性概括。每种风湿病都可表现为多种证候。因此疾病与证候相结合，对每个风湿病进行病因病机的探讨、证候的概括，并借助现代检测手段探讨其实质，有着非常重要的意义。

（三）建立病证模型

传统中医病因病机学说是由几千年来历代医家在临床诊疗过程中，通过直接观察患者的疾病过程与治疗效果后，在中国古代哲学思想的影响下，由感性认识上升为理性认识的，人们对疾病病因病机的认识，始终保持着直观猜测和朦胧意识的特点。西方医学发展史的经验业已证明，动物实验是研究生命科学不可缺少的重要手段之一，因为它可以在严格控制的条件下进行实验性观察，从而得出比较客观而明确的结论。因而，要深入探讨每种风湿病的病因及发病机制，引入实验研究，建立动物模型，似有必要。

关于风湿病的动物模型,最早,王绪辉以家兔为造模动物,模拟自然风寒湿环境(温度7℃±3℃,相对湿度100%,风力6级),建立了风湿寒性关节痛的实验模型。后来,他又根据克隆选择学说,用新西兰小黑鼠与昆明种小白鼠为造模对象(此两种动物具有高效的IgG抗体和抗核抗体),在相应抗原诱导下,复制了人类类风湿关节炎的实验模型。吕爱平在导师王安民教授指导下,选用Ⅱ型胶原制作类风湿关节炎动物模型,同时加用寒湿因素。这些模型都存在不足之处,第1种模型仅仅考虑风寒湿外因,不符合目前对风湿病病因病机的认识,而且造出的模型,仅为证候模型,而非疾病模型;第2种模型,仅考虑西医类风湿关节炎疾病的造模,未考虑中医风湿病的病因,未能符合中医对风湿病的认识,而且造模的动物自身有抗核抗体存在,所造的模型并非都是类风湿关节炎,也不完全符合西医类风湿关节炎的发病机制及病理变化;第3种模型,虽然造模方法为国内外公认,还加用了寒湿因素,所造的模型也符合类风湿关节炎的病理变化,但仅为疾病模型,缺乏证候,不具有中医辨证论治特点。理想的动物模型,我们认为至少应具备如下特点:①所造疾病模型稳定可靠,既符合其发病机制,又符合临床实际;②具有中医辨证特色。要使模型具有上述特点,我们认为可采取病证"结合"的方法进行造模,即建立疾病证候模型,使模型在符合某一种风湿病的前提下,又具有某一证候的特点,造出某一风湿病下的几个证候模型。

实现疾病模型证候化,可考虑以下途径:①选择临床常见、造模方法比较成熟的某一种风湿病作为动物造模对象;②选择该疾病临床常见证候进行病证"结合",而且证候的造模方法也较成熟,得到了中医界承认;③造模时,充分考虑中医风湿病的"多因素病原说",诸如风寒湿热等因素、体质因素等。

理想可靠的模型造出后,便可进行疾病的发病、病理和药理研究,找出某一种风湿病各证候在组织学、病理生理学、免疫学、血液学等方面的特征,为临床提供客观的诊疗依据,并进行新药的筛选、验证及发病规律和临床特征的探讨。

五、关于"临床证候"的研究

历代医家对风湿病临床证候的分类做了大量的工作。由于缺乏明确统一的概念和分类以及明确的规范化途径,每个医家因其经验、体会、认识不同而使证候繁杂、各具特色。例如,对历节(类风湿关节炎)证候的认识,据资料统计,各家依据本病的临床特点、病因病机、气血脏腑虚损及活动期和慢性期等,对本病所分的证候先后多达40余个,使本病的证候缺乏规范化,不利于全面认识本病的发生发展规律,也不利于各种治疗方法的推广应用。因此,风湿病证候规范化是一个研究重点。

那么,如何来进行风湿病证候的规范化研究呢? 我们的建议是:

(一) 组织专家,联合攻关

运用专家的科学思维,对证候概念、分类方法进行对比,综合分析,以找出符合实际的证候分类方法,彻底澄清风湿病概念。

(二) 病证结合,深入探讨

众所周知,风湿病是一类疾病的总称,其间包括多种不同的风湿病(二级病名)。既往对风湿病证候的研究,多是对风湿病一级病名进行探讨。事实上,不同的疾病,其临床表现和规律是不同的,证候也是不一致的。每种疾病都有其各自不同的证候,因此,对风湿病证候的研究,我们应该从每个二级病名的病着手,以单个二级病为纲,以二级病包括的证候为目,病证结合,探讨其证候规律。也只有这样,才能真正深入探讨风湿病的证候规律。否则从总体上去探讨一类内在本质不同或不完全相同的疾病,既不符合科学研究的要求,也不可能找出疾病的证候规律。

(三) 引入客观指标,宏观微观结合

中医对疾病的诊断,主要根据中医师长期的实践经验,结合望、闻、问、切四诊对疾病的症状进行类比。由于对疾病的症状缺乏客观化,诊断过程中,实践经验不同的医生,对同一证候的望、闻、问、切所得的信息也就不同,因而得出的诊断也不一致。若能借助现代实验仪器及其检测指标,对症状进行客观化,那可能就不会出现"脉理精微,其体难辨……在心易了,指下难明"的情况了。故对风湿病证候的规范化研究,应借现代科技手段,引入客观指标,宏观微观结合。

首先,尽量运用现代科技手段,从症状、舌象、脉象等方面,探讨客观指征,并从定性和定量两方面建立、完善各证候的客观标准,例如运用色谱仪对舌象分析,脉象仪对脉象分析,温度测定仪对局部温度测定,关节功能测定,疼痛半定量测定,关节周径测定等。

其次,根据每种风湿病的具体情况,探讨实验室指标与证候之间的关系。例如,对历节(类风湿关节炎)证候的客观化研究,我们就可以探讨关节X线检查所见骨质改变情况、实验室检查、微量元素测定、血液流变学检测、甲皱微循环检测等与辨证之间的关系,把它们作为证候规范化的量化和客观化的主要参考指标。

第三,从动物模型探索证候诊断的客观指标,从不同层次和不同角度分析研究风湿病证候实质,探讨证候的特异性表现及其演变规律。

(四) 分步分级,先易后难

风湿病证候的规范化研究应从易到难,逐步进行。可选择研究深入的或比较成熟的证候类型对其先实施规范化。可通过中医的风湿病学会,组织有关专家,根据已有的资料,制定证候规范化标准试行办法,在全国范围内试行,然后根据试行的情况,再制订出较为稳定的证候诊断标准。

六、关于"治疗方法"的研究

选择和寻找正确的"治疗方法"是治疗风湿病的关键,因而也是风湿病研究的重要内容。下面所述的内容既有利于选择和寻找"治疗方法",也有利于对"治疗方法"的研究。

(一) 整理文献,寻找治法

历代医家对风湿病不断研究和认识,在治疗方法和用药上积累了丰富的经验。尤其近10年来,文献报道中应用于治疗风湿病的方法很多,概括起来,可分为内治、外治、综合疗法和中西医结合疗法等。内治法主要有辨证论治、辨病证论治,或以一法一方,或以一药为主结合辨证治疗等。外治法有针刺法、温针疗法、穴位注射法、敷贴疗法、熏洗、药浴疗法、麝火疗法、药棒拍打疗法、气功疗法、按摩疗法、中药离子导入法、蜂疗等疗法。这些疗法各有所长,临床医师应如何正确地选用,哪种疗法或方药最适宜于哪种风湿病的哪个阶段,这些疗法如何正确配合运用等,很难说得清。迄今尚无人从大量文献回顾研究的角度做过这方面的工作。因此,有必要对古今风湿病治法、疗法的相关文献进行尽可能全面的回顾性研究,运用电子计算机和统计学方法,从大量文献中去寻找每种风湿病的治疗规律,每种治法、方药及疗法的最佳适应证,以及药物的剂量、用法、加减规律等。

（二）辨证辨病紧密结合

辨证论治是中医学的核心，是公认的中医学的精华之一，是中医认识、治疗疾病的基本思想之一。一般认为其含义是：通过四诊、八纲、脏腑、病因病机等理论，对患者表现的症状、体征进行综合分析，辨别为何种证候之后，定出相应的治疗措施。这里着眼的是证候。众所周知，证候是对疾病过程中某一个体在某一阶段的病因、病性、病位、病势的病理性概括，是疾病发展过程中不同阶段表现出来的主要矛盾，辨证即是抓这一过程阶段中的主要矛盾，它是"随证治之"的依据。然而，治疗疾病只重视解决疾病过程中阶段性的主要矛盾是不够的，还要重视解决贯穿于疾病始终的根本矛盾，也即重视辨病，结合专药论治。清代徐灵胎指出："欲治病者，必先识病之名；能识病名，而后求其病之所由生；知其所由生，又当辨其生之各不同，而症状所由异。然后，考其治之之法。一病必有主方，一方必有主药。"现代名医岳美中教授也指出："在辨证论治规律的临床运用中，不仅要辨证候的阴阳表里虚实寒热，还要进而辨病，辨病名（包括中医与西医病名），辨识疾病的基本矛盾所在。"（《岳美中论医集》）由此可见，辨病与辨证有着不可分割的关系，具有同等重要的意义。

从总体而言，辨证应与辨病互相配合，就疾病发展过程而言，病与证是源与流、本与标的联系，治疗上既不可只求其本，更不能舍源从流。唯有病证结合，标本兼顾，才能既注意到疾病过程的整体特性，又抓住病变过程的局部表现，从而全面地认识疾病，准确地立法施治。

（三）多种治法综合运用

风湿病是临床常见、多发的一类疑难疾病。其临床多呈边缘性、多学科表现，病因及发病机制也比较复杂，因此，绝非一方一法或一药所能适宜。

对于这类疾病的治疗，应该综合使用多种治法，包括内治法、外治法、药物疗法与非物疗法等，从多层次、多环节、多途径进行治疗，众所周知，各种治疗方法均有所长，如内治法，可通过口服药物调节机体功能；外用药有减轻药物毒副作用和有利于药物直达病所的优点；针灸、按摩等非药物疗法，可减轻局部症状，或改善关节功能，针灸有调节免疫功能的作用。因此，根据各种风湿病的具体情况，博采众法，巧妙利用各种治疗方法之长，内外治结合，中西医并用，探讨出最佳综合治疗方案及治疗规律，将有利于找到治疗和攻克疾病的捷径。

七、关于"临床疗效"的研究

中医药毒副作用低，对某些风湿病有较好疗效，是肯定的。从文献报道看，有效率达90%以上的疗法和方药不少，但这些疗法和方药的疗效在推广应用中难以重复。究其原因，就是缺乏具体的疗效判定指标，由于许多疗法和方药的疗效不能重复，临床医师在运用时，虽手下有方，却心中无数，确切的把握有多大，往往不能说出。因此，我们应拿出具体的疗效评定指标，在排除其他干扰的情况下，进行风湿病的疗效观察，以获得每个病证疗效的把握程度。

因为风湿病是一类疾病的总称。其间包涵广泛，同一证可以是性质截然不同、预后迥异的不同疾病。例如，西医的系统性红斑狼疮、类风湿关节炎、骨性关节炎等均属中医风湿病范畴，但这些疾病的性质和预后是完全不同的。临床观察疗效时，应分别评定，不能采用同一个疗效评定标准，否则得出的疗效就不可靠。

经常可以从杂志上看到这样的报道：某某治疗痹病多少例，有效率达多少。大家知道，风湿病(痹病)所包含的多种疾病,其中有些相对易治,有些相对难治。如果临床观察中,易治的疾病占比例高,疗效自然高;如果易治的疾病比例小,难治的疾病比例高,则疗效自然低。因此,这种观察对象含糊的疗效,实质上是没有意义的。那么,要得到客观疗效,首先,观察对象应该明确。应该选择有可比性的、有大致相同性质和预后的疾病作为同组的受试对象,科研设计应尽量合理,尽量排除干扰因素。其次,每种疾病应有独立的疗效评定标准,而且这个标准应该尽量是大家公认的。对于判断疗效的指标,应该尽量具体化、客观化。对一些软指标,应尽量采取半定量化观察,如临床症状,可以采用轻(+)、中(++)、重(+++)或无、一级、二级、三级进行评定,制订每个级别的标准,并赋予一定的分值。治疗前后这个分值的变化情况,就可作为判断疗效的客观指标之一,这样得到的疗效比较客观,当然也就有可重复性,这是科研人员和医务工作者所期望的结果。

八、关于"有效药物"的研究

中医的精华和生命就在临床疗效,而良好疗效的取得,与有效药物是密不可分的。那么,如何来寻找和研究有效药物呢? 我们认为可从以下几方面着手:

(一) 着眼临床实践,总结验证有效药物

临床实践是寻找和验证有效药物的最佳途径之一。医生在治病过程中,由于对药物的不断反复使用,从中可发现哪些药物对哪种风湿病的哪个证候最为有效,从而逐渐探索出有效药物。而小范围内总结的有效药物,又必须通过大量的临床试验才能得以验证。例如,新药的Ⅱ期、Ⅲ期临床试验,即是通过严格、科学的临床观察来考察和评价药物的确切疗效和安全性。因此我们对风湿病有效药物的寻找和研究,离不开临床实践。

(二) 根据西医理论,寻找筛选有效药物

西医对疾病的治疗,主要是"审因论治",即在弄清疾病的病因和发病机制的前提下,选择使用消除疾病原因,或阻断发病途径,或修复病理改变的药物,而达到治疗目的。在风湿病治疗中,同样,我们也可根据西医对某些风湿病的认识,以及现代中药药理研究成果,寻找和筛选针对性较强的有效中药。例如,西医对类风湿关节炎的认识,尽管对其病因仍不甚明了,但其为以关节病变为主的慢性、全身性自身免疫性疾病,已确定无疑。患者的免疫功能处于异常状态,尤以 T 细胞亚群异常为主。现代中药药理研究认为雷公藤、昆明山海棠,不仅有较好的抗炎作用,而且有显著的免疫调节作用,因此,用其治疗类风湿关节炎,取得了显著疗效。此外,该药在治疗其他免疫性疾病方面,也取得了良效。由此可见,根据西医理论,结合现代中药药理研究,是寻找和筛选针对性强、疗效确切的有效药物的捷径。

(三) 重视实验研究,深入探讨药理药效

对于中药的研究,传统方法是根据中医药理论和临床实践,从宏观的角度来探讨。尽管这种研究方法在探讨中药应用原理、指导辨证选药方面起到了一定作用,但对药物的真正作用机制和药效未予阐明,尤其是对于同一方药可以治疗完全不同的疾病,无法从微观的角度揭示其机制。实验研究正可弥补传统研究方法的不足。它可从动物实验和临床试验的角度去探讨药物的作用原理和药效,并可运用动物模型对有效药物进行验证和筛选,以及对药物毒副作用进行观察,从而为临床选方用药提供可靠的依据,还可以从有效中药药理药效研究的结果去探讨疾病的实质。

九、其他

(一) 从民间和民族医药方面进行研究

我们不仅可从中医药角度,结合现代医学和现代科学对风湿病进行研究,还可从民间和民族医药方面进行探讨。民族医药有其独特的理论和治疗手段。挖掘民间一技之长和民族医药,攻克风湿病难关,也不失为一条有益途径。

(二) 建立独特的"风湿病病理学""风湿病治疗学""风湿病方药学"等

风湿病作为具有共同临床特征的一类疾病,从古至今,人们对其进行了不断的研究和认识,已经逐步形成了独特的理论体系和治疗用药规律。本着总结、发展、深化研究的原则,可以建立独特的"风湿病病理学""风湿病治疗学""风湿病方药学"等,使其从理论到临床和实验研究,逐步完善而成系统。

总之,风湿病是临床常见、多发的一类难治性疾病。对其研究,应该从多学科、多层次、多途径、多方法去进行。我们既可以应用现代手段系统整理研究风湿病有关文献,去伪存真,寻找辨治规律,又可以借鉴现代科技和西医知识,探讨其病因病机,验证筛选有效药物,研究药理药效,并对病名、诊断、辨证、疗效评定等予以规范化、客观化。既要注意病证结合的探讨,又应重视病证模型的研究,以期使风湿病的研究有新的突破。

(王德辉　殷海波　曹炜　王新贤　石白)

方剂汇编

一　画

一贯煎(《柳洲医话》/《续名医类案》)　生地黄　北沙参　麦冬　枸杞子　当归　川楝子

一清胶囊(《中华人民共和国药典》)　大黄　黄芩　黄连

一醉散(《普济方》)　穿山甲　麻黄　良姜　石膏

二　画

二十四味败毒散(《景岳全书》)　当归　川芎　生地黄　熟地黄　芍药　牛膝　防风　荆芥　白芷　忍冬藤　桔梗　羌活　独活　白鲜皮　薏苡仁　连翘　木通　陈皮　粉甘草　黄柏　知母　栀子　黄连

二术膏(《外科大成》)　白术　苍术　川芎　当归　赤芍　生地黄　熟地黄　甘草节　陈皮　半夏　香附　枳壳　乌药　何首乌　白芷　知母　杏仁　桑白皮　金银花　黄连　黄芩　黄柏　大黄　白蒺藜　栀子　柴胡　连翘　薄荷　威灵仙　木通　桃仁　玄参　桔梗　白鲜皮　猪苓　泽泻　前胡　升麻　五加皮　麻黄　牛膝　杜仲　山药　益母草　远志　续断　良姜　藁本　青风藤　茵陈　地榆　防风　荆芥　青皮　两头尖　羌活　独活　苦参　天麻　南星　川乌　草乌　文蛤　巴豆仁　芫花　细辛　贝母　僵蚕　大枫子　穿山甲　蜈蚣　苍耳子　虾蟆　白花蛇　地龙　全蝎　海桐皮　白及　白蔹　木鳖子　桃枝　柳枝　榆枝　槐枝　桑枝　楝枝　杏枝　椿枝　血余　麻油　飞过黄丹　乳香　没药　血竭　轻粉　潮脑　龙骨　赤石脂　海螵蛸　冰片　麝香　雄黄

二仙汤(《中医方剂临床手册》)　仙茅　淫羊藿　当归　巴戟天　黄柏　知母

二至丸(《医方集解》)　女贞子　墨旱莲

二陈丸(《中华人民共和国药典》)　陈皮　半夏(制)　茯苓　甘草

二陈汤(《太平惠民和剂局方》)　法半夏　橘红　白茯苓　炙甘草　生姜　乌梅

二妙汤洗法(《绛囊撮要》)　甘草　威灵仙

二妙苍柏散(《医学入门》)　苍术　黄柏

二妙散(《丹溪心法》)　黄柏　苍术

二味参苏饮(《妇科心法要诀》)　人参　苏木

二草二皮汤(《娄多峰论治痹病精华》) 伸筋草 透骨草 五加皮 海桐皮

十全大补口服液(《中华人民共和国药典》) 党参 白术(炒) 茯苓 甘草(炙) 当归 川芎 白芍(酒炒) 熟地黄 黄芪(炙) 肉桂

十全大补丸(《活人方》) 人参 当归 黄芪 熟地黄 茯苓 白术 川芎 肉桂 附子 沉香

十全大补汤(《太平惠民和剂局方》) 当归 川芎 白芍 熟地黄 人参 白术 茯苓 黄芪 肉桂 炙甘草

十味龙胆花颗粒(藏药) 龙胆花 烈香杜鹃 甘草 矮紫堇 川贝母 小檗皮 鸡蛋参 螃蟹甲 藏木香 马尿泡

丁公藤风湿药酒(《中华人民共和国药典》) 丁公藤 桂枝 麻黄 羌活 当归 川芎 白芷 补骨脂 乳香 猪牙皂 陈皮 苍术等

丁香柿蒂汤(《症因脉治》) 丁香 柿蒂 人参 生姜

七味白术散(《小儿药证直诀》) 人参 茯苓 炒白术 甘草 藿香 木香 葛根

七味都气丸(《医宗己任编》) 熟地黄 山茱萸 山药 丹皮 泽泻 茯苓 五味子

七味通痹口服液(医保药品目录) 蚂蚁 青风藤 鸡血藤 鹿衔草 石楠藤 千年健 威灵仙

七味葱白汤(《重订通俗伤寒论》) 鲜葱白 生葛根 细生地 淡豆豉 原麦冬 鲜生姜 百劳水

七制松香膏(《医学从众录》) 松香 姜汁 葱汁 白凤仙汁 烧酒 闹羊花汁 商陆根汁 红醋 川乌 草乌 苍术 官桂 干姜 白芥子 蓖麻 血余 桐油 牛皮膏 樟脑 麝香

七宝美髯丹(《医方集解》) 何首乌 茯苓 牛膝 当归 枸杞子 菟丝子 补骨脂

七厘散(《良方集腋》) 麝香 儿茶 没药 朱砂 冰片 血竭 乳香 红花

八正散(《太平惠民和剂局方》) 车前子 瞿麦 萹蓄(亦名地竹) 滑石 山栀子仁 甘草(炙) 木通 大黄

八仙逍遥汤(《医宗金鉴》) 防风 荆芥 川芎 甘草 当归 黄柏 苍术 牡丹皮 川椒 苦参

八味丸(《寿亲养老新书》) 川巴戟 高良姜 川楝子 吴茱萸 胡芦巴 山药 茯苓 香附子

八珍丸(《丹溪心法》) 乳香 没药 代赭石 穿山甲 川乌 草乌 羌活 全蝎

八珍丸(《中华人民共和国药典》) 人参 炒白术 茯苓 白芍 当归 川芎 熟地黄 炙甘草

八珍汤(《正体类要》) 当归 川芎 白芍 熟地黄 人参 白术 茯苓 炙甘草

八珍饮(《仁斋直指方论精要》) 车前子 龙胆草 谷精草 淫羊藿 威灵仙 藁本 荆芥穗 秦皮 甘草(炙)

八珍益母丸(《景岳全书》) 益母草 党参 炒白术 茯苓 甘草 当归 白芍 川芎 熟地黄

八珍颗粒(《中华人民共和国药典》) 党参 炒白术 茯苓 炙甘草 当归 炒白芍 川芎 熟地黄

人参丸（《圣济总录》） 人参 桂 茯神 黄芪 木香 牡蛎 远志 炙甘草 麦冬

人参再造丸（《中华人民共和国药典》） 人参 蕲蛇 广藿香 檀香 母丁香 玄参 细辛 香附 地龙 熟地黄 三七 乳香 青皮 豆蔻 防风 制何首乌 川芎 片姜黄 黄芪 甘草 黄连 茯苓 赤芍 大黄 桑寄生 葛根 麻黄 骨碎补 全蝎 僵蚕 附子 琥珀 龟甲 粉草薢 白术 沉香 天麻 肉桂 白芷 没药 当归 草豆蔻 威灵仙 乌药 羌活 橘红 六神曲 朱砂 血竭 人工麝香 冰片 体外培育牛黄 天竺黄 胆南星 水牛角浓缩粉

人参养荣丸（《中华人民共和国药典》） 人参 白术 茯苓 肉桂 五味子 白芍 黄芪 当归 熟地黄 陈皮 远志 炙甘草

人参养荣（营）汤（《太平惠民和剂局方》） 白芍 当归 陈皮 黄芪 桂心（去粗皮） 人参 白术（煨） 甘草（炙） 熟地黄（制） 五味子 茯苓 远志（炒、去心）

人参健脾丸（《北京市中药成方选集》） 人参 白术 茯苓 山药 陈皮 木香 砂仁 黄芪 当归 酸枣仁 远志

人参酒（《本草纲目》） 人参 白酒

人参散（《圣济总录》） 人参 酸枣仁 杜仲 黄芪 茯神 五味子 熟干地黄 川芎 细辛 秦艽 羌活 丹砂

人参粥（《圣济总录》） 人参 生姜 粟米

九汁膏（《医学从众录》） 血余 大黄 威灵仙 川乌 草乌 刘寄奴 土鳖虫 羌活 独活 红花 当归 蛇床子 苍术 生南星 生半夏 白芥子 桃仁 樟冰 甘松 山柰 花椒 猪皂 炙山甲 荜茇 乳香 白芷 鲜烟叶汁 松香 鲜商陆根（汁） 松香 鲜艾叶汁 生姜汁 韭汁 葱汁 大蒜（汁） 麻油 密陀僧 硫黄末 肉桂末 细辛

九味羌活丸（《中华人民共和国药典》） 羌活 防风 苍术 细辛 川芎 白芷 黄芩 甘草 地黄

九味羌活汤（《此事难知》） 羌活 防风 苍术 川芎 白芷 细辛 生地黄 黄芩 甘草

三　画

三七伤药片（胶囊）（《中华人民共和国药典》） 三七 制草乌 雪上一枝蒿 骨碎补 红花 接骨木 赤芍 冰片

三才汤（《温病条辨》） 天冬 熟地黄 人参

三子养亲汤（《韩氏医通》） 白芥子 紫苏子 莱菔子

三仁汤（《温病条辨》） 杏仁 白蔻仁 薏苡仁 厚朴 通草 竹叶 滑石 半夏

三节汤方（《圣济总录》） 石楠节 杉木节 松木节 茵芋 蒴藋 原蚕沙 麻黄根 蓖麻叶 柳蚛粪 煮絮桶中灰

三甲复脉汤（《温病条辨》） 炙甘草 干地黄 生白芍 不去心麦冬 阿胶 麻仁 生牡蛎 生鳖甲 生龟甲

三两半药酒（《中华人民共和国药典》） 当归 炙黄芪 牛膝 防风

三灵汤（《医醇賸义》） 当归 白芍 羚羊角 龙齿 石决明 半夏 柴胡 葛

根　茯苓　白术　青皮　冬瓜子

三妙丸(《医学正传》)　黄柏　苍术　牛膝

三妙散(《医宗金鉴》)　槟榔　苍术　黄柏

三味散(陶慕章医话)　全蝎　蜈蚣　土鳖虫

三消饮(《温疫论》)　槟榔　草果　浓朴　芍药　甘草　知母　黄芩　大黄　葛
根　羌活　柴胡　生姜　大枣

三黄洗剂(《中医外科临床手册》)　大黄　黄柏　黄芩　苦参

三痹汤(《妇人大全良方》)　川续断　杜仲　防风　桂心　细辛　人参　白茯苓　当
归　白芍　甘草　秦艽　生地黄　川芎　川独活　黄芪　川牛膝

三痹汤(《医门法律》)　人参　黄芪　当归　川芎　白芍　生地黄　杜仲　续断　防
风　桂枝心　细辛　茯苓　秦艽　牛膝　独活　甘草　生姜　大枣

三痹汤(《张氏医通》)　人参　黄芪　白术　当归　川芎　白芍　茯苓　炙甘草　桂
心　防己　防风　乌头　细辛　生姜　红枣

三痹汤(《景岳全书》)　人参　黄芪　当归　川芎　熟地黄　白芍　杜仲(姜汁炒)　续
断　桂心　牛膝　细辛　白茯苓　防风　秦艽　独活　甘草　生姜　大枣

土茯苓汤(《景岳全书》)　土茯苓

土鳖红花酒(《陕西中医》)　土鳖　红花　白酒

大七气汤(《医碥》)　京三棱　蓬莪术　青皮　陈皮　藿香叶　香附

大七气汤(《三因极一病证方论》)　半夏　白茯苓　浓朴　紫苏

大圣散(《证治汇补》)　川芎　当归　人参　黄芪　麦冬　炙甘草　茯苓　木香　木
瓜　酒　草乌　川椒　白芷

大防风汤(《普济方》)　熟地黄　防风　白术　当归　杜仲　黄芪　白芍　羌活　牛
膝　人参　甘草

大防风汤(《太平惠民和剂局方》)　人参　防风　白术　炮附子　当归　川芎　杜
仲　黄芪　羌活　牛膝　熟地黄　炙甘草　白芍

大防风汤(《罗氏会约医镜》)　人参　白术　防风　黄芪　熟地黄　杜仲　白芍　牛
膝　羌活　炮附子　肉桂　甘草　川芎　当归　生姜

大防风汤(《普济方》)　熟地黄　防风　白术　当归　杜仲(制)　黄芪(炙)　白芍　羌
活　牛膝(制)　人参　甘草　生姜　大枣

大补元煎(《景岳全书》)　人参　炒山药　熟地黄　杜仲　枸杞子　当归　山茱
萸　炙甘草

大补阴丸(《丹溪心法》)　知母　黄柏　熟地黄　龟甲　猪骨髓

大青龙汤(《伤寒论》)　麻黄　桂枝　甘草　杏仁　生姜　大枣　石膏

大枣人参汤(《十药神书》)　白参或西洋参　大枣

大枣薏苡粥(《痹病论治学》)　小米　薏米仁　大枣

大定风珠(《温病条辨》)　生白芍　干地黄　麦冬(连心)　麻仁　五味子　生龟甲　生
牡蛎　甘草(炙)　鳖甲(生)　阿胶　鸡子黄(生)

大建中汤(《金匮要略》)　蜀椒　干姜　人参

大承气汤(《伤寒论》)　大黄　厚朴　枳实　芒硝

大活络丸(胶囊)(《中华人民共和国药典》)　蕲蛇肉　大黄　乌梢蛇肉　川芎　黄芩　玄参　青皮　甘草　木香　藿香　白芷　天竺黄　草豆蔻　肉桂　香附　黄连　附子　地龙肉　竹节　麻黄　白术　羌活　何首乌　沉香　熟地黄　天麻　全蝎　威灵仙　茯苓　丁香　没药　当归　葛根　人参　龟甲　豆蔻　赤芍　防风　麝香　冰片　牛黄　朱砂　安息香等

大活络丹(《兰台轨范》引《圣济总录》)　白花蛇　乌梢蛇　威灵仙　两头尖　草乌　天麻　全蝎　首乌　龟甲　麻黄　贯仲　炙甘草　羌活　官桂　藿香　乌药　黄连　熟地黄　大黄　木香　沉香　细辛　赤芍　没药　丁香　乳香　僵蚕　天南星　青皮　骨碎补　白蔻　安息香　黑附子　黄芩　茯苓　香附　玄参　白术　防风　葛根　虎胫骨(现已不用或应用其他代用品)　当归　血竭　地龙　犀角　麝香　松脂　牛黄　片脑　人参　金箔

大秦艽汤(《素问病机气宜保命集》)　秦艽　独活　羌活　防风　白芷　细辛　白术　茯苓　甘草　生地黄　熟地黄　白芍　当归　川芎　黄芩　石膏

大柴胡汤(《伤寒论》)　柴胡　枳实　生姜　黄芩　白芍　半夏　大枣　大黄

大造丸(《景岳全书》)　紫河车　龟甲　黄柏　杜仲　牛膝　天冬　麦冬　熟地黄

大黄牡丹皮汤(《金匮要略》)　大黄　牡丹皮　桃仁　冬瓜子　芒硝

大黄附子汤(《金匮要略》)　大黄　附子　细辛

大黄䗪虫丸(《金匮要略》)　大黄　黄芩　甘草　桃仁　杏仁　白芍　干地黄　干漆　虻虫　水蛭　蛴螬　䗪虫

万灵丹(《外科正宗》)　茅苍术　全蝎　石斛　当归　甘草　天麻　川芎　羌活　荆芥　防风　麻黄　细辛　川乌　草乌　雄黄　何首乌

万灵筋骨膏(《北京市中药成方选集》)　大黄　槟榔　五倍子　香附　穿山甲　全蝎　羌活　防风　杏仁　芫花　细辛　牵牛子　土鳖虫　厚朴　甘遂　木鳖子　三棱　莪术　川乌(生)　天麻子　生地黄　草乌(生)　独活　猪牙皂角　黄柏　肉桂　大戟　枳壳　麻黄　巴豆　当归　玄参

万通筋骨片(2020年医保目录)　制川乌　制草乌　马钱子(制)　淫羊藿　牛膝　羌活　贯众　黄柏　乌梢蛇　鹿茸　续断　乌梅　细辛　麻黄　桂枝　红花　刺五加　金银花　地龙　桑寄生　甘草　骨碎补(烫)　地枫皮　没药(制)　红参

上中下痛风方(《丹溪治法心要》)　南星　黄柏　羌活　苍术　川芎　龙胆草　白芷　神曲　桃仁　威灵仙　防己　桂枝　红花

小青龙汤(《伤寒论》)　麻黄　芍药　细辛　炙甘草　干姜　桂枝　五味子　半夏

小青龙颗粒(《中华人民共和国药典》)　麻黄　桂枝　白芍　干姜　细辛　制半夏　五味子　炙甘草

小金丸(《中华人民共和国药典》)　麝香　木鳖子(去壳去油)　制草乌　枫香脂　乳香(制)　没药(制)　五灵脂(醋炒)　当归(酒炒)　地龙　香墨

小金丹(《外科全生集》)　白胶香　草乌　五灵脂　地龙　木鳖子　没药　当归身　乳香　麝香　墨炭

小建中汤(《伤寒论》)　桂枝　芍药　甘草　生姜　大枣　饴糖

小承气汤(《伤寒论》)　大黄　厚朴　枳实

小活络丹(《太平惠民和剂局方》) 制川乌 制草乌 乳香 没药 地龙 胆南星

小活络丹(《北京市中药成方选集》) 川乌 草乌 当归 川芎 白芍 乳香 没药 地龙肉 香附 胆南星

小柴胡汤(《伤寒论》) 柴胡 黄芩 半夏 人参 甘草 生姜 大枣

小陷胸汤(《伤寒论》) 黄连 半夏 瓜蒌实

小续命汤(《备急千金要方》) 麻黄 防己 人参 黄芩 桂心 甘草 白芍 川芎 杏仁 附子 防风 生姜

小蓟饮子(《济生方》) 小蓟 淡竹叶 当归 栀子 生地黄 滑石 炒蒲黄 通草 甘草 藕节

山药丸(中成药) 山药 马钱子粉 麻黄 自然铜(煅、醋淬) 千年健 乳香 没药 杜仲炭 怀牛膝 羌活 木香 狗脊 红花 防风 续断 柴胡 地枫皮 甘草

千金八风散(《张氏医通》) 菊花 石斛 天雄 人参 附子 甘草 薯蓣 续断 黄芪 泽泻 远志 细辛 秦艽 石韦 牛膝 石菖蒲 杜仲 茯苓 干地黄 防风 白术 干姜 草薢 乌头

千金苇茎汤(《金匮要略》) 苇茎 薏苡仁 桃仁 瓜瓣

川乌头散(《太平圣惠方》) 川乌头 甘草 细辛 川椒 干姜 赤茯苓 防风 当归 秦艽 附子 桂心 赤芍 独活 牛膝

川乌粥(《普济本事方》) 川乌 米 姜汁 蜜

川芎茶调散(《太平惠民和剂局方》) 川芎 荆芥 薄荷 羌活 香附(或细辛) 白芷 甘草 防风

川芎茶调颗粒(《中华人民共和国药典》) 川芎 白芷 羌活 细辛 防风 薄荷 荆芥 甘草

己椒苈黄丸(《金匮要略》) 防己 椒目 葶苈子 大黄

马鬃蛇药酒(中成药) 马鬃蛇 鸡血藤 千斤拔 龙须藤 黑老虎根 半枫荷 山苍子 桑寄生 金樱子 狗脊 走马胎 杜仲藤 牛大力

马鞭软膏(《瑞竹堂经验方》) 马鞭草 生熟地黄 吴茱萸 白面 骨碎补 败姜屑 鳖甲 蒲黄 醋

四 画

王氏连朴饮(《霍乱论》) 黄连 厚朴 石菖蒲 半夏 淡豆豉 炒山栀子 芦根

王回回狗皮膏(中成药) 玄参 当归 木瓜 生地黄 苏木 赤芍 白芷 羌活 大黄 厚朴 荜茇 高良姜 椿皮 官桂 油松节 独活 鹿角 阿魏 丁香 肉桂 乳香 没药 冰片 樟脑

天王补心丹(《校注妇人良方》) 人参(去芦) 茯苓 玄参 丹参 桔梗 远志 当归(酒浸) 五味子 麦冬(去心) 柏子仁 酸枣仁(炒) 生地黄

天台乌药散(《医学发明》) 天台乌药 木香 茴香(炒) 青皮(去白) 良姜(炒) 槟榔 川楝子 巴豆

天麻丸(片/胶囊)(《中华人民共和国药典》) 天麻 羌活 独活 草薢 附子 地黄 玄参 当归 杜仲 牛膝

天麻丸(《圣济总录》) 天麻 苦参 细辛 石菖蒲 牛膝 赤箭 附子 地榆 人参 川芎 桂 木香 陈橘皮 防风 当归 赤芍 酸枣仁 独活 威灵仙 藁本

天麻丸(《本草纲目》) 天麻 川芎

天麻壮骨丸(2020年医保目录) 天麻 独活 豹骨 人参 细辛 鹿茸 杜仲(盐炙) 五加皮 秦艽 豨莶草 防风 当归 川芎 防己 桑枝 白芷 藁本 羌活 老鹳草 常春藤

天麻钩藤饮(《杂病证治新义》) 天麻 炒栀子 黄芩 炒杜仲 益母草 桑寄生 朱茯神 夜交藤 生石决明 钩藤 川牛膝

天麻追风膏(中成药) 天麻 乌梢蛇 桂枝 松节 桑枝 麻黄 威灵仙 白附子 生川乌 生草乌 防风 萆薢 薄荷 独活 当归 牛膝 钩藤 荆芥 秦艽 川芎 续断 防己 干姜 红花 细辛 藁本 补骨脂 羌活 乳香 没药 公丁香 冰片 菜油 黄丹

天麻祛风丸(2020年医保目录) 炒苍术 麻黄 羌活 防风 细辛 制川乌 川芎 石斛 天麻 当归 甘草 荆芥 何首乌 雄黄 制草乌 全蝎

天雄丸(《太平圣惠方》) 天雄 石斛 五味子 巴戟天 白茯苓 熟干地黄 远志 人参 补骨脂 蛇床子 泽泻 薯蓣 石楠 草薢 附子 沉香 石龙芮 桂心 棘刺 黄芪 白龙骨 菟丝子 杜仲 肉苁蓉

天雄丸(《太平圣惠方》) 天雄 麻黄 天麻 桂心 天南星 羌活 雄黄 腻粉 干蝎 麝香 朱砂 牛黄 乌蛇

元胡止痛颗粒(《中华人民共和国药典》) 延胡索(醋制) 白芷

木瓜丸(片)(《中华人民共和国药典》) 木瓜 当归 川芎 白芷 威灵仙 狗脊 牛膝 鸡血藤 海风藤 人参 川乌 草乌

木瓜汤(《痹病论治学》) 木瓜 白蜜

木瓜酒(《痹证论》) 木瓜 玉竹 五加皮 羌活 独活 当归 陈皮 秦艽 川芎 红花 千年健 川牛膝 桑寄生

木耳舒筋丸(中成药) 木耳 当归 川芎 枸杞子 苍术 杜仲(盐炒) 牛膝 白巨胜子

木防己汤(《金匮要略》) 木防己 石膏 桂枝 人参

木香顺气散(《杂病源流犀烛》) 陈皮 青皮 乌药 香附 半夏 枳壳 厚朴 木香 砂仁 肉桂 干姜 炙甘草

五加皮酒(中成药) 五加皮 姜黄 制川乌 制草乌 木瓜 白芷 海风藤 青风藤 威灵仙 白豆蔻 檀香 肉豆蔻 丁香 桂枝 木香 砂仁 红花 川芎 牛膝 党参 当归 白术 栀子 菊花 肉桂 冰糖 白酒

五加皮酒(《奇效良方》) 五加皮 蜀椒 秦艽 天雄 当归 丹参 川芎 炙甘草 干姜 官桂 薏苡仁 火麻仁 木通 酒

五加皮酒(《本草纲目》) 五加皮 当归 牛膝 高粱米 酒曲

五加皮酒(《太平圣惠方》) 五加皮 防风 独活 薏苡仁 牛膝 生地黄 牛蒡根 黑豆 大麻仁 羚羊角屑 海桐皮 肉桂 白酒

五加皮散(《太平圣惠方》) 五加皮

五皮散(《中藏经》) 生姜皮 桑白皮 陈橘皮 大腹皮 茯苓皮

五灵散(《类证治裁》) 五灵脂 川芎 乳香 没药

五苓散(《伤寒论》) 猪苓 泽泻 白术 茯苓 桂枝

五枝汤(《鸡峰普济方》) 桑枝 槐枝 椿枝 桃枝 柳枝 麻叶

五味子汤(《三因极一病证方论》) 五味子 地龙 淫羊藿 姜黄 制附片 巴戟天 杜仲 黄芪 熟地黄 桑寄生 枣皮 金毛狗脊

五味子汤(《圣济总录》) 五味子 紫苏子 麻黄 细辛 紫菀 黄芩 人参 桂枝 当归 半夏 甘草 生姜

五味消毒饮(《医宗金鉴》) 金银花 野菊花 紫花地丁 蒲公英 紫背天葵

五神汤(《辨证录》) 茯苓 车前子 金银花 牛膝 紫花地丁

五积散(《太平惠民和剂局方》) 麻黄 苍术 白芷 当归 白芍 川芎 枳壳 桔梗 肉桂 茯苓 干姜 甘草 川厚朴 半夏 陈皮 生姜

五痹汤(《太平惠民和剂局方》) 姜黄 羌活 白术 防己 炙甘草 生姜

五痹汤(《医宗必读》) 人参 茯苓 酒当归 白芍 川芎 白术 细辛 甘草 五味子 生姜

五磨饮子(《医方考》) 木香 沉香 槟榔 枳实 台乌药

五藤汤(《土家医方剂学》) 黄藤 鸡血藤 银花藤 络石藤 海风藤

太阳炷燎方(严苍山医案医话) 山羊血 生甘草 桂枝 麝香(现以人工品替代) 闹羊花 小茴香 千年健 钻地风 苍术 穿山甲 川椒目 防风 草乌 川乌 乳香 没药 硫黄 皂角 松香 细辛 川芎 雄黄 白芷 全蝎 降香 参三七

太岳活血丹(《太平惠民和剂局方》) 乱发 栗楔 皂角刺 大黑豆 花桑枝 蓖麻仁 乳香 细墨

车前散(《杨氏家藏方》) 槟榔 木通 陈皮 赤芍 车前子 赤茯苓 当归 滑石 石韦

止咳橘红丸(《中华人民共和国药典》) 化橘红 陈皮 法半夏 茯苓 甘草 炒紫苏子 炒苦杏仁 紫菀 款冬花 麦冬 瓜蒌皮 知母 桔梗 地黄 石膏

止痉散(《流行性乙型脑炎中医治疗法》) 全蝎 蜈蚣

止痛药酒(《中医外科学》) 罂粟壳 川乌 水蛭 地龙 红花 黄酒

止痛散(《医宗金鉴》) 防风 荆芥 当归 艾叶 牡丹皮 鹤虱 升麻 透骨草 赤芍 苦参 川椒 甘草 海桐皮

少腹逐瘀汤(《医林改错》) 小茴香 干姜 延胡索 没药 当归 川芎 肉桂 赤芍 蒲黄 五灵脂

少腹逐瘀颗粒(中成药) 当归 蒲黄 五灵脂(醋制) 赤芍 小茴香(盐制) 延胡索(醋制) 没药(炒) 川芎 肉桂 炮姜

内消散(《外科正宗》) 金银花 知母 贝母 天花粉 白及 半夏 穿山甲 皂角刺 乳香

水陆二仙丹(《洪氏集验方》) 芡实 金樱子

牛黄上清丸(《全国中药成药处方集》) 黄连 白芷 桔梗 川芎 赤芍 荆芥穗 生石膏 大黄 黄芩 连翘 生栀子 当归 薄荷叶 莲子心 菊花 黄柏 甘草

牛黄清胃丸(中成药) 人工牛黄 大黄 菊花 麦冬 薄荷 石膏 栀子 玄参 番泻叶 黄芩 甘草 桔梗 黄柏 连翘 牵牛子(炒) 枳实(沙烫) 冰片

牛黄解毒丸(《证治准绳》) 牛黄 甘草 金银花 草河车

牛黄解毒片(《中华人民共和国药典》) 人工牛黄 雄黄 石膏 大黄 黄芩 桔梗 冰片 甘草

牛膝丸(《普济方》引《杨氏家藏方》) 牛膝 川芎 肉苁蓉 羌活 当归 麻黄

牛膝叶粥(《太平圣惠方》) 牛膝叶 薏苡仁 豉汁

牛膝汤(《圣济总录》) 牛膝 萆薢 麦冬 赤茯苓 黄芪 川芎 防风 丹参 陈橘皮 人参 附子 独活 桂甘草 当归 木香

牛膝茎叶粥(《太平圣惠方》) 牛膝茎叶 甘草 粳米

牛髓膏子(《饮膳正要》) 黄精膏 地黄膏 天门冬膏 牛骨头 黄酒

气滞胃痛颗粒(《中华人民共和国药典》) 柴胡 醋延胡索 枳壳 醋香附 白芍 炙甘草

升阳益胃汤(《内外伤辨惑论》) 黄芪 半夏 人参 防风 独活 白芍 羌活 陈皮 茯苓 泽泻 柴胡 白术 甘草 黄连

升阳散火汤(《白喉全生集》) 柴胡 连翘 僵蚕 防风 桔梗 牛蒡梗 蝉蜕 山豆根 射干 薄荷 荆芥 人中黄 皂角刺

升降散(《万病回春》) 僵蚕 蝉蜕 姜黄 大黄

升陷汤(《医学衷中参西录》) 黄芪 知母 柴胡 桔梗 升麻

升麻汤(《圣济总录》) 升麻 秦艽 连翘 芍药 防风 羚羊角 木香 枳壳 薏苡仁 生姜

升麻前胡汤(《普济方》) 升麻 前胡 知母 芍药 朴硝 山栀子仁 木通 乌梅 甘草 生姜 枣 生地黄汁

升麻葛根汤(《太平惠民和剂局方》) 升麻 白芍 甘草(炙) 葛根

升麻鳖甲汤(《金匮要略》) 升麻 当归 蜀椒 甘草 鳖甲 雄黄

仁寿圆(丸)(《杨氏家藏方》) 牛膝 附子 肉桂 续断 巴戟 白茯苓 杜仲

片仔癀胶囊(《中华人民共和国药典》) 片仔癀

化浊解毒软肝方(李佃贵经验方) 田基黄 茵陈 虎杖 绞股蓝 黄连 黄柏 鳖甲 山甲珠 当归 白芍 红景天

化斑汤(《温病条辨》) 石膏 知母 生甘草 玄参 犀角 白粳米

化癥回生丹(《温病条辨》) 人参 肉桂 两头尖 麝香 片姜黄 公丁香 川椒炭 虻虫 京三棱 蒲黄炭 藏红花 苏木 桃仁 苏子霜 五灵脂 降真香 干漆 当归尾 没药 白芍 杏仁 香附米 吴茱萸 延胡索 水蛭 阿魏 小茴炭 川芎 乳香 良姜 艾炭 益母膏 熟地黄 鳖甲胶 大黄

风损膏(中成药) 乳香 松香 樟脑 阿魏 没药 冰片 肉桂 丁香 当归 细辛 牛膝 生姜粉 杜仲 桂枝 活血藤 青风藤

风痛片(中成药) 麻黄 马钱子粉 防风 甘草 独活 地枫皮 千年健 乳香(制) 没药(制) 羌活 木瓜 桂枝 牛膝 杜仲(炒)

风痛安胶囊(《中华人民共和国药典》) 石膏 黄柏 汉防己 薏苡仁 连翘 木

瓜　滑石　通草　桂枝　姜黄　忍冬藤　海桐皮

风痛散(上海市中医院)　马钱子　麻黄

风湿马钱片(《中华人民共和国药典》)　马钱子粉　僵蚕(炒)　全蝎　乳香(炒)　没药(炒)　牛膝　苍术　麻黄　甘草

风湿止痛药酒(中成药)　乌梢蛇　土鳖虫　全蝎　蜈蚣　蜂房　豨莶草　青风藤　石楠藤　络石藤　穿山龙　附子　川乌　牛膝　桑寄生　红花　桂枝　炙甘草

风湿百草膏(中成药)　川乌　草乌　白花蛇　蕲蛇　乌梢蛇　麻黄　桂枝　羌活　独活　威灵仙　千年健等

风湿灵片(中成药)　制川乌　制草乌　防己　防风　续断　牛膝　桂枝　威灵仙　老鹳草

风湿药酒料(中成药)　当归　红花　桔梗　独活　怀牛膝　茜草　老鹳草　制川乌　制草乌　甘草

风湿骨痛药(药酒)(《中医方剂临床手册》)　老鹳草　桑枝　丁公藤　豨莶草等

风湿骨痛胶囊(丸)(《中华人民共和国药典》)　制川乌　制草乌　红花　甘草　木瓜　乌梅　麻黄

风湿祛痛胶囊(2021年医保目录)　川黄柏　苍术　威灵仙　鸡血藤　蜂房　乌梢蛇　金钱白花蛇　蕲蛇　红花　土鳖虫　没药(炒)　乳香(炒)　独活　全蝎　蜈蚣　地龙　羌活　桂枝

风湿酒(中成药)　桑白皮　紫菀　甘草　过山龙　防风　木瓜　独活　制川乌　地枫皮等

风湿液(2021年医保目录)　桑寄生　牛膝　鹿角胶　鳖甲胶　羌活　独活　秦艽　防风　木瓜　当归　白芍　川芎　红花　白术　红曲　甘草

风湿舒筋膏(中成药)　枳壳　香附　禹白附　青风藤　穿山甲　白蔹　僵蚕　川楝子　续断　天麻　肉桂　远志　蛇床子　青陈皮　乌药　大枫子　白术等

风湿痛药酒(《中华人民共和国药典临床用药须知》)　石楠藤　麻黄　枳壳　桂枝　蚕沙　黄精　陈皮　厚朴　苦杏仁　泽泻　山药　苍术　牡丹皮　川芎　白术等

风湿痹康胶囊(中成药)　土茯苓　穿山龙　青风藤　马钱子粉　白屈菜　没药(制)　麻黄　天麻　穿山甲(烫)　蜈蚣　僵蚕(炒)　全蝎　木瓜　桂枝　川牛膝　当归

风湿豨桐片(中成药)　豨莶草　臭梧桐

风湿镇痛片(中成药)　丁公藤　黑老虎　桑寄生

风寒双离拐丸(中成药)　地枫皮　防风　红花　川乌(制)　马钱子(制)　千年健　乳香(炒)

风寒双离拐片(中成药)　地枫皮　川乌(制)　草乌(制)　马钱子(制)　千年健　防风　红花　乳香(炒)　没药(炒)　木耳

风寒疼痛丸(中成药)　防风　当归　独活　续断　陈皮　红花　威灵仙　桑枝　枳壳　羌活　青皮　桃仁　秦艽　赤芍　丹参

风寒湿气膏(中成药)　细辛　小茴香　甘松　云木香　吴茱萸　公丁香　猪牙皂　附片　大黄　官桂　麻黄　白芷　冰片　麝香

风寒湿气膏(中成药)　当归　黄芪　红花　防风　远志　生地黄　延胡索　淫羊

藿　苏木　肉桂等

风寒膏(中成药)　生川乌　肉桂　公丁香　续断　透骨草　木瓜　地枫皮　狗脊　防风　槲寄生　麝香　生马钱子　丹参　生草乌　桂枝　乌梢蛇　千年健

丹参杜仲酒(《浙江中医杂志》)　丹参　杜仲　枸杞子　白酒

丹参饮(《时方歌括》)　丹参　檀香　砂仁

丹参酒(《太平圣惠方》)　丹参　白酒

丹参膏(《肘后方》)　丹参　莽藋　莽草　踯躅花　菊花　秦艽　独活　乌头　川椒　连翘　桑白皮　牛膝

丹栀逍遥散(《太平惠民和剂局方》)　牡丹皮　栀子　当归　白芍　柴胡　茯苓　白术　薄荷　甘草　煨姜

丹桃合剂(中成药)　桃仁　牡丹皮　柴胡　蒲公英　忍冬藤　白芍　枳实　甘草

丹溪滋阴大补丸(《景岳全书》)　熟地黄　山药　牛膝　山茱萸　杜仲　巴戟肉　白茯苓　五味子　小茴香(炒)　肉苁蓉　远志　石菖蒲　枸杞子　红枣

乌头汤(《金匮要略》)　制川乌　麻黄　芍药　黄芪　炙甘草　蜂蜜

乌头汤(《证治准绳》)　大乌头　细辛　川椒　甘草　秦艽　附子　官桂　白芍　干姜　白茯苓　防风　当归　独活

乌头桂枝汤(《金匮要略》)　乌头　桂枝　芍药　生姜　甘草　大枣

乌头粥(《本草纲目》)　生川乌头　白米　姜汁　蜜(或加薏苡仁)

乌附麻辛桂姜汤(《中医治法与方剂》)　制川乌　熟附子　干姜　麻黄　细辛　桂枝　甘草　蜂蜜

乌鸡白凤丸(《中华人民共和国药典》)　乌鸡　牡蛎　鹿角胶　鳖甲　牡蛎　桑螵蛸　人参　黄芪　当归　白芍　香附　天冬　甘草　生地黄　熟地黄　川芎　银柴胡　丹参　山药　芡实　鹿角霜

乌药顺气散(《太平惠民和剂局方》)　麻黄　橘皮　乌药　白僵蚕　川芎　枳壳　甘草　白芷　桔梗　干姜　生姜　大枣

乌梅丸(《伤寒论》)　乌梅　细辛　干姜　黄连　当归　附子　蜀椒　桂枝　人参　黄柏

乌蛇丸(《太平圣惠方》)　乌蛇肉　天麻　白附子　乌犀角屑　半夏　白僵蚕　天南星　干蝎　麻黄　独活　当归　晚蚕沙　麝香

乌蔹莓汤(经验方)　乌蔹莓　白头翁　秦皮　黄连　川续断　杜仲　沙苑子　金樱子　覆盆子　车前子　茯苓等

乌雌鸡羹方(《太平圣惠方》)　乌雌鸡　豉　姜汁　椒　葱

六一散(《伤寒标本心法类萃》)　滑石　甘草

六生散(《圣济总录》)　生石菖蒲　生干地黄　生枸杞根　生商陆根　生乌头　生姜

六君子汤(《医学正传》)　人参　炙甘草　茯苓　白术　陈皮　法半夏

六味地黄丸(《小儿药证直诀》)　熟地黄　山茱萸　干山药　牡丹皮　泽泻　云茯苓

六味地黄汤(《白喉全生集》)　熟地黄　怀山药　僵蚕　云茯苓　牡丹皮　泽泻　麦冬　炙甘草　桂圆

六物解毒汤(《霉疮新书》)　土茯苓　金银花　川芎　木通　大黄　甘草

六和汤(《太平惠民和剂局方》) 砂仁　半夏　杏仁　人参　赤茯苓　藿香　白扁豆　香薷　厚朴　木瓜　炙甘草

六神丸(《中药制剂手册》) 麝香　牛黄　珍珠　冰片　蟾酥　雄黄　百草霜

方脉流气饮(《景岳全书》) 当归　川芎　芍药　茯苓　黄芪(炙)　炙甘草　紫苏　青皮　乌药　半夏(制)　桔梗(炒)　枳实(麸炒)　防风　陈皮　木香　大腹皮　枳壳(麸炒)　槟榔　生姜　大枣

巴戟天汤(《张氏医通》) 巴戟天　附子(炮)　五加皮(酒洗)　石斛　甘草(炙)　茯苓　当归　牛膝(酒炒)　川草薢(盐酒炒)　肉桂　防风　防己(酒洗)　生姜

巴戟天饮(《圣济总录》) 巴戟天　五加皮　附子　牛膝　石斛　草薢　甘草(炙)　防风　白茯苓

巴戟天散(《圣济总录》) 巴戟天　川芎　附子　白蔹　黄芪(炙)　桂(去粗皮)　细辛(炒)　桔梗(炒)　人参　芍药　牡荆实　天雄(炮裂)　肉苁蓉　草薢(炒)　赤茯苓　牛膝　山芋　菊花　秦艽　乌喙　远志　山茱萸　黄芩　白术(微炒)　石斛　白矾　五味子　龙胆　蜀椒　厚朴　石菖蒲

双合汤(《万病回春》) 当归　川芎　白芍　生地黄　陈皮　半夏　茯苓　桃仁　红花　白芥子　甘草　生姜　竹沥　姜汁

双合汤(《杂病源流犀烛》) 桃仁　红花　熟地黄　白芍　当归　川芎　法半夏　茯苓　陈皮　甘草　白芥子　竹沥(冲服)　生姜

双合散(《杂病源流犀烛》) 陈皮　半夏　茯苓　桃仁　红花　当归　川芎　熟地黄　白芍　白芥子　竹沥　姜汁　甘草

双雄软膏(《中国膏药学》) 雄黄　天雄　硫黄　朱砂　附子　人参　当归　细辛　防风　白芷　桂心　干姜　川芎　川椒　独活

五　画

玉女煎(《景岳全书》) 生石膏　熟地黄　麦冬　知母　牛膝

玉龙膏(《圣济总录》) 瓜蒌　零陵香　芍药　藿香　炙甘草　黄芪　杏仁　白芷　清油　黄蜡　麝香　当归　乌蛇　生姜

玉竹粥(《粥谱》) 玉竹　粳米　冰糖

玉屏风散(《医方类聚》) 黄芪　白术　防风

玉屏风颗粒(《中华人民共和国药典》) 黄芪　白术(炒)　防风

去桂加白术汤(《伤寒论》) 附子　白术　生姜　甘草　大枣

甘草干姜茯苓白术汤(《金匮要略》) 甘草　干姜　茯苓　白术

甘草汤(《伤寒论》) 甘草

甘草附子汤(《伤寒论》) 甘草　白术　附子　桂枝

甘草泻心汤(《伤寒论》) 甘草　黄芩　干姜　半夏　黄连　大枣

甘姜苓术汤(《金匮要略》) 甘草　干姜　茯苓　白术

甘露消毒丹(《温热经纬》) 藿香　滑石　茵陈　淡黄芩　石菖蒲　木通　川贝母　射干　连翘　薄荷　白蔻仁

术附汤(《金匮要略》) 白术　炮附子　炙甘草　生姜　大枣

左归丸(《景岳全书》) 山茱萸 山药 熟地黄 川牛膝 枸杞子 菟丝子 鹿角胶 龟甲胶

左金丸(《丹溪心法》) 黄连 吴茱萸

石英水煮粥(《太平圣惠方》) 白石英 磁石 粥

石斛夜光丸(《审视瑶函》) 石斛 人参 山药 茯苓 甘草 肉苁蓉 枸杞子 菟丝子 熟地黄 生地黄 麦冬 五味子 天冬 苦杏仁 防风 川芎 枳壳 黄连 决明子 菊花 白蒺藜 青葙子 羚羊角 犀角 牛膝

石楠汤(《备急千金要方》) 石楠 干姜 黄芩 细辛 人参 桂心 麻黄 当归 川芎 甘草 干地黄 食茱萸

石楠散(《证治准绳》) 石楠叶 炮天雄 山药 桃花 芍药 甘菊花 升麻 玉竹 黄芪 朱砂 石膏 山茱萸

右归丸(《景岳全书》) 山茱萸 山药 熟地黄 肉桂 附子 菟丝子 枸杞子 鹿角胶 杜仲 当归

右归饮(《景岳全书》) 熟地黄 山药 枸杞子 山茱萸 杜仲 肉桂 制附子 炙甘草

龙胆泻肝丸(《中华人民共和国药典》) 龙胆 柴胡 黄芩 栀子(炒) 泽泻 木通 车前子(盐炒) 当归(酒炒) 地黄 炙甘草

龙胆泻肝汤(《医方集解》) 龙胆草 黄芩 栀子 泽泻 木通 车前子 当归 生地黄 柴胡 生甘草

平胃散(《太平惠民和剂局方》) 苍术 厚朴 橘皮 甘草 生姜 大枣

东乐膏(《中华人民共和国药典》) 大黄 马钱子浸膏 乳香 没药 冰片 玄明粉

归芍地黄汤(《症因脉治》) 当归 白芍 生地黄 牡丹皮 茯苓 山药 山茱萸 泽泻

归脾丸(《中华人民共和国药典》) 党参 白术 炙黄芪 炙甘草 茯苓 远志 酸枣仁 龙眼肉 当归 木香 大枣

归脾汤(《校注妇人良方》) 人参 炒白术 黄芪 茯苓 龙眼肉 当归 远志 炒酸枣仁 木香 炙甘草 生姜 大枣

史国公药酒(《证治准绳》) 当归 虎胫骨 羌活 炙鳖甲 萆薢 防风 秦艽 川牛膝 松节 蚕沙 枸杞子 干茄根 无灰酒

史国公药酒(湖南省药品标准) 羌活 独活 防风 木瓜 蚕沙 红曲 续断 牛膝 桑寄生 白术 当归 川芎 红花 玉竹 甘草 鹿角胶 鳖甲胶 白酒

四生丸(《妇人大全良方》) 生荷叶 生艾叶 生柏叶 生地黄

四生丸(《医宗金鉴》) 地龙 白附子(生) 五灵脂 草乌

四虫丸(山东中医药大学附属医院制剂) 蜈蚣 全蝎 地龙 䗪虫

四君子汤(《太平惠民和剂局方》) 人参 白术 茯苓 炙甘草

四君子颗粒(《中华人民共和国药典》) 党参 麸炒白术 茯苓 炙甘草

四妙丸(《成方便读》) 苍术 黄柏 牛膝 薏苡仁

四妙勇安汤(《验方新编》) 金银花 玄参 当归 甘草

四妙散(《丹溪心法》) 威灵仙(酒浸) 羊角灰 白芥子 苍耳(一云苍术)

四苓散(《丹溪心法》) 茯苓 猪苓 白术 泽泻

四虎散(《外科正宗》) 南星 草乌 半夏 野狼毒

四物汤(《太平惠民和剂局方》) 熟地黄 白芍 当归 川芎

四顺理中丸(《医方类聚》引《仙传济阴方》) 黑豆 香附子末 干姜 生干地黄

四逆汤(《伤寒论》) 甘草 干姜 附子

四逆散(《伤寒论》) 柴胡 白芍 枳实 炙甘草

四神丸(《内科摘要》) 肉豆蔻 补骨脂 五味子 吴茱萸 生姜 大枣

四神煎(《验方新编》) 黄芪 远志 金银花 石斛 牛膝

四神煎加味方(山东中医药大学附属医院方) 黄芪 金银花 猫眼草 威灵仙 远志 羌活 川牛膝

四黄膏(《朱仁康临床经验集》) 黄连 黄芩 土大黄 黄柏 芙蓉叶 泽兰叶

四磨汤(《重订严氏济生方》) 乌药 人参 沉香 槟榔

四磨汤口服液(中成药) 木香 枳壳 槟榔 乌药。

四藤一仙汤(中国百年百名中医临床家丛书《祝谌予》) 鸡血藤 钩藤 海风藤 络石藤 威灵仙

四藤片(中成药) 海风藤 石楠藤 忍冬藤 穿根藤

生大豆方(《普济方》) 大豆(炒黑) 酒

生地黄粥(《二如亭群芳谱》) 生地黄汁(或干地黄) 粳米 生姜

生肌玉红膏(《外科正宗》) 当归 白芷 白蜡 轻粉 甘草 紫草 血竭 麻油

生肌白玉膏(《中医外科学讲义》) 煅石膏 制炉甘石

生肌养荣汤(李济仁经验方) 熟地黄 制首乌 怀山药 阿胶 鹿角胶 肉桂 山茱萸 淡附片 巴戟天 党参 当归 鸡血藤 砂仁 陈皮 炙马钱子粉

生肌散(《外科正宗》) 石膏 轻粉 赤石脂 黄丹 龙骨 血竭 乳香 潮脑

生肌散(《外伤科学》) 制炉甘石 钟乳石 滑石 琥珀 朱砂 冰片

生脉散(《医学启源》) 人参 麦冬 五味子

生铁落饮(《黄帝内经》) 生铁落

失笑散(《太平惠民和剂局方》) 五灵脂 蒲黄

代温灸膏(《中华人民共和国药典》) 辣椒 肉桂 生姜 肉桂油

仙人粥(《遵生八笺》) 制首乌 粳米 红枣 红糖

仙方活命饮(《校注妇人良方》) 白芷 贝母 防风 赤芍 当归尾 甘草 皂角刺 穿山甲 天花粉 乳香 没药 金银花 陈皮

仙灵骨葆胶囊(片)(中成药) 淫羊藿 续断 补骨脂 地黄 丹参 知母

仙遗粮汤(《景岳全书》) 土茯苓 当归 生地黄 防风 薏苡仁 金银花 黄连 连翘 白术 白鲜皮 皂角刺 甘草

白木耳桂圆汤(《痹病论治学》) 白木耳 桂圆肉

白术汤(《圣济总录》) 白术 人参 荜澄茄 诃黎勒 丁香 草豆蔻 黄芪 附子 白茯苓 麦叶 沉香 陈橘皮 木香 枳实 炙甘草 生姜 大枣

白术附子汤(《金匮要略》) 白术 炮附子 炙甘草 生姜 大枣

白术散(《圣济总录》) 白术 人参 丁香 甘草(炙) 白茯苓 草豆蔻 陈橘皮 干

姜　桔梗(炒)

白石英浸酒(《圣济总录》)　白石英　磁石

白头翁汤(《伤寒论》)　白头翁　黄连　黄柏　秦皮

白芥子散(《管见大全良方》)　白芥子　䗪虫　穿山甲　红花等

白附子丸(《圣济总录》)　白附子　干蝎　防风　天麻　天雄　黄芪　萆薢　独活　丹参　当归　肉苁蓉　海桐皮　补骨脂　淫羊藿　白花蛇　桂　安息香　牛膝　雄黄　麝香

白虎加人参汤(《伤寒论》)　石膏　知母　炙甘草　粳米　人参

白虎加苍术汤(《类证活人书》)　石膏　知母　甘草　粳米　苍术

白虎加桂枝汤(《金匮要略》)　知母　石膏　甘草　粳米　桂枝

白虎汤(《伤寒论》)　石膏　知母　炙甘草　粳米

白脉软膏(中成药)　姜黄　肉豆蔻　甘松　阳起石　甘草　麝香　干姜　藏茴香　藏菖蒲　花椒　碱花

白塞氏病方(天津市南开医院吴之伍方)　制附子　肉桂　半夏　党参　白术　干姜　茯苓　三棱　莪术　当归尾　赤芍　红花　甘草

白鲜皮散(《圣济总录》)　白鲜皮　黄连　土瓜根　芍药　大青　栀子仁　茵陈　瓜蒌根　柴胡　芒硝　贝珠　黄芩　大黄

瓜蒌薤白桂枝汤(《金匮要略心典》)　枳实　厚朴　瓜蒌　薤白　桂枝

立效散(《验方新编》)　当归　通草　桃仁　穿山甲　怀牛膝　制大黄　中青皮　骨碎补　乳香　没药

立患丹(《万病回春》)　艾叶　葱头　生姜　烧酒

冯了性风湿跌打药酒(《中华人民共和国药典》)　丁公藤　桂枝　麻黄　羌活　当归　川芎　白芷　补骨脂　乳香　猪牙皂　陈皮　苍术　厚朴　香附　木香　枳壳　白术　山药　黄精　菟丝子　小茴香　苦杏仁　泽泻　五灵脂　蚕沙　牡丹皮　没药

冯了性药酒(中成药)　羌活　威灵仙　五加皮　丁公藤　桂枝　独活　青蒿子　麻黄　白芷　小茴香　当归　川芎　栀子　白酒　防己

玄参升麻汤(《类证活人书》)　玄参　升麻　甘草(炙)

玄参炖猪肝(《济急仙方》)　猪肝　玄参　葱　姜　酱油　糖　黄酒

半枫荷药酒(中成药)　半枫荷　走马胎　五加皮　威灵仙　川芎　海风藤　千年健　骨碎补　制南星　防风等

半夏干姜散(《金匮要略》)　半夏　干姜

半夏白术天麻汤(《医学心悟》)　半夏　天麻　茯苓　橘红　白术　甘草　生姜　大枣

半夏泻心汤(《伤寒论》)　半夏　黄芩　干姜　人参　甘草　黄连　大枣

半夏厚朴汤(《金匮要略》)　半夏　厚朴　茯苓　生姜　紫苏叶

半夏秫米汤(《黄帝内经》)　半夏　秫米

加味二妙丸(《景岳全书》)　当归尾　川牛膝　川草薢　防己　龟甲　苍术　黄柏

加味二妙散(《丹溪心法》)　苍术　黄柏　牛膝　熟地黄　当归　草薢　防己　龟甲

加味天麻胶囊(医保药品目录)　天麻　玄参　羌活　木瓜　独活　地黄　牛膝　穿山

龙　杜仲(盐炒)　千年健　当归　鹿骨(制)　萆薢　地枫皮　附子(制)

加味四物汤(《医学正传》)　当归　麦冬　黄柏　苍术　熟地黄　白芍　川芎　杜仲　五味子　人参(太子参代)　黄连　知母　牛膝

加味参芪汤(《洞天奥旨》)　黄芪　人参　荆芥　当归　天花粉　附子　牛膝　金银花　白芍　白术

加味香苏散(《医学心悟》)　紫苏叶　陈皮　香附　甘草　荆芥　秦艽　防风　蔓荆子　川芎　生姜

加味独活寄生汤(《普济方》引《济生》)　独活　桑寄生　杜仲　细辛　牛膝　秦艽　茯苓　白芍　桂心　川芎　防风　甘草(炙)　人参　熟地黄　当归

加味桃仁承气汤(《医钞类编》)　桃仁　大黄　芒硝　甘草　桂枝　当归　白芍　苏木　红花

加减木防己汤(《温病条辨》)　木防己　石膏　桂枝　薏苡仁　滑石　通草　杏仁

加减地仙丹(《重订严氏济生方》)　地龙　五灵脂　乌药　白胶香　椒红　威灵仙　木瓜　赤小豆　黑豆　天仙藤　川乌　五加皮　苍术　木鳖子

加减曲直汤(朱良春经验方)　炙山茱萸　生地黄　生白芍　鸡血藤　知母　当归　乳香　威灵仙　生甘草　制附子　肉桂　生黄芪

加减补肾治尫汤(焦树德经验方)　生地黄　川续断　骨碎补　桑寄生　补骨脂　桂枝　白芍　知母　黄柏(酒炒)　威灵仙　炙穿山甲　羌活　独活　红花　制附片　伸筋草　生薏苡仁　忍冬藤　络石藤　土鳖虫

加减复脉汤(《温病条辨》)　炙甘草　干地黄　生白芍　麦冬　阿胶　麻仁

圣愈汤(《兰室秘藏》)　熟地黄　白芍　川芎　人参　当归　黄芪

六　画

托里透脓汤(《医宗金鉴》)　人参　白术　穿山甲　白芷　升麻　甘草　当归　生黄芪　皂角刺　青皮

托里散(《医学正传》引《备急千金要方》)　羌活　防风　防风梢　藁本　当归身　当归梢　连翘　黄芩　黄芪　人参　甘草(炙)　生甘草　陈皮　苏木　五味子　酒黄柏　酒防己　桔梗　栀子　生地黄　酒大黄　酒黄连　木猪苓　麦冬

托里温经汤(《景岳全书》)　麻黄　升麻　防风　干葛根　白芷　人参　当归　芍药　甘草　苍术

老寒腿方(《娄多峰论治痹病精华》)　蒸首乌　熟地黄　桑寄生　独活　狗脊　当归　丹参　鸡血藤　木瓜　川牛膝

老鹳草膏(中成药)　老鹳草　蜂蜜

地仙丹(《医学入门》)　川牛膝　肉苁蓉　川椒　附子　木鳖子　地龙　覆盆子　白附子　菟丝子　赤小豆　天南星　防风　骨碎补　何首乌　萆薢　川羌活　金毛狗脊　乌药　绵黄芪　人参　川乌　白茯苓　白术　甘草

地黄丸(《圣济总录》)　熟干地黄　山茱萸　萆薢　当归　续断　川芎　黄芪　五味子　狗脊　细辛　白茯苓　牛膝　木瓜

地黄饮子(《圣济总录》)　熟地黄　巴戟天　山茱萸　石斛　肉苁蓉　附子　五味

子　官桂　白茯苓　麦冬　石菖蒲　远志　生姜　枣　薄荷

地梅四物汤(《医门八法》)　白芍　生地黄　熟地黄　乌梅　牡丹皮　当归身　地骨皮

芍药甘草汤(《伤寒论》)　白芍　炙甘草

芍药汤(《圣济总录》)　芍药　熟干地黄　当归　防风　秦艽　羌活　防己　川芎　白术　桂　炙甘草

过敏煎(经验方)　银柴胡　防风　五味子　乌梅　甘草

西黄丸(《青囊秘传》)　乳香　没药　麝香(现以人工品替代)　牛黄　雄精

西黄解毒胶囊(中成药)　人工牛黄　人工麝香　西洋参　冬虫夏草等

百合地黄汤(《金匮要略》)　百合　生地黄

百合固金汤(《慎斋遗书》)　熟地黄　生地黄　当归身　白芍　甘草　桔梗　玄参　贝母　麦冬　百合

百合知母汤(《金匮要略》)　百合　知母

百合梅草汤(朱良春经验方)　百合　土茯苓　乌梅　甘草

至宝丹(《太平惠民和剂局方》)　水牛角　朱砂　雄黄　生玳瑁屑　琥珀　麝香　龙脑　金箔　银箔　牛黄　安息香

贞芪扶正胶囊(中成药)　女贞子　黄芪

当归六黄汤(《兰室秘藏》)　当归　生地黄　熟地黄　黄芩　黄柏　黄连　黄芪

当归四逆汤(《伤寒论》)　当归　白芍　甘草　大枣　通草　细辛　桂枝

当归生姜羊肉汤(《金匮要略》)　当归　生姜　羊肉

当归芍药散(《金匮要略》)　当归　芍药　茯苓　白术　泽泻　川芎

当归饮子(《重订严氏济生方》)　当归　生地黄　白芍　川芎　何首乌　荆芥　防风　白蒺藜　黄芪　生甘草

当归补血汤(《内外伤辨惑论》)　当归　黄芪

当归鸡血藤汤(《中医伤科学》)　当归　熟地黄　桂圆肉　白芍　丹参　鸡血藤

当归拈痛丸(汤)(《医宗金鉴》)　当归　茵陈　黄芩　葛根　苍术　白术　知母　猪苓　泽泻　羌活　人参(一方无人参)　升麻　甘草　防风　苦参

当归苦参丸(中成药)　当归　苦参

当归炖羊肉(《食疗方》)　当归　生姜　羊肉

当归活血汤(《症因脉治》)　当归　红花　桃仁　楂肉　甘草　牡丹皮

当归散(《医林集要》)　防风　当归　藁本　独活　荆芥穗　顽荆叶

曲直汤(《医学衷中参西录》)　山茱萸　知母　乳香　没药　当归　丹参

回阳玉龙膏(《外科正宗》)　草乌(炒)　干姜　赤芍　白芷　南星(煨)　肉桂

回阳救急汤(《伤寒六书》)　制附片　干姜　甘草　人参　白术　茯苓　陈皮　半夏　麝香　五味子

朱砂安神丸(《兰室秘藏》)　黄连　朱砂　酒生地黄　酒当归身　炙甘草

先天大造丸(《外科正宗》)　紫河车　熟地黄　当归身　茯苓　人参　枸杞子　菟丝子　肉苁蓉　黄精　白术　何首乌　川牛膝　仙茅　骨碎补　川巴戟天　补骨脂　远志　木香　青盐　丁香　黑枣肉

竹叶石膏汤(《伤寒论》) 竹叶 石膏 半夏 麦冬 人参 粳米 甘草

竹沥化痰丸(《万病回春》) 南星 半夏 陈皮 枳实 白术 苍术 桃仁 杏仁 红花 白芥子 大戟 芫花 甘遂 黄柏 大黄 姜汁 竹沥

延年疗腰痛熨法(《外台秘要》) 菊花 芫花 羊踯躅 醋

伤痛宁片(《中华人民共和国药典》) 制乳香 制没药 延胡索 山奈 细辛 白芷 甘松 制香附

伤湿止痛膏(《中华人民共和国药典》) 川乌 草乌 骨碎补 山奈 干姜 荆芥 防风 白芷 五加皮 透骨草 老鹳草 红花 马钱子 白胶香 樟脑 冰片 黑老虎等

华佗再造丸(《中华人民共和国药典》) 川芎 吴茱萸 冰片等

血府逐瘀汤(《医林改错》) 当归 牛膝 红花 生地黄 桃仁 枳壳 赤芍 柴胡 甘草 桔梗 川芎

血府逐瘀胶囊(口服液)(《中华人民共和国药典》) 柴胡 当归 地黄 赤芍 红花 炒桃仁 麸炒枳壳 甘草 川芎 牛膝 桔梗

行痹验方(《中国秘方全书》) 汉防己 麻黄 黄芪

全鹿丸(《景岳全书》) 全鹿干 锁阳 党参 生地黄 牛膝 熟地黄 楮实子 菟丝子 山药 补骨脂 枸杞子 川芎 肉苁蓉 当归 巴戟天 甘草 天冬 五味子 麦冬 白术 覆盆子 杜仲 芡实 花椒 茯苓 陈皮 黄芪 小茴香 续断 青盐 胡芦巴 沉香

全蝎乳香散(《普济方》) 川乌头 马蔺子 全蝎 穿山甲 乳香 苍术 白芥子

壮骨木瓜酒(中成药) 杜仲 五加皮 木瓜 牛膝 大枣 鹿筋 走马胎 黄精等

壮骨木瓜酒(中成药) 豹骨(酥) 续断 木瓜 五加皮 当归 桑枝 川芎 防风 天麻 川牛膝 红花 玉竹 秦艽 白茄根 冰糖 白酒

壮骨关节丸(胶囊)(《中华人民共和国药典》) 熟地黄 淫羊藿 补骨脂 骨碎补 续断 桑寄生 狗脊 乳香(醋炙) 没药(醋炙) 鸡血藤 独活 木香

壮骨追风酒(中成药) 豹骨 独活 麻黄 补骨脂 草乌(制) 苍术 肉桂 川芎 秦艽 草薢 羌活 桂枝 杜仲 川乌(制) 木瓜 五加皮 当归 威灵仙 茜草 茯苓 甘草 红花 陈皮 续断 茄根 何首乌 鹿角 川牛膝

壮骨酒(中成药) 鹿茸 淫羊藿 杜仲 牛膝 枸杞子 薏苡仁 木瓜 五加皮等

壮腰健肾丸(2020年医保药品目录) 狗脊 鸡血藤 黑老虎 金樱子 千斤拔 牛大力 桑寄生 女贞子 菟丝子

冲和膏(《外科理例》) 紫荆皮 赤芍 独活 白芷 石菖蒲 葱头

冰硼散(《外科正宗》) 玄明粉(风化) 朱砂 硼砂 冰片

交泰丸(《韩氏医通》按:原书中无方名,名出《四科简效方》) 川黄连 肉桂心

羊脊骨羹(《太平圣惠方》) 羊脊骨 葱白 粳米 姜 花椒 盐

羊脊骨羹(《饮膳正要》) 羊脊骨 肉苁蓉 草果 荜茇 葱白

关节克痹丸(医保药品目录) 川乌 虎杖 草乌 黄芩 独活 秦艽 片姜黄 苍术 麻黄 薏苡仁 牛膝 海桐皮 桑枝 桂枝 生姜

安阳精制膏(《中华人民共和国药典》) 生川乌 乌药 白芷 木鳖子 木瓜 莪

术　赤芍　大黄　血竭　乳香　儿茶　生草乌　白及　白蔹　木通　三棱　当归　官桂　连翘　阿魏　没药　松香

安宫牛黄丸(《温病条辨》)　牛黄　郁金　犀角　黄连　朱砂　栀子　雄黄　黄芩　珍珠　冰片　麝香　金箔

安神定志丸(《医学心悟》)　人参　茯苓　茯神　龙齿　远志　石菖蒲

导赤散(《小儿药证直诀》)　生地黄　木通　生甘草梢　竹叶

导痰汤(《重订严氏济生方》)　制半夏　橘红　茯苓　甘草　枳实　制南星　生姜

异功五积散(《医方类聚》引《管见大全良方》)　苍术　桔梗　枳壳　陈皮　芍药　白芷　川芎　川当归　甘草　肉桂　茯苓　半夏　厚朴　干姜　麻黄

异功散(《小儿药证直诀》)　人参　茯苓　白术　陈皮　甘草

阳和丸(《赵炳南临床经验集》)　肉桂　白芥子　附子　麻黄　干姜

阳和汤(《外科全生集》)　熟地黄　白芥子　炮姜炭　麻黄　生甘草　肉桂　鹿角胶

阳和解凝膏(《外科全生集》)　鲜牛蒡(全草)　鲜白凤仙花　川芎　附子　桂枝　大黄　当归　川乌　官桂　肉桂　草乌　地龙　僵蚕　赤芍　白芷　白蔹　白及　乳香　没药　续断　防风　荆芥　五灵脂　木香　香橼皮　陈皮　苏和香油　麝香　铅丹　大麻油

阴毒内消散(《外科正宗》)　麝香　轻粉　丁香　猪牙皂　樟冰　腰黄　良姜　肉桂　川乌　甲片　白胡椒　乳香　没药　阿魏

防己木瓜薏苡仁汤(《当代名医临证精华:痹证专辑》)　防己　木瓜　薏苡仁　鸡血藤　白芍　炙甘草　怀牛膝　丹参　桑枝

防己饮(《丹溪心法》)　白术　木通　防己　槟榔　川芎　甘草梢　犀角　苍术(盐炒)　黄柏(酒炒)　生地黄

防己黄芪汤(《金匮要略》)　防己　黄芪　甘草　白术　生姜　大枣

防风丸(《圣济总录》)　防风　羌活　茯神　牛膝　桂　人参　枳壳　五加皮　芍药　丹参　薏苡仁　玄参　麦冬　生干地黄　磁石　槟榔　松子仁　大黄　木香

防风天麻散(《黄帝素问宣明论方》)　防风　天麻　川芎　羌活　香白芷　草乌头　白附子　荆芥穗　当归(焙)　甘草　滑石

防风汤(《圣济总录》)　防风　甘草(炙)　黄芩　当归　赤茯苓　秦艽　葛根　桂　杏仁　麻黄

防风汤(《宣明论方》)　防风　麻黄　肉桂　当归　秦艽　葛根　当归　茯苓　生姜　大枣　甘草

防风汤(《济生方》)　防风　羌活　当归　茯苓　秦艽　芍药　黄芪　桂枝　杏仁　甘草

防风汤(《儒门事亲》)　防风　麻黄　独活　秦艽　生石膏　黄芩　当归　白术

防风苡米粥(《痹病论治学》)　防风　薏苡仁

防风通圣丸(《宣明论方》)　防风　川芎　当归　芍药　大黄　芒硝　连翘　薄荷　麻黄　石膏　桔梗　黄芩　白术　栀子　荆芥穗　滑石　甘草

防风通圣散(《宣明论方》)　防风　大黄　芒硝　荆芥　麻黄　栀子　赤芍　连翘　甘草　桔梗　川芎　当归　石膏　滑石　薄荷　茯苓　白术

防风散(《奇效良方》)　防风　羌活　当归　川芎　肉桂　薏苡仁　淫羊藿　附

子　牛膝　骨碎补　细辛　枳实

如神汤(《妇人大全良方》)　延胡索　当归　桂心

如意丸(中成药)　沉香　白云香　青木香　广木香　丁香　白檀香　草果仁　降香　荜茇　肉豆蔻　水牛角　栀子　海金沙　滑石　甘草　地锦草　胆汁膏　黑巨胜　白巨胜　川楝子　决明子　红花　诃子　益智仁　官桂　火麻仁　炙珍珠

如意丸(《重订严氏济生方》)　枳实　槟榔　橘红　半夏　莪术　京三棱　干姜(炮)　黄连　巴豆

如意金黄散(《外科正宗》)　天花粉　黄柏　大黄　姜黄　白芷　厚朴　陈皮　甘草　苍术　天南星

如意膏(中成药)　天花粉　白芷　天南星　甘草　陈皮

红灵酒(《痹证通论》)　生当归　杜红花　花椒　肉桂　樟脑　细辛　干姜　酒精

红药片(中成药)　三七　当归　红花　白芷　川芎　土鳖虫

红黄蒲朴汤(《中医方剂临床手册》)　大血藤　五加皮　蒲公英　大黄　厚朴

七　画

寿胎丸(《医学衷中参西录》)　菟丝子　桑寄生　川续断　真阿胶

麦门冬汤(《金匮要略》)　麦冬　半夏　人参　甘草　粳米　大枣

麦味地黄丸(口服液)(《中华人民共和国药典》)　麦冬　五味子　熟地黄　山茱萸　牡丹皮　山药　茯苓　泽泻

远志丸(《圣济总录》)　远志　山芋　肉苁蓉　牛膝　石斛　天雄　巴戟天　人参　山茱萸　泽泻　菟丝子　茯神　覆盆子　续断　生干地黄　肉桂　鹿茸　炙甘草　附子　牡丹皮　白茯苓　五味子　杜仲　蛇床子　楮实　黄芪

远志散(《圣济总录》)　远志　黄连　白茯苓　石菖蒲　人参

赤小豆当归散(《金匮要略》)　赤小豆　当归

赤小豆粥(《饮食辨录》)　赤小豆　白米　白糖

坎离砂(《中华人民共和国药典》)　防风　透骨草　当归　川芎　米醋　铁屑

抗狼疮散(医保药品目录)　紫草　牡丹皮　地黄　羚羊角　红参　黄芪(蜜炙)　防风　山茱萸　茯苓　泽泻　水牛角　土茯苓　北沙参　野菊花　大黄(酒制)　甘草(蜜炙)

芙黄膏(南通市中医院制剂)　木芙蓉叶　大黄　赤小豆　凡士林等

苇茎汤(《备急千金要方》)　芦根　桃仁　薏苡仁　冬瓜子

花蕊石散(《外科正宗》)　乳香　没药　羌活　紫苏　细辛　草乌　蛇含石　厚朴　白芷　降香　当归　苏木　檀香　龙骨　南星　轻粉　麝香　花蕊石

苁蓉益肾颗粒(《中华人民共和国药典》)　五味子(酒制)　酒苁蓉　茯苓　菟丝子(酒炒)　盐车前子　制巴戟天

芩连平胃散(《外科证治全书》)　黄连　陈皮　苍术　生甘草　茯苓　浓朴

苍术白虎汤(《保命歌括》)　西洋参　生石膏　知母　生甘草　生粳米　苍术

苍术散(《经验丹方汇编》)　苍术　黄柏

苍术薏苡汤(《简明医彀》)　苍术(制)　薏苡仁(炒)　当归　芍药　桂心　麻黄　甘草

苍白二陈汤(《医学心悟》)　苍术　白术　半夏　陈皮　茯苓　甘草

苍耳药羹方(《太平圣惠方》) 苍耳 酥 豉

苍龟丸(《医学入门》) 苍术 龟甲 白芍 黄柏(一方加黄芩)

苍附导痰丸(《叶氏女科证治》) 苍术 香附 枳壳 陈皮 茯苓 胆南星 甘草 姜汁 神曲

芪苈强心胶囊(《中华人民共和国药典》) 黄芪 人参 黑顺片 丹参 葶苈子 泽泻 玉竹 桂枝 红花 香加皮 陈皮

严氏三生丸(《景岳全书》) 南星 半夏 白附子

苏子降气汤(《太平惠民和剂局方》) 紫苏子 半夏 前胡 厚朴 陈皮 甘草 当归 生姜 大枣 肉桂

苏合香丸(《中华人民共和国药典》) 苏合香 安息香 冰片 水牛角浓缩粉 麝香 檀香 沉香 丁香 香附 木香 乳香(制) 荜茇 白术 诃子肉 朱砂

苏羌达表汤(《重订伤寒论》) 紫苏叶 防风 羌活 白芷 杏仁 茯苓皮 橘红 生姜

苡米粥(《神巧万全方》) 薏苡仁 薄荷 荆芥 豆豉

苡米煲粥(《世医得效方》) 薏苡仁 大米

杜仲壮骨丸(中成药) 杜仲 淫羊藿 续断 狗骨胶 豹骨 人参 白术 黄芪 三七 川芎 当归 大血藤 附片 细辛 威灵仙 乌梢蛇 秦艽 防风 独活 寻骨风 桑枝 木瓜 金铁锁 石楠藤

杜仲补腰合剂(中成药) 杜仲 熟地黄 党参 当归 枸杞子 补骨脂 牛膝 菟丝子 猪腰 香菇

杜仲灵仙汤(《中医药导报》) 杜仲 威灵仙 木防己 续断 当归 赤芍 豨莶草 地龙 木瓜

杜仲散(《太平圣惠方》) 杜仲 五加皮 当归 赤芍 川芎

杖毒酒(中成药) 蟾酥 阿魏 藤黄 雄黄 马陆 花桐木

杞菊地黄丸(《医级》) 枸杞子 菊花 熟地黄 山茱萸 山药 泽泻 牡丹皮 茯苓

杨氏定眩汤(经验方) 天麻 半夏 全蝎 僵蚕 白芍 夜交藤 钩藤 茯苓 丹参

两治汤(《洞天奥旨》) 白术 杜仲 当归 金银花 防己 豨莶草

辰砂圆(《太平惠民和剂局方》) 硼砂 牛黄 白附子 白僵蚕 天南星 蝎梢 辰砂 半夏

还少丹(《洪氏集验方》) 干山药 牛膝 山茱萸 白茯苓 五味子 肉苁蓉 石菖蒲 巴戟天 远志 杜仲 楮实 茴香 枸杞子 熟干地黄

尪痹颗粒(片/胶囊)(中成药) 生地黄 熟地黄 续断 骨碎补 狗脊 羊骨 附子(制) 淫羊藿 独活 桂枝 防风 威灵仙 红花 皂角刺 伸筋草 知母 白芍

连翘败毒丸(《北京市中药成方选集》) 连翘 黄连 当归 甘草 柴胡 黄柏 金银花 防风 苦参 荆芥穗 黄芩 麻黄 地丁 白芷 薄荷 天花粉 赤芍 羌活 大黄

足膝冷痛方(《赛金丹》) 生姜 生艾 生葱 烧酒

利肺片(中成药) 百部 白及 蛤蚧 牡蛎 枇杷叶 五味子 百合 冬虫夏

草 甘草

利湿化瘀汤(《中国现代名医验方荟海》) 制半夏 枳实 茯苓 丹参 川芎 赤芍 沙参 麦冬 五味子

伸筋草洗方(《赵炳南临床经验集》) 伸筋草 透骨草 艾叶 刘寄奴 桑枝 官桂 苏木 穿山甲 草红花

身痛逐瘀汤(《医林改错》) 桃仁 红花 当归 五灵脂 制香附 秦艽 羌活 牛膝 炙地龙 炙甘草 川芎 没药

坐骨神经痛膏(中成药) 辣椒 川乌 白芥子 白芷 干姜 川芎 当归 红花 乳香 没药 樟脑等

肝痹散(《辨证录》) 人参 当归 川芎 酸枣仁 肉桂 云茯苓 羌活 代赭石 丹砂

龟鹿二仙胶(《医便》) 鹿角 龟甲 枸杞子 人参

龟鹿二仙膏(《中华人民共和国药典》) 龟甲 鹿角 枸杞子 党参

龟鹿补肾丸(《中华人民共和国药典》) 龟甲胶 鹿角胶 生地黄 熟地黄 山药 泽泻 茯苓 首乌 黄精 玉竹 天冬 当归 川芎 龙眼肉 鹿角 肉苁蓉 锁阳 巴戟天 狗脊 牛膝 续断 大青盐 芡实 菟丝子 覆盆子 沉香 五味子 党参 白术 木香 陈皮 甘草 金樱子 淫羊藿

龟鳖地黄汤(《历代名医良方注释》) 龟甲 鳖甲 熟地黄 牡丹皮 山茱萸 山药 泽泻 茯苓

疗风身体如虫行方(《外台秘要》) 盐 水

疗腰痛大豆熨法(《外台秘要》) 大豆

羌白膏(《中国膏药学》) 羌活 白芷 独活 良姜 川乌 草乌 麻黄 苍术 麻油 鲜侧柏叶 松毛尖 生天雄 黄丹 肉桂末

羌活汤(《万病回春》) 羌活 苍术 黄芩 当归 芍药 茯苓 半夏 香附 木香 陈皮 甘草 生姜

羌活汤(《经效产宝》) 羌活 芍药 黄芪 干葛根 麻黄 干地黄 甘草 桂心

羌活胜湿汤(《内外伤辨惑论》) 羌活 独活 防风 藁本 炙甘草 川芎 蔓荆子

羌活散(《景岳全书》) 羌活 防己 防风 酸枣仁 当归 川芎 附子 麻黄 天麻 黄松节 薏苡仁 荆芥

羌活愈风汤(《医宗金鉴》) 羌活 甘草(炙) 防风 黄芪 蔓荆子 地骨皮 川芎 细辛 枳壳 人参 麻黄 知母 甘菊花 薄荷 枸杞子 当归 独活 白芷 杜仲 秦艽 柴胡 半夏(制) 厚朴(姜制) 熟地黄 防己 芍药 黄芩 白茯苓 石膏 生地黄 苍术 官桂 前胡

沙参麦冬汤(《温病条辨》) 沙参 麦冬 玉竹 天花粉 生扁豆 冬桑叶 甘草

没药丸(《证治准绳》) 没药 桃仁 赤芍 自然铜等

补中益气汤(《脾胃论》) 黄芪 党参 炙甘草 升麻 柴胡 当归 白术 陈皮

补血汤(《普济方》) 白芍 白术 白茯苓 熟地黄 当归 香附子 川芎 黄芪 甘草 阿胶珠 远志肉 人参 官桂

补阳还五汤(《医林改错》) 黄芪 当归尾 赤芍 川芎 桃仁 红花 地龙

补阴汤(《万病回春》) 当归 白芍(酒炒) 生地黄 熟地黄 陈皮 茴香(盐、酒炒) 补骨脂(酒炒) 牛膝 杜仲(酒炒) 茯苓 人参 黄柏(酒炒) 知母(酒炒) 甘草(炙)

补肝汤(《奇效良方》) 乌头 独活 薏苡仁 甘草 白茯苓 防风 细辛 柏子仁 大枣

补肝汤(《圣济总录》) 白茯苓 制乌头 薏苡仁 独活 附子 柏子仁 防风 细辛 山茱萸 肉桂 甘草 大枣

补肝散(《证治准绳》) 山茱萸 当归 五味子 山药 黄芪 川芎 木瓜 熟地黄 炒白术 独活 炒枣仁

补肝散(《杂病源流犀烛》) 川芎 当归 白芍 地黄 防风 羌活

补肾地黄酒(《必用全书》) 大豆 生地黄 生牛蒡子根

补肾防喘片(中成药) 附片 菟丝子(盐炙) 淫羊藿(羊油炙) 补骨脂(盐炙) 山药 地黄 熟地黄 陈皮

补肾活血汤(《伤科大成》) 熟地黄 杜仲 枸杞子 补骨脂 菟丝子 当归尾 没药 山茱萸 红花 独活 淡苁蓉

补肾祛寒治尪汤(焦树德经验方) 川续断 补骨脂 制附片 熟地黄 骨碎补 淫羊藿 桂枝 独活 赤芍 威灵仙 白芍 麻黄 防风 伸筋草 松节 知母 苍术 牛膝 穿山甲等

补肾清化治尪汤(焦树德经验方) 骨碎补 川续断 怀牛膝 黄柏 苍术 地龙 秦艽 青蒿 豨莶草 络石藤 青风藤 防己 威灵仙 银柴胡 茯苓 羌活 独活 制山甲 生薏苡仁 泽泻 忍冬藤

补肾清热治尪汤(焦树德经验方) 生地黄 川续断 地骨皮 骨碎补 桑枝 赤芍 秦艽 知母 黄柏(黄酒浸泡) 威灵仙 羌活 独活 制乳香 制没药 土鳖虫 白僵蚕 蚕沙 红花 忍冬藤 透骨草 络石藤

补肾强督利节汤(焦树德经验方) 狗脊 骨碎补 鹿角片 青风藤 络石藤 海风藤 桂枝 白芍 制附片 知母 秦艽 独活 威灵仙 续断 桑寄生 炙山甲

补肾强督治偻汤(焦树德经验方) 续断 杜仲 补骨脂 骨碎补 熟地黄 淫羊藿 牛膝 附子 桂枝 干姜 威灵仙 狗脊 鹿角霜 麻黄 防风等

补肾强督祛寒汤(焦树德经验方) 狗脊 熟地黄 制附片 鹿角 骨碎补 杜仲 桂枝 白芍 知母 独活 羌活 续断 防风 威灵仙 川牛膝 炙山甲

补肾强督清化汤(焦树德经验方) 狗脊 苍术 黄柏 牛膝 薏苡仁 忍冬藤 桑枝 络石藤 白蔻仁 藿香 防风 防己 草薢 泽泻 寄生 炙山甲

补肾熟干地黄丸(《圣济总录》) 熟干地黄 肉苁蓉 磁石 山茱萸 桂 附子 山芋 牛膝 石楠 白茯苓 泽泻 黄芪 鹿茸 五味子 石斛 覆盆子 远志 补骨脂 草薢 巴戟天 杜仲 菟丝子 白龙骨

补肺汤(《永类钤方》) 人参 黄芪 熟地黄 五味子 紫菀 桑白皮

补虚正气粥(《圣济总录》) 炙黄芪 人参或党参 粳米 白糖

补脾燥湿汤(《北京市老中医经验选编》) 炒白术 茯苓 防己 焦苍术 防风 秦艽 薏苡仁 羌活 炙甘草

补腰健肾膏(中成药) 补骨脂 菟丝子 山药 白术 茯苓 牡丹皮 党参 女贞子 牛膝 甘草 黄芪 杜仲 熟地黄 泽泻

陈氏苦参丸(《景岳全书》) 苦参 玄参 黄连 大黄 独活 枳壳 防风 黄芩 栀子 菊花

附子丸(《张氏医通》) 附子(炮) 川乌头(炮) 官桂 川椒 石菖蒲 甘草(炙) 骨碎补 天麻(煨) 白术

附子汤(《伤寒论》) 附子 白术 人参 芍药 茯苓

附子汤(《宣明论方》) 附子 独活 防风 川芎 丹参 草薢 石菖蒲 天麻 官桂 当归 黄芪 细辛 山茱萸 白术 菊花 牛膝 炙甘草 枳壳 生姜

附子汤(《太平圣惠方》) 附子 防风 枳壳 羌活 白芷 甘草 蜂房 川椒 生姜 生桑枝 黑豆

附子追风膏(中成药) 冰片 高良姜 肉桂 羌活 独活 没药 白芷 乳香 马钱子 附子 威灵仙 胡椒 松节 紫荆皮 麻黄 生草乌 红丹 菜油

附子理中丸(《太平惠民和剂局方》) 人参 白术 干姜 炙甘草 制附子

附子散(《圣济总录》) 附子 狗脊 山芋 熟干地黄 王孙 桂 天雄 山茱萸 秦艽 干漆 防风 炙甘草 白蔹

附子粥(《太平圣惠方》) 附子 干姜 粳米

附桂风湿膏(中成药) 生姜 鲜葱 生附子 肉桂 当归 川芎 川牛膝 苍术 羌活 北细辛 淫羊藿 山柰等

附桂骨痛片(《中华人民共和国药典》) 附子(制) 制川乌 肉桂 党参 当归 炒白芍 淫羊藿 醋乳香

妙济丸(《中华人民共和国药典》) 黑木耳 当归 白芍 川芎 木瓜 杜仲 续断 川牛膝 苍术 小茴香 木香 丁香 母丁香 乳香 茯苓 土茯苓 龟甲

鸡血藤膏(《中华人民共和国药典》) 鸡血藤膏 鲜续断 鲜川牛膝 黑豆 红花

鸡鸣散(《朱氏集验方》) 槟榔 紫苏 吴茱萸 陈皮 木瓜 桔梗 生姜

八　画

武力拔寒散(中成药) 白花菜子 花椒(青椒去目)

青木香丸(《太平惠民和剂局方》) 补骨脂 荜澄茄 槟榔 黑牵牛 木香

青龙丸(《证治要诀》) 穿山甲 全蝎 蜈蚣 斑蝥 麝香 地龙 草乌 松香 没药 僵蚕 五灵脂 乳香 青黛

青州白丸子(《太平惠民和剂局方》) 半夏 川乌头 南星(生) 白附子(生)

青海麝香膏(中成药) 唐古特瑞香 天然麝香 唐古特莨菪 乳香 没药 冰片 樟脑 冬青油 干姜等

青娥丸(《太平惠民和剂局方》) 补骨脂 杜仲 大蒜

青蒿鳖甲汤(《温病条辨》) 青蒿 鳖甲 细生地 知母 牡丹皮

青黛散(《中医外科临床手册》) 青黛 石膏 滑石 黄柏

青鹏膏剂(中成药) 棘豆 亚大黄 铁棒锤 诃子 毛诃子 余甘子 安息香 宽筋藤 人工麝香

拈痛汤(《兰室秘藏》)　白术　人参　苦参　升麻　葛根　苍术　防风　知母　泽泻　黄芩　猪苓　当归　炙甘草　茵陈　羌活

拈痛散(《卫生宝鉴》)　羌活　独活　防风　细辛　肉桂　白术　麻黄　良姜　天麻　生川乌　葛根　吴茱萸　乳香　川椒　生全蝎　当归　川姜

抵当汤(《伤寒论》)　水蛭　虻虫　桃仁　大黄

苦参丸(《证治准绳》)　苦参　玄参　黄连　大黄　独活　枳壳　防风　黄芩　栀子　菊花

苦参地黄丸(《医宗金鉴》)　苦参　生地黄

苦参汤(《疡科心得集》)　苦参　蛇床子　白芷　金银花　野菊花　黄柏　地肤子　大菖蒲

苓桂术甘汤(《伤寒论》)　茯苓　桂枝　白术　炙甘草

松枝酒(《医学心悟》)　松节　桑枝　桑寄生　钩藤　续断　天麻　狗脊　虎骨　秦艽　青木香　海风藤　菊花　五加皮　当归

杭芍桃仁粥(《痹病论治学》)　杭白芍　桃仁　粳米

转律汤(《现代中医内科学》)　红参　太子参　茯苓　丹参　苦参　炙甘草

软皮丸(《简明中医皮肤病学》)　川芎　炮姜　桂枝　丹参　桃仁　当归

虎力散(片)(医保药品目录)　制草乌　三七　断节参　白云参

虎杖元胡酒(中成药)　虎杖　延胡索　白酒

虎骨四斤丸(《张氏医通》)　木瓜　天麻　肉苁蓉　牛膝　附子　虎胫并掌骨　醇酒

虎骨散(《证治准绳》)　虎胫骨(醋炙)　败龟(醋炙)　麒麟竭　没药　自然铜(醋)　赤芍　当归　苍耳子(炒)　骨碎补　防风　牛膝　天麻　槟榔　五加皮　羌活　白附子(炮)　桂心　白芷

虎潜丸(《医宗金鉴》)　龟甲　黄柏　知母　熟地　牛膝　芍药　锁阳　虎骨　当归　陈皮

虎潜丸(《丹溪心法》)　龟甲　熟地　黄柏　知母　白芍　锁阳　干姜　陈皮　虎骨

肾气丸(《金匮要略》)　桂枝　附子　熟地黄　山茱萸　山药　茯苓　牡丹皮　泽泻

肾炎康复片(《中华人民共和国药典》)　西洋参　人参　地黄　盐杜仲　山药　白花蛇舌草　黑豆　土茯苓　益母草　丹参　泽泻　白茅根　桔梗

肾着汤(《金匮要略》)　茯苓　甘草　白术　干姜

昆仙胶囊(中成药)　昆明山海棠　淫羊藿　枸杞子　菟丝子

昆明山海棠片(《中华人民共和国药典》)　昆明山海棠

国公酒(《中华人民共和国药典》)　当归　羌活　牛膝　防风　独活　牡丹皮　广藿香　槟榔　麦冬　陈皮　五加皮　厚朴(姜炙)　红花　天南星(矾炙)　枸杞子　白芷　白芍　紫草　补骨脂(盐炙)　青皮(醋炒)　白术(麸炒)　川芎　木瓜　栀子　苍术(炒)　枳壳(麸炒)　乌药　佛手　玉竹　红曲　白酒　蜂蜜　红糖

明目地黄丸(《中华人民共和国药典》)　熟地黄　酒萸肉　牡丹皮　山药　茯苓　泽泻　枸杞子　菊花　当归　白芍　蒺藜　煅石决明

明目地黄汤(《伤科补要》)　生地　泽泻　茯苓　山药　山茱萸　枸杞子　甘菊　当归　石决明　白蒺藜　牡丹皮

固本益肠片(《中华人民共和国药典》) 党参 炒白术 补骨脂 麸炒山药 黄芪 炮姜 酒当归 炒白芍 醋延胡索 煨木香 地榆炭 煅赤石脂 儿茶 炙甘草

固肾安胎丸(中成药) 制何首乌 地黄 肉苁蓉(制) 续断 桑寄生 钩藤 菟丝子 白术(炒) 黄芩 白芍

固肾定喘丸(广东省药品标准) 附子 肉桂油 补骨脂 益智仁 金樱子 熟地黄 牡丹皮 泽泻 茯苓 车前子 牛膝 山药 砂仁

罗浮山风湿膏药(《中华人民共和国卫生部药品标准: 中药成方制剂》) 金钱白花蛇 七叶莲 过岗龙 宽筋藤 洋金花 骨碎补 威灵仙 山苍子 蓖麻根 白鲜皮 续断 粉萆薢 半枫荷 漆树根 羊角拗 麻黄 三七 两面针 防风 防己 槲寄生 土加皮 五加皮 丁公藤 茜草 六棱菊 生草乌 木瓜 毛麝香 生川乌 小罗伞 益母草 鸡骨草 徐长卿 红花 当归 油松节 独活 荆芥 羌活 牛膝

知柏地黄丸(《医方考》) 知母 黄柏 熟地黄 怀山药 茯苓 牡丹皮 山茱萸 泽泻

和血表邪汤(《万氏家传点点经》) 熟地黄 当归 川芎 麻黄根 桂枝 羌活 防己 秦艽 干葛根 薄荷 陈皮 槟榔 姜 葱

金不换膏(《中华人民共和国卫生部药品标准: 中药成方制剂》) 川芎 大黄 天麻 地黄 栀子 生川乌 熟地黄 薄荷 生草乌 白芷 木通 威灵仙 当归 玄参 香加皮 白术 杜仲 青风藤 五味子 陈皮 山药 穿山甲 香附 远志 枳壳 乌药 猪苓 甘草 生半夏 青皮 前胡 麻黄 细辛 藁本 连翘 知母 牛膝 苍术 防风 续断 赤石脂 浙贝母 何首乌 泽泻 羌活 黄芩 独活 黄连 金银花 黄柏 僵蚕 楮实子 川楝子(打碎) 桑枝 荆芥 蒺藜 苦参 地榆 大枫子(打碎) 赤芍 桃枝 榆树枝 槐枝 桔梗 苦杏仁 苍耳子 柳枝 桃仁 茵陈 白蔹 蜈蚣 乳香(制) 没药(制) 血竭 轻粉 樟脑

金牙散(《圣济总录》) 金牙 防风 附子 当归 石膏 桂 川芎 白术 泽泻 细辛 黄芩 赤茯苓 石楠叶 人参

金水六君煎(《景岳全书》) 当归 熟地黄 陈皮 半夏 茯苓 炙甘草

金毛狗脊丸(中成药) 金毛狗脊 杜仲 续断 川牛膝 秦艽 桑枝 海风藤 木瓜 松节

金乌骨通胶囊(医保药品目录) 金毛狗脊 淫羊藿 威灵仙 乌梢蛇 土牛膝 木瓜 葛根 姜黄 补骨脂 土党参

金刚丸(《素问病机气宜保命集》) 萆薢 杜仲 肉苁蓉 菟丝子 猪腰子

金刚丸(《张氏医通》) 川萆薢 杜仲 肉苁蓉 菟丝子 巴戟肉 鹿胎 鲜紫河车

金骨莲片(中成药) 透骨香 汉桃叶 大血藤 八角枫 金铁锁

金钱白花蛇药酒(中成药) 金钱白花蛇 乌梢蛇 马钱子(制) 五加皮 老鹳草 豨莶草 千年健 地枫皮 陈皮 红花 肉桂 杜仲 川牛膝 甘草

金铃子散(《素问病机气宜保命集》) 金铃子 延胡索

金匮风引汤(《北京市老中医经验选编》) 生石膏 石见穿 芒硝 白鲜皮 片姜黄 蛇床子 桂枝 百部 干姜 酒大黄等

金雀根汤(上海民间单方) 金雀根 虎杖根 桑树根 大枣

金藤清痹颗粒(中成药) 金银花 清风藤 白芍 生地黄 白花蛇舌草 当归 鹿衔草 玄参 蜈蚣 生甘草

乳香丸(《丹溪心法》) 乳香 牡蛎粉

乳香丸(《太平惠民和剂局方》) 糯米 川乌头 五灵脂 乳香 白芷 藿香叶 天南星 没药 荆芥 赤小豆 骨碎补 白附子 松脂 香墨 草乌头

肺痹汤(《辨证录》) 人参 茯苓 白术 白芍 紫苏叶 半夏 陈皮 枳壳 黄连 肉桂 神曲

狐惑汤(《备急千金要方》) 黄连 佩兰

狗皮膏(《中华人民共和国药典》) 生川乌 生草乌 羌活 独活 青风藤 香加皮 防风 铁丝威灵仙 苍术 蛇床子 麻黄 高良姜 小茴香 官桂 当归 赤芍 木瓜 苏木 大黄 油松节 续断 川芎 白芷 乳香 没药 冰片 樟脑 丁香 肉桂

狗骨胶药酒(《中草药通讯》) 狗骨胶 穿山龙 南酒 白酒

炙甘草汤(《伤寒论》) 炙甘草 生姜 桂枝 人参 生地黄 阿胶 麦冬 火麻仁 大枣

河车大造丸(《中华人民共和国药典》) 紫河车 龟甲 黄柏 杜仲 牛膝 麦冬 天冬 熟地黄

泻心汤(《金匮要略》) 大黄 黄芩 黄连

泻白丸(《全国中药成药处方集》天津方) 地骨皮 炒桑白皮 炙甘草 粳米

泻白散(《小儿药证直诀》) 地骨皮 桑白皮 生甘草 粳米

泻青丸(《症因脉治》) 龙胆草 大黄 防风 羌活 川芎 当归 山栀子

泻黄散(《小儿药证直诀》) 藿香 栀子 石膏 甘草 防风

泽兰汤(《医学心悟》) 泽兰 柏子仁 当归 白芍 熟地黄 牛膝 茺蔚子

治五种腰痛不止方(《太平圣惠方》) 吴茱萸 生姜

治坐骨神经痛、肋间神经痛、神经炎、痛风方(《中国民间疗法》) 当归 川芎 红花 牛膝 苏木 川续断 狗脊 防风 大活 川羌活 乌蛇 鸡血藤 制乳没 血竭 儿茶

治脚手关节酸痛方(《泉州本草》) 鲜文殊兰叶 麻油

治筋挛搐脚膝筋急痛方(《种杏仙方》) 木瓜 酒

治腰脚疼痛方(《太平圣惠方》) 杜仲 羊肾 韭白 椒 盐 姜 醋

治腰痛方(《种杏仙方》) 糯米 八角茴香

治腰痛方(《医部全录》) 黄狗皮

定喘神奇丹(咳嗽哮喘验方) 党参 牛膝 麦冬 五味子 熟地黄 山茱萸

定痫丸(《医学心悟》) 明天麻 川贝母 半夏 茯苓 茯神 胆南星 石菖蒲 全蝎 僵蚕 真琥珀 陈皮 远志 丹参(酒蒸) 麦冬 辰砂

定痛丸(《证治准绳》) 威灵仙 木鳖子 川乌 防风 香白芷 五灵脂 地龙 水蛭 朱砂

定痛当归散(《伤科汇纂》) 当归 川芎 赤芍 白芍 熟地黄 羌活 独活 牛膝 续断 白芷 杜仲 川乌(炮) 乳香 没药 肉桂 南木香 角茴 丁皮

定痛散(《杂病源流犀烛》) 当归 生地黄 牡丹皮 赤芍 川芎 白术 甘草 乳

香　没药

参芪五味子片(《中华人民共和国药典》)　南五味子　党参　黄芪　炒酸枣仁

参芪地黄汤(《杂病源流犀烛》)　人参　黄芪　熟地黄　山药　茯苓　牡丹皮　山茱萸

参附龙牡汤(《世医得效方》)　人参　附子　龙骨　牡蛎

参附汤(《妇人良方》)　人参　附子　生姜　大枣

参苓白术散(《太平惠民和剂局方》)　莲子肉　薏苡仁　砂仁　桔梗　白扁豆　白茯苓　人参　炙甘草　白术　山药

参枣米饭(《中华临床药膳食疗学》)　党参　大枣　糯米　白糖

参茸大补丸(中成药)　人参　鹿茸　黑豆　硫黄　黄芪　当归　白术(麸炒)　茯苓　熟地黄　白芍　川芎　肉桂　陈皮　甘草

参茸木瓜药酒(中成药)　麻黄　槲寄生　人参(去芦)　烫狗脊　独活　制川乌　羌活　桃仁　甘草　秦艽　鹿茸(去毛)等

参茸壮骨酒(中成药)　别直参　钻地风　杜仲　制川乌　没药　首乌　续断　松节　玉竹　川牛膝　鹿茸等

参茸追风酒(中成药)　人参　当归　红花　干姜　川乌(制)　薄荷　甘草　淡竹叶　陈皮　鹿茸　制草乌

参桂再造丸(《中国中成药优选》)　红参　肉桂　麻黄　熟地黄　甘草　大黄　防风　片姜黄　独活　草豆蔻　乌梢蛇　白芷　玄参　赤芍　青皮　苍术　僵蚕　川萆薢　乳香　没药　乌药　香附　桑寄生　毛姜　葛根　穿山甲　关白附　冰片　红花　威灵仙　厚朴　狗脊　苦参　巴戟天　地龙　鸡血藤　仙鹤草　丹参

参蛤补肺胶囊(中成药)　生晒参　蛤蚧　黄芪　川贝母　五味子等

参蛤麻杏膏(《实用单方验方大全》)　生晒参(或党参)　蛤蚧　麻黄　杏仁　炙甘草　生姜　红枣　白果肉

参蛤散(《中医方剂临床手册》)　人参　蛤蚧

参茸大补丸(《中国基本中成药》)　人参　鹿茸　党参　白术　山药　熟地黄　制首乌　当归　白芍　川芎　龙眼肉　肉桂　牛膝　桑寄生　炙甘草

细辛汤(《圣济总录》)　细辛　防风　白术　附子　桂　石膏　麻黄　枳实　甘草　黄芪　当归　生姜

细辛散(《备急千金要方》)　细辛　炙甘草　干姜　当归　白术　党参　麦冬　茯苓　瓜蒌　薤白　桂枝　红花　丹参　延胡索

九　画

指迷茯苓丸(《张氏医通》)　半夏　茯苓　枳壳　风化硝　姜汁

拯阴理劳汤(《医宗金鉴》)　人参　麦冬　五味子　当归　白芍　生地黄　龟甲　女贞子　薏苡仁　橘红　牡丹皮　莲子　百合　炙甘草

荆防四物汤(《张皆春眼科证治》)　荆芥　防风　酒生地黄　当归　酒白芍　川芎

荆芥连翘汤(《万病回春》)　荆芥　连翘　防风　当归　川芎　白芍　柴胡　枳壳　黄芩　山栀子　白芷　桔梗　甘草

荆蓬煎丸(《卫生宝鉴》) 荆三棱 蓬莪术 木香 枳壳 青皮 川茴香 槟榔

茵陈五苓散(《金匮要略》) 茵陈 白术 赤茯苓 猪苓 桂枝 泽泻

茵陈赤小豆汤(济南市第一人民医院经验方) 茵陈 赤小豆 连翘 金银花 忍冬藤 薏苡仁 苦参 汉防己 泽泻 黄柏 牛膝 赤芍 玄参

茵陈蒿汤(《金匮要略》) 茵陈 栀子 大黄

茵莲清肝颗粒(中成药) 茵陈 板蓝根 绵马贯众 茯苓 郁金 当归 红花 琥珀 白芍(炒) 白花蛇舌草 半枝莲 广藿香 佩兰 砂仁 虎杖 丹参 泽兰 柴胡 重楼

茯苓川芎汤(《证治准绳》) 赤茯苓 桑白皮 防风 苍术 麻黄 芍药 当归 官桂 川芎 甘草

茯苓汤(《宣明论方》) 赤茯苓 桑白皮 防风 官桂 川芎 芍药 麻黄

茯苓姜黄饮(《本草纲目》) 茯苓 姜黄

茯苓圆(《太平惠民和剂局方》) 葛根 枳实 白术 甘草(炙) 赤茯苓 人参 干姜(炮) 肉桂 陈皮 半夏

茯苓散(《普济方》) 白茯苓 龙骨 甘草(炙) 干姜 桂心 续断 附子 熟干地黄 桑螵蛸

茯神散(《奇效良方》) 茯神 石膏 龙齿 麦冬 黄芪 甘草 石菖蒲 人参 防风 远志 熟干地黄 羚羊角屑

枳实薤白桂枝汤(《金匮要略》) 枳实 厚朴 薤白 桂枝 瓜蒌

枸杞羊肾粥(《饮膳正要》) 枸杞叶 羊肾 羊肉 葱茎 五味子 粳米

威灵仙散(《太平圣惠方》) 威灵仙

威灵骨刺膏(中成药) 铁丝威灵仙 香加皮 赤芍 当归 防风 骨碎补 白芷 生川乌 生草乌 羌活 独活 紫荆皮 乳香 沉香 芥子 磁石 细辛 花椒 穿山甲(炮) 阿胶

牵正散(《杨氏家藏方》) 白附子 白僵蚕 全蝎

胃苓汤(《丹溪心法》) 苍术 厚朴 陈皮 甘草 白术 桂枝 猪苓 泽泻 生姜 红枣

地仙丹(《太平惠民和剂局方》) 川牛膝 肉苁蓉 川椒 附子 木鳖子 地龙 覆盆子 白附子 菟丝子 赤小豆 天南星 防风 骨碎补 何首乌 萆薢 川羌活 金毛狗脊 乌药 绵黄芪 人参 川乌 白茯苓 白术 甘草

蚁参蠲痹胶囊(中成药) 蚂蚁 人参 丹参 鸡血藤 制川乌 桂枝 透骨草 伸筋草 川桐皮 麸炒苍术 关黄柏 薏苡仁 泽泻 蜈蚣 酒乌梢蛇

骨友灵搽剂(《中华人民共和国药典》) 红花 制川乌 制何首乌 续断 威灵仙 醋延胡索 防风 鸡血藤 蝉蜕

骨龙胶囊(医保药品目录) 狗腿骨 穿山龙

骨仙片(《中华人民共和国药典》) 熟地黄 骨碎补 仙茅 菟丝子 枸杞子 女贞子 牛膝 黑豆 汉防己

骨刺丸(《中华人民共和国药典》) 炙川乌 炙草乌 炙南星 白芷 萆薢 当归 红花 穿山龙 秦艽 徐长卿 炒薏苡仁 甘草

骨刺消痛液(《中华人民共和国卫生部药品标准：中药成方制剂》) 乌梅 川芎 桂枝 独活 当归 草乌 红花 川乌 木瓜 麻黄 牛膝 铁丝威灵仙

骨质宁搽剂(《中华人民共和国药典》) 云母石 黄连 枯矾

骨康胶囊(中成药) 补骨脂 续断 三七 芭蕉根 酢浆草

骨痛灵酊(《中华人民共和国药典》) 雪上一枝蒿 干姜 龙血竭 乳香 没药 冰片

骨疏康胶囊(《中华人民共和国药典》) 淫羊藿 熟地黄 骨碎补 黄芪 丹参 木耳 黄瓜子

骨碎补丸(《太平惠民和剂局方》) 荆芥穗 明附片 牛膝 肉苁蓉 骨碎补 威灵仙 砂仁 广地龙 没药 自然铜 草乌 制半夏 黄酒

骨增生镇痛膏(中成药) 生川乌 生草乌 羌活 独活 细辛 白芥子 生半夏 生南星 川芎 当归尾 骨碎补 栀子 猪牙皂 姜黄 雄黄 桉油

香茸丸(《临证指南医案》) 鹿茸 生当归 麝香 生川乌 雄羊肾

香砂六君子汤(《古今名医方论》卷一引柯韵伯方) 人参 白术 茯苓 甘草 陈皮 半夏 砂仁 木香

香砂和胃丸(《中华人民共和国卫生部药品标准：中药成方制剂》) 木香 砂仁 陈皮 厚朴(姜炙) 香附(醋炙) 枳实(麸炒) 广藿香 山楂 六神曲(麸炒) 麦芽(炒) 莱菔子(炒) 苍术 白术(麸炒) 茯苓 半夏曲(麸炒) 甘草 党参

复元活血汤(《医学发明》) 柴胡 瓜蒌根 当归 红花 甘草 穿山甲 大黄 桃仁

复元通气散(《证治要诀》) 茴香 穿山甲 木香 甘草 陈皮 延胡索 白丑

复方小活络丸(医保药品目录) 川乌(甘草银花炙) 草乌(甘草银花炙) 当归 川芎 白芍 地龙 乳香(制) 没药(制) 香附(醋炙) 胆南星(酒炙)

复方风湿宁片(胶囊)(医保药品目录) 两面针 野木瓜 宽筋藤 过岗龙 威灵仙 鸡骨香

复方丹参滴丸(片)(《中华人民共和国药典》) 丹参 三七 冰片

复方血栓通胶囊(《中华人民共和国药典》) 三七 黄芪 丹参 玄参

复方补骨脂颗粒(中成药) 补骨脂 锁阳 续断 狗脊 赤芍 黄精

复方青黛丸(《中华人民共和国药典》) 青黛 乌梅 蒲公英 紫草 白芷 丹参 白鲜皮 建曲 绵马贯众 土茯苓 马齿苋 绵萆薢 焦山楂 南五味子(酒蒸)

复方青黛膏(中成药) 青黛粉 黄柏粉 滑石粉 炉甘石粉

复方南星止痛膏(中成药) 生天南星 生川乌 丁香 肉桂 白芷 细辛 川芎 徐长卿 乳香(制) 没药(制) 樟脑 冰片

复方夏天无片(《中华人民共和国药典》) 夏天无 夏天无总碱 制草乌 豨莶草 安痛藤 鸡血藤 鸡矢藤 威灵仙 广防己 五加皮 羌活 秦艽 蕲蛇 麻黄 独活 全蝎 僵蚕 马钱子(制) 防风 苍术 乳香(制) 没药(制) 木香 川芎 丹参 当归 三七 冰片 牛膝

复方雪莲胶囊(中成药) 天山雪莲 延胡索(醋制) 羌活 川乌(制) 独活 草乌(制) 木瓜 香加皮

复方鳖甲软肝片(中成药) 鳖甲(制) 莪术 赤芍 当归 三七 党参 黄芪 紫河车 冬虫夏草 板蓝根 连翘

保元汤(《观聚方要补》) 人参 黄芪 桂枝 白术 当归 附子

追风丸(《魏氏家藏书》) 草乌 苍术 麻黄 川芎 白芷 防风 地龙

追风丸(中成药) 荆芥 防风 白芷 桂枝 川乌(制) 制草乌 续断 当归 川芎 白芍 制禹白附 炒僵蚕 胆南星 法半夏 地龙(肉) 雄黄 石膏 甘草

追风活络丸(中成药) 乌梢蛇 荆芥 防风 土鳖虫 醋香附 独活 威灵仙 桂枝 羌活 地龙 制草乌 制川乌

追风透骨丸(片)(《中华人民共和国药典》) 制川乌 制草乌 麻黄 桂枝 细辛 白芷 秦艽 防风 羌活 天麻 地龙 当归 川芎 赤芍 乳香(制) 没药(制) 香附(制) 朱砂 茯苓 白术(炒) 制天南星 甘松 赤小豆 甘草

追风强肾酒(中成药) 五加皮 女贞子

追风解毒汤(《古今医鉴精要》) 连翘 黄芩 栀子 黄柏 防风 荆芥 羌活 独活 全蝎 僵蚕 蒺藜 金银花 威灵仙 当归尾 赤芍 甘草

追风膏(中成药) 麻黄 独活 羌活 藁本 木瓜 生川乌 生草乌 防风 白芷 荆芥 当归 川芎 香加皮 赤芍 柴胡 牛膝 杜仲 枳壳 香附 桂枝 高良姜 连翘 陈皮 地黄 大黄 小茴香 肉桂 木香 乳香 没药

食栗补肾方(《对山医话》) 生栗子 猪肾 粳米 陈皮 花椒 食盐

脉络舒通颗粒(《中华人民共和国药典》) 黄芪 金银花 黄柏 苍术 薏苡仁 玄参 当归 白芍 甘草 水蛭 蜈蚣 全蝎

独参汤(《修月鲁般经后录》引《十药神书》) 人参

独活汤(《兰室秘藏》) 炙甘草 羌活 防风 独活 大黄 泽泻 肉桂 当归梢 连翘 酒汉防己 酒黄柏 桃仁

独活汤(《医学心悟》) 独活 桑寄生 防风 秦艽 威灵仙 牛膝 茯苓 桂心 细辛 甘草(炙) 当归 金毛狗脊

独活酒(《肘后备急方》) 独活 附子

独活寄生丸(合剂)(《中华人民共和国药典》) 独活 桑寄生 防风 秦艽 桂枝 细辛 川牛膝 杜仲(盐炙) 当归 白芍 熟地黄 川芎 党参 茯苓 甘草

独活寄生汤(《备急千金要方》) 党参 茯苓 甘草 地黄 川芎 当归 白芍 独活 秦艽 防风 杜仲 牛膝 桑寄生 细辛 桂心

独活散(《圣济总录》) 独活 附子 薏苡仁 苍耳子 防风 蔓荆子 川芎

将军散(《古今医鉴》) 大黄(煨) 贝母 白芷 甘草节

疮疡三两三(经验方) 生黄芪 当归 金银花 生甘草 蜈蚣

养血荣筋丸(《中华人民共和国药典》) 当归 鸡血藤 何首乌(黑豆酒炙) 赤芍 续断 桑寄生 铁丝威灵仙(酒炙) 伸筋草 透骨草 油松节 盐补骨脂 党参 炒白术 陈皮 木香 赤小豆

养血祛风汤(《北京市老中医经验选编》) 当归 酒白芍 川芎 防风 秦艽 陈皮 桂枝 羌活 独活 松节

养血清脑颗粒(《中华人民共和国药典》) 当归 川芎 白芍 熟地黄 钩藤 鸡血

藤　夏枯草　决明子　珍珠母　延胡索　细辛

养阴清肺汤(《重楼玉钥》)　大生地　麦冬　生甘草　玄参　贝母　牡丹皮　薄荷　白芍(炒)

养阴解毒汤(《中医外科临床手册》)　大生地黄　麦冬　薄荷　玄参　牡丹皮　知母　板蓝根　生甘草

养胃舒胶囊(中成药)　党参　陈皮　黄精(蒸)　山药　玄参　乌梅　山楂(炒)　北沙参　干姜　菟丝子　白术(炒)

养脾润胃汤(路志正经验方)　沙参　麦冬　炒扁豆　生山药　生地黄　杏仁　玫瑰花　火麻仁　白芍　生谷麦芽　甘草

姜术汤(《圣济总录》)　干姜　白术　桂　附子　甘草(炙)　防风

姜黄散(《赤水玄珠》)　姜黄　甘草　羌活　白术

姜葱羊肉汤(《痹病论治学》)　羊肉　大葱　生姜　大枣　白醋

娄金圆(《太平惠民和剂局方》)　甘菊　黄芪　藁本　白僵蚕　甘草　羌活　麻黄　茯苓　芍药　犀角　白芷　南星　细辛　人参　防风　川芎　龙脑　牛黄　麝香　白附子　天竺黄　金钱白花蛇　天麻　生地黄汁　金箔

洗手荣筋方(光绪年间赵文魁方)　桂枝尖　宣木瓜　秦艽　丝瓜　赤芍　没药　甲珠　天仙藤

活血止痛散(胶囊)(《中华人民共和国药典》)　当归　三七　乳香　冰片　土鳖虫　自然铜

活血壮筋丸(《中华人民共和国药典》)　制川乌　红花　血竭　乳香(去油)　没药(去油)　土鳖虫　地龙　全蝎　川牛膝　桂枝　人参

活血应痛丸(《卫生宝鉴》)　狗脊　苍术　香附　陈皮　没药　威灵仙　草乌头

活血定痛丸(《证治准绳》)　威灵仙　木鳖子　川乌　防风　香白芷　五灵脂　地龙　水蛭　朱砂

活血消炎丸(《赵炳南临床经验集》)　乳香(醋炙)　没药(醋炙)　菖蒲膏(干)　黄米　牛黄

活血通脉丸(片)　鸡血藤　桃仁　丹参　赤芍　红花　降香　郁金　三七　川芎　陈皮　木香　石菖蒲　枸杞子　黄精(酒炙)　人参　麦冬　冰片

活血通脉片(山东中医药大学附属医院制剂)　丹参　赤芍　土茯苓　当归　金银花　川芎

活血散瘀汤(《外科正宗》)　川芎　当归尾　赤芍　苏木　牡丹皮　枳壳　瓜蒌仁　桃仁　槟榔　大黄(酒炒)

活血舒筋酊(中成药)　生川乌　生草乌　当归　川芎　红花　老鹳草　续断　香加皮　木瓜　茜草　牛膝　桂枝　威灵仙　千年健　秦艽　红曲

活络丹(《太平惠民和剂局方》)　天南星　川乌　地龙　乳香　没药　草乌

活络饮(《景岳全书》)　当归　白术　川芎　羌活　独活　甘草　姜

活络效灵丹(《医学衷中参西录》)　当归　丹参　乳香　没药

济生肾气丸(《济生方》)　熟地黄　山茱萸　牡丹皮　山药　茯苓　泽泻　肉桂　附子　牛膝　车前子

洋金花酒(中成药) 洋金花 川断 淫羊藿 桂枝 独活 赤芍 红花 威灵仙 穿山甲 地龙 全蝎 当归 白花蛇 川乌 草乌 制乳香 制没药 忍冬藤 黄芪 羌活 防风

宣痹汤(《温病条辨》) 防己 杏仁 滑石 连翘 山栀子 薏苡仁 半夏 晚蚕沙 赤小豆

穿龙骨刺片(《中华人民共和国药典》) 穿山龙 川牛膝 淫羊藿 狗脊 熟地黄 枸杞子

祛风止痛片(胶囊)(《中华人民共和国药典》) 老鹳草 槲寄生 续断 威灵仙 独活 制草乌 红花

祛风胜湿酒(中成药) 羌活 薏苡仁 防己 当归 威灵仙 白糖 香加皮 独活 白酒

祛风活血酒(中成药) 红花 鸡血藤 当归 制乳香 制没药 玉竹 独活 桑枝 川芎 枸杞子 红曲 官桂 桑寄生 续断 川牛膝 油松节 木瓜 白酒

祛风活络膏(中成药) 生附子 草乌 紫荆皮 桂枝 白芷 生南星 生半夏 续断 苍术 骨碎补 水菖蒲 丁香 明松香 冰片

祛风舒筋丸(《中华人民共和国药典》) 桂枝 麻黄 制川乌 制草乌 防风 威灵仙 木瓜 秦艽 海风藤 青风藤 穿山龙 老鹳草 茄根 苍术 茯苓 骨碎补 牛膝 甘草

祛痰灵口服液(《中华人民共和国药典》) 鲜竹沥 鱼腥草

神农药酒(中成药) 寻骨风 防风 杜仲 五加皮 老鹳草 络石藤 制草乌 独活 苍术 爬岩香 威灵仙 徐长卿 伸筋草 八棱麻 金荞麦 山姜 搜山虎 八角枫 川芎 丹参 当归 大血藤 木香 红花 柴胡 鸡血藤 三百棒 三七 八角莲 香茶菜

神效灸饼(《杂病广要》) 广木香 白芷 麝香 蓖麻子

神效黄芪汤(李东垣方) 黄芪 甘草(炙) 人参 白芍 陈皮 蔓荆子

除风湿羌活汤(《脾胃论》) 羌活 防风 苍术 黄芪 升麻 炙甘草 独活 柴胡 川芎 黄柏 橘皮 藁本 泽泻 猪苓 茯苓 黄连

除湿汤(《世医得效方》) 半夏 厚朴 藿香叶 陈皮 甘草 苍术

除湿汤(《三因极一病证方论》) 茯苓 干葛根 甘草(炙) 白术

除湿解毒汤(《洞天奥旨》) 白术 山药 薏苡仁 金银花 肉桂 泽泻 乌梅根

除痹通络汤(《辽宁中医杂志》) 制川乌 石楠藤 白芷 桃仁 川芎 全蝎 乌梢蛇 伸筋草 五加皮 巴戟天 仙茅

十 画

秦艽天麻汤(《医学心悟》) 秦艽 天麻 羌活 陈皮 当归 川芎 炙甘草 生姜 桑枝

秦艽地黄汤(《景岳全书》) 秦艽 生地黄 当归 川芎 白芍 甘草 防风 荆芥 升麻 白芷 蔓荆子 大力子(蒸) 羌活

秦艽汤(《证治准绳》) 秦艽 防风 黄芩 麻黄 甘草 玄参 犀角 牛蒡子 枳

壳　升麻

珠黄散(《中华人民共和国药典》)　珍珠　人工牛黄

蚕蛾散(《太平圣惠方》)　晚蚕蛾　麝香

振颓丸(《医学衷中参西录》)　人参　白术(炒)　当归　马钱子　乳香　没药　全蝎
蜈　穿山甲

赶痛汤(《医方考》)　乳香　没药　地龙(酒炒)　香附(童便浸)　桃仁　红花　甘草
节　牛膝(酒浸)　当归　羌活　五灵脂

起伛汤(《辨证录》)　薏苡仁　白术　黄芪　防风　附子

换骨丹(《宣明论方》)　麻黄　仙术　香白芷　槐角子　川芎　人参　防风　桑白
皮　苦参　威灵仙　何首乌　蔓荆子　木香　龙脑　朱砂　麝香　五味子

换脚丸(《古今医鉴》)　当归　天麻　防风　羌活　石楠藤　萆薢(炙)　石斛　黄
芪　肉桂　大附子(炮)　南星　续断　薏苡仁　苍术　川牛膝　木瓜　槟榔

莪术散(《世医得效方》)　当归　川芎　莪术　甘草　芍药　熟地黄　茴香　白芷

荷叶丸(《中华人民共和国药典》)　荷叶　藕节　大蓟　小蓟　知母　黄芩　地
黄　棕榈　栀子　白茅根　玄参　白芍　当归　香墨

真武汤(《伤寒论》)　茯苓　芍药　白术　生姜　附子

桂枝人参汤(《伤寒论》)　桂枝　党参　干姜　炙甘草　白术

桂枝加龙骨牡蛎汤(《金匮要略》)　桂枝　芍药　生姜　甘草　大枣　龙骨　牡蛎

桂枝加葛根汤(《伤寒论》)　葛根　麻黄　芍药　生姜　甘草　大枣　桂枝

桂枝芍药知母汤(《金匮要略》)　桂枝　芍药　甘草　麻黄　生姜　白术　知母　防
风　附子

桂枝汤(《伤寒论》)　桂枝　芍药　生姜　大枣

桂枝附子汤(《金匮要略》)　桂枝　生姜　附子　甘草　大枣

桂枝茯苓丸(《金匮要略》)　桂枝　茯苓　赤芍　桃仁　牡丹皮

桂枝新加汤(《伤寒论》)　桂枝　芍药　甘草(炙)　生姜　大枣　人参

桃仁四物汤(《万民女科》)　当归尾　川芎　赤芍　牡丹皮　香附　延胡索　红
花　桃仁　生地黄

桃仁粥(《多能鄙事》)　桃仁　粳米

桃仁煎(《证治准绳》)　桃仁

桃红四物汤(《医宗金鉴》)　桃仁　红花　熟地黄　当归　川芎　白芍

桃红饮(《类证治裁》)　桃仁　红花　川芎　当归尾　威灵仙　麝香

捉虎膏(《洄溪秘方》)　独蒜汁　韭菜汁　葱汁　艾叶汁　姜汁　白酒　松香　东丹

夏枯草汤(《增补内经拾遗方论》)　夏枯草

逐痹丹(《辨证录》)　人参　茯苓　肉桂　升麻　甘草　薏苡仁　神曲　白术

顾步汤(《外科真诠》)　黄芪　人参　金钗　当归　金银花　牛膝　菊花　甘草　蒲
公英　紫花地丁

柴平汤(《幼科心法要诀》)　柴胡　半夏　人参　黄芩　甘草　苍术　浓朴　陈
皮　生姜　枣

柴胡加龙骨牡蛎汤(《伤寒论》)　柴胡　龙骨　黄芩　生姜　铅丹　人参　桂枝　茯

苓　半夏　大黄　牡蛎　大枣

柴胡汤(《史载之方》)　柴胡　前胡　防风　杏仁　羌活　茯苓　甘草　芍药　麦冬　干地黄　半夏

柴胡细辛汤(《中国中医秘方大全》)　柴胡　细辛　薄荷　当归尾　土鳖虫　丹参　川芎　泽兰　半夏　黄连

柴胡桂枝汤(《伤寒论》)　桂枝　黄芩　人参　甘草　半夏　芍药　大枣　生姜　柴胡

柴胡葛根汤(《外科正宗》)　柴胡　天花粉　干葛根　黄芩　桔梗　连翘　牛蒡子　石膏　甘草　升麻

柴胡舒肝丸(《中华人民共和国药典》)　茯苓　白芍　陈皮　枳壳　甘草　桔梗　豆蔻　香附　厚朴　山楂　柴胡　紫苏梗　三棱　莪术　当归　防风　黄芩　木香　大黄　半夏　六神曲　薄荷　槟榔　青皮　乌药

柴胡疏肝散(《景岳全书》)　陈皮　柴胡　川芎　枳壳　芍药　甘草　香附

柴葛解肌汤(《伤寒六书》)　柴胡　干葛根　甘草　黄芩　羌活　白芷　芍药　桔梗

逍遥散(《太平惠民和剂局方》)　柴胡　当归　白芍　白术　茯苓　生姜　薄荷　炙甘草

透脓散(《医学心悟》)　黄芪　皂角刺　白芷　川芎　牛蒡子　穿山甲　金银花　当归

健步丸(《中华人民共和国药典》)　盐制知母　盐制黄柏　熟地黄　制龟甲　当归　白芍　牛膝　锁阳　陈皮　干姜　羊肉等

健步虎潜丸(《伤科补要》)　龟胶　鹿角胶　虎胫骨　何首乌　川牛膝　杜仲　锁阳　威灵仙　当归　黄柏　人参　羌活　白芍　云白术　熟地黄　大川附子

健脾丸(《证治准绳》)　党参　白术(炒)　陈皮　枳实(炒)　山楂(炒)　麦芽(炒)

胶艾汤(《千金翼方》)　阿胶　艾叶　芍药　干地黄　当归　干姜　川芎　甘草

凉血五根汤(《赵炳南临床经验集》)　白茅根　瓜蒌根　茜草根　紫草根　板蓝根

凉膈散(《太平惠民和剂局方》)　川大黄　朴硝　甘草　山栀子仁　薄荷叶　黄芩　连翘

益气养血口服液(《中华人民共和国药典》)　党参　麦冬　地黄　人参　当归　五味子　地骨皮　淫羊藿　黄芪　炒白术　制何首乌　陈皮　鹿茸

益母草鸡蛋汤(《痹病论治学》)　益母草　白糖　鸡蛋

益阴化湿利节丸(《慈禧光绪医方选议》)　生地黄　泽泻　牡丹皮　云茯苓　海桐皮　片姜黄　独活　没药　秦艽　青皮　盐黄柏　知母

益肾壮骨胶囊(中成药)　日本弓背蚁　制何首乌　菟丝子(制)　柏子仁

益肾蠲痹丸(《痹证论治》)　熟地黄　当归　淫羊藿　鹿衔草　炙全蝎　炙蜈蚣　炙乌梢蛇　炙蜂房　炙土鳖虫　骨碎补　延胡索　肉苁蓉　鸡血藤　蜂房　僵蚕　蜣螂虫　炮甲珠　广地龙　徐长卿

益肾蠲痹丸(医保药品目录)　熟地黄　淫羊藿　骨碎补　寻骨风　老鹳草　徐长卿　萆草　鹿衔草　虎杖　全蝎　僵蚕(麸炒)　蜈蚣　广地龙(酒制)　蜂房(清炒)　土鳖虫　炮山甲　乌梢蛇(酒制)　延胡索　生地黄　当归　鸡血藤

益胃汤(《温病条辨》) 北沙参 麦冬 生地黄 玉竹 冰糖

消风散(《外科正宗》) 当归 生地黄 防风 蝉蜕 知母 苦参 胡麻 荆芥 苍术 牛蒡子 石膏 甘草 木通

消风散毒散(《验方新编》) 皂角刺 防风 陈皮 连翘 柴胡 生黄 苍术(炒) 花粉 川芎 白芍 甘草 当归 金银花 红花

消伤痛擦剂(《中国中医骨伤科百家方技精华》) 马钱子 天仙子 生南星 乳香 没药 细辛 生草乌 冰片

消阴来复汤(《医醇賸义》) 鹿茸 附子 枸杞子 菟丝子 当归 补骨脂 益智仁 小茴香 牛膝 木香

消炎通脉合剂(保定市第二医院) 金银花 玄参 当归 赤芍 川芎 桃仁 红花 牛膝 防己 络石藤 制川乌 甘草

消积保中丸(《万病回春》) 陈皮(去白) 青皮(清油炒) 白茯苓(去皮) 白术(土炒) 香附(醋炒) 半夏(泡7次,姜汁炒) 木香(不见火) 槟榔 莪术(醋浸,炒) 三棱(醋浸,炒) 莱菔子(微炒) 砂仁 神曲(炒) 麦芽(炒) 白芥子(炒) 黄连(姜汁炒) 真阿魏(醋浸) 山栀仁(姜汁炒) 干漆(炒净烟)

消斑青黛饮(《医学传心录》) 青黛 栀子 黄连 犀角 知母 玄参 生地黄 石膏 柴胡 人参 甘草 姜 枣

消蹒散(《辨证录》) 茯苓 茵陈 防己 炒栀子 薏苡仁 泽泻 木瓜

消瘰丸(《医学心悟》) 玄参 醋研牡蛎 川贝母

海马万应膏(中成药) 海马 木香 肉桂 防风 莪术 血竭 当归 桃仁 白芷 羌活 附子 独活 麻黄

海桐皮汤(《医宗金鉴》) 铁线透骨草 乳香 没药 当归 川芎等

海桐皮汤(《圣济总录》) 海桐皮 防己 炮附子 肉桂 麻黄 天冬 丹参 生姜 甘草

海桐皮洗剂(《中医皮肤病学简编》) 海桐皮 透骨草 乳香 没药 当归 花椒 红花 威灵仙 白芷 防风 甘草

海桐酒(《普济方》) 牛膝 海桐皮 五加皮 独活 防风 杜仲 生地黄 白术 薏苡仁

海藏五饮汤(《医垒元戎》) 旋覆花 人参 陈皮 枳实 白术 茯苓 厚朴 半夏 泽泻 猪苓 前胡 桂心 芍药 甘草

海藻玉壶汤(《外科正宗》) 海藻 昆布 贝母 半夏 青皮 陈皮 当归 川芎 连翘 甘草

海藻溃坚丸(《赤水玄珠》) 海藻 昆布 川楝肉 吴茱萸 木香 青皮 小茴香 荔枝核(炒) 延胡索(炒) 肉桂 海带 橘核(炒) 桃仁(麸炒) 木通

涤痰汤(《奇效良方》) 胆南星 姜半夏 枳实 茯苓 陈皮 竹茹 石菖蒲 人参 炙甘草

消阴坚骨汤(《石室秘录》) 玄参 熟地黄 麦冬 牛膝

浸腰脚拘挛方《太平圣惠方》 皂荚 川椒

调胃承气汤(《伤寒论》) 大黄 甘草 芒硝

通幽汤(《脾胃论》) 桃仁泥 红花 生地黄 熟地黄 当归身 炙甘草 升麻

通脉丸(《崔公让临证经验辑要》) 当归 赤芍 黄芪 丹参 陈皮 两头尖 制马钱子 琥珀 洋金花 甘草

通脉四逆汤(《伤寒论》) 甘草 附子(生用) 干姜

通脉活血汤(《名医治验良方》) 当归 黄芪 丹参 泽兰叶 赤芍 杜仲 金毛狗脊 鹿角片 地龙 苏木

通络开痹片(医保药品目录) 马钱子粉 全蝎 川牛膝 荆芥 防风 木瓜 当归 红花

通络骨质宁膏(中成药) 红土茯苓 红花 草乌 血竭 青风藤 海马 生扯拢 半夏 铁筷子 生天南星 见血飞 鲜桑枝 鲜桃枝 鲜榆枝 鲜柳枝 鲜槐枝

通窍活血汤(《医林改错》) 赤芍 川芎 桃仁 红枣 红花 老葱 鲜姜 麝香

通痹片(胶囊)(《中华人民共和国药典》) 制马钱子 金钱白花蛇 蜈蚣 全蝎 地龙 僵蚕 乌梢蛇 麻黄 桂枝 附子 制川乌 桃仁 红花 没药(制) 延胡索(制) 穿山甲(制) 王不留行 牡丹皮 阴行草 大黄 鸡血藤 川牛膝 续断 羌活 独活 苍术(炒) 防风 天麻

通痹散(《张氏医通》) 天麻 独活 藁本 当归 川芎 白术

桑枝膏(《景岳全书》) 桑枝

桑菊饮(《温病条辨》) 桑叶 菊花 杏仁 连翘 薄荷 苦桔梗 甘草 苇根

桑椹蜜膏(《医学大辞典》) 鲜桑椹 蜂蜜

十 一 画

理中丸(《伤寒论》) 人参 干姜 甘草(炙) 白术

接骨紫金丹(《杂病源流犀烛》) 土鳖虫 骨碎补 自然铜 巴豆霜 乳香 血竭 没药 当归尾 硼砂 地龙

接骨紫金丹(《伤科汇纂》) 老鹰骨 山羊血 白蜡 花蕊石 乳香 没药 降香节 干地龙灰 朱砂 铜末 自然铜 木耳灰 土鳖虫 赤石脂 龙骨(煅) 生半夏 南星

控涎丹(《三因极一病证方论》) 制甘遂 制大戟 白芥子

萆薢丸(《太平圣惠方》) 萆薢 牛膝 丹参 附子 白术 枳壳 蜜

萆薢丸(《圣济总录》) 萆薢 金钱草 虎杖 玉米须 薏苡仁 菟丝子 牛膝 黄柏 制大黄 桂枝 山慈菇 三七粉

黄芩汤(《圣济总录》) 黄芩 甘草(炙) 防风 秦艽 葛根 杏仁 桂 当归 赤茯苓

黄芩滑石汤(《温病条辨》) 黄芩 滑石 茯苓皮 大腹皮 白蔻仁 通草 猪苓

黄芪丸(《景岳全书》) 黄芪(炙) 人参 熟地黄 白茯苓 薏苡仁 山茱萸 酸枣仁 羌活 当归 羚羊角屑 枸杞子 桂心

黄芪补中汤(《医学发明》) 黄芪 人参 炙甘草 白术 苍术 橘皮 泽泻 猪苓 茯苓

黄芪桂枝五物汤(《金匮要略》) 黄芪 桂枝 芍药 生姜 大枣

黄芪桃红汤(《医林改错》) 黄芪 桃仁 红花

黄连上清丸(《中华人民共和国药典》) 黄连 栀子 连翘 蔓荆子 防风 荆芥穗 白芷 黄芩 菊花 薄荷 酒大黄 黄柏 桔梗 川芎 石膏 旋覆花 甘草

黄连阿胶汤(《删补名医方论》) 黄连 阿胶 黄芩 鸡子黄 白芍

黄连解毒丸(《中华人民共和国药典》) 黄连 黄柏 黄芩 大黄 栀子 滑石 川木通

黄连解毒汤(《外台秘要》) 黄连 黄芩 黄柏 栀子

萆薢丸(《圣济总录》) 萆薢 金钱草 虎杖 玉米须 薏苡仁 菟丝子 牛膝 黄柏 制大黄 桂枝 山慈菇 三七粉

萆薢丸(《太平圣惠方》) 萆薢 牛膝 丹参 附子 白术 枳壳

萆薢分清丸(《中华人民共和国药典》) 粉萆薢 石菖蒲 甘草 乌药 盐益智仁

萆薢渗湿汤(《疡科心得集》) 萆薢 薏苡仁 赤茯苓 黄柏 牡丹皮 泽泻 滑石 通草

菟丝子圆(《太平惠民和剂局方》) 龙齿 远志 泽泻 肉苁蓉 菟丝子 泽泻 鹿茸 石龙芮 肉桂 附子 石斛 熟干地黄 白茯苓 牛膝 续断 山茱萸 肉苁蓉 五味子 桑螵蛸 川芎 覆盆子

菊花酒(《太平圣惠方》) 菊花 五加皮 甘草 生地黄 秦艽 枸杞子 白术 糯米酿酒

救生汤(《扁鹊心书》) 芍药 当归 木香 丁香 川附(炮)

野驼脂方(《圣济总录》) 野驼脂

蛇床子汤(《医宗金鉴》) 威灵仙 蛇床子 当归尾 缩砂壳 土大黄 苦参 老葱头

蛇胆川贝液(中成药) 蛇胆汁 平贝母 蔗糖 蜂蜜 杏仁水

蛇胆追风丸(中成药) 蛇胆汁 制草乌 胆南星 川芎(酒蒸) 橘红 钩藤 白芍 地龙(制) 姜半夏 防风(去毛) 桂枝 荆芥 当归(酒蒸) 独活 制川乌 制白附子 雄黄(水飞) 石膏 甘草

银花甘草汤(《中医喉科学讲义》) 金银花 甘草

银翘汤(《温病条辨》) 金银花 连翘 竹叶 生甘草 麦冬 细生地

银翘散(《温病条辨》) 连翘 金银花 苦桔梗 薄荷 竹叶 生甘草 荆芥穗 淡豆豉 牛蒡子 芦根

甜瓜子丸(《瑞竹堂经验方》) 甜瓜子 干木瓜 威灵仙 川乌头(制)

盘龙七片(《医保药品目录》) 盘龙七 当归 丹参 重楼 红花 乳香 没药 缬草 木香 过山龙 羊角七 八里麻 支柱蓼 老鼠七 青蛙七 珠子参 秦艽 络石藤 壮筋丹 伸筋草 白毛七 祖师麻 川乌 草乌 铁棒锤 五加皮 竹根七 杜仲 牛膝

猪苓汤(《伤寒论》) 猪苓 茯苓 阿胶 滑石 泽泻

猪肾汤方(《经效产宝》) 猪肾 糯米 当归 知母 葱白 芍药

猪肾粥(《饮膳正要》) 猪肾 粳米 草果 陈皮 缩砂仁

麻子煮粥(《本草纲目》) 冬麻子 粳米 葱 椒 盐 豉

麻杏石甘汤(《伤寒论》) 麻黄 杏仁 石膏 甘草

麻杏薏甘汤(《金匮要略》) 麻黄 杏仁 薏苡仁 炙甘草

麻黄止嗽丸(中成药) 橘红 麻黄 桔梗 川贝母 五味子(醋蒸) 茯苓 细辛

麻黄加术汤(《金匮要略》) 麻黄 桂枝 杏仁 甘草 白术

麻黄汤(《伤寒论》) 麻黄 桂枝 杏仁 甘草

麻黄连翘赤小豆汤(《伤寒论》) 麻黄 连翘 杏仁 赤小豆 大枣 生梓白皮 生姜 甘草

麻黄细辛附子汤(《伤寒论》) 麻黄 细辛 附子

鹿角胶丸(《医学正传》) 鹿角胶 鹿角霜 熟地黄 当归身 人参 川牛膝 菟丝子 白茯苓 白术 杜仲 虎胫骨(酥炙) 龟甲

鹿角霜丸(《万病回春》) 黄芪 人参 白茯苓 白术 当归 川芎 白芍 熟地黄 苍术 肉桂 补骨脂 小茴香 肉苁蓉 木瓜 牛膝 杜仲 槟榔 木香 乌药 续断 虎胫骨 防风 羌活 独活 甘草 大附子 川乌

鹿茸酒(《本草纲目》) 鹿茸 山药 白酒

鹿筋八仙酒(中成药) 鹿筋 鹿骨 制川乌 制草乌 炮姜 当归 陈皮 淡竹叶等

旋覆代赭汤(《伤寒论》) 旋覆花 人参 代赭石 甘草 半夏 生姜 大枣

着痹验方(《中国中医秘方大全》) 晚蚕沙 鲜松针 黄酒

羚羊角散(《普济本事方》) 羚羊角 防风 独活 茯神 酸枣仁 川芎 当归 杏仁 木香 甘草 薏苡仁

羚羊清肺丸(《中华人民共和国药典》) 浙贝母 桑白皮 前胡 麦冬 天冬 天花粉 地黄 玄参 石斛 桔梗 枇杷叶 苦杏仁(炒) 金果榄 金银花 大青叶 栀子 黄芩 板蓝根 牡丹皮 薄荷 甘草 熟大黄 陈皮 羚羊角粉

羚角钩藤汤(《增订通俗伤寒论》) 羚羊片 桑叶 川贝母 鲜生地 钩藤 滁菊 茯神 白芍 竹茹

清开灵胶囊(《中华人民共和国药典》) 胆酸 珍珠母 栀子 水牛角 板蓝根 金银花 猪去氧胆酸 黄芩苷

清气化痰丸(《医方考》) 陈皮 杏仁 枳实 黄芩 瓜蒌仁 茯苓 胆南星 制半夏 姜汁

清肾汤(《医学衷中参西录》) 知母 黄柏 生龙骨 生杭芍 生山药 生牡蛎 海螵蛸 茜草 泽泻

清明油(《中国中医秘方大全》) 山甲珠 川牛膝 木鳖子 杜仲炭 钩藤 蜈蚣

清金止嗽化痰丸(中成药) 黄芩 熟大黄 知母 天花粉 麦冬 化橘红 浙贝母 枳壳 桑白皮(蜜炙) 苦杏仁 前胡 百部 桔梗 甘草

清肺抑火丸(《中华人民共和国药典》) 黄芩 栀子 知母 浙贝母 黄柏 苦参 桔梗 前胡 天花粉 大黄

清胃散(《脾胃论》) 生地黄 当归身 牡丹皮 黄连 升麻

清骨散(《证治准绳》) 银柴胡 胡黄连 秦艽 醋炙鳖甲 地骨皮 青蒿 知母 甘草

清宫汤(《温病条辨》) 玄参心 莲子心 竹叶卷心 连翘心 犀角 莲子心 麦冬

清络饮(《温病条辨》) 西瓜翠衣 鲜扁豆花 鲜银花 丝瓜皮 鲜荷叶边 鲜竹叶心

清热平肝汤(方出《中医原著选读》引关幼波方,名见《古今名方》) 茵陈 醋柴胡 酒龙胆草 小蓟 赤芍 牡丹皮 石见穿 白矾 郁金 泽兰

清热地黄汤(《医略六书》) 生地黄 黄连 白芍 荆芥 知母 黄柏 当归 牡丹皮 地榆

清热除痹汤(《刘奉五妇科经验》) 忍冬藤 威灵仙 青风藤 海风藤 络石藤 防己 桑枝

清热渗湿汤(《景岳全书》) 黄柏 黄连 茯苓 泽泻 苍术 白术 甘草

清热解毒口服液(《中华人民共和国药典》) 石膏 金银花 玄参 地黄 连翘 栀子 甜地丁 黄芩 龙胆草 板蓝根 知母 麦冬

清胰汤(《外伤科学》) 柴胡 黄芩 胡黄连 厚朴 枳壳 木香 大黄 芒硝

清营汤(《温病条辨》) 犀角 生地黄 玄参 竹叶心 金银花 黄连 连翘 丹参 麦冬

清湿化痰汤(《万病回春》) 南星(姜制) 半夏(姜制) 陈皮 茯苓 苍术 羌活 片芩(酒炒) 白芷 白芥子 甘草(三分) 木香 竹沥 姜汁

清瘟败毒饮(《疫疹一得》) 生石膏 生地黄 黄连 犀角 栀子 黄芩 知母 赤芍 桔梗 玄参 牡丹皮 连翘 竹叶 甘草

清震汤(《审视瑶函》) 升麻 赤芍 甘草 荆芥穗 葛根 苏薄荷 黄芩 青荷叶 苍术

清燥汤(《丹溪心法》) 黄芪 苍术 白术 橘皮 泽泻 人参 白茯苓 升麻 麦冬 当归身 生地黄 神曲末 猪苓 酒黄柏 柴胡 黄连 五味子 甘草(炙)

清燥救肺汤(《医门法律》) 霜桑叶 生石膏 人参 甘草 胡麻仁 阿胶 麦冬 杏仁 枇杷叶

寄生追风酒(《中华人民共和国药典》) 独活 白芍 熟地黄 桂枝 川芎 茯苓

屠苏酒(中成药) 苏木 肉桂 防风 花椒 草薢 桔梗 大黄 制川乌 赤小豆 酒等

颈复康颗粒(《中华人民共和国药典》) 羌活 川芎 葛根 秦艽 威灵仙 苍术 丹参 白芍 地龙 红花 乳香 黄芪 党参 地黄 石决明 花蕊石 黄柏 王不留行 桃仁 没药 土鳖虫

续命汤(《圣济总录》) 羌活 茯神 薏苡仁

十 二 画

琥珀膏(《外科正宗》) 大黄 郁金 南星 白芷

斑龙丸(《医学正传》) 鹿角胶 鹿角霜 菟丝子 柏子仁 熟地黄 白茯苓 补骨脂

越婢加术汤(《金匮要略方义》) 麻黄 石膏 生姜 甘草 白术 大枣

越鞠丸(《丹溪心法》) 苍术 香附 川芎 神曲 栀子

趁痛散(《医学纲要》) 乳香 桃仁 当归 地龙 五灵脂 牛膝 羌活 香附 生

甘草

趁痛散(《经效产宝》) 牛膝 当归 官桂(去皮) 白术 黄芪 薤白 独活 生姜 炙甘草

散风活络丸(医保药品目录) 乌梢蛇 蜈蚣 地龙 胆南星 牛黄 冰片 防风 威灵仙 骨碎补 海风藤 细辛 麻黄 桂枝 白附子 草乌 附子 红花 当归 川芎 乳香 桃仁 赤芍 熟地黄 熟大黄 黄芩 木香 党参 白术 草豆蔻 石菖蒲 香附 牛膝 茯苓

散肿溃坚汤(《兰室秘藏》) 黄芩 龙胆草 瓜蒌根 黄柏 酒知母 桔梗 昆布 柴胡 炙甘草 京三棱 广莪术 连翘 葛根 白芍 当归梢 黄连 升麻

散毒万灵丸(中成药) 苍术(炒) 羌活 防风 荆芥 麻黄 川乌(制) 草乌(制) 细辛 当归 生首乌 川石斛 川芎 全蝎(漂) 雄黄(飞) 朱砂(飞) 甘草(炙)

葛根汤(《伤寒论》) 葛根 麻黄 桂枝 生姜 甘草 芍药 大枣

葛根芩连汤(《伤寒论》) 葛根 黄连 黄芩 炙甘草

葛根解肌汤(《麻科活人全书》) 葛根 麻黄 肉桂 甘草(炙) 黄芩 芍药

葱豉汤(《肘后备急方》) 葱白 豉

葶苈大枣泻肺汤(《金匮要略》) 葶苈 大枣

葶苈苦参散(《医学正传》) 苦参 黄连 瓜蒂 黄柏 大黄 葶苈子

紫金丹(《医学心悟》) 山慈菇 五倍子 千金子 红芽大戟 明雄黄 朱砂 麝香

紫金龙药酒(中成药) 当归 川芎 防风 羌活 独活 续断 木香 陈皮 虎杖 葡萄干等

紫金锭(《中华人民共和国药典》) 山慈菇 红大戟 千金子霜 五倍子 麝香 朱砂 雄黄

紫草洗方(《赵炳南临床经验集》) 紫草 茜草 白芷 赤芍 苏木 南红花 厚朴 丝瓜络 木通

紫草膏(《中华人民共和国药典》) 紫草 当归 防风 地黄 白芷 乳香 没药

紫雪丹(《成方便读》) 黄金 寒水石 石膏 磁石 滑石 玄参 羚羊角 犀角 升麻 沉香 丁子香 青木香 甘草

紫雪散(《太平圣惠方》) 黄金 寒水石 石膏 玄参 羚羊角屑 犀角屑 沉香 青木香 丁香 甘草

蛤蚧定喘丸(《全国中药成药处方集》) 蛤蚧 瓜蒌子 紫菀 麻黄 鳖甲 黄芩 甘草 麦冬 黄连 百合 紫苏子 石膏 苦杏仁

喘咳舒药酒(《全国中草药新医疗法展览会资料选编》) 海风藤 追地风 白酒

黑大将丸(江苏省药品标准) 乌梢蛇(去头尾 炒)

黑骨藤追风活络胶囊(中成药) 青风藤 黑骨藤 追风伞

黑锡丹(《太平惠民和剂局方》) 沉香 附子 胡芦巴 阳起石 茴香 补骨脂 肉豆蔻 金铃子 木香 肉桂

筋骨酸痛药水(《中国中医秘方大全》) 生川乌 生草乌 生南星 香白芷 甘松 苏木屑 新红花 西羌活 片姜黄 山奈 生大黄 威灵仙 樟脑 炙乳香 炙没药

舒肝止痛丸(中成药) 柴胡 当归 白芍 赤芍 白术(炒) 薄荷 甘草 生姜 香

附(醋制) 郁金 延胡索(醋制) 川楝子 木香 半夏(制) 黄芩 川芎 莱菔子(炒)

舒经汤(《妇人大全良方》) 姜黄 甘草 羌活 白术 海桐皮 当归 赤芍

舒筋丸(《中华人民共和国药典》) 马钱子(粉) 麻黄 羌活 独活 桂枝 防风 乳香(醋制) 没药(醋制) 千年健 地枫皮 牛膝 续断 杜仲(盐制) 木瓜 甘草

舒筋汤(《辨证录》) 白芍 熟地黄 甘菊 牡丹皮 牛膝 秦艽 白术 枸杞子 葳蕤

舒筋活血片(中成药) 红花 醋香附 烫狗脊 香加皮 络石藤 伸筋草 泽兰 槲寄生 鸡血藤 煅自然铜

舒筋活络丸(中成药) 五加皮 威灵仙 羌活 豨莶草 胆南星 川芎 独活 桂枝 木瓜 当归 牛膝 地枫皮

舒筋活络酒(《中华人民共和国药典》) 木瓜 桑寄生 玉竹 续断 川牛膝 当归 川芎 红花 独活 羌活 防风 白术 蚕沙 红曲 甘草

舒筋健腰丸(中成药) 鸡血藤 桑寄生 菟丝子 狗脊 没药 黑老虎 牛大力 两面针 延胡索 乳香 金樱子 女贞子 千斤拔

痛风定胶囊(《中华人民共和国药典》) 秦艽 黄柏 川牛膝 延胡索 赤芍 泽泻 车前子 土茯苓

痛风经验方(《现代中医内科学》) 土茯苓 萆薢 威灵仙 生薏苡仁 泽泻 泽兰 桃仁 当归 车前子

痛风舒片(医保药品目录) 大黄 车前子 泽泻 川牛膝 防己

普连软膏(《赵炳南临床经验集》) 黄芩末 黄柏末 凡士林

普济消毒饮(《东垣试效方》) 黄芩 黄连 陈皮 甘草 玄参 柴胡 桔梗 连翘 板蓝根 马勃 牛蒡子 薄荷 僵蚕 升麻

湿郁汤(《景岳全书》) 苍术 白术 香附 橘红 浓朴 半夏(制) 白茯苓 川芎 羌活 独活 甘草 生姜

湿热痹颗粒(片)(《中华人民共和国药典》) 苍术 忍冬藤 地龙 连翘 黄柏 薏苡仁 防风 川牛膝 粉萆薢 桑枝 防己 威灵仙

温经汤(《金匮要略》) 吴茱萸 当归 芍药 川芎 人参 桂枝 阿胶 牡丹皮 生姜 甘草 半夏 麦冬

温经蠲痹汤(路志正经验方) 生黄芪 当归 桂枝 白芍 炒白术 茯苓 川附片 防风 老鹳草 桑寄生 红花 甘草

温胆汤(《三因极一病证方论》) 半夏 竹茹 枳实 陈皮 甘草 茯苓 生姜 大枣

温清饮(《万病回春》) 当归 白芍 熟地黄 川芎 黄连 黄芩 黄柏 栀子

滑膜炎片(颗粒)(《中华人民共和国药典》) 夏枯草 防己 泽兰 豨莶草 女贞子 薏苡仁 丹参 功劳叶 土茯苓 当归 黄芪 丝瓜络 川牛膝

滋水清肝饮(《医宗己任编》) 地黄 山药 山茱萸 泽泻 牡丹皮 茯苓 柴胡 栀子 当归 白芍 炒枣仁

滋血汤(《御药院方》) 人参 白茯苓 熟干地黄 川芎 当归 白芍 干山药 黄芪

滋血汤(《太平惠民和剂局方》) 赤石脂 海螵蛸 侧柏叶

滋补大力丸(《饲鹤亭集方》) 熟地黄 山药 茯苓 枸杞子 枣仁 山茱萸肉 当归 冬术 杜仲 菟丝子 龟甲 虎骨 白芍 肉苁蓉 补骨脂 覆盆子 自然铜(醋煅) 青盐 乳香 没药 地龙 地鳖虫

滋阴补髓汤(《医醇賸义》) 党参 生地黄 龟甲 知母 盐黄柏 白术 猪脊髓 当归 茯苓 枸杞子 续断 狗脊 牛膝 豹骨

滋阴退翳汤(《张皆春眼科证治》) 酒生地黄 当归 酒白芍 麦冬 知母 天花粉 木贼 谷精草 玄参

滋补大力丸(《饲鹤亭集方》) 熟地黄 山药 茯苓 枸杞子 酸枣仁 山茱萸 当归 冬术 杜仲 菟丝子 龟甲 虎骨 白芍 肉苁蓉 补骨脂 覆盆子 自然铜(醋煅) 青盐 乳香 没药 地龙 土鳖虫

滋肾汤(《万病回春》) 当归 川芎 白芍 熟地黄 人参 白术 茯苓 陈皮 半夏 牛膝 杜仲 菟丝子 五味子 益智仁 补骨脂 胡芦巴 石菖蒲 甘草 巴戟天

滋荣舒筋健步丸(《万病回春》) 当归 白术 熟地黄 川芎 白芍 茅山苍术 羌活 防风 牛膝 独活 桑寄生 木瓜 防己 肉桂

滋燥养荣汤(《证治准绳》) 当归 生地黄 熟地黄 芍药 黄芩 秦艽 防风 甘草

滋燥养营汤(《张氏医通》) 当归 生地黄 熟地黄 芍药 黄芩 秦艽 防风 甘草

寒热痹颗粒(胶囊)(中成药) 麻黄 桂枝 附子 防风 白芍 知母 白术 干姜 地龙 甘草

寒喘丸(中成药) 清半夏 大枣 麻黄 射干 细辛 款冬花 紫菀 五味子 干姜

寒湿痹冲剂(《中华人民共和国药典》) 乌头 附子 麻黄 细辛 桂枝 威灵仙 木瓜 蜈蚣 生黄芪 白术 白芍 当归 炙甘草

犀角地黄丸(《北京市中药成方选集》) 生地黄 白芍 牡丹皮 侧柏炭 荷叶炭 白茅根 栀子炭 大黄炭

犀角地黄汤(《千金方》) 水牛角 生地黄 芍药 牡丹皮

犀角地黄汤(《丹溪心法》) 水牛角 生地黄 赤芍 牡丹皮

犀角汤(《备急千金要方》) 犀角 羚羊角 前胡 黄芩 栀子仁 射干 大黄 升麻 豉

犀黄丸(《外科全生集》) 牛黄 乳香 没药 麝香 黄米饭

强筋健骨丸(中成药) 川乌(制) 草乌(制) 马钱子(炮、去毛) 半夏 天南星(制) 续断 木瓜 石斛 钩藤 川牛膝 党参 百草霜

疏风定痛丸(《中华人民共和国药典》) 马钱子 麻黄 乳香 没药 千年健 追地风 桂枝 牛膝 木瓜 自然铜 甘草 杜仲 防风 羌活 独活

疏风活络丸(片)(《中华人民共和国药典》) 马钱子(炒) 麻黄 虎杖 菝葜 桂枝 甘草 防风 秦艽 桑寄生

隔皮吊痰膏(《痹证通论》) 全蝎 龙衣(蛇蜕) 蜈蚣 炮山甲 天龙(壁虎) 蜂房 腰黄 丁香 蟾酥 太乙药肉 硇砂 麻油

十 三 画

痛痹方(《急救良方》) 芥菜子 鸡子白

蒿芩清胆汤(《重订通俗伤寒论》) 青蒿脑 淡竹茹 仙半夏 赤茯苓 青子芩 生枳壳 陈广皮 碧玉散

蒻蓿汤(《圣济总录》) 蒻蓿根(并叶) 桃皮(并叶) 菖蒲(叶) 细糖 秫米

蒲地蓝消炎片(中成药) 蒲公英 黄芩 苦地丁 板蓝根

蒸药方(《太平圣惠方》) 荆芥

蒸熨方(《圣济总录》) 芥子 铅丹

槐花散(《普济本事方》) 槐花 侧柏叶 荆芥穗 枳壳

感冒清热颗粒(《中华人民共和国药典》) 荆芥穗 薄荷 防风 柴胡 紫苏叶 葛根 桔梗 苦杏仁 白芷 苦地丁 芦根

愈风丹(丸)(中成药) 制川乌 制草乌 苍术 白芷 当归 天麻 防风 荆芥穗 麻黄 石斛 制何首乌 羌活 独活 甘草 川芎

腰痛宁胶囊(《中华人民共和国药典》) 马钱子粉 土鳖虫 川牛膝 甘草 麻黄 乳香(醋制) 没药(醋制) 全蝎 僵蚕(麸炒) 苍术

腰痛酒(《保健药酒配方1000首》) 杜仲 补骨脂 苍术 鹿角霜 白酒

解毒汤(《景岳全书》) 黄连 金银花 连翘

解毒养阴汤(《赵炳南临床经验集》) 西洋参 南北沙参 石斛 玄参 佛手参 生黄芪 干生地黄 紫丹参 金银花 蒲公英 天冬 麦冬 玉竹

解毒济生汤(《外科正宗》) 川芎 当归 黄柏 知母 天花粉 金银花 麦冬 远志 柴胡 黄芩 犀角 茯神 甘草 红花

解毒清营汤(《赵炳南临床经验集》) 金银花 连翘 蒲公英 干生地黄 白茅根 生玳瑁 牡丹皮 赤芍 川黄连 绿豆衣 茜草根 生栀子

解湿仙丹(《石室秘录》) 防己 泽泻 猪苓 肉桂 白术 甘草 山药 白芥子

痹症膏(《痹证治验》) 马钱子 川乌 草乌 乳香 没药 青风藤 当归 香油 广丹

痹祺胶囊(《中华人民共和国药典》) 马钱子(调制粉) 党参 白术 茯苓 丹参 三七 川芎 牛膝 地龙 甘草

瘀化追风膏(《新中医》) 川草乌 乳香 没药 白芥子 巴豆 威灵仙 黄芪 防风 秦皮 肉桂

瘀血痹颗粒(胶囊/片)(《中华人民共和国药典》) 当归 川芎 红花 丹参 乳香 没药 片姜黄 川牛膝 威灵仙 制香附 炙黄芪

新加四物汤(《傅青主女科》) 大熟地 白芍 当归 川芎 白术 粉丹皮 延胡索 甘草 柴胡

新加香薷饮(《温病条辨》) 香薷 银花 鲜扁豆花 厚朴 连翘

新脉管炎丸(《中医外科学》) 泽兰 川芎 红花 当归 牛膝 木瓜 罂粟壳

十 四 画

碧玉散(《伤寒直格》) 滑石 甘草 青黛

酸枣仁粥方(《太平圣惠方》) 酸枣仁 粳米

豨莶丸(《中华人民共和国药典》) 豨莶草

蝉蜕丸(《圣济总录》) 瓜蒂 蛇蜕 蝉蜕 阿胶 青黛 麝香

熏蒸方(《普济方》) 小麦麸 小椒 盐 酒 葱白 醋

膈下逐瘀汤(《医林改错》) 五灵脂 当归 川芎 桃仁 牡丹皮 赤芍 乌药 延胡索 甘草 香附 红花 枳壳

十五画以上

增力再生丸(中成药) 黄芪 人参(去芦) 茯苓 白术 甘草 大枣 当归 川芎 白芍 熟地黄 羌活 防风 白僵蚕 钩藤 鸡血藤 沉香 乌药 木瓜 薏苡仁 牛膝 杜仲 制附子 肉桂

增味五痹丸(《普济方》) 羌活 防己 片姜黄 白术 海桐皮 白芍 当归 甘草

增液汤(《温病条辨》) 玄参 麦冬 细生地 肉桂

蕲蛇药酒(中成药) 蕲蛇 羌活 红花 防风 天麻 秦艽 五加皮 当归 白糖

樟木屑洗方(《证治准绳》) 樟木屑

镇江胶布膏(中成药) 乌梢蛇 马钱子 防风 白芷 川乌 草乌 独活 羌活 当归 红花等

镇肝熄风汤(《医学衷中参西录》) 怀牛膝 生赭石 生龙骨 生牡蛎 生龟甲 生杭芍 玄参 天冬 川楝子 生麦芽 茵陈 甘草

摩风膏(《张氏医通》) 蓖麻子 川乌头 乳香

潜行散(丹溪医案) 生甘草 牛膝 枳壳 通草 陈皮 桃仁 姜汁

熨衣方(《绛囊撮要》) 川乌 草乌 南星 广胶 姜汁

薯蓣薤白粥(《痹病论治学》) 生山药 薤白 粳米 清半夏 黄芪 白糖

薏米粥(《饮食辨》) 生薏苡仁 白米 玉米

薏苡仁汤(《圣济总录》) 薏苡仁 防风 桂 当归 酸枣仁(炒) 白茯苓 海桐皮 萆薢 川芎

薏苡仁汤(《张氏医通》) 薏苡仁 芍药 当归 麻黄 桂 苍术 甘草 生姜

薏苡仁汤(《类证治裁》) 薏苡仁 川芎 当归 麻黄 桂枝 羌活 独活 防风 川乌 苍术 甘草 生姜 白术

薏苡仁粥(《食鉴本草》) 薏苡仁 大米

薏苡仁粥(《本草纲目》) 薏苡仁 白糖

薏苡附子散(《金匮要略》) 薏苡仁 附子

橘红丸(《中华人民共和国药典》) 化橘红 陈皮 半夏(制) 茯苓 甘草 桔梗 苦杏仁 紫苏子(炒) 紫菀 款冬花 瓜蒌皮 浙贝母 地黄 麦冬 石膏

橘核丸(《医学心悟》) 橘核 川楝子 山楂子 香附 荔枝核 小茴香 神曲

黛蛤散(《医说》) 蛤粉 青黛

藿朴夏苓汤(《医原》) 真川朴 姜 半夏 赤苓 光杏仁 生薏苡仁 白蔻末 猪苓 淡香豉 建泽泻

藿香正气散(《太平惠民和剂局方》) 大腹皮 白芷 紫苏 茯苓 半夏曲 白术 陈皮 厚朴 苦桔梗 藿香 甘草

鳖甲煎丸(《金匮要略》) 鳖甲 乌扇 黄芩 柴胡 鼠妇 干姜 大黄 芍药 桂枝 葶苈子 石韦 厚朴 牡丹皮 瞿麦 凌霄花 半夏 人参 蟅虫 阿胶 蜂窠 赤硝 蜣螂 桃仁

糯米阿胶粥(《食医心鉴》) 阿胶 糯米 红糖

麝香丸(圆)(《太平圣惠方》) 麝香 牛膝 犀角屑 蜜 橘皮

麝香风湿片(中成药) 乌梢蛇(去头酒洗) 制川乌 地龙(酒洗) 全蝎 蜂房(酒洗) 黑豆 麝香

蠲痹汤(《医学心悟》) 羌活 独活 桂枝 秦艽 海风藤 桑枝 当归 川芎 木香 乳香 甘草

蠲痹汤(《是斋百一选方》) 羌活 姜黄 当归 黄芪 赤芍 防风 甘草

蠲痹消毒散(《景岳全书》) 姜黄 土茯苓 独活 白术 当归 芍药 白芷

(杨卫彬 程 岚)